소아물리치료

Meeting the Physical Therapy Needs of Children **Second Edition**

소아물리치료

Meeting *the* Physical Therapy Needs of Children

Second Edition

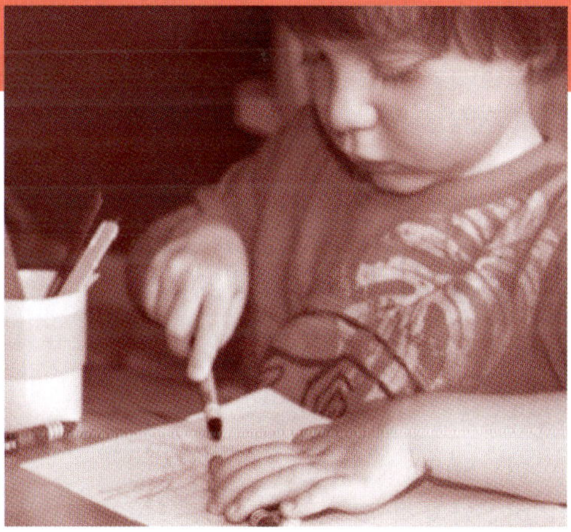

Susan K. Effgen, PT, PhD, FAPTA

Professor
Department of Rehabilitation Sciences

College of Health Sciences
University of Kentucky
Lexington, Kentucky

옮긴이 **남용현** 외

영 문 출 판 사

■ 옮긴이

남 용 현 (전)서울시립아동병원 재활의학과 과장
서초구 한우리정보문화센터 재활의학과

고 은 경 마산대학교 물리치료과 교수
김 인 섭 대전보건대학교 물리치료과 교수
김 찬 규 광주보건대학교 물리치료과 교수
김 태 윤 원광보건대학교 물리치료과 교수
안 소 윤 부산가톨릭대학교 물리치료학과 교수
엄 기 매 여주대학교 물리치료과 교수
오 정 림 대원대학교 물리치료과 교수
이 한 숙 을지대학교 물리치료학과 교수
정 한 신 군장대학교 물리치료과 교수
정 형 국 안산대학교 물리치료과 교수

Meeting the Physical Therapy Needs of Children, 2e
by Susan K. Effgen

기초연구와 임상적 연구를 통한 유효한 새로운 과학적인 정보는 변화를 겪는 치료와 약물 치료에 추천할 수 있습니다. 저자와 출판사는 출판되는 당시에 가능한 이 책의 모든 것이 기준에 맞고, 최신화되었고, 정밀하도록 만들었습니다. 저자, 편집자, 그리고 출판사는 이 책의 적용에 대한 결과에 대한 오류나 누락에 대한 책임이 없습니다. 그리고 이 책의 내용과 관련된 의미나 표현에 대한 품질 보증서는 없습니다. 독특한 환경에서 각 상황이 적용되기 때문에 이 책에 설명된 어느 실습(practice)이라도 독자들은 전문적인 기준에 따라 적용하여야 합니다. 독자는 어떤 약물을 제공하기 전에 금기사항과 복용량에 관한 새로운 정보와 제품 정보의 변화를 항상 체크하여야 합니다. 새로운 약이나 드물게 처방 하는 약을 사용할 때에는 특별히 주의하여야 합니다.

소아물리치료 개정 2판

2015년 2월 16일 초판인쇄
2015년 2월 25일 초판발행

지은이 : Susan K. Effgen
옮긴이 : 남용현 외
발행인 : 박 병 조
발행처 : 도서출판 영문출판사
등 록 : 1987년 12월 21일 제2-419호
주 소 : 서울시 강남구 삼성동 69-1
전 화 : (02) 514-5590, 776-5590
팩 스 : (02) 756-8943
홈페이지 : www.ymsbook.net
E-mail : yeongmunsa@empal.com
정 가 : 45,000원
ISBN 978-89-7224-360-1 98510

※ 파본은 교환해 드립니다.

내 삶에서 만난 멋진 이들 ;

Arthur, Michael, Brenton, Patrick 그리고 Jonathan에게

이 책을 바칩니다.

서문
/ Preface

저자들은 현재와 미래의 물리치료사들에게 새롭고 완전히 최신 지식으로 업데이트한 *소아 물리치료 개정판*을 제시할 수 있게 되어 기쁘다. 우리가 첫 번째 판에서 WHO가 2001년 제시한 기능, 장애, 그리고 건강의 국제 분류(ICF)를 발빠르게 차용한 것이 이제는 국내적으로 받아들여지는 개념적 모델이 되었고 이 책의 토대가 되어서 보람을 느낀다. 미국 물리치료협회는 ICF를 수용하였고 이는 *물리치료 임상지침* 3판(*지침;* APTA, 2001)의 토대가 될 것이며 이 책의 두 번째 토대이기도 하다.

ICF의 *아동 및 청소년판*(WHO, 2007)을 이 개정판에 적용하였다. 물리치료사들은 이제 ICF를 받아들일 뿐 아니라 근거가 있는 임상을 계속 추구해왔다. 저자들은 성심을 다해 각 장의 내용에 적절한 근거를 검토하고 제시하였다. 그러나 소아 물리치료와 관련해서는 많은 새로운 출판에도 불구하고 여전히 많은 의문때문에 좀 더 많은 연구의 필요성이 여전히 남아있다. 지지하는 증거가 있다고 생각하는 중재에 대해서까지 아직도 논란이 있다. 예를 들어, 뇌성마비아동에게 시행하는 근력강화를 지지하기 위해 체계적으로 검토하였다(Darrah, Fan, Chen, Nunweiler, & Watkins, 1997; Dodd, Taylor, & Damiano, 2002; Mockford & Caulton, 2008). 그러나 문헌들을 재분석한 결과에서는 "근력강화 중재가 효과적이지도 가치 있지도 않다"고 한다(Scianni, Butler, Ada, & Teixeira-Salmela, 2009). 이어서 뇌성마비아에서 근력강화의 효과를 거부하거나 지지할 근거가 불충분하다는 또 다른 체계적 검토가 이어 나왔다(Verschuren 등, 2011). 이런 문헌상의 불일치는 치료사로서 그 근거에 대한 의문을 가지게 되며 어떤 중재를 사용할지에 대한 의문으로 남는다. 근거 중심의 임상 모델에서는 임상 판단이 더 숙련되어야 할 여지가 있다.

우리의 동료들이 질문에 대답을 찾기 위해 연구하고 임상가들은 가능한 문헌을 검토하고 임상적 전문성을 이용하는 반면, 나는 여러분에게 타당성 있는 중재들과 근거가 늘어나고 있다고 상기시켜주고 싶다: 제 8장에서 Valvano와 LaForme Fiss 박사들이 토의한 바와 같이 실행, 실행, 실행이 필요하다. 운동기술을 배우기 위해서는 훈련이 필요하다. 당신들은 아주 많이 연습하지 않고는 악기, 스키, 컴퓨터 게임을 배울 수 없었다. 올림픽 선수들과 전문 운동선수들은 운동기술 습득의 어려움이 있는 아동처럼 끈임없이 자신들의 운동기술을 훈련한다. Adolph와 Berger (2006)는 영아들이 걷게 된 초기에는 하루에 29개의 축구장 넓이를 걷는다고 하였다! 보통의 어리지 않은 장애아동이라도 보행을 배우면서 일주일에 29개의 축구장을 걸어볼 기회가 있는 것일까? 자연스런 환경 안에서 가족중심의 중재를 제공하는 서비스 모델의 수용으로 우리가 중재하고 있는 아동들이 훈련의 기회, 운동 기술 습득의 기회가 증대되리라고 희망한다.

이 책의 제 1부는 장애아동 및 특수 건강관리가 필요한 아동들에게 해주는 물리치료의 토대를 말하고 있다. 아동 및 그 가족에게 서비스를 제공하기의 제 1장은 소아물리치료의 기본, ICF, 지침의 치료계획, 팀 상호작용의 모델, 소아 임상에 영향을 주는 요인들에 대해 제시한다. 우리가 중재를 해주는 아동들이 보이는 발달학적 다양성을 이야기하기 전에 전형적 발달을 다시 리뷰하고 싶은 사람들의 요구에 부응하기 위해 완전히 새롭게 아동발달에 대한 장을 추가하였다. 아동발달에 대해 쓴 책은 많기 때문에 이 책은 주로 아동의 운동발달 습득에 중심을 두어 간략히 설명하였다. 물론 발달에 관해 읽는 것이 발달을 관찰하는 것에 비할 수 없지만, 독자들은 놀이터, 유아원, 그리고 학교에 가서 다양한 연령의 아동들의 운동기술과 상호작용에 대해 관찰하기를 바란다. 가장 좋은 장소는 장애아동과 정상발달중인 아동들이 함께 있는 곳일 것이다. 그런 곳은 발달을 비교하기에 좋고 지역에서 장애아동이 완전히 참여하는 장점을 보게 될 것이다. 이러한 경험들이 책으로만 읽었던 논의를 생생하게 해 줄 것이다. 제 3장도 새로운 장이다. 아동의 전문적 평가:검사와 평가 부분이다. 이 장은 소아 물리치료, 심리측정, 기록에 사용하는 검사, 테스트, 측정에 영향을 주는 요인들과 원칙에 대해 기술해놓았다. 이 부분은 가족 중심의 치료로 끝을 맺는다. 이것은 임상의 아주 중요한 영역이고 의도적으로 책의 앞부분에 배치하여 책 전반에 걸쳐 논의되고 있는 가족 중심의 치료에 대한 이해를 높이고자 하였다.

책의 가장 두꺼운 두 번째 부분은 근골격계, 신경근육계, 심혈관계, 폐 그리고 피부를 *임상지침*의 토대에 따라 다룬다. 각 장기시스템을 위한 이론적 기초와 골격을 *구조, 기능, 검사, 평가, 예후, 진단*, 그리고 *치료계획*의 검토부터 근거 중심의 중재까지 자세하게 말하였다. 유감스럽게도 첫 판에서 Valvano 박사가 말하였듯이 "중재 기술의 효과에 대한 대부분의 연구는 제한되어있고, 때로 불분명하고, 때로 대상 아동이 적은 연구이다...(각 치료사는 각 아동의 개별적 문제를 해결하려고 노력하고 효과를 판단하기 위해서 운동기능을 모니터하고... 현재의 연구소견을 알고 있어야 한다"는 것이 여전히 맞다. 이 책은 현재까지의 연구근거만을 요약할 수 있다; 가장 최신 문헌을 따라가는 것이 치료사의 전문적 의무이다.

제 3부에서는 서비스 제공 환경을 다루었다. 오늘날의 임상은 환경의 영향을 많이 받는다. 조기중재, 학교에서 하는 중재는 주와 연방법이 서비스 제공을 통제하고 보험회사, 외래 서비스가 통제하는 환불문제가 있으며, 선불제의 재정적 제한이 병원과 재활 서비스에 영향을 준다. 이러한 환경안에서 보게되는 영아, 유아, 아동 그리고 청소년들은 또한 다르다. 이러한 각 환경의 치료사들은 독특한 일의 요인들과 함께 어떻게 자신들이 질적인 서비스를 제공할 수 있는지를 이해하고 있어야 한다. 이 장은 독자들에게 심도 있는 정보를 제공하기보다 재활환경에 대해 간략하게 다루었다. 원래는 서비스 제공 환경을 모두 한 장에서 다루었는데 너무 제한되었기 때문에 상대적으로 각 환경을 집약적으로 다루게 되어 타협이 되었다. 보조기술에 대한 기본적 정보와 모든 장애인에게 도움이 되는 가능한 지원에 대한 것이 17장과 18장에 나와있다. 치료사들은 계속 변하는 보조기술의 선택, 사용 그리고 개조에 대한 지식이 있어야 한다.

이 책의 마지막 장에서는 포괄적 사례연구에 대한 것을 실었다. 흔한 소아 진단에서 볼 수 있는 다기관 침범과 시간에 따른 변화를 중점으로 보여주었다. 이 사례연구는 *임상지침*의 모델에 따른 것이며 다양한 서비스 제공 환경에서 특정 의학적 진단을 받은 아동의 삶을 통해 검사, 평가, 진단, 예후 그리고 중재에서의 치료사의 역할에 대한 전반적 관점을 보여준다. 사례에서 나오는 각 아동의 일상에서의 일과 중재에 대해서는 그들의 현재 상태를 보여주기 위해 최근 시간으로 업데이트하였다. 이 사례들 중 여러 경우가 거의 20년간을 추적관찰한 것이어서 진단할 당시의 아동에게 행했던 검사와 중재는 개략만 설명하였다. 그 이외에 검사와 중재에 있어 오늘날 가장 좋다고 생각되는 것에 의거하여 현재의 임상을 포함하였다. 두 건의 새로운 사례를 보완하였는데 하나는 발달성 조정장애와 척수형성 이상증에 대한 것이다.

물리치료 교육자와 독자들에게 제공하는 보조 자료들이 있다. 이것은 평가와 중재를 받고 있는 장애아동의 비디오 테잎이다. 교육자 자료에는 추가로 사례연구와 테스트용 질문들이 들어있다. 많은 교육요원들이 테스트를 만들고 포맷하는데 매우 유용한 테스트 구성 시스템도 제공한다.

첫 판에서도 말했듯이, 21세기에는 변화와 재정비의 지속적인 과정이 있어야 할 것이다. 평가 시 결함에 중심을 둔 모델은 버리고 문화적인 다양성을 감안한 방식으로 가족과 아동이 정한 목표와 하부목표에 중심을 두어야 한다. 중재는 그것의 효과를 보여주는 증거에 바탕한 것이어야 하고 최소한 건전한 임상판단과 경험에 근거한 것이라야 한다. 계속 사용할만한 근거가 없는 중재는 하지 않아야 한다. 중재의 한 과정으로서 *지침*에 나온대로 *조정, 의사소통, 기록*에 대한 강조를 받아들여야 한다. 이러한 과정들은 처음의 검사부터 중재 종결 시까지 아동이 "적절하고 포괄적이고 효율적이고 효과적인 치료"(APTA, 2001, p. 47/S39)를 받는다는 것을 확신시키는데 도움이 된다.

Susan K. Effgen

참고문헌(References)

Adolph, K.E., & Berger, S.E. (2006). Motor development. In W. Damon, R.M. Lerner, D. Kuhn, & R.S. Siegler (Eds.). *Handbook of child psychology, vol. 2: Cognition, perception, and language* (6th ed., pp. 161–213). Hoboken, NJ: John Wiley & Sons.

American Physical Therapy Association (APTA). (2001). Guide to physical therapist practice (2nd ed.). *Physical Therapy, 81*, 9–744.

Darrah, J., Fan, J.S.W., Chen, L.C., Nunweiler, J., & Watkins, B. (1997). Review of the effects of progressive resisted muscle strengthening in children with cerebral palsy: A clinical consensus exercise. *Pediatric Physical Therapy, 9*, 12.

Dodd K.J., Taylor, N.F., & Damiano, D.L. (2002). A systematic review of the effectiveness of strength-training programs for people with cerebral palsy. *Archives of Physical Medicine and Rehabilitation, 83*, 1157–1164.

Mockford, M., & Caulton, J.M. (2008). Systematic review of progressive strength training in children and adolescents with cerebral palsy who are ambulatory. *Pediatric Physical Therapy, 20*(4), 318–333.

Scianni, A., Butler, J.M., Ada, L., & Teixeira-Salmela, L.F. (2009). Muscle strengthening is not effective in children and adolescents with cerebral palsy: A systemic review. *Australian Journal of Physiotherapy, 55*(2), 81–87.

Verschuren, O., Ada, L., Maltais, D.B., Gorter, J.W., Scianni, A., & Ketelaar, M. (2011). Muscle strengthening in children and adolescents with spastic cerebral palsy: Considerations for future resistance training protocols. *Physical Therapy, 91*(7), 1130–1139.

World Health Organization. (2001). *International classification of functioning, disability and health.* Geneva: Author.

World Health Organization. (2007). *International classification of functioning, disability and health. Child and youth version.* Geneva: Author.

감사의 글 / Acknowledgments

소*아 물리치료*는 정말 협력적 팀 노력의 산물이다. 협력적 팀워크는 소아물리치료의 특징이며, 이 개정판을 쓰는데 확실히 명백해졌다. 이 팀에 새롭게 참여한 분으로는 Janice Howman, Lindsay Alfano, Jennifer Furze, Alyssa LaForme Fiss, Staccy DiBiaso Caviston, Rachel Unanue Rose, Heather Atkinson, Trina Puddefoot, Marcia Kaminker, Deborah Anderson, Mary Jo Paris이다. 그들은 지역적 다양함뿐만 아니라 소아물리치료 임상에서 넓은 전문성을 넘나든다. Alyssa LaForme Fiss에게 특별히 감사드리는 것은 중재에 대한 비디오 테잎을 모두 편집해준 일이다. 많은 대학원생들이 수년에 걸쳐 저자들에게 도움을 주었다. 일일이 이름을 거명하기에는 많지만 그들의 도움은 가치로 환산할 수 없을 정도이고, 우리는 그들이 경험으로부터 배웠기를 바란다. 그들이 이제는 스승이 이런 일을 대가를 바라고 하지 않는다는 것을 안다–시간 당 1달러는 동기부여가 아니다! 우리의 직업과 치료해주는 아동들이 이러한 훌륭한 저자들의 동기이다.

저자들은 새로운 모든 문헌들을, 간추려 읽을 수 있는 책으로 출판해내는 놀라운 일을 해냈다. 각 장기 시스템을 다룬 장들은 그것 자체만으로 교과서가 될 수 있을 정도라서 저자들은 이 책이 읽기에 너무 부담되지 않도록 해달라는 말을 듣는다. 그러나 간결하게 만드는 것이 매우 어렵다.

F.A. Davis 출판사의 관계자들이 출판 과정 내내 함께 하였다. Margaret Biblis와 Melissa Duffield가 믿을 수 없을 정도로 지원해주었고, Donna Conaway-Morrissey를 포함하여 많은 편집자들이 마침내 책으로 엮어냈다. 감사해야 할 이들이 더 많겠지만 누락된 분들에게는 사과를 드린다.

역자서문

한국에 소아물리치료라는 제목으로 Effgen의 Meeting the Physical Therapy Needs of Children을 번역소개한 지 벌써 8년이 지났다. 한국의 물리치료는 발전하였지만, 아동 물리치료 여건은 그다지 변한 것 같지 않다. 그러나 학생들, 치료사들을 위한 교과서용 아동 물리치료 번역서들을 어느 정도 쉽게 접할 수 있는 것이 요즈음의 변화라고 생각된다. 개정판이어서 작업이 쉬울 것이라고 예상하였지만 완전히 새로운 내용도 있고 또 개정판이라고 제목이나 바꾼 것이 아니기 때문에 거의 새로운 번역 수준으로 꼼꼼히 검토하는데 시간이 많이 들었다. 이 책의 장점은 부록으로 첨부된 여러 사례에 대한 물리치료를 DVD 동영상으로 볼 수 있다는 것이다. 정말 동작이나 그 상태는 글로 100번 읽기보다 한 번 보는 것이 이해를 쉽게 할 수 있다. 또 한 가지 장점은 한 사례를 성인이 될 때까지 종적인 추적관찰을 하여 변화와 그 결과를 볼 수 있게 해준다는 점이다. 미국의 물리치료 상황이 한국과 다른 체계, 환경이지만 번역서이기에 편집이나 감하는 것 없이 그대로 실었으므로 감안하기를 바란다.

책을 번역하는데 있어서 애로점은 여전히 용어에 있다. 대한의학협회의 최신 개정판에서 용어를 참조하였으나 오히려 옛 용어가 더 이해가 쉬운 점도 있고 또 번역되지 않은 것은 원 용어 그대로 실을 수 밖에 없었다. 번역자로서 많이 부족하지만, 이 책이 소아 물리치료에 관심있는 학생들 또 현장에서 소아 물리치료사로서 일하시는 분들과 소아 물리치료 보급에 함께 애쓰시는 여러 교수님들에게도 조금이나마 도움이 되었으면 하는 바람이다.

대표역자 남용현

함께 한 이들
/ Contributors

Lindsay Alfano, PT, DPT, PCS
Center for Gene Therapy/Clinical Therapies
Nationwide Children's Hospital
Columbus, Ohio

Deborah Anderson, PT, MS, PCS
Physical Therapy Program
Midwestern University
Downers Grove, Illinois

Heather Atkinson, PT, DPT, NCS
Clinical Specialist
The Children's Hospital *of* Philadelphia
Philadelphia, Pennsylvania

Donna Bernhardt Bainbridge, PT, EdD, ATC
Special Olympics Senior Global Advisor for FUNfitness and Fitness Programming
Adjunct Faculty
University of Indianapolis

Stacey DiBiaso Caviston, PT, DPT, PCS
Acute Care Team Leader
Physical Therapy Department
The Children's Hospital *of* Philadelphia
Philadelphia, Pennsylvania

Donna J. Cech, PT, DHS, PCS
Program Director and Associate Professor
Physical Therapy Program
Midwestern University
Downers Grove, Illinois

Lisa Ann Chiarello, PT, PhD, PCS
Associate Professor
Department of Physical Therapy and Rehabilitation Sciences
Drexel University
Philadelphia, Pennsylvania

Susan K. Effgen, PT, PhD, FAPTA
Professor
Department of Rehabilitation Sciences
College of Health Sciences
University of Kentucky
Lexington, Kentucky

Alyssa LaForme Fiss, PT, PhD, PCS
Assistant Professor
Department of Physical Therapy
Mercer University
Atlanta, Georgia

Jennifer Furze, PT, DPT, PCS
Assistant Professor
Department of Physical Therapy
Creighton University
Omaha, Nebraska

Caroline Goulet, PT, PhD
Professor
Director of Physical Therapy
University of the Incarnate Word
San Antonio, Texas

Janice Howman, PT, DPT, ACCE
Assistant Professor and Academic Coordinator of Clinical Education
School of Rehabilitation and Communication Sciences
Division of Physical Therapy
Ohio University
Athens, Ohio

Maria A. Jones, PT, PhD
Clinical Assistant Professor
Department of Rehabilitation Sciences
College of Allied Health
University of Oklahoma Health Sciences Center
Oklahoma City, Oklahoma

Marcia K. Kaminker, PT, DPT, PCS
Chair, School-Based Special Interest Group
APTA's Section on Pediatrics
Department of Student Services
South Brunswick Township Public Schools
South Brunswick, New Jersey

Jane O'Regan Kleinert, PhD, CCC-SLP
Associate Professor
Department of Rehabilitation Sciences
College of Health Sciences
University of Kentucky
Lexington, Kentucky

Linda Pax Lowes, PT, PhD
Nationwide Children's Hospital
Center for Gene Therapy/Clinical Therapies
Columbus, Ohio

Victoria Gocha Marchese, PT, PhD
Assistant Professor of Physical Therapy
Lebanon Valley College
Annville, Pennsylvania

Suzanne F. Migliore, PT, DPT, PCS
Clinical Practice Coordinator
Center Coordinator for Clinical Education
Coordinator, Residency Program
The Children's Hospital *of* Philadelphia
Philadelphia, Pennsylvania

Margo N. Orlin, PT, PhD
Associate Professor and Interim Chair
Department of Physical Therapy and Rehabilitation Sciences
Drexel University
Philadelphia, Pennsylvania

Shree Devi Pandya, PT, DPT
Assistant Professor
Neurology and Physical Medicine and Rehabilitation
University of Rochester
Rochester, New York

Mary Jo Paris, PT, DPT
Physical Therapist
DeKalb County School System
Stone Mountain, Georgia

Trina Puddefoot, PT, MS, PCS, ATP
Program Director
Early Steps Program at Health Planning Council of Southwest Florida, Inc.
Fort Myers, Florida

Rachel Unanue Rose, PT, PhD, PCS
Assistant Professor of Physical Therapy
School of Health Professions
Maryville University
St. Louis, Missouri

Carole A. Tucker, PT, PhD, PCS, RCEP
Associate Professor
Department of Physical Therapy
Temple College of Health Professions and Social Work
Philadelphia, Pennsylvania

Joanne Valvano, PT, PhD
Assistant Professor
Physical Therapy Program
University of Colorado
Research Coordinator, Center for Gait and Movement Analysis
Children's Hospital Colorado
Denver, Colorado

재검토해주신 분들
/ Reviewers

Wendy Bircher, PT, EdD
Director
Physical Therapist Assistant Program
San Juan College
Farmington, NM

Claudia B. Fenderson, PT, EdD, PCS
Professor
Doctor of Physical Therapy Program
Mercy College
Dobbs Ferry, NY

Caroline Goulet, PT, PhD
Professor
Director of Physical Therapy
University of the Incarnate Word
San Antonio, TX

Patricia S. Hodson, PT, DPT, PCS
Clinical Associate Professor, Director of Clinical Education
Physical Therapy
East Carolina University
Greenville, NC

Kristin J. Krosschell, PT, MA, PCS
Assistant Professor
Department of Physcial Therapy & Human Movement Sciences
Northwestern University Feinberg School of Medicine
Chicago, IL

Jennifer Lander, EdD, PT
Associate Professor
Physical Therapy Department
Armstrong Atlantic State University
Savannah, GA

Sandra M. Marden-Lokken, MA, PT
Assistant Professor
Physical Therapy
The College of St. Scholastica
Duluth, MN

Marie A. Reilly, PT, PhD
Clinical Associate Professor
Department of Allied Health Science
Division of Physcial Therapy
University of North Carolina
Chapel Hill, NC

Judith C. Vestal, PhD, LOTR
Associate Professor
School of Allied Health Professions
Louisiana State University
Shreveport, LA

목차
/ Contents

제 3 부

서비스 제공 환경 ······475

제 4 부

사례연구 ······641

제 1 부

서비스 제공의 토대

Foundations of Service Delivery

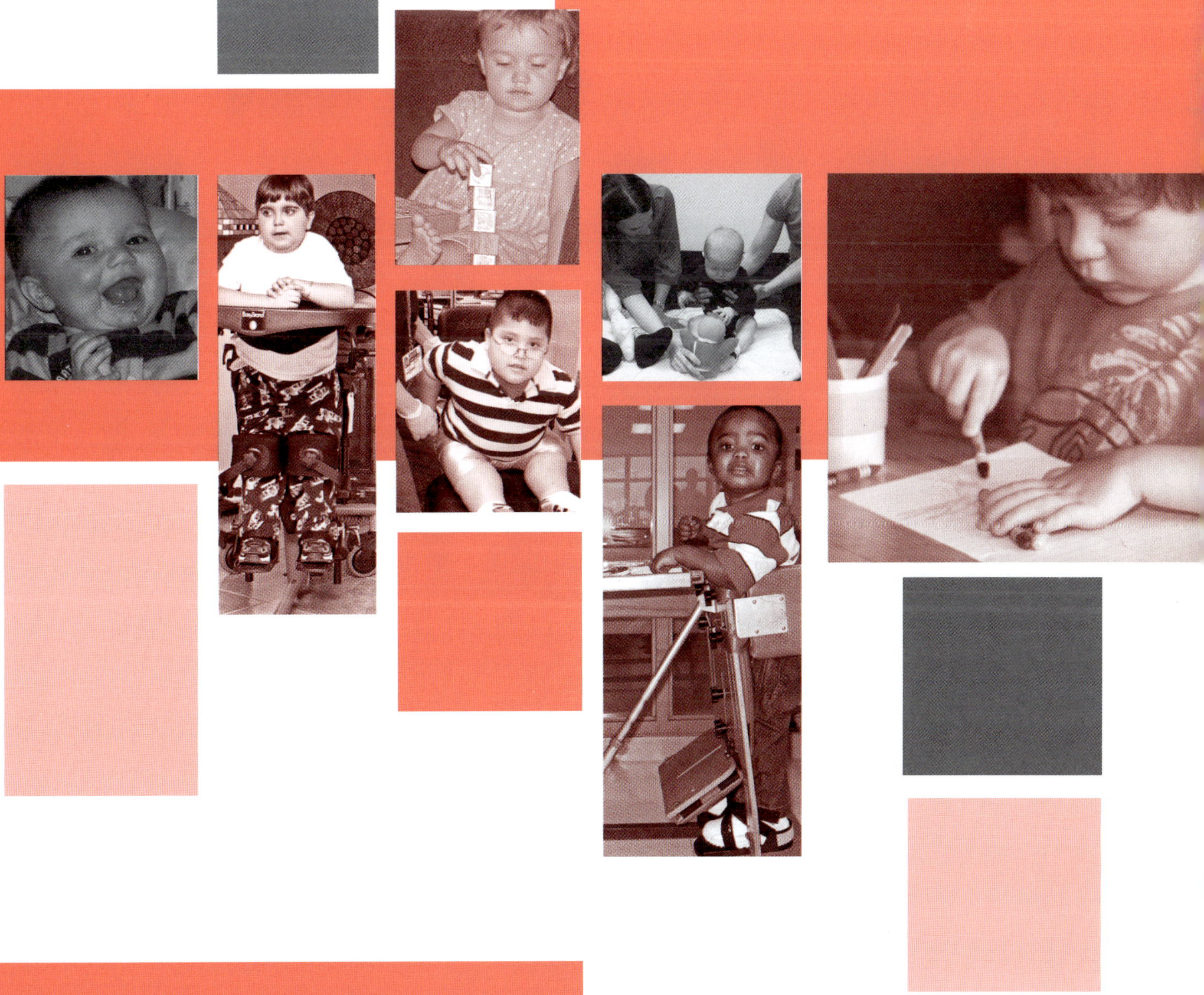

제 1 장

아동과 그 가족의 욕구에 대해 서비스를 제공하기

/ Serving the Needs of Children and Their Families

아이를 사랑하는 엄마는 자신의 아이가 혼자 걷도록 가르친다. 조금 떨어져서 팔을 벌리고 있지만 실제 아이를 잡아주지는 않는다. 아이의 움직임을 따라하며, 아이가 비틀거리면 몸을 굽혀서 마치 잡아줄 것 같이 하여 아이가 자기 혼자 걷고 있는 것이 아니구나 하고 안심하게 한다. 여기에서 엄마의 또 다른 역할은 아동을 성원하는 표정을 보여주는 것이다. 이리하여 아이는 엄마 얼굴에 시선을 고정하고 자신의 어려움에 눈을 돌리지 않고 혼자 걷는다. 팔을 벌려 자신을 스스로 지탱하고 엄마가 필요한 순간임을 강조함과 동시에 거의 의심하지 않고 엄마 품안을 향하여 계속 앞으로 나아가 엄마 없이도 혼자 할 수 있다는 것을 증명하는 중이다.

– KIERKEGAARD, 1846

Kierkegaard는 한 세기 반 전에 자신이 쓴 이 글에, 아이를 기르고 홀로 서도록 하는 엄마의 의무뿐 아니라, 아동의 치료에 필요한 물리치료사의 역할이 기술되어 있었다는 것을 잘 알지 못했다. 치료사들의 의무는 아동과 그 가족을 지지해주고 지침과 필요한 특수 중재를 제공하며 더 이상 우리의 중재가 필요하지 않을 때를 위해 그들을 준비시키는 것이다. 유능한 치료사는 직업적으로만 일하지 않는다. 즉, 모든 어린이가 세운 목표와 수행을 성취한다는 뜻이 아니라, 아동의 잠재력을 최대한 끌어내도록 도와준 다음 더 이상 치료사가 아동의 향상에 기여하지 못하는 때를 인식한다는 뜻이다. 때로 아동이 원하는 목표에 도달하지 못했을 때 퇴원시키는 것은 어려운 문제이다. 마치 아기가 새 보행기를 혼자 타게 내버려 두거나 청소년이 차를 운전하도록 엄마로서 허용하기 어려운 것과 마찬가지다. 수년에 걸쳐 주기적으로 치료하기도 하지만 치료사의 직접적인 역할은 불규칙적이다.

이 책은 치료가 필요한 아동들과 그 가족들의 문화적 특성에 알맞은 물리치료사의 역할에 대해 다룰 것이다. 다양한 진단의 아동에 대한 검사, 평가, 진단, 예후 그리고 치료 관점에서 각 신체부분을 다루고 신체의 구조와 기능의 장해, 활동의 제한, 지역사회 내에서의 제약 등에 대해 다룰 것이다. 어떤 영역에서는 우리가 하는 치료의 횟수, 치료

강도, 특수치료에 대한 근거가 있기도 하지만; 경험적으로 근거가 부족할 때가 더 많다. 그리고 치료사들은 경험에 의존하거나 다른 치료사와의 의견 일치에 따른 결정을 내릴 때가 많다. 21세기를 지내면서 물리치료사들도 치료 근거가 되는 과학적인 데이터를 얻도록 많이 노력해야 하며 이는 치료비를 내는 측에서 치료효과에 대한 증거를 요구하고 있기 때문이기도 하다. 현재 치료사들은 치료를 해주는 것뿐만 아니라, 이런 치료에 대한 당위성을 밝히기 위한 자료를 모으는 노력도 하고 있다.

1장에서는 물리치료가 필요한 아동과 그 가족의 요구에 부응하기 위해 다양한 제목의 주제들을 다루고 있다. 독자들이 소아물리치료 분야의 전문성이 어떻게 발달해 왔는지 이해하도록 역사를 먼저 다루었다. 세계보건기구(WHO)가 2001년에 *기능(functioning), 장애(disabilities), 건강(health)에 대한 국제적인 분류*(ICF)한 것을 설명하였고 이는 2001년 미국 물리치료협회(APTA)가 내놓은 *물리치료를 위한 임상지침*(이하 임상지침이라고 한다)과 마찬가지로 이 책의 근간이 되며 용어는 이에 준하도록 한다. 아동에게 적용하고 최적의 목표를 달성하기 위해 환자 관리의 임상지침에 따른 골격을 살펴보았다. 장애아동의 건강관리와 교육에는 여러 전문가들의 협력이 요구된다. 서비스 제공 모델과 함께 팀의 상호작용 모델을 제시하였다. 물리치료 영역의 서비스 제공은 모든 부분에서 과거 수십 년간 변화했는데 특히, 연방법이 중요 역할을 한 소아 물리치료 분야는 더욱 그렇다(부록 1.A 참조). 그 외 임상에 영향을 미친 주제들은 마지막에 다루겠다.

소아 물리치료의 역사적 배경 / Background of Pediatric Physical Therapy

물리치료의 역사는 보통 제1차 세계대전 시기의 "재건의 보조"의 역할로 거슬러 올라간다. 그러나 척수 회색질의 염증인 회색질 척수염(소아마비, polio)의 의의는 물리치료 역사에서 과소평가할 수 없다. 어린이와 청년들이 가장 감염되기 쉬웠고 미국에서는 1917년 27,363명의 환자가 보고되고, 7,179명이 사망하여 주요 보건문제로 대두되었다(Murphy, 1995, p.35). 전쟁에서 손상을 입은 사람들과 소아마비로부터 회복된 환자들 중심으로 물리치료사들이 일하기 시작하였다.

소아마비의 많은 치료중에서 가장 성공적인 것 중 하나는 보스톤의 정형외과 의사인 Robert W. Lovett이 시행한 방법이다. Lovett의 조력자인 Wilhelmine Wright는 도수근력테스트 방법을 개발하고 발표한 사람으로 보스톤 아동병원내에 운동 클리닉을 운영하였다. 이 방법은 1940년대 Elizabeth Kenny로 알려진 오스트리아의 간호사가 미국에 올 때까지 소아마비의 일차적인 치료방법으로 남아있었다. 그 당시 이 질환의 일차적인 요법은 침상안정과 움직이지 않도록 하는 것이었다. 그러나 Kenny는 운동을 포함한 좀 더 능동적인 치료가 필요하다고 믿었다(Murphy, 1995, p.123).

20세기 초에 자선단체가 소아마비와 다른 지체장애를 위한 많은 병원, 학교, 시설을 만들었다. 많은 어린이들이 이러한 특수 학교 혹은 병원에서 장기간 생활했는데 사회적으로 운송수단과 보건체계가 부족하였고 물리치료사, 작업치료사 같은 전문인들이 가족보다 어린이들을 더 잘 돌볼 수 있기 때문이라는 생각에서 였다.

1950년대에 성공적으로 소아마비 백신이 개발되어 소아마비 환자를 치료하는 물리치료사의 필요성이 종식되었다. 이와 동시에 당시는 뇌성마비를 치료하는 초기단계였는데 이에 기여할 물리치료사의 잠재력이 인식되기 시작하였다. 뇌성마비는 생후 조기에 발생되는 비진행성 신경학적 질환이다. 경미한 뇌성마비일수록 특수 클리닉과 학교에서 서비스를 받았다. 걸을 수 없거나 인지장애가 있는 뇌성마비 아들은 종종 시설로 보내졌다. 아동들의 잠재력을 높일 수 있는 필요한 서비스보다는 단지 시설에서 "보살핌을 받는" 상태였다. 20세기 초에 이러한 시설의 수효가 매우 늘어났다. 이러한 팽창은 아동에게나 그 가족에게서 아동을 "격리"하는 것이 더 좋고 가족이 그러한 아동을 "다룰" 수 없다는 그릇된 믿음에서 기인한 것이었다. 이런 시설에서 일하는 물리치료사도 있었는데; 그러나 그들에게 치료 선택은 매우 제한적이었다. 1960년대와 70년대의 탈시설화 운동이 활발해질 때까지 서비스는 확대되지 못하였다.

초기 물리치료사들은 보스톤 아동병원에서 물리치료사인 Mary Trainor와 같이 근무한 소아신경과 의사 Bronson Crothers에게 지도를 받았다. Trainor는 뇌성마비아를 운동시키면서 노래를 불러주는, 그 당시 일단 유명세를 타고 있던 테크닉의 소유자였다. 그녀가 아동에게 "어느 정도 설명적인 노래를 불러주며 아동은 어떤 동작모방을 통해 배웠다." (Mary McMillan, Massage and Therapeutic Exercise, Murphy 1995, p.164에서 인용). Crothers 박사는 Winthrop Phelps 박사를 길러냈는데 그는 지금은 고전이 된, 뇌성마비아가 반드시 인지장애는 아니라는 것을 강조한 문건을 1932년 발표하였다. 뇌성마비가 인지장애라는 생각은 당시 만연하던 사고방식이었다(Cerebral Palsy and Developmental Medicine, 1996, p.9). Crothers와 Phelps와 다른 사람들이 1946년 미국 뇌성마비협회를 창설하였다. 1957년에는 박사학위를 받은 물리치료사들을 포함한 비의료인에게도 협력조직을 만들어 참여하도록 하였다. 오늘날 이 기구는 미국 뇌성마비와 발달학회(AACPDM: American Academy of Cerebral Palsy and Developmental Medicine)라고 부른다. 이 단체는 모든 구성원이 완전한 투표권을 가진 단체가 되었다. 여기에서 많은 치료사들이 능동적으로 활동하며 뇌성마비 및 기타 발달 장애아를 위한 효과적인 중재방법을 발견하기 위한 연구노력 및 교육을 지지하고 있다.

1940년대에는 일련의 부모들이 집에서 뇌성마비 자녀들의 욕구에 대해 좀 더 해줄 수 있는 것을 찾기 위하여 함께 모였다. 1947년에 전국적으로 미국 뇌성마비 협회(UCPA: United Cerebral Palsy Association)가 결성되어 사람들이 뇌성마비아의 욕구를 좀 더 잘 알 수 있도록 돕게 되었다. 이전에 소아마비아들을 교육하였던 학교에는 이미 물리치료사들이 근무하고 있어서 이제는 뇌성마비나 기타 장애아들에게 서비스를 확대하게 되었다.

1940년대, 1950년대, 1960년대를 걸쳐 치료사들은 그들의 임상적인 중재를 지지해줄 만한 신경생리학적인 근거를 찾았다. 그러나 1967년 Sedwich Mead가 미국 뇌성마비 협회장으로서 한 연설은 예언적인 말이었다: "신경생리학적 학설은 가장 소멸되기 쉬운 상품과 같으며 우리의 희망을 현재의 수준에만 두는 것은 실수이다."(Mead 1968). 그러나 치료사들이 굉장히 빨리 발전하는 신경생리학에서 치료의 과학적인 근거를 찾으려는 희망을 두었지만, 유감스럽게도 그러한 치료방법들의 많은 이론적인 토대가 최근의 신경과학적 발견들로 인하여 버려질 수 밖에 없었다. 어떤 테크닉은 과학적 근거를 얻었고 이 책에서 소개된다. 그러나 임상적인 효과가 있다거나 좋은 상술에 의해 그리고 치료방법을 찾으려는 장애아를 둔 부모들에 의해 다른 방법들도 계속 받아들여지고 있다.

APTA는 많은 학술지와 연구모임에 의거한 근거를 갖고 소아 물리치료사들의 중재를 항시 지지해왔다. 1973년에는 소아 전문 물리치료를 활성화한 리더인 Bud DeHaven이 소아과에 APTA부분을 장립하는 역할을 담당하였다. 이것은 특수한 임상 환자들에게 서비스를 제공해야 한다는 치료사들의 요구를 강조한 APTA의 첫걸음이었다. 소아과 영역에서의 APTA는 중재가 필요한 아동들과 그 가족들에게 서비스를 제공하는 치료사들의 중재를 계속 지지하며 *소아물리치료* 학술지를 발간하는 책임도 지고 있다.

세계 보건기구(WHO)의 기능, 장애, 건강에 대한 국제적 분류 / World Health Organization International Classification of Functioning, Disability, and Health

개체의 소견을 패턴으로 분류하는 시스템은 검사, 평가, 중재, 그리고 결과 분석의 기본을 제공한다. 질병의 결과를 연구하기 위해 많은 모델들이 제시되어왔다. 물리치료에서 그러한 모델들은 APTA의 임상물리치료 *지침*(2001)의 토대를 제공한 Nagi모델, 5차원적 재활의학을 위한 국립연구센터(NCMRR: National Center for Rehabilitation Research), 그리고 넓게 수용되고 있는 WHO의 **기능, 장애, 건강의 국제 분류**인 ICF 모델이다.

WHO는 가장 널리 알려진 장애의 모델을 개발하였다. 1980년대에 그들은 장해(impairment), 장애(disabilities), 부자유(handicaps)의 국제적 분류를 출간하였는데(ICIDH) 나중에 ICIDH-2로 개편되었다. 2001년 광범위한 국제적 조사를 거쳐 WHO는 ICF를 승인하였다. ICF는 건강과 그에 관련된 상태를 측정하고 기술할 수 있는 표준언어와 토대를 제공한다. WHO ICF 아동과 청년 편(ICF-CY)은 2007년에 개발되었는데 영아, 아동기, 청소년기와 이러한 연령대와 관련 있는 환경적 요인들을 언급하기 위한 ICF 개념적 토대를 세웠다. ICF-CY는 진단이 바뀌지 않으면서도 장애의 성장과 발달을 기록하려는 시도를 하였다. 이것은 또한 같은 진단을 가진 아동들에서도 능력과 기능의 수준이 아주 다르다는 것을 확인하는데 도움이 되고 아동기에서 성인기로의 서비스 전이를 연속성있게 기록할 수 있게 해준다.

고전적인 분류체계는 사망률에 초점을 맞춘 것이었다; ICF는 삶에 초점을 맞추고 있다. 어떻게 하면 사람들이 건강한 상태로 살 수 있는지 그리고 어떻게 하면 생산적이고 충만한 삶을 살기위한 도움을 받을 수 있는지를 판단하는 것이 할 수 없는 상태를 이야기하는 것보다 중요하다. ICF는 모든 질병과 건강상태를 같은 무게로 다루는 것을 종용한다. 한 청소년이 감기, 혹은 다리골절 때문에 결석할 수 있지만, 또한 우울증 때문에도 학교를 빠질 수 있다. ICF는 이 모든 상태의 중요성을 같은 수준으로 간주하며 신체적 질병만큼 정신질환도 같은 무게로 접근한다.

ICF에는 두 가지 요소로 이루어진 두 영역이 있다. 제 1영역은 기능과 장애에 관한 것인데 (a) 신체 기능과 구조, (b) 활동과 참여의 구성요소로 이루어져 있고, 제 2영역은 배경(상황)에 관한 것으로 (a) 환경적 요소와 (b) 개체가 지닌 개인적 요소로 되어 있다(표 1.1). "각 구성요소(component)는 다양한 분야(domain)로 이루어지고 각 분야에는 분류의 단위인 범주가 속해 있다. 건강 및 건강관련 상태는 적절한 범주의 코드를 선택하여 표시하며 정도를 분류하는 수식어(qualifiers)가 따라붙는다."(WHO, 2001, p.10–11). 정도를 분류하는 용어로서 "전혀 문제 안 됨"으로부터 "아주 심하게 문제됨"까지 그 정도를 숫자 코드로 구분하여 첨가한 것이다. ICF 코드와 정도 분류관련 숫자만 알면 환자의 임상기록지에서 정보를 알 수 있다. 임상환경에서 ICF를 좀 더 실제적으로 적용하기 위해 특정 건강상태와 관련된 기능에 대해 ICF 범주의 요약된 리스트로서의 Core Sets를 특정 상태를 위해 만들고 있다(Escorpizo 등, 2010). 포괄적 Core Sets는 전문가팀의 평가에 유용하며 간단한 Core Sets는 단일 분야의 전문가에게 유용하다. WHO (2008)는 ICF에 기반한 성인용 평가도구인 WHO 장애 평가 스케줄 II (WHO DAS II)를 만들었는데 장애와 기능 측정을 요약하도록 해준다. 아동용 Core Sets와 평가 스케줄이 현재 개발되고 있다.

WHO(2001, p.10)는 ICF의 구성요소들을 아래와 같이 정의한다:

- **신체 기능**은 신체 시스템의 생리학적 기능이다 (정신적 기능을 포함)

표 1.1 기능, 장애 그리고 건강에 관한 국제적 분류의 개요

	제 1 부: 기능 및 장애		제 2 부: 배경요인들	
구성요소	신체기능 및 구조	활동과 참여	환경적 요인들	개인적 요인들
영역	신체기능들 신체구조들	생활 영역 (과제, 행위)	기능과 장애에 미치는 외부영향들	기능과 장애에 미치는 내부영향들
내용	신체기능의 변화 (생리적) 신체구조의 변화 (해부학적)	능력(capacity): 표준 환경에서 과제를 달성함 수행(performance): 현 환경에서 과제를 달성함	촉진 혹은 방해되는 신체적 · 사회적 환경 그리고 태도	개인이 미치는 영향
긍정적 측면	기능적 & 구조적 통합 기능상태	활동들; 참여	촉진요인들	해당없음
부정적 측면	장해 장애	활동제약 참여제한	장애요인들/방해물	해당없음

출처: 세계보건기구(2001). *기능, 장애 그리고 건강의 국제적 분류* (p.11). Geneva:Author. Copyright by the WHO. Reprinted with permission of the author

- **신체구조**는 장기, 팔, 다리와 그의 부속기들과 같은 신체의 해부학적 부분이다.
- **장해**는 의미 있는 일탈(deviation), 상실(loss)과 같은 신체구조 및 기능의 문제이다.
- **활동**은 개인이 하는 활동이거나 과제를 수행하는 것이다.
- **참여**는 삶의 상황에 포함되는 것이다.
- **활동의 제한**은 활동을 수행하는데 개인이 가질 수 있는 어려움이다.
- **참여의 제약**은 참여하게 되는 상황 내에서 경험할 수 있는 어려움이다.
- **환경적 요소**란 개인이 살아가고 삶을 영위하는 신체적, 사회적 그리고 자신의 태도 때문에 영향을 받는 배경을 말한다.

ICF에서 사용하는 용어들은 직선적이다; 그러나 ICF와 NCMRR모델, 그리고 *임상지침*(APTA, 2001) 사이에 비슷한 용어들이 뜻이 달라서 약간의 혼란이 일어날 수도 있다. APTA(2008a)는 ICF를 인정하므로 *지침*의 앞으로의 개정판에서는 ICF용어를 사용할 것이다. ICF 하에서 기능이란 신체 장기나 시스템의 기능을 의미하며 기능적인 활동을 *의미하지는 않는다.* ICF 모델에서는 치료사들이 과거에 사용했던 용어와 마찬가지로 기능적 활동은 활동과 참여를 말한다. 장해(impairment)란 신체의 장해이지 활동의 장해가 아니다. 우리는 걷기라는 활동에서 장해가 아닌 제한(limitation)에 대해서 논의하려고 하는데 제한과 상관없이 걷기에 영향을 주는 사지의 해부학적 구조의 장해를 가지고 있을지도 모르기 때문이다. 이 책에서는 ICF 용어를 사용하려고 한다.

ICY-CY(WHO, 2007)은 발달과 장애를 평행적 과정으로 본다. 아동에서 기능, 활동, 참여가 변한다는 것은 환경, 상황에서의 아동, 발달, 행동 조절과 조직화, 기질의 중개역할, 발달지연을 반영하는 타이밍과 성숙이 중요한 역할을 한다는 것을 드러내는 것이다. ICF-CY는 손기능과 우세손같은 신체 기능 코드, 활동과 놀이를 통하여 학습하기, 일상을 따르는 것, 자신의 행동을 관리하는 것, 식이의 필요성을 가리키는 활동 및 참여 코드와 같이 아동의 문제를 반영하는 많은 새로운 코드를 포함하고 있다. 아동의 주요 일인 놀이를 반영하는 각기 다른 수준의 놀이 코드가 또한 있다.

개인 삶을 포괄적으로 이해하려는 노력에서 ICF는 환경 및 개인 차이에서 오는 각기 다른 배경적 요소를 말하고 있다. 이 요소들은 긍정적 혹은 부정적인 용어로 표현되기도 한다. 환경적 요인은 *개인적 영향*을 포함하는데 즉각적인 환경과 그 환경 내의 개인이 받는 영향을 포함하고, *사회적 요인*은 공식적 혹은 비공식적인 사회 구조와 같은 것이다. 환경적 요인은 신체기능과 신체구조, 활동 그리고 참여 상태와 서로 영향을 주고 받는다. 개인적 요소란 현재 건강상태와 관련이 없어도 아동의 배경뿐 아니라 신장, 몸무게와 같은 인체 특성 및 과거와 현재의 삶의 경험들이 모두 포함되는데 ICF에는 개인적 요소에 대한 분류는 없다(WHO, 2001, p.17-18). ICF의 요인들이 상호작용한다는 개념적 모델은 WHO가 제시한대로 그림 1.1A에 나와있고 양지마비형 뇌성마비아동을 설명하기 위하여 이 모델을 사용한 예를 그림 1.1B에서 볼 수 있다.

장애아동의 관리 / Management of Children With Disabilities

이전에 장애아동에 대한 물리치료는 문제되는 증상을 판단, 의사가 진단을 내린 다음 아동의 약점을 판단하여 치료사가 목표와 하부목표를 결정하고 치료사의 경험에 의해 치료를 하는 형태였다. 과거 10~20년간 치료내용은 실질적으로 변화하였다. 아동과 그 가족이 치료목표를 결정하는 일차적 역할을 하고, 아동과 그 가족의 강점이 적절한 중재를 만들어가는데 필수적이며 중재의 의학적 근거가 점점 증가하는 추세에 있으며 치료 장소는 병원이나 치료센터 중심에서 지역사회나 집으로 옮겨가고 있다.

장애아동을 관리하는 것은 임상적 의사결정과 근거에 의한 치료가 그 바탕이다. 유감스럽게도 이제까지는 치료사가 어떤 치료방식을 선택하느냐는 유명한 치료사의 의견, 동료의 충고, 교과서, 계속 받고 있는 교육과정, 개인 경험에 달려있는 등, 편향의 소지가 있는 것이 보통이었다(Thomson-O' Brien & Moreland, 1998). 근거중심 임상은 임상 판단을 내리는데 강력한 토대를 제공한다. 근거에 의한 치료 혹은 근거 중심의 의학 운동(evidence based medicine)이란 개별 환자를 돌보기 위한 임상적인 판단에 현재까지의 근거를 진지하고 명백하고 신중하게 적용하는

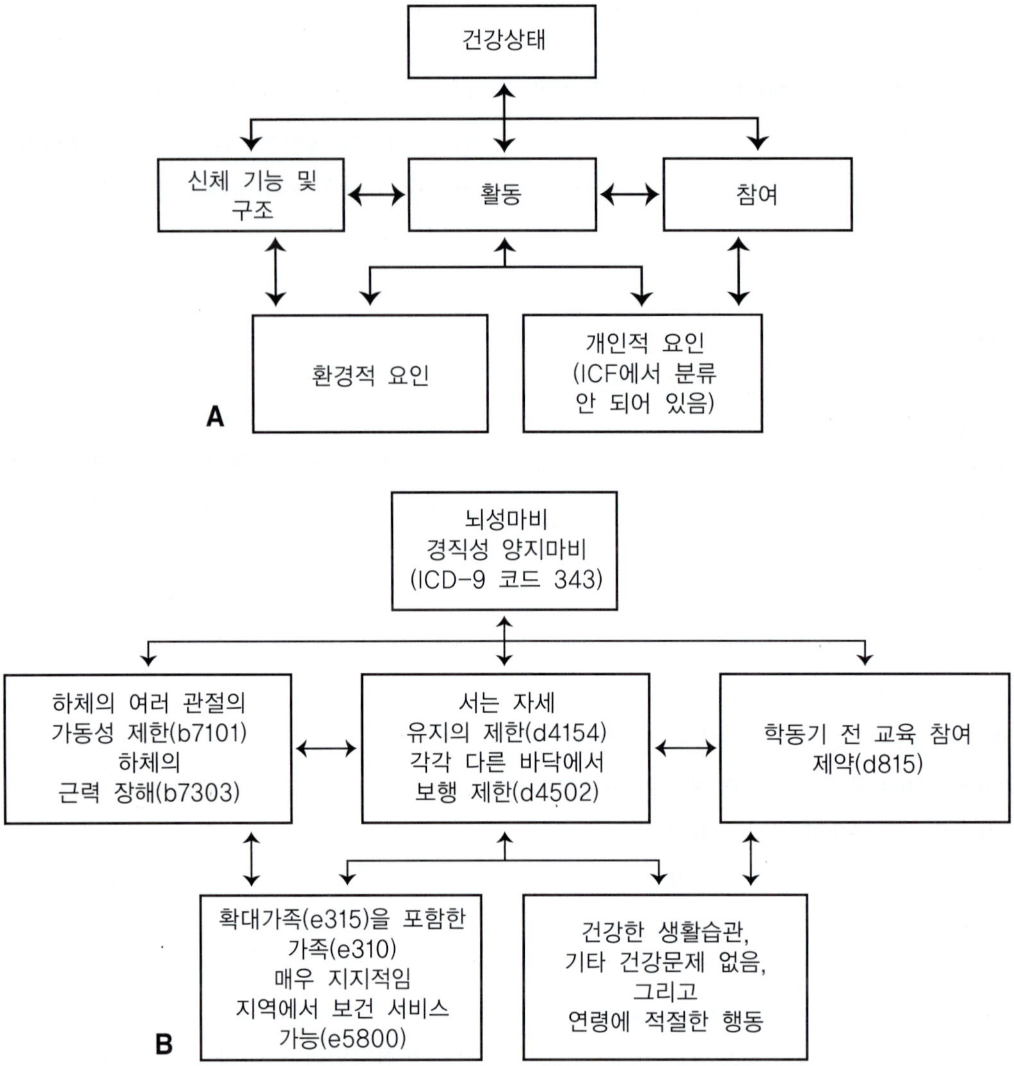

그림 1.1 (A) ICF 요소들 사이의 상호작용. *(출처: WHO, 2001 기능, 장애 그리고 건강의 국제적 분류(p.18), Geneva:Author. Copyright by the WHO. Reprinted with permission.)* (B) 경직성 양지마비가 있는 뇌성마비 학동기 전 아동에서 ICF 요소들 간의 상호작용.

것을 말한다. 근거 중심주의 의학의 실천이란 자기의 임상적 전문적 지식 및 기술과, 체계적인 연구로부터 얻어진 가장 신뢰할 만한 외부의 임상증거를 통합하는 것을 의미한다(Sackett, Rosenberg, Gray, Haynes, & Richardson, 1996).

근거에 바탕한 치료는 올바른 임상연구에서 나온 소견을 강조하고 직관, 비체계적인 임상경험 그리고 병태생리에 의한 설명 등을 강조하지 않는다(근거 우선주의 의학 연구 그룹, 1992). 그러나 이 개념은 "임상적 전문지식"과 "외부의 임상 증거" 사이에 완벽한 균형을 이루어야 한다는 것을 말한다(Law & MacDermid, 2008, p.5). 또한 임상 지식을 무시하지는 않으나 우리가 하는 치료를 아주 진지하게 검증해 볼 필요가 있음을 의미한다. 근거 우선주의의 치료는 고객 즉, 환자 중심의 접근법을 강력히 지지한다; 경험적 지식이 많은 치료사일수록 근거가 있는 소견들을 잘 받아들여 현시대의 가장 유용하고 좋은 중재법을 사용할 수 있으므로 치료사의 임상경험은 매우 중요하다(Law & MacDermid, 2008).

Law와 MacDermid(2008, pp.9,10)는 재활분야에서 근거 있는 좋은 치료의 네 가지 요소에 대해 설명한다. 첫째 요소는 *앎(awareness)*이다. 치료사들은 어떤 근거가 유용한지 알아야 한다. 만약 모르고 있으면 임상 판단에 참조할 수 없다. 두 번째 요소는 *의뢰(consultation)*이다. 아동과 그 가족에게 의사결정의 한 부분을 담당하도록 의뢰해야 한다. 우리가 알고 있는 바를 잘 설명하여 다양한 선택조건에서 의사결정을 하도록 해주어야 한다. *판단(judgment)*은 세 번째 요소이다. 이것은 근거에 의거한 치료의 내용을 언제 어떻게 적용해야 할지 결정하는데 중요하다. 특정시간에 특정 아동에게 적용하는 것이므로 우선 정보를 분석해야 한다. 맹목적으로 근거를 받아들이는 것을 피하기 위해 올바른 전문적 판단이 필요하다. 마지막으로 근거뿐 아니라, *창의성(creativity)*이 필요한데 치료는 "쿠키 모양틀" 같이 정해진 틀대로 적용하는 것이 아니라, 창의적으로 적용해야 하기 때문이다.

1997년에 APTA는 치료사들이 잘 선택하는 치료를 정확하게 서술하고 표준화하기 위해 물리치료사의 임상지침을 출간하였다. *임상지침* 두 번째 판이 2001년에 나왔는데 물리치료사의 환자 관리 표준화와 윤곽 그리고 선택하는 치료 분야에 대해 기술한 것이다. *지침*은 치료별 분야를 근골격계, 신경근육계, 심혈관계/폐, 피부로 나누며 이 책도 그에 따라 서술되었다. *지침*이란 것이 비록 소아 환자들을 위한 것은 아니었지만, 소아 물리치료사들을 포함한 모든 물리치료사들이 사용하는 전문 용어와 표준화된 환자관리에 대해 설명하고 있다. 건강과 건강관련 상태를 설명하기 위해 ICF의 새로운 용어를 사용한 것을 제외하고는 이 책 전반에 걸쳐 사용한 용어와 치료분야는 지침에 있는 것들이다.

*지침*에 따르면(APTA, 2001), 질병이나 장애를 가진 개인을 관리하는 데에는 6가지 요소들이 있는데: 검사, 평가, 진단, 예후, 중재, 중재결과이다. 이에 대한 것은 그림 1-2에 대략 소개되어 있다.

검사(Examination)

지침(APTA, 2001)은 **검사** 분야를 세 영역으로 나누었는데: 병력 청취, 장기 시스템 검진 그리고 테스트와 측정이다. 검사는 표 1.2와 그림 1.3에서 보듯이 아동의 병력과 장기 시스템의 점검하는 것에서 출발한다. 얻어진 정보를 분석한 뒤에 물리치료사가 특정 테스트와 측정을 한다. 발달, 감각통합, 기능, 통증, 삶의 질에 대한 테스트와 측정은 제 3장과 부록 3-B에 설명되어 있다. 각 신체 시스템과 그 신체 시스템과 관련된 활동과 참여의 제약에 대해 검사하는 테스트와 측정방법은 각 신체 시스템을 다루는 장에서 설명되어 있다. 반드시 중재계획과 중재 시행에 앞서 검사와 측정을 실행하고 결과를 평가해보아야 한다.

병력 및 발달력(History)

아동에 관한 정확한 **발달력 및 병력** 등 정보를 수집하는 것은 검사과정의 가장 중요한 부분의 하나다. 병원기록지, 학교기록, 부모와 아동의 인터뷰 그리고 다른 관련자와의 인터뷰 등 다양한 곳으로부터 데이터를 수집한다. 얻을 수 있는 데이터의 형태는 그림 1-3에 대략 설명해 놓았다. 아동의 배경에 대해 알고 분석이 끝나면 검사 방법을 결정, 환경을 조성해서 검사가 시작된다.

각 신체 시스템의 검진(Systems Review)

지침(APTA, 2001)에 의하면 **신체 시스템 검진**이란 아동의 병력으로부터의 얻은 관련된 정보에 바탕하여 심혈관/폐, 피부, 근골격계 그리고 신경근육계를 간략히 검사하는 것을 뜻한다. 그 이외에 의사소통 능력, 사회적 성숙도, 인지 그리고 아동의 학습방식등을 알아본다.

*지침*에서는 (APTA, 2001, pp.42-43) 다음과 같은 내용이 포함되어야 한다고 말하고 있다:

- 심혈관/폐의 점검에는 심박수, 호흡수, 혈압 그리고 부종이 있는지 평가한다.
- 피부는 피부색이 어떤지, 피부 손상, 상흔이 있는지 평가한다.
- 근골격계는 대략적인 대칭성, 관절가동범위, 근력, 신장, 몸무게를 평가한다.
- 신경근육계는 협응 동작을 개괄적으로 평가한다(즉, 균형, 이동, 보행, 자세 바꾸기).
- 의사소통 능력, 정서, 인지, 언어 및 학습방식은 아동자신의 요구사항을 타인에게 알릴 수 있는 능력, 의식수준, 지각(사람, 장소, 시간), 예측할 수 있는 감정/행동적 반응, 학습 선호도(즉 학습의 걸림돌, 교육에 대한 욕구) 등에 대해 검토한다.

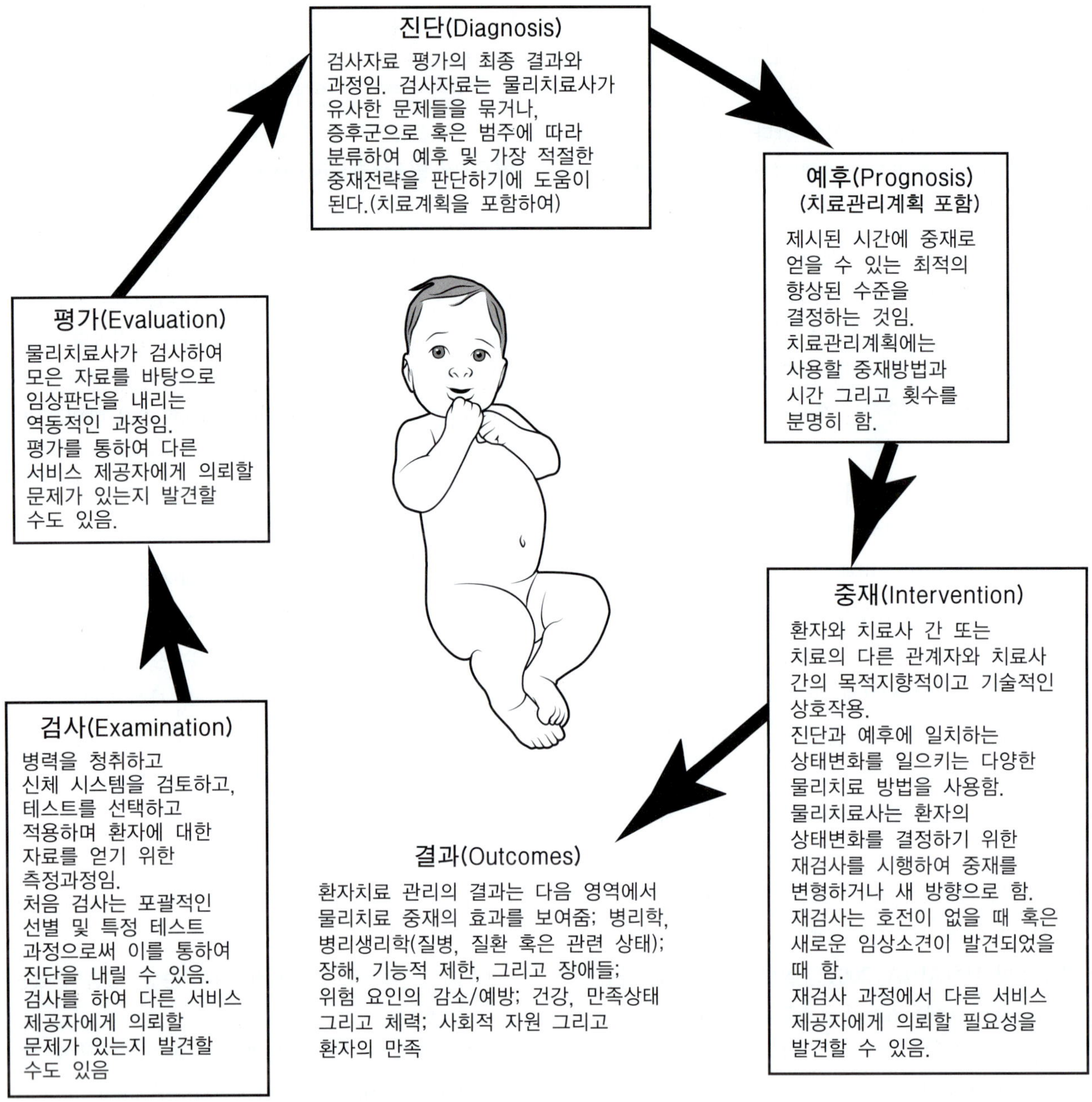

그림 1-2 아동치료관리에서 최적의 결과를 얻을 수 있는 요소들. *(출처: 미국 물리치료 협회, 2001). 물리치료 임상지침(제2판). Physical Therapy, 81[1], 43. Copyright 2001 by the American Physical Therapy Association. Reprinted with permission of the author.)*

치료사들은 아동 기능에 영향을 주는 다양한 발달영역에 대한 검사를 고려해야 한다. "이것들은 인지; 언어 및 의사소통; 사회적/정서적 발달; 적응기능; 시각, 청각을 포함한 신체발달; 그리고 놀이이다"(APTA, 소아 부분, 2003). 얼마나 광범위하게 신체 시스템을 검사해야 될지는 아동의 연령, 인지수준, 검사환경상 요구되는 정도, 비용적 측면에 달려 있다. 신체 계통을 검진해 보면 다른 전문가에게 의뢰할 필요가 있는지, 해야 할 적절한 테스트와 측정방법이 어떤 것인지 결정하는데 도움이 된다.

테스트와 측정(Tests and Measures)

아동의 병력 및 발달력을 알고 신체 시스템을 검진하면

일반특징
- 연령
- 성별
- 인종/민족
- 모국어
- 교육

사회적 배경
- 문화적 신념과 행동들
- 가족과 돌보는 사람
- 사회적 상호작용, 사회활동들 그리고 지원시스템

직업(직업/학교/놀이)
- 현재와 바로 전의 직업 (직업, 학교, 놀이), 지역사회 및 여가활동, 업무들, 활동들

성장 및 발달
- 발달력
- 왼손잡이/오른손잡이

거주 환경
- 도구와 장치(보조적, 적응에 도움이 되는, 보조기, 보호구, 지지를 해주는, 의수족과 같은)
- 거주환경과 지역사회의 특징
- 퇴원 예정지

일반적인 건강상태 (자가 보고, 가족 보고, 양육자의 보고)
- 건강상태의 자가인식
- 신체기능(즉, 이동성, 수면패턴, 침상안정기간)
- 정신적 기능(즉, 기억, 추론능력, 우울, 불안)
- 역할 기능(즉, 지역사회, 여가활동, 사회활동)
- 사회적 기능(즉, 사회활동, 사회적 상호작용, 사회적 지지)

사회적/건강 습관 (과거 및 현재)
- 행위적인 건강 위험요소 (즉, 흡연, 약물남용)
- 신체적 건강수준

내과적/외과적 병력
- 심혈관계
- 내분비/대사
- 소화기계
- 비뇨기계
- 부인과
- 피부
- 근골격계
- 산과
- 과거 입원, 수술 그리고 건강관련 상태나 질병의 유무
- 정신
- 호흡기계

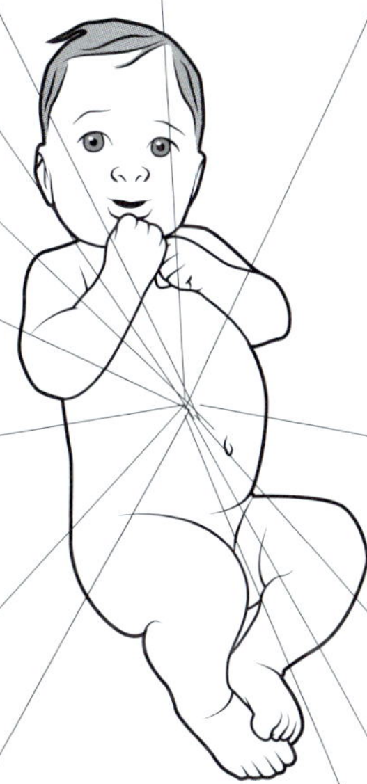

현재 상태/현주소
- 환자가 물리치료사에게 온 이유
- 물리치료 서비스가 필요하게 된 환자의 욕구
- 현재 받고 있는 치료적 중재
- 손상이나 질병의 기전, 시작, 과정
- 증상의 시작과 패턴
- 환자, 가족, 양육자, 기타 관련자의 치료적 중재에 대한 목표와 기대
- 현 임상상태에 대한 환자의 감정적 반응을 환자, 가족, 양육자, 기타 관련자가 지각하는지의 여부
- 현주소가 되는 증상이 과거에도 있었는지의 여부
- 이전에 받았던 치료적 중재

기능상태와 활동수준
- 자조관리와 일상생활동작(ADL) 및 도구사용 일상생활활동(IADL)을 포함한 가정 관리에서의 기능상태
- 일(직업/학교/놀이), 지역사회 그리고 여가활동, 과제 혹은 활동들에서 현재와 과거의 기능상태

투약
- 현재 상태에 대한 투약
- 현 상태 때문에 과거에 복용한 약
- 기타 다른 상태로 복용중인 약

기타 임상 테스트
- 임상검사와 진단 테스트
- 가능한 기록지 검토 (즉, 의학기록지, 교육, 수술기록지)
- 기타 임상소견의 검토 (즉, 영양과 수분섭취 상태 등)

가족력
- 가족력 때문에 발생 위험이 있는 건강문제

그림 1.3 병력으로부터 얻을 수 있는 자료 종류. *(출처: 미국 물리치료 협회, [2001]. 물리치료 임상 지침(제2판). Physical Therapy, 81(1), 44. Copyright 2001 by the American Physical Therapy Association. Reprinted with permission of the author.)*

신체구조 및 기능 장해, 활동의 제한 그리고 잘 참여할 수 없는 이유들을 가려내기 위해 어떤 특정 테스트와 측정 방법을 사용할지 결정하는데 도움이 된다. 또 이를 통해 진단, 예후와 치료계획을 짜는데 도움을 받기도 한다. 의학적 진단이 확실히 내려진 상태이면, 보통 이에 따라 검사하면 될 것이다. 예를 들어, 낭성 섬유증(cystic fibrosis)이 있는

아동은 심폐혈관계에 대한 포괄적인 검사가 반드시 필요할 것이다. 그리고 기타 장기들은 간략히 점검하고 피부는 더 이상 검사가 필요치 않을 것이다. 화상을 입은 어린이는 피부에 대하여 전반적인 검사가 필요할 것이며 신체 시스템을 훑어보면 다른 장기들도 좀 더 정밀한 검사가 필요하리라는 것을 알 수 있다. 검사과정의 지침으로서 의학적 진단을 이용하기는 하지만 치료사는 검사 결과에 혹은 임상판단에 대하여 의학 진단의 영향을 받지 않도록 해야 한다. 치료사가 아동에서 의학적 진단과는 별개로 물리치료 진단을 내릴 때에는 근거 있는 자신들의 지식과 병력 청취, 장기 검진 그리고 검사 결과에 의해서 내려야 한다.

테스트하고 측정함으로써, 아동이 현재 수행수준에 이르도록 한 요인에 대한 추정과, "적절한 중재, 예견되는 목표, 기대되는 결과에 관한 치료사의 임상판단에 부합되는 요인들"과 관련한 가설을 받아들일 것인지 혹은 거부할 것인지를 판단하는데 도움을 받는다(APTA, 2001, p.43). 측정이란 "규칙을 따라 사물, 사건, 혹은 사람, 혹은 집단(범주)에 부여되는 숫자들"(APTA, 1991)이라고 할 수 있다. 우리는 인터뷰, 관찰 그리고 과제수행을 바탕으로 한 평가, 사진 혹은 비디오 촬영을 통한 기록; 그리고 척도, 지표, 목록, 자가평가 그리고 일지 등을 포함한 많은 방법으로 측정을 한다(APTA, 2001).

이 책의 제 2부에서는 각 신체 시스템을 테스트하고 측정하는 적절한 방법에 대해 논의한다. 그것은 아동의 발달과 기능수준, 감각처리과정, 통증의 유무, 그리고 건강과 삶의 질을 판단하는 데 중요하다. 이런 테스트와 측정 그리고 기타 검사의 문제에 대한 것은 제 3장에서 논의한다.

평가(Evaluation)

몸으로 수행하는 검사를 한 후에야 머리로 하는 평가라는 인지적인 과정이 완성될 수 있다. *지침*(APTA, 2001, p.43)에서는 **평가**를 "검사 동안 모아진 데이터를 바탕으로 물리치료사가 임상 판단을 내리는 동적인 과정"이라고 정의한다. 평가에는 아동의 병력 및 발달력, 신체 시스템 점검 그리고 신체구조 및 기능 장해, 활동의 제한, 참여의 제약을 테스트하고 측정한 것으로부터 얻은 여러 소견들을 종합하는 것이 포함된다. 소아 분야에서 *평가(evaluation)*, *검사(examination)* 그리고 *평가(assessment)*는 지침에서

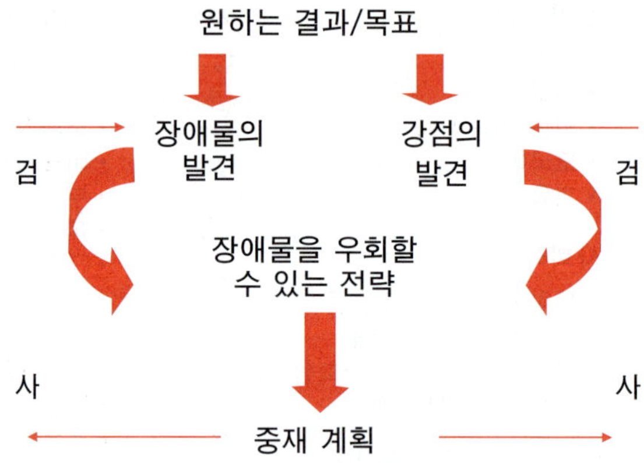

그림 1-4 상-하향식 접근법.

지적한 것 이상으로 흔히 혼용되거나 다른 뜻을 가지고 있다. 이는 제 3장에서 논의된다.

장애아동을 평가하는 데에는 많은 접근방식이 있다. 그 평가과정의 토대를 뒷받침하는 조성된 환경, 진단, 정보의 출처, 비용 지불자 그리고 평가 제공자에 따라 이론적 모델이 달라진다. P.H. Campbell(1991)은 검사와 평가방법을 상-하향식 접근방식과 하-상향식 접근방식으로 기술하였다. **상-하향식 접근법**(그림 1-4)에서는 아동과 그 가족에게서 가능한 모든 정보를 얻는 것과 함께 원하는 목표를 먼저 정하는 것이다. 그런 다음 이 목표를 달성하기에 좋은 점과 걸림이 되는 장애를 검사와 평가과정을 통해 찾아낸다. 그 다음은 적절한 중재의 치료관리 계획을 짜고 재검사에서 계속 이를 반영한다. 진단이나 문제점을 이미 알고 있고, 활동상 심한 제한이 있으면서 조기중재를 받고 있는 아동에게 이러한 가족 중심의 상-하향식 접근법이 흔히 사용된다. **하-상향식 접근법**은 검사 과정 중 아동의 강 · 약점이 파악된 상황에서 보통 전문가들이 목표를 정해주는 전통적인 접근 방식이다. 장애의 심한 정도, 소견의 복합성, 기능상실의 범위, 가족과 가정상황, 학교 상황, 기능수준, 그리고 지역사회에서의 활동들과 참여의 정도가 평가과정에 영향을 미친다(APTA, 2001).

상-하향식 접근법은 예를 들어, 대상 아동이 고등학교의 축구장에서 계단을 오를 수 있게 되는 것이 아동자신과 그 가족에게 매우 중요한 목표라면 그것을 확인하는 것이 매우 중요하다. 가족이 알려주지 않으면 치료사는 운동장 계단에 관해서는 생각해보지도 않을 것이나, 가족의 도움으로

이 목표를 성취할 수 있게끔 치료계획을 짤 수 있다. 치료사는 아동이 가진 어떤 능력과 기술들이 이 과제를 수행하는데 도움이 될 지 결정할 것이다. 아동의 강점은 평지에서 목발로 걸을 수 있는 능력일 수도 있고, 아무도 없는 계단에서 난간을 잡고 오를 수 있는 능력을 의미할 수도 있다. 난간 없이 계단을 오를 때 균형이 부족하고, 사람이 많은데서 산만해지며, 과제 수행을 위한 심폐혈관계의 지구력이 부족한 것 등은 예상되는 장애물의 예가 될 수 있다. 그다음은 이 목표를 성취하기 위한 계획을 만들어서 아동에게 최종 제공하는 방식이다.

어떤 환경에서는 평가에서 검사에 기반한 기능에 영향을 줄 수 있는 요인들을 포함시키는 것이 흔하다. 내부적 요인들은 개인에 있는 것인데 신체구조 및 기능의 장해, 활동의 제한, 인지 수준, 정서의 안정상태, 의욕, 그리고 언어능력 등이다. 외부요인은 개인과 환경 요인들인데 가족의 지지, 건강관리의 접근성 정도, 재정자원, 학교 접근성, 기타 등이 속한다. 중재에 영향을 줄 수 있기 때문에 기능에 도움이 되고 방해되는 것을 파악해서 기록에 남겨야 한다. 기능에 영향을 주는 부정적 요인들은 많은 물리치료 보고시스템에서 사용하는 문제 목록과 유사하다(Kettenbach, 2001).

진단(Diagnosis)

진단은 여러 증상, 증후를 어떤 범주나 증후군이라는 이름으로 분류한 것을 나타내는 용어이다. 진단은 검사나 평가 결과에 의거하여 내린다. 의사들은 세포수준에서, 조직수준에서, 기관, 혹은 신체시스템의 수준에서의 질병, 질환, 상태를 확인하기 위해 의학적 진단을 이용한다. 물리치료사는 진단을 결정할 때 적어도 *"신체 시스템(특히 동작의 시스템) 수준에서, 그리고 사람을 전체로 보는 수준에서 기능에 영향을 주는 상태를 알 수 있는 전문용어를 사용한다"*(APTA, 2001, p.45). 포괄적인 검사와 평가를 한 후에 물리치료사는 지침에 나와 있는 특정 임상중재 패턴에 의거한 진단을 부여할 것이다. 각 치료 패턴은 진단적인 분류를 나타내기도 하고 "일차적인 비정상 기능을 가리키기도 하는데 이 비정상 기능은 치료사가 어느 쪽으로 방향을 맞춰 중재해야 할 지 방향제시도 해주는 것이다."(APTA, 2001, p.45). 그러므로 우리가 잘 선택하는 치료 패턴은 같은 장해를 가진 아동 그룹을 대상으로 관리와 중재를 하도록 인도하는 안내자 역할을 한다. 만일 이 과정에서 적절한 중재패턴을 찾을 수가 없으면 "물리치료사는 아동이 보이는 반응에 맞춰 증상을 완화하고 장해를 교정하는 중재방법을 적용할 수 있다"(APTA, 2001, p.45).

물리치료 진단을 판단하는 개념은 독자적 치료사로서의 길과 같이 간다. 역사적으로 물리치료사는 의사가 환자를 의뢰하고 환자의 의학적 진단에 기반하여 치료해왔다. 최근까지 물리치료 테스트와 측정이 "신체구조 및 기능 분야를 과도하게 표현하는 접근법을 보여주였다는 사실이 놀랍지 않다(Watter 등, 2008, p.348). 장해 수준만 진단하고 치료하는 것이 원하는 기능적 향상으로 이어지지 않는다는 것이 현재 인식되고 있다. 이런 지식으로 최근에 아동 활동과 참여를 좀 더 기능적으로 평가하는 테스트와 측정방법이 개발되고 그 신뢰성이 높아지고 있다. 제 3장에서 논의된 바와 같이 테스트와 측정과 그것들이 ICF-CY에 맞는지를 검토하므로써 현재 여러 수준의 아동 수행의 평가를 촉진해주는 다양한 평가방법들이 가능하다는 것을 알 수 있다.

지침(2001)에 따르면, 물리치료 진단을 하는 일차적 목적은 개인이 원하는 기능의 수준과 그 수준에 도달할 능력 사이의 간극을 확인하는 것이다. 이러한 방식으로 아동의 기능적 능력을 분류하는 것이 물리치료사가 중재 계획을 세우는데 도움이 된다. 상-하향식 접근법의 평가를 통하여 검사의 주관적 요소들을 평가하는 동안 원하는 기능의 수준을 먼저 결정한다. 그리고 아동의 현 능력을 신체구조 및 기능, 활동, 참여를 적절한 테스트와 측정을 통하여 판단한다. ICF 개념을 이용하여 물리치료사는 인간 기능의 이러한 차원이 서로 연결되어있고 다향성이며 장해가 있다고 해서 단순히 비례적으로 참여의 제약으로 이어지는 활동제한이 초래되지 않는다는 것을 기억해야 한다(Lollar & Simeonsson, 2005, p.324).

체계적으로 붙여진 진단은 보건 전문가들 사이에서 아동에 관한 정보를 소통하는 흔한 언어가 된다. 소아 재활에서 전문가팀 접근을 할 때 영역간 일치된 의사소통을 하는 것은 조정된 질적인 치료를 하는데 필수적이다. WHO는 20세까지는 건강과 장애를 설명하기 위한 공통 언어로 ICF-CY를 사용할 것을 권고한다(Martinuzzi 등, 2010, p.42). 이러한 분류 시스템은 소아재활팀이 사용 중이며 팀의 상호작용을 성공적으로 촉진해주며 목표에 대한 향상된 의사소통, 그리고 전문가간 과제와 팀 회의의 효과를 증진시켜준다(Martinuzzi 등, 2010).

진단과정 중 결과를 최대화하고 전인적 중재를 제공하기 위하여 아동의 환경을 고려하는 것이 중요하다. 소아 치료사는 아동의 성취에 대한 환경적 영향의 중요성을 인식해왔다. 현역 치료사는 누구라도 환경적 장애물 때문에 아동의 기능적 결과가 현실화되지 못한 경우 혹은 최적의 환경 때문에 기대치를 넘는 결과를 보인 경우의 예를 들 수 있다. 발달중인 아동에서 시간에 따른 환경적 영향이 어떤지 인식하는 것이 필요하다(Simeonsson 등, 2003). 영아와 유아들은 그들의 환경과 바로 곁의 가족/양육자에 의해 좀 더 영향을 받는 반면 학동기 아동들은 또래, 지역사회, 그리고 사회적 요인들에 좀 더 영향을 받는다. 조기중재와 학교에서 장애 영아 및 아동에게 서비스를 제공하는 2004년의 장애인 교육법(IDEA)은 이러한 인식을 하게 하고 아동이 조기중재에서 유치원으로, 그리고 중등부 교육에서 고등부 교육으로 올라갈 때 전이계획을 요구한다.

ICF-CY 골격을 사용한다는 것은 물리치료 진단을 할 때 환경적 요인들을 포함시킨다는 것을 의미한다. 환경적 요인들(사물, 기술, 자연적 환경과 환경에 가한 인간이 만든 변화, 지지와 관계, 태도와 서비스, 시스템과 원칙들)의 분류를 생각하고 적용할 요인들을 촉진형이냐 방해성이냐를 진단과정 중 가려내는 것이 치료사가 아동의 참여에 초점을 맞추는데 도움이 되며 이 참여는 또래에 적절한 활동, 예를 들어, 지역 도서관에서 유아용 읽기 프로그램, 지역에서 하는 스포츠 경기등에 참여하는 것을 증진해줄 것이다. 이러한 방식으로 우리의 평가와 진단과정을 넓히는 것은 물리치료 중재를 증진할 뿐 아니라 아동의 전반적 건강과 웰빙을 활성화한다. 이는 장애아동에서 체력과 건강한 생활습관이 잘 들기 위해서 필요하다(Fragala-Pinkham, Haley, & Goodgold, 2006; Fowler 등, 2007; Rimmer, 2006).

"아동 이외의 분야 물리치료사들이 가진 개념을 고수하는 아동 물리치료사들 사이에 아직 진단이란 것이 널리 받아들여지고 있지는 않다 하더라도" 진단과정은 복잡하므로 체계적으로 표현해야 한다(VanSant, 2006). 이것은 좀 더 많은 고려와 연구가 필요한 아동임상 분야이다.

예후(Prognosis)

일단 기능적, 임상적으로 관련있는 물리치료 진단을 내리면 물리치료사는 아동의 예후를 판단해야 한다. **예후**는 "최적의 기능으로 향상될 수 있는 기대수준과 그 수준에 도달하는데 걸리는 시간 그리고 치료과정 동안 다양한 간격을 두고 측정하였을 때 도달할 수 있는 수준 향상의 정도"를 결정하는 것이다(APTA, 2001, p.46). 예후를 판단하는 능력은 학생이나 신참 치료사에게는 제일 어려운 과제이다. 경험 많은 치료사들은 과거경험과 현재의 검사 및 평가를 통합하여 상대적으로 빠르게 아동의 진단, 예후, 그리고 치료계획을 판단한다(Bartlett & Palisano, 2000, p.237).

치료계획(Plan of Care)

검사, 평가, 진단 그리고 예후 판단의 정점은 **치료계획**을 세우는 것이다. 이는 아동, 가족 및 기타 서비스 제공자들과의 충분한 협조 속에서 이루어진다. 치료계획으로 이어지는 이런 임상판단을 위한 기본토대 혹은 모델이 개발되었는데 치료사를 위한 가설 중심 알고리듬 II(HOAC-II: hypothesis-oriented algorithm for clinician II)(Rothstein, Echternach, & Riddle, 2003), 신생아 물리치료사를 위한 임상판단 알고리듬(Sweeney, Heriza, & Blanchard, 2009), 아동 물리치료사를 위한 임상판단 알고리듬(제 3장에 논의함; 그림 3.1), 그리고 ICF-CY(WHO, 2007)이 속한다. 임상에 이런 모델 중 어떤 것이라도 차용한다면 환자관리에 있어 투명한 접근을 제공할 것이다. 치료계획을 세울 때 ICF-CY모델을 이용하면 목표, 결과, 중재를 고려할 때 여러 분야를 말할 수 있다. 이러한 요소들간의 관계성을 평가하므로써 치료사는 치료계획의 적절성을 판단할 수 있고 필요시 수정도 하게 된다. 예를 들어, 아동의 치료목표와 중재가 주로 감소된 ROM, 근력, 그리고 균형(장해레벨의 결함)에 있다는 것을 확인하는 것이 치료사로서 왜 가족이 아동이 현재는 하지 못하는 기능인, 집과 유치원에서 독립보행을 하는 것(활동과 참여 레벨의 목표)을 목표로 삼는지 인식하는데 도움이 될 수도 있다. 그리고 치료의 목표와 중재를 그에 맞게 적용할 수 있다. 우리는 "우리의 임상적 관심은 아동의 기능과 참여능력의 향상에 있고 우리의 목표 대부분은 ICF의 활동요소로 표현되어야 한다"

는 것을 인식해야 한다(Darrah, 2008, p.148). 중재가 장해에만 맞추어져 있지 않고 목표와 결과가 활동과 참여 수준에 맞추어져 있다는 것을 확신시키는 것이야말로 치료사가 좀 더 현시대적 기능적 중재계획을 세우는데 도움을 줄 것이다.

표 1.2은 **아동 물리치료 평가와 치료계획**을 기록하는 일반적이고도 포괄적인 예시를 보여주는데 이는 *지침*(APTA, 2001)에 따른 것이고, 흔한 아동 물리치료 양식이다. ICF-CY의 Core Sets를 따르지는 않지만 신체구조 및 기능, 활동, 참여의 분야가 들어있다. *지침*에 나와 있는 양식은 일반적으로 아동 임상에 적절하지는 않다. 표 1.2는 주요한 제목의 기본과 각 제목하의 분야들을 보여주는 것이다. 치료계획은 *측정 가능한 목표, 하부목표 그리고 결과 항목으로* 시작한다.

목표, 결과 그리고 하부목표 (Goals, Outcomes, and Objectives)

기대하는 목표, 하부목표와 예견되는 결과는 중재의 의도된 결과이며 중재를 가이드한다. 치료 계획은 신체구조 및 기능의 장해, 활동의 제한, 참여의 제약에서의 기대한 변화를 측정 가능한 용어로 나타낸 것이다. 치료계획은 "또한 위험 감소, 예방, 사회적 자원에 대한 영향 그리고.... 만족도 이야기한다"(APTA, 2001, p.46).

목표, 결과, 하부목표를 설명하는데 사용되는 용어와 정의는 변화해 왔다. 목표와 하부목표는 중재의 가장 최선의 *기대치(expectation)*인 반면, 최종산물(outcome)은 *결과(result)*이다. 이는 매우 복잡해질 수 있는 용어 문제인데, 왜냐하면 *지침*(APTA, 2001, p.46)에서는 "기대되는(expected)"이라는 말이 최종산물(outcome) 앞에 나와서 독자로 하여금 "anticipated goal"과 "expected outcomes" 사이의 차이가 무엇일까 의문을 갖게 할 수도 있기 때문이다. 목표는 하부목표 앞에 나와야 한다(Alberto & Troutman, 2006). 과거에는 목표와 결과(outcome)가 두루뭉실하게 전체적으로 쓰였고 측정이 가능하지도 않았다(APTA, 1997; Montgomery, 1987). 그러나 *지침*의 제 2판(APTA, 2001)에서는 "예견하는 목표(anticipated goal)"와 기대되는 결과(expected outcome)는 측정가능해야 하고 "제한된 시간 내에(time-limited)" 달성되는 것이라고 기술되어 있다(p.48). "하부목표(objective)"라는 용어는 사용되고는 있으나 *지침*에 정의되어 있지는 않다. 그러나 이것은 소아 물리치료 분야에서 표준 용어이다. **하부목표**는 원하는 (anticipated/expected) 목표의 측정가능한 결과(goal/outcome)에 관한 말이다. "**결과**(outcome)"는 중재결과를 확인해주는 요소들(즉, 기능적인 건강상태, 이환율, 사망률, 삶의 질, 만족도, 비용) (Nicholson, 2002, p.214)이라고 하는데 다들 동의하는 듯하다. 결과는 다음의 두 부분으로 나누어 나타낸다고 하였다. 신체구조 및 기능장애의 부분 그리고 활동과 참여의 제약이라는 부분이다(Montgomery & Connolly, 2003).

원하는 목표, 결과, 하부목표를 결정하는 것이 아동에게 어떤 활동을 하고 싶은지 물어보는 것 만큼 단순할 수도 있으며 전문가 간의 팀 회의가 여러 번 필요할 만큼 복잡할 수도 있다. 목표, 결과, 하부목표는 아동 및 가족의 희망과 평가소견을 바탕으로 세워진다.

아동이 원하는 결과를 성취할 수 있는 능력이 있는지가 중재의 성공여부와 중재를 계속할 필요성에 대한 재평가 여부를 결정하는데 아주 중요하다. "아동의 운동발달은 정상적일 것이다" 혹은 "아동의 근긴장이 정상화될 것이다"와 같은 막연한 말은 거의 아무런 의미가 없는 말이며 언제 아동이 정상적인 운동발달 혹은 정상적인 근긴장을 갖게 되는지 혹은 그럴 수 있는지 그런 대답만으로는 알 수가 없다. 측정 불가능한 목표에 대해 말하는 것은 우리의 중재 효과를 지지해주는 데이터를 얻으려는 전문가의 노력에 방해만 된다.

측정 가능한 하부목표(표 1.3)를 쓰는 것은 어렵지 않다. 그러나 많은 변이를 심사숙고할 필요가 있다. 하나의 하부목표(Effgen, 1991; Mager, 1962)에는 아동이 하기를 기대하는 행동이 무엇인지, 어떤 상황 아래서 그 행동을 수행하는지, 그리고 궁극적으로 어느 정도까지 수행이 가능한지 예견되는 기준에 대한 설명이 있어야 한다. 행동에 변화가 있으면 그것은 행동 자체의 성숙을 반영하는 것일 수도 있고 기초적인 기술수준에서 좀 더 복잡한 기술수준으로의 발달을 의미할 수도 있다. 혹은 활동을 끝까지 수행하는 능력이 좋아진 것을 반영할 수도 있는 것이다. 상태의 변화란, 예를 들어, 집에서만 걷다가 사람이 많은 쇼핑몰에서 걷기, 혹은 도움을 받아 자리를 옮기다가 독립적으로 자

표 1.2 소아 물리치료 평가 및 치료관리계획서 (대부분 주요 제목은 각 요소하에서 말해야 하는 영역을 포함하는데 모든 영역이 개별 아동마다 필요한 것은 아니다.)

아동성명:

물리치료사 성명:
검사일:
아동 생년월일:
아동 연령:
의학적 진단:

부모와 아동의 희망사항

아동과 가족의 목표와 하부목표는 무엇인가?
아동과 가족의 주요 관심사는 무엇인가?
아동이 하고자 하는 것은 무엇인가?
아동과 부모는 아동이 무엇을 할 수 있게 되기를 원하는가?
아동이 좋아하는 활동이 무엇인가? 게임 혹은 장난감?

아동의 배경(APTA, 2001, p44). 각 제목 아래의 항목에 관하여 그림 1-2를 보시오.

일반적인 신체특징
사회적 배경
일(직업/학교/놀이)
성장과 발달(출생력과 운동발달 지표)
거주환경(형제 유무와 집의 상태)
일반적 건강 상태
사회적/건강습관
내 · 외과적 병력
현 주소(Chief Complaint)
기능상태와 활동 수준
투약
기타 임상 테스트
가족력

현재 기능

가능한 한 자연스런 환경에서의 현재 기능을 기술하시오

신체 시스템의 검진

진단, 예후, 치료관리 계획, 그리고 중재를 결정하고 어떤 테스트 및 측정방법을 사용할지 판단하는데 도움이 되는 각 신체 시스템에 대한 간략한 검사를 말한다.
심혈관계와 폐
피부
근골격계
신경근육계
의사소통/인지/지남력
소아에 특정한 부분
—언어 및 의사소통, 사회성/정서 발달, 적응력 발달, 시각, 청각을 포함한 신체 발달, 놀이 행동

테스트와 측정

활동과 참여

아동의 모든 환경에서 활동과 참여를 말해야 한다.

표 1.2 소아 물리치료 평가 및 치료관리계획서 (대부분 주요 제목은 각 요소하에서 말해야 하는 영역을 포함하는데 모든 영역이 개별 아동마다 필요한 것은 아니다.) — *계속*

신체기능과 구조

병력과 신체 시스템 검진에 따라 특정 테스트와 측정을 선택 적용하여 활동과 참여의 제한, 신체 기능 및 구조의 제약에 대한 정보를 얻는다. 다음 주제의 제목은 가나다 순서이지 중요성 순서가 아니다.

각성, 주의집중, 그리고 인지
감각통합
관절가동범위(근육의 길이 포함)
관절의 통합 및 움직임
근육의 수행(근력과 힘, 지구력)
반사의 통합
보조기, 보호구, 그리고 지지 기구
보행, 이동 그리고 균형
순환(circulation)
신경근육의 발달 및 감각통합
신체특성
운동기능(운동조절과 운동학습)
유산소 능력/지구력
의수족 필요성
인간공학과 신체 역학
일(직업/학교/놀이), 지역사회 그리고 여가활동 통합 혹은 재통합(IADL을 포함하여).
자세
자조관리와 가정에서의 관리(일상생활동작[ADL]와 도구를 사용하는 일상생활동작(IADL)
적응에 도움이 되는 보조 장비
중추와 말초신경계의 통합
통증
피부의 손상여부
환경, 가정, 일(직업/학교/놀이)에 대한 장애물
환기, 호흡, 순환

신경운동 발달, 감각통합, 기능, 그리고 삶의 질을 측정하고 테스트하는 표준화된 방법들은 소아 분야의 검사에서 흔히 사용되며, 부록 3-B에 나와 있다. 신체기능 및 구조와 기타 활동에 대한 측정 및 테스트는 신체 시스템을 다룬 장에서 볼 수 있다.

평가

소아 분야에서는 검사 동안 얻어진 정보에 따라 임상판단을 한다. 소아분야에서는 "소견 요약"이 포함되는 것이 흔하다.

진단

신체 시스템의 장해와 관련되는 일련의 징후들을 묶고 그것이 활동과 참여에 주는 영향에 대해 진단한다.
이런 진단은 특정 임상 패턴(*지침*, 2001)에 따른다.

예후

신체 기능, 구조 그리고 활동, 참여에 있어서 예견할 수 있는 향상의 정도이다.

치료계획

측정가능한 목표, 결과 그리고 하부목표들

중재계획

1. **조정, 의사소통 그리고 기록**
2. **아동 및 가족에 설명 지도**
3. **직접 중재**

계속

표 1.2 소아 물리치료 평가 및 치료관리계획서 (대부분 주요 제목은 각 요소하에서 말해야 하는 영역을 포함하는데 모든 영역이 개별 아동마다 필요한 것은 아니다.) – *계속*

치료적 운동

자조관리와 가정관리의 기능훈련(ADL과 IADL을 포함하여)
일(직업/학교/놀이)에서의 기능적 훈련
지역사회와 여가의 통합 혹은 재통합(IADL, 좀 더 어려운 일로 단계를 높임, 일의 조건 변형을 포함한)에서의 기능훈련
도수치료 테크닉(mobilization/manipulation) 포함
보조 기구와 장치의 처방, 적용, 제작
기도로부터의 분비물 제거 테크닉
피부재생 및 예방 테크닉
기구를 이용한 전기치료
물리적 기구와 기계를 사용한 치료

재검사

치료 종결 기준

리를 이동하는 것 등 상황 내에서 단순한 기술에서 복잡한 기술로 변할 수 있는 것이다. 활동의 횟수와 걸리는 시간, 혹은 도움이 필요한 정도의 변화를 호전의 기준으로 삼을 수 있다. 4번 중 3번 성공, 혹은 수행 활동시간의 75%와 같은 범주를 호전의 기준으로 사용하는 것은 신중해야 한다. 수행할 시간으로 제시된 시간의 80%의 시간에 자동차에 성공적으로 옮겨 탄다는 것은 나머지 20%의 시간은 아동이 차를 타지 못하고 결국 거리에 있게 된다는 것을 의미할 수도 있다. 이는 받아들일 수 없는 기준이거나 결과이다. 아동 개인을 위한 각 하부목표를 위한 행동, 조건, 그리고 기준을 선택하는 것은 올바른 전문적인 판단에 의한 것이어야 한다. 하부목표들의 단순한 "설명서"는 전문적인 판단을 대신할 수 없다.

흔히 장기적인 목표를 먼저 정하고 이를 여러 단기 하부목표로 나눈다. 주요과정의 과제 분석 바탕 위에서 단기 하부목표들을 정한다. **과제 분석**에서 치료사는 그 과제의 구성부분을 판단할 때 활동에 요구되는 것과 준비활동을 포함하여 생각해야 한다. 예를 들어, 휠체어에서 일어나서 자동차로 옮겨타려면 휠체어를 잠그고 일어서는 자세를 취하고 돌아서서 몸을 굽혀 앉는 능력이 있어야 한다. 이러한 활동을 수행하려면 이 활동을 이해하는 지능이 있어야 하고 하려는 의지, 활동을 수행하는 운동실행 계획능력과 일어서고 돌아서는데 필요한 근력, 일어서고 앉을 때 관절의 굴곡과 신전, 앉기, 서기, 회전의 균형이 필요하다. 이것들은 이 복잡한 과제를 수행하는데 필요한 오직 몇 가지의 구성요소들이라고 할 수 있다. 치료사는 이중 각 아동을 위해 가장 중요한 구성 요소를 선택해야만 하고 체계적으로 이 하부목표를 만들어간다.

가능하면 각 단기적 하부목표는 아동이 수행하기 원하는 활동이 되어야 한다. 신체구조 및 기능 장해와 연관되어 있는 단기하부목표가 있을 때 그리고 이 단기하부목표 즉, 장해가 좋아졌을 때 이로 인하여 아동이 목적하는 활동을 수행하는 것에 도움이 되는 상황들이 있다. 예를 들어, 앉기는 중요한 활동이다; 그러나 먼저 몸통 근육의 근력과 고관절의 충분한 관절가동범위 없이는 독립적으로 앉기는 불가능하다. 이러한 경우 치료사는 독립적인 앉기를 하부목표로 쓰고 몸통 근력향상과 고관절의 가동범위를 늘이는 것을 하부목표로 삼는다. 학교와 같은 교육적인 상황에서 앉기와 사물을 조작하는 활동들은 아동의 개별교육 계획(child's individual education plan; IEP)에 있는 하부목표가 될 수 있다. 그러나 장해정도에 따라 근력 강화와 관절가동범위 향상이라는 하부목표는 치료사가 기록한 치료관리계획의 일부분이 될 것이다. 각 대목표와 하부목표의 성취에 대한 기록은 중요하며 아동과 가족에게 알려주어야 한다. 장기적인 목표의 성취를 위해서는 큰 성취를 이룰 때까지 기다리는 대신 많은 작은 진전이 있으면 이를 알아차리고 보상을 해주어야 한다.

활동을 배울 수 있는 수준을 고려하는 것 역시 중요한데

표 1.3 하부목표달성을 위해 고려할 점

행동으로 제시될 수 있는 예

- 앉은 자세의 유지
- 누워 있으면서 스스로 자리 이동하기
- 이곳에서 저곳으로 물건 옮기기
- 각각 다른 표면의 바닥 위에서 걷기

상태(한 가지 이상의 상태 포함)

- *도구들:* 보조기 착용이나 보조적 장치 사용
- *물리적 환경:* 가정에서 혹은 학교에서의 처한 환경
- *사회적 환경:* 부모나 치료사와 함께 하는 상황
- *선행자극:* 말로 하는 지시 혹은 실연으로 보여줌

범주(한 가지 이상의 범주 포함)

- *횟수:* 시도 횟수 중 나온 올바른 행동의 수(즉, 5번의 시도 중 2번 완전 수행) 혹은 올바른 결과의 퍼센트(시도하는 시간 중의 75%)
- *기간:* 행동의 지속 시간(즉, 3초, 30초, 5분, 6회 반복)
- *도움을 받은 정도:* 독립적; 감독 아래서; 타인이 항시 옆에 대기함; 최소의 도움, 중간 정도 혹은 최고의 도움

하부목표의 예시*

- Patrick은 집에서 마루 위에 5분간 독립적으로 앉을 것이다.
- Kathy는 자신의 침대에 누웠다가 일어나 가장자리에 앉는 자세로 바꾸는 것을 중간 정도의 도움을 받으며 5번 시도 중 3번을 성공할 것이다.
- Julie는 제시된 수행시간의 75% 정도는 자신의 책들을 버스에서 교실로 떨어뜨리지 않고 옮길 것이다.
- Jonathan은 옆의 보호자와 같이 워커로 공원잔디밭을 가로질러 걸을 것이다.

*예시는 세계보건기구(2001)에서 인용함. *기능, 장애, 건강의 국제적 분류.* Geneva: Author; Mobility Chapter of Activities and Participation.

이를 반응능력 계통(Hierachy of Response Competence)(그림 1-5)(Alberto & Troutman, 2006)이라고 한다. 처음엔 기술이 **습득**되어야 한다. 처음 기술이 습득되는 예를 들어, 영아가 등받이에 기대어 앉기, 보행기로 처음 몇 발자국 걷기, 혹은 엎드린 상태에서 뒤집기 같은 것들이 있다. 직접 중재는 이런 기술 습득시기에 필요하다(Palisano & Murr, 2009). 이런 초기기술을 습득한 뒤이어 기능의 **원활함** 혹은 효율성이 따라오게 되는데 원활함과 효율성이란 단순히 기능을 습득하여 수행하는 처음상태 이상으로 학습 및 수행의 질과 수준이 올라가는 것이다. 영아가 등받이 없이 앉기를 배우게 되고, 또 보행기로 방안을 돌아다니게 되며 이곳에서 저곳으로 굴러 다닐 수 있게 되면 기능이 좀 더 원활해진 것이다. 원활함은 어떤 범주의 하부목표 및 상황인가에 따라 달리 인식될 수도 있다. 원활함을 습득한 후에는 훈련과 반복이 필요하기 때문에 그룹치료와 의뢰가 원활함을 성취하는데 잘 맞는 형태이다(Palisano & Murr, 2009). 원활함의 습득 이후에는 시간이 흘러도 계속 그 활동들/기술들/행동들을 할 수 있는 능력인 **유지**(maintanance)됨이 있어야 한다. 아동은 수일 동안, 수 주일 동안, 수개월이 지나도 그 활동을 수행할 수 있어야 한다. 활동의 유지 다음에는 가장 높은 기술 수준인 **일반화**(generalization)가 뒤따른다. 아동은 여러 환경에서, 다른 사람들과, 다른 도구를 가지고도 그 활동을 수행할 수 있어야 한다. 운동학습이론에 관한 연구보고서에서는 이 일반화를 **전이**(transfer)라고 부른다. 이를 위하여 다른 환경, 도구나 장치, 그리고 사람들과 수행할 수 있게 상황에 대한 설명을 작성해 놓을 수 있다. 행동의 습득, 원활함, 유지 그리고 일반화라는 용어는 교육자들이 주로 사용하며 기타 분야에서도 사용된다. 이 용어는 행동이 습득된 처음 단계 이후에도 왜 계속 서비스가 필요한지를 설명할 때 유용하다.

습득(acquistion)
새로운 활동의 처음 습득

↓

원활함(fluency)
활동이 능숙하게 발전함

↓

유지(maintenance)
시간이 지나도 그 활동을 계속할 수 있음

↓

일반화(generalization)
새로운 사람들과 다른 도구를 사용하는 다양한 환경 내에서도 그 활동을 할 수 있음

그림 1-5 반응능력의 계통.

아동들에게 장기목표를 달성하기 위한 보장된 시간은 환

경에 따라 다르다. 학교라면 장기목표는 1년이며; 조기 중재에서는 보통 6개월을 의미하며; 어떤 급성기의 치료환경에서는 1주나 그 이하가 될 수도 있다. 제시된 시간 내에 달성될 수 있는 현실적인 하부목표를 작성하는 치료사의 능력은 제아무리 작은 부분이라도 치료사의 경험과 기술에 달려있다.

아동과 가족들과 관련된 결과를 확인하고 최종 목표를 향해 얼마나 향상되었는지 기록을 제공하는 유용한 방법에는 목표달성 척도(GAS: Goal Attainment Scaling) (Brown, Effgen & Palisano, 1998; King, McDougall, Palisano, Gritzan, & Tucker, 1999; Steenbeek, Ketelaar, Galama, & Gorter, 2007)가 있다. 치료사는 개별아동의 특정 목표를 쓰고 그 목표를 달성하는 향상 정도에 대한 표준을 만든다. 수행의 기대되는 정도를 표현하도록 숫자화한 것이 있어 중재효과와 프로그램 결과를 평가하는데 이용된다(Mailloux 등, 2007; Steenbeek 등, 2007). GAS는 뇌성마비아에서 적용해 본 결과 신뢰성, 타당성, 그리고 반응성이 좋았다(Law, Dai, & Siu, 2004; Steenbeek, Meester-Delver, Becher, & Lankhorst, 2005). 이것은 다른 표준화된 측정방법에서보다 운동 수행에서의 변화에 좀 더 민감하게 반응하였고 보다 가족 중심, 아동 중심적이었다(Palisano, Haley, & Brown, 1992; Rosenbaum, King, Law, King, & Evans, 1998). 네 계단을 오르내리는 특정 하부목표에 대한 GAS가 표 1.4에 나와 있다.

검사, 평가소견, 그리고 치료계획을 담는 서식은 나라마다 서비스 제공 환경마다 다르다. 이러한 차이는 검사와 세팅의 목적이 다르기 때문이다. 병원과 클리닉의 치료사는 아픈 아동의 변화를 보여주는 매일의 기록을 제공하거나 보험회사가 매일 기록을 요구하기도 한다. 이러한 기록은 일반적으로 축약된 것이며 전형적으로 "SOAP" 기록이다(S=subjective, 주관적 호소, O=objective, 객관적 소견, A=assessment, 평가, P=plan, 치료계획) (Kettenbach, 2001). 조기중재와 학교의 치료사는 IDEA와 각 주의 법에서 요구하는 기록을 제공하여야 한다. 평가와 치료계획에서 사용될 수 있는 하나의 서식이 여기 있다(표 1.2). 기타 서식은 각 환경에 따라 논의한다. 기록에 대한 자세한 것은 제 3장에 나와있다. APTA(2008b)의 환자/고객 관리를 위한 기록, 섹션 E: 아동 세팅 또한 치료환경에 따른 특정 정보를 제시해준다.

표 1.4 목표 달성 척도 예시

하부목표(예견되는 결과): Bill은 도움없이 혹은 난간을 잡지 않고 4계단을 안전하게 올라가고 내려와 학교에 갈 수 있게 될 것이다. 12월 1일까지는 3번 시도에서 3번 성공할 것이다.

점수		하부목표 수준
−2	기본	Bill의 현 능력은 2계단을 오르고 내려 학교에 가는데 이때 난간을 잡고 느리고 안전하게 3번 시도중 3번을 성공한다.
−1	예견되는 결과보다 낮음	Bill은 *난간을 잡고 안전하게 4계단**을 오르고 내려 학교에 갈 수 있을 것이다. 12월 1일까지는 3번 시도중 3번을 성공할 것이다.
0	예견되는 결과	Bill은 도움 없이 혹은 난간을 잡지 않고 *안전하게* 4계단을 오르고 내려 학교에 갈 수 있게 될 것이다. 12월 1일까지는 3번 시도에서 3번 성공할 것이다.
+1	예견되는 결과보다 좋음	Bill은 *도움 없이 혹은 난간을 잡지 않고* 4계단을 안전하게 오르고 내려 학교에 갈 수 있게 될 것이다. *5분 내에 충분히 빨리 교실로 들어가고 나올 수 있을 것이다.* 12월 1일까지는 3번 시도에서 3번 성공할 것이다.
+2	예견되는 결과보다 훨씬 좋음	Bill은 도움 없이 혹은 난간을 잡지 않고 4계단을 안전하게 오르고 내려 학교에 갈 수 있게 될 것이다. *2분 내에 충분히 빨리 교실로 들어가고 나올 수 있을 것이다.* 12월 1일까지는 3번 시도에서 3번 성공할 것이다.

*이탤릭체로 씌여진 부분은 각각의 점수에서 하부목표의 변화 기준을 제시한 것이다.
예를 들어, −3이 있을 수 있는데 이는 현 수준에서 퇴행한 경우이다.

중재(Intervention)

*지침*에는 **중재**를 "진단과 예후에 상응하는 상황 내에서 변화를 이끌어낼 만한 다양한 물리치료 방법과 테크닉을 사용하는 물리치료사와 환자/고객 사이의 목적지향적이고 기술적인 상호작용, 그리고 만일 적절하다면 환자 치료에 관련된 다른 사람들과의 상호작용"이라고 나와 있다(APTA, 2001, p.43). 예견하고 기대한 목표와 하부목표, 결과를 향해 아동이 보이는 호전 및 반응을 시간적으로 모니터하면서 이에 근거하여 중재에 관한 판단을 하게 된다. 중재의 개념은 단지 "치료(treatment)"라는 용어 이상의 광범위한 의미를 내포하고 있다. 그리고 *지침*에 따르면, 중재에는 세 가지 중요한 구성요소가 있는데; (1) 조정, 의사소통 그리고 기록, (2) 아동과 가족에게 지도 설명하기, (3) 직접 중재의 세 가지이다.

조정**(coordination), **의사소통, 그리고 기록 **조정**은 아동과 그 가족이 서비스의 시작부터 종결까지 "질적으로 적절하고, 포괄적이고 효율적인 그리고 효과적인 서비스를 확실히 받도록" 함께 하는 모든 구성원과 같이 서비스를 관리하고 조직화하는 것을 말한다(APTA, 2001, p.47). 서비스에 대한 조정은 치료사나 이를 담당하게된 환자 매니저가 할 수 있다. 조정은 오래 사용하는 의료 기자재를 준비하는 것에서부터 가장 알맞은 보조기, 의수, 의족을 결정하는 의수족 제작자와 같이 일하는 것, 이동수단을 준비하고 아동의 교실 내의 수행을 가장 잘 관찰할 수 있는 장소와 시간을 교사와 같이 정하는 것, 그리고 부모와 교사가 만나는 스케줄을 짜는 것 등을 포함하는 일이다.

의사소통(communication)은 아동과 그 가족, 기타 승인 받은 관계자에게 정보를 준다는 문서화된 그리고 구두의 승인이다. 치료사는 기록을 배포하거나 필요한 정보를 받는 것을 HIPAA(Health Insurance Portability and Accountability Act, 1996)하에서 한다는 것을 확실히 해야 한다. 이 법은 개인이 자신의 의료정보에 접근하도록 해주고, 이러한 사적인 건강 정보를 동의 없이 이용, 유출하는 것을 제한, 맘대로 폐기하는 것은 제한한다. 학교에서는 사생활 가족교육법(Family Education Right to Privacy Act: FERPA)이 적용된다. 어떤 환경이든지, 전문가들은 아동에 대한 정보가 꼭 필요하다는 확인 문서를 가진 사람에게만 정보를 공유해야 한다.

기록(Documentation)은 평가보고서, 치료 계획, 서비스의 승인 요청서, 의사와 다른 서비스 제공자에게 보내는 요약지, 의뢰서, 가정과 학교의 프로그램, 종결 계획, 그리고 비용 지불자에게 제공되는 정보 등을 담고 있는 문서화된 정보이다. 포괄적인 기록은 서비스에 대한 비용 지불에 꼭 필요하고 그 주의 임상법 표준에 맞아야 하고 기록의 제공은 HIPAA 규정을 따라야 한다.

아동 및 가족에게 지도해주기(Child and Family-Related Instruction) 팀의 다른 구성원뿐 아니라, **아동 및 가족에게 관련된 것을 지도 설명**하는 것은 소아 임상에서 매우 중요하다. 가족, 기타 전문가, 전문가 보조 인력들은 흔히 대부분 많은 중재 활동을 아동이 연습하고 실행해보는 것을 도와줄 책임이 있다. 이러한 지도설명은 물리치료 서비스를 향상시키고 극대화하며 목표달성을 촉진한다. 보행연습에 대해 일주일에 한번 물리치료 중재를 받는 경우, 그 주일내내 가족이나 다른 사람이 아동이 이를 연습하도록 도와줄 수 없다면 거의 효과가 없을 것이다. 집중치료실이나 교실에서 아동이 좋지 않은 자세로 보조기구를 이용하고 있다면 자세를 도와주는 이 보조기구는 거의 가치가 없다. 아동이 매일 타인의 도움을 받아 기능을 해야 하는 아동이라면, 보조 물리치료사, 교사들, 보조원, 주간보호센터 종사자들에게 지도를 해주는 것은 꼭 필요하다.

직접 중재*(Procedural Intervention)* ***직접 중재***는 물리치료사가 "검사 자료, 평가, 진단 및 예후, 예견하는 목표, 기대하는 결과에 바탕하여 어떤 중재를 선택, 적용, 혹은 변형"할 때를 말한다(APTA, 2001, p.47). 중재의 종류, 횟수, 그리고 기간은 아래와 같은 많은 요인들에 의해 정해진다:

- 아동의 연령
- 성장과 발달에 따른 해부학적 생리학적 변화
- 장애나 질병상태의 만성화나 심한 정도
- 동반 질환
- 제한과 제약의 정도
- 치료를 쉽게 받을 수 있는 상황인지와 가능한 치료 여부
- 같이 제공받을 수 있는 기타 서비스
- 가족의 희망과 참여 정도
- 양육자의 능력과 숙련도

- 지역사회의 지원
- 심리사회적이고 사회경제적인 요인들
- 아동의 인지수준과 협조

물리치료 분야에서 직접 중재를 제공하는데는 여러 다른 모델과 이유들이 있다. 중재는 단지 아동의 요구에 의해서만 결정되지는 않고 처한 환경(세팅)의 요구도 고려하여 결정된다. 예를 들어, 학동기 아동을 위한 교육 환경에서의 물리치료는 "교육에 관련된" 것이어야 한다. 아동에게 필요는 하지만 교육적인 목표와 연관성이 없는 중재는 외래라든지 학교와는 다른 환경에서 제공되어야 한다. 어떤 환경은 오직 특수 진단을 받은 아동에게만 제공되는데 아동이 가외의 진단을 더 갖고 있으면, 이 진단에 대한 서비스는 다른 장소에서 받도록 해야 한다. 어떤 보험회사는 자기들이 지불해주는 치료 횟수를 제한하므로 치료 계획에 영향을 주기도 한다.

건강 보험에서는 치료의 질을 높이고 효율성을 높이기 위해 **알고리듬**(algorithms: 일정한 규칙), 임상치료지침, 임상치료단계(clinical pathway)를 사용하는 경향이 늘고 있다. 알고리듬은 관찰하고 판단을 내리고 실제 행동을 수행하는 단계별 평가와 치료 전략에 대한 문서화된 지침이다(Nicholson, 2002, p.214). 알고리듬으로 판단을 내리면 후에 임상치료지침을 개발하기 위해 사용되는 필수적인 치료단계별 작성이 쉬워진다. **임상치료지침**(clinical practice guideline)은 건강보험에서 특정 임상적인 상황에서 판단을 내리기 위해 체계적으로 개발되었다(Nicholson, 2002). 임상지침은 노련한 전문가의 의견, 합의 그리고 근거 있는 임상을 바탕으로 만들어진다. 이것들은 서비스 제공자가 가장 적절하고 효과적인 중재를 판단하는데 도움을 준다.

이 *지침*(APTA, 2001)은 광범위한 임상치료지침이다. 하나의 알고리듬이나 하나의 임상지침보다 좀 더 명확히 계통이 선 것은 임상치료단계이다. **clinical, critical, 또는 care pathway,** 이것은 흔히 이름 붙여진대로 치료의 질을 높이고 치료의 다양성(비일관성)을 줄이며 효율이 높아지도록 의학적 문제에 대한 검사, 평가 그리고 중재를 제공하는데 있어 필수적인 단계를 정한 미리 정해진 프로토콜이다(Fleischman 등, 2002). 이 임상단계는 처음엔 간호사와 의사들을 위한 것이었다; 그러나 팀 접근적 중재가 필요한 대상자가 정해진 시간에 기대한 결과를 쉽게 달성하려면 다영역 전문가들의 치료 교류(multidisciplinary pathway)를 표방하는 경향이 있다.

소아물리치료 분야에서 임상치료단계는 선천성 근육성 사경(Burch 등, 2009), 경직성 양지마비(Chiarello 등, 2005; O'Neil 등, 2006), 무릎관절의 박리뼈연골염(Schmitt 등, 2009)의 경우 만들어졌다. 임상치료단계는 전형적으로 그 상태에 특정한 권고를 하는데 검사, 평가, 중재, 목표, 하부목표 그리고 치료 빈도와 기간뿐만 아니라 특정 고려할 점들까지 제시하고 있다. 이러한 가이드라인은 모든 아동이 똑같이 치료받아야 한다는 획일적 프로토콜의 의도는 아니다; 오히려 치료관리에 있어서 근거 있는 권고를 한다. 중재는 여전히 개별화된 치료계획에 의해 각 아동의 처한 독특한 환경과 개인적 요인, 상황 안에서 장해, 활동 제한, 그리고 참여제약에 대한 욕구에 부응하도록 한다.

최근 **임상 예측 규칙**(Clinical Prediction Rules: CPR)이 물리치료에서 사용되도록 만들어졌는데 주로 근골격계 임상에서이다. 선별, 진단, 예후판단에 치료사에게 도움이 되도록 CPRs는 임상소견을 의미 있는 방식으로 그룹 짓는다. 이러한 패턴들의 의도는 특정 중재 접근에 좀 더 잘 반응하도록 균질하지 못한 진단 그룹을 좀 더 작고, 균질한 범주로 좁히는 것이다. CPRs에서는 이전에 경험 많은 치료사가 자기경험에 바탕하여 암묵적으로 인식하던 것을 "좀 더 근거에 바탕하고 발견되지 않은 이론이나 전통에 덜 의존하게 해주는" 것이다(Fritz, 2009, p.159). CPRs의 개발은 문헌 검토, 전문가 의견, 임상소견 사이의 관계성에 대한 올바른 통계학적 연구(예후 요인들)를 통한 타당성, 그리고 진단, 결과를 예측하기 위한 선별의 가능성이 높은 것으로 이루어진다(Beattie & Nelson, 2006; Stanton, Hancock, Maher, & Koes, 2010). 아동 분야에서는 공식적 CPRs의 타당성이 아직 없지만 예비적 연구가 시작되었다. 뇌성마비 아동(Bartlett & Palisano, 2000; Beckung, Hagberg, Uldall, & Cans, 2008; Montgomery, 1998; Wu, Day, Strauss, & Shavelle, 2004), 척수형성 이상증(Bartonek & Saraste, 2001). 외상성 뇌손상(Dumas, Haley, Ludlow, & Carey, 2004)에서 보행에 대한 예측 인자를 알아보기 위한 연구가 시행되었다. 이러한 증거들로 치료사가 예후를 판단하고 현실적 목표를 세우며 중요한 발달지표를 성취할 수 있는 잠재력에 대해 가족을 교육하는데 가이드를 제공해 줄수 있다.

알고리듬, CPRs, 임상치료지침이 전문가가 내리는 임상판단을 대치할 수는 없지만 유용한 참고는 된다. 이러한 도구 개발은 여전히 초기단계이고 좀 더 많은 연구와 개발이 필요하다. 어떤 진단을 가진 아동의 치료계획은 임상치료지침 혹은 CPR과 매우 흡사하다. 그러나 개인별 다양성과 상태에 따라 같은 진단의 아동이라도 개인마다 중재가 아주 다를 수 있다. 신체구조 및 기능의 흔한 장해는 넓은 범위의 진단보다 비슷한 중재를 필요로 한다. 그러한 이유로 이 책은 진단별이 아니라 ICF의 모델을 따라 신체 시스템의 기능을 중심으로 분류하였다. 장애아동들은 흔히 다기관을 포함하는 복잡한 문제들을 가지고 있는데 이 모두를 중재에서 고려해야 한다. 예로, 뇌성마비를 들면 근골격계, 신경근육계가 보통 침범되었지만 때때로 피부도 손상되어있다. 일단 각 장기에서 활동과 참여의 제약뿐 아니라 구조 및 기능의 장해를 확인하면 중재의 적절한 계획을 개별아동마다 세울 수 있다.

발달 지연은 있지만, 특정한 신체구조 및 기능의 장해가 없는 경우는 치료계획이 단순하다. 기술의 다음 단계 혹은 어떻게 움직이고 환경을 탐색하는지를 배울 필요가 있다. 치료사와 부모는 과제 수행을 격려해주고 그 과제를 훈련할 기회를 제공해주면 된다. 발달순서에 집착하지는 않아도 되지만 특히, 어린 아동에서는 타당성 있는 참고로서의 발달순서가 유용한 토대이다. 발달 지표를 성취할 시간과 기회를 가졌지만, 성취하지 못한 좀 더 나이든 아동에서는 자연스런 환경에서 기능적 기술을 습득하는 것이 발달지표를 성취하는 것보다 좀 더 중요하다. 이러한 나이든 아동을 위해서는 가정, 학교, 지역에서 기능에 필수적인 특정 활동과 운동 기술을 익히는데 중점을 둔 중재이어야 한다.

중재의 빈도, 강도 그리고 기간
(Frequency, Intensity, and Duration of Intervention)

중재의 적절한 빈도, 강도, 기간을 정하는 것은 치료계획의 일부이다; 그러나 무엇이 적절한지 판단하는데 도움이 될 연구가 거의 없다(Palisano & Murr, 2009). 치료사는 아동의 참여 잠재력과 치료로부터 얻을 이점을 고려하고 발달단계(즉, 기술습득의 잠재력이 있는지 아니면 퇴행중인지?), 치료계획을 수행하는데 필요한 기술과 전문성 정도, 원하는 기술/과제를 훈련할 환경적 기회, 아동이 목표를 달성하는데 받을 수 있는 지지를 고려해야 한다.

아이오와(2001)와 플로리다(2010)주에서는 주 교육부에서 학교에서 하는 치료의 빈도 및 강도를 결정하는데 도움이 될 일반적 가이드라인을 만들었다. 최근에는 학교에서의 치료양식이 아동병원에도 적용됐다(Bailes, Reder, & Burch, 2008). 병원에서 횟수는 집중치료(3-11회/주)에서 회기당(한 달에 한 번 이하)(표 14.1) 치료까지 다양하며 서비스 제공에서의 넓은 범위를 보여준다. 연구 근거가 없다 하더라도 이러한 가이드라인으로 치료사는 서비스 제공의 범위를 더 잘 알 수 있게 되었다. 아동의 치료연속성 개념상 아동이 전이될 때 또 아동이 자라고 발달하면서 혹은 아동의 경험이 최대치에 도달하여 유지될 때, 퇴행할 때, 질병이 발생했을 때, 너무 약화되었을 때 혹은 수술하게 되었을 때에 따라 치료 강도가 달라지는 경향이 증가하고 있다(Bailes 등, 2008). 자주에서 가끔으로 치료빈도가 바뀌면서 각기 다른 서비스 제공 하에서 처음 아동 치료계획을 세운 우리의 임상판단 이유를 가족에게 교육해주는 것이 중요하다. 이러한 교육으로 가족은 아동의 삶에서 치료과정 중 달라지는 치료빈도와 시간에 대한 이해를 하고 참여할 수 있게 된다(Bailes 등, 2008). 중재의 강도를 선택함에 있어 계속 아동의 경과와 현 수준을 재평가하는 것이 치료사가 객관적으로 적절한 시기에 치료빈도를 늘릴지, 줄일지, 종결할지, 일시 종결할지 판단하는데 도움이 될 것이다. 현역 치료사들은 팀구성원 간의 의견 불일치로, 가족이나 의사로부터의 받을 불만을 걱정하여 치료를 종결하거나 강도를 줄이는 것이 어렵다고 말한다(Bailes 등, 2008), 그리고 아동이 필요할 때 다시 치료받게 할 수 있을지에 대한 염려도 있다(Chiarello 등, 2005). 그러나 학교 물리치료사들은 아동이 확인된 기능적 목표를 달성하면, 학교 치료를 종결하기가 어렵지 않다고 한다(Effgen, 2000). 목표 달성에 관한 경과를 재평가하고 가족을 성실히 교육한다면 치료사와 가족이 빈도 감소, 종결, 일시중단을 하더라도 치료를 계속 받지 않고도 아동의 현 기능적 능력으로도 일상에 참여할 긍정적 기회를 갖게 된다는 생각을 갖게 하는데 도움이 될 것이다.

재검사(Re-examination)

아동에 대한 재검사 혹은 재평가, 재판정의 과정은 계속되는 과정이다. 중재 과정 동안 치료사는 계속 아동의 신체구조 및 기능장애, 활동 제한, 참여의 제약 상태를 재검사, 재평가해야 한다. 합의된 목표, 결과, 하부목표 달성을 향해 호전되어가는 것을 부모와 다른 팀원과 함께 의논해야 한다. 공식적이고 주기적인 재검사가 필요할 수도 있다. 재검사 횟수는 아동의 장애가 급성인지 만성인지에 따라, 비용을 지불하는 사람이 누구인지에 따라, 치료 세팅에 따라, 호전되는 정도에 따라 달라진다. 급성기 아동을 치료하는 병원에선 재검사를 매일 해야 하고 재활치료가 위주인 곳에서는 일주일마다; 조기 중재 프로그램에서는 최소 6개월마다 그리고 학교에서는 매년 재검사가 필요하다.

결과(Outcomes)

지침(APTA, 2001)의 마지막 요소는 결과이다. 결과란 중재과정의 결론이다. 결과는 신체구조 및 기능이 감소된 정도, 활동 수행이 향상된 정도, 아동과 가족의 만족도, 이차적 문제 예방으로 대변되는 목표달성(대목표/하부목표)과 관련하여 보통 측정한다. 결과는 과정 동안 재평가하거나 한 분기의 중재가 끝날 때 즈음하여 측정한다.

조기 중재에 관한 연구의 선도자로서 Guralnick(1997)은 결과는 3가지 차원에서 측정해야 한다고 하였다; 아동과 가족의 특성, 중재 프로그램의 양상, 목표와 하부목표의 차원이다. 물리치료사가 하는 중재들은 목표달성에 관해서는 성공적일 수 있으나; 그러나 그 목표가 아동과 가족에게 무의미한 것이라면 아동의 삶의 질이 높아졌다고 말하기 어렵다. 또는 아동과 가족이 만족했다고 말하기 어려울 것이다. 소아 분야에서 결과 측정은 발달 범위를 넘어 삶의 질에 관한 문제점들을 고려하여야만 한다(McLaughlin & Bjornson, 1998). 삶의 질 측정에 관한 문제들은 많은 환경에서 임상의 기본이 되고 있다. 소아 물리치료 문헌에서는 프로그램 평가가 중요하긴 하지만, 적절히 언급되어 있지 않다.

물리치료 종결의 준거
(Criteria for Termination of Physical Therapy)

치료계획에는 "종결(discharge or graduation)" 계획도 들어있어야 한다. 종결의 일차 준거는 하부목표의 달성이어야 하고 인위적으로 보험회사나 학교 행정당국이 정한 치료횟수에 있지 않다. 그러나, 종결계획 없이 물리치료를 계속해서는 안 된다. 비록 아동 치료를 종결하기가 어려울 수 있지만 학교에서 중재를 시작할 때 종결계획을 논의했던 치료사는 아동을 "종결하는데" 문제가 없다고 말한다(Effgen, 2000).

물리치료를 종결할 때는 (1) 아동 혹은 가족이 치료를 계속하기 원하지 않을 때; (2) 예상되었던 목표, 하부목표, 결과를 향한 진전이 없을 때; (3) 치료사가 판단하기에 아동과 가족이 물리치료로 얻는 이점이 없을 때이다(*지침*, APTA, 2001, p.49). 목표, 하부목표 혹은 결과를 달성하기 전 치료를 종결해야 하는 경우 종결의 이유를 기록해두어야 한다.

팀 상호작용의 모델 / Models of Team Interaction

헬스케어 및 교육적인 환경에서 팀 기능이 효과적이고 효율적이려면 팀 상호작용의 모델 및 각 모델에서 치료사의 역할을 이해하는 것이 중요하다. 우리가 치료하는 아동의 복합적인 욕구에는 여러 훈련된 숙련가들이 필요하다. 전문가 간 교류라는 용어는 많은 환경 특히, 조기중재와 학교에서 전문가들이 팀을 이루는 것 뿐 아니라, 아동과 그 가족이 팀의 구성원이 된다는 말이다. 그러나 여러 전문가들이 함께 잘 기능하기 위한 가장 좋은 방법에 대한 의견들은 다르다. 선호되는 팀 상호작용의 모델은 환경에 따라 변할 수 있다.

제조분야에서 Deming(2000)의 획기적인 연구는 과거 수십 년간 헬스케어 제공을 포함한 모든 서비스 제공 영역에서 느리게 변화를 가져왔다. "배의 선장"의 지휘 하에 있는 계급적이고 전제적인 모델과, 따로 혼자만 하는 한 분야 전문가에 의한 단독 모델은 좀 더 민주적인 모델로 진화해왔다. 팀 상호작용의 모델은 표 1.5에 있다. **전문가 1인의 단독모델**(unidisciplinary model)은 진짜 "팀"모델이라고 할 수 없다. 왜냐하면 그것은 다른 전문 영역으로부터 분리되어 서비스를 제공하는 한 전문 분야만을 포함하기 때문이다. 이것은 APTA *지침*(2001) (McEwen, 2000, p.89)에 설명되어 있는 접근법이다. 소아 분야에서 이 접근법은 다른 팀 구성원이 없는 교외지역에서만 오직 가능한 모델일 것이다; 그러나 현재의 발달된 기술을 이용하여 팀의 향상된 상호작용이 대부분의 환경에서 가능해졌다(Wiecha & Pollard, 2004).

다영역 전문가의 팀 모델(multidisciplinary model)은 팀 접근법의 가장 오래된 형태이며 팀 구성원 간에 최소한의 능동적인 상호작용이 있는 모델이다. 여러 전문가들이 독자적으로 평가하고 그 검사와 평가 결과들을 가지고 만나서 논의하여 목표를 정하고 치료계획을 세울 것이다. 서로 의논은 하지만, 보통 각 전문가가 각각 중재를 제공한다. 참여자는 분리된 채로 자신들의 전문 역할을 유지하는 반면, 서로 교류는 유지한다(Choi & Pak, 2006).

다영역 전문가간 교류모델(Interdisciplinary model)에서는 팀이 함께 일하며 처음 검사 때부터 중재 기간 내내 팀원 간에 심도 있는 상호작용이 있다. 의사소통의 공식채널이 만들어지고 모든 정보를 공유한다. 목표를 공유하며 전문 영역의 경계도 불분명해진다(Choi & Pak, 2006). 1986년의 장애 아동교육법 수정안인 공공법(PL: Public Law) 99-457에서 다영역 전문가 팀이란 용어를 사용함으로써 그 의미가 변하게 되어 용어에 혼란이 생겼다. 법에 따르면 "다영역 전문가팀이란 평가를 포함한 통합적이고 조정된 서비스를 제공함에 있어서 두 영역 이상의 전문가들이 합동으로 일하는 것을 말한다"(Federal Register, June 22, 1989, 303.17, pp.26, 313)라고 되어 있다. 이것은 이 책에서 언급된 다영역 전문가간 교류모델의 정의와 일치한다; 그러므로 이러한 용어들을 사용하는데 혼동이 종종 있다.

팀 상호작용의 또 다른 모델에는 **전문가간 역할 공유 모델**(transdisciplinary model)이란 것이 있다. 이 모델에서는 여러 전문가들이 서로의 전문영역을 넘나들며 최대로 의사소통, 상호작용, 협조한다(King 등, 2009). 계속 전문가들끼리 정보와 용어, 기술, 프로그래밍을 나누어야 한다(Zaretsky, 2007). 합동으로 검사, 평가, 중재하며 이는 전문가의 각자 자기 전문 분야의 역할을 고집하지 않음에 따라 가능하다. 자기 역할을 고집하지 않는다는 것은 단순히 정보를 나누는데 있지 않고 수행 능력을 공유하며 팀원 간에 서로 영역을 바꿔 훈련하는 것을 말한다. 팀의 각 멤버들은 다른 멤버에게 아동의 욕구를 충족시킬 수 있게 특정 중재방법을 가르쳐 준다. 이 모델은 아주 심한 장애아동, 또 이 사람 저 사람 하는 식으로 여러 사람이 다룰 수 없는

표 1.5 팀 상호작용의 모델들

모델	설명
전문가 단독 모델 (unidisciplinary)	타 영역과 교류 없이 혼자 치료함.
같은 영역 전문가간의 협동 모델(Intradisciplinary)	같은 영역의 구성원들이 같이 일하며 타 영역과의 중요한 의사소통은 거의 없음.
다영역 전문가들의 팀 협력 모델(Multidisciplinary)	전문가들이 독립적으로 치료하지만 다른 영역의 중요성은 알고 있음. 다른 영역으로부터 지식을 얻기도 하지만 전문가간 상호작용이나 지속적인 의사소통은 거의 없을 수도 있음.
전문가간 교류 모델 (Interdisciplinary)	각기 다른 영역의 전문가들이 모여 협력하여 평가하고 프로그램을 만듬. 팀워크가 강조되고 역할에 대한 구별이 느슨함. 영역간 구별, 통합, 그리고 조화가 있어 조화가 잘 되고 결속력있는 전체를 이끌어냄(Choi & Pak, 2006).
전문가간 역할 공유 모델 (Transdisciplinary)	전통적인 각자 영역의 전문 경계를 넘나들며 서로 가르치고 지속적으로 같이 일함. 팀의 구성원들이 함께 일하여 중재를 만들고 시행함. 팀의 한 멤버가 서비스 제공을 위하여 타영역에 대한 책임을 진다고 할 때 전문가간의 역할의 공유가 일어남.
협력 모델(Collaborative)	모든 팀 멤버들이 함께 동등하게 참여하고 일치된 판단을 내림. 전문가간 역할 공유모델의 팀의 상호작용과 통합적인 서비스 제공 모델이 접목됨.

영아에게 일관된 서비스를 제공할 필요성에서 출발하였다. 이것은 조기 중재 프로그램에서 가장 많이 사용하는 모델이다. 이 모델은 기능적인 활동들을 하면서 하루에 중재 횟수를 늘릴 수 있기 때문에 좀 더 효과적인 중재가 될 수 있다. 어떤 전문가들은 중재를 위해 다른 전문가를 가르칠 때의 책임감, 법적 제한 문제를 걱정하고, 다른 전문가가 올바르게 중재를 할 수 있을지, 서비스 제공에 있어 전문가로서의 자신의 역할이 줄어들지나 않을지 우려하기도 한다. 그러나 1997년 Rainforth가 법적으로 정의된 임상 물리치료 분야의 범위와 관련해서 이를 검토한 바 평가, 중재, 계획 세우기, 감독 역할은 위임하지 않으면서도 물리치료사의 감독 및 훈련을 받은 다른 사람이 중재를 시행하는 것이 법적으로 문제가 되지 않음을 발견하였다.

서비스 제공의 이러한 전문가간 역할공유 모델이 발전하였고 표준 임상이 되면서 연구의 역할공유 모델이 선호되고있다(Sussman, 2006). 팀 상호작용 모델에 대한 많은 논의가 연구문헌에 나오고 있다(Austin, Park, Goble, 2008; Choi & Pak, 2006).

팀의 이런 과정이 발전함에 따라 **공동협조**(collaboration)와 **협조적인 팀워크**(collaborative teamwork)란 용어가 나타나게 되었다. Rain-forth와 York-Barr(1997)가 처음 개념화한 대로 공동협조 팀워크의 특징을 정의한 요약이 표 1.6에 있다. 공동협조 팀워크에는 목표와 중재, 중재 프로그램에 사용하는 기술들, 전문가들 사이에 지식을 주고받는 것, 그리고 자기 전문분야를 고집하지 않는 것과 관련한 결정을 하는데 있어 가족과 서비스 제공자가 균등하게 참여한다.

팀 상호작용의 계급적 의학모델 혹은 교육적 구식모델에서는 팀 리더가 모든 것을 결정한다. 이와는 반대로 새로운 모델들에선 팀 리더가 있으려면 누가 팀 리더가 되어야 할지 아동의 요구에 따라 결정한다. 선도적인 소아 정형외과의인 Dormans 와 Pellegrino(1998)는 *뇌성마비아동의 치료관리; 팀 접근법(Caring for Children with Cerebral Palsy; A Team Approach)*이란 책에서 효과적인 팀에는 효과적인 리더쉽이 필요한데 그 팀의 일차 임무가 무엇인지에 따라 또 환경에 따라 리더쉽을 담당할 "특정 인물과 전문가를 결정한다"(p.59)고 하였다.

심한 장애를 가진 아동들(Hunt, Soto, Maier & Doering, 2003)이나 복잡한 의학 문제를 가진 아동들은 많은 전문가로 이루어진 팀 서비스를 필요로 한다. 서비스의 중복 및 상충되는 서비스를 제공하지 않기 위해 효율적이고 효과적인 중재를 제공하기 위하여 팀의 구성원들이 협조하여야 한다. 팀에 속한 다른 영역의 멤버들은 서로 지지해주며 각자의 문제 해결 능력을 배양한다. 팀의 각 구성원은 똑같이 중요하다. 어떠한 멤버도 자기성격을 내세우거나 스스로 중요하다고 생각하는 불필요한 권위를 내세우지 않기를 바란다. 유감스럽게도 조기중재 연구에서 Hinojosa와 동료들(2001)은 팀 구성원들이 동등하다고 생각지 않으며 협력 과정을 따르지 않았지만, 그럼에도 불구하고 팀은 효과적이었음을 발견하였다. King과 동료들(2009)은 전문가 간 역할 공유모델에서는 관리가능한 자원과 팀 역량이 높았으나 아동, 가족, 그리고 치료사에게 그 이점은 평균적이었다. 그들은 또 숙련된 전문가는 이 모델이 편안할 수 있는데 경험이 적은 전문가는 이 모델을 부담스러워할 수 있다고 하였다.

새로운 환경에서, 혹은 새로 함께하게 된 팀에서는 먼저, 모델에 관한 용어의 분명한 정의와 팀 상호작용으로 기대

표 1-6 협력적 팀워크

협력적인 팀은 다음을 포함한다:

- 가족구성원과 서비스 제공자들이 동등하게 참여함
- 목표와 하부목표를 위해 우선순위에 대한 일치된 판단을 내림
- 중재의 종류와 양에 대해 일치된 판단을 내림
- 중재 프로그램을 통하여 운동기술과 의사소통 기술을 익히도록 함
- 다른 전문영역으로부터 기술과 지식의 흡수를 포함하는 중재를 계획실행함
- 역할을 공유하여 팀 멤버가 아동의 학습을 격려하는데 필요한 역량과 자신감을 갖도록 함
- 신뢰 공유
- 서로 존중하고 공감하는 열린 의사소통
- 다양성에 대한 감사
- 해답에 중점을 둔 문제 해결

출처: Early Intervention Special-Interest Group(2010). *Team-based service delivery approaches in pediatric practice.* Alexandria, VA: American Physical Therapy Association, Section on Pediatrics. Rainforth, B., & York-Barr, J.(1997). *Collaborative teams for students with severe disabilities*(2nd ed.) Baltimore, MD: Paul H. Brookeds.

하는 바가 무엇인지에 관해 물어보아야 한다. 소속된 팀 구성원 각자는 잘못된 의사소통과 갈등을 피하기 위해 같은 이해 바탕 위에 있어야 한다. 예를 들어, 우리의 동료인 작업치료사는 disciplinary라는 용어보다는 interprofessional과 transprofessional이란 용어를 더 선호한다(Mu & Royeen, 2004).

서비스 제공의 모델 / Models of Service Delivery

물리치료 제공 모델은 종종 팀 상호 작용의 모델과 밀접하게 연관되어 있다. 다양한 모델을 설명하기에는 역시 혼동되는 용어와 상충되는 용어들이 있다. 이러한 모델들의 기본 골격에 대해서는 표 1.7과 여기서 설명한다.

직접 모델(Direct Model)

직접 모델에서는 주로 물리치료사가 아동의 일차적인 서비스 제공자이다. 이는 전통적으로 물리치료를 제공하는데 이용된 모델이다. *특정 치료 테크닉의 안정성을 아직 위임할 수 없는 경우 그리고 새로운 운동기술의 습득이 강조될 때는 직접 중재를 한다.* 가능하면 자연스런 환경에서 직접 물리치료를 해야 한다. 치료실이나 병원과 같이 제한된 환경에서는 아동의 흥미가 가장 많을 때 치료해야 한다. 사용해야 하는 도구나 장치가 아주 많을 때, 아동이 매우 산만할 때, 치료실이나 병원 환경이 아동과 치료사 모두에게 가장 안전한 환경이라고 여겨질 때에는 치료실이나 병원에서의 치료도 필요하다. 드물기는 하지만, 직접 치료하면서 부모나 다른 서비스 제공자에게 지도해주는 중재를 하기도 한다. 어떤 특정 하부목표를 위한 직접 중재를 받는 한편, 다른 목표를 위해서는 다른 모델의 서비스를 받게 되는 경우가 아동에게는 흔하다. 문제의 심각성과 복잡성 및 짧은 재원기간 때문에 급성기 환자를 대상으로 하는 병원에서는 직접 중재가 흔하다.

통합모델(Integrated Model)

통합모델의 정의는 다양하다. 이 모델로 치료해야 하는 곳의 환경에 따라 정의가 달라진다. 학교같은 환경에서는 치료사가 아동뿐 아니라, 교사, 보조원/조력자 그리고 가족과도 만나야 한다. 일반적으로 아동이 공부하면서 치료 서비스를 받게 되는데 교육적으로 관련된 중재방법이어야 하며 아동의 일상생활에서 새롭게 습득된 운동기술을 연마할 수 있도록 중점을 둔 활동으로 중재계획을 짜야 한다. *이 활동들의 실행자는 교사일 수도, 보조원/조력자, 혹은 다른 전문가, 부모, 그리고 물리치료사 혹은 물리치료 보조원이 될 수도 있다*(Iowa Department of Education, 2001).

서비스 제공의 통합모델에서는 흔히 그렇듯이 물리치료의 직접중재와 의뢰 서비스가 포함될 수 있다. 물리치료사는 아동에게 서비스를 제공하는 다른 중요 멤버인 작업치료사, 언어치료사, 그리고 교사들과 협력한다. 함께 목표를 설정하고 이 목표를 치료 팀의 능력안에서 어떻게 달성할 것인가를 모든 팀원에게 설명해 준다. 필요시 가장 자연스런 환경에서 직접 중재를 한다; 자연스런 환경이란 일반적으로 아동의 집, 유치원 교실, 학교교실 그리고 지역사회를 말한다.

Dunn(1991)은 통합 모델은 역시 또래와의 통합, 기능의 통합, 임상적 통합 그리고 포괄적인 통합으로 구성된다고 하였다. 교실에서, 혹은 사회적인 상황에 장애가 없는 아동과 장애가 있는 아동이 함께 기능할 때 또래와의 통합이 되는 것이다. 많은 환경에서 아동은 또래들과 기능한다. 기능적 통합이란, 치료를 통해서 새로이 습득된 기술을 자연스런 환경에서 아동이 사용하는 것을 말한다. 이것이 자연스런 환경에서 치료를 제공하는 이유중의 하나이다. 특히 중재목표가 기능의 원활함(세련된 기술들), 기술의 일반화(다른 사람들과 다른 도구나 장치가 있는 각기 다른 환경에서도 기술 수행을 할 수 있는 능력)에 있을 때 그렇다. 임상적 통합은 각 아동의 욕구를 만족시켜 줄 전문가들의 협력을 말한다. 포괄적인 통합이란 통합의 모든 부분들을 조합하며 우리가 도달하려고 애써야만 하는 바로 그 수준이라고 할 수 있다.

자문모델(Consultative Model)

자문모델에서는 치료사 다른 의료인, 교사, 보조원, 부모, 그리고 아동을 만난다. *치료사를 제외한* 모든 사람들이 활동을 실행하고 중재를 하는 것이다. 치료사는 모든 적절한 구성원들을 만나서 그들에게 활동들을 시범으로 보여주어서 그들이 아동이 예정된 목표와 하부목표를 달성하도록 도움을 주는 중재를 할 수 있게 한다. *결과에 대한 책임*은 자문을 받은 각 개인 즉, 의뢰자에 있다(Dunn, 1991: Iowa Department of Education, 2001).

서비스는 일반적으로 자연스런 환경에서 제공한다.

표 1.7에 나와 있듯이 특수 아동을 치료하게 될 때 보통 의뢰를 생각하게 되지만, 좀 더 전체적인 프로그램에 대한 의뢰욕구 또한 있다. 프로그램의 자문에는 안전, 이동, 건물의 장애물, 도구, 기록, 교육의 지속, 그리고 질적 향상에 관련한 문제들이 포함된다(Lindsey, O'Neal, Haas & Tewey, 1980). 이것들은 모두 궁극적으로 성공적인 서비스 제공과 관련된 매우 중요한 문제들이다. 많은 환경 속에서 그러나 특히 학교에서 치료사는 전반적인 안전관련 문제와 이동 시 올바른 자세를 취하게 해주는 문제, 그리고 장애물을 제거하는 것에 대해 학교당국에 자문을 구해야만 한다. 프로그램 자문을 해줄 때에는 치료사가 권고사항만 말하고 장애물 제거와 같은 일을 직접하지는 않는다.

표 1.7 물리치료 서비스의 제공 모델

	직접모델	통합모델	자문모델	감독모델	협력모델
치료사가 우선 만나는 사람	아동	아동, 팀, 가족	가족과 팀	아동	아동, 팀, 가족
서비스 제공의 환경	보통 병원 혹은 외래 혹은 가정. 산만하지 않은 환경. 특수 도구가 필요할 수도 있음.	보통 조기중재 혹은 학교에서 함. 자연스런 환경. 특수 아동을 위해서 필요하다면 특별한 치료장소에서 함.	모든 중재 환경에서 할 수 있음. 자연스런 환경.	학교, 조기중재 혹은 외래에서 함. 자연스런 환경. 특수 아동을 위해서 필요하다면 특별한 치료장소에서 함.	모든 중재 환경에서 할 수 있음. 자연스런 환경.
중재방법	기능의 제약을 가져오는 장해에 대한 기능적 활동들과 중재. 타인에게 안전하게 위임할 수 없는 특정한 치료 테크닉. 새로운 운동기술의 습득을 강조함.	기능적 활동들. 자세 잡기. 일상생활 동안에 새롭게 습득되는 운동기술의 연습, 활동, 참여에 중점을 둠.	기능적 활동들 자세잡기 적응에 도움되는 물건들. 활동과 참여를 위해 자연스런 환경에서의 적응과 습득된 기능의 일반화에 중점을 둠.	어떤 아동의 활동과 참여를 위해 기능적인 상태를 유지토록 만드는 것에 중점을 둠.	기능적인 활동들. 자세잡기. 적응에 도움되는 물건들. 활동과 참여를 위해 자연스런 환경에서의 적응과 습득된 기능의 일반화에 중점을 둠.
치료시간의 양	정기적인 스케줄의 치료세션.	일상적인 스케줄. 팀 구성원이나 아동의 요구에 따라 가변적으로 시간을 운용함.	구성원들이나 아동의 요구에 따라 가끔 제공함.	아동의 요구에 따라 가끔 할 수 있으나 6개월에 1번 정도의 횟수로 함.	지속되는 중재. 팀 멤버들이 서로 전문적인 지식을 분담하여 아동에게 하루종일 관련된 활동이 일어나도록 함.

출처: Adapted from Effgen, S.K., & Kaminker, M.K.(2012). The educational environment. In S.K. Campbell, R.J. Palisano, & M. Orlin(Eds.), *Physical therapy for children*(4th ed, p.978). St.Louis: Elsevier Saunders; and Iowa Department of Education(2001). *Iowa guidelines for educational related physical therapy service.* Des Moines; Author.

감독 모델(Monitoring Model)

또 하나의 간접적인 서비스 제공 모델은 **모니터링**이다. 직접중재에서 혹은 통합모델에서 서비스 종결로 이행하려고 할 때 매우 중요한 부분이다. 이 **감독모델**에서는 *치료사가 중재 결과에 여전히 책임이 있다.* 직접중재를 하지 않아도 치료사는 아동과 규칙적인 만남을 유지하여 아동의 상태를 체크하고 다른 이들에게 지도를 해준다. 점점 진행되는 장해나 제약이 있는 아동을 추적 관찰할 때 이 모델이 중요한데 나중에는 직접 중재, 통합중재, 의뢰중재가 필요할 수도 있다. 치료사는 기구의 개조 변형에 대한 요구를 모니터링을 통하여 발견하고 빨리 권고할 수 있다. 모니터링은 가족, 아동, 치료사에게 아동을 주시하고 있다는 느낌을 준다. 이 경우 다음에 아동이 물리치료 제공 모델의 변화를 요구했을 때 다른 모델의 서비스로 즉각 바꿀 수 있다. 왜냐하면 치료사는 이미 아동을 알고 있고 아동의 즉각적인 요구를 만족시킬 수 있는 서비스 제공의 정당성을 확보하고 있기 때문이다.

협력 모델(Collaborative Model)

이 **협력모델**은 전문가간 역할공유팀 상호작용과 서비스 제공의 통합모델을 합해놓은 것으로 정의된다. 혹자는 이것은 전혀 서비스 제공의 모델이 아니며 단지 가족과 전문가의 상호작용시 선호되는 모델이라고 말한다. 이 모델에서도 표 1.6과 1.7에서 말한 통합모델에서와 같이 팀의 많은 구성원들이 협력하여 서비스를 제공한다. 그러나 통합모델에서보다는 상호 역할 교환과 전문영역 간의 경계를 넘나드는 정도가 더 많다. 이 모델의 핵심요소는 치료사들과 다른 이들 사이에 시작부터 협력이 있고 아동의 욕구에 기반하여 개별 전문가도 기여하면서 단일 통합 치료계획을 만드는데 서로 도와주는 것이다(Bell, Corfield, Davies, & Richardson, 2009). 팀은 당연히 목표와 프로그램 활동에 관해 일치된 의견을 정하는데 책임이 있다. 가족을 포함한 팀의 구성원 누구든지 집, 학교 그리고 지역사회의 자연스런 일상 내에서 활동을 수행한다. 한 활동에 대해 제공되는 서비스의 양 혹은 임상치료의 양은 다른 모델보다 많아야 하는데 전체 팀이 그 활동을 수행하기 때문이다. 그러나 임상 현실에서 그 활동들을 수행하는 팀원의 기술 수준이 다양하고, 활동을 연습할 "자연스런" 기회가 불충분하며, 그 활동이 해야 할 여러 활동 중의 하나에 불과하고 또 어떤 활동은 수행하기가 어렵기 때문에 반드시 말처럼 되지는 않는다(Effgen & Chan, 2009; Ott & Effgen, 2000). 조기중재에서 이 모델 덕분에 대기 시간이 줄어들었고 세션에의 참여도가 향상되었고 치료사의 환자 부담은 늘었다(Bell 등, 2009). 어떤 상황의 서비스를 제공하면서 전문가간 영역의 넘나듬이 거의 없고 팀 구성원을 동등하게 생각하지 않는다 하더라도, 팀은 협력하고 일치하도록 노력해야 한다(Hinojosa 등, 2001).

서비스 제공의 협력모델과 전문가간 역할공유팀의 상호작용에서 파생된 형태가 어떤 조기중재 프로그램에서 사용하는 **코칭**(coaching)이다. 코치가 다른 이들을 가이드하여 역량을 개발하도록 하는데 자발적이어야 하고 판단하지 않아야 하며 아동의 삶에 있어 중요한 사람들과 치료사들 사이에 협력적 동반자관계를 만든다(Hanft, Rush, & Sheldon, 2004, p.1). 가족 구성원들에게 어떻게 아동에게 학습과 훈련할 기회를 제공하여야 할지, 아동의 참여가 증가되어야 할 실제 상황을 어떻게 제공하여야 할지를 코치해준다(Hanft 등, 2004, p.3). 이러한 접근방식은 서비스 제공에 있어서 가족 역량을 높이고 전문가로부터 받는 중재를 종결해나가는 것이 목적이다(p.105). 자신들의 아이를 돌보는 가족으로서의 역량을 증가시켜주는 것이 중요한 반면 이 책 전반에 걸쳐 논의하고 있는 근거 중심의 중재는 전문가의 중재를 요구하고 흔히 매우 집중적 중재를 필요로 한다.

임상에 영향을 미치는 문제들 / Issues Influencing Practice

지지와 공공정책(Advocacy and Public Policy)

1961년 John F. Kennedy 대통령이 정신지체에 관한 공개토론회를 만들었다. 이 토의에서 장애를 가진 사람들을 수용소에 수용하는 것에서 탈피하여 정상화시키는 것이 주요 의제였다. 이 토론의 훌륭한 업적은 나중에 Geraldo Rivera가 만든 TV 다큐멘타리인 Willowbrook State Institution(윌로우브룩 주 수용소), 그리고 Blatt와 Kaplan의 저서, *연옥에서의 크리스마스; 정신지체에 관한 사실적 묘사의 수필(Chrismas in Purgatory; A Potographic Essay on Mental Retardation*)(1966)과 함께 특히 시설에 수용되어 있는 장애인을 치료관리하는 데 국가적인 관심을 불러일으켰다. 이러한 공중의 관심과 인식이 장애에 긍정적 영향을 미친 연방법 제정으로 이어졌다(부록 1.A). 1975년 연방의 발달장애법(PL 94-103)은 지역사회에 발달장애인들을 통합하고 수용할 필요성에 초점을 맞추었고 "탈수용소화와 수용소의 개조"계획을 각 주가 세우도록 요구하였다. 1973년의 재활법(93-112)은 장애인의 권리를 보장하였다. 재활법 제 504조에서는 장애인의 시민권을 조망하였고; 이것은 1990년도의 미국 장애인법(ADA)(PL 101-336)으로 이어졌다. 1970년대에 장애인 지지그룹은 힘을 얻어 물리치료 및 재활서비스를 포함하여 모든 서비스 제공의 양, 장소, 종류에서 중요한 변화를 보게 되었다.

1975년 이후로부터 중요한 연방법의 제정으로 장애인들은 서비스를 제공받을 권리를 찾게 되었다. 이에는 영유아에게 제공되는 조기 중재 서비스, 3-21세의 아동들이 무료로 적절한 공교육을 받을 권리, 장애인들이 건강관리를 받을 권리, 차별의 감소, 사회에 참여할 수 있는 권리가 포함된다. 이러한 연방법은 부록 1.A에 요약되어 있다. 각 조항의 중요조항을 세세히 살피는 것은 이 책의 의도가 아니다; 그러나 법 항목은 이후의 연구를 위한 출발점이 될 수 있으며 연방법 제정의 역사 및 순서에 대해 알 수 있다. 조기중재와 장애아동의 교육에 관한 특별법 제정은 물리치료 서비스 제공에 지대한 영향을 주었고 좀 더 자세한 것은 제 11장과 12장에서 논의된다.

건강관리 제공 시스템의 변화 (Changing Health-Care Delivery System)

20세기 중반 동안 많은 미국인들이 병원치료 그리고 치료후 의사를 방문함과 다른 외래 서비스를 받기 위해 건강보험에 들었다. 외래 물리치료는 이러한 확대된 보험적용의 수혜 중 하나였다. 이 보험 이전에는 가족, 혹은 자선기금에서 혹은 국가에서 지원하는 장애아동 서비스에서 그 비용이 지불되었다. 보험에서 비용을 지불하는 시스템에서는 아동, 가족이 의사와 치료사와 서비스를 선택하고 서비스 비용은 보통 80% 정도 혹은 전부를 보험에서 지불하였다. 큰 비용이 드는 치료 이외에 보통은 이러한 서비스에 대한 제한은 없었고 장애아동은 포괄적이고 장기간 치료를 받았다. 가족은 의사와 물리치료사를 원하는대로 선택할 수 있었고 필요하면 전문가에게 갈 수 있었다. 어떤 보험에선 휠체어 같은 내구성 의학보조기구의 비용도 지불되었다.

1950년대에 많은 작은 규모의 보험회사들이 건강유지기구(Health Maintenance Organization; HMOs)라고 불렸던 단체를 시험 운영하기 시작하였다. 의사집단과 일련의 보건 전문가들이 보통 보험에서는 적용이 안 되는 예방치료를 포함한 포괄적 치료를 하였다. 그러한 조직은 처음에 미네소타와 캘리포니아에 있었는데 비영리적(nonprofit)이었다. 그것들은 현재 계획진료 서비스 조직이라고 불리는 거대한 전국적 조직이 등장한 1980년대까지 소규모로 남아 있었다. 이러한 조직들은 지금은 흔히 영리를 목적으로 한다. 장애아동 치료가 포함되지만; 그러나 가능하면 가족들은 비싸기는 하지만 좀 더 장애 아동에 대한 경험이 많은 의료인에게 자신의 장애아동이 서비스 받기를 원하므로 특수한 도움이 필요한 아동이 있는 대부분의 가족이 이 조직을 선택한다. 계획진료 서비스(managed care system)에서는 전문가에게 가기 위해 일차 진료, 보통은 소아과 의사에게 허락을 얻어야 하고; 그 다음 치료계획의 일환으로 전문가에게 가는데 이 전문가는 장애아동에 대한 경험이 있을 수도 없을 수도 있다.

우리가 세계에서 가장 좋은 건강관리 시스템 중의 하나를 가지고 있으나, 이것 또한 세계에서 제일 고비용이기도 하다. 1990년대에 미국에서는 건강관리 제공 시스템의 극적이고 근원적인 변화를 보게 되었다. 계획된 진료만을 제공하면 비용적으로 효율적이라는 것을 점점 더 많은 고용주들이 알게 되었다. 그리고 많은 주들이 시민들에게 비용이 덜 들어가는 의료보장제도로 전환하였다. 1997년 국가아동건강보험계획(SCHIP; State Children's Health Insurance Plan)이 미의회에서 통과되어 보험에 들지 않은 저소득층 아동들에게 국가의료보험을 들게 하고 이를 확대하게 되었다. 부모가 어느 정도 소득이 있어 의료보장제도에는 해당되지 않으나 사보험은 감당할 수 없는 가정의 아동들이 국가 운영 보험의 대상이 되었다. 보험에 들지 않은 11.2%의 미국 아동들과 의료보장 혹은 SCHIP 하에 있는 28.2%의 아동들(미국 소아과 협회, 2008)과 함께 치료사들은 다음과 같은 현실을 대면하여야 한다. 즉, 우리들이 제공하는 서비스는 비싸고 결과에 대한 구체적인 근거가 항시 있는 것도 아니며 서비스에 대한 비용지불이 반드시 보장되지는 않는다는 현실이다. 그러므로 우리는 중재와 우리가 돌보는 아동과 가족들을 위해서 타당한 근거를 계속 찾아야 한다.

가족 중심의 치료 (Family-Centered Care)

과거 수십년간 물리치료 분야에서는 치료가 아동중심에서- 가족 중심으로 그 관점이 변해왔다. 이 변화는 물리치료 임상전반에 걸쳐 일어났으며 건강관리 서비스의 변화뿐 아니라 처음의 발달(habilitation)과 재활과정에서 가족전체의 중요성에 대한 반영이다. 가족이 전해주는 정보는 소아분야에서 매우 가치가 있었다, 그러나 현재는 가족들이 단순히 정보제보자만이 아니고 장애아동의 처음의 발달과 재활과정에서 파트너로 간주된다. 치료사들은 가족시스템을 이해하고 자신들이 서비스하는, 문화적으로 다양한 사람들의 독특한 특성과 요구에 민감해야 할 필요가 있다. 이 책에는 가족 중심의 치료 관리와 문화의 다양성을 이해하는 것과 관련된 이슈들이 포함되어있다. 이것은 오늘날 임상에서 매우 중요하기 때문에 제4장의 전부를 이 주제들에 할애하였다.

아동학대 및 방임(Child Abuse and Neglect).

유감스럽게도 우리의 의무를 다하기 위해서는 아동학대와 방치의 비극적인 문제점들에 대해 논의하여야 한다. 미 보건사회국(2010)은 2008년도에 아동학대 및 방치의 피해자가 758,289명이라고 발표하였다. 이는 1,000명당 1.5에서 29.1명의 비율이다. 어릴수록 피해비율이 높은데 32.6%는 4세 이하였다. 2008년도에 미국에서는 아동학대로 1,740명의 아동이 사망하였다.

학대 및 방치된 아동의 거의 15%가 장애아동이다(미국 보건사회국, 2010). 장애가 있는 아동들이 학대받거나 방치될 위험은 증가해왔다. 이런 아동들은 타인에게 이러한 문제를 의논하는데 어려움이 있으며 학대자로부터 벗어날 수 없을지도 모른다. 나이에 맞지 않는 의존성을 보이며, 고립되어 있고, 따뜻한 관심과 우정을 필요로 하며 자기 이미지가 낮고 괴롭히는 행동들을 보인다. 그런데 이는 학대나 방치에 의한 것이 아니고 장애에서 기인할 수도 있는 문제들이다(Hobbs, Hanks, & Wynn, 1999).

물리치료사는 아동학대 및 방치를 일차적으로 관찰할 수 있는 특별한 위치에 있다(표 1.8). 우리는 흔히 아동의 옷을 일부 벗기고 움직임과 근육의 활동을 관찰하는데 이것이 상흔이나 멍같은 학대의 결과를 볼 수 있는 기회를 제공해준다(Gocha, Murphy, Dolakia, Hess, & Effgen, 1999). 우리가 아동을 다룰 때 외상을 당한 민감한 부분들도 볼 수 있을지 모른다. 설명되지 않는 화상들, 멍, 상흔들 혹은 외상의 다른 징후들이 관찰되면 아동학대의 의심스러운 소견을 관련당국에 보고해야 할 의무가 있다. 연방 아동학대 예방 치료법(PL 93-247)과 그의 수정안에서는 모든 주가 아동학대와 방치가 의심되는 경우, 보고할 시스템을 갖출 것을 요구하고 있다. 주마다 과정이 다르긴 하지만 치료사들은 자신이 일하는 주의 법에 대해 알고 있어야 한다. 어떤 주에서는 하나의 중앙기구 및 신고전화를 가지고 있고; 다른 주에서는 각 의심되는 경우를 자신의 상부에 보고하도록 되어있다. 치료사와 부모 사이의 관계란 긴밀하고 정보도 오직 서면으로만 줄 수 있으나 아동학대의 경우는 연방법에 의하여 이 관계성을 파기하는 것을 명령하고 있고 또 지지한다.

행동관리(Behaviour Management)

소아임상에서의 약간 독특한 점은 원하는 치료활동과 중재에 참여를 끌어내기 위하여 아동과 놀아주고 마음을 끌어당길 필요가 있다는 점이다. 영아, 유아들 그리고 심한 지적장애 아동은 종종 구두 지시를 따를 수 없을 때가 있다. 이럴 때 치료사와 부모 쪽에서 많은 창의성을 발휘하여 치료상황적 놀이, 흥미 있는 장난감, 활동을 이용하여 활동수행을 격려해줘야 한다. **놀이**(Play)란 아동의 일인데 대부분 아동에서 중재가 일어나는 환경이기도 하다. 치료적 놀이는 치료사 쪽에서 보면 매우 힘든 일일 수 있다. 창의성이 부족하고 "놀이" 할 수 있는 능력이 부족한 치료사들은 아동을 다루는 것이 매우 어려울 것이다.

치료사가 많은 창의성을 발휘하여도 어떤 아동은 요구되는 과제에는 참여하지 않으려 한다. 이러한 아동들에게는 구조화된 행동 관리계획이 필요할 수 있는데 이는 아동의 행동을 관리하는데 도움이 될 뿐 아니라, 학습도 용이하게 해준다. 학습은 행동의 결과로 일어난다고 믿고 있다. **행동 프로그래밍**은 원하는 행동에 대한 긍정적 강화와 원치

계속

않은 행동의 무시를 통한 환경 조작을 중요하게 생각한다. **긍정적 강화**는 음식물같이 일차적인 보상으로 시작해서 장난감, 좋아하는 활동 혹은 선물 같은 이차적인 보상으로 진행하고 다음은 가장 중요한 자연스런 보상 즉, 칭찬이나 미소같이 사회적이거나 자연스런 무형의 보상으로 진행한다. 아기가 첫 번째 독립적인 발자국을 뗄 때에 부모가 껴안아주는 것은 아기가 더 많은 걸음을 독립적으로 떼도록 격려가 되는 것이다. 아동들에게는 컴퓨터를 스스로 할 수 있다는 자체가 과제를 다시 수행토록 하는 강화로써 충분하다.

부정적 강화는 원하는 행동의 수행에 이어 회피적 자극이 들어가는 것인데 물리치료에서 사용하는 테크닉이 아니다. 그렇지만 유감스럽게도 가끔 부정적 강화를 사용할 때가 있는데 예를 들어, 아동들이 특정 과제를 수행한다면 그날 치료를 끝내기를 허락하는 경우이다. 치료사로서 아동이 과제를 수행했을 때 긍정적인 강화를 제공하는 것이 치료를 끝내는 것과 수행을 묶는 부정적인 강화보다는 훨씬 좋을 것이다.

우리의 목표는 바람직한 원하는 행동을 아동이 수행하리라는 가능성을 높이는 데 있다. 이렇게 하려면 *연속강화 스케줄(continuous schedule of reinforcement)*이라고 불리는 일차 보상을 자주 이용해야 할 필요가 있다. 그러나 가능한 빨리 보상의 횟수를 줄이고 강화의 중간 스케줄에는 보상의 강도를 "약하게" 하여야 한다. 그리고 명백한 강화 없이도 행동이 자연스럽게 일어날 때까지 이차 강화를 사용해야 한다. 행동장애(Alberto & Troutman, 2006 요약)나 자폐증(국립 자폐 센터에 요약됨, 2009)이 있어 지시에 잘 따르지 않으려고 하는 아동들을 위해 일하려는 치료사들이

표 1.8 아동학대와 방임의 인식: 증상 및 징후

다음의 징후들은 아동 학대 및 방임의 증거가 될 수 있다.

아동:

행동이나 학업수행의 급작스런 변화를 보인다.
부모가 관심을 가져야 할 신체적 · 의학적 문제에 대한 도움을 받지 않았다.
특정한 신체적 · 정신적 이유가 없음에도 학습문제(집중하기 어려움)가 있다.
나쁜 일이 일어날 것에 대비하는 듯 항시 긴장해 있다.
어른의 감독이 없다.
과도하게 불만이 있고, 수동적, 위축되어 있다.
학교나 다른 활동에 일찍 오고 늦게까지 남아 있고 집에 가려고 하지 않는다.

부모:

아동에게 관심이 거의 없다.
학교나 가정에서 아동이 문제 있다는 것을 부정한다–혹은 아동을 비난한다.
만일 아이가 잘못 행동한다면 심한 신체적 체벌을 하라고 부모가 교사나 기타 양육자에게 요청한다.
아이를 전체적으로 쓸모없고 짐스럽고 좋지 않은 아이로 본다.
아이가 성취할 수 없는 수준의 신체적, 학업 수행을 요구한다.
아이에게 돌봄, 주의집중, 그리고 정서적 욕구의 만족을 주로 기대한다.

부모와 아동:

거의 서로 만지거나 바라보지 않는다.
자신들의 관계가 전적으로 부정적이라고 여긴다.
서로 좋아하지 않는다고 말한다.
학대의 종류

다음은 아동학대 및 방치의 특정 종류와 관련 있는 증후들이다:
신체적 학대, 방임, 성적 학대, 그리고 정서적 학대. 그러나 이런 학대가 한 가지만 있는 것이 아니고,
함께 일어나는 것이 좀 더 전형적이다.

표 1.8 아동학대와 방임의 인식: 증상 및 징후 – *계속*

신체적 학대의 징후

***아동**이 다음과 같은 것을 보일 때 신체적 학대의 가능성이 있다:*

설명되지 않는 화상, 깨물림, 멍, 골절, 혹은 멍든 눈
학교에 결석한 이후에 나왔을 때 옅은 멍, 알아볼 수 있는 몇몇 자국을 가지고 있다.
집에 갈 때가 되었을 때 부모를 보고 놀라고 안가려고 할 때, 혹은 울음을 보인다.
성인이 다가가면 위축된다.
부모 혹은 기타 성인 양육자에 의해 손상을 입었다고 말한다.

*다음과 같은 것을 **부모** 혹은 **성인 양육자**가 할 때 신체적 학대의 가능성이 있다:*

아동 손상에 대해 상충되고, 확신이 없는 설명이나 아예 설명을 하지 않는다.
아이를 "악마"로 표현하거나 기타 매우 부정적 방식으로 표현한다.
아동을 매우 엄한 신체적 단련으로 훈련한다.
어렸을 때 아동학대 당한 경험이 있다.

방임의 징후

***아동**이 다음과 같은 것을 보일 때 아동방임의 가능성이 있다:*

학교를 수시로 결석한다.
음식이나 돈을 구걸하거나 훔친다.
필요한 의학치료, 치과치료, 예방접종을 하지 않거나 필요한 안경이 없다.
항상 더럽고 악취가 난다.
날씨에 맞게 옷을 입지 않고 다닌다.
알코올 혹은 기타 약물을 남용한다.
보살펴줄 누구도 집에 없다고 말한다.

***부모나 기타 성인 양육자**가 다음과 같이 할 때 방임의 가능성이 있다:*

아이에게 무관심해 보인다.
무감각하게 혹은 우울하게 보인다.
비이성적으로 행동한다.
알코올이나 기타 약물을 남용한다.

성적학대의 징후들

***아동**이 다음과 같이 할 때 성적 학대의 가능성이 있다:*

걷거나 앉는 것이 어려워 보인다.
체육활동에 참여하기 위해 옷을 갈아입는 것을 갑자기 거부한다.
악몽을 꾸거나 땀으로 흠뻑 젖는다고 말한다.
식욕이 갑자기 변한다.
평상적이지 않은 성에 관한 지식이나 행동을 보인다.
14세 이하인데 임신하거나 성병에 걸린다.
가출한다
부모나 기타 성인 양육자에 의한 성적학대를 받았다고 말한다.

***부모나 기타 성인 양육자**가 다음과 같은 것을 보일 때 성적 학대의 가능성이 있다:*

아이를 과도하게 보호하거나 다른 아동 특히 반대 성의 아동과의 접촉을 심하게 제한한다.
비밀스럽고 고립되어 있다.
질투가 많고 다른 가족 구성원을 통제하고 있다.

출처: Child Welfare Information Gateway. (2007). *Recognizing child abuse and neglect:* Signs and symptoms. Washington, DC: U.S. Department of Health and Human Services. Retrieved from http://www.childwelfare.gov/pubs/factsheets/signs.cfm

잘 알고 있어야 할 행동 테크닉과 강화 스케줄에 관하여 매우 많은 문헌들이 보고한 바 있다.

어떤 행동을 끌어내고 향상시키고 다듬고 마무리하는 것을 **형성화**(shaping) 혹은 **고리 엮기 테크닉**(chaining techniques)이라 부른다. 형성화는 목표하는 행동에 가까워지도록 행동을 강화하는 것을 증가시키는 것이다. Chaining은 순차적으로 좀 더 정교한 목표를 달성하도록 관련된 행동들을 사슬처럼 엮는 것이다. Chaining은 시작과 끝이 분명한 독립적인 과제를 가지고 연습할 때 가장 효과적이다. 대부분의 일상생활동작들 같이 순차적으로 연결된 일련의 과제 수행등이 이에 속한다. 예를 들어, 슬라이딩 보드를 이용한 자리이동 활동이다. Backward shaping은 마지막 단계의 수행을 먼저 배우고 한걸음 한걸음 앞으로 나아가 행동을 강화하고 가르치는 것을 의미한다(즉, 칫솔에 치약을 짜는 것을 배우기 전 칫솔질 하는 것을 수행하기).

모든 물리치료 중재에서는 행동기술을 고려하여야만 한다. 우리가 치료하는 많은 아동들은 작은 목표라도 달성하려면 많은 시간과 노력이 요구된다. 아동들이 비록 원하는 목표를 달성하지 못하여도 노력에 대한 보상 및 격려를 해줄 필요가 있다. 운동선수인 경우 경기를 잘하면 비록 팀이 져도 코치가 격려해주는 것이 스포츠에서 유용한 것과 같이 긍정적 강화로 아동들이 계속 해보도록 격려해주어야 한다.

임상적인 역량을 획득하고 유지하기 / Attaining and Maintaining Clinical Competence

이 책 전반에 걸쳐 공들여 설명할 훌륭한 물리치료 중재를 아동에게 제공해야 하는 물리치료사는 많은 역량을 가지고 있어야 한다. 소아물리치료의 예술 및 과학적 측면에 대한 지식은 매우 팽창하고 있다. 그러므로 전문 아닌 일반적 물리치료사가 임상의 모든 분야를 좇아가기는 더 어려워진다. 소아 물리치료 분야를 APTA가 첫 번째 전문적 임상물리치료 중의 하나로 인식하였지만, 이제는 소아물리치료는 아동에게 행하는 물리치료의 일반적인 분야이며 소아 신경 물리치료와 소아 심폐 물리치료 같은 것으로의 전문화가 소아물리치료사들 사이에서도 증가하였다. 어떤 치료사들은 신생아 집중 치료실이나 스포츠 프로그램에서와 같이 특별한 환경에서 요구되는 특수 기술과 지식을 가지고 있다.

아동에게 가장 효과적이고 효율적으로 물리치료를 해주기 위해서 치료사는 임상적으로 유능한 치료사가 되는 길로 나아가야 한다. 단순히 물리치료 입문수준의 물리치료 프로그램을 수료하는 것만으로 대부분 아동에게 질적인 치료를 해줄 수 있다고는 보지 않는다. 최근의 졸업생들은 독립적으로 아동에게 서비스하기 위한 준비를 한다. 그리고 감독하에 치료를 하는 치료사들도 있다; 그러나 치료사들은 독립적으로 치료를 하기 위한 역량을 갖출 필요가 있다.

소아 임상분야에서 신생아 집중치료실 간호(Sweeney 등, 2009), 조기치료(Chiarello, Effgen, 2006), 학교에서 하는 치료(Effgen, Chiarello & Milbourne, 2007) 등, 치료사들이 임상적 역량을 갖추고 유지하려는 노력의 일환으로 치료사들을 위한 가이드라인이 출판되었다. 소아 전문 물리치료를 위한 미국 전문 물리치료 자격 협회(ABPTS: American Board of Physical Therapy Specialties)에서 나온 자료는 소아 물리치료사들이 갖추어야 할 역량이 어떤 분야인지 개괄을 제시해준다.

임상적 역량을 얻고 유지하는 데에는 여러 방법이 있다. 가장 명백한 것은 실습훈련이다. 많은 병원 치료실에서는 좋은 실습과정과 새 스태프를 위한 훌륭한 멘토링 프로그램을 가지고 있다. 유감스럽게도 지역사회에서 서비스를 받는 장애아동들이 많음에 따라 치료사들은 흔히 혼자 일하거나 각자 일하고 있는 기껏 몇 명 정도의 전문가와만 함께 일하게 되는 자신을 발견하게 된다. 치료사들은 논문을 같이 읽는다든지, 특별 공통 관심사를 배경으로 모임을 가지는 것 등 함께 할 필요가 있다. 동료들을 만나 이야기하는 것이 정보를 나누고 자신의 한계를 인식할 수 있는 계기가 된다. 혼자 일하는 것의 한 가지 문제점은 그릇된 자신감을 가질 수 있다는 것인데 그 치료사의 역량에 의문을 제기할 만한 전문가가 주변에 없기 때문이다.

치료사는 지속 교유과정과 전문가 컨퍼런스 같은 교육프로그램에 참여해야 한다. 좀 더 깊이 있는 학습을 하려면 졸업 후 전문가 교육과정을 고려해보아야 한다. 많은 대학에서 현역 임상치료사들에게 저녁에, 주말에, 원격학습 교육을 제공함으로써 그들의 욕구를 만족시키려는 시도를 하고 있다. 치료사들은 비록 석사나 박사학위를 갓 획득했다 하더라도 소아분야에서 자신의 전문성을 키워갈 필요를 여전히 느낄 것이다. 고용주들은 일반 물리치료 자격증제도가 장애아동을 치료하는데 있어 충분치 않을 수 있다는 것을 자각하기 시작하였다. 전문분야에서 졸업 후 훈련이수와 펠로우쉽, 임상적인 자격증을 획득하는 것은 "질적인" 물리치료사로서의 향상된 임상기량을 보여주는 방법이다.

요약 / Summary

소아 물리치료의 역사는 전문직업의 시작으로부터 풍부한 역사를 가지고 있으며 APTA가 인정한 첫 전문 치료영역중의 하나였다. 그리고 소아분과에는 4,000명 이상의 멤버가 있다. 장애아동 및 질병이 있는 아동과 그 가족에게 서비스하는 것은 많은 융통성, 창의성뿐만 아니라, 다양한 지식 및 기술이 요구되는 임상 영역이다. 치료사들은 검사, 평가, 진단을 내리고 예후를 예측할 수 있어야 하고 복합적인 중재를 제공할 수 있어야 한다; 치료사들은 역시 행동관리, 발달이론, 가족의 기능, 사회적 경향, 비용문제, 약물중독 부모에게서 태어나는 가난한 슬럼가 영아의 가정과 골수 이식 센터 같은 다양한 환경에서 일할 때 요구되는 독특한 업무에 대해서도 이해하고 있어야 한다.

치료사들은 중재를 제공할 때 아동, 가족, 그리고 전문가 팀을 전체적으로 생각해야 한다. 신경과학, 운동학습, 운동조절 분야가 새롭게 발전함으로써 우리가 해왔던 고전적인 그리고 새로운 중재들의 많은 것에 대해 과학적인 근거를 제공해주고 있다. 비록 중요한 신체부분에 따라 이 책의 내용을 나누기는 했지만 장애아동에서 한 부분의 신체 시스템만 침범된 것은 매우 드물다는 것을 기억해야 한다. 그러므로 모든 신체 시스템과 그것들 사이의 상호작용에 관한 통찰이 필수적이다.

토의 문제들(Discussion Questions)

1. 근거가 있는 좋은 임상의 네 가지 요소들은 무엇인가?
2. 자연스런 관찰의 장점에 대해 토의하시오.
3. 복잡한 문제를 가진 아동의 요구에 부응할 전문가 간 역할 공유의 장점에 대해 토의하시오.
4. 아동의 요구에 부응하려면 협력이 왜 그렇게 중요한가?
5. 법의 제정이 어떻게 장애아동의 기회를 확대해왔는가?
6. 아동학대 및 방치에 관하여 물리치료사가 발견해야 할 징후들은 무엇이 있는가?
7. 당신의 주된 임상분야가 아니더라도 소아분야에서 임상적인 역량을 유지하기 위한 당신의 계획은 무엇인가?

참고문헌(References)

Alberto, P.A., & Troutman, A.C. (2006). *Applied behavior analysis for teachers* (7th ed.). Upper Saddle River, NJ: Pearson.

American Academy for Cerebral Palsy and Developmental Medicine (1996). *The history of the American Academy for Cerebral Palsy and Developmental Medicine.* Rosemont, IL: Author.

American Academy of Pediatrics. (2008, September 25). *Fact sheet: Children's health insurance.* Retrieved from http://www.aap.org/research/factsheet.pdf

American Physical Therapy Association (APTA) (1991). Standards for tests and measurements in physical therapy practice. *Physical Therapy, 71,* 589–622.

American Physical Therapy Association (APTA) (1997). Guide to physical therapist practice. *Physical Therapy, 77,* 1163–1650.

American Physical Therapy Association (APTA) (2001). Guide to physical therapist practice (2nd ed.). *Physical Therapy, 81,* 6–746.

American Physical Therapy Association (APTA) (2008a). *APTA endorses World Health Organization ICF model.* Alexandria, VA: Author.

American Physical Therapy Association (APTA) (2008b). *APTA's defensible documentation for patient/client management, setting-specific considerations, E. Pediatric settings.* Alexandria, VA: Author.

American Physical Therapy Association (APTA), Section on Pediatrics (2003). *Using APTA's Guide to Physical Therapist Practice in pediatric settings.* Alexandria, VA: Author.

Austin, W., Park, C., & Goble, E. (2008). From interdisciplinary to transdisciplinary research: A case study. *Qualitative Health Research, 18,* 557-564.

Bailes, A.F., Reder, R., & Burch, C. (2008). Development of guidelines for determining frequency of therapy services in a pediatric medical setting. *Pediatric Physical Therapy, 20*(2), 194–198.

Bartlett, D.J., & Palisano, R.J. (2000). A multivariate model of determinants of motor change for children with cerebral palsy. *Physical Therapy, 80*(6), 598–614.

Bartonek, A., & Saraste, H. (2001). Factors influencing ambulation in myelomeningocele: A cross-sectional study. *Developmental Medicine and Child Neurology, 43*(4), 253–260.

Beattie, P., & Nelson, R. (2006). Clinical prediction rules: What are they and what do they tell us? *Australian Journal of Physiotherapy, 52*(3), 157–163.

Beckung, E., Hagberg, G., Uldall, P., & Cans, C. (2008). Probability of walking in children with cerebral palsy in Europe. *Pediatrics, 121*(1), 187–192.

Bell, A., Corfield, M., Davies, J., & Richardson, N. (2009). Collaborative transdisciplinary intervention in early years: Putting theory into practice. *Child: Care, Health & Development,*

36(1), 142–148.

Blatt, B., & Kaplan, F. (1966). *Christmas in purgatory: A photographic essay on mental retardation.* Boston: Allyn & Bacon.

Brown, D.A., Effgen, S., & Palisano, R. (1998). Performance following ability-focused physical therapy intervention in individuals with severely limited physical and cognitive abilities. *Physical Therapy, 78*(9), 934.

Burch, C., Hudson, P., Reder, R., Ritchey, M., Strenk, M., & Woosley, M. (2009). Cincinnati Children's Hospital Medical Center: *Evidence-based clinical care guideline for therapy management of congenital muscular torticollis.* Guideline 33, pages 1–13, Retrieved from http://www.cincinnatichildrens.org/svc/alpha/h/health-policy/ev-based/otpt.htm

Campbell, P.H. (1991). Evaluation and assessment in early intervention for infants and toddlers. *Journal of Early Intervention, 15,* 36–45.

Chiarello, L., & Effgen, S.K. (2006). Updated competencies for physical therapists working in early intervention. *Pediatric Physical Therapy, 18*(2), 148–158.

Chiarello, L.A., O'Neil, M., Dichter, C.G., Westcott, S.L., Orlin, M., Marchese, V.G., Tieman, B., & Rose, R.U. (2005). Exploring physical therapy clinical decision making for children with spastic diplegia: Survey of pediatric practice. *Pediatric Physical Therapy, 17*(1), 46–54.

Child Welfare Information Gateway. (2007). *Recognizing child abuse and neglect: Signs and symptoms.* Washington, DC: Retrieved from http://www.childwelfare.gov/pubs/factsheets/signs.cfm

Choi, B.C.K., & Pak, A.W.P. (2006). Multidisciplinarity, interdisciplinarity and transdisciplinarity in health research, services, education and policy: 1. Definitions, ob⊠ectives, and evidence of effectiveness. *Clinical & Investigative Medicine, 29*(6), 351–364.

Darrah, J. (2008). Using the ICF as a framework for clinical decision making in pediatric physical therapy. *Advances in Physiotherapy, 10*(3), 146–151.

Deming, W.E. (2000). *The new economics: For industry, government, education* (2nd ed.). Cambridge, MA: MIT Press.

Dormans, J.P., & Pellegrino, L. (Eds.). (1998). *Caring for children with cerebral palsy: A team approach.* Baltimore: Paul H. Brookes.

Dumas, H.M., Haley, S.M., Ludlow, L.H., & Carey, T.M. (2004). Recovery of ambulation during inpatient rehabilitation: Physical therapist prognosis for children and adolescents with traumatic brain in⊠ury.*Physical Therapy, 84*(3), 232–242.

Dunn, W. (1991). Integrated related services. In L.H. Meyer, C.A. Peck, & L. Brown (Eds.), *Critical issues in the lives of persons with severe disabilities* (pp. 353–377). Baltimore: Paul H. Brookes.

Early Intervention Special-Interest Group. (2010). *Team-based service delivery approaches in pediatric practice.* Alexandria, VA: American Physical Therapy Association, Section on Pediatrics.

Effgen, S.K. (1991). Systematic delivery and recording of intervention assistance. *Pediatric Physical Therapy, 3,* 63–68.

Effgen, S.K. (2000). Factors affecting the termination of physical therapy services for children in school settings. *Pediatric Physical Therapy, 12,* 121–126.

Effgen, S.K., & Chan, L. (2010). Occurrence of gross motor behaviors and attainment of motor objectives in children with cerebral palsy participating in conductive education. *Physiotherapy Theory & Practice, 26*(1), 22–39.

Effgen, S.K., Chiarello, L., & Milbourne, S. (2007). Updated competencies for physical therapists working in schools. *Pediatric Physical Therapy, 9*(4), 266–274.

Effgen, S.K., & Kaminker, M.K. (2012). The educational environment. In S.K. Campbell, R.J. Palisano, & M. Orlin (Eds.), *Physical therapy for children* (4th ed., p. 978). St. Louis: Elsevier Saunders.

Escorpizo, R., Stucki, G., Cieza, A., Davis, K., Stumbo, T., & Riddle, D.L. (2010). Creating an interface between the international classification of functioning, disability and health and physical therapist practice. *Physical Therapy, 90*(7), 1053–1063.

Evidence-Based Medical Working Group (1992). Evidence-based medicine: A new approach to teaching the practice of medicine. *Journal of the American Medical Association, 268*(17), 2420–2425.

Federal Register, Part III, Department of Education, 32 CFR Part 303. *Early Intervention Program for Infants and Toddlers with Handicaps; Final Regulations,* June 22, 1989 (303.17, p. 26313).

Fleischman, K.E., Goldman, L., Johnson, P.A., Krasuski, R.A., Bohan, J.S., Hartley, L.H., & Lee, T. (2002). Critical pathways for patients with acute chest pain at low risk. *Journal of Thrombosis and Thrombolysis, 13*(2), 89–96.

Florida Department of Education, Exceptional Education & Student Services (2010). *Considerations for Educationally Relevant Therapy (CERT).* Retrieved from http://www.fldoe.org/ESE/cert.asp

Fowler, E.G., Kolobe, T.H., Damiano, D.L., Thorpe, D.E., Morgan, D.W., Brunstrom, J.E., & Section on Pediatrics Research Committee Task Force. (2007). Promotion of physical fitness and prevention of secondary conditions for children with cerebral palsy: Section on Pediatrics research summit proceedings. *Physical Therapy, 87*(11), 1495–1510.

Fragala-Pinkham, M.A., Haley, S.M., & Goodgold, S. (2006). Evaluation of a community-based group fitness program for children with disabilities. *Pediatric Physical Therapy, 18*(2), 159–167.

Fritz, J. (2009). Clinical Prediction Rules in Physical Therapy: Coming of Age? *Journal of Orthopaedic Sports Physical Therapy, 39,* 159–161.

Gocha, V., Murphy, D., Dolakia, K., Hess, A., & Effgen, S. (1999). Child maltreatment: Our responsibility as health care professionals. *Pediatric Physical Therapy, 11,* 133–139.

Guralnick, M.J. (1997). *The effectiveness of early intervention.* Baltimore: Paul H. Brookes.

Hanft, B.E. (1991). Impact of federal policy on pediatric health and education programs. In W. Dunn (Ed.), *Pediatric occupational therapy* (pp. 273–284). Thorofare, NJ: Slack.

Hanft, B.E., Rush, D.D., & Sheldon, M.L. (2004). *Coaching families and colleagues in early childhood.* Baltimore: Paul H. Brookes.

Hinojosa, J., Bedell, G., Buchholz, E.S., Charles, J., Shigaki, I.S., & Bicchieri, S.M. (2001). Team collaboration: A case study of an early intervention team. *Qualitative Health Research, 11,* 206–220.

Hobbs, C.J., Hanks, H.G., & Wynn, J.M. (1999). *Child abuse and neglect: A clinician's handbook.* London: Churchill Livingstone.

Hunt, P., Soto, G., Maier, J., & Doering, K. (2003). Collaborative teaming to support students at risk and students with severe disabilities in general education classrooms. *Exceptional Children, 69*(3), 315–352.

Iowa Department of Education (2001). *Iowa guidelines for educationally related physical therapy services.* Des Moines: Author.

Kettenbach, G. (2001). *Writing SOAP notes* (3rd ed.). Philadelphia: F.A. Davis.

King, G., McDougall, J., Palisano, R. J., Gritzan, J., & Tucker, M.A. (1999). Goal attainment scaling: Its use in evaluating pediatric therapy programs. *Physical and Occupational Therapy in Pediatrics, 19*(2), 31–52.

King, G., Strachan, D., Tucker, M., Duwyn, B., Desserud, S., & Shillington, M. (2009). The application of a transdisciplinary model for early intervention services. *Infants and Young Children, 22*(3), 211–223.

Law, L.S.H., Dai, M.O., & Siu, A. (2004). Applicability of goal attainment scaling in the evaluation of gross motor changes in children with cerebral palsy. *Hong Kong Physiotherapy Journal, 22*, 22–28.

Law, M., & MacDermid, J. (Eds.) (2008). *Evidence-based rehabilitation: A guide to practice* (2nd ed.). Thorofare, NJ: Slack.

Lindsey, D., O'Neal, J., Haas, K., & Tewey, S.M. (1980). Physical therapy services in North Carolina's schools. *Clinical Management in Physical Therapy, 4*, 40–43.

Lollar, D.J., & Simeonsson, R.J. (2005). Diagnosis to function: Classification for children and youths. *Journal of Developmental and Behavioral Pediatrics, 26*(4), 323–330.

Mager, R.F. (1962). *Preparing instructional objectives*. Palo Alto, CA: Fearon Publishers.

Mailloux, Z., May-Benson, T.A., Summers, C.A., Miller, L.J., Brett-Green, B., Burke, J.P., Cohn, E.S., Koomar, J.A., Parham, L.D., Roley, S.S., Schaaf, R.C., & Schoen, S.A. (2007). Goal attainment scaling as a measure of meaningful outcomes for children with sensory integration disorders. *American Journal of Occupational Therapy, 61*(2), 254–259.

Martinuzzi, A., Salghetti, A., Betto, S., Russo, E., Leonardi, M., Raggi, A., et al. (2010). The International Classification of Functioning Disability and Health, version for children and youth as a roadmap for projecting and programming rehabilitation in a neuropaediatric hospital unit. *Journal of Rehabilitation Medicine, 42*(1), 49–55.

McEwen, I. (Ed.). (2000). *Providing physical therapy services under Parts B & C of the Individuals with Disabilities Education Act (IDEA)*. Alexandria, VA: Section on Pediatrics, American Physical Therapy Association.

McLaughlin, J., & Bjornson, K.F. (1998). Quality of life and developmental disabilities. *Developmental Medicine and Child Neurology, 40*, 435.

Mead, S. (1968). Presidential address. The treatment of cerebral palsy. *Developmental Medicine and Child Neurology, 10*, 423–436.

Montgomery, P.C. (1987). Treatment planning: Establishing behavior objectives. In B.H. Connolly & P.C. Montgomery (Eds.), *Therapeutic exercise in developmental disabilities* (pp. 21–26). Chattanooga, TN: Chattanooga Corporation.

Montgomery, P.C. (1998). Predicting potential for ambulation in children with cerebral palsy. *Pediatric Physical Therapy, 10*(4), 148–155.

Montgomery, P.C., & Connolly, B.H. (Eds.). (2003). *Clinical applications for motor control* (pp. 1–23). Thorofare, NJ: Slack.

Mu, K., & Royeen, C.B. (2004). Interprofessional vs. interdisciplinary services in school-based occupational therapy practice. *Occupational Therapy International, 11*(4), 244–247.

Murphy, W. (1995). *Healing the generations: A history of physical therapy and the American Physical Therapy Association*. Lyme, CT: Greenwich Publishing Group.

National Autism Center. (2009). *Evidence-based practice and autism in the schools*. Randoph, MA: author.

National Institutes of Health (1993). *Research plan for the National Center for Medical Rehabilitation Research*. NIH Publication No. 93–3509. Bethesda, MD: Author.

Nicholson, D. (2002). Practice guidelines, algorithms, and clinical pathways. In M. Law (Ed.), *Evidence-based rehabilitation: A guide to practice* (pp. 195–219). Thorofare, NJ: Slack.

O'Neil, M.E., Fragala-Pinkham, M.A., Westcott, S.L., Martin, K., Chiarello, L.A., Valvano, J., & Rose, R.U. (2006). Physical therapy clinical management recommendations for children with cerebral palsy—spastic diplegia: Achieving functional mobility outcomes. *Pediatric Physical Therapy, 18*(1), 49–72.

Ott, D., & Effgen, S. (2000). Occurrence of gross motor behaviors in integrated and segregated preschool classrooms. *Pediatric Physical Therapy, 12*, 164–172.

Palisano, R.J., Haley, S.M., & Brown, D.A. (1992). Goal attainment scaling as a measure of change in infants with motor delays. *Physical Therapy, 72*(6), 432–437.

Palisano, R. J., & Murr, S. (2009). Intensity of therapy services: What are the considerations? *Physical & Occupational Therapy in Pediatrics, 29*(2), 107–112.

Rainforth, B. (1997). Analysis of physical therapy practice acts: Implication for role release in educational environments. *Pediatric Physical Therapy, 9*, 54–61.

Rainforth, B., & York-Barr, J. (1997). *Collaborative teams for students with severe disabilities: Integrating therapy and educational services* (2nd ed.). Baltimore: Paul H. Brookes.

Rimmer, J.H. (2006). Use of the ICF in identifying factors that impact participation in physical activity/rehabilitation among people with disabilities. *Disability and Rehabilitation, 28*(17), 1087–1095.

Rosenbaum, P., King, S., Law, M., King, G., & Evans, J. (1998). Family-centered service: A conceptual framework and research review. *Physical and Occupational Therapy in Pediatrics, 18*(1), 1–20.

Rothstein, J.M., Echternach, J.L., & Riddle, D.L. (2003). The hypothesis-oriented algorithm for clinicians II (HOAC II): A guide for patient management. *Physical Therapy, 83*(5), 455–470.

Sackett, D., Rosenberg, W., Gray, J.A.M., Haynes, R.B., & Richardson, W.S. (1996). Evidence-based medicine: What it is and what it isn't. *British Medical Journal, 312*, 71–72.

Schmitt, L., Byrnes, R., Cherny, C., Filipa, A., Harrison, A., Paterno, M., & Smith, T. (2009). Cincinnati Children's Hospital Medical Center: Evidence-based clinical care guideline for management of osteochondritis dissecans of the knee. Guideline 037, pages 1–16. Retrieved from http://www.cincinnatichildrens.org/svc/alpha/h/health-policy/otpt.htm

Simeonsson, R.J., Leonardi, M., Lollar, D., Bjorck-Akesson, E., Hollenweger, J., & Martinuzzi, A. (2003). Applying the International Classification of Functioning, Disability and Health (ICF) to measure childhood disability. *Disability and Rehabilitation, 25*(11–12), 602–610.

Stanton, T.R., Hancock, M.J., Maher, C.G., & Koes, B.W. (2010). Critical appraisal of clinical prediction rules that aim to optimize treatment selection for musculoskeletal conditions. *Physical Therapy, 90*(6), 843–854.

Steenbeek, D., Ketelaar, M., Galama, K., & Gorter, J.W. (2007). Goal attainment scaling in paediatric rehabilitation: a critical review of the literature. *Developmental Medicine and Child Neurology, 49*(7), 550–556.

Steenbeek, D., Meester-Delver, A., Becher, J.G., & Lankhorst, G.J. (2005). The effect of botulinum toxin type A treatment of the lower extremity on the level of functional abilities in children with cerebral palsy: evaluation with goal attainment scaling. *Clinical Rehabilitation, 19*(3), 274–282.

Sussman, S. (2006). The transdisciplinary-translation revolution: Final thoughts. *Evaluation & the Health Professions, 29*(3), 348–352.

Sweeney, J.K., Heriza, C.B., & Blanchard, Y. (2009). Neonatal physical therapy. Part I: Clinical competencies and neonatal intensive care unit clinical training models. *Pediatric Physical Therapy, 21*(4), 296–307.

Thomson-O'Brien, M.A., & Moreland, J. (1998). Evidence-based practice information circle. *Physiotherapy Canada, 50*(3), 184–189.

U.S. Department of Health and Human Services, Administration for Children and Families, Administration on Children, Youth and Families, Children's Bureau. (2010). Child Maltreatment 2008. Retrieved from http://www.acf.hhs.gov/programs/cb/stats_research/index.htm#can

VanSant, A.F. (2006). Physical therapy diagnoses. *Pediatric Physical Therapy, 18*(3), 181.

Watter, P., Rodger, S., Marinac, J., Woodyatt, G., Ziviani, J., & Ozanne, A. (2008). Multidisciplinary assessment of children with developmental coordination disorder: using the ICF framework to inform assessment. *Physical and Occupational Therapy in Pediatrics, 28*(4), 331–352.

Wiecha, J., & Pollard, T. (2004). The interdisciplinary eHealth team: Chronic care for the future. *Journal of Medical Internet Research, 6*(3), e22–e22.

World Health Organization (WHO) (1980). *International classification of impairments, disabilities and handicaps.* Geneva: Author.

World Health Organization (WHO) (2001). *International classification of functioning, disability and health.* Geneva: Author.

World Health Organization (WHO) (2007). *International classification of functioning, disability and health: Children & youth version.* Geneva: Author.

World Health Organization (WHO) (2008). *WHO disability assessment schedule II (WHO DAS 2).* Geneva: Author. Retrieved from http://www.who.int/classifications/icf/whodasii/en/index.html

Wu, Y.W., Day, S.M., Strauss, D.J., & Shavelle, R.M. (2004). Prognosis for ambulation in cerebral palsy: A population-based study. *Pediatrics, 114*(5), 1264–1271.

Zaretsky, L. (2007). A transdisciplinary team approach to achieving moral agency across regular and special education in K-12 schools. *Journal of Educational Administration, 45*(4), 496.

부록 1.A 장애아동에 영향을 미치는 연방법

제정 년도	공공법(PL) 번호	법률 명칭	장애아동에 대한 영향
1963	PL 88-164	인지장애 이용시설과 지역 인지장애 보건 센터 설립에 관한 법	지역에 바탕을 둔 발달장애인, 정신질환인을 위한 시설과 대학과 제휴한 연구센터를 짓는데 재정지원을 함.
1963	PL 88-156	모자보건과 인지장애에 대한 계획에 관한 법	산전 관리의 향상을 위한 모자 건강 프로그램을 인지장애 예방을 위해 저소득층 가정에서부터 고 위험군 여성들까지 확대함.
1963	PL 88-210	1963년도 직업 교육에 관한 법	특별한 도움이 필요한 개인들이 일반적인 직업에서 성공할 수 있도록 도움을 필요로 한다는 것을 인식함.
1964	PL 88-452	1963년도 경제 기회제공법	빈곤층 학동기 전 아동들에게 건강, 교육, 영양 및 사회적 서비스를 제공하려는 헤드 스타트라는 프로젝트를 만듦. 1972년도 공공법 92-424는 장애아동을 위해 이 프로젝트에 등록의 10%의 지분을 할애함. 현재는 영아들을 위한 조기 헤드 스타트 프로젝트를 시행하고 있음.
1965	PL 89-97	사회 안전법 개정안	빈곤층, 노인 그리고 장애인에게 공공 기금을 제공하려는 메디케어/메디케이드제도를 인가함. 이것은 케네디 대통령의 인지장애인에 대한 토론에 의한 권고안을 개량한 것임.

부록 1.A 장애아동에 영향을 미치는 연방법 – 계속

제정 년도	공공법(PL) 번호	법률 명칭	장애아동에 대한 영향
1967	PL 90-248	1967년도 사회 안전법의 일부분으로 조기, 규칙적 선별, 진단 그리고 치료(EPSDT) 프로그램에 관한 법	메디케이드의 모든 아동을 위해 조기의 규칙적 선별과 진단, 치료를 제공함. 1972년도 메디케이드의 일부분이 됨.
1970	PL 91-230	1970년도의 ESEA개정안은 장애인의 교육법(EHA)을 만듬	여러 특수 교육법령들을 장애인 교육법이라 불리는 VI라는 제목아래 통합함.
1970	PL 91-517	발달장애서비스와 시설 건립에 관한 개정안	공공법 88-164을 확대하여 필요에 따라 주정부는 발달장애인들을 위한 주정부 협의회를 만들 수 있도록 포괄적인 법령으로 확대함. "발달장애"란 용어로 "정신지체"를 대신함.
1972	PL 92-223	사회 안전법 개정안	만일 주민이 "급성기 치료"를 받았다고 주정부에서 확인해주면 "즉시 치료시설(ICF)"에 치료비를 변제해 줌.
1972	PL 92-603	사회 안전법 개정안	발달장애가 있는 사람들을 포함하여 특별히 도움이 필요한 이들을 위해 보조적인 생계보호 수입(SSI: supplmental security income)을 제공한다.
1973	PL 93-112	재활법, 504 부분	장애인에게도 기초적인 시민권리 보호를 확대하여 연방정부의 보조를 받는 조직과 학교, 시설, 서비스 제공기관 모두에 법을 적용할 수 있게 됨.
1974	PL 93-247	아동학대와 예방 그리고 치료법 이후의 개정안 (1992, 1996 & 1997)	학대받거나 방치된 아동들에게 보호와 치료를 제공함. 보고 체계도 포함함.
1975	PL 94-142	모든 장애아들의 교육에 관한 법(IDEA). 이후의 개정안 (1986, 1991, 1997 & 2004)	장애의 정도와 관계없이 5(6)세부터 21세까지의 모든 아동들에게 관련된 서비스와 적절한 무료 공교육을 제공함.
1978	PL 95-602	포괼직 재활서비스와 발달장애에 관한 법	"빌딜장애"를 기능적인 측면에서 정의함.
1981	PL 97-35, 2176 부분	총괄적인 조정에 관한 법	보호시설 조성 대신 지역사회에 바탕을 둔 다양한 서비스(가정 도우미 포함)를 발달장애인들에게 제공하는데 있어 주정부가 재정지원을 하도록 함.
1982	PL 97-248	사회안전법 개정안 ("Katie Beckett" 수정안)	장애아동이 시설에 수용되는 대신 집에 있을 수 있도록 의료보장혜택을 주정부가 사용하도록 허락함.
1984	PL 98-248	Carl Perkins 직업 기술 교육법	장애인을 훈련시키는데 사용되는 기금의 10%로 직업교육 검정 프로그램을 개발함.
1984	PL 98-527	1987년도 PL 100-146의 발달장애법 개정안과 이후의 개정안	발달장애법의 개정의 목적은 필요한 서비스를 받는 사람들을 지키고 조정과 감독체계를 만들기 위한 것임. 이후 가족에 대한 지지가 포함됨.

계속

부록 1.A 장애아동에 영향을 미치는 연방법 – 계속

제정 년도	공공법(PL) 번호	법률 명칭	장애아동에 대한 영향
1986	PL 99-372	장애아동 보호법	IDEA 하에서 아동의 교육받을 권리와 관련된 소송에서 승소한 부모들에게 합리적인 변호사 비용을 지출하도록 허용함.
1986	PL 99-401	장애아동 일시 보호와 응급 보호에 관한 법과 개정안 PL 101-127	학대나 방치될 위험이 있는 장애아동 혹은 만성질환 아동을 위한 임시 보호를 위한 기금을 제공함.
1986	PL 99-457	장애인의 교육에 관한법 개정안. 이후 PL 102-119로 재편됨. 1991년도의 각 장애인들의 교육에 관한 법 개정안	학동기 전 3-5세의 장애아동에게 특수교육과 관련 서비스를 제공하도록 PL 94-142를 확대함. 또한 0-36개월의 장애 유아와 영아들을 위한 주정부에서 허가한 조기중재 프로그램을 만들도록 함.
1986	PL 101-336	미국 장애인에 관한 법(ADA)	각 장애 개인들의 시민 권리를 충분히 지키고자 함. 직업고용, 공공 혹은 사설 시설, 교통수단, 정부 서비스 그리고 원격통신에 있어 동등한 기회를 보장함.
1988	PL 100-407	개인을 위한 기술 관련 보조에 관한 법	장애인에게 도움이 되는 기술을 제공하고 기술-관련 보조 프로그램을 개발하도록 주정부의 기금을 제공함.
1988	PL 100-360	65세 이상 노인의 메디케어 의료비 지출로 인한 파산 방지에 관한 법	만일 서비스의 비용이 지불되지 않거나 PL 94-142가 효과적이지 않다면 메디케이드 기금으로 학동기 아동의 IEP 혹은 IFSP에 관련 서비스를 제공하는데 비용을 지불함을 명시함.
1997	PL 105-17	장애인 개인의 교육에 관한 개정안(IDEA), 1997)	교육받을 권리에 대한 포괄적 권리를 명시함. 졸업 후의 생활도 준비시킬 목적으로 법을 확대함.
1997	PL 105-33	XXI의 제목아래 사회 안전법; 아동 건강보험 주 프로그램 (SCHIP)	주정부가 저소득층, 비보험인 아동들의 건강보험을 시작하고, 확장을 담당하기 위해 기금을 제공함.
2000	PL 106-402	장애아동 권리 및 지원법	이 재승인된 법은 발달장애인의 욕구에 초점을 맞춤. 지역사회에 완전통합을 보장함. 발달장애 주 위원회 기금에 따름.
2002	PL 107-110	2001년도 학습부진아 방지법 (NCLB; No Child Left Behind)	모든 아동을 위한 교육을 다시 재편하여 책임감, 증가된 융통성, 부모, 선택 그리고 근거 위주의 설명을 통하여 모든 아동들의 성취가 비슷해지도록 함.
2004	PL 108-446	IDEA의 개정안	IDEA의 재허가. IEP 내용과 회의에 보다 많은 융통성을 제공함. 단기성과와 측정가능한 결과에 대한 요구를 폐지함.
2009	PL 111-3	SCHIP 재허가	저소득층 아동용 주의 의료보험을 위한 기금 조성 재허가.

출처: Adapted in part from Hanft, B. E. (1991). Impact of federal policy on pediatric health and educational programs. In W. Dunn (Ed.), *Pediatric occupational therapy*. Thorofare, NJ: Slack.

제 2 장

아동 발달
/ Child Development

아동의 발달은 타고난 생리적인 것과 풍부한 환경적, 경험적인 영향과의 상호반응 과정으로 매우 흥미롭고도 복잡한 과정이다. 철학자들과 그 외 사람들이 아동 발달에 대한 양육(nurture) 그리고 타고난 것(nature)의 영향에 대하여 몇 세기동안 논쟁하여 왔다. 아동발달 이론은 매우 많으며 책도 많이 씌여졌다. 독자들은 이 책에서 간략히 요약된 것 이상으로 더 깊이 찾아보기를 권한다. 이 장에서는 소아 물리치료에 가장 큰 영향을 미친 아동발달 이론들을 검토해보겠다. 뒤이어 출생부터 청소년기까지의 기능적 동작 발달을 전반적으로 살펴보려고 한다.

아동발달의 이론들
/ Theories of Child Development

아동발달의 모든 면에 관한 이론들은 많이 있다. 정의에 의하면 ,이론이란 어떤 현상을 설명하기 위한 가정이나 추측이다. 그러므로 이론들은 변하고 새로운 지식이 나타나면서 발전적으로 진화한다. 그러나 아동발달의 어떤 일반적 원칙들은 현재 폭넓게 받아들여진다. 발달이란 이 장에서 토의할 세 가지 중요 요인들의 상호작용임을 믿는다. 첫 번째 요인은 유전적 소인이다. 아동들은 특정 재능, 능력 그리고 유전성 질환의 성향을 물려받는다. 두 번째 요인은 이전의 경험, 어려운 활동을 계속하려는 의지 혹은 활동에 참여하려는 경향, 참여하지 않으려는 경향 등, 발달에 있어서의 개인적 고유 역할이다. 마지막 요인은 발달에 있어서 기회와 경험, 역할 담당뿐 아니라 가족, 지역사회, 그리고 사회문화적 영향 등의 환경적 영향이다. 환경적 요인은 유전자 발현의 패턴과 시기에 아주 중요한 역할을 하는 것으로 생각된다(Fox, Levitt, & Nelson, 2010). 그러므로 유전적 소인, 개인의 역할, 환경적 영향 모두 발달에 영향을 주지만 각각의 영향력에 대한 생각은 발달이론가에 따라 다양하다.

모든 발달은 상호 의존적이라는데 동의한다. 그러한 요인들의 상호작용 본질은 완전히 잘 이해할 수 없지만 더 많은 연구의 대상이 된다. Shirley(1933)는 물건을 향해 손을 뻗기, 혼자 앉기, 그리고 걷기와 같은 운동기술을 획득중인 유아는 활동하면서 소리를 덜 낸다는 것을 처음으로 인지하였다. "새로운 동작을 습득 중 아기는 말의 발달을 억제한다는 옛 속담"이 있다고 다른 이들은 말한다(Tipps, Mira, & Cairns, 1981). 보다 최근에 독립보행을 습득중인 아기에서 손을 뻗는 기술을 수행할 때 재조직화(reorganization)라고도 부르는 퇴행이 나타난다는 것을 발견하였다(Corbetta & Bojczyk, 2002).

많은 체계와 영역들에 있어서 발달은 일반적으로 점진적이고 지속적인 과정으로 더 복잡한 쪽으로 진행한다. 발달의 어떤 면에서는 빠른 속도로 변화한 다음에는 최소변화의 시기가 뒤따르기도 한다. 생후 첫해에 이동 발달은 대단히 빠른 변화를 겪은 이후에는 상대적으로 안정기에 들어선다. 신체적 발달은 생후 1년에 급격하고 사춘기에 다시 한 번 급격한 성장을 한다.

몇몇 발달의 영역은 중요시기(critical period)가 있다고 생각된다. 발달과정 중 한 시점에 겪는 경험이 다른 시기에 겪는 같은 경험보다 미래의 발달에 있어 매우 다른 영향을 미치리라는 것이다(Bruer, 2001; Ito, 2004). 가장 흔한 예는 성인기나 고등학교 때에 비해서 조기에 외국어학습이 쉽다는 것이다.

다음의 발달학적 이론들은 물리치료사들에게 가장 중요한 이론들이다. 이들을 간략히 살펴보고 심도있는 고찰을 위해서는 표 2.1에 참고문헌을 나열하였다. 이론들이 서로 배제적 관계는 아니다;각각 정도의 차이는 있으나 경험적 지지를 공유하고 있고 어떤 것은 매우 일치하며 보완적이기도 하다.

신경성숙이란 측면에서 본 이론 (Neuromaturational View)

신경성숙이란 관점에서는 중추신경계(CNS)의 성숙을 모든 분야의 발달 기초로 삼는다. 고기능 기술의 발달전에 필요한 기술들이 특정하게 일정한 순서대로 발달한다는 믿음은 계통적 발달을 반영한다고 믿는다. Shirley(1931), Gesell(1928, 1945, 1952), McGraw(1932, 1935, 1945)는 주의깊게 아동 행동을 관찰하여 운동기술의 발달 기간과 특정 순서를 기록하였다. 그들은 중추신경계의 성숙과 운동행동 발달을 연계하려고 시도하였다. 조절에는 철저히 단계가 있다고 믿고 있었으므로 반사의 통합을 중추신경계 부위의 수초화(myelination) 시기와 관련지었다. 소아물리치료사들은 이러한 신경성숙의 관점에 의해 매우 영향을 많이 받아왔고 우리가 사용하는 많은 평가도구들과 중재의 몇몇은 여전히 이 관점에 밑바탕을 두고 있다.

1920년대부터 1950년대까지 Arnold Gesell은 예일대학의 아동발달 클리닉에서 일하였다. 그는 의사로서 신경학적, 해부학적, 그리고 생리학적인 발달을 이해하고 있었다. 이러한 이해가 그가 한 관찰의 토대가 되었으며 "행동 패턴에 있어서의 성숙의 역할"에 대한 가설의 길잡이가 되었다(Gesell & Thompson, 1934, p.292). 그가 기술한 행동경향 및 기본적인 많은 견해가 과거 60년 동안 소아물리치료 기초로서의 역할을 해왔다. 그는 발달은 머리에서 꼬리쪽으로 일어난다고 주장하였다; 몸쪽에서 먼 부분 쪽으로 발달이 일어나며; 하나의 운동기술 발달의 토대 위에 다른 좀 더 복잡한 운동 발달을 할 수 있게 되며; 운동발달 지표는 순서적이며; 운동발달은 대근육에서부터 소근육 운동발달로 진행하며 운동조절은 반사적인 것에서 자의적인 조절로 이행한다고 하였다(Gesell, 1945). 그러나 Gesell의 후반 연구에서는 이러한 견해가 더 이상 보이지 않는다. 그는 발달이 편차가 있는 연속되는 시기에 일어나고 있으며 발달 진행과정이 나선형 특징을 나타낸다고 하였다(1952, p.66). 나선형 패턴 이론은 이후에 좀 더 정교해졌고 현재는 반드시 발달이 순차적으로 일어나는 것이 아니라는 인식이며 발달에 대한 그의 본래의 견해는 보편적이지 않게 되었다.

이와 동시대에, McGraw(1935)는 컬럼비아 대학에서 쌍둥이의 발달에 대하여 깊이 있는 종적 연구에 몰입하고 있었다. Gesell과 마찬가지로 McGraw는 새로운 테크닉인 영화촬영기법으로 동작 발달을 기록하여 과거보다 훨씬 더 잘 분석하게 되었다. 그녀는 특정 기술을 습득하는 특정기간에 대해 Gesell만큼 관심을 두지 않았지만, 그 기술들이 발달해가는 순서와 패턴에 더 관심을 가졌다. 그녀의 고전적 교과서, *인간 영아의 신경근육학적 성숙(The Neuromuscular Maturation of the Human Infant)*(1945)은 여전히 운동행동의 순차적인 발달에 관한 참고로 흔히 이용된다.

표 2.1 아동발달이론

이론	기본 개념	제창자 (*물리치료사는 이탤릭체*)
신경성숙이론	• 발달은 일정한 순서를 따른다. • 발달은 CNS 발달과 아주 밀접하게 관련 있다. • 운동발달은 머리에서 꼬리쪽으로, 몸쪽에서 먼 부분으로 진행한다. • 최근의 변화된 관점으로부터 모든 시스템으로부터의 입력과 순서에 편차가 있음을 알게 되었다.	Gesell,McGraw, Bayley, *Bobath, Bly*
인지이론	• 복잡성이 증가되는 방향으로 사고는 발달한다. • 아동은 정신적인 작용(mental operation)을 사용하여 정신기획(mental scheme)을 조직화한다.	Piaget, Vygotsky Montessori
행동이론	• 행동은 환경에 의해 형성된다. • 자극, 반응 그리고 환경의 결과가 행동의 우발성을 구성한다. • 행위의 결과들이 이후의 그 행위의 발생에 영향을 미친다.	Skinner, Bandura
정신역동/정신분석이론	• 생리적으로 결정된 욕구와 무의식적인 갈등이 존재한다. • 갈등의 중심에는 성이 있다. • 최초의 욕구는 생존이며, 일단 기본적 욕구가 충족되면 우리는 자아실현을 갈구한다.	Freud, Erikson, Maslow
생태학적 이론	• 환경은 아동발달에 매우 강한 영향을 미친다.	Bronfenbrenner, Gibson, Harris, Sameroff
역동체계이론	• 동작은 내적 환경, 외부환경 그리고 과제에 바탕하여 나온다. • 동작은 하나의 시스템이 주관하지 않고 역동적으로 상호작용하는 많은 시스템들에 의해 주관된다.	Bernstein, Kelso, Thelen, *Heriza, Shumway-Cook, Horak, Valvano*
신경그룹 선택이론	• 영아의 운동 발달은 중추신경계 내의 변화로 인하여 가변성의 증감의 시기가 있다. • 피질과 피질하 시스템은 역동적으로 다양한 신경망으로 조직화한다.	Spoms, Edelman, Hadders-Algra, *Helders*

Gesell과 McGraw의 연구는 초기 물리치료사의 신경생리학적인 혹은 발달학적 중재의 토대가 되었는데 예를 들면, Bobath 부부(1980, 1984)와 Magaret Rood(Stockmeyer, 1967) 같은 이들이다.

신경성숙이론은 발달의 순차적인 패턴을 지지하여 그 결과 영아발달을 평가할 수 있는 수많은 발달 척도가 양산되었다. Nancy Bayley(1936)는 영아의 정신적, 운동적 행동에 대한 종적인 연구를 한 사람인데 *영아발달의 베일리 척도(Bayley Scales of Infant Development)*란 책을 출간하였다. 현재는 *영아 및 유아발달의 베일리 척도 제3판*이 나와서(2005) 신생아 집중치료실의 추적관찰 클리닉과 조기중재 프로그램에서 폭넓게 이용되고 있다. 1949년에 Gesell은 또한 운동발달, 적응, 언어 그리고 개인-사회적 발달에 대한 영아 발달척도를 출간하였다. 이러한 포괄적인 척도들은 오늘날 많은 발달 테스트의 토대로서의 역할을 한다.

Mary Fiorentino라는 작업치료사는 반사/반응 그리고 동작과 관련하여 정상발달과 비정상발달의 단계에 대해 연구한 바 있는데 신경성숙의 개념을 확장시킨 사람이다(Fiorentino, 1963, 1972, 1981). 그녀는 "우리의 전체 자세행동은 반사들이 상호반응하는 결과이며 각 반사의 상대적 힘의 정도에 의한 결과이다"라고 믿었다(Fiorentino, 1981, p.ix). 소아물리치료 및 작업치료 분야에서는 1980년대까지 그녀의 반사 테스트법을 표준 테스트로 사용하였다. 1980년대는 반사의 기능적, 임상적 의의에 대해 진지한 의문이 제기된 시기였고, 중추신경계에 대해 더 잘 이해하게 됨으로써 신경계의 계통적 발달에 대한 관점이 퇴출되는 때였다.

Lois Bly(1994)가 생후 1년 동안의 운동기술 습득과 운동발달의 운동역학적인 면에 대하여 포괄적인 관점을 제시하였다. 그녀는 발달과정에는 "성숙, 환경, 행동, 생역학, 운동과학, 지각, 학습 그리고 목표지향적인 면을 모두 고려하는 총체적인 관점이 중요하다"고 인정하면서 순차적인 성숙에 관한 시각을 나타내었다(1994, p.xii). Thelen과 동료들(1985,1987, 1994), 그녀의 후배인 Karen Adolph와 동료들(Adolph, Vereijken, & Denny,1998; Adolph & Berger, 2006; Spencer 등, 2006; Vereijken, 2010)의 연구는 확실히 운동발달은 다양하고 적응적인 다양함의 발달이 특징이라는 것을 보여준다. 변화와 변동성의 제한이 비정상적 발달에서는 흔하다(Hadders-Algra, 2010). 영아의 운동기술 습득은 참으로 편차가 많으며 많은 영아들이 독립적인 보행을 위해서는 반드시 거쳐야 된다고 생각했던 단계를 건너뛴다. 나중에 토의할 바와 같이 소아 물리치료의 많은 골격으로서의 신경성숙관점을 동적체계 이론과 신경원 그룹 선택이론이 대치하게 되었다.

인지적 관점(Cognitive view)

인지적인 관점은 "특히 지각하기, 이해하기 그리고 인식과 같은 연령에 맞는 정신기능의 발달로 지능적인 과제를 수행할 수 있게 된다"는 것을 나타낸다(Bowe, 1995, p.552). 신경성숙에 대한 이론은 미국에서 발달한 반면 많은 유럽 연구자들은 인지적인 관점에서의 아동발달을 연구하고 있었다. 스위스 심리학자인 Jean Piaget(1952)는 태생과 지식의 이론에 관심을 가졌다(유전적 인식론). 그는 단순히 신경학적인 성숙보다는 환경에 대한 능동적인 참여의 중요성이 영아발달에 필수적이란 것을 강조하였다. Piaget의 생각은 인간사고와 문제해결능력에 대한 우리의 이해에 변화를 가져왔다. 그는 복잡성이 증가하는 쪽으로 사고가 발달한다고 믿었다. 적응하기 위하여 아동은 동화되고 순응하며 균형을 잡는 과정을 거쳐야 한다. 아동이 보이는 사고의 패턴, 행동 그리고 문제해결의 패턴은 어려움 혹은 상황을 다루는데 있어 아동에게 도움이 되는 도식이다. 그가 영아발달의 감각운동기라고 부른 시기를 관찰한 것은 몇몇 소아 중재를 해야 할 충분한 이유를 제공하는데 중요하였다. 학습이론과 잘 맞는 Piaget 이후의 연구들과 Piaget주의 원칙들은 오늘날 아동 조기교육에 걸쳐 적용되고 있다(Case, 1992).

1920년대 중반의 러시아에서 Vygotsky(1978)는 아동발달과 사회적 상호작용을 통한 사람간의 의사소통과 문화의 역할에 대해 연구하고 있었다. 또한 아동의 놀이, 문화적 중재, 내재화에 대해서도 탐구하였다. 그는 어른의 감독이나 유능한 또래의 협력하에 문제를 해결하는 것을 잠재적 발달수준이라고 하고 독립적으로 문제를 해결하는 것을 실제 발달수준이라고 하였는데 "근접(proximal) 발달 영역대"를 이 두 수준의 차이로 정의하였다(p.86). 이는 아동이 타인의 도움을 받아 학습할 수 있는 영역대를 말한다. 이 근접 발달영역은 **scaffolding**(비계설치; 건물을 지을 때 외관에 설치하는 임시 가설물:역자 주)이란 치료원칙을 이끌어내었다. Scaffolding이란 부모나 다른 사람들이 아동에게 좀 더 높은 수준의 기술을 수행하도록 고취하는 환경적인 도전을 주는 과정을 말한다. 지지나 가이드해주는 것은 아동이 자신의 과제를 수행하는 능력을 높이는 것을 도와주는 것이다(Case-Smith, Law, Missiuna, Pollock, & Stewart, 2010, p.29). 적절한 양의 어려움은 아동이 과제를 완성하게 하고 기술 발달에 있어 다음 단계로의 진입을 준비하게 하는 것이다.

인지적 관점은 조기 아동교육프로그램에 이용되어 왔다. 1900년대 초반에 이탈리아 의사인 Maria Montessori가 처음에는 인지장애아동을 위해서, 나중에는 모든 어린이들을 위해서 혁명적인 교육 전략을 개발하는데 인지학적 · 발달학적인 이론을 이용하였다. Montessori접근법(Montessori, 1964)에서는 아동에게 독립적으로 환경과 반응할 자유를 주고 주의깊게 고안된 물품중에서 활동을 선택하게 한다. 지능과 동작이 동시에 요구되는 과제를 포함하여 "감각적인 교육"을 장려하였다. 동작 제약이 있는 지체장애아동에게 있어 정신과 운동발달 모두를 장려하는 것은 매우 중요하였다. 교사들은 학습의 촉진자로서의 역할을 할 뿐 학습을 지도하지는 않는다. 비록 이 접근법이 아동의 사회적 발달을 간과하고 있다고 믿는 사람들도 있으나 초기 아동 교육에 대한 이러한 접근은 여전히 인기가 있다(Chattin-McNichols, 1992).

조기 아동학습에 대한 새로운 접근에는 Reggio Emilia 접근법이 있다. 이 접근법은 Reggio Emilia의 북부 이탈리아 도시에서 과거 45년 동안 Loris Malaguzzi의 주도로 개발되었다. 이 방법에선 아동을 능력 있고 호기심 있고 창의적인 그리고 가능성이 가득찬 존재로 생각한다. 주의 깊게 준비된 자극이 있는 환경에서 아동이 관심 있는 것을 조사하고 탐구하여 배우도록 장려한다. 아동이 예상하고 재현하는 것을 배움에 따라 문제 해결 기술의 발달이 매우 중요해진다. 이 접근법은 부모의 참여를 기꺼이 받아들이며 학습하는데 긍정적인 환경을 제공한다. "특별한 권리를 가진 아동들"(장애아동 같은)을 모두 포함하며 치료사들은 학교라는 환경 안에서 아동들과 일하게 된다. 일 대 일의 세션은 소수이며, 치료사는 교사에게 치료를 어떻게 매일의 활동 중에 통합시킬지에 대해 지도해준다(Palsha, 2002). 학동기 전 아동 교육자들과 그 외 다른 사람들이 이 아동 중심의 접근법을 배움에 따라 이 접근법은 미국에서 인지도를 얻었다(Edwards, Gandini, & Forman, 1993; Lewin-Benham, 2008).

행동적인/학습적인 관점 (Behavioral/Learning View)

앞의 이론들이 발달하고 있던 시기와 거의 동시에 또 다른 그룹은 매우 다른 시각에서 인간의 행동에 관하여 연구하고 있었다. 1900년대 초기에 러시아 생리학자인 Pavlov는 개에서 자극과 반응과의 관계성을 알아내어 고전적인 조건화(classical conditioning)라고 불리는 현상에 대한 이해를 발전시켰다. 미국 심리학자인 B.F. Skinner(1953)는 조작적 조건화(operant conditioning)의 개념을 진전시켰다. 그는 동물과 인간 모두에서 자극, 반응 그리고 그 결과들의 효과에 대해 연구하였고 어떤 행동을 일으키는 알맞은 상태를 만들기 위해서는 환경조작과 강화가 필요함을 보여주었다. 이러한 연구로 일련의 행동과 그 결과가 그 행동을 반복하는데 얼마나 중요한지 더 잘 이해하게 되었다.

행동적인 관점은 유전과 환경과의 반응에서 행동이 유발되며 대부분의 행동은 학습된 반응이라고 생각한다. 행동학자는 어떤 행동에 대해 벌을 받으면 그 행동을 다시 할 가능성이 줄어들기 때문에, 긍정적으로 강화된 행동들은 좀 더 자주 일어날 것이라고 주장한다. 행동학적인 관점의 일차적인 개념들을 현재 **응용 행동 분석**이라고 부르는데 이에는 긍정적인 강화, 소거(의도된 무시), 부정적 강화(행동의 가능성을 높이는 불유쾌한 사건을 피하는 것) 그리고 벌이 포함되어 있다. 흔히 긍정적인 강화와 부정적인 강화가 치료에 이용된다. 우리는 칭찬하기, 껴안기, 혹은 스티커, 장난감, 먹을 것을 주어 아동에게 보상을 해주므로써 긍정적으로 행동이 강화된다. 또한 아동이 울거나 혹은 비협조적일 때 의도하지 않았지만 치료세션을 끝내도록 하여 부정적인 강화가 되기도 한다. 아동의 행동에 "굴복"함으로써 우리는 아동의 부정적인 행동을 강화하게 된다. 그러면 아동은 다음에 하기 싫은 상황을 피하고 싶을 때, 그 행동을 다시 하기 쉽다.

치료사들은 또 Skinner의 **형성화**(shaping) 개념을 사용한다. 형성화에서는 개인이 원하는 행동을 수행할 수있을 때까지 그 행동과 아주 근접한 행동을 연이어 강화해 주는 것이다. 이것은 새로운 행동을 배우는 어린 아동(Bailey & Wolery, 1992; Bowe, 1995, p.3)과 중증장애 아동(Facon, Sahiri, & Riviere, 2008)에 있어 매우 유용한 방법이다. 그리고 아동과 성인 편마비 환자에서 장해가 있는 팔의 기능을 향상시키기 위하여 건측을 고정 억제시켜 환측 동작을 유도할 때(constraint-induced movement)와 같이 운동 학습 접근 시 유용하다(Charles & Gordon, 2005; Taub, Uswatte, & Pidikiti, 1999).

좀 더 최근에 Albert Bandura는 아주 엄격한 행동주의론을 벗어나 행동이 환경 변화의 원인이 된다는 것을 지적하였다. 상호적인 결정론은 환경, 행동 그리고 심리학적 과정들의 상호반응으로 성격을 형성한다는 것을 전제로 한다. 모든 학습이 강화를 통하여 이루어질 필요는 없다; 우리는 관찰과 모방을 통해서도 배운다. 이러한 관점으로 Bandura는 인지론자의 자리에 놓이게 되고 그의 이론은 사회적 인지 이론(Social cognitive theory)이라고 불리게 되었다(Bandura, 2002).

응용 행동 분석의 토대인 행동학적인 관점은 교육과 재활 분야에 적용된다. 증가, 혹은 감소시킬 필요가 있는 목표행동들을 알아내어 측정가능한 용어로 기술한다. 보상을 주는 환경을 만든다거나 세밀하고 주의 깊게 조절된 상황에서 벌을 주는 것 등은 어린 아동에서는 성공적이었다(Bailey & Wolery, 1992). 그리고 심한 뇌손상을 입은 사람, 심한 행동장애가 있는 사람, 그 밖의 장애에서도 효과적이었다(Alberto & Troutman, 2006). 행동적 관점은 학교에서 자폐아동들을 대상으로 조사된 열한 가지의 검증된 치료법 중 하나로 최근 발표된 바 있다(국립 자폐 센터, 2009, p.38).

심리분석적인/심리사회적인 관점 (Psychoanalytical/Psychosocial View)

Sigmund Freud는 성적인 발달과 이성 간의 자연스런 관계 상태에 관한 심리분석 이론들을 발전시켰다. 그는 생리학적으로 결정된 욕구와 무의식적 갈등, 그리고 그 중심에는 성이 있다고 믿었다. Freud가 심리분석이론의 심리 성적인 단계에 대하여 강조한 것을, Erikson은 성격이 태동하여 일생을 걸쳐 발달해가는 심리사회적 단계에 바탕한 이론으로 확대하였다. Erikson은 변화는 무의식적 욕구보다는 서로 상호적인 힘들이 변화에 영향을 미친다고 믿었는데 이것에는 (1) 개인의 생리학적이고 심리적인 강점과 제한들, (2) 개인의 삶의 환경과 역사, 그리고 (3) 개인 일생동안의 사회적, 문화적, 역사적인 힘이 포함된다(Seifert & Hoffnung, 1997, p.34). 신경성숙과 인지 이론들과 심리분석적인/심리사회적인 관점들은 연이은 단계적인 발달에 대한 개념을 함께 공유하고 있다. 생애 초기에 문제가 있었다면, 성인기 들어 위기에 봉착했을 때 어려움을 드러낼 수 있다는 것이다. 많은 장애 아동들이 특히 존재감과 자아를 확립해야 하는 청소년기 같은 발달단계를 자연스럽게 통과하는 것이 지연되거나 하지 못하는 경우가 많다. 이것으로 성인기까지 계속 영향을 받을 수 있다.

Abraham Maslow는 발달이 단계 의존적이 아니라 기본적 요구가 충족되면, 인간은 자아실현을 위해 더 높은 수준의 동기유발이 되는 쪽으로 발달한다는 인문적인(humanistic) 계통질서에 따라 발달한다는 이론을 창안하였다. 즉, 처음의 욕구는 생리학적인 생존과 안전감을 위한 것이고, 뒤이어 사랑, 친밀감, 자아실현으로 정점이 되는 자긍심에의 욕구로 발전한다는 것이다. 그는 우리가 "결핍으로 인하여 느끼는 욕구"뿐 아니라, 자아실현으로 향하는 욕구에 의해 동기부여가 된다고 믿었다. 자아실현은 매일의 생활에서 문제들에 잘 대처함으로 성취된다(Fidler & Fidler, 1978). Maslow의 도식에서 아동의 위치를 이해하면 치료사가 아동과 어떻게 관계를 맺을지 이해하는데 도움이 된다. 청소년의 의존성을 강조하는 것은 자긍심의 발달에 도움이 되지 않을 것이며 안정감, 사랑, 친밀감을 갈구하는 아동은 독립적이 되는 기회를 좋아하지 않을 것이다.

인간 생태학적인, 상황적인 관점 (Ecological Systems Theory, Contextual Views)

환경은 모든 생명체에 강력한 영향을 미친다. 발달심리학자들은 아동의 사회 문화 환경이 얼마나 발달에 영향을 주는지 연구하여 왔다. Eleanor Gibson과 James Gibson은 아동과 환경의 상호의존이 아동의 지각발달을 설명할 수 있다고 생각하였다. Eleanor Gibson은 영아의 지각을 연구하면서 지각은 적응적 과정이며 경험을 통하여 지각적 문제를 수행하는 능력이 향상되는 것이 지각학습이라고 하였다. 그녀는 조작적 놀이가 영아의 인지발달에 중요하다고 믿었다(1988). James Gibson(1950)은 환경 혹은 어떤 물건이 제공하는 행동의 기회를 "affordance(행동 유도성)"라고 부르는 용어를 만들었다. 행동과 지각은 아주 긴밀히 연계되어있다. 영아나 아동의 첫 번째 행동이 환경에 대해 새로운 정보를 만들어내는데 그러한 행동들은 지각 발달의 토대가 된다. Eleanor Gibson은 "새로운 행동체계가 성숙하면서 새로운 행동 유도성이 열리고 세계에 대한 새로운 경험을 하게 된다"고 하였다(1988, p.7).

Urie Bronfenbrenner(1995)가 제안한 인간 생태학적 관점은 아동발달과 가정단위의 기능에 미치는 보다 큰 사회의 강한 영향을 강조한다. 그에 의하면, 아동은 다섯 가지의 상호반응적 그리고 겹치는 생태학적 체계에 의해 영향을 받는다고 한다. 그림 2.1에도 있듯이 *미시체계(microsystem)*란 아동이 사는 곳의 상황이다. 그것은 아동에게 직접 영향을 미치는 또래들 및 가족과 함께 하게 되는 신체적 사회적 상황이다. *중간체계(mesosystem)*는 내부체계 사이의 연결을 말하는데 가족의 경험과 학교 경험 간의 연계, 그리고 가족 경험과 친구경험 간의 연계 등이 이에 속하며 이러한 관계성 때문에 아동에게 영향을 미친다. *외부체계(exosys-*

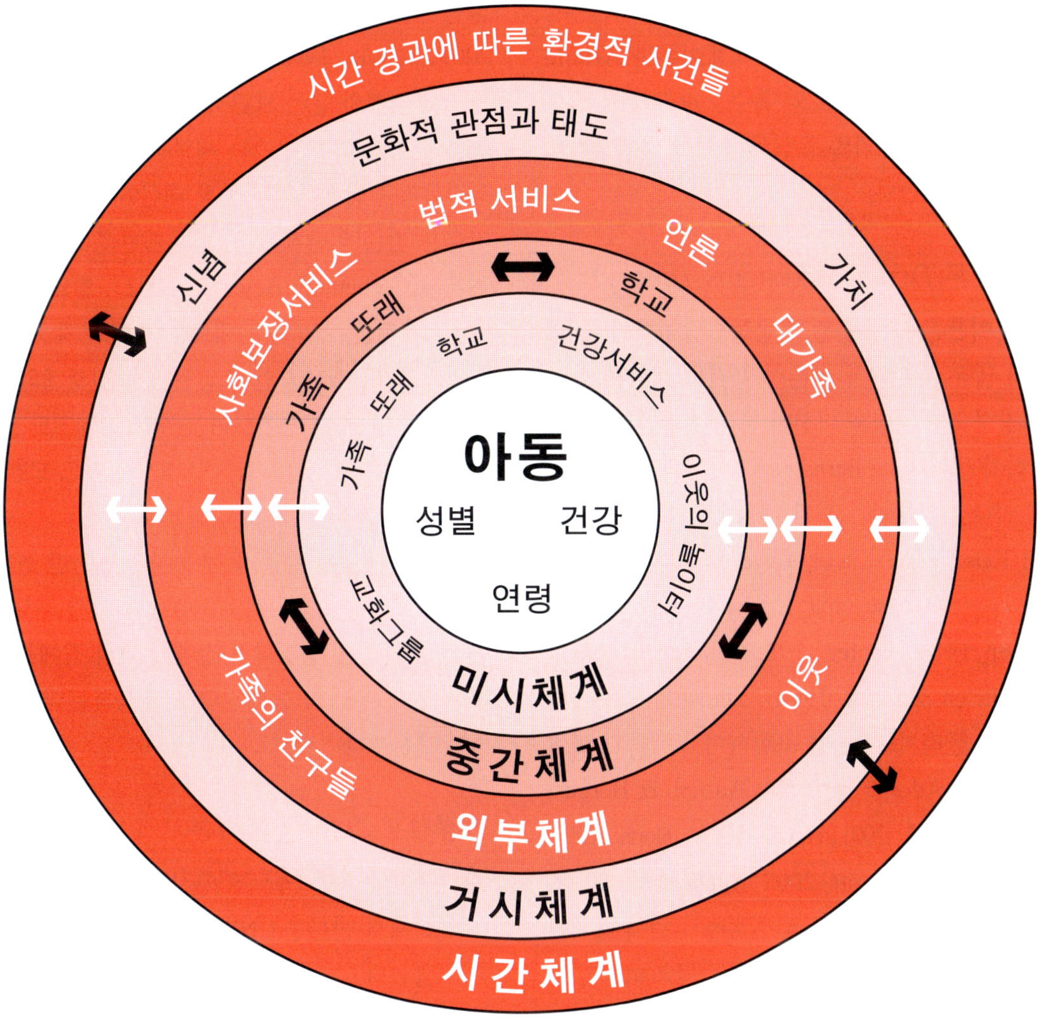

그림 2.1 Bronfenbrenner의 생태학적 체계(*Adapted from Bronfenbrenner, U. [1979]. 인간발달의 생태학. Cambridge, MA; Harvard University Press.*)

tem)는 아동에게 영향을 주지만, 아동이 반드시 능동적인 역할을 할 필요가 없는 상황을 말한다. 이것의 예를 들면, 정부가 학교 시스템에 미친 영향으로 결국 아동의 교육에 영향을 받게 되는 경우를 들 수 있다. 사회와 문화의 가치관, 신념 그리고 정책은 *거시체계(macrosystem)*를 형성한다. *시간체계(chronosystem)*는 삶에서 일어나는 환경적인 사건들과 전환을 포함하며 사회역사적인 상황을 포함하고 있다(Santrock,1998, p.50). Bronfenbrenner (1995)는 비록 인간의 발달에 생태학적이고 환경적 영향이 여전히 주를 이루고 있지만 자기의 이론에 최근에 생리학적인 영향을 추가하였다.

Harris(1998)는 부모와 생리학의 영향을 넘어서는 또래 그룹의 강한 영향에 대해 설명하였다. 이 이론은 새로운 개념은 아니지만 최근에 한 논쟁의 원인이 되었다. Havigjurst는 "청소년기에 가장 강한 단일 영향을 들면 또래 그룹에서 인정받는 것이며 청소년들은 자기가 속한 또래 그룹의 관습의 노예가 된다"라고 하였다(1972, p.45). 또래 그룹의 영향이 중요하며 희망적이게도 바라건대 또래의 긍정적 영향은 장애아동의 통합교육을 북돋우는 이유 중 하나가 된다.

Arnold Sameroff(2009)는 그의 교환적(transactional) 발달모델에서 아동과 환경의 관계에서 양방향적인 특성을 언급하였는데 아동발달의 설명 중 타고난 본성과 양육 사이의 상호작용을 말하였다. 아동의 학습과 수행은 아동이 속해있는 환경의 맥락(context)에 또한 영향을 준다. Bronfenbrenner의 발달의 생태학적 체계이론과 Arnold Sameroff의 거래모델은 가족치료와 특수교육 모두에서 폭넓게 받아들여지고 있으며 가족 중심의 중재에 생태학적으로 접근하는 것을 지지한다.

역동적 체계 이론(Dynamic Systems Theory)

역동적 체계 이론은 일생에 걸친 운동발달이론이며, 소아 물리치료의 많은 부분에서 이론적 골격의 역할을 담당하여 왔던 신경성숙의 관점을 대신하게 되었다. 이 이론은 러시아 생리학자인 Nicolai Bernstein(1967)의 연구에 그 뿌리를 두고 있다. 한 개인이 혼자서 창안한 것이 아니며 Thelen, Smith, Kelso, Fogel, Kugler, Turvey 등 많은 사람들의 연구에 의한 이론이다(Kelso, Holt, Kugler, & Turvey, 1980; Kelso & Tuller, 1984; Thelen, 1985; Thelen, Kelso & Fogel, 1987; Thelen & Smith, 1994). Thelen과 동료들의 연구에 이어 여러 물리치료사들을 포함하여 후배들과 협력자들이 연구하였다(Adolph 등, 1998; Adolph & Berger, 2006; Buchanan & Horak, 2001; Heriza, 1991; Horak, 1991, Shumway-Cook & Woollacott, 2007; Spencer 등, 2006; Thelen & Smith, 1994). 이 이론을 설명하기 위해 다양한 용어를 혼용하였는데 체계(systems), 역동적(dynamic), 역동적 활동(dynamic action), 역동적 활동 체계(dynamic action systems; Shumway-Cook & Woollacott, 2007, p.16), 과제 지향적 이론(task-oriented theory), 체계적 접근(systems approach), 발달학적인 생체역학(developmental biodynamics)(Santrock, 1998, p.153) 등이 그러한 용어들이다.

역동 체계 이론은 개인의 기능을, 복잡한 여러 하부 시스템이 있는 역동적인 시스템으로 가정한다. 그리고 복잡한 부분들 사이에서 일어나는, 하나의 시스템에 의해 좌지우지 되지 않는 타고난 본래의 조직이 있다고 생각한다. 발달은 개체의 구성요소와 환경 사이의 여러 레벨 및 여러 관계적인 변화를 포함하는 복잡한 과정으로 나타난다고 한다(Corbetta & Bojczyk, 2002; Thelen 등, 1993). 움직임은 아동의 내적인 환경, 외적인 환경 그리고 해야 할 운동 과제에 의해 나타난다. 발달과 관련된 운동행동이 변한다는 개념은 많은 생물학적 신체 시스템이 직선적으로 발달하지 않는다는 원칙으로부터 나왔다(Harbourne & Stergiou, 2009; Scholz, 1990; Thelen & Ulrich, 1991). 기어가기 그리고 걷기와 같은 보편적인 발달지표들은 적응의 과정을 통하여 학습된다. 아기는 새로운 과제를 하기 위해 새로운 동작유형을 탐색하면서 동작 패턴이 변한다. 새롭게 출현한 기술은 기존 익숙해 있던 반응패턴의 조직화에 변화를 가져온다(Corbetta & Bojczyk, 2002). 발달의 어느 한 시점에서 "체계를 시발시켜 새로운 형태로 재조직화하는 중요하고도 속도 제한적인 요인은 중추신경계의 지배를 받는 심리학적 기제(즉, 동기부여, 균형조절)일지도 모르겠다 혹은 중력과 같은 좀 더 지엽적인 요인일지도 모른다"(Adolph & Berger, 2006, p.172).

이 이론과 운동발달 및 운동학습에 관한 현재의 다른 이론들을 제 7장, 8장에서 좀 더 심도 있게 논하겠다. 왜냐하면 그 이론들은 신경학적 장애나 기타 장애를 가진 아동에 대한 현재 우리의 중재전략을 결정하는데 중요한 역할을 하기 때문이다.

신경세포 그룹 선택 이론 (Neuronal Group Selection Theory)

역동 체계 이론은 CNS의 역할은 그다지 중요하게 강조하지 않는다. 그러나 Sporns과 Edelman(1993)은 반복적 활동이 관련 신경세포들이 동시에 활성화되는 원인이라고 제시해왔다. 그들의 신경 세포 그룹 선택이론(NGST)이 동작의 발달에 CNS가 신경세포 레벨에서 중요한 역할을 한다는 개념의 중재와, 순전한 역동 체계 이론적 접근과의 사이에 균형을 맞춰준다. NGST는 전형적 발달에서 변화와 가변성을 결정적인 요소로 중요시한다(Hadders-Algra, 2010).

이 이론은 영아의 운동발달에는 세포 분열, 이동, 소멸에 의한 가변성이 증대되는 두 시기와 특정 상황을 위한 가장 효과적인 반응의 선택에 의해 가변성이 줄어드는 두 시기가 있다고 주장한다(Helders, 2010). 변화와 가변성의 개념은 발달학적 동작의 장애를 가진 영아 혹은 그 위험이 있는 영아의 진단과 중재의 효과를 연구하는데 적용되어 왔다.

아동발달에 대한 영향들 / Influences on Child Development

유전적 영향(Genetic Influences)

수정 시 엄마의 난자와 아빠의 정자가 결합하여 놀랍고도 복잡한 발달 과정이 시작된다. 각각의 난자와 정자는 DNA로 구성된 23개의 염색체를 가지고 있다. DNA는 싸이토신, 티민, 아데닌 그리고 구아닌이라는 핵산염기의 조합이며 이중의 나선형 구조로 되어 있다. DNA의 이러한 염기들은 유전자로 불리는 수백에서 수천의 단위로 조직되어 있다. 유전자에는 우리의 신체모양과 생화학적 특성을 결정하는 유전자 코드가 입력되어 있다. 우리 신체의 단백질 정보를 지정하는 약 30000개의 유전자들이 있다. 이 유전자코드의 해독 혹은 생산에서 에러나 변이가 일어난다면 유전적인 질환이 나타날 수 있다.

유전자 코드에 대한 이해는 인간 게놈 프로젝트로 괄목할만하게 증대되었다. 유전 정보의 빠른 진전 때문에 치료사들도 정확한 정보가 필요하게 되었다. 치료사들도 가족과 함께 하는 중재에서는 유전 전문가들과 긴밀히 함께 일해야 한다(Sanger, Dave, & Stugerg, 2001). 이러한 정보는 국립 인간 게놈 연구소를 통하여 가능하다(National Institutes of Health, 2011).

선천성 기형의 약 1/3 정도가 원인을 알 수 있는데 55%는 단일 유전자 결함, 25%는 염색체 이상 그리고 20%는 기전을 알 수 없는 유전적 원인을 가지고 있다고 한다(Baird, Anderson, Newcombe, & Lowry, 1988). 한 염색체 안에서 유전자의 미세결실이 있거나 염색체 한 개가 전체로 결손되거나 첨가되어 초래되는 유전적 질환이 있다. 한 개의 염색체의 결손 혹은 첨가로 나타나는 심각한 장애에서 흔히 보는, 기능과 활동들이 심하게 제한된 임상양상부터 단일 유전자 질환의 상대적으로 경미한 신체구조 장해에 이르기까지 그 정도는 다양하다.

염색체 이상의 질환에는 **숫자적인 이상**과 **구조적인 이상**이 있다. 숫자적인 이상에는 염색체가 하나 더 있는 47개의 염색체를 가진 삼염색체(trisomy)가 있다. 혹은 염색체가 한 개 부족하여 45개를 가지고 있는 홑염색체(monosomy)가 있다. 이것은 보통 세포분열 초기에 특히 생식자 발생 동안 감수분열 시 에러 때문인데 유전되지는 않는다(Sanger, 2001).

모든 임신의 10%~15%는 염색체의 이상이 있다. 그 중 50% 이상이 삼염색체이고 20%가 홑염색체이다. 그리고 15%는 삼배체(triploid, 69염색체)이다. 염색체이상을 가지고 태어나는 영아의 비율은 많지 않은데 만삭까지 유지되기 힘들기 때문이다(Batshaw, 2007, p.8).

삼염색체의 가장 흔한 예는 다운증후군인데 21번째 염색체의 삼염색체이다. 이러한 삼염색체는 지적 장애와 다른 장해의 원인이 되는데 제 7장과 21장에서 논하겠다. Klinefelter 증후군(47XXY)을 포함하는 기타 다른 삼염색체 증후군에서는 남자가 테스토스테론을 비정상적으로 분비하여 남성 이차성징의 발달의 장해가 있다. 그리고 13 삼염색체, 18 삼염색체는 최고중증의 인지장애와 신체구조 및 기능 장해에 따른 활동과 참여의 심각한 제한이 있는 드문 질환이다. 염색체의 결실이 있는 홑염색체는 터너 증후군(45X)을 제외하고는 보통 생존하기 어렵다. 이 터너 증후군은 여아에서 나타나며 키가 작고 목이 짧다; 20%에서는 심장의 왼쪽이 막혀있다. 그들은 보통 지능은 정상이나 시지각 장해를 가지고 있다(Batshaw, 2007, p.7)

염색체의 구조이상으로는 결실, 전좌, 역전, 혹은 기타 다른 배열상의 문제들이 있다. **결손**은 염색체 한 부분이 소실되었음을 말한다. 묘성증후군(Cri-du-chat 증후군)에서는 5번째 염색체의 짧은 팔 부분이 없는 상태이다. 이 아동은 소두증이 있고 얼굴이 이상하게 생겼으며 울음소리의 톤이 높다.

전좌는 한 염색체의 부분이 다른 염색체로 전이됨을 말한다. 다운증후군의 다른 한 형태는 21번째 염색체의 부분 삼염색체인데 전좌에 의한 것이다. 기타 드문 배열상의 이상으로는 역전이 있는데 염색체가 두 곳에서 깨져서 거꾸로 붙은 경우이다. 이를 고리모양의 염색체라고도 하는데 결손이 염색체의 양 끝에 있고 양끝이 서로 붙을 때 고리모양을 형성한다.

이러한 염색체의 숫자적, 구조적인 이상은 아동발달에 있어 중요한 결과를 초래한다. 다발성 기형을 가지고 태어나는 아기들의 0.7%는 보통 유전자 이상으로 인한다(Jones, 2006, p.1.). 표 2.2에서 물리치료사가 흔히 보게 되는 유전자 질환의 대략을 살펴보았다. 이 질환 중 여러 질환은 이 책에서 좀 더 자세히 다루겠다.

표 2.2 흔히 볼 수 있는 유전질환들

질환	원인	신체기능과 구조의 장해	나타날 수 있는 활동과 참여제한
염색체 이상			
Angelman 증후군	염색체 15q11q13 (엄마로부터 받음)의 부분결손	심한 인지 장해, 납작소두증, 경련, 보행실조, 손목과 팔꿈치를 구부린 특징적 팔 자세. 즐거움과 관계없이 자주 웃음	언어, 대부분의 ADL, 이동의 심한 제한, 일생 타인의 도움 필요함
Cri-du-chat (묘성 증후군)	염색체 5번의 짧은 팔 부분결손	심한 인지장해, 소두증, 후두의 비정상적 발달로 고음의 울음소리를 냄	언어, 대부분의 ADL 심한 제한, 일생 타인의 보조 필요함
Klinefelter 증후군 (47XXY)	남아에서 성염색체 이상	생식샘 저하증, 불임, 긴 팔다리, 마른 체격, 행동 및 정신문제가 있을 수 있음	운동기능의 조직화가 잘 안 되어 있음, 그러나 보행은 가능함. 언어의 경한 지연이 어떤 활동에서는 영향을 미칠수 있음. 그렇지 않으면 행동에 의한 제약이 있을 수 있음
Prader-Willi 증후군	염색체 15q11q13 (아빠로부터 받음)의 부분결손	경한 인지 장해, 영아기의 저긴장증, 단신 그리고 비만	인지 장해 및 비만 정도에 따라 활동이 제약될 수 있음
13 삼염색체	13번째 삼염색체의 세염색체	심한 중추신경계 이상, 눈, 코, 입술, 아래팔, 손, 발의 기형	언어, 대부분의 ADL과 이동의 심한 제한으로 일생 동안 도움 필요함. 생후 1년까지 10% 정도가 생존함
18 삼염색체 (Edward 증후군)	18번째 삼염색체의 세염색체	심한 인지 장해, 대부분이 심혈관, 골격계, 비뇨생식기 그리고 소화기계의 이상 있음	많은 도움을 필요로 하는 심한 제한. 생후 1년 동안 흔히 사망함
21 삼염색체 (다운증후군)	21번째 삼염색체의 세염색체(95%), 기타 전좌 혹은 섞임증(mosaicism)	저긴장증, 관절의 이완, 납작한 얼굴, 눈꼬리가 올라감, 골반의 형성저하증, 얕은 비구각(acetabulum) 단일 손바닥 중간 주름(Simian 주름), 인지장해, 심장이상이 흔함	대부분의 대근육과 소근육 운동기술, 언어 습득 지연. 대부분의 ADL은 익히고, 특수교육 및 관련 서비스를 받아 학교에 다님; 청년이 되면 집 밖에서 직업을 가지고 도움을 받아 살아감
Turner증후군 (45XO)	여아에서의 성염색체 이상	목 옆이 물갈퀴 모양임, 단신, 일시적인 선천성 림프부종, 생식샘 발달부전, 청력장애, 골섬유주이상, 시지각 제약, 인지 장애가 있을 수 있다.	단신으로 어떤 활동은 제한받을 수 있음. 그렇지 않으면 거의 제한이 없다.
단일유전자이상			
연골무형성증	보통염색체 우성	뼈끝 연골 내의 골화 장애로 단신이 됨; 양쪽 위팔뼈와 넙다리뼈의 단축; 대두증; 척추의 합병증이 있을 수 있음	보행이상으로 활동의 효율성이 감소됨. 단신으로 인해 어떤 활동들은 조정할 필요가 있음

표 2.2 흔히 볼 수 있는 유전질환들 – *계속*

질환	원인	신체기능과 구조의 장해	나타날 수 있는 활동과 참여제한
단일유전자이상			
낭성 섬유증(CF)	보통염색체 열성 유전	외분비선의 이상으로 췌장기능부전, 폐에서 점액분비세포 과잉증식, 땀샘에서 과도한 전해질 분비	폐 이상으로 지구력 떨어질 수 있으나 스포츠 참여는 가능. 기도에서 분비물을 자주 제거해야 하므로 활동에 제한을 받음. 중재의 발달로 성인기까지 많은 수에서 생존함
뒤시엔느형근육퇴행위축(DMD)	X염색체 (Xp21의 변이) 반성유전(남아)	근 자체의 질환, 크레아틴 키나아제의 상승, 디스트로핀의 결여; 지속적인 근력 약화 진행 (3세까지는 흔히 발견됨), 근약증은 몸쪽에서 먼쪽부분으로 진행	조기 운동발달지표의 지연이 있을 수 있음. 아동기를 걸쳐 진행적인 운동능력의 상실로 결국 휠체어를 사용함. 활동의 제약. 성인기 초기에 사망
취약 X 증후군	X염색체 반성유전. Xq27에 존재	저긴장증, 중등도에서 경계선의 인지 장해, 운동발달지표의 지연. 감정적 불안정	인지 장해 정도에 따른 제약. 그러나 활동 및 운동기술과 관련된 참여의 제약은 거의 없음
혈우병	X염색체 반성유전(남아)	응고 요소 8번째 (혈우병 A), 9번째(혈우병 B)의 결핍으로 인한 혈액응고 장해; 이로 인하여 출혈되는 곳의 관절동작범위와 근력이 감소됨, 무릎, 발목, 팔꿈치가 특히 더하다.	관절동작의 제한과 통증으로 활동의 제약이 있을 수 있음. 그러나 보행 가능, ADL 수행 가능. 몸이 부딪히는 스포츠는 제한되어야 함. 두개내 출혈로 사망 가능
점액다당류증(MPS) (7형으로 분류함)	이전에 Hurler증후군이라고 불린 MPS I은 상염색체 열성 유전: 이전에 Hunter증후군이라고 불린 MPS II는 X-염색체 반성열성 유전	조직에 점액다당류가 비정상적으로 축적되는 선천성 대사이상; 다양한 증상 표현이다. 보통 특이한 얼굴 모습, 두꺼운 피부, 과도한 털, 골격의 형성이상증, 그리고 인지 장해	분류에 따라 아동기 동안 운동기능을 점차 상실하여 휠체어에 의지하며 활동이 점차 제한됨. 성인기 전에 점점 나빠져 사망함
Lesch-Nyhan 증후군	X-염색체 반성열성 유전	요산의 과잉생성으로 뇌와 간에 손상있음. 무도병, 경직, 성장장애, 자폐적 행동, 인지기능 장해, 자해 경향	보행 및 ADL을 포함한 모든 활동과 참여에의 심한 제한
Neurofibromatosis (신경섬유종증)	보통염색체 우성 유전, 염색체 17번에 유전자 있음	질환 표현이 다양함, 종양이 다발성으로 특히 중추신경계와 골격계통등 여러 장기에 있을 수 있음	경과는 일반적으로 양성: 그러나 종양이 자람에 따라 좀더 많은 장기를 침범하며 활동과 참여에 더 많은 제약이 따름
불완전골형성증(OI) (7가지 형으로 분류)	일반적으로 보통염색체 우성	질환의 표양이 다양하다. 결합조직 발달의 문제. 긴뼈들의 다발성 골절, 척추후만증과 측만증. 청소년기 시작의 청력소실	골절의 광범위성과 이차적 합병증이 활동의 제약을 결정함. 대부분의 환아는 보행 가능. 몸을 부딪히는 스포츠 제한. 단신으로 인한 활동의 조절이 필요할 수 있음

계속

표 2.2 흔히 볼 수 있는 유전질환들 – 계속

질환	원인	신체기능과 구조의 장해	나타날 수 있는 활동과 참여제한
단일유전자이상			
페닐케톤 뇨증(PKU)	보통염색체 열성	페닐알라닌 하이드록실라제가 없어 페닐알라닌이 타이로신으로 전환을 못하여 페닐알라닌의 비정상적인 축적이 일어남. 치료하지 않으면 인지장해, 경련, 자폐적 행동을 보인다.	출생 시발견되면 성공적으로 치료되며 생활의 제약이 없음, 치료하지 않으면 대부분의 활동상 제약이 심하게 있음. 보행은 가능
Rett(레트)증후군	X-염색체 우성 유전 (Xq28)(여아) (남아는 사산됨)	저긴장증과 보행실조증. 특징적인 몸통 흔들기, 상동적이고 반복적인 손가락 꼬기, 두드리기, 혹은 빨기. 심각한 인지장해	모든 활동 및 참여에 심한 제한. 어떤 환아는 걸을 수도 있음
척수근위축증(SMA)	상염색체 열성 유전, 5번째 염색체에 SMN 유전자 변이; SMA III형: X-염색체 반성유전	앞뿔세포의 퇴행 및 이완성 마비. SMA I(Werdinig-Hoffman)은 출생 시알수 있음. 몸쪽부분, 대칭적 근약증, 호흡, 수유문제. SMA II(만성 Werdinig-Hoffman) SMA I과 비슷함. 그러나 진행이 느리고 수유는 별문제 없음. SMA III(Kugelberg-Welander) 상대적으로 덜한 몸쪽부분 근육의 진행적인 근약증	SMA I: 운동발달의 심한 장해, 모든 활동에 영향을 준다. 지지 없으면 앉아 있을 수 없음; 전동휠체어를 타고 사회활동에 참여; 3세 이후까지 생존 드뭄. SMA II: I형보다는 덜 심함; 보조받아 보행을 배우기도 하고 많은 ADLs을 하기도 함; 연필보다 컴퓨터 자판기 사용이 더 낫다. SMA III: 활동에서의 경한 제한. 보조없이 보행은 가능하나 나중에 이 능력이 소실될 수 있음
Tuberous Sclerosis(결절경화증)	상염색체 우성 유전; 유전자는 염색체 9q34 혹은 16p13에 있음	뇌병변은 결절로 되어 있고, 탈색소화된 흰 출생모반;피부에 담갈색 반점; 보통은 경련성 질환 발병, 인지 장해가 있을 수 있고 질환양상의 표현이 다양함	경련의 조절 및 인지 장해 정도에 따라 활동상의 제약이 있음

출처: Gordon (2007); Jones (2006).

발달에 대한 유전적 영향의 제일 중요한 점은 유전되는 질환으로 나타난다는 것이다. **보통염색체 우성 유전**은 부모 한쪽이 변이 유전자를 가지고 있고 자녀에게 유전될 확률이 50%이다. 이상이 있는 유전자는 다른 쪽 부모로부터 유전된 정상 유전자를 압도한다. 상염색체 우성 질환에는 수천 가지 질병이 있는데; 흔한 예는 연골무형성증(단신)이다.

보통염색체 열성 유전에서는 양 부모가 이상 염색체를 지니고 있으며 양 부모 모두에게서 이상 유전자를 물려받아야 발병한다. 부모에게는 그 질환이 발병하지 않았고 보통은 가족력도 없다. 그러나 자녀가 보통염색체 열성인자를 유전받을 확률은 그림 2.2에서 보듯이 25%이다(McKusick, 1994.). 외분비선의 질환인 낭종성 섬유증은 흔히 볼 수 있는 보통염색체 열성질환이다(9장과 20장을 참조). X 염색체 관련 혹은 성 염색체 관련된 열성 질환은 X(여자) 염색체에 변이 유전자가 있으며 아들에서 발병한다. 남자는 오직 한 개의 X염색체를 가지고 있어서 이상 열성 유전자 한 개만 있어도 질환이 나타날 것이다. 이런 질환의 예는 혈우병, 뒤시엔느형근육퇴행위축 그리고 취약-X증후군(fragile X syndrome)(표 2.2를 참고) 등을 들 수 있다. X염색체가 2개 있는 여자에서는 비록 X염색체의 불균형적 *비활성화(lyonization)*를 통하여 질환으로 이환될 수도 있으나, 열성 유전자 하나로는 질환을 일으키지 못한다.

다인자 유전은 유전과 환경의 상호반응의 결과이다. 환경요인은 유전자의 표현에 영향을 미칠 수 있다. 다인자 유전은 일부 당뇨, 척수막 탈출증(신경관 결손) 그리고 구개열과 구개순의 특정 종류에 작용한다고 생각된다.

작은 미토콘드리아 DNA 조각들의 변형에 의해 야기되는 적은 수의 유전 질환들이 있다. 세포질은 여자의 난자에만 있다; 그러므로 모든 미토콘드리아는 엄마로부터 유전된다. 그 결과 미토콘드리아 질환은 질병에 이환되지 않은 엄마로부터 그녀의 모든 자녀에게 유전된다.

멘델 유전법칙에서는 유전자가 아빠나 엄마 누구로부터 왔든지 간에 아동의 모습은 같을 것이라고 하였다; 그러나 유전체 각인의 기전은 형질이 아빠로부터인지 엄마로부터인지에 따라 다른 조건으로 발현하리라고 말해주고 있다(Batshaw, 2007, p.18). 하나의 예는 15번째 염색체 긴팔의 결손의 경우이다. 그것이 아빠로부터 유전된 것이면, 아동은 프라더-윌리 증후군을 앓을 것이다(표 2.2를 참고). 엄마로부터 유전된 것이면, 아동은 안젤만 증후군으로 나타날 것인데 행동과 지능에 더 심한 장애가 있을 것이다.

유전학 지식이 가속적으로 늘어나 우리에게 스트레스가 될 수도 있는데 이는 공부의 중요한 부분이며 21세기의 관심사이다. 현재의 시급한 이슈는 유전 정보를 어떻게 윤리적으로, 법적으로 그리고 사회적 이슈로 다룰 것인가 하는 것이다. 보건전문가들이 직면한 이슈들에는 유전적 취약성, 유전적 차별, 정보에의 접근, 은밀성에만 제한된 것이 아니라, 이러한 문제들도 포함되어 있다. 미래에는 유전진단과 생약학을 통해 크게 발전하리라는 희망이 있으나 정보 사용에 따른 남용의 가능성도 있다(Schaefer, 2001).

환경적 요인들(Environmental Factors)

발달에 있어 유전적 요인만큼 중요한 것은 임신 이전부터 성인기까지의 환경적 영향으로 이를 과소평가할 수 없다. 엄마의 생리학적인 웰빙은 태아의 발달에 영향을 미친다. 그리고 부모가 아이에게 제공하는 환경은 아동의 발달에 지대한 영향을 미친다. 가장 적절한 발달을 위해서는 적당한 외부경험과 환경자극에 대해 선택적으로 적응하는 감각기능이 있어야 한다(Reznick, 2000). "풍부한 조기의 경험에 이어 풍부하고 좀 더 복합적인 경험이 이후의 생에도 필요한데 높은 수준의 순환회로가 성숙되어 최대의 잠재성이 성취되기 위해서이다"(Fox 등, 2010, p.35). 발달에 대한 환경적 영향에 관한 새로운 경험적인 증거는 계속 발전하고 있다.

주산기의 환경적 요인들 (Prenatal Environmental Factors)

수정 전이라도 엄마의 행동은 아이의 미래 발달에 영향을 준다. 모성의 건강을 최대화하고 임신의 합병증, 출산 결함, 성인기에 들어서 만성질환이 나타날 확률을 줄이기 위해서는 여성은 임신 전, 임신기, 임신 후에도 좋은 영양을 취해야 한다(Kaiser & Allen, 2008). 질병 통제 예방 센터(CDC)(2010)는 임신 전 건강을 증진하는 방법을 다음과 같이 제안하였다:

- 엽산을 포함한 비타민 보충제를 매일 섭취한다.
- 당뇨를 조절한다.
- 음주, 흡연, 마약을 중단한다.
- 복용중인 특정 약물의 용량을 조절한다.
- 감염치료를 위해 혹은 예방을 위해 접종한다.
- 적정 체중을 유지한다.

이러한 임신 전의 제안사항은 임신 동안 내내 지켜져야 한다.

임신부들은 조기에 규칙적으로 산전관리를 받고 태아에 위해하다고 알려진 어떠한 것도 피해야 한다. 모체의 질병, 감염, 약물 그리고 방사선 조사는 임신 결과에 모두 영향을 미칠 수 있다. 심한 발달학적 장애를 일으킬 위험이 가장 큰 시기는 수정/착상시기와 출산시기 사이다(Decouflé, Boyle, Paulozzi, & Larry, 2001). 임신기 동안 체중 증가는 적절해야 하며 신생아 출생 시몸무게와 건강에 영향을 줄 것이다. 임산부는 건강한 식사 지침에 의해 다양한 음식을 섭취하고 신체적으로 활발해야 한다. 시의적절하게 비

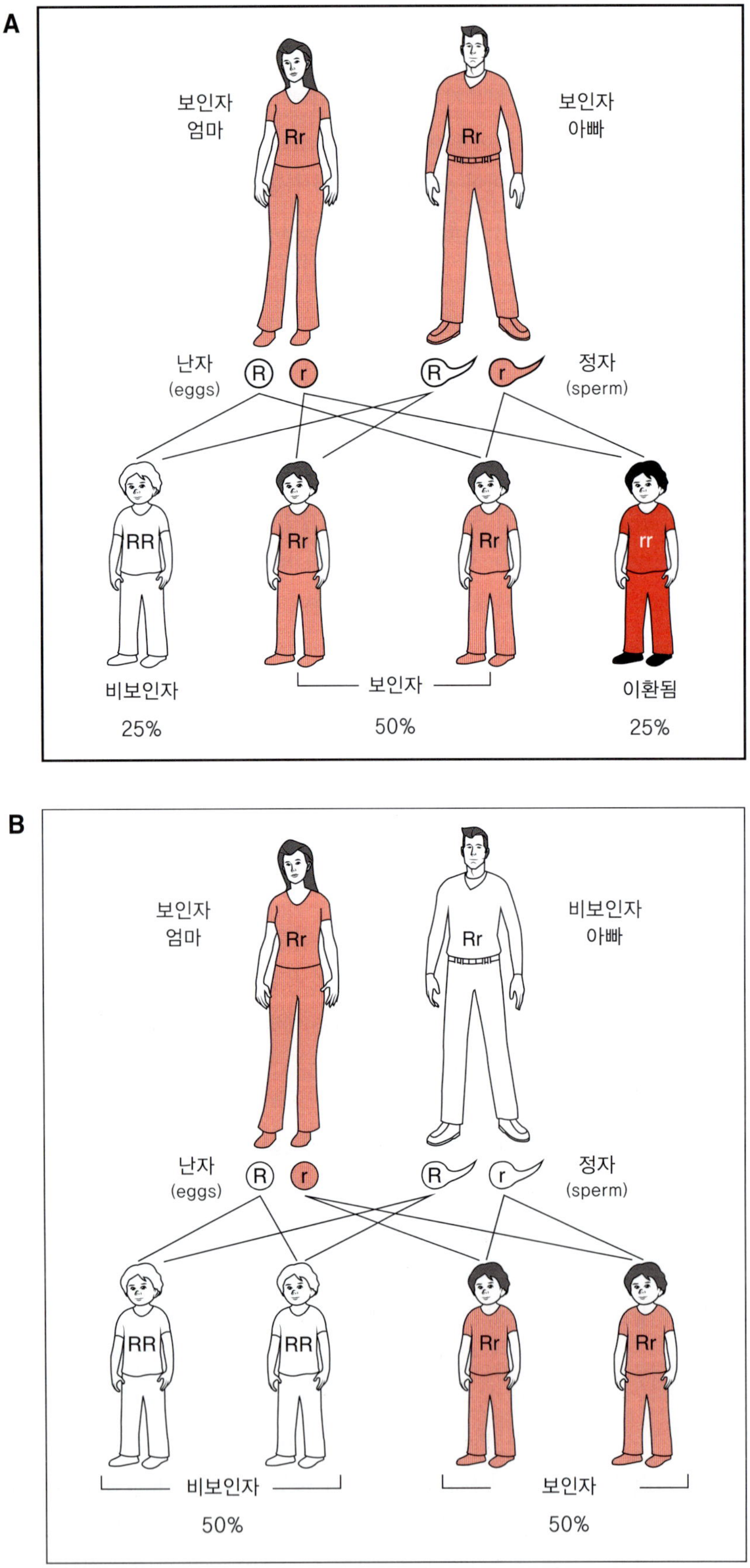

그림 2.2 보통염색체 열성유전 질환. 질환이 발병하기 위해서는 비정상적 유전자의 두 개 복기(aa)가 필요하다. (A) 보인자 두 사람이 만나면, 보통 25%의 자녀가 발병하고, 50%는 보인자가 될 것이며, 25%는 침범되지 않을 것이다. (B) 보인자와 비보인자 배우자가 만나면, 50%의 자녀는 비보인자가 될 것이고, 자녀 아무도 질환이 발병하지 않을 것이다.

타민과 미네랄 보충제를 복용해야 하는데 특히 엽산, 철, 칼슘과 비타민 D이다. 앞서도 말했듯이 흡연, 음주, 카페인, 불법적인 약물 모두 끊어야 한다. 허브, 식물, 대체요법은 임신 동안의 안전과 효능에 대한 자료가 충분치 않기 때문에 제한하여야 한다(Kaiser & Allen, 2008).

태아의 발달에 영향을 줄 수 있는 환경적 물질을 **기형유발인자**라고 한다. 이에는 중금속, 방사선, 투약, 불법약물, 감염성 물질, 그리고 모체의 만성 질환이 있다. 태아가 다양한 기형유발 인자에 노출되어 기형이 될 확률은 시기, 노출된 양, 그리고 기간, 기형인자가 태반을 통과하는 능력정도에 달려있다(Haffner, 2007, p.23).

사회경제적 상태 사회경제적 수준이 낮은 임산부는—교육수준으로 측정—높은 임산부들보다 조산아 출산 위험이 2배 높다(Jansen 등, 2009). 낮은 사회경제적 상태에서 오는 교육 불평 등으로 임신의 바람직하지 않은 특성, 심리사회적 요인, 그리고 조산으로 이어지게 하는 생활습관 같은 항목들의 조합을 야기한다. 비 라틴계 백인과 아프리카계 미국 여성들에게 있어 수입이 낮은 지역에서 일생 거주한 것도 연령, 교육, 출산 경력 그리고 산전관리에 상관없이 저체중아 출산의 위험요소이다(Collins, Wambach, David & Rankin, 2009). 조산은 주산기의 높은 사망률과 관련 있고, 신생아기 합병증과 일생 합병증과 질병 이환에 취약하다.

약물과 남용 미국에서 임산부(12~44세)의 60.7%가 음주를 하고, 12%는 알코올 남용상태이다; 10%는 매일 흡연하고, 16.6%는 일주일 내에 흡연을 하였고; 10.8%는 마리화나를 피웠다; 그리고 1.4%는 지난 12개월 이내에 코카인을 하였다(U.S. Department of Health and Human Service, 2008). 이 모든 것이 임신 결과에 영향을 줄 수 있다. 불행하게도 임신기간 동안의 물질 남용은 과거 10년 동안 줄지 않고 상대적으로 그대로이다.

임신 동안 술을 마시는 것과 **태아 알코올 스펙트럼 장애**(FASD; fetal alcohol spectrum disorder)이라는 신체적 기형과 신경학적 합병증을 가진 일련의 아동과 관계가 있다. FASD 아동은 뇌손상으로부터 초래되는 CNS 기능이상과 구조의 기형을 포함하는 일생의 다양한 문제들을 가지고 있다. CNS 이상은 미묘한 정도부터 심한 정도까지 다양하다. FASD 아동은 학습기능에 영향을 주는 학습장애뿐 아니라, 기억의 결함과 정보처리의 결함의 조합을 보인다. 이에는 지능장애; 사회적 기술, 주의집중, 운동기술, 실행기술문제; 그리고 심각한 행동, 정신건강 문제들이 포함된다(Barr & Streuissguth, 2001; Bertrand, 2009). 이 아동들은 또래 정상아동들보다 감각정보 처리, 감각-운동, 적응력에서 낮은 점수를 보인다(Jirikowic, Olson,&Kartin, 2008). FASD 유병률은 약 100명 출생당 1명이다(Burbacher & Grant, 2006). FASD의 완전한 발현은 가장 심한 진단인 **태아 알코올 증후군**(fetal alcohol syndrome; FAS 이고, 부분적 FAS(pFAS)부터 알코올 관련 신경학적 발달 이상(ARND; alcohol-related neurodevelopmental disorder), 그리고 마지막으로 알코올 관련 출생 결함(alcohol related birth defects; ARBD)까지 있다.

FAS의 진단을 내리려면 산전, 주산기의 성장지연, 중추신경계 이상, 눈이 매우 작은 소안증, 또는 짧은 눈꺼풀 틈새, 얇은 윗입술, 잘 발달하지 않은 인중, 그리고 납작한 턱(그림 2.3)을 포함하는 특이한 두부안면 이상소견이 있어야 한다. 다양한 정도의 인지장애와 동반된 수많은 이상소견들은 FAS 아동에게 일생 짐이 되고 있다. 인지장애가 좀 더 경하고 두부안면 기형이 거의 없는 아동들은 pFAS, ARND 혹은 ARBD 일 수 있다. 그러나 이상행동은 좀 더 심한 FAS 아동이 보이는 정도와 같다(Steinhausen, Metzke, & Spohr, 2003).

FASD 임상양상의 정도는 임신 동안 엄마가 마신 술의 양과 마신 시점에 의해 영향을 받는다. 임신 처음 3개월 동안에 술을 많이 마시면 FAS가 될 수 있고; 임신 후반부에 많이 마시거나 임신 내내 알코올을 약간부터 중등도로 섭취하면 다양한 스펙트럼으로 나타난다. 그러므로 임신기간에 안전한 알코올의 양이란 없다(Jacobson & Jacobson, 1994; Kaiser & Allen, 2008).

임신기간 중 코카인에 노출되는 것은 조산아, 저체중아(LBW; Low birth weight), 태반 조기박리 및 신경행동이상의 위험을 증가시킨다고 알려져 왔다. 코카인은 매우 중독성이 있는 금지된 약물이며, 흔히 다른 약물과 알코올과 혼용한다. 그래서 코카인 단독의 영향인지 알기가 어렵다.

코카인에 노출되었던 신생아에서 신생아 금단현상이 일어날 수 있다. 증상은 과민성, 안절부절함, 수유곤란, 진전, 근긴장도의 증가 그리고 기면상태 등이 있다. 금단현상은

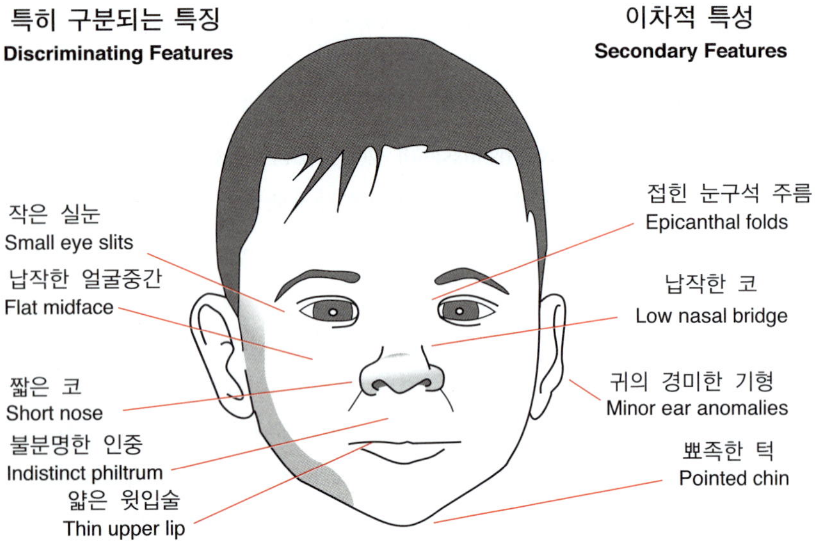

그림 2.3 태아 알코올 증후군 유아의 특징.

2,3일 지속될 수 있으며 이어 수면 문제, 수유, 주의집중의 문제가 따라온다. 이러한 영아들은 과민한 경향이 있고 자주 울고 잠을 잘 자지 않으며 운동행동이 차분하지 않아 돌보는데 스트레스를 많이 받게 한다(Wunsch, Conlon, & Scheidt, 2002).

임신기간 중의 흡연은 조산아와 저체중아 출산의 위험을 증가시키며 발달의 문제를 가져온다. 사산의 위험 또한 있으며 출생 1년 안에 사망, 구순, 구개열, 곤봉발, 그리고 심장의 결함(CDC, 2011a)의 위험이 있다. 태아에 대한 흡연의 영향은 직접적으로 술을 함께 마시거나 다른 약물을 함께 하면서 흡연한 양에 달려있다. 출산전 흡연에 노출되었던 아기는 비흡연자 가정의 아기보다 200그램 정도가 가볍다(Lee, 1998). 흡연은 또한 영아의 작은 전두엽, 소뇌 용적 감소(Ekblad 등, 2010) 영아학대의 빈도 증가(Wu 등, 2004) 그리고 9세부터 12세 사이의 낮은 지능지수(Fried, Watkinson, & Gray, 1998)와도 관련된다. 간접흡연 환경도 저체중아의 위험을 높인다(Pogodina, Brunner Huber, Racine, & Platonova, 2009). 임신중 흡연은 Legg-Calvé-Perthes(대퇴골두의 무혈성괴사)와도 연관이 있다(Bahmanyar, Montgomery, Weiss, & Ekbom, 2008). 다행스럽게도 임신전 혹은 임신중 담배를 끊으면 아기의 체중감소를 예방할 수 있다(Li, Windsor, Perkins, Goldenberg, &Lowe, 1993).

마리화나의 경우는 담배만큼 부작용이 있다는 증거는 없다(Fried, Watkinson, & Gray, 1999; Lee. 1998). 산전에 마리화나에 노출되면 10살이 될 때까지는 과잉행동, 충동성 그리고 산만함이 증가하는 것과 유의한 관련이 있다(Goldschmidt, Day, & Richardson, 2000). 그러나 인지기능에 장해를 주지는 않는다(Fried 등, 1998).

처방약물뿐 아니라, 헤로인과 펜싸이클리딘(PCP; phencyclidine)도 주산기의 이상과 연관이 있어 왔다. 헤로인에 노출된 신생아들은 흔히 약물치료를 받아야 할 만큼 심한 금단현상을 보이며 약물 노출로 인한 행동이상 양상을 억제해 줄 필요가 있다. 이러한 영아들은 수면장애가 있고 안아서 달래주는 것을 싫어하고 청각, 시각 자극에 대한 지각력이 감소되어 있고 성장지연도 보인다(Wunsch 등, 2002).

화학물질에의 노출도 태아와 영아의 이상을 가져올 수 있다. 예를 들어, 메타놀, 산업용해제, 고농도의 자동차 대체연료에 노출되면 심각한 운동이상이나 사망을 초래할 수 있다. 대체연료를 개발하면서 이에 대한 태아의 노출이 최근 연구되기 시작했으며 경고도 고려되고 있다(Davidson & Myers, 2007, p.66). 모든 약물과 화학물질에 노출된 장기적 영향은 아동이 양육환경에 의해서도 많은 영향을 받으며 계속 연구되어야 한다.

처방약물 특히 당뇨, 고혈압 같은 의학적 문제가 있는 임산부들은 임신기간 중 특별한 의학적 관리가 필요하다(Kaiser, & Allen, 2008). 모체의 질병을 치료하는 약물이 태아에게는 기형유발인자의 영향을 줄 수 있기 때문이다.

그러므로 태아에 대한 약물의 모든 영향을 주의 깊게 모니터해야 한다. 환경적 요인의 가장 악명 높은 예로 입덧 치료제였던 탈리도마이드는 1950년대 후반 유럽에서 태아의 심각한 사지 결손 기형의 원인이 되었다. 다행스럽게도 치명적인 영향이 밝혀지기 전이지만, 탈리도마이드는 미국에서는 허가를 받지 못했다. 최근에 미국에서는 아주 제한된 경우의 암 치료제로 조심스럽게 탈리도마이드 사용이 승인되었다.

감염 모성감염은 임신중 태아에게 전염될 수 있으며(태반을 통해 감염) 혹은 태아가 질을 통하여 나오는 출산시에 감염될 수 있다(상행 감염). 이러한 감염은 태아가 면역력이 약할 때 일어난다. 가장 흔한 모성감염은 STORCH 감염이라고 알려진 것인데 매독(syphilis), 톡소포자충증(toxoplasmosis), 헤르페스(herpes)를 포함한 기타 감염(other infection), 풍진(rubella) 그리고 거대세포 바이러스(CMV; cytomegalovirus) 의 첫 글자를 따온 것이다(표 2.3).

선천성 매독은 임신기간 중, 출산 중 전염될 수 있고, 톡소포자충증, 풍진, 거대 세포 바이러스 감염은 태반을 통한 감염이고 헤르페스는 상행감염이 그 기전이다. 톡소포자충증은 엄마가 임신 중 어느 때나 오염된 날고기나 덜 익힌 고기를 먹는 경우, 감염된 고양이의 분변과 접촉했을 경우에 전염된다. 사산하거나 태아의 사망이 흔하고 만일에 생존한다 하더라도 모든 활동에 있어 심각한 제한이 있을 것이다. 풍진은 1970년대에 예방접종 프로그램의 도입으로 많이 줄어들었다. 여자들은 임신하기 전 풍진에 대한 면역이 있는지 검사받아야 한다. 거대세포 바이러스는 가장 흔한 선천성 바이러스 감염의 원인으로 미국의 신생아 중 0.2%~ 2.2% 정도의 발생빈도를 보인다(Hill & Haffner, 2002).

표 2.3 STORCH(자궁내) 감염

질환	원인	신체기능과 구조의 장해	나타날 수 있는 활동제한 및 참여에의 제약
매독(Syphilis)	박테리아 감염 (만일 진단만된다면 쉽게 치료됨)	간과 비장의 비대, 황달, 빈혈, 발진, 구강병변, 눈의 염증, 청력소실	영아가 생존하면 신체구조와 기능장해의 정도에 따라 활동상 제약이 있을 것임
톡소포자충증 (Toxoplasmosis)	기생충 감염	농아, 맹아, 인지 장애, 경련, 폐렴, 간과 비장비대	활동과 참여에의 심각한 제한
Coxsackievirus, varicella-zoster virus, HIV, parvovirus B19 같은 기타 감염	바이러스	다양함	신체 기능 및 구조의 장애에 따라 제한될 것임
풍진(Rubella)	바이러스 (rubella 백신으로 빈도 감소됨)	뇌막염, 청력소실, 백내장, 심장문제, 인지 장애, 망막 결손	감각 장해 및 인지 장해로 활동과 참여의 심각한 제한
거대세포바이러스 (Cytomegalovirus)	바이러스	청력소실; 심한 경우에는 풍진과 비슷한 양상임	청력상실 및 인지 장해로 활동과 참여에의 심각한 제한
단순 헤르페스 (Herpes simplex)	바이러스	*파종형(disseminated):* 혈액응고 문제, 간기능 이상, 폐렴, 쇼크 *뇌염형:* CNS 감염으로 인지 장애, 경련 기타 문제 *국소형:* 눈 혹은 피부 병변	파종형과 뇌염형에서는 활동과 참여에의 심각한 제한, 국소형은 보통 활동제약없이 성공적으로 치료됨

출처: Hill & Haffner, 2002.

영아들에게 또 다른 건강과 발달의 심각한 위협은 인간면역 결핍 바이러스(HIV)감염이거나 혹은 후천성 면역결핍증후군이다(AIDS). 이는 엄마로부터 태아에게 자궁내에서, 출산과정 중 혹은 모유수유 중 전염될 수 있다. 감염된 엄마에게서 태어난 대다수 아기들은 감염되어 있지 않다. 임신 중 엄마에게 집중적으로 항 바이러스 치료와 제왕절개 출산으로 발생빈도를 25%에서 2%로 지속적으로 줄여왔다(Fiscus 등, 2002)(National Institute of Child Health and Human Development, 2004). 2008년도에 전세계적으로 약 430,000명의 아동이 HIV에 감염되었는데 대부분은 HIV 감염자 엄마로부터 출산했거나 모유수유를 받은 경우이다(National Institute of Child Health and Human Development, 2010).

HIV에 감염된 영아들은 일반적으로 증상이 없는 경우부터 심한 경우까지 그 정도에 따라 세 범주로 나눈다. 범주의 종류에 관계없이 영아들은 항 바이러스 제재로 적극적으로 치료받아야 한다. 에이즈 감염 영아들은 보통 성장이 느리고 전반적으로 발달지연이 있으며 자주 감염된다. 가족중심의 중재가 이런 아동의 관리에 필수적이다.

최근의 연구에서는 태아가 있게 되는 자궁의 조건이 나중에 성인기에 발병할 수 있는 그 개인의 감수성에 영향을 줄 수도 있다는 것을 보여주었다. 예를 들어, 저체중 출생영아로 성장을 아주 빠르게 따라잡은 경우 성인과 같은 대사증상의 위험이 있을 수 있다(Fagerberg, Bondjiers, & Nilsson, 2004). 2,500그램 이하로 태어난 여자는 그 이상의 체중으로 태어난 여자들보다 심혈관질환의 위험이 23% 더 높다고 한다(Rich-Edwards 등, 1997). 출생 시 작은 체격은 문제가 없다고 알려졌다. 저체중 출산의 원인이 될만한, 별로 좋지 않은 상태를 유발할 수 있는 자궁내 요인들은 심혈관계 질환이 발병할 여자들에게 있어 중요한 변수들이다. 체중이 4,000그램 이상으로 태어났던 여성들은 2,500그램의 여성들보다 일찍 유방암이 발생할 확률이 더 높다고 한다(Michels등, 1996).

*자궁에서의 삶(Life in the Womb)*의 저자인 Nathanielsz (1999)는 "우리가 일생 동안 누리는 건강이 우리가 발달하였던 곳의 상태에 의해 대부분이 결정된다는 거부할 수 없는 증거가 있다"고 주장하였다. 이것은 새롭고 흥미 있는 선구적 과학 연구이며, 엄마의 건강습관에 대한 필요성과 좋은 산전관리의 필요성에 대한 지지가 된다.

주산기 환경적 요인들
(Perinatal Environmental Factors)

저체중 출산이란 2,500그램 이하의 신생아를 말한다. 1,500그램 이하는 심한 저체중아(VLBW)이다. 상대적으로 제태연령에 비해 저체중은 small for gestational age(SGA)라고 하는데 만삭이거나 조산일 때도 있다. 제태연령에 비해 백분위로 또래의 10 퍼센타일 이하일 때이며 전형적으로 작아 보이고 영양이 부실해 보인다. SGA 영아의 약 반수가 모체의 질병, 흡연, 영양부실에 의한 것이다(Rais-Bahrami & Short, 2007, p.108).

이미 언급한 수많은 산전 환경 이외에도 조산, 저체중아, SGA의 원인이 되는 기타 요인들이 있다. 이러한 요인들에는 불임시술, 다태아 출산, 미성년 임부, 조산, 태반 출혈, 임신중독(단백뇨가 있는 모성 고혈압), 선천성 기형 출산의 과거력이 있다(Rais-Bahrami & Short, 2007, p.111),

조산아는 출생 시 많은 불이익을 타고난다. 자궁내에서 자궁외로 나간다는 것은 복잡하며 많은 잠재적 어려움을 만나게 된다. 대부분 장기 기관들이 미숙한데, 특히 폐가 그렇다. 윤활제를 적게 생산하므로 심각한 호흡곤란 증후군(RDS)이 올 수 있다. 출산 전 엄마에게 glucocorticoid를 투여하면 폐기능이 향상되고 윤활제의 생산도 증가시킬 수 있다.

조산아의 CNS도 미숙하며 뇌실내 출혈(IVH), 뇌백질연화(PVL), 그리고 뇌수두증의 위험이 높으며(제7장과 15장에서 논한다.) 이는 뇌성마비를 포함한 발달장애로 이어질 수도 있다.

조산아의 신장 기능이 적절치 못하여 영양분의 흡수장애가 있을 수 있다. 영양의 흡수문제와 소화기계로 보내는 혈류가 부적절하여 장벽에 심각한 손상을 주는 심각한 괴사소창자대창자염(NEC)으로 이어질 수 있다. NEC 영아의 사망률은 16%~42%인데 체중이 증가되면 사망률도 떨어진다(Fitzgibbons 등, 2009).

이외에도 조산아의 눈은 호흡문제를 치료하는 산소때문에 조산아 망막증에 취약하다(Rais-Bahrami & Short, 2007). 이 상태는 실명으로 이어질 수 있다.

조산, LBW, SGA는 이후의 발달결과에 영향을 미칠 수 있으나 다행스럽게도 대부분은 잘 자란다. 그러나 심각한 신생아 뇌손상은 낮은 지능의 가장 강력한 예측인자이고 정상 출생보다 조산아가 좀 더 행동 문제를 나타낸다(Luu 등, 2009). O' Keeffe와 동료들은, 37주 전에 태어났고 심한 SGA였던 청소년들이 그렇지 않았던 또래와 비교시 학습 장애가 있고 상대적으로 지능이 낮다고 하였다.

아주 이른 조산아와 이르지 않은 조산아는 물리치료 등을 포함하여 중재가 필요한 것 같다(Kalia, Visintainer, Brumberg, Pici, & Kase, 2009). 명백히 두 경우, 모두 질환이환 상태(저혈당, 호흡문제, 무호흡, 고빌리루빈혈증, 수유문제)는 발달의 결과에 주요한 영향이 있다. 아주 이른 조산아들은 운동능력의 저하가 있는 것이 발견되기도 하였다(Smith, van Asperen, McKay, Selvadurai, & Fitzerald, 2008). 출산 전에 스테로이드 치료, 엄마의 높은 교육수준, 그리고 양 부모가 다 있는 가정의 조산아들이 인지가 더 좋았고 반면 소수민족 가정은 조산아들의 결과에 부정적 영향이 있었다(Luu 등, 2009).

출생후의 환경요인들(Postnatal Environmental Factors)

발달학적인 이론가들이 지적했듯이 아동발달에는 환경이 중요한 역할을 한다. Skinner(1953)는 행동 형성에 관한 환경의 역할을 강조하였고 Piaget(1952)는 지식의 발달에 환경의 역할을 강조하였다. 그들과 그외 다른 이들은 중요한 요소는 단지 환경이 아니라 환경에 대한 아동의 상호작용이라고 하였다.

David와 Weinstein(1987)은 어떤 아동들은 매우 자극이 풍부한 환경에서 잘 배우고 반응하는데 다른 아동들은 자극에 압도되거나 위축되어 상호작용하지 않는다는 것이다. 환경에 반응하는 이러한 다양성이 있다는 것을 치료사들이 이해하고 인식하는 것이 매우 중요하다. 어떤 아동에게는 흥분되는 치료 환경이 다른 아동에게는 완전히 압도하는 환경일 수도 있다. 어린 아동들의 가정 서비스의 초점은 아동들이 일반적으로 자연스런 환경 내에서 가장 잘 반응한다는 것에 기초한다. 그러나 가정이라고 해서, 자연스런 환경이라고 해서 모두가 아동에게 적절한 자극이 되고 지지가 되는 것은 아니다. 그리고 중재자들은 때때로 아동의 학습에 그 이외 다른 환경들이 좀 더 적절할 수도 있다는 인식을 가져야 한다.

David와 Weinstein(1987)은 아동 환경이 다음과 같은 다섯 가지의 기본적 기능을 만족시켜야 한다고 하였다:

1. 개인의 존재성을 길러주고 아동이 세상과 관계를 잘 정립하는데 도움이 되는 환경이라야 한다.
2. 아동이 자신을 둘러싸고 있는 물리적 환경을 조절하고 이에 숙달될 수 있는 기회를 가질 수 있는 역량 발달을 촉진하는 환경이라야 한다.
3. 풍부하고 자극이 되는 환경이라야 한다.
4. 안전한 느낌과 신뢰의 느낌을 주는 환경이라야 한다.
5. 사회적 접촉과 개인적 사생활을 위한 기회가 제공될 수 있는 환경이라야 한다.

신체발달을 위하여 아동은 앉기, 기기, 걷기와 같은 보편적인 기술들과; 예를 들어, 자전거 타기, 말타기, 테니스하기, 스노우보드 타기와 같이 자기 문화권에서 필요한 기술들을 연습할 기회가 필요하다. 특정 기술에 숙련되기 위한 연습의 양은 타고난 능력과 환경적 변수에 따라 달라진다. Adolph와 동료들(Adolph &Berger, 2006; Adolph 등, 1998)은 장애가 없는 영아는 큰 다양성과 다양한 강도로 대근육운동기술을 익힌다고 하였다. 그들은 빨리 걷게 된 영아들은 하루에 29개의 축구운동장 이상의 거리를 걷는 것을 발견하였다! 그들은 또 영아가 표면 마찰, 단단한 강도, 그리고 재질이 다른 거의 12종류나 되는 바닥을 걷는다는 것도 발견하였다—실내와 실외—장애아동들은 그러한 다양하고 심도있는 운동기술을 훈련할 수 없어 아마도 이것이 그들의 운동장해와 활동에의 제약을 가져오는지도 모른다.

장애아동의 경우, 물리적 환경이 아동 수행에 큰 영향을 미친다. 환경은 접근성이 좋아야 할 뿐 아니라, 아동의 욕구에도 부응하는 것이라야 한다. 역사적으로 사회와 부모는 장애를 가진 아동들을 과잉보호 해왔다. 이러한 태도로 어른들은 아동을 위해서 모든 것을 해주는 결과를 초래하였고 그래서 아동은 그들의 환경을 거의 스스로 조절해보지 못하였다(Bailey & Wolery, 1992, p.200). 아동들은 자신들의 삶을 조절할 능력이 없다라고 쉽게 받아들이며 의도된 바는 아니지만 "학습된 무력감"을 받아들이는 것이다(DeVellis, 1977; Seligman, 1975). 신체적으로 환경에 반응하면 자기가 조절한다는 느낌의 증가에 도움이 될 것이고 다른 상황에도 적용될 수 있을 것이다(Bailey & Wolery, 1992, p.200).

물리치료사들은 자신이 치료하는 곳에서 아동들에게 미치는 환경의 영향을 이해하고 있어야 한다. 어떤 아동들은 아주 자극이 많은 환경에서 아주 잘 반응하고 학습하는 반면 어떤 아동들은 그에 압도되어 자극을 회피하고 상호반응하지 않는다. 한 아동에게 흥미를 주는 환경이 다른 아동에게는 압도적 환경이 된다. 어린 아동의 가정에서 하는 서비스의 초점은 아동이 자연스런 환경에서 일반적으로 제일 잘 반응한다는 인식에 바탕을 둔 것이다. 그러나 모든 자연스럽거나 가정이란 환경이 적절하게 자극이 되는 환경이 되거나 아동에 지지적 환경이 되는 것은 아니다. 때때로 중재자들은 아동의 학습에 다른 환경이 더 적절할 수 있다는 것을 인식하고 있어야 한다.

사회경제적인 상태 아동의 물리적 환경은 가족의 사회경제적인 상태(SES; socioeconomic state)에 의해 많은 영향을 받는다. 가난한 가정에서 양육되는 아동은 보다 나은 가정에서 양육되는 아동들보다 기본적인 음식, 주생활 그리고 거주지는 말할 것도 없고 적절한 장난감, 읽을 책 그리고 개인공간을 가질 기회가 적다. 미국아동 6명 중 1명 혹은 18%가 가난한 가정(3명 중 1명이 아프리카계 미국아동, 4명 중 1명이 라틴계 미국아동, 10명 중 1명이 유럽계 미국아동들)이다. 루이지애나, 미시시피, 아칸소, 뉴멕시코 지역의 18세 이하 아동 중 25% 이상이 가난하다(Children's Defense Fund, 2008). 이것은 다른 선진국의 2배 수준이다. 가난한 가정에서 자라는 아동들의 환경은 무질서하고 스트레스가 더 있고 잘 발달하기에 필요한 사회 심리학적 지지가 없다. 가난한 가정의 아동들은 유복한 가정에서 양육되는 아동들보다 다음과 같은 면에 더 취약하다.

- 장애를 가질 확률
- 의료보험이 없을 확률
- 질 낮은 보살핌의 확률
- 부적당한 곳에서 거주할 확률
- 범죄율이 높은 곳에서 살 확률
- 자주 전학할 확률
- TV 시청시간이 많을 확률
- 책을 읽지 않을 확률
- 편부모 가정일 확률(Morales & Sheafor, 2001)
- 학대받을 확률(Scarborough & McCrae, 2010)이 더 높다는 것이다.

가난 속에서 자라는 아이들은 예를 들어, 공격성/비행, 흡연률과 음주(Najman 등, 2010) 등 건강관련 좋지 않은 다수의 행동문제가 나타날 확률이 높다. 가난과 부모의 교육수준은 긴밀히 연계되어 있다. 학교에서 아동들의 성취는 부모의 교육수준과 관련 있는데(Case, Griffin, & Kelly, 2001) 수입이 낮은 가정, 특히 엄마의 문자해독능력과 연계되어 있다(Green 등, 2009).

영양 영양은 정상적 성장과 발달에 중요한 부분이다. 문화, 가난 그리고 생활 양식은 영양에 영향을 준다. 생후 몇 년 동안 아동들의 영양공급은 완전히 양육자에게 달려 있으며 어떤 장애아동들은 평생 의존하게 된다. 영아들은 모유수유가 최상인데 "건강, 영양, 면역, 발달, 정서, 사회적 발달, 경제적, 환경적 이점"이 있다(미국 소아과 학회:AAP)(2005, p.496). 조산으로 태어난 아기들은 특히 모유수유 시 인지발달이 향상된다는 최근의 연구가 있다(Quigley 등, 2012). 생후 첫 수개월 동안의 모유수유를 AAP(2005)와 미국 당뇨협회는 강력히 권고한다(Kaiser & Allen, 2008). 모유수유로 엄마에 의한 아동학대와 방치도 예방이 되고(Strathearn, Mamun, Najman, & O'Callaghan, 2009) 영아돌연사(SIDS)도 감소한다(Vennemann 등, 2009). 적절하게 먹일 수가 없는 구강운동 문제가 있는 아기들과 조산아들도 엄마가 원한다면 여전히 모유수유를 시킬 수 있다.

영양부족은 영양소들을 덜 섭취하는 것을 포함하여 영양실조로 이어질 수 있다. 영양실조가 되면 생존하기 어려워지고 예상한 성장 표준을 따라가지 못한다. 영양분의 불충분한 섭취는 신경발달학적인 문제를 일으키고 환경을 탐색하고 배울 에너지가 부족해진다. 반대의 상태는 아동의 대사요구량보다 음식섭취가 더 많은 경우인데 이는 비만이 된다. 선진국에서는 비만해지는 아동의 수가 점점 늘어나고 있다(Steinberger & Daniels, 2003). 이는 일반적으로 지방이 많은 음식의 섭취 증가, TV 시청시간 및 비디오게임 시간이 늘어나고 신체활동은 줄어든 때문이다. 과체중 영아와 유아들은 호흡문제, 코골이, 그리고 대근육운동 발달지연의 확률이 높다(Shibi, Rubin, Akons, & Shaoul, 2008).

장애아동들은 일반 인구보다 비만이 될 가능성이 높다. 다운증후군 아동들은 대사율이 낮고 이로 인하여 체중이 점점 불어날 수 있다. 프라더-윌리 증후군 아동들은 충동적으로 먹는 문제점을 가지고 있다. 근육퇴행위축이거나 높은 레벨의 척수막 탈출증 환아들, 움직임이 제한되고 비활동성을 조장할 수 있는 질환을 가진 아동들 역시 비만 문제가 있다. 비만으로 인하여 근골격계 통증, 심폐혈관계의 비효율적 기능, 당뇨 그리고 수면중 무호흡과 관련된 이차적인 의학문제가 발생한다.

물리치료사는 적당한 영양을 권장해야 하고 영양사, 보육사 그리고 의사와 긴밀히 협조하여 대상 아동의 섭취열량과 운동사이의 균형이 적절하도록 이끌어야 한다. 장애아동과 비장애아동에게 체력훈련 프로그램을 지도하는 것이 물리치료사의 확대된 임상영역이 되었는데 이는 9장과 13장에서 논하겠다.

문화와 민족적 특성 아동발달에 **문화**와 **민족적 특성**이라는 환경적 요인이 영향을 많이 미친다. "한 세대에서 다음 세대로 전해 내려가는 특정 그룹의 사람들의 행동, 패턴, 신념 그리고 모든 그 이외 산물을 문화라고 한다"(Santrock, 1998, p.579). 그리고 문화가 "학습된 행동 패턴의 통합적 체계를 형성"한다(Low, 1984, p.14). 문화의 특성은 복잡하며 진화한다. 청소년과 젊은이일 때는 자신들의 문화적 교훈을 거부하면서도 자신들의 아이를 기를 시점에서는 그 문화를 받아들인다. 문화적 가치는 비장애 및 장애아동을 기르는 행동에 영향을 미친다.

제4장에서 논의했듯이 아이 양육에 대한 문화적 다양성을 이해함으로써 치료사가 문화적으로 민감하고 역량있는 중재를 제공하는 데 도움이 될 것이다. 독자는 미국 의사들과 보건전문가들이 문화적인 차이를 이해하지 못하였을 때 잘못될 수 있다는 것을 이해하기 위하여 Anne Fadiman(1997) 상을 수상한 *The Spirit Catches You and You Fall Down* 라는 책을 읽을 필요가 있다. 이 인류학 교과서에서는 심각한 경련성 질환을 가진 Hmong 족의 한 어린 아동이 미국 보건 전문가들이 수년 동안 그 가족을 잘 이해하지 못하고 잘못 받아들여 결국 아이가 식물인간상태로 된 것을 다루고 있다.

민족성이란 문화적 유산뿐 아니라 국민성, 인종, 종교 그리고 언어에 바탕한다. 특정 종족그룹의 사람들 내에서는 개인들 사이에 매우 넓은 다양성이 있다. 이런 이질성을 인식하지 못하면 부적절하게 틀에 박힌 형식의 결과를 빚을 수 있다. 유감스럽게도 이러한 상투적인 예는 소수 종족의 아동연구에서 흔하게 본다. SES의 영향을 적절하지 않게 다룬 소수민족 아동들에 관한 연구에서는 민족적 문제들에 관한 결론을 이끌어낼 때 항시 같은 상투적 결론을 내는 일이 흔하다. 연구자들은 이전에는 민족적 특성과 관계있는 요인이라고 생각하였던 문제에 대해 이제는 빈곤의 강력한 영향에 대해서 보고 하기 시작하고 있다(Low, 1984; Morales & Sheafor, 2001).

중대시기 20세기에 발달과정에는 중요하고 필수적인 기간이 있다라는 것에 대해 논의하여 왔다. 그리고 현재 신경과학의 진보와 신경 가소성에 대한 이해의 증진으로 이 개념에 대해 관심이 새롭게 재부각되고 있다. 많은 이들이 "민감한(sensitive)" 혹은"중대한(critical)"시기라는 용어를 "기회의 창(windows of opportunity)"이라는 말과 비슷하게 사용한다. 어떤 과학자들은 "중대시기"를 한 시스템의 발달이 정상적으로 진행되기 위해 요구되는 특정한 경험을 하게 되는 특정한 시기로 정의하였다. 경험을 하고 안 하고가 비가역적 변화를 일으킨다(Fox 등, 2010). 반면 "민감시기"는 정상발달이 비정상적인 환경조건에 가장 민감하게 반응하는 시기를 말하고(Bruer, 2001) 뇌가 특별히 경험에 반응하는 발달시기(Elman 등, 1997)이기도 하다. 같은 경험이라도 발달과정 중의 경험하는 시점에 따라 장래의 발달에 심오한 다른 효과를 나타내게 될 것이라는 것이다(Bruer, 2001). 그리고 그 시기 경험 전 · 후로 그 경험에 대한 반응성이 감소한다(Farran, 2001, p.240). 청소년기나 성인기에 비해 10세 이전에 외국어를 쉽게 배울 수 있는 현상과 새끼고양이에서 생애초기에 시각박탈에 대한 고전적인 연구가 이 현상의 쉬운 예이다. 한쪽 눈에 생후 6주 동안 시각 자극을 박탈한 새끼고양이에서 그 눈이 보이지 않게 되었다는 것이다(Hubel & Wiesel, 1970). 아동의 시각발달에도 언어의 민감시기와 마찬가지로 여러 민감시기가 있다는 것이 현재 알려져 있다(Lewis & Maurer, 2005). 청력이 없는 아동이 3세 이전에 달팽이관 이식수술을 받으면, 이후 이식한 환아들보다 예후가 더 좋다. 생후

1년 내에 받은 아동들의 어휘력은 2세 때 받은 아동들보다 어휘력이 더 좋다(Houston & Miyamoto, 2010).

처음엔 과학자들이 이러한 중대시기는 발달 과정중 분명히 존재하며 짧은 시기라고 믿었다. 이제는 "중대시기는 보통 짧지 않으며 좀처럼 아주 분명하게 설정되지 않는다; 오히려 이 기간에 경험의 영향이 최고조에 이르렀다가 점차로 감소한다"(Bruer, 2001)라고 생각한다. 감각과 인지 시스템 각각 자신들의 독특한 민감시기를 가지고 있어서 아동의 연령에 따라 같은 환경이라도 인지와 정서적 경험이 다르게 될 것이라는 것이다(Fox 등, 2010).

재활의학 연구자인 Edward Taub 연구의 흥미로운 점은 단지 미성숙한 뇌가 가소성을 가지고 있다는 것이 아니라 성숙한 뇌도 가소성이 있다라는 것이다(Bruer, 2001, p.21). Taub와 동료들(Taub & Morris, 2001; Taub & Wolf, 1997)은 성인 뇌졸중환자에서 고정-유도 동작치료(CIT)로서 성숙한 신경계에서의 신경가소성을 성공적으로 증명하였다. 그들의 연구는 이제 편마비 아동들의 손기능 향상(Charles & Gordon, 2005, 2007) 보행기능 향상(Coker, Karakostas, Dodds, & Hsiang, 2010)을 위한 희망적 중재가 되었다. 편마비 뇌성마비아동에서 변형 CIT를 적용한 후 뇌피질이 재조직화되는 신경가소성을 보여주는 연구도 있다(Sutcliffe, Gaetz, Logan, Cheyne, & Fehlings, 2007).

소아물리치료에 아주 중요한 이 진보적인 주제를 잘 고찰한 책으로 *중대시기에 관한 중요한 생각(Thinking about Critical Peroids)*(Bailey, Bruer, Symons, & Lichtman, 2001)이 있다. 이 책의 결론에서 Bailey와 Symons는 "우리는 기회의 창이 열리면 그것으로부터 유익한 점을 얻어야 하는데 지금 그렇게 하는 것이 나중에 하는 것보다 반드시 더 낫다는 증거를 가지고 있지 않다 하더라도 그렇게 해야 한다"(2001, p.290)라고 하였다. 그들은 이후 추가 연구가 더 필요하다고 지적하고 그러나 임상에서 고려되어야 할 다음과 같은 견해를 밝혔다:

> *첫째, 각기 다른 기회의 창들이 각기 다른 시점에 열린다... 둘째, 각 아동은 독특한 자신만의 발달과정을 따른다... 셋째, 창이 아직 열리지 않았을 때 무엇을 가르치려고 하는 것은 실익이 없다... 마지막으로, 어떤 창이 열린 후에 다양한 경험으로 접근 기회가 아동마다 그 정도가 다른데 우리 사회에 이런 불평등이 있다는 것은 명백하다.*

발달 영역들
/ Developmental Domains

아동발달의 모든 면에 대하여 이제까지 굉장히 많이 저술되어 왔으며 독자들은 장애아동을 잘 치료하기 위하여 가능한 많이 읽도록 권장되었다. 이 부분에서는 각 발달영역별로 간단히 고찰해보고 기능적 동작 영역에 중점을 두겠다. 동작은 물리치료 영역이며 동작 기술의 정상적 습득, 유연성, 유지와 일반화를 포괄적으로 이해하는 것이 활동과 참여에 동작이 미치는 영향을 잘 이해하기 위해 필요하다.

동작이 기능적이려면 그 안에 내용이 있어야 한다. 근육을 사용하는데 심한 제한이 있는 아동이라면 TV를 켜는 환경 조절 유니트를 활성화하려고 할 때 눈의 기능적 동작으로 대신할 수 있다. 그와는 반대로 계속 뱅글뱅글 돌기만 하는 자폐아는 진정한 기능적 동작을 하는 것이라고 할 수 없을 것이다. **기능적 동작**은 행동적인 과제를 수행할 목적으로 일어나는 복합적인 활동이라고 정의된다. 과제를 수행하는데 효율적인 행동들을 최적의 행동들이라고 생각한다. 동작에는 환경과 사람, 그리고 과제의 복잡한 상호작용이 들어가 있다. 아동은 내재한 능력에 기초하여 환경적 제한내에서 과제의 요구에 반응하는 동작을 생성한다. 동작은 미리 반응하는 면도 있고 과제, 환경, 그리고 하려는 지금의 동작과 관련된 이전 경험의 필요에 따라 반응하는 양면을 가지고 있다.

역사적으로, 자세 조절과 이동은 대근육 운동 발달이라고 생각하였고 손을 뻗고 잡고 조작하는 것은 소근육운동 발달이라고 생각해왔다. 그러나 몸 전체의 동작은 올림픽의 스키나 스케이트 선수에서 보듯이 매우 섬세하고 정확할 수도 있다. 팔과 손의 동작이, 물리치료과 학생이 모나리자를 그린 것처럼 섬세하지 못하거나 정밀하지 않을 수도 있다. 다리의 동작을 "대근육" 동작 발달로 분류하는 것은 정확지 않다. 관습에 따라 발달 테스트와 측정에 사용되고 많은 전문가들이 이런 분류를 사용하긴 하지만 문헌상 이런 분류는 덜 쓰이고 있는 추세이다.

아동발달의 연구와 토의에서는 성장 및 발달시기뿐 아니라, 아동 삶의 중대 전환기에 따른 연령대별로 아동기를 보통 구분하고 있다. 이에 따르면, 아동발달은 다음과 같은 단계로 나눈다: 산전, 신생아/영아. 유아, 학동기 전, 초등학동기, 청소년기이다. 이것들은 서로 분명히 구별되는 단계는 아니다; 서로 겹치는 부분이 많다. 영아 및 아동의 동작 발달, 반사 그리고 인지 및 언어, 놀이 발달에 대한 관습적인 개요는 표 2.4에서 2.10에 나타나 있다. 습득하는 평균 연령이 표시되어 있는데; 그러나 이것은 습득의 평균 및 범위를 나타낸다. 그리고 유전, 환경, 아동양육의 실제 그리고 문화적인 예상에 의해 영향받는 정상범위의 넓은 편차가 존재한다는 것을 기억하기 바란다. 중국에서 배변 훈련은 예를 들어, 6개월에 완성을 하지만 미국에서는 3세가 된 유아들도 여전히 기저귀를 사용하는 경우도 있다.

산전기(Prenatal Stage)

태아는 태생기의 초기에도 동작을 하고 있다. 엄마들은 처음 이러한 태동을 약 16주에서 18주 사이에 감지한다. 그러나 3D 혹은 4D초음파 기술의 발달로 이 이전의 태아에서도 많은 동작이 있다는 것을 알아내었다. 동작은 CNS의 발달을 반영한다. Kurjak과 동료들(2008)이 한 요약에 따르면, 처음 3개월 동안의 동작은 7~15주 사이에 나타난다. 머리가 몸쪽을 향하여 처음 움직이고 이어 놀람반응같이 팔다리의 빠른 수축이 제태 8~9주에 보인다. 9주 이후에는 동작의 형태와 양이 매우 많아진다. 팔, 다리의 동시 움직임과 더불어 팔 다리를 따로따로 단독으로 움직이는 것도 보인다. "척추운동기능에서 머리에서부터 발쪽으로 발달한다는 오래된 원칙" 때문에 이는 예견치 못한 발견이다(Kurjak 등, 2008).

손을 얼굴에 대는 동작과 다양한 머리 움직임은 10주 이후에 볼 수 있다. 11주까지 머리를 숙이는 것과 동시에 턱을 벌리는 것과 스트레칭 동작을 볼 수 있다. 12주까지는 태아가 호흡동작을 하고 태아의 손동작 2/3는 자궁내의 물체 쪽을 향한 것이다(즉, 얼굴, 몸통, 자궁, 탯줄)(Sparling, van Tol, & Chescheir, 1999). 임신 3개월 동안 제태 연령이 증가할 수록 동작의 빈도도 증가한다.

두 번째 3개월 동안 계속 발달하지만 새로운 동작은 나타나지 않는다. 딸꾹질, 놀람반응, 스트레치의 빈도는 감소한다(Kurjak 등, 2008). 가장 활동적인 동작은 팔 동작이고 다음은 다리이다. Kuno와 동료들(2001)이 밝혔듯이 가장 덜 활동적인 곳은 입 동작이며 다음은 몸통인데 이는 내측으로부터 시작하여 외측으로 발달하는 순차와는 다르다.

세 번째 3개월 동안 자궁 안에 태아의 몸체가 많이 차지하므로 일반적인 동작은 줄어든다. 얼굴의 동작(턱을 닫고 벌리기, 삼키기, 씹기, 눈썹의 움직임, 그리고 입맛다시기)이 증가하고 일반적 동작이 줄어든 가운데 동작의 복잡성은 증가된다(Kurjak 등, 2008). 팔 다리의 먼쪽부분에서 몸쪽부분으로의 발달이 관찰되고 손-얼굴동작과 머리 움직임은 예견치 않게 비례하여 줄어든다(Sparling 등, 1999). 수면과 수면주기가 약 26주에 나타나고 이는 태아와 신생아의 신경감각계와 운동 시스템의 발달에 필수적이다(Graven & Browne, 2008). 보통 37주에서 40주 사이에 태아는 탄생의 과정을 시작한다. 어떤 경우 이 과정이 일찍 시작되어 심각한 결과를 가져오기도 한다.

신생아/영아기(Neonatal/Infant Stage)

신생아는 아동 그림책에 보이는 모습과는 같지 않다; 그림책의 사랑스러운 아기들은 보통 3, 4개월된 아기들이다. 신생아의 얼굴은 보통 푸석푸석해보이며 푸르딩딩하다. 귀와 머리는 이상하게 눌려있으며 코는 납작하고 피부는 배냇솜털(lanugo)라고 불리는 가는 솜털로 덮여있다. 출생 후 신생아는 폭발적인 활동 시간과 깊은 잠 사이로 번갈아 왔다갔다 한다.

신생아의 생존은 타인에게 달려 있다. 양육자들은 영양을 공급하고 신생아를 깨끗하고 따뜻하게 해주어야 한다. 빨기는 태어나기 전부터 시작되었고 현재는 섭식에 이용되고 있다. 호흡과 삼킴 그리고 빨기 동작 사이에는 분명한 관계가 있다. 이 관계상의 문제는 섭식 문제가 있는 조산아에서 흔히 본다. 영양섭취 이외에도 영아는 자는 동안, 손가락을 빠는 동안, 비영양적 빠는 동작을 하는 것이다.

영아의 섭식은 신체성장으로 모니터되는데 지나치게 크거나 작은 영아는 의학적 주의가 필요한 문제가 있을 수 있기 때문이다. CDC와 WHO는 아동 성장 표준을 가지고 있다. CDC(Grummer-Strawn, Reinold, & Krebs, 2010)는 0~2세까지는 WHO(2011)표준을, 이후의 아동은 CDC 챠트(2011 b)를 권장한다. 표준 챠트에는 성별로 연령별 키, 체중, 키 대비 체중, 연령별 체질량지수, 연령별 두위(CDC, 2011b; WHO, 2011)가 있다. 영아의 측정값을 이 성장 챠트에 점을 찍고 표준과 비교해보아야 한다. 보통 성장은 일정한 비율을 따라간다. 그림 2.4에서 보듯이 한 남자 영아의 생후 첫 한 달 동안 기록한 성장 챠트가 나와있다. 아기가 일반적으로 신장, 체중, 두위가 50퍼센타일인데 예외로 출생 시체중은 95 퍼센타일이었다. 체중은 곧 다른 측정치와 비슷하게 50 퍼센타일 정도로 된다. 체중이 계속 95퍼센타일이라면 주의해 볼 이유가 될 것이다. 영아의 측정값이 곡선/퍼센타일의 바깥에 위치하게 되거나 급격한 변동이 있을 시에는 소아과의사가 주의 깊게 모니터해야 한다. 계속 10

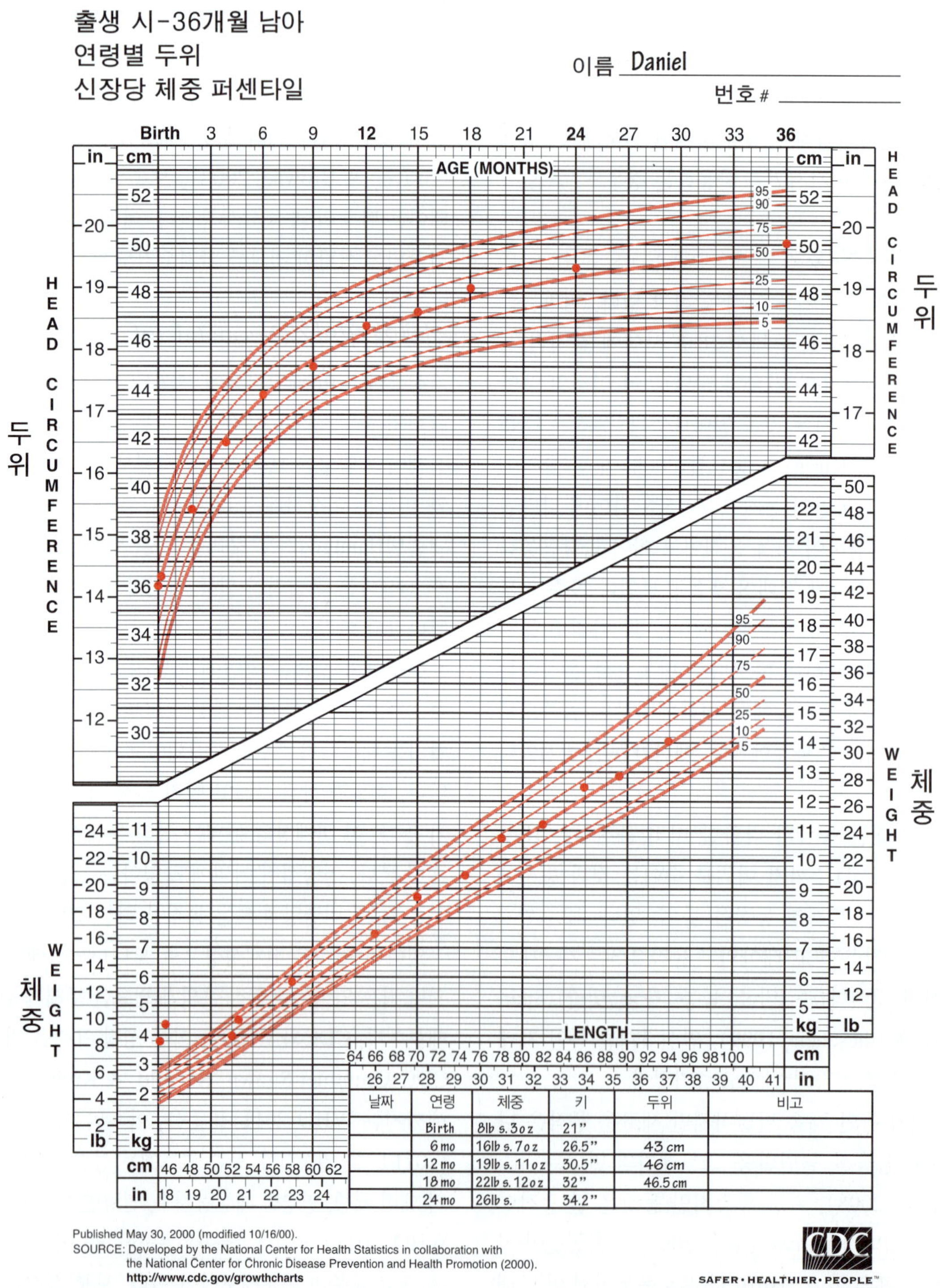

그림 2.4 12개월 남아의 연령과 체중에 따른 성장 챠트. *(출생후부터 20세까지의 남자, 여자에 대한 성장 챠트는 Centers for Disease Control and Prevention(2011b)에 나와 있다. National Center for Health Statistics, National Health and Nutrition Examination Survey, CDC 2000 Growth Charts for the United States at http://www.cdc.growthcharts)*

퍼센타일 이하이면 영양실조이거나 생존의 위험성 여부 등, 다른 문제점들을 고려해보아야 한다. 장애아동들의 성장을 이 표준 챠트에 견주어 평가하기는 어려울 수도 있다. 그래서 많은 특수 챠트가 다운증후군과(Cronk등, 1988;Toledo, Alembik, Agurre Jaime, &Stoll, 1999) 뇌성마비(Krick, Murphy-Miller, Zeger, & Wright, 1996; Stevenson등, 2006) 같은 아동들을 위하여 개발되었다.

최소한 120개국에서는 발달이 제일 중요한 영아시기 동안 출생신고를 함으로써 일하는 엄마들이 유급휴가를 받아 집에서 아기와 함께 한다는 것이 하이라이트이다. 많은 국가가 아빠의 휴직도 허락하는데 호주는 2011년에 선진국 중 아빠의 휴직을 허가한 마지막 국가이다(호준 정부, 2011). 세계에서 엄마의 유급휴직을 허가하지 않는 유일한 선진국은 미국이다(Brown, 2009; Human Rights and Equal Opportunity Commission, 2003). 미국에서는 1993년에 가족의료 휴가법에 의하여 12주간의 엄마나 아빠의 무급휴가가 허용되었는데 캘리포니아, 뉴저지, 워싱턴 주는 유급 프로그램을 운용한다(Brown, 2009).

자세조절과 이동의 발달 (Development of Postural Control and Locomotion)

생후 첫 1년 동안 영아는 자세조절과 이동의 측면에서 보면 빠른 전환을 통하여 발전하는데 아무렇게나 사지를 움직이는 것처럼 보이다가 점차 독립보행으로 발전한다. 이는 남녀의 차이가 없다(WHO, 2006). 자세조절과 운동기술의 습득은 선형으로 보이거나 비선형적으로 보일 수 있다. 선형적 발달의 관점으로 보면, 자세반응은 근육 그룹을 활성화하기 위해 중추패턴 형성기(central pattern generator)가 시동을 건 이미 유전적으로 결정되어 있는 타고난 행동이다(Hadders-Algra, Brogren, & Forssberg, 1996). Bernstein의 역동체계 이론을 염두에 두고 또 다른 관점으로 보면, 자세조절과 운동기술의 습득은 환경과의 상호작용의 결과로 기술이 출현하며 신체의 많고 풍부한 자유를 조정하는 비선형적 과정이라고 할 수 있다. 자세조절을 비선형적 발달의 역동적 출현 기술이라고 보고 기술이 좀 더 완숙한 형태로 발전해간다면, 몸을 유연하게 협응시키고 적응시키기 위하여 신체 자유의 정도는 증가될 것이다(Harbourne & Stergiou, 2003).

반사 (Reflexes)

신생아의 운동 특성은 표 2.4부터 2.7까지 보듯이 제한되어 있고 예견 가능한 것이 특징이다. 신생아의 반사는 (그림 2.5; 표 2.6) 자기 보호성이고 해로운 자극으로부터 회피하도록 해준다. 환경적 자극에 대해 반사적으로 반응하는 것 이외에도 신생아들은 자극에 대해 중요한 독립적인 반응을 보인다. 빨기의 어떤 패턴이 강화되어 학습되면 신생아들은 그 특정 패턴으로 빨 것이다. 리본을 아기 다리에 묶어 모빌이 움직이게 되면 아기들은 특정한 방향으로

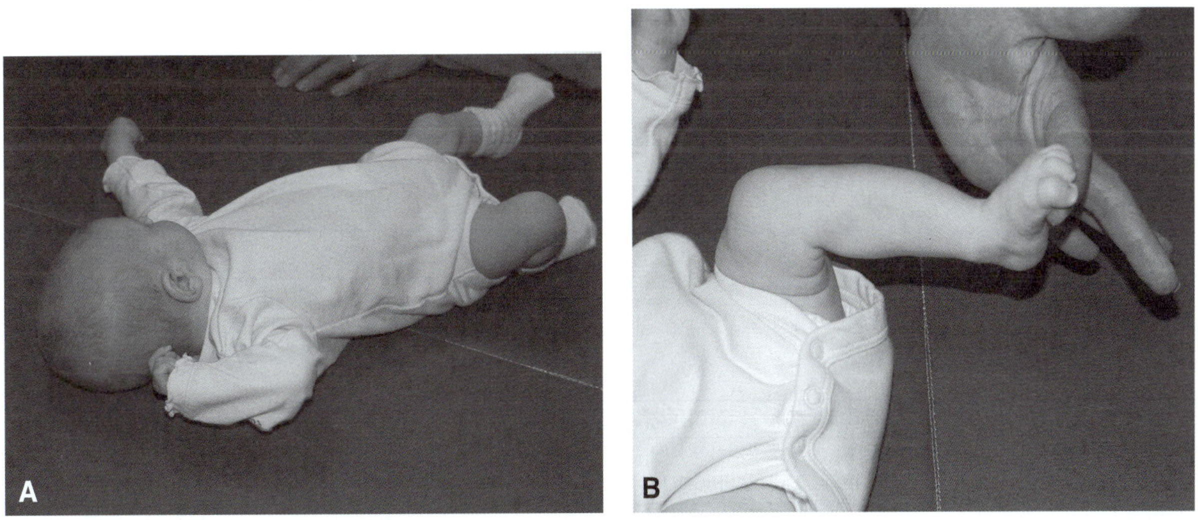

그림 2.5 영아에서 흔히 볼 수 있는 반사. (A) 비대칭성 긴장성 목반사(ATNR). (B) 앙와위에서 검사하는 족저파악반사.

표 2.4 연령 및 자세*에 따른 기능적 동작 발달*

자세/연령	기능적 동작
뒤집기	
3-4개월	앙와위에서 옆으로 뒤집기, 복와위에서 옆으로 우연히 뒤집기
5-7개월	복와위에서 앙와위로 뒤집기, 우측, 좌측다리를 독립적으로 움직이면서 뒤집기
6-14개월	머리, 어깨 혹은 엉덩이로부터 촉발되는, 복와위에서 앙와위로 또한 반대로 분절적으로 뒤집기
배로 기기/네발기기	
7개월	배로 밀어서 앞으로 기기. 무릎과 손으로 짚어 네발자세 취하기
7-10개월 *(8.5개월[SD 1.7]* *(WHO, 2006)***)	무릎, 손으로 네발 교차적으로 기기(반대측 팔, 다리를 동시에 움직이면서)
10-11개월	손과 발로 네발기기(발바닥 기기)
10-12개월	네발기기를 잘하고 물건들을 타넘거나 돌아서 간다
앉기	
0-3개월 (앉은 자세로 잡아주기)	처음에는 고개를 까딱거리고, 등은 둥글게 굽어 있고, 엉덩관절은 벌어져 밖을 향하고 구부러져 있다; 그다음 고개가 힘이 생기고; 턱을 앞으로 끌어당기고; 바닥에 시선을 둘 수 있고; 지지를 덜 받으며 앉아 있고; 엉덩관절은 구부러지고 어깨는 엉덩관절 앞에 위치한다.
5-6개월 (앉은자세로 스스로 지탱하기	잠시 혼자 앉아 있고 등은 좀 더 펴진다. 바닥과 닿아 있는 면이 넓고 다리는 구부리고 주기적으로 팔을 올려 어깨가 올라간 자세를 취하며 팔을 앞으로 짚고 앉아 있고; 앞으로 넘어지려고 할 때 팔의 보호신전반응이 나온다.
5-10개월(혼자 앉기) *(6.0개월[SD 1.1]* *(WHO, 2006)*	안정적으로 혼자 앉아 있고 머리를 숙일 수 있고, 목뼈는 신전되어 있다. 처음은 바닥과 닿는 면이 넓고 앉은 자세에서 장난감을 가지고 놀 수 있게 된다.
6-11개월	앉은 자세에서 네발자세나 복와위로, 복와위에서 앉은 자세로 바꾼다.
7-8개월	평형반응 나옴. 하체를 움직이지 않고도 상체를 회전시킬 수 있음, 옆으로 넘어지려고 할 때 팔의 보호신전반응이 나옴. 앉은 자세에서 장난감 가지고 놀기
8-10개월	지지없이 잘 앉아 있고; 다리는 좀 좁혀져 있고, 똑바른 꼿꼿한 자세 가능. 무릎을 펴는 것 가능; W-앉기와 비스듬히 앉기 등 다양한 앉은 자세; 그러나 어려운 과제의 소근육 활동을 잘할 수 없을 시에는 다시 다리를 넓게 벌리고 앉음.
9-18개월	앙와위에서 배쪽으로 회전하여 네발자세를 취한 다음 앉을 수 있다.
10-12개월	뒤쪽으로 팔의 보호신전반응이 나옴. 처음엔 팔꿈치를 구부리고 나중에는 펴게 된다; 앉은 자세에서 다른 자세로 자유롭게 전환할 수 있음
11-12개월	앉은 자세에서 몸통 조절과 평형반응이 완전히 발달함. 자세의 다양함이 증가함
11-24+개월	앙와위에서 옆으로 회전하여 짚고 일어나 앉음
서기	
0-3개월	세웠을 때 다리에 약간의 체중이 실림
2-3개월	세웠을 때 다리가 구부러짐
3-4개월	다리에 어느 정도 체중이 실리지만 근위부를 잡아주어야 함. 머리는 정중앙에 위치하고, 턱은 끌어당기지 않은 상태임. 골반과 엉덩관절은 어깨 뒤에 위치함. 다리는 벌어지고 밖으로 향해 있다.
5-10개월 *(지지해주어 선다.* *7.6개월[SD 1.4]* *(WHO, 2006)*	체중을 지탱하는 능력이 증강됨; 붙잡아주는 정도가 줄어듬. 팔이나 손을 잡아주면 선다. 다리는 벌어져 있고 밖을 향해 있음; 세워서 껑충껑충 어르기, 가구에 지지하면 서 있다.
6-12개월	가구를 잡고 몸을 끌어당기며 일어서기
8-9개월	다리 위로 몸통을 회전; 잡고 몸을 끌어당기며 일어설 때 다리가 능동적인 역할을 함. 양무릎을 꿇은 자세로, 다음은 한 무릎만 꿇은 자세였다가 일어나기
9-13개월 *(혼자 선다. 11.0개월* *[SD 1.9](WHO, 2006)*	다리만 가지고 일어서기, 더 이상 팔을 사용할 필요가 없다; 잠깐 동안 혼자 서 있다.

■ 표 2.4 연령 및 자세*에 따른 기능적 동작 발달 – 계속

12개월	선 자세에서 평형반응 나옴
31–32개월	한 발로 1–2초간 서 있기
43–52개월	발끝으로 서기
53–60개월	20° 이상 몸을 기울이지 않고, 한 발로 10초 동안 서 있기

자세/연령	대근육의 기능적 동작
걷기	
8개월	손으로 가구 등을 잡고 옆으로 이동함
8–18개월	두 손을 맞잡고 걷기
9–10개월	가구를 붙잡고 주위로 발자국 떼기. 원하는 방향으로 약간 몸을 틀수 있음
9–17개월 *(혼자 보행, 12.1개월[SD 1.8] (WHO, 2006)*	독립적으로 발자국을 떼거나 쉽게 넘어짐: 처음의 보행은 과도한 엉덩관절 굴곡, 외회전, 발을 많이 벌린 상태. 입각기 내내 무릎 굴곡을 보이고, 발뒤축 접지가 없음. 유각기에서 다리를 과도하게 신전, 보장과 유각기가 짧다. 어깨뼈의 내전. 손을 옆으로 올린 자세가 특징이다(그림 2–6L).
10–14개월	걷기; 놀이에서 몸을 구부렸다가 다시 펴기
11개월	한 손 잡고 걷기, 탐색하며 돌아다닐 때 손 닿는 곳보다 먼 가구로 손을 뻗음, 주저하지 않고 양방향으로 탐색하며 이동함
18–20개월	잘 넘어지지 않음, 눈을 땅으로 향하고 뒤뚱거리며 달림
25–26개월	10발자국 정도 뒤로 걸을 수 있음
27–28개월	선 위로 세 발자국 걸을 수 있음
29–30개월	6초 안에 30피트(약 9m) 달림
41–42개월	팔을 앞,뒤로 흔들며 달림, 튀어나온 발바닥 부분으로 땅을 차면서 앞으로 나가고, 무릎을 많이 굽히고, 뒤꿈치는 땅에서 들리며 몸통은 앞으로 기울어져 있다.
계단오르기	
8–14개월	손, 무릎, 발로 기어서 오른다.
15–16개월	붙잡아주면 걸어서 오른다.
17–18개월	붙잡아주면 계단을 내려온다.
12–20개월	계단을 뒤로 기어서 내려온다.
24–30개월	지지없이 계단을 오르내린다. 두 발을 한 계단에 올린다.
30–36개월	양발로 번갈아가며 계단을 오른다.
36–42개월	양발로 번갈이기며 계단을 내려온다.
점프와 깡충 뛰기	
2세	계단에서 바닥으로 뛰어내리기
2세반+	한 발로 깡총거리며 한 두발자국 가기
3세	양발로 제자리에서 팔짝 뛰기
3–5세	물건을 뛰어넘기, 한발로 깡총뛰기
3–4세	한 발로 앞서가며 체중을 균등하고 부드럽게 싣기(galloping)
5세	직선으로 깡총거리며 나아가기(hopping)
5–6세	균형을 유지하며 양발로 번갈아 깡충깡충 뛰며 나아가기(skipping)

* 일반적인 연령 범위는 정상적으로 발달하는 아동들에서 보고된 평균연령에서 가장 어린 연령으로 시작하여 보고된 평균연령의 가장 많은 연령으로 끝난다. 모든 연령과 순서는 개인적인 편차가 넓으므로 근접한 추정이라고 보면 된다.

** *이탤릭체* 연령은 WHO의 운동발달연구(2006)에서 인용한 것이다. SD=표준편차

출처: References include Bayley(2005); Berger, Theuring, & Adolph(2007); Bly(1994); Folio & Fewell (2000); Case–Smith(2010); and Knobloch & Pasamanick(1974).

표 2.5 연령 및 활동에 따른 소근육운동발달*

활동/연령	소근육의 기능적 동작
손을 뻗기	
0-2개월	사물을 눈으로 본다.
1-3개월	물건을 훑으듯이 움킨다.
1-4.5개월	손에서 물건으로 번갈아 시선을 준다.
2-6개월	자신의 손을 찬찬히 본다; 물건에 손을 뻗지만 닿지는 않는다.
3.5-4.5개월	시선이 가는 곳으로 손을 뻗는다.
3.5-6개월	물건 쪽으로 손이 간다. 닿지는 못하지만 물건 쪽으로 빨리 손을 뻗친다.
4개월	어깨가 자연스럽게 내려와 있다; 공간에서 두손을 맞잡는다; 앉은자세에서 엄지가 아래로 가도록 손목을 회전하여 두 팔을 뒤로 뻗음
5개월	엎드려서 양팔로 물건을 울타리처럼 둘러싼다.
5-6개월	팔꿈치가 어깨앞에 위치하게 된다; 자의적으로 아래 팔만을 돌릴수 있다.
6개월	엎드려서 한쪽 아래팔로 체중을 지탱하면서 다른 손을 뻗는다; 앙와위와 옆으로 누운 자세의 중간 자세로 팔꿈치를 펴고 손목은 똑바르게 하며 손을 뻗는다.
7개월	엎드려서 한 팔을 펴서 체중을 지탱하며 다른 손을 뻗음
8-9개월	한 방향으로 손을 뻗어 물건을 잡는 동작을 한 번에 한다.
9개월	몸통이 안정적이라면 어떤 자세에서도 위팔의 뒤침(supination)을 조절할 수 있다.
10개월	손목을 폄, 손가락은 알맞게 편 상태임
11-12개월	자의적으로 어떤 자세에서도 위팔을 뒤침
잡기	
0-3개월	손을 꽉 쥐고 있다.
2-7개월	새끼손가락, 네 번째 손가락과 손바닥 사이에 물건이 꽉 끼여 있음.
3-3.5개월	종종 두손을 마주친다
4개월	손에서 3인치 되는 곳의 딸랑이를 움켜 쥔다.
3-7개월	각 손으로 작은 물건을 잡고 있는다.
4개월	손이 부분적으로 펴져 있다.
4-6개월	손이 대부분 펴져 있다.
4-8개월	입방체를 잡을 때 엄지손가락이 약간 대립(opposition)된다; 작은 물건을 집으려 한다; 쉽게 입방체를 집어 올린다.
5-9개월	척골 쪽 손바닥으로 작은 물건을 움켜쥐거나 퍼올린다.
6-7개월	대립된 엄지와 손가락을 이용하여 손바닥으로 물건을 잡고 있다(엄지 쪽 손바닥으로 잡기)
6-10개월	엄지와 다른 손가락들로 작은 물건 집어올리기
7-12개월	아주 작은 물건을 정교하게 집어올린다.
8개월	집게손가락 측면과 엄지 사이로 아주 작은 물건을 잡고 있을 수 있음(lateral scissors; 가위모양의 잡기)
8-9개월	대립된 엄지와 다른 손가락 끝으로 물건을 잡고 있음; 손바닥과 물건 사이의 공간이 보임
9-10개월	처음엔 집게손가락의 중간과 엄지 사이에(inferior pincer), 나중엔 집게손가락과 엄지 덩이(pad) 사이에 엄지를 대립한 상태로 물건을 잡고 있다(pincer)
10개월	집게손가락으로 찔러보는 동작
12개월	대립한 엄지와 집게손가락 끝으로 작은 물건 집기(fine pincer)
12-18개월	엄지를 위로 뻰채 주먹 안에 크레용 잡기
2세	크레용 윗부분을 손과 손가락으로 잡고 아래팔을 돌려서 엄지가 아래로 향하는 잡기가 된다(digital pronate).

표 2.5 연령 및 활동에 따른 소근육운동발달* – 계속

손에서 놓기	
0-1개월	파악반사가 있다. 손을 펴지 않음
1-4개월	어쩌다 손을 편다.
4개월	몸 중심선에서 양 손가락으로 만지작 거리기
4-8개월	이 손에서 다른 손으로 물건을 옮겨 잡기
5-6개월	손을 펴기 전에 쥐기를 먼저 한다.
6-7개월	손을 쥐고 펴기를 동시에 하는 곤지곤지를 한다
7-9개월	의도적으로 손을 편다.
7-10개월	놓기 위해 손바닥 펴고 아래로 누르기
8개월	손목을 구부려서 바닥 위에서 손을 펴기
9-10개월	손목을 구부리지 않고 상자안으로 물건 넣기
10-14개월	작은 상자 안에 부자연스럽게 물건 넣기. 손이 상자 가장자리에 걸쳐 있다.
12-15개월	손목을 편 상태로 잘 조절하면서 작은 상자 안으로 물건 넣기
먹기	환경에 따라 매우 달라진다.
출생-1개월	먹이찾기 반사, 빨기반사, 연하반사
3-4개월	빨기와 삼키기가 연속동작으로 되고 입이 젖꼭지를 물고 있다.
4-6개월	손을 입에 가져감; 젖꼭지나 우유병을 어루만짐; 우유병에 양손을 가져간다
6-7.5개월	병을 잡고 입에 흘려넣음; 숟가락을 잡고 입술로 음식을 끌어당김; 컵에 있는 액체를 빨아 먹음; 씹을 때 입술을 다물고 있음; 입으로 사물들을 탐색함
9-10개월	과자를 스스로 먹음; 우유병을 잡고 있음
10-12개월	숟가락으로 먹으려 함; 흘리면서 컵으로 마신다; 혀를 입속에서 양옆으로 움직임; 음식물을 손가락 끝으로 집는다; 음식을 가린다.

* 일반적인 연령 범위는 정상적으로 발달하는 아동들에서 보고된 평균연령에서 가장 어린 연령으로 시작하여 보고된 평균연령의 가장 많은 연령으로 끝난다. 모든 연령과 순서는 개인적인 편차가 넓으므로 근접한 추정이라고 보면 된다.

출처: 참고:Bayley(2005); Case-Smith(2010); Erhardt(1994); Folio & Fewell(2000); Gesell & Amatruda(1947); Halverson(1931); Knobloch & Pasamanick(1974).

다리를 찰 것이다(Rovee-Collier, Sullivan, Enright, Lucas, & Fagen, 1980). 아기들은 부모의 리듬감있는 목소리와 비슷한 패턴의 목소리에 반응할 것이다. 아기들은 부모에게 각기 다른 패턴의 옹알거림으로 반응하는데; 아빠에게는 더 낮은 소리로 반응할 것이다(Reich, 1986, p.29). 태아에서도 관찰되는, 손을 입으로 가져가는 행위는 출생 후에 스스로 진정하기 위한 목적으로도 사용된다.

생후 몇 주간이 지나면 좀 더 오래 깨어 있고 스스로 즐기고 편안하게 하기 시작한다. 손가락과 손을 빠는 것은 친숙한 얼굴이 보일 때 아기가 기쁨을 나타내는 방식이다. 아기는 점점 깨어있게 되고 잠자는 주기가 좀 더 분명해지며 가족은 아기에게 매우 중요한 일상으로 적응해간다.

생후 첫 몇 주간에 두드러진 원시반사(표 2.6)들은 영아기동안 그 강도가 약해진다. 먹이찾기반사(rooting reflex) 대신 엄마 가슴이나 우유병을 눈으로 적극적으로 찾는 행위를 점점 하게 된다. 결코 강한 반사여서는 안 되는 비대칭 긴장성 목반사(ATNR)는 쉽게 사라진다. 모로반사는 더 이상 존재하지 않는다; 그러나 신경에 거슬리는 소음에 깜짝 놀랐을 때에는 모로반사와 비슷한 패턴의 움직임을 보일 수도 있다. 동작의 발달적 진행을 도와줄 자세반응이 나오기 시작한다.

표 2.6 원시반사들

반사	반사가 나타나는 재태연령	출생후 소멸하는시기*	자극	반응
비대칭성 긴장성 목반사(ATNR)	20	4-5개월	머리를 돌린다.	얼굴 쪽 팔은 신전, 외전, 뒤통수 쪽 팔은 굴곡, 외전됨
먹이찾기 반사	28	3개월	배고플 때 아기의 입 주위를 건드린다.	자극 쪽으로 머리와 입술을 돌린다.
빨기-삼키기 반사	28-34	5개월	입술 만지기, 입안을 만지면 빨기가 나오고 입 안에 액체를 넣으면 삼키는 반응이 나옴	턱을 리드미컬하게 움직임; 혀가 턱과 함께 위 아래로 움직임; 그다음 삼킴
손바닥으로 잡기 반사(수부 파악 반사)	28	4-7개월	손바닥에 누르는 듯한 자극 주기	손가락들을 구부림
족저 파악 반사	28	9개월	발 허리뼈 아래쪽으로 발바닥을 누르거나 잡고 발로 지탱해 세우기	발가락들을 구부림
회피 반사	28	1-2개월	발바닥에 아픈 자극 주기	피하려는 목적으로 다리를 구부림
교차신전 반사	28	1-2개월, 일관적이지 않다.	발바닥에 아픈 자극 주기	자극받은 다리를 구부리고 반대쪽 다리는 내전 상태로 신전
갈란트 반사	28	3개월, 일관적이지 않다.	복와위에서 척추 주위의 피부를 긁어내림	자극을 받는 쪽으로 몸통이 구부러짐
모로 반사	28	3-5개월	머리를 뒤로 떨어뜨림(놀람 반사도 같은 반응이 나오는데 이때는 큰소리가 자극이다.)	윗팔이 신전, 외전되며 손가락을 벌리고 다시 팔을 구부리고 내전 시킨다.
양성지지 반사	35	1-2개월, 일관적이지 않다.	발바닥의 볼록한 부분을 단단한 표면에 접촉시킴	체중을 지지하려고 다리를 편다.
자동보행/반사적 걸음 반사	37	3-4개월	잡아서 똑바로 세우고 발이 땅에 닿게 한다.	규칙적인 리듬으로 다리를 높이 들어 걷는 모양이 나옴
대칭성 긴장성 목반사(STNR)	만삭아에서 4-6개월	8-12개월	목을 구부리거나 편다.	머리를 숙이면 팔은 굴곡, 엉덩관절은 펴짐. 머리를 들어 올리면 팔은 펴지고 다리는 굴곡됨

*자극에 대해 약한 반응이 수개월 더 지속될 수도 있다.

출처: Peiper(1963); and Touwen(1976).

뒤집기 (Rolling Over)

아기는 기분좋게 생후 몇 개월 동안 환경과 움직임을 발견하고 경험하기 시작한다(그림 2.6, 표 2.7). 처음엔 단순히 머리를 돌려서, 다음엔 물건을 팔 다리로 치는 것과 같은 동작을 함으로써 그렇게 한다. 아기의 손이나 발에 종을 묶어두면 계속 즐거워한다. 아기는 물건에 닿으려고 천천히 자신의 몸통을 돌리는 것을 배우고 마침내는 뒤집기에 성공한다. 이것은 기념비적인 사건이다. 영아는 이제 기어서 침대나 탁자에서 떨어질 수 있으므로 부모가 관심을 많이 가져야 한다! McGraw(1945)는 아기의 최초 뒤집기는 얼굴을 외측으로 돌린 다음 목을 젖힌다는 것을 발견하였다. 이것으로 돌아가는 후두부 쪽 어깨가 올라간다. 이어 척추가 펴진다. 뒤집기 동작의 시작은 일반적으로 견갑대의 움직임으로 시작된다. 나중에 골반대의 움직임이 먼저 일어나고 뒤따라 견갑대의 동작이 나오게 된다(McGraw, 1945). 결국 척추 신전 대신에 몸통 회전이 있게 되고 다리를 구부리고 복부를 들어올려 기는 자세 혹은 앉는 자세로 이어진다. 뒤집기는 천천히 잘 되고 아기가 원하는 사람이나 물건에 굴러서 닿을 수 있게 해주는 중요한 활동이다.

영아가 뒤집는 방향이나 순서는 문화에 따라 다르다. 서구에서는 항상 3.6개월에 엎드린 상태에서 앙와위로 뒤집는다고 알려져 있다(Capute, Shapiro, Palmer, Ross & Watchel, 1985; Davis, Moon, Sachs, & Ottolini, 1998; Piper & Darrah, 1994). 중국아기는 그러나 앙와위에서 복와위로 처음 뒤집는다(Nelson, Tu, Wong, Wong, & Yim, 2004). 일본과 중국의 엄마들은 아기를 엎드려 재우거나 놀리지 않고 아시아 아기들은 보통 미국에서 보고된 것보다 나중에 아무 방향으로나 뒤집기를 배운다는 것이다(Nelson 등, 2004). 이제 영아돌연사 방지를 위한 엎드려 재우지 않기 캠페인의 성공과 함께 미국에서는 영아들이 반대순서로 뒤집기를 학습한다는 것에 대한 보고가 있다. 즉, 앙와위에서 복와위로 처음에 뒤집기가 일어난다는 것이다(Liao, Zawacki, & Campbell, 2005). 유감스럽게도 앙와위로 많은 시간을 보내는 아기는 복와위를 싫어할 수 있어 (Dudek-Shriber & Zelazny, 2007) 뒤집기를 하지 않으려고 할 수 있다. 이러한 경향으로 시간적으로 점차 삼점지지로 앉기, 배밀이, 네발 기기, 붙잡고 일어서기의 중요한 운동기술을 성취하는데 지연이 된다는 보고가 나오고 있다(Davis 등, 1998; Dewey, Fleming, Golding, & the ALSPAC Study Team, 1998). 깨어있는 동안 복와위로 시간을 많이 보내지 않는 아기보다 많은 시간을 엎드려서 보내는 4개월된 영아는 복와위, 위로 누운 자세, 앉기에서 매우 많은 동작 기술을 성취한다는 보고가 있다(Dudek, Shriber & Zelazny, 2007).

앉기 (Sitting)

영아가 뒤집기를 배우는 한편 부모는 지지해주면서 아기를 앉히는데 머리는 숙여지고 척추는 "c" 자로 둥글게 굽어진다. 앉기 기술이 발전함에 따라 신체의 비율과 차원이 변화함에 따라 많은 계통이 이에 참여하는데 지각능력이 발달하고 머리와 척추를 똑바로 유지하는 데 필요한 힘을 만드는 능력이 발달한다. 환경적 요인들도 앉기에 영향을 미친다. Harbourne와 Stergiou(2003)은 영아가 "기술을 비슷하게 하기 위하여 자신들의 전략의 안정성과 규칙성을 증가시키고 자유의 정도를 조절함으로써 역동적으로 앉는 자세를 통합한 다음 기능에 적응되도록 환경 안에서 탐색한다"(p.376)고 하였다.

아기를 지지하여 똑바로 한 자세에서는 시각, 고유수용성 감각, 그리고 보통 미로반사(fiorentino, 1972)라고 부르는 미로를 통하여 들어오는 감각을 함께 이용하여 스스로 머리를 바로하기 시작한다. 영아는 이러한 감각유입을 사용하여 지지를 받아 똑바로 한 자세에서 머리정위를 유지한다. 처음엔 양육자가 앞으로 쓰러지지 않도록 앉은 영아의 등을 받쳐주어야 한다. 서서히 아기는 자신의 몸통 근육을 외부의 지지를 덜 받으면서 똑바로 유지하기 위해 자유의 정도를 조절하는 법을 배운다. 앉기가 발전하면서 신체 자유의 정도가 증가한다(Harbourne와 Stergiou, 2003). 5개월까지 독립적 앉기의 성취 바로 전 자신을 지지해주는 바닥이 움직일 때 직접 적절한 근육으로 반응을 나타내기 시작한다(Hadders-Algra 등, 1996).

약 6개월일 때 아기는 독립적으로 앉기를 배운다(WHO, 2006). 처음엔 팔로 지지를 할 것이다. 곧 머리와 몸통이 좀 더 똑바르게 되고 머리를 돌릴 수 있게 되며 연결된 신체부위의 역동적 안정화를 보여줄 것이다. 연습을 하면서 처음엔 한 손을 마침내는 두 손을 들어 올릴 수 있게 된다. 다음은 앉은 자세의 무릎 위에서 장난감을 가지고 놀게 된

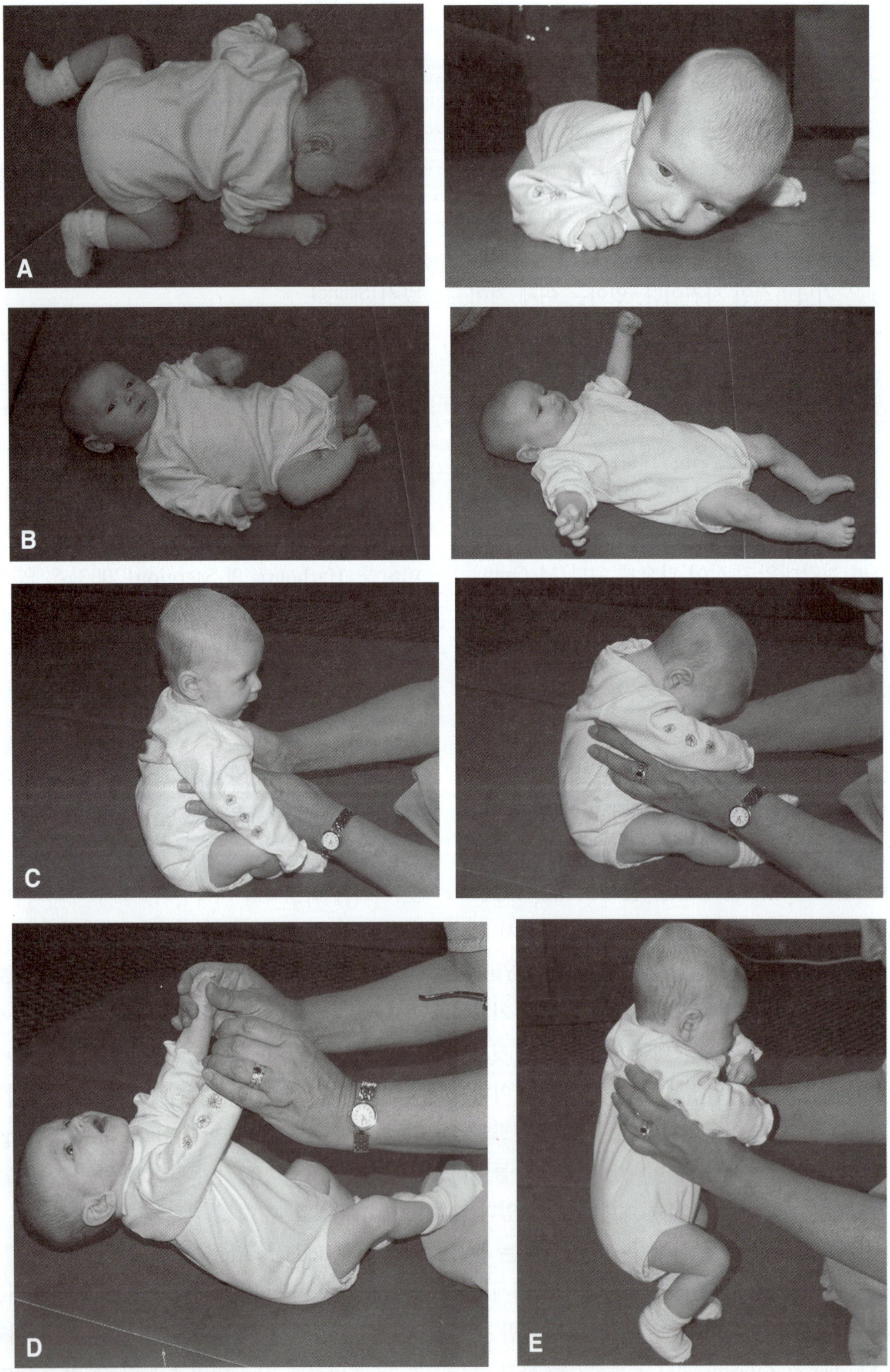

그림 2.6(A–E) (A) 2.5개월 된 영아는 복와위에서 여전히 굴곡자세이다(좌측) 그러나 고개를 들수있다(우측). (B) 2.5개월 된 영아는 앙와위에서 굴곡(좌측)과 신전(우측)을 번갈아 취한다. (C) 2.5개월 된 영아는 지탱해주면 앉힐 수 있다. 등은 여전히 구부리고 있으나 머리는 꼿꼿하게 혹은 구부린다. (D) 2.5개월 된 영아에서 끌어당겨 앉히려고 할 때 머리가 뒤로 여전히 처져있다. (E) 2.5개월 된 영아에서 세울 때 체중지지를 하지 않으려 한다. 이것을 못섬증(astasia)라고 부른다.

계속

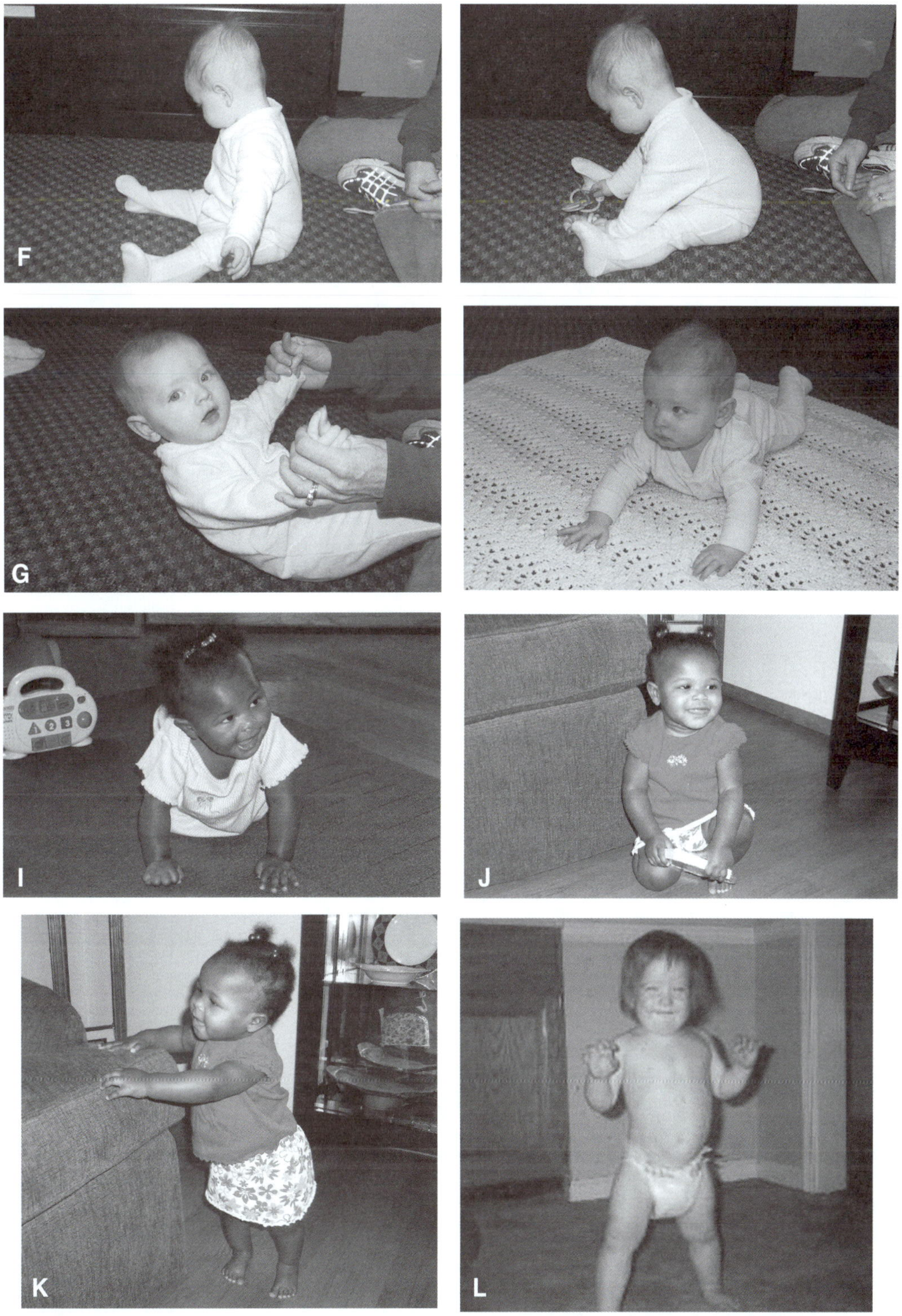

그림 2.6(F–L) (F) 6개월 된 영아는 등을 똑바로 하고 앉을 수 있다(좌측) 지지면 내에서 앉아서 장난감에 손을 뻗을 수 있다(우측). (G) 6개월 된 영아는 끌어당겨 앉힐 때 머리, 팔, 몸통을 항중력으로 굴곡시킬 수 있다. (H) 6개월 된 영아는 복와위에서 팔을 신전하고 손을 펴고 머리를 똑바로 세우고 등을 신전한다. (I) 7개월에서 10개월 사이의 영아는 환경을 탐색하려고 네발기기를 한다. (J) 11개월까지는 다양하게 똑바로 앉는 자세가 가능하여 쉽고 빠른 전환이 이루어진다. (K) 서서 잡을 수 있는 표면을 잡고 이리저리 다니는 것은, 모두는 아니지만 대부분의 11개월 된 영아에게서 볼 수 있다. (L) 12개월의 영아가 혼자 섰을 때 팔과 다리는 외전, 외회전되어 있다.

표 2.7 연령에 따른 영아기의 관습적인 발달

연령	복와위	앙와위	앉은 자세	상지	이동	사회성	언어
1개월	머리를 약간 들고 돌린다.	번갈아 대칭적으로 발로 차는 동작	몸통이 앞으로 구부러진다; 머리는 몸통과 같은 선상에 위치한다	주먹을 쥐었다 폈다 한다; 손을 뻗는 것은 자세와 눈으로 물건을 좇아가는 것에 달려 있다.	머리를 돌린다.	사람 쳐다보기를 좋아한다.	소리에 놀람반응을 보인다; 양육자 목소리와 미소에 대해 소리를 낸다
2-3개월	아래 팔로 지탱하며 어깨와 팔꿈치가 같은 선상에 있다; 옆으로 체중이동을 한다; 등이 휜다 (그림 2-6A를 보시오).	대부분 대칭적 자세이다; 발로 차는 동작 (그림 2-6B)	머리가 중앙에 있게 된다; 끌어 당겨 앉힐 때 머리가 조금만 뒤로 처진다; 붙잡아 주면 앞으로 손을 짚는 구부린 자세로 앉는다 (그림 2-6C).	눈-손 협응의 일환으로 손을 뻗고 잡는다; 손가락을 입에 넣고 장난한다.	앙와위에서 복와위로 뒤집기도 한다.	소리를 듣는다; 양육자의 얼굴 혹은 소리에 의도적으로 미소짓는 반응을 보이기도 한다.	쿠잉(Coos); 관심을 끌기 위해 운다; 어른과 눈을 맞추면서 울음이 줄어든다; 불편함의 표시로 목소리를 낸다.
4-5개월	한 팔이 자유롭게 되도록 체중을 이동하고 한 손을 뻗는다.	발을 입으로 가져간다; 팔 혹은 다리가 돌아가는 방향으로 회전하려고 시도한다.	끌어당겨 앉힐 때 머리가 처지지 않는다; 정적인 고리 모양의 앉기 자세가 나온다; 한 팔로 몸을 지탱하기 위해 체중을 옆으로 이동하고 다른 팔로는 장난감을 잡는다.	앙와위에서 몸 가운데로 손을 뻗는다; 입방체를 손바닥으로 잡는다; 양손으로 장난감을 잡고 있다.	복와위에서 제자리에서 뱅뱅돈다; 네발자세로 앞뒤로 흔들거나 뒤로 민다; 세우면 체중을 지지한다.	웃는다, 음식을 보고 좋아한다; 거울 보고 혼자 미소짓는다.	목소리 쪽으로 고개를 돌린다; 목소리를 낸다; 웃는다 옹알이를 한다.
6-7개월	팔꿈치을 편 채 몸통을 끌어 올리고; 무릎과 손으로 고정점을 만드는 네발자세; 앉은 자세로 이행함; 뒤로 밀기를 한다(그림 2-6H를 보시오)	발을 뺨이나 입으로 가져간다; 복와위로 뒤집는다. 스스로 앉으려고 시도한다.	장난감을 조작할 때 지지없이 앉아있다; 옆으로 체중을 이동하고 앞쪽으로 팔로 지지한다 (그림 2-6F)	사물을 몸 중앙으로 가져간다; 양손으로 우유병을 잡는다; 작은 물건을 움켜잡는다; 손가락과 대립상태의 엄지를 이용하여 물건을 손바닥에 잡고 있다(요골 파악).	배를 붙이거나 뗀 채 팔로 기어간다;뒤집는다; 지지받아 선다.	거울을 보면 좋아한다;친숙한 사람들에게 활발히 반응한다.	중얼거린다;네가지의 다른 음절을 소리낸다; 두 음절을 조합한다;이름을 부르면 반응한다.

(계속)

표 2.7 연령에 따른 영아기의 관습적인 발달 – 계속

8–9개월	앉은 자세에서 네발자세로 혹은 복와위로 자세 전환; 붙잡고 몸을 끌어당겨 선다	스스로 일어나 앉는다.	앉아서 장난감을 가지고 논다; 앞으로, 옆으로의 보호신전반응이 있다 그리고 뒤쪽으로도 나타나기 시작한다.	손에서 물건을 조절하여 잘 놓을 수 있다; 물건을 옮겨쥔다; 노뼈(요골) 쪽의 손가락으로 잡는다.	배로 기기; 네발기기; 붙잡아주면 몸을 끌어당겨 선다 (그림 2-6I); 지지해주면 걷는다.	처음으로 분리에 대한 반응을 보인다; 사람들과 같이 있고 싶어한다; 바이바이를 한다.	관심을 끌기 위해 소리를 지르거나 목소리를 낸다; 음절을 소리낸다; 대부분 "안돼"에 반응한다.
10–11개월	붙잡고 반무릎 자세를 거쳐 일어선다.	앉기와 네발기기 자세로 쉽게 바꾼다. 앙와위로 있는 것은 드물다.	앉아서 손을 뻗을 때 제자리에서 뱅뱅돌거나 회전한다.	집게 손가락 중간과 엄지사이에 작은 물건을 잡고 있다(inferior pincer) 나중에는 엄지 덩이와 집게손가락 사이에 잡고 있다(pincer).	지지할 것을 잡고 옆으로 이동한다; 한 손을 잡고 걷는다 (그림 2-6K).	까꿍놀이와 곤지곤지 ; 바이바이를 한다; 낯가림을 한다; 관심을 끄는 행동을 한다.	마마, 다다와 같이 연속적 자음소리를 낸다; 무엇을 달라고 말로 요구하면 준다.
12개월	네발자세를 거쳐 혼자 선다.	앉기, 혹은 네발기기에서 서는 자세로 자유자재로 바꾼다.	다양한 앉는 자세를 할 수 있다.	엄지와 집게손가락의 끝으로 작은 물건을 잡고 있다 (superior pincer); 공을 굴린다; 숟가락으로 뜬다; 손가락으로 집어먹는다.	발을 넓게 벌리고 손을 올리고 걷는다; 설 때 안정을 얻기 위해 스스로 몸을 낮춘다; 완전히 쪼그리고 앉은 자세를 하고 또 일어선다.	능동적으로 놀이에 참여하고; 간단한 지시를 이해하고 따른다; 사회적 관심을 받기 위해 행동한다.	신체의 세부분을 가리킨다; 친숙한 물건의 이름을 모방하여 말한다; 의도를 가지고 목소리를 낸다; 사람을 부르기 위해 단어를 사용한다; 간단한 지시를 이해한다; 두 신체 부분을 안다.

출처; Bly(1994); Case–Smith(2010); Folio & Fewel (2000); Long & Tosauno(2002); Rossetti(2005): 그리고 WHO(2006).

다. 아기의 균형능력은 주로 안정점내에 있는 엉덩이에 의해 조절되는 것이다. 안정적으로 자세조절이 된다. 마침내는 앉은 자세에서 양방향 모두 장난감에 손을 뻗으려고 몸을 회전할 것이며 그 다음은 뒤에 있는 장난감쪽으로도 손을 뻗게 될 것이다. 앉은 자세에서 자세를 변화하는 능력은 동작의 복잡성이 증가되었고 앉기 자세의 역동적 조절이 향상되었음을 보여준다(Harbourne와 Stergiou, 2003). 또한 넘어질 때 팔을 뻗치는 **보호반응**(파라슛)으로 자신을 보호하는 것을 배울 것이다. 9개월까지는 뒷쪽을 포함한 모든 방향으로, 넘어질 때는 자신을 보호하는 팔 보호반응이 나오는데 뒤쪽으로의 반응이 제일 나중에 나타난다(Haley, 1986; Millani-Comparetti & Gidoni, 1967).

배밀이, 네발기기, 그리고 엎드린 자세
(Crawling, Creeping, and Prone Positions)

영아가 앉기 기술이 발달된 뒤에는 서구문화에서는 배로 기기(crawling)를 흔히 배운다. 모든 사지를 구부렸다 폈다 하며 군인/양서류 같이 기는 동작을 배운다. 혹은 같은 쪽의 팔 다리를 동시에 구부리거나 펴서 기어가는 방식을 배울 수도 있다*(동측 기기). 뒤이어 교대로 반대측 팔 다리를 같이 구부리고 같이 펴는 진보된 형태의 기는 패턴이 나온다. 이것을 상호교차 기기라 부른다. 서로 반대측 팔 다리를 동시에 펴거나 구부리는 형태이다.

어떤 영아는 배로 기기를 하지 않는다(Adolph, Vereijken, & Denny, 1998). 그러나 손과 무릎으로 짚고 앞뒤로 흔들다가 앞으로 가는 대신 엉덩이 쪽으로 넘어지기도 한다. 곧 네발기기를 배우게 된다. 네발기기는 배로 기어 다니거나 구르기보다 훨씬 효율적이다. 처음에는 안정감의 유지를 위해 한 번에 하나의 팔, 혹은 다리를 움직인다. 아마도 동측의 팔 다리를 동시에 구부렸다 펴는 동측 네발기기가 이어 나오고 다음은 교대로 하는 **대각선상의 네발기기 패턴**이 나온다. 이때 반대측의 팔, 다리를 동시에 구부리거나 편다.

McGraw는 1945년도에 복와위에서부터 배밀이, 네발기기로 진행하는 것보다 더 큰 편차를 보이는 다른 신경근육 기능은 없다고 이야기하였다. Adolph와 동료들의 연구(1998)에서 대부분의 영아들이 비슷한 운동발달지표를 보였지만 엄밀하게 단계적으로 진행하지는 않았다. 어떤 영아들은 배로 기기와 같은 예상되는 단계를 건너뛰었으며 배로 기기와 네발기기가 시작되는 시기의 편차가 매우 컸다. 배로 기는 경험은 네발기기 시작 월령에 영향을 주지 않았다. 작고, 몸집이 없고 그리고 좀 더 균형잡힌 영아가, 크고 체중이 많이 나가고 머리가 무거운 영아보다 네발기기를 더 빨리 시작하였다. 또한 영아들이 매주 혹은 테스트할 때마다 배로 기기와 네발기기를 다른 패턴으로 한다는 것을 발견하였다. 비록 배밀이를 한 영아는 하지 않는 영아보다 네발기기를 빨리 시작하지는 않았지만 배로 기어본 영아는 네발기기를 훨씬 효율적으로 하였다. 네발기기가 시작된 이후 7주에서 20주 동안 속도가 빨라진다(Adolph, 2003). 이리하여 이 운동적 경험은 운동과제 수행의 질을 높이는 역할을 하며 언제 그 과제를 처음으로 언제 수행할 수 있는가에는 그 역할이 없다. WHO(2006)가 5개의 나라에서 수행한 연구결과 4.3%의 영아는 네발기기를 하지 않았으며 이 운동지표를 하는 월령의 편차가 5.2개월부터 13.5개월로 넓었다. Adolph(2003)에 따르면 하루에 약 5시간 배와 네발로 기어다닌다면 시간당 27미터 내지 43미터, 하루 동안에는 60미터 내지 188미터를 기어다닌 셈인데 이는 축구장 2개의 길이이다! 이것을 유치원에서 아침마다 10분이하의 활동을 하게 되는 장애아와 비교해보자(Effgen, & Chan, 2010; Ott & Effgen, 2000).

영아가 약 11개월까지 배밀이, 네발기기를 하면서 환경을 탐색하게 되면 계단을 올라가고 수주 후에는 계단을 내려온게 된다(13개월). 가정에 계단이 있는 영아는 약간 더 빨리 계단을 오르고 내려올 때 엉덩이 쪽으로 내려오지만 전체적으로는 큰 차이가 없다(Berger, Theuring, & Adolph, 2007). 계단을 내려올 때 76%의 영아가 몸을 돌려서 발이 먼저 닿게 하는 방식으로 배밀이로 내려오거나 엉덩이쪽으로 미끄러져 내려오는 것을 학습하였다. 반면 어떤 영아들은 앉은 자세에서 엉덩이로 들썩들썩하며 내려오고, 소수의 영아는 복와위로 얼굴이 먼저내려오도록 미끄러져 내려왔다(Berger 등, 2007).

* 역사적으로 국제적인 문건을 읽어보면 creeping이란 용어는 배로 기기에 사용되고 crawling이 네발기기에 사용되고 있는데 미국의 전문적인 용어에서는 반대이다. 최근 미국에서 사용되는 전문용어의 일관성이 부족한데 crawling과 creeping을 토의할 때 배로 기기 혹은 네발기기 같이 설명을 첨가하는 것이 가장 좋겠다.

1992년도에 영아 돌연사(SIDS: Sudden Infant Death Syndrome)와 엎드려 재우는 것과의 관련성이 대두되었다. 미국 소아과학회는(1992) 모든 건강한 영아는 잠재울 때 앙와위로 할 것을 권고하였다. 이 국가적인 노력의 결과 SIDS의 빈도가 50%로 줄었다. 앙와위로 재우는 것을 독려한 결과 예상치 못한 것은 많은 영아들이 엎드린 자세로 깨어있는 시간이 거의 없었다는 것이다. 이것은 두상의 변형과 후천적 사경, 복와위에서 뒤집기, 배로 기기, 네발기기 등의 발달로의 진행이 느려지는 등의 이차적인 문제를 야기하였다(Davis등, 1998; Dewey 등, 1998; Jantz, Blosser, & Fruechting, 1997, Mildred, Beard, Dallwitz, & Unwin, 1995). 깨어 있는 동안 엎드려서 놀게 하는 것은 SIDS의 위험이 없으므로 깨어 있을 때 부모가 엎드린 아기와 같이 놀아줄 것을 권장하였다(미국 소아과 협회, 2000). 미국 물리치료협회의 소아분과와 많은 어린이 병원은 현재 앙와위로 재우는 것과 엎드려 있는 시간의 필요성을 설명해주는 설명서들이 비치되어 있다. 유감스럽게도 아이를 양육하는 연령의 여성들이 읽는 내셔날 잡지들이 거의 적절한 수면 환경에 대해 전달하지 않고 있다는 것이다(Joyner, Gill-Bailey, & Moon, 2009), 그러므로 가장 좋은 수면 환경과 깨어 있는 자세에 대해 적절한 정보를 제공할 수 있게 조취를 취해야 한다.

붙잡고 일어서기, 붙잡고 옆으로 이동, 서기, 그리고 보행 (Pulling Up, Cruising, Standing, and Walking)

일단 영아가 네발기기를 배우면 사물을 붙잡고 몸을 끌어당겨 일어서려고 할 것이다. 이런 노력의 성공은 많은 체계들의 통합과, 붙잡을 어떤 사람이나 사물을 선택하느냐에 달려 있다. 편평한 벽을 붙잡고 일어서려 몸을 끌어당기는 것은 보통 성공하지 못하지만, 요람의 측면, 낮은 테이블 혹은 소파는 흔히 영아가 처음 붙잡고 일어서게 되는 장소이다. 문제는 그 다음 어떻게 도로 앉느냐이다! 도로 앉을 수 없다는 것을 알아차렸을 때 혹은 서 있다가 아무렇게나 넘어진 후 영아는 도움을 요청한다. 이 시기가 부모에게는 시험의 시간인데 아기는 자꾸 잡고 일어서는 새로운 기술을 열심히 해보면서 다시 안전하게 앉을 때 도움이 필요하기 때문이다. 보통 영아들이 7.6개월에는 도움을 받으면서 일어선다(WHO, 2006). 서 있으면서 영아들은 체중을 이동해 보고 한 다리를 들어보기조차 할 것이다. 이 체중이동은 균형 있게 서는 시작일 뿐 아니라 서서 움직이는 것의 시작이기도 하다. 왜냐하면 영아들은 곧 지지해주는 표면들을 따라 붙잡고 이동할 것이기 때문이다. 소파나 낮은 테이블을 잡고 이동하는 **항해술**(붙잡고 이동하기)은 중요한 발달학적 기술인데 한쪽으로만 체중을 지지하는 기술, 균형, 그리고 이동을 위한 엉덩관절(고관절)의 외전/내전의 통합적 움직임이 있어야 하기 때문이다. 영아들은 이런 이동을 주로 팔로 조절하는데 적절하게 반응하고 균형을 잡는데 자신들의 다리와 바닥은 고려하지 않는 것처럼 보인다(Adolph, 2003).

영아들이 자유롭게 네발로 기고 돌아다니게 되면 독립적으로 서려는 최초의 시도를 하게 된다. 붙잡고 걸으면서 혼자 발자국을 떼는 노력을 한다. 이러한 똑바로 서서 움직이는 동작의 성취는 그 시기가 매우 다양하다. 보통은 10개월에서 11개월에 혼자 서게 된다(Folio & Fewell, 2000; Piper & Darrah, 1994; WHO, 2006). 최대 10%까지의 영아들이 13개월에도 서지 않는다(Piper & Darrah, 1994; WHO, 2006). 독립보행은 약 12개월에서 3개월의 오차범위 내에 한다(Folio & Fewell, 2000; Sutherland, Olshen, Biden, & Wyatt, 1998; WHO, 2006). 그러나 아프리카계 미국 아동은 10.9개월에 걷는다(Capute 등, 1985). Piper와 Darrah(1994)는 90%의 아동이 14개월까지는 걷는다는 것을 발견하였다. 어떤 아기들은 15.5개월이 되어서도 걷지 않는데(Bayley, 2005), WHO(2006) 국제 연구는 독립보행의 습득상 최대 17.6개월까지가 정상범위의 상한선임을 발견하였다. 보행의 발달이란 신경학적, 근골격계, 그리고 생역학적 요인들의 복잡한 상호작용인데 여기서는 발달학적 관점을, 제 5장에서는 생역학적 관점에서 살펴보기로 한다.

영아가 첫 발자국을 떼는 것은 영아와 가족에게 흥분되는 시간이다. 그리고 이것은 대부분의 문화권에서 중요한 발달이정표이다. Sutherland, Statham, 그리고 동료들은(Statham &Murray, 1971; Sutherland, Olshen, Cooper & Woo, 1980; Sutherland등, 1988) **초기의 보행**(표 2.8)은 다리를 넓게 벌리고 보폭(step width)은 넓고 보장(step length)은 짧다는 특징을 발견하였다. 부모를 향해 팔을 뻗고 있지 않으면 팔은 어깨가 올라간 상태로 약간 들고(팔

표 2.8 보행의 발달

초기보행 *걷기 시작한 처음 3-6개월*	**미숙한 보행** *대략 생후 2세*	**성숙된 보행** *7세경: 대략 성인보행과 같아짐*
예상치 않게 균형을 잃는다.	때때로 균형을 잃는다.	방해자극이 없으면 거의 균형을 잃지 않는다.
경직되고 주저하는 듯이 발자국 떼기	패턴이 점차로 원활해진다.	이완된, 긴 폭의 걸음
짧은 보장(22 cm)	보장이 점차 길어진다. (2세 때 28cm, 3세 때 33cm)	길어진 보장(48cm)
팔을 뻗거나 손을 올리고 걷기	번갈아 팔 흔들기*	번갈아 팔 흔들기
접지시 발바닥 전체가 바닥에 닿음	발뒤축 접지기*	발뒤축 접지기
지지 기저가 넓다.	몸통이 옆으로 흔들리는 범위 내로 지지 기저가 좁아짐	지지 기저가 좁음
발가락이 외측/외회전되어 있다.	발가락이 최소한 외측을 향하고/외회전되어 있다.	
	수직으로 들어올린다.	최소한으로 들어올린다.
보행주기 중 한다리 입각기 시간이 짧다. (보행주기의 32%)	한다리 입각기 시간이 길어진다. (보행주기의 34%)	한다리 입각기 시간이 보행주기의 38%이다.
입각기에서 무릎관절 굴곡	발 뒤축 접지 후 무릎관절이 더 굴곡되고 발가락이 바닥에서 떨어지기* 전 무릎관절이 펴진다.	

출처: Adapted from Shumway-Cook & Wollacott, 2007; Sutherland 등, 1980; Sutherland 등, 1988.
*18개월까지는 이 형태가 나와야 하고, 2세까지도 안 보이면 병적인 보행일 수도 있다(Sutherland 등, 1980, p.351; Sutherland 등, 1988, p.151).

의 외전, 외회전 그리고 굴곡된 상태 이때 어깨뼈는 내전상태임) 걷게 된다. 이를 "어깨와 손 들림 보행(high hand guard)"이라고 한다. 엉덩관절(고관절)은 외전, 굴곡 그리고 약간 외회전되어 있고; 무릎관절은 발이 바닥에 닿을 때 굴곡되고 중간입각기(midstance) 내내 굴곡되어 있다. 그리고 무릎이 펴진다. 발목에서는 발 뒤축 접지(heel strike)가 없고 발바닥이 바닥에 털썩 닿으며 이어 발목의 배부굴곡이 일어나고, 중간입각기(midstance)가 되면 이 굴곡이 감소한다. 아기들은 진출기(push off)의 족저굴곡이 없다. 충분한 폄근 근력이 독립보행에 매우 중요하다(Thelen, Ulrich, & Jensen, 1989).

방금 독립보행을 배운 영아는 이전에 대상을 향하여 양손을 뻗는 행동으로 돌아간다는 것이 흥미롭다(Corbetta & Bojczyk, 2002). 걸으면서 균형이 더 좋아지면 이러한 양손뻗기가 줄어든다. "똑바로 선 자세로 이동하는 것으로 전환되는 것과 관련하여 자세의 재조직화와 기술의 새로운 협응이 영아의 손을 뻗는 능력에 일시적으로 영향을 미친다"라는 것이 가능한 것이다(p.84).

Shumway-Cook과 Woollacott(2007, p.336)는 이동에 세 가지 필요한 것이 있다고 생각한다. (1) 리듬감 있는 걸음걸이 패턴, (2) 균형을 잡을 수 있는 능력, (3) 환경의 요구에 따라 적응하면서 걸음을 변형할 수 있는 능력이 그것이다. 리듬감 있는 걸음걸이가 처음에 발달하는데 신생아 시기에서도 볼 수 있다. 그런 다음 돌이 가까워짐에 따라 걷기를 배우면서 균형에 필요한 안정감이 발달한다. 그 외에 영아에게는 걸으려는 욕구가 있어야 한다. 똑바로 서서 움직이는 것에 대한 욕망이나 이유가 필요하다. 마지막으로 환경마다 다르지 않는 보행의 일반적 모습을 위해서는 적응력이 필요한데 이는 1~2세 사이에 성숙된다.

영아는 걷기를 경험하면서 균형조절을 배우게 된다. 독립보행을 시작한 몇 개월 동안에 보장이 증가하고 보폭은 감소한다. 한 다리로 체중을 지지하는 시간이 늘어나며 속도도 빨라지고 천천히 움직일 수 있게 되고 가다가 멈출 수 있다(Sutherland 등, 1988). 때로는 자신의 다리길이보다 길게 성큼 걷기도 하는데 초기 영아보행자에게 예견되는 것보다 근력과 균형이 더 좋은 영아의 경우이다(Badaly & Adolph, 2008).

붙잡지 않고 걷게 되면 영아는 이동의 일차적인 수단으로 걷기를 이용할 것이고; 네발기기는 매우 많이 줄어들 것이다. 보행이 시작된 이후 3~6개월 동안 보행의 처음단계 학습이 진행된다. 현재 연구자들은 보행기술의 구성을 초기의 영아 연구자들이 말했던 것처럼 영아의 연령으로 규정하지 않고 보행을 시작한 이후의 시간으로 규정한다(Adolph & Berger, 2006).

Adolph와 동료들은 자기의 움직임을 환경 내의 변화에 맞출 수 있는 영아의 능력에 대해 연구하여 왔다. 그들은 영아가슴에 무게를 더하여(Adolph & Avolio, 2000) 영아의 신체 크기에 변화를 주고 경사의 정도를 변화시킨 후(Gill, Adolph, & Vereijken, 2009) 영아의 보행을 관찰하였다. 영아들은 일반적으로 자신들의 능력을 과대평가하였으나 그러나 경사 정도에 따라 보행을 적응시킬 수 있었다. 성공률은 경사의 정도가 증가할 수록 줄어들었다; 그러나 좀 더 많이 걸어본 영아들은 가파른 경사에서도 적응하였다. 사실 연령이 중요한 것이 아니라 걷기 경험의 정도로 경사에서 걸을 수 있는 능력의 범위를 예견할 수 있을 것이다. 한 가지 흥미로운 발견은 무게를 첨부했을 때 처음엔 많은 영아들이 좌우로 비틀거렸는데 첫 세션의 마지막 즈음엔 "꼿꼿"해져서 정상 걸음걸이처럼 보였다는 것이다. 아기들은 아마도 자신들의 자유를 제한하고 좀 더 근육을 수축함으로써 이 과제에 대해 적응했을 것이다. Adolph와 Avolio는 행동, 운동역학 그리고 근육 레벨 등 다양한 레벨에서 역동적인 체계의 복잡한 상호반응 과정을 보여주는 적응이 일어났다고 보고하였다.

상지의 가능 발달
(Development of Upper Extremity Function)

손을 뻗기, 잡기, 놓기 기술이 포함된 상지 기능 발달은 환경의 탐색, 학습, 스스로 먹기에 필수적 기능이며, 표 2.5와 그림 2.5에 개요가 나와 있다. 생후 첫 2개월 동안은 팔을 뻗으면 손이 동시에 펴진다. 적당한 크기의 물체를 손바닥 쪽으로 눌러 수장파악반사를 유발하지 않고서는 이 동작으로 무엇을 잡기가 어렵다. 생후 2개월경에는 팔을 펴고 손가락은 구부리는 것이 가능해져 물건을 자의적으로 잡을 수 있게 된다.

손을 뻗는 동작을 고찰하는 한 가지 방법은 그 기능적 구성요소를 살펴보는 것이다. 첫 구성요소는 팔을 운반하는 단계인데 손을 목표 쪽으로 가게 하는 것이다. 이 요소와 초기에 팔을 뻗는 조절은 어깨 몸쪽부분 근육들이 한다(Halverson, 1933; Spencer & Thelen, 2000). 이것은 이 활동의 몸쪽에서 먼쪽부분 방향으로의 발달을 암시한다(Berthier, Clifton, McCall & Robin, 1999); 그러나 영아들이 대상 쪽으로 뻗는 것은 발이다(Galloway & Thelen, 2004). 두 번째 구성요소는 손이 물건을 잡을 수 있다고 느껴질 때 일어나는 잡는 단계이다. 이것은 주로 먼쪽부분의 관절과 근육에 의해 일어난다. 이 동작의 복잡함은 팔꿈치에서의 자유를 제한함으로써 조절된다. 초기의 뻗는 동작에서는 팔꿈치 각도의 변화가 거의 없다(Berthier 등, 1999). 관절이 뻣뻣하면 팔의 능력을 감소시키고 동작의 에너지 비용을 증가시키는데 학습의 초기 단계에서만 관절의 뻣뻣함을 볼 수 있다(Berthier & Keen, 2006). 6개월이 되면, 팔꿈치를 더 이상 고정하지 않고 손을 뻗는데 자유롭게 팔꿈치를 사용한다.

성공적인 목적 지향적 손 뻗기는 약 16주에 시작한다. Berthier & Keen(2006)는 초기의 손뻗기에 영향을 주는 속도/돌발적 움직임, 최고 속도의 횟수/기간, 최고 속도의 시간, 곧게 뻗치기등을 포함한 다양한 요인들을 지적하였다. 이 요인들은 서로 매우 관련이 있다. 처음엔 구부러진 형태의 뻗기에서 개월 수가 증가될 수록 뻗는 모양이 똑바르게 펴지고 돌발적 움직임이 덜해진다. 발달하면서 뻗는 동작 중 손의 최고 속도는 뻗기의 초기상태에 근접해진다; 그러나 뻗는 손의 속도와 최고속도 혹은 동작단위의 수에 대한 연구상 일치하지 않는 결과들이 있다. Halverson (1933)은 원래 개월수가 증가할 수록 뻗는 손의 속도도 증가한다고 하였다; 그러나 현대 기술을 이용한 연구에서는 속도가 유의하게 감소된다는 것을 발견하거나(Berthier & Keen, 2006; Fetters & Todd, 1987; Thelen, Corbetta & Spencer, 1996) 변화가 없었다(Konczak & Dichgans, 1997). Berthier & Keen(2006)는 속도의 감소가 아마도 뻗는 동작이 부드러워지는데 영향을 주고 그러한 뻗기는 능력, 동기, 목적에 달려 있다고 하였다. 이것은 Thelen과

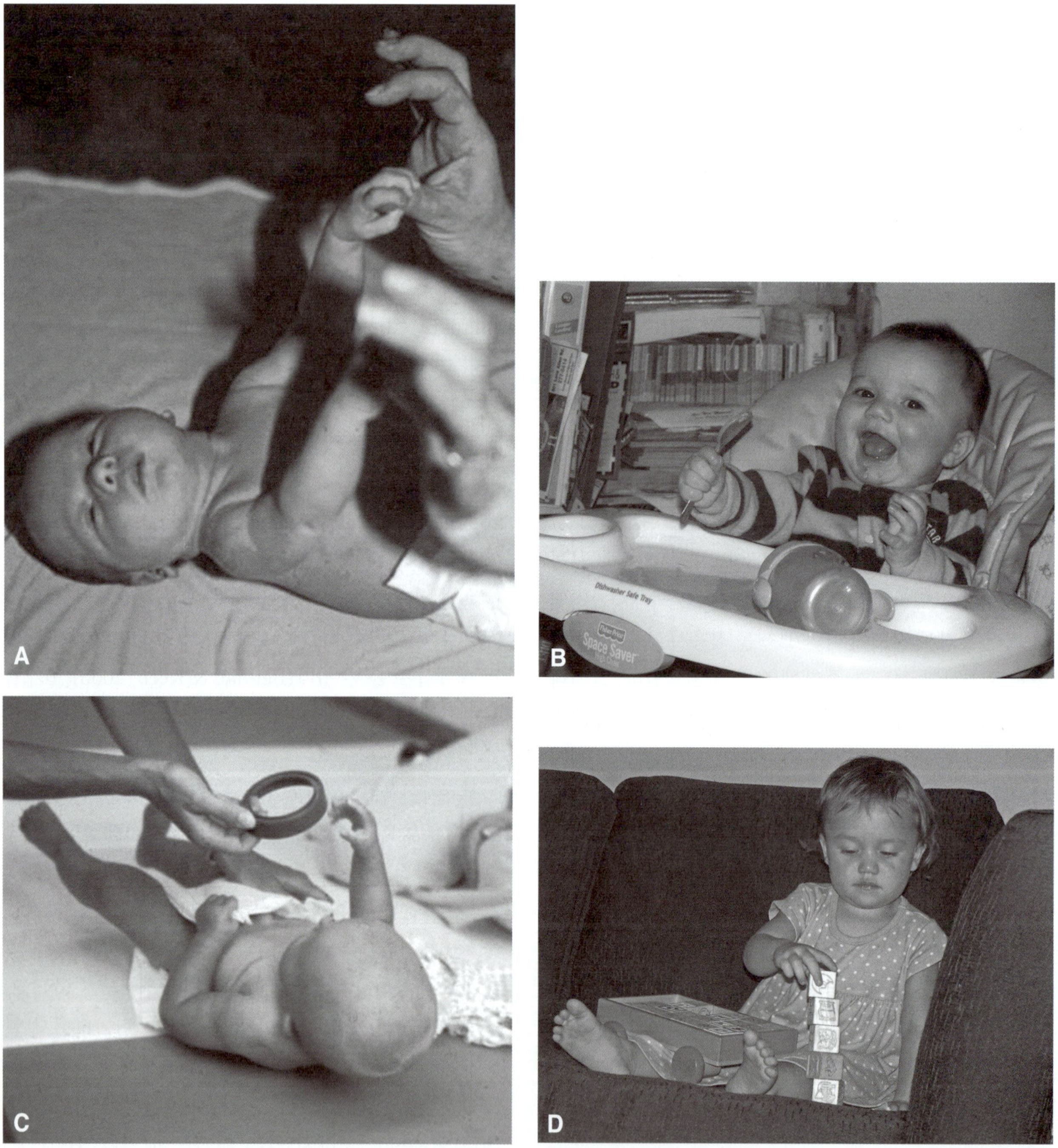

그림 2.7 조작의 발달. (A) 신생아가 성인의 손가락을 반사적으로 손바닥으로 잡고 있다. (B) 아기가 의도적으로 손바닥으로 숟가락을 잡고 있다. (C) 아기가 손을 벌리고 물건 쪽으로 손을 뻗는다. (D) 엄지와 손가락 끝을 대립적으로 하면서 노뼈(요골) 쪽의 손가락으로 블록을 잡고 있다.

(계속)

동료들의 연구선상에 있는데 그들은 뻗는 동작은 이미 있었던 운동 프로그램이 아니고 손 사용에 대한 기회와 의지에 달려있다고 한 바 있다(Thelen 등, 1993).

자세의 안정성은 뻗는 동작에서 중요한 요인이다. 손을 뻗으면서 자세 활동이 많아진다. 3~6개월의 영아에서 목적 지향적으로 손을 뻗을 때 자세 조절 근육의 활성화가 동반하는데 성공적인 뻗는 동작은 4~6개월에 나타난다(van der Fits, Klip, van Eykern, & Hadders-Algra, 1999). 어린

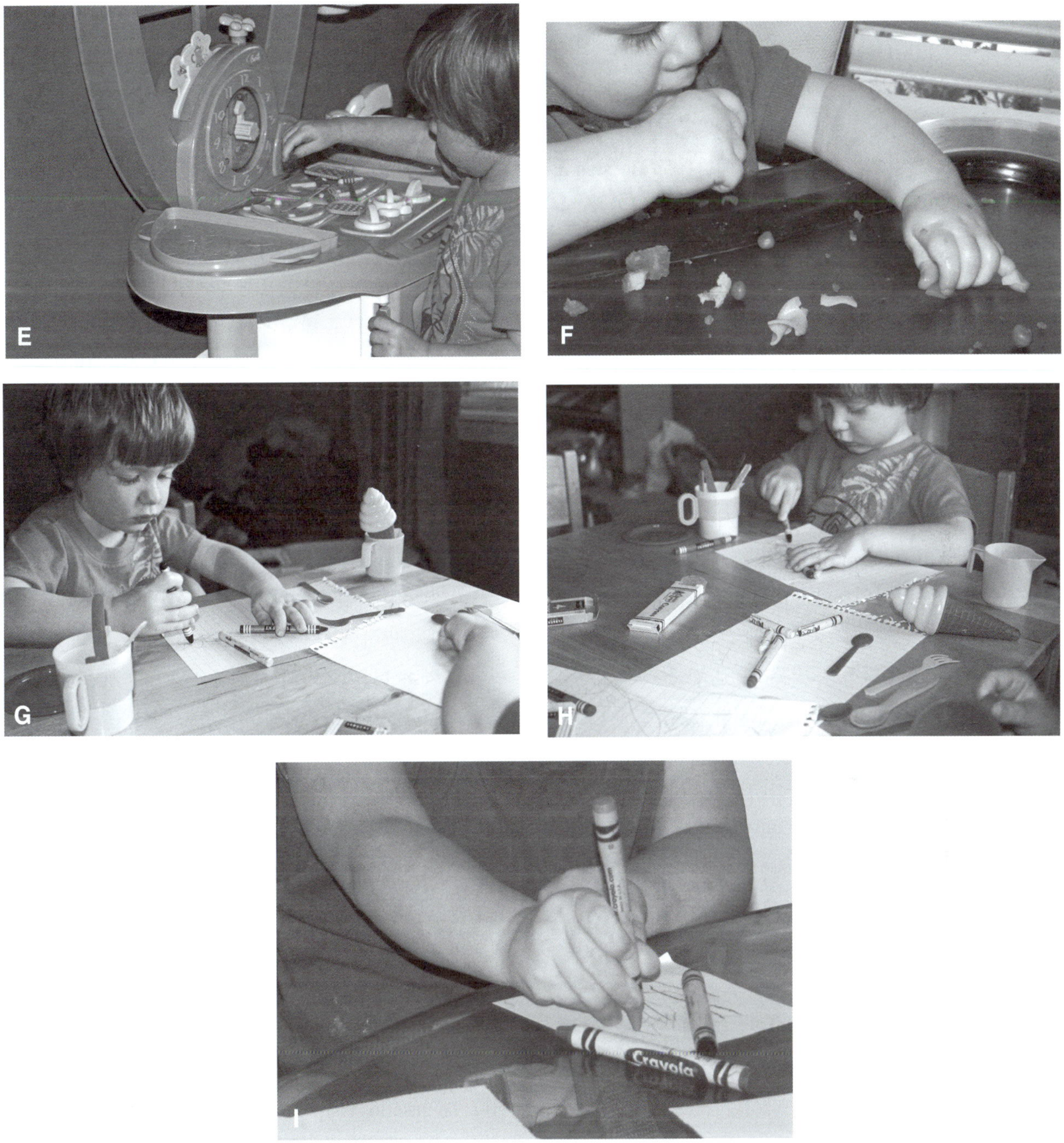

그림 2.7-계속 (E) 집게 손가락의 측면과 엄지 사이에 물건을 잡고 있다(inferior pincer grasp). (F) 집게 손가락 끝과 엄지의 거의 끝부분 사이에 물건을 잡으려고 시도한다(superior pincer grasp). (G) 손바닥을 회외한 상태로 크레용을 잡고 있다. (H) 집게 손가락을 펴고 손가락들을 회내하여 크레용을 잡고 있다. 그림 2.7G는 같은 아동이 같은 연령일 때인데 크레용을 좀 더 성숙한 패턴으로 잡고 있다. (I) 크레용을 안정적인 세 손가락으로 잡고 있다.

영아는 대상으로 손을 뻗을 때 양손을 가슴 중앙에서 만나게 하면서 대칭적 모양으로 양손을 사용하려는 경향이 있고; 나중에야 한 손으로 뻗는 동작을 한다(Rochat, 1992). Rochat은 또한 영아가 처음으로 손으로 짚지 않고 앉는 능력을 획득했을 때 한 손을 대상을 향해 뻗으면서 다른 손으로는 균형을 유지한다고 하였다. 지지없이 혼자 앉지 못하는 영아는 앉을 때, 단단하게 자세를 지지해주면 뻗는 동작의 질이 향상되었다(Hopkins & Ronnqvist, 2002). 자세 조절은 지지 없이 앉아서 상대적으로 성숙하게 손을 뻗을 때 예견할 수 있는 기술이며 10개월에는 성취된다. 영아들은 손을 뻗기 전 몸통 근육을 활성화할 것이다(von Hofsten & Woollacott, 1989).

잡고 펴기 신생아는 수장파악 반사로 부모의 손가락을 잡을 수 있고, 곧 양손을 가슴 쪽으로 모으고 편 채로 있을 수 있게 된다. 4개월까지는 적당한 크기의 물건을 자의적으로 잡고 비자의적으로 놓는 것을 학습한다. 처음엔 엄지손가락을 사용하지 않고 손바닥으로 물건을 잡고 있다. 4~5개월에 손가락을 구부리고 엄지는 내전한다. 6개월까지는 영아는 이 손에서 저 손으로 물건을 옮길 수 있고 병을 두 손으로 잡고 있고 작은 물건을 "긁어서 움켜잡기"인 **척골 수장파악**(ulnar palmar grasp)으로 잡게 된다. 그리고 좀 더 정교한 **요골 수장파악**(radial palmar grasp)으로 진행한다(그림 2.7F). 이것은 물건을 잡을 때 손의 노뼈(요골) 쪽으로부터 잡는다는 것을 말한다. 최종적으로 결국 영아는 오로지 손가락만으로 작은 물건들을 잡게 된다. 유감스럽게도 잡은 물건을 놓는 것은 9개월이 될 때까지 잘 발달하지 않는다. 그러므로 6개월된 영아가 딸랑이를 잡고 놀 수 있지만 잘 놓을 수가 없어서 매우 짜증을 낼 수도 있을 것이다.

7~12개월 사이에 잡기가 계속 빠르게 변화한다. 10개월까지는 **"세 손가락 집기"**가 사용되는데 엄지와 검지와 가운데 손가락으로 잡는 형태이다. 영아 또한 큰 통에 물건을 미숙하지만 자의적으로 놓아서 넣을 수 있어야 한다. 손으로 숟가락 같은 것을 잘 잡는데 어려움이 있을 수도 있다. 12개월까지는 영아는 보통 **두 손가락 집기**(superior pincer grasp)을 하게 되는데 씨리얼 조각이나 건포도 같은 작은 물건들을 엄지와 검지 끝으로 집을 수 있게 되는 것을 말한다. 12개월의 영아는 물건에 따라 다양한 패턴으로 잡을 것이다. 12~15개월 사이에 영아는 손목을 펴고 정밀하게 물건을 놓을 수 있게 되어 작은 통 안으로 물건을 넣을 수 있다. 이제 손가락으로 음식을 집어먹고 병을 혼자 잡고 약간 흘리면서 컵을 잡고 마신다. 뚜껑 없는 컵으로 마시는 능력은 이 기술을 배울 수 있는 기회가 얼마나 있었느냐에 달려 있다. 뚜껑 있는 컵의 사용과 병으로 자주 마시게 하면 독립적으로 컵으로 마시는 기술의 습득이 지연될 수 있다.

부모들은 아기가 무엇을 집어 입으로 가져가거나 신체의 다른 구멍으로 집어넣지 않도록 주의해야 한다. 콧구멍이나 귓구멍에 흔히 집어넣는다! 이 시기는 작은 물건으로 인한 질식의 심각한 위험이 있다.

이 시기에는 표준화된 평가상으로 영아발달 사이에 큰 편차가 있다. 어떤 아기들은 소근육운동 발달이 아주 빠른 반면 이동 기술의 발달은 늦기도 한다. 사회적 기술이 좋은 영아도 있고 장기간 한 장소에 앉아 있기를 좋아하는 영아들도 있다. 그러므로 발달에서 정말 일탈되어 있는지, 발달 지연이 정말로 있는지 혹은 단순히 정상적인 변이인지 판단할 때 많은 주의를 기울여야 한다. 발달의 모든 측면을 검사하는데 도움이 되는 수많은 표준화된 테스트와 측정 방법들이 있다. 그것은 다음 장에서 논의하겠다.

언어, 사회성, 그리고 놀이기술의 발달
(Development of Language, Social, and Play Skills)

익숙한 사람들에 대한 반응으로 미소지음부터 웃음까지 영아는 계속 다른 이와의 상호작용을 발전시킨다. 주의를 끌고 욕구를 전달하기 위해 아주 초기부터 울음으로 의사소통을 배운다. 4~5개월된 영아는 소리를 내고 웃고 옹알이를 할 것이다. 약 10개월까지 옹알이를 계속하는데 모두 중요한 "마마", "다다"와 같은 반복적 자음소리를 낸다. 단어와 소리를 모방하기 시작하고 진짜 단어를 사용한다. 생후 1년 후반부에 낯가림이 있다. 12개월까지는 신체인지상 세 부분을 가르킬 수 있고 친숙한 사물 이름을 모방하며 의도를 가지고 소리를 내며 사람을 부르려고 단어를 말하고 다면, 의도성을 포함한 어른과의 상호작용에 영향을 미치려고 언어이전 의사소통 수단으로 손가락 가리키기를 사용한다(Tomasello, Carpenter, & Liszkowski, 2007). 언어는 영아들이 상호작용하는 사람과 환경과 그 경험에 기초하여 발달할 것이다.

12개월된 영아는 자신의 신체를 발견해가며 몸을 활동에 이용하며 감각운동놀이에 빠질 것이다. 혼자 고립된 놀이를 할 수 있고 궁극적으로는 기능적 놀이로 진전될 것이다. 혼자 서기 같은 것을 빨리 할 수 있고, 생후 1년에 세 단어 혹은 그 이상을 할 수 있는 영아는 그렇지 않았던 그룹보다 청소년기와 성인기에 학력수준이 더 높은 것으로 나타난다(Taanila, Murray, Isohanni, & Rantakallio, 2005).

1. 유아(Toddlers)

1세에서 3세까지 유아들은 에너지 덩어리이며 부모의 가장 큰 인내심을 실험하곤 한다. 그들은 모든 것을 원하고 탐색할 욕구를 가지고 있다! 그들은 무엇인가를 해보면서 배운다. 환경적 요구에 적응하는 그들의 능력은 계속 발전한다. 유아들은 어디서나 뛰어다니는 것과 모든 것을 기어오르고 타고 넘는 것, 그리고 계단 오르기를 배운다. 그들을 매우 주의 깊게 지켜보아야 한다. 그러나 앉아서 무엇을 조작하며 놀거나 장시간 책을 읽는 유아들도 있다. 극단적으로 활동적이거나 움직이지 않는 행동은 전형적인 발달의 편차일 수도 있지만 그들이 속한 민족성의 흔한 기질이거나 어떤 비정상의 가능성도 있을 수 있다. 조작적 활동을 좋아하는 아동들은 또래 중 특출난 경향이 있는데 움직이는 활동에 참여하도록 북돋아 줄 필요가 있다. 3세 때 자극을 많이 갈구하는 행동과 11세 때의 높은 IQ 사이에 관련이 있다는 연구가 있다(Raine, Reynolds, Venables, & Mednick, 2002). 자극을 찾는 유아들은 아마도 자신들의 인지 발달을 촉진해주는 풍부한 환경을 스스로 만들기 위해서일 것이라고 한다(그림 2.8; 표 2.4 와 2.9).

출생부터 2세까지 영아의 신체는 좀 더 균등한 비율로 자리잡는다; 키는 거의 두 배가 되고 몸무게는 거의 4 배가 된다(CDC, 2011b). 다리 길이는 130% 증가하지만 두위는 50%만 증가한다. 이러한 신체 치수와 비율은 균형능력과 물리적인 제한에 영향을 주므로 중요하다. 무게 중심이 아래로 내려갈 수록 신체는 좀 더 안정해지고 서기 위한 근력이 덜 요구된다; 그러나 보행 기술에 미치는 신체 치수의 효과에 관하여는 의견이 엇갈린다(Adolph & Avolio, 2000).

자세조절과 이동
(Development of Postural Control and Locomotion)

유아들은 보행에서의 자신들의 기술을 계속 발전시켜나간다. 보행에서 보폭, 골반경사(pelvic tilt), 외전 그리고 외회전이 줄어듦에 따라 두 발로 지탱하는 시간이 줄어든다(표 2.8)(Sutherland 등, 1988). 발목의 배부굴곡이 유각기(swing)에 나타나고, 2세까지는 입각기에서 진출(push off)이 나오기 시작한다. 행동, 운동역학, 그리고 근육에서 환경적 영향에 적응하는 것이 일어난다. 유아들은 걸을 때 무게 있는 조끼를 입은 것과 같은 갑작스럽고도 원하지 않은 신체 치수의 변화에 자신들을 적응시킬 수 있다(Adolph & Avolio, 2000). 15~17개월까지 서 있을 때 일관되게 예

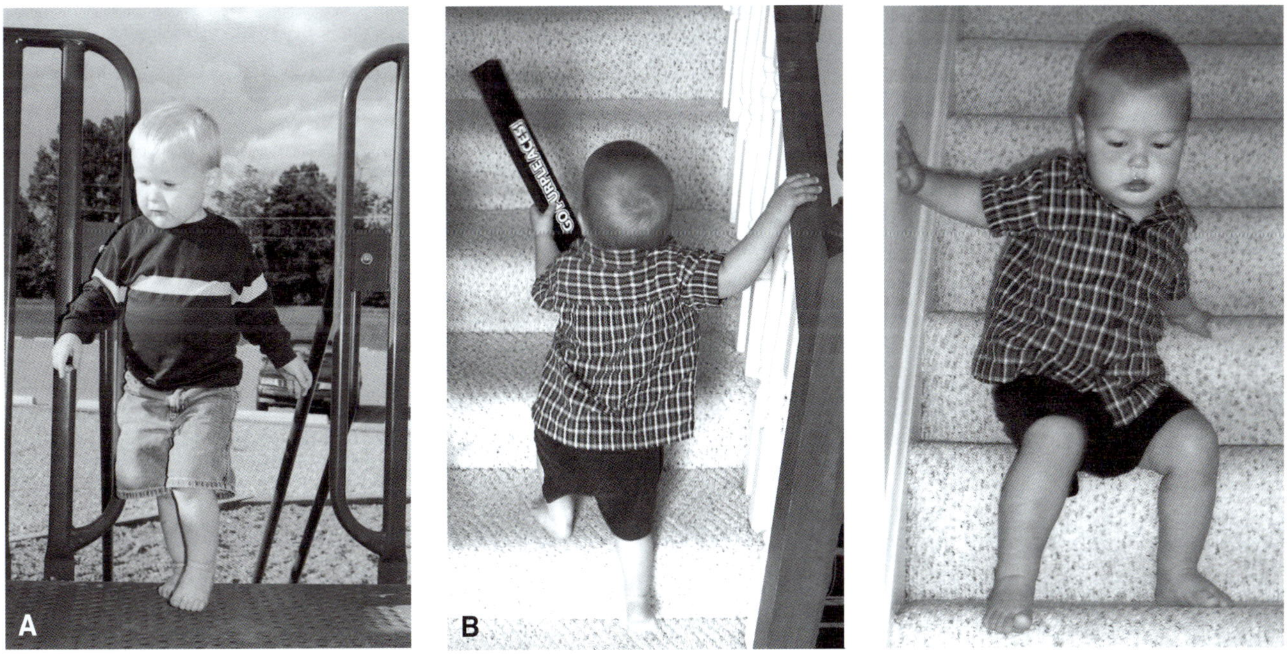

그림 2.8 유아의 발달. (A) 지지면적이 좁아진 상태에서 손을 양옆으로 흔들며 걷는 것을 완전습득한다. (B) 잡고 계단을 서서 올라가는 것이 쉽다. 그러나 계단을 내려올 때는 앉아서 내려오는 것이 더 쉽다.

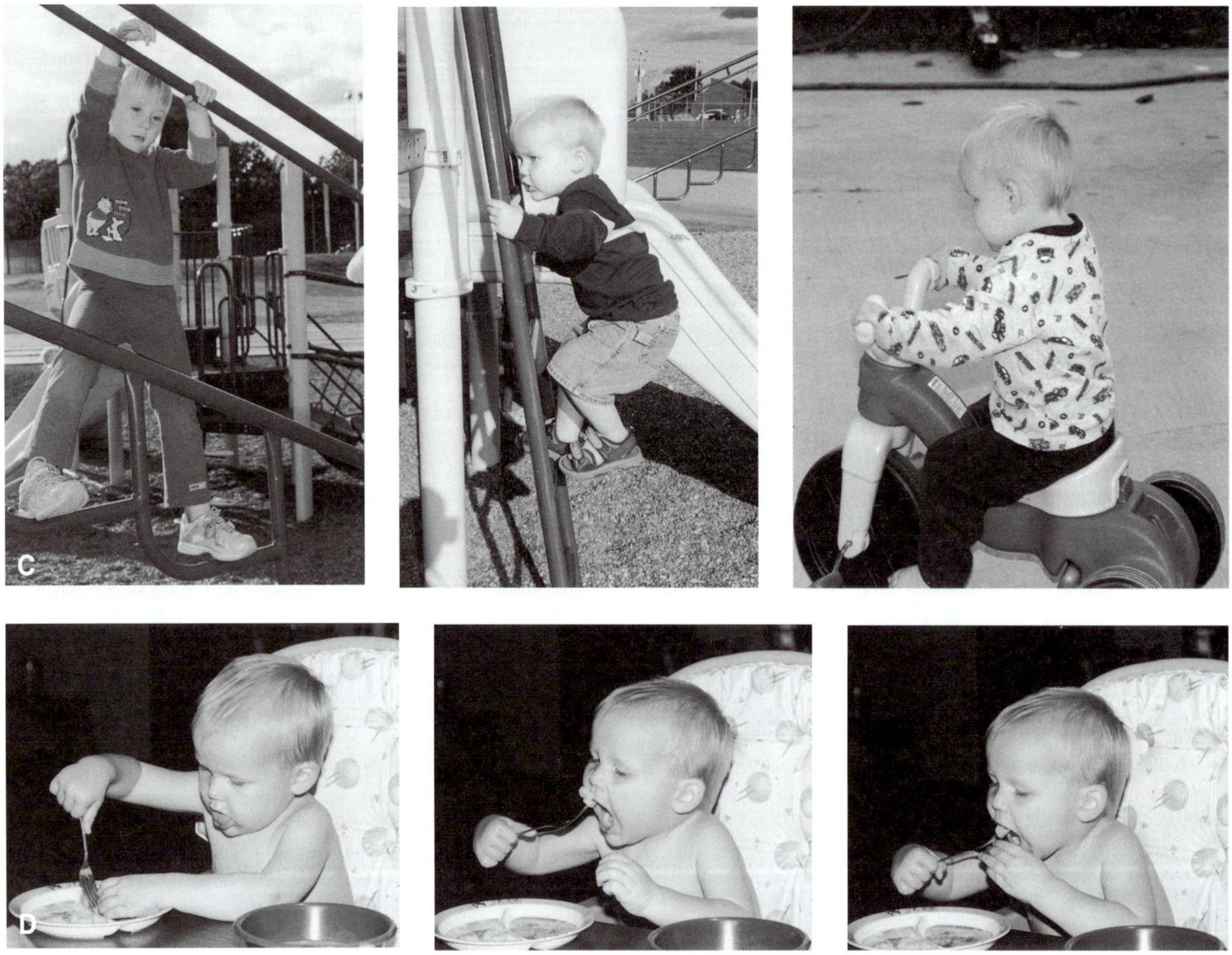

그림 2.8-계속 (C) 놀이터에서 올라가고 노는 것이 재미있으며, 이것은 대근육 운동발달에 아주 좋다. (D) 독립적으로 먹는 것은 중요하고 재미난 활동이다. 음식을 포크로 찍으려고 할 때 영아가 입을 벌리고 혀를 내밀고 있는 것을 주목하시오. 그 다음 성공적으로 입 안에 음식을 넣기 전 약간의 실수도 한다.

견되는 자세조절을 보이는데; 걷는 경험을 하게 된지 3개월 후에 걷는 시도의 80%에서는 다리 근육을 미리 활성화하는 것이 보인다(Witherington 등, 2002).

유아들은 이제 뛰기 시작하지만(그림 2.9) 사실은 빠른 걷기 즉, 경보 형태이다. 처음에 그들은 짧고 제한된 유각기를 보이고; 뻣뻣하고 보장이 균등하지 않고; 두 다리가 동시에 바닥에서 떠 있는 단계는 없고; 지지하는 다리의 신전이 불완전하고; 팔을 짧게 흔들고; 지지 면적이 넓다(Gallahue & Ozmum, 2006). 달리기의 특징인 두 발이 바닥에서 동시에 떠 있는 상태는 만 2세까지는 볼 수 없을 것이다. 만 2세경에 보장, 팔 흔들기, 그리고 속도가 빨라지고 지지하는 다리의 폄이 완성되는 시점이 있다. 2세 유아들은 한 계단에서 뛰어내리고 점프하며 올라설 수 있을 것이다. Gallahue와 Ozmum(2006)에 따르면, 넓이뛰기를 할 때 유아들은 처음에 팔을 제한되게 흔들고 몸통은 수직으로 움직이며 양발을 사용하는 것을 어려워하며 발목, 무릎, 엉덩관절(고관절)이 땅을 박차는 순간 신전이 제한되어 있다고 한다(그림 2.10). 유아들이 자라면서 넓이뛰기도 발전하는데 팔이 점프 동작을 시작하고 도약 전 웅크린 자세를 하면서 팔이 몸 앞으로 나가 있다. 두 발이 땅에서 떨어져 있는 동안 양옆의 팔로 균형을 유지하며 도약 전 웅크린 자세는 더 깊어지고 좀 더 일정하게 된다. 도약 순간 무릎관절과 엉덩관절은 거의 완전히 펴지고 떠 있는 동안 엉덩관절은 구부러진다.

표 2.9 영역별 보통 아동의 발달

연령	대근육운동	소근육운동	인지	언어	사회-정서
13-18개월	자유롭게 걷는다; 계단을 기어 올라간다; 구부정한 자세로 물건을 집어들고 다시 원래대로 선다.	모방하며 낙서한다; 회외한 상태의 손바닥으로 연필을 잡고 있다; 작은 용기 안에 연필을 잘 넣는다	간단한 지시를 이해하며 따른다; 다른 사람을 놀이 상대로 포함시킨다; 신체의 세 부분을 가르킨다.	의미 없는 말로 표현함; 제스쳐 보다는 말로 한다; 표현언어보다 수용언어가 더 발달함; "아니"라는 표현으로 고개를 흔듦; 15개의 의미 있는 단어를 말한다.	분리불안을 최고조로 나타냄; 다른 유아를 모방한다
18-24개월	달리기 시작한다; 계단을 기어서 뒤로 내려온다 혹은 난간을 잡고 계단을 오른다 (그림 2-7B).	자발적으로 낙서한다.	머리를 써서 새로운 방식을 만듦; 눈에 보이지 않는 것을 찾아냄; 지연 모방을 보임; 장난감이나 인형으로 가상놀이를 함	여러 단어로 된 것을 이해함; 복잡한 생각을 표현하기 위해 여러 단어로 말함. 예) "엄마 가" "아가 위에"; 50에서 200단어 이상의 어휘력; 이름을 말하면 그림을 지적함	분리에 대해 덜 불안해 함; 다른 사람의 고통에 대해 동정을 표현함; 반항하는 단어를 사용함
24-36개월	낮은 계단에서 뛰어내린다; 세발자전거를 타기 시작한다; 작은 공을 찬다; 손으로 던진다. (그림 2-7C)	연필을 손가락을 회내 상태로 잘 잡고 있다; 수직선 다음엔 수평선을 보고 그린다.	가상놀이에서 사물을 대치하는 능력이 있음; 물건을 짝맞춤; 2단계 혹은 3단계의 요구에 반응함; 노래 부름	언어발달이 폭발적임; 대화를 위해 동사를 사용하게 됨; 두 부분으로 된 문장 사용 ("내가 집에"); 다른 사람의 대답을 요구함; 250단어 이상의 어휘력	다른 사람의 고통에 대해 말로 반응하기 시작함; 다른사람도 가상놀이에 참여시킴; 양육자의 일상을 모방 수행하려 함
3세	두 발이 땅에서 떨어지는 정말 달리기를 한다; 발을 교대로 계단을 오른다; 계단을 내려올 때 한 발 내려오고 다른 발을 그 계단에 같이 놓는다; 계단에서 뛰어내리고 2인치 이상되는 사물을 건너뛴다.	원을 보고 그린다.	간단한 이야기를 말함; 말로 5까지 셈; 그림에 있는 동작을 말함; 퍼즐조각을 맞춤; 3단계의 서로 관련 없는 요구에 따름	언어사용에 유연함; 좀더 완전한 문장 구사함; 인쇄된 글자와 그림을 구분함; 동사 시제와 복수 사용을 과도하게 일반화하여 사용함; 성인과 같은 문법과 구문을 사용함	말로 공격적이기보다 신체적으로 과격하다; 왜, 어떻게 일들이 진행되는지에 관심을 보인다.

계속

표 2.9 영역별 보통 아동의 발달–계속

연령	대근육운동	소근육운동	인지	언어	사회-정서
3세 6개월	우세한 쪽 발로 몇 번 깡총 뛸 수 있다; 공을 찬다; 세발자전거에 오르고 내려오며 페달을 밟는다.	마름모꼴을 각을 둥글게 그리지만 따라 그린다.	상상과 현실을 쉽게 구분하지 못함; 5개의 사물을 셀 수 있음	글자를 쓰기 위해 음절을 조합해 봄; 그림이 주로 있는 좋아하는 이야기 책을 여러 번 읽음; 낙서처럼 쓴다	다툼이 있을 때 다른 해결방법을 찾아내는데 어려움이 있음; 처음 시도가 성공하면 곧 과격한 행동을 빨리 배움
4세	양발을 교대로 계단을 내려온다; gallops; 발가락 끝으로 선다; 공을 던지면서 몸도 회전한다.	직선을 가위로 자른다; 십자가를 보고 그린다; 세 고정점의 형태로 연필을 잡고 있다.	짝을 맞추어 다른 줄과 똑같이 사물을 줄을 맞춰 놓을 수 있음; 반대되는 단어관계를 유추하여 답을 찾아냄; 나이를 말함; 네 가지 색깔의 이름을 말하고 매치시킴	단어를 제대로 배열한 부정문을 구사하며 질문을 만듦; 부모의 억양을 모방함; 목소리가 잘 조절되고 강해짐	하루에 TV를 평균 2–4시간 시청함
4세 6개월	준비가 된 상태이면 공을 받는다; 2,3인치로 점프한다; 높은 곳에서 뛰어내릴 때 몸을 앞으로 숙인다.	필기도구를 손가락 사이에 잡고 있다; 작은 단추를 채울 수 있다; 사각형을 보고 그린다.	15까지 센다; 상상과 현실을 구분한다.	쓸 때 글자를 뒤집어쓰기도 함; 옆에, 사이에, 뒤에를 이해함; 글자를 또박또박 쓰지 못함	
5세	달릴때 멈추고 방향을 빨리 바꿀 수 있다; 한 발로 8번~10번 정도 깡총 뛸 수 있다; 공을 던져 10피트 거리의 목표를 맞힌다; 롤러스케이트와 자전거를 탄다.	동적인 삼각점을 이용하여 연필을 잡고 있다; 삼각형을 보고 그린다.	과거, 현재 미래를 이해함; 한 가지 특성으로 사물들을 분류함; 20까지 센다.	수동태를 이해함; 자기가 철자를 고안하여 씀; 철자의 일반 규칙을 의식하지 못함(왼쪽에서 오른쪽으로, 혹은 위에서 아래로)	자기조절이 아직 잘 안 됨; 과제수행 시 방해를 제거해 주거나 다른 사람이 전환해줌으로써 성공한다.
6세	양발로 번갈아 뛰어간다	코트의 지퍼를 올린다. 신발끈을 매기도 한다; 손의 한 옆을 책상 위에 댄 채로 필기도구를 손가락으로 잡고 있다; 마름모꼴을 보고 그린다.	유연하지 않은 조작적 사고를 보이기 시작한다.	농담을 이해하고 비슷한 발음의 단어들에 따른 퀴즈를 푼다.	한 상황에 대해 일방적으로 느낀다; 해가 될 수 있는 상황에서 정확히 그 의도를 인식하는데 어려움이 있다.

표 2.9 영역별 보통 아동의 발달 – *계속*

연령	대근육운동	소근육운동	인지	언어	사회-정서
7세		좀 더 손가락이 정교화하여 연필로 작게 잘 표시함	기억을 잘하기 위해 리허설 전략을 사용함; 전략적 게임을 좀 더 잘하게 됨; 질량과 길이 보존법칙을 이해하기 시작함	농담을 이해함; 뜻이 여러 개인 어휘에 바탕한 퀴즈풀기; 읽기를 시작할 수 있음	한 가지 상황에 대해서 두 가지의 감정을 표현하기도 하나 그 유의성은 같음; 성별의 차이를 이해함
8세	줄넘기를 잘한다; 공을 던지고 방망이로 잘 친다.	상당한 소근육운동과 좋은 반응시간이 요구되는 게임을 한다.	단락이 특정 주제와 관련있는지 판단하기 어려움; 면적 보존의 법칙을 이해함	요청하다, 말하다 같은 좀 더 많은 어려운 구문을 구분함; 원활한 인식을 위해 암시 전략을 사용함; 좀 더 철자법을 잘하게 됨	다른 상황에 대해 동시에 싫거나 좋아하는 이중 감정을 표현하기도 함; 사람들이 상황을 달리 받아들이는 것을 이해하지만 잘못 알고 있기 때문이라고 생각함
9세		높은 수준의 소근육운동기술을 요하는 취미 활동을 즐김 (바느질, 모형 만들기)	무게보존의 법칙을 이해하기 시작함	요청하다(ask)와 말하다(tell)의 용법을 올바르게 인지함	자기의 생각 혹은 다른 사람의 생각을 생각할 수 있으나 동시에는 하지 못함
10세	넓이뛰기 거리가 계속 늘어남		내용의 관련성에 대해 더 잘 판단함; 요약할 때 중요하지 않은 것을 생략하기 시작함	좀 더 원숙한 철자법을 쓰게 됨	제 3자처럼 자신의 관점과 다른 사람의 관점을 가질 수 있다.
11세	달리는 속도가 여자에서는 더 빨라지지 않음		부피 보존의 법칙을 이해함	농담을 하며 구문의 다의성에 의거한 퀴즈를 품	속임수를 알아내는 것은 여전히 어려움; 친구들과 좀더 많은 시간을 보냄
12세	반응시간이 향상됨으로 좀 더 기술적으로 공놀이를 할 수 있음		요약하고 개요를 만드는 기술을 보임		

계속

■ 표 2.9 영역별 보통 아동의 발달 – 계속

연령	대근육운동	소근육운동	인지	언어	사회-정서
13세	남아는 달리는 속도가 빨라지고 넓이뛰기 거리가 늘어남		의례적인 생각을 드러내 보임	문법의 종속관계를 잘 지키면서 긴 문장으로 말함; 은유와 여러 뜻을 이해함; 어휘력의 증가	개인의 정체성은 아직 약하여 또래의 영향을 쉽게 받음; 같은 성의 친구들과 좀 더 많은 시간을 지냄; 남아는 성적인 호기심을 보이기 시작함
14세	제자리 넓이뛰기 거리가 남아는 계속 증가하고 여아들에선 더 이상 증가하지 않음		분석능력을 갖게 되고 공부 기술이 향상됨	읽기와 이해의 능력이 좋아짐; 좀 더 길게 쓰고 좀 더 복잡한 문장을 구사함	부모로부터 좀 더 감정적 자립을 하기 원함
15세	가장 빠른 반응시간에 다다름		추상적 원리에 관하여 생각하기 시작함; 독단적-회의적인 면을 보일 수 있음		친밀한 우정 및 관계를 찾음
16세	스포츠에서 최고 기량에 다다름		토론을 찬반 측면에서 할 수 있음; 사회적 철학적 문제에 관심이 증가함		자신의 정체성을 찾는 활동을 함; 성적으로 활발함; 술과 담배를 시작하기도 함

출처: Child Development Institute(2010); Erhardt(1994); Gallahue & Ozmum(2006); Long & Toscano (2002); Owens(2001); Rossetti(2005); Schickendanz, Hansen, & Forsyth(1993).

유아들은 계단을 기어서 오르고 내릴 것이다; 그러나 집에 계단이 없다면 계단을 오를 수 있기 전에 이미 보행을 하고 있을 수 있다(Berger 등, 2007). 18개월까지는 난간을 잡고 계단을 처음 오르고 내릴 수 있게 될 것이다.

상지 기능의 발달
(Development of Upper Extremity Function)

유아들은 1세 이후 만 2세까지 잡는 패턴을 다듬는다. 좀 더 역동적으로 물건을 다루게 되는데 손가락 말단 부위를 조절하고 숟가락의 손잡이를 잡고 다른 쪽은 입을 향해야 하는 것을 알듯이 사물의 어느 끝을 잡아야 쉽게 다룰 수 있는지 이해하기 때문이다. 유아들은 **손바닥 전체로 연필을 잡고**(palmar supinate grasp: 손바닥 전체로 연필을 잡고 약간 구부리고 이때 팔목은 약간 회외 상태임) 끄적거리는 것을 모방한다(그림 2.7I). 물건의 크기와 사용의도에 따라 잡는 패턴이 다양하게 나올 것이다. 15~18개월까지 유아는 건포도를 집어 작은 병 안으로 넣을 수 있고, 2개의 입방체를 쌓을 수 있을 것이다. 이 사물들은 많은 표준화된 발달 테스트에 이용되는 물품이다. 유아들의 잡기 패턴은 곧이어 **손가락으로 잡는**(digital-palmar grasp: 모든 손가락을 구부려 물건을 잡고, 팔목은 약간 회내상태로 곧게 편다.) 패턴으로 크레용이나 연필을 잡고 수직선에

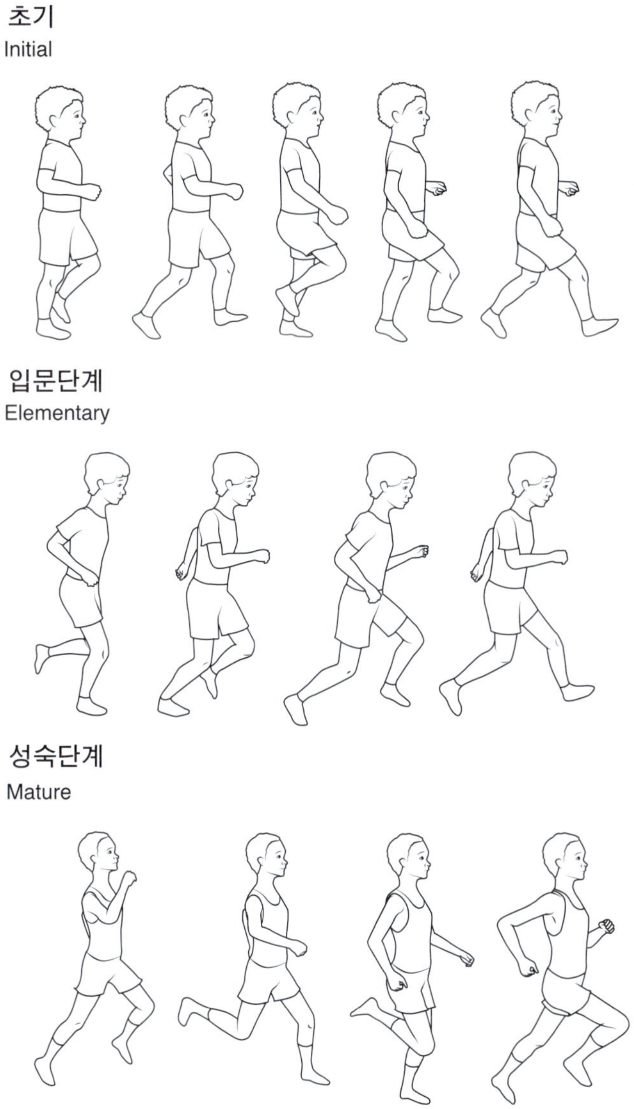

그림 2.9 달리기 패턴의 단계. *(Gallahue & Ozmum, 2006, p.211)*

이어 수평선을 따라 그리는 것을 배우기 시작한다. 2~3세까지는 표 2.9에 나와 있듯이 상지 기능이 대단히 발전된다. 뻗는 속도와 돌발성 움직임이 많이 줄어들고 똑바로 부드럽게 대상쪽으로 손을 뻗는 동작이 증가한다(Berthier & Keen, 2006). 스스로 먹을 수 있게 되지만 음식을 자를 수는 없다.

언어, 사회성, 그리고 놀이기술의 발달
(Development of Language, Social, and Play Skills)

걷고 물건을 다룰 수 있게 이동기술과 상지 기능을 잘 습득했을 때 언어와 사회성 기술이 기하급수적으로 발전한다. 일단 스스로 걷게 되면 장난감과 엄마와 대단히 많은 상호작용을 하며 보낼 것이다(Clearfield, 2011). 유아들은 언어적, 비언어적 표현을 함께 하면서 다양한 의도와 모방할 수 있는 기반에 근거하여 다양한 어휘를 사용하기 시작한다. 18~24개월까지는 유아들이 두 단어 조합 형태로 표현하고 이는 기본적 의미를 이해하고 있다는 표지이다. 두 단어 조합안에는 사람, 장소, 물건, 행동, 그리고 위치, 장소(즉, "엄마 신발", "아빠 위")를 포함한다. 24개월까지는 최소한 약 50단어 내외(Rossetti, 2005)부터 300단어(아동발달연구소, 2005; Owen, 2001)를 알고 있어야 한다. 만일 50단어를 습득하고 있지 않다면 "말 늦는 아이"라고 생각한다(D' Odorico & Jacob, 2006). 그들은 표현단어보다 더 많은 단어들을 이해하고 있다(Reich, 1986, p.42). 24

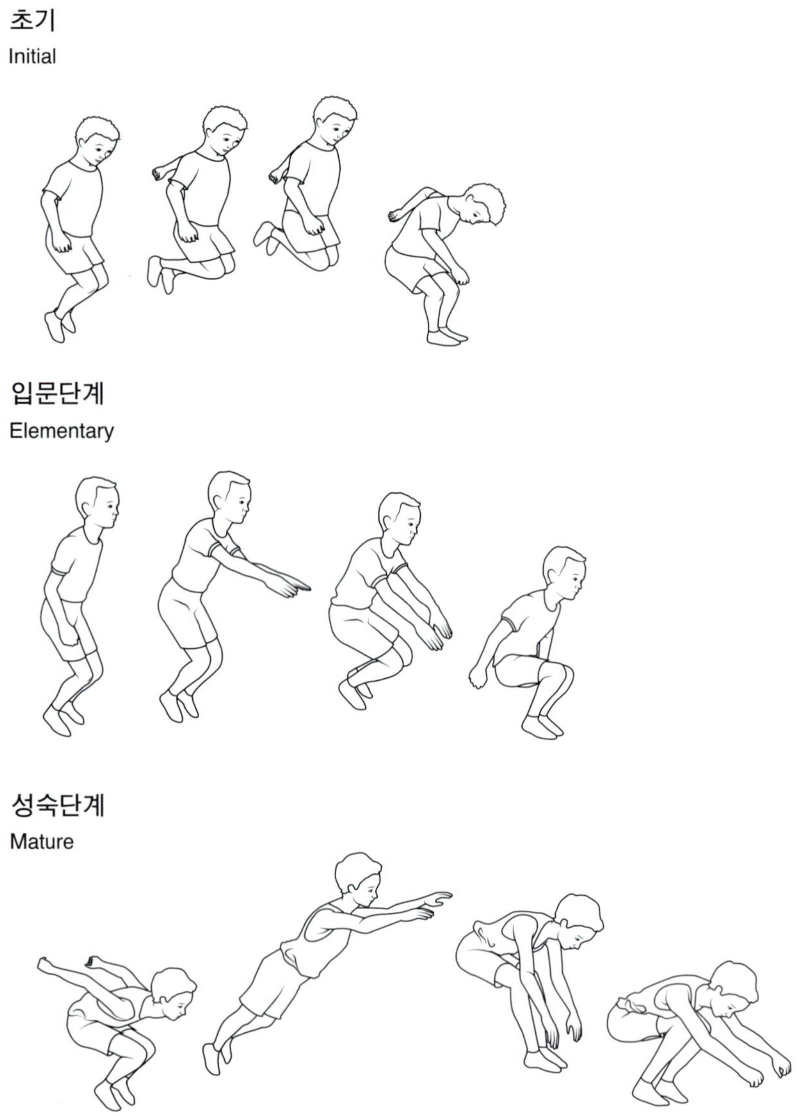

그림 2.10 넓이 뛰기의 단계.
(Gallahue & Ozmum, 2006, p.217)

개월까지는 복잡한 욕구표현을 위해 다단어 발화를 할 수 있어야 한다. 말은 좀 더 정확해지지만 끝나는 말을 우물거리고 낯선이들은 유아가 말하는 모든 것을 이해하지 못할 수도 있다.

언어가 발달하면서 다단어 조합은 개념 발달, 정보/언어 정보처리(기억 포함), 순서, 지시 따르기, 그리고 분별에 따라 달라질 것이다. 24~29개월 사이의 유아들은 15%의 언어발달 지연을 보인다(Horwitz 등, 2003). 언어발달지연을 보이는 유아들 중 22%는 신경발달학적 문제와 관련 있다(Buschmann 등, 2008). 그리고 정상 발달하는 또래들과 비교해서 사회적으로 위축되어 있다(Rescorda, Ross, & McClue, 2007).

놀이는 유아들의 일이고 생후 1년부터 2세 사이에 대단히 발달한다(표 2.10). 감각적으로 풍부한 **탐색 놀이**(exploratory play)를 하는데 이때는 기술습득에 필요한 양보다 더 많이 반복하는 특성이 있다. 유아들이 자신의 신체인지가 증가하면서 환경의 모든 면을 탐색하는 놀이에 사용한다. 서로 가까이 있는 상태에서 놀지만 같이 놀지 않거나 다른 유아에게 영향을 미치려고 하지 않는 놀이인 **병렬 놀이**(parallel play) 패턴도 보인다. 대단히 사회적이진 않지만 약간의 협조적 상호작용도 포함하고 있다. **사회적 놀이**(social play)는 옆에 있는 유아가 쳐다보고 모방하려고 할 때 그 유아와 병렬 놀이를 하면서 출현하기 시작하는데 엄밀한 의미의 상호작용적인 연합놀이는 아직 아니다.

표 2.10 놀이의 발달

연령	놀이의 형태	관련 행동
영아		
0–6개월	탐색	• 주로 감각운동 놀이
	사회적	• 애착에 중점
6–12개월	탐색	• 감각운동 놀이가 기능적 놀이로 발전
	기능적	• 기능적 목적에 따라 장난감 사용 시작
	사회적	• 부모나 양육자에게 애착
12–18개월	관계적 및 기능적	• 자신에게 하는 단순한 가상놀이(먹고 입는 시늉) • 단순한 조합 내에서 2~3가지를 연결함 • 가장 가까운 이로부터 모방을 하는 놀이
	대근육	• 방을 이리저리 탐색 • 놀이에서 뒹굴고 네발기기
	사회적	• 놀이하는 동안 또래 상호작용 시작 • 또래 옆에 앉아 각각 놀이함
유아		
19–24개월	기능적	• 관련된 여러 행동을 같이 함
	대근육	• 감각자극을 좋아할 수 있다
	가상 혹은 상징놀이	• 비생명체를 살아있는 듯이 다룸(인형에게 먹이고 옷입히기) • 사물을 마치 다른 대상인 듯 상징하거나 함
	사회적	• 상호작용하지 않는 제각각 놀이 • 놀이에서 타인을 모방 • 여러 아이들과 함께 참여 • 다른 아이를 쳐다본다 • 주고 받기를 시작함
학동기 전		
2–3세	상징적	• 여러 상황들을 조합하여 가상놀이의 의미 있는 순서로 풀어냄 • 여러 가상놀이의 이이디어를 위해 사물들을 사용함 • 동물 혹은 사람을 나타내기 위해 장난감을 이용함 • 봉제인형 혹은 상상친구와 함께 드라마놀이를 함 • 장난감 집 놀이
	구성적	• 그리기와 퍼즐에 참여함 • 장난감을 이용해서 어른을 모방함
	대근육	• 점핑과 텀블링을 좋아함
	사회적	• 연합놀이함, 각각 놀이가 더 많다
3–4세	복잡한 상상놀이	• 가상의 사물이 실제나 상상의 생활안에서 역할을 보여주는 어떤 행동을 가지고 있다면 놀이를 위한 내용을 만든다
	구성적	• 감독하에 예술작품을 만든다 • 퍼즐과 블럭을 완성한다
	적극적 신체 놀이	• 신체적 놀이, 수영, 점핑, 달리기를 좋아함
	사회적	• 어린이집에서 함께 놀이, 게임, 그리기, 공작 시간에 참여한다 • 그룹으로 노래부르고 춤춘다 • 다른 아이와 연합놀이를 하고 나누고 이야기하며 논다

계속

표 2.10 놀이의 발달 – 계속

연령	놀이의 형태	관련 행동
학동기 전		
4-5세	규칙 있는 게임	• 단일 규칙이 있는 그룹게임을 시작한다 • 어떤 부여된 역할을 하며 조직화된 놀이를 한다 • 조직화된 대근육 운동 게임에 참여한다
	구성적	• 예술활동의 목표에 관심이 있다 • 복잡한 구조를 만든다 • 완성품에 자부심을 갖는다
	사회적/드라마적인	• 다른 아이와 역할놀이를 한다 • 격식 있는 곳에 참여한다 • 이야기를 말한다 • 상상 속의 인물과 내용을 가지고 가상놀이를 지속한다
유치원		
5-6세	규칙 있는 게임	• 규칙이 있는 컴퓨터, 카드, 보드게임
	드라마적인	• 정교하게 상상놀이를 함 • 현실을 재구성하여 논다
	스포츠	• 그룹/아이들의 팀으로 협력하여 논다
	사회적 놀이	• 그룹으로 조직화된 놀이에 참여함

출처: Case-Smith, J. (2010, pp.65-75); Linder (2008); Park (2007).

학동기 전 아동들(Preschoolers)

학동기 전 시기는 일반적으로 3세에서 5세로 본다. 아동들은 집에 있거나 지역의 프로그램에 참여한다. 아동들은 집밖의 세상을 경험할 준비가 되어 있다. 어린이집이나 유치원 교육과정의 중점은 보통 모든 분야에서 폭넓은 경험 속에서의 사회적 발달이다. 공통 교육과정은 모든 영역의 고른 발달에 중점을 두며 특히, 사회성 발달에 중점을 둔다. 아시아 문화권에서는 3세 아동이 읽기, 쓰기를 배우기 시작할지 모른다. 다른 문화권에서는 발견과 탐색에 중점을 둘 수도 있다.

진보한 운동기술의 발달 (Development of Advanced Motor Skills)

학동기 전 아동의 특징은 환경 안에서 능동적으로 활동한다는 점이다. 근육활동의 크기와 시간이 늘어난다. 보행은 5~7세까지 패턴이 정교해지고 성인의 보행 패턴과 같이 진다. 3세까지는 두 발이 땅에서 떨어지는 단계가 있는 참 달리기의 형태로 성숙되며 걷기보다 근력과 균형이 좀 더 필요해진다. 30개월의 학동기 전 아동은 발을 번갈아가며 계단을 오르지만, 내려올 때는 한 발 다음 발을 같은 계단에 놓아 두 발로 한 계단을 내려오는 형태이다(Bayley, 2005).

4세까지 아동은 깡총뛰기를 할 수 있는데 이는 대단한 협응과 균형능력이 필요하다. 깡총뛰기를 할 때 처음엔 들고 있는 다리를 90° 구부리거나 덜 구부려 몸을 똑바로 세운 자세에서 바닥과 발이 평행하다. 팔은 팔꿈치에서 약간 구부리고 가볍게 옆에 붙이고 한 번 깡총 뛰는 거리나 높이가 거의 없고 균형을 쉽게 잃는다(Gallahue & Ozmum, 2006)(그림 2.11). 학동기 전 아동은 또한 gallop(한 발자국 뗀 후 깡총 뛰는데 같은 발이 계속 앞에 있다)과 한 발씩 번갈아 계단 내려가기, 그리고 발끝으로 서기를 배운다. 운동기술은 계속 좋아지며 이는 사회적 상호작용에 중요하다. 그러나 많은 아동들이 이미 앉아서 하는 활동에 너무 많은 시간을 보내고 있고 어릴 때부터 더 이상 "카우치 포테이토"(couch potato)(소파에서 누워 TV보며 줄곧 스낵을 먹는)가 되도록 해서는 안 된다(Patrick, Spear, Holt, & Sofka, 2001). 운동은 체력에 중요하고 아동들의 비만도 증가하고 있으므로 치료사들은 이런 조용한 생활태도의 조기증후에 유념해야 한다.

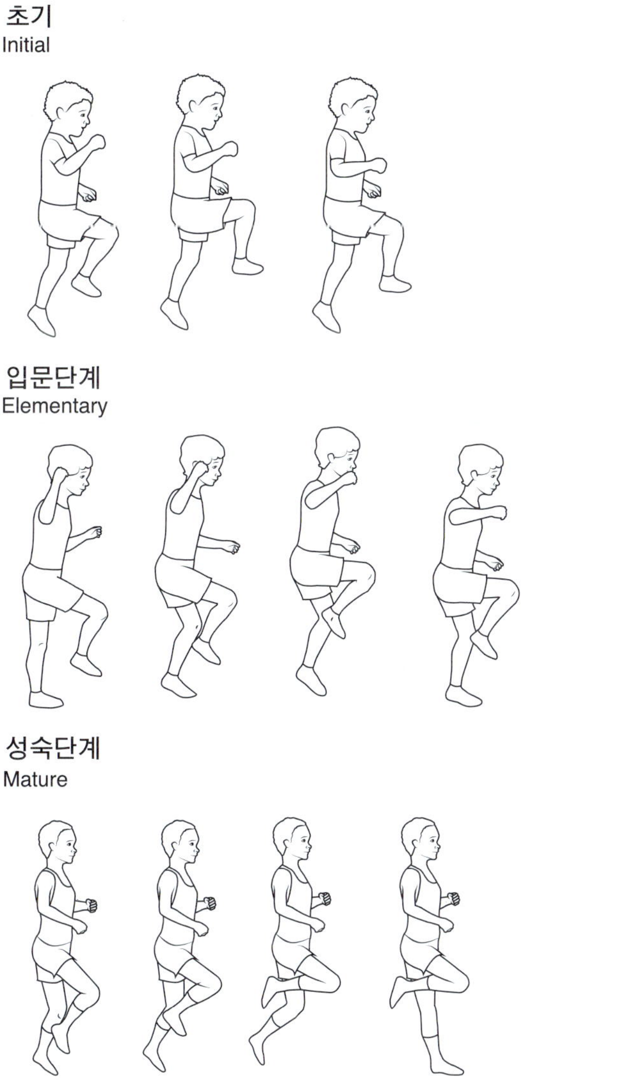

그림 2.11 Hopping 패턴의 단계. *(Gallahue & Ozmum, 2006, p.219)*

조작기술은 주먹으로 두드리기, 색칠하기, 그리기와 같은 소근육운동 놀이 안에서 좀 더 복잡해지고 발전한다. 엄지와 손가락들을 개별적으로 움직일 수 있고 손목을 돌릴 수 있다. 3세 반에서 4세까지 아동은 크레용이나 연필을 **고정 삼점지지**(static tripod: 엄지, 검지, 가운데 손가락으로 대충 잡고 손이 같이 움직임)(그림 2.7I) 형태로 잡고 그다음은 **동적인 삼점 지지**(dynamic tripod)의 형태로 필기구를 사용할 것이다. 이 형태에서는 엄지, 검지, 중간 손가락의 말단부위가 정교하게 모여져 연필을 잡고; 가운데와 네 번째 손가락이 자연스럽게 구부려져 안정적으로 둥근모양이 된다; 팔목은 약간 펴져 있고; 고정 삼점 지지 형태와 가장

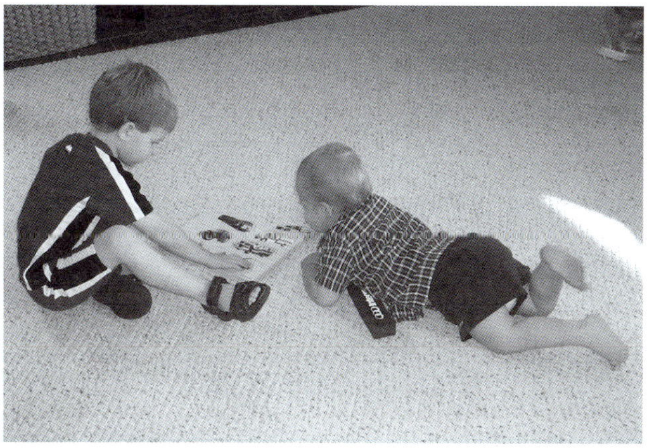

그림 2-12 놀이는 아동의 일이다. 이 활동을 위해 각각 다른 자세를 취하고 있음을 주목하시오.

다른 점은 손허리손가락(중수수지) 관절이 안정되어 있고 몸쪽부분 손가락사이 관절의 국소적 움직임이 있다는 점이다(Erhardt, 1994). 중심 몸통 근육과 더불어 어깨, 팔꿈치, 아래팔, 그리고 팔목이 안정시키는 역할을 해주어 손과 손가락이 정교하게 움직이도록 해주는 것이다.

언어, 사회성 그리고 놀이기술의 발달
(Development of Language, Social, and Play Skills)

학동기 전 아동은 매우 사회적 존재이며 이제는 친구를 만들고 세상을 탐색한다. 언어기술은 사회적 능력에 매우 긴밀히 연계되어 있는데 이 시기에 매우 발달하고 있다. 아동들은 과거와 미래의 일들을 이해할 수 있게 되며 대화상대가 되기 시작한다. 3세에는 좀 더 완전한 문장들로 말할 것이고 규칙을 과도하게 일반화하기 시작하며 동사의 시제와 복수를 만들어낸다. 성인의 구문과 문법이 나온다. 4세까지는 쉽게 화제를 전환시키고 끊임없이 질문을 해댄다; 그러나 이 시기의 6~8% 아동에서 언어발달의 어려움을 보인다(Boyle, Gillham, & Smith, 1996; Tomblin, Smith, & Zhang, 1997).

학동기 전 아동들의 주요한 활동은 놀이인데 집이나 바깥에서 놀이를 한다(표 2.10과 그림 2.12). Blanche(1999)에 따르면 **놀이**의 정의는 자발적이고 흥미롭고, 에너지를 만들거나 확장하고, 신체적 정신적 활성화가 일어나고, 이완도 되며 혹은 스트레스까지도 유발하는 활동이라고 할 수 있다. 놀이에는 창의성, 상상 그리고 자유스런 느낌이

들어있는데 분명한 목적이 없을 수도 있고 자기 스스로 수행한다. 아동초기에는 세 가지 유형의 놀이를 하는 것으로 알려졌다; (1) **상징놀이**(아동은 인형이나 도자기 인형 등을 살아있다고 가정하며 놀이함; 인형들을 사람이나 동물들을 나타냄); (2) **만들기 놀이**(빌딩이나 사물들을 만들어 세우고 쌓는 놀이, 그리기, 퍼즐); 그리고 (3) **신체적 놀이**(제자리 뛰기, 달리기, 그네타기, 미끄럼타기를 포함한 활동적 동작으로 일반적으로 다른 아동과 같이함)이다(Case-Smith, 2010, p.73). 아동이 발달해가면서 그들의 놀이는 좀 더 복잡해지며 더 긴 시간 집중해서 논다. 어떤 아동들은 사회적 놀이활동을 즐겨하는 반면, 혼자 놀기를 좋아하는 아동들도 있다. 놀이에 관한 아동의 선호도를 이해하고 최신 노래, 장난감, 게임, 모형에 대해 알고 있으면 치료사가 더 쉽게 아동과의 신뢰관계를 형성하고 협조를 얻는데 도움이 된다.

장애아동과 정상 발달하고 있는 아동들의 학동기 전 시간은 서로서로에 관해 배우고 즐거운 환경 안에서 상호반응을 배우게 되는 훌륭한 시간이다. 장애아동들은 정상적이고 전형적인 행동들을 모방하고 우정을 발전시키고 정상발달 중인 아동들은 장애아동에 대해 배운다. 장애아와 비장애아동의 학동기 전 통합교육은 장애아들의 사회적 기술 및 다른 행동 발달에 유익하다는 것을 보여주고 있다(Buysse & Bailey, 1993; Guralnick, 1999, 2001). 그리고 비장애 아동에게는 다른 사람의 필요에 대해 자연스럽게 반응하는 것을 발달시킬 수 있다는 점이 유익하다(Diamond & Carpenter, 2000). **자연적 교육과정 모델**이 지지를 받고 있는데 이것은 "어린 아동이 스스로 환경을 조절하고, 참여하며 가족의 기대와 속해있는 문화적 가치와 일치하는 자연스런 경험 안에서의 상호작용"을 증진해준다(Noonan, 2006, p.82).

학동기 아동(Elementary School-Age Child)

학교란 5세부터 18세까지 아동들의 주요한 환경이다(장애가 있다면 21세까지). 비록 많은 학교체계가 중학교나 고등학교의 특징들을 가지고는 있지만 초등학교는 보통 유치원에서부터 8학년까지이다. 아동들은 다양한 지역환경에 참여하게 되는데; 종교조직, 스포츠 단체, 스카우트 그리고 자원과 지역사회에 기반한 끊임없는 활동그룹에 속하기도 한다. 발달결과에 영향을 주는 경험과 기회란 영역에서 발달이 계속 이루어지는 시기이다.

진보된 운동기술의 발달 (Development of Advanced Motor Skills)

일단 아동이 학교에 입학하면 생애에 사용되는 기능에 필요한 모든 기본 운동기술이 펼쳐져 있고 다듬어질 것이며 그들의 문화와 환경의 필요에 따라 갈고 닦게 된다(표 2.9). 참여를 원하는 활동과 스포츠에 요구되는 발전된 운동기술을 배울 것이다. 야구나 비디오 게임을 원하면 눈-손 협응이 발달해야 할 것이다; 축구를 원하면 달리기 속도가 빨라져야 할 것이고; 체조를 하려면 근력이 증가되어야 할 것이며;악기를 다루려면 협응이 향상되어야 할 것이다. 수영, 수상스키, 스키, 스노우보드, 스케이트, 승마 등을 아이의 흥미와 배경에 따라 배우게 될 것이다. 숙련도의 정도는 유전적 소질, 기회, 지도와 욕구에 의해 달라질 것이다.

9세까지 아동은 타이밍이나 정확성에서 성인과 같은 수준으로 손을 뻗는 동작을 할 수 있다(Favilla, 2006). 아동들은 학교생활을 통하여 쓰기와 그리기 기술을 갈고 닦으며 다양한 수준의 역량을 갖춘다. 비록 어떤 아동들은 선천적으로 운동선수의 소질을 보이거나 음악적 소질이 있어 다른 평범한 아동들을 앞지르지만 연습은 기술발달의 수준에 아주 중요한 요인이다. 앉아서만 활동하려는 것과 비활동성인 아동은 비만과 체력의 문제가 있을 수 있으므로 검사를 받아야 한다. 비만은 아동의 여러 영역에서 발달과 기능에 영향을 준다. 유산소 능력과 같은 체력증강은 학업성취와도 관련이 있다(Wittberg, Northrup, & Cottrel, 2009).

어떤 아동들은 특히 체육수업 시간이나 스포츠 시간에 두드러지게 미성숙한 동작패턴을 계속 보인다. 미성숙한 동작패턴에는 다음과 같은 것이 포함되어 있다:

- 일정치 않은 수행을 보이는 것
- 고집증(perseveration)−반복적 반응, 적당할 때 멈출 수 없음
- 관계없는 동작
- 거울상(mirroring) 혹은 우측, 좌측을 그대로 따라 하는 것
- 비대칭성 그리고 양측 협응의 어려움

- 동적인 균형상실이 있고 한 가지 운동과제를 마친 후 넘어짐
- 리듬이나 동작패턴의 유지가 어려움
- 힘 조절이 어려워 충분한 힘을 내지 못하거나 너무 많은 힘을 사용함
- 운동실행계획을 잘 세우지 못함(Sherrill, 1993)

이러한 문제를 가진 아동들은 발달성 조정장애일 수도 있는데 이것은 7장, 24장에서 논하거나 다른 발달장애 부분에서 이야기하겠다.

언어, 사회성 그리고 놀이 기술의 발달
(Development of Language, Social, and Play Skills)

인지와 글과 구두 언어 기술이 아동기 내내 발전하며 다른 언어도 배운다. 학동기 아동에게도 놀이는 계속 중요한 활동이다. 학동기 전기(7~12세)에 아이들의 놀이는 흔히 문제해결력과 추상적 사고력이 요구되는 컴퓨터 게임이나 카드게임 같은 규칙이 있는 게임에 집중한다. 놀이거리와 취미 역시 중요한 아동활동이다. 조직화된 스포츠에 참여하는 것은 이 시기에 매우 흔한데 아직 높은 수준의 운동기술이 필요하지 않아서 협동에 중점을 둔다. 그러나 곧 승리와 기술이 매우 중요해져서 팀의 기대를 못 맞추거나 자신의 기대에 못미치는 경우 떨어져 나올 것이다. 이런 일이 생겼을 때 체력을 유지하고 비만을 예방할 수 있는 다른 스포츠나 활동을 찾아내는 것이 중요하다. 닌텐도 Wii와 Wii Fit 게임과 같이 신체 참여를 포함하는 컴퓨터 게임을 자전거 타기, 등산하기, 수영하기 등의 활동들과 병행하는 것을 권장하여 에너지를 소모하게 해야 한다(Graves, Stratton, Ridgers, & Cable, 2007).

Havighurst(1972)는 중학교 아동들이 할 수 있는 발달성 과제에 대해 다음과 같이 말하였다; (1) 자신에 대해 전인적 태도 기르기, (2) 남성과 여성의 적절한 사회적 역할 배우기, (3) 매일의 일상에 대한 개념과 기초적인 기술 발달시키기, (4) 양심, 도덕성, 가치 척도 개발하기, (5) 사회 그룹에 대한 태도를 개발하는 과제등이다. 이러한 과제를 어떻게 아동이 배우는지는 신체적, 사회적, 문화적 환경에 따라 다르다.

장애가 있는 혹은 특별 의학적 관리가 필요한 아동은 미 연방법에 따라 지역내 학교에 들어가야 하고 가장 좋은 교육에 참여해야 한다. 나중에 12장에서 논의하겠지만 모든 아동들은 지역내 학교에서 가장 최소로 제한된 환경에서 교육받도록 되어 있다. 아동들은 적응을 잘하고 받아들이기도 잘한다. 그리고 만일 환경모델 내의 어른이 적절하게 행동한다면 통합교육이 장애아동과 비장애아동의 교육에 가장 성공적이라는 것이 증명된 바 있다(Giangreco, Dennis, Cloninger, Edelman, & Schartman, 1993; Hunt, Doering, Hirose-Hatae, Maier, &Goetz, 2001; Hunt, Soto, Maier, & Doering, 2003; Peck, Donaldson, & Pezzoli, 1990; Soto, Muller, Hunt, & Goetz, 2001).

청소년기(Adolescent)

보통 11세에서 18세까지인 청소년기는 신체성장이 급속하고 성이 성숙하고 새로운 욕구와 동기 그리고 사회적 도전이 활성화되는 시기이다(Forbes & Dahl, 2010). 학교는 청소년 삶의 중요 현장이며 학업과 사회적 발달이 계속 일어나는 곳이다. 뇌가 더 발달하며 인지 조절과 실행기능의 능력이 점차 증가된다(Luna, Padmanabhan, & O'Hearn, 2010). 청소년들은 또래의 동성, 이성과 성숙한 관계를 구하며 받아들일 만한 남성, 여성의 역할을 배우는 중이며 사춘기를 통과하여 성인 신체에 도달하며 부모로부터 감정적인 독립을 구하며 성인의 삶을 위해 준비하고 있는 중이다(Havighurst,1972). 이 이행시간은 청소년과 부모 양측에 시험의 시간이 될 수도 있는데 가족으로부터 독립과 분리를 희망하는 한편 고위험의 행동도 또한 할 위험이 있기 때문이다. 부모들은 스스로 자녀들이 원하는 독립성을 제공하는 것과 활동에 대해 알아야 하는 것 사이에 균형을 잡으려고 노력할 것이다.

청소년들은 욕구, 희망, 기회에 따라 모든 영역에서 계속 발달해간다. 청소년기 동안은 생후 첫해 동안의 변화와 비견될 정도로 신체변화가 많다. 사춘기와 관련된 신체변화 전에 수면의 변화가 온다(Sedeh, Dahl, Shahar, & Rosenblat-Stein, 2009). 사춘기의 시작과 진행은 아주 다양하며 내분비교란 물질, 영양, 그리고 신체크기 같은 환경적 요인에 따라 영향을 받는다(Sedeh 등, 2009). 여자에서 키가 가장 많이 자라는 평균시기는 11세 반이며, 월경은 12세 반경에 일어난다. 남자는 여자의 성장 2년 후 많이 자라는데 최고성장

속도의 시기는 13세 반이다(Patrick 등, 2001). 멕시코계 미국인과 아프리카계 미국인 청소년들 특히, 여자아이들은 유럽계 미국 청소년들보다 사춘기가 빨리 온다(Himes, 2006).

청소년은 종종 스포츠 참가나 관람, 지역사회내 활동에서 큰 즐거움을 느낀다(그림 2.13). 그들의 운동기술은 욕구와 훈련에 바탕하여 계속 발달해간다. 적절한 훈련과 체력훈련을 하지 않으면 손상받기 쉽다. 손상을 입은 청소년이 쉽게 동기부여가 될 수 있는 때는 자신들의 스포츠로 복귀하는 것을 원할 때이다. 그러나 목표가 비만 청소년의 체력을 향상시키거나 혹은 장애가 있는 십대들의 복합적 욕구를 맞추는 데 있다면, 동기부여가 매우 어렵다. 13장에서는 이런 분야에서 일하는 치료사들의 특별한 역할과 책임에 대해서 논의하겠다.

청소년기는 생애 중 가장 건강한 시기 중 하나이다. 그러나 12~19세의 아동 중 18%는 비만이며(Dgden, Caroll, Curtin, Lamb, & Flegal, 2010), 그리고 이환률과 사망률도 200%까지 증가한다(CDC, 2009). 이 시기 동안 자동차 사고, 자살, 살인, 약물과 알코올 남용, HIV, C형 간염, 무계획적 임신, 섭식장애가 증가하는 시기이다(Forbes & Dahl, 2010). 이러한 건강문제의 결과는 감정과 행동 조절 문제를 암시한다. 이런 것들은 또한 청소년기의 감각추구를 반영하고 있다. 이런 감각추구 혹은 위험 감수 행동의 양성적 스릴은 행동의 부정적 결과의 인지적 이해보다는 행동 선택적인 면에 더 많은 영향을 미치는 듯이 보인다(Forbes & Dahl, 2010). 감각추구 행동은 분명히 13~16세 사이에 증가하고 사춘기가 성숙되어가면서 곡선형으로 감소한다. 다른 한편 충동성은 감각 추구행동과 연관되어 왔는데 사춘기와는 관련이 없다. 그리고 10세 이후에는 꾸준하게 비례해서 감소된다(Steinberg 등, 2008).

청소년기는 십대가 성인기로 이행하기 시작하면서 사회적 개인적 가치를 습득해가는 시기이다. 장래의 직업과 고등학교 졸업 후 진로를 위해 계획한다. 장애 청소년에게는 특히 어려운 기간이다. 능력을 쌓아가는 과정에서의 있을 수 있는 제한을 고려해야 하고 가족을 떠나 생활할 수 능력에 대해 고려해 보아야 한다. 학교와 장래의 일을 결정하는 스트레스가 어느 청소년에게든지 무거운 짐이 될 수 있다.

장애 청소년은 신체는 성장함에 따라 신체의 부피가 커지

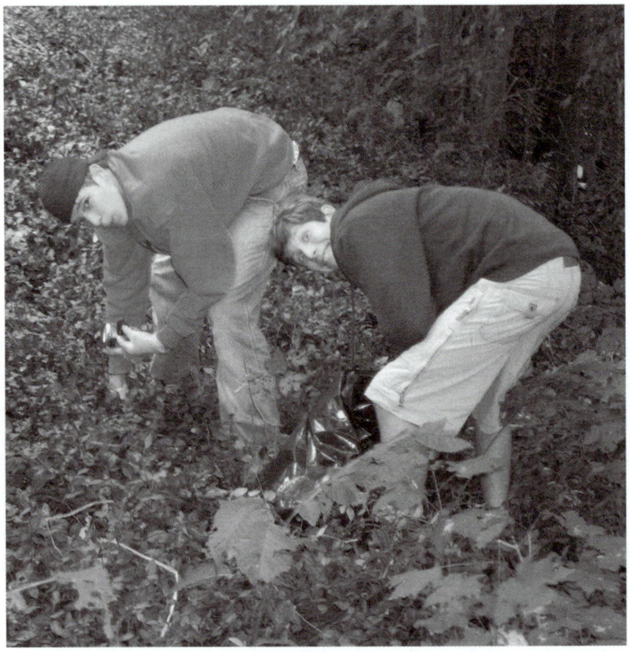

그림 2-13 고등학교 학생들이 지역사회 서비스 학습프로젝트에 참여하고 있다.

고 뼈의 성장에 따라 근육이 단축되는 등의 새로운 제약과 제한에 직면하게 된다. 집과 학교에서는 보행을 하고 있는 장애아동이 걷는데 드는 노력과 에너지가 너무 많다고 판단하여 하루중 대부분은 휠체어를 이용해야겠다는 결심을 하게되는 것은 흔한 일이다(Dudgeon, Jaffe, & Shurtleff, 1991). 하지만 필요하면 다양한 보조기구들을 이용하여 자동차를 운전하며 독립성을 획득하고 환경을 더 탐색할 수 있는 기회를 즐기는 청소년들도 있다.

그들의 성적 발달도 계속된다. 청소년들과 부모들은 피임과 성병의 예방에 대해 서로 대화해야 한다. 이것은 특히 장애 여자 청소년들에게 중요한데 특히 이들이 성학대에 취약하기 때문이다. 위험한 성적 행동에 또한 몰두하는 장애 청소년들은 건강증진과 성교육을 받아야 한다(Maart & Jelsma, 2010). 장애 청소년들이 지역사회에 청소년으로서 참여하는 것이 어릴 때와 달리 좀 더 제한될 수도 있는데 더 이상 "귀여운" 꼬마가 아니고 사회가 부적절한 행동을 받아주지 않기 때문이다. 독립성을 성취한 장애 청소년들에게는 이 시기가 부모로부터 독립할 수 있는 시기인데 물론 부모들은 이를 어려워할 수 있다.

비전형적인 운동 행동들 (Atypical Motor Behaviors)

대부분의 영아와 아동들은 표 2.4부터 표 2.10에서 언급한 과정속에서 발달한다. 발달의 속도는 여러 분야에서 다르며 조기에 소질을 보이는 분야는 일생 지속된다. 어떤 영아와 아동은 관습적인 발달진행을 따르지 않는다. 이것은 그 아동과 가족이 속한 문화 내에서는 흔한 일일 수 있으므로 관심의 대상이 되지는 않는다. 반대로, 비전형적인 혹은 매우 발달이 지연되어 있으면 장애의 가능성이나 결정적인 환경의 영향이 의심된다. 나중에 뇌성마비와 기타 발달장애가 있다고 진단된 아동들에서 흔하게 보이는 비전형적 운동발달의 지표는 표 2.11에 나와 있다. 치료사들은 이 책에서 토의한 비전형적 혹은 지연된 운동발달이 있는지 주의 깊게 판단해야 한다. 이에 대해 적절하다면 치료사가 중재하면서 모니터해야 한다. 만일 발달 선별검사에서 이상이 관찰되면, 이에 대해 아동은 좀 더 포괄적인 검사를 받아야 한다. 그리고 적절한 조기 중재프로그램과 소아과 의사에게 의뢰되어야 한다. 만일 학동기 아동에게 문제가 발견되었다면, 아동을 학교의 검사위원회에 의뢰하고 아동의 소아과 주치의에게 보고한다. 다음 장에서 운동발달에서의 다양성을 평가하고 검사하는 방법에 대해 토의하려고 한다.

놀이의 발달에 대해서는 이 장에서 논의해왔기 때문에 장애나 지연된 발달 혹은 비전형적 발달을 보인 아동들에게 레져활동에 참여하는 것과 놀이하는 것에 대해 언급하는 것이 중요하다. 일반적으로 이런 아동들은 활발한 레크리에이션보다는 다양성이 덜한 놀이와 보다 조용한 레크리에이션에 참여하는 경향이 있고 사회적 활동을 덜하며 느린 속도로 움직이며 바깥보다는 실내에서 활동하고 또래와의 상호작용도 비장애 또래들보다 덜하다. 또한 또래들보다는 어른들과 더 잘 논다(Brown & Gordon, 1987; Howard, 1996; Tamm & Skar, 2000). 사회적 놀이를 하는 동안 움직임이 제한되어 있는 아동들은 놀이를 주도하지 못하며 또래가 제시한 "낮은 위치"의 역할놀이를 하게 된다(Ramm & Skar, 2000). 9~13세의 뇌성마비 아동들의 주요한 놀이는 TV 시청과 음악 듣기라는 보고가 있다(Malkawi, 2009). Shikako-Thomas와 동료들(2008)은 뇌성마비 아동들과 청소년들의 레져활동 참여를 판단하기 위해 문헌을 체계적으로 조사한 바 있다. 놀이에 영향을 주는 아동요인은 연령, 성별, 운동기능의 제한 정도, 흥미와 선호도였다. 환경적 요인은 물리적 환경(시설 부족과 구조적 장애), 사회적 환경(사회적 규범, 차별, 정보부재, 또래 지지), 태도적 요인(괴롭히기, 빤히 쳐다보기, 어른에 의존하기)이 있었다. 가족 요인들에는 사회 경제적 상태, 부모의 교육수준(낮은 수입과 낮은 교육수준이 낮은 참여도와 관련 있다)이 있었다. ICF-CY하에서는 놀이에 참여하는 것이 인생의 주요한 부분이다. 물리치료사들은 아동의 삶과 발달 그리고 성공적인 치료중재에 있어서 놀이 중요성을 인식해야 한다.

요약 / Summary

신경성숙이론은 우리에게 반드시는 아니지만 모든 분야에서 발달 순서에 관하여 중요한 정보를 제공해준다. 우리의 발달에는 유전적인 것이 기초가 되고 환경으로부터는 자극을 받으며 우리가 발달하고 학습하는 장을 제공받는다. 행동이론은 우리의 행동을 이해하도록 도와주고 인지이론은 발달과정과 학습과정에 대한 정보를 제공한다. 역동적인 시스템이론은 모든 신체 시스템과 환경과 과제가 중요하다는 것과 서로 의존적인 관계임을 강조하여 장애아동에 대한 우리의 중재전략을 다시 설계하는데 도움이 되고 있다. NGST는 인간 발달에 있어 다양성과 가변성이 있다는데 대한 우리의 이해를 확장시켜주었다.

발달이론은 치료사가 자신의 생각의 틀을 만들어가는데 도움을 주며 우리가 아동발달 분야에서 기대하는 것과 또한 중재에 영향을 미치는 발달에서의 일탈을 이해하는데도 도움이 되었다. 임신 전부터 성인기에 이르는 환경이 중요함을 인식해야 한다. 장애아동이 많은 환경적 경험을 하려면 다른 이들에게 흔히 의존해야 하기 때문에 환경은 장애아동에게 특히 더 중요하다. 우리는 환경의 중요성을 이해하고 올바르게 평가해야만 한다. 그리고 풍부한 환경으로부터 얻을 수 있는 기회를 사용하여 아동의 학습과 기능을 최대화하여야 한다.

아동발달에 대한 연구는 동적이며, 진행중인 과정이다. 발달의 복잡성을 충분히 올바르게 이해하는데 필요한 연수과정들과 읽어야 할 훌륭한 교과서들이 있다. 물리치료사들은 운동발달을 잘 알고 있어야 할 뿐 아니라, 아동과 가족역동의 전반을 이해하여 검사와 평가를 수행한 다음 적절하고 효과적인 중재를 제공할 수 있어야 한다.

표 2.11 비정상적인 운동발달의 잠재적 표지

연령	비정상적인 운동발달의 잠재적 표지
1개월	• 제 3, 4등급의 뇌실내 출혈, 주산기 질식, 척수막탈출증, 유전학적 이상 같은 심각한 신체기능 및 구조 장해 • 섭식문제, 다리 동작이 없음; 머리, 목, 몸통이 과신전되어 있음; 지나친 유연함 같은 연령에 걸맞지 않은 활동을 보일 때
4개월	• 장해에 따라 심각한 신체기능 및 구조 장해가 운동발달에 영향을 미칠 것이다. • 뻣뻣한 자세를 계속 보임; 번갈아 사지를 구부렸다 펴지 못함; 항시 비대칭적 자세; 머리와 사지를 몸 중앙으로 가져오지 못함; 손을 뻗는 행동이 없음. 혹은 한쪽의 사지만 움직임과 같은 연령에 맞게 나타나야 할 행동의 장해를 보일 때 • 조용하고 반응이 없는 아기
6개월	• 특히 세웠을 때 엉덩관절 폄근, 모음근, 안쪽돌림근, 발목관절의 족저굴곡 활동이 너무 강하거나 누운 자세에서는 엉덩관절의 외회전, 외전, 발목관절의 외반과 배부굴곡이 너무 강하게 나오는 것 같은 심각한 신체기능 및 구조의 장해가 운동발달에 계속 영향을 미칠 것이다. • 다양한 동작을 볼 수 없음; 복와위 혹은 옆으로 외측으로 몸통을 구부리지 못함 혹은 옆으로 누운 자세 혹은 앙와위에서 발을 입으로 가져가지 못함; 뒤집지 못함; 신전하면서 뒤집음; 엎드려서 팔로 잘 지탱하지 못함; 팔로 앞을 짚고 앉는 자세를 유지하지 못함; 장난감에 손을 뻗거나 잡는데 문제가 있음과 같이 연령에 맞게 나와야 될 행동들의 장해가 있을 때
9개월	• 심각한 신체기능 및 구조의 장해가 운동발달에 계속 영향을 미칠 것이다. • 위에 말한 내용을 포함하여 엎드려서 앞으로 기어가지 않음; 다른 자세에서 앉기로, 앉은 자세에서 다른 자세로의 전환을 자유로이 하지 못함 혹은 붙잡고 서지 못함; 네발기기 대신 "bunny hopping(토끼가 깡총이듯이)" 형태로 나아감; 입방체를 자의적으로 놓지 못함 등과 같이 연령에 맞게 나와야 될 행동들의 장해가 있을 때 • 옹알이를 하지 않거나 거의 없을 때
12개월	• 심각한 신체기능 및 구조의 장해가 운동발달에 계속 영향을 미칠 것이다. 근육활동의 균형이 있어야 한다. 즉 제한되거나 혹은 과도한 ROM이 없어야 하고 비대칭적 자세가 없어야 한다. • 위에서 말한 것을 포함하여 붙잡고 걸을 때 체중이동을 잘하지 못하고; 기어오르지 못하고; 집게손가락의 중간과 엄지 사이로 잡지 못하고 기능을 제한하는 상동적인 손동작 같이, 연령에 맞게 나와야 할 행동들의 장해를 보일 때 • 12-15개월까지 한 단어도 말하지 못할 때
15개월	• 심각한 신체구조 및 기능장해가 운동발달에 영향을 미칠 것이다. • 혼자 걸으려고 하지 않음; 혹은 다리를 모으고 발가락으로 걸음; 손가락으로 정교하게 집지 못함; 용기 안에 작은 물건을 잘 집어넣지 못하는 등 위에서 언급한 행동들을 포함하여 연령에 맞게 나타나야 할 행동의 장해를 보일 때 • 이해력에 문제 있고, 제한된 사회적 상호작용 혹은 사회적 회피, 의식 같은 형태의 행동, 인지가 떨어지는 수준의 말을 할 때

출처: Bly(1994) and Erhardt(1994).

토의 문제들(Discussion Questions)

1. 현재 물리치료 중재를 선도하는 이론들은 무엇인가? 왜 그 이론들이 중재에 중요한가?
2. 빨리 걷기 시작한 아기들의 보행패턴의 가장 흔한 특징에 대해 기술하시오.
3. 발달순서에 그렇게 많은 편차가 있다면 영아기의 관습적인 발달순서를 아는 것이 왜 중요한가?
4. 이웃끼리의 모임에서 여러 엄마들이 당신에게 자신들의 아이들이 정상적으로 발달하고 있는지 묻는다. 4, 6, 9, 12, 18개월의 영아에서 볼 수 있는 기술들은 무엇이 있는가?
5. 생후 1년 동안의 영아에서 운동 기술발달 지연 이외에도 비전형적인 운동발달을 하고 있다고 여겨지는 신체구조 및 기능 제약에는 어떤 것이 있으며 활동제약은 무엇이 있는가?

권장도서 (Recommended Readings)

Adolph, K.E., & Berger, S.E. (2006). Motor development. In W. Damon, R.M. Lerner, D. Kuhn, & R.S. Siegler (Eds.), *Handbook of child psychology, vol. 2, Cognition, perception, and language* (6th ed. pp. 161–213). Hoboken, NJ: John Wiley & Sons.

Batshaw, M.L., Pellegrino, L., & Roizen, N.J. (Eds.). (2007). *Children with disabilities* (6th ed.). Baltimore: Paul H. Brookes.

Bly, L. (1994). *Motor skills acquisition in the first year: An illustrated guide to normal movement.* San Antonio, TX: Therapy Skill Builders.

Brazelton, T.B., & Sparrow, J.D. (2006). *Touchpoints: Birth to three, your child's emotional and behavioral development* (2nd ed.). Cambridge, MA: Da Capo Press.

Cech, D.J., & Martin, S.T. (2012). *Functional movement development across the life span* (3rd ed.). St. Louis: Elsevier Saunders.

Hadders-Algra, M. (2010). Variation and variability: Key words in human motor development. *Physical Therapy, 90*(12), 1823–1837.

Henderson, A., & Pehoski, C. (2006). *Hand function in the child: Foundations for remediation.* St. Louis: Mosby Elsevier.

Vereijken, B. (2010). The complexity of childhood development: Variability in perspective. *Physical Therapy, 90*(12), 1850–1859.

Web-Based Resources

American Academy of Pediatrics
www.aap.org/
Parent information, practice guidelines, and articles on health, childhood diseases and treatments.

Centers for Disease Control and Prevention (CDC), National Center on Birth Defects and Developmental Disabilities (NCBDDD)
www.cdc.gov/ncbddd/actearly/index.html
Information on preventing birth defects, developmental disabilities, developmental screening, developmental milestones, and an interactive developmental checklist.

American Physical Therapy Association, Section on Pediatrics
www.pediatricapta.org/consumer-patient-information/resources.cfm
Information for families, physical therapists, and other service providers.

Developmental Milestones for Babies (0–2 yrs.) from the March of Dimes
www.marchofdimes.com/pnhec/298_10203.asp

Growth Milestones from KidsGrowth.com
www.kidsgrowth.com/stages/guide/index.cfm

Speech and Language Developmental Milestones from the National Institute on Deafness and Other Communication Disorders
http://www.nidcd.nih.gov/Pages/default.aspx

Is My Baby Developing on Schedule? from Pathways Awareness Foundation
www.pathwaysawareness.org/?q=monthlymilestones/developing

참고문헌 (References)

Adolph, K. (2003). Advances in research on infant motor development. Paper presented at APTA Combined Sections Meeting 2003, Tampa, FL (Cassette Recording No. CSM03-122). Englewood, CO: Sound Images. Handouts retrieved from http://apta.org

Adolph, K., & Avolio, A. (2000). Walking infants adapt locomotion to changing body dimensions. *Journal of Experimental Psychology: Human Perception and Performance, 26*(3), 1148–1166.

Adolph, K.E., & Berger, S.E. (2006). Motor development. In W. Damon, R.M. Lerner, D. Kuhn, & R.S. Siegler (Eds.), *Handbook of child psychology, vol. 2, Cognition, perception, and language* (6th ed., pp. 161–213). Hoboken, NJ: John Wiley & Sons.

Adolph, K., Vereijken, B., & Denny, M.A. (1998). Learning to crawl. *Child Development, 69*(5), 1299–1312.

Alberto, P.A., & Troutman, A.C. (2006). *Applied behavior analysis for teachers* (7th ed.). Upper Saddle River, NJ: Pearson Education Inc.

American Academy of Pediatrics (AAP), (2005). Breastfeeding and the use of human milk. *Pediatrics, 115*(2), 496–506. doi:10.1542/peds.2004-2491

American Academy of Pediatrics (AAP), Task Force on Infant Positioning and SIDS (1992). Positioning and SIDS. *Pediatrics, 89*(6 Pt 1), 1120–1126.

American Academy of Pediatrics (AAP), Task Force on Infant Sleep Position and SIDS (2000). Changing concepts of sudden infant death syndrome: Implications for infant sleeping environment and sleep position. *Pediatrics, 105,* 650–656.

Australian Government. (2011). How the paid parental leave comparison estimator works. Retrieved from http://www.centrelink.gov.au/internet/internet.nsf/individuals/ppl_working_parents_estimator.htm

Badaly, D., & Adolph, K.E. (2008). Beyond the average: Walking infants take steps longer than their leg length. *Infant Behavior & Development, 31*(3), 554–558.

Bahmanyar, S., Montgomery, S M., Weiss, R.J., & Ekbom, A. (2008). Maternal smoking during pregnancy, other prenatal and perinatal factors, and the risk of Legg-Calvé-Perthes disease. *Pediatrics, 122*(2), e459–464.

Bailey, D.B., Bruer, J.T., Symons, F.J., & Lichtman, J.W. (Eds.). (2001). *Critical thinking about critical periods.* Baltimore: Paul H. Brookes.

Bailey, D.B., & Symons, F.J. (2001). Critical periods. In D.B. Bailey, J.T. Bruer, F.J. Symons, & J.W. Lichtman (Eds.),

Critical thinking about critical periods (pp. 289–292). Baltimore: Paul H. Brookes.

Bailey, D.B., & Wolery, M. (1992). *Teaching infants and preschoolers with disabilities* (2nd ed.). New York: Merrill.

Baird, P.A., Anderson, T.W., Newcombe, H.B., & Lowry, R.B. (1988). Genetic disorders in children and young adults: A population study. *American Journal of Human Genetics, 42*(5), 677–693.

Bandura, A. (2002). Social cognitive theory in cultural context. *Applied Psychology: An International Review, 51*(2), 269–290.

Barr, H.M., & Streuissguth, A.P. (2001). Identifying maternal self-reported alcohol use associated with fetal alcohol spectrum disorders. *Alcoholism: Clinical and Experimental Research, 25*(2), 283–287.

Batshaw, M.L. (2007). Genetics and developmental disabilities. In M.L. Batshaw, L. Pellegrino, & N.J. Roizen, (Eds.), *Children with disabilities* (6th ed., p. 7). Baltimore: Paul H. Brookes.

Bayley, N. (1936). *The California infant scale of motor development.* Berkeley: University of California.

Bayley, N. (2005). *Bayley scales of infant and toddler development* (3rd ed.). San Antonio, TX: Pearson.

Berger, S.E., Theuring, C., & Adolph, K.E. (2007). How and when infants learn to climb stairs. *Infant Behavior & Development, 30*(1), 36–49. doi: 10.1016/j.infbeh.2006.11.002

Bernstein, N. (1967). *The coordination and regulation of movement.* London: Pergamon Press.

Berthier, N.E., Clifton, R.K., McCall, D.D., & Robin, D.J. (1999). Proximodistal structure of early reaching in human infants. *Experimental Brain Research, 127*(3), 259–269.

Berthier, N.E., & Keen, R. (2006). Development of reaching in infancy. *Experimental Brain Research, 169*(4), 507–518.

Bertrand, J. (2009). Interventions for children with fetal alcohol spectrum disorders (FASDs): Overview of findings for five innovative research projects. *Research in Developmental Disabilities, 30*(5), 986–1006.

Blanche, E. (1999). *Play and process: The experience of play in the life of the adult.* Ann Arbor, MI: University of Michigan.

Bly, L. (1994). *Motor skills acquisition in the first year: An illustrated guide to normal development.* San Antonio, TX: Therapy Skill Builders.

Bobath. K. (1980). The neurophysiological basis for the treatment of cerebral palsy. *Clinics in Developmental Medicine, 75.* Philadelphia: J.B. Lippincott.

Bobath, K., & Bobath, B. (1984). The neuro-developmental treatment. In D. Scrutton (Ed.), *Management of the motor disorders of children with cerebral palsy* (pp. 6–18). Philadelphia: J.B. Lippincott.

Bowe, F.G. (1995). *Birth to five: Early childhood special education.* New York: Delmar Publishers.

Boyle, J., Gillham, B., & Smith, N. (1996). Screening for early language delay in the 18–36 month age-range: The predictive validity of tests of production and implications for practice. *Child Language Teaching and Therapy, 12,* 113–127.

Bronfenbrenner, U. (1979). *The ecology of human development: Experiments by nature and design.* Cambridge, MA: Harvard University Press.

Bronfenbrenner, U. (1995). The bioecological model from a life course perspective. In P. Moen, G.H. Elder, & K. Lusher (Eds.), *Examining lives in context.* Washington, DC: American Psychological Association.

Brown, H. (2009). U.S. maternity leave benefits are still dismal. *Forbes.com, 05.04.09.* Retrieved from http://www.forbes.com/2009/05/04/maternity-leave-laws-forbes-woman-wellbeing-pregnancy.html

Brown, M., & Gordon, W. (1987). Impact of impairments on activity patterns of children. *Archives of Physical Medicine and Rehabilitation, 68,* 828–832.

Bruer, J.T. (2001). A critical and sensitive period primer. In D.B. Bailey, J.T. Bruer, F.J. Symons, & J.W. Lichtman (Eds.), *Critical thinking about critical periods* (pp. 1–26). Baltimore: Paul H. Brookes.

Buchanan, J.J., & Horak, F.B. (2001). Transition in a postural task: Do the recruitment and suppression of degrees of freedom stabilize posture? *Experimental Brain Research, 139,* 482–494.

Burbacher, T.M., & Grant, K.S. (2006). Neurodevelopmental effects of alcohol. In P.W. Davidson, G.J. Myers, & B. Weiss (Eds.), *International review of mental retardation research: Vol. 30. Neurotoxicology and developmental disabilities* (pp. 1–46). San Diego: Elsevier Academic Press.

Buschmann, A., Jooss, B., Rupp, A., Dockter, S., Blaschtikowitz, H., Heggen, I., & Pietz, J. (2008). Children with developmental language delay at 24 months of age: Results of a diagnostic work-up. *Developmental Medicine and Child Neurology, 50*(3), 223–229.

Buysse, V., & Bailey, D.B. (1993). Behavioral and developmental outcomes in young children with disabilities in integrated and segregated settings: A review of comparative studies. *Journal of Special Education, 26,* 434–461.

Capute, A.J., Shapiro, B.K., Palmer, F.B., Ross, A., & Wachtel, R.C. (1985). Normal gross motor development: The influences of race, sex and socio-economic status. *Developmental Medicine and Child Neurology, 27,* 635–643.

Case, R. (1992). Potential contributions of neo-Piagetian theory to the art and science of instruction. In M. Carretero, M. Pope, R.J. Simons, & J.I. Pozo, *Learning and instruction: European research in an international context* (pp. 1–25). Elmsford, NY: Pergamon Press.

Case, R., Griffin, S., & Kelly, W.M. (2001). Socioeconomic differences in children's early cognitive development and their readiness for schooling (pp. 37–63). In S. Golbeck (Ed.), *Psychological perspectives on early childhood education: Reframing dilemmas in research and practice.* Mahwah, NJ: Lawrence Erlbaum Associates.

Case-Smith, J. (2010). Development of childhood occupations. In J. Case-Smith & J. Clifford O'Brien (Eds.), *Occupational therapy for children* (6th ed., pp. 56–83). Maryland Heights, MS: Mosby Elsevier.

Case-Smith, J., Law, M., Missiuna, C., Pollock, N., & Stewart, D. (2010). Foundations of occupational therapy practice in children. In J. Case-Smith & J. Clifford O'Brien (Eds.), *Occupational therapy for children* (6th ed., pp. 22–55). Maryland Heights, MS: Mosby Elsevier.

Centers for Disease Control and Prevention (CDC). (2009). Surveillance for violent deaths: National violent death reporting system, 16 States, 2006. *Morbidity and Mortality Weekly Report: Surveillance Summaries, 58*(SS-1). Retrieved from http://www.cdc.gov/mmwr/PDF/ss/ss5801.pdf

Centers for Disease Control and Prevention (CDC) (2010). *Preconception care.* Retrieved from http://www.cdc.gov/ncbddd/preconception/QandA_providers.htm#1

Centers for Disease Control and Prevention (CDC) (2011a). Pregnant? Don't smoke! Retrieved from http://www.cdc.gov/Features/PregnantDontSmok

Centers for Disease Control and Prevention (CDC) (2011b). *National Center for Health Statistics, Clinical Growth Charts.* Retrieved from http://www.cdc.gov/growthcharts/clinical_charts.htm

Charles, J., & Gordon, A.M. (2005). A critical review of constraint-induced movement therapy and forced use in children with hemiplegia. *Neural Plasticity, 12,* 245–261.

Charles, J.R., & Gordon, A.M. (2007). A repeated course of constraint-induced movement therapy results in further improvement. *Developmental Medicine and Child Neurology, 49*(10), 770–773.

Chattin-McNichols, J. (1992). *The Montessori controversy.* Albany, NY: Delmar.

Child Development Institute (2010). *Language development in children.* Retrieved from http://www.childdevelopmentinfo.com/development/language_development.shtml

Children's Defense Fund (2008). *Children in poverty.* Retrieved from http://www.childrensdefense.org

Clearfield, M.W. (2011). Learning to walk changes infants' social interactions. *Infant Behavior and Development, 34*(1), 15–25.

Coker, P., Karakostas, T., Dodds, C., & Hsiang, S. (2010). Gait characteristics of children with hemiplegic cerebral palsy before and after modified constraint-induced movement therapy. *Disability and Rehabilitation, 32*(5), 402–408.

Collins, J.W., Jr., Wambach, J., David, R.J., & Rankin, K.M. (2009). Women's lifelong exposure to neighborhood poverty and low birth weight: A population-based study. *Maternal and Child Health Journal, 13*(3), 326–333.

Corbetta, D., & Bojczyk, K.E. (2002). Infants return to two-handed reaching when they are learning to walk. *Journal of Motor Behavior, 34*(1), 83.

Cronk, C., Crocker, A.C., Pueschel, S.M., Shea, A.M., Zackai, E., & Reed, R.B. (1988). Growth charts for children with Down syndrome: 1 month to 18 years of age. *Pediatrics, 81,* 102–110.

David, T.B., & Weinstein, C.S. (1987). The built environment and children's development. In C.S. Weinstein & T.C. David (Eds.), *Spaces for children: The built environment and child development* (pp. 3–18). New York: Plenum Press.

Davidson, P.W., & Myers, G.J., (2007). Environmental toxins. In M.L. Batshaw, L. Pellegrino, & N.J. Roizen (Eds.), *Children with disabilities* (6th ed., pp. 1–70). Baltimore: Paul H. Brookes.

Davis, B.E., Moon, R.Y., Sachs, H.C., & Ottolini, M.C. (1998). Effects of sleep position on infant motor development. *Pediatrics, 102*(5), 1135–1140.

Decouflé, P., Boyle, C.A., Paulozzi, L.J., & Larry, J.M. (2001). Increased risk for developmental disabilities in children who have major birth defects: A population-based study. *Pediatrics, 108,* 728–734.

DeVellis, R.F. (1977). Learned helplessness in institutions. *Mental Retardation, 15*(5), 10–13.

Dewey, C., Fleming, P., Golding, J., & the ALSPAC Study Team. (1998). Does the supine sleeping position have any adverse effects on the child? II. Development in the first 18 months. *Pediatrics, 101*(1), 1–5.

Diamond, K.E., & Carpenter, E.S. (2000). Participation in inclusive preschool programs and sensitivity to the needs of others. *Journal of Early Intervention, 23*(2), 81–91.

D'Odorico, L., & Jacob, V. (2006). Prosodic and lexical aspects of maternal linguistic input to late-talking toddlers. *International Journal of Language and Communication Disorders, 41*(3), 293–311.

Dudek-Shriber, L., & Zelazny, S. (2007). The effects of prone positioning on the quality and acquisition of developmental milestones in four-month-old infants. *Pediatric Physical Therapy, 19*(1), 48–55.

Dudgeon, B.J., Jaffe, K.M., & Shurtleff, D.B. (1991). Variations in midlumbar myelomeningocele: Implications for ambulation. *Pediatric Physical Therapy, 3,* 57–62.

Edwards, C., Gandini, L., & Forman, G. (Eds.). (1993). *The hundred languages of children: The Reggio Emilia approach to early childhood education.* Norwood, NJ: Ablex Publishing.

Effgen, S.K., & Chan, L. (2010). Relationship between occurrence of gross motor behaviors and attainment of objectives in children with cerebral palsy participating in conductive education. *Physiotherapy Theory and Practice, 26*(1), 1–18.

Ekblad, M., Korkeila, J., Parkkola, R., Lapinleimu, H., Haataja, L., & Lehtonen, L. (2010). Maternal smoking during pregnancy and regional brain volumes in preterm infants. *The Journal of Pediatrics, 156*(2), 185–190.

Elman, J., Bates, E., Johnson, M., Karmiloff-Smith, A., Parisi, D., & Plunkett, K. (1997). *Rethinking innateness.* Cambridge, MA: The MIT Press.

Erhardt, R.P. (1994). *Developmental hand dysfunction: Theory, assessment, treatment* (2nd ed.). Austin: Pro-Ed, Inc.

Facon, B., Sahiri, S., & Riviere, V. (2008). A controlled single-case treatment of severe long-term selective mutism in a child with mental retardation. *Behavior Therapy, 39*(4), 313–321.

Fadiman, A. (1997). *The spirit catches you and you fall down.* New York: Noonday Press.

Fagerberg, B., Bondjers, L., & Nilsson, P. (2004). Low birth weight in combination with catch-up growth predicts the occurrence of the metabolic syndrome in men at late middle age: The atherosclerosis and insulin resistance study. *Journal of Internal Medicine, 256*(3), 254–259.

Farran, D.C. (2001). Critical periods and early intervention. In D.B. Bailey, J.T. Bruer, F.J. Symons, & J.W. Lichtman (Eds.), *Critical thinking about critical periods* (pp. 233–266). Baltimore: Paul H. Brookes.

Favilla, M. (2006). Reaching movements in children: Accuracy and reaction time development. *Experimental Brain Research, 169,* 122–125.

Fetters, L., & Todd, J. (1987). Quantitative assessment of infant reaching movements. *Journal of Motor Behavior, 19*(2), 147–166.

Fidler, G.S., & Fidler, J.W. (1978). Doing and becoming: Purposeful action and self-actualization. *American Journal of Occupational Therapy, 32,* 305–310.

Fiorentino, M.R. (1963). *Reflex testing methods for evaluating C.N.S. development.* Springfield, IL: Charles C. Thomas.

Fiorentino, M.R. (1972). *Normal and abnormal development.* Springfield, IL: Charles C. Thomas.

Fiorentino, M.R. (1981). *A basis for sensorimotor development: Normal and abnormal.* Springfield, IL: Charles C. Thomas.

Fiscus, S.A., Adimora, A.A., Funk, M.L., Schoenbach, V.J., Tristram, D., Lim, W., & Wilfert, C. (2002). Trends in interventions to reduce perinatal human immunodeficiency virus type 1 transmission in North Carolina. *The Journal of Pediatric Infectious Disease, 21*(7), 664–668.

Fitzgibbons, S.C., Ching, Y., Yu, D., Carpenter, J., Kenny, M., Weldon, C., & Jaksic, T. (2009). Mortality of necrotizing enterocolitis expressed by birth weight categories. *Journal of Pediatric Surgery, 44*(6), 1072–1076. doi: DOI: 10.1016/j.jpedsurg.2009.02.013

Folio, M.R., & Fewell, R.R. (2000). *Peabody Developmental Motor Scales* (PDMS-2). Austin, TX: Pro-Ed, Inc.

Forbes, E.E., & Dahl, R.E. (2010). Pubertal development and behavior: Hormonal activation of social and motivational tendencies. *Brain and Cognition, 72*(1), 66–72.

Fox, S.E., Levitt, P., & Nelson, C.A., III. (2010). How the timing and quality of early experiences influence the development of brain architecture. *Child Development, 81*(1), 28–40. doi: 10.1111/j.1467-8624.2009.01380.x

Fried, P.A., Watkinson, B., & Gray, R. (1998). Differential effects on cognitive functioning in 9–12-year-olds prenatally exposed to cigarettes and marihuana. *Neurotoxicology and Teratology, 20,* 293–306.

Fried, P.A., Watkinson, B., & Gray, R. (1999). Growth from birth to early adolescence in offspring prenatally exposed to cigarettes and marijuana. *Neurotoxicology and Teratology, 21,* 513–525.

Gallahue, D.L., & Ozmum, J.C. (2006). *Understanding motor development: Infants, children, adolescents, adults* (6th ed.). Boston: McGraw Hill.

Galloway, J.C., & Thelen, E. (2004). Feet first: object exploration in young infants. *Infant Behavior & Development, 27,* 107–112.

Gesell, A. (1928). *Infancy and human growth.* New York: Macmillan.

Gesell, A. (1945). *The embryology of behavior* (p. 169). New York: Harper.

Gesell, A. (1949). *Gesell developmental scales.* New York: Psychological Corp.

Gesell, A. (1952). *Infant development.* Westport, CT: Greenwood Press.

Gesell, A., & Amatruda, C.S. (1947). *Developmental diagnosis: Normal and abnormal child development, clinical methods and pediatric applications.* New York: Harper & Row.

Gesell, A., & Thompson, H. (1934). *Infant behavior: Its genesis and growth.* New York: McGraw-Hill.

Giangreco, M.E., Dennis, R., Cloninger, C.J., Edelman, S., & Schattman, R. (1993). "I've counted Jon": Transformational experiences of teachers educating students with disabilities. *Exceptional Children, 59,* 359–372.

Gibson, E. (1988). Exploratory behavior in the development of perceiving, acting, and acquiring knowledge. *Annual Review of Psychology, 39,* 1–41.

Gibson, J.J. (1950). *The perception of the visual world.* Boston: Houghton Mifflin.

Gill, S.V., Adolph, K.E., & Vereijken, B. (2009). Change in action: How infants learn to walk down slopes. *Developmental Science, 12*(6), 888–902.

Goldschmidt, L., Day, N.L., & Richardson, G.A. (2000). Effects of prenatal marijuana exposure on child behavior problems at age 10. *Neurotoxicology and Tetralogy, 22,* 325–336.

Gordon, E.S. (2007). Syndromes and inborn errors of metabolism. In M.L. Batshaw, L. Pellegrino, & N.J. Roizen (Eds.), *Children with disabilities* (6th ed., pp. 663–697). Baltimore: Paul H. Brookes.

Graven, S.N., & Browne, J.V. (2008). Sleep and brain development: The critical role of sleep in fetal and early neonatal brain development. *Newborn & Infant Nursing Reviews, 8*(4), 173–179.

Graves, L., Stratton, G., Ridgers, N.D., & Cable, N.T. (2007). Comparison of energy expenditure in adolescents when playing new generation and sedentary computer games: cross sectional study. *British Medical Journal, 335,* 1282–1284. doi:10.1136/bmj.3 9415.632951.80

Green, C.M., Berkule, S.B., Dreyer, B.P., Fierman, A.H., Huberman, H.S., Klass, P.E., Tomopulos, S., & Mendelsohn, A.L. (2009). Maternal literacy and associations between education and the cognitive home environment in low-income families. *Archives of Pediatrics & Adolescent Medicine, 163*(9), 832–837.

Grummer-Strawn, L.M., Reinold, C., & Krebs, N.F. (2010). Use of World Health Organization and CDC Growth Charts for Children aged 0–59 months in the United States. *Morbidity and Mortality Weekly Report, 59*(rr09), 1–15. Retrieved from http://www.cdc.gov/mmwr/preview/mmwrhtml/rr5909a1.htm

Guralnick, M.J. (1999). The nature and meaning of social integration for young children with mild developmental delays in inclusive settings. *Journal of Early Intervention, 22,* 70–86.

Guralnick, M.J. (2001). *Early childhood inclusion: Focus on change.* Baltimore: Paul H. Brookes.

Hadders-Algra, M. (2010). Variation and variability: Key words in human motor development. *Physical Therapy, 90*(12), 1823–1837.

Hadders-Algra, M., Brogren, E., & Forssberg, H. (1996). Ontogeny of postural adjustments during sitting in infancy: Variation, selection and modulation. *Journal of Physiology, 493,* 273–288.

Haffner, W.H.J. (2007). Development before birth. In M.L. Batshaw, L. Pellegrino, & N.J. Roizen (Eds.), *Children with disabilities* (6th ed., p. 23). Baltimore: Paul H. Brookes.

Haley, S.M. (1986). Sequential analysis of postural reactions in non-handicapped infants. *Physical Therapy, 66,* 531–536.

Halverson, H.M. (1931). An experimental study of prehension in infants by means of systematic cinema records. *Genetic Psychology Monographs, 10,* 107–286.

Halverson, H.M. (1933). The acquisition of skill in infancy. *Journal of Genetic Psychology, 43,* 3–48.

Harbourne, R.T., & Stergiou, N. (2003). Nonlinear analysis of the development of sitting postural control. *Developmental Psychobiology, 3*(42), 368–377.

Harbourne, R.T., & Stergiou, N. (2009). Movement variability and the use of nonlinear tools: Principles to guide physical therapist practice. *Physical Therapy, 89*(3), 267–280.

Harris, J.R. (1998). *The nurture assumption: Why children turn out the way they do.* New York: Free Press.

Havighurst, R.J. (1972). *Developmental tasks and education* (3rd ed.). New York: David McKay Company, Inc.

Helders, P.J.M. (2010). Variability in childhood development. *Physical Therapy, 90*(12), 1708–1709.

Heriza, C. (1991). Motor development: Traditional and contemporary theories. In M. Lister (Ed.), *Contemporary management of motor control problems. Proceedings of the II Step Conference* (pp. 99–126). Alexandria, VA: Foundation for Physical Therapy.

Hill, J.B., & Haffner, W.H.J. (2002). Growth before birth. In M.L. Batshaw (Ed.), *Children with disabilities* (5th ed., pp. 43–53). Baltimore: Paul H. Brookes.

Himes, J.H. (2006). Examining the evidence for recent secular changes in the timing of puberty in US children in light of increases in the prevalence of obesity. *Molecular and Cellular Endocrinology, 254–255*, 13–21.

Hopkins, B., & Rönnqvist, L. (2002). Facilitating postural control: Effect of reaching behavior of 6-month-old infants. *Developmental Psychobiology, 40*, 168–182.

Horak, F.B. (1991). Assumptions underlying motor control for neurologic rehabilitation. In M. Lister (Ed.), *Contemporary management of motor control problems. Proceedings of the II Step Conference* (pp. 11–27). Alexandria, VA: Foundation for Physical Therapy.

Horwitz, S.M., Irwin, J.R., Briggs-Gowan, M., Heenan, J., Mendoza, J., & Carter, A. (2003). Language delay in a community cohort of young children. *American Academy of Child and Adolescent Psychiatry, 42*, 932–940.

Houston, D.M., & Miyamoto, R.T. (2010). Effects of early auditory experience on word learning and speech perception in deaf children with cochlear implants: implications for sensitive periods of language development. *Otology and Neurotology, 31*(8), 1248–1253.

Howard, L. (1996). A comparison of leisure time activities between able bodied children and children with physical disabilities. *British Journal of Occupational Therapy, 59*(12), 570–574.

Hubel, D.H., & Wiesel, T.N. (1970). The period of susceptibility to the physiological effects of unilateral eye closure in kittens. *Journal of Physiology, 206*, 419–436.

Human Rights and Equal Opportunity Commission (2003). Goward applauds introduction of 12 weeks paid paternal leave in New Zealand.

Hunt, P., Doering, K., Hirose-Hatae, A., Maier J., & Goetz, L. (2001). Across-program collaboration to support students with and without disabilities in a general education classroom. *Journal for the Association for Persons with Severe Handicaps, 26*, 240 256.

Hunt, P., Soto, G., Maier, J., & Doering, K. (2003). Collaborative teaming to support students at risk and students with severe disabilities in general education classrooms. *Exceptional Children, 69*(3), 315–332.

Ito, M. (2004). 'Nurturing the brain' as an emerging research field involving child neurology. *Brain & Development, 26*(7), 429-433. doi: 10.1016/j.braindev.2003.02.001

Jacobson, J.L., & Jacobson, S.W. (1994). Prenatal alcohol exposure and neurobehavioral development: Where is the threshold? *Alcohol Health and Research World, 18*, 30–36.

Jansen, P.W., Tiemeier, H., Jaddoe, V.W., Hofman, A., Steegers, E.A., Verhulst, F.C., & Raat, H. (2009). Explaining educational inequalities in preterm birth: The generation R study. *Archives of Disease in Childhood. Fetal and Neonatal Edition, 94*(1), F28–34.

Jantz, J.W., Blosser, C.D., & Fruechting, L.A. (1997). A motor milestone change noted with a change in sleep position. *Archives of Pediatrics and Adolescent Medicine, 151*, 565–568.

Jirikowic, T., Olson, H.C., & Kartin, D. (2008). Sensory processing, school performance, and adaptive behavior of young school-aged children with fetal alcohol spectrum disorders. *Physical & Occupational Therapy in Pediatrics, 28*(2), 117–136.

Jones, K.L. (2006). *Smith's recognizable patterns of human malformation* (6th ed.). Philadelphia: Elsevier Saunders.

Joyner, B.L., Gill-Bailey, C., & Moon, R.Y. (2009). Infant sleep environments depicted in magazines targeted to women of childbearing age. *Pediatrics, 124*(3), e416–422.

Kaiser, L., & Allen, L.H. (2008). Position of the American Dietetic Association: Nutrition and lifestyle for a healthy pregnancy outcome. *Journal of the American Dietetic Association, 108*(3), 553–561.

Kalia, J.L., Visintainer, P., Brumberg, H.L., Pici, M., & Kase, J. (2009). Comparison of enrollment in interventional therapies between late-preterm and very preterm infants at 12 months' corrected age. *Pediatrics, 123*(3), 804–809.

Kelso, J.A.S., Holt, K.G., Kugler, P.N., & Turvey, M.T. (1980). On the concept of coordinative structures as dissipative structures: II. Empirical lines of convergence. In G.E. Stelmach & J. Requin (Eds.), *Tutorials in motor behavior* (pp. 49–70). New York: North Holland.

Kelso, J.A.S., & Tuller, B. (1984). A dynamical basis for action systems. In M. Gassaniga (Ed.), *Handbook of cognitive neuroscience*. New York: Plenum Press.

Knobloch, H., & Pasamanick, B. (Eds.). (1974). *Gesell and Amatruda's manual of developmental diagnosis* (3rd ed.). New York: Harper & Row Publishing.

Konczak, J., & Dichgans, J. (1997). The development toward stereotypic arm kinematics during reaching in the first 3 years of life. *Experimental Brain Research, 117*(2), 346–354.

Krick, J., Murphy-Miller, P., Zeger, S., & Wright, E. (1996). Patterns of growth in children with cerebral palsy. *Journal of the American Dietetic Association, 96*, 680–685.

Kuno, A., Akiyama, M., Yamashiro, C., Tanaka, H., Yanagihara, T., & Hata, T. (2001). Three-dimensional sonographic assessment of fetal behavior in the early second trimester of pregnancy. *Journal of Ultrasound in Medicine, 20*(12), 1271–1275.

Kurjak, A., Tikvica, A., Stanojevic, M., Miskovic, B., Ahmed, B., Azumendi, G., Di Renzo, G.C. (2008). The assessment of fetal neurobehavior by three-dimensional and four-dimensional ultrasound. *The Journal of Maternal-Fetal & Neonatal Medicine, 21*(10), 675–684.

Lee, M. (1998). Substance abuse in pregnancy. *Obstetrics and Gynecology Clinics, 25*, 65–83.

Lewin-Benham, A. (2008). *Powerful children: Understanding how to teach and learn using the Reggio Approach*. New York: Teachers College Press.

Lewis, T.L., & Maurer, D. (2005). Multiple sensitive periods in human visual development: Evidence from visually deprived children. *Developmental Psychobiology, 46*(3), 163–183. doi: 10.1002/dev.20055

Li, C.Q., Windsor, R.A. Perkins, I., Goldenberg, R.L., & Lowe, J.B. (1993). The impact on infant birth weight and gestational age of cotinine-validated smoking reduction during pregnancy. *Journal of the American Medical Association, 269*, 1519–1524.

Liao, P.J.M., Zawacki, L., & Campbell, S.K. (2005). Annotated bibliography: Effects of sleep position and play position on motor development in early infancy. *Physical & Occupational Therapy in Pediatrics, 25*(1–2), 149–160.

Linder, T. (2008). *Transdisciplinary play-based assessment* (2nd ed.). Baltimore: Brookes.

Long, T.M., & Toscano, K. (2002). *Handbook of pediatric physical therapy* (2nd ed.). Philadelphia: Lippincott Williams & Wilkins.

Low, S.M. (1984). The cultural basis of health, illness and disease. *Social Work in Health Care, 9*(3), 13–23.

Luna, B., Padmanabhan, A., & O'Hearn, K. (2010). What has fMRI told us about the development of cognitive control through adolescence? *Brain and Cognition, 72*(1), 101–113.

Luu, T.M., Ment, L.R., Schneider, K.C., Katz, K.H., Allan, W.C., & Vohr, B.R. (2009). Lasting effects of preterm birth and neonatal brain hemorrhage at 12 years of age. *Pediatrics, 123*(3), 1037–1044.

Maart, S., & Jelsma, J. (2010). The sexual behaviour of physically disabled adolescents. *Disability and Rehabilitation, 32*(6), 438–443.

Malkawi, S.H. (2009). *Participation in play activities of children with cerebral palsy*. Unpublished doctoral dissertation. University of Kentucky, Lexington, KY.

McGraw, M.B. (1932). From reflex to muscular control in the assumption of erect posture and ambulation in the human infant. *Child Development, 3*, 291–297.

McGraw, M.B. (1935). *Growth: A study of Johnny and Jimmy*. New York: Appleton-Century.

McGraw, M.B. (1945). *The neuromuscular maturation of the human infant*. New York: Columbia University Press.

Michels, K.B., Trichopoulos, D., Robins, J.M., Rosner, B.A., Manson, J.E., Hunter, D.J., & Willett, W.C. (1996). Birthweight as a risk factor for breast cancer. *Lancet, 348*(9041), 1542–1546.

Milani-Comparetti, A., & Gidoni, E.A. (1967). Routine developmental examination in normal and retarded children. *Developmental Medicine and Child Neurology, 9*, 631–638.

Mildred, J., Beard, K., Dallwitz, A., & Unwin, J. (1995). Play position is influenced by knowledge of SIDS sleep position recommendations. *Journal of Paediatric Child Health, 31*, 499–502.

Montessori, M. (1964). *The Montessori method*. New York: Schocken Books.

Morales, A.T., & Sheafor, B.W. (2001). *Social work* (9th ed.). Needham Heights, MA: Pearson Education.

Najman, J.M., Clavarino, A., McGee, T.R., Bor, W., Williams, G.M., & Hayatbakhsh, M.R. (2010). Timing and chronicity of family poverty and development of unhealthy behaviors in children: A longitudinal study. *Journal of Adolescent Health, 46*(6), 538–544. doi: 10.1016/j.jadohealth.2009.12.001

Nathanielsz, P. (1999). *Life in the womb: The origins of health and disease*. Ithaca, NY: Promethean Press.

National Autism Center (2009). *Evidence-based practice and autism in the schools: A guide to providing appropriate interventions to students with autism spectrum disorders.* (p. 38). Randolph, MA: Author.

National Institute of Child Health and Human Development (2004). *Thai study shows that inexpensive treatment reduces risk of mother to child HIV transmission.* Retrieved from http://www.nichd.nih.gov/news/releases/maternal_AIDS.cfm

National Institute of Child Health and Human Development (2010). *The "PROMISE" of research.* Retrieved from http://www.nichd.nih.gov/news/resources/spotlight/012210-promise.cfm

National Institutes of Health (2011). *National Human Genome Research Institute.* Retrieved from http://www.genome.gov/

Nelson, E.A.S., Yu, L.M., Wong, D., Wong, H.Y.E., & Yim, L. (2004). Rolling over in infants: Age, ethnicity, and cultural differences. *Developmental Medicine and Child Neurology, 46*(10), 706–709.

Noonan, M.J. (2006). Naturalistic curriculum model. In M.J. Noonan and L. McCormick, *Young children with disabilities in natural environments* (pp. 77–98). Baltimore: Paul H. Brookes.

Ogden, C.L., Carroll, M.D., Curtin, L.R., Lamb, M.M., & Flegal, K.M. (2010). Prevalence of high body mass index in US children and adolescents, 2007–2008. *Journal of the American Medical Association, 303*(3), 242–249.

O'Keeffe, M.J., O'Callaghan, M., Williams, G.M., Najman, J.M., & Bor, W. (2003). Learning, cognitive, and attentional problems in adolescents born small for gestational age. *Pediatrics, 112*(2), 301–307.

Ott, D.A.D., & Effgen, S.K. (2000). Occurrence of gross motor behaviors in integrated and segregated preschool classrooms. *Pediatric Physical Therapy, 12*, 164–172.

Owens, R. E. (2001) *Language development: An introduction* (5th ed., p. 92). Boston: Allyn & Bacon.

Palsha, S. (2002). An outstanding education for ALL children: Learning from Reggio Emilia's approach to inclusion. In V.R. Fu, A.J. Stemmel, & L.T. Hill (Eds.), *Teaching and learning: Collaborative exploration of the Reggio Emilia approach* (pp. 109–130). Upper Saddle River, NJ: Merrill Prentice Hall.

Park, S. (2007). *HELP Strands*. Palo Alto, CA: VORT Corporation.

Patrick, K., Spear, B., Holt, K., & Sofka, D. (Eds.). (2001). *Bright futures in practice: Physical activity.* Arlington, VA: National Center for Education in Maternal and Child Health.

Peck, C.A., Donaldson, J., & Pezzoli, M. (1990). Some benefits nonhandicapped adolescents perceive for themselves from their social relationships with peers who have severe handicaps. *Journal of the Association for Persons with Severe Handicaps, 15*, 241–249.

Peiper, A. (1963). *Cerebral function in infancy and childhood.* New York: Consultants' Bureau.

Piaget, J. (1952). *The origins of intelligence in children.* New York: International University Press.

Piper, M.C., & Darrah, J. (1994). *Motor assessment of the developing infant.* Philadelphia: W.B. Saunders.

Pogodina, C., Brunner Huber, L.R., Racine, E.F., & Platonova, E. (2009). Smoke-free homes for smoke-free babies: the role of residential environmental tobacco smoke on low birth weight. *Journal of Community Health, 34*(5), 376–382.

Quigley, M.A., Hockley, C., Carson, C., Kelly, Y., Renfrew, M.J., & Sacker, A. (2012). Breastfeeding is associated with improved child cognitive development: A population-based cohort study. *Journal of Pediatrics, 160*(1), 25-32.

Raine, A., Reynolds, C., Venables, P.H., & Mednick, S. (2002). Stimulation seeking and intelligence: A prospective longitudinal study. *Journal of Personality and Social Psychology, 82*(4), 663–674.

Rais-Bahrami, K., & Short, B.L. (2007). Premature and small-for-dates infants. In M.L. Batshaw, L. Pellegrino, & N.J. Roizen (Eds.), *Children with disabilities* (6th ed., pp. 107–122). Baltimore: Paul H. Brookes.

Reich, P.A. (1986). *Language development.* Englewood Cliffs, NJ: Prentice-Hall.

Rescorda, L., Ross, G.S., & McClue, S. (2007). Language delay and behavioral/emotional problems in toddlers: Findings from two developmental clinics. *Journal of Speech, Language, and Hearing Research, 50,* 1063–1078.

Reznick, J.S. (2000). Biology versus experience: Balancing the equation. *Developmental Science, 3,* 133–134.

Rich-Edwards, J.W., Stampfer, M.J., Manson, J.E., Rosner, B., Hankinson, S.E., Colditz, G.A., & Hennekens, C.H. (1997). Birthweight and risk of cardiovascular disease in a cohort of women followed up since 1976. *British Medical Journal, 315*(7105), 396–400.

Rochat, P. (1992). Self-sitting and reaching in 5- to 8-month-old infants: The impact of posture and its development on eye-hand coordination. *Journal of Motor Behavior, 24,* 210–220.

Rossetti, L. (2005). *The Rossetti Infant-Toddler Language Scale.* East Moline, IL: Lingui Systems, Inc.

Rovee-Collier, C.K., Sullivan, M., Enright, M.K., Lucus, D., & Fagen, J.W. (1980). Reactivation of infant memory. *Science, 208,* 1159–1161.

Sadeh, A., Dahl, R.E., Shahar, G., & Rosenblat-Stein, S. (2009). Sleep and the transition to adolescence: a longitudinal study. *Sleep, 1*(32), 1602–1609.

Sameroff, A. (2009). *The transactional model of development: How children and contexts shape each other.* Washington, DC: American Psychological Association.

Sanger, W.G., Dave, B., & Stuberg, W. (2001). Overview of genetics and role of the pediatric physical therapist in diagnostic process. *Pediatric Physical Therapy, 13,* 164–168.

Santrock, J.W. (1998). *Child development* (8th ed., pp. 35–71). Boston: McGraw-Hill.

Scarborough, A.A., & McCrae, J.S. (2010). School-age special education outcomes of infants and toddlers investigated for maltreatment. *Children and Youth Services Review, 32*(1), 80–88.

Schaefer, G.B. (2001). Clinical genetics in pediatric physical therapy practice? The future. *Pediatric Physical Therapy, 13,* 182–184.

Schickendanz, J., Schickendanz, D., Hansen, K., & Forsyth, P.D. (1993). *Understanding children.* Mountain View, CA: Mayfield Publishing.

Scholz, J.P. (1990). Dynamic pattern theory: Some implications for therapeutics. *Physical Therapy, 70*(12), 827–843.

Seifert, K.L., & Hoffnung, R.J. (1997). *Child and adolescent development* (4th ed., pp. 29–55). New York: Houghton Mifflin Co.

Seligman, M.E.P. (1975). *Helplessness: On depression, development, and death.* San Francisco: W.H. Freeman.

Sherrill, C. (1993). *Adapted physical activity, recreation and sport: Cross disciplinary and life span* (Chapters 5, 10, 11, and 12). Dubuque, IA: W.C. Brown.

Shibli, R., Rubin, L., Akons, H., & Shaoul, R. (2008). Morbidity of overweight (>=85th percentile) in the first 2 years of life. *Pediatrics, 122*(2), 267–272.

Shikako-Thomas, K., Majnemer, A., Law, M., & Lach, L. (2008). Determinants of participation in leisure activities in children and youth with cerebral palsy: Systematic review. *Physical and Occupational Therapy in Pediatrics, 28*(2), 155–163.

Shirley, M.M. (1931). *The first two years: A study of twenty-five babies,* Vol. I. Minneapolis: University of Minnesota Press.

Shirley, M.M. (1933). The first two years, a study of twenty-five babies. In *Intellectual Development* (Vol. 2). Minneapolis: University of Minnesota Press.

Shumway-Cook, A., & Woollacott, M. (2007). *Motor control theory and practical applications* (3rd ed.). Philadelphia: Lippincott Williams & Wilkins.

Skinner, B.F. (1953). *Science and human behavior.* New York: Macmillan.

Smith, L.J., van Asperen, P.P., McKay, K.O., Selvadurai, H., & Fitzgerald, D.A. (2008). Reduced exercise capacity in children born very preterm. *Pediatrics, 122*(2), e287–293.

Soto, G., Muller, E., Hunt, P., & Goetz, L. (2001). Critical issues in the inclusion of students who use AAC: An educational team perspective. *Augmentative and Alternative Communication, 17*(3), 62–72.

Sparling, J.W., van Tol, J., & Chescheir, N.C. (1999). Fetal and neonatal hand movement. *Physical Therapy, 79*(10), 195–200.

Spencer, J. P., Clearfield, M., Corbetta, D., Ulrich, B., Buchanan, P., & Schoner, G. (2006). Moving toward a grand theory of development: In memory of Esther Thelen. *Child Development, 77*(6), 1521–1538.

Spencer, J.P., & Thelen, E. (2000). Spatially specific changes in infants' muscle co-activity as they learn to reach. *Infancy, 1,* 275–302.

Sporns, O., & Edelman, G.M. (1993). Solving Bernstein's problem: Proposal for the development of coordinated movement by selection. *Child Development, 64,* 960–981.

Statham, L., & Murray, M. (1971). Early walking patterns of normal children. *Clinical Orthopaedics and Related Research, 79,* 8–24.

Steinberg, L., Albert, D., Cauffman, E., Banich, M., Graham, S., & Woolard, J. (2008). Age differences in sensation seeking and impulsivity as indexed by behavior and self-report: Evidence for a dual systems model, *Developmental Psychology, 44*(6), 1764–1778.

Steinberger, J., & Daniels, S.R. (2003). Obesity, insulin resistance, diabetes, and cardiovascular risk in children: An American Heart Association scientific statement from the Atherosclerosis, Hypertension, and Obesity in the Young Committee (Council on Cardiovascular Disease in the Young), and the Diabetes Committee (Council on Nutrition, Physical Activity, and Metabolism). *Circulation, 107*(10), 1448–1453.

Steinhausen, H., Metzke, C.W., & Spohr, H. (2003). Behavioral phenotype in foetal alcohol syndrome and foetal alcohol effects. *Developmental Medicine and Child Neurology, 45,* 179–182.

Stevenson, R.D., Conaway, M., Chumlea, W.C., Rosenbaum, P., Fung, E.B., Henderson, R.C., & North American Growth in Cerebral Palsy Study. (2006). Growth and health in

children with moderate-to-severe cerebral palsy. *Pediatrics, 118*(3), 1010–1018.
Stockmeyer, S.A. (1967). An interpretation of the approach of Rood to the treatment of neuromuscular dysfunction. *American Journal of Physical Medicine, 46*(1), 900–961.
Strathearn, L., Mamun, A.A., Najman, J.M., & O'Callaghan, M.J. (2009). Does breastfeeding protect against substantiated child abuse and neglect? A 15-year cohort study. *Pediatrics, 123*(2), 483–493.
Sutcliffe, T.L., Gaetz, W.C., Logan, W.J., Cheyne, D.O., & Fehlings, D.L. (2007). Cortical reorganization after modified constraint-induced movement therapy in pediatric hemiplegic cerebral palsy. *Journal of Child Neurology, 22*(11), 1281–1287.
Sutherland, D., Olshen, R., Biden, E., & Wyatt, M. (1988). The development of mature gait. *Clinics in Developmental Medicine,* No. 104/105. Philadelphia: J.B. Lippincott.
Sutherland, D., Olshen, R., Cooper, L., & Woo, S. (1980). The development of mature gait. *The Journal of Bone and Joint Surgery, 62-A*(3), 336–353.
Taanila, A., Murray, G.K., Isohanni, M., & Rantakallio, P. (2005). Infant developmental milestones: A 31-year follow-up. *Developmental Medicine and Child Neurology, 47,* 581–586.
Tamm, M., & Skär, L. (2000). How I play: Roles and relations in the play situations of children with restricted mobility. *Scandinavian Journal of Occupational Therapy, 7*(4), 174–182.
Taub, E., & Morris, D.M. (2001). Constraint-induced movement therapy to enhance recovery after stroke. *Current Atherosclerosis Reports, 3,* 279–286.
Taub, E., Uswatte, G., & Pidikiti, R. (1999). Constraint-induced movement therapy: A new family of techniques with broad application to physical rehabilitation—A clinical review. *Journal of Rehabilitation Research and Development, 36*(3), 237–251.
Taub, E., & Wolf, S.L. (1997). Constraint-induced (CI) movement techniques to facilitate upper extremity use in stroke patients. *Topics in Stroke Rehabilitation, 3,* 38–61.
Thelen, E. (1985). Developmental origins of motor coordination: Leg movements in human infants. *Developmental Psychobiology, 18,* 1–22.
Thelen, E., Corbetta, D., Kamm, K., Spencer, J.P., Schneider, K., & Zernicke, R.F. (1993). The transition to reaching: Mapping intention and intrinsic dynamics. *Child Development, 64*(4), 1058–1098.
Thelen, E., Corbetta, D., & Spencer, J.P. (1996). Development of reaching during the first year: Role of movement speed. *Journal of Experimental Psychology. Human Perception and Performance, 22*(5), 1059–1076.
Thelen, E., Kelso, J.A., & Fogel, A. (1987). Self-organizing systems and infant motor development. *Developmental Review, 7,* 39–65.
Thelen, E., & Smith, L.B. (1994). *A dynamic systems approach to the development of cognition and action.* Cambridge, MA: The MIT Press.
Thelen, E., & Ulrich, B.D. (1991). Hidden skills: A dynamic systems analysis of treadmill stepping during the first year. *Monographs of the Society for Research in Child Development, 56*(1, Serial No. 223).
Thelen, E., Ulrich, B.D., & Jensen, J.L. (1989). The developmental origins of locomotion. In M.H. Woollacott & A. Shumway-Cook (Eds.), *Development of posture and gait across the life span* (pp. 25–47). Columbia, SC: University of South Carolina Press.
Tipps, S.T., Mira, M.P., & Cairns, G.F. (1981). Concurrent tracking of infant motor and speech development. *Genetic Psychology Monographs, 104,* 303–324.
Toledo, C., Alembik, Y., Aguirre Jaime, A., & Stoll, C. (1999). Growth curves of children with Down syndrome. *Annales De Génétique, 42*(2), 81–90.
Tomasello, M., Carpenter, M., & Liszkowski, U. (2007). A new look at infant pointing. *Child Development, 78*(3), 705–722.
Tomblin, J.B., Smith, E., & Zhang, X. (1997). Epidemiology of specific language impairment: Prenatal and perinatal risk factors. *Journal of Communication Disorders, 30,* 325–344.
Touwen, B. (1976). Neurological development in infancy. *Clinics in Developmental Medicine,* No. 58. Philadelphia: J.B. Lippincott.
U.S. Department of Health and Human Services, Substance Abuse and Mental Health Services Administration, Office of Applied Studies. (2008). *National survey on drug use and health.* ICPSR26701-v1. Research Triangle Park, NC: Research Triangle Institute [producer], 2009. Ann Arbor, MI: Inter-university Consortium for Political and Social Research [distributor], 2009-11-16. Retrieved from http://www.icpsr.umich.edu/quicktables/quickconfig.do?26701-0001_du
van der Fits, I.B.M., Klip, A.W.J., van Eykern, L.A., & Hadders-Algra, M. (1999). Postural adjustments during spontaneous and goal-directed arm movements in the first half year of life. *Behavioral Brain Research, 106,* 75–90.
Vennemann, M.M., Bajanowski, T., Brinkmann, B., Jorch, G., Yücesan, K., Sauerland, C., & GeSID Study Group (2009). Does breastfeeding reduce the risk of sudden infant death syndrome? *Pediatrics, 123*(3), e406–410.
Vereijken, B. (2010). The complexity of childhood development: Variability in perspective. *Physical Therapy, 90*(12), 1850–1859.
von Hofsten, C., & Woollacott, H.M. (1989). Anticipatory postural adjustments during infant reaching. *Neuroscience Abstracts, 15,* 1199.
Vygotsky, L.S. (1978). *Mind in society: The development of higher psychological processes.* Cambridge, MA: Cambridge University Press.
Witherington, D.C., von Hofsten, C., Rosander, K., Robinette, A., Woollacott, M.H., & Bertenthal, B.I. (2002). The development of anticipatory postural adjustments in infancy. *Infancy, 3*(4), 495–517.
Wittberg, R.A., Northrup, K.L., & Cottrel, L. (2009). Children's physical fitness and academic performance. *American Journal of Health Education, 40*(1), 30–36.
World Health Organization (WHO) (2006). Motor development study: Windows of achievement for six gross motor development milestones. *Acta Paediatrica, Supplement, 450,* 86–95.
World Health Organization (WHO) (2011). WHO Child Growth Standards: Methods and development: Length/height-for-age, weight-for-age, weight-for-length, weight-for-height and body mass index-for-age. Retrieved from http://www.who.int/childgrowth/publications/technical_report_pub/en/index.html
Wu, S. S., Ma, C.-X., Carter, R.L., Ariet, M., Feaver, E.A., Resnick, M.B., Roth, J. (2004). Risk factors for infant maltreatment: a population-based study. *Child Abuse & Neglect, 28*(12), 1253–1264.
Wunsch, M.J., Conlon, C.J., & Scheidt, P.C. (2002). Substance abuse. In M.L. Batshaw (Ed.), *Children with disabilities* (5th ed., pp. 107–122). Baltimore: Paul H. Brookes.

제 3 장

아동에 대한 전문적 평가: 검사 및 평가

/ Child Appraisal: Examination and Evaluation

물리치료사들은 자신들이 서비스를 제공하는 모든 사람들이 보이는 병리, 원인, 신체구조 및 기능의 장해, 활동과 참여의 제약을 이해해야 한다. 소아 물리치료사들도 적절한 검사, 평가, 진단, 예후, 중재를 제공하기 위해서는 아동발달의 모든 영역과 행동 및 가족의 기능을 역시 이해하고 있어야 한다. 아동의 발달, 기능적 · 행동적 수준이 거의 모든 것에 영향을 주고 있고, 이 수준은 또한 환경과 개인의 요인들에 의해 영향을 받으므로 검사와 평가 과정이 복잡하다. 그 이외에도 아동의 상태에 대해 정보를 얻을 때 치료사는 보통 검사를 "놀이"처럼 위장해야 한다. 대체로 아동이 가장 잘 수행하기 위해서는 협조적으로 적극 참여해야 한다. 가장 좋은 수행을 이끌어내고 수행을 재미있게 만들어야 하는 숙련된 치료사여야 하기 때문에 검사과정이 좀 더 어렵고 다른 분야의 물리치료사보다 어려움이 있다.

"검사"와 "평가"를 미국 물리치료 협회(APTA)의 *물리치료 임상지침*(2001)(여기서 앞으로 지침이라 한다.) 이 부르는 다양한 용어들이 있다. 제 1장에서 논의했듯이 많은 전문가들, 특히 소아과에서 *검사(examination)*, *평가(evaluation)*, 그리고 *사정(assessment)*을 계속 혼용하고 있다. 다른 이들은 *평가(evaluation)*를 비전형적 발달 혹은 동작을 발견하고 진단할 때 사용하고, *사정(assessment)*은 관련된 정보를 모으고 조직화하는 과정을 기술할 때 사용한다(Brenneman, 1999, p.28). 그리고 어떤 이들은 전혀 구별하지 않고 사용한다. 장애인 교육향상법(IDEA)(PL 108-446, 2004) 즉, 교육받을 권리에서는 *평가(evaluation)*를 검사(examination)과정과 서비스 대상이 되는지의 적합성을 알아보는 과정으로, *사정(assessment)*을 프로그램 계획의 목적을 말할 때 사용한다.

이 책은 *지침*(APTA, 2001)에 나온대로 *검사(examination)*라는 용어는 물리적 과정에 사용하고, 신체기능 및 구조의 기능수준, 활동과 참여의 수준을 판별하기 위한 역동적이고 인지적 과정에는 평가(evaluation)라는 용어를 사용한다. 대부분의 상황하에서는 양쪽 과정이 동시에 진행되어서 용어를 함께 사용하게 된다. 예외는 정말 검사의 물리적 활동과 평가의 임상판단이라는 과정을 구분해서 진행할 때이다. 모든 경우에서 혼선을 피하기 위해 분명한 용어를 사용하는 것이 중요하다.

검사와 평가에 영향을 주는 요소들 / Factors Influencing Examination and Evaluation

왜 아동이 물리치료사에게 와서 검사와 평가를 받는지의 이유와 상관없이 과정의 효과를 극대화하기 위해서는 여러 요인들을 고려해야 한다. 때로 이런 요소들은 서로 상호적이어서 중복되기도 하고 때로 상충되는 영향을 주기도 한다. 치료사는 모든 적용가능한 요인들을 심사숙고하고 아동이 제일 흥미를 보이도록 숙련된 검사를 하기 위해 임상판단을 해야 한다. 다음의 요인들을 고려하는 것이 검사 장소, 시간, 방식, 중점부분을 결정하고 어느 팀 구성원이 수행할까를 선택하고 수행할 테스트 및 측정을 선택, 검사의 순서를 정하는데 도움이 될 것이다. 이러한 기술들은 정확히 진단을 내리고 상식적이고도 임상적 이유와 임상판단을 통해 관계있는 치료계획을 세우고 이로써 검사와 평가과정의 원하는 산물인 결과를 얻는데 기본이 된다.

장애아동을 치료하는 데는 보통 팀 접근이 요구된다. 팀 구성원들 간의 협력은 포괄적 검사와 평가, 조화롭고 통합된 서비스를 제공하는데 필수적이다. 이런 협력을 촉진해주기 위해 팀 구성원들이 흔히 평가를 같이 한다. 어떤 구성원이라도 관계없이 병력 청취를 하고 검사의 한 부분을 담당한다. 예를 들어, 계단을 올라가고 난 다음 활력징후를 측정할 필요가 있는 경우가 아니면 혈압, 맥박, 호흡수 측정은 한 번만 한다. 각각 다른 분야의 전문가들은 이러한 자료를 기본적으로 모으도록 훈련이 되어 있다; 계획을 서로 조정하면 검사의 이런 중복은 피할 수 있다.

검사와 평가의 목적 / Purpose of the Examination and Evaluation

평가의 목적은 검사과정을 결정하고 테스트와 측정 선택에 아주 중요하다. 이 테스트와 측정은 선별 검사, 진단적 검사, 혹은 처방된 검사와는 다를 것이다. 선별 검사는 더 자세한 검사가 요구되는 문제가 있는지 알기 위해 시행한다. 선별검사는 일반적으로 단시간에 할 수 있고 비용대비 효과적이어야 하고 최소한의 위음성 결과가 나와야 한다.

선별검사에서 양성 소견이면 좀 더 전문적인 포괄적 테스트를 받아야 한다. 조기 중재 서비스가 필요하거나 특정 장애나 특성이 있는지 알기 위해 영아 또는 어린 아동들을 대상으로 흔히 선별검사를 한다. 선별 검사를 한 후에는 좀 더 자세한 검사가 필요한지 또 어떤 영역을 검사해야 할지를 결정한다. 문제가 신체/운동 영역이라고 의심되면, 물리치료사에게 요청하여 서비스의 대상이 되는지, 의학적 의뢰가 필요한지, 물리치료 계획을 작성할지 결정하는데 도움을 받기 위해 포괄적 검사를 하도록 요청한다.

진단적 검사는 아동이 특정 장애를 가지고 있는지 혹은 장애가 될 위험이 있는지 알기 위해 시행한다. 소아분야에서는 감별 진단 목적으로 진단적 검사를 하는 것이 물리치료의 다른 분야보다 덜 흔하다. 그렇지만 어떤 아동들에선 필요하다. 예를 들어, 사경이 있는 영아를 검사할 경우, 사경의 이유가 선천성 근육형인지, 눈으로 인한 것인지, 뼈, 혹은 신경학적 이상 때문인지 적절한 중재를 하기 위해서는 감별이 필요하다(Gray & Tasso, 2009).

소아분야 특히, 조기 중재에서 검사의 흔한 목적은 서비스에 대한 적합성을 결정하는데 있다. 일단 서비스 대상자라고 결정되면 상태에 대해 규범적 검사를 시행 완수할 수 있다. 규범적 검사는 치료계획과 가장 적절한 중재를 결정하는데 도움이 되도록 선택한다. 그것은 보통 매우 포괄적이다. 검사의 목적은 시간 경과에 따라 개체의 변화 정도를 평가하는 것일 수 있고 중재의 효과를 평가하는 것일 수도 있다. 검사시 올바른 테스트와 측정을 선택하는 것은 서비스를 결정하고 결과를 기록하고 서비스 비용을 지불받는데 필수적이다.

진단과 규범적 검사, 그리고 때로 선별검사는 아동의 개인력을 검토하고 신체 시스템을 검진하는 것으로 시작한다. 표 1.2와 그림 1.3은 *지침*(APTA, 2001)에 있는 개인력과 신체 시스템의 검토내용을 보여주고 있다. 아동의 개인력에 포함되어야 할 중요 항목은 표 3.1에 있다. 아동의 개인력을 듣는 시간은 아동의 자연스런 놀이와 아동과 부모의 상호작용을 관찰하는 좋은 시간이다. 관련된 개인 정보를 얻은 후에 신체 시스템을 검진한다.

신체 검진은 "(1) 심혈관계/폐, 피부, 근골격계, 신경근육계, (2) 의사소통 능력, 정서, 인지, 언어, 학습방식"에 대한 간단하고 제한된 검사이다(APTA, 2001. p.42). 이런 것은 일반적으로 ICF-CY의 신체구조 및 기능 영역에 부합한다. 기본적으로 선별검사해야 할 장기 시스템 영역은 표 3.2에 나와 있다.

신체 시스템 검토로 치료사는 다른 어느 서비스 제공자에게 의뢰하는 것이 필요한지(APTA, 2001, p.42) 어떤 테스트 및 측정을 수행해야 하는지 결정하는데 도움이 될 것이다. 아동의 최적의 수준보다 떨어지는 현 기능수준의 원인을 판단하는데 필요한 테스트와 측정으로 제한해야 한다. 그리고 치료사가 적절한 중재, 예견되는 목표, 그리고 예상 결과(p.43)에 관하여 임상적으로 판단하는데 도움이 되는 필요한 테스트와 측정으로 제한하여 시행해야 한다. 테스트와 측정의 선택은 상태의 복잡성, 서비스 담당 부처의 방향, 기금/보험상태에 따라 달라질 것이다.

상태와 아동의 명백한 필요성에 대한 전문가적 판단에 기반하여 검사를 진행해야 하지만 어떤 담당기관은 특정 테스트와 측정을 요구하기도 한다. 그러나 이것이 타당성 신뢰성이 없을 수도 있고 꼭 해야 될 필요가 없을 수도 있다. 각 주의 조기 중재 프로그램에서는 물리치료사가 서비스 대상자임을 판정하는데 해야 할 필수적인 테스트를 정해놓았다. 보통 치료사는 필수적 테스트를 하고 가외의 필요한 테스트 및 측정을 적용할 수 있다.

Baily와 Wolery(1992)는 평가과정으로 특정 목표를 성취해야 한다고 주장한다. 이런 목표는 학동기 전 장애아동을 위해 만들어진 반면, 그 과정은 아동의 삶 전반에 걸쳐 적용될 수 있다. 그들은 평가과정으로 다음과 같은 목표를 달성해야 한다고 제안한다(1992, pp.97-99):

- 서비스 대상자로서의 적합성과 그런 서비스를 받을 가장 좋은 장소의 결정
- 특정 환경하에서 유용한 "발달학적으로 적절한 기능적 중재 목표를 분명히 해야 한다."
- "각자 아동마다 독특한 스타일, 강점, 대응전략을 확인" 할 수 있어야 한다.

표 3.1 아동의 개인력으로부터 얻어야 할 자료

과거병력

- 임신, 진통, 분만에 관련한 엄마의 병력
- 임신, 진통,분만에 관련한 아동의 병력
- 생리적 부모와 형제를 포함한 친척의 의미 있는 병력
- 일반 건강상태
- 예방접종상태
- 아동기/청소년기의 주요한 질병력
- 수술, 내과적 치료경험
- 과거병력에 관련한 의학적 검사나 진단 유무

현재의 병력

- 현재의 증상과 징후
- 현 주소의 시작, 기간, 그리고 심한 정도
- 아동의 치료에 현재 관련자(의사, 치료사, 심리사, 보조기 등)
- 현재 투약: 목적, 영량, 부작용의 과거력
- 최근 의학 진단 테스트의 날짜와 결과
- 현재와 계획되어 있는 내 · 외과적 중재
- 현재의 기능 및 활동 수준
- 음식, 약물, 물질 등에 대한 알러지 유무
- 적응적 기구나 보조기 사용

발달력

- 성장과 영양(신장, 체중, 두위의 성장 속도; 이가 난 시기)
- 식이: 일상 식사, 선호 음식, 섭식의 어려움
- 주요한 발달지표의 성취(운동, 사회-정서, 인지, 언어, 자조관리)
- 대소변 조절/화장실 사용 훈련
- 영아/아동의 기질

사회적, 교육적 배경

- 아동-양육자의 상호작용
- 부모/양육자 고용 상태
- 가정 안의 가구배치와 환경(아동에게 안전한 것 확인)
- 평상 시의 수면, 수면 자세
- 조기 중재/아동 양육/학교에서의 생활
- 조기 중재팀, 아동 양육자 혹은 교사로부터의 보고서
- 카시트 사용
- 학대나 방임 징후

출처: Adapted from Dole, R.L., & Chafetz, R. (2010). *Peds Rehab Notes* (pp. 8,9). Philadelphia: F.A. Davis. Copyright 2010 by F.A. Davis. Reprinted with permission of the authors.

표 3.2 장기 시스템의 검진/기본 선별*

심혈관계-폐

- *활력징후:* 심박수, 호흡수, 혈압, 체온, 통증
- *관찰:* 호흡이 힘듦, 울음, 과도한 울음, 청색증, 뒤당김(retraction), 코를 벌름거림, 기침, 자세변환 혹은 활동에 대한 반응, 피로, 체중 감소 혹은 증가
- *촉진:* 말초 맥박, 촉각 진동감(tactile fremitus)
- *청진:* 심장과 폐의 소리
- *타진:* 폐 위에 둔탁한 느낌을 주는 부위

신경근육계

- *신생아:* APGAR, 재태연령, 출생 시 체중; 빨고 삼키기, 과민성/쉽게 진정됨, 의식상태 조절
- *관찰:* 수동적 움직임에 대한 일반적 저항; 속도에 따라 저항이 변하는가?
- *관찰:* 눈맞추는 능력, 사물을 따라 보는 능력

근골격계

- *신체 특성:* 신장, 체중, 두위
- 관찰: 머리, 얼굴, 두개의 크기 및 모양: 눈, 귀, 코, 입, 구개, 이빨의 이상: 골격의 비대칭성: 부종; 멍듦
- *주 호소:* 통증; 체중 지지, 걷기, 움직이기를 거부함; 열; 밤에 느끼는 통증

피부

- *관찰/촉진:* 피부 표면, 온도, 색, 색소침착, 반흔, 털이 난 곳, 피부긴장도/보습 정도, 부종
- *관찰:* 피부병변, 발적, 감염 유무, 모반의 변화(색, 크기, 모양, 통증, 가려움, 출혈)

내분비계

- *주 호소:* 갈증 증가, 빈뇨(특히, 야간), 활동 감소, 지속적 변비 혹은 설사, 땀의 증가, 배고픔, 식욕 감소, 두통, 어지러움, 가변적 정서, 월경주기의 변화
- *관찰:* 단신, 사춘기 조기발현, 잇몸의 부종, 욕창/찰과상의 치유가 늦어짐, 체중 감소, 혹은 증가

소화기계

- *주 호소:* 구역질, 토함, 열, 역류, 산통, 복통, 만성적 허기 혹은 거식증, 비정상적 대변 혹은 설사, 소변량의 변화, 소변의 변화
- *관찰:* 입, 코에 과도한 점액질, 식사 중 목의 신전 자세 혹은 머리 동작, 탈수의 징후, 체중 감소 혹은 증가

림프/면역계

- *주 호소:* 열, 인두통, 발적, 전신 권태, 야간 발한, 관절 부종 혹은 통증, 체중 감소
- *촉진:* 림프 결절(목, 빗장뼈 부위, 겨드랑이, 서혜부), 비장(좌측 늑골연 아래 1-2cm 아래), 간(우측 늑골연 2cm 아래)-커져 있는지 촉진

비뇨기계

- *주 호소:* 장/방광기능의 문제 혹은 변화; 빈번한 요도감염; 열; 구토; 오한; 복통, 배뇨통; 허리, 옆구리, 내측 허벅지, 다리, 동측 어깨로의 방사통 패턴, 월경주기의 변화
- *관찰:* 과다 수화, 탈수, 체중 감소 혹은 증가, 부종, 과민성, 이상한 냄새, 분비물, 학대의 징후
- *활력징후:* 혈압, 열

*좀 더 자세한 정보는 각 장의 장기 시스템을 참조.

출처: From Dole, R.L., & Chafetz, R. (2010). *Peds Rehab Notes* (pp. 9,10). Philadelphia: F.A. Davis. Copyright 2010 by F.A. Davis. Reprinted with permission of the authors.

- 상-하향식 접근법에서처럼 "부모가 자신의 아이에 대한 목표와 부모 자신의 욕구를 확인"해야 한다.
- "부모의 역량과 자존감을 세워주고 강화"한다.
- "아동과 그 가족의 필요성과 자원에 대해 서로 공유하고 통합할 수 있는 관점(전문가들 사이에, 전문가와 가족 구성원들 사이에)을 만든다."
- 전문가와 부모사이에서 "중재목표에 대해 공유할 수 있는 합의를 한다."
- 서비스와 중재의 효과와 결과를 평가한다.

Baily와 Wolery(1992)가 말했듯이 가족 중점을 두는 것은 1975년에 공공법 94-142, 모든 장애아동에 대한 법이 발효되면서 발전하였다. 이 가족 중심 접근법은 장애아동과 그의 가족에 대해 서비스를 제공하는 관점으로 자리잡았고, 이 책 전반에 걸쳐 소개되며 특히 제4장에 나와 있다.

토대 및 철학 / Frameworks and Philosophies

물리치료사들은 APTA *물리치료 임상지침*(2001), APTA *물리치료사를 위한 윤리코드*(2010a), 각 주의 임상법, 치료사를 위한 가정(hypothesis) 중심의 알고리듬 II (HOAC II)(Rothstein, Echternach, & Riddle, 2003), 기능, 장애, 그리고 건강에 대한 국제적 분류—아동 및 청소년 편(ICF-CY)(WHO, 2007)을 사용하여 자신들의 임상범위와 전문성 수준에 따라 아동의 욕구를 평가하는 독립적이고 객관적 임상판단을 내리는데 도움이 되도록 한다(APTA, 2010b). *지침*이 ICF를 포함하도록 업데이트되는 과정에 있는 한편 ICF는 소아물리치료 분야의 여러 부분에 이미 들어와 있다.

검사를 수행할 때 *지침*(APTA, 2001)에 나와 있는 대로 개인력 청취, 그 다음 시스템 검진, 그다음 적절한 테스트와 측정하는 순서를 따르는 것이 흔하다. 검사 동안 얻어진 정보를 평가하는 것이 그 다음이다. 검사에 초점을 맞추는 두 가지 흔한 방법이 있다. HOAC II에서 문제 목록을 제일 처음 만들고 검사 전략을 세우고 검사를 한다.

HOAC II는 고려해야 할 환자문제가 두 종류가 있다고 지적한다. 첫 번째는 아동을 처음 보았을 때 존재하는 문제들이고 환자가 확인해준 문제들이다. 두 번째는 진단 혹은 발달학적 영향에 따라 추후에 나타날 수도 있는 문제들로써 예방이 필요할 수도 있는 것들이다. 또한 아동과 그 가족이 문제로 아직 인식하지 못하고 있는 문제들인데 환자 비확인 문제들이라고 칭한다(Rothstein 등, 2003). 아동과 가족이 확인해준 문제들은 치료사가 무엇이 그 문제늘의 원인인지 가설을 세우고 사용할 중재가 그것들에 있어 성공적일지 판단할 수 있는 범주를 설정해야 한다. 환자가 아직 인지하고 있지 않은 문제들에 대해서는 그 문제를 예견하고 올바른 관리를 제공하므로써 예방이 될 수도 있다. 측정가능한 결과와 예후는 치료계획의 필수 부분이다. 치료사들은 비슷한 문제에 대한 상당한 전문성을 가지고 있어야 하는데 이로써 예후와 결과에 있어 높은 수준의 정확성을 보여줄 수 있기 때문이다.

처음에 문제 목록을 작성하는 접근법은 성인 치료와 아동 급성기 치료에서는 흔하다. 그러나 지역에 있는 아동 클리닉이나 외래에서는 평가와 검사에 Philippa Campbell(1991)이 고안한 **상-하향식 접근법**(그림 1.4)이 보통 임상의 표준이 되었다(McEwen, Meiser, & Hansen, 2012, p.549). 이러한 검사와 평가에서의 접근법은 조기 중재 프로그램과 학교에서 특히 명백하다. 가능하면 아동과 그 가족이 바라는 대로 중재의 원하는 결과와 목표를 먼저 정하고 그 목표를 달성하며 도움이 될 강점과 극복해야 할 장애물을 확인하기 위해 다른 팀 구성원들과 함께 검사한다. 이 접근법에서 아동과 그 가족은 전문가간 역할공유팀이나 협력팀의 필수구성원이다. 소아 물리치료에서 임상판단을 위한 알고리듬의 예가 그림 3.1에 나와 있다. 이 예시는 상-하향식 접근법을 포함하고 있을 뿐 아니라, HOAC II의 이미 있고 예견되는 문제 목록도 들어 있다. 욕구 및 결함을 판정하고자 시행하는 하-상향식 접근법을 이용하는 결함 위주 모델인 단일 전문영역 접근방식이 소아 분야에서는 드물게 있지만 다른 물리치료 임상에서는 여전히 이용되고 있는 모델이다.

치료사는 검사와 평가에서 이러한 차이를 이해하고 있어야 한다. 그리고 어떻게 그것들이 각기 다른 서비스 제공환경에서 어떻게 달리 초점을 맞추는지, 우선순위를 반영하는지를 이해하고 있어야 한다. 임상상황에서는 양쪽 접근법이 다 장점이 있고 두 가지를 조합하여 이용할 수도 있다.

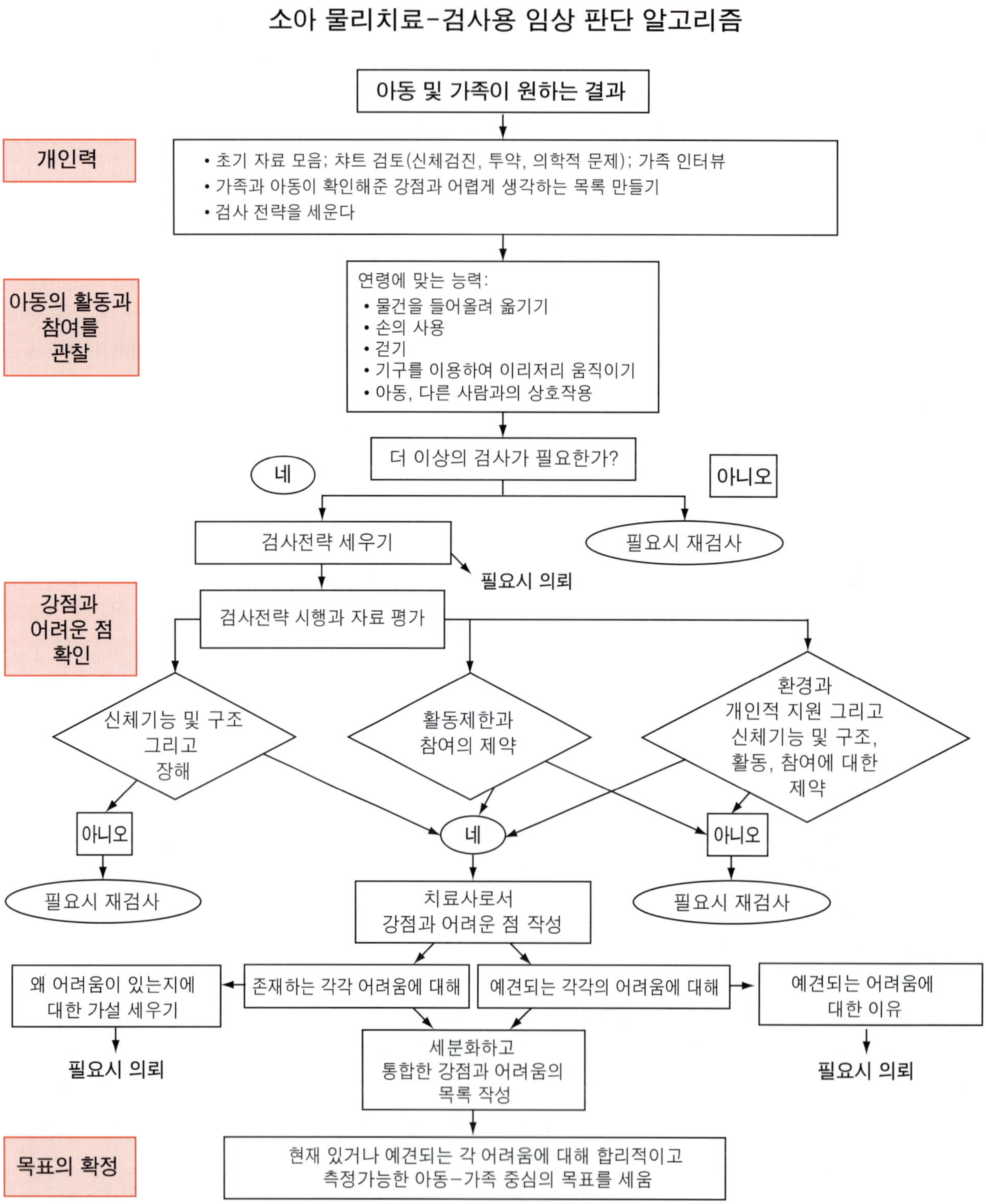

그림 3.1 소아 물리치료-검사를 위한 임상판단 알고리듬.

소아 집중치료실에서 부모의 일반적 우선순위는 아동의 생명이다. 부모의 의견이 존중되는 한편, 의학팀은 일반적으로 특정 우선순위와 목표를 결정한다. 그러나 조기중재에서는 부모의 특정 목표가 우선순위로 고려된다. 예를 들어, 부모가 기기보다 앉는 기술에 초점을 맞추기를 원한다면 그 시기 치료사가 보기에 기기에 초점을 맞추는 것이 더 중요하다고 보여지더라도 치료사는 부모의 원에 따라 아동의 앉기 목표를 중심으로 서비스할 것이다. 그러나 *물리치료 윤리 코드*(APTA, 2010a) 에서는 물리치료사가 객관적이고 독립적임을 포함하여 건전한 전문가적 판단을 할 책임을 져야 한다고 되어 있다. 그러므로 치료사는 아이의 가장 좋은 목표라고 생각되는 것에 관한 정보를 가족에게 알려줄 의무가 있다. 이 예시에 나온 치료사는 부모의 목표인 앉기에 대한 중재를 하는 한편 전반적 발달과 환경적 탐색에 필요한 기기의 중요성에 대해 부모를 설득해 볼 것이다.

환경적으로 고려할 점 / Environmental Considerations

포괄적 검사와 평가는 특정 서비스 제공환경의 요구에 의해 매우 많이 영향받는 복잡한 과정이다. 검사와 평가의 초점과 순서는 아동 급성기 치료 환경에서와 조기중재 프로그램의 가정 환경에서는 매우 다를 수 있다. 제 3부에서 다루었듯이 아동은 매우 다양한 환경에서 서비스를 제공받는다. 치료사는 각 제공환경의 독특한 필요와 요구를 이해해야 하고 서비스 제공과 우선순위간의 차이점에 대해 논리적 이유를 인식하고 있어야 한다.

검사가 진행될 상태와 환경을 주의 깊게 생각해보아야 한다. 고려해야 할 첫 번째 문제 중 하나는 검사하는 날의 시간이다. 이 시간은 영아 혹은 어린 아동에게 특히 중요하다. 낮잠시간 가까운 시간 혹은 식사 바로 전 시간은 최적의 결과를 보여주지 못할 것이다. 학동기 아동을 재미난 수업에서 나오게 해서 검사하는 것은 신뢰를 형성하는데 좋지 않은 방법이다. 검사하러 오는데 오래 걸리는 경우와 여러 전문가들이 여러 번 검사하는 것의 영향 또한 고려해야 한다. 부모가 함께 있어야 하므로 가능하다면 치료사는 평상적이 아닌 시간을 고려해야 한다. 비록 저녁이 부모에게 가장 좋다 하더라도 일반적으로 아동에게는 아니다. 토요일이 모든 참여자가 함께 할 수 있는 가장 좋은 날일 수도 있다.

검사 환경은 아동의 수행에 영향을 주므로 중요하다. 아동이 낯선 클리닉 환경에 두려움을 보이면, 아동은 전혀 참여하려고 하지 않을 것이다; 편안해졌을 때라도 새로운 환경에서는 일반화하여 수행할 수 없을 것이다. 그 결과 검사소견은 부정확할 수 있다. 가능하면 검사를 수행할 가장 좋은 장소는 아동의 **자연스런 환경**이다(Bagnato, 2007). 자연스런 환경이란, 아동이 생활하고 배우고 노는 환경이다. 이것은 아이의 연령, 의학적 상태, 그리고 장애에 따라 달라질 것이다. 입원아동이 아니라면 집, 보육기관 혹은 학교가 흔히 선택할 자연스런 환경이 된다. 0세부터 3세까지 아동을 위한 조기 중재에서 가장 흔한 자연환경은 가정이다(Campbell, Sawyer, & Muhlenhaupt, 2009). 물리적 환경과 그 안에 있는 사람들과의 친밀감은 아동과 그 가족이 편안함을 느끼고 아동의 가장 좋은 수행을 치료사가 관찰할 기회가 된다.

검사에는 첫째로 **자연스런 관찰**이 포함되어야 한다. 이런 자연스런 관찰동안 정규 환경-가정, 낮 보육기관, 혹은 학교-에서의 아동 기능을 관찰하는데 무엇을 하든 그런 환경에서는 보통 하는 것들이다. 자연스런 관찰은 여러 장점들이 있다. 정상적 환경하에서는 아동이 어떻게 언제 전형적으로 움직이는지를 관찰하게 된다. 아동의 행동, 성인(참여가 가능하다면), 아동과의 상호작용, 이동, 선호자세와 동작 패턴, 언어, 비언어 사용, 놀이행동과 의사소통에 기반하여 인지 능력을 보고, 사물조작, 지구력 정도에 관하여 정보를 익힌다. 좀 더 편안하고 풍부한 환경에서는 전형적 행동이 관찰될 확률이 더 높다. "클리닉" 같은 환경에선 자주 최적의 전형적인 행동이 관찰되지 않는다. 대기실에서 아동을 관찰하는 것이 진료실 안에서 관찰하는 것보다 아동 행동에 관하여 좀 더 현실적인 관점을 제공한다. 관찰하는 동안 치료사는 아동을 핸들링하지 말아야 하는데 이는 경험 많은 치료사에게 어려운 일이다! 아동이 환경에 편안해지면서 치료사는 자연스런 동작을 고무하기 위해 물건을 주면서 천천히 아동과 상호작용하기 시작한다. 나이든 아동, 협조적 아동이라면 치료사는 관찰하는 동안 아이에게 해 볼 것을 요청한다.

치료사들에게는 동작을 관찰하고 기록하는 많은 체계적

기술이 있다(Baily & Wolery, 1992, pp.104–110; Effgen, 1991; Effgen & Chan, 2010). 아동이 자연스런 환경에서 가장 잘 수행하는 것을 관찰하면 환경의 장애물, 필요한 지원, 현실적 향상에 가장 도움이 되는 아동의 강점을 정확하게 판단할 수 있다. 예를 들어, 계단이 없는 가정에서 아동보고 계단오르기를 훈련하라고 제안한다거나 소파가 없는데 소파를 잡고 발자국을 떼보라고 제안하는 것은 현실적이지 않다. 진료실에서 부모들은 자기 집에 어떤 것이 없다고 말하기를 흔히 싫어한다. 가정에 있는 자원을 안다면 치료사가 가정에서 현실적이고 실용적으로 어떤 활동이 가장 좋은지 파악할수 있다. 특정 검사 도구가 필요하면 일부분을 검사 도구가 있는 곳에서 시행할 수 있고; 그러나 들고 다닐 수 있는 도구가 있는지, 대체가능한 측정방법이 있는지 먼저 생각해야 한다. 예를 들어, 컴퓨터화된 등속성 운동 측정설비를 이용하는 대신 손으로 잡을 수 있는 동력계가 근력을 측정하는 도구로 신뢰성이 있다(Effgen & Brown, 1992; Katz-Leurer, Rottem & Meyer, 2008). 그리고 이것은 쉽게 집이나 학교로 들고 갈 수 있다.

관찰 동안 치료사는 추후 더 검사하여야 할 발달과 기능 분야를 판단한다. 그 이외에도 관찰로 테스트 및 측정부분에 포함되어야 할 정보들을 얻을 수 있다. 특히 어린 아동과 함께 할 때는 치료사가 정한 검사 스케쥴대로 하지 말고 그들의 스케쥴과 희망을 따라주어야 한다. 검사 자료는 표준화된 검사의 정해진 순서가 아니라면 아동의 활동과 협조에 따라 그때 그때 얻는다. 영아, 유아, 심한 장애아동일 때는 여러 차례 자세를 바꾸라고 하지 않고 한 번에 한 자세에서만 검사하는 것이 일반적으로 가장 좋다. 예를 들어, 치료사는 복와위에서 모든 활동을 관찰한 다음 앉은 자세에서 테스트를 하는 것이 좋을 것이다. 자세에 따른 발달학적 관찰은 표 3.3에 나와 있다. 많은 치료사들은 또한 적용해야 할 검사의 개별적 항목을 선택하고 자세에 따라 각 항목 리스트를 만들어 자세 변환을 최소로 하면서 검사 효율을 높인다.

놀이에 기반한 평가는 조기 아동교육에서 널리 퍼진 어린 아동을 자연스럽게 관찰하는 방법이다(Linder, 2008). 전문가가 선택한 놀이감을 가지고 아동이 다른 아동과 상호작용하는 것을 관찰한다. 아동의 약점과 강점을 전문가의 평가 프레임에 기반하여 평가하는데 필요한 정보를 관찰할 수 있도록 놀이감들을 주의 깊게 배열해 놓아 아동이 활동에 참여하여 활동을 보이도록 해주어야 한다. 작업치료사가 아동의 감각운동 놀이, 상상놀이, 구성놀이 그리고 대근육, 소근육 게임놀이를 포함하여 놀이 행동을 평가할

표 3.3 다른 자세에서 관찰될 수 있는 동작 기능과 활동의 일부 목록

앙와위
머리위치 물체나 소리 쪽으로 머리를 돌림 팔, 다리, 몸통의 위치
복와위
머리위치 머리를 들고 돌리기 팔굽이나 손으로 앞으로 짚기 장난감 쪽으로 손을 뻗기 앞으로 움직이기(뒤집기, 배로 기기, 네발 기기)
앉은 자세
머리 위치 머리 돌리기 몸통 자세와 체중 지지 팔의 자세(앞으로 짚기, 놀이에 사용하는지) 앉는 자세의 유지(지지받아서, 앞으로 손을 짚고, 독립적으로) 앉는 자세의 형태(다리를 고리 모양으로, 몸 앞으로 끌어당기면서 발바닥을 마주보게, 길게 뻗고, 벤치형으로)
네발 자세
네발 자세를 유지함 네발 자세로 몸을 흔듦 네발 자세로 앞으로 전진(동측 손, 발 사용, 교대로 사용하면서)
무릎으로 서 있기
무릎으로 선 자세의 유지 무릎으로 선 자세 혹은 반무릎 자세 일어서기
선 자세
어디에 기대고 서거나 손을 잡고 선다 독립적으로 선다
전환 동작
모든 방향으로 뒤집기 누운 자세에서 일어서기 앉은 자세에서 네발 자세로 전환 무릎으로 선 자세에서 반무릎 자세로 전환 일어서기
보행
보행의 각 주기상 머리, 몸통, 팔, 그리고 다리의 자세

수 있다(Olson, 1999). 교육자들은 창의성, 사회적 기술, 그리고 자발적 언어에 중점을 두고; 언어치료사는 단어사용과 조음에 중점을 두고 관찰할 것이다. 놀이에 기반한 평가는 공식적, 표준화된 측정시보다 언어 수행에서 더 높은 점수를 보여왔다(Calhoon, 1997).

물리치료사는 기능적 기술 동안의 동작의 자발성과 원활함, 동작 활동, 그리고 놀이활동과 자세 간의 전환에 중심을 두면서 본다. 놀이에 기반한 평가의 장점은 매우 기능적이고 활동에 따른다는 점이다; 그러나 활동 제한의 원인에 중요한 신체구조 및 혹은 기능의 장해, 예를 들어, ROM 같은 장해와 근력에 관한 정보를 얻는 것은 제한적이다.

동시평가는 조기 중재의 영아와 심한 장애가 있는 아동을 검사할 때 흔히 사용한다. 이 평가는 부모를 포함한 팀 구성원들이 동시에 아동을 관찰한다. 구성원 한 명이 보통 대부분의 핸들링을 담당하고 다른 이들이 방향을 제시하고 기록하며 부모와 이야기한다. 놀이에 기반한 동시평가는 원격비디오를 통해 할 수도 있다. 촉진자가 아동의 집에서 평가를 수행하는 한편 다른 장소에서 원격 모니터를 통해 평가를 보는 다른 구성원들과 의견을 나눈다(Smith, 1997).

아동의 집에서 평가할 때 일반적으로 팀의 모든 구성원들이 다 참여하지는 않을 것이고 어느 분야의 전문가가 검사를 할 지 결정을 해야 한다. 모든 구성원들이 필요하면 처음엔 몇몇 전문가들이 집에서 하고 다음 추후 다른 전문가들이 집이나 센터에서 관찰한다. 센터에서 하는 평가는 일반적으로 인위적이고 정확한 아동능력의 모습을 보여주기 어렵다고 생각된다(Rainforth & York-Barr, 1997); 그러나 센터가 적절한 경우도 있을 수 있다.

검사와 평가의 부분으로 객관적 테스트와 측정의 적용이 포함된다. 어떤 테스트 및 측정을 할 것인가는 다음에서 논의하는 대로 신체 시스템 검진, 임상 환경의 요구조건, 전문가로서의 판단에 따라 달라진다.

테스트 및 측정 / Tests and Measures

아동의 검사와 평가에는 아동의 발달수준에 대한 판단을 포함하여 활동과 참여에의 제약뿐 아니라, 신체구조 및 기능에 대한 전문적 평가가 들어있다. 아동의 발달수준과 기능수준에 대해서 아는 것은 서비스 대상인지 판별하고 치료계획을 세우는데 필수적이다. 신체구조 및 기능에서의 장해를 결정짓는 특정 신체 시스템을 검사할 테스트와 측정에 관해서는 이 책의 각 시스템에 관한 장에서 다루었다. 아동의 욕구에 기반하여 여러 신체 시스템에 대해 테스트와 측정을 할 수 있다. 일반적 과제 요구, 이동, 그리고 자조활동과 같은 활동을 판단하기 위해 하는 테스트 및 측정은 이 장과 신체 시스템 장에서 다룬다.

아동의 감각 처리과정에 문제가 있는지, 통증이 있는지, 삶의 질을 어떻게 느끼고 있는지, 이 모든 것이 서비스나 치료계획에 영향을 주는지 판단하는 것이 중요하다. 신경근육발달, 감각통합, 기능, 통증, 그리고 삶의 질에 대한 테스트 및 측정은 이 장과 신체 시스템을 다룬 장에서 검토한다.

소아 분야에서 일하는 물리치료사는 아동의 전반적 기능과 발달수준을 알기 위하여 테스트와 측정을 해온 오랜 역사가 있다. 장애 아동이 다니는 특정 센터에서 일하는 치료사는 "사적으로 만든" 테스트들을 많이 가지고 있는데 이런 것들은 인정된 테스트와 측정이 가지고 있는 표준인 심리척도 특성을 가지고 있지 않다. 테스트를 만드는 과정은 매우 어려우며, 복잡하고 시간이 많이 걸리고 비싼 과정이며, 여러 다른 테스트 및 측정을 만들고자 하는 열망은 많이 변화해 왔다. 그 결과 테스트 및 측정의 측정 척도의 질이 변한다. 이 책에서 논의한 모든 테스트가 엄격한 검증을 만족시킬 필요는 없다; 그러나 그것들이 흔히 사용되는 테스트들이고 개정 중에 있기 때문에 소개한다.

올바른 목적을 위해 올바른 테스트를 선택하는 것이 중요하다. 치료사는 테스트가 측정하려는 것이 무엇인지 ,어떤 연령대의 아동들을 위해 만들어졌는지, 테스트의 측정척도가 무엇인지, 이 테스트가 다른 표준 테스트와의 관련성이 어떤지, 시행에 걸리는 시간과 드는 비용이 얼만지, 왜 그 테스트를 하게 되었는지에 대해 생각하여야 한다. 테스트는 그것이 만들어진 목적대로 사용되어야 한다. **평가적 측정**(evaluative measure)은 같은 측정방법을 사용한 이전의 수행에 반하여 현 아동의 수행을 판단하기 위해 사용한다. 반면, **분별적 측정**(discriminative measure)은 아동이 정상 표준에서 일탈되어 있는지를 판단하기 위해 사용한다. **예상적 측정**(predictive measure)은 이후의 결과, 행동 혹은 예후를 예상하기 위해 사용한다.

APTA는 현재 온라인 가이드를 제공하고 있는데(2010b) 여기에는 물리치료사들이 흔히 사용하는 테스트 및 측정의 광범위한 범위에 대한 정보가 나와 있다. 이것은 친숙하지 않은 테스트나 측정을 사용하려고 하는 치료사가 찾아보아야 할 중요한 자료들이다.

Hanna와 동료들(2007)은 캐나다의 Ontario의 아동 재활 프로그램에서 일하는 치료사의 59%가 매일부터 일주일에 한번까지의 빈도로 임상에서 표준화된 측정을 사용한다고 보고하였다; 10.7%만이 일 년에 몇 번만 표준화된 측정을 사용한다고 한다. 그들이 가장 흔히 사용하는 것이 대근육운동 측정이었고 이어 알버타 영아 운동 척도, 각도계 측정, 피바디 운동발달척도라는 것을 발견하였다. 자신이 보고하는 측정 사용 횟수에 영향을 주는 예측인자는 측정에 대한 긍정적 태도라는 것을 또 발견하였다. 테스트와 측정에 대해 긍정적 태도를 형성하는 것이 중요하다. 왜냐하면 아동의 현 상태, 서비스에 대한 평가 그리고 중재 결과의 측정을 기록하는 신뢰성 있는 토대를 제공하기 위해 표준화된 테스트와 측정을 사용하라고 치료사들에 대한 압박이 증가하고 있기 때문이다(APTA, 2001; PL 108-446).

통계량

치료사가 사용하는 테스트 및 측정은 **신뢰성**(일관되고 반복적 같은 결과)과 **타당성**(측정하기로 되어있는 것을 제대로 측정함)이 있어야 한다. 신뢰성과 타당성은 반드시 연계될 필요는 없다. 신뢰성 있는 테스트가 측정하려는 내용에 타당하지 않을 수도 있고 그 반대일 수도 있다. 예를 들어, 무릎관절의 각도를 각도계로 재는 것은 매우 신뢰성이 있지만 무릎관절 기능이나 근력을 측정하는 데는 타당하지 않다.

진단적 테스트 혹은 측정은 질병 혹은 손상의 유무를 가리킨다, 테스트 및 측정은 실제로 질병이 있는 개체에서 기능부전이나 질환을 발견하는 민감성이 있어야 한다. **민감도**가 높은 테스트는 위 음성 결과가 거의 없이 질병을 진단하는데 좋다. 다른 한편으로 특이성은 정상 혹은 질병이 없는 상태를 가리킨다. **특이도**가 높은 테스트는 위 양성 결과가 거의 없어야 한다. 일단 테스트를 해서 특정 진단을 받으면 그 테스트의 민감도와 특이도를 이용해서 **우도비**(likelihood ratio)라는 측정을 할 수 있다. 우도비란 그 질병을 가지고 있을 확률을 말한다. 플러스 우도비는 그 질병을 가지고 있을 가능성이 있는 것이고 마이너스 우도비는 없을 가능성이다. 5.0보다 큰 우도비나 0.2보다 작은 우도비는 상대적으로 중요한 효과이다. 0.2-0.5 사이의 우도비와 2.0-5.0 사이의 우도비는 중요할 수 있는 반면 1.0에 가까운 우도비는 중요하지 않은 효과를 나타낸다(Portney & Watkins, 2009, p.627). 우도비는 현재 문헌에 더 자주 나오고 있다. 만일 문헌에서 테스트의 우도비를 언급하지 않았다면 민감도와 특이도로 계산해 낼 수 있다.

테스트 및 측정은 신뢰성이 있으려면 테스트 매뉴얼 혹은 표준 프로토콜에 나온대로 따라 시행해야 한다. 표준화된 테스트 및 측정의 결과는 어떻게 만들어졌는지에 따라 여러 방식으로 보고한다. **원점수**(raw score)는 테스트 항목중 통과한 항목들의 합이다. 원점수를 제시할 때는 허용 최저점수와 허용 최고 점수를 함께 제시한다. **최저 수준**(basal level)이란 항목중 가장 먼저 통과하지 못한 바로 앞의 항목이며 **최고 수준**(ceiling level)이란 가장 어렵게 통과한 항목을 가리킨다. 등가연령을 알기 위해서는 대상 아동이 수행한 것을 또래 아동 50%가 그 항목 기술을 완전 습득한 평균연령과 비교한다. 예를 들어 역연령 12개월된 아기의 발달이 등가연령 6개월이라면, 이 영아는 바로 전 앉기를 습득하고 발달과정상 6개월 아기가 하는 흔한 기타 기술들을 할 줄 안다는 의미이다. 이 **등가연령**(age equivalent score)은 아동능력의 정확한 평가는 아니지만 대부분 가족이 쉽게 이해하는 의미이다.

발달지수(developmental quotient)는 테스트상 얻은 아동의 발달연령에 의거한 점수와 아동의 역연령 즉, 실제 나이 사이의 비교이다. 방금 전에 예로 들었던 영아의 발달지수는 6개월/12개월 = 0.5 혹은 50%이다. 이는 발달의 심각한 지연이 있다는 뜻이다. 영아가 12개월의 발달연령을 획득했으면 발달지수는 12개월/12개월 = 1 혹은 100%로 발달지연이 전혀 없다는 뜻이다.

기술통계에서는 대상자를 정상분포곡선이라고 부르는 분포 곡선상에서의 다른 사람들과 비교한다(그림 3.2). **표준점수**(standard score)는 그룹의 평균에서 얼마나 벗어나 있는지를 표현하는 것인데 Z-점수, T-점수, IQ 점수, 발달지표 점수, 백분위, 등가연령 점수를 포함한다(Richardson, 2001). **백분위**는 검사한 아동보다 낮은 점수를 받으리라고 예견되는 같은 연령의 아동들 수를 말한다. 규준참조 검사에서 백분위 75라면 이 아동보다 낮은 점수를 받는 아동들이 75%라는 뜻이다. Z-점수와 T-점수는 표준편차를 이용하여 전산으로 계산할 수 있다. Z-점수는 아동이 받은 점수에서 테스트의 평균점수를 뺀 다음 이미 나와있는 표준편차로 나누면 된다. 그 식은 다음과 같다.

$$Z = \frac{\text{아동점수} - \text{테스트의 평균}}{\text{테스트의 표준편차}}$$

T-점수는 Z-점수에서 나온다; 그러나 평균은 항시 50이고, 표준편차는 항시 10이다. 그러므로 식은 다음과 같다:

$$T = 10(Z) + 50$$

T-점수는 항시 플러스 점수로 표현되며, 50 이하로 나오는 결과는 평균 이하를 의미한다.

테스트 및 측정에 관하여 생각해야 할 또 다른 중요한 문제는 측정의 표준오차와 신뢰구간이다. **측정의 표준오차**는 예행연습 없이 혹은 피로 효과 없이 동시에 아주 여러 번 테스트를 시행한다고 할 때 그 결과의 신뢰성을 가리킨다. 이는 테스트 점수의 예견되는 오차 범위이다. 측정이 좀 더 믿을 만할수록 오차는 더 작을 것이다. 측정의 표준 오차는 테스트의 표준편차와 신뢰계수를 이용해 산출한다. 일단 표준 오차를 알면 그 값을 더해서 아동점수에서 뺀다. 이것으로 **신뢰구간**이라고 부르는 아동점수의 예상범위가 나온다. 신뢰구간이란 표집대상의 평균과 그것의 표준편차에 의거한 특정 제한을 가진 점수의 범위이다. 신뢰정도는 가능성 퍼센트로 보통 95% 신뢰구간이라고 표현한다. 이 때 치료사는 얻어진 테스트 점수가 신뢰구간이라고 표현된 안에 있다고 95% 확신한다는 뜻이다. 받아들일만한 신뢰구간이 없을 경우는 더 좁은 구간일수록 더 정교한 점수를 나타낸다는 것을 아는 것이 중요하다(Jewell, 2008).

표준 편차와 신뢰구간은 모든 테스트 점수에 측정 오차가 원래 있다는 것을 상기시키는 중요한 것들이다. 이것이 중요할 때는 시간경과에 따른 변화를 평가할 때이다. 만일 두 테스트 점수의 신뢰구간이 겹치면 변화가 일어났다고 결론짓기가 어렵다. Hanna와 동료들(2007)이 보고한 예에서 치료사가 아동에게 중재 전 · 후로 Peabody 운동발달척도 중 잡기라는 하부항목을 수행하고 점수가 중재 전

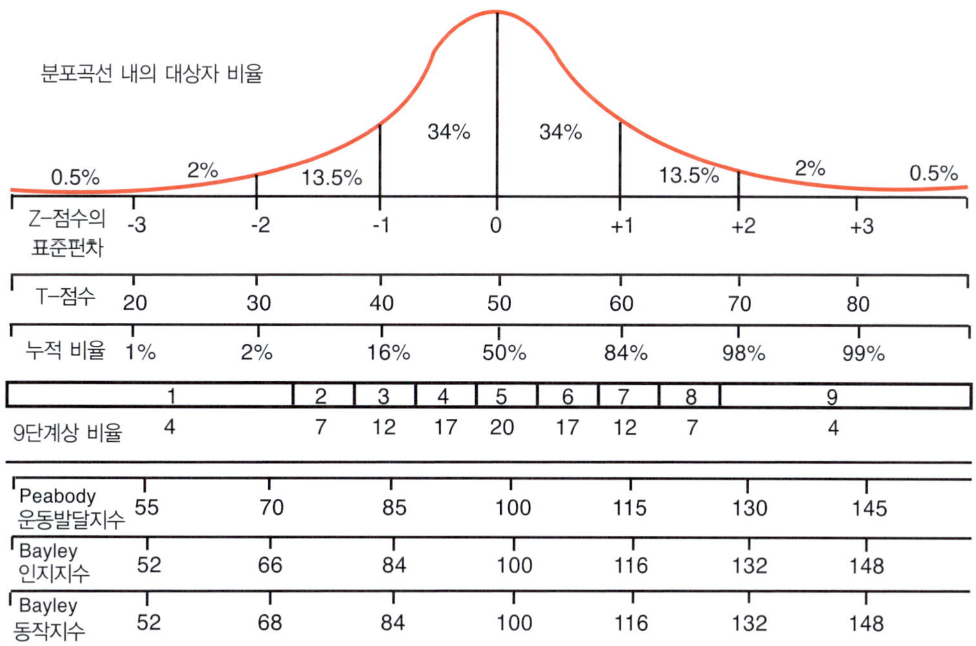

그림 3.2 표준 점수와 정상 분포 곡선. *(From Richardson, P.K. (2001). Use of standardized tests in pediatric practice. In J. Case-Smith (Ed.): Occupational therapy for children, 4th ed., p. 336. St. Louis: Mosby. Reprinted with permission of the author.)*

40, 중재 후 43이 나왔다면, 이것이 향상된 것이라고 생각할지도 모른다. 그러나 이 점수는 신뢰성을 포함하여 중재와 상관없는 많은 요인들에 의해 영향을 받은 추정치이다. 측정의 표준 오차는 테스트의 신뢰성를 반영하고 아동의 관찰된 점수가 얼마나 변할지를 측정하는 것이다. 이것은 두 점수 간의 차이에 대한 신뢰구간을 형성하는데 이용된다. 잡기라는 하부항목 검사에서 측정의 표준오차는 1점이다. 각 점수의 신뢰구간은 플러스 2 혹은 마이너스 2라는 뜻이다. 이 예에서 신뢰구간의 최고상한은 중재전 40 +2인데 중재 후 점수 43 −2의 신뢰구간의 하한치와 겹친다. 이것이 시사하는 바는 점수에서 명백한 차이가 나더라도 중재와 상관없이 기회변수에 의할 수 있다는 것이다.

흔히 임상에서 아동의 수행수준 내의 테스트를 하지만 테스트의 규준이 더 어린 아동들 대상으로 개발된 것이라면 이러한 상황에서는 표준에 관한 기준(standard norms)은 의미가 없다. 왜냐하면 검사결과가 테스트내의 점수이지만 검사한 아동의 나이가 테스트 나이 기준을 벗어나 있기 때문이다. 테스트 점수는 의미가 없지만 결과는 표준화된 수행지표와 발달수준의 지표로 제공될 수 있다. 예를 들어, PEDI 검사의 나이 기준은 7.5세까지 되어있다; 그러나 PEDI는 아이가 7.5세 이상이라도 기능이 낮은 경우는 사용할 수 있다. 이 상황에서는 정상 표준점수보다는 환산된 점수를 기능적 능력의 지표로 이용한다(Haley, Coster, Ludlow, Haltiwanger, & Andrellos, 1998, p.6).

대부분의 검사는 **준거 참조**(criterion referenced)이거나 **규준 참조형**(norm referenced)이다. 준거 참조 테스트는 일련의 측정된 기술 혹은 행동들로 구성되어 있는 표준화된 검사이다. 선택된 항목은 아동 삶에 있어 중요하기 때문에 테스트 항목으로 선택되었다. 준거 참조 테스트는 물리치료 특히 조기중재에서 흔하다. 여기의 항목들은 중재의 목표로도 흔히 이용되는데 기능적으로 중요하기 때문이다. 절단값(cut off score)은 피검사자의 수행을 규정되어있는 표준 수행과 비교하는데 이용하며 그룹의 수행과 비교하지는 않는다. 준거 참조 테스트의 예로서 아동의 기능적 독립성 측정(WEEFIM) 혹은 PEDI는 중재의 효과에 민감하기 때문에 프로그램 계획과 검사에 이용한다. 시간 경과에 따라 반복 측정값을 얻는다는 것은 치료사가 경과 진행과 중재 효과를 기록하기에 이전의 수행에 비해 현재 수행을 평가할 수 있게 해준다; 그러므로 대부분의 준거 참조 테스트는 평가적 측정이라고 생각한다. 규준 참조 테스트는 개인의 수행을, 알고 있는 그룹의 수행과 비교하고 정상분포에서 얼마나 일탈되어있는지 판단한다. IQ테스트와 SAT가 흔한 규준 참조 테스트이다. 다른 규준 참조 테스트인 Baily 영아발달 척도와 Peabody 운동발달 척도는 어린 아동이 프로그램 대상자에 적합한지를 판별하는데 흔히 사용한다. 규준 참조 테스트는 지연이 있는 아동을 발견해주기 때문에 변별적 측정으로 생각한다. 이것들은 중재 효과에 대해서는 민감하지 않지만 중재 결과를 평가하는데 너무 흔히 부적절하게 사용되어왔다.

치료사는 행동과 동작을 관찰하는데 숙련되어 있어야 한다. 임상에서는 비록 표준화된 공식적인 테스트 및 측정이 가장 가치있지만 숙련된 관찰 또한 중요한 정보이다(Stewart, 2010, p.207). 소아 작업치료사인 Dunn(2000, Stewart, 2010, p.208에서 말했듯이)은 숙련된 관찰의 중요 열쇠는 다음과 같은 것을 포함해야 한다고 하였다: (1) 자연스레 진행중인 것을 간섭하지 않을 것, (2) 아동의 수행에 제한 혹은 지지적인 환경의 물리적, 사회적 특성에 주의를 기울인다, (3) 아동의 행동을 기록한다 이다. 행동의 전초와 결과 역시 알아야 한다. 예를 들어, 아동이 계단의 꼭대기로 올라가면 부모는 놀라서 아이를 "구하거나" 아니면 박수를 치며 격려할까? 계단을 오르는 행동의 이후 결과는 부모의 반응에 영향을 받을 것이다. 또 다른 흔한 예는 아기가 막 걸음마를 배웠을 때 아기가 안전하게 넘어지려고 할 때 부모가 즉각 뛰어가서 아기를 안아 올릴까? 아니면 다시 서서 해보라고 아이를 격려할까? 이런 정보는 표준화된 테스트에서는 드러나지 않을 것이지만 중재 프로그램에서는 귀중한 정보를 주는 것이다.

컴퓨터로 하는 테스트 (Computer Adaptive Testing)

측정의 개발은 항목 반응 이론과 **computer adaptive testing(CAT)** 알고리듬이라는 기술이 소개되기에 이르렀다. 이것은 테스트 및 측정방법의 개발에 희망적이다. 표준화된 평가에 걸리는 시간을 절약하려는 노력으로, 또 평가가 많이 이용되게 하려는 노력으로 Haley와 동료들은 장애 아동과 장애 청소년에서 신체적 기능을 평가하는 것을 연구해왔다(Coster, Haley, Ni, Dumas, & Fragala-Pinkham, 2008; Dumas 등, 2010; Haley 등, 2009; Haley, Ni, Fragala-Pinkham, Skrinar, & Cprzo, 2005; Haley, Ni, Hambleton, Slavin, & Jette, 2006).

현재 테스트상의 대부분 항목들은 적절한 시행을 위해 점수화되어야 하는데; 이것은 매우 시간이 걸리고 비용이 들고 때로 즐겁지 않은 과정이다. CAT은 질문을 선택하는데, 또 정확히 테스트를 하기 위해 아동이 한 이전의 반응에 따라 아동의 능력 수준을 이용하는 테스트 시행방법이다. 너무 쉽거나 너무 어려운 항목은 생략한다. CAT은 적은 수의 항목을 테스트하지만 모든 항목을 다 수행한 것에 비하여 점수가 더 정확하다(Coster등, 2008; Dumas 등, 2010; Haley등, 2005, 2009). CAT하는데 걸리는 짧은 시간으로 아동의 기능상태의 검사에 더 많은 초점을 맞추고 검사에 걸리는 시간을 줄일 수 있게 되었다. 이는 연구가 늘어나고 있는 분야이고 치료사는 테스트 및 측정과 환자 보고 결과의 CAT 기술을 이용한 개발을 알아야겠다.

테스트 및 측정 영역 / Domains of Tests and Measures

ICF-CY 동작기능과 이동성 (ICF-CY Movement Functions and Mobility)

동작기능과 이동성을 체계적으로 연구하고 검사하기 위해서 용어와 객관적 범주를 통일하는데 도움이 되기 위한 토대와 분류체계가 필요하다. 제 1장에서 소개한 ICF-CY 편에서는 WHO(2007)가 신체 시스템의 정신적 생리적 기능을 포함하는 신체 기능의 정의에 따라 신체기능을 넓게 정의하였다. 신체 기능 범주인 *신경근육 골격계와 동작 관련 기능*은 물리치료 중재에서 아주 중요하다. 이 신체 기능 범주는 다시 세 부분으로 나누어진다: *관절과 뼈의 기능*, *근육 기능*, 그리고 *동작기능*이다. 관절, 뼈, 그리고 근육의 기능과 검사는 5장에 나와 있다; 그러나 *동작기능*에 대한 이해(표 3.4)는 모든 기능적 동작과 이동의 발달을 이해하는데 필요하다.

표 3.4 ICF-CY에서 동작기능의 신체기능 범주

운동 반사 기능(b750)	"특정 자극에 대해 근육이 자동적으로 불수의적으로 수축하는 기능들"
불수의적 동작 반응 기능(b755)	"큰 근육들 혹은 몸 전체가, 신체 자세, 균형 그리고 위협적 자극에 대해 불수의적으로 수축하는 기능들"
수의적 동작의 조절 기능(b760)	"수의적 동작의 조절과 협응에 관한 기능들"
불수의적 동작 기능들(b765)	"비의도적이거나 전혀 목적없는 아니면 약간의 목적만 있는 한 근육 혹은 근육 그룹이 불수의적 수축 기능들"
보행 패턴 기능들(b770)	"걷기, 달리기, 혹은 기타 전체 몸 동작과 관련한 동작 패턴 기능들"
근육과 동작 기능과 관련한 감각들(b780)	"개별 근육들, 근육 그룹과 그들의 움직임과 관련한 감각들: 근육의 뻣뻣함, 단축, 근육연축, 근육의 무거운 느낌들을 포함"
기타 동작 기능들(b789)	
특정한 신경근육골격계와 동작 관련 기능(b798)	
비특정한 신경근육골격계와 동작 관련 기능(b799)	

출처: World Health Organization (2007). *International classification of functioning, disability and health-children and youth version* (pp. 99–103). Geneva: Author.

첫 번째 동작기능은 *운동반사 기능(motor reflex function)* 이다. 이것은 신생아와 영아에서 잘 나타난다. 모로 반사, 비대칭적 긴장성 목반사, 그리고 손과 발 파악반사와 같은 영아에서 관찰되는 많은 반사들은 유아에서 더 이상 관찰되지 않을 때까지 서서히 사라지거나 통합된다. 회피 반사와 두갈래근(이두근)과 무릎뼈(슬개골) 반사와 같은 운동반사들은 적절한 자극이 들어가면 일생 계속 관찰할 수 있는 반사들이다. 영아 및 아동 검사와 평가에서 운동반사 검사는 더 이상 중심소견은 아니어서 비전형적 반사활동으로 진단을 확인하려는 것은 조심스러운 일이다. 어떤 감각통합과 발달학적 테스트 및 측정에는 반사 기능을 평가하기 위한 항목 혹은 전체 부분이 포함되어 있기도 하다.

*불수의적 동작반응 기능(involuntar movement reaction function)*은 신체 자세, 균형의 필요성, 위협적 자극이 들어올 때 나온다. 생후 첫 1년 동안 발달하는 자세반응이 포함된다. 이러한 반응의 발달을 기능적 맥락에서 촉진하고 숙련되게 하는 것은 물리치료 중재에서 중요하다. 아동이 환경을 탐색하려고 굴러서, 네발기기로 혹은 걸어서 하든지 간에 일련의 동작이 계속 필요하고 자세 적응이 필요하다. 적응이란 것이 아동으로 하여금 환경의 요구에 대하여 자유로이 빨리 반응토록 해주는 것이다. 아동이 성숙해가면서 많은 독특한 동작과 반응이 발달하는데 공간에서의 머리와 몸의 정렬, 넘어지는 것으로부터의 보호, 균형유지에 도움이 되는 자세등이다. 하부시스템과 환경과의 복잡한 상호작용의 발전으로 불수의적 동작이 발달한다. 자세 반응은 영아에서 어느 정도 순서를 따라 발달한다. 이러한 불수의적 동작이 발달하는데 장해가 있으면 신경운동발달의 지연 혹은 장애를 나타낼 수 있고 중추신경계 질환의 진단에 도움되는 소견이 될 수 있다. 포괄적 검사의 일환으로 불수의적 동작반응을 흔히 테스트한다.

*수의적 동작기능의 조절(control of voluntary movement function)*에는 단순하고 또 복잡한 수의적 동작의 조절과 팔, 다리, 눈의 협응이 포함되어 있다. 이러한 조절의 발달은 일생 계속되는 과정이다; 그러나 발달의 정점은 생후 첫 몇 년 동안이다. 발달과 기능에 대한 검사의 일환으로 이러한 많은 수의적 동작의 기능을 검사한다.

*불수의적 동작기능(involuntary movement function)*에는 진전, 틱, 상동적 동작, 무도증, 무정위증, 긴장이상 동작, 그리고 운동이상증과 같은 목적없는 동작이 포함되어 있다. 이러한 불수의적 동작은 기능적 동작을 심각하게 방해할 수 있다. 어떤 상황에서 불수의적 동작이 나오는지 혹은 악화되는지 주의 깊게 생각해야 한다. 어떤 것은 스트레스하에서 혹은 어려운 동작을 수행하려고 할 때 나타난다. 레트증후군의 손꼬기 동작 같이 장애의 흔한 증상으로 혹은 투약의 부작용으로서 나올 수 있다.

*보행패턴기능*의 습득은 많은 부모에게 우선 중요하고 많은 중재의 일차적 중심이다. 이것은 다음 단계의 기능을 위해 중요한 능력이다–*이동*이라는 활동과 참여의 범주에서이다. 제 1장에서 논의한 바와 같이 "활동은 개체가 하는 과제나 행동의 수행"이고 "활동 제한은 활동 수행에서 개체가 가질 수도 있는 어려움"이다. "참여는 삶의 일들에 포함되는 것"이다. 그리고 "참여의 제약이란 활동 수행중 개체가 가지고 있을 수 있는 문제들이다"(WHO, 2007, p.9). 활동과 참여의 주요 9가지 영역이 표 3.5에 나와 있다. 이러한 영역은 개별 아동의 욕구에 따라 평가해야 한다. 아동

표 3.5 ICF-CY에서 이동을 위한 활동과 참여

신체 자세의 변화 및 유지(d410-429)*

기본 신체 자세의 변화(d410)
누운 자세(d4100)
쭈그려 앉은 자세(d4101)
무릎으로 선 자세(d4102)
앉은 자세(d4103)
선 자세(d4104)
구부린 자세(d4105)
신체 무게 중심을 이동함(d4106)
뒤집기(d4707)
기타 명시된 기본자세의 변환(d4108)
명시되지 않은 기본자세의 변환(d4109)

자세의 유지(d415)
누운 자세의 유지(d4150)
쭈그리고 앉는 자세의 유지(d4151)
무릎으로 선 자세의 유지(d4152)
앉은 자세의 유지(d4153)
선 자세의 유지(d4154)
머리자세의 유지(d4155)
기타 명시된 신체 자세의 유지(d4158)
명시되지 않은 신체 자세의 유지(d4159)

*괄호안 번호는 ICF-CY 분류를 보시오.

표 3.5 ICF-CY에서 이동을 위한 활동과 참여 *—계속*

스스로 자리이동(d420)
앉아서 자리 이동(d4200)
누워서 자리이동(d4201)
기타 명시된 자세에서 자리이동(d4208)
명시되지 않은 자세에서 자리이동(d4209)

명시된, 명시되지 않은 신체 자세의 변화와 유지(d429)

물건을 옮기고 이동하고 다룸(d430-449)*

물건을 들어 옮김(d430)
들어올림(d4300)
손으로 운반함(d4301)
팔로 운반(d4302)
어깨, 엉덩관절, 등으로 운반(d4303)
머리로 운반(d4304)
물건을 내려놓음(d4305)
기타 명시된 자세로 물건을 들어옮김(d4308)
명시되지 않은 자세로 물건을 들어옮김(d4309)

다리로 물건을 움직임(d435)
다리로 물건을 민다(d4350)
물건을 다리로 찬다(d4351)
기타 명시된 자세인 다리로 물건을 옮긴다(d4358)
명시되지 않은 자세의 다리로 물건을 옮긴다(d4359)

손 사용(d440)
손가락으로 집는다(d4400)
손으로 잡는다(d4401)
조작한다(d4402)
놓는다(d4403)
기타 명시된 손 사용기능(d4408)
명시되지 않은 손 사용기능(d4409)

손과 팔 사용(d445)
끌어 당긴다(d4450)
민다(d4451)
뻗는다(d4452)
손이나 팔을 비튼다(d4453)
던진다(d4454)
오는 것을 잡는다(d4455)
기타 명시된 손과 팔 사용기능(d4458)
명시되지 않은 손과 팔 사용기능(d4459)

기타 명시된. 명시되지 않은, 물건을 운반, 움직이고 조작함(d449)

걷고 움직이기(d450-469)*

걷기(d450)
단거리 걷기(d4500)
장거리 걷기(d4501)
다른 바닥에서 걷기(d4502)
장애물 피해서 걷기(4503)
기타 명시된 걷기(d4508)
명시되지 않은 걷기(d4509)

이동(d455)
네발기기(d4550)
기어오르기(d4551)
달리기(d4552)
점프하기(d4553)
수영하기(d4554)
엉덩이로 가기와 뒤집기(d4555)
발을 끌며 가기(d4556)
기타 명시된 이리저리 움직이기(d4558)
명시되지 않은 이리저리 움직이기(d4559)

각각 다른 장소에서 이동하기(d460)
가정안에서 이동하기(d4600)
집 이외의 건물 안에서 이동하기(d4601)
집과 기타 건물 밖에서 이동하기(d4602)
기타 명시된 다른 장소에서 이동하기(d4608)
명시되지 않은 다른 장소에서 이동하기(d4609)

기구를 이용하여 이동하기(d465)

명시된, 명시되지 않은 걷기와 움직이기(d469)

교통수단을 이용하여 움직이기(d470-489)*

교통수단 이용하기(d470)
인력으로 움직이는 교통 수단(d4700)
개별 동력 이용한 교통수단(d4701)
공공 교통 수단(d4702)
이동하기 위해 사람을 이용함(d4703)
기타 명시된 교통수단 이용하기(d4708)
명시되지 않은 교통 수단 이용하기(d4709)

운전(d475)
인력으로 움직이는 교통수단 운전하기(d4750)
동력 교통수단 운전하기(d4751)
가축의 힘 이용하는 교통수단 운전하기(d4752)
기타 명시된 교통수단 운전하기(d4758)
명시되지 않은 교통수단 운전하기(d4759)

교통수단으로 가축 타기(d480)

기타 명시된, 불특정한 교통수단 이용하여 이동하기(d489)

기타 명시된 이동(d498)

명시되지 않은 이동(d499)

*괄호안 번호는 ICF-CY 분류를 보시오.

출처: World Health Organization (2007). *International classification of functioning, disability and health-children and youth version* (pp. 150-160). Geneva: Author.

표 3.6 ICF 점수체계

만일 신체구조와 기능 장해 때문에 활동의 제약이 있고 참여가 제한되어 있으면 활동을 수행하는데 느끼는 어려움의 정도를 표현할 때 다음과 같은 일반적인 등급을 사용한다.

코드	장해, 제약 혹은 제한 정도	설명	장해 정도
0	문제 없음	기능이 예상한 정상범위안에 있다 (문제가 없음, 무시할 정도...)	0–4%
1	경한 문제 있음	예상한 정상에서 기능이 약간 일탈됨 (약간, 낮은)	5–24%
2	중등도의 문제 있음	기능의 장해가 꽤 있고 타인의 도움을 받을 필요가 있음(중간 정도...)	25–49%
3	심한 문제 있음	심각한 기능의 장해. 보조를 받아도 기능을 수행할 수 없을 정도(높은, 과다한...)	50–95%
4	전적으로 문제 있음	기능의 완전소실(모두 ..)	96–100%
8	명시되어 있지 않음	불충분한 자료	
9	적용할 수 없음	이 경우에 맞지 않음	

이 수행등급은 다른 종류 즉 보조기구나 타인의 도움이 요구되는 어려움을 등급화한 등급 시스템과 접목하여 함께 사용할 수도 있다. 과제 수행상의 개인 능력을 기술하는데 가외의 등급체계를 사용할 수도 있다. ICF의 세 구성요소(신체 기능과 구조, 활동과 참여 그리고 환경요인)는 같은 척도를 사용한다.

출처: Adapted from WHO(2001). *기능, 장애 그리고 건강의 국제적 분류*(p.222). Geneva: Author. Copywight by the WHO. Reprinted with permission. Adapted from American Psychological Association(APA) & WHO(2003). *기능, 장애 그리고 건강의 국제적 분류 및 관련 매뉴얼과 ICF를 표준 적용하기 위한 지침: 보건 전문가를 위한 매뉴얼*, Washington, DC: Author.

의 건강과 건강관련 상태는 적절한 범주 코드를 선택하여 기록하고 숫자를 부가한다(WHO, 2007, p.10).

부여된 숫자는 문제의 정도를 구분하여 *문제없음*부터 *완전한 문제*(표 3.6)까지의 범위로 나타내는 숫자 코드 체계이다. ICF 코드와 숫자 코드는 임상기록에서 발견되는 정보의 "축소판"이라고 할 수 있다. 두 개의 숫자 코드, *수행(performance)*과 *능력(capacity)*은 ICF-CY편의 활동과 참여 영역을 말한다. 수행은 아동이 현 환경에서 무엇을 하는지를 설명한 것이고 사회적 맥락을 포함한다. *능력* 부분은 표준화된 혹은 자연스런 환경에서 아동이 과제 혹은 행동을 수행하는 능력을 말한다. 순간의 가장 높게 수행할 수 있는 기능수준이 제시되어 있다(WHO, 2007, p.13). *능력*과 *수행* 간의 차이는 아동이 할 수 있는 것과 아동이 현재 환경에서 하는 것 사이의 차이이다. 이 차이는 수행을 향상시키기 위한 가이드가 된다.

WHO(2010)는 ICF에 따라 평가도구를 만들었는데 WHO 장애평가 스케쥴 2.0(WHODAS)이다. 이것은 기능과 장애를 요약 측정해준다. 인지, 이동, 자조관리, 어울려 지내기, 삶의 활동들, 참여의 영역을 다룬다. WHO는 또한 특정 건강상태를 위한 ICF 포괄적 Core Sets를 만들고 테스트 중인데 이것은 그 문제를 가진 모든 사람들의 다영역 전문가팀의 평가를 지도하기 위한 것이다. 특정 문제의 전형적 스펙트럼을 충분히 기술하기 위해서는 가능한 한 많은 범주가 필요하지만, 간단한 ICF Core Sets는 가능한 한 적은 범주가 포함되게 만들어지고 있다. 아동과 청소년에서 흔히 보는 상태를 위한 Core sets의 개발은 이제 시작이다.

이러한 *동작관련 기능*과 *이동성*을 평가하는데 이용되는 테스트 및 측정들이 많이 발표된 바 있고, 이는 부록 3.A과 이 책 전반에 걸쳐 나와 있다. *지침*(APTA, 2001)에서 선호 임상패턴 또한 동작기능의 검사에 도움이 될 권고사항들을 제시한다.

발달 및 기능적 테스트와 측정 (Developmental and Functional Tests and Measures)

각각의 신체 시스템(신체 기능과 구조)의 수행을 판단하는 이외에도 신경운동 발달과 아동의 기능적 수행 수준을 판단하는 것도 중요하다. 이것은 아동의 문화에 특정한 자조관리, 이동, 일반적 과제 요구에 대한 ICF 활동과 참여를 다루는 것이다(표 3.7).

표준화된 테스트와 측정을 해 보는 것이 처음인 소아 분야의 치료사에게 이런 것이 아동발달을 배우기에 아주 좋은 토대를 제공해준다. 이 과정에 도움이 되도록 수많은 테스트 및 측정이 개발되어 왔다. 어떤 것에는 신체구조 및 기능도 평가하는 항목이 들어있긴 하지만 대부분의 발달과 기능적 테스트는 아동의 활동과 참여를 평가한다. 흔한 테스트 및 측정 목록은 표 3.8에 있고, 좀 더 자세한 것은 부록 3.A에 있다. 이러한 테스트 중 여러 개는 범주를 넘나들지만 주요 범주하에 그 목록이 들어가 있다.

어떤 발달 및 기능적 테스트는 아주 특수한 경우에만 적용된다. 학교에서의 기능평가(SFA)(Coster, Deeney, Haltiwanger, & Haley, 1998)는 상-하향식 접근, ICF 모델을

표 3.7 ICF에서 활동과 참여 영역에서의 간단한 점검 목록들

학습과 응용지식
보기
듣기
읽기 학습
쓰기 학습
산수계산 학습
문제해결

일반적 과제 및 요구
한 가지 과제를 수행
여러 과제를 수행

의사소통
말로 전달되는 내용을 알아들어 의사소통함
비언어로 된 전달내용을 이해하여 의사소통함
말하기
비언어적 메시지를 만듬
대화하기

이동
물건을 들어올려 운반하기
손을 사용(손가락으로 집기, 손으로 잡기)
걷기
기구를 사용한 이동(휠체어, 스케이트 등)
교통수단을 이용(자동차, 버스, 기차, 비행기 등)
운전(자전거 타기 혹은 오토바이 타기, 자동차 운전 등)

자조관리
스스로 씻기(목욕, 머리말리기, 손 씻기 등)
신체를 꾸미기(이 닦기, 면도하기, 단장하기 등)
화장실 사용
옷입기
먹기
마시기
자신의 건강 돌보기

가정생활
상품과 서비스를 취득(쇼핑하기 등)
식사 준비(요리 등)
집안일 하기(청소, 설거지, 세탁, 다림질 등)
다른 사람을 돕기

타인과의 상호작용 및 관계
기본적 타인과의 상호작용
복잡한 타인과의 상호작용
낯선 이와의 관계
공식적 관계
비공식적 사회적 관계
가족 관계
친밀한 관계

삶의 주요한 영역
비공식적 교육
학교 교육
고등 교육
보수가 있는 고용
기본적 경제 거래
경제적 자가 만족

지역사회, 사회적, 시민의 삶
지역 생활
레크리에이션과 레져
종교와 영성
인간 권리
정치적 삶과 시민권

기타 활동 및 참여

출처: From World Health Organization (2003). *ICF checklist, version 2.1a: Clinician form*. Geneva: Author. Available from http://www.who.int/classifications/icf/training/icfchecklist.pdf

따른 문제해결 접근을 이용하여 테스트를 개발하고 적용한 예의 모델을 보여준다. 학교라는 환경 안에서 아동의 활동과 참여의 현 수준을 판단하므로 이는 학교에서의 아동 욕구에 맞는 치료계획을 만드는데 좋은 지침을 제공해준다. 대근육 운동 기능 측정(GMFM)(Russell, Rosenbaum, Avery & Lane, 2002)은 특정 대상들을 위하여 타당하게 개발된 테스트의 예시이다. 이 테스트는 뇌성마비아들에서 대근육운동 기능에서의 변화를 평가하는데 이용되고 동작의 질을 평가하지는 않는다. GMFM은 다운 증후군 아동들에서도 타당성이 있다(Russell 등, 1998).

Canadian 작업수행 측정 (Canadian Occupational Performance Measure)

캐나다 작업 수행측정(COPM)은 상-하향식 접근모델을 이용해서 아동과 가족의 목표, 수행, 자조관리의 분야, 레저, 그리고 생산성에 관한 정보를 얻기 위해 구조화된 인터뷰를 이용하는 개별화된 결과 측정이다(Law 등, 2005). 이렇게 잘 연구된 도구는 치료사가 발달과 기능영역에 걸쳐 아동과 가족이 가장 중요하게 생각하는 것에 기반을 둔 중재의 초점을 확인하는데 도움이 된다. 아동은 필요하면 가족의 도움을 받아 자신이 과제를 학습하고 *수행하고 만족*

표 3.8 발달, 기능, 감각통합, 통증 그리고 삶의 질에 대한 흔한 테스트와 측정들

발달학적 테스트 및 측정들	ICF-CY 분류
연령과 발달단계에 관한 설문지(ASQ-3); Ages & Stages Questionnaire, 3rd edition	활동, 참여
Alberta 영아 운동척도(AIMS)와 영아의 운동평가; Alberta Infant Motor Scale and Motor Assessment of the Developing Infant	활동
영아 및 아동기의 사정(assessment), 평가 그리고 프로그래밍 시스템(AEPS); Assessment, Evaluation, and Programming System for Infants and Children (AEPS), 2nd edition	활동, 참여
Batelle의 발달평가항목(BDI-2); Batelle Developmental Inventory, 2nd edition	활동, 참여
Bayley의 영아 신경학적 발달 선별검사(BINS); Bayley Infant Neurodevelopmental Screener	신체 구조 및 기능, 활동
Bayley의 영유아발달척도(BSID-III); Bayley Scales of Infant and Toddler Development, 3rd edition	활동, 참여
Brigance의 초기발달평가항목(BIED-II); Brigance Inventory of Early Development, 2nd edition	활동, 참여
운동숙련도에 대한 Bruininks-Oseretsky 테스트(BOT-2); Bruininks- Oseretsky Test of Motor Proficiency, 2nd ed	신체 구조 및 기능, 활동
특수 영아 및 유아를 위한 Carolina 커리큘럼(CCITSM) 그리고 특수 학동기 전 아동을 위한 Carolina 커리큘럼(CCPSN); Carolina Curriculum for Infants and Toddlers with Special Needs, 3rd edition Carolina Curriculum for Preschoolers with Special Needs, 2nd edition	활동, 참여
Denver 발달선별검사-II(DDST-II); Denver Developmental Screening Test-II	활동, 참여
어린 아동의 발달평가(DAYC) ; Developmental Assessment of Young Children	활동, 참여
손의 발달학적 기능이상; Developmental Hand Dysfunction, 2nd edition	활동
발달학적 관찰점검항목 시스템(DOCS); Developmental Observation Checklist System	활동, 참여
영아 및 어린 아동의 발달학적 프로그래밍-개정판(DPIYC); Developmental Programming for Infants and Young Children-Revised	활동
학동기 전 아동 평가를 위한 선별테스트(FirstSTEp); FirstSTEp: Screening Test for Evaluation Preschoolers	활동, 참여
Harris 영아 신경운동 테스트; Harris Infant Neuromotor Test	활동
Hawaii 조기학습 프로필; Hawaii Early Learning Profile (HELP 0-3과 HELP 3-6), 2nd edition	활동, 참여

표 3.8 발달, 기능, 감각통합, 통증 그리고 삶의 질에 대한 흔한 테스트와 측정들 — 계속

발달학적 테스트 및 측정들	ICF-CY 분류
Infanib	신체 구조 및 기능
영아 운동 프로필(IMP); Infant Motor Profile	활동
영유아 발달평가(IDA); Infant-Toddler Developmental Assessment-Provence Profile	활동, 참여
Meade 동작 체크리스트(MMCL); Meade Movement Checklist	신체 구조 및 기능, 활동, 참여
Merill-Palmer 발달척도-개정판(M-P-R); Merrill-Palmer Revised Scales of Development	활동, 참여
Milani-Comparetti의 운동발달 선별테스트(MC) 제 3판; Milani-Comparetti Motor Developement Screening Tests 3rd edition	신체 구조 및 기능, 활동
Miller의 학동기 전 아동 평가(MAP); Miller Assessment of Preschoolers	신체 구조 및 기능, 활동
생후 1년 동안의 운동기술습득과 그에 대한 점검항목; Motor Skill Acquisition in the First Year and Checklist	활동
아동기의 동작평가 배터리(MOVEMENT ABC-2); Movement Assessment Battery for Children, 2nd edition	신체 구조 및 기능, 활동, 참여
영아의 동작평가(MAI); Movement Assessment of Infants	신체 구조 및 기능,
Mullen의 조기 학습 척도; Mullen Scales of Early Learning	활동
신생아 행동 평가척도(NBAS-3); Neonatal Behavioral Assessment Scales, 3rd edition	신체 구조 및 기능, 참여
신생아 개인별 발달학적 치료관리 및 평가프로그램(NIDCAP); Neonatal Individualized Developmental Care and Assessment Program	신체 구조 및 기능, 활동
조산 영아의 신경행동 평가(NAPI); Neurobehavioural Assessment of Preterm Infant	신체 구조 및 기능, 활동
조산 및 만삭영아의 신경학적 평가(NAPFI-2); Neurological Assessment of the Preterm and Fullterm Born Infant, 2nd edition	신체 구조 및 기능
만삭영아의 신경학적 검사(NEFTI); Neurological Exam of the Full Term Infant, 2nd edition	신체 구조 및 기능
Peabody 운동발달 척도(PDMS-2); Peabody Development Motor Scale, 2nd edition	활동
영아의 자세 및 소근육운동 평가; Posture and Fine Motor Assessment of Infants	활동
독립행동 척도-개정판(SIB-R); Scales of Independant Behavior-Revised	활동, 참여
대근육운동발달 테스트-2(TGMD2); Tests of Gross Motor Developemt	활동
영아 운동수행 테스트(TIMP); Test of Infant Motor Performance	활동
T.I.M.E. 유아 및 영아 운동평가; Toddler and Infant Motor Evaluation(TIME)	활동, 참여
놀이에 바탕한 다영역간 평가(TPBA2); Transdisciplinary Play-Based Assessment, 2nd edition	활동, 참여
Vulpe 평가 배터리-개정판(VAB-R); Vulpe Assessment Battery-Revised	신체 구조 및 기능, 활동, 참여
기능적 테스트 및 측정들	**ICF-CY 분류**
ABILITIES Index	신체구조 및 기능, 활동, 참여
캐나다 작업수행 측정(COPM); Canadian Occupational Performance Measure, 4th edition	활동, 참여
아동기 건강 평가 설문지(C-HAQ); Childhood Health Assessment Questionnaire	활동, 참여
대근육운동 기능측정(GMFM); Gross Motor Function Measure	활동

계속

표 3.8 발달, 기능, 감각통합, 통증 그리고 삶의 질에 대한 흔한 테스트와 측정들 – 계속

기능적 테스트 및 측정들	ICF-CY 분류
대근육 운동수행 측정(GMPM): Gross Motor Performance Measure	신체구조 및 기능, 활동
소아 균형 척도: Pediatric Balance Scales	신체구조 및 기능, 활동
소아 장애항목평가(PEDI): Pediatric Evaluation of Diabilities Inventory	활동, 참여
소아 손뻗기 테스트: Pediatric Reach Test	신체구조 및 기능, 활동
아주 경미한 증후에 대한 이학적 신경학적 검사(PANESS): Physical and Neurological Exam for Subtle Signs	활동
학교기능평가(SFA): School Function Assessment	활동, 참여
시간제한 계단 오르내리기 테스트(TUDS): Timed Up and Down Stairs	신체구조 및 기능, 활동
시간제한 일어나서 가기(TUG): Timed Up and Go	신체구조 및 기능, 활동
Vineland 적응 행동 척도(Vineland-II): Vineland Adaptive Behaviour Scale, 2nd edition	활동, 참여
WEEFIM: 아동 기능의 독립성 측정: Functional Independance Measure for Children	활동, 참여
감각통합 테스트 및 측정들	**ICF-CY 분류**
운동 및 자세기술의 임상관찰(COMPS): Clinical Observatiosn of Motor and Postural Skills, 2nd edition	신체구조 및 기능
Degangi-Berk 감각통합 테스트(TSI): Degangi-Berk Test of Sensory Integration	신체구조 및 기능
시각-운동 통합(VMI) 발달 테스트: Developmental Test of Visual-Motor Integration, 6th edition	신체구조 및 기능,
시지각 발달검사(DTVP-2): Developmental Test of Visual Perception, 2nd edition	신체구조 및 기능,
Early Coping Inventory(ECI)와 Coping Inventories	활동, 참여
영유아 증상 체크리스트:Infant/Toddler Symptoms Checklist	활동, 참여
균형에서의 감각상호반응 소아 임상 테스트(P-CTSIB) ; Pediatric Clinical Test for Sensory Interaction in Balance	신체구조 및 기능
감각통합 및 실행테스트(SIPT): Sensory Integration and Praxis Tests	신체구조 및 기능
감각프로필 및 영아/유아 감각프로필: Sensory Profile and Infant/Toddler Sensory Profile	신체구조 및 기능
영아 감각기능 테스트(TSFI): Test of Sensory Function in Infants	신체구조 및 기능
시각-운동기술 테스트-3(TVMS-3): Test of Visual-Motor Skills-3	신체구조 및 기능
통증척도들	**ICF-CY 분류**
동부 온타리오 아동병원 통증 척도(CHEOPS) ; Children's Hospital of Eastern Ontario Pain Scale	신체구조 및 기능
아동과 영아의 수술후 통증 척도(CHIPPS): Children's and Infants' Postoperative Pain Scale	신체구조 및 기능
울음, 산소 요구량, 활력징후 증가, 표정 그리고 불면(CRIES): Cry, Requires O_2, Increased vital signs, Expression, and Sleeplessness	신체구조 및 기능
얼굴, 다리, 활동, 울음, 그리고 진정 행동 통증 척도(FLACC): Face, Legs, Activity, Cry, and Consolability behavioural pain scale	신체구조 및 기능
얼굴 통증 척도-개정판(FPS-R): Faces Pain Scale	신체구조 및 기능
신생아 통증 척도(NIPS) ; Neonatal Infant Pain Scale	신체구조 및 기능
Oucher 척도: Oucher Scales	신체구조 및 기능
Riley 영아 통증 척도: Riley Infant Pain Scale	신체구조 및 기능

표 3.8 발달, 기능, 감각통합, 통증 그리고 삶의 질에 대한 흔한 테스트와 측정들 — *계속*

통증척도들	ICF-CY 분류
시각적 아날로그 척도: Visual Analog Scale	신체구조 및 기능
Wong-Baker Faces Scale	신체구조 및 기능
삶의 질과 건강관련 결과들	**ICF-CY 분류**
아동 활동 척도(ASK): Activities Scale for Kids	활동
생활 습관 평가(LIFE-H): Assessment of Life Habits	참여
아동 건강과 질병 프로필-아동과 부모 편(CHIP-CE)과 청소년 편(CHIP-AE): Child Health and Illness Profile-Child and Parent Edition and Adolescent Edition	활동, 참여
아동건강설문지(CHQ): Child Health Questionnaire	활동, 참여
아동의 참여와 즐거움 평가(CAPE)와 선호활동 평가(PAC): Children's Assessment of Participation and Enjoyment and Preference for Activities of Children	참여
환경 측정을 위한 가정 관찰(HOME): Home Observation for Measurement of the Environment	참여
아동선별: KIDSCREEN	활동, 참여
소아 삶의 질 평가항목(PedsQL): Pediatric Quality of Life Inventory	활동, 참여
POSNA 소아 근골격계 기능건강 설문지: POSNA Pediatric Musculoskeletal Functional Health Questionnaire	활동, 참여
웰빙의 질 척도(QWB): Quality of Well-Being Scale	활동, 참여
청소년기의 삶의 도구의 질 -연구용(YQOL-R): Youth Quality of Life Instrument-Research Version	참여

하는데 무엇이 가장 중요한지를 확인한다. 이 정보는 어떤 중재 목표에 아동과 가족이 우선순위를 두는지를 도와주는데 이용된다.

COPM은 내용, 구조, 외적 타당성이 좋다(Law 등, 2005). 이것은 6세 이하의 아동과 6세 이하의 지적 수준을 가진 아동을 평가할 때는 주의해야 한다. COPM과 목표 성취 척도(GAS: goal attainment scaling) 이 두 가지가 참여를 측정하는 연구에 있어서 임상적으로 의미 있는 변화에 적절하게 반응하는 오직 두 가지의 보고된 측정법이었다(Sakzewski, Boyd, Ziviani, 2007). 그리고 양측 방법 모두 뇌성마비 연구에서 변화를 민감하게 발견해낸다고 하였다(Cusick, McIntrye, Novak, Lannin, & Lowe, 2006). 이것은 작업치료사가 사용할 목적으로 만들어졌지만 소아 재활팀의 모든 구성원이 사용하기에 적절한 측정법이다(Chiarello 등, 2010). Chiarello와 동료들(2010)은 가족을 인터뷰하고 COPM의 일환으로 자신들 아이의 우선순위를 경청하는 것이 서비스 제공 계획의 필수적 부분이라고 하였다.

감각 기능 및 통증에 관한 테스트 및 측정 (Sensory Functioning and Pain Tests and Measures)

아동의 발달과 이동성을 판단하는 이외에도 주관적 병력을 듣고 흔히 소아물리치료사는 아동의 감각기능과 통증기능에 관하여 아동의 신체구조 및 기능이 어떻게 수행하고 있는지를 평가할 수 있다. 이것에는 ICF-CY의 듣기, 보기, 전정기능, 그리고 통증의 영역이 포함되어있다. 감각처리/통합을 평가하는데 이는 우리의 감각들이 함께 작동하여 협응된 동작과 적절하게 적응된 행동이 나오게 하는데 중요하기 때문이다. 시지각과 시각운동 기술을 평가하는 여러 테스트들이 표 3.8과 부록 3.A에 들어있다.

통증에 대한 판단은 아동 평가의 또 다른 면으로 검사와 평가에 들어가 있어야 한다. 통증을 5번째 활력징후라고 불러왔다(미국 통증 협회, 1995), 그리고 그에 대한 평가는 Standard PC.01.02.07(2010). 협의회하의 병원에서 하도록 요구되어있다. 맥박, 혈압, 심부체온, 호흡수의 활력징후에 더하여 통증을 평가해야 한다. 각 아동마다 통증을 평가해야 한다. 같은 조직에 손상을 입었더라도 통증의 정도는 다르게 경험할 것이다. 아동의 통증 특성에는 인지, 행동, 그리고 정서적 요인들이 포함되어있다(McGrath, 1995). 인지 요인은 아동이 통증의 이유를 이해하는지, 일어나는 상황을 조절할 능력이 있는지, 통증에 대한 예상을 하는지이다. 행동적 요인으로는 울거나 하는 명백한 아동의 통증에 대한 행동, 부모와 다른 이들의 반응, 억제제를 사용하는지, 아동의 삶에 있어서 고통이 주는 내재적 의미가 무엇인지가 포함된다. 정서적 요인들에는 이러한 상황을 이해하고 잘 대처하는 능력이 포함된다. 이 모든 요인들은 아동의 통증에 대한 지각에 영향을 준다.

아동 통증의 평가는 아동의 연령, 인지 능력에 달려있다. 흔히 사용하는 통증 평가는 표 3.8과 부록 3.A에 나와 있다. 아동 삶의 질과 물리치료 중재에 심각한 영향을 미치므로 통증 관리는 주의깊게 모니터링해야 한다.

신생아 통증 척도(Neonatal Pain Scales)

신생아 신경해부학과 화학연구는 신생아도 아픈 자극에 반응한다는 것을 보여준다; 그러므로 신생아 통증도 평가하고 치료해야 한다. 통증을 평가하는 객관적 도구의 사용은 양육자가 올바른 태도로 평가를 적용할 때 필요하다. 이 연령군의 임상 상황에서 가장 타당하고 신뢰성 있고 실용적 통증 척도로 사용하는 것은 울음, 산소 요구량, 활력징후의 증가, 얼굴 표정, 불면(CRIES: Cry, Requires O_2, Increased vital sign, Expression and Sleeplessness), 아동 및 영아의 수술후 통증 척도(CHIPPS), 그리고 신생아 영아 통증 척도(NIPS)가 있다(Suraseranivongse 등, 2006). 이런 세 가지 통증 척도는 검사간, 검사자간 신뢰성이 좋고 구성 타당도와 동시타당도가 있으며 예측 타당도도 좋고 신생아 통증을 평가하는데 적절하다(Suraseranivongse 등, 2006). NIPS가 점수화하기 가장 쉬워서 가장 실용적 척도이다.

행동 통증 척도(Behavioral Pain Scales)

자가 보고 척도를 시행할 수 없는 언어이전 단계의 아동이나 말하지 못하는 아동은 행동으로 보는 통증척도가 필요하다. 그러한 두 가지 척도에는 얼굴, 다리, 활동, 울음, 그리고 진정되는지를 보는(FLACC) 행동 통증 척도와 6가지 영역을 평가하는 동부 Ontario 아동병원 통증 척도(CHEOPS)는 McGrath와 동료들(1985)이 만들었고, 1~7세 아동들을 대상으로 타당도를 검사하였다. CHEOPS는 바쁜 환경에서는 사용하기가 어렵다고 하는 이들도 있다. FLACC는 5가지 범주로 되어있는데 검사자간 신뢰성과 7세까지의 아동의 수술, 외상, 기타 질환후 통증을 평가하는 타당도가 좋다(Merkel, Voepel-Lewis, Shayevitz, & Malviya, 1997). Nilsson과 동료들(2008)은 5~16세 아동들에서 FLACC가 처치나 시술에 따른 통증을 평가하는 도구로 신뢰성과 타당성이 있다고 하였다.

자가보고 척도(Self-Reporting Scales)

인지가 정상이고 스스로 통증에 대해 말할 수 있는 아동을 위해서는 선택할 수 있는 척도들이 여러 개 있다. Wong-Baker 얼굴 척도는 3~7세 아동들을 위해서 만들었다. 아동이 통증 정도에 따라 5가지 얼굴표정을 선택하도록 한다. 척도의 범위는 0–10이다(Wong & Baker, 1988). 기타 척도에는 0–10의 숫자로 표현하는 숫자 보고 척도, 시각 아날로그 척도(100mm 선상에서 통증 정도를 표시하는 척도), 그리고 색깔 아날로그 척도(흰색부터 시작하여 점차 빨강색, 그리고 검정으로 이어지는 연속선상의 색깔)이 있다. Baily와 동료들(2007)은 이런 네 가지 통증 척도를 소아 응급실에서 급성 복통으로 내원한 아동들에서 비교해보았다. 각 척도의 대상 연령은 다르지만 시각 아날로그 척도와 색깔 아날로그 척도의 일치도가 좋았다. 그들은 숫자 척도로 통증을 표현한 아동의 1/3은 통증을 과대표현하는 것을 발견하였다.

삶의 질, 건강관련 삶의 질 그리고 참여의 측정 (Quality of Life, Health-Related Quality of Life, and Participation Measures)

좀 더 강조하게 된 평가와 결과는 아동이 자각하는 삶의 질(QOL), 건강관련 삶의 질(HRQOL), ICF-CY의 참여 영역이다. QOL은 "개인이 살고 있는 문화와 가치 체계의 테두리 안에서 느끼는 자신의 위치 그리고 자신의 목표, 예상, 관심과 관련하여 자각하는 위치이다"(WHO, 1993). 혹은 다른 말로 하면 "여러 영역에서 느끼는 총체적인 웰빙에 대한 평가"이다(Bjornson & McLaughlin, 2001). 이것은 개인이 보고하는 세상과 사회 안의 자신의 위치에 대한 주관적 자각이다(Colver, 2009). QOL에는 이들 지각이 들어있다:

- 정서적 웰빙
- 사회적 웰빙
- 물질적 웰빙
- 신체적 웰빙
- 자존감
- 자기 결정권(Colver, 2009)

QOL은 직접 측정할 수 없고 보통 그룹 질문지를 통해 알아낸다. 정상범위라든가 표준 평균이라든가 하는 것은 없다. 두 가지 도구 종류가 QOL의 평가에 사용되는데 일반적 측정과 특정 상황에 따른 QOL 측정이다. 일반적 도구는 웰빙의 영역을 넓게 펼쳐놓은 것이고 특정 상황에 맞춘 QOL은 그 상황에 관련된 특성들을 언급한 것이다. 일반적 QOL 측정에서 나타날 수 있는 제한은 특정 질환의 미묘한 면을 발견하는데 민감성이 없다는 것이다; 그러나 그것으로 임상적 대상과 인간 특성에 따른 대상을 따지지 않고 비교할 수 있다는 점이 장점이다(Waters 등, 2009). 상황에 맞는 QOL에는 그 상태를 가진 아동에게 중요한 영역이 들어가 있다는 점이 장점이다. 예를 들어, 뇌성마비 아동을 위한 QOL에는 일반 도구에서 볼 수 있는 요소들, 예를 들어, 사회적 웰빙, 정서적 웰빙, 자존감, 자기 결정권 같은 분야와 뇌성마비에 특정한 영역, 예를 들어, 통증, 장애의 영향 및 기능같은 영역도 포함되어있다. HRQOL은 QOL의 좀더 글로벌한 내용의 하부영역이고 신체, 정신, 사회적 웰빙의 영역을 포함한다.

QOL 도구는 아동의 웰빙 지각 혹은 삶에 대한 느낌에 초점을 맞춘 것이고 기능, 장해, 그리고 건강상태에 초점이 있는 것은 아니다(Waters 등, 2009). 기능하는 것은 QOL에 영향을 미치지만 분리되는 개념이고 현재 사용되고있는 많은 측정에서 그러하듯이 웰빙과 혼동해서는 안된다(Waters 등, 2009). 특히 8세 이상인 아동에게는 자가보고의 기회를 준다. 연령, 장애, 인지 장해 때문에 아동이나 청소년이 자가보고를 할 수 없다면, 부모가 대리인으로 할 수 있다. 아동의 자가보고와 부모가 하는 보고와의 일치하는 정도는 평가하는 영역에 따라 다르다. 신체적 활동, 신체적 건강, 그리고 기능에서는 일치가 좋으며 사회적, 정서적 영역, 학교에서의 기능영역에서는 일치도가 덜하다(Eiser & Morse, 2001; Majnemer, Shevell, Law, Poulin, & Rosenbaum, 2008).

QOL과 건강관련 결과 측정의 숫자는 성인용만큼 많지 않지만 그 수와 질이 증가하고 있다. Waters와 동료들(2009)은 신경장애를 가진 아동과 청소년용 일반 QOL과 특정상태 QOL도구를 체계적으로 검토하였다. 그들은 측정 척도가 적절한 도구들이 있고 ;그러나 가족으로부터의 정보가 최소한 포함되고 웰빙보다는 기능에 초점을 맞춘 보고들이 많다고 말한다. 그 이외에도 부정적 단어 때문에 기분을 상하게 하는 항목들도 많이 가지고 있다고 한다. 여러 QOL도구들이 표 3.8과 부록 3.A에 나와 있다; 그러나 모든 테스트 및 측정이 그러하듯이 사용하기 전 QOL의 목적과 측정 척도, 특정 그룹에 적절한지 살펴보아야 한다.

ICF-CY(WHO, 2007)에서 정한 참여의 정의는 "삶의 과정을 함께 해나가는 것"이다. 그것은 ICF의 영역으로서 활동과 함께 고려된다; 그러나 참여만을 측정하기 위해 새로운 테스트 및 측정이 개발되고 있는 중이다. "아동이 기술, 역량, 사회화의 경험을 발전시키고 주도성과 자기효능감을 촉진하는 곳의 내용에 참여... 의미 있고 본능적으로 의욕이 당기는 레져 활동은 정신적, 신체적 이점을 촉진해주고 사회관계의 기회를 제공해주며 삶의 질을 향상시킬 수 있다"(Orlin 등, 2010, p.160). 그러므로 아동중재에서 최적의 결과를 얻으려면 일상생활의 활동에 성공적으로 참여하는 것이 필수적이고 반드시 평가해야만 한다.

신체 장애가 있는 아동과 그렇지 않은 아동에서의 참여는 다르다. 뇌성마비와 같은 신체적 장애가 있는 아동들은 다양한 레저 활동에 덜 참여하고 집에서 많은 시간을 보내고 조용한 활동을 하며 사회적 신체적 활동을 덜하고 사회적 고립과 외로움을 경험한다(Imms, Reilly, Carlin, & Dodd, 2008; Orlin 등, 2010). 대근육운동기능과 일상활동의 참여사이에는 긍정적 상관관계가 있다(King 등, 2007; Orline등, 2010). 신체활동에 참여가 낮다는 것은 좀 더 심한 운동 기능의 장해가 있는 아동과 청소년의 건강과 체력에 영향을 준다는 의미이기 때문에 중요하다.

최근 문헌(Orlin 등, 2010; Palisano 등, 2009, 2011)에서 참여의 측정방법으로 흔히 사용되고 있는 하나는 아동 참여와 즐거움의 평가(CAPE: Children's Assessment fo Participation and Enjoyment)로 6~21세 사이를 대상으로 매일매일의 참여를 알아보는데 이용한다(King 등, 2004). CAPE는 참여를 직접 측정하고 프로그램 계획과 결과를 측정하는데 도움이 될 수 있다. 아동의 참여에 대해 기술, 지지, 기회에 따른 중재의 영향을 검사할 뿐 아니라 장해와 환경적 요인의 영향도 검사한다. 비슷한 연령군을 대상으로 하는 아동의 선호활동(PAC: Preference for Activities for Children)검사가 있다. CAPE와 PAC는 다음과 같은 참여 영역을 알아보는데; 참여의 다양성, 강도, 누구와 함께 하는지, 어디서, 참여의 즐거움, 그리고 선호도를 알아본다. 그림이 들어있고 말은 최소한으로 할수 있는 아동에게 친숙한 형태로 기획되었다.

진단과 예후 혹은 검사의 결과와 평가과정 / Diagnosis and Prognosis or Outcomes of the Examination and Evaluation Process

치료사가 보고 있는 아동이 장해와 제한이 많다면 치료사는 가능한 테스트 및 평가를 총체적으로 이해하고 있어서 검사와 평가과정 동안 여러 평가 도구를 올바르게 선택하여 사용해야겠다. 한 가지 테스트나 측정으로부터 나온 결과를 아는 것으로 모든 영역에서의 아동의 장해와 능력을 적절히 설명할 수 없다. 그러므로 치료사는 주관적 정보와 각각의 객관적 테스트 및 측정으로부터 나온 결과에 근거하여 계속 검사를 적용해 가야 한다. 모든 검사와 평가 소견을 종합하고 분석하여 치료사가 아동의 신체구조 및 기능의 장해, 활동과 참여의 제한을 생각하여 마침내 기능적인 물리치료 진단에 도달한다. 물리치료사는 보통 *지침*(APTA, 2001)의 임상패턴에 근거하여 물리치료 진단을 내릴 것이다. 이런 임상적으로 관련 있는 물리치료 진단에 의거하여 예후를 판단해야 하고 치료계획을 만들어야 한다. 학생과 초급 치료사에겐 이 작업이 어렵고 특히, 자신들의 제안을 지지받으려면 문헌을 찾아보아야 한다.

진단과 예후 판단을 위한 검사와 평가 결과를 통합하는 것을 보여주기 위해서 다음의 시나리오를 생각해보자. 조산인 9개월된 영아를 검사한다. 부모의 보고로는 낮 보육기관에 있는 또래처럼 아직 앉지 못한다고 하였고 처음 보았을 때 저긴장 상태를 보였다. 이러한 관찰만으로 진단을 내리기도 하지만 이것은 임상판단을 내리기에 충분한 정보를 주지 못하고 있다. 좀 더 기능적인 진단을 해나가려면 제 1장에서 설명했듯이 자세한 개인력과 포괄적 검사가 필요하다. 신체 시스템 검진은 영아의 활력징후, 근긴장도, 항중력 동작, 반사 기능 그리고 자세 반응에 대한 정보를 준다. 이 영아의 발달과 기능적 능력에 관한 객관적 자료는 Alberta 영아 운동척도(AIMS)와 PEDI와 같은 도구로 같이 검사하여 모을 수 있다. 삶의 질 혹은 건강 관련 결과 측정방법인 소아 삶의 질 항목(PedsQL)의 영아 척도로 아기의 가족과 지역 환경 안에서의 영아 기능에 관한 정보를 추가로 얻을 수 있을 것이다. 이러한 포괄적 검사로부터 얻은 결과를 종합하여 치료사가 중추신경계 침범이 있는지 아니면 말초신경계의 침범인지 구별하는데 도움을 받을 수 있다; 선천성, 유전성, 감염성, 환경성이나 외상이 원인인지 구별하고; 질환의 진행성 혹은 비진행성인지 구별하여 좀 더 임상적으로 관련 있는 진단으로 이끌어주는데 도움이 되는데 이 경우에 진단은 중추신경계의 비진행성 질환과 관련된 운동기능의 장해—선천적 원인이라고 내리게 된다(APTA, 2001, 임상패턴 5C).

이 예에서 부모가 원하는 목표는 아기가 독립적으로 앉는 것일 수 있다. 촉진자로서 환경을 이용한다면 치료사는 이 기능적 목표를 달성하기 위해 적응적 앉기를 끌어낼 수 있다. 이것과 부모교육을 같이 하면 가정과 낮 보육기관에서의 기구 사용이 가능해져 가족과 함께 또래와 같이 연령에 적절한 활동에 참여가 이루어질 것이다. 활동과 참여 정도를 중재해주고 훈련을 위한 기회를 제공해준다면 앉기 과제의 수행이 향상될 뿐 아니라, 몸통 근력이 좋아지고 장해 정도가 낮아지는 것으로 귀결될 것이다.

검사, 평가, 진단, 그리고 예후의 정점은 치료계획을 짜는 것이다. 아동, 가족, 기타 서비스 제공자와 함께 협력하여 계획을 세운다. 적절하고 의미 있고 측정 가능한 목표와 목적을 설정하는 것은 근거 중심의 중재로서 이 책 전반에 걸쳐 나온다. 검사, 평가, 진단 그리고 예후, 계획 세우기의 결과는 환자 관리의 모든 요소에 포함되어 적절한 기록으로 남겨야 한다.

간단한 사례 연구 3.1: 발가락끝으로 걷는 아동의 검사, 평가, 진단 그리고 예후

이름: Zachary X—
생년월일:
나이: 44개월
부모의 염려: Zachary는 왜 항상 발끝으로 걷는가?
개인력: Zachary는 44개월된 유아로 계속 발끝보행을 보여 지역 소아과의사가 물리치료 클리닉으로 의뢰하였다. 외래 클리닉에서 흔한 경우처럼 이름, 나이, 연락할 곳, 평가의뢰한 주된 이유만이 치료사가 검사하기 전 알고있는 정보였다; 그러므로, 아동의 검사에 같이 온 생부모로부터 주관적인 전체적 개인력을 들었다. 엄마는 임신과정이 건강하였고 합병증이 없었다고 하였다. 만삭아로 질식분만 하였으며 체중이 8파운드 2온스(3.7㎏)였다. 출산후 아무런 합병증도 보고된 바 없었다. 선천성 신경근육 질환의 가족력은 없지만 아빠와 삼촌이 어렸을 때 발끝보행을 하였다고 한다. 그래서 아빠는 유아일 때 "보조기"를 착용해야 했다고 한다. Zachary는 어떤 수술도 받은 적 없고, 질병, 사고의 개인력이 없으며 이전에 발끝보행으로 인한 중재를 받은 적도 없다고 한다. 먼지, 고양이, 꽃가루에 대한 알러지로 지르텍을 정기적으로 복용한다. 아이는 6개월 때에 앉을 수 있었고, 10개월 때는 네발기기를 하였고 15개월 때 걷기 시작하였다고 한다. 부모는 아이가 보행을 시작할 때부터 "때때로" 발끝으로 걸었는데 작년부터는 계속 발끝으로 걷는다고 한다. 균형에 대한 질문에 부모는 과하게 "서투르거나" 넘어지거나 다친 적은 없다고 하였다. Zachary는 부모와 누나와 함께 살고 있고 일주일에 두 번 어린이집에 나가기 시작하였다고 한다. 아이는 아주 잘 자고 잘 먹는다고 한다. 먹는 것에 대해 "까다로우며" 일상 활동은 아주 잘한다고 보고되고 있다. 목욕시간, 그림책 보기, 장난감 차와 기차를 가지고 놀기 좋아하지만 밖에서 하는 모래상자 놀이나 "어질러지는 놀이"는 좋아하지 않는다고 한다.

신체 시스템 검진, 현재의 기능 그리고 테스트 및 측정

개인력 청취, 피부, 근골격계, 그리고 신경근육계에 대한 검진, 의사소통 기술, 그리고 행동에 대한 선별 검사를 하였다. 발목이나 발에 굳은 살이나 물집, 피부손상은 없었다. 관절 가동성은 양측 발목에서 뻣뻣함이 있었고 이어 각도계로 잰 각도는 다음과 같았다: 우측에서는 무릎을 편 채로 발목은 −10도였고, 무릎을 굽힌 상태에서는 −2도였다; 좌측에서는 무릎을 편 상태에서 −5도, 굽힌 상태로는 발목이 0도였다. 근력 선별검사에서는 아이가 움직일 수 있는 가동범위의 75%에서는 능동적 발등굽힘을 양측에서 보였고 아빠 무릎에 앉아서 풍선을 발로 차는 것을 관찰했는데 이것으로 근력이 3−/5라는 것을 알 수 있었다. 통증에 대해 물었을 때 아이는 Oucher 척도상 "1"을 가리켰다. 근긴장도는 수동적 스트레치를 하면서 느껴지는 속도 의존성 저항으로 평가하였다. 클로누스는 유발되지 않았고 근긴장도는 수정 Ashworth 척도상 "0"으로 (7장 참조) 정상 근긴장도를 나타내었다. 다리의 심부 건반사는 2+소견으로 정상이었다. 의사소통과 행동을 평가하기 위해 치료사는 Zachary부모로 하여금 아이 평가가 진행되는 동안 부모 관찰 질문지(ASQ: Age and Stage Questionnaire) 중 사회정서 부분을 완성하도록 하였다. 치료사는 아이가 치료사와 상호작용하는 동안 눈맞춤을 잘하고 여러 단계의 지시를 잘 수행하고 주저함 없이 자발적으로 대답하고 질문하는 것을 보았다. 평가가 끝났을 때 ASQ:SE 점수를 매겼는데 아이의 행동과 의사소통은 연령대비 적절하였다. 아이의 행동에 관하여 부모가 대답한 선별도구에서 아무런 문제가 없었고 치료사는 다음 세션에서 감각통합의 DeGangi–Berk 테스트, 감각통합과 실행 테스트 혹은 감각 프로필 평가를 하거나 작업치료사나 언어치료사에게 보내 추후의 테스트를 하기로 하였다.

Zachary의 대근육운동 기술을 모두 평가하기 위해 치료사는 Peabody의 운동발달 척도의 대근육항목을 검사하였다. Zachary의 점수는 정적인 상태와 이동부분에서 50 퍼센타일이었고 사물 조작에서는 95 퍼센타일이어서 전체적으로 대근육운동 발달에서 77 퍼센타일을 보였다. 이것이 정상발달을 보여준 것이지만 치료사는 아이가 한발로 서 있는 것, 점프하기, 한발로 깡총 뛰어가기에서는 어려움이 있음을 발견하였다. 기타 치료사가 Zachary에게 해볼만한 것은 Brigance 초기발달 II의 항목, Bruininks–Oseretsky 운동 숙련도 테스트, 개정한 Merrill–Palmer 척도, 아동용 운동 평가 배터리 대근육 운동 발달 테스트가 있다.

Zachary의 대근육 운동 발달 수준을 평가하는 이외에도 치료사는 보행의 질도 관찰하였다. 관찰로 분석한 결과 양측에서 보행기 내내 발뒤축 접지가 일어나지 않고 발가락이 약간 외측으로 향해 있고, 발이 회내되어 있으며 무릎이 과신전을 보였다. 엉덩관절(고관절)이 구부러질 때 몸통이 약간 앞으로 기울어지며 허리뼈 전만이 증가되어 있었다. 보폭은 양측이 같고 팔을 교대로 자연스럽게 흔들며 걸었다. 보행에서의 관찰된 이상을 바탕으로 치료사는 다리의 정렬을 평가하기로 하였다. Thomas 테스트는 음성이고 대퇴-발 각도, 천추 각도, 서 있을 때 무릎관절 신전, 뒷발 그리고 앞발의 정렬과 다리길이 차이 측정(5장 참조) 모두 연령대비 정상이었다.

평가, 진단, 그리고 예후

발끝 보행은 여러 상태의 증상일 수 있으므로 치료사가 Zachary를 진단할 때는 체계적으로 다양한 원인 및 관련 상태를 생각해보아야 한다. Zachary의 "일상" 행동을, "까다로운" 먹는 습관, "어질러지는" 것을 싫어함을 들었을 때 치료사는 발끝 보행이 자폐 스펙트럼과 관련이 있을 수 있기 때문에 아이의 의사소통 기술과 적응적 행동을 선별해야 할 것을 알았다(Le Cras, Bouck, Brausch & Taylor-Hass, 2011; Newman, Ziegler, Jeannet, Roulet-Perez, & Deonna, 2006; Sala, Shulman, Kennedy, Grant, & Chu, 1999). 또한 발끝보행이 뇌성마비와 같은 신경계 질환과 흔히 관련이 있을 수 있어 신경근육계를 평가해보는 것은 신중하게 생각해야 한다(Le Cras 등, 2011; Lundequam & Willis, 2009; Newman 등, 2006; Sala 등, 1999). Zachary는 이러한 선별을 통과하였으므로 그의 발끝보행이 이런 종류의 질환과는 상관이 없다고 가정할 수 있다. Zachary의 발달이 연령대비 적절한 범위에 있고 보행은 자세적으로 비전형적 이지만 대칭적이고 협응적이기 때문에 그의 발끝 보행은 특성상으로 좀 더 특발성이고 근골격계 문제일 것이라고 생각하는 것이 안전하다(Sala 등, 1999). Zachary의 가족력과 근골격계 검사를 볼 때 그의 발끝보행이 더 잦아지고 심해진 것은 발바닥굽힘근의 단축과 관련 있을 가능성이 많다. *지침*(APTA, 2001)에 따라 치료사는 Zachary의 진단을 자세 장해 (4B 패턴)으로 내리고, ICD-9-CM코드에서 719.5(관절의 경직, 특별한 원인 없음), 781.92(비정상 자세), 혹은 781.2(보행의 이상)을 선택하고 비용을 청구한다.

치료계획

이런 진단적 정보로 치료사는 Zachary의 장해와 활동 제한에 대해 가장 잘 맞는 치료계획을 설정할 수 있다. 치료계획에는 특정한 측정가능한 하부목표와 중재가 들어 있어야 할 것이다. 목표의 예를 들어, 다음과 같은 것이 포함될 수 있다: (1) Zachary는 양측 무릎관절을 편 채로 발목을 10도 발등쪽으로 굽힐 수 있게 될 것이다. (2) Zachary는 어린이 집에서 10분 관찰하는 동안 4번에서 3번은 걷고, 달리고, 놀이할 때 발뒤축을 땅에 닿게 될 것이다. 직접 하는 교육적인 중재가 Zachary의 자세 문제를 경감시키기 위해 필요하다. 부모는 웨지 위에 세우거나 펜싱의 찌르기 자세와 같은 스트레칭, 그리고 걸터앉은 자세로 공 차기, 발가락으로 두드리기 등의 근력강화 활동을 지도받을 것이다(Le Cras 등, 2011). 보톡스 주사 혹은 브레이스 착용에 대한 의뢰를 고려하면서 직접 해주는 중재에는 연속 기브스 혹은 동적인 스플린트 대기, 손으로 스트레칭 해주기 등이 포함된다(Le Cras 등, 2011; Lundequam & Willis, 2009; Sala 등, 1999). 치료사는 Zachary의 시간표를 일주일에 한 번으로 잡고 이번 회기는 4-6주가 걸릴 것으로 예상하고 추후 중재나 의뢰는 초기 중재에 대한 아동의 반응을 보아서 판단할 것이다(Le Cras 등, 2011).

기록 / Documentation

대부분의 소아 치료사들은 자신들의 고용주, 주 그리고 연방법, 인증기관, 제 3자인 비용지불자가 요구하는 기록을 완성하는 것보다는 영아와 아동과 상호작용하는 것을 좋아한다. 그럼에도 불구하고 기록은 검사와 중재 기술만큼 부지런히 채워넣어야 하는 기술이다. 정확한 기록을 보관하는 것이 서비스를 계획하고 서비스의 연속성과 질을 보증하며 아동 건강관련 관계자들과의 의사소통을 촉진, 숙련된 서비스의 필요성을 타당하게 하고 서비스 제공에서 비용 청구제도를 정당화해주며 필요시 법적 근거를 제공하는데 도움이 된다(APTA, 2010c). 기록의 요구는 보편적이지만 기록을 완성하고 보관하는 것은 임상 환경과 주마다 물리치료 임상법마다 다른 규정과 통제에 따라야 한다.

일반적으로 어떤 기록은 매번의 물리치료 방문시마다 필요하고 기록을 삭제할 수 있는 방법이 가능해야 한다

(APTA, 2011a). 이 기록은 챠트 작성부터 매우 긴 서술적 기록까지 다양하다. 챠트와 흐름 작성표가 간단하지만 단독으로는 사용할 수 없음을 기억하는 것이 중요하다; 그것들은 물리치료 기록에 보완은 되나 대치할 수는 없다(APTA, 2011b). 환자/고객 관리 모델의 모든 구성요소를 기록해 놓아야 하고 모든 임상환경은 이미 만들어놓은 초기 검사/평가, 매일의 경과노트, 재검사 그리고 퇴원이나 치료종결의 서식을 가지고 있다.

전형적인 검사와 평가 서식에는 다음과 같은 정보가 포함되어있다: (1) 아동 혹은 가족으로부터 청취한 주관적 개인력, (2) 영아 혹은 아동의 신체 시스템 검진과 적절한 테스트 및 측정으로 알게 된 현시점의 기능과 발달 수준, (3) 물리치료 진단과 예후, 이것에는 제공해야 할 중재, 상호 인정한 치료 목표, 기간, 횟수가 포함된 물리치료 계획이 있어야 하고, (4) 예상되는 퇴원 계획이다(APTA, n.d.). 매번 만날 때마다의 경과노트는 매주나 학기마다와 같이 기간에 따라 일반적으로 실제 수행한 중재, 중재에 대한 영아나 아동의 반응, 설정한 목표와 하부목표로 향하는 진전 상황, 아동 혹은 가족이 보고한 주관적 정보, 현 치료계획을 수정한 치료사가 이를 기록한다.

포괄적 재검사의 기록에 요구되는 것은 얼마나 자주 해야 하는지, 누가 포함되어야 할지, 무엇을 해야만 할지, 임상 환경에 따른 기금은 어떻게 해야 할지이다. 재검사의 범위는 매달 전문가가 확인하는 것부터 팀 전체가 매년 검토하는 것까지 넓다. 예를 들어, 조기중재에서는 개별화된 가족 서비스 계획(IFSP)을 팀이 검토하여 6개월마다 기록한다(APTA, 2011c). 퇴원 혹은 종결 요약은 보통 치료회기를 끝낼 때 필요하고 영아 혹은 아동의 초기 기능과 발달상태와 현 상태의 객관적 비교, 목표, 하부목표의 달성 정도 혹은 다른 서비스로의 의뢰를 위한 권고가 들어있어야 한다(APTA, n.d.).

기록을 완성하고나서 임상환경과 서비스 제공에 따라 다양한 방법으로 보관한다. 좀 더 의학적인 곳도 있어서 각 전문가가 각각 독립적으로 기록을 완성한다. 영아 혹은 아동 기록은 특정 분야별 챠트, 다영역 전문팀 기록이나 재활 전자기록으로 저장한다. 전자기록은 특히 병원에서 더 늘어났다. 좀 더 교육적 배경이 강한 곳은 통합 서비스 제공과 일치된 판단을 통하여 기록한다. 조기중재와 학교는 흔히 협력하여 기록하고 IFSP나 개별화된 교육안(IEP)과 같이 최종 기록에 팀의 모든 구성원들이 기여한다. 협력적 기록에도 불구하고 물리치료사는 주의 임상지침(APTA, 2011c)이 요구하는대로 근골격계의 생역학적 측정과 아동의 다영역간 목표와 관련있는 특정 하부목표의 달성과 같은 좀 더 자세하고 기계적 정보를 포함하는 자신의 분야상 특정한 기록을 유지할 수도 있다.

아동 치료서비스를 기록하는데 어려움은 전문가 판단과 숙련된 치료의 근거와 필요성을 인정해주는 이유(APTA 2011d)를 포함하는 것과, 아동과 가족을 포함한 팀의 다른 구성원과의 의사소통이 잘 되게 하고 이해를 증진해주기에 필요한 가족 친화적, 쉬운 언어를 포함하는 것(APTA, 2011c)을 균형 있게 하는데 있다. 이 균형을 달성하는 하나의 예는 타당하고 신뢰성있는 표준화된 발달 테스트의 결과를 가족이 이해하기 어려운 발달지수나 표준점수 대신 퍼센타일이나 등가연령 등 쉬운 언어로 보고하는 것이다. 아동의 장해보다는 활동과 참여를 강조하는 것이 (즉, 그들의 기능적 능력) 가족과 좀 더 관련 있고 이해하기 쉽게 치료사가 기록하는데 도움이 된다. APTA의 방어적 기록하기에서 권고한 대로 "환자"나 "고객" 이란 말대신 "아동"이나 "영아" 라는 말을 쓰도록 한다: 기록(2011c)에서 임상 환경을 특별히 고려하는 것이 가족이 더 참여하게 하며 좀 더 단정한 기록으로 보고서를 쓰게 된다.

가족의 참여, 자연스런 환경, 놀이를 중심으로 한 중재, 그리고 소아 기록에 기술적 용어를 덜 사용하도록 강조하는 것이 서비스를 제공하는데 좀 더 편안한 느낌이 나도록 해준다. 소아 물리치료에 대한 이런 접근으로 영아 및 아동 기록에 대해 치료사로서의 자신감을 유지하도록 좀 더 깨어 있어야 한다. 물리치료사는 의학환경에서의 건강보험과 그 인증에 대해, 연방법에 의해 지원받는 학교에서 가족 교육 권리 법에 대해 모든 주와 연방법을 알고 따라야 한다(APTA, 2011e).

요약 / Summary

아동에 대한 검사는 흥미 있고 어려운 일이다. 검사과정이 쉽지 않으며 치료사로서 창의성과 유연성이 요구된다. 주의 깊고 포괄적인 초기 검사가 필수적이다. 치료사는 신체구조 및 기능에 대해 전통적으로 테스트하고 측정하면서 발달학적, 기능적 테스트 및 측정도 수행해야 한다. 목표, 중재 결과, 그리고 하부목표는 아동과 가족이 원하는 바에 따라서 세워야 한다. 검사와 평가를 해서 진단, 예후, 치료계획, 중재 그리고 그 결과로 이어진다. 특정 검사방법, 테스트 및 측정은 각 신체 시스템을 위한 중재와 함께 이 책의 주요 장에서 각각 다루었다; 그러나 아동은 한 시스템 이상이 침범되어있고 신체구조 및 기능의 장해, 참여와 활동의 제약을 경감시켜야 하므로 조정된 중재가 필요하다. 조직화의 목적을 가지고 신체 시스템을 나누어 설명하는 것은 필요하나, 아동은 전인적으로 생각해야 하고 모든 시스템이 항시 상호 영향을 미치고 있고 그에 따라 발달의 내용도 달라진다는 것을 이해하고 받아들여야 한다.

토의 문제들(Discussion Questions)

1. 당신이 대해왔던 장애아동에게 사용했던 테스트를 선택하시오. 그 테스트의 민감도와 특이도는 어떤가? 표준오차는 보고된 바 있는가?
2. 테스트의 표준 오차를 아는 것이 중재의 결과를 판단하는데 왜 그렇게 중요한가?
3. 검사과정의 일환으로 자연스런 관찰의 장점에 대해 토의하시오.
4. 검사와 평가과정의 중요부분으로 삶의 질 측정을 왜 포함해야 하는가?

권장도서(Recommended Readings)

American Physical Therapy Association (APTA). (2011). *Defensible documentation: Setting specific considerations in documentation.* Retrieved from http://www.apta.org/Documentation/Defensible-Documentation/

American Physical Therapy Association (APTA). (2010). *Online guide to physical therapist practice.* Retrieved from http://guidetoptpractice.apta.org

Chiarello, L.A., Palisano, R.J., Maggs, J.M., Orlin, M.N., Almasri, N., Lin-Ju, K., & Chang, H. (2010). Family priorities for activity and participation of children and youth with cerebral palsy. *Physical Therapy, 90*(9), 1254–1264.

Waters, E., Davis, E., Ronen, G.M., Rosenbaum, P., Livingston, M., & Saigal, S. (2009). Quality of life instruments for children and adolescents with neurodisabilities: How to choose the appropriate instrument. *Developmental Medicine and Child Neurology, 51*(8), 660–669.

참고문헌(References)

American Pain Society (1995). *Pain: The fifth vital sign.* Glenview, IL: Author.

American Physical Therapy Association (APTA) (2001). Guide to physical therapist practice (2nd ed.). *Physical Therapy, 81*(1).

American Physical Therapy Association (APTA) (2010a). *Code of ethics for the physical therapist.* Alexandria, VA: Author. Retrieved fromhttp://www.apta.org/uploadedFiles/APTAorg/About_Us/Policies/HOD/Ethics/CodeofEthics.pdf

American Physical Therapy Association (APTA) (2010b). *Online guide to physical therapist practice.* ISBN: 978-1-887759-87-8. Retrieved from http://guidetoptpractice.apta.org

American Physical Therapy Association (APTA). (2010c). *Introduction to defensible documentation.* Retrieved from http://www.apta.org/Documentation/Defensible Documentation/

American Physical Therapy Association (APTA). (2011a). *Defensible documentation: General guidelines.* Retrieved from http://www.apta.org/Documentation/Defensible Documentation/

American Physical Therapy Association (APTA). (2011b). *Defensible documentation: Definitions and references.* Retrieved from http://www.apta.org/Documentation/DefensibleDocumentation/

American Physical Therapy Association (APTA). (2011c). *Defensible documentation: Setting specific considerations in documentation.* Retrieved from http://www.apta.org/Documentation/DefensibleDocumentation/

American Physical Therapy Association (APTA). (2011d). *Defensible documentation: Current concerns in physical therapy documentation.* Retrieved from http://www.apta.org/Documentation/DefensibleDocumentation/

American Physical Therapy Association (APTA). (2011e). *Defensible documentation: other considerations.* Retrieved from http://www.apta.org/Documentation/Defensible Documentation/

American Physical Therapy Association (APTA). (n.d.) *Defensible documentation: Elements.* Retrieved from http://www.apta.org/Documentation/Defensible Documentation/

American Psychological Association (APA) & World Health Organization (2003). *International classification of functioning, disability, and health procedural manual and guide for a standardized application of the ICF: A manual for health professionals.* Washington, DC: Author.

Bagnato, S.J. (2007). *Authentic assessment for early childhood intervention: Best Practices.* New York: Guilford Press.

Bailey, D.B., & Wolery, M. (1992). *Teaching infants and preschoolers with disabilities* (2nd ed.). New York: Merrill.

Baily, B., Bergeron, S., Gravel, J., & Daoust, R. (2007). Comparison of four pain scales in children with acute abdominal pain in a pediatric emergency department. *Annals of Emergency Medicine, 50*(4), 379–383.

Bjornson, K.F., & McLaughlin, J.F. (2001). The measurement of health-related quality of life (HRQL) in children with cerebral palsy. *European Journal of Neurology, 8*, 183–193.

Brenneman, S.K. (1999). Assessment and testing of infant and child development. In J.S. Tecklin (Ed.), *Pediatric physical therapy* (3rd ed., pp. 28–70). Philadelphia: Lippincott.

Calhoon, J.M. (1997). Comparison of assessment results between a formal standardized measure and a play-based format. *Infant-Toddler Intervention, 7*(3), 201–214.

Campbell, P.H. (1991). Evaluation and assessment in early intervention for infants and toddlers. *Journal of Early Intervention, 15*, 36–45.

Campbell, P.H., Sawyer. B., & Muhlenhaupt, M. (2009). The meaning of natural environments for parents and professionals. *Infants & Young Children: An Interdisciplinary Journal of Special Care Practices, 22*(4), 264–278.

Chiarello, L.A., Palisano, R.J., Maggs, J.M., Orlin, M.N., Almasri, N., Lin-Ju, K., & Chang, H. (2010). Family priorities for activity and participation of children and youth with cerebral palsy. *Physical Therapy, 90*(9), 1254–1264.

Colver, A. (2009). Quality of life and participation. *Developmental Medicine and Child Neurology, 51*(8), 656–659.

Coster, W., Deeney, T., Haltiwanger, J., & Haley, S. (1998). *School function assessment*. San Antonio, TX: The Psychological Corporation.

Coster, W.J., Haley, S.M., Ni, P., Dumas, H.M., & Fragala-Pinkham, M.A. (2008). Assessing self-care and social function using a computer adaptive testing version of the pediatric evaluation of disability inventory. *Archives of Physical Medicine and Rehabilitation, 89*(4), 622–629.

Cusick, A., McIntyre, S., Novak, I., Lannin, N., & Lowe, K. (2006). A comparison of goal attainment scaling and the Canadian occupational performance measure for paediatric rehabilitation research. *Pediatric Rehabilitation, 9*(2), 149–157.

Dole, R.L., & Chafetz, R. (2010). *Peds Rehab Notes*. Philadelphia: F.A. Davis.

Dumas, H.M., Rosen, E.L., Haley, S.M., Fragala-Pinkham, M.A., Ni, P., & O'Brien, J.E. (2010). Measuring physical function in children with airway support: a pilot study using computer adaptive testing. *Developmental Neurorehabilitation, 13*(2), 95–102.

Effgen, S. (1991). Systematic delivery and recording of intervention assistance. *Pediatric Physical Therapy, 3*, 63–68.

Effgen, S., & Brown, D. (1992). Long-term stability of hand-held dynamometric measurements in children who have myelomeningocele. *Physical Therapy, 72*(6), 458–465.

Effgen, S.K., & Chan, L. (2010). Relationship between occurrence of gross motor behaviors and attainment of objectives in children with cerebral palsy participating in conductive education. *Physiotherapy Theory and Practice, 26*(1), 1–18.

Eiser, C., & Morse, R. (2001). Can parents rate their child's health-related quality of life? Results of a systematic review. *Quality of Life Research, 10*(4), 347–357.

Gray, G.M., & Tasso, K.H. (2009). Differential diagnosis of torticollis: A case report. *Pediatric Physical Therapy, 21*(4), 369–374.

Haley, S.M., Coster, W.J., Ludlow, L.H., Haltiwanger, J.T., & Andrellos, P.J. (1998). *Pediatric Evaluation of Disability Inventory (PEDI)*. Boston, MA: PEDI Research Group, Boston University.

Haley, S.M., Fragala-Pinkham, M.A., Dumas, H.M., Ni, P., Gorton, G.E., Watson, K., Montpetit, K, Bilodeau, N, Hambleton, R.K., & Tucker, C.A. (2009). Evaluation of an item bank for a computerized adaptive test of activity in children with cerebral palsy. *Physical Therapy, 89*(6), 589–600.

Haley, S.M., Ni, P., Fragala-Pinkham, M.A., Skrinar, A.M., & Corzo, D. (2005). A computer adaptive testing approach for assessing physical functioning in children and adolescents. *Developmental Medicine and Child Neurology, 47*(2), 113–120.

Haley, S.M., Ni, P., Hambleton, R.K., Slavin, M.D., & Jette, A.M. (2006). Computer adaptive testing improved accuracy and precision of scores over random item selection in a physical functioning item bank. *Journal of Clinical Epidemiology, 59*(11), 1174–1182.

Hanna, S.E., Russell, D.J., Bartlett, D.J., Kertoy, M.L., Rosenbaum, P.L., & Wynn, K. (2007). Measurement practices in pediatric rehabilitation: a survey of physical therapists, occupational therapists, and speech-language pathologists in Ontario. *Physical & Occupational Therapy in Pediatrics, 27*(2), 25–42.

Imms, C., Reilly, S., Carlin, J., & Dodd, K. (2008). Diversity of participation in children with cerebral palsy. *Developmental Medicine and Child Neurology, 50*(5), 363–369.

Jewell, D.V. (2008). *Guide to evidence-based physical therapist practice*. Sudbury, MA: Jones & Bartlett.

Joint Commission Resources. (2010). Standards and Elements of Performance. PC.01.02.07: The hospital assesses and manages the patient's pain. Retrieved from https://ecm.jcrinc.com/Login.aspx?msg=TO

Katz-Leurer, M., Rottem, H., & Meyer, S. (2008). Hand-held dynamometry in children with traumatic brain injury: Within-session reliability. *Pediatric Physical Therapy, 20*(3), 259–263.

King, G.A., Law, M., King, S., Hurley, P., Hanna, S., Kertoy, M., & Rosenbaum, P. (2007). Measuring children's participation in recreation and leisure activities: construct validation of the CAPE and PAC. *Child: Care, Health and Development, 33*, 28–39.

King, G., Law, M., King, S., Hurley, P., Rosenbaum, P., Hanna, S., Kertoy, M., & Young, N. (2004). *Children's Assessment of Participation and Enjoyment (CAPE) and Preferences for Activities of Children (PAC)*. San Antonio, TX: Pearson.

Law, M., Baptiste, S., Carswell, A., McColl, M., Polatajko, H., & Pollock, P. (2005). *Canadian Occupational Performance Measure (COPM)* (4th ed.). Ottawa, OH: Canadian Association of Occupational Therapy Publications.

Le Cras, S., Bouck, J., Brausch, S., Taylor-Haas, A. Cincinnati Children's Hospital Medical Center. (2011). Evidence-based clinical care guideline for Management of Idiopathic Toe Walking, http://www.cincinnatichildrens.org/service/j/anderson-center/evidence-based-care/occupational-therapy-physical-therapy/, Guideline 040, pages 1–17, February 15, 2011.

Linder, T. (2008). *Transdisciplinary play-based assessment* (2nd ed.). Baltimore: Brookes.

Lundequam, P., & Willis, F.B. (2009). Dynamic splinting home therapy for toe walking: A case report. *Cases Journal, 2*, 188–188.

Majnemer, A., Shevell, M., Law, M., Poulin, C., & Rosenbaum, P. (2008). Reliability in the ratings of quality of life between

parents and their children of school age with cerebral palsy. *Quality of Life Research, 17*(9), 1163–1171.
McEwen, I.R., Meiser, M.J., & Hansen, L.H. (2012). Children with motor and intellectual disabilities. In S.K. Campbell, R.J. Palisano, & M.N. Orlin (Eds.), *Physical therapy for children* (4th ed., pp. 539–576). St. Louis: Elsevier Saunders.
McGrath, P. A. (1995). Pain in the pediatric patient: practical aspects of assessment. *Pediatric Annals, 24*(3), 126.
McGrath, P.J., Johnston, G., Goodman, J.T., Schillinger, J., Dunn, J., & Chapman, J. (1985). CHEOPS: A behavioral scale for rating postoperative pain in children. In H.L. Fields, R. Dubner & F. Cereri (Eds.), *Advances in pain research and therapy* (pp. 395–402). New York: Raven Press.
Merkel, S.I., Voepel-Lewis, T., Shayevitz, J.R., & Malviya, S. (1997). The FLACC: A behavioral scale for scoring postoperative pain in young children. *Pediatric Nursing, 23*, 293–297.
Newman, C.J., Ziegler, A.-L., Jeannet, P.-Y., Roulet-Perez, E., & Deonna, T.W. (2006). Transient dystonic toe-walking: differentiation from cerebral palsy and a rare explanation for some unexplained cases of idiopathic toe-walking. *Developmental Medicine and Child Neurology, 48*(2), 96–102.
Nilsson, S., Finnstorm, B., & Kokinsky, E. (2008). The FLACC behavioral scale for procedural pain assessment in children age 5–16 years. *Pediatric Anesthesia, 18*, 767–774.
Olson, L. J. (1999). Psychosocial frame of reference. In P. Kramer & J. Hinojosa (Eds.), *Frames of reference for pediatric occupational therapy* (2nd ed., pp. 323–375). Philadelphia: Lippincott Williams & Wilkins.
Orlin, M.N., Palisano, R.J., Chiarello, L.A., Kang, L.J., Polansky, M., Almasri, N., & Maggs, J. (2010). Participation in home, extracurricular, and community activities among children and young people with cerebral palsy. *Developmental Medicine and Child Neurology, 52*(2), 160–166.
Palisano, R.J., Chiarello, L.A., Orlin, M., Oeffinger, D., Polansky, M., Maggs, J., Bagley, A., Gorton, G., & The Children's Activity and Participation Group. (2011). Determinants of intensity of participation in leisure and recreational activities by children with cerebral palsy. *Developmental Medicine and Child Neurology, 53*(2), 142–147.
Palisano, R.J., Kang, L.J., Chiarello, L.A., Orlin, M., Oeffinger, D., & Maggs, J. (2009). Social and community participation of children and youth with cerebral palsy is associated with age and gross motor function classification. *Physical Therapy, 89*(12), 1304–1314.
PL 108-446, Individuals with Disabilities Education Improvement Act of 2004. Retrieved from http://www.copyright.gov/legislation/pl108-446.pdf
Portney, L.G., & Watkins, M.P. (2009). *Foundation of clinical research: Application to practice* (3rd. ed.). Upper Saddle River, NJ: Pearson Prentice Hall.
Rainforth, B., & York-Barr, J. (1997). *Collaborative teams for students with severe disabilities: Integrating therapy and educational services* (2nd ed.). Baltimore: Paul H. Brookes.
Richardson, P.K. (2001). Use of standardized tests in pediatric practice. In J. Case-Smith (Ed.). *Occupational therapy for children* (4th ed., p. 336). St. Louis: Mosby.
Rothstein, J.M., Echternach, J.L., & Riddle, D.L. (2003). The Hypothesis-Oriented Algorithm for Clinicians II (HOAC II): A guide for patient management. *Physical Therapy, 83*(5), 455–470.
Russell, D., Palisano, R., Walter, S., Rosenbaum, P., Gemus, M., Gowland, C., Galuppi, B., & Lane, M. (1998). Evaluating motor function in children with Down syndrome: Validity of the GMFM. *Developmental Medicine and Child Neurology, 40*, 693–701.
Russell, D., Rosenbaum, P., Avery, L., & Lane, M. (2002). Gross Motor Function Measure (GMFM-66 & GMFM-88) User's Manual. *Clinics in Developmental Medicine, 159*, London: MacKeith Press.
Sakzewski, L., Boyd, R., & Ziviani, J. (2007). Clinimetric properties of participation measures for 5- to 13-year-old children with cerebral palsy: A systematic review. *Developmental Medicine and Child Neurology, 49*(3), 232–240.
Sala, D.A., Shulman, L.H., Kennedy, R.F., Grant, A.D., & Chu, M.L. (1999). Idiopathic toe-walking: A review. *Developmental Medicine and Child Neurology, 41*(12), 846–848.
Smith, D.L. (1997). Technology. Teleassessment: A model for team developmental assessment of high-risk infants using a televideo network. *Infants & Young Children: An Interdisciplinary Journal of Special Care Practices, 9*(4), 58–61.
Stewart, K.B. (2010). Purposes, processes and methods of evaluation. In J. Case-Smith (Ed.). *Occupational therapy for children* (6th ed., pp. 193–215). St. Louis: Mosby Elsevier.
Suraseranivongse, S., Kaosaard, R., Intakong, P., Pornsiriprasert, S., Karnchana, Y., Koapinpruck, J., & Sangjeen, K. (2006) A comparison of postoperative pain scales in neonates. *British Journal of Anesthesia, 97*(4), 540–544.
Tucker, C.A. (2011). Computer adaptive testing for patient-reported outcomes: Resources for clinical research. *Journal of Physical Therapy Education, 25*(1), 54–58.
Waters, E., Davis, E., Ronen, G.M., Rosenbaum, P., Livingston, M., & Saigal, S. (2009). Quality of life instruments for children and adolescents with neurodisabilities: How to choose the appropriate instrument. *Developmental Medicine and Child Neurology, 51*(8), 660–669.
Wong, D., & Baker, C. (1988). Pain in children: Comparison of assessment scales. *Pediatric nursing, 14* (1), 9–17.
World Health Organization (1993). WHOQOL Group. Study protocol for the World Health Organization project to develop a quality of life assessment instrument. *Quality of Life Research, 2*, 153–159.
World Health Organization (2001). *International classification of functioning, disability and health*. Geneva: Author.
World Health Organization (WHO) (2003). *ICF checklist version 2.1a: Clinician form*. Geneva: Author. Retrieved from http://www.who.int/classifications/icf/training/icfchecklist.pdf
World Health Organization (WHO) (2007). *International classification of functioning, disability and health—children and youth version* (pp. 150–160). Geneva: Author. Portions available at http://apps.who.int/classifications/icfbrowser/
World Health Organization (WHO) (2010). *WHO Disability Assessment Schedule 2.0 (WHODAS 2.0)*. Geneva: Author. Retrieved from: http://www.who.int/classifications/icf/whodasii/en/index.html

부록 3.A 발달, 기능, 감각통합, 통증, 삶의 질 그리고 참여에 대한 흔한 테스트 및 측정*

테스트/측정 그리고 저자/참고 혹은 출판인	연령범위	테스트 분야와 ICF-CY 분류	주로 사용하는 분야
ABILITIES Index Simeonsson, R.J., Bailey, D., Smith, T., & Buyssee, V. (1995). Young children with disabilities: Functional assessment by teachers. *Journal of Developmental Physical Disabilities, 7*, 267–284.	36–69개월	9영역의 지표: 듣기, 행동, 지능, 사지, 의도적 의사소통, 근긴장도, 전반적 건강상태, 눈 그리고 구조. ICF-CY 신체구조 및 기능, 활동, 참여	아동기 장애의 기능적 특성과 본질을 기록하는데 사용함. 기능적 특성을 따로따로 분류하여 모을 수 있는 장점이 있음.
Activities Scale for Kids (ASK) Young, N.L., Williams, J.I., Yoshida, K.K., & Wright, J.G. (2000). Measurement properties of the Activities Scale for Kids. *Journal of Clinical Epidemiology, 53*(2), 125–137.	5–15세의 근골격계 질환 때문에 신체적 활동의 제약을 경험하는 아동	능력과 수행과 함께 신체기능에 대해 30항목으로, 자가보고로 측정. ICF-CY 활동	수행 편은 아동이 무엇을 "하였는지", 그리고 능력 편은 아동이 무엇을 "할 수 있는지"를 측정함. 아동의 활동 제약의 본질을 탐구함.
Ages & Stages Questionnaire (ASQ-3), 3rd edition Squires, J.,& Bricker, D.	1–66개월	의사소통, 대근육 운동, 소근육 운동, 문제해결 및 개인-사회적응 발달에 관한 표준화된 부모 보고임(규준 참조). ICF-CY 활동, 참여	더 자세한 검사를 받아야 하는 영역이 무엇인지 선별하는 도구임. 조기 헤드 스타트 프로그램에서 흔히 사용되며, 가족의 참여를 북돋아줌. Ages & Stages Questionnaires: Social Emotional (ASQ:SE) 또한 가능함.
Alberta Infant Motor Scale (AIMS) and Motor Assessment of the Developing Infant Piper, M.,& Darrah, J.	출생시–18개월	네 기지 지세에서 지발적인 대근육 운동기술의 표준화한 관찰: 복와위, 앙와위, 앉은 자세, 선 자세. ICF-CY 활동	대근육 운동 발달지연이 있는 영아와 유아를 발견하고 대근육 운동기술의 성숙을 평가함.
Assessment, Evaluation, and Programming System for Infants and Children (AEPS), 2nd edition Bricker, D.	생후–36개월 및 3–6세	자연스럽게 하는 활동을 관찰하여 평가함. 관찰 영역은 소근육 운동, 대근육 운동, 인지, 적응, 사회적 의사소통, 사회성임(준거 참조). ICF-CY 활동, 참여	기술습득을 확인하고, 프로그램 계획, 결과를 모니터하는데 도움이 됨. 기준점수 또는 등가연령이 제시되어 있지 않음; 교육과정에 연계되어 있음.

계속

부록 3.A 발달, 기능, 감각통합, 통증, 삶의 질 그리고 참여에 대한 흔한 테스트 및 측정* – 계속

테스트/측정 그리고 저자/참고 혹은 출판인	연령범위	테스트 분야와 ICF-CY 분류	주로 사용하는 분야
Assessment of Life Habits (LIFE-H) Noreau, L., Lepage, C., Boissiere, L., Picard, R., Fougeyrollas, P., Mathieu, J., Desmarais, G., & Nadeau, L. (2007). Measuring participation in children with disabilities using the Assessment of Life Habits. *Journal of Developmental Medicine and Child Neurology, 49*(9), 666–671.	5–13세의 장애 아동	일상활동의 어려움 정도와 필요한 보조의 형태(영양, 체력, 자조관리, 의사소통, 집안일, 이동), 그리고 사회적 역할(책임감, 대인관계, 지역생활, 교육, 직업, 레크리에이션). ICF-CY 참여	장애아동의 참여에 대한 기술.
Battelle Developmental Inventory (BDI-2), 2nd edition Newborg, J.	생후–8세	개인–사회적, 적응, 운동, 의사소통과 인지기술에 대해 인터뷰 또는 관찰에 의해서 표준화된 평가. 선별성 도구로서 가능함(규준 참조). ICF-CY 활동, 참여	조기중재서비스 대상이 되는 발달지연 여부 혹은 기능이상 여부를 판단하는데 흔히 사용 되는 도구임. 연령별 각 영역의 검사할 수 있는 항목의 수가 적은 것이 단점임.
Bayley Infant Neurodevelopmental Screener (BINS) Aylward, G.	3~24개월	기본적 신경학, 시각, 청각, 대근육 운동, 소근육 운동, 언어와 인지 기능의 규준 참조형 선별 검사. ICF-CY 신체구조 및 기능, 활동	1개월 간격으로 연령대비 위험 정도를 판단.
Bayley Scales of Infant and Toddler Development (BSID-III), 3rd edition Bayley, N.	1–42개월	행동적응, 인지, 언어, 운동과 사회–감정적 발달의 표준화된 평가(규준 참조) 그리고 행동척도(준거 참조). 운동척도에는 소근육 운동과 대근육 운동이 있음. ICF-CY 활동, 참여	조기중재와 연구에서 발달지연 여부를 평가하는데 사용함. 평가자는 연수가 필요함.
Brigance Inventory of Early Development II (BIED-II) Brigance, A.	생후–7세	정신운동, 자조, 말, 언어, 상식, 이해 조기학습기술, 사회–정서적 발달의 테스트(준거 참조). ICF-CY 활동, 참여	조기중재와 유아원 프로그램에서 여러 영역의 발달지연이 있는지 발견하고, 프로그램 계획을 세우는데 흔히 이용됨.

부록 3.A 발달, 기능, 감각통합, 통증, 삶의 질 그리고 참여에 대한 흔한 테스트 및 측정* – *계속*

테스트/측정 그리고 저자/참고 혹은 출판인	연령범위	테스트 분야와 ICF-CY 분류	주로 사용하는 분야
Bruininks Oseretsky Test of Motor Proficiency, 2nd edition (BOT-2) Bruininks, R., & Bruininks, B.	4~21세	대근육, 소근육 운동기술의 표준화된 테스트(규준 참조. 하부항목으로 달리기 속도와 민첩함, 균형, 양측협응, 근력, 상지협응, 반응속도, 시각-운동 조절, 그리고 상지의 속도 및 능란성 측정. ICF-CY 신체구조 및 기능, 활동	고기능의 운동기술을 평가하는 도구임. 운동훈련 프로그램을 평가하기 위한 도구임.
Canadian Occupational Performance Measure (COPM), 4th edition Law, M., Baptiste, S., Carswell, A., McColl, M.A., Polatajko, H., & Pollock, N.	8세 – 성인	자조관리, 활동성, 그리고 레저의 지각에 관한 아동의 관심 영역을 확인함. ICF-CY 활동, 참여	프로그램 계획에 참여하는 아동 및 청소년들에게 특히, 유용한 기능적이고 대상중심인 접근방법임.
Carolina Curriculum for Infants and Toddlers with Special Needs (CCITSN), 3rd edition, and Carolina Curriculum for Preschoolers with Special Needs (CCPSN), 2nd edition Johnson-Martin, N., Attermeier, S., & Hacker, B.	출생시-36개월 아동(CCITSN) 및 발달학적 연령이 2-5세인 아동(CCPSN)	인지, 의사소통, 사회 적응 및 소근육과 대근육 운동기술에 관한 테스트(준거 참조). ICF-CY 활동, 참여	장애를 가진 영아, 유아 및 학동기 전 아동에서 발달수준을 판단하고 커리큘럼에 도움이 되고자 평가하는 도구임. 프로그램 대상인지 적합성을 판별하는 데는 기준점수가 없으므로 사용하지 않음.
Child Health and Illness Profile—Child and Parent Edition (CHIP-CE) and Adolescent Edition (CHIP-AE) Starfield, B., Bergner, M., Ensminger, M., Riley, A., Ryan, S., Green, B., McGauhey, P., Skinner, A., & Kim, S. (1993). Adolescent health status measurement: Development of the Child Health and Illness Profile. *Pediatrics, 91*, 430–435.	6~11세와 11-17세	어린 연령인 경우, 아동과 부모가 완성한다 청소년판은 스스로 평가하는 건강평가 설문지임; 건강과 관련된 편안함, 만족도, 위험요인, 질환, 예상 하는 사회적 성취, 그리고 회복력의 영역을 다룸. ICF-CY 활동, 참여	만성질환을 가진 아동들에서 건강상태의 차이를 알아내기 위해 사용함.

계속

부록 3.A 발달, 기능, 감각통합, 통증, 삶의 질 그리고 참여에 대한 흔한 테스트 및 측정* – 계속

테스트/측정 그리고 저자/참고 혹은 출판인	연령범위	테스트 분야와 ICF-CY 분류	주로 사용하는 분야
Child Health Questionnaire (CHQ) Landgraf, J., Abetz, L., & Ware, J.	5–18세, 부모–보고	신체기능; 통증; 행동 문제로 인한 학교수행의 제한; 정신건강; 일반행동, 그리고 자긍심을 망라한 질문. ICF–CY 활동, 참여	일반적 건강을 측정하고 아동의 건강이 부모와 가족의 활동에 미치는 정서적 영향을 측정함.
Childhood Health Assessment Questionnaire (C-HAQ) Singh, G., Athreya, B.A., Fries, J.F., & Goldsmith, D.P. (1994). Measurement of health status in children with juvenile rheumatoid arthritis. *Arthritis and Rheumatism 37*, 1761–1769.	소아 류마치스 아동	부모나 아동이 식사, 착탈의, 단장하기, 보행, 침대에서 일어나기, 위생, 손을 뻗기, 쥐기 그리고 일반적인 활동의 영역에서의 제약을 보고함. 통증 측정으로 시각 아날로그 척도 사용함. ICF–CY 활동, 참여	Stanford Health *Assessment Questionnaire*(HAQ)에서 아동을 위해 사용함.
Children's Assessment of Participation and Enjoyment (CAPE) and Preference for Activity of Children (PAC) King, G., Law, M., King, S., Hurley, P., Rosenbaum, P., Hanna, S., Kertoy, M., & Young. N. (2004).	6–21세	참여의 5영역을 구별하는 측정 도구임: 다양성, 강도, 누구와, 어디서, 그리고 즐거움. 점수는 공식, 비공식적 활동의 참여를 반영하고 5종류의 활동에 참여를 반영함(레크리에이션 활동, 능동적 신체, 사회, 기술적 활동, 자기 계발 활동). ICF–CY 참여	아동의 매일의 참여를 본다. CAPE는 참여의 직접 측정이고 재활 프로그램의 결정에 도움이 됨. CAPE와 PAC는 함께 판매 되고 같이 사용하거나 따로 사용하기도 한다.
Children's Hospital of Eastern Ontario Pain Scale (CHEOPS) McGrath, P.J., Johnston, G., Goodman, J.T., Schillinger, J., Dunn, J., & Chapman, J. (1985). CHEOPS: A behavioral scale for rating postoperative pain in children (pp. 395–402). In H.L. Fields (Ed.). *Advances in pain research and therapy*. New York: Raven Press.	1–7세	의학적 시술과 관련한 6가지 범주에서의 수술후 통증을 관찰로 측정하는 척도임. ICF–CY의 신체구조 및 기능	통증 감소 중재의 효과를 모니터하는데 사용됨.

부록 3.A 발달, 기능, 감각통합, 통증, 삶의 질 그리고 참여에 대한 흔한 테스트 및 측정* – *계속*

테스트/측정 그리고 저자/참고 혹은 출판인	연령범위	테스트 분야와 ICF-CY 분류	주로 사용하는 분야
Children's and Infants' Postoperative Pain Scale (CHIPPS) Büttner, W., & Finke, W. (2000). Analysis of behavioral and physiological parameters for the assessment of postoperative analgesic demand in newborns, infants and young children. *Paediatric Anaesthesia, 10*, 303–318.	0–4세	5 항목으로 수술후 통증을 평가하는 척도. ICF-CY 신체구조 및 기능	병원에서 수술 후 통증을 평가하기 위해 사용함.
Clinical Observations of Motor and Postural Skills (COMPS), 2nd edition Wilson, B., Pollack, N., Kaplan, B., & Law, M.	5–15세	느린 동작, 팔 회전, 손가락-코 만지기, 복와위 신전 자세, 비대칭성 긴장성 목반사 그리고 앙와위 굴곡 자세에서의 아주 경미한 운동 협응 문제를 테스트함. ICF-CY 신체구조 및 기능	아주 경미한 운동 협응 문제를 선별함.
Cry, Requires O_2, Increased vital signs, Expression, Sleeplessness (CRIES) Krechel, S.W., & Bildner, J. (1995). CRIES: A new neonatal postoperative pain measurement score. Initial testing of validity and reliability. *Paediatric Anaesthesia, 5*, 53–61.	신생아	5영역으로 신생아의 수술후 통증 측정. ICF-CY 신체구조 및 기능	수술후 통증 측정 목적으로 병원에서 사용함.
DeGangi-Berk Test of Sensory Integration (TSI) DeGangi, G., & Berk, R.	3–5세	자세조절, 양측 운동협응, 반사통합에 관한 테스트(준거 참조). ICF-CY 신체구조 및 기능	학동기 전 아동에서 감각통합 이상의 선별 테스트.
Denver Developmental Screening Test—II (DDST-II) Frankenburg, W., Dodds, J., Archer, P., Bresnick, B., Maschka, P., Edelman, N., & Shapiro, H.	1주–6 1/2세	개인-사회적 발달, 소근육-적응, 언어, 대근육 운동과 행동에서의 발달에 관한 표준화된 테스트(규준 참조). ICF-CY 활동, 참여	민감도는 떨어지고, 대상아동들이 편차가 있지만, 발달지연을 알아보는데 흔히 사용되는 선별검사임.

계속

부록 3.A 발달, 기능, 감각통합, 통증, 삶의 질 그리고 참여에 대한 흔한 테스트 및 측정* – 계속

테스트/측정 그리고 저자/참고 혹은 출판인	연령범위	테스트 분야와 ICF-CY 분류	주로 사용하는 분야
Developmental Assessment of Young Children (DAYC) Voress, J.,& Maddox, T.	출생 시–5세	인지, 의사소통, 사회–정서, 신체 발달과 적응 행동의 규준 참조 평가. 하부 테스트를 따로 사용하기도 하고 같이 사용 하기도 함. ICF–CY 활동, 참여	평가한 영역에서의 지연을 확인하기 위해 사용함. 10–20분 내에 관찰, 양육자의 인터뷰와 직접 평가를 통해 정보를 얻음.
Developmental Hand Dysfunction, 2nd edition Erhardt, R.	출생 시–성인	자세–반사적, 의식하면서 하는 동작, 쓰기 이전의 기술에 관련된 잡기를 평가하는 테스트(준거 참조). ICF–CY 활동	잡는 기술의 지연이나 기능이상을 판별하는데 사용됨. 그러나, 기준점수는 가지고 있지 않음. 중재 계획을 세우는데 유용함.
Developmental Observation Checklist System (DOCS) Hresko, W.P., Shirley Miguel, S., Sherbenou, R., & Burton, S.	출생 시–6세	언어, 운동, 사회성, 그리고 인지발달에 대한 점검표. 또는 적응행동과 부모 스트레스 및 지원에 관한 것도 포함된 테스트(규준 참조). ICF–CY 활동, 참여	일반적으로 발달 평가를 할 수 있음.
Developmental Programming for Infants and Young Children—Revised (DPIYC) Schafer, S., Martha Moersch, M., & D'Eugenio, D.	0–36개월: 조기중재 발달프로파일 (EIDP) 36–60개월: 학동기 전 아동의 발달프로파일(PDP)	인지, 대근육운동, 소근육운동, 언어, 사회–정서적, 그리고 자조관리를 테스트함(준거 참조). ICF–CY 활동	장애아동의 발달상태를 기술하는데 사용됨. 프로그램 계획에 사용되지만, 프로그램 대상의 적합성 판별에는 사용하지 않음.
Developmental Test of Visual-Motor Integration (VMI), 6th edition Beery, K., Buktenica, N. & Beery, N.	2–8세 (간단한 형식) 2–18세 (긴 형식)	시지각, 운동협응과 통합에 관한 테스트(규준 참조). ICF–CY 신체구조 및 기능	읽기와 쓰기상 문제가 되는 시각–운동 통합상 문제를 판별하는 쉬운 테스트.
Developmental Test of Visual Perception, 2nd edition (DTVP-2) Hammil, D., Person, N., & Voress, J.	4–10세	일치하는 형태 찾기, 모양을 배경에 맞추기, 공간에서의 위치, 공간적 관계성에 대한 테스트 (규준 참조) ICF–CY 신체구조 및 기능	시지각 대 시각–운동협응 문제 사이를 구분하는데 도움이 됨.

부록 3.A 발달, 기능, 감각통합, 통증, 삶의 질 그리고 참여에 대한 흔한 테스트 및 측정* – 계속

테스트/측정 그리고 저자/참고 혹은 출판인	연령범위	테스트 분야와 ICF-CY 분류	주로 사용하는 분야
Early Coping Inventory (ECI) and Coping Inventories Zeitlin, S.	4~36개월의 발달연령(ECI), 3-16세 (coping inventories)	ECI는 감각운동 조직화와 관련한 적응행동, 반응행동, 자기주도 행동의 관찰 평가임. Coping Inventories는 2 범주에서의 행동을 평가하는데 자신의 행동 및 환경 안에서의 행동임. ICF-CY 활동, 참여	대처 방식에 기반하여 중재의 전략을 기획하는데 이용함.
Face, Legs, Activity, Cry, and Consolability (FLACC) Behavioral Pain Scale Merkel, S., Voepel-Lewis, T., Shayevitz, J.R., & Malviya, S. (1997). The FLACC: A behavioral scale for scoring postoperative pain in young children. *Pediatric Nurse, 23*(3), 293–297.	2-7세	통증을 말할 수 없는 아동에서 5 범주에서 통증을 측정함. ICF-CY 신체구조 및 기능	통증의 관찰 측정.
Faces Pain Scale—Revised (FPS-R) Hicks, C.L., von Baeyer, C.L., Spafford, P., van Korlaar, I., & Goodenough, B. (2001). The *Faces Pain Scale—Revised:* Toward a common metric in pediatric pain measurement. *Pain, 93*, 173–183.	4-16세	얼굴 그림으로 통증 정도를 등급을 매김(0-10). ICF-CY 신체구조 및 기능	아동의 정서적 스트레스를 오히려 더 대변하지만, 자가 스스로 평가하는 통증의 강도를 나타냄. 47개국 언어로 번역되어 있음
FirstSTEp: Screening Test for Evaluating Preschoolers (FirstSTEp) Miller, L.J.	2.9-6.2세	인지, 의사소통, 운동, 사회-정서 그리고 적응행동에 관한 선별 테스트(규준 참조). ICF-CY 활동, 참여	모든 발달영역에서의 지연이 있는지 판단함.
Gross Motor Function Measure (GMFM) Russell, D., Rosenbaum, P., Avery, L., & Lane, M. (2002).	5개월-16세의 뇌성마비아(1-5세에 가장 적당함)	눕기, 회전하기, 앉기, 기어가기, 서기 그리고 걷기, 달리기, 점프하기의 대근육 운동 기능을 검사함. ICF-CY 활동,	뇌성마비아에서 동작의 양을 판단하기 위한 흔한 평가도구임.

계속

부록 3.A 발달, 기능, 감각통합, 통증, 삶의 질 그리고 참여에 대한 흔한 테스트 및 측정* – *계속*

테스트/측정 그리고 저자/참고 혹은 출판인	연령범위	테스트 분야와 ICF-CY 분류	주로 사용하는 분야
Gross Motor Performance Measure (GMPM) Boyce, W., Gowland, C., Rosenbaum, P., Hardy, S., Lane, C., Plews, N., Goldsmith, C., Russell, D., Wright, V., Potter, S., & Harding, D.	5개월–12세 뇌성마비아	신체 정렬, 협응, 분리동작, 안정성, 체중 이동에 기반하여 대근육 운동 기능의 질을 준거 참조형으로 관찰하여 평가함. ICF-CY 신체구조 및 기능, 활동	대근육 운동 기능 측정과 함께 사용할 목적으로 개발됨.
Hawaii Early Learning Profile (HELP 0-3 and HELP 3-6), 2nd edition Parks, S.	출생 시–36개월과 3~6세	감각 조직화/조절, 인지, 언어, 대근육 운동, 소근육 운동, 사회–정서, 그리고 자조관리에 대한 평가(준거 참조). ICF-CY 활동, 참여	적용과 점수매기는 가이드라인을 제공함으로써 매우 인기있는 HELP커리큘럼을 보완하는 평가 도구. 지연이 있는지 판단하고 프로그램 계획에 이용되지만 기준점수는 없음.
Harris Infant Neuromotor Test (HINT) Harris, S.R., Megens, A.M., & Daniels, L.E. (2010).	2.5–12.5개월	아기의 동작과 놀이에 대한 부모 질문을 포함하여 아기의 신경운동 발달을 테스트함. ICF-CY 활동	저위험–고위험 영아의 신경운동 선별 테스트. 운동발달 지연의 정도를 분류하기 위해 이용함.
Home Observation for Measurement of the Environment (HOME) Caldwell, B.M., & Bradley, R.H.	생후–3세(영유아), 3–6세(아동 초기), 6–10세(아동중기), 10–15세(청소년 초기)	가정에서 자극과 지원의 가능한 양과 질의 정도를 측정하기 위해 어느정도 구조화된 관찰과 인터뷰로 측정함. ICF-CY 참여	다른 가정 환경에서도 측정이 가능함(Child Care HOME). 그리고 장애아동의 환경을 평가할 수 있음(Disability HOME).
Infant-Toddler Developmental Assessment (IDA)—Provence Profile Provence, S., Erikson, J., Vater, S., & Palmeri, S. (1995)	생후–3세	대근육과 소근육 운동, 인지, 의사소통, 자조관리, 대인관계, 정서, 느낌상태 그리고 대처하는 방법들을 자연스런 관찰과 부모 보고로 준거참조형 평가를 함. ICF-CY 활동, 참여	Provence Profile은 건강과 가족 요인들을 포함하는 포괄적이고 전인적 평가의 한 부분이다.
The Infant Neurological International Battery (Infanib) Ellison, P.H.	1–18개월 조산아를 포함한 고위험군 영아	경직, 전정기능, 머리 몸통 조절, French 각도, 다리를 검사하는 테스트. ICF-CY 신체구조 및 기능	신경운동 기능의 정상, 비정상을 판단함.

부록 3.A 발달, 기능, 감각통합, 통증, 삶의 질 그리고 참여에 대한 흔한 테스트 및 측정* – *계속*

테스트/측정 그리고 저자/참고 혹은 출판인	연령범위	테스트 분야와 ICF-CY 분류	주로 사용하는 분야
Infant Motor Profile (IMP) Heineman, K.R., Bos, A.F., & Hadders-Algra, M. (2008). The Infant Motor Profile: A standardized and qualitative method to assess motor behavior in infancy. *Developmental Medicine and Child Neurology, 50*(4), 275–282.	3–18개월, 혹은 보행후 수개월 지날 때까지	5 영역의 운동행동의 질에 초점을 맞춰 비디오 영상에 기반하여 평가함; 동작 종류의 양, 동작 패턴을 선택하는 능력, 대칭성, 숙련도와 수행. ICF–CY 활동	운동 발달의 결함을 조기에 발견하는데 사용함.
Infant/Toddler Symptom Checklist DeGangi, G., Poisson, S., Sickel, R., & Wiener, A.	7–30개월	9영역에서 행동을 평가하는 준거 참조협의 체크리스트: 자기조절; 주의력; 수면; 섭식; 착탈의 목욕과 접촉; 동작; 듣기와 언어; 보기와 시각; 정서적 IC기능: F–CY 활동, 참여	아동이 감각통합장애, 주의력 결핍, 정서, 행동 혹은 학습장애가 나타날 가능성이 있는지 판별하기 위한 빠른 선별도구
KIDSCREEN The KIDSCREEN Group	8–18세	신체, 정신적, 사회적 복지와 재정자원에 대해 52–, 27– 혹은 10–항목에 대한 자가보고로 측정함. ICF–CY 활동과 참여	건강한 아동과 만성 질환을 가진 아동의 삶의 질을 판단함.
Meade Movement Checklist (MMCL) Meade, V.	4–6개월	시각, 주의집중, 대근육과 소근육 동작, 개인–사회적 발달, 의사소통의 관찰적 평가. ICF–CY 신체구조 및 기능, 활동, 참여	발달지연의 조기 징후 선별. 부모 혹은 양육자가 선별과정 동안 아기를 다루기도 함.
Merrill-Palmer-Revised Scales of Development (M-P-R) Roid, G., & Sampers, J.	1–78개월	인지(추론, 기억, 시각 등), 언어 그리고 운동(소근육 및 대근육), 자조관리/적응 그리고 사회–정서적 발달에 관한 표준화된 측정 (규준 참조). 발달의 패턴을 평가 시 부모와 검사자가 매긴 등급을 포함함. ICF–CY 활동, 참여	운동측정을 첨가함으로써 출생시부터 유치원 아동까지에서 발달지연이나 기능이상을 판별하고 중재효과를 평가하는데 이용함.

계속

부록 3.A 발달, 기능, 감각통합, 통증, 삶의 질 그리고 참여에 대한 흔한 테스트 및 측정* – 계속

테스트/측정 그리고 저자/참고 혹은 출판인	연령범위	테스트 분야와 ICF-CY 분류	주로 사용하는 분야
Milani-Comparetti Motor Development Screening Test, 3rd edition Milani-Comparetti, A., & Gidoni, E.A., (Stuberg, W., revised edition)	출생 시-2세	이동, 앉기, 서기, 그리고 유발된 반응(평형반응, 보호신전반응, 정위반응 그리고 원시반사를 포함)과 같은 자발적 운동행동의 표준화된 선별검사. ICF-CY 신체구조 및 기능, 활동	영아의 운동발달을 기술하는데 유용함, 그러나 총 점수는 얻을 수 없음. 자세조절 발달에 통합되는 원시반사에 의존함.
Miller Assessment of Preschoolers (MAP) Miller, L.J.	2세 9개월–5세 8개월	감각 및 운동 기초와 협응, 언어, 비언어적 인지기술 그리고 복합적 과제에 대한 규준참조형 테스트. ICF-CY 신체 구조 및 기능, 활동	주요한 문제가 없는 학동기전 아동에서 학습문제가 발생할 위험이 있는지 판단함.
Motor Skills Acquisition in the First Year and Checklist Bly, L.	출생 시-12개월	대근육 운동발달의 점검표와 사진과 함께 자세한 설명이 되어 있어 운동발달에 잠재적인 방해 요인을 발견함. ICF-CY 활동	운동발달지연이나 기능이상이 있는 영아들에서 중재계획을 세우는데 도움이 되고 운동발달을 모니터하기 위하여 사용함.
Movement Assessment Battery for Children, 2nd Edition (MOVEMENT ABC-2) Henderson, S., Sugden, D., & Barnett, A.	3-16세 (점검표 5-12세)	손의 능숙함, 공을 다루는 기술, 동적이고 정적 균형을 보는 수행 테스트(규준 참조). ICF-CY 신체구조 및 기능, 활동, 참여	수행내용과 행동의 영향을 고려한 일상생활동작 점검표도 있음. 경미한 운동 질환을 가진 아동에서 운동기능의 장해를 확인하는데 사용함(질적인 면과 양적인 면 포함).
Movement Assessment of Infants (MAI) Chandler, L., Andrews, M., & Sanson, M.	출생 시-12개월	근긴장도, 반사, 자동반응 그리고 수의동작에 대한 평가(준거 참조). ICF-CY 신체구조 및 기능	위험점수를 계산하여 운동기능이상이 될만한 위험이 있는 영아를 발견해냄. 4개월과 8개월된 영아에게 고위험 프로파일이 제공됨.
Mullen Scales of Early Learning Mullen, E.	생후-68개월	대근육과 소근육 운동, 표현, 수용 언어, 시지각에 대한 표준화된 평가. ICF-CY 활동	강점/약점을 확인하고 학습에 대한 준비도 평가.

부록 3.A 발달, 기능, 감각통합, 통증, 삶의 질 그리고 참여에 대한 흔한 테스트 및 측정* – 계속

테스트/측정 그리고 저자/참고 혹은 출판인	연령범위	테스트 분야와 ICF-CY 분류	주로 사용하는 분야
Neonatal Behavioral Assessment Scale, 3rd edition (NBAS-3) Brazelton, T.B., & Nugent, J.K.	만삭 신생아(37–48주)	발달성숙, 운동–구강 반응, 몸통 및 전정기능 그리고 사회적 상호작용의 반응에 관한 테스트(준거 참조). ICF–CY 신체구조 및 기능, 참여	영아의 상호작용 패턴에 관해 알 수 있어 부모나 양육자에게 도움이 됨. 테스트를 적용하려면 훈련 프로그램을 이수하는 것이 요구됨.
Neonatal Individualized Developmental Care and Assessment Program (NIDCAP) Als, H.	신생아–출생후 4주	자동적, 운동, 그리고 주의집중에서의 행동반응 및 생리학적 반응을 평가하는 테스트(준거 참조). ICF–CY 신체구조 및 기능, 활동	영아의 환경에 대한 생리학적, 행동학적 반응을 알 수 있어 부모나 양육자에게 도움이 됨. 테스트 적용시 훈련프로그램을 이수하는 것이 필요함.
Neonatal Infant Pain Scale (NIPS) Lawrence, J., Alcock, D., McGrath, P., Kay, J., MacMurray, B., & Dulberg, C. (1993). The development of a tool to assess neonatal pain. *Neonatal Network, 12*, 59–66.	조산아, 만삭아	5 영역에서 행동 평가: 얼굴표정, 울음, 호흡패턴, 팔, 다리, 각성상태. ICF–CY 신체구조 및 기능	관찰로 통증 평가함.
Neurobehavioral Assessment of the Preterm Infant (NAPI) Korner, A., & Thom, V.	재태 32주–출생까지의 의학적으로 안정된 조산아	7 영역으로 행동 평가함; 운동발달과 활력; scarf 징후; 슬와 각도; 각성과 지남력; 과민성, 울음의 질; 수면. ICF–CY 신체구조 및 기능, 활동	발달과정의 모니터링, 지속되는 발달지연의 확인, 중재효과의 평가
Neurological Assessment of the Preterm and Full-Term Newborn Infant, 2nd edition (NAPFI-2) Dubowitz, L., Dubowitz, V., & Mercuri, E.	출생후 3일까지의 신생아와 상태가 안정된 조산아	신경학적 성숙을 테스트하는 것으로 발달성숙, 동작, 근긴장도, 반사 그리고 신경행동학적 반응을 테스트함(준거 참조)	영아의 신경학적 발달과정 중의 일탈이나 성숙의 정도를 평가하는 고전적 평가방법임. 측정척도 자료가 별로 없지만 흔하게 이용되는 방법임.
Neurological Exam of the Full-Term Infant (NEFTI), 2nd edition Prechtl, H.	38–42주의 만삭신생아 및 조산아	자세, 눈, 힘, 그리고 수동 동작, 자발적인 수의동작, 감정에 대한 표준화된 검사 (규준 참조). ICF–CY 신체구조 및 기능	어린 영아에서의 신경학적 기능이상을 검사하는 고전적인 테스트임.

계속

부록 3.A 발달, 기능, 감각통합, 통증, 삶의 질 그리고 참여에 대한 흔한 테스트 및 측정* – 계속

테스트/측정 그리고 저자/참고 혹은 출판인	연령범위	테스트 분야와 ICF-CY 분류	주로 사용하는 분야
Oucher Scales Beyer, J.E., Villarruel A.M., & Denyes, M.J.	3–12세	실제적인 그림을 이용한 통증의 정도 측정 방법. ICF-CY 신체구조 및 기능	통증을 자가평가로 측정함.
Peabody Development Motor Scales, 2nd edition (PDMS-2) Folio, M.R., & Fewell, R.R.	1–72개월	6개의 하부항목으로 나눈 대근육 운동과 소근육 운동 기술; 반사, 고정자세, 이동, 물건조작, 쥐기, 그리고 시각-운동 통합에 관한 테스트(규준 참조), ICF-CY 활동	전체적인 운동발달을 가늠하기 위해 운동발달지수를 계산함. 서비스 대상의 적합성을 판별하기 위해 조기중재에서 많이 이용하는 방법임. 기술을 가르치기 위해서는 운동활동 프로그램을 이수하는 것이 좋다.
Pediatric Balance Scale Franjoine, M.R., Gunther, J.S., & Taylor, M.J. (2003). Pediatric Balance Scale: A modified version of the Berg Balance Scale for the school-age child with mild to moderate motor impairment. *Pediatric Physical Therapy, 15*(2), 114–28.	경미함부터 중등도의 운동장해가 있는 5–15세 아동	앉은자세에서 일어서기, 자리옮김, 지지없이 앉기, 서기, 눈감고 서 있기, 한발로 서 있기, 몸 돌리기, 바닥에서 물건 집어 올리기, 스툴위에 서서 앞으로 손 뻗기와 같은 기능적 활동상의 균형을 평가함. ICF-CY 신체구조 및 기능, 활동	기능적 균형기술을 선별하거나 평가하기 위해 사용함.
Pediatric Clinical Test of Sensory Interaction for Balance (P-CTSIB) Westcott, S.L., Crowe, T.K., Deitz, J.C., & Richardson, P. (1994). Test-retest reliability of the Pediatric Clinical Test of Sensory Interaction for Balance (P-CTSIB). *Physical & Occupational Therapy in Pediatrics, 14*(1), 1–22.	4–9세	6가지 다른 감각상황하에서 균형을 테스트하여 균형에 감각정보가 미치는 영향을 측정함. ICF-CY 신체구조 및 기능	특수기구의 사용이 필요함.

부록 3.A 발달, 기능, 감각통합, 통증, 삶의 질 그리고 참여에 대한 흔한 테스트 및 측정* – 계속

테스트/측정 그리고 저자/참고 혹은 출판인	연령범위	테스트 분야와 ICF-CY 분류	주로 사용하는 분야
Pediatric Evaluation of Disability Inventory (PEDI) Haley, S.M., Coster, W.J., Ludlow, L.H., Haltiwanger, J.T.,& Andrellas, P.J.	6개월-7.5세, 기능수준이 7세 아동보다 낮은 아동	자조관리(먹기, 치장하기, 옷입기, 목욕하기, 화장실 사용); 자리옮김을 포함하는 움직임; 사회적 기능(의사소통, 사회적 상호관계, 집안일, 지역사회의 과제); 수정과 보조의 필요성에 관하여 부모인터뷰를 통하여 평가하는 테스트(규준참조). ICF-CY 활동, 참여	장애영아와 장애아동의 기능과 활동능력을 확인함. 활동과 기능적 기술에서의 변화를 모니터하며 프로그램 결과를 평가하는데 사용됨.
Pediatric Quality of Life Inventory (PedsQL) Varni, J.W.	2-18세	신체, 정서, 사회, 학교 기능과 전반 건강의 측정. ICF-CY 활동, 참여	건강한 학생, 지역인뿐 아니라, 특정 질환의 대상자를 위한 설문지 있음.
Pediatric Reach Test Bartlett, D., & Birmingham, T. (2003). Validity and Reliability of a Pediatric Reach Test. *Pediatric Physical Therapy, 15*(2), 84-92.	2.5-14세	기능적 뻗기 테스트의 변형판. 앉은 자세, 선 자세에서 앞으로, 옆으로 손을 뻗을 때의 균형과 자세조절을 측정함. ICF-CY 신체구조 및 기능, 활동	좀 더 장애가 심한 아동에게 이용하기 위해 앉은 자세가 포함되어 있음.
Physical and Neurological Exam for Subtle Signs (PANESS) Denckla, M.B., (1985). Revised Neurological Examination for Subtle Signs. *Psychopharmacology Bulletin, 21*(4), 773-800.	학동기 아동	우세손, 발, 눈을 포함한 운동기능요소의 측정; 발뒤축과 발가락 보행과 같은 스트레스성 보행; 균형; 지구력; 협응과 상동적 행동. ICF-CY 활동	네 가지 요약 변수 점수로 미세한 신경학적 징후를 정량화하고 시간경과에 따른 그 변화를 보여주기 위해 사용함. 최소한의 도구와 시행시간이 필요함.
POSNA Pediatric Musculoskeletal Functional Health Questionnaire Daltroy, L.H., Liang, M.H., Fossel, A.H., & Goldberg, M.J. (1998). Pediatric Outcomes Instrument Development Group. Pediatric Orthopaedic Society of North America. *Journal of Pediatric Orthopedics, 18*, 561-571.	근골격계 질환이 있는 2-18세	상지 기능, 움직임, 자리옮김, 신체기능, 그리고 스포츠, 편안함(무통증의 상태), 행복감, 만족도 그리고 치료에 대한 기대를 측정하기 위해 아동과 부모가 스스로 매기는 척도. ICF-CY 활동, 참여	보통 정형외과적 수술 후 기능적 건강상태를 평가하는데 이용됨. 아동-부모 간의 의견일치를 검사할 수도 있음.

계속

부록 3.A 발달, 기능, 감각통합, 통증, 삶의 질 그리고 참여에 대한 흔한 테스트 및 측정* – 계속

테스트/측정 그리고 저자/참고 혹은 출판인	연령범위	테스트 분야와 ICF-CY 분류	주로 사용하는 분야
Posture and Fine Motor Assessment of Infants Case-Smith, J., & Bigsby, R.	2–12개월	영아의 쥐기, 손을 뻗는 패턴, 손가락과 엄지손가락의 움직임, 놓음 그리고 조작에 대한 기능을 말해주는 소근육 운동 척도. ICF-CY 활동	중재계획을 세우고 단기간의 진행, 호전을 기록할 때 도움이 됨.
Quality of Well-Being Scale (QWB) Kaplan, R.M., Bush, J.W., & Berry, C.C. (1976). Health status: Types of validity and the index of well-being. *Health Services Research, 11*, 478–507.	14+세 4-7세의 아동에서도 척도화에 이용한 연구들이 있음.	증상, 기능 및 사회성, 이동 수준에 관하여 질환이 미치는 신체적 영향에 중심을 둔 4가지 스케일. ICF-CY 활동, 참여	증상, 문제 및 기능적 상태 관련 건강을 요약함.
Riley Infant Pain Scale Schare, J., Joyce, B., Gerkensmeyer, J., & Keck, J. (1996). Comparison of three preverbal scales for postoperative pain assessment in a diverse pediatric sample. *Journal of Pain and Symptom Management, 12*(6), 348–359.	영아와 언어이전기 혹은 말을 못하는 아동	통증의 표시로 행동을 관찰함.	영아, 언어이전 아동이나 말을 하지 못하는 아동에서의 통증을 가리킴.
Scales of Independent Behavior—Revised (SIB-R) Bruininks, R., Woodcock, R., Weatherman, R., & Hill, B.	3개월–성인기	운동기술, 사회적 상호작용 및 의사소통 기술, 개별적 삶의 기술, 그리고 문제행동에 관하여 인터뷰를 통하여 판별하는 표준화된 테스트(규준 참조). ICF-CY 활동, 참여	기능적 독립성과 적응적 기능을 측정함. 적응적 삶의 기술 평가 중재 시스템에 이용됨.
School Function Assessment (SFA) Coster, W., Deeney, T., Haltiwanger, J., & Haley, S.	6학년까지의 장애아동	학교에서 아동의 참여를 인터뷰를 통하여 판단함; 과제 수행에 필요한 도움의 정도; 학교관련 활동에의 참여; 자세를 바꾸기, 물건조작, 도구를 사용, 먹기, 쓰기과제 같은 신체적 과제; 인지와 행동과제에 필요한 도움의 정도를 판별함(준거 참조). ICF-CY 활동, 참여	학교에서 장애아동의 기능적 능력과 활동의 포괄적 평가에 이용함. 커리큘럼과는 연계되어 있지 않지만 얻는 정보는 서비스 대상자의 적합성을 판별하고 교육적으로 관련된 목적을 설정하는데 도움이 됨.

부록 3.A 발달, 기능, 감각통합, 통증, 삶의 질 그리고 참여에 대한 흔한 테스트 및 측정* – 계속

테스트/측정 그리고 저자/참고 혹은 출판인	연령범위	테스트 분야와 ICF-CY 분류	주로 사용하는 분야
Sensory Integration and Praxis Tests (SIPT) Ayres, A.J.	4세-8세 11개월	형태와 공간지각, 체성감각, 전정감각계의 정보처리, 실행, 그리고 양측협응 및 순서지각 같은 감각통합의 측정. ICF-CY 신체구조 및 기능	감각통합장애가 있는지 판별함. 테스트를 올바르게 적용하고 결과를 해석하는데 많은 훈련이 필요함.
Sensory Profile and Infant/Toddler Sensory Profile Dunn, W.	3세-10세 그리고 출생시-36개월 (영아/유아)	일상 속에서 기본적인 감각정보처리과정을 판별하는 설문지; 감각정보의 조절과 행동적, 감각적 반응에 대해 평가함. ICF-CY 신체구조 및 기능, 참여	일상에서 감각정보처리에서의 장애와 강점을 연결함.
Test of Gross Motor Development, 2nd edition (TGMD2) Ulrich, D.	3세-10세	이동과 목표조절을 포함하는 12가지의 대근육 운동기술의 테스트(규준 참조). ICF-CY 활동	대근육 운동기술이 또래보다 의미 있게 뒤쳐지는 아동을 발견하는데 이용됨.
Test of Infant Motor Performance (TIMP) Campbell, S., Kolobe, G., Girolami, G., Osten, E., & Lenke, M.	34주의 조산아-출생 후 4개월	복와위, 앙와위, 똑바로 일으킨 자세에서 머리, 몸통 조절의 기능적 움직임. 28개의 항목을 이분적으로 점수를 매기고, 31개의 척도 항목이 있음. ICF-CY 활동	운동발달의 예후가 좋지 않을 위험이 있는 영아를 구분 하는데 이용함; 중재의 효과를 측정하는데 민감한 테스트임.
Test of Sensory Function in Infants (TSFI) DeGangi, G., & Greenspan, S.	4개월-18개월	촉각적 압박에 대한 반응성, 적응적 운동기능, 시각-촉각 통합, 눈의 운동조절, 그리고 전정자극에 대한 반응성의 테스트(준거 참조). ICF-CY 신체구조 및 기능	영아에서 감각정보처리과정 및 반응성의 기능이상을 확인함.
Test of Visual-Motor Skills-3 (TVMS-3) Martin, N.	3-90세+	시지각, 운동계획과 실행을 검사하는 규준 참조형 테스트임. ICF-CY 신체구조 및 기능	시각-운동기술을 위한 간단한 테스트.
Toddler and Infant Motor Evaluation (TIME) Miller, L.J., & Roid, G.	운동발달 지연이나 기능이상이 의심되는 출생시-3 1/2세	이동, 운동조직화, 안정-기능의 수행, 그리고 사회-정서적 능력에 대한 포괄적이고도 질적인 테스트임. 운동조직화에 대한 항목은 부모와 아동이 서로 상호작용 하는 것을 관찰하여 평가함. ICF-CY 활동, 참여	운동지연이나 기능이상의 정도를 판단하기 위하여, 또 동작의 질과 기능을 연계하기 위하여 시간의 추이에 따라 발달을 추적함.

계속

부록 3.A 발달, 기능, 감각통합, 통증, 삶의 질 그리고 참여에 대한 흔한 테스트 및 측정* – *계속*

테스트/측정 그리고 저자/참고 혹은 출판인	연령범위	테스트 분야와 ICF-CY 분류	주로 사용하는 분야
Timed Up and Down Stairs (TUDS) Zaino, C.A., Marchese, V.G., & Westcott, S.L. (2004). Timed up and down stairs test: Preliminary reliability and validity of a new measure of functional mobility. *Pediatric Physical Therapy, 16*(2), 90–98.	8–14세	기능적 이동과 자세 조절을 측정함. ICF–CY 신체구 및 기능, 활동	앞을 보면서 어떤 방식을 사용하든 계단을 오르내리게 한다(교차적으로, 비교차적으로, 달려서, 계단을 건너뛰며 올라감 등등).
Timed Up and Go (TUG) Williams, E.N., Carroll, S.G., Reddihough, D.S., Phillips, B.A., & Galea, M.P. (2005). Investigation of the timed "up & go" test in children. *Developmental Medicine and Child Neurology, 47*(8), 518–524.	3세–성인 (인지장해가 있거나 지시를 따를 수 없는 이는 제외함)	기능적 보행 이동과 동적 균형 측정. ICF–CY 신체구조 및 기능, 활동	구체적 과제를 포함시켜 아동용으로 변형(예: 벽의 목표물을 만지기), 팔걸이 없는 의자에 등대고 앉기, 90°로 다리 구부리고 앉는 자세. 아동의 엉덩이가 의자에서 떨어진 순간부터 다시 착석할 때까지의 시간을 잼.
Transdisciplinary Play-Based Assessment, 2nd edition (TPBA2) Linder, T.W.	출생 시–6세	아동이 노는 것을 관찰하여 평가함. 관찰대상이 되는 영역은 인지, 사회–정서적, 의사소통, 그리고 언어, 감각 운동 발달 영역임(준거 참조). ICF–CY 활동, 참여	중재의 필요성을 확인하고 장애아동의 호전을 평가하기 위한 테스트임. 아동의 점수를 다른 아동의 것과 비교하지 않음. 중재에 대한 책도 있음.
Vineland Adaptive Behavior Scales, 2nd edition (Vineland-II) Sparrow, S.S., Cicchetti, D.V., & Balla, D.A.	출생–90세	부모/양육자와 반 구조화된 인터뷰를 통해 5 영역의 적응 행동을 측정함: 의사소통, 일상 생활 기술, 사회화, 운동 기술, 부적응 행동 지수. ICF–CY 활동, 참여	인지 장애와 발달장애, 자폐 스펙트럼 장애 그리고 발달지연을 발견하는데 도움이 됨. 확대 인터뷰 형식과 교사 등급 형식이 있음. 점수매기고 보고하는데 도움이 되는 소프트웨어가 있음.
Visual Analog Scale Shields, B., Cohen, D., Harbeck-Weber, C., Powers, J., & Smith, G. (2003). Pediatric pain measurement using a visual analogue scale. *Clinical Pediatrics,* April.	5세와 그 이상, 11세 이상	수직 혹은 수평으로 된 기둥에 숫자 척도로 통증의 정도를 표시함. ICF–CY 신체구조 및 기능	통증의 자가평가임.

부록 3.A 발달, 기능, 감각통합, 통증, 삶의 질 그리고 참여에 대한 흔한 테스트 및 측정* – 계속

테스트/측정 그리고 저자/참고 혹은 출판인	연령범위	테스트 분야와 ICF-CY 분류	주로 사용하는 분야
Vulpe Assessment Battery—Revised (VAB-R) Vulpe, S.G.	출생시–6세까지의 장애아동	의미 있는 발달지연 혹은 기능 이상이 있는 아동을 충분한 항목과 과제분석으로 평가하는 최초의 테스트 중 하나임(준거 참조). 기본감각, 기능, 발달행동, 환경, 그리고 수행 분석시스템을 포함하고 있음. ICF-CY 신체구조 및 기능, 활동, 참여	중등도부터 심한 장애아동의 욕구 및 기술수행의 영역을 확인함. 과제수행에 대한 환경의 영향을 평가함. 측정척도학 자료는 부족함.
WEEFIM: Functional Independence Measure for Children Granger, C., Braun, S., Griswood, K., Heyer, N., McCabe, M., Msau, M., & Hamilton, B.	6개월–8세, 그러나 12세까지의 장애아동에게 사용 가능함	18항목의 운동기능을 각각 6개의 하부척도로 나누어 관찰하여 평가함. 자조관리, 괄약근 조절, 자리를 옮김, 이동, 인지기능(의사소통, 사회적 의사소통). 이것은 기능적 독립성 측정(FIM)의 아동 판임. ICF-CY 활동, 참여	아동의 장애 정도, 과제성취, 그리고 필요한 양육자의 도움 정도를 판단함. 자료수집과 결과 보고 양식을 따라야 함.
Wong-Baker Faces Scale Wong, D., & Baker, C.	3세 이상	아주 행복함, 통증 없음부터 상상할 수 있을 만큼 극심한 통증까지 6 가지의 얼굴표정 중 하나를 선택하게 함. ICF-CY 신체구조 및 기능	통증 정도를 자가보고로 측정함.
Youth Quality of Life Instrument-Research Version (YQOL-R) Seattle Quality of Life Group	11세–18세의 장애 아동이나 비장애 아동	네 가지 영역에서의 자가평가: 자아, 사회관계성, 환경, 그리고 삶의 일반적인 질.	건강의 긍정적 측면을 강조하면서 삶의 질을 평가함.

*만일 테스트나 측정이 논문으로 발표되었으면 참조문헌을 모두 제공하였음. 어떤 것은 출판사로부터 자료를 얻었음. 온라인에서 검색한 특정 도구는 사용가능성에 대해 최신의 정보를 제공할 것임.

제 4 장

가족 중심의 치료 / Family-Centered Care

가족 중심의 치료에 대한 이론적 토대와 고찰 / Overview and Theoretical Foundation of Family-Centered Care

가족중심의 중재는 가족 구성원의 권리, 역할, 능력을 존중하는 서비스 제공의 접근이며 철학이다. 가족과 아동의 협력을 통하여 서비스를 제공하여 중재결과를 지지하고 웰빙과 삶의 질을 증진한다.

물리치료사들은 가족의 협력에서 역량을 증진하기 위한 전문가 훈련, 전문가 후 훈련의 필요성을 인식해왔다(Cochrane & Farley, 1990; Iversen, Shimmel, Ciacera, & Prabhakar, 2003; Sparling & Sekerak, 1992). 가족 중심의 중재를 전문가들이 인정하는 반면 이러한 철학을 심는 데는 어려움들이 있을 수 있다(Bruce 등, 2002).

이 장의 목적은 치료하는 아동과 가족들과의 상호작용 및 중재에서 물리치료사들에게 도움이 되기 위하여 가족 중심 중재와 이에 대한 문제들에 관하여 설명하는 것이다.

가족 중심의 중재는 아동기에만 국한되지 않는다-이것은 일생동안의 접근방식이다. 기능, 장애, 그리고 건강에 대한 WHO의 모델은 가족 중심의 접근을 지지한다(2001). Cherry(1991)는 소아 물리치료영역에서는 아동과 가족 그리고 아동이 살고, 배우고, 노는 자연스런 환경 전체를 아우르는 전인적 접근의 필요성이 크다는 것을 말하였다(p.70). 이 필요성은 특히 성인기로의 전환시기까지 계속된다(Gall, Kingsnorth, & Healy, 2006; Rubin & Quinn-Curran, 1983).

이외에도 가족 중심의 중재는 한 임상영역에 국한되지 않는다. 이는 병원과 지역에 기반한 서비스를 위한 표준 임상이다. 가족 중심의 중재는 일생동안, 또 치료의 연속성이라는 면에서도 예방적이고 지지적 접근기회를 제공한다. 가족 중심 치료의 기초는 많은 이론 틀을 합성한 것에 그 바탕이 있다. 대상이 되는 개인이 고립되어 있지 않고 가족 안에서 뿐만 아니라, 더 크고 복잡한 사회 시스템 내에서 기능하고 있다는 것이 가족 중심 치료관리의 기본적인 전제이다. 가족이란 단위를 포함한 사회적 시스템은 그 대상 개인에게 영향을 주며 그 사람은 이어 자신이 속한 사회 시스템의 기능에 영향을 미친다. 이러한 구조가 시스템 이론의 중심이다. **가족 시스템 이론**은 개인과 가족의 기능을 서로 상호작용하는 역동적인 과정으로 본다(Becvar & Becvar, 1988). 가족에 대한 중재는 간접적으로 아동의 발달에 영향을 줄 수 있다.

소아 물리치료에서 아동의 욕구는 가족이 함께 해야 가장 잘 만족시킬 수 있다. **발달의 상호영향 모델**은 아동과 양육환경 사이의 상호적인 관계에 대해 강조하며 아동과 환경 사이의 적절한 연결의 중요성이 강조된다. 지지적인 환경은 생리학적인 위험요소를 최소화할 수 있을 것이다. (Sameroff & Chandler, 1975; Sameroff & MacKenzie, 2003). 아동의 특성과 환경이 함께 작용하여 아동의 기능적 결과에 영향을 미친다.

인간발달의 생태학적 이론은 가족이 속해있는 더 큰 사회가 가족의 기능에 영향을 미치는 역할에 대해 논의한다(Bronfenbrenner, 1977). 사회적 네트워크로부터의 지지와 정치적, 경제적 문화가, 어떻게 가족이 아동과 상호반응하고 아동을 돌보는지에 영향을 준다. 조기중재에 관한 최근의 연구는 가족 패턴(부모-자녀 관계, 가족이 계획한 경험들, 건강, 안전)이 아동의 성장결과에 가장 큰 영향을 미치고 있음을 강조해 왔다(Guralnick, 1998). 소아분야에서의 가족 중심의 치료관리는 아동의 삶에 가족이 중심적인 역할을 한다는 철학에 바탕을 두고 있다.

가족 중심 치료관리를 잘 이해하기 위해서는 가족의 의미를 이해하는 것이 필수적이다. 현재 미국에서는 가족 형태가 다양하기 때문에 치료사들은 전통적인 가족에 대한 개념을 확대해야만 한다(Sparling, 1991). 가족이란 구조나 법적인 요인들보다는 감정이나 기능적 요인들에 의해 정의된다. 하나의 가족이란 서로 사랑하고 돌보는 사람들의 그룹이다. 가족은 돌보고 양육하는 기초이며 가치를 가르치고 배우는 곳이다.

다양한 분야에서, 다양한 환경에서, 다양한 대상으로, 여러 정의로, 여러 관점에서 그리고 여러 모델로 가족 중심의 중재가 시행되어왔다. Edleman은 *가족 중심의 치료관리*를 "가족이 선택하고 가족이 우선으로 생각하는 것에 대하여 전문가가 반응하는 지속적인 업무 속에서 가족과 전문가들 사이의 협력적인 관계"로 정의하였다(Leviton, Mueller &Kauffman, 1992, p.1에서 인용). 가족 중심의 중재를 체계화하고 지원해온 사람들(Law, Rosebbaum, King 등 2003; Institute for Family-Centered Care, 2009; Maternal and Child Health Bureau, 2005; Orelena Hawks Puckett Institute, cited in Dunst, Trivette, & Hanby, 2008에 인용된 CanChild Centre for Childhood Disability Research) 과 이 정의에 따른다면 가족 중심의 치료관리에서는 **가족-전문가의 협력**이 가장 중요한 열쇠이다. 그 이외에도 다양한 모델들이 있어서 아동과 가족을 존중하는 핵심적 믿음을 알게 해주며 아동의 웰빙에 대한 가족의 영향에 감사하게 해준다.

가족 중심 중재의 일차적 목표들은 연관되어 있다. 첫 번째 목표는 치료사들이 가장 익숙한 목표인데—치료사가 가족 및 아동과의 동반자적 관계를 통해 아동의 성장, 발달, 독립적 기능을 증강시키는 것이다. Dunst, Trivette, Snyder는 부모-전문가의 동반자 관계를 다음과 같이 정의한다:

> *판단, 책임, 상호신뢰, 존중에 바탕한 가족과 전문가간의 관계가 있는 곳에서 공동의 목표를 추구하는 가운데 부모와 다른 가족 구성원들이 전문가들과 함께 일하는 것이다 (2000, p.32).*

이 동반자 관계는 성취하는 결과를 향해가는 책임을 나눈다는 것을 수반한다. 치료는 아동 및 그 가족과 관계있는 중요한 목표를 향하는 것이 중요한데 이는 아동이 아동답게 되는 것을 지지해주고 성인기를 준비해 나가도록 해주기 때문이다. 두 번째 목표는 가족을 위해 삶의 질을 증진시키는데 있다. 이는 가족을 지지해 주는 것으로 이룰 수 있다(Brewer, McPherson, Magrab & Hutchins, 1989). 이것은 가족의 통합을 보호하고 가족의 소구성 단위를 존중하고 지지해주는 것을 포함한다. 그리고 가족 구성원 하나하나의 발전적 목표를 지지하고 존중한다. 이러한 소구성 단위란 어른-어른간의 관계, 양육자-아동간의 관계, 형제-형제간 관계 그리고 친척을 포함하는 확대 가족간의 관계를 포함한다. 전문가들이 **가족의 역량**과 지역에의 참여를 증진시킨다(Dunst, Johanson, Trivette & Hamby, 1991). 이 과정은 가족이 가진 장점을 확인하고 미리 정보를 제공하며 가족을 도와주고 공식적, 비공식적 지원과 자원을 확인하고 사용하도록 도와준다.

가족 중심 서비스의 역사 / History of Family-Centered Services

역사적으로 장애아동들을 위한 서비스는 제한이 많았고 가족이 그러한 아동들을 돌보고 교육하고 치료하는데 유일하게 책임이 있었다. 20세기의 초반에는 장애아동을 시설에 수용하도록 가족들에게 권하였다. 20세기 중반부터 인도주의적인 노력에 의해 자선 기구가 아동들에게 서비스를 제공하기 시작하였다(Newman, 1983). 그러나 대부분의 가족들은 수동적인 역할만 하고 있었다. 1950년대 후반부터 1960년대 초기에는 병원에서 아동들에 대하여 가족이 좀 더 중요 역할을 하는 접근을 하도록 전문가들과 부모들이 비슷한 목소리를 내기 시작하였다. 1959년에 Platt Report는 아동을 엄마에게서 분리하는 것의 부정적 효과를 말하였고 입원아동 복지협의체는 병원입원 아동의 치료에 있어 그들 부모의 역할에 대해 의견을 표현하였다(1993년 Palmer 인용). 대략 같은 시기에 선정된 그룹과 가족들의 욕구에 중심을 둔 헤드 스타트 프로그램 및 이와 비슷한 중재 프로젝트들이 마련되었다. 이 기간 동안 가족들은 주요한 시민단체를 조직하고 자신들 아이의 서비스와 권리를 위해 싸웠다.

전통적으로 의학적 모델은 아동 중심 접근법이었으며 부모는 능동적인 역할이 없다고 생각하였고 반면 중재 계획을 창안하고 실행하는 책임은 숙련된 전문가에게 있다고 생각하였다. 병원 내에서는 부모의 방문이 제한되었고 자녀의 치료에 참여하지 않았다(Palmer, 1993). 교육안에서의 중재 테크닉은 아동의 발달을 증진시키고 그 결과는 발달기술을 얼마나 성취했는가에 따라 판단하였다(Bricker & Veltman, 1990).

양육자 중심의 중재 프로그램은 1970년대에 유행하게 되었다. 중재의 목적은 양육자를 훈련하여 아동발달을 향상시키는 것이었다. 이 10년 동안은 지지자뿐 아니라, 양육자들의 참여가 증가한 것이 특징이었다. 많은 경우에 장애아동의 서비스와 권리를 위해 부모들이 지지단체를 이끌고 있었다. 미국에서 연방 법의 기념비적인 진전은 1975년도에 제정된 모든 **장애아동들의 교육법**(PL 94-142, 1975)이라고 할 수 있는데 아동들의 교육에 그들의 부모 및 양육자가 참여토록 하는 명령을 포함한 것이었다. 법에 따르면, 아동들의 교육을 계획하고 조정을 돕기 위해, 아동 권리를 주창할 때, 그리고 집에서 가르치려고 할 때 어떤 결정을 내려야 하는데 양육자들은 이 과정에 참여해야 한다고 명시하였다.

양육자들의 훈련과 가정 프로그램은 중재프로그램의 통합적 구성요소가 되었다(Bazak, 1989). 가족들은 어떤 결정을 내릴 기회를 갖기를 원했고 아동의 테스트 결과와 호전여부를 알기를 원했으며 아동의 중재에 능동적으로 참여할 기회를 원했다(Redman-Bentley, 1982). 부모들은 자신들의 경험을 나누고 다른 가족들에게 지침이 되기 위해 논문과 책을 출판하기 시작했고 지지그룹에 능동적으로 참여하기 시작하였다.

이 법령으로 가족들의 역량과 중요성을 알게 된 한편 부정적인 결과도 나타났다. 공공시설의 서비스에도 앞으로는 가족들이 참여하도록 연방법에 정해져있지만- 그러나 가족들의 반응과 참여의 정도는 다를 수 밖에 없다. 참여의 정도에 따라 어떤 가족에게는 부담이 될 수도 있으며 양육자들의 책임이 얼마만큼인지에 대해서는 논란이 있다(Turnbull & Turnbull, 1982).

양육자를 일차적인 교사로 그리고 치료사로서의 역할을 하게 하는 것은 **양육자-아동간의 관계**에 부정적인 영향을 미칠 수도 있다. 가족의 참여는 임상에서 오직 서류상의 형식적 내용이지 가족/전문가 사이의 동반관계는 실제적으로는 제한되어 있다는 또 다른 관점도 있다.

서비스 제공 모델이 가족 중심 접근법으로 발전함에 따라 조기중재에서는 관계성에 초점을 맞추는 하나의 모델이 개발되었다. 관계성 중심 모델의 목표는 자신 아이의 행동, 관심 그리고 요구에 반응하고 이해하도록 가이드하는데 있었다. 이 모델은 조기중재에서 긍정적으로 양육자와 아동의 상호작용을 증진하기 위해 노력했으며 이러한 상호작용이 아동과 양육자의 발달뿐 아니라, 관계를 만족시키는 토대를 제공한다는 것을 강조하였다(Affleck, McGrade, McQueeney & Allen, 1982: Bromwich, 1981). 가족 중심의 중재는 아동 혹은 양육자만 중심이 되는 접근법으로부터 가족과 사회적 환경이라는 좀 더 거대한 구조로 중심이 옮겨가는 때에 등장하게 되었다.

조기중재 분야에서는 1986년도에 모든 장애아동 교육에 관한 법(PL 99-457, 1986)을 재공인함으로써 명백히 아동 발달을 향상시키려는 가족의 욕구에 부응하는 서비스 제공을 명시하였다. 가족의 관심사, 우선순위 그리고 자산에 관한 평가- 가족 훈련 및 상담-아동의 자연스런 환경내에서의 중재- 그리고 법적이며 윤리적이며 가장 좋은 임상 표준을 반영하는 서비스로써의 사회사업은 법 테두리내의 확인된 서비스들이며 가족 중심의 치료관리라는 개념과도 특히 관련이 있다. 그러므로 물리치료사들은 연방 혹은 주 법령과 규칙들을 잘 알아서 법에 맞고 윤리적이고 가장 최선의 표준치료를 제공할 필요가 있다(1장, 11장, 12장을 참고)

가족 중심의 방침은 여전히 고전적인 환자 중심의 접근법과 통합될 수 있다(Deardorff, 1992). "가족 중심의 임상을 어떻게 아동중심 중재에 심느냐이다"(Dunst 등, 2008, p.38). 아동을 중심으로 하는 중재의 최근 경향에서는 가족 중심의 중재를 좀 더 강조한다. 이러한 접근법들은 아동이 주관하는 활동들, 매일 일과를 통해서, 그리고 자연스런 환경 구조를 포함한다(Bricker & Veltman, 1990; Hanft & Pilkington, 2000).

가족들은 중재의 한 부분이 아동 중심이기를 바란다는 것에 동의한다. 아동 중심의 중재가 가족 중심의 중재와 스펙트럼의 완전히 반대편 끝에 속하는 듯이 생각할 필요는 없다. 전문가들은 아동에게 직접 중재를 제공할 수 있고 가족들을 도와줄 수도 있다. 가족들을 존중하는 태도로 교육하고 서로 정보를 주고받는 것이 가족 중심 치료관리에 있어 필수적이다.

아동 중심의, 양육자 중심의, 그리고 가족 중심의 모델에는 각각의 장 · 단점이 있다. 소아임상에서는 아동없이 양육자에게만 혹은 양육자 없이 아동에게만 서비스를 제공하는 것이 어렵기 때문에 치료사들이 한 아동에 대한 중재시 다양한 모델을 사용한다. 가족 중심의 중재는 서비스 제공 모델중 가장 포괄적이다. 개별적으로 가족 중심의 중재를 하게 될 때 가족 욕구의 만족과 아동의 기능발달의 증진을 위해 아동 중심과 양육자 중심 모델 양쪽의 측면을 모두 포함시켜 할 수 있다(그림 4.1).

소아 물리치료에서 우리는 아동이 치료에 반응하는데 가족이 중요한 요인이라고 오랜기간 인식하여왔다. 10년 전부터 치료자들과 연구자들은 물리치료가 가족의 웰빙에 긍정적 영향을 미친다고 자신들의 느낌을 토로하여왔다(Ferry, 1986; Wright & Nicholson, 1973). 처음 평가 시 가족에 대한 정보를 모아 이를 중재계획, 가족 교육, 가정 프로그램, 그리고 종결과 전환계획에 지침으로 이용한다. 물리치료사들은 가정의 환경구조, 가족의 장애에 대한 이해 정도, 그리고 가족의 일상생활에 관심을 가진다. 치료사들의 의문은 양육자의 참여와 가족중심의 치료관리를 촉진하는 가장 적절한 방법은 무엇인가 하는 것이다. 가장 효과

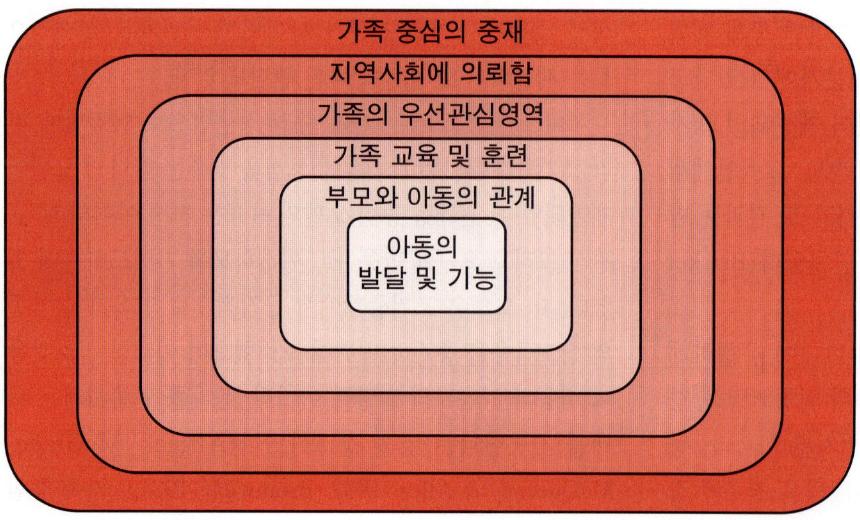

그림 4-1 가족 중심의 중재.

적인 접근법은 가족의 관심사, 우선순위, 그리고 가족 자산에 따른, 그리고 아동의 강점과 욕구들에 바탕을 둔 융통성 있고 개별화된 접근법이라고 할 수 있다.

가족 중심의 중재에 영향을 주는 가족내의 요인들 / Factors in a Family Unit That Influence Family-Centered Intervention

가족의 개념은 넓으며 가족의 구조, 기능 그리고 가족의 삶의 주기들은 매우 개별적이다. 가족 중심의 중재 계획을 입안하는데 이러한 다양성을 아는 것이 중요하다. 2001년에 시행된, 특별한 의학적 도움이 필요한 아동 38,366명을 대상으로 한 조사에서 Denboba와 동료들(2006)은 가족의 다양한 소단위는 자신들의 아이 주치의, 치료사와의 동반관계의 경험이 없을 위험이 더 많다는 것을 알았다. 이러한 소단위들에는 재정이 부족한 경우, 의료보험의 부재, 소수민족, 기능적 제한이 있는 아동, 나이든 아동들의 가족이 포함된다. 갖고 있는 여건 내에서 얼마나 쉽게 치료에 접근이 용이한가, 아동이 얼마나 건강한가, 얼마나 아동 욕구에 맞는지에 따라 동반자적 관계에 대한 가족의 인식이 달라진다.

가족의 구조 및 기능이 중재 과정에 영향을 준다는 관점에서 가족은 자신들의 가정구조 및 기능이 중재에 도움이 되는지 혹은 도움이 필요한 상태인지 확인해 줄 수 있다. 중재에 도움이 되는 가정구조 및 기능상태라면 이러한 요인들을 아동 발달과 기능을 향상시키는데 이용될 수 있을 것이다. 이런 요인들이 가족의 걱정거리라고 파악되면 전문가들은 가정이 가진 자원을 잘 이용하고 외부의 지원을 얻을 수 있도록 가족과 협력하여 일할 수 있다.

가족의 구조(Family Structure)

가족의 구조는 가족 구성원들, 양육자, 그리고 친척과 친구들을 포함할 수 있다. 어떤 가정들은 구성원이 매우 많고 어떤 가정들은 구성원의 수가 아주 적다. 인구통계학을 보면 가족의 크기가 미국 내의 모든 민족에서 감소되었으며 편모가정의 자녀와 직장인 엄마와 사는 아동들이 늘어났음을 알 수 있다(노동통계청, 2008; Simmons & O'Neil, 2001; 미 하원, 1989). 전문가들은 아동양육에 있어 확장된 개념의 가족 구성원들에 대한 이해가 필요하다(Ochieng, 2003).

한 가정에서 구성원 말고도 집의 구조, 물질적 자원, 그리고 이웃환경 역시 변하고 있다. 슬럼가의 환경, 주거 상태와 가난이 가족 기능에 영향을 미치는 가정 생활의 측면이다. 물질적 자원이 일상의 기능 및 발달에 필요한만큼 충분치 않을 수도 있다. 가정의 사회경제적인 상태와 적절하게 놀이감을 제공할 수 있다든가 하는 가정 구조는 아동발달과 긍정적인 상관관계가 있음을 보여주었다(Poresky & Henderson, 1982; Ramey, Mills, Campbell, & O'Brien, 1975). Shannon(2004)은 가족 중심 중재의 장애물을 극복하는 첫째 전략으로 가족의 기본적 요구를 알기를 권고한다. 가족이 느낄 수 있는 좋은 성과를 얻기 위해 적절한 중재전략을 추천해야 하는데 이러한 중재과정에 가족 구성원들, 가정 환경, 물질적 자산이 영향을 미칠 수도 있음을 알 필요가 있다.

가족의 기능(Family Function)

가족 중심의 중재 계획을 세울 때 한 가족과 가정의 실질적인 구성에 더불어 가족이 어떻게 기능하는지를 생각할 필요가 있다. 아동 중심의 중재에서 가족 중심의 치료관리로 전환되는 것에 대한 토론을 하면서 Stuberg와 Harbourne (1994)는 치료사들은 어떻게 **가족 역동**이 기능적인 결과에 영향을 미치는지 이해할 필요가 있다고 언급하였다. 치료사들은 먼저 각 가정을 구성하는 각각의 가족 멤버들의 역할과 책임에 관하여 이해할 필요가 있다. 게다가 각 가족 구성원들이 자신들 스스로 어떻게 생각하는지 그리고 또한 다른 가족 구성원에 대한 태도가 어떤지 아는 것이 중재과정을 지도하는데 도움이 될 것이다. 예를 들어, 자신의 양육 기술에 대해 자신감이 없는 아빠 혹은 엄마에게 아기를 잘 옮기고 안아준다고 치료사로서 인정해주면 용기를 얻어 양육하는데 도움이 될 것이다.

치료사들은 아동양육에 대한 아빠, 엄마, 형제, 다른 양육자의 역할을 알아야 한다. 엄마의 참여가 아동발달에 긍정적인 영향이 있다고 보고한 연구들이 많았다(Ainsworth & Bell, 1974; Clarke-Stewart, 1973; Mahoney, Finger, & Powell, 1985; Yarrow, Rubenstein, Pedersen, & Jankowski, 1972). 그러나 아빠 엄마 모두 아동발달에 영향이 있다는 것을 기억하는 것이 중요하다(Lamb, 1983.) 요즈음은 아동양육 과제에 아빠의 참여가 증가하고 있다(그림 4.2). 가족 내에서 아빠가 하는 역할은 다양하며 변화하고 있다.

그 이외에 전문가들은 형제관계의 중요성도 알아야 한다. Seligman과 Darling(1989)은 형제들도 정확하고 적절한 정보에 대한 욕구, 돌보는 책임과 연령에 어울리는 과제의 균형, 그리고 개별적으로 부모로부터의 관심에 대한 욕구를 가지고 있다는 것을 강조했다. 형제의 적절한 참여정도는 가족마다 다를 것이며, 치료사는 중재 계획에 형제의 적응을 촉진하는 단계를 포함시킬 것을 생각해두어야 한다. 가족의 동의하에 엄마, 아빠, 형제들 혹은 다른 "가족 구성원"을 중재 계획에 포함시키는 것이 적절할 것이다(그림 4.3).

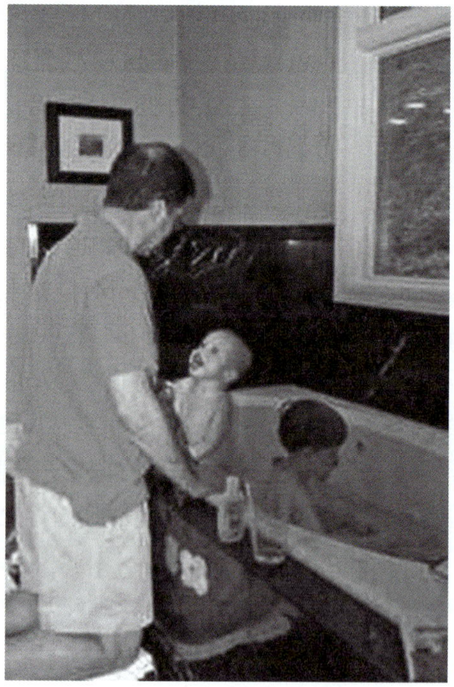

그림 4.2 아빠가 아이들을 목욕시키고 있다: 그들의 양육과제를 지지해주기 위해 치료사가 아빠와 동반관계를 맺는 것이 중요하다.

가족 삶의 주기(Family Life Cycle)

가족 기능과 가족 구성원 각자의 발달은 그 가족 삶의 주기와 서로 의존적이다(Minuchin, 1985). 우리는 더 이상 일생의 과정을 지나가는 단계 즉, 결혼하고 경력을 쌓고, 출산하고 자녀를 사회로 내보내고, 은퇴하는 전통적인 단계로서만 생각하지 않는다. 가족 삶의 주기는 다양하며 많은 생활의 사건들 그리고 삶의 환경에 따라 달라진다. 문화, 경제, 정치, 건강, 저출산율, 길어진 수명, 여성 역할의 변화, 그리고 이혼과 재혼의 증가 등이 가족 삶의 주기 패턴을 형성한다(Carter & McGoldrick, 1989).

가족의 삶의 주기는 각 개인 구성원에게 영향을 미치는 여러 세대와 과정을 포함한다. 각 구성원이 얼마나 발전적인 과제를 성취하는지뿐 아니라, 삶의 여정은 자신들이 어떻게 삶의 의미를 만들어 가고 장애와 중재에 어떻게 반응하느냐에 영향을 미칠 것이다. 가족에게 좀 더 의미 있는 중재가 되려면 개인뿐만 아니라, 전체적으로도 가족이 발전하려면 어떤 과제를 해야 하는지를 알고 존중하며 어떻게 이 두 가지가 서로 관련을 맺는지 아는 것이 필요하다.

가족 문화(Family Culture)

한 가족의 **문화**라는 것은 그들의 기대와 행동의 토대를 제공한다. Low(1984, p.14)는 문화를 "행동의 학습된 패턴의 통합 시스템"이라고 정의하였다. 한 사람의 문화적 존재는 민족, 인종, 연령, 성별, 가족, 직업, 종교, 그리고 장애 등을 포함한 많은 변수의 영향을 받는다. 가족 문화를 가장 솔직하게 평가하면 중재의 실마리가 되는 가치 있는 정보를 얻을 수 있을 것이다. 문화는 중재에 다음과 같은 세 가지 과정을 통하여 영향을 준다– (a) 가족과 서비스 제공자 사이의 정보에 관한 의사소통, (b)가족과 서비스 제공자의 생활 방식 그리고 (c) 의료보건 규칙에 관한 사

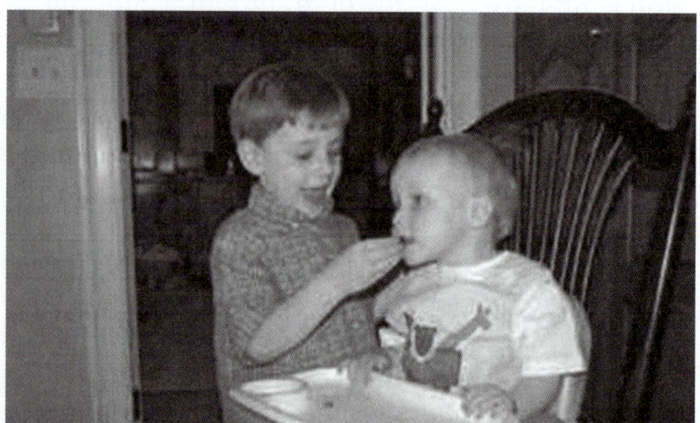

그림 4.3 형제는 일상적 돌보는 활동에 참여뿐 아니라, 놀이 상대자로서의 중요한 역할을 한다.

회집단적인 환경(Hill, Fortenberry, & Stein, 1989)이 그 것이다. 가족의 민족적 유산, 생활양식, 아동양육의 실제, 가치 그리고 신념들로 인하여 중재의 과정과 내용은 매우 개별적인 것이 된다.

소수 민족이라는 가족 생태학과 비교되는 전통적인 미국 생활양식이 일반화되어 오면서 성공된 면이 있어왔다(McGoldrick, 1989; Sparling, 1991). 관계, 확대 가족, 역할의 융통성, 가족 삶의 규칙 등이 가족마다 다르다는 것을 아는 것이 도움이 되며 우리는 어떤 것을 가정하기 전에 먼저 그들을 충분히 존중하여 가족들이 우리에게 개별적으로 가족의 희망에 대해 이야기하도록 하는 것이 당연하다.

Gerhard(1995)는 치료사들이 주의깊게 관찰함으로써 그리고 가족이 이끄는대로 따라감으로써 개별적인 가족 문화를 존중한다는 모범을 보이기를 권유하였다. 치료사가 정보를 잘 제공하고 또 적절하게 배우기 위해서는 가족의 의사소통, 문제 해결 방식을 아는 것이 도움이 될 것이다. 언어장벽으로 인한 장애를 해소하고자 통역을 사용하는 치료사도 있으나 가족과 관계를 발전시키기 위해서는 적절한 비언어성 의사소통방법에 익숙하게 되기를 원하는 치료사도 있다.

치료사들이 그 가족의 아동기, 독립성, 직업윤리, 의료, 판단하기, 그리고 장애에 관한 가치관을 탐구하고 인식하는 것이 특히 중요하며 이런 가치관들이 어떻게 중재의 결과에 영향을 주는지 아는 것도 중요하다. 아동 양육의 현실과 부모의 기대는 운동발달과 관련이 있기 때문에 물리치료사에게 매우 중요하다(Cintas, 1995). 이 문헌에서는 아프리카계 미국인, 스페인계 미국인, 아시안, 남태평양 군도 사람들 그리고 아메리카 인디언/ 알라스카 에스키모인 민족의 가족 실제에서는 전통적인 유럽-미국가족의 실제와는 비교가 안 될 정도로 대가족제도를 가지고 있으며 이것이 곧 그들 자산과 지원의 역할을 한다고 강조하고 있다. 게다가 그들 아동 양육의 철학은 독립성과 경쟁 같은 것과는 반대되는 상호의존과 협력의 증진에 있었다(Harrison, Wilson, Pine, Chan & Buriel, 1990). 각 가족의 가치를 알게 됨으로써 독립적인 놀이활동 대 상호 놀이활동과 같은 중재전략을 어떻게 선택할지 또 대가족 구성원 같은 자산에 대한 권고에도 참조할 수 있다.

Hanson(1992)은 중재자들은 다음과 같은 것을 고려할 필요가 있다고 하였는데, (1)가족이 아동의 장애를 어떻게 생각하고 있는지, (2)가족이 중재를 어떻게 받아들이는지, 그리고 (3) 가족이 서비스 제공의 장소, 방법, 종류, 기관, 형식의 어떤 것을 선호하는지이다. 가족 중심 중재의 현재 모델에 비추어보면 치료사들은 대상 가족의 가족 참여에 대한 신념이 어떤지를 잘 알고 있어야 한다. Lynch(1992)가 강조하였듯이 많은 문화권에서는 가족-전문가의 동반관계가 흔하지 않고 가족들은 협력적인 과정에 전적으로 참여할 준비가 안되어 있을 수도 있다. 가족의 의견과 우선 관심사를 비공식적으로 나누는 기회를 가지는 동시에 가족의 위치를 존중해주는 것이 필요하다. 간단한 사례연구 4.1은 중재에 문화가 미치는 영향에 대한 임상적인 시나리오이다.

간단한 사례 연구 4.1.

가족문화와 물리치료 중재

1세인 아시아계 다운 증후군 여아와 그 가족을 물리치료사가 집으로 처음 방문하였다. 낮에 방문하기로 하였고 집에는 학동기 전 아동인 형과 엄마가 있었다. 치료사가 문으로 들어섰을 때 신발이 현관에 정렬되어 있는 것을 보았다. 치료사는 현관에 들어갈 때 조용히 신을 벗었다. 소개를 한 후에 엄마는 치료사에게 점심을 대접하기를 요청하였다. 치료사는 정중히 그 제안을 거절하였지만—그러나 엄마는 계속 고집을 부렸다. 엄마는 비록 조용하게 말했지만 감사의 표현으로 치료사와 음식을 나누는 것이 중요하다는 것을 치료사에게 분명히 설명할 수 있었다. 치료사는 고객에게서 어떤 종류의 선물도 받아서는 안 된다는 규정에 의한 거절보다는 가족과 신뢰 관계의 성립이 더 중요하다고 판단하였다. 치료사는 준비된 식탁에 앉아 엄마와 함께 간단한 식사를 하였다.

처음 만나서 치료사는 엄마의 참여뿐 아니라, 가족 정보를 이끌어내었다. 그러나 엄마는 항시 치료사보다 몇 발자국 뒤에 있으면서 치료사에게 자기가 올바르다고 생각했던 대로 해야 한다고 말하였다. 치료사는 더 이상 엄마를 채근하지 않고 그 세션의 나머지를 아동과 놀이하면서 보냈다. 치료사는 아동의 능력에 대해 말하면서 엄마와 가끔 이야기해야 한다는 것을 확인하였다. 연이어 방문하면서 치료사는 엄마가 아이를 들어옮기고 달래는 것을 관찰하여 엄마-아동의 상호반응에 대해 언급할 수 있었다. 치료사가 엄마의 능력을 존중하며 엄마가 세션의 한 부분으로 참여하는 것을 편안히 느낀다면 좋겠다고 엄마에게 전달하였다. 엄마의 참여는 매우 느리게 시작되었지만 협력은 발전하고 있었다. 수주일이 지난 후 엄마는 아빠가 점심에 와서 함께 치료세션에 참가해도 괜찮으냐고 물었다. 치료사와 가족은 신뢰하는 동반관계를 얻었으며 상호존중의 기초를 세웠다.

치료사들은 충분한 **문화적인 역량**(cultural competence)에 도달할 의무가 있다. Thorpe와 Baker(1995)는 *문화적 역량*을 "한 문화에 속한 멤버가 다른 문화권의 구성원들과 효과적으로 일하기 위해 스스로 자신을 다른 문화권의 생각과 행동방식으로 일할 수 있게 만드는 것"이라고 정의하였다(p.143). 먼저 치료사 자신의 신념을 인식하는 것이, 문화적 다양성을 존중하고 이에 마음을 여는 데 도움이 될 것이다. 치료사들은 그다음 서비스를 제공하는 대상 가족의 문화에 대한 지식을 얻기 위해 구체적으로 노력할 필요가 있다. Lynch(1992)는 다른 문화권의 일상을 같이 해보고 다른 언어를 배우기, 읽기, 그리고 다른 문화권 사람과 같이 대화하고 일하는 것을 이런 정보를 얻는 통로로 제시하였다. 치료사가 중재과정의 일환으로 문화적 자산을 이용하고 각 가족과 가장 효과적으로 상호작용하는 기술을 배워서 지식으로 그치는 것이 아니라 실제로 써먹을 필요가 있다.

가족 스트레스, 자산, 그리고 적응 (Family Stress, Resources, and Adaptation)

가족 스트레스와 **어려움을 타개하는 기술**은 가족의 기능 및 발전능력에 영향을 준다. 가족의 일상의 스트레스에 대해 잘 알 필요가 있는 반면 이런 스트레스가 장애아동을 양육하는 것과 반드시 연관되어있지 않다는 것을 아는 것도 중요하다(Chiarello, 1993; Hanson & Hanline, 1990). 장애가 있다고 해서 그 가족이 어려움이 있다는 것을 반드시 의미하지는 않는다(Petersen & Wilkoff, 1987). 사회에서의 가족의 역할은 변하여 왔다. 그리고 현대의 가족 생활은 많은 도전에 직면하고 있으며 이것이 스트레스의 원천일 수 있다(Petersen & Wilkoff, 1987; Sparling, 1991). 이런 도전의 범주에는 가족내 이중 직업을 가진 가족, 십대의 임신, 편부모가정, 폭력, 약물남용, 친척이 없는 경우, 다른 곳으로 이사하기 그리고 재정적인 쪼들림 등이 포함된다. 시간에 쫓기면 가족 구성원들의 휴식, 운동활동, 사회 상호작용 그리고 여가활동의 제약을 받게 된다. 이러한 모든 요인들이 가족의 전체적인 만족도와 행복감에 영향을 미칠 수도 있다.

물리치료사는 가족의 스트레스를 다루고 적응시키는 일차적인 전문가가 아니지만, 일상에서 흔히 가족과 상호작용하고 있으므로 이러한 문제점과도 만나게 된다. 가족 스스로 관심사가 무엇인지 써보는 기회를 제공하고 잘 대처하는 전략에 대해 지지해주고 가족의 프라이버시를 존중하고 융통성 있는 가족이 되도록 기회를 제공함으로써 도움이 된다. 그러나 심리학과 가족치료는 물리치료 분야가 아니다. 이런 분야에 깊이 있는 지식을 갖추고 전문가다운 중재를 하려면 전문 공부가 필요한데 적당할 때 치료사는 가족을 그 분야의 전문가에게 의뢰해야 한다.

아동이 의료상 특별한 도움이 필요할 때 **가족을 어떻게 그에 적응**시키는지의 과정은 이 장에서 다룰 내용이 아니다. 치료사는 이 과정이 장애의 종류, 발생 시기, 가족의 사적인 신념, 그리고 가족의 지원 네트워크와 자산 등을 포함한 많은 가변적 요소들에 의해 영향을 받는 복잡한 과정이라는 것을 인식해야 한다(Roberts, 1984; Yau & Li-Tsang, 1999). 가족이 스트레스에 대해 어떻게 받아들이고 반응하느냐에 따라 가족 구성원들도 변할 수 있음을 기억하는 것이 중요하다. 게다가 **가족 자산과 지원 시스템**뿐 아니라, 스트레스의 근본원인이 어떤 것이며 얼마나 많은지에 따라 특정 스트레스에 대한 가족의 반응에 영향을 줄 것이다. Sparling, Kolobe, Ezzelle(1994)이 지적했듯이 "가족 구성원들에 대한 지원은 가족이 적응하는데 있어 중요한 매개 변수이나 아직도 포괄적인 지원이 어떤 것인지는 쉽게 설명할 수 없다. 현시대의 가족이 겪는 스트레스의 독특한 점은 이 스트레스에는 재정적인 지원과 지식적 지원에서부터 사회적인 지원까지 종합적인 지원이 필요하다는 것이다."(p.830)라고 하였다.

또 사회적 지지를 "자신이 필요하다는 느낌, 자신의 가치, 존중받는다는 느낌을 끌어내는 상호 존중하는 상호작용"으로 정의하였다(p.832). Dunst, Trivette, Cross(1986)는 조기중재를 받고 있는 어린 아동의 가족 안에서 부모와 가족의 웰빙, 부모-영아간 놀이의 기회 그리고 자녀의 발달에 사회적 지지가 긍정적인 영향을 미쳤다는 것을 발견하였다. 스트레스와 지원의 정도는 어떻게 가족이 중재프로그램에 적응하면서 참여할 수 있는지에 대해 영향을 미친다.

장애아동 양육에 있어 세 가지 흔한 스트레스가 있다고 알려져 왔다. 정보의 부재, 의료 시스템 이용문제, 장시간 돌보기에 따른 문제이다(Dura & Kiecolt-Glaser, 1991). 자기 아이의 상태와 어떻게 양육할지를 잘 알지 못하면 불확실성에 따른 스트레스를 받는다. 부모들은 연방정부 및, 주에서 주는 지원, 지역사회의 지원 등에 대해 잘 모를 수 있다. 의료 시스템, 학교 환경, 특수한 치료 서비스의 복잡성을 다루는 데에는 에너지, 시간 그리고 기술이 요구된다.

현재 삶의 일차적인 스트레스에다 매일 치료관리를 해주어야 하는 복잡성이 추가될 수 있다. 긴 시간 장애아동을 돌보게 되면 가족의 생활방식이 극적으로 변화되고 부정적인 생리학적, 정신적 영향을 받을 수 있다(Dura & Kiecolt-Glaser, 1991). 가족은 도움이 필요한 장애아동을 돌보는 데 들이는 시간과 다른 식구를 위한 시간과 일의 책임사이에 균형을 맞춰야 한다. 사생활 및 자유가 없어지는 문제점들을 하나하나 다뤄야 한다. 게다가 부모는 아이의 건강 및 미래에 대한 자신들의 걱정에 잘 대처하여야 한다.

아이 돌보기의 "부담"이 가족 기능과 발전에 어느 정도 영향을 주는가 하는 것은 양육의 직접적이고 객관적인 문제점과는 반대로 가족의 주관적인 인식과 관련 있는 듯하다. 이런 관련성을 이해함으로써 치료사는 각 가정을 비교하거나 섣부른 판단을 내리지 않아야 한다. 예를 들어, 어떤 가정은 아이를 집에서 돌보기로 결정할 수 있다. 이에 대해 치료사들은 가족 각 개인의 결정을 존중하고 지지해줄 필요가 있다. 그리고 이러한 결정을 그 가정의 실패나 서비스 제공 시스템의 실패로 생각할 필요가 없다.

가정의 생활 주기에서 전환시점은 스트레스가 많은 시간으로 알려져 있다. 그런 전환기에 어떻게 가족이 적응하는지는 가족의 개인사—즉, 전환시점의 종류, 기간, 전환시점이 언제인가 하는 문제—그리고 이를 받아들이는 가족의 인식등에 의해 영향받을 수 있다(Elder, 1991). 특별한 생일, 사건 그리고 축하는 때때로 행복감을 주지만 정상이 아니라는 슬픔의 혼합된 감정을 일으킬 수도 있다.

치료사들은 발전적 전환기의 정상적 측면을 이해할 수 있으므로 가족이 사건을 축하하는 기회를 만들어 줄 수 있다(Roberts, 1984). 치료사는 아동의 입학 첫날이나 댄스에 참석하는 준비를 도울 수 있다(그림 4.4). 아동이 새로운 학교, 반, 선생님, 친구, 치료사 그리고 행정직원에 적응하는 것은 매우 힘들 수 있다. 부모들은 필요한 설비, 중재서비스, 아동 관리의 방침, 교육적인 장소가 적소에 잘 되어 있는지 여러 불확실성을 다뤄야 한다. 교육적인 시스템에서는 이러한 도전을 가족이 잘 감당하도록 도움을 주기 위하여 전환 계획을 미리 세우는 것이 요구된다.

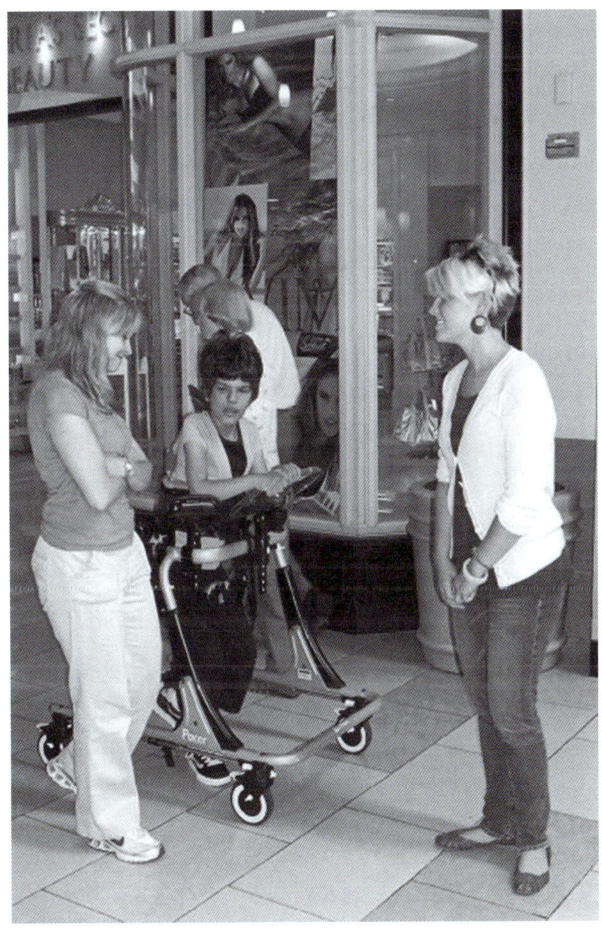

그림 4.4 치료사가 청소년과 옷을 사기 위해 함께 한다: 산책하기 같은 때때로 하는 특정한 지지는 청소년과 가족을 존중하고 문제해결을 해볼 의미 있는 기회를 주는 것이고, 쇼핑몰에서 옷 사는 동안 이동 전략을 연습해보는 기회가 된다.

서비스 요인들(Service Factors)

가족 요인들 이외에도 서비스 시스템의 요인들이 있는데 치료사의 성격 또한 가족 중심 중재에 영향을 미친다. 기금 모금, 행정적 원칙, 많은 아동 담당, 매일 서비스 제공 같은 행정적 문제는 가족 중심의 행동을 실천하는데 장애가 될 수 있다. 예를 들어, 외래 치료 세션 동안 부모는 대기실에서 기다려야 한다는 원칙과 조기중재에서는 물리치료와 작업치료가 동시에 방문할 수 없다는 원칙같은 것이다. 치료사의 지지와 효과적으로 변화를 만들어내는 능력은 가족 중심 중재를 향상시키는 중요한 기술이다.

치료사들은 가족 중심이 될 수 있는 능력에, 또 가족과의 상호작용에 영향을 미칠 수 있는 자신들의 개인사, 경험, 신념, 성격을 인식하고 있을 필요가 있다. 가족은 자신들 및 아동과 긍정적으로 상호작용하고 의사소통 기술을 가지고 치료할 수 있는 치료사를 높이 평가한다(MacKean, Thurston, & Scott, 2005). 가족-전문가 파트너쉽 자가 평가(Beach Center on Disability, 2003), the Are We Really Family Centered fact sheet(Law, Rosenbaum, King 등, 2003), 가족 중심 임상 체크리스트(Wilson & Dunst, 2005) 같은 다양한 자가 평가 도구들이 있어 가족 중심의 중재에 자신이 적합한지를 가이드하는데 유용하다.

가족 중심의 중재에 대한 가이드 / Guidelines for Family-Centered Services

가족 중심 중재를 제공하기 위해 치료사들은 가족의 독자적인 능력, 욕구와 선호도에 따라 치료를 개별화할 필요가 있다(Rosenbaum, King, Law, King & Evans, 1998; Nijhuis 등, 2007; Viscardis, 1998). 가족 중심의 치료는 가족이 누구인지 무엇이 그들에게 중요한지를 이해하는 것과 가족 전체를 마음에 두고 어떻게 가장 좋은 지지와 서비스를 제공할지 가족과 협력하여 계획을 세우는 것이 중요하다. 치료사들은 아동만이 아닌 그 가족 모든 구성원들에게 지지와 서비스를 제공한다는 생각을 품어야 한다(Shields, Pratt, & Hunter, 2006). 치료사의 역할은 자신이 제공하는 서비스 제공 안에서 행동과 임상으로 가족 중심 중재의 목표와 신념을 존중하는 것이다. 치료사들은 어떠한 동반자관계라도 그 부분으로 자신의 부분을 대입하며 **치료사-가족/아동 관계**는 가족 중심의 중재가 들어가는 통로이다(MacKean 등, 2005).

가족을 지지해주기(Supporting the Family)

Shelton과 Stepanek(1995, p.363)이 가족 중심의 치료를 설명할 때 원칙 중의 하나가 "가족을 가족으로 아동을 아동으로 인정하는 것"이다. 전문가들은 양육자가 교사나 치료사가 아닌 양육의 일차적 역할인 양육하는 것, 사랑의 원천임을 존중해줄 필요가 있다. "모든 가족은 휴식할 시간이 필요하고 어떤 목적 없이 놀 수 있는 시간이 필요하다는 것을 마음에 두고 단순히 함께 삶을 즐길 필요가 있다." (Raver, 2005, p.12)(그림 4.5). 병원 입원상태에서는 부모와 아동이 전형적 일상생활 활동에 함께 참여하도록 노력해야 한다.

가족은 가족 중심 치료관리에 있어 중재팀의 필수요원으로 인정된다. "아동 삶에 항상 같이 있고-그리고...아동의 능력과 욕구에 대해 전문가인" 사람이 가족이다(Law 등, 2003). 가정은 치료서비스의 소비자이며 최종적으로 결정할 권리가 있다. 역사적으로 아동과 가족이 가장 흥미를 느끼는 것이 무엇인가를 전문가들이 더 잘 알고 결정한다는 그릇된 생각이 있어왔다. 그러나 가족 중심의 치료관리에서는 정보를 제공하는 것이 전문가의 몫이고, 그리하여 양육자가 중재에 대해 잘 알게 되면서 결정을 내리고 동의하도록 할 수 있는 것이다. 이런 개념을 권한위임(empow-

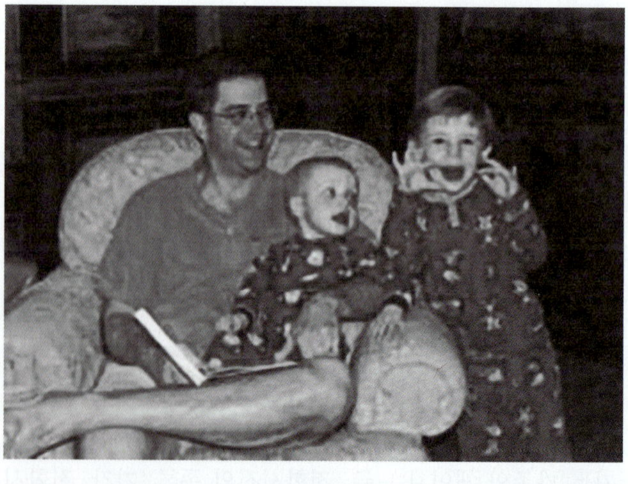

그림 4.5 아빠가 아들에게 책을 읽어주고 있다: 치료사는 가족이 함께 책을 읽는 시간, 안고 얼러주기, 가족 삶의 즐거움, 미소를 즐기는 시간이 중요한 것을 일깨워주는 것이 중요하다.

ering)이라고 불러왔다(Dunst, Trivette, Davis & Cornwell, 1988).

치료사로서 장애아동에 대한 서비스 제공과 관련한 연방 정부나 주 정부의 법령과 지역의 정책등을 가족들에게 알려주어야 한다. 전문가들은 가족에게 평가소견과 융통성 있고 개별화된 치료계획 선택권에 대한 설명을 제공한다. 부모-치료사의 동반관계는 서비스 제공의 기초를 마련한다. 이런 동반관계는 서로서로 배우고 책임을 공유하고 서로의 관점을 받아들이는 것을 포함한다.

가족-치료사간의 긍정적 관계는 가족, 아동, 치료자가 얼마나 성과를 내느냐와 관련이 있다(Forry 등, 2011). Dunst와 Dempsey는 부모가 자신의 효율성과 조절감을 가질 수록 부모-치료사간의 관계가 긍정적임을 발견하였다(Dunst & Dempsey, 2007). 전문가들이 가족 중심 중재의 이러한 면을 자신들의 신념과 임상안에서 낮게 인식하고 있기 때문에 가족과의 동반자 관계를 증진시키는 것에 주의해야한다(Bruce 등, 2002). 그리고 치료사들은 가족과 관계보다 아동과의 상호작용이 더 편안하다고 하는 결과를 보였다(Iversen 등, 2003).

의사소통은 부모-치료자의 동반관계 성립에 중요한 열쇠이다. 치료사들은 통괄적이고 정직하고 지지적 태도 안에서 가족과 정보를 공유할 책임이 있다. 부모들은 자기 아동을 치료 관리하는데 필요한 치료자들의 지식과 전문성을 인정하여 왔다.

그러나 치료자들은 자신의 권고가 각 가정의 개별 사정에 적절한지를 판단하도록 하는 양육자의 경험을 가치있게 받아들이는 것이 중요하다(Leviton 등, 1992). 양육자들은 자신들의 아이에 대해 가장 친밀하게 알고 있고 공유할 가치 있는 정보를 가지고 있다. 전문가가 가족의 역량에 대해 알면 그 가정의 성공적인 환경을 조성하는데 도움을 줄 수 있다. 이런 개념을 "enabling(실현 주체가 되도록 함)"이라고 불러왔다(Dunst 등, 1998).

empowering과 enabling을 통해 치료사들은 이 가족이 자신들의 욕구를 만족시킬 만한 가정의 역량과 장점과 갖고 있는 자산을 동원할 수 있는 능력을 가족이 가지고 있는지 알게 해준다(Dunst 등, 1988). 전문가와 가족간의 관계성은 시간이 지남에 따라 변하고 발전할 것이다. Andrews와 Andrews는(1995) 이러한 발전을 "치료사가 가족에게 아동을 도와주는 방법을 가르치는 것과 같이 가족은 치료사에게 자신들을 어떻게 도울 수 있을지를 가르치는 것"이라고 조망했다. 이 과정은 상호적인 것이며 서로 가르치고 장애아동과 관련 있는 책임을 잘 수행하기에 가장 효과적이 되도록 서로 배우는 과정이다."(p.66)라고 하였다.

가족 중심의 치료의 최근 토의에서는 그것의 실행에서 전문가들이 가족으로부터 너무 많은 것을 기대하고 그것이 잠재적으로 가족 스트레스를 더한다는 우려가 제기되었다(Leiter, 2004; MacKean 등, 2005). 가정을 지원해주는 것은 가족 중심의 중재에서 필수적이다. 치료사들은 그 가족만의 독특한 현실에 대해 인식하게 해주는 것과 또한 "정상가족"이 될 권리 사이에서 균형을 잡도록 독려할 수 있다. 치료사들은 집이나 직장에서 많은 책임감들 사이의 균형을 잡아가는 가족들을 인정해 줌으로써 그들에 대한 존중을 보여주게 된다. 이 과정에서 전문가의 역할은 융통성인데 왜냐하면 전문가적 개입의 형태와 정도가 어떤 특정 시점마다 가정의 욕구에 따라 달라질 것이기 때문이다(Leviton 등, 1992; Stricklamd, 1983). 가족을 성원한다는 것은 열심히 들어주고 모임에 양육자를 동행하고 정보를 제공하고 지역사회의 서비스 및 협력 전략을 제공받을 수 있도록 가이드해주고, 다양한 훈련 프로그램을 실시하고, 아동을 직접 치료하고, 적당한 지역사회 내의 시설로 의뢰하는 등을 포함할 수 있다. 소아 물리치료사는 장애아동과 가족의 욕구를 옹호해주어야 한다(Cherry, 1991). 그리고 중재과정에 모든 가족 구성원이 참여하도록 해주고 궁극적으로는 가족이 선택한 그 참여 수준도 지지해주어야 한다.

아동을 지지해주기(Supporting the Child)

가족 중심의 모델에서는 아동을 지지해주는 치료사로서의 역할에 대한 관점을 잃지 않는 것이 중요하다(Bazak, 1989.) 아동은 한 개인으로서 존중되고 중재계획을 세우고 결정을 할 때 함께 참여한다. 가족의 구성원으로서, 형제로서, 친구로서 그리고 학생으로서의 자신의 역할을 알게 해주고 증진시킬 필요가 있다(Bazak, 1989). 치료사는 그들의 치료와 미래를 위한 아동의 관점과 목표를 토의하고 확인하는데 가족과 협력하는데 있어 독보적 역할을 할 수 있다. 가족 중심 치료에서는 치료자가 가족과 아동 양쪽을 지지할 때 균형을 이루는 것이 중요하다(Franck & Callery, 2004).

가족 중심 치료의 증거 / Evidence for Family-Centered Care

아래에 제시한 가이드라인은 가족 중심의 서비스 제공의 철학적 모델에 바탕을 둔 것이다. 조기 중재의 효과에 대하여 20여년간 진행한 메타 분석은 양육자와 아동 모두에게 초점을 맞춘 프로그램이 가장 효과적이었다고 결론지었다. 1990년도에 Harris는 가족에 중심을 둔 소아 물리치료 효과에 대해 연구하였다. 오늘날, 가족 중심 치료에 대한 성과와 진행과정에 대한 증거들이 쌓이기 시작하고 있다.

조기 중재에 있어 가족 중심이 되도록 독려하는 서비스 제공자의 방침과 행동이 검증되어 왔다. 가족 중심 서비스의 구성요소로 확인된 것은 (1) 가족의 지각력, 긍정적 마음, 가족의 최선의 상태만을 생각함; (2) 감수성, 부모의 입장이 되어보기; (3) 반응성, 해야 될 필요가 있는 것을 하기; (4)친밀감, 부모를 친구처럼 대하기; 그리고 (5) 아동과 의사소통 기술(McWilliam, Tocci & Harbin, 1998)이다. 발달 치료를 받는 아동들의 가족에 대한 좀 더 최근의 연구도(MacKean 등, 2005) 비슷한 소견을 보였다: 가족은 기술적인 좋은 역량도 필요하다고 하였으나 "치료자로서 관계를 잘 맺는 역량"을 높이 평가하는 것으로 드러났다 이것은 제공자가 열정과 존중하는 태도를 보이고 개별화된 치료를 해주며 아동과 의사소통 및 상호작용을 아주 잘하는 것을 말한다.

가족 중심의 치료의 증거를 검토한 결과 여러 문제점들이 제기되었는데 가족 중심 치료라는 것은 광범위하고 제공자의 너무 많은 행동과 서비스가 포함되며 이 접근법으로 영향을 받을 수 있는 아동과 가족이 다수이기 때문이다. 서비스에 대한 부모의 만족도는 다양한 민족들에서 다양한 환경안에서 가족 중심의 치료를 하는 것과 연관성이 있었다(Dunst 등, 2008; Forry 등, 2011; Law 등, 2003; Stein & Jessop, 1984). 신경발달학적 문제가 있는 아동들을 위하여 지역 내에서 혹은 치료실에서 시행한 가족 중심치료에 대하여 문헌을 고찰한 바에 의하면, 성과에 대한 긍정적 결과는 아동의 발달기술의 증진, 아동발달에 대한 엄마의 지식, 중재 프로그램에의 참여, 발달에 적절한 가정 환경, 아동과 엄마의 심리사회적 웰빙이 향상되는 것과 연관이 있는 것으로 요약된다(King, Teplicky, King, & Rosenbaum, 2004; Rosenbaum 등, 1998). 이러한 효과를 낸 중심 행동을 확인하는 것이 어렵지만 저자들은 다음과 같은 일정한 특성들을 확인해준다: 의사소통, 정보공유, 협력, 장점을 기반으로 함, 그리고 지지의 제공이다.

Dunst와 동료들(2008)은 가족 중심 치료와 가족, 아동 기능의 상관관계를 살펴본 52개의 연구들을 메타분석하였다. 이 연구에는 다양한 임상환경, 다양한 서비스 제공자들, 그리고 치료받는 다양한 대상들이 포함되어있다. 이 연구에 참여한 가족들의 아동 연령은 1개월부터 성인에 걸쳐 있다. 가족 중심의 임상을 **관계성 요소**(relational component)로 분류한 부모-전문가의 관계를 증진해주는 임상과 **참여 요소**(participatory component)인 가족의 참여와 결정을 증진해주는 임상으로 나누었다. 성과는 근접(proximal)결과와 먼(distal)결과로 분류되었는데 중재에 초점을 맞추었을 때 나온 성과를 근접성과라고 하였다.

가족 중심의 치료는 가족과 아동의 행동과 기능에 직접 간접 영향을 가지고 있다. 대부분 엄마들인 참여자들은 서비스가 좀 더 가족 중심이 될수록 아동과 자신에게 더 유익하다고 보고하였다. 간접적 효과도 참여자들이 스스로 효과적이라고 생각하는 것으로 나타났다. 가족 중심 임상은 근접효과라고 분류된 성과와 좀 더 강한 연관성이 있었다. 참여요소라고 분류한 임상은 관계성 요소로 분류한 임상보다 일반적으로 성과와 더 강한 관련이 있었다. 이 소견의 함축적 의미를 토의하면서 저자들은 가족 중심 임상을, 기대되는 성과를 적절히 이해하면서 적용할 것을 지지할 필요가 있다고 강조하였다. 미국 보건사회국 지원을 받아 시행한 최근의 리뷰는(Forry 등, 2011) 조기중재와 조기교육에서 가족 참여와 가족에게 민감한 중재의 중요 요소를 확인하는 것이 목적이었다. 가족-치료자 관계안에서 질적인 임상을 관계적 임상과 목적 지향적인 임상으로 분류하였다. 관계성 임상이란 가족의 강점을 북돋아주고 가족을 지지해주며 가족과 아동의 욕구와 선호도에 반응해주는 행동들이 포함되어있다. 목표 지향적 임상에는 정보를 제공하고 또래와 지역과 연결, 멘토를 맺어주고, 가족과 목표를 설정하고 판단하는데 가족과 협력하고 가족에게 친숙한 장소를 제공하며 특별한 이벤트를 해주는 것을 포함한다. 이러한 임상들은 아동의 건강과 웰빙, 학업성취, 그리고 사회적 기술의 증진과 문제 행동의 감소와 관련이 있었다-

가족 만족도, 아동 치료와 교육에 참여. 효율성, 좋아진 정신건강, 부모-자녀간 사이가 좋아지고- 치료자가 아동에 대한 지각, 상호작용이 좋아지고 자신감 그리고 가족과의 관계성이 좋아졌다.

이러한 이전의 긍정적인 소견에도 불구하고 병원 입원 아동을 위한 가족 중심 중재의 효과를 고찰한 Shields와 동료들(2007)은 고찰에 포함될 수 있게 과학적 정확성을 만족시키는 연구가 없었기 때문에 효과에 대한 결론을 내릴 수 없었다.

게다가 과거 5년동안 전문가가 가족 중심의 중재를 실행하려고 할 때 나타날 수도 있는 부정적 결과를 여러 문헌이 보고하였다. Leiter(2004)는 가족중심의 중재에서 가족중 아동의 치료를 수행하게 되는 엄마가 특히 아동에 대한 부적절한 기대감을 높이는 것이 지적되었다. Leiter는 정성적 연구에서 엄마들은 기대감과 관련하여 치료적 권고를 수행함에 있어 적절한 지식을 가지고 있지 않다고 하였고 치료사의 직접 치료가 더 가치있다고 믿었으며 항상 자신이 치료하는 역할을 원한다거나 할 수 있다고 느끼지 않았다는 것이다.

이와 비슷하게, Franck와 Callery(2004)는 치료자들에게 가족 중심의 중재를 "다시 생각"하도록 도전을 던졌다. 이 저자들은 부모와 치료자가 느끼는 부모참여에 대한 생각의 괴리와 부모와 전문가의 생각을 통합하는데의 어려움를 고찰하였다. MacKean과 동료들(2005)은 가족 중심의 중재와 관련한 임상과 최근의 연구는 참된 협력 관계의 중요성을 아주 중요하게 생각지 않는다는 것을 지지한다. 오히려 부모가 좀 더 책임을 가지도록 부모를 교육하는 것에 중점을 둔다. 그들의 연구에서 부모들은 판단을 내리는데, 치료 계획을 조정하고 수행하는데 치료자들로부터 좀 더 많은 가이드를 받기를 원했다고 서술하였다. 이와 비슷하게 병원에서 시행한 가족 중심의 중재를 정성적으로 연구한 리뷰 논문에서 Shields와 동료들(2006)은 적절한 지지와 자원 없이도 종종 가족의 책임감이 높아지는 것을 발견하였다.

가족 중심의 중재는 복잡하다. 효과적인 가족 중심 중재를 특징짓는 특정한 행위들을 규정할 필요가 있을 뿐 아니라, 아동들과 그 가족들을 위해 성과들을 증진하는 포괄적 과정을 이해하기 위하여 연구들이 필요하다.

가족 중심의 물리치료 / Family-Centered Physical Therapy

Soloky 와 Dokecki(1992)가 우리에게 상기시켰듯이 "치료사가 발달장애를 가진 아동의 치료에 있어 가족을 동반자로 여기려는 의지에도 불구하고 임상 실제에서는 그 생각이 항시 있어온 것은 아니었다(p.23)." 소아 물리치료를 위한 미래의 생각들을 토의하면서 Stuberg와 Harbourne(1994)는 다음과 같이 언급하였다.

> *소아물리치료는 더 이상 환자치료에 있어서 발달학적으로 또 신경운동적인 면에 일차적으로 중점을 둘 수 없다는 것이 명백해지고 있다. 우리는 현재 장애의 연속선상이라는 점과 삶의 건강관련 질이라는 문제를 언급하여야 한다. 제공자 입장이 아닌 소비자 입장에 초점을 맞춘 가족 중심 중재는 장래의 트렌드가 될 것이다—새로운 이론적 개념, 평가 방법들- 그리고 아마도 이러한 분야의 임상을 언급하기 위해서는 새로운 물리치료 중재 테크닉이 필요하다(p.124).*

이것은 여전히 현재 소아 물리치료의 어려운 점들이다-즉, 가족 중심의 중재를 포용하기 위해서, 서비스 제공 시스템이 가지는 제한 안에서의 가족 중심 중재를 지지하기 위해서, 가족과의 동반자 관계를 존중하고 실질적이고 의미있게 하기 위한 현재의 방침을 적용하기 위해서 여전히 많은 어려움들이 있다.

소아 물리치료의 역량 (Pediatric Physical Therapy Competencies)

신생아 집중치료실(Sweeney, Heriza, & Blanchard, 2009; Sweeney, Heriza, Blanchard, & Dusing, 2010), 조기중재(Chiarello & Effgen, 2006) 그리고 학교 시스템(Effgen, Chiarello, & Milbourne, 2007)에서 일하는 물리치료사들을 위한 임상 지침이 있다. 모든 문건은 가족 중심의 치료와 관련된 수행능력을 담고 있다.

조기 중재에서 물리치료사의 역량에 대해서 치료내용을 가족 중심의 치료로 할 수 있는지를 규정하고 있다. 비록 조기중재의 역량에 초점이 맞추어져 있지만, 이 지침을 소아 치료의 다른 영역으로 일반화할 수 있다. 그러나 다양한 임상 경우에 적용하기 위해서는 그 시행의 정확한 본질을 아는 것이 필요하다. 여기에 나온 역량이란 것은 질적인 서비스를 제공하기 위해 필요한 기술과 지식을 발전시키려 노력하는 치료사들을 위한 가이드로서 사용될 수 있다.

가족 중심의 치료에 특정한 역량과 행위들은 표 4.1에 나와있다. 문헌뿐 아니라, 일화성 대화에서도 하나의 비판이 제기되고 있는데 과연 서비스 제공자가 "모든 것을 할 수 있느냐"의 의문이다(Franck & Callery, 2004). 아동과 가족의 욕구 양쪽에 부응하는 것은 지지적이고 조화로운 치료에 대한 헌신과 예술적 능력을 필요로 한다.

임상적 예방과 공공 건강 (Clinical Prevention and Population Health)

물리치료사가 건강증진과 질병예방에 중점을 두는 것은 가족 중심 치료와 개념이 일치한다. 치료사들이 건강과 웰빙 증진을 위해 지역의 다양한 노력에 참여하거나 증진 개발에 헌신하는 것이 필요하다. 예방 프로그램의 내용, 형식 그리고 과정은 가변적이다. 많은 지역 병원들은 아기를 출산한 가족에게 아기 양육, 예방접종 스케줄, 발달지표에 대한 정보뿐 아니라, 작은 장난감의 질식 위험을 부모에게 경

표 4.1 조기중재에서 가족 중심의 중재에 필요한 물리치료사의 역량

1. 가족 시스템 이론에 대한 지식이 있다는 것을 보여주고 가족의 중심적 중요성을 인식하고 가족 중심 중재를 제공할 수 있어야 함

a. 조기중재 프로그램에서 아동과 가족의 경험에 어떻게 다음의 요인들이 영향을 미칠 수 있는지 확인하고 논의하시오.
   i. 문화적 요인
   ii. 사회경제적 요인
   iii. 윤리적 요인
   iv. 역사적 요인
   v. 개인적 가치관

b. 다음에 관한 가족의 지식, 강점, 관심사, 우선순위에 대한 정보를 모으기 위해 능동적으로 들어주는 기술을 이용해 가족 인터뷰를 한다.
   I. 아동
   ii. 가족 생활 방식과 신념
   iii. 원하는 서비스와 그 결과

c. 가족이 팀의 가장 중요한 구성원이라는 것을 가족에게 인식시키고 존중한다.

d. 가족, 문화, 그리고 지역 환경안에서 아동이 가장 잘 이해받고 있다고 인정해준다.

2. 특별한 도움이 필요한 아동이 가족의 삶의 주기를 통하여 그 가정에 미치는 영향을 인식한다.

a. 가족이 만나게 되는 활동들과 전형적인 일상을 기술한다.

b. 부모, 부모-아동 관계, 형제 및 하부 시스템을 포함하여 가족 단위를 지지해주기 위해 기본 전략을 실행한다.

3. 부모가 아동에게 일차적인 엄마, 아빠의 역할을 하도록 지원해준다.

a. 다음과 같은 것을 발견하고 발전시키는데 가족을 도와준다:
   I. 내부 외부 자원
   ii. 사회적 지원망
   iii. 지지 기술들

b. 조기중재 프로그램에서 부모가 필요한 결정을 내릴 권리를 지지해준다.

c. 정보를 아는 가운데 결정할 수 있게 정보와 선택사항들을 부모에게 제공한다.

d. 아동을 위한 부모의 선택과 목표를 존중해준다.

4. 조기중재 과정에 가족의 참여를 격려하고 이에 협력한다.

a. 가족의 확인된 자원, 우선순위, 관심사에 바탕한 가족 중심의 서비스 범위를 시행한다.

b. 가족 중심의 회의와 지역의 지원 그룹에 대한 정보를 제공한다.

c. 사람이 먼저이고 가족 친화적인 의사소통 및 상호작용 기술을 보여준다.

d. 커리큘럼과 아동의 향상에 대해 부모와 효과적으로 의견을 교환한다.

출처: Chiarello, L, Effgen, S.K.(2006). Update of Competencies for physical therapists working in early intervention. *Pediatric Physical Therapy, 18*(2), 148-158.

고하는 장난감 시험장치와 같은 아기용품 견본이 담긴 선물 가방을 주고 있다.

전형적으로 물리치료사들은 신생아를 둔 가족에게 아기 운동과 기능의 발달 그리고 발달의 문제점이 있을 때의 조기 징후에 대한 예방적인 정보와 가이드라인을 제시하기 위해 신생아 집중 치료실과 고 위험군 아기를 추적관찰하는 클리닉의 의뢰를 받는다. 컨설턴트로서의 역할에는 모니터가 필요한 영아 혹은 조기 중재로의 의뢰가 필요한 영아를 선별하는 일도 들어있다. 물리치료사는 손상예방의 일환으로 자전거 헬맷 착용, 체력 증진, 측만증과 같은 근골격계 문제를 발견할 수 있는 지역사회 혹은 학교의 예방 프로그램에 참여할 수도 있다.

지역사회의 이러한 노력 이외에도 아동과 가족을 대상으로 중재를 하게 될 때 납 성분이 들어있는 페인트의 환경적 위험이나 산후 우울증 같은 가족을 위한 건강증진의 가이드라인과 일반적인 교육을 제공한다. 건강관리의 목적상 현재는 예방적인 노력을 강조한다. 물리치료사는 이러한 프로그램이 실행될 수 있도록 열심히 노력하는 것이 필요하다.

물리치료 검사와 평가(Physical Therapy Examination and Evaluation)

물리치료 검사 시 가족 중심 원칙을 적용하려고 할 때 고려해야 할 많은 점들이 있다. 첫 번째 생각해야 할 것은 검사와 평가를 하기 전 아동 및 가족 평가의 목적과 과정을 가족과 의논하고 동의를 얻을 필요가 있다는 점이다. 오늘날 건강관리 분야에서는 치료사들이 양육자의 모든 요구를 충족할 수 없을지 모른다. 그러나 가족에게는 검사와 평가의 장소, 시간, 내용, 형식에 대해 원하는 것을 이야기할 기회가 있어야 한다. 치료사들은 역시 가족에게 실제 검사에서 어떻게 참여하기를 원하는지 물어볼 필요가 있다. 가족 구성원이 아동의 활동을 도와주는 사람이 되기를 원하는가? 격려해주는 사람이 되기를 원하는가? 관찰하기를 원하는가? 혹은 생각을 교환하기를 원하는가?(Leviton 등, 1992). 가족들은 자신의 아이에 대한 정확하고 생생한 정보를 제공하며 이런 정보들은 팀에 매우 유용하다(Long, 1992; Wilson, Kaplan, Crawford, Campbell & Dewey, 2000). 치료사들은 가족의 전망과 지식을 신뢰하고 치료자로서 자신의 신념을 알릴 필요가 있다.

한 영역 이상의 발달을 검사하려고 하는 팀이라면 검사와 평가에서 소개하였던 동시평가 모델을 고려해 볼 수 있다(Connor, Williams, & Siepp, 1978). 이 모델은 가족 중심의 많은 원칙에 합당하다. 팀 멤버 한사람이 검사를 진행하며 아동에게 스트레스를 주지 않고 다른 팀 멤버들이 이를 관찰할 수 있다. 다양한 상황에서 아동을 관찰하는데 식사할 때와 상호 놀이같은 자연스런 상황에서 아동의 능력이 관찰된다. 가족은 여러 전문가에게 또다시 아동의 배경을 설명할 필요가 없다. 그리고 이 모델은 팀의 상호작용을 촉진한다. 그러나 많은 전문가들이 방에 같이 있으면 불편하게 느낄 가족도 있을 수 있다. 검사 및 평가의 적절한 형식을 선택하는 데 있어서 아동의 연령과 장해의 심한 정도가 영향을 줄 수도 있다. 서비스 제공자들은 자신들의 접근방법에 있어 융통성을 발휘할 필요가 있다.

두 번째 고려할 점은 가족 중심의 치료라는 원칙을 물리치료 검사에 적용할 때 연령과 기질에 따른 아동의 감수성과 아동의 권리를 존중하는 것이다. 치료사들은 아동의 관심이 무엇인지, 어떻게 이런 흥미를 운동기능 발달로 연결하여 증진시킬 수 있는가에 대해 생각할 필요가 있다. 이상적으로는 검사의 어떤 부분은 일상의 활동, 놀이, 가족 구성원과 아동의 상호작용, 그리고 또래와의 상호작용하는 **자연스런 환경**에서 이루어져야 한다는 것이다(Comfort & Farran, 1994).

실제적으로는 자연스런 상황을 연출하는 것이 더 현실적일 수 있지만 치료사들은 아동의 실제 가정, 학교, 그리고 지역사회 환경에 관해 정보가 필요하다. 놀이나 간식시간에 아동이 가족과 상호반응하는 것을 관찰하면 아동의 감각운동 기능과 가족의 장점 그리고 욕구에 관하여 가치있는 정보들을 얻을 것이다. 치료사들은 아동이 단지 어떤 기술을 수행하는지 보다는 놀이와 주변 환경과 상호작용하면서 아동이 자신의 기술을 어떻게 사용하는가에 관심이 있다. 다양한 정보를 얻고 여러 번 관찰함으로써 아동과 가족의 좀 더 전형적인 모습을 볼 수 있을 것이다(Comfort & Farran, 1994). 물리치료 검사에는 신체발달 및 적응발달에 있어서의 물리치료사의 전문성이 반영되며 검사는 아동 중심적이다. 그러나 검사하는 동안 아동이 신체적 기술 및 적응 기술을 자신주변의 환경에서 사용하는 방식을 보면 그것은 가족 중심의 물리치료 접근이 되어야 한다는 것을 말해주고 있다.

세 번째 관점은 가족 평가의 필요성에 관한 것이다. 가족 평가는 자발적이며 아동발달의 향상과 관련된 관심, 우선순위 그리고 가족의 자산을 확인하기 위한 전문가와 가족 구성원간의 상호작용 과정이다. 평가의 초점은 가족의 관심사, 아동발달을 증진시킬 수 있는 가족 능력과 관련된 정보, 그리고 전문가의 임상범위에 따라 결정된다. 물리치료사는 가족을 평가하는 일정 부분에 참여할 것이며 적절하다면 다른 전문가의 평가를 받을 것을 권고할 것이다(Chiarello, Effgenm & Levinson, 1992; Effgen & Chiarello, 2000).

가족평가는 개인 인터뷰 또는 자가 설문지 응답의 방식으로 이루어진다. 전통적으로 가족평가와 아동 검사는 별개의 것들이 아니나 종종 혼용된다. 놀고 있는 아동을 관찰하면서 치료사는 평상적인 날, 가정의 환경, 아동의 흥미와 좋아하는 것, 아동의 장점 그리고 아동이 성취했으면 하고 바라는 것에 대해 가족에게 질문을 할 것이다. 인터뷰로 중재활동을 가이드해줄 수 있는 가족의 문화, 신념 그리고 일상생활에 대한 정보를 얻는다(Rhoades, 2007).

Bernheimer와 Keogh(1995)는 중재와 직접 연결될 수 있는 가족 평가의 생태적 골격을 지지한다. 어떻게 가족이 자신들의 삶을 조직화하는지, 누가 무엇을 하는지, 그리고 구성원들이 어떻게 시간을 보내는지에 대한 이해하는데 바탕을 둔 가족평가이다. 아동의 특성, 집과 가족의 물리적, 사회적 환경, 가족 구성원들의 목표와 믿음, 가족의 일상생활의 특성에 대한 정보들을 수집한다.

보통은 치료사가 인터뷰를 끌어가지만 치료사는 열심히 듣는 사람이 되어야 하고 가족이 말하도록 하는 것이 중요하다. 엄마, 아빠 모두의 참여를 끌어내기 위해 의사소통 방법을 잘 계획할 필요가 있다(Turbiville, Turnbill, & Turnbull, 1995). 표 4.2에서는 인터뷰의 중요한 기술에 대해 설명해 놓았다.

양육자와 전문가들은 가족의 일차적 욕구의 하나로 정보를 꼽아왔다(Summers 등, 1990). 그러므로 가족 평가에 있어 그들이 아이에 대해 어떤 지식을 가지고 있느냐와 가족이 가외로 원하는 정보가 무엇인지 확인하는 것이 중요하다. 의학적, 치료적, 교육적 서비스에 대해 얼마만큼 알고 이용하며 만족도는 얼마인지 토의하는 것이 중요하다. 게다가 가족 중 누가 양육에 참여하며 아동을 도와주기 위해 가족이 사용하는 전략이 어떤 것인지에 대해 질문할 필요가 있다(Kolobe, Sparling, & Daniels, 2000). Andrew와Andrew(1995)는 가족들이 한 일 중 아동에게 가장 도움이 된 것이 무엇인지를 물어보기를 권하였다. 이런 질문을 하여 가족의 능력을 알게 되고 중재계획을 세우는데 필수적인 정보를 얻게 된다. 가족 평가는 가족의 상충되는 욕구뿐 아니라 공식적, 비공식적 그리고 물질적인 도움이 필요한지 확인하는 것을 포함하고 있다(Seligman & Darling, 1989). 전문적이고 비공식적인 도움의 네트워크가 어느 정도 가능한지, 그뿐 아니라 영양, 건강 돌보기, 의생활 그리고 거주 장소에 관한 가족의 기본 욕구에 대해서 알아야 어떤 중재라도 현실적이고 꼭 필요한 것으로서 시작할 수 있다. 표 4.3은 가족 중심의 접근법을 반영한 특정 인터뷰 질문들의 보기를 보여준다.

가족의 일상, 가족지지, 장점, 자산 그리고 스트레스 부분을 측정하는 가족 중심의 많은 평가가 현재 가능하다. 어떤 평가들은 연필로 스스로 답하는 형식이다. 치료사들이 자신들의 치료 환경에 이 가족 중심의 중재가 적절한지를 판단하기 위해 이 평가자료들을 검토해보면 중재프로그램에 중요한 다양한 문제점들을 알게 되는 소득이 있을 것이다. 치료사가 표준화된 평가를 이용하려면 평가정보를 해석, 적용하는 것을 잘 알고 여기에 익숙해져야 할 필요가 있다. 팀이 협력하여 다른 아동 및 가족 정보에 견주어 이 가족으로부터 얻어진 정보를 해석한다. 평가에는 가족의

표 4.2 추천할 만한 인터뷰 기술들

- 눈을 바라보는 것을 명심한다
- 지나치게 가까이 다가서지 않는다
- 정중히 요청하는 얼굴표정과 제스쳐를 사용한다
- 말하는 사람에게 완전히 집중한다
- 잠시 중단하고 토의에 대해 반영할, 가족이 함께 하는 시간을 제공한다
- 불분명한 것에 대해 다시 물어보거나 예를 들어달라고 한다
- 가족이 준 정보, 관심사와 염려, 제안들을 인정한다
- 상대방이 요청한 정보를 알려준다
- 가족의 문화를 존중하는 인터뷰 기술들을 사용한다

표 4.3 가족이 중심이 된 인터뷰 예문들

- "당신의 아이에 대해 이야기 해주세요"
- "아이의 생활에 중요한 친구들이나 가족에 대해 이야기 해주세요"
- "당신 가족과 아이의 가장 일상적인 날은 언제인가요?"
- "아이의 성격을 어떻게 표현하시겠어요?"
- "아이가 다른 사람들과 상호작용하는 것을 좋아하나요?"
- "아이가 어떤 놀이를 좋아하나요?"
- "아이의 관심사는 무엇이며 좋아하는 것은 무엇인가요?"
- "당신 가족의 관심사는 무엇입니까?"
- "당신이 생각하기에 아이가 하면 좋겠다는 것이 어떤 것인지 말해봅시다"
- "아이에게 가장 도움이 되는 것 한 가지는 무엇입니까?"
- "가까운 시일 안에 당신의 아이가 배웠으면 하는 것은 무엇입니까?"
- "가까운 시일 안에 당신이 도와주고 싶은 것은 무엇입니까?"
- "당신의 의지할 수 있는 자원과 지원은 무엇입니까?"

일상에 대한 설문(Family Routines Inventory)(Gallagher, Beckman, & Cross, 1983), 가족 욕구 조사(Bailey, & Simeonsson, 1988), 가족의 축하할 일, 전통, 일상들, 그리고 가족이 가지고 있는 강점에 대한 질문(McCubbin, Thom[son, Pirner, & McCubbin, 1988), 가족 자산등급(Dunst & Leet, 1987,) 그리고 부모 스트레스 지표-요약 형식(Abidin, 1990), 일상안에서 가족 즐거움의 평가 척도(Scott & McWilliam, 2000), 그리고 일상에 대한 인터뷰(McWilliam, 2003)가 포함된다.

중재 계획 세우기 (Intervention Planning)

가족 중심의 접근에서는 중재계획을 세우는 데 아동, 가족 그리고 전문가들이 서로 노력하여 협력함으로써 아동 및 가족 욕구와 스타일에 맞는 중재과정을 디자인한다. 계획의 윤곽을 그리기 전 치료사는 검사하여 얻은 정보를 가족에게 알려줄 필요가 있다. 아동의 장점과 욕구뿐 아니라 가족의 관심사, 우선순위, 강점 그리고 가정 자산에 대해 가족과 함께 검토한다. 전문가들이 아동의 장점을 인정해 주면 양육자는 자신의 아이의 능력을 높이 생각할 수 있다. 검사해서 얻은 정보를 전달하는 것은 매우 중요한데 가족이 정보를 아는 상황에서 결정하고 권고하는데 도움이 될 것이기 때문이다. 검사 후 즉각 결과에 대해 말로 피드백을 주어야 한다. 그리고 자세한 정보는 중재 계획을 세우는 동안 가족에게 줄 수 있다. 이러한 과정 동안 전문가들은 가족에게 어떻게 검사를 받아들이는지, 검사로부터 무엇을 알게 되었는지, 그리고 검사에서 언급되지 않은 추가적 정보를 가지고 있는지 물어볼 필요가 있다. 양육자가 자기가 돌보는 아동의 능력을 관찰한 것은 믿을만한 것이며 존중해 줄 필요가 있다(Leviton 등, 1992.) 아동의 진단과 예후와 관련된 토의는 정직하고 존중하는 태도, 그리고 희망을 가지고 한다.

전문가들은 **협력**(collaboration)에 관해 긍정적인 분위기를 조성할 필요가 있다. 가족을 포함한 팀의 모든 멤버들이 같은 수준의 공식적인 말 혹은 격식을 따지지 않는 말로 대화하여야 한다(Leviton, 1992). 참여한 모든 멤버들의 관점을 들어보면 중재의 선택(option)이 확대될 수도 있고 가족에게 참여할 기회를 주게 된다(Andrew & Andrew, 1995; Leviton 등, 1992). 양육자들의 참여능력이 다양할 것이고 전문가들은 모든 가족이 참여하도록 격려할 필요가 있다.

효과적인 접근법이란 양육자에게 어떻게 참여하는 것이 좋겠는지, 어떤 역할을 생각하는지, 어떻게 전문가의 참여가 이루어지면 좋겠는지 직접 물어보는 것이다(Leviton 등 1992). 가족은 자신들의 요구를 말하고 권고를 받으려고 초대된 것이다. 협력을 타협이라고 간주해서는 안 된다. 그러나 타협을 완전히 무시해서도 안 된다. 전문가들은 적극적인 청취자가 되어야 한다. 치료사가 가족이 제공한 정보가 불확실하다고 생각하면, 추측 하기보다는 예시를 요구하거나 명백히 다시 이야기 해줄 것을 요청한다.

가족에게 이야기할 때 치료사는 불분명하게 말하지 않아야 한다. 치료사는 치료중재를 위한 선택을 제시할 수도 있으나 권고사항을 만들 때는 "나의 의견은 이렇다"라고 표현하는 것이 중요하다(Meilahn, 1993). 예를 들면 "나는 Susan이 학동기 전 프로그램을 다니면 좋을 것이라고 믿는다"는 "당신은 Susan을 학동기 전 프로그램에 넣을 필요가 있어요"라는 말보다 더 잘 받아들여진다. 전문가들이 권위있게 표현할 필요는 있으나 동시에 편안하고 친밀한 환경을 만들 필요도 있다. 예의바른 대화와 가벼운 농담은 이러한 목표를 성취하기에 효과적이다.

중재계획을 의논할 때는 문제 자체보다는 **문제 해결에 초점**을 맞추어야 한다(Andrew & Andrew, 1995, Deardorff, 1992). 전체적으로 계획안에는 아동발달을 증진시키고 가족이 아동의 욕구를 충족시킬 수 있는 능력을 키우도록 필요한 서비스를 포함시킨다. Leviton과 동료들은 가족 스트레스를 경감하는데 가장 도움이 되는 자산이 무엇인가를 물어볼 것을 권하였다. 가족 중심 중재계획에는 가족과 지역사회의 자산을 이용하고 전문가와 가족 사이의 의뢰서비스(Hanft, 1989) 및 아동이나 가족이 전문가로부터 직접 서비스를 받는 것이 포함되어 있다.

아동과 가족 모두에게 이익이 되는 **지역사회의 자산**이 무엇인지 확인하여야 한다. "특별한 의료적 도움이 필요한 아동들도 보통 사람들이 가정에서 살아가면서 가족과 매일 사회 경험을 나누듯이 당연히 똑같은 기회를 가져야 한다."(Brewer 등, 1989, p.1056). 이런 기회들에는 치료적인 서비스, 특수교육, 영양, 가족간의 네트워크, 직업재활, 교통수단, 주거 그리고 재정적 지원 같은 특별한 자산 이외에도 YMCA 수영, 승마, 댄스, 체력단련 프로그램, 음악 그리고 스포츠 단체 같은 여가 활동들이 포함된다.

중재계획은 가족에게 다음과 같은 정보를 충분히 명백하게 알려주는 것이어야 하는데– 아동의 현 기능수준에 대한 요약, 서비스 제공의 방법과 종류, 비용지불에 대한 건, 중재의 장소, 횟수, 중재의 강도, 기간, 전략 그리고 기대되는 결과등에 관한 정보이다. 서비스 제공의 방법과 장소는 가족에 맞는 것이어야 한다. 최소한의 제한만 있는 환경뿐 아니라 자연스런 지역사회의 환경에서의 중재는 연방법률이 선호하고 지지하는 바이다(장애아 개별 교육법(IDEA)(PL 108–446, 2004). 결과는 아동과 가족에게 의미 있는 것이어야 한다. 장해를 단순히 줄이는 것만이 목표가 되어서는 안되며 기능적 목표와 하부목표가 있어야 한다. "아동이 팔을 (항중력적으로) 들 수 있게 될 것이다"와 "아동이 침대에서 나가기를 원하는 표시로 팔을 부모한테 뻗을 수 있을 것이다" 사이에는 중요한 차이점이 있다.

치료과정 중 머지 않아 다가오는 다음 해에 아동이 한 보험대행사에서 다른 곳으로 옮길 예정이라면, 이 이동과정에 대한 특별 계획이 포함되어야 한다. 이 계획은 (1) 가족과 함께 서비스 선택을 검토하고, (2) 비용지불 회사간의 정보에 대한 의사소통, (3) 옮기게 될 새로운 보험대행사에 관하여 아동 및 가족에게 예비교육을 해주기 그리고, (4) 이관 전에 어떤 능력이 필요한지에 대한 결정이 포함되어야 한다. 계획의 목표는, 중단하지 않고 서비스를 계속 받게하는 것, 적당한 장소의 확보, 가족을 위한 과정을 쉽게 하기, 그리고 적응을 향상시키는 것이다. 이 전환 계획은 아동이 특히 소아치료에서 성인치료를 담당하는 대행사로 바꾸게 될 때 필수적이다.

문서로 작성된 중재 계획은 팀 구성원들간의 의사소통상 운송수단의 역할과 같고, 중재의 안내자, 그리고 프로그램 평가의 표준으로서의 역할도 한다. 양육자들에게는 중재 계획이 수행될 것, 가족들이 중재에 관한 정보를 알게 될 것, 그리고 환경이 변하여 개정작업을 할 때에는 같이 참여하게 될 것이라는 보증이 필요하다. 과정동안 지속되는 의사소통의 방편으로 전화를 하거나 만나서 이야기하면서 정보를 교환하여야 한다.

현재 조기중재에서 **개별화된 가족 서비스 계획**(IFSP: Individualized Family Service Plan)(PL 108–446, 2004)에 중재 계획 과정의 개괄적인 것과 필요한 사항이 들어있다. 요구사항에는 아동검사와 가족에 대한 평가, 가족과의 연례회의, 평가에 참여할 사람들, 서비스를 제공하게 될 사람 그리고 예정된 서비스 조정자에 대한 지침이 들어있다. 협력의 일환으로 가족에게는 누구를 회의에 초대하고 싶은지 결정할 기회가 주어진다. 의사결정을 하는데 있어 가족 이외에 다른 사람이나 지역사회 원로의 의견비중이 큰 문화에서는 이런 선택이 특히 중요하다. 비록 어린 아동이 조기중재를 받는 첫 몇 해동안만 중재 계획 과정이 가장 분명히 정의되어 있지만, 이 과정중의 가족 협력은 모든 연령대에서 중요하다. 또한 가족 협력으로 가족–치료자 사이에 상호 신뢰와 존중의 동반자 관계가 성립된다.

조기중재에 관한 법률은 가족의 참여를 분명히 요구하고 있다. 한편 현대의 임상은 가족에게 권리를 위임하는 것을 지지하지만, 가족 중심 중재가 자기 아이의 교육과 치료 욕구에 대해 혼자 책임이 있다는 것을 의미하지는 않는다. 양육자들은 참여 정도를 결정하여 선택할 수 있으며 참여할 수 없는 가족에 대해 치료자가 비판적이 되어서는 안 된다.

물리치료 중재(Physical Therapy Intervention)

의사소통, 조정 그리고 기록 (Communication, Coordination, and Documentation)

의사소통이란 쉽게 서비스를 조정하고 실행하기 위해서 팀원 사이에서 정보와 지식을 주고 받는데 필요한 기술이다. 모든 의사소통을 존중할 필요가 있다. 아동들에게 알리지 않고 아동 앞에서 이야기 하는 것은 안 된다. 이것은 가족, 다른 치료자, 교사 혹은 학생 인턴과 토의할 때 흔히 무시되는 규칙이다. 한 치료 세션동안 가족과의 의사소통은 종종 정보를 나누는 기회가 될 뿐 아니라, 일반 사회적인 대화도 하는 기회이다. 엄마들은 가족과 아동의 긍정적인 결과를 촉진하는데 필요 요인으로 인정되고 있는 의사소통 기술을 가지고 있다(Washington & Schwartz, 1996). 학교에서 치료사가 아동을 담당하고 있다면 가족에게 간단한 쪽지를 써서 보내주는 것이 중요한데 이런 환경의 치료에서는 치료사와 아동이 매일매일 상호작용하는 반면, 가족은 소외되어 있다고 느낄 수 있기 때문이다.

치료사들은 또한 이 세션 환경 안의 다른 제공자들과, 또 다른 서비스 제공 시스템 내의 다른 전문가들과도 의사소통하도록 노력해야만 하는데 확실히 치료를 조정하기 위해서이다. 장애아동과 그 가족의 복합적인 욕구를 충족하기 위해서는 서비스 제공자들과 가족 사이의 치료 **조정**은 매우 중요하다. 장애아동과 가족은 아동의 건강, 교육, 그리고 발달학적 욕구를 충족하기 위하여 가능한 자원과 시간을 넓게 잡는다.

특별한 도움을 필요로 하는 아동과 그 가족에 대한 서비스는 복잡할 때가 많으며 다양한 치료 비용 보험사, 조직, 그리고 시설에 분산되어 있고 각기 다른 적격성과 비용을 요구하고 있다. 행정을 담당하는 부서가 지지와 존중의 분위기를 훼손할 수도 있다. "아동과 그 가족에게 최대한 이익이 되도록 적절하고 융통성 있고 합리적으로 그들을 서로 연결하는 방식을 찾아야만 한다"(Brewer 등 1989, p.1056).

치료 조정은 통합적 서비스가 아동과 가족에게 상충되거나 중복되는 서비스를 줄이는 한편 공통된 목표로 효율적이고 효과적인 서비스를 제공할 것이라는 가정에 기반을 두고 있다. 서비스 제공의 이러한 요소는 가족 중심 치료라는 원칙을 반영하며 부모/전문가의 관계성을 촉진하고 가능하고 접근이 쉽고 가족의 욕구에 책임의식을 보이는 건강관리 서비스 제공 시스템을 디자인하는 것을 포함하고 있다(Shelton & Stepanek, 1995). 유감스럽게도 치료사들이 현장마다 치료를 조정하는데 어려움에 직면하고 있다는 보고들이 있다(Campbell & Halbert, 2002- Mullins 등, 1997; O'Neil, Ideishi, Nixon-Cave, & Kohrt, 2008). 이 보고들은 가능한 서비스에 대한 지식 부족, 팀협력의 제한된 기회, 시간 부재, 자원 부재 등을 언급한다. 적시에 의사소통, 조정과 기록을 하기 위해서 서비스 제공에 대한 비용 보험사들의 원칙, 방법, 그리고 자원들이 가족 중재 치료라는 원칙을 반영하고 있어야 한다(Leviton 등, 1992; Shelton & Stepanek, 1995).

조정이 효과적으로 되려면 서비스 제공자들과 가족이 정보를 나눌 뿐만 아니라, 실행을 위해 서비스, 특정 중재 전략, 실행에 초점을 맞추어 결정을 내리기 위해 정보를 모아야만 한다. 치료자들은 공식적 팀 미팅, 가정 방문, 다른 전문가와의 중재 협력 서비스, 그리고 치료 조정을 향상시키기 위해 전략으로서의 팀 협력과 서비스 제공 시스템에 대한 교육을 규정해 놓아야 한다(Campbell & Hallbert, 2002; Mullins 등, 1997; O'neil 등, 2008). 모든 임상 현장에서 가족이 팀 치료미팅에 참석하여 조정과정에서 협력해야만 한다.

교육적인 시스템에서는 서비스 조정자와 사례 관리자들이 아동과 가족을 위한 서비스를 구체화한다-그러나 물리치료사는 소아의 모든 분야를 통하여 조화있게 치료관리를 향상시킬 수 있고 아동이 지역사회내의 중재 시스템으로 쉽게 진입하는데 징검다리가 될 수 있다. 물리치료사들은 지역 내 비용 보험사의 의뢰를 받아 적절한 건강관리자, 교육자, 레크리에이션의 제공자와 함께 효율적이고도 효과적으로 서비스를 제공하도록 만드는데 도움을 줄 수 있다. 사회복지사 혹은 건강관리 센터의 사례 관리자를 학교의 서비스 조정자와 연결이 되도록 도와줄 수도 있다. 서비스 조정은 가족 중심의 치료관리의 중요한 기능이다. 시간이 부족하여 조정을 할 수 없을 때에는 가족과 전문가가 치료계획상 의견이 맞지 않아 좌절을 느끼기도 한다.

임시 치료 관리 서비스(respite care)는 장애인이나 만성 질환자를 임시적으로 돌보아줌으로써 일차적인 양육자에게 잠시 휴식을 주는 것인데 가족들이 종종 요구하는 또 하나의 필요한 서비스이다. 그리고 이것은 가족 중심 서비스 조정의 한 부분이어야만 한다. 가족 중심의 치료관리는 아동이 자기 집에서 사는 것을 지지한다—그러나 이것은 도움을 받아야만 하는 문제라서 단순히 관념적으로 동의하여서는 안된다. 물리치료사는 이러한 임시 치료관리 프로그램에 참여하게 되었는데 그 방법은 지역프로그램을 알거나 혹은 의뢰하고 이 프로그램을 개발하는데 도움을 주거나 적용하기, 프로그램에 소속된 스태프의 교육, 이 프로그램에서 직접적으로 치료관리를 해주는 것 등 그 참여정도가 다양하다(Short-DeGraff & Kologinsky, 1988; Warren & Cohen, 1986).

물리치료사는 다른 전문가들과 지역사회가 가족들 욕구를 더 이해하게 하는 가교역할을 할 수 있다. 경제적인 도움과 서비스를 받을 수 있게 해주는 지지 법률을 만드는데 정치적인 참여도 필요하다. 물리치료사는 지역사회에 바탕을 둔 재활 프로그램에 의뢰하고 이용할 자원의 목록을 만드는데 참여하고 부모들을 위해 워크샵을 할 수 있다. 부모들은 재정적인 지원, 서비스 제공에 영향을 주는 법적인 요구, 그리고 어떻게 학교체제 안에서 협력할 수 있을까 등을 포함한 주제들을 이야기해줄 것을 자주 요청한다. 참여자들이 이끌어가는 지지그룹은 성공적이다. 그러므로 물리치료사들은 부모, 형제 그리고 친구들의 지지그룹을 발전시키는데 가족들을 돕는 징검다리가 될 수 있다.

서비스의 의미 있는 **보고서**로 가족, 서비스 제공자, 비용 보험사와 중요한 정보를 서로 나누어 조정을 잘 할 수 있게 된다. 치료사들은 가족이 잘 알아볼 수 있게 어려운 의학용어를 괄호나 주석을 달아서 쉬운 용어로 설명을 달아놓아 창의적으로 가족에게 친숙한 문서로 제공해 줄 수 있다. 가족은 기록작성 과정에 참여하여 아동과 자신들의 상태, 성취 및 욕구가 정확히 반영되어 있는지를 확인한다.

환자-관련한 지도설명 (Patient/Client-Related Instruction)

물리치료 임상지침(APTA, 2001)에서 "환자-관련한 지도설명"이라는 제목을 달고 있는 중재의 구성은 가족 중심적 접근을 온전히 반영하고 있지는 않지만, 중재의 내용이 가족 중심 중재의 중요한 면이다. 중재 성과의 중요열쇠는 가족이 규정된 미팅 정보를 받는 것이다(Bailey 등, 1992; King 등, 1999; William & Scott, 2001).

정보교환은 가족과 서비스 제공자가 지식, 기술, 전문성을 아동과 가족의 욕구와 관련한 미팅과 관련하여 나누는 것이다. 조기 중재안에서 "부모교육"이란 주제는 항시 논란이 되어왔는데 가족 중심 접근을 증진하기 위한 "동반관계 교육"에 중점을 둔 것으로 재정립되었다(Turnbull, Blue-Banning, Turbiville, & Park, 1999).

정보공유는 상호적이며 가족들이 자신의 아이를 가장 잘 안다는 점을 인식하게 해준다. 가족들이 치료사에게 다양한 환경에서 아이가 어떻게 기능하는지, 그리고 어떤 전략이 아이에게 효과적일지 아닐지에 대한 중요 정보를 제공한다. 치료사는 가족이 알고 싶어하는 정보를 일반적 영역에서 알려주는데 즉, 아동의 발달과 지역의 자원, 아동의 상태와 어떻게 아이를 들어옮기는지에 관한 특정 정보와 같은 지침을 알려준다. 이러한 정보들을 가족이 아동을 양육하고 보살피는데 가족의 역량을 증진하기 위해 제공한다. 가족은 정보를 아는 상태에서 어떤 결정을 내리기 위한 정보평가의 기회를 가진다. 이러한 협력적 지식, 기술, 경험과 자원의 공유를 통하여 적절한 중재와 가정활동을 선택하여 실행하여 아동과 가족의 성과를 성취한다(Case-Smith, 1998; Dunst, Bruder, Trivette, Raab, & McLean, 2001; Kaiser & Hancock, 2003; Viscardis, 1998).

치료사들은 가족에게 어떻게 정보를 주기를 원하는지 물어볼 필요가 있다. 어떤 가족은 논문을, 어떤 가족은 책이나 기사형태로 받기를 원한다. 설명과 보여주기는 가족에게 정보가 의미있게 전달되도록 도와주는 중요한 방법이다. 자존감과 위임받은 능력을 향상시키기 위해 성공적으로 할 수 있는 간단한 과제를 배우는 것이 그들에게 중요하다고 말해준다(Shannon, 2004).

중재의 목적이 자연스런 환경에서 기술이 일반화되는 것이라면, 가정에서 해야 하는 권장사항들은 필수적이다. 가족 중심이란 철학에서는 가정 프로그램을 처방하지는 않는다(Bazak, 1989)—오히려 가정 프로그램을 가족과의 협력안에서 기획한다. 각 가정의 독특한 사정에 치료사가 민감할 필요가 있다. 나이 많은 양육자는 가정 놀이시간을 적합하게 운용하는 프로그램에의 참여가 어려울 수 있다. 혹은 편부모 가정에서는 시간과 힘이 딸려 참여가 어려울 수 있다.

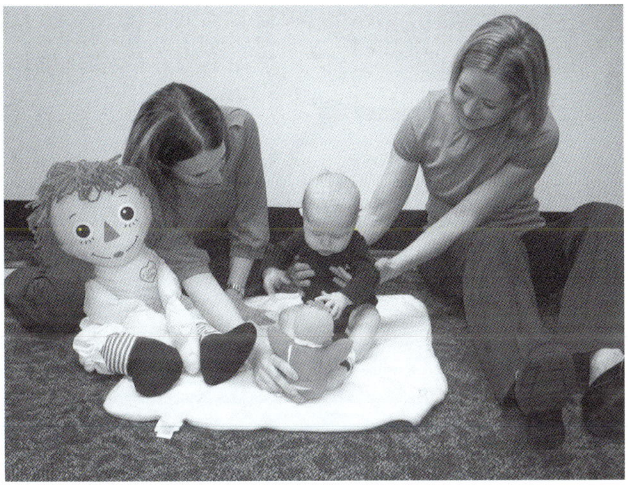

그림 4.6 부모를 오게 해서 아동과 기능적 과제에 아동과 함께 하도록 하고 치료시간 동안 중재전략을 시도해보도록 한다. 치료사는 특정 전략을 사용하면서 가족의 인식과 편안함을 느끼는 정도에 대해 가족이 피드백을 받을 수 있도록 도와주고 지지해 줄 수 있다.

가정 활동은 기능적이어야 하며 일상생활과 가족의 매일의 일상 안에 녹아 있어야 한다(Rainforth & Salisbury, 1988). 치료사들은 가족과 함께 집에서 일어나는 자연스런 중재의 기회가 되는 상황을 알기 위해 가족과 협력한다(Kaiser & Hancock, 2003). 가족과 아동은 실제적이고 그들에게 의미 있는 프로그램 활동들을 선택한다. 치료사들이 가족 인터뷰에서 모은 정보로 다양한 가족 구성원에게 적절한 활동을 설득한다. 만일 아빠가 저녁에 아이를 목욕시킨다고 하면 목욕시간에 할 수 있는 중재활동을 아빠에게 알려준다.

치료 테크닉과 활동들에 대해 가족들이 편안히 느끼도록 안심시키는 것이 치료사의 의무이다. 가족에게 어떻게 해야 치료 테크닉을 가장 잘 배울 수 있겠는지 물어볼 필요가 있다. 모형을 제작하기, 실연하여 보여주기, 사진, 비디오, 그림 및 설명서와 같이 배울 수 있는 통로는 많다. 가족이 하는 활동이 실제로 효과 있는지 확인하는 것이 중요하다(그림 4.6). Bazak(1989)은 치료사들이 *순응하지 못한다(non-compliance)*라는 용어를 쓰지 말 것을 촉구하였다. 가족과 아동은 의도적으로 지시를 따르지 않기보다는 다양한 이유로 권장사항을 철저히 하지 못할 수도 있기 때문이다. 가정에서 활동이 되고 있지 않으면, 치료사와 가족은 적절하고 실천할 수 있는 가정 활동을 재구성해 볼 필요가 있다.

직접 중재(Procedural Interventions)

가족 중심 중재에서는 전문가가 하는 **직접 중재**를 배제하지는 않는다(Hanft, 1989). 직접 중재를 해주는 적응증은 기능을 제한하는 신경 근육문제, 근골격 문제, 피부, 심혈관 문제, 폐기능의 문제를 경감시키고 아동의 참여와 활동을 증진시키기 위한 경우이다. 특정한 중재 기술이 요구되고 아동이 새로운 기술을 학습하는 때가 특히 직접 중재 제공이 필요한 때이다. 가족 중심 중재란 직접 서비스를 아동과 가족을 존중하고 그들의 역량을 향상시키는 방식으로 제공하는 것을 의미한다. 가족 구성원들과 아동은 치료세션에 능동적으로 참여한다. 저녁시간, 주말시간 등과 같은 특별한 시간 약속이 가능한 것은 가족의 생활방식을 존중하고 중재에 가족 구성원이나 양육자가 참여할 수 있는 기회를 준다는 의미이다. 건강관리 제공자로써 치료사는 소비자 중심의 서비스가 되도록 할 필요가 있다.

처음 중재의 초점은 가장 성공확률이 높을 영역에 두어야 한다. 결과를 어느 정도 성취하는지 보면, 가족과 아동의 역량을 알게 되고 좀 더 어려운 과제도 할 수 있다는 확신을 가지게 된다(Andrew & Andrew, 1995). 또한 반드시 치료사가 정한 우선순위 과제에 처음 중점을 둘 필요가 없으며 가족과 아동이 중요하게 생각하는 것에 중심을 두어야 한다(그림 4.7). 아동이 *사회적 관계*를 맺는데 능동적으로 참여할 수 있는 필요한 *기능적 기술*들에 치료 목표와

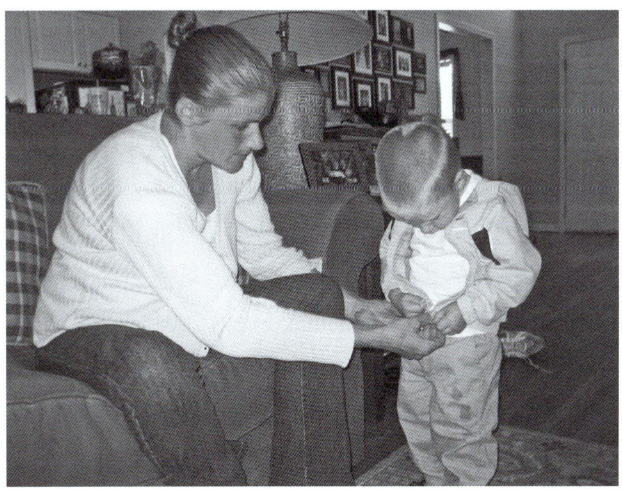

그림 4.7 장애아동 부모에게 자조관리 기술이 우선 순위일 때 치료사는 옷입기 같은 과제에 중재의 초점을 맞추어 이 우선 순위를 존중해준다.

활동들을 맞춘다. 예를 들어, 6세 아동이 기능적으로 돌아다닐 수 있게 되면 아동에게 식사준비를 위한 식탁정돈과 같은 집안일과 학교에서는 점심 식사비를 걷는 일을 해보도록 할 수도 있다.

중재는, 적절하다면 아동의 자연스런 환경에서 제공하도록 한다. 연방 법은 자연스런 환경 내에서 조기중재를 제공하는 것을 지지한다. 영아와 유아들에게 있어 배움의 장은 그들의 가정이나 어린이집 같은 시설이다. 이러한 환경들은 자연스러운 암시를 주고 강화를 해줌으로써 기술을 자발적으로 수행하도록 촉진해준다(Grabowski, 1991). 모든 경우에 가정에서 중재가 가능하진 않지만 가정방문이 중재계획의 통합요소가 되어야 한다. 가족은 가정방문이 조기 중재의 가장 도움되는 측면중 하나임을 인식해왔다(Upshur, 1991). 모든 연령대의 아동의 가정 방문 동안 치료사는 *과제 적응*, *환경수정*, *보조 기술*을 위한 중재계획과 권고의 지침이 될 수 있는 중요정보를 얻을 수 있다. 가정 방문 이외에도 치료사는 아동이 속한 지역의 다양한 환경 즉, 어린이집, 지역활동 그룹, 레크리에이션 그룹에서 자문을 해줄 수 있다. 클리닉에서는 치료사들이 가정, 학교, 지역사회에서의 필요한 기능적 기술을 강조하는 시뮬레이션을 만들 수 있다. 예를 들어, 양육자에게 집에서 가구의 높이를 재오도록 하여 집에서 필요한 기술인, 의자에서 침대로 이동하는 기술을 가정과 비슷한 상황의 클리닉에서 연습하도록 하는 것이다.

아동의 자연스런 환경이란 중재의 실제 장소가 아니다. 아동에게 배울 기회를 많이 주려면 아동 및 가족의 *일상생활동작과 일상* 중에 일어나는 활동으로 중재가 제공되는 것이 필요하다(Dunst, Bruder, Trivette, Hamby, Raab, & McLean, 2001; Dunst & Bruder, 2002). 아동이 거주하고 놀이하는 곳에서야 말로 아동양육과 관련한 가족 및 양육자의 관심과 우선순위에 대해 말할 기회를 가질 수 있다(Dunst 등, 2001; McWilliam & Scott, 2001). 치료사들은 가족에게 아이를 매일 돌보는데 특수하게 필요한 자원과 기술들을 개발하도록 돕고 *자조활동*에 아동이 참여하도록 지원해준다. 어린 아동이 대상일 때 양육자–아동 간의 서로 즐거운 상호반응을 위한 기회를 조성함으로써 가족을 참여시킬 수 있다. 학동기 전이나 학동기 아동을 위해서는 발달적으로 맞는 형제와 또래와의 상호작용할 기회가 중요

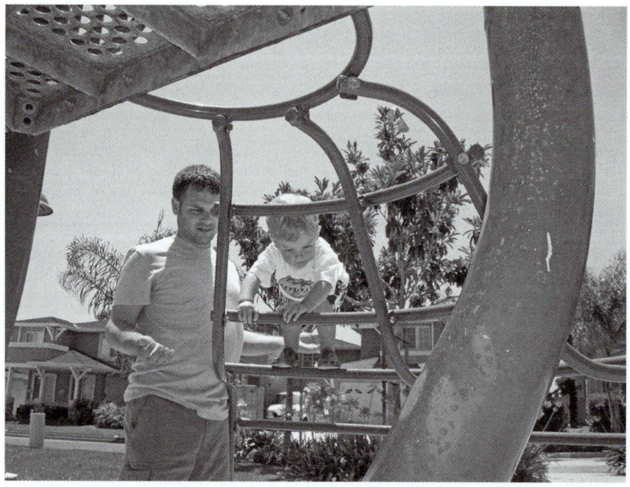

그림 4.8 놀이터는 치료사에게 아동이 신체적, 사회적 레크리에이션에 참여하도록 지지해줄 풍부하고 의미 있는 환경을 제공해준다.

하다. 또 목적있고 의미 있는 내용에 운동 행동을 적용해보는 것이 중요하게 되었다. 놀이터와 방과 후 활동에 대한 안내를 해주면 아동이 좀 더 자연스런 환경에 충분히 참여할 수 있을 것이다(그림 4.8).

치료사들은 치료에 *놀이*를 이용함으로써 운동 기능, 쾌활성, 자긍심을 증진시킨다(Chiarello, 1993; Fewell & Glick, 1993; Schaaf & Mulrooney, 1989). 놀이는 감각, 신경근육, 그리고 정신적인 과정을 포함하고 있다. 동작과 함께 하는 놀이는 물리치료의 통합적인 부분이다. 놀이를 함으로써 치료가 좀 더 의미있게 된다—놀이는 아동의 주의를 끌고, 동기유발이 되며, 협조와 자발성을 유발한다. 놀이활동을 위한 운동기술은 아동이 이해할 수 있는 목표가 될 수 있다. 놀이를 통하여 운동학습이 되며 편안하고 즐거운 기분이 된다. 좀 더 중요한 것은 놀이를 통한 물리치료로 아동의 쾌활함을 증가시키고 아동의 즐거움 그리고 활동에 몰입하는 것을 북돋아주는 것이다(Bundy, 1997). 물리치료사들은 양육자에게 자세를 잡아주는 도구와 손쉬운 전등 개폐장치와 같은 물건들을 주어서 집에서도 놀이시간을 가지도록 해준다. 치료사들은 아동이 적극적으로 참여하도록 또한 아동의 관심, 요구, 눈치에 민감해지도록 양육자들을 격려한다. 줄 수 있으면 그것들을 아동에게 제공해야 한다. 간단한 활동이라도 그것은 아동이 상호작용을 이끌어내어 주도하는 사람이 되어 보는 기회가 된다. 물

리치료사는 아동에게 단순히 기술을 가르치는 것에만 관심을 두지 않고 일상의 상호작용 중에 그 기술을 이용할 수 있게 자신감을 얻도록 아동을 돕는데 관심을 기울여야 한다. 활동은 상호작용하는 놀이, 탐색 그리고 혼자 놀이하는 것을 적절히 섞어서 하여야 한다.

현재 두 가지 치료모델 즉, 가족 중심 기능적 치료(Law 등, 1998)와 활동 중심의 운동 치료중재(Valvano, 2004; 제 8장)가 가족 중심 치료에 맞는 방식으로 중재를 제공하는 가이드라인을 제시한다. 양쪽 모델 모두, (1) 가족과 아동의 우선순위와 참여, (2) 운동에 아동이 이미 성취하려고 하는 목표를 선택함, (3) 과제 적응, (4) 환경 수정, (5) 기능적 활동의 연습, 그리고 (6) 활동 내에서 신체구조 및 기능을 위한 직접 중재를 중요하게 여긴다. Law 등(1998)은 어린 뇌성마비 아동 가족을 대상으로 가족 중심 치료의 효과에 대한 예비연구에서 중재 이후에 기능적 수행이 향상됨을 보고하였다. 중재를 분석하여 저자들은 더 많은 중재가 아동 내의 변화를 증진하는데 초점을 맞춘 것을 발견하였고 환경과 과제에 집중한 특정한 중재 전략을 개발할 것을 권장하였다. 이러한 소견은 가족 중심 치료를 시행하려고 할 때는 치료사들이 아동과 가족을 지원하기 위해서 포괄적인 접근을 고려할 필요가 있다는 것을 의미한다.

간단한 사례연구 4.2와 4.3은 토의했던 가족 중심 치료의 중요점을 보여주는 임상 시나리오이다.

간단한 사례연구 4.2

어린 아동을 위한 가족 중심의 중재

한 치료사가 전반적으로 발달지연이 있다고 진단받은 5세 남아에게 서비스를 제공하고 있었다. 아동의 대근육 운동발달 등가연령은 12개월이었고, 서는 균형이 떨어져 있으며 독립적인 보행을 할 수 없었다. 또한 표현하는 의사소통에도 문제가 있었다. 아동의 부모는 맞벌이였고 위로 형제 두 명이 있었다. 중재계획을 세우는 *첫째 단계*는 가족의 목표와 하부목표를 결정하는 일이었다. 가족은 중요하다고 생각되는 네 가지 기술을 배울 수 있기를 희망하였는데 다음과 같다: (1) 작은 의자에서 일어나기, (2) 욕조 안으로 기어오르기, (3) 집안과 뜰에서 안전하게 걷기, (4) 손 흔들기였다.

*두 번째 단계*는 중재 방법에 대해 의논하는 것이었다. 가족은 이른 저녁시간이나 토요일 아침에 집에서 하는 중재를 원하였다. 가족들은 세션에 참여하고 싶다고 하였으며 또한 치료시간 중에는 아들이 치료사와만 활동하는 시간이 있어야 한다고 생각하였다. 이러한 균형적인 시각을 가지고 있음으로 가족들은 긍정적인 놀이 및 기능적 활동에 참여가 가능하였고 좀 더 어려운 과제를 위해 치료사와 1:1로 아들이 수행하고 있는 동안은 자유로운 시간을 가졌다. 치료사는 새로운 중재를 시도해 볼 수 있었고 가족을 교육하기 전에 성공을 예견할 수 있었다.

*세 번째 단계*는 중재 테크닉이 일상에 통합될 수 있는지 확인하기 위해 그 가족의 평소 일상에 대해 의논하는 것이었다. 가족은 그들의 바쁜 스케줄을 알려주었고 가끔 아동이 부모의 침대 위로 기어올라와 노는 토요일 아침이 가장 편안한 시간이라고 확인해 주었다. 이 시간은 즐겁게 기어오르는 것을 연습할 시간으로 점찍어 두었다. 치료사는 집안 구조 때문에 계단, 욕실 그리고 마당에서 아동과 같이 기능적인 움직임을 연습할 수 있었다.

간단 사례연구 4.3

청소년을 위한 가족 중심의 중재

소아 류마티스 관절염을 앓고 있는 15세 소년이 소아재활 외래로 의뢰되었다. 치료사는 전화로 소아재활 시설과 프로그램에 대하여 엄마에게 설명해 주면서 이러한 정보를 아들과 나누어야 한다고 요청하였다. 엄마와 아들 모두 정보를 알고 판단을 하여야 소년이 소아재활 시설에서 서비스를 받을 때 편안해 할 것이다. 물리치료사는 이 나이든 아동의 흥미를 존중해주기 위해 치료실의 일부분을 새로 디자인하였다.

처음의 평가 동안 소년에게 치료를 받아 무엇이 좋아지고 싶은지 질문하였다. 과거에 받았던 치료에서 가장 즐거웠던 것과 즐겁지 않았던 것이 무엇인지도 질문하였다. 소년은 세 가지 확실한 목표를 제시할 수 있었다: (1) 수술을 받지 않기 위해 현재의 관절가동범위를 유지하고 싶다. (2) 집에서 짧은 거리를 걸을 수 있기를 원하지만 장거리에서는 휠체어를 이용하는 것을 편하게 느꼈다.

그리고 (3) 농구공으로 슛하기와 같은 방과 후 활동에 참여할 충분한 힘이 있었으면 좋겠다는 것이었다. 소년은 매우 개방적으로 의견을 나누었으며 이전에 치료받을 때 치료사가 자신이 호소하는 통증을 주관적인 것이라고 믿지 않았을 때 화가 났던 점에 대해 의견을 나누었다. 치료사와 소년은 한 가지 약속을 하였는데 소년이 예정된 타임 아웃 신호를 보내면 치료사는 하던 활동 어떤 거라도 중지할 것에 합의하였다. 이러한 동의는 치료과정 내내 존중되었고 이것은 신뢰 관계를 맺는데 필요한 요소이다. 소년의 목표에 맞춰 관절가동, 자세 취하기, 보행활동, 근력강화 그리고 지구력 훈련으로 구성된 프로그램을 짰다.

치료사는 가족의 다른 구성원이 어떻게 참여하기를 원하는지 의논하였다. 소년은 부모 참관 없이 치료받기를 원했고 치료 세션의 마지막에 소년과 치료사가 부모에게 상태 변화와 집에서 해야 할 활동들에 대해 말하기로 하는 선에서 합의하였다. 엄마와 소년은 여동생을 때때로 세션에 참여시키기로 의논하였다. 엄마는 오빠에 대한 긍정적인 경험을 할 수 있는 여동생의 참여가 중요하다고 믿었다. 그래서 치료 세션 마지막에 오빠와 함께 스포츠 활동에 참여하도록 여동생을 종종 초대하였다. 매일 집에서 할 수 있는 간략한 고관절 가동운동이 추천되었다. 그 이외 동작 활동은 소년의 책임과 일상에 포함시켰는데 저녁식탁 치우기, 매일 우편함에서 우편물 가져오기 등이다. 이러한 접근은 소년의 학구적인 욕구와 사회적 욕구를 존중한 것이다.

소년은 이후 몇 년동안 주기적으로 치료받았다. 고등학교 3학년 때 대학 캠퍼스에서 필요한 보행을 준비하기 위해, 힘 있는 동작을 할 수 있게 할 과정을 결정하는데 소년의 의견을 구하였다. 치료사, 부모, 소년은 자신의 관리를 대학의 보건 센터로 옮기는 것뿐 아니라 성인 류마티스 전문가에게 보내는 것에 대해 마음을 열고 이야기 하였다. 가족은 성인 류마티스 전문가를 선택하기 전에 여러 번 방문 조사할 계획을 세웠다. 소아 치료실의 치료 종결 후에도 치료사는 규칙적으로 전화를 걸어 서비스 제공에서의 연결이 잘되고 있음을 소년과 부모가 느끼도록 해주었다. 그 소년은 적절하고 존중되는 치료관리를 받는 것에 대한 옹호자가 되어가고 있다.

성과(Outcomes)

가족 중심 치료의 필수적 부분은 **지속적인 질 향상**일 필요가 있다. 소비자 만족도 연구를 이용하면 그들이 받는 중재 서비스에 대한 가족의 관점에 대한 정보를 효과적으로 모을 수 있다. 가족과 조사결과를 나누고 조사로부터 확인된 욕구들을 충족시킬만한 프로그램으로 수정하여 실행하고 발전시키는 것이 중요하다. 이 과정은 접근성을 더 용이하게 하는 문제, 약속 대기시간을 줄이도록 하는 문제, 대기실 문의 문제와 같이 가족에게 중요한 문제들을 확인하게 해주고 이를 개선하는 등에 중요하다(Odle, 1988),

개인 중심적 치료(Person-Centered Care)

아동에서 성인까지의 전환을 위해 그들을 준비시켜 주고 치료를 계속해오는 소아 물리치료사로서 성인치료의 서비스 제공 모델을 잘 알 필요가 있다. The Beach Center on Disability(2012)는 개인 중심의 치료를 " 대상자, 그의 가족 구성원, 친구들, 전문가들, 그리고 지역 사람들 사이의 협력적 동반관계를 통하여 장애를 가진 사람들의 비전을 인식하는데 중점을 둔 과정이다"라고 정의한다. 개인 중심의 치료 접근의 흔한 이름은 개별 서비스 디자인, 라이프스타일 계획, 개인 장래계획, 필수적 생활방식 계획, 실현 계획 만들기(MAPS) 등 다양하다. 이러한 모델들은 학교에서 개별화 교육프로그램 과정과 전환기 준비에 이용되어왔다(Meadan, Shelden, Appel, & DeGrazia, 2010). 개인 중심적 계획의 접근방식은 개인의 삶에 있어서 스스로 결정, 책임지기, 방향을 제시하기에 바탕을 둔다.

치료사들은 어린 아동이 자가인식, 문제해결, 결정하기, 목표 설정에 도움을 주어 스스로 결정할 수 있는 능력을 향상시켜 줄 수 있다. 가족 중심의 치료와 일치하는 것은 개인 중심치료에서도 대상자와 그의 삶에서 중요한 이들을 존중하고 권위와 결정자로서 인정해주는 것이다(O' Brien & Lovett, 1992). 개인 중심 치료의 원칙들은 치료사가 아동과 가족을 존중하려는 균형을 맞추려고 할 때 유용하다. 청소년과 청년들을 대하는 치료사들이 이 접근에 대해 좀 더 배우기를 격려한다.

요약 / Summary

가족 중심의 중재는 가족과 아동을 존중하고 그들 삶의 우선순위를 지지한다. 이 중재가 가족과 아동에게 긍정적 영향을 미친다는 근거가 있다. 특히 물리치료 영역에서의 장래연구는 현실적으로 기대할 수 있는 성과를 탐색하고 어느 중재가 효과적인지 확인하는데 필요하다. 가족 중심의 치료관리는 가족 시스템과 기타 행동적, 생물학적, 임상과학의 통합을 요구하고 있다(Sparling & Sekerak, 1992).

치료사들은 가족 중심의 중재를 소아 물리치료 임상 모든 면에 적용할 수 있다. 성인과 청소년을 대하는 치료사로서도 개인 중심의 치료 내에 가족 중심의 치료 원칙들을 통합할 수 있다. 가족 중심의 중재는 시간이 걸리고 고려할 점이 많다. 이것은 어려운 과제이다. 임상에서는 많은 환자를 보도록 끊임없이 가해지는 부담이 있고, 생산성을 기준으로 삼는 정책, 재원 등의 문제와 함께 한 번에 모든 의무를 다하기는 어렵다—그러나 가족 중심 접근법을 사용하지 않으면 아동과 가족에게 손해를 끼치는 것과 같다.

치료사들은 자신들의 신념과, 받아들인 가족 중심의 치료관리의 임상원칙을 어떻게 접목시켜야 할지 고민할 필요가 있다. 또한 비용지불이 제한되어 있는 많은 임상상황에 이런 실제를 어떻게 접목할까를 고민할 필요도 있다. 치료사들은 임상의 질적 표준을 고취하는데 중요한 역할이 있다. "부모, 전문가, 서비스 제공자들이 서로 협력하여야 가족과 이러한 아동들을 위한 가족 중심의, 지역사회에 바탕을 둔, 조화있는 치료 목표를 현실이 되게 할 수 있다(Odle, 1998, p.85). 이것은 노력할 만한 가치가 있는 일이다.

토의 문제들(Discussion Questions)

1. 당신의 가치관과 행동이 어떻게 가족 중심의 관점을 반영하고 있는가?
2. 치료사-가족간의 동반관계를 발전시키는데 있어서 방해물은 어떤 것인가? 이런 방해를 예방하기 위해 우리가 사용할 수 있는 의사소통의 기술은 무엇인가? 가족이 당면하게 될 가외의 스트레스를 최소화하거나 예방하기 위하여 우리가 할 수 있는 것이 무엇인가? 임상에서 가족 중심의 치료를 하기 위해 당신에게 도움이 되는 필요한 행정적인 지원이나 정책은 무엇인가?
3. 이 방침을 받아들이지 않는 팀의 다른 구성원들에게 설명할 때 우리의 역할은 무엇인가?

권장도서(Recommended Readings)

Dunst, C.J., Trivette, C.M., & Hamby, D.W. (2008). *Research synthesis and meta-analysis of studies of family-centered practices*. Asheville, NC: Winterberry Press.

King, S., Teplicky, R., King, G., & Rosenbaum, P. (2004). Family-centered service for children with cerebral palsy and their families: A review of the literature. *Seminars in Pediatric Neurology, 11*(1), 78–86.

Viscardis, L. (1998). The family-centered approach to providing services: A parent perspective. *Physical and Occupational Therapy in Pediatrics, 18*(1), 41–53.

참고문헌(References)

Abidin, R. (1995). *Parenting Stress Index: Short Form*. Lutz, FL: Psychological Assessment Resources.

Affleck, G., McGrade, B.J., McQueeney, M., & Allen, D. (1982). Promise of relationship-focused early intervention in developmental disabilities. *Journal of Special Education, 16*, 413–430.

Ainsworth, M.D., & Bell, S.M. (1974). Mother-infant interaction and the development of competence. In K. Connolly & J. Brunner (Eds.). *The growth of competence* (pp. 97–118). New York: Academic Press.

American Physical Therapy Association (APTA). (2001). Guide to physical therapist practice (2nd ed.). *Physical Therapy, 81*(1), 9–744.

Andrews, J.R., & Andrews, M.A. (1995). Solution-focused assumptions that support family-centered early intervention. *Infants and Young Children, 8*(1), 60–67.

Bailey, D.B., Blasco, P.M., & Simeonsson, R.J. (1992). Needs expressed by mothers and fathers of young children with disabilities. *American Journal of Mental Retardation, 97*(1), 1–10.

Bailey, D.B., & Simeonsson, R.J. (1988). Assessing needs of families with handicapped infants. *Journal of Special Education, 22*, 117–127.

Bazak, S. (1989). Changes in attitudes and beliefs regarding parent participation and home programs: An update. *American Journal of Occupational Therapy, 43*(11), 723–728.

Beach Center on Disability. (2003). *Family-professional partnership self-assessment*. Retrieved from http://www.beachcenter.org/common/cms/documents/Partnership%20Self%20Assessment%20form.pdf

Beach Center on Disability. (2012). *Person-centered planning*. Retrieved from http://www.beachcenter.org/families/person-centered_planning.aspx?JScript=1

Becvar, D.S., & Becvar, R.J. (1988). *Family therapy: A systemic integration*. Boston: Allyn & Bacon.

Bernheimer, L., & Keogh, B. (1995). Weaving interventions into the fabric of everyday life: An approach to family assessment. *Topics in Early Childhood Special Education, 15*, 415–433.

Brewer, E.J., McPherson, M., Magrab, P.T., & Hutchins, V.L. (1989). Family-centered, community-based, coordinated care for children with special health care needs. *Pediatrics, 83*(6), 1055–1060.

Bricker, D., & Veltman, M. (1990). Early intervention programs: Child-focused approaches. In S.J. Meisels & J.P. Shonkoff (Eds.), *Handbook of early childhood intervention* (pp. 373-399). New York: Cambridge University Press.

Bromwich, R. (1981). *Working with parents and infants: An interactional approach*. Baltimore: University Park Press.

Bronfenbrenner, U. (1977). Toward an experimental ecology of human development. *American Psychologist, 32*, 513-531.

Bruce, B., Letourneau, N., Ritchie, J., Larocque, S., Dennis, C., & Elliott, M.R. (2002). A multisite study of health professionals' perceptions and practices of family-centered care. *Journal of Family Nursing, 8*(4), 408-429.

Bundy, A. (1997). Play and playfulness: What to look for. In L. Parham & L. Fazio (Eds.), *Play and occupational therapy for children*. (pp. 52-66). Philadelphia: Mosby.

Bureau of Labor Statistics. (2008). *Women in the labor force: A data book*. Washington, DC: U.S. Department of Labor.

Campbell, P., & Halbert, J. (2002). Between research and practice: Provider perspectives on early intervention. *Topics in Early Childhood Special Education, 22*(4), 213-226.

Carter, B., & McGoldrick, M. (1989). Overview: The changing family life cycle: A framework for family therapy. In B. Carter & M. McGoldrick (Eds.), *The changing family life cycle: A framework for family therapy* (2nd ed., pp. 3-28). Boston: Allyn & Bacon.

Case-Smith, J. (1998). *Pediatric occupational therapy and early intervention* (2nd ed.). Boston: Butterworth-Heinemann.

Cherry, D. (1991). Pediatric physical therapy: Philosophy, science, and techniques. *Pediatric Physical Therapy, 3*, 70-76.

Chiarello, L. (1993-). Influence of physical therapy on the motor and interactive behaviors of mothers and their children with motor delay during play (Doctoral dissertation, MCP Hahnemann University). *Dissertation Abstracts International, 54/07-B*, 3572.

Chiarello L., & Effgen, S. (2006). Update of Competencies for Physical Therapists Working in Early Intervention. *Pediatric Physical Therapy, 18*(2), 148-158.

Chiarello, L., Effgen, S., & Levinson, M. (1992). Parent-professional partnership in evaluation and development of individual family service plans. *Pediatric Physical Therapy, 4*, 64-69.

Chiarello, L., & Palisano, R. (1998). Investigation of the effects of a model of physical therapy on mother-child interactions and the motor behaviors of children with motor delay. *Physical Therapy, 78*(2), 180-194.

Cintas, H.L. (1995). Cross-cultural similarities and differences in development: Impact of parental expectations on motor behavior. *Pediatric Physical Therapy, 7*(3), 103-111.

Clarke-Stewart, K.A. (1973). Interactions between mothers and their young children: Characteristics and consequences. *Monographs of the Society for Research in Child Development, 38*(6-7, Serial # 153).

Cochrane, C.C., & Farley, B.G. (1990). Preparation of physical therapists to work with handicapped infants and their families: Current status and training needs. *Physical Therapy, 70*, 372-380.

Comfort, M., & Farran, D.C. (1994). Parent-child interaction assessment in family-centered intervention. *Infants and Young Children, 6*(4), 33-45.

Connor, F.P., Williamson, G.G., & Siepp, J.M. (1978). *Program guide for infants and toddlers with neuromotor and other developmental disabilities*. New York: Teachers College Press.

Deardorff, C.A. (1992). Use of the double ABCX model of family adaptation in the early intervention process. *Infants and Young Children, 4*(3), 75-83.

Denboba, D., McPherson, M.G., Kenney, M.K., Strickland, B., & Newacheck, P.W. (2006). Achieving family and provider partnerships for children with special health care needs. *Pediatrics, 118*, 1607-1615.

Dunst, C.J., & Bruder, M.B. (2002). Valued outcomes of service coordination, early intervention, and natural environments. *Exceptional Children, 68*(3), 361-375.

Dunst, C.J., Bruder, M.B., Trivette, C.M., Hamby, D., Raab, M., & McLean, M. (2001). Characteristics and consequences of everyday natural learning opportunities. *Topics in Early Childhood Special Education, 21*(2), 68-92.

Dunst, C.J., Bruder, M.B., Trivette, C.M., Raab, M., & McLean, M. (2001). Natural learning opportunities for infants, toddlers, and preschoolers. *Young Exceptional Children, 4*(3), 18-25.

Dunst, C.J., & Dempsey, I. (2007). Family/professional partnerships and parenting competence, confidence and enjoyment. *International Journal of Disability, Development and Education, 54*, 305-318.

Dunst, C.J., Jenkins, V., & Trivette, C.M. (1994). Measuring social support in families with young children with disabilities. In C.J. Dunst, C.M. Trivette, & A.G. Deal (Eds.), *Supporting and strengthening families. Volume 1. Methods, strategies, and practices* (pp. 152-160). Cambridge, MA: Brookline Books.

Dunst, C.J., Johanson, C., Trivette, C.M., & Hamby, D. (1991). Family-oriented intervention policies and practices: Family-centered or not? *Exceptional Children, 58*(2), 115-126.

Dunst, C.J., & Leet, H.E. (1987). Measuring the adequacy of resources in households with young children. *Child: Care, Health and Development, 13*, 111-125.

Dunst, C.J., Trivette, C.M., & Cross, A. H. (1986). Mediating influences of social support: Personal, family, and child outcomes. *American Journal of Mental Deficiency, 90*, 403-417.

Dunst, C.J., Trivette, C.M., Davis, M., & Cornwell, J. (1988). Enabling and empowering families of children with health impairments. *Children's Health Care, 17*(2), 71-81.

Dunst, C.J., Trivette, C.M., & Hamby, D.W. (2008). *Research synthesis and meta-analysis of studies of family-centered practices*. Asheville, NC: Winterberry Press.

Dunst, C.J., Trivette, C.M., & Snyder, D.M. (2000). Family-professional partnerships: A behavioral science perspective. In M.J. Fine & R.L. Simpson (Eds.), *Collaboration with parents and families of children and youth with exceptionalities* (2nd ed., pp. 27-48). Austin, TX: PRO-ED.

Dura, J.R., & Kiecolt-Glaser, J.K. (1991). Family transitions, stress, and health. In P.A. Cowan & M. Hetherington (Eds.), *Family transitions* (pp. 59-76). Hillsdale, NJ: Lawrence Erlbaum Associates.

Effgen, S.K., & Chiarello. L.A. (2000). Physical therapist education for service in early intervention. *Infants and Young Children, 12*(4), 63-76.

Effgen, S., Chiarello, L., & Milbourne, S. (2007). Update of competencies for physical therapists working in schools. *Pediatric Physical Therapy, 19*(4), 266-274.

Elder, G.H. (1991). Family transitions, cycles, and social change. In P.A. Cowan & M. Hetherington (Eds.), *Family transitions* (pp. 31-57). Hillsdale, NJ: Lawrence Erlbaum Associates.

Ferry, P.C. (1986). Infant stimulation programs: A neurological shell game? *Archives of Neurology, 43*, 281-282.

Fewell, R., & Glick, M.P. (1993). Observing play: An appropriate process for learning and assessment. *Infants and Young Children, 5*, 35-43.

Forry, N.D., Moodie, S., Simkin, S. & Rothenberg, L. (2011).

Family-provider relationships: A multidisciplinary review of high quality practices and associations with family, child, and provider outcomes, Issue Brief OPRE 2011-26a. Washington, DC: Office of Planning, Research and Evaluation, Administration for Children and Families, U.S. Department of Health and Human Services.

Franck, L.S., & Callery, P. (2004). Re-thinking family-centred care across the continuum of children's healthcare. *Child: Care, Health & Development, 30*(3), 265–277.

Gall, C., Kingsnorth, S., & Healy, H. (2006). Growing up ready: A shared management approach. *Physical and Occupational Therapy in Pediatrics, 26*(4), 47–62.

Gallagher, J., Beckman, P., & Cross, A. (1983). Families of handicapped children: Sources of stress and its amelioration. *Exceptional Children, 50,* 10–19.

Gerhard, M. (1995). Perspective: Home-based early intervention in a multicultural community. *Pediatric Physical Therapy, 7*(3), 133–134.

Grabowski, K. (1991). *Best practices for therapy in preschool settings.* Morgantown, NC: North Carolina Division for Early Childhood of the Council for Exceptional Children.

Guralnick, M.J. (1998). Effectiveness of early intervention for vulnerable children: A developmental perspective. *American Journal of Mental Retardation, 102*(4), 319–345.

Hanft, B.E. (1989). Early intervention: Issues in specialization. *American Journal of Occupational Therapy, 43*(7), 431–434.

Hanft, B.E., & Pilkington K.O. (2000). Therapy in natural environments: The means or end goal for early intervention? *Infants and Young Children, 12*(4), 1–13.

Hanson, M.J. (1992). Ethnic, cultural, and language diversity in intervention settings. In E. Lynch & M. Hanson (Eds.), *Developing cross-cultural competence* (pp. 3–18). Baltimore: Paul H. Brookes.

Hanson, M.J., & Hanline, M.F. (1990). Parenting a child with a disability: A longitudinal study of parental stress and adaptation. *Journal of Early Intervention, 14,* 234–248.

Harris, S. (1990). Efficacy of physical therapy in promoting family functioning and functional independence for children with cerebral palsy. *Pediatric Physical Therapy, 2*(3), 160–164.

Harrison, A.O., Wilson, M.N., Pine, C.J., Chan, S.Q., & Buriel, R. (1990). Family ecologies of ethnic minority children. *Child Development, 61,* 347–362.

Hill, R.F., Fortenberry, J.D., & Stein, H.F. (1989). Culture in clinical medicine. *Southern Medical Journal, 83*(9), 1071–1080.

Institute for Family-Centered Care. (2009). *Patient and family centered care.* Retrieved from http://www.familycentered-care.org/pdf/CoreConcepts.pdf

Iversen, M.D., Shimmel, J.P., Ciacera, S.L., & Prabhakar, M. (2003). Creating a family-centered approach to early intervention services: Perceptions of parents and professionals. *Pediatric Physical Therapy, 15,* 23–31.

Kaiser, A.P., & Hancock, T.B. (2003). Teaching parents new skills to support their young children's development. *Infants and Young Children, 16*(1), 9–21.

King, G., King, S., Rosenbaum, P., & Goffin, R. (1999). Family-centered care giving and well being of parents of children with disabilities: Linking process with outcome. *Journal of Pediatric Psychology, 24*(1), 41–53.

King, S., Teplicky, R., King, G., & Rosenbaum, P. (2004). Family-centered service for children with cerebral palsy and their families: A review of the literature. *Seminars in Pediatric Neurology, 11*(1), 78–86.

Kolobe, T.H.A., Sparling, J., & Daniels, L.E. (2000). Family-centered intervention. In S.K. Campbell, D.W. Vander Linden, & R.J. Palisano (Eds.), *Physical therapy for children* (2nd ed.). Philadelphia: W.B. Saunders.

Lamb, M. (1983). Fathers of exceptional children. In M. Seligman (Ed.). *The family with a handicapped child: Understanding and treatment* (pp. 125–146). New York: Grune & Stratton.

Law, M., Darrah, J., Pollock, N., King, G., Rosenbaum, P., Russell, Palisano, R., Harris, S., Armstrong, R., & Watt, J. (1998). Family-centered functional therapy for children with cerebral palsy: An emerging practice model. *Physical and Occupational Therapy in Pediatrics, 18*(1), 82–102.

Law, M., Hanna, S., King, G., Hurley, P., King, S., Kertoy, M., & Rosenbaum, P. (2003). Factors affecting family-centred service delivery for children with disabilities. *Child: Care, Health & Development, 29*(5), 357–366.

Law, M., Rosenbaum, P., King, G., et al. (2003). Family-centered service sheets: 18 educational materials designed from parents, service providers, and organizations. Hamilton, ON, Canada: McMaster University, CanChild Centre for Childhood Disability Research.

Leiter, V. (2004). Dilemmas in sharing care: Maternal provision of professionally driven therapy for children with disabilities. *Social Science & Medicine, 58,* 837–849.

Leviton, A., Mueller, M., & Kauffman, C. (1992). The family-centered consultation model: Practical applications for professionals. *Infants and Young Children, 4*(3), 1–8.

Long, T.M. (1992). The use of parent report measures to assess infant development. *Pediatric Physical Therapy, 4*(2), 74–77.

Low, S.M. (1984). The cultural basis of health, illness and disease. *Social Work Health Care, 9*(3), 13–23.

Lynch, E.W. (1992). From culture shock to culture learning. In E. Lynch & M. Hanson (Eds.), *Developing cross-cultural competence* (pp. 19–34). Baltimore: Paul H. Brookes.

MacKean, G.L., Thurston, W.E., & Scott, C.M. (2005). Bridging the divide between families and health professionals' perspectives on family-centred care. *Health Expectations, 8,* 74–85.

Mahoney, G., Finger, I., & Powell, A. (1985). Relationship of maternal behavioral style to the development of organically impaired mentally retarded infants. *American Journal of Mental Deficiency, 90,* 296–302.

Maternal and Child Health Bureau. (2005). *Definition and principles of family-centered care.* Rockville, MD: Department of Health and Human Services.

McCubbin, H., Thompson, A., Pirner, P., & McCubbin, M. (1988). *Family types and strengths: A life cycle and ecological perspective.* Edina, MN: Bellwether Press.

McGoldrick, M. (1989). Ethnicity and the family life cycle. In B. Carter & M. McGoldrick (Eds.), *The changing family life cycle: A framework for family therapy* (2nd. ed., pp. 69–90). Boston: Allyn & Bacon.

McWilliam, R.A. (2003). *RBI report form.* Nashville, TN: Center for Child Development, Vanderbilt University Medical Center.

McWilliam, R.A., & Scott, S. (2001). A support approach to early intervention: A three-part framework. *Infants and Young Children, 13*(4), 55–66.

McWilliam, R.A., Tocci, L., & Harbin, G.L. (1998). Family-centered services: Service providers' discourse and behavior. *Topics in Early Childhood Special Education, 18*(4), 206–221.

Meadan, H., Shelden, D.L., Appel, K., & DeGrazia, R.L. (2010). Developing a long-term vision. *Teaching Exceptional Children, 43*(2), 8–14.

Meilahn, K. (1993). Promoting partnerships between health care providers and parents of children with special health

care needs. *Nutrition Focus, 8*(3), 1–6.
Minuchin, P. (1985). Families and individual development: Provocations from the field of family therapy. *Child Development, 56,* 289–302.
Mullins, L.L., Balderson, B.H.K., Sanders, N., Chaney, J.M., & Whatley, P.R. (1997). Therapists' perceptions of team functioning in rehabilitation contexts. *International Journal of Rehabilitation and Health, 3(4),* 281–288.
Newman, J. (1983). Handicapped persons and their families: Philosophical, historical, and legislative perspectives. In M. Seligman (Ed.), *The family with a handicapped child: Understanding and treatment* (pp. 3–25). New York: Grune & Stratton.
Nijhuis, B.J.G., Reinders-Messelink, H.A., de Blécourt, A.C.E., Hitters, W.M.G.C., Groothoff, J.W., & Postema, K. (2007). Family-centred care in family-specific teams. *Clinical Rehabilitation, 21,* 660–671.
O'Brien, J., & Lovett, H. (1992). *Finding a way toward everyday lives: The contribution of person centered planning.* Harrisburg, PA: Pennsylvania Office of Mental Retardation.
Ochieng, B. (2003). Minority ethnic families and family-centred care. *Journal of Child Health Care, 7*(2), 123–132.
Odle, K. (1988). In my opinion: Partnership for family-centered care: Reality or fantasy? *Children's Health Care, 17*(2), 85–86.
O'Neil, M., Ideishi, R., Nixon-Cave, K., & Kohrt, A. (2008). Care coordination between medical and early intervention services: Family and provider perspectives. *Families, Systems & Health, 26*(2), 119–134.
Palmer, S.J. (1993). Care of sick children by parents: A meaningful role. *Journal of Advanced Nursing, 18,* 185–191.
Petersen, P., & Wikoff, R.L. (1987). Home environment and adjustment in families with handicapped children: A canonical correlation study. *Occupational Therapy Journal of Research, 7*(2), 67–82.
PL 94-142, Education of All Handicapped Children Act (1975). 20 U.S.C. 14.
PL 99-457, Education of the Handicapped Act Amendments of (1986). 20 U.S.C. 1400–1485.
PL 108-446, Individuals with Disabilities Education Improvement Act of 2004 (2004). Retrieved from http://www.copyright.gov/legislation/pl108-446.pdf
Poresky, R.H., & Henderson, M.L. (1982). Infants' mental and motor development: Effects of home environment, maternal attitudes, marital adjustment, and socioeconomic status. *Perceptual and Motor Skills, 54,* 695–702.
Rainforth, B., & Salisbury, C.L. (1988). Functional home programs: A model for therapists. *Topics in Early Childhood Education, 7*(4), 33–45.
Ramey, C.T., Mills, P., Campbell, F.A., & O'Brien, C. (1975). Infants' home environments: A comparison of high-risk families and families from the general population. *American Journal of Mental Deficiency, 80,* 40–42.
Raver, S.A. (2005). Using family-based practices for young children with special needs in preschool programs. *Childhood Education, 82*(1), 9–13.
Redman-Bentley, D. (1982). Parent expectation for professionals providing services to their handicapped children. *Physical and Occupational Therapy in Pediatrics, 2,* 13–27.
Rhoades, E.A. (2007). Setting the stage for culturally responsive intervention. *Volta Voices, 14*(4), 10–13.
Roberts, J. (1984). Families with infants and young children with special needs. In J.C. Hansen & E.I. Coppersmith (Eds.), *Families with handicapped members* (pp. 1–17). Rockville, MD: Aspen.
Rosenbaum, P., King, S., Law, M., King, G., & Evans, J. (1998). Family-centered service: A conceptual framework and research review. *Physical and Occupational Therapy in Pediatrics, 18*(1), 1–20.
Rubin, S., & Quinn-Curran, N. (1983). Lost, then found: Parents' journey through the community service maze. In M. Seligman (Ed.), *The family with a handicapped child: Understanding and treatment* (pp. 63–94). New York: Grune & Stratton.
Sameroff, A.J., & Chandler, M.J. (1975). Reproductive risk and the continuum of care-taking casualty. In F.D. Horowitz, M. Hetherington, S. Scarr-Salapatek, & G. Siegel (Eds.), *Review of child development research* (vol. 4). Chicago: University of Chicago Press.
Sameroff, A.J., & MacKenzie, M.J. (2003). A quarter-century of the transactional model: How have things changed. *Zero to Three, 24*(1), 14–22.
Schaaf, R.C., & Mulrooney, L.L. (1989). Occupational therapy in early intervention: A family-centered approach. *American Journal of Occupational therapy, 43*(11), 745–754.
Scott, S., & McWilliam, R.A. (2000). *Scale for Assessment of Family Enjoyment within Routines (SAFER).* Chapel Hill, NC: Frank Porter Graham Child Development Center, University of North Carolina at Chapel Hill.
Seligman, M., & Darling, R.B. (1989). *Ordinary families, special children.* New York: Guilford Press.
Shannon, P. (2004). Barriers to family-centered services for infants and toddlers with developmental delays. *Social Work, 49*(2), 301–308.
Shelton, T.L., & Stepanek, J.S. (1995). Excerpts from family centered care for children needing specialized health and developmental services. *Pediatric Nursing, 21*(4), 362–364.
Shields, L., Pratt, J., Davis, L.M., & Hunter, J. (2007). *Family-centred care for children in hospital.* Cochrane Database of Systematic Reviews, 4.
Shields, L., Pratt, J., & Hunter, J. (2006). Family centred care: A review of qualitative studies. *Journal of Clinical Nursing, 15,* 1317–1323.
Shonkoff, J.P., & Hauser-Cram, P. (1987). Early intervention for disabled infants and their families: A quantitative analysis. *Pediatrics, 80,* 650–658.
Short-DeGraff, M.A., & Kologinsky, E. (1988). Respite care: Roles for therapist in support of families with handicapped children. *Physical and Occupational Therapy in Pediatrics, 7*(4), 3–18.
Simmons, T., & O'Neil, G. (2001). *Households and families: 2000.* Census 2000 Brief. U.S. Department of Commerce.
Sokoly, M.M., & Dokecki, P.R. (1992). Ethical perspectives on family-centered early intervention. *Infants and Young Children, 4*(4), 23–32.
Sparling, J.W. (1991). The cultural definition of the family. *Physical and Occupational Therapy in Pediatrics, 11*(4), 17–29.
Sparling, J.W., Kolobe, T., & Ezzelle, L. (1994). Family-centered intervention. In S.K. Campbell (Ed.), *Physical therapy for children* (pp. 823–846). Philadelphia: W.B. Saunders Company.
Sparling, J.W., & Sekerak, D.K. (1992). Embedding the family perspective in a physical therapy curriculum. *Pediatric Physical Therapy, 4,* 116–121.
Stein, R.E.K., & Jessop, D.J. (1984). Does pediatric home care make a difference for children with chronic illness? Findings from the pediatric ambulatory care treatment study. *Pedi-*

atrics, 73, 845–853.

Strickland, B. (1983). Legal issues that affect parents. In M. Seligman (Ed.), *The family with a handicapped child: Understanding and treatment* (pp. 27–59). New York: Grune & Stratton.

Stuberg, W., & Harbourne, R. (1994). Theoretical practice in pediatric physical therapy: Past, present, and future considerations. *Pediatric Physical Therapy, 6,* 119–125.

Summers, J.A., DellOliver, C., Turnbull, A.P., Benson, H.A., Santelli, E., Campbell, M., & Siegel-Causey, E. (1990). Examining the individualized family service plan process: What are family and practitioner preferences? *Topics in Early Childhood Special Education, 10,* 78–99.

Sweeney, J.K., Heriza, C.B., & Blanchard, Y. (2009). Neonatal physical therapy. Part I: Clinical competencies and neonatal intensive care unit clinical training models. *Pediatric Physical Therapy, 21*(4), 296–307.

Sweeney, J.K., Heriza, C.B., Blanchard, Y., & Dusing, S.C. (2010). Neonatal physical therapy. Part II: practice frameworks and evidence-based practice guidelines. *Pediatric Physical Therapy, 22*(1), 2–16.

Thorpe, D.E., & Baker, C.P. (1995). Perspective: Addressing "cultural competence" in health care education. *Pediatric Physical Therapy, 7*(3), 143–145.

Turbiville, V.P., Turnbull, A.P., & Turnbull, H.R. (1995). Fathers and family-centered early intervention. *Infants and Young Children, 7*(4), 12–19.

Turnbull, A.P., Blue-Banning, M., Turbiville, V., & Park, J. (1999). From parent education to partnership education: A call for a transformed focus. *Topics in Early Childhood Special Education, 19*(3), 164–172.

Turnbull, A.P., & Turnbull, H.R. (1982). Parent involvement in the education of handicapped children: A critique. *Mental Retardation, 20,* 115–120.

United States House of Representatives Select Committee on Children, Youth, and Families (1989). *U.S. Children and Their Families: Current Conditions and Recent Trends, 1989.* Washington, DC: U.S. Government Printing Office.

Upshur, C.C. (1991). Mothers' and fathers' ratings of the benefits of early intervention services. *Journal of Early Intervention, 15,* 345–357.

Valvano, J. (2004). Activity-focused motor interventions for children with neurological conditions. *Physical and Occupational Therapy in Pediatrics, 24*(1/2), 79–107.

Viscardis, L. (1998). The family-centered approach to providing services: A parent perspective. *Physical and Occupational Therapy in Pediatrics, 18*(1), 41–53.

Warren, R.D., & Cohen, S. (1986). Respite care services: A role for physical therapist. *Clinical Management, 6,* 20–23.

Washington, K., & Schwartz, I.S. (1996). Maternal perceptions of the effects of physical and occupational therapy services on caregiving competency. *Physical and Occupational Therapy in Pediatrics, 16*(3), 33–54.

Wilson, B.N., Kaplan, B.J., Crawford, S.G., Campbell, A., & Dewey, D. (2000). Reliability and validity of a parent questionnaire on childhood motor skills. *American Journal of Occupational Therapy, 54*(5), 484–493.

Wilson, L.L., & Dunst, C.J. (2005). Checklist for assessing adherence to family-centered practices. *CASEtools,* 1(1), 1-6. Retrieved from www.fippcase.org/casetools/casetools_vol1_no1.pdf

World Health Organization (2001). *International classification of functioning, disability, and health.* Geneva, Switzerland.

Wright, T., & Nicholson, J. (1973). Physiotherapy for the spastic child: An evaluation. *Developmental Medicine and Child Neurology, 15,* 146–163.

Yarrow, L.J., Rubenstein, J.L., Pedersen, F.A., & Jankowski, J.J. (1972). Dimensions of early stimulation and their differential effects on infant development. *Merril-Palmer Quarterly, 18,* 205–218.

Yau, M.K., & Li-Tsang, C.W.P. (1999). Adjustment and adaptation in parents of children with developmental disability in two-parent families: A review of the characteristics and attributes. *British Journal of Developmental Disabilities, 45*(88), 38–51.

장기 시스템
Systems

제 2 부

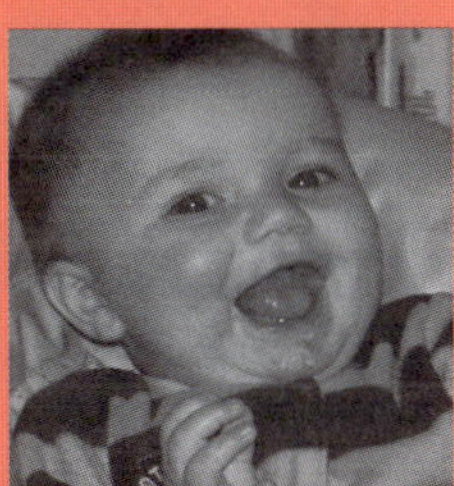
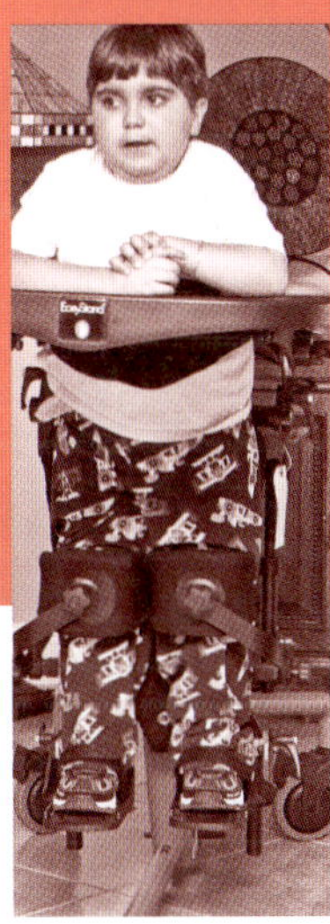
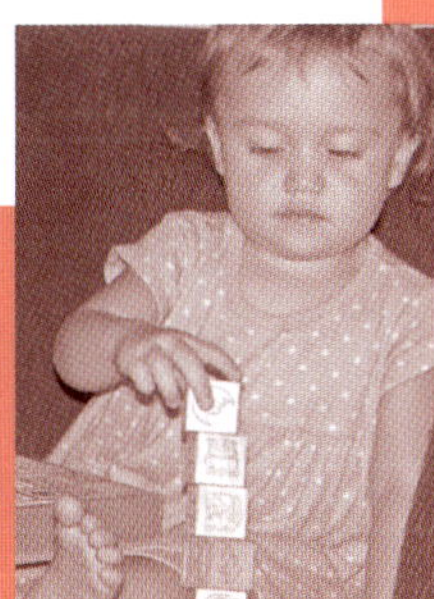
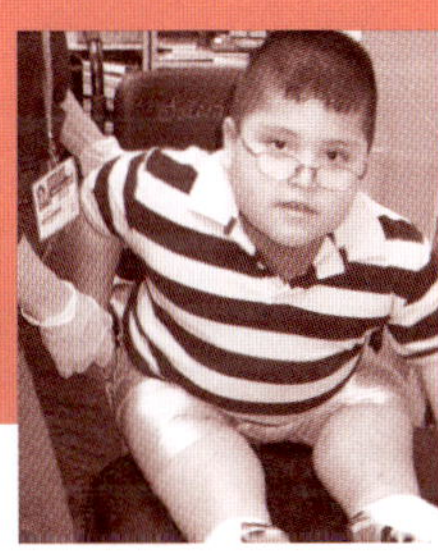
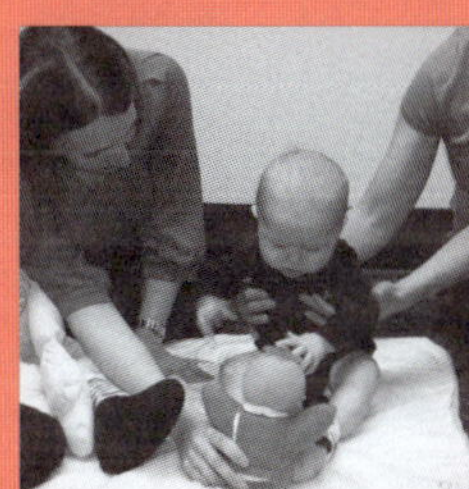
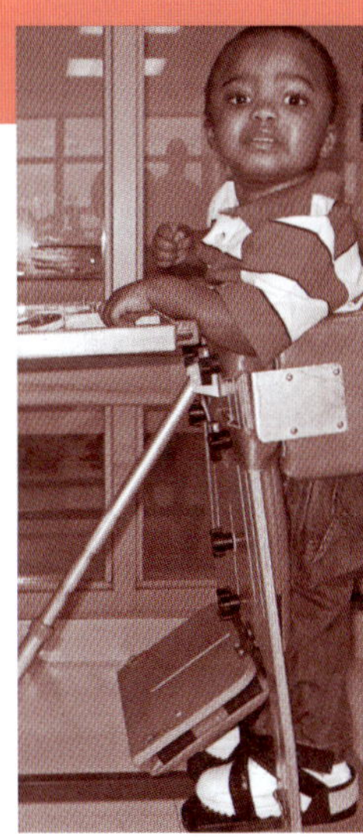
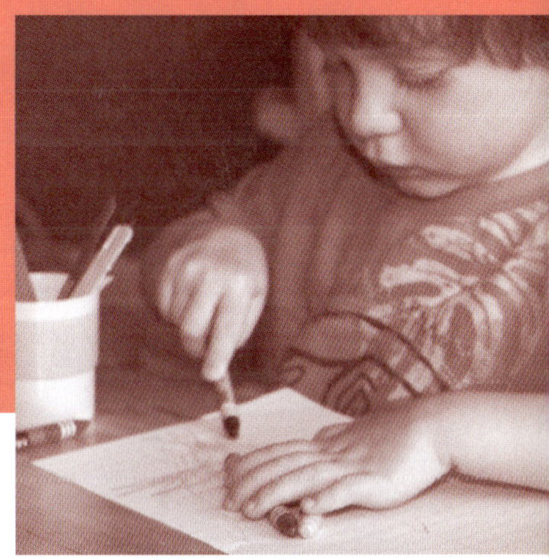

제 5 장

근골격계 : 구조, 기능 그리고 평가 / Musculoskeletal System: Structure, Function, and Evaluation

이 장은 아동기와 청소년기의 근 골격계 시스템에 대해 설명하며 물리치료사가 흔히 보게 되는 소아 질환과 이 정보를 연결짓기 위해 썼다. 이 장은 주요한 세 부분으로 나뉜다. 첫 번째 부분은 아동기 및 청소년기의 성장과 근골격계 발달 원칙을 포함하는 발달학적 생체역학에 대해 다룬다. 두 번째 부분은 특정 소아 질환과 관계 있는 중요한 근골격계 조직 시스템—결합조직, 뼈, 근육의 조직학과 해부학을 살펴보려고 한다. 세 번째 부분에서는 특정한 중재방법과 평가를 포함하여 아동기 근골격계의 포괄적인 검사과정을 다룬다.

발달학적인 생체역학 (Developmental Biomechanics)

발달학적인 생체역학은 "일생 동안 근골격계 시스템에 작용하는 힘의 영향"이라고 정의된다(LeVeau & Bernhardt, 1984, p.1874). 어떻게 근골격계가 변하고 내, 외부적인 힘에 대해 반응하는지 이해함으로써 근골격계 검사 자료를 평가하고 치료관리계획을 세우는 골격을 갖추게 된다. 지금부터는 근골격계 성장의 중요한 원칙에 대해 특히 설명할 예정이며 출생부터 아동기에 걸친 변화에 대해 설명하려고 한다.

성장과 발달의 원칙들 / Principles of Growth and Development

이 장에서는 아동 기능과 발달에 영향을 미치는 세 가지 주요한 근골격계통의 조직—결합조직, 뼈, 근육—에 대해 토의하겠다. 발달하는 동안 그리고 어느 정도는 일생에 걸쳐서 우리가 받는 내·외적인 힘을 통하여 생리학적인 조직이 만들어지고 모양이 형성되고 리모델링된다. 조직들은 자궁내에서나 외부 환경에서 받는 여러 종류의 힘들에 대해 반응할 뿐 아니라, 받는 힘의 방향, 양에 대해서도 반응한다. 힘은 신체크기에 영향을 주는 한 가지 요인이다, 모양, 유전, 영양, 약물들, 호르몬들도 신체구조에 역시 영향을 미친다. 전형적인 발달순서와 병리적 영향을 알고 있으면 물리치료사로서 전형적인 발달로부터 아동이 벗어나 있는지 판단하는데 도움이 되고 장해를 예방하여 장애를 줄일 수도 있을 것이다. 성장 및 발달에 관한 원칙들이 중요한 근골격 시스템에도 그대로 적용될 것이다.

근골격 조직체계 / Musculoskeletal Tissue Systems

결합조직(Connective tissue)

결합조직에는 일반적으로 두 가지 형태가 있는데 치밀한 보통의 결합조직과 연골이다. **치밀한 보통의 결합조직**은 규칙적이거나 불규칙적한 배열을 하고 있다. 힘줄과 인대에는 이 결합조직이 규칙적으로 배열되어 있다. 이 배열은 섬유의 방향으로 받게 되는 장력을 가장 잘 견뎌내도록 짜여 있는 상태이다. 이 조직은 근육이 당겨질 때 그에 저항하는 강한 힘을 만들어낸다. 뼈와 근육, 심장 그리고 다른 부분을 둘러싸고 있는 결합조직은 불규칙적으로 배열되어 있고 많은 방향으로의 장력을 견뎌내도록 되어있다.

힘줄은 콜라겐 섬유들이 평행으로 배열된 단단히 꾸려진 꾸러미같이 구성되어 있다. 만일 힘줄이 뼈나 기타 마찰을 일으키는 표면 위로 문질러져 마찰을 일으키면 **윤활막**(synovial fluid)이 윤활유의 역할을 해준다. 윤활막은 힘줄에 붙어있는 내막과 외막으로 구성되어 있는데 외막은 힘줄에 대해 비비는 조직에 붙어 있다. 윤활액이 두 막 사이의 공간을 채우고 있으며 서로서로 미끄러질 수 있도록 해준다.

힘줄은 일차적으로 아주 단단히 꾸려진 콜라겐의 평행한 다발로 이루어져 있지만, 주요한 섬유들 내에 서로 얽혀있는 탄력섬유들도 있다. 이런 구조로 인하여 관절이 적절한 동작을 할 수 있게 유연성을 주면서도 관절 주위을 단단히 지지해주어 안정성을 제공한다.

힘줄과 인대는 찢어지거나 수술로 잘랐을 때 치유될 수 있다. 힘줄의 재생은 힘줄내막의 섬유모세포를 통하여 이루어지거나 혹은 둘러싸고 있는 느슨한 결합조직을 통해서 이루어진다. 새로운 섬유모세포가 힘줄의 축을 따라 이동하여 결합조직을 만들어낸다. 힘줄 재생의 흔한 합병증은 힘줄과 주위조직간의 유착이다. 유착이 생기면 정상으로 움직이지 못하게 된다. 초기에 부드럽게 ROM을 하면 불필요한 방향으로 유착이 되는 것을 방지할 수 있으며 회복을 빠르게 한다(Mortensen, Skov, & Jensen, 1999).

연골은 결합조직의 제 2형이라고 할 수 있는데 교합관절(articulating joint)에서 발견되며 동작을 위한 부드러운 표면을 제공한다. 연골은 출생 전 뼈로 발달될 초기의 구조를 제공한다. 연골은 겔 타입의 물질로서 겔 안에 세밀한 콜라겐 섬유소들이 분포되어 있어 장력을 더해준다.

뼈(Bones)

뼈는 연골과 비슷한데 뼈에 콜라겐이 좀 더 많고 무기질은 아주 많다는 것이 다르다. 그리고 골막이라 부르는 섬유질의 결합조직으로 덮여있다. 이런 다른 점으로 인하여 뼈는 연골보다 단단하며 유연하지 않다. 골세포들이 단단한 뼈 전체에 분포되어있는 라쿠나(lacunae)라고 부르는 작게 패여진 곳에 들어가 있다. 뼈는 무기질이 많이 침착되어 있어서 영양분의 확산을 방해한다; 그러므로 골세포는 모세혈관 가까이 있어야만 한다. 작은 관(canaliculi)들이 액체로 차 있으면서 영양을 공급하는 혈관과 골세포가 있는 라쿠나를 서로 연결하는 통로가 된다.

대부분의 뼈는 배아기의 초기에 중간엽(mesenchyme)으로 형성된 연골 같은 모델에서 발달한다. 배아층의 바깥 외배엽(ectoderm)과 안의 내배엽(endoderm) 중간에 있는 중배엽(mesoderm)의 일부분이 중간엽이다. 중배엽에서 뼈, 연골, 근육 모두 만들어진다. 뼈는 기존의 표면 위에 가외의 뼈가 더해지거나 덧붙여짐으로써 성장한다. 뼈가 서로 덧붙여지는 방법으로 성장하는데는 두 가지 방식이 있다. 빗장뼈, 아래턱뼈, 그리고 얼굴뼈, 머리뼈와 같은 납작한 뼈들은 혈관이 형성되어있는 중간엽에서 직접 발달하는데 *막내(intramembranous)*에서 *골화(ossification)*되는 과정을 통해서이다. 막내에서 뼈가 되는 과정은 임신 2개월이 거의 끝나갈 무렵 시작된다.

신체의 나머지 뼈들은 *연골내 골화(endochondral ossification)*를 통하여 발달하거나 혹은 연골 모델 위에 뼈가 더해져서 발달한다. 나중에 팔 다리가 될 배아의 부분에서 중배엽이 자라나와 사지 봉우리(limb bud)가 발달한다. 중간엽의 세포들이 점점 치밀해지고 장래의 뼈의 모양을 결정하고 유리연골(hyaline cartilage)이 골격을 생성하는 연골모세포로 분화함으로써 뼈로서의 발달 과정을 시작한다. 중간엽 세포들은 연골모세포로도 혹은 골세포로도 분화할 수 있다. 생성된 세포의 종류를 결정하는 것은 혈관생성의 정도이다. 중간엽이 골세포 혹은 뼈 전구세포로 분화하는 것은 산소에 달려있다. 그러므로 뼈는 혈관이 풍부한 곳에서 발달하는 반면, 연골은 무혈관인 곳에서도 생성될 수 있다. 임신 2개월이 끝나갈 무렵 뼈 주위의 모세혈관들이 모델 중간의 연골속으로 파고 들어가면서 조골세포(osteoblast)를 가지고 온다. 이 영역은 이제 연골위에 뼈의 토대가 놓여지는 셈이 되어 일차 골화의 장소가 되는 것이다. 뼈의 기질들이 놓여지면 모델의 중심부에서 흡수를 시작하고 골수공간(medullary cavity)이 발달한다. 그러므로 중간부위, 골간(disphysis)은 첫 번째로 형성되는데 비해 골단은 여전히 연골로 되어있다.

체중이 늘어가면서 태아 뼈에도 칼슘의 침착이 증가한다. 조산으로 태어난 신생아는 그러므로 칼슘이 덜 침착된 채로 태어나는 것이다(Walker, 1991). 대부분 긴 뼈에서는 이차 골화의 중심이 출생 후 골단에 형성된다. 대퇴골의 말단 및 정강이뼈 상단의 이차 골화 중심부만이 출생 시 존재한다. 이차 골화 중심이 발달하고 이어 골단은 뼈로 전환되는 과정을 밟는다. 연골은 뼈의 교합면(articulating surface)에 남아있게 되고 유리연골의 횡 디스크는 골간의 경계 부위에 남아있다. 이런 연골 부위를 ***골단면***(epiphyseal plate)이라고 부르는데 성인 상태에 도달할 때까지 뼈가 성장하는 곳이다.

출생 후에 긴 뼈의 성장은 양측 골단면의 골간 쪽에서 일어난다. 이런 과정 동안 모세혈관들은 가지를 치고 연골모세포에 의해 비워진 공간으로 진입해 들어간다. 모세혈관들이 자라면서 손상을 받을 수도 있는데 적은 양의 혈액이 라쿠나로 새나갈 수 있다. 신체 다른 부위가 박테리아에 감염되면, 뼈로 전이되어 골간에서 흔히 시작되는 소아 골수염이 생길 수 있다.

골단은 골간보다 폭이 넓다. 넓은 골단을 좁은 골간으로 이어주는 좁아지는 영역을 뼈몸통끝 혹은 *골간단(metaphysis)*이라고 부른다. 뼈몸통끝은 뼈 흡수과정에서도 이 모습 그대로 남게 된다. 뼈 몸통이 길어지면서 골단 가까이에 있는 부위에서 골간의 직경에 맞출 수 있게 뼈 흡수가 일어난다(그림 5.1). 흡수는 뼈의 직경이 커지는 과정에도 일어난다. 골모세포가 골간의 바깥층에 층층으로 침착된다. 이어 내층에서 뼈의 흡수가 일어나 골수공간을 넓혀주고, 뼈가 너무 두껍고 무거워지는 것을 방지한다.

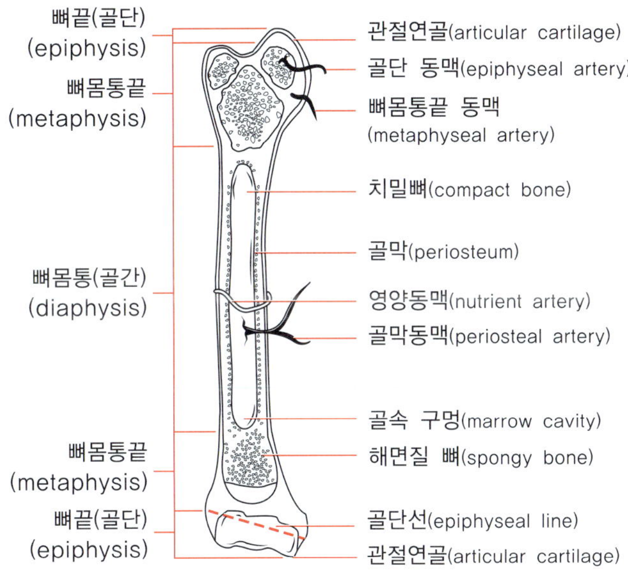

그림 5.1 뼈에 대한 도시적 그림. *(From Pratt, N [1991]. Clinical musculoskeletal anatomy[p. 6]. Phildelphia: Lippincott. Copyright 1991 by the J. B. Lippincott Company. Reprinted with permission.)*

뼈의 침착 혹은 뼈가 흡수되는 속도에 기계적 힘이 영향을 줄 수 있다. 자궁과 양수가 태아를 떠있게 하여 "무중력" 상태로 있게 하기 때문에 산전 초기에 태아에 대한 기계적 힘의 역할은 미미하다. 태아가 성장하면서 자궁의 제한으로 태아의 발달에 영향을 줄 수 있다. 특히 자궁은 작은데 태아가 큰 경우 혹은 만일 태아의 위치가 비정상적인 경우에 더욱 그렇다. 자궁이 작으면 뼈의 이상으로 비정상적 얼굴 형태 혹은 첨족 내반(선천성 곤봉발)이 발생할 수 있다(Walker, 1991). 태아가 골반위(breech)로 있을 때 역시 비정상적인 힘이 태아에 가해지게 되고 사경 혹은 고관절 형성 이상과 같은 근골격계의 변화가 발생하는 것과 상관이 있다(Davis, Wenger, & Mubarak, 1993). 관절 동작이 감소되어 있으면, 또한 발달중인 태아에서 이차 골화 중심의 발달이 지연되는 영향을 줄 수 있다(Trueta, 1968). 이 결과 잘 부러지고 모양이 이상한 뼈가 되기 쉽다.

초기 발달 이후, 뼈의 모양이 **모델링**(modeling)이라는 과정을 통하여 변화될 수 있다. 모델링은 뼈의 형성과 흡수를 말한다. 이 두 요인은 뼈의 양을 증가시키고 그 모양을 결정한다. 리모델링은 미성숙한 뼈와 오래된 뼈를 무게의 변화없이 대치하는 것인데 그러나 양은 줄어들 수 있다. 이러한 뼈의 형성 및 적응 과정에는 여러 요인들이 영향을 주는데 영양과 유전도 그 예이다. 또 다른 요인은 1870년대에 처음 언급된 **Wolff의 법칙**이다. 이 법칙은 뼈는 가해지는 기계적 힘에 대한 반응으로 특정한 내부의 섬유주(trabecular) 구조가 발달한다는 것이다(Mullender & Huiskes, 1995). 각각의 상황에서 받는 다른 형태의 부하와 스트레스는 (뼈의 단위당 가해지는 힘) 뼈에 각각 다른 영향을 미친다.

긴 축 방향 즉, 성장 방향과 평행하게 뼈에 부하가 걸리면 압박을 받게 되는 것이다. 체중지지나 혹은 근육을 잡아 당김같은 간헐적으로 적절한 힘을 가하는 것은 뼈의 성장을 촉진한다. 간헐적으로 압박하는 힘은 계속 가하는 압박보다 뼈의 성장을 더 촉진하는 것으로 보인다(LeVeau & Bernhardt, 1984; Nigg & Grimston, 1994). 동물실험에서 체중을 지지하는 것이 골절 치유에 도움이 된다는 것이 밝혀졌다(O' Sullivan, Bronk, Chao, & Kelly, 1994). 그리고 능동적 운동을 겸하는 경우, 골다공증이 있는 뼈에서 섬유주의 연결과 밀도를 향상시키는 것으로 알려졌다(Bourrin, Palle, Genty, & Alexandre, 1995).

지속적 혹은 과도하게 정적인 힘을 가하면 뼈의 양이 줄어들고 뼈의 모양과 강도에 부정적 영향이 있다(Lanyon & Rubin, 1984). 이것은 뼈의 성장조절에 관한 **Hueter-Volkmann 원칙**에 의해 증명이 되었다. 이 원칙은 성장판이 장력에 반응하여 성장을 촉진하고 과도한 압박에 대해서는 성장이 감소한다는 것이다(Zaleske, 2001). 성장판은 힘이 가해지는 방향과 수직 방향으로 위치하는데 뼈가 잘못 붙은 경우, 리모델링이 일어나게 되는 기전이기도 하다(Grasco & de Pablos, 1997). 그러므로 부정유합 때문에 힘이 골단판에 불균등하게 혹은 비정상적으로 가해지면 불균형적으로 성장하고 뼈도 비정상적으로 정렬하게 된다. 이것 때문에 다리가 **외반슬**("knock knee") 혹은 **내반슬**("bowleg")이 되기도 한다. 척추에서는 이 기전으로 인하여 척추뼈의 불균등한 성장으로 측만증이 일어나기도 하고 (Stokes, 1997) Scheuermann 병에서 보듯 척추 후만증(kyphosis)이 되기도 한다(Zeleske, 2001).

골절 치유중에도 비대칭적인 성장이 일어날 수 있다. 그러나 뼈는 **굴곡 변화**(flexure drift)라는 과정을 통하여 비정상적으로 정렬된 뼈를 어느 정도 똑바르게 할 수 있다. 이것은 1964년에 Frost가 말한 리모델링의 기전인데 휜 쪽의 바깥쪽에 반복적으로 힘을 가해주면 뼈를 똑바르게 하는 방향 즉, 휜 쪽의 안쪽으로 뼈를 이동시키는 경향을 보인다고 한다(Cusick, 1990; Nigg & Grimston, 1994). 뼈는 휜 바깥쪽에서 흡수가 일어나고 휜 안쪽으로 침착이 일어난다. 이런 과정을 발달중인 넙다리뼈와 정강이 뼈에서 볼 수 있는데 그 결과 아동이 처음에 보였던 내반슬이 없어지게 된다(그림 5.2).

성장을 촉진하는 이외에도 역동적 기계적 힘을 가하면 골밀도가 높아지고 정상적 리모델링 과정이 촉진된다. 정상적인 신체활동을 하지 못하는 아동은 골다공증이 올 수 있거나 골밀도가 감소하고 뼈가 약해진다(Apkon, 2002; Bourrin 등, 1995; King, Levin, Schmidt, Oestreich, &

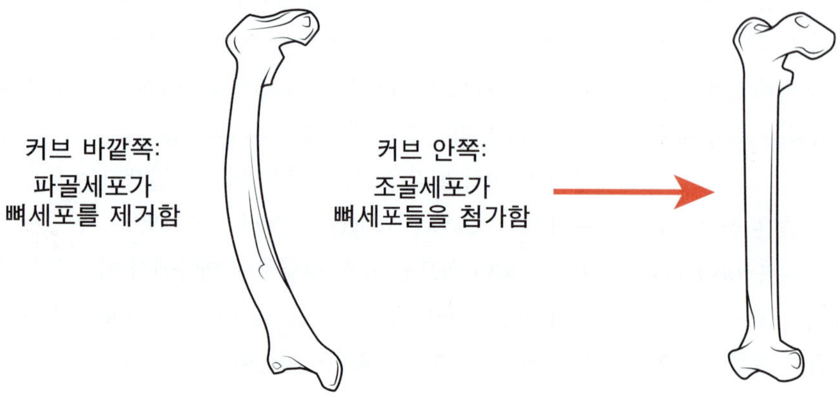

그림 5.2 휜 넙다리뼈가 곧게 변모하는 과정의 도식적 그림.

Heubi, 2003). 흔히 뇌성마비와 같은 신경근육계 질환이 있는 아동은 질환이 없는 또래에 비하여 신체활동을 많이 하지 못한다(Van Den Berg-Emons, Van Baak, Speth, & Saris, 1998). 체중지지를 하지 않는 것이 뇌성마비아에서 고관절의 정렬이 잘못될 수 있는 위험요인중 한 가지이다(Horstmann & Bleck, 2007). 류마티스 같은 만성적 염증 질환도 또한 골다공증을 유발할 수 있다(Cimaz, 2002). 골밀도를 유지하거나 향상시킬 수 있는 중재전략에 대해서는 제 6장에서 논의한다.

아동기에서 근골격계 정렬의 발달 (Development of Musculoskeletal Alignment During Childhood)

근골격계의 모양을 다시 잡아주는 과정의 원칙을, 발달 중인 태아와 아동에 적용해볼 수 있다. 신생아의 골격구조와 정렬상태는 성인과는 아주 다르다. 신생아는 40주 동안 자궁내에서 "생리학적 굴곡상태"에 있었으므로 신생아의 골격 정렬에 많은 영향을 받는다. 생리학적 굴곡상태는 신생아에서 보이는 정상적인 엉덩관절(고관절), 무릎관절, 팔굽의 굴곡구축, 혹은 "움직임의 생리학적 제한"이다(Walker, 1991, p.887). 여기서 사용된 *구축(contracture)*이란 용어는 병리적인 것이 아니고, 태아가 자라면서 자궁안에서 취하게 되는 정상적으로 구부리게 되는 상태를 말한다. 그림 5.3의 조산으로 태어난 영아를 그림 5.4의 만삭으로 출산한 영아와 비교해 보자. 조산아는 만삭아처럼 굴곡자세를 형성할 수 있는 40주를 채우지 못하였다. 그림 5.3에서 상지와 하지가 어떻게 신전되어 있고, 만삭아에 비하여 "정상적인" 관절제한이 얼마나 없는지 보라.

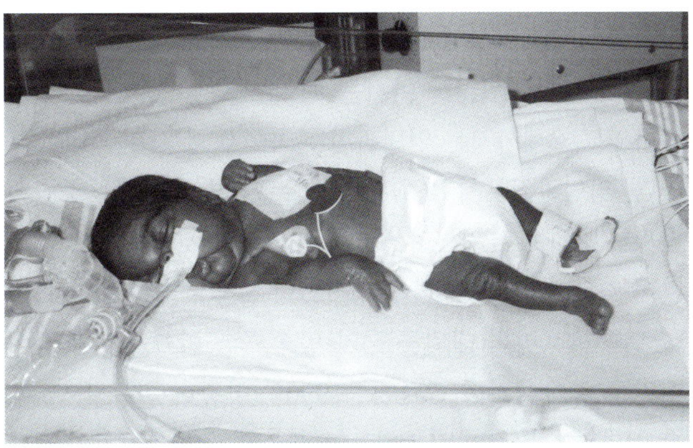

그림 5.3 조산아. 신전자세를 유의하시오.

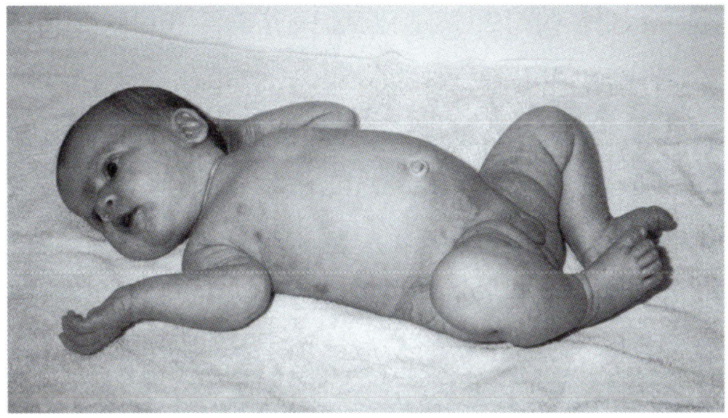

그림 5.4 만삭아.

물리치료사는 정상 ROM의 편차가 넓다는 것을 항시 알고 있어야 한다. 관절 가동범위의 평균치는 대상 아동그룹마다, 측정하는 방법에 따라 다르다. 근골격계의 발달에 대해 전반적으로 이해하는 것이 특정 관절의 ROM 값을 알고 있는 것보다 중요하다. 물리치료사가 감별진단을 하거나 중재를 계획할 때 검사소견을 비교해볼 수 있는 정상 대상군 연령마다의 ROM 값은 이미 나와 있다. 표 5.1, 5.2A & 5.2B, 5.3에 ROM의 평균과 범위가 나와 있다. 이어지는 내용에서는 신생아 하지의 정렬을 서술한 새로운 연구와 고전적 논문의 리뷰를 제공한다. 비록 이들 많은 연구가 1970년대와 80년대에 시행되었지만 여전히 현재에도 유용하게 사용되고 있다.

척추(Spine)

영아에서 처음 척추는 후만(kyphosis)상태이다. 그러나 아기가 머리를 들고 있을 수 있게 되고 팔꿈치를 지탱하며 복와위로 있게 되면 목뼈와 허리뼈의 전만(lordosis)이 발달하기 시작한다. 아기가 네발자세를 하게 되고 정상적으로 약한 복부에 중력이 작용함으로써 요추전만이 더 발달하게 된다(LeVeau & Bernhardt, 1984). 요추전만은 아동기부터 청소년기까지 계속 증가한다(Widhe, 2001; Wright & Bell, 1991).

골반(Pelvis)

영아의 골반은 출생 시 뒤로 경사져 있다. 위에서 말했듯이 요추전만이 시간이 지나면서 증가하면서 엉덩관절(고관절)의 굴곡구축과 연계되어 골반이 앞쪽으로 기울게 된다.

표 5.1 상지의 평균 ROM 범위 혹은 평균(각도로 표시한 것)

		출생	출생-2세	3세	5-10세	11-30세	12세
어깨관절	굴곡		172–180[b]				
	신전		79–89[b]				
	외전	70–130[c]	177–187[b]				
	등뒤로 손뻗기				–2.4cm 여자[a] –0.6cm 남자[a]	–6.1cm 여자[a] –4.2cm 남자[a]	
팔굽	굴곡구축	0–30[c]					
	굴곡		148–158[b]				
	과신전			17[d]			10[d]
손목	굴곡		88–96[b]				
	신전		82–89[b]				
	회내		90–96[b]				
	회외		81–93[b]				

Source: Table developed by Gina C. Siconolfi-Morris, PT, MPT.

[a] Phillips, V.A., Chang, D.E., Hartigan, C., Smith, J.F., & Edlich, R.F. (1987). Influence of gender and age on the behind-the-back reach test. *Journal of Burn Care and Rehabilitation, 8*(3), 228–232.

[b] Watanabe, H., Ogata, K., Amano, T., & Okabe, T. (1979). The range of joint motions of the extremities in health Japanese people: The difference according to age. *Nippon Seikeigeka Gakkai Zasshi, 53,* 275–291.

[c] Hoffer, M.M. (1980). Joint motion limitations in newborns. *Clinical Orthopaedics and Related Research,* 148, 94–96.

[d] Cheng, J.C.Y., Chan, P.S., & Hui, P.W. (1991). *Joint laxity in children. Journal of Pediatric Orthopaedics,* 11, 752–756.

이 전방 경사상태는 아동기에 걸쳐 계속 증가된다(Mac-Thiong, Berthonnaud, Dimar, Betz, & Labelle, 2004).

출생 시 신생아의 엉덩관절(고관절)은 불안정하다. 비구(acetabulum)와 넙다리뼈 모두가 이 불안정성의 원인이 된다. 비구는 대부분 연골성이며 얕다(Walker, 1991). 반면 넙다리뼈머리(대퇴골두)는 납작하고 뼈머리(골두)와 몸통과의 각이 크다. 그리고 전방으로 틀어져(antevert) 있다. 이런 불안정성에도 불구하고 윤활액의 표면장력뿐만 아니라, 뼈의 구조 때문에 넙다리뼈머리는 출생 시에는 비구 내에 정상적으로 안착되어 있다(Weinstein, 2001). 모델링 과정은 제 6장에서 더 자세히 기술된다.

엉덩관절(고관절)과 넙다리뼈(Hip and Femur)

신생아는 자궁내의 자세 때문에 엉덩관절이 약 30° 로 굴곡되어 있다(Cusick, 1990; Drews, Vraciu, & Pellino, 1984). 출생 시 보고된 구축의 범위는 50° ~120° 로 다양한데 측정 방법의 차이와 검사자간의 차이 때문이다(Hensinger & Jones, 1982). 86명의 건강한 영아를 대상으로 측정한 엉덩관절 굴곡은 9개월에 평균 10° (표준편차 = 2.6°), 12개월에 9° (표준편차 = 4.8°), 18개월에 평균 4° (표준편차 = 3.2°), 24개월에 평균 3° (표준편차 = 3.0°)로 점차 감소된 상태이다(Phelps, Smith, & Hallum, 1985).

아동의 연령이 증가할수록 표준편차가 커지는 흥미로운 사실은 연령이 증가함에 따라 변이도 증가한다는 것을 의미한다. Sutherland와 동료들(1987)은 보행하는 동안 1세 영아는 약 8° 이며, 1.5세 아기는 약 4° 의 엉덩관절 신전이 부족하였고, 2세까지는 엉덩관절 굴곡이 0° 에 도달한다고 하였다. 엉덩관절에서 ROM의 변화는 어린 아동이 항중력의 자세를 취하고 유지하려는 데에서 나타난 것이다. 엉덩허리근이 스트레치됨에 따라 엉덩관절의 전방 관절막 또한 늘어나 넙다리뼈머리(대퇴골두)가 앞쪽으로 미끄러지게 하여 신전을 증가시킨다(Cusick, 1990). 항중력 활동 동안 주요 엉덩관절 폄근인 큰볼기근의 작용 또한 영아시기의 정상적인 엉덩관절 굴곡구축을 줄이는데 필수적이다.

표 5.2A 0~3세까지 다리의 ROM 범위 혹은 평균(각도로 표시한 것)

	출생	4주	6주	3 개월	4-8 개월	6 개월	8-12 개월	9 개월	12 개월	15 개월	18 개월	2세	1-3세
엉덩관절													
굴곡 단축	20[l]–34[s]	12[f]	19[b]	7[b]–19[s]	4[f]	7[b]–8[s]							
굴곡	120[f,l]	138[f]			136[f]		138[f]		141[f]			143[f]	
신전							3[f]		15[f]			21[f]	
외전(굴곡)	69[g]–79[e]												
외전(신전)	39[e]–56[g]							59[q]	54[q]		59[q]	60[q]	
내전	6[g]–17[e]												
내회전(굴곡)	40[h]–80[g]			40- 80[h]				41[q]	40–80[h]	40–80[h]	45[q]	52[q]	
외회전(굴곡)	80[l]–114[g]							56[q]	58[q]		52[q]	47[q]	
내회전(신전)			24[b]	26[b]		21[b]							
외회전(신전)			48[b]	45[b]		46[b]							
무릎관절													
굴곡구축	15[l]–21[s]			11[s]	4[f]	3[s]	1[f]						
굴곡 여자/남자	150[l]–15[1s]			146[s]		142[s]							
신전 여자/남자									4[f]			7[f]	6[k]
과신전 여자/남자													
슬와각 여자/남자	27[r]–29[i]	25[r]		18[r]		11[r]		2[r]	0[r]				
발목관절													
족저굴곡	26[i]–50[g]				60[f]		60[f]	45[j]	62[f]			62[f]	
배부굴곡	54[f]–80[h]				51[f]		50[f]		45[f]			41[f]	
내번	99[g]												
외번	82[g]												

계속

표 5.2B 3-19세까지의 다리의 ROM 범위 혹은 평균(각도로 표시한 것)

	3-5 세	4 세	5 세	6 세	6-15 세	7 세	8 세	9 세	9-13 세	10 세	11 세	12 세	13 세	14 세	14-16 세	16-19 세
엉덩관절																
굴곡			147[a]	141[a]		137[a]	137[a]	138[a]		137[a]	135[a]	135[a]	132[a]	129[a]		
신전			26[a]	25[a]		20[a]	19[a]	21[a]		21[a]	22[a]	20[a]	22[a]	20[a]		
외전(굴곡)			80[a]	71[a]		62[a]	63[a]	65[a]		65[a]	57[a]	60[a]	62[a]	62[a]		
외전(신전)																
내전			33[a]	29[a]		26[a]	28[a]	29[a]		29[a]	28[a]	26[a]	27[a]	26[a]		
내회전(굴곡)			56[a]	49[a]		47[a]	47[a]	47[a]		45[a]	43[a]	43[a]	41[a]	38[a]		
외회전(굴곡)			60[a]	60[a]		54[a]	54[a]	55[a]		53[a]	52[a]	51[a]	50[a]	49[a]		
내회전(신전)			52[a]	43[a]		43[a]	44[a]	44[a]		42[a]	40[a]	40[a]	39[a]	36[a]		
외회전(신전)			55[a]	51[a]		48[a]	48[a]	50[a]		48[a]	46[a]	46[a]	47[a]	47[a]		
무릎관절																
굴곡																
여자														143[d]		
남자														140[d]		
신전																
여자														0[d]		
남자														0[d]		
과신전																
여자														6[d]		
남자														5[d]		
슬와각			26[k]	25[m]												
여자	30[p]	17[k]			45[p]											30[p]
남자	40[p]	27[k]			50[p]											40[p]
족저굴곡									43[o]						44[o]	
발목관절																
배부굴곡									27[o]						28[o]	
내번									27[o]						29[o]	
외번									11[o]						13[o]	

표 5.2B 3~19세까지의 다리의 ROM 범위 혹은 평균(각도로 표시한 것) – 계속

Source: Tables developed by Gina C. Siconolfi-Morris, PT, MPT.
[a] Rao, K.N., & Joseph, B. (2001). Value of measurement of hip movements in childhood hip disorders. *Journal of Pediatric Orthopaedics, 21*, 495–501.
[b] Coon, V., Donato, G., Houser, C., & Bleck, E.E. (1975). Normal ranges of hip motion in infants six weeks, three month and six months of age. *Clinical Orthopaedics and Related Research, 110*, 256–260.
[c] Haas, S.S., Epps, C.H., & Adams, J.P. (1973). Normal ranges of hip motion in the newborn. *Clinical Orthopaedics and Related Research, 91*, 114–118.
[d] De Carlo, M.S., & Sell, K.E. (1997). Normative data for range of motion and single-leg hop in high school athletes. *Journal of Sports Rehabilitation, 6*, 246–255.
[e] Forero, N., Okamura, L.A., & Larson, M.A. (1989). Normal ranges of hip motion in neonates. *Journal of Pediatric Orthopedics, 9*, 391–395.
[f] Watanabe, H., Ogata, K., Amano, T., & Okabe, T. (1979). The range of joint motions of the extremities in health Japanese people: The difference according to age. *Nippon Seikeigeka Gakkai Zasshi, 53*, 275–291.
[g] Drews, J.E., Vraciu, J.K., & Pellino, G. (1984). Range of motion of the joints of the lower extremities of newborns. *Physical and Occupational Therapy in Pediatrics, 4*(2), 49–63.
[h] Hoffer, M.M. (1980). Joint motion limitations in newborns. *Clinical Orthopaedics and Related Research, 148*, 94–96.
[i] Waugh, K.G., Minkel, J.L., Parker, R., & Coon, V.A. (1983). Measurement of selected hip, knee, and ankle joint motions in newborns. *Physical Therapy, 63*(10), 1616–1621.
[j] Wong, S., Ada, L., & Butler, J. (1998). Differences in ankle range of motion between pre-walking and walking infants. *Australian Journal of Physiotherapy, 44*(1), 57–60.
[k] Katz, K., Rosenthal, A., & Yosipovitch, Z. (1992). Normal ranges of popliteal angle in children. *Journal of Pediatric Orthopaedics, 12*, 229–231.
[l] Schwarze, D.J., & Denton, J.R. (1993). Normal values of neonatal lower limbs: An evaluation of 1,000 neonates. *Journal of Pediatric Orthopaedics, 13*, 758–760.
[m] Kuo, L., Chung, W., Bates, E., & Stephen, J. (1997). The hamstring index. *Journal of Pediatric Orthopaedics, 17*(1), 78–88.
[n] Cheng, J.C.Y., Chan, P.S., & Hui, P.W. (1991). Joint laxity in children. *Journal of Pediatric Orthopaedics, 11*, 752–756.
[o] Grimston, S.K., Nigg, B.M., Hanley, D.A., & Engsberg, J.R. (1993). Differences in ankle joint complex range of motion as a function of age. *Foot & Ankle, 14*(4), 215–222.
[p] Jozwiak, M., Pietrzak, S., & Tobjasz, F. (1997). The epidemiology and clinical manifestations of hamstring muscle and plantar foot flexor shortening. *Developmental Medicine and Child Neurology, 39*, 481–483.
[q] Phelps, E., Smith, L.J., & Hallum, A. (1985). Normal ranges of hip motion of infants between nine and 24 months of age. *Developmental Medicine and Child Neurology, 27*, 785–792.
[r] Reade, E., Hom, L., Hallum, A., & Lopopolo, R. (1984). Changes in popliteal angle measurement in infants up to one year of age. *Developmental Medicine and Child Neurology, 26*, 774–780.
[s] Broughton, N.S., Wright, J., & Menelaus, M.B. (1993). Range of knee motion in normal neonates. *Journal of Pediatric Orthopaedics, 13*, 263–264.

관상면(frontal plane)에서 볼 때 신생아는 엉덩관절(고관절)을 많이 외전시키고 있다. 이는 다시 한 번 말하는데 자궁내의 자세 때문이다. 엉덩관절(고관절)이 외전되는 양은 엉덩관절이 어느 정도 신전될 수 있었는지 혹은 어느 정도 굴곡되어 있었는지에 따라 다르다. 굴곡된 자세에서 엉덩관절은 좀 더 외전될 수 있다. 보고된 엉덩관절의 외전 정도는 69°~76°이다(Drews 등, 1984; Haas, Epps, & Adams, 1973). 엉덩관절의 외전 범위는 2세까지 약 60°로 감소된다(Phelps 등, 1985). 그리고 성인이 될 때까지 계속 감소하여 약 45°에 이른다. 네발자세, 무릎으로 서기, 발로 서기, 그리고 걷기와 같은 직립 자세의 발달과 함께 엉덩관절의 외전이 놀랄만큼 감소하는데 이는 다리로 체중을 지지하는 안정된 골반자세를 유지하고자 하는 자세의 필요성 때문에 나오게 되는 것이다(Hensinger & Jones, 1982).

처음 출생 몇 개월 내에서는 횡단면(transverse plane)에서 볼 때 엉덩관절은 내측보다는 외측으로 회전되어 있다. 신생아에서 보고된 외측으로의 회전 정도는 평균 89°(Haas 등, 1973)와 114°(Drews 등, 1984)이다. 내측회전은 평균 62°(Haas 등, 1973)와 80°(Drews 등, 1984)이다. 외측으로의 엉덩관절 회전은 어린 아동이 발가락을 외측으로 향한 채 붙잡고 서 있을 때 아주 두드러진다. 생후 2년 동안 외측으로의 회전은 평균 47° 정도로 감소되고 내측회전 정도는 평균 52°(Drews 등, 1984)로 증가된다.

외측 회전의 감소는 엉덩관절의 신전과 관련 있다. 엉덩관절이 신전 상태로 스트레치됨에 따라 이 외측 회전의 정도는 줄어든다(Phelps 등, 1985). 외측 회전이 줄어드는 기전은 엉덩관절 외전의 경우와 비슷하다. 영아가 설 수 있게 되면 외측 회전이 감소되어 큰뼈돌기(대전자, greater trochanter)

표 5.3 아래턱뼈(하악)와 척추 ROM 평균값 (각도로 표시)

		3-5세	5세	6-8세	7세	8-12세	9세	10-13세	11세	14-17세
아래턱뼈(하악)	최대 벌림							50mm[d]		51mm[d]
	우측 외측방운동							10mm[d]		10mm[d]
	좌측 외측방운동							10mm[d]		11mm[d]
	하악내밀기							9mm[d]		8mm[d]
목뼈(경추)	굴곡	56[b]		60[b]		63[b]-66[a]				
	신전	75[b]		77[b]		75[b]- 85[a]				
	우측 수평회전	68[b]		74[b]		77[b]				
	좌측 수평회전	69[b]		74[b]		76[b]				
	우측방 굴곡	51[b]		51[b]		48[b]				
	좌측방 굴곡	48[b]		50[b]		47[b]				
허리뼈(요추)	굴곡									
	여자		24[c]		25[c]		22[c]		20[c]	
	남자		22[c]		24[c]		24[c]		21[c]	
	신전									
	여자		17[c]		16[c]		13[c]		15[c]	
	남자		17[c]		14[c]		15[c]		16[c]	
	우측방 구부림									
	여자		25[c]		20[c]		18[c]		16[c]	
	남자		24[c]		20[c]		16[c]		20[c]	
	좌측방 구부림									
	여자		26[c]		20[c]		17[c]		15[c]	
	남자		23[c]		20[c]		18[c]		21[c]	
	우측회전									
	여자		24[c]		20[c]		16[c]		13[c]	
	남자		19[c]		20[c]		19[c]		14[c]	
	좌측회전									
	여자		24[c]		17[c]		17[c]		14[c]	
	남자		18[c]		22[c]		20[c]		14[c]	

Source: Table developed by Gina C. Siconolfi-Morris, PT, MPT.

[a] Lynch-Caris, T., Majeske, K.D., et al. (2008). Establishing reference values for cervical spinal range of motion in pre-pubescent children. *Journal of Biomechanics*, *41*, 2714–2719.

[b] Arbogast, K.B., Gholve, P.A., et al. (2007). Normal cervical spinal range of motion in children 3–12 years old. *Spine*, *32*(10), E309–E315.

[c] Kondratek, M., Krauss, J., & Stiller, C. (2007). Normative values for active lumbar range of motion in children. *Pediatric Physical Therapy*, *19*, 236–244.

[d] Hirsch, C., John, M.T., Lautenschlager, C., & List, T. (2006). Mandibular jaw movement capacity in 10–17-yr-old children and adolescents: Normative values and the influence of gender, age and temporomandibular disorders. *European Journal of Oral Sciences*, *114*, 465–470.

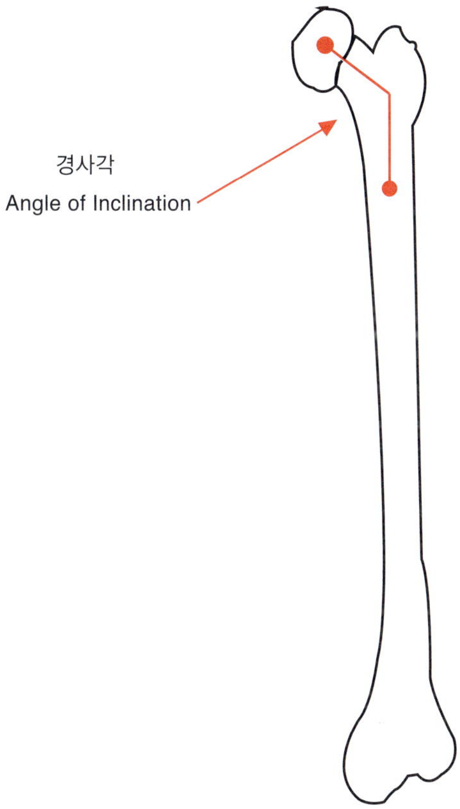

그림 5.5 넙다리뼈의 경사각도.

가 더 외측으로 위치하게 되어 서 있을 때 좀 더 효율적으로 엉덩관절 벌림근이 골반을 안정시킬 수 있게 된다(Pitkow, 1975).

출생 시 넙다리뼈는 펴진 넙다리뼈 즉, **외반고**(coxa valga) 상태이다. 이것은 넙다리뼈 목과 몸통(축간, shaft)의 각도가 증가된 경우이다. **기울기 각도**(angle of inclination)는 넙다리뼈의 장축과 넙다리뼈의 머리와 목의 축을 통과하여 나온 선과의 각도이다(그림 5.5). 전형적인 신생아에서 각도는 135°~145° 사이 이다(McCrea, 1985). 그리고 후기 청소년기에 다다르면 성인과 같은 125°~135°까지 감소한다(Staheli, 1992). 정상적인 체중지지와 근육의 스트레치로 인해 넙다리뼈의 몸쪽 말단에 가해지는 압박과 장력의 결과로 감소하는 것이다(LeVeau & Bernhardt, 1984).

넙다리뼈의 위치를 이해하기 위하여 *회전 혹은 경사(version)*이란 용어와 *비틀림(torsion)*이란 용어를 논해야 한다. **비틀림**은 장축의 회전된 정도를 말한다(그림 5.6). 넙다리뼈의 비틀림은 넙다리뼈의 머리와 목의 축에서 나온 선과 대퇴 관절융기(femoral condyle)를 통과하는 축과의 각도이다. 이 각도를 볼 수 있는 가장 쉬운 방법은 넙다리뼈의 장축을 내려다보면 된다. 책상과 같은 수평면에 넙다리뼈의 관절융기의 뒤쪽 표면을 대고 넙다리뼈머리를 향하여 내려다보면 넙다리뼈 머리와 목이 책상에서 약 15°로 들린 각도를 나타내는 것을 볼 수 있다. 이것이 비틀림의 각도이다.

전방으로 비틀림(antetorsion)은 넙다리뼈의 머리와 목이 시상면에서 보았을 때 넙다리뼈의 관절융기를 통한 축보다 상대적으로 앞쪽으로 회전한 경우를 말한다. 넙다리뼈 머리와 목이 뒤쪽으로 회전되어 있으면, 넙다리뼈가 후방회전 혹은 **후경증**(retroversion)을 보인다고 말한다. 넙다리뼈에서 최대한의 전방회전은 출생 시 30°~40°이다(McCrea, 1985; Phelps 등, 1985; Rang, 1993c). 이 각도는 출생 시부터 생후 1년 사이에 빨리 감소된다. 1세에서 8세까지는 천천히 감소하다가 청소년기를 통하여 빨리 감소되어 14세에서 16세에서는 성인 평균각도인 16°에 도달한다(Staheli, 2008). 넙다리뼈(대퇴골)의 전방 비틀림이 이 시기에 걸쳐 감소되는 것은 엉덩관절의 외회전과 엉덩관절 신전이 증가(Horsmann & Bleck, 2007)되고, 성장에 따른 결과(Staheli, 2004)이기 때문이다.

넙다리뼈의 전방 비틀림은 하지에서 발가락이 내측을 향하는 **in-toeing** 자세의 원인이 된다. 영아를 부축해서 세울 때는 이 자세를 볼 수 없는데 엉덩관절의 과도한 회전과 넙다리뼈의 전방 비틀림이 넙다리뼈 장축의 내측으로의 회전을 보상해주어 발가락이 외측으로 향하는 out-toeing 자세를 오히려 보이기 때문이다. 만일 성장하면서 정상적인 전방 비틀림 각도가 줄어들지 않으면 외측 회전은 정상적으로 줄어들면서 in-toeing 보행 패턴을 보이게 된다. 다른 질환없이도 "태아 때의 전방 비틀림이 그대로 남아있는 것"이 원인이 되어 in-toeing을 보이는 대부분의 아동은 엉덩관절이 저절로 재정렬되면서 좋아질 수 있다(Rang, 1993c; Staheli, 2004). 이러한 아동들 중 1% 이하에서만 이 전방 비틀림이 풀어지지 않아 치료를 요한다(Staheli, 2004). 뇌성마비아에서는 그러나 계속 남아있는 전방 비틀림이 엉덩관절(고관절) 불안정성의 원인이 될 수 있다. 이에 대해서는 이 장의 후반부에서 이야기하도록 하겠다.

계속 남아있는 태아 때의 전방 비틀림과는 달리 아동기의 정상적 전방 비틀림이지만, 시간의 경과에 따라 그 정도

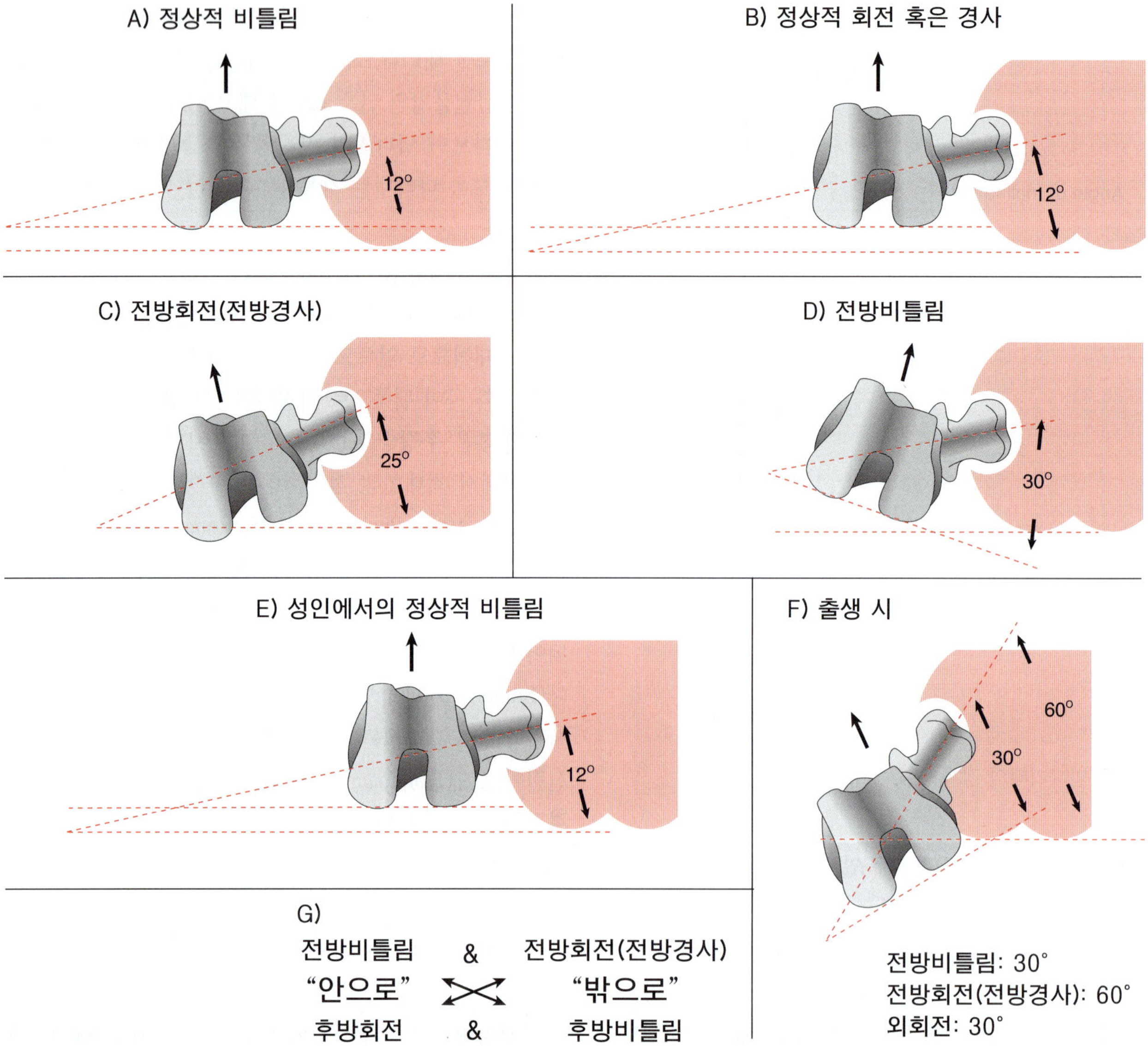

그림 5.6 넙다리뼈 회전의 도식적 그림.

가 줄어들지 않는 경우도 있고 어떤 영아에서는 과도한 태아때의 넙다리뼈 전방 비틀림을 가지고 있는 경우도 있다. 대규모로 추적관찰한 연구에서 이러한 아동들은 골격의 성숙기를 통하여 넙다리뼈 비틀림의 정도가 높았다. 그러나 과도한 전방 비틀림에서 초래된 in-toeing은 50% 이상의 아동에서 소실되었다. 이것은 넙다리뼈의 비틀림이 감소되어서라기보다는 보상적으로 정강이뼈가 외측으로 비틀림을 나타내기 때문이다(정강이뼈의 장축이 외측으로 회전하는 것)(Fabry, MacEwen, & Shands, 1973). 여전히 넙다리뼈는 과도하게 전방으로 회전되어 있음에도 이러한 정강이뼈의 회전은 발가락이 외측으로 향하는 out-toed 자세가 나오게 한다.

넙다리뼈의 **회전**은 넙다리뼈머리(대퇴골두)가 후방 골반에 비하여 비구안에서 어떤 위치에 있는지 말해주는 것이다. 넙다리뼈머리의 전방회전 자세는 비구안에서 앞쪽에 위치하는 것이고 대퇴가 외회전하게 한다. 반대로 후방회전 위치는 넙다리뼈머리가 비구안에서 뒤쪽에 위치하여 결과적으로 대퇴가 내회전하게 한다. 출생 시 신생아에서 전방회전의 각도는 약 60°이다. 성인기까지 대퇴의 회전은 약 12°로 감소된다. 출생 시 전방회전(경사)(60°)은 전방비틀림(30°) 보다 큰데 그 결과 대퇴가 외회전되게 한다. 이것으로 신생아가 누워 있을 때 왜 다리를 외회전하고 있는지의 설명이 된다.

무릎관절과 정강이뼈(Knee and Tibia)

시상면에서 보았을 때 그림 5.7에서 보듯이 신생아에서는 무릎관절 굴곡구축이 약 20°에서 30°가 된다(drews등, 1984; Hensinger & Jones, 1982). 다시 한 번 말하거니와 이것은 자궁내의 생리학적 태아자세에서 기인한 것이다. 이것은 영아가 앙와위에서 발을 손으로 가져가고 발을 입으로 가져가는 활동, 세발지지 자세(펴진 두 팔과 한 발, 한 무릎에 체중을 지지함), 그리고 곰 같이 걷는 네발걷기 같은 활동을 통하여 넙다리근육이 늘어남으로써 구부러진 상태가 점차 스트레치될 것이다.

Katz, Rosenthal, Yosipovitch(1992)는 정상 발달하는 1–10세까지 아동 482명을 대상으로 슬와각을 측정한 결과 1–3세의 평균은 6°(0–15° 범위)임을 발견하였다. 4세에서 각도는 24°로 증가하였고 이후 10세까지 일정하였다. 그들은 4세까지의 이러한 증가가 아마도 앞서 말한 골반경사 때문일 것이라고 추정하였다.

관상면에서 보았을 때 정강이뼈는 바깥쪽으로 휘어져 있는 자세로 **"명백한 생리학적 휜다리"**라 불리운다. 전체 정강이뼈는 약간 앞으로 회전되어 있고 큰 외측 장딴지근의 상부가 좀 더 앞쪽에 위치하게 된다. 이 때문에 뼈는 조금만 휘어있어도 정강이가 많이 휘어있는 듯이 보인다. 이러한 "분명한 휨"은 정강이뼈가 앞으로 회전하고 자궁내의 자세로 인한 내측 무릎관절 구축의 결과이다(Wilkins, 1986).

영아의 정강이뼈와 넙다리뼈 각도는 내반슬 자세이다. 이것은 넙다리뼈의 장축과 정강이뼈의 장축이 이루는 각도이다(Engel & Staheli, 1974)(그림 5.8). 각도의 정점은 넙다리뼈와 정강이뼈가 이루는 무릎의 원위부이다. 그 각도가 내반슬(원위부가 정점보다 좀 더 내측으로 있음), 외반슬(원위부가 정점보다 외측에 있게 됨) 혹은 중립이다. 그림 5.9A에서 보듯이 4세 아동이 외반슬 자세를 보인다. 이때 볼 수 있듯이 정강이뼈의 원위부는 각도 정점의 외측에 놓이게 된다. 그림 5.9B에서는 2세를 더 먹은 아동인데 어렸을 때 분명했던 외반슬이 점차 사라지고 있음을 보여준다.

이 각도는 자연스럽게 진행된다고 알려졌다. 출생 시 내반슬 상태는 15°까지 올라가고 생후 일년 동안 5°까지 감소한다(Salenius & Vankka, 1975). 생후 1년부터 2년 사이에 무릎관절이 휘는 것은 여러 요인이 있을 것이다. 자궁내 자세로 인한 내측 무릎관절막의 단축, 넙다리뼈의 외반 각도, 그리고 엉덩관절의 외측으로의 회전구축 등이 원인일 수 있다(Beeson, 1999; Cusick, 1990; Hensinger & Jones, 1982). 영아가 12개월부터 24개월 사이에 서게 될

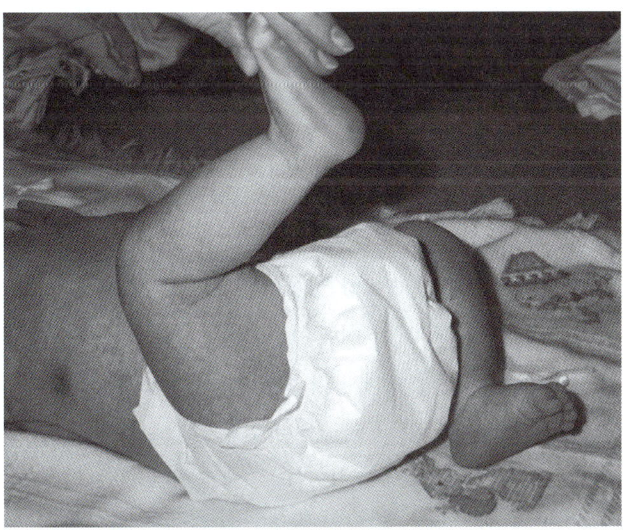

그림 5.7 신생아에서 무릎관절의 최대 신전상태.

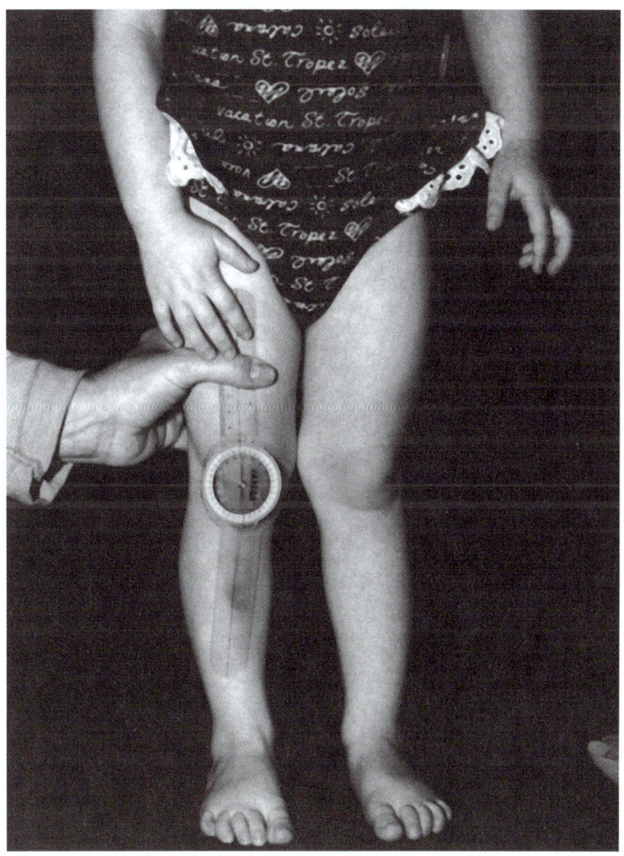

그림 5.8 정강이뼈(경골) 넙다리뼈(대퇴골) 간의 각도 측정.

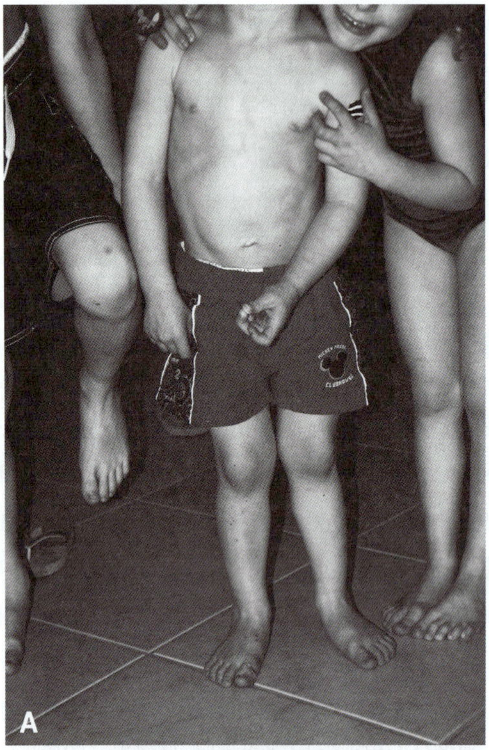

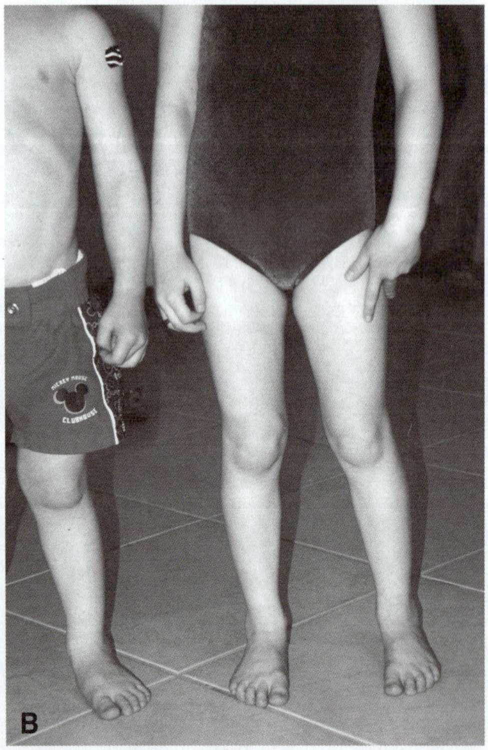

그림 5.9 (A) 4세 아동에서 보이는 정상적인 외반슬. (B) 6세 아동에서 해소된 외반슬.

때 하지에 체중이 실리게 되면서 넙다리뼈의 외반고 각도(넙다리뼈의 원위부가 좀 더 외측에 위치하게 됨)와 넙다리뼈의 전방 회전이 해소된다. 게다가 3세부터 4세 사이에는 내반슬 상태가 약 10° ~ 15° 사이의 외반슬 상태로 된다(Beeson, 1999; Hensinger & Jones, 1982). 외반슬이 최고조에 달하는 이 시기가 지난 다음 6, 7세까지 무릎관절 각도가 점차 줄어들면서 5° 정도의 외반슬 상태로 안정된다(Bleck, 1982; Salenius & Vankka, 1975). 사춘기 전 이 각도에서 성별의 차이는 없다; 그러나 사춘기를 거치면서 남자가 여자보다 전형적으로 좀 더 휘어진 다리 형태가 된다(Beeson, 1999).

어린 아동에서 내반슬 혹은 외반슬을 치료해야 하는지, 한다면 언제 해야 하는지에 대한 여러 의견들이 있다. Bleck(1982)와 McDade(1977)은 모두 내반슬 상태가 18개월부터 24개월까지 양측 혹은 한쪽이라도 감소하지 않으면 더 자세한 검사를 할 것을 권하고 있다. 특히 25° 이상일 때 더욱 그렇다(Bleck, 1982). 이와 비슷하게 외반슬 상태가 전형적 각도인 5° ~ 7° 사이로 감소되지 않고 양측 혹은 한쪽에서 과도하게 남아있으면, 더 자세한 평가가 필요하다고 하였다.

신생아의 정강이뼈는 약간 외측으로 비틀린 자세(약 5°)이다. 원위부는 근위부에 비하여 외측으로 회전되어 있다. 14세까지 이 외측으로 비틀리는 각도는 18°로 증가한다(Engel &Staheli, 1974). 그리고 골격의 성숙기까지 외회전이 23°~25°로 증가한다(LeVeau & Bernhardt, 1984). 그러므로 정강이뼈가 약간 외측으로 회전 상태로 시작하여 계속 각도가 증가하는데 내측으로의 회전은 정상발달의 흔한 소견이 아니다. 아동기, 청소년기, 성인기에 정강이뼈의 내측 회전이 발견된다면 이는 아동기 초기에 전형적으로 정강이뼈에서 외측 회전으로의 진행이 되지 않았기 때문이며 넙다리뼈, 엉덩관절, 혹은 발에서 발생한 회전성 부정 정렬을 보상하고자 하는 결과일 수도 있다.

발목관절과 발 (Ankle and Foot)

일반적으로 신생아의 발은 매우 유연하다. 신생아의 발목관절은 배부굴곡 상태이며 족저굴곡은 제한되어 있다.(Cusick, 1990). 즉, 이 배부굴곡 상태는 특히 임신 마지막 2개월에서 3개월 사이의 자궁내의 자세 때문이다(LeVeau & Bernhardt, 1984). 중력이 발목관절 동작에 영향을 주기 시작함에 따라, 그리고 영아가 발목을 움직이기 시작하면서 족저굴곡의 정도는 생후 1년 사이에 많이 증가한다(Cusick, 1990).

신생아에서 발꿈치뼈(calcaneus)와 목말뼈(talus)는 자궁내의 자세와 내측 구조의 단축으로 인하여 내측으로 기울어져 있다(Cusick, 1990). 발은 이 내측으로의 경사를 따른 모양이므로 발 앞쪽은 체중을 지지하지 않는 자세에서는 약간 내반을 보인다(Bernhardt, 1988; McCrea, 1985). 그러므로 발의 뒤쪽과 앞부분은 체중을 지지하지 않는 자세에서는 안쪽으로 굽어 있다. 이러한 내반 자세에도 불구하고 영아의 발은 지지하여 세울 때 외반되는 듯이 보인다. 이런 모양은 엉덩관절(고관절)의 외전과 외회전, 정강이뼈 넙다리뼈의 내반자세, 그리고 발 중간부위의 정상적인 지방질 패드가 있음으로써 서 있을 때 발에 가해지는 내측으로부터의 힘 때문이다.

발은 체중지지와 상관없이 외측가장자리가 반듯해야 한다. "C"자처럼 외측 가장자리가 구부러져 있는 발은 발허리뼈(metatarsal)를 비정상적으로 내전시키는 발허리뼈 내전근 때문이다. 이것은 자궁내의 자세에서 기인하는 소위 "동시에 존재하는" 문제로서 유전적 원인이나 구조적 기형 때문에 오는 것과는 구분된다(Williams, 1992).

신생아는 발 중간의 세로활을 두꺼운 지방 패드가 덮고 있고 발 중간 관절이 느슨하기 때문에(Staheli, Chew, & Corbett, 1987) **평발**을 가지고 있다. 활(arch)은 아동기 초기에 발달하며 서게 되면 4세까지는 나타난다(Engel & Staheli, 1974). 4, 5세가 될 때까지는 평발은 정상이므로 중재가 필요없다; 그러나 나이든 아동에서는 언제 중재를 해줄지에 대해 논란이 있다. 다운증후군이나 뇌성마비 같은 신경근육계 혹은 근골격계의 질환이 있는 아동과 병리적 평발과 통증이 있는 아동에서는 중재가 필요할 수도 있는데 이 경우 비장애인 어린 아동의 전형적인 평발 혹은 나이 먹은 비장애인 아동의 평발과는 구별되어야 한다. 대부분의 저자들은 이런 평발의 경우는 중재할 필요가 없다는데 동의한다. 11세부터 15세까지의 일반 아동들을 대상으로 유연한 평발을 연구한 결과 운동 기술이나 스포츠 수행에서 별 차이가 없다는 것을 발견하였다(Tudor, Ruzik, Sestan, Sirola, & Prpic, 2009). 그림 5.10에서는 이제 막 세로활이 보이기 시작하지만, 여전히 약간의 평발상태인 4세 된 아동을 보여주고 있다.

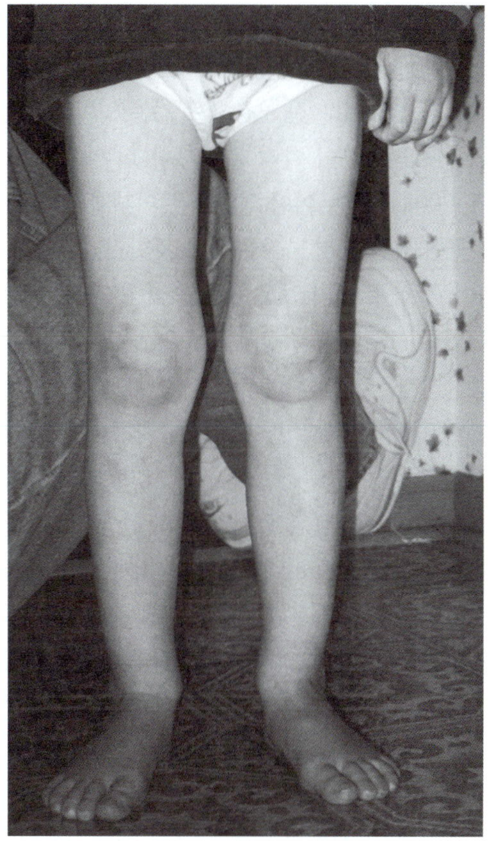

그림 5.10 4세 아동에서 보는 전형적 평발.

보행의 발달(Development of Gait)

어린 아동의 운동활동 중 독립보행의 발달은 가장 잘 연구되어 온 분야 중 하나이다. 정렬과 마찬가지로 보행은 성장, 발달 그리고 사용에 따라 예측한 대로 시간경과에 따라 순차적으로 변한다. 초기 보행에서 보는 자세는 이전의 장에서 설명한대로 정렬과 자세뿐 아니라, 성장과 신경학적 성숙과 직접 관련이 있다. 모든 다른 발달처럼 보행에도 가변성이 있다. 정상범위 제한 내에 있는 것도 있고 그렇지 못한 경우도 있다. 어린 아동의 보행을 검사하고 관찰 할 때에 보행하는 동안 검사하려는 관절이나 다리의 변이가 적절한 임상 판단을 하기 위해 예견된 변이 내에 있는지를 아는 것이 중요하다. 이 장의 의도는 보행동안 아동기에 예견대로 변하는 관절과 다리의 정렬 변화를 간략히 설명해 주어 치료사들이 보행검사와 임상결정을 내리는데 도움을 주는데 있다. 어린 독립보행자들에게서는 관절각도의 변화 혹은 운동학적 패턴의 변이가 가장 많으며 보행이 성숙해갈수록 빠르게 변이가 사라진다(Ivanenko, Dominici, &

Lacquaniti, 2007). 어떤 변이는 놀라울 정도인데 예를 들어, 새롭게 걷기 시작한 초기 보행자들이 보장이 매우 짧다 하더라도 최근에 때로 긴 보장으로 걷는 영아도 있음을 볼 수 있다. 이때 보장이 다리 길이보다 더 길다(Badaly & Adolph, 2008). 이는 어떤 영아들은 이제까지 생각해왔던 것보다 균형과 힘이 더 좋다는 것을 뜻한다.

보행이 종종 주요 치료 목표 중 하나이기 때문에 물리치료사를 위해 보행발달의 정상 과정과 변이에 대한 지식은 아주 중요하다. 이 장의 목적은 어린 아동의 보행이 언제 어떻게 발달하는가의 일반적 기초를 제공하는 것이다. 보행의 발달은 신경학적, 근골격계, 생역학적 요인들의 복합적 상호작용이다. 경험과 실전 기회 또한 중요함이 드러났지만(Badaly, Adolph, 2008; Adolph. Vereijken, & Shrout, 2003) 역시 내재해있는 성숙 패턴이 실재한다.

보행을 시작하는 평균연령은 12개월 ±3개월(Sutherland, Olshen, Biden, & Wyatt, 1988)이다. Sutherland(1997)은 보폭, 보장, 보속(cadence) 같은 보행의 시-공간 변수들이 시간경과에 따라 4세까지 성숙과 성장에 의해 수정된다고 보고하였다. 이후의 변화는 주로 다리길이의 성장에 따른 것이다. 운동역학 혹은 관절이 이루는 각도 역시 시간이 감에 따라 성숙하고 변화한다. 이러한 변화는 여러 저자들이 잘 설명해놓았는데 1988년도에 1세부터 7세까지의 아동들의 패턴을 *성숙한 보행의 발달*이란 연구 저서에서 Sutherland와 동료들이 가장 잘 설명하여 놓았다. 보행의 성숙에 대하여 독자들은 자세히 알 수 있을 것이다.

Sutherland와 동료들(1980)에 의하면, 성숙보행에는 다음과 같은 주요한 5가지 지표들이 있다고 한다:

1. *한 다리로 서기.* 한 다리로 서 있는 시간이 길어진다는 것은 안정과 균형의 증가를 나타낸다. 이 변수는 1.5세부터 성인수준이 되는 3.5세, 4세까지 빠르게 증가한다(Sutherland 등, 1997).
2. 속도, *거리/시간으로 측정된다.* 보행이 성숙해가면서 속도가 증가한다. 1세부터 7세까지는 계속 증가하는데 4세부터 7세까지의 증가율보다 1세부터 3세까지의 증가율이 더 크다.
3. *보속, 분당 보(step)의 수로 측정된다.* 1세 보행자에서 보속은 매우 높고 1시부터 2세 사이에 가장 빠르게 감소한다. 성인기까지 계속 감소한다(Sutherland 등, 1988).
4. *보장, 거리로 측정한다.* 속도와 마찬가지로 아동기에 계속 증가하지만 4–7세에 비교해서 1–4세 때에 증가가 가장 빠르다(Dusing & Thorpe, 2007); Sutherland 등, 1997). 이것은 4세 이후에는 다리의 성장이 점차 둔화되기 때문이다(Kelly & Dimeglio, 2008; Sutherland 등, 1988). 가장 어린 영아가 보행할 때는 다리 길이 때문에 보장이 매우 짧지만(그림 5.11A) 성장하면서 길어진다(그림 5.11 B).

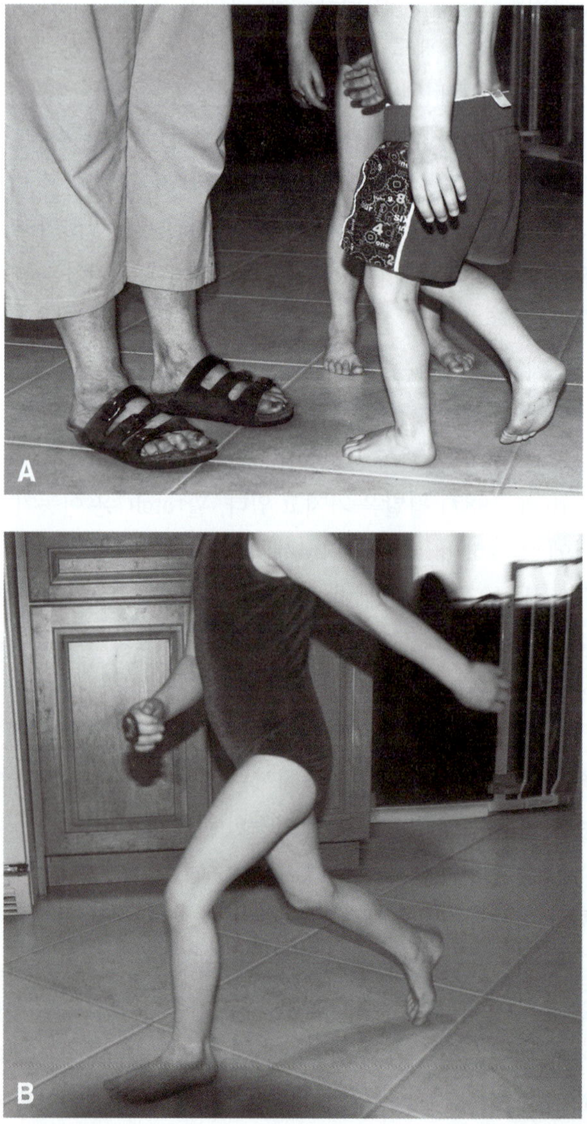

그림 5.11 (A) 보장이 짧은 특성이 있는 전형적 초기보행자, (B) 보장이 길어진 좀 더 나이든 아동.

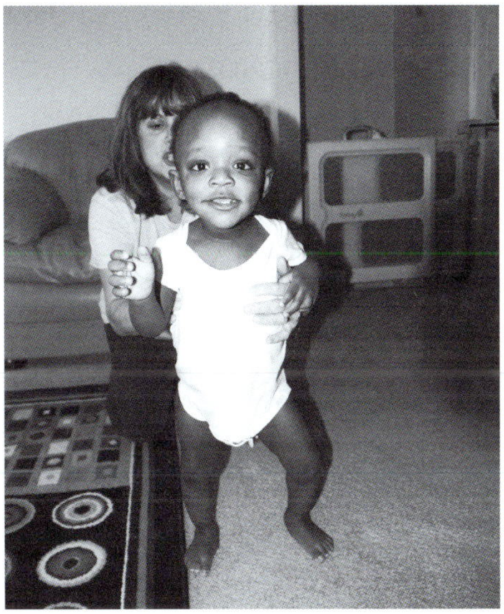

그림 5.12 초기보행자에서 보이는 외회전, 외전된 엉덩관절.

5. *골반과 발목관절 범위의 비율.* 이것은 보행 측정실에서 걸을 때 골반이 움직이는 넓이와 양 발목관절 사이의 넓이를 비교 측정하여 정의를 내린 것인데 성장하면서 이 비율이 증가하는데 보행에서 한 다리로 서있는 시간과 균형이 향상되면서 지지면적이 좁아지는 것을 의미한다. 임상적으로 초기 보행자들은 보행동안 지지면적이 넓은데 이는 점차로 엉덩관절(고관절)의 외전과 외회전이 줄어들고 입각기의 안정성이 향상되면서(그림 5.12) 변화한다. 보행 동안 관절 각도와 운동역학의 변수가 3.5세에서 4세까지는 성인수준으로 성숙한다(Sutherland, 1997).

다음 부분에서는 걷는 동안 관절위치와 골반, 엉덩관절, 무릎, 그리고 발목의 주요한 변화에 대해 기술하겠다. 1세부터 설명하는데 이는 Sutherland(1997; 1988)의 여러 고전적 연구에 바탕을 둔 것이다. 앞으로 보게 되듯이 이러한 관절의 분절적 위치와 동작은 앞부분에서 연령관련 정렬의 발달을 분명히 반영하고 있다.

골반(Pelvis)

1세 영아의 골반은 보행 동안 앞으로 경사져 있고 회전되어 있다. 3세까지 이 상태가 점차 줄어든다. 이미 설명했듯이 서 있는 자세와 초기 보행에서의 골반 전방경사는 정상적 엉덩관절(고관절) "굴곡"과 관련 있다. 골반의 경사는 좀 더 성숙한 아동과 성인의 것과 아주 다르다. 1세 보행자에서는 유각기에서 골반 높이가 최고조에 이르며 이는 성숙보행에서는 입각기에서 보는 것과 다르다. 이 현상의 이유 중 하나는 어릴수록 엉덩관절이 더 외전되어 있기 때문이다. 이는 입각기에서 일어날 수 있는 현상인 골반이 올라가는 것을 효과적으로 제한해준다. 3세까지는 이 패턴이 역전되며 좀 더 성숙해진다.

엉덩관절(Hip)

1세는 보행주기 내내 엉덩관절이 굴곡되어 있고, 2세까지는 굴곡이 펴진다. 한 발이 땅에 닿아 있을 때 약 50%의 보행주기에서 이 현상이 일어난다. 엉덩관절의 외회전과 외전이 보행주기 내내 또한 증가한다(그림 5.12). 1세부터 2세까지 외회전이 최고조에 이른다. 이후 계속 감소하기는 하지만 매우 적게 감소한다. 이와 비슷하게 1세부터 2.5세까지 외전상태가 가장 크고 이후 변화도 아주 적다. 성장과 성숙을 통하여 관절가동범위가 변하면서 이 엉덩관절의 위치도 변하게 된다. 외회전과 외전상태가 감소되면서 아동은 체중 이동을 더 잘하게 되어 한 다리로 더 오래 설 수 있게 되며 안정과 균형이 증가된다.

무릎관절(Knee)

시상면에서 볼 때 무릎관절의 주요변화는 체중지지를 하려는 때(loading response) 나오는 굴곡파의 발달인데 이는 입각기 초기에 충격흡수에 필요한 중요한 동작이다. 1세 때 굴곡파가 있기는 하지만, 그 정도가 성숙한 패턴에 비하면 작으며 체중 부하 반응 이후에도 약간 굴곡된 채로 있다. 점차 입각기 초기에 더 굴곡되며 이어 신전으로 이어진다. 이로써 좀 더 성숙한 굴곡파가 발달한다. 4세까지는 성인수준으로 패턴이 비슷해진다. 앞서 설명한 바와 같이 1세 때 경골–대퇴 각도는 약간 내반상태이나 2세까지는 외반상태로 변하기 시작한다(Salenius & Vankka, 1975). 이 상태는 약 3~5세에 다시 감소가 시작될 때까지 증가한다(그림 5.9 A & B).

발목관절(Ankle)

초기 보행자부터 성숙 패턴에 이르기까지 발목관절에는 많은 변화가 있다. 발뒤축 접지기는 1세 때는 없고 발 전체가 바닥에 닿는 형태이다. 약 2세 때에 발뒤축이 바닥에 닿는 형태가 분명해진다. 이로써 발뒤축이 바닥에 닿은 이후 바닥에 발을 직접 내려놓는 좀 더 성숙한 족저굴곡 동작이 나올 수 있다. 두 번째 변화는 유각기에서 보이는 배부굴곡이다. 1세 때 배부굴곡 정도가 감소하여 효과적으로 족하수 자세가 되게 한다. 그러나 이미 앞서 말했듯이 이 시간동안 골반이 최고로 올라가 있어 발이 바닥에 끌리지 않게 해준다. 1.5세까지 유각기에서도 발목관절의 배부굴곡이 나오기 시작하는 동시에 골반이 내려오기 시작한다.

성숙보행자와 초기 보행자간의 흥미있는 차이점 하나는 초기보행자에서는 교대로 팔을 흔드는 것이 없다는 점이다. 1세 때는 팔을 흔들지 않고, "**high guard**"라고 하는 자세로 팔을 고정하고 걷는다는 것이다. 이 패턴에는 변이가 있지만 일반적으로 어깨와 팔꿈치를 굴곡, 외회전, 수평외전한 상태로 고정한 자세이다(그림 5.13). Sutherland (1988)는 1.5세까지는 팔이 내려오고 교대로 팔을 흔들기 시작한다고 하였다. 3.5세부터 4세까지는 모든 아동들이 이 형태로 걷는다고 한다. 위쪽 앞으로 전진할 때 이 high guard 자세가 아동의 균형과 안정성을 뒷받침한다고 주장하여 왔다. 그 이외에도 걷는 동안 팔을 교대로 흔드는 것은 지지면적이 적어지는 것과 관련 있고 균형이 향상된다는 것을 의미한다(Ledebt, 2000).

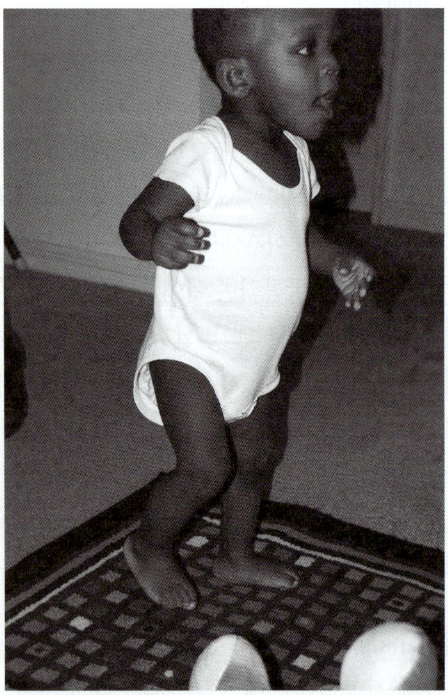

그림 5.13 전형적 초기 보행자가 보이는 어깨가 올라가고, 손을 든 "high guard" 자세.

근육(Muscle)

근육조직에는 세 가지 종류가 있다; 골격근, 심장근, 평활근이다. 수의근이라고도 불리는 골격근은 말하려고 하는 내용의 중심이다. 골격근의 근섬유는 배아의 근육모세포로부터 발달한다. 대부분의 인간의 근섬유는 출생 전 존재하는데 나머지는 출생 첫 1년 동안 형성된다. 4세 이후에는 커진 골격크기에 맞추기 위해 근육도 계속 성장할 필요가 있다; 그러나 이것은 근섬유들의 수가 증가하기보다는 기존의 근섬유들의 비후를 통하여 전적으로 이루어진다. 각각의 근섬유는 더 작은 근섬유소로 이루어져 있다. 가외의 근섬유소들이 각각의 근섬유에 더해질 수 있는데 이런 과정으로 근육의 둘레가 커지는 것이 대부분 설명된다. 새로운 근섬유소는 가장자리부터 더해지고 팽창하여 더 많은 근섬유소로 갈라진다. 이미 결정되어 있는 유전적 소인 이외에도 운동을 통하여 근육에 요구되는 필요성으로 인하여 결국 근육의 크기가 정해질 것이다. 근섬유가 길어지는 것은 근육의 끝에서 근섬유에 가외의 근육원섬유마디(sarcomere)가 덧붙여져 자라기 때문이다. 근육원섬유마디는 근육의 수축단위로써 액틴(얇은)과 마이오신(두꺼운)이라는 미세섬유로 이루어져 있다.

근섬유에는 기본적으로 두 가지 형태가 있다. 이것은 수축하는 속도와 수축하는 에너지를 생성하는 방법에 따라 구분한 것이다:

- 제 1형인 천천히 수축하는 산화성 섬유들은 수축시간이 느리며 낮은 수준의 무산소 에너지를 생성한다. 제 1형 섬유들은 일차적으로 산화성 활동을 이용하며 낮은 강도로 지속하는 활동에 가장 적합하다.
- 제 2형 근섬유는 수축시간이 빠르다. 제 2형 섬유는 다시 두 종류로 구분된다.
  - 2A 근섬유는 유산소와 무산소성 에너지를 모두 생성하기 때문에 중간형이라고 생각되고 2B형 보다 피로에 대한 저항력이 강하다.
  - 2B형은 가장 빨리 수축하는 근섬유이며 일차적으로 무산소에너지 생성을 이용한다.

한 근육에서 각 근섬유의 분포는 그 근육의 기능에 따라 다르다. 예를 들어, 가자미근은 일차적으로 자세에 관한 근육이라서 짧게 고강도로 수축하는 것보다는 느리지만 지속되는 근수축을 하여야 한다. 그러므로 가자미근에는 제 1형의 근섬유가 밀집되어 있다(Haggmark & Eriksson, 1979). 근섬유형의 분포는 각 개인마다 차이가 있다. 운동을 아주 잘하는 운동선수에서는 그들의 운동에 가장 알맞은 근섬유의 비중이 높다. 예를 들어, 단거리 선수는 제 2형의 근섬유 비중이 높고 장거리 달리기 선수는 제 1형의 근섬유가 더 많다(Pitman & Peterson, 1989). 엘리트 운동선수를 자연스럽게 잘 선택하는데 근섬유 분포에 관한 유전적 소인은 부분적으로는 의미가 있을 수 있다(Pitman & Peterson, 1989).

각 근육마다 근섬유의 종류가 혼재되어있지만 하나의 신경 가지는 오직 한 종류의 근섬유만 지배한다. 신경으로부터의 자극은 받아들이는 근섬유의 종류에 영향을 주는 것처럼 보인다. 신경을 통하여 외부에서 자극을 주어보거나(Munsat, McNeal, & Waters, 1976) 혹은 수술로 이 근육에서 저 근육으로 신경을 옮기면(Dubowitz, 1967) 근섬유의 종류에 변화가 일어남을 알 수 있다. 이것은 치료적으로 운동수행을 최적화하기 위해 근섬유 분포가 달라질 수 있음을 의미한다.

근골격계 검사 / Musculoskeletal Examination

근골격계를 검사하는 방법은 여러 가지이다. 이 장에서는 많은 다른 장해에 적용할 수 있는 방법과 특정 질환에 가장 중요한 방법에 대해 논의하려고 한다. 모든 방법을 다 자세히 설명하기는 불가능하고 이 장의 마지막에 있는 참고문헌을 읽기 바란다.

방법의 종류에 관계없이 따라야 할 원칙들이 있다. 검사는 주의깊고 자세한 병력청취, 아동의 관찰, 현재와 과거의 증상, 그리고 아동과 양육자의 목표에 대한 토의에 의해 나온 일관성있고, 논리적 결과를 따라야 한다. 아동에게 항시 정보를 기대할 수는 없다. 그러므로 치료사는 검사하는 동안 아동의 표정과 행동에 주의하여 어떤 방법에 통증과 불편함을 보이는지 알아채고 아동이 대답할 수 있으면 질문을 한다.

검사는 포괄적이면서 초점이 있어야 하므로 모든 신뢰할 만한 방법을 수행해볼 수 있다. 이것은 아동 상태에 대한 자연스런 병력을 알아 치료사가 검사하는 중요한 영역에 대해서 초점을 맞출 수 있어야 한다. 아동에게 기대하는 발달 연령에 기초하여 검사의 골격을 만들어야 적절히 평가된 검사자료라고 확신할 수 있다. 예를 들어, 신생아를 검사할 때 치료사는 정상적인 ROM 제한을 참조하며 검사하여 잘못된 결론에 도달하지 않도록 주의한다. 그 이외에도 치료사는 아동을 검사에 잘 참여하도록 특별히 즐겁게 할 수 있는 방법을 고안해야 한다. 이것에는 검사를 시작하기 전 아동, 가족, 그리고 기타 양육자와의 신뢰관계를 형성하는 것도 들어 있다. 검사는 아동의 집이나 기타 친숙한 환경에서 하는 것이 좋고 자연스런 환경에서 하는 것이 불가능하면, 연령에 맞는 장식과 장난감이 있어서 아동이 편안해 할 클리닉 같은 곳에서 할 수 있다. 검사하기 전 바닥에 앉아 어린 아동과 같이 놀거나 나이든 아동이라면 학교나 취미에 대해서 이야기하면 신뢰관계를 형성하는데 도움이 된다. 가족 구성원들과 양육자들은 여러 방법으로 검사하는 것을 잘 도와 줄 수 있는데 가능하면 무릎에 아이를 앉게 하거나 나이든 아동이라면 치료사와 정보를 나누면서 아동이 편안하게 느낄 수 있도록 돕는다.

일단 검사가 시작되면 치료사는 정확히 체계적으로 자료를 기록하며 평가해야 한다. 아동은 오래 참을 수 없으므로 혹은 클리닉 스케쥴로 인하여 시간이 종종 제한될 수 있기 때문에 효과적으로 정보를 모아야 한다. 치료사는 아동을 검사에 잘 임하게 하는 한편 검사결과를 정확히 기록해야 한다. 기구를 쉽게 사용 가능하도록 해놓고 융통성 있는 전략을 대략 짜 놓으면 아동의 주의와 협조를 끌어내면서도 치료사가 한 활동에서 재빨리 다음 활동으로 진행할 수 있다.

소아 물리치료사는 가능한 한 아동이 편안히 느끼도록 하면서 검사하고 중재해야 한다는 것을 인식해야 한다. 아동이 비협조적일 때 아동이 할 수 없어서인지 혹은 단순히 그 활동을 안하려는 것인지 판단하기 어렵다. 게임, 장난감, 스티커, 노래, 그리고 기타 연령에 맞는 활동을 이용하여 잘 협조하게 하면 아동의 능력을 좀 더 잘 알 수 있을 것이다. 양육자는 아동의 성격, 좋아하는 장난감 혹은 활동에 대한 정보를 치료사에게 줄 수 있어 검사를 아동에 맞게 가장 잘 재단할 수 있게 해준다. 마지막으로 아동의 연령과 이해수준에 맞게 아동에게 직접 이야기하여 지시하는 것이 중요하다. 특정 검사방법에 대한 다음의 토의에서는 검사를 성공적으로 수행하기 위하여 아동에게 시도해볼 수 있는 약간의 아이디어를 말하려고 한다.

아동과 가족의 목표(Child and Family Goals)

가족 중심의 치료에서는, 아동과 가족의 목표를 판단하기 위해 처음 간결한 평가를 하도록 허용될 것이다. 가족이 왜 물리치료사를 찾아왔는지, 중재로 얻고자 하는 것이 무엇인지 물어보아야 한다. 이끌어주는 질문으로 가족구성원들이 다른 전문가들에게 들었던 내용을 반복하는 것이 아니라 자신들의 관점을 이야기하도록 한다. 예를 들어, 아동과 가족에게 일상에 영향을 미치는 다양한 중요문제들에 대해, 또 치료로 그것들이 경감될 수 있는 지에 대해 일상적인 날이 어떠한지 먼저 물어봄으로써 토의를 시작할 수 있다. 예를 들어, 아동은 감소된 ROM에 대해 거의 걱정하지 않는다. 그러나 셔츠를 입는 것이 어려워 학교가기에 문제가 될 수 있다. 아동에게 평가와 중재가 의미있으려면 아동의 협조와 참여가 있어야 한다. 처음 토의를 거쳐 치료사는 아동과 가족에게 중요한 활동들이 무엇인지 판단하여야 한다. 물리치료 목표와 중재는 신체 구조와 기능의 장해가 어떻게 아동에게 중요한 활동참여에 영향을 미치는지 고려해야 한다.

치료사는 문화적으로도 또한 가족이 중요하게 생각하는 것에도 민감해야 한다. 학대와 방치의 경우가 아니라면 가족 스스로 욕구에 가장 잘 부응할 수 있는 결정을 내리도록 한다. 이것은 치료사가 생각하고 있는 목표에서 벗어난 것일 수도 있다. 예를 들어, 치료사는 규칙적으로 이동에 전동기기 사용을 시작하기를 원할 수 있다. 부모가 아직 이 계획에 따를 준비가 안 되어 있다면 치료사로서 그들의 의사를 존중해주고, 이후에 사용할 준비가 되었을 때를 위해 정보와 가능한 지지를 계속해 줄 필요가 가있다. 가족은 현재의 상황을 둘러싸고 있는 모든 요인을 고려할 수 있고 전체적인 결정을 할 수 있는 가장 좋은 위치에 있다. 치료사의 일은 의학적 상태, 치료가능성, 그리고 합병증에 관한 정보를 제공하는 것이다. 치료사는 정보를 제공함으로써 가족이 결정을 내리도록 안내하려는 노력을 해야 하며 아동에게 해가 되는 것이 아닌 경우에는 가족의 결정을 존중해야만 한다.

병력(History)

많은 원천으로부터 정보를 모아 자세하게 병력을 청취해야 한다. 소아를 검사할 때 치료사는 부모에게, 다른 양육자에게, 혹은 만일 아동이 질문에 대답할 수 있다면 아동에게 발달에 알맞은 수준으로 질문하여 대답을 주의깊게 들어야 한다. 인터뷰에 충분한 시간을 할애하여·진정한 태도로, 공감하는 방법으로 해야 한다. 많은 가족들이 그들의 아이가 처음 진단 받았을 때 슬픔이라든가 분노 같은 애통해하는 시간을 경험하였다. 섬세한 인터뷰 테크닉은 가족에게 불필요한 스트레스를 주지 않고도 필요한 정보를 얻을 수 있도록 해준다.

다음에 부모와 아동을 인터뷰할 때 할 것과 하지 말 것에 대해 간단히 서술해놓았다:

할 것:

- 눈을 보며 하기
- 관심있고 능동적으로 듣고 있다는 것을 보여주는 몸짓 사용하기
- 필요할 때 확인 질문하기
- 평상적 용어 사용하기
- 아동에게 친숙한 말로 아동에게 적절한 질문하기
- 인터뷰에 포함된 모든 이를 참여시키려 노력하기
- 필요하면 기록하기
- 항상 인간(장애) 존중 언어사용하기

하지 말 것:

- 반복적 질문하기
- 이해불가한 말이나 고민인 듯한 말투 사용하기
- 판단적 언어 사용하기
- 가족이 말하고 싶지 않다고 한 문제에 대해 계속 캐묻기

만일 아동이 CP, 다운증후군 혹은 척수막탈출증 같은 다발성 시스템의 질환을 가지고 있다면 출산력과 발달력이 특히 중요하다. 그러나 다리를 절거나, in-toeing 혹은 out-toeing이 있거나, 사경 혹은 무릎관절 통증과 같은 국

소적 문제만 있는 아동일지라도 출산력과 발달력은 감별진단 하는데 도움이 될 수 있다. 질병과 손상병력을 알면 앞으로 정형외과 평가에 의뢰해야 할지 상태를 감별하는데 도움이 된다. 발달수준과 기능수준을 판단하는 것은 2장, 3장에서도 언급했듯이 포괄적 검사의 중요한 부분이다. 치료사는 질병, 투약, 수술, 학교에 관한 것, 그리고 이전에 받았던 치료에 관련된 병력 정보를 기록해야 한다. 척추측만증, 요통, 평발과 같이 가족력이 있는 경우도 있기 때문에 또한 중요하다(Staheli, 2008). 아동이 근골격계 통증을 가지고 있다면 치료사는 통증 부위, 강도 그리고 병력을 주의깊게 기록해 두어야 한다. 신체의 각 분절마다 통증이 나타나는 특정 질환에 연계되어있을 수 있기 때문이다. 대퇴골두 골단 분리(Slipped capital femoral epiphysis)(6장 참조) 경우 절뚝거리는 걸음과 서혜부, 대퇴의 앞내측을 따라 무릎관절까지 통증이 나타날 수 있다. 통증의 병력은 적절한 감별진단, 중재, 의뢰에 필수적이다. 요통이 있는 아동은 진지하게 보아야 한다. 요통의 많은 잠재적 원인이 있지만 다음의 양상들은 주의해야 하며 의사에게 보내야 한다:야간 통증, 정상 기능적 활동을 방해하는 통증, 4주 이상 지속되는 통증, 4세 이전에 시작된 통증, 신경학적 증상이 있는 통증, 최근 발생한 척추 측만증, 증가하고 있는 통증, 그리고 전신 증상이 있는 경우이다(Staheli, 2008). 만일 아동이 표현을 하지 못하면 부모가 이러한 병력을 제공해주어야 한다.

관찰(Observation)

특정 근골격계 검사를 시작하기 전에는 아이가 통증으로 동작이 제한된 경우가 아니라면, 자발적으로 노는 것과 돌아다니는 것을 관찰해야 한다. 이것으로 치료사는 아동의 근골격계 상태가 기능적 활동에 어떤 영향을 주는지 판단할 수 있고 아동이 검사하는 환경에 익숙해지도록 시간을 줄 수 있다. 치료사는 아동과 비위협적인 신뢰관계를 형성하기 위하여 놀면서 상호작용을 해야 한다. 걷기와 같은 어떠한 자발적 움직임 동안에라도 통증, 보상적 동작, 그리고 보행의 이상패턴 즉, 절뚝거림, 발끝이나 발가락 끝으로 걷기, 혹은 발가락을 꼬부리고 걷기 같은 것의 증후를 찾기 위해 아동의 정렬상태를 관찰한다. 예리하고 지식이 많은 관찰자는 아동의 동작을 재빨리 평가하여 가장 중요한 테스트와 측정이 어떤 것인지 판단할 수 있다. 예를 들어, 한쪽 어깨가 더 올라간 자세로 서있는 아동일 때 측만증의 증후일 수 있으므로 척추 검사를 해야 한다. 한 다리가 외전, 외회전 상태로 서있는 아동이면 다리길이 불일치가 있을 수도 있다. 또 다른 예는 절뚝거리며 걷는 아동인데 이는 흔히 관찰되는 정형외과적 주소이다. 이 형태는 원인이 다르기 때문에 아동의 연령 및 그 양상을 알아야 한다(통증패턴 대 트렌델렌버그 양상). 현재의 알고리듬으로 검사를 체계화하고 분류할 수 있고 또 이용하여야 한다(Flynn & Widman, 2001). 절뚝거리는 보행(그림 5.14) 같이 여러 다른 임상의 알고리듬을 이용할 수 있어 치료사는 올바른 중재나 의뢰를 위해 적절한 테스트와 측정을 하고 계획할 수 있다. 예를 들어, 외상, 고관절 형성이상, 혹은 발의 통증 때문에 절뚝거릴 수 있는데 모두 각기 다른 소견을 보이며 다른 보행패턴을 보인다(Staheli, 2008).

특정 근골격계 테스트 및 측정 (Specific Musculoskeletal Tests and Measures)

다리길이(Leg Length)

다리길이는 아동이 다리를 절 때, 골반이 경사져 있을 때, 요통이 있을 때, 혹은 보행패턴이 비대칭일 때 중요한 측정 대상이다. 다리길이 불일치는 신경근육계 질환이 있는 아동에서 흔히 볼 수 있다.

전통적으로 물리치료사는 다리길이의 불일치를 평가하는 방법으로 테이프 혹은 블록(block)을 이용한 측정방법을 사용하여 왔다. 가장 정확한 측정은 테이프로 하는 것이다(그림 5.15). Beattie와 동료들은 테이프로 측정하는 것과 방사선 사진을 통한 측정방식을 비교하여 테이프 방법이 유용하다는 것을 발견하였다. 아동을 눕게하여 엉덩관절과 무릎관절을 신전시키고 전방 상부 엉덩뼈가시(anterior superior iliac spine)의 가장 튀어나온 부분과 내측 복숭아뼈 사이를 측정한다. 이 때 아동이 조용히 누워있는 것이 중요하다. 그러므로 시작 전 아동에게 조용한 장난감을 주거나 비디오를 보여주면서 한다. 아동에게 말을 거는 것도 유용한데 이야기를 해주거나 노래를 불러주어 똑바로 누워있는 자세를 유지토록 한다. 부모와 형제들이 앞의 방법으로 아동의 흥미를 유지하여 조용히 누워있게 하는데 도움

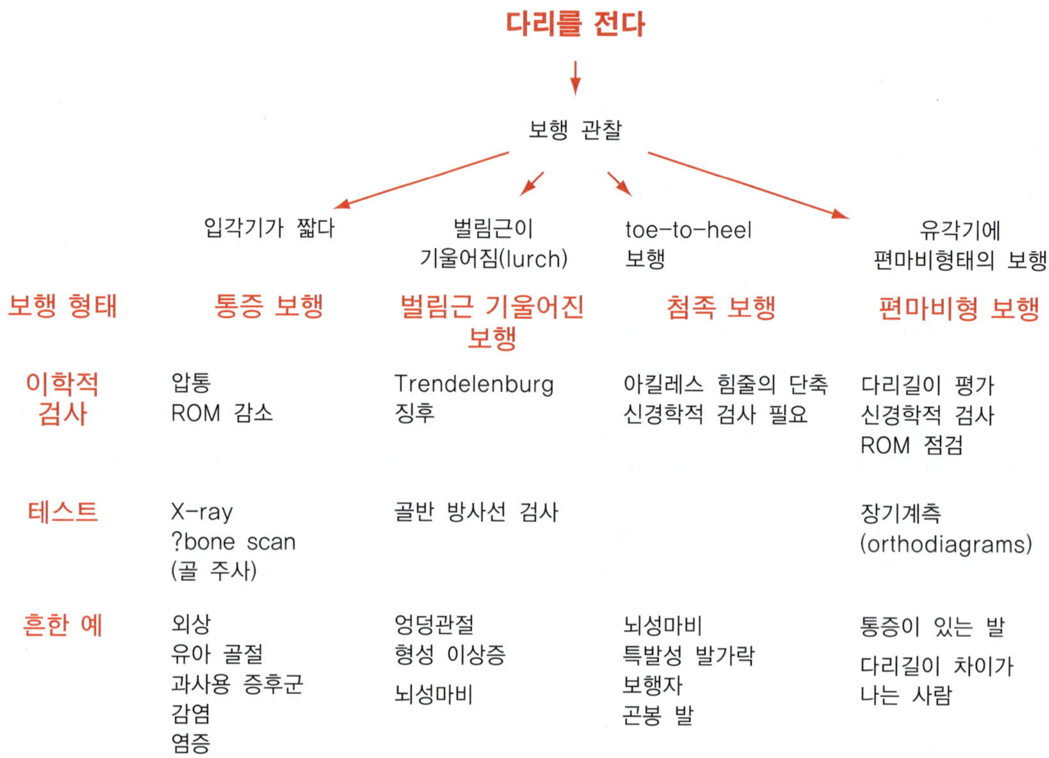

그림 5.14 다리를 저는 보행의 평가 알고리듬. (*Staheli, L. [2008].* Fundamentals of Pediatric Orthopedics *[p. 136]. Philadelphia: Lippincott Williams and Wilkins. Copyright 2008 by Staheli, Inc. Reprinted with permission.*)

을 줄 수 있다. 정확성을 높이기 위하여 수용성 펜으로 표지가 되는 뼈에 표시하고 2번 측정하여 평균을 낸다(Beattie, Isaacson, Riddle, & Rothstein, 1990).

블록(block)방법은 신뢰도가 떨어지기 때문에 권장되지 않는다. 이 방법에서는 아동이 치료사에게 등을 보이고 서게 한 다음 치료사가 장골릉을 만지고 그것이 수평한지 판단한다. Mann, Glasheen-Wray, Nyberg(1984)의 연구에 의하면 치료사들은 어느 쪽이 더 높은지 일관되게 확인할 수 없었다고 한다. 테이프를 다리길이의 불일치 평가에 사용하게 된 이후로 자세, 혹은 하지 관절의 구축등이 같이 있을 때 기능적 다리길이의 불일치에 대한 복합적 요인을 평가하고자 할 때 이 블록(block) 방법을 보조적 수단으로 사용하기도 한다.

Galleazi 징후 혹은 Allis 테스트는 다리길이가 같은지 빠르게 선별하는 방법이다. Galleazi 징후는 아동을 앙와위로 해놓고 엉덩관절(고관절)과 무릎관절을 구부리게 하고 발은 테이블 위에 평평하게 놓게 한다(그림 5.16). 전방 상부 장골가시돌기를 수평되게 잡아주어서 골반의 경사로 인해서 무릎 높이가 차이나지 않도록 한다. 한 무릎이 다른 무릎보다 높으면, 다리길이가 차이가 나는지 측정해 볼 필요가 있다. 치료사는 중력이용 각도계를 무릎위에 놓고 무릎이 수평한지 판단할 수도 있다. Galleazi 징후는 엉덩관절(고관절)의 문제에도 이용될 수 있다. 엉덩관절이 탈구된 아동을 테스트 자세로 하게 하면, 넙다리뼈가 후방으로 미끄러질 것이며 그 결과 넙다리뼈가 다른 쪽보다 짧은 듯이 보일 것이다. 엉덩관절 탈구와 다리길이의 불일치를 구분하기 위해 테이프로 측정할 수 있다.

관절가동범위(Range of Motion; ROM)

관절의 가동범위는 근골격계 검사의 중요한 요소이다. 치료사는 어느 관절에 제한이 있는지, 구축 혹은 과도한 움직임이 있는지 알아내려고 할 것이다(표 5.1, 5.2, 5.3). 아주 어린 아동, 두려워하는 아동, 활동적인 아동, 검사과정의 지시를 따르는데 어려움이 있는 아동에서 ROM 검사를

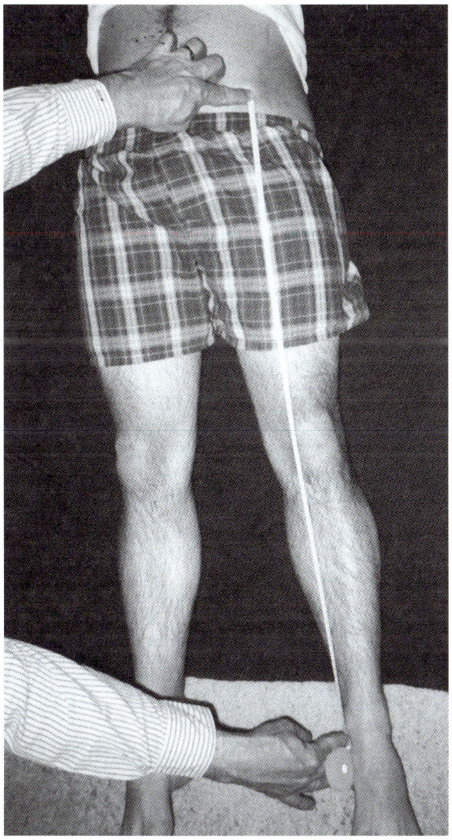

그림 5.15 다리길이의 테이프 측정.

하기가 어렵다. 아동이 검사를 잘 참을 수 있도록 도와주는 방법이 여러 가지 있다. 하나는 이미 언급했듯이 노래, 장난감, 혹은 양육자의 협조를 얻어 주의를 분산하는 것이고 또 다른 하나는 다른 자세로 전환하기 전 한 자세에서 모든 검사를 다할 수 있도록 ROM 검사를 체계화하는 것이다. 예를 들어, 앙와위에서 할 수 있는 모든 ROM 테스트를 하고 엎드리기 전에 다리길이도 재두는 것이다. 그 이외에도 테스트를 일관성 있게 진행하면 산만한 아동을 검사할 때도 거의 놓치는 검사는 없을 것이다. 이것은 특히 신참 치료사에게는 중요하다.

과긴장이 있는 아동은 흔히 ROM 제한이 있다. 과긴장이 있으면 측정이 어려워진다. 아픈 상태, 아동의 격동적 기질, 투약, 그리고 동작 속도 모두 과긴장이 있는 아동의 ROM에 영향을 미칠 수 있다(Gajdosik & Bohannon, 1987; Harris, Harthun-Smith, & Krukowski, 1985; Stuberg, Fuchs, & Miedaner, 1988). 뇌성마비아동에서는 검사자간, 검사-재검사간의 신뢰성을 달성하기 어렵다. Harris와 동료들(1985)은 경직성 사지미비 CP에서 각도계의 신뢰성을 검사하였다. 측정의 57%~100% 비율에서 10° 이내의 측정범위 오차가 있었다. 우리는 10° 혹은 그 이하의 각도의 변화에 의거하여 임상적 판단을 내릴 때가 종종 있다. 그러므로 이 연구는 ROM에 기초한 결정을 내릴 때 주의할 것을 말해주는 것이다. 이 연구는 또한 치료사들이 자신이 사용하는 각도계의 신뢰성을 점검할 필요가 있음을 보여준다.

흔히 제한의 심한 정도를 나타내기 위하여 각도를 측정하여 정상치와 비교한다. 연령과 관계있는 변화도 있으므로 측정은 연령이 비슷한 정상그룹과 비교해야 한다. 정상치의 범위도 넓다는 것을 이해하는 것이 중요하다. 흔한 근골격계 장애를 가진 아동에서의 ROM 테스트는 엉덩관절(고관절)부터 즉 근위부부터 차례차례 이야기할 것이다.

척추(Spine)

척추에 관해서는 항시 옆으로 휘는 측만증, 또는 과도한 척추 후만증이 있는지 살펴야 한다. 서서 척추를 검사하고,

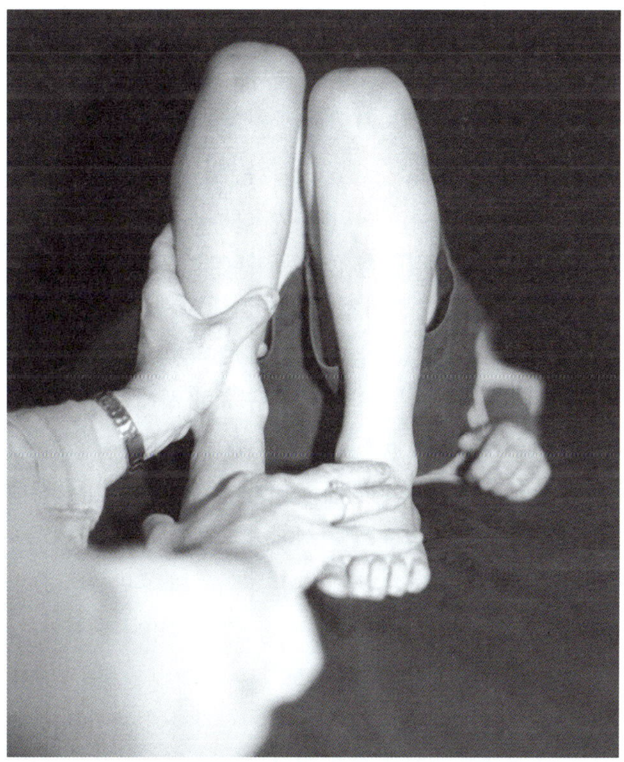

그림 5.16 Galleazi 징후 혹은 Allis 테스트. 한쪽 무릎이 낮으므로 다리길이의 불일치가 의심됨. 테이프로 다리길이를 재어야 함.

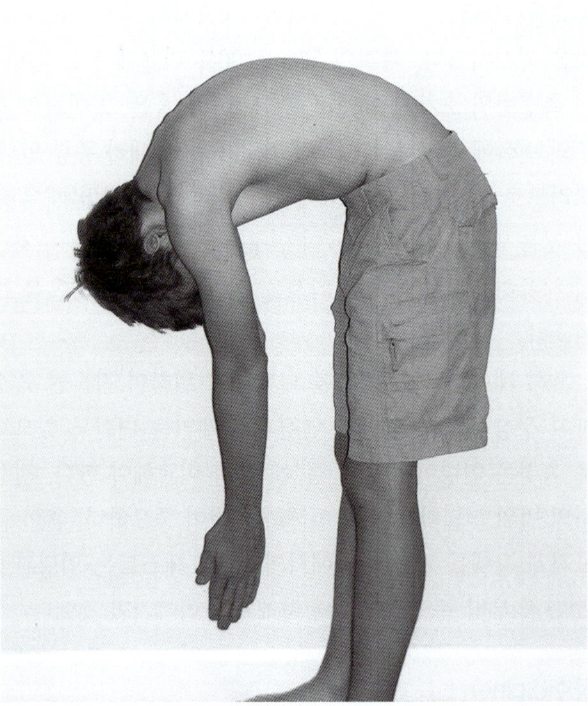

그림 5.17 Adam의 앞으로 구부리기 테스트.

Adams의 전방굴곡 검사(그림 5.17)를 한다.

이 테스트를 하기 위해서는 아동은 구부리면서 팔은 떨어뜨리고 무릎은 펴야 한다. 치료사는 아동의 뒤에 서서 그리고 앞에서 등의 대칭성을 평가한다. 비대칭성은 한쪽 등이 튀어오른 것으로 나타난다. 혹은 위에서 아래로 볼 때 척추가 휘어있는 듯이 보인다. 앞으로 구부리는 검사는 선별검사이고 최종 진단적 검사는 아니다. 그러므로 비대칭성이 있는 아동은 소아정형외과로 의뢰하여(Lonstein, 1996) 척추각도계를 포함한 검사를 해서 휜 정도를 객관적으로 측정하여 더 이상의 검사가 필요한 상태인지 판별하게 될 것이다(Newton & Wenger, 2001). 더 관찰할 수 있는 것은 장골릉 높이나 어깨 높이가 수평상태가 아닌 상태이다. 아동을 옆에서도 관찰해야 하는데 과도한 척추후만증이 있는지 검사하기 위해서이다. 약간의 후만증은 그림 5.17에서 보듯이 젊은이에서 정상이다. 그러나 커브가 심하고 좀 더 각도가 클 때는 과도한 후만증이다. 통증, 요추근 강직, 넙다리근이 당김, 하지 거상검사에 보이는 통증 등은 더 자세한 검사를 위해 의뢰해야 할 지표들이다. 이는 신경근의 병리가 있을 수 있음을 나타낼 수도 있다(Newton & Wenger, 2001).

특발성 측만증은 원인을 모르는 경우이다. 특별한 장애가 없이도 어느 연령에서나 발생할 수 있다. 측만증의 대부분은 특발성이며; 그러나 척추 종양 혹은 선천성 기형 같은 내재하는 원인의 지표가 되기도 한다(Newton & Wenger, 2001). 측만증은 또한 CP, 다운증후군, 혹은 척수막 탈출증같은 신경근육계 질환의 아동에게서 흔히 발생한다. 그러므로 이러한 질환을 가진 아동은 항시 측만증에 대한 선별검사를 시행한다. 미국의 많은 학교에서는 정규적으로 학생들에게 측만증 선별검사를 한다. 그리고 학교당국이 채용한 물리치료사는 이 선별검사를 수행하는데 참여할 수도 있다.

엉덩관절(Hip)

시상면에서 보았을 때 CP에서 엉덩관절 신전이 안 되는 것은 종종 엉덩허리근의 단축 때문이다. 엉덩관절 굴곡구축 또한 소아 류마치스와 척수막탈출증에서 발생할 수 있다. 엉덩관절 굴곡구축의 존재는 **Thomas 테스트** 혹은 복와위 엉덩관절 신전 테스트(Staheli, 1977)로 알 수 있다. Thomas테스트에서는 아동을 앙와위로 하고 검사하려는 다리를 테이블 밖으로 떨어뜨리게 한 다음, 반대측 다리를 복부 쪽으로 굴곡시키고 허리뼈가 편평해지도록 잡고 있으면서 다른 쪽 대퇴가 테이블과 이루는 각을 재면 곧 엉덩관절의 굴곡구축의 각도가 된다(그림 5.18).

Thomas테스트는 흔히 사용되지만 CP아동에서 신뢰성 있게 검사하기란 어렵다(Horstmann & Bleck, 2007).

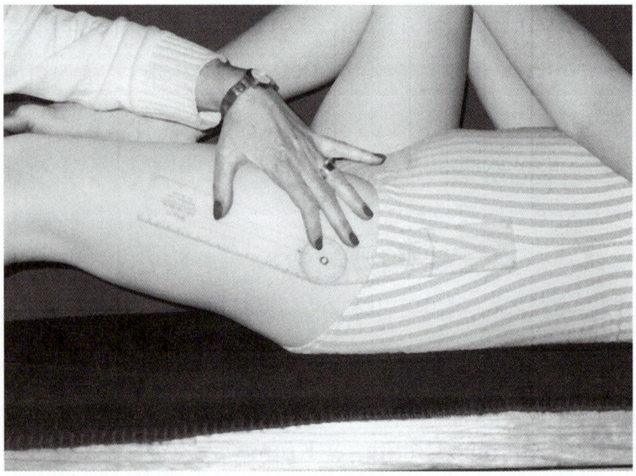

그림 5.18 엉덩관절의 굴곡구축 검사를 위한 Thomas테스트.

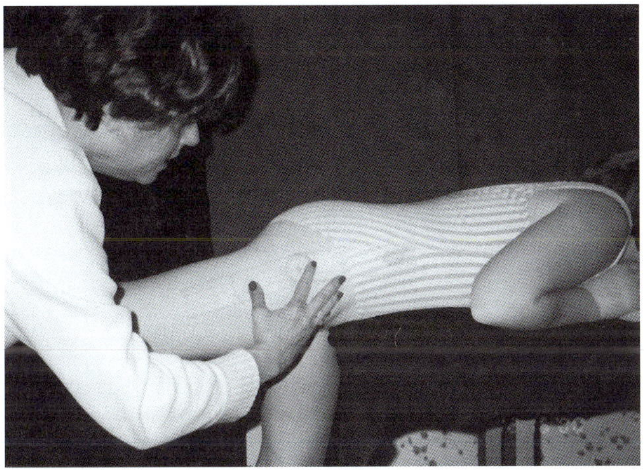

그림 5.19 엉덩관절 굴곡구축 검사를 위한 Staheli 테스트.

복와위 엉덩관절(고관절) 신전 테스트(Staheli, 1977)는 엉덩관절 굴곡구축을 평가하는데도 이용될 수 있다. 이 테스트에서는 아동을 테이블 위에 엎드리게 하고 반대측 다리를 테이블 아래로 떨어뜨리게 한다. 이 자세에서 허리뼈는 평평해진다. 검사자는 후방 엉덩뼈가시돌기의 위치에서 골반을 아래로 잡고 검사하려는 다리를 골반이 앞쪽으로 움직일 때까지 엉덩관절이 펴지게 잡아당긴다. 이 점에서 넙다리뼈와 테이블과의 각도를 재면 엉덩관절 굴곡구축의 정도를 알 수 있다(Bleck, 1987; Gross, 1995). 치료사가 각도계를 잡고 각도를 측정하는 한편 동시에 다리를 잡고 있어야 되기 때문에 큰 아동에서는 이 테스트를 하기가 어려울 수 있다. 그러나 이 테스트는 경직성 양지마비의 뇌성마비아에서 Thomas테스트에 비해 신뢰성이 높아 더 좋은 것으로 생각된다(Bartlett, Wolf, Shurtless, & Staheli, 1985)(그림 5.19).

엉덩관절의 외전과 내전 ROM은 모두 관상면에서의 동작이다. CP에서 볼 수 있는 엉덩관절 내전 구축(내전이 제한됨)은 엉덩관절 모음근, 종종 두덩정강근(gracilis), 긴모음근(adductor longus)의 경직에서 비롯된다. 이런 제한이 있으면 앉는 균형, 위생처리, 그리고 일상생활동작이 장해될 수 있다(Horstmann & Bleck, 2007). 엉덩관절의 외전 제한은 뇌성마비아에서 경직성 엉덩관절 질환, 아탈구, 혹은 탈구의 발생에 중요한 요인이다(Miller, Dias, Dabney, Lipton, & Trianna, 1997; Reimers, 1980). CP 아동 엉덩관절 문제의 기전은 제 6장에서 더 자세히 논하였다. 적당히 엉덩관절이 외전할 수 있으면 넙다리뼈머리(대퇴골두)를 비구안으로 잘 들어가게 할 수 있다. 그러나 대퇴골두 골단 분리(Slipped capital femoral epiphysis)와 Legg-Calve-Perthes 질환에서는 외전이 제한되어 있다.

엉덩관절의 내전 제한은 흔히 소아 류마치스 환자에서 볼수 있다(Scull, 2001). 엉덩관절의 내전 정도를 측정하는 한 가지 방법은 **Ober테스트**이다. 이는 엉덩정강근막띠의 구축을 간접적으로 측정하는 방법이다. 엉덩정강근막띠(iliotibial band)는 엉덩뼈능선으로부터의 큰볼기근막(gluteal fascia)과 긴장근막층(tensor fascia lata)의 하부로부터 퍼져나와 오금을 둘러싸고 있는 근막 쪽으로 이어지는 대퇴의 외측에 있는 두꺼운 근막이다. 소아류마치스 관절염 아동의 보행에서 보듯이 이 근막이 단축되어 과도한 엉덩관절 외회전 혹은 외전상태를 만든다.

Ober테스트를 하려면 아동을 옆으로 눕히고 밑의 다리는 가슴쪽으로 구부리게 한다. 측정하려고 하는 위쪽 다리는 약간 구부리고 외전상태로 한다. 무릎은 신전시키거나 90° 굴곡시킨다. 그후 엉덩관절을 완전 신전상태로 잡아당기면서 내전상태가 되도록 해준다. 다른 많은 정형외과적 테스트에서와 같이 적절한 검사 신뢰성을 확보하기 위해서는 일관된 치료순서로 한다. 성인에서는 무릎을 90°로 구부리게 하면 무릎을 편 상태보다 더 내전을 제한한다(Gajdosik, Sandler, & Marr, 2003; Melchione, & Sullivan, 1993). 엉덩관절을 구부리게 하는 것도 결과를 왜곡시킨다. 치료사는 테스트하고 그 결과를 기록하는데 일정한 프로토콜을 만들 필요가 있다.

각도계를 이용한 Ober테스트는 그림 5.20에 나와있다. 각도계 대신 그림 5.21에 나와있는 중력의 보조를 받는 각도계로 할 수도 있다. 이 기구는 수평, 수직 축 혹은 외전상태에서도 사용할 수 있어 아주 유용하다.

엉덩관절의 내회전, 외회전은 앉은 자세, 앙와위, 혹은 복와위에서도 측정되는 횡단면에서의 동작이다. 복와위에서 엉덩관절을 신전하고 무릎관절은 90° 굴곡하고, 정강이뼈는 수직으로 하는 자세가 선호된다. 복와위에서 골반은 다리의 동작에 따라 위 · 아래로 불필요하게 회전하는 것을 피하기 위해 아래로 누르면서 잡아준다. 검사자는 한손으로 다리를 회전시키는 동안 골반을 고정하면서 각도를 측정한다. 중력보조 각도계를 이용할 수도 있다(그림 5.22).

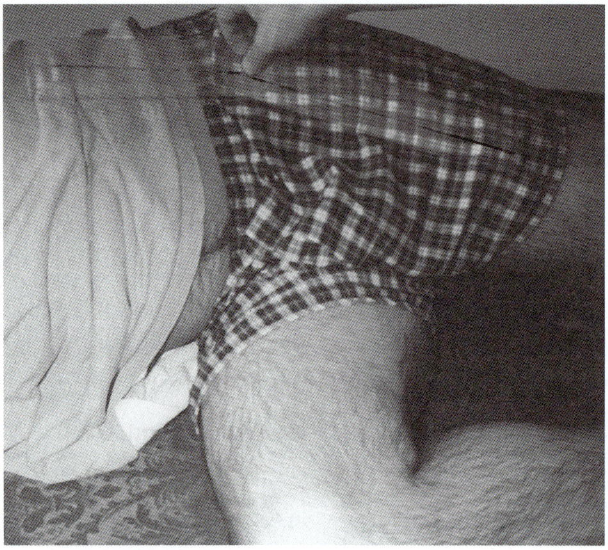

그림 5.20 각도계를 사용한 Ober 테스트 측정.

Craig 테스트와 Trochanteric Prominence Angle Test라고 불리는 **Ryder 테스트**는 넙다리뼈의 비틀림 정도를 재는 방법이다. 이 테스트의 목적은 넙다리뼈의 머리와 목이 관상면 위에 놓일 때까지 엉덩관절을 회전하여 그 각도를 재는 테스트이다. 이 테스트를 시행하려면 아동을 복와위, 앙와위 혹은 앉은 자세를 하도록 한다. 그림 5.23은 앉은 자세에서 이 테스트를 시행하는 것을 보여준다. 엉덩관절은 굴곡 혹은 신전할 수도 있으나 무릎관절은 90°로 굴곡해야 한다. 검사자는 발목위 다리를 잡고 큰뼈돌기를 촉지하면서 엉덩관절을 내측, 외측으로 회전시킨다. 큰뼈돌기가 가장 튀어나오게 되는 외측에 자리를 잡을 때 넙다리뼈의 머리와 목이 관상면에 놓이게 된다. 이 시점에서 엉덩관절의 회전 정도를 잰다. 이 테크닉과 컴퓨터 단층촬영사진과 비교해보았을 때 이 테스트로 측정한 각도보다 실제는 내측으로 20° 정도 더 회전되어 있었다. (Cusick & Stuberg, 1992; Stuberg, Koehler, Witicha, Temme, & Kaplan, 1989). 그러므로 각도계로 나온 각도에 20°의 내회전 각도를 더하면 좀 더 정확한 넙다리뼈의 비틀림 정도를 알 수 있다. 그러므로 각도계로 10° 내회전일

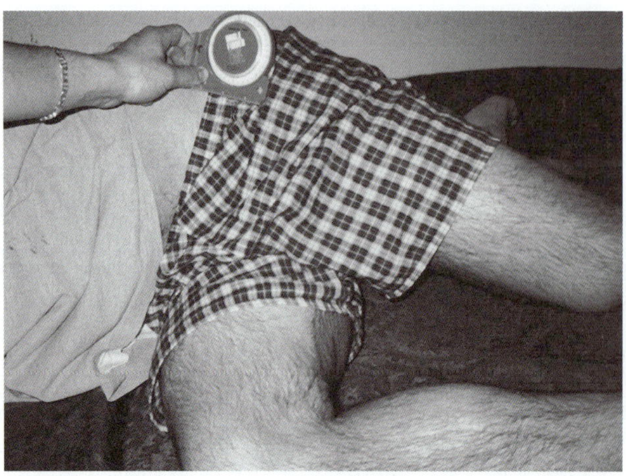

그림 5.21 중력을 이용한 각도계로 Ober 테스트 측정.

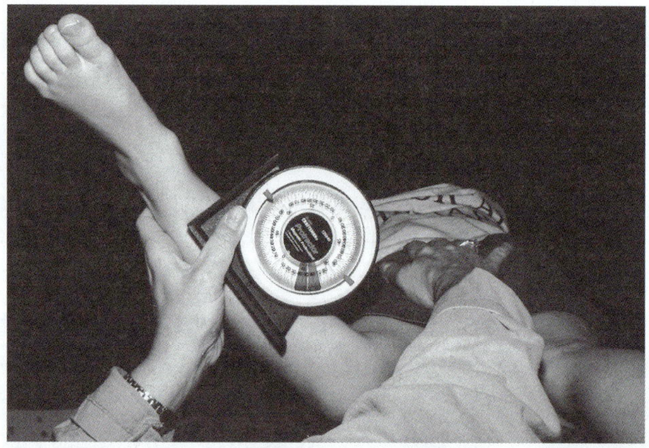

그림 5.22 중력을 이용한 각도계로 엉덩관절의 내회전 측정.

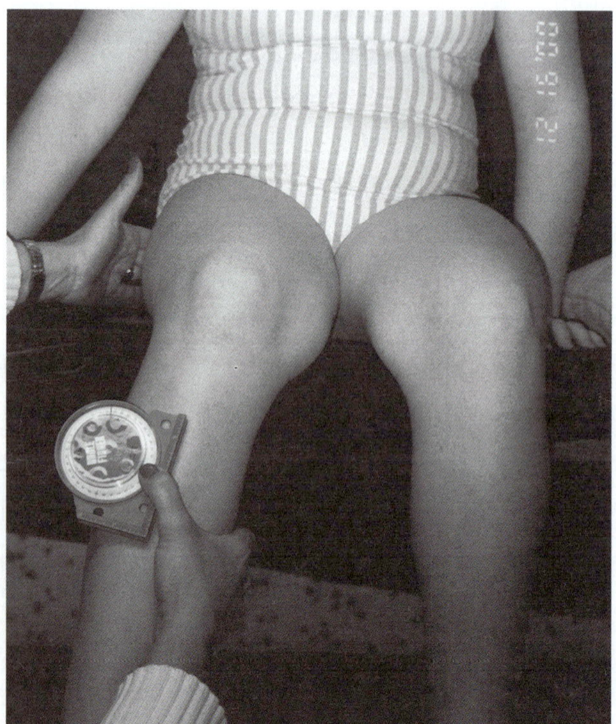

그림 5.23 테이블 가장자리에 앉아서 Ryder 테스트 시행.

때 실제는 30° 전방회전되었다고 보면 된다. 이와 비슷하게 큰 뼈돌기가 외측으로 가장 튀어나온 시점에서 잰 각도가 외회전 25°라면 여기에 20°를 더하면 마이너스 수치가 나오게 된다. 이것은 넙다리뼈가 −5° 전방회전 혹은 5° 후방회전된 상태를 말하는 것이다.

무릎관절(Knee)

넙다리근육의 유연성이 문제될 수 있기 때문에 무릎관절의 시상면에서 무릎관절 신전을 측정하는 것이 중요하다. 무릎관절 굴곡구축은 단축된 넙다리근육, 골반의 전방경사, 발목관절의 감소된 배부굴곡 ROM, 그리고 관절막의 제한 등 여러 요인들 때문일 수 있다(Gage, Schwartz, Koop & Novacheck, 2009). 넙다리근육의 길이를 재려고 할 때, 또는 무릎관절의 굴곡구축 정도를 측정하려고 할 때 다리를 완전 신전하는 테스트, 오금 각도 테스트 혹은 넙다리근육 길이 테스트를 수행할 수 있다. 오금 각도 테스트(popliteal angle test)는 전형적으로 신생아의 생리학적 굴곡상태를 측정하기 위한 테스트이다. 앙와위에서 엉덩관절과 무릎관절을 90° 굴곡하고서 시행한다(그림 5.24). 측정하려는 다리를 허공을 향해 신전시키는 동안 다른 쪽 엉덩관절은 테이블 위에 고정한다. 각도계를 무릎관절 축에 맞추고 정강이뼈와 대퇴의 장축에 각도계의 팔을 놓는다. 그리고 정강이뼈와 대퇴 사이의 각도를 잰다.

넙다리근육의 길이를 재는 테스트(hamstring length test)는 오금 각도 테스트와 비슷하고 기록되는 각도는 무릎관절 완전 신전에서부터 제한된 ROM의 수치로 나타낸다. 측정한 각도를 180°에서 빼면 넙다리근육의 길이 테스트가 된다. 이 테스트에서 넙다리근육이 엉덩관절과 무릎관절 모두를 지나면서 스트레치되므로 길이를 재는 테스트가 되는 것이다. 골반의 전방경사로 기인한 부분이 오금 각도 중 얼마인지 알려면 **양측 오금 각도 테스트**(bilateral popliteal angle test)를 한다(Gage 등, 2009, p.193). 이 테스트는 앞서 설명한 바와 같이 앙와위에서 테스트하려는 다리의 엉덩관절, 무릎관절을 90°로 구부리게 하고 반대측 다리를 테이블 위에 고정하는 대신 골반이 중립으로 테이블 위에 평평하게 놓이게 둔다. 넙다리근육의 길이에 골반의 위치가 의미 있는 영향을 주었다면 골반을 뒤로 움직임에 따라 넙다리근육의 길이가 길어질 것이다. 이러한 "넙

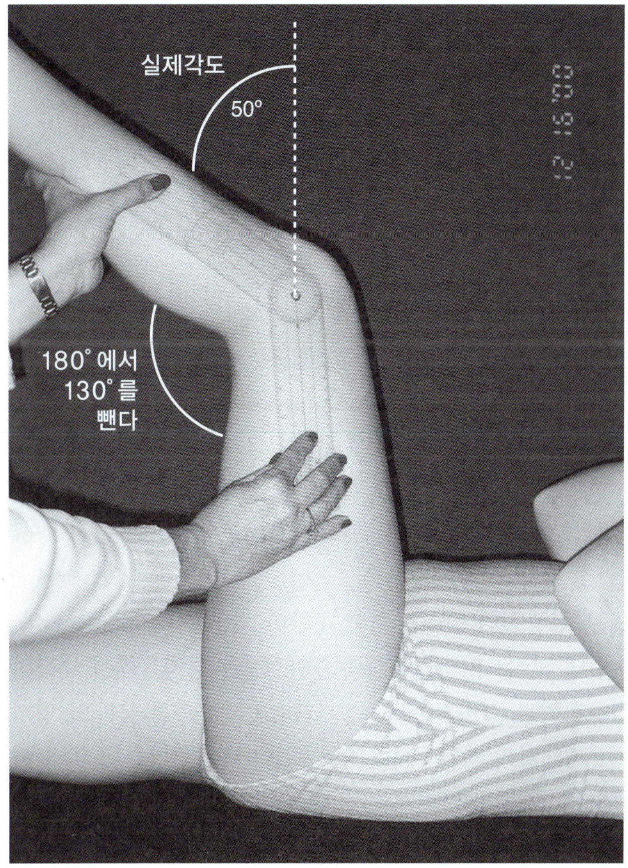

그림 5.24 넙다리근육의 길이 테스트. 측정한 각도를 180° 에서 뺀 값이 실제 각도임. 이 경우 각도는 약 50° 임.

다리근육 이동" 현상은 실제의 해부학적 넙다리근의 길이는 테이블 위에 골반이 평평하게 고정되어야 가장 잘 측정이 된다는 것을 의미한다; 그러나 넙다리근육의 기능적 길이는 골반이 요추전만이 나오는 편안한 자세에서 가장 잘 평가될 수 있다(Gage 등, 2009). 이는 종종 과도한 요추전만 자세를 가진 뇌성마비아에서 선 자세에서 보았을 때 기능적으로 넙다리근육이 단축되어 보이게 할 수 있다.

무릎관절 굴곡 ROM의 제한이 있을 때 넙다리근육 테스트로 이 문제에 넙다리근육으로 인한 원인이 어느 정도인지 알 수 있다. 무릎관절에서 다른 구조의 원인을 평가하기 위하여 **다리를 똑바르게 펴는 테스트**(straight leg test)를 이용할 수 있다. 엉덩관절의 중립적 신전에서 넙다리근육은 느슨한 상태이므로 이 때 무릎관절 굴곡구축이 있다면 그것은 다른 원인 때문이다(그림 5.25). 아동을 앙와위에서 편안하게 하고 엉덩관절은 중립적 회전상태로 둔다. 어린 영아를 제외하고는 무릎관절은 테이블 위에 둔다. 어린

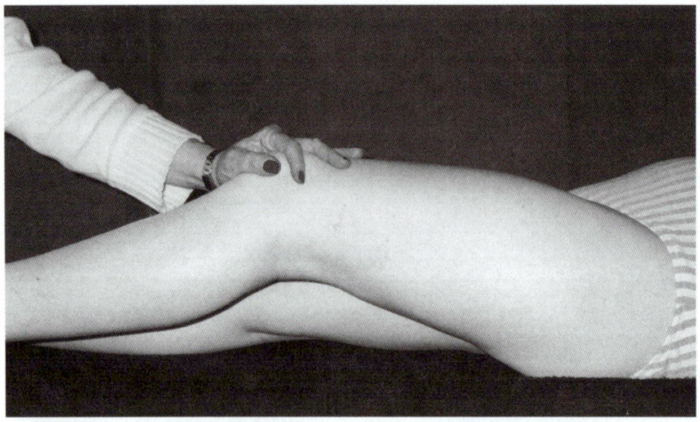

그림 5.25 넙다리근육을 느슨하게 하기 위해 엉덩관절을 편 상태에서 나타나는 무릎관절의 굴곡구축.

영아는 이미 말했듯이 생리학적으로 정상적 일시적 무릎관절 굴곡구축이 있다.

무릎관절의 관상면에서 내반과 외반을 측정해야 한다. 이 테스트는 앙와위에서 무릎관절을 관찰하는데서 시작하는데 이는 회전, 근력약화, 그리고 무릎관절 굴곡의 영향을 배제하기 위해서이다(Rang, 1993a). 내반과 외반을 측정하는데는 두 가지 방법이 있다. 서 있는 자세에서 외반이 있으면, 무릎뼈가 정면을 향하고 무릎은 서로 닿아있다. 내측 복숭아뼈사이를 테이프로 측정한 거리가 외반의 정도가 된다. 내반이 있으면, 복숭아뼈끼리 닿아있는데 이때 넙다리뼈 관절돌기사이의 거리를 측정하면 그것이 내반의 정도이다(그림 5.26).

서 있을 때나 앙와위때의 또 다른 방법은 각도계의 축을 무릎관절에 두고 정면으로 향한 무릎뼈를 그린다. 각도계의 한 팔을 전방 상부 가시돌기(ASIS)를 향하여 대퇴의 장축에 두고 다른 팔은 발목관절의 중간을 향하도록 정강이뼈의 장축에 둔다(Cahuzac, Vardon, & Sales de Gauzy, 1995; Heath & Staheli, 1993)(그림 5.27).

횡단면에서 정강이뼈의 비틀림도 측정해야 한다. 정강이뼈의 비틀림은 정강이뼈의 근위부와 원위부 간의 정상적 회전의 차이이다. 즉, 같은 연령그룹의 평균치보다 2표준편차 이상이면 비정상적이라고 간주한다. 이것은 두 가지 방법으로 측정한다. **대퇴-발 각도 측정 테스트**(thigh-foot angle test)는 대퇴와 발의 축 사이의 각도 차이를 실제로 측정하는 것이기 때문에 정강이뼈의 비틀림을 측정하는 것이 된다(Schoenecker & Rich, 2001; Staheli, 1992). 복와위에서 대퇴를 중립자세에서 나란히 하고 엉덩관절은

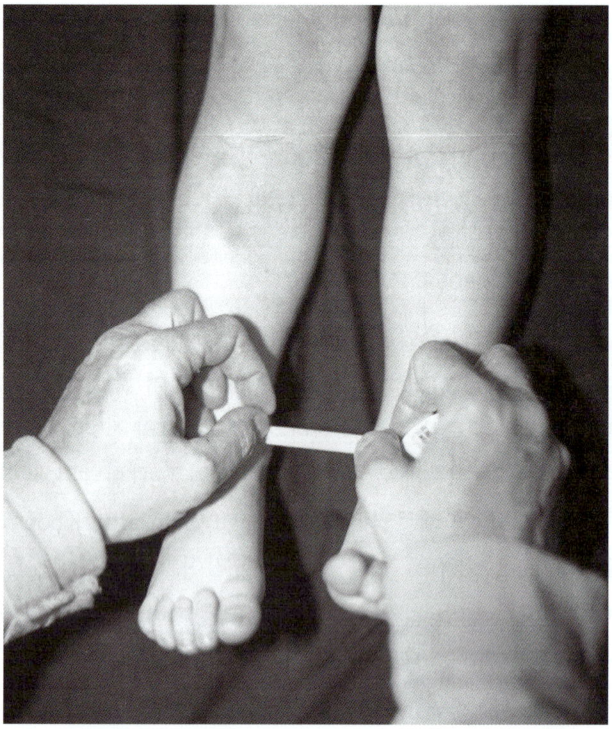

그림 5.26 서서 무릎끼리 닿는 자세에서 복숭아뼈 사이 거리를 측정하면 무릎관절 외반각도를 알 수 있음.

펴고 무릎관절은 90°로 구부리고 발목관절은 자연스럽게 90°가 되게 한다(Staheli, 1992). 각도계의 축을 발꿈치뼈(종골)의 중심에 놓고 고정 팔은 어림잡아 대퇴의 1/2위치

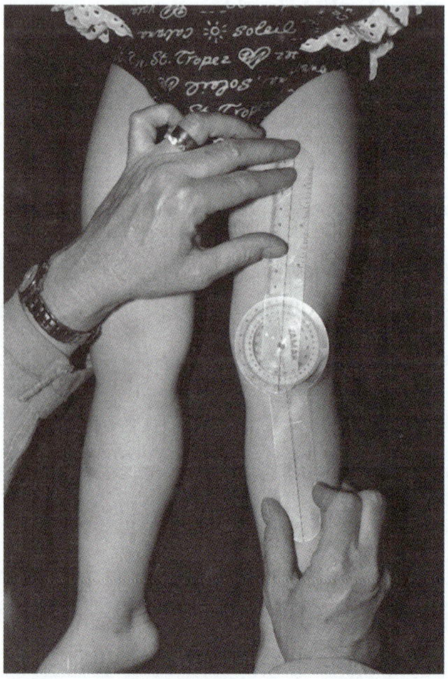

그림 5.27 앙와위에서 각도계를 이용한 무릎관절 내반 측정.

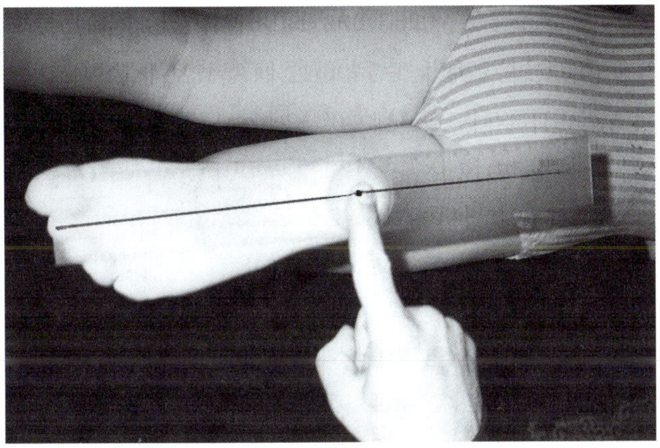

그림 5.28 대퇴-발 각도 측정.

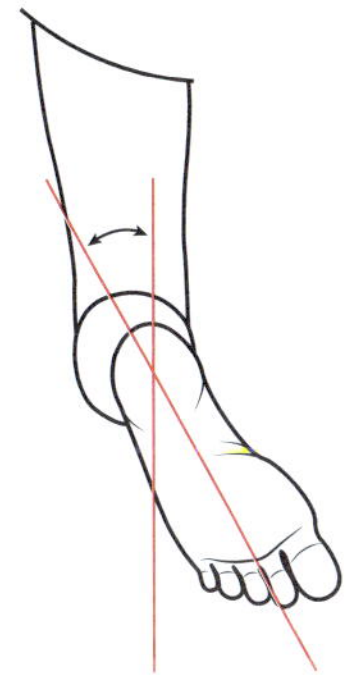

그림 5.29 복숭아뼈간 각도(검은 화살표) 측정을 위한 표지.

에 두고 움직이는 팔은 두 번째 발허리뼈(2nd metatarsal)를 따라 발의 장축에 놓는다(그림 5.28). 그다음 각도를 측정한다. 통상적으로 마이너스로 표시하는데 중심선 쪽을 향하여 측정한다(정강이뼈의 내회전). 그리고 플러스로 측정되는 것은 중심선으로부터 멀어지는 점이다(정강이뼈의 외회전).

대퇴-발 각도 테스트는 비록 빠르고 상대적으로 정확한 선별검사이지만 중족골 내전증(metatarsus adductus)과 같이 발 앞쪽에 문제가 있는 아동이라면 신뢰성 문제가 제기된다(Lee, Chung, Park, Choi & Cho, 2009; Tolo, 1996). 이 경우 **복숭아뼈 통과 각도 테스트**(transmalleolar angle test)를 시행해야 한다. 같은 자세에서 검사하지만 지표가 다르다. 내측 외측 복숭아뼈를 잇는 선을 긋는다(복숭아뼈 사이 축). 두 번째 선은 첫 번째 선에 수직이면서 발꿈치뼈를 반으로 나누게 되는 넙다리뼈의 장축을 통하는 선이다. 그림 5.29에서 도식적으로 발과 대퇴 그림에서 이 선들을 보여준다. 그리고 각도를 측정한다. 각도는 각도계로 측정한다. 측정된 각도는 넙다리뼈의 장축과 발꿈치뼈를 이분하는 선 사이다. 이 방법은 측정 시 발의 앞부분이 배제되므로 앞부분 발의 문제가 있어도 결과가 왜곡되지 않는다. 마이너스와 플러스로 표현되는 통상적 측정치는 대퇴-발 각도에서와 같다; 즉 중심선을 향한 쪽의 측정은 마이너스로 표현하며 중심선에서 멀어지는 쪽을 측정한 것은 플러스 수치가 된다. 이러한 두 방법에서 동시타당도(concurrent validity)와 검사자간 신뢰도를 최근 CT 영상과 비교하였다. 복숭아뼈 통과 각도 테스트의 신뢰도가 대퇴-발 각도 테스트보다 높았지만, 두 방법 다 타당성을 가지고 있었고 전자가 후자보다 약간 더 높았다(Lee 등, 2009).

무릎관절의 안정성은 성인에서 흔히 사용하는 방법을 이용하여 평가할 수 있다. 예를 들어, 전방십자인대의 열상을 검사하는 테스트로서 Lachman테스트가 있고 측방(collateral) 인대와 내번, 외반을 검사하는 테스트가 있다. 다운증후군이나 Ehlers–Danlos 증후군을 가진 아동뿐 아니라 운동선수들의 무릎관절을 평가할 때도 유용하다. 과한 가동성이 의심되거나 이를 보이는 아동들에서 힘을 덜 가해야 하고 조직이 잘 손상되므로 치료사는 이 테스트를 조심스럽게 해야 한다(Simmonds & Keer, 2007). 무릎관절 앞부분에 통증이 있거나 인대가 늘어난 병력이 있으면 슬개골 거상 테스트를 이용하여 슬개골의 안정성을 검사할 수 있다. 이 검사는 아동을 앉힌 상태에서 무릎을 30° 구부리게 한다. 슬개골을 부드럽게 외측으로 움직여보며 아동이 불편함을 표시하는지 살핀다. 이 검사가 불편하면 검사소견 양성으로 슬개골 불안정성이 있다는 표지이다. 다운 증후군 아동에서는 슬개골 불안정이나 탈구가 흔하지만 보통 증상이 없고 중재가 필요하지 않다(Dugdale & Renshaw, 1986). 증상이 있으면 처음에 비수술적 중재를 하고 계속 증상이 좋아지지 않으면 수술을 하게 된다(Caird, Wills, & Dormans, 2006).

발과 발목관절(Foot and Ankle)

아동의 발과 발목관절을 측정하는 것은 어려울 수 있다. 발목관절의 배부굴곡은 성인에서와 같이 측정한다; 그러나 발을 약간 내번되도록 잡아야 하고 발 중앙부가 발 뒷부분과 따로따로 움직이도록 해서는 안 된다. 장딴지근육과

가자미근 길이의 제한이 있다면, 발은 발 중간부분에서 구부러져 있을 것이며(목말뼈- 발꿈치뼈- 발배뼈; taloncutaneousnavicualr 관절, 발꿈치뼈-입방뼈; calcaneocboidal 관절), 배부굴곡된 것처럼 보일 것이다. 발목을 약간 내전된 상태로 잡으면 발허리에서의 구부러짐이 일어나지 않을 것이다(Horstmann & Bleck, 2007; Mosca, 2001). 무릎관절을 편 상태에서 발목관절의 움직임이 제한되어 있으면, 무릎관절을 구부린 상태에서 테스트해야 한다. 이렇게 함으로써 제한이 가자미근, 장딴지근 혹은 발목관절(talocrural joint) 어느 것에 의한 것인지 구분하는데 도움이 될 것이다. 무릎관절을 편 경우, 발목관절이 더 제한되면 장딴지근육 때문이다(Gage 등, 2009; Horstmann & Bleck, 2007). 이것을 Silverskiöld 테스트라고 한다.

발을 검사하는 방법에는 여러 가지가 있다. 일반적으로 체중을 지지한 상태에서, 지지하지 않은 상태에서 발의 자세를 검사한다. 발의 외측면은 똑발라야 하고 구부러지면 안된다. 구부러져 있으면 발허리 부분의 내전이 있음을 의미한다. 발허리 부분의 내전 정도는 발뒤꿈치를 이등분하는 선을 긋고 발의 장축을 따라 계속 그어지는 선으로 확인된다(Horstmann & Bleck, 2007). 정상적으로 잘 정렬된 발에서는 이 선이 두 번째와 세 번째 발가락 사이를 지나야 한다. 발허리의 내전이 있으면 발가락들이 이 선의 내측에 놓이게 된다. 만일 선의 끝이 세 번째, 네 번째 발가락 사이를 지나면, 중등도의 내전, 네 번째, 다섯 번째 발가락 사이를 지나면, 심한 내전이라고 분류한다. 경미한 경우에는 종종 저절로 좋아지는 경우가 있다 ;그러나 중등도부터 심한 정도에서는 스트레칭, 교정구두, 혹은 기브스 등의 중재가 필요하기도 한다(Staheli, 2008; Wenger, 1993a). 이것들은 발목뼈와 발허리뼈에 가해지는 과도한 힘의 압박을 교정하기 위해 사용된다. 이미 전에 말한 Heuter-Volkmann 원칙에 따르면 이러한 비정상적 힘의 압박이 성장에 변화를 주기 때문에 교정이 필요하다(Wenger, 1993a).

체중을 지지하게 하면서 활의 발달 및 발 뒷부분의 발달도 관찰해야 한다. 발달학적 생역학 부분에서 살펴보았듯이 3세에서 4세 이하의 아동에서는 세로 활이 발달하지 않았을 것이다. 그러므로 평발은 이 연령에서는 정상적이다. 성인을 측정하기 위해 개발된(Cavanagh & Rogers, 1987) 활의 높이를 평가하기위한 활 지수(arch index)를 아동에서도 적용하여 왔다(Gilmour & Burns, 2001; Kanatli 등, 2006; Mickle, Steele, & Munro, 2006). 움직이지 않는 상태에서 활 높이를 재기 위해서 아동의 발에 잉크를 칠하고 양 발에 체중을 고르게 지지하게 하면서 세운다. 족적을 세 부분으로 등분하는데 발가락 부분은 제외한다. 활 지수를 계산하기 위해서는 중간 1/3부위 넓이를 전체부위 넓이로 나눈다. 동적인 보행 측정에서 측정하기도 한다. 자세한 설명을 위해서는 Cavanagh와 Rogers(1987)에게 문의하기 바란다. 최근의 문헌에서 성인의 비만으로 이러한 측정이 정확지 않다는 주장이 있다는 것을 알아야 한다. 그러므로 비만 아동에서 측정결과는 주의깊게 해석해야 한다(Wearing 등, 2004). 어린 아동들은 앞서 말했듯이 활이 형성되기 전에는 체중을 발의 내측으로 더 지지할 것이라는 것을 기억하는 것이 중요하다. 족적을 이용한 활 지수를 측정하는 또 다른 방법은 활의 넓이를 발뒤꿈치의 넓이로 나누는 방법이다(Staheli 등, 1987).

나이든 아동에서의 평발은 유연할 수도 있고 고정된 것일 수도 있다. **유연한 평발**은 서 있을 때 발꿈치뼈의 외반때문에 활이 거의 없거나 완전히 없다. 엄지 발가락을 신전시키거나 혹은 발가락 끝으로 서면 다시 활이 보일 것이다(Gage 등, 2009). 그리고 발 뒤축은 약간 내전상태로 다시 정렬될 것이다(Wenger, 1993b). 만일 활이 형성되지 않고 목말밑(거골하, subtalar) ROM의 제한이 있으면 **고정된 상태의 평발**이다. 고정된 평발은 수직성 목말뼈 혹은 목말뼈 융합과 같은 문제들의 신호이다. 그리고 좀 더 자세하게 정형외과의가 검사해야 한다. 아동을 검사할 때 치료 알고리듬을 알고 있으면 더 자세한 의학적 검사와 치료를 위해 의뢰해야 할지 판단하는데 도움이 될 수 있다(Staheli, 2008). 아동에서는 드문 질환인 *선천성 수직성 목말뼈(congenital vertical talus)*(Scoles, 1988)는 뇌성마비아동, 척수막 탈출증 아동에서는 보다 흔하고 목말뼈-발배뼈 관절의 상부 탈골상태로 정의된다(Rang, 1993b). 목말뼈의 머리가 발배뼈 아래에 놓이게 되어 "rocker-bottom 기형발"이 된다. **rocker-bottom**(흔들의자 바닥모양) **기형발**에서는 활이 없으며 활이 있어야 할 부위로 발이 아래쪽으로 구부러져있다. 이 기형이 있으면 정형외과의의 검사를 받아야 하며 일반적으로 수술로 치료한다. **목말뼈의 융합**(tarsal coalition)은 선천적으로 목말뼈들이 융합된 것으로 여러 목말뼈들이 융합되기도 한다. 가장 흔한 두 종류는 발꿈치뼈와 발배뼈(calcaneonavicular), 목말뼈와 발꿈치뼈(talocalcaneal)의 융합이다(Nalaboff & Schweitzer, 2008). 융합상태는 섬유화, 연골화 혹은 골화되어 있다. 목말뼈 융합은 약 1%의 빈도이지만(Stormont & Peterson, 1983) 좀 더 최근의 문헌에서는 1%는 골화된 융합만 말하는 것이라고 하였다. 섬유화된 것, 연골성을 모두 포함하면 약 12%의 빈도로 증가하여(Nalaboff & Schweitzer, 2008) 이전에 생각했던 빈도보다 높다. 이런 융합은 발 통증의 원인이 되고 아동에서 가장 흔한 고정된 평발의 원인이다(Cass & Camasta, 2010). 무증상일 때도 있지만 통증이 있으면 치료가 필요하다(Staheli, 2008).

유연한 평발의 치료에 대한 결정은 어느 정도 논란이 있다; 그러나 증상이 없는 평발에 대한 중재는 과학적 근거가 거의 없다(Pfeiffer, Kotz, Ledl, Hauser, & Sluga, 2006; Staheli 등, 1987; Wenger, Mauldin, Speck, Morgan, & Lieber, 1989). 과체중이거나 비만이면 그렇지 않은 또래에 비해 활이 낮은데 이는 발의 구조에 영향을 미쳤으리라고 생각된다(Dowling, Steele, & Baur, 2004; Gilmour & burns, 2001; Mickle, Steele, & Munro, 2006). 치료사로서 비만아동이 발 통증을 호소하면 발 구조 검사를 고려해야 한다. 만일 통증이 지속되거나 대근육 운동기술들의 발달에 영향이 있다면 목말뼈 융합이나 수직 목말뼈같은 기형이 아닌지 더 자세한 검사가 필요하다. 장딴지근과 가자미근 복합체의 ROM을 측정하는 것도 평발 아동에게는 중요하다. 왜냐하면 그들 제한이 있으면 발꿈치뼈가 외반되고 평발의 원인적 요인이 되기 때문이다(Harris & Beath, 1948). 제한이 발견되면 아동과 부모에게 수동적 스트레치와 자가 스트레치방법을 지도해준다.

근력(Strength)

근력은 연령에 맞는 대근육운동을 수행하기 위해 아동의 기능과 능력에 아주 중요한 요소이다. 정상 발달을 하고 있는 아동에서는 많은 기술에 알맞은 근력이 발달되어 있으며 이는 그 과제를 잘 수행하기 위해서 필요한 것이다. 예를 들어, 어린 아동이 세발 자전거를 타려고 할 때 페달을 밟는데 어느 정도의 근력이 필요하다. 점프, 한 발로 뛰기, 그리고 계단을 기어오르는 능력은 이를 달성하는데 모두 근육의 힘이 필요하다. 그 이외에도 적절한 ROM, 균형 및 감각처리과정과 같은 기타의 요소도 필요하다. 근력이 향상되면 뇌성마비아의 보행 능력이 향상된다(Damiano, Kelly, & Vaughn, 1995; Kramer & MacPhail, 1994). 그 이외에도 CP아동은 근력강화 훈련 후에 대근육 운동 수행도 향상되었는데(Dodd, Taylor, & Damiano, 2002; Kramer & MacPhail, 1994) 이는 일상생활 활동에 근력의 중요성을 보여주는 것이다.

치료사는 근력검사로 물리치료 진단을 내리는데 중요한 정보를 얻는다. 근력을 테스트하는 여러 가지 방법들이 있다. 아주 어린 영아에서는 항중력으로 움직이는 것, 예를 들어, 허공에 대고 발로 차기, 끌어당겨 앉히기, 복와위에서 머리들기 같은 것들이 근력을 보여준다고 할 수 있다. 유아와 학동기 전 아동에서는 성숙된 방식으로 바닥에서 일어나기, 점프하기, 한발로 서기, 계단오르내리는 능력, 발가락 끝으로 서기 등을 테스트한다. 아동은 자신들의 근력을 어떻게 이용하는지를 검사자에게 보여주기 때문에 근력의 이러한 기능적 측면을 관찰하는 것이 유용하다. “그대로 멈춰라”와 같은 게임은 아동이 과제를 이해하고 협조하면서 자신의 최선을 다해 수행하는데 도움이 된다. 실제로 어떻게 하는지 보여주는 것도 도움이 된다.

손으로 측정하는 근력 방법은 나이가 어느 정도 들어서 지시사항을 이해하고 검사 자세를 계속할 수 있는 아동들에게 사용할 수 있다. 아동이 3세에서 4세정도이면 이 방법으로 측정할 수도 있다. 어린 아동을 검사할 때에는 등급을 0(아무 활동이 없음), 1(수축을 만질 수 있고 그러나 움직임은 없음), 2(중력의 영향을 배제한 상태에서 완전가동범위로 움직일 수 있음), 그리고 3(항중력으로 완전 관절가동범위를 움직임)을 성인에서와 같이 사용할 수 있다. 등급 4(약간의 저항을 이기고 완전가동범위로 움직일 수 있음), 등급 5(최대로 저항을 이기고 완전가동범위로 움직일 수 있음)는 주어지는 저항의 힘이 아동의 연령에 따라야 하기 때문에 좀 더 주관적일 수 있다. 만일 객관적인 측정이 필요하다면 손으로 쥘 수 있는 동력계를 이용한다(Connolly, 1995).

3, 4세의 아동들이 지시를 이해하고 또 최선을 다하도록 말로 칭찬해주면서 하는 한 표준 악력계로 테스트하는 것은 신뢰성이 있다(Gajdosik, Nelson, & Gleason, 1994).

또한 뇌성마비아(Pax Lowes, Westcott, Palisano, effegen, & Orlin, 2004), 척추이분증(Effegen & Brown, 1992), 소아 류마치스성 관절염(Wessel등, 1999), 척수근 위축증(Merlini, Mazzone, Solari, & Morandi, 2002), 근육퇴행위축(Stuberg, & Metcalf, 1988), 그리고 지능장애가 있는 청소년(Horvat, Croce, & Roswal, 1994)에서도 신뢰성이 있다는 것을 보여주었다. 즉, 아동이 지시를 이해하고 원하는 동작을 해 볼 기회를 먼저 주는 것이 중요하다. 손으로 쥘 수 있는 동력계는 아동의 연령에 따른 저항의 정도를 배제할 수 있어 손으로 하는 수기 근력측정보다 더 객관적일 수 있다. 아동의 하지근력을 측정하는 위치와 표준화된 방법을 여러 연구가 발표하였다(Berry, Giuliani, & Damiano, 2004; Crompton, Galea, & Philips, 2007; Wiley & Damiano, 1988).

운동장애가 없는 4세부터 16세 아동의 소집단에서 측정한 근력의 평균치가 표 5.4에 나와 있다. 각 연령당 소수의 아동(n = 9~13)을 검사하였다. 표준편차의 크기도 명기해야 한다. 표준편차가 클수록 정상대상에서의 차이가 많다는 것을 의미한다. 일반적으로 2표준편차 이하이면 "비정상(abnormal)"으로 간주한다. 대상이 작으면 표준편차가 보통이상으로 크다. 그러므로 좀 더 정상적인 자료가 모일 때까지 일반적인 가이드라인으로만 사용해야 한다. 일반적으로 10세 여아에서 성장이 폭발적이고 힘이 더 세다는 예외 말고는 이 연구에서 14세까지는 여아와 남아의 힘이 비슷하였다(Beenakker, van der Hoeven, Fock, & Maurits, 2001). 저자들은 아동의 힘과 체중은 강한 상관관계가 있음을 발견하였다(Beenakker 등, 2001). 장애아동을 테스트할 때 그들은 또래보다 많이 가볍기 때문에 이것을 고려해야 한다.

요약 / Summary

근골격계는 신경학적 합병증이 있든지 없든지 간에 아동 건강과 웰빙의 통합적 부분이다. 환자의 주소를 지침으로 삼은 근골격계에 대한 체계적 평가를 통하여 치료사는 신경학적 테크닉에 보완이 될 정형의학에 기초한 중재전략을 만들게 된다.

소아 물리치료사는 아동의 주의집중시간을 최대로 끌어낼 수 있고 가능한 한 많은 항목을 평가할 수 있으며 아동이 협조하기 싫어하면 늘 하던 것에서의 변화를 줄 수 있게 유연해야 한다. 아동과의 신뢰 형성과 자연스런 환경에서의 평가 혹은 최소한 아동에게 친숙한 환경에서 평가를 하므로써 치료사는 아동의 전형적인 수행능력을 검사하고 평가할 수 있어야 한다.

토의 문제들(Discussion Questions)

1. 2세 아동의 처음 평가를 어떻게 하겠는가?
2. 다리로 체중을 지지하는 것의 감소가 어떻게 엉덩관절의 발달에 영향을 주는지 기술하라.
3. 평발이 있는 4세 아동을 어떻게 평가하겠는가? 당신이 가족에게 권고할 때 어떤 요인들이 영향을 주는가?
4. 어린 아동에서 "정상적인" 보행 패턴 발달에 관련되는 가장 중요한 요인들은 무엇이 있는가?
5. 이제 걷기를 시작한 유아에서 어떤 운동경험을 하게 해주는 것이 필수적인가?

권장도서(Recommended Readings)

Horstmann, H.M., & Bleck, E.E. (2007). *Orthopedic management in cerebral palsy* (2nd ed.). London: Mac Keith Press.

Magee, D. (2008), *Orthopedic physical assessment atlas and video: Selected special tests and movements.* St. Louis: Elsevier.

Staheli, L.T. (2008). *Fundamentals of pediatric orthopedics* (4th ed., p. 177). Philadelphia: Wolters Kluwer, Lippincott Williams & Wilkins.

Stout, J. (2012). Chapter E1: Gait, development and analysis. In S.K. Campbell, R.J. Palisano, & M.N. Orlin (Eds.), *Physical therapy for children* (4th ed.). St. Louis: Elsevier.

Sutherland, D.H., Olshen, R.A., Biden, E.N., & Wyatt, M.P. (1988). *The development of mature walking.* Oxford: Mac Keith Press

표 5.4 4세에서 16세까지 아동의 힘(뉴우튼[kg•m•s^2]으로 표시)

근육그룹	연령 (세)												
	4	5	6	7	8	9	10	11	12	13	14	15	16
목 굽힘근			48 (9)*	64 (11)	56 (8)	66 (9)	74 (20)	67 (13)	70 (16)	98 (40)	129 (42)	143 (36)	141 (33)
남자			55 (8)	60 (7)	56 (10)	55 (12)	55 (25)	67 (15)	76 (15)	92 (17)	96 (15)	108 (27)	87 (14)
여자													
어깨관절 벌림근	62 (20)	55 (10)	97 (27)	92 (29)	98 (19)	110 (31)	136 (26)	110 (39)	118 (29)	159 (46)	205 (44)	219 (36)	253 (54)
남자	68 (26)	47 (9)	75 (17)	91 (18)	94 (25)	91 (27)	81 (17)	129 (25)	123 (27)	154 (26)	178 (18)	173 (29)	173 (38)
여자													
팔꿉관절 폄근			73 (8)	85 (16)	90 (18)	89 (22)	120 (18)	103 (31)	104 (31)	128 (42)	158 (42)	175 (46)	182 (64)
남자			73 (8)	85 (14)	82 (10)	91 (24)	84 (20)	108 (25)	117 (24)	118 (26)	129 (23)	141 (37)	107 (36)
여자													
팔꿉관절 굽힘근	78 (24)	70 (12)	103 (21)	121 (32)	124 (23)	134 (24)	173 (19)	153 (30)	160 (25)	195 (26)	253 (50)	287 (55)	276 (68)
남자	69 (21)	66 (12)	105 (9)	103 (20)	115 (16)	125 (28)	134 (21)	172 (25)	168 (28)	201 (23)	193 (32)	198 (48)	215 (30)
여자													
손목관절 폄근			77 (11)	89 (26)	87 (15)	97 (15)	121 (21)	100 (19)	108 (21)	153 (42)	195 (41)	218 (49)	237 (58)
남자			66 (6)	74 (13)	75 (11)	80 (21)	80 (17)	112 (16)	127 (23)	152 (14)	155 (6)	166 (26)	147 (28)
여자													
엉덩관절 굽힘근			182 (39)	182 (57)	225 (40)	232 (53)	261 (74)	245 (65)	198 (38)	289 (60)	337 (66)	301 (69)	395 (102)
남자			162 (31)	184 (50)	175 (36)	195 (48)	177 (25)	264 (55)	232 (61)	308 (51)	281 (72)	288 (70)	301 (42)
여자													
엉덩관절 벌림근			128 (40)	124 (32)	131 (30)	153 (33)	174 (47)	151 (63)	158 (41)	225 (58)	306 (83)	356 (87)	312 (106)
남자			109 (26)	122 (24)	117 (18)	124 (35)	104 (25)	140 (22)	171 (44)	227 (52)	244 (30)	257 (68)	244 (59)
여자													
무릎관절 폄근			156 (33)	157 (38)	185 (41)	194 (30)	267 (47)	239 (65)	225 (43)	296 (70)	370 (61)	362 (76)	396 (90)
남자			148 (24)	177 (47)	166 (30)	173 (57)	198 (57)	265 (36)	250 (71)	346 (49)	280 (69)	325 (79)	373 (81)
여자													
무릎관절 굽힘근	111 (15)	105 (20)	158 (38)	180 (45)	185 (20)	195 (40)	268 (48)	218 (64)	201 (34)	273 (59)	307 (64)	327 (76)	382 (80)
남자	92 (25)	99 (15)	154 (33)	171 (35)	160 (23)	180 (54)	175 (29)	246 (52)	221 (54)	301 (38)	271 (76)	282 (61)	336 (57)
여자													
발목관절 발등굽힘근	71 (22)	76 (23)	104 (11)	130 (26)	137 (24)	141 (31)	154 (18)	149 (26)	170 (28)	218 (55)	257 (60)	267 (50)	291 (60)
남자	75 (20)	76 (15)	95 (17)	114 (18)	121 (17)	137 (32)	130 (21)	178 (25)	177 (34)	214 (29)	207 (31)	220 (40)	232 (30)
여자													

*수치는 평균(표준편차)의 값을 Newton(kg • m • s^2)으로 표시함(n=7–13/연령당)

출처: Beenakker, E.A., van der Hoeven, J.H., Fock, J.M., & Maurits,N,M. (2001). Reference values of maximum isometric muscle force obtained in 270 children aged 4–16 by hand-held dynamometry. *Neuromuscular Disorders, 11*(5), 441–446. Copyright 2001 by Elsevier. Reprinted with permission.

참고문헌(References)

Adolph, K.E., Vereijken, B., & Shrout, P.E. (2003). What changes in infant walking and why. *Child Development, 74*(2), 475–479.

Apkon, S.D. (2002). Osteoporosis in children who have disabilities. *Physical Medicine and Rehabilitation Clinics of North America, 13*(4), 839–855.

Badaly, E., & Adolph, K.E. (2008). Beyond the average: Walking infants take steps longer than their leg length. *Infant Behavior & Development, 31,* 554–558.

Bartlett, M.D., Wolf, L.S., Shurtless, D.B., & Staheli, L.T. (1985). Hip flexion contractures: A comparison of measurement methods. *Archives of Physical Medicine and Rehabilitation, 66,* 620–625.

Beattie, P., Isaacson, K., Riddle, D.L., & Rothstein, J. (1990). Validity of derived measurements of leg-length differences obtained by use of a tape measure. *Physical Therapy, 70*(3), 150–157.

Beenakker, E.A., van der Hoeven, J.H., Fock, J.M., & Maurits, N.M. (2001). Reference values of maximum isometric muscle force obtained in 270 children aged 4–16 years by hand-held dynamometry. *Neuromuscular Disorders, 11*(5), 441–446.

Beeson, P. (1999). Frontal plane configuration of the knee in children. *The Foot, 9,* 18–26.

Bernhardt, D. (1988). Prenatal and postnatal growth and development of the foot and ankle. *Physical Therapy, 68*(12), 1831–1839.

Berry, E.T., Giuliani, C.A., & Damiano, D.L. (2004). Intrasession and intersession reliability of handheld dynamometery in children with cerebral palsy. *Pediatric Physical Therapy, 16*(4), 191–198.

Bleck, E.E. (1982). The shoeing of children: Sham or science. *Developmental Medicine and Child Neurology, 13,* 188–195.

Bourrin, S., Palle, S., Genty, C., & Alexandre, C. (1995). Physical exercise during remobilization restores a normal bone trabecular network after tail suspension-induced osteopenia in young rats. *Journal of Bone and Mineral Research, 10*(5), 820–828.

Cahuzac, J.P., Vardon, D., & Sales de Gauzy, J. (1995). Development of the clinical tibiofemoral angle in normal adolescents: A study of 427 normal subjects from 10 to 16 years of age. *Journal of Bone and Joint Surgery (British), 77*(5), 729–732.

Caird, M.S., Wills, B.P.D., & Dormans, J.P. (2006). Down syndrome in children: The role of the orthopedic surgeon. *Journal of the American Academy of Orthopedic Surgeons, 14,* 610–619.

Cass, A.D., & Camasta, C.A. (2010). A review of tarsal coalition and pes planovalgus: Clinical examination, diagnostic imaging and surgical planning. *The Journal of Foot & Ankle Surgery, 49,* 274–293.

Cavanagh, P.R., & Rodgers, M.M. (1987). The arch index: A useful measure from footprints. *Journal of Biomechanics, 20,* 547-51

Cimaz, R. (2002). Osteoporosis in childhood rheumatic diseases: Prevention and therapy. *Best Practice & Research in Clinical Rheumatology, 16*(3), 397–409.

Connolly, B. (1995). Testing in infants and children. In H.J. Hislop & J. Montgomery (Eds.), *Daniels and Worthingham's muscle testing* (6th ed., pp. 235–260). Philadelphia: W.B. Saunders.

Crompton, J., Galea, M.P., Phillips, B. (2007). Hand-held dynamometry for muscle strength measurement in children with cerebral palsy. *Developmental Medicine & Child Neurology, 49,* 106–111.

Cusick, B. (1990). *Progressive casting and splinting for lower extremity deformities in children with neuromotor dysfunction.* Tucson, AZ: Therapy Skill Builders.

Cusick, B.D., & Stuberg, W.A. (1992). Assessment of lower-extremity alignment in the transverse plane: Implications for management of children with neuromotor dysfunction. *Physical Therapy, 72,* 3–15.

Damiano, D.L., Kelly, L.E., & Vaughn, C.L. (1995). Effects of quadriceps femoris muscle strengthening on crouch gait in children with spastic diplegia. *Physical Therapy, 75,* 658–667.

Davids, J.R., Wenger, D.R., & Mubarak, S.J. (1993). Congenital muscular torticollis: Sequela of intrauterine or perinatal compartment syndrome. *Journal of Pediatric Orthopedics, 13,* 1–7.

Dodd, K.J., Taylor, N.F., & Damiano, D.L . (2002). A systematic review of the effectiveness of strength-training programs for people with cerebral palsy. *Archives of Physical Medicine and Rehabilitation, 83,* 1157–1164.

Dowling, A.M., Steele, J.R., & Baur, L.A. (2004). What are the effects of obesity in children on plantar pressure distributions? *International Journal of Obesity and Related Metabolic Disorders, 28*(11), 1514–1519.

Drews, J.E., Vraciu, J.K., & Pellino, G. (1984). Range of motion of the joints of the lower extremities of newborns. *Physical and Occupational Therapy in Pediatrics, 4*(2), 49–62.

Dubowitz, V. (1967). Pathology of experimentally re-innervated skeletal muscle. *Journal of Neurology, Neurosurgery and Psychiatry, 30*(2), 99–110.

Dugdale, T.W., & Renshaw, T.S. (1986). Instability of the patellofemoral joint in Down syndrome. *Journal of Bone & Joint Surgery, American, 68,* 405–413.

Dusing, S.C., & Thorpe, D.E. (2007). A normative sample of temporal and spatial gait parameters in children using the GAITRite® electronic walkway. *Gait & Posture, 25,* 135–139.

Effgen, S.K., & Brown, D.A. (1992). Long-term stability of hand-held dynamometric measurements in children who have myelomeningocele. *Physical Therapy, 72,* 458–465.

Engel, G.M., & Staheli, L.T. (1974). The natural history of torsion and other factors influencing gait in childhood. *Clinical Orthopedics and Related Research, 99,* 12–17.

Fabry, G., MacEwen, G.D., & Shands, A.R., Jr. (1973). Torsion of the femur. A follow-up study in normal and abnormal conditions. *Journal of Bone and Joint Surgery, 55-A*(8), 1726–1738.

Flynn, J.M., & Widman, R.F. (2001). The limping child: Evaluation and diagnosis. *Journal of the American Academy of Orthopedic Surgery, 9*(2), 89–98.

Frost, H.M. (1964). *The laws of bone structure.* Springfield, IL: Charles C. Thomas Publishers.

Gage, J.R., Schwartz, M.H., Koop, S.E., & Novacheck, T.F. (2009). *The identification and treatment of gait problems in cerebral palsy.* London: Mac Keith Press.

Gajdosik, R.L., & Bohannon, R.W. (1987). Clinical measurement of range of motion: Review of goniometry emphasizing reliability and validity. *Physical Therapy, 67,* 1867–1872.

Gajdosik, C.G., Nelson, S.A., & Gleason, D.K. (1994). Reliability of isometric measurements of girls ages 3–5 years: A preliminary study. *Pediatric Physical Therapy, 6,* 206.

Gajdosik, R.L., Sandler, M.M., & Marr, H.L. (2003). Influence of knee positions and gender on the Ober test for length of the iliotibial band. *Clinical Biomechanics, 18*(1), 77–79.

Gilmour, J.C., & Burns, Y. (2001). The measurement of the medial longitudinal arch in children. *Foot and Ankle International, 22,* 493–498.

Grasco, J., & de Pablos, J. (1997). Bone remodeling in malunited fractures in children. *Journal of Pediatric Orthopedics, Part B, 6,* 126–132.

Gross, M.T. (1995). Lower quarter screening for skeletal malalignments: Suggestions for orthotics and shoewear. *Journal of Orthopedics and Sports Physical Therapy, 21,* 389–405.

Haas, S.S., Epps, C.H., & Adams, J.P. (1973). Normal ranges of hip motion in the newborn. *Clinical Orthopedics, 91,* 114–118.

Haggmark, T., & Eriksson, E. (1979). Hypotrophy of the soleus muscle in man after Achilles tendon rupture. Discussion of findings obtained by computed tomography and morphologic studies. *American Journal of Sports Medicine, 7*(2), 121–126.

Harris, R.I., & Beath, T. (1948). Hypermobile flat-foot with short tendon Achilles. *Journal of Bone and Joint Surgery, 30-A,* 116–150.

Harris, S.R., Harthun-Smith, L., & Krukowski, L. (1985). Goniometric reliability for a child with spastic quadriplegia. *Journal of Pediatric Orthopedics, 5,* 348–351.

Heath, C.H., & Staheli, L.T. (1993). Normal limits of knee angle in white children—genu varum and genu valgum. *Journal of Pediatric Orthopedics, 13*(2), 259–266.

Hensinger, R.N., & Jones, E.T. (1982). Developmental orthopedics. I: The lower limb. *Developmental Medicine and Child Neurology, 24,* 95–116.

Horstmann, H.M., & Bleck, E.E. (2007). *Orthopedic management in cerebral palsy* (2nd ed.). London: Mac Keith Press.

Horvat, M., Croce, R., & Roswal, G. (1994). Intratester reliability of the Nicholas Manual Muscle Tester on individuals with intellectual disabilities by a tester having minimal experience. *Archives of Physical Medicine and Rehabilitation, 76,* 808–811.

Ivanenko, Y.P., Dominici, N., & Lacquaniti, F. (2007). Development of independent walking in toddlers. *Exercise and Sport Sciences Reviews, 35*(2), 67–73.

Kanatli, U., Gözil, R, Besli, K., Yetkin, H., & Bölökasi, S. (2006). The relationship between the hindfoot angle and the medial longitudinal arch of the foot. *Foot & Ankle International, 27*(8), 623–627.

Katz, K., Rosenthal, A., & Yosipovitch, Z. (1992). Normal ranges of popliteal angle in children. *Journal of Pediatric Orthopaedics, 12,* 229–231.

Kelly, P.M., & Dimeglio, A. (2008). Lower limb growth: How predictable are predictions? *Journal of Childhood Orthopedics, 2,* 407–415.

King, W., Levin, R., Schmidt, R., Oestreich, A., & Heubi, J.E. (2003). Prevalence of reduced bone mass in children and adults with spastic quadriplegia. *Developmental Medicine and Child Neurology, 45*(1), 12–16.

Kramer, J.F., & MacPhail, A. (1994). Relationships among measures of walking efficiency, gross motor ability, and isokinetic strength in adolescents with cerebral palsy. *Pediatric Physical Therapy, 6,* 3–8.

Lanyon, L.E., & Rubin, C.T. (1984). Static vs dynamic loads as an influence on bone remodelling. *Journal of Biomechanics, 17,* 897–905.

Ledebt, A. (2000). Changes in arm posture during the early acquisition of walking. *Infant Behavior & Development, 23,* 79–89.

Lee, S.H., Chung, C.Y., Park, M.S., Choi, I.H., & Cho, T.J. (2009). Tibial torsion in cerebral palsy: Validity and reliability of measurement. *Clinical Orthopedics & Related Research* (published online, January 22, 2009).

LeVeau, B.F., & Bernhardt, D.B. (1984). Developmental biomechanics. *Physical Therapy, 64*(12), 1874–1881.

Mac-Thiong, J.M., Berthonnaud, E., Dimar, J.R., Betz, R.R., & Labelle, H. (2004). Sagittal alignment of the spine and pelvis during growth. *Spine, 29*(15), 1642–1647.

Mann, M., Glasheen-Wray, M., & Nyberg, R. (1984). Therapist agreement for palpation and observation of iliac crest heights. *Physical Therapy, 64*(3), 334–338.

McCrea, J.D. (1985). *Pediatric orthopedics of the lower extremity. An instructional handbook.* Mount Kisco, NY: Futura Publishing Co.

McDade, W. (1977). Bow legs and knock knees. *Pediatric Clinics of North America, 24*(4), 825–839.

Melchione, W.E., & Sullivan, M.S. (1993). Reliability of measurements obtained by use of an instrument designed to indirectly measure iliotibial band length. *Journal of Orthopaedic and Sports Physical Therapy, 18*(3), 511–515.

Merlini, L., Mazzone, E.S., Solari, A., & Morandi, L. (2002). Reliability of hand-held dynamometry in spinal muscular atrophy. *Muscle and Nerve, 26,* 64–67.

Mickle, K.J., Steele, J.R., & Munro, B.J. (2006). The feet of overweight and obese young children: Are they flat or fat? *Obesity, 14*(11), 1949–1953.

Miller, F., Dias, R.C., Dabney, K.W., Lipton, G., & Trianna, M. (1997). Soft-tissue release for spastic hip subluxation in cerebral palsy. *Journal of Pediatric Orthopaedics, 17*(5), 571–584.

Mortensen, H.M., Skov, O., & Jensen, P.E. (1999). Early motion of the ankle after operative treatment of a rupture of the Achilles tendon. A prospective, randomized clinical and radiographic study. *Journal of Bone and Joint Surgery (American), 81*(7), 983–990.

Mosca, V.S. (2001). The foot. In R.T. Morrissey & S.L. Weinstein (Eds.), *Lovell and Winter's pediatric orthopedics* (pp. 1051–1215). Philadelphia: Lippincott Williams & Wilkins.

Mullender, M.G., & Huiskes, R. (1995). Proposal for the regulatory mechanism of Wolff's law. *Journal of Orthopedic Research, 13*(4), 503–512.

Munsat, T.L., McNeal, D., & Waters, R. (1976). Effects of nerve stimulation on human muscle. *Archives of Neurology, 33*(9), 608–617.

Nalaboff, K.M., & Schweitzer, M.E. (2008). MRI of tarsal coalition. *Bulletin of the NYU Hospital for Joint Diseases, 66*(1), 14–21.

Newton, P.O., & Wenger, D.O. (2001). Idiopathic and congenital scoliosis. In R.T. Morrissey & S.L. Weinstein (Eds.). *Lovell and Winter's pediatric orthopedics* (pp. 677–740). Philadelphia: Lippincott Williams & Wilkins.

Nigg, B.M., & Grimston, S.K. (1994). Bone. In B.M. Nigg & W. Herzog (Eds.), *Biomechanics of the musculoskeletal system.* Chichester, England: Wiley & Sons.

O'Sullivan, M.E., Bronk, J.T., Chao, E.Y.S., & Kelly, P.J. (1994). Experimental study of the effect of weight bearing on fracture healing in the canine tibia. *Clinical Orthopedics and Related Research, 302,* 273–283.

Pax Lowes, L., Westcott, S.L., Palisano, R.J., Effgen, S.K., & Orlin, M.N. (2004). Muscle force and range of motion as predictors of standing balance in children with cerebral palsy. *Physical and Occupational Therapy in Pediatrics, 24*(1/2), 57–77.

Pfeiffer, M., Kotz, R., Ledl, T., Hauser, G., & Sluga, M. (2006). Prevalence of flat foot in preschool-aged children. *Pediatrics, 118*(2), 634–639.

Phelps, E., Smith, L.J., & Hallum, A. (1985). Normal ranges of hip motion of infants between nine and 24 months of age. *Developmental Medicine and Child Neurology, 27,* 785–792.

Pitkow, R.B. (1975). External rotation contracture of the extended hip. *Clinical Orthopedics and Related Research, 110*, 139–145.

Pitman, M.I., & Peterson, L. (1989). Biomechanics of skeletal muscle. In M. Nordkin & V.H. Frankel (Eds.), *Basic biomechanics of the musculoskeletal system* (pp. 89–107). Philadelphia: Lippincott.

Pratt, N. (1991). *Clinical musculoskeletal anatomy*. Philadelphia: Lippincott.

Rang, M. (1993a). Bow-legs and knock knees. In D.R. Wenger & M. Rang (Eds.), *The art and practice of children's orthopedics* (pp. 201–219). New York: Raven Press.

Rang, M. (1993b). Other feet. In D.R. Wenger & M. Rang (Eds.), *The art and practice of children's orthopedics* (pp. 168–200). New York: Raven Press.

Rang, M. (1993c). Toeing in and toeing out: Gait disorders. In D.R. Wenger & M. Rang (Eds.), *The art and practice of children's orthopedics* (pp. 50–76). New York: Raven Press.

Reimers, J. (1980). The stability of the hip joint in children. A radiological study of the results of muscle surgery in cerebral palsy. *Acta Orthopaedica Scandinavica Supplementum, 184*, 1–100.

Salenius, P., & Vankka, E. (1975). Development of the tibiofemoral angle in children. *Journal of Bone and Joint Surgery, 57-A*, 259–261.

Schoenecker, P.L., & Rich, M.M. (2001). The lower extremity. In R.T. Morrissey & S.L. Weinstein (Eds.), *Lovell and Winter's pediatric orthopedics* (pp. 1059–1104). Philadelphia: Lippincott Williams &Wilkins.

Scoles, P.V. (1988*). Pediatric orthopedics in clinical practice* (2nd ed.). Chicago: Year Book Medical Publishers, Inc.

Scull, S. (2001). Juvenile rheumatoid arthritis. In S.K. Campbell, R.J. Palisano, & D.W. Vander Linden (Eds.), *Physical therapy for children* (2nd ed., pp. 227–246). Philadelphia: W.B. Saunders.

Simmonds, J.V., & Keer, R.J. (2007). Hypermobility and the hypermobility syndrome. *Manual Therapy, 12*, 298–309.

Staheli, L.T. (1977). The prone hip extension test. *Clinical Orthopedics and Related Research, 12*, 12–15.

Staheli, L.T. (2008). *Fundamentals of pediatric orthopedics.* (4th ed., pp. 177). Philadelphia: Wolters Kluwer, Lippincott Williams & Wilkins.

Staheli, L. T. (1992). *Fundamentals of pediatric orthopedics*. New York: Raven Press.

Staheli, L.T., Chew, D.E., & Corbett, M. (1987). The longitudinal arch. *Journal of Bone and Joint Surgery, 69-A*(3), 426–428.

Stokes, I.A. (1997). Analysis of symmetry of vertebral body loading consequent to lateral spinal curvature. *Spine, 22*(21), 2495–2503.

Stormont, D.M., & Peterson, H.A. (1983). The relative incidence of tarsal coalition. *Clinical Orthopedics and Related Research, 181*, 28–35.

Stuberg, W.A., Fuchs, R.H., & Miedaner, J.A. (1988). Reliability of goniometric measurements of children with cerebral palsy. *Developmental Medicine and Child Neurology, 30*, 657–666.

Stuberg, W.A., Koehler, A., Witicha, M., Temme, J., & Kaplan, P. (1989). Comparison of femoral torsion assessment using goniometry and computerized tomography. *Pediatric Physical Therapy, 1*, 115–118.

Stuberg, W.A., & Metcalf, W.K. (1988). Reliability of quantitative muscle testing in healthy children and in children with Duchenne muscular dystrophy using a hand-held dynamometer. *Physical Therapy, 68*, 977–982.

Sutherland, D.H. (1997). The development of mature gait. *Gait & Posture, 6*, 163–170.

Sutherland, D.H., Olshen, R.A., Biden, E.N., & Wyatt, M.P. (1988). *The Development of Mature Walking.* Oxford: Mac Keith Press.

Sutherland, D.H., Olshen, R., Cooper, & Woo, S.L.Y. (1980). The development of mature gait. *The Journal of Bone and Joint Surgery, 62-A*, 336–353.

Tolo, V. (1996). The lower extremity. In R.T. Morrissey & S.L. Weinstein (Eds.), *Lovell and Winter's pediatric orthopedics* (pp. 1047–1075). Philadelphia, PA: Lippincott Raven Publishers.

Trueta, J. (1968). *Studies of the development and decay of the human frame* (p. 37). Philadelphia: W.B. Saunders.

Tudor, A., Ruzic, L., Sestan, B., Sirola, L., & Prpic, T., (2009). Flat-footedness is not a disadvantage for athletic performance in children aged 11 to 15 years. *Pediatrics, 123*(3), e386–392.

Van Den Berg-Emons, R.J., Van Baak, M.A., Speth, L., & Saris, W.H. (1998). Physical training of school children with spastic cerebral palsy: Effects on daily activity, fat mass and fitness. *International Journal of Rehabilitation Research, 21*, 179–194.

Walker, J. (1991). Musculoskeletal development: A review. *Physical Therapy, 71*(12), 878–889.

Wearing, S.C., Hills, A.P., Nuala, M., Byrne, N.M., Hennig, E.M., & McDonald, M. (2004). The arch index: A measure of fat or flat feet? *Foot & Ankle International. 25*(8), 575–581.

Weinstein, S.L. (2001). Developmental hip dysplasia and dislocation. In R.T. Morrissey & S.L. Weinstein (Eds.), *Lovell and Winter's pediatric orthopedics* (pp. 905–956). Philadelphia: Lippincott-Raven.

Wenger, D.R. (1993a). Calcaneovarus and metatarsus varus. In D.R. Wenger & M. Rang (Eds.), *The art and practice of children's orthopedics* (pp. 103–136). New York: Raven Press.

Wenger, D.R. (1993b). Flat foot and children's shoes. In D.R. Wenger & M. Rang (Eds.), *The art and practice of children's orthopedics* (pp. 77–102). New York: Raven Press.

Wenger, D.R., Mauldin, D., Speck, G., Morgan, D., & Lieber, R.L. (1989). Corrective shoes and inserts as treatment for flexible flat foot in infants and children. *Journal of Bone and Joint Surgery (American), 71*(6), 800–810.

Wessel, J., Kaup, C., Fan, J., Ehalt, R., Ellsworth, J., Speer, C., Tenove, P., & Dombrosky, A. (1999). Isometric strength measurements in children with arthritis: Reliability and relation to function. *Arthritis Care Resource, 12*(4), 238–246.

Widhe, T. (2001). Spine: posture, mobility and pain. A longitudinal study from childhood to adolescence. *European Spine Journal, 10*, 118–123.

Wiley, M.W., & Damiano, D.L. (1998) Lower-extremity strength profiles in spastic cerebral palsy. *Developmental Medicine & Child Neurology, 40*, 100–107.

Wilkins, K. (1986). Bowlegs. *The Pediatric Clinics of North America, 33*(6), 1429–1438.

Williams, P.F. (1982). *Orthopedic management in childhood.* London: Blackwell Scientific Publications.

Wright, J.C., & Bell, D. (1991). Lumbosacral joint angles in children. *Journal of Pediatric Orthopedics, 11*, 748–751.

Zaleske, D.J. (2001). Metabolic and endocrine abnormalities. In R.T. Morrissey & S.L. Weinstein (Eds.), *Lovell and Winter's pediatric orthopedics* (pp. 177–214). Philadelphia: Lippincott Williams and Wilkins.

제 6 장

근골격계 : 특수한 소아 병리에 대한 고려와 중재 / Musculoskeletal System: Considerations and Interventions for Specific Pediatric Pathologies

이 장에서는 근골격계의 발달 원칙들을 소아에서 흔히 볼 수 있는 상태와 접목하여 중재전략을 토의하려고 한다. 교육목적을 위해서 이 책은 신체를 장기 시스템으로 구분해 놓았다. 그러나 인간 신체는 모든 시스템의 상호작용을 통하여 작동한다. 신경학적 장해가 있으면 근골격계에 대한 영향도 있다. 그 반대로 근골격계 장해가 있는 사람들은 신경계의 촉진을 통하여 근골격계의 장해가 좋아질 수도 있다. 예를 들어, 관절에 반복적으로 손상을 입는 사람은 새로운 패턴으로 움직이도록 신경계를 교육함으로써 이 문제를 경감시킬 수 있는 것이다. 이외에도 ROM과 힘을 강화함으로써 신경계의 장해가 있는 사람들의 기능적 능력이 좋아질 수 있다. 이 장에서 우리는 질환의 근골격계에 대해 말할 것이다. 신경학적 요인에 대한 자세한 것은 제 7장과 8장을 참조하기 바란다. 이 장의 마지막 부분에서는 심각한 근골격계 문제가 있는 흔한 두 가지 소아의 상태 즉, 뇌성마비(CP), 다운증후군에 관해 깊이 있는 정보를 제공하고 알맞은 중재를 추천하려고 한다.

결합조직의 근골격 병리 / Musculoskeletal Pathologies of Connective Tissue

처음에 토의할 소아 질환은 인대, 힘줄, 연골을 포함하는 결합조직에 영향을 미치는 것들이다(표 6.1). Ehlers-Danlos 증후군(EDS)과 특발성 소아 관절염(JIA), 혈우병은 이 장에서 논의할 세 가지 결합조직 질환이다. 불완전골형성(osteogenesis imperfecta)은 뼈의 심각한 병리가 동반되므로 뼈 부분에서 논의하겠다. 홍반 루푸스는 15세-45세 여성을 주로 침범하는 또 다른 결합조직 질환이다. 비록 드물기는 하지만, 소아 전신 루푸스와 신생아 홍반 루푸스는 아동을 침범한다. 루푸스에 대한 자세한 정보는 여기에 싣지 않겠지만 일반적 정보는 표 6.1에 나와 있다.

Ehlers-Danlos 증후군(EDS)

Ehlers-Danlos 증후군(EDS)은 5,000명당 1명에서 나타나는 결합조직 질환의 이질적 그룹이다. 인종이나 성별상 빈도에 차이가 없다. EDS와 관련된 콜라겐 합성이상으로 피부가 과하게 늘어나고, 인대가 느슨하며 조직이 쉽게 손상되고, 상처가 늦게 치유되고 상처 반흔이 늦게 없어지고 쉽게 멍들고 출혈이 일어난다(Parapia & Jackson, 2008). 표 6.1에 EDS의 6가지 하부분류에 따른 원인, 병리, 장해, 그리고 제약에 대해 나와 있다.

EDS 아동의 물리치료 중재의 기간과 빈도는 질환의 심한 정도와 아동 및 가족의 욕구에 따라 다르다. 아동과 가족은 질환에 대해 알고 싶어하며 손상을 피하면서 아동의 기능적 기술과 독립성, 건강과 체력, 또래와의 상호작용을 최대화하기 위해 예방적인 건강플랜을 개발하는데 도움이 필요하다. 권장되는 활동들은 아동의 흥미와 장해의 특성에 기초하며 인대의 이완으로 인한 관절손상 위험과 외상에 대한 장기의 과한 반응(즉, 과다 출혈, 멍듬, 그리고 치유지연)의 위험을 평가해야 한다. 그런 것들에는 수영, 자전거타기, 댄스, 테니스, 혹은 골프 등이 있다. 거친 놀이와 몸을 부딪히는 스포츠는 피해야 한다.

표 6.1 결합조직을 침범하는 소아 질환들

진단	원인	병리	신체구조와 기능의 장해	나타날 수도 있는 활동 제약과 참여에의 제한
고전적 Ehlers-Danlos 증후군(EDS) (Parapia & Jackson, 2008)	상염색체 우성 유전	제 5형 콜라겐 이상	발달지연, 피부와 관절의 과도한 신축성, 반흔, 헤르니아, 쉽게 멍듬, 저긴장증, 심장의 구조 이상	• 뼈와 관절손상의 위험이 있는 신체활동을 피해야 함 • 사회적 낙인이 찍힐 수 있음 • 등척성 활동과 취미는 제한하고 힘을 많이 쓰는 체중 지지 운동은 피해야 함
과가동성 EDS	상염색체 우성 유전	알려져 있지 않음	피부가 늘어지고, 벨벳 같음, 관절의 과잉움직임으로 인한 흔한 탈구	
혈관성 EDS	상염색체 우성	제 3형 콜라겐 이상	동맥 파열, 정맥류, 쉽게 멍듬, 작은 관절의 과잉운동성	
척추 측만-후만형 EDS	상염색체 열성	콜라겐을 안정시키는 효소의 결핍	관절이 느슨함(b715)*, 출생 시부터 측만증, 손상쉬운 공막, 영아기 저긴장증	
관절강직형 EDS	상염색체 우성	제 1형 콜라겐 이상	관절의 과잉가동성과 빈번한 탈구, 측만-후만증, 피부손상 취약, 쉽게 멍듬, 저긴장증	

표 6.1 결합조직을 침범하는 소아 질환들 — *계속*

진단	원인	병리	신체구조와 기능의 장해	나타날 수도 있는 활동 제약과 참여에의 제한
피부형 EDS	상염색체 열성	제 1형 콜라겐 이상	늘어지고 부드러운 빵반죽 느낌의 과도한 피부, 헤르니아, 태아막 조기 파열	
소아 홍반 루프스 (Hiraki 등, 2008)	원인 모름	다기관 영역 면역조절이상	일차 증상은 염증, 기타 증상은 다양하나 관절염, 입안, 코의 발적 혹은 궤양, 신장기능이상, 두통, 뇌혈관 손상, 인지 이상, 심장, 폐 염증, Raynaud 현상, 피로, 열, 체중 감소	• 여러 장기기관의 문제로 입원하게 됨 • 통증(b280), 피로, 그리고 기타 불편함이 신체능력과 사회 상호작용에 영향을 줄 수 있다. • 사회 상호작용의 감소와 인지의 어려움으로 우울증이 올 수 있다.
소아특발성 관절염(JIA)-전신형 (Ravelli & Martini, 2007)	• 원인 모름: 유전성과 환경요인이 있을 것으로 믿어짐 • 인터루킨-1 (IL-1)의 증가와 함께 자가면역의 이상 • (Finckh 등, 2006; Finckh & Gabay, 2008)	• 소수 혹은 다발성의 관절염증 • 관절 윤활막의 증식으로 판누스(panus)가 형성되어 인접한 뼈와 연골을 침식함 • 관절의 유착과 골극 형성	• ROM 제한 (b710) • 관절 사이가 좁아짐 혹은 파괴됨 • 심한 통증 (b280)	• 이동(d455)과 자조활동(d599)의 제한 • 손으로 쓰기(d345)의 장해
JIA-소수관절형	• 원인 모름 • 초기 아동기: 2-4세 정점 • 거의 여자임	• 4개 혹은 그 이하의 관절 염증 • 판누스가 인접연골과 뼈를 침식함 • 관절유착과 골극형성	• ROM 제한: 무릎관절, 발목관절, 손가락관절 • 관절 사이가 좁아짐 혹은 파괴됨 • 20%에서 만성 홍채염 실명의 원인이 됨	• 이동(d455)과 자조활동(d599)의 제한 • 손으로 쓰기(d345)의 장해

계속

표 6.1 결합조직을 침범하는 소아 질환들

진단	원인	병리	신체구조와 기능의 장해	나타날 수도 있는 활동 제약과 참여에의 제한
JIA-RF 음성 다발성 관절형	• 원인 모름 • 2-4세, 6-12세에 정점 • 여자에서 더 흔함	• 5개 이상의 관절염증 • 판누스가 인접연골과 뼈를 침식함 • 관절유착과 골극 형성	• ROM 제한, 양측 무릎관절, 손목관절, 그리고 발목관절(b710) • 관절 사이가 좁아지고 혹은 파괴됨	• 이동(d455)과 자조활동(d599)의 제한 • 손가락이 침범되면 손으로 쓰기의 장해(d345)
JIA-RF 양성 다발성 관절형	• 성인의 RF 양성 류마치스 관절염의 경우와 같음 • 10대 여자에서 대부분임	• 작은 관절들과 손과 발, 때때로 무릎관절과 발목관절을 침범하는 다발성이 전형적임 • 30%는 류마치스 결절이 아래팔이나 팔굽에 있다.		
혈우병	• X 염색체의 유전자에 결함 • 5,000명 생존 남아 출생당 1명의 빈도	혈액응고에 필요한 응고 요소 결핍	• 관절 파괴로 조기에 관절염과 만성 통증 발생(b280) • 근육 불용 위축(b730) • ROM 제한(b710) • 신경압박이 나타날 수 있다. • 뇌에서 출혈이 발생하면 인지, 감각, 운동 장해가 발생할 수 있고; 출혈이 심하면 사망할 수도 있음	• 통증으로 또래와의 상호작용이 감소될 수 있고 학교/직장에 결석하기도 함. • 통증(b280)과 관절 부종으로 인한 기능적 제한

*괄호안 숫자는 ICF-CY 분류에 따른 것임.

특발성 소아관절염 (Juvenile Idiopathic Arthritis)

특발성 소아관절염(JIA)은 이전에 소아 류마티스 관절염이라고 알려졌는데 단일 질환이 아니라 16세 이전에 발생하는 원인불상의 모든 관절염 형태를 제외하여야 분류가 되는 질환이다. 과학자들은 세포신호 전달에 신호단백질로 사용되는 cytokines이 이 질환의 병태생리에 역할을 한다고 믿는다. Cytokine interleukin 1(IL-1)의 조절불량이 주요한 역할을 하지만 cytokines IL 15, 18, 21도 관여한다고 생각된다.

JIA는 발병 첫 6개월에 나타나는 특성에 기반하여 주요한 7가지로 분류되어있다. 세 가지 형태는 물리치료사가 흔히 보는 것들로—전신성, 소수관절형, 류마티스 양성 다발 관절성—다음에 논의하게 되고 덜 흔한 형태로는 류마티스 음성 다발 관절성, 힘줄, 인대(enthesitis)관련형, 건선형, 그리고 기타 분류되지 않는 미상의 관절염의 형태가 있다. **전신성 JIA**는 모든 보고된 경우의 15%를 차지하고 가장 통증이 심한 것이 일반적이다(Adams & Lehman, 2005). 발병 이전에 2주 이상의 열이 있다. 흔히 발적도 나타난다. 다른 전신 증상으로는 심장 감염, 분비선들이 붓고, 비장이 커지고, 복통, 빈혈, 성장지연이 있다(Rhodes, 1991). 관절은 일반적으로 대칭으로 침범되고 다수의 관절이 침범된다(4개 이상). 남자와 여자에서 5세부터 15세 사이에 일반적으로 똑같이 발병한다. 많은 관절이 이환되고 질병기간이 길고 결과적으로 초래되는 골격의 변화로 JIA는 가장 심한 힘든 상태 중의 하나이다.

JIA 환아 중 약 5%의 생명까지 위협하는 합병증은 **포식세포 활성화 증후군**(macrophage activation syndrome)이다. 지속되는 열과 신경학적 변화가 증상이다(Ravelli & Martini, 2007). 만일 이것이 의심되면 지체없이 병원에 가야 한다.

JIA의 다음 두 형태는 열이 없으며 질환의 분포에 기초하여 분류한 것이다. **소수관절성 JIA**가 가장 흔하고 첫 발병 6개월 후에도 4개 이하의 관절이 비대칭적으로 침범되는 경우로 정의된다. 여아에서 4배 정도 흔하고 전형적으로 6세 이전에 발병한다(Ravelli & Martini, 2007).

소수관절성 JIA의 예후가 가장 좋은데 23%-47%의 아동들이 발병 6-10년 후에는 관해가 된다고 한다. 관해 이후에도 흔히 영구적으로 관절 사이가 좁아지지만 15% 이하에서만 심한 관절장애가 된다(Calabro, Holgerson, Sonpal, & Khoury, 1976).

상지 관절이 침범되는 것은 소수관절형에서 예후가 좋지 않은데 **확장형 소수관절성** JIA로 진행된다는 전형적 지표이기 때문이다. 이는 더 많은 관절이 이환되고 기간도 긴 심한 형태이다. 30%의 아동에서 이환 후 첫 5-7년 내에 홍채섬모체염(iridocyclitis)이 발생하며 이는 심각한 시각 감퇴를 일으킨다(Ravelli & Martini, 2007). 미국 소아과 학회는 기타 위험요인의 존재여부에 따라 매 3-6개월마다 안과진료를 권장한다(American Academy of Pediatrics, 1993).

류마티스 인자 양성 다발관절성 관절염(Rheumatoid-factor-positive polyarticular arthritis)는 5개 혹은 그 이상의 관절을 침범하는 것으로 정의한다. 이것은 다른 류마티스성 관절염과 비슷한데 거의 예외 없이 여자 청소년에게 발병한다. 손과 발의 작은 관절을 대칭적으로 침범한다. 때로 무릎관절과 발목관절도 이환된다. 이 질환은 류마티스 결절이 발견되는 유일한 형태이다. 30% 아동의 아래팔과 팔굽에서 발견된다. 예후는 좋지 않은데 5년 내에 50%에서 심한 변형관절염으로 진행된다(Ravelli & Martini, 2007).

어떤 형태이든 조기 발견이 장기예후의 최적 결과를 감소시키는 이차적 병리를 피하는데 아주 중요하다(Finckh, Liang, van Herckenrode, & de Pablo, 2006). 염증으로 인하여 관절막이 두꺼워지고 불규칙한 뼈의 성장 혹은 골다공증과 저신장(Okumus, Erguven, Deveci, Yilmaz, & Okumus, 2008; Thorton, Ashcroft, & O'Neill, 2008)을 가져온다. 장기간의 염증과 부종으로 주위의 인대를 늘어나게 해서 부종이 가라앉았을 때 만성적으로 관절의 불안정성이 초래될 수 있다. 인접한 근육과 힘줄에 역시 통증과 염증이 있고 이로 인해 덜 움직이게 되거나 비정상패턴 움직임으로 적응하게 된다. 이차적으로 움직임이 없으면 관절 구축을 일으킬 수 있다. 이 모든 변화가 신체의 정상적인 골격 배열을 흐트러뜨리고 이로써 정상 힘을 받아도 그 영향이 파괴적이다.

염증은 또한 골격의 성장률도 변화시킬 수 있다. **염증성 충혈**은 인접한 성장판을 자극하여 과도한 성장이 되게 하거나 골단이 빨리 닫히게 되어 사지가 짧아지는 원인이 된다(Sherry & Mosca, 1996). 성장판의 일부분이 침범되면 뼈가 비대칭적으로 자라게 되고 다리 길이의 차이(LLD; leg length discrepancy)가 나게 된다.

다리길이 불일치는 무릎관절 침범으로 인한 소수관절형의 흔한 합병증이다. 관절강 내로 코르티손을 주사하면 불일치 정도를 감소시킬 수 있다고 한다(Schneider & Passo, 2002). 질환 발생이 9세 이전이면, 이환된 무릎관절의 과성장이 나타나고 비구와 넙다리뼈머리의 성장이 조기에 정지되는 것을 흔히 볼 수 있다. 일반적으로 무릎의 과성장은 3cm를 넘지 않는다. 이와는 반대로 질환 발생이 9세 이후이면, 성장판이 조기에 닫혀 해당되는 다리가 짧아지는 것이 흔한 일이다. 조기에 닫힐 수록 좀 더 심한 변형이 오는데

6cm까지 차이가 나기도 한다(Simon, Whiffen, & Shapiro, 1981).

JIA아동의 발은 변형이 많은데 JIA클리닉에서 144명의 환자들을 평가한 결과 80% 이상에서 어떤 정도든지 발의 기능이상이 있었다. 가장 흔한 문제는 발 뒤쪽의 회내(73%), 발 중간의 회내(72%), 그리고 발가락의 외반과 발목관절의 ROM이 제한(35%)되어 있었다(Spraul & Koenning, 1994). 걸을 때 발바닥의 압력 분포는 병리의 증거가 될 수 있다. 관찰한 결과 JIA 아동은 입각기 마지막에 JIA가 없는 아동만큼 엄지발가락에 부하가 되지 않았다. 이것은 발허리발가락관절(중수지관절)의 뻣뻣함 때문일 가능성이 가장 많고 진출기(push off)에도 영향을 줄 수 있다(Dhanendran, Hutton, Kiennerman, Witemeyer, & Ansell, 1980).

방사선 사진에서 목뼈도 아탈구 혹은 융합 등 심각한 변화를 보인다. 이것으로 인하여 목의 ROM이 제한되는데 특히 신전이 제한된다. 턱관절의 문제도 또래보다 역시 매우 많다(Weiss, Arabshahi, & Johnson, 2008).

아동을 **검사**할 때에는 신체장애, 기능적 기술들, 삶의 질 평가가 들어 있어야 한다. 전체적인 검사에는 근력(Wessel 등, 1999), 골격의 정렬, ROM, 피로, 지구력, 부종, 그리고 통증에 대한 평가가 포함될 것이다. 이 대상자들에게 6분 걷기 테스트로 신뢰성 있는 걷기 지구력을 평가한다(Lelieveld, Takken, van der Net, & Takken, 2005). 장애가 없는 12세 이하의 아동이 할 수 있는 거리와 반응하는 심장박동수의 정상치를 Lammers와 동료들이 보고한 바 있다(Lammers, Hislop, Flynn, & Haworth, 2008).

아동기 건강 평가 질문지(Childhood Health Assessment Questionnaire; CHAQ), 관절염 소아 삶의 질 질문지(Juvenile Arthritis Quality for Life Questionnaire; JAQQ), 아동기 관절염 건강 프로파일이 JIA아동의 장애 측정에 흔히 이용된다. 많은 학동기 전 아동들과 초등학교 아동들이 영아 발달 척도인 Bayley II와 장애지수 소아평가(van der Net 등, 2008)에서 발달지연이 나타났다. 발달선별과 자극이 필요하다면 JIA평가에 포함되어야 한다.

한 아동이 하루 내, 일주일 내 혹은 일 년 내에도 호소하는 불편함이 다를 수 있어 아동 주소의 분명한 그림을 그려내기가 어려울 수 있다. 예를 들어, 아동들은 종종 아침에 기온이 내려갔을 때 통증과 뻣뻣함이 더하다고 말하며 기능적 기술은 피로 때문에 하루중 저녁에 더 감소한다고 말한다. 그러므로 검사를 잘 하려면 아동의 전형적인 날, 주일, 그리고 한 해까지라도 장해의 패턴을 검사해보는 것이 필요할 것이다.

JIA 아동 중재의 목적은 통증의 경감; ROM, 근력, 그리고 변형의 예방 및 회복; 그리고 기능적 능력의 향상과 유지이다. 이것은 아동 및 가족이 중심이 된 다영역팀을 통하여 가장 잘 달성될 수 있다. 팀 구성원에는 소아 류마티스 전문의, 정형외과의, 물리치료사, 작업치료사, 사례 관리자등이 있는데, 특수아동의 진행형 욕구에 부응하기 위해서 팀의 구성원도 달라질 필요가 있을 것이다.

치료중재에는 아동 및 가족의 교육, 통증관리, 변형 예방, ROM유지 혹은 향상, 근력강화, 기능적 능력 증진, 그리고 체력단련이 있다. 아동에게 질환에 대해 알려주고 스스로 치료계획에 참여할 수 있도록 해주어야 한다. 관절 보호 프로그램, 그리고 치료적 운동으로 통증을 예방하고 줄일 수 있다. 스스로 하루 내내 ROM 활동을 하여, 오래 움직이지 않아 생길 수 있는 뻣뻣함을 예방할 수 있다. 움직임과 스트레칭이 처음엔 아플 수 있으나 대부분 아동들이 규칙적으로 부드럽게 하는 움직임이 통증을 줄이는데 도움이 된다고 말한다.

단기간에 통증을 줄이기 위해 물리치료 기구를 사용할 수도 있다. 열은 유연성을 증가시켜 주고 통증과 근육 연축을 감소시키지만 급성으로 부은 관절에 사용하는것은 주의해야 한다(Catmak & Bolukbas, 2005). 치료할 부위의 크기와 원하는 방향으로 투과해야 할 부위에 따라 뜨거운 물로 샤워나 목욕, 핫팩, 혹은 초음파 치료를 한다. 성장판 위로 초음파를 하지 않아야 된다는 인식이 있다. 파라핀 치료는 자주 류마티스 인자 양성 다발성 JIA아동의 아픈 손과 발을 편안히 해주는데 좋다.

비록 많은 아동이 얼음치료를 못 견디지만 혈관수축과 진통효과로 급성 염증의 영향을 줄이는데 유용할 수 있다. 마사지는 좀 더 잘 참을 수 있는 통증 경감 방법이다. 가족이 매일 15분씩 1개월간 마사지를 해주었을 때 통증이 줄었고 환자와 가족 모두 걱정 수준이 감소했는데 이는 침에서 코르티솔 농도가 감소한 것으로 드러났다(Field, Hernandez-Reif, Diego, Schanberg, & Kuhn, 2005).

JIA를 가지고 살아가기(Living With JIA)

악화와 관해 동안 거의 모든 JIA아동에서 체력이 떨어져 있는 것이 흔하다. 테스트한 95%의 아동에서 무산소성, 유산소성 운동능력이 떨어져 있음을 보고한 연구가 있다(van Brussel 등, 2007). 체력이 없으면 가능적 기술능력도 떨어진다. Lelieveld 등(2007)은 무산소성 운동능력과 기능적 능력 사이에 강한 상관관계가 있음을 보여주었다. 지역사회에 기반을 둔 운동 프로그램으로 관절 증상이 감소하고 지구력이 증가됨을 보여주었다(Klepper, 1999). 낮은 강도의 에어로빅 운동, 근력강화, 그리고 유연성 운동에 8주 동안 참여한 다발성 관절형 JIA아동의 80%가 관절통증의 현저한 감소를 보고하였고 모두 지구력이 좋아졌다. 높은 강도의 체중지지운동을 연속 시행하여 골밀도도 좋아졌다(Gannotti 등, 2007). 이럴 때는 관절 손상의 위험보다 고강도 운동이 확실히 이점이 있을 때 운동해야 한다. 체계적 고찰 문헌(Klepper, 2007)에서 보면 규칙적인 운동으로 체력과 전반적 삶의 질이 좋아졌다. 어떤 운동을 선택할 때는 아동이 흥미가 있으면서 관절에 대한 위험은 최소이고 치료적 효과는 최대인 것을 선택해야 한다. ROM이 되고 근력강화와 심혈관계 지구력이 증가되는 활동이 최적일 것이다. 활동 중 관절에 가해지는 스트레스 정도를 프로그램을 시작하기 전 평가해야 한다. 또한 활동 전 · 후의 스트레칭도 권장한다. 수중 치료운동이 ROM을 증가시키는 것으로 알려졌으며(Bacon, Nicholson, Binder, & White, 1991) 그룹운동으로도 할 수 있다. 실온의 풀장에서 동작을 하는 것이 도움이 되고 피로를 최소화한다. Tai Chi(중국 수련 체조의 일종), 저강도의 에어로빅, 자전거 타기와 같은 가외의 운동은 좋은 선택이 될 것이다. 농구 혹은 체조 같은 몸을 부딪히는 운동은 관절에 무리가 가며 피해야 한다.

예방방법(Preventative Measures)

관절 보호에 대한 교육은 통증을 줄이는데 도움이 된다. 관절보호는 관절이 가동범위 마지막에 놓이게 되는 위치를 피하고 높은 비틀림 모멘트를 피함으로써 관절에 가해지는 스트레스를 최소화하는 것이다. 일상생활동작(ADL)을 위한 보조기구 사용은 관절 스트레스를 줄이는 하나의 방법이다. 크게 잡아도 되는 물건은 쥐는 힘을 증가시킬 수 있고 반면 관절 스트레스는 줄여준다. 보조기구를 선택할 때 만일 아동이 의사결정에 참여하지 않고 기구를 소중히 여기지 않으면 순응도가 떨어진다는 것을 기억하기 바란다. 아동이 보조기구를 소중히 여기게 하려면 예방의학의 중요성을 아동이 이해하고 있거나 혹은 중요한 과제 수행에서 보조기구로 인한 향상이 있어야 한다. 예방의학 개념은 아동에게 어렵기 때문에 많은 아동이 결국 이해하지 못한다. 또 그들은 자신들의 수십 년 후의 모습을 잘 생각하지 않는다. 예방을 위해 보조기를 처방하였지만 결국 수행이나 속도가 떨어지면 보조기를 버린다. 예를 들어, 보조기구 없이 더 빠르게 걸을 수 있을 때 아동은 움직임의 패턴을 좋게 하고 관절에 대한 부하를 줄이고자 사용하게 된 워커나 지팡이 사용을 싫어할 수도 있다.

학동기 아동은 학교에서 책이 가득한 무거운 책가방을 들고 다니지 않도록 한다. 자주 책을 들어 올리고 옮기는 것과 백팩은 JIA아동 및 청소년들의 척추 그리고 상지 관절에 스트레스를 가중시켜 증상을 악화시킨다. 이런 아동은 두 세트의 책이 필요하다. 각 교실마다 적절한 책을 비치해두고 나머지 세트는 숙제를 위하여 집에 둔다. 교실에서 교실로 이동할 때 아동이 직접 가지고 다녀야 할 것은 걸어다닐 수 있는 아동은 백팩에 넣고 그렇지 않으면 워커나 휠체어에 백을 부착하여 다니게 한다.

부목고정(Splinting)은 또한 JIA아동에서 중요하게 생각해야 할 요소이다. 부목은 안정성을 주고 잘 기능할 수 있도록 최적의 위치에 사지를 있게 하며 퇴행성 변형을 줄여준다. 발목관절 보조기는 발목관절을 잘 유지해주는 한편 걸을 때 안정성을 준다. 손목 신전용 부목은 힘줄 고정 효과를 통하여 쥐는 힘을 증가시킬 수 있다. 밤에 부목을 대는 것은 ROM 증가 및 유지를 목적으로 한다.

혈우병(Hemophilia)

혈우병은 만성 출혈 질환이지만 아동의 관절에 지대한 영향을 미치므로 이 장에서 논의할 것이다. 일반적으로 혈우병은 X 염색체 관련질환으로 하나 혹은 그 이상의 응고단백질을 인체가 생산하지 못하여(표 6.1) 내부 외부의 과도한 출혈을 초래한다. X염색체 관련 질환이므로 남아에서 더 많이 나타나고 여아는 종종 보인자가 된다. 그러나 부모 양쪽이 혈우병 유전자가 있으면, 여아도 혈우병을 가지고 태어날 수 있다. 가장 흔한 혈우병 종류는 A, B, C형으로 분류한다.

A형은 고전적 형으로 환자의 80%를 차지한다. 응고인자 VIII이 결핍되어 60%에서 심각한 출혈이 초래된다. 혈우병 B 역시 크리스마스 병이라고 알려져 있는데 응고인자 IX 결핍이 있으며 덜 흔하다. B형의 50%는 증상이 심할 수 있다. C형은 매우 드문 상염색체 열성 질환이며 아슈케나지 유태인 그룹에서 가장 흔하게 발생한다.

von Willebrand 질환(VWD)이라고 불리는 네 번째 출혈성 질환은 von Willebrand인자의 결핍이나 결함이다. 출혈은 점막에 국한되며 흔히 코피, 월경과다, 수술후, 치과치료후 혹은 출산시 과다출혈로 나타난다. 관절 출혈은 덜한 편이다.

심한 혈우병 환자에 유전조합으로 만든 응고 인자를 예방적으로 혹은 급성 출혈 때 치료로 쓸 수 있다. 이 질환이 있는 아동들에게 ROM과 근력강화, 기능적 기술의 향상등 물리치료 중재는 전반적 웰빙에 큰 역할을 한다. 전국 혈우병 조직(http://www.hemophilia.org)에는 가장 좋은 임상 실제를 만들어내는 연구그룹이 활동하고 있다.

혈우병 아동을 검사하는 것에는 병력 청취, 관절 출혈의 빈도와 수를 추적하기, ROM, 근력평가, 부종 측정, 기능적 기술 수준의 평가가 들어있다. 통증은 거의 예외없이 있고 통증 전문의에게 의뢰하는 것이 필요할 수 있다. 비스테로이드성 항 소염제의 사용이 혈소판을 손상시킬 수 있어 대체로 마약성 진통제, 마사지 혹은 이완 요법을 사용해 볼 수 있다.

반복적 출혈이 일어나는 관절을 "과녁 관절"이라고 칭한다. 가장 흔한 과녁 관절과 그 후유증을 표 6.2에 나열하였다. 관절 출혈을 예방하고 출혈이 있을 때의 즉각적 조치는 활액막의 비후, 관절 연골의 파괴, 관절사이가 좁아짐, 관절주위의 근육 구축등과 같은 영구 파괴적 변화를 예방하는데 필수적이다. 부목, 보조기, 기타 보조기구가 종종 출혈중인 혹은 심한 통증이 있는 관절을 고정하는데 필요할 때가 있다. 이로써 변형을 예방하고 ROM과 기능을 향상시키며 불안정하고 약한 관절을 지지해준다.

신체 건강과 발달을 향상시키는 것 또한 중요하다. 어린 아동은 기고 걷는 기술을 익힐 때 헬멧이나 무릎보호대를 하는 것이 필요할 수 있다. 위험을 최소화하면서 여전히 새로운 기술을 습득할 기회를 열어주어야 한다. 아기용 문의 설치, 날카로운 모서리에 패드 대기, 잘 걸려 넘어지는 가구를 치우기 등은 손상을 최소화하려는 방법의 예이다. 부모는 영아기와 유아기에 출혈은 어느 정도 피할 수 없다는 것과 아이를 과잉보호하는 것이 대근육, 인지, 정서적 성장을 제한할 수 있다는 것을 염두에 두어야 한다. 아동이 자라면서 안전한 운동을 규칙적으로 하도록 격려해야 한다. 전국 혈우병 조직은 다양한 스포츠의 안정성을 등급화한 책자를 가지고 있다(Anderson & Forsyth, 2005). 위험한 스포츠의 예로, 라크로스, 역도, 스노 모빌, 트렘폴린, 하키, 가라테는 손상을 줄 수 있다. 책자에는 훈련 원칙도 나와 있다.

표 6.2 혈우병 과녁 관절에서 볼 수 있는 전형적 변화

관절	반복 출혈에 따른 변화
무릎관절	넙다리네갈래근의 위축과 함께 굴곡 변형 정강뼈의 후방쪽 아탈구, 외반, 외회전 내측 넙다리관절융기의 비후 무릎뼈가 네모형으로 변화 관절융기내 절흔의 넓어짐
팔굽	굴곡 및 신전이 감소하고 팔꿈치 오목 부위가 커진다 노뼈(요골)머리가 비후되어 아래 팔의 회전이 감소한다 특히 자뼈(척골) 상부의 연골밑 뼈 낭종
발목	목말뼈가 납작해짐 외반 변형 골극의 형성 종아리의 위축 배부굴곡의 소실
엉덩관절	Legg-Calvé-Perthes 병과 유사한 무혈성 괴사 넙다리뼈머리의 상부 체중지지 부위의 낭성 변화 골극 형성
어깨관절	소리나는 골극의 형성 위팔 뼈의 위축으로 상완 내반 변형

출처: National Hemophilia Foundation.(2004). *Physical therapist's guide to bleeding disorders.*

뼈에 영향을 주는 상태들 / Conditions Affecting Bone

뼈의 건강에 많은 요인들이 영향을 미친다. 직립자세의 발달과 이어 뼈에 가해지는 스트레스는 출생후 뼈의 정렬의 정상적 발달에 기여한다. 만일 직립 활동의 정상발달 과정이 없거나 지연, 혹은 비정상적 방식으로 직립활동이 수행된다면 뼈에 가해지는 스트레스는 달라질 것이며 비정상적 자세 정렬로 이어질 것이다. 하지의 회전 이상은 걷는 JIA나 CP아동에서 흔하며 무릎관절에 대단히 많은 힘이 가해진다(Gannotti 등, 2007). JIA아동은 전형적으로 자신 다리의 편안함을 위해 외회전하고 있는 반면, CP 아동은 다리가 내회전된 보행을 하며 신생아 때 있었던 전방비틀림이 정상적으로 풀어지지 않는다.

사용하지 않음 또한 이차골화를 지연시키고 뼈의 재흡수를 지연시키므로써 뼈에 부정적인 영향을 준다. 그러므로 심한 CP, 척추 이분증, 혹은 선천성 다발성 관절굽은증의 아동과 같이 동작의 장해가 있는 아동은 사용하지 않아 골위축으로 인하여 골절될 위험이 더 높다. 탈미네랄화가 급속히 진행된다. 수술이나 골절 후 단지 4-6주만 체중을 지지하지 않는 고정상태로 두면 뼈의 미네랄이 34% 감소한다는 것을 보여준 연구가 있다(Szalay 등, 2008). 혈우병(Barnes 등, 2004), 백혈병(White 등, 2005), 증상 있는 간질(뇌전증)(Sheth & Hermann, 2008), 장기간의 스테로이드 투여(Sochett & Makitie, 2005), 성장호르몬 결핍과 특발성 측만증(Hunt 등, 2005) 등과 같은 만성 상태에 뼈의 미네랄화가 잘 안되는 현상이 동반된다. 크론병(Harpavat 등, 2005), 과민성 대장 증후군(Sylvester, 2005)과 같이 소화기계를 침범하는 상태도 골밀도가 감소되는 것과 연관이 있다. 영양공급이 좋아지고 잘 알려져 있어 현재 미국에서는 드물지만, **괴혈병**과 **구루병**도 뼈의 이상을 초래한다(표 6.3).

다행히 뼈의 건강한 미네랄화를 촉진하는 방법들이 보고되어있다. 건강한 아동(Vatanparast & Whiting, 2006)과 성장 호르몬 결핍 아동(Zamboni, Antoniazzi, Lauriola, Bertold, & Tato, 2006)에서는 칼슘을 보완하면 뼈의 미네랄화를 증가시킬 수 있다. 달리기와 점핑 같은 힘을 가하는 운동은 골밀도를 증가시킬 수 있다. 이러한 힘을 가하는 운동을 정상 발달중인 아동이 일정하게 하면 골밀도가 증가한다는 여러 연구들이 있다(Hind & Burrows, 2007; Vicente-Rodriguez 등, 2007; McKay 등, 2005). 수영 같이 체중을 지지하지 않는 형태의 운동을 하는 아동에게서는 뼈의 미네랄화의 증가를 볼 수 없었다(Grimston, Willow, & Hanley, 1993).

체중 부하 프로그램으로 CP 아동에서 고관절의 모델링과 골밀도가 향상된다. CP아동이 일주일에 3일 이상 하루 60분씩 다리로 체중을 지지하면 골밀도가 증가되었다(Stuberg, 1992). 30분간만 체중을 부하하는 프로그램에서는 그 이점이 유지되지 않았다. 간헐적 체중지지 동작이 고관절의 모델링에는 가장 좋은 것이라고 주장하기도 한다(Stuberg, 1992). 트레드밀에서 부분 체중지지 운동을 하면 간헐적 체중지지와 동작을 하게 된다. 직립 스탠딩 프레임을 선택하면 약간의 체중이동이 가능해지면서 동작을 할 수 있다. 입각기의 발달을 지연시키는 신경근육계 질환이 있는 어린 아동에서 체중 지지는 물리치료 중재의 중요한 부분이다.

체중지지가 생후 뼈의 건강에 중요한 만큼 출생 전 관절 발달에 동작이 중요하다는 것을 보여준, 새를 대상으로 한 연구들이 있는데 인간에서도 마찬가지일 것이라고 믿는다. 태내의 불충분한 움직임으로 중간엽이 관절 사이를 형성하게 될 전구 형태로의 첫 분화가 잘 안 된다는 것이다(Murray & Drachman, 1969). 인간 관절의 형성은 중간엽의 분화로부터 성인의 관절을 닮은 구조를 형성하는 것으로 빨리 진행한다. 이 과정은 일반적으로 4-7주 내에 일어난다. 이 기간 동안 유발인자에 의한 기형에 관절이 가장 취약하므로 태아에게 있어서는 이런 빠른 진행이 오히려 장점이다(Walker, 1991).

뼈를 침범하는 질환들 / Disorders Involving Bone

골형성 부전증(Osteogenesis Imperfecta)

골형성 부전증(OI)은 부러지기 쉬운 뼈로 나타나는 유전성 콜라겐 변이 질환이다(표 6.3). 심한 경우에는 출생시 다발성 골절을 볼 수 있다. 그러나 경미한 경우는 아동기 후반까지 잘 모를 수 있는데 아이가 걷기 시작한 이후

표 6.3 뼈의 질환

진단	원인	병리	신체구조와 기능의 장해	나타날 수도 있는 활동 제약과 참여에의 제한
선천성 다발성 관절굽은증 (Bevan 등, 2007)	• 불분명 • 선천성 질환 • 기형 유발물질 가능성 • 자궁 내에서의 움직임 부족 • 태내에서 근질환, 바이러스 혹은 모체의 열로 인한 근 위축 • 양수의 부족 또는 비정상적 모양의 자궁으로 태아가 움직일 공간 부족	• 운동 세포단위의 소실로 태아의 심한 근약증 • 태아가 움직이지 못하여 관절의 발달이 부진하고 구축이 발생함	• 관절 구축이 다양하지만 다음의 증상은 가장 전형적이다: 어깨관절 내전 및 내회전, 팔굽 신전, 손목 굴곡 및 자뼈(척골)측 편향, 손가락 굴곡, 엄지의 심한 내전, 엉덩관절 굴곡, 외전, 외회전, 무릎관절 굴곡, 곤봉발(b710)* • 엉덩관절 탈구 및 아탈구 • 턱과 혀의 ROM 제한 • 사지가 관처럼 보이고 관절 주름이 없다 • 근육량과 근력의 감소 • 섬유성, 지질 물질의 비전형적 축적 • 척수내에 앞뿔세포의 수가 적다	• 움직임의 장애(d455) • 옷입기와 같은 ADL기술 감소(d540) • 손으로 쓰거나(d345) 잡는 것(d4401)을 잘못함 • 섭식(d550) 혹은 언어 말장애(d330)
Blount질환 (정강이뼈의 내반)	• 병발의 두 패턴 • 영아성: 1세 전에 걷기 시작한 비만 아동 • 소아성: 비만한 아프리카계 미국 청소년에 흔함	• 정강이뼈 융기의 내측을 압박하여 정상적 연골내 성장을 억제함	• 정강이뼈가 밖으로 휨 • 내측 무릎관절의 불안정성(d715)	• 통증(b280) • 무릎관절 불안정성이 신체활동을 제한할 수 있음(d920) • 진행성 무릎관절 퇴행 • 미용 문제
Legg-Calvé-Perthes 질환	• 불분명 • 다중요인: 엄마의 흡연, 저체중, 그리고 제왕절개 • 경제사회적 환경이 나쁠 경우, 도시지역의 경우 영양 실조가 가능한 원인일 수 있음	• 불분명 • 현재의 이론: 혈관장애로 인한 혈류공급의 장애로 무혈성 괴사 발생 (Weinstein, 1996) • 골단의 변화가 무증상의 관절에도 보이기 때문에 전신성 요인이 의심됨: 혈액 구성의 이상	• 통증(b280), 혹은 약한 벌림근으로 인한 절룩거림 • 흔하게 Trendelenburg 징후가 양성임 • 엉덩관절 외전과 내회전의(b710) ROM제한 • 활동시 엉덩관절과 혹은 서혜부의 통증(B280) • 무릎관절 방사통(b280)	• 통증으로 인하여 놀이(d9200)와 ADLs(d599)이 제한될 수 있음 • 절룩거림

표 6.3 뼈의 질환 – 계속

진단	원인	병리	신체구조와 기능의 장해	나타날 수도 있는 활동 제약과 참여에의 제한
대퇴골두 골단의 분리 (Slipped capital femoral epiphysis)	• 불분명 • 남자:여자= 2.5:1 • 아프리카계 미국인에 높은 빈도 • 25% 경우에서는 국소적 외상관련 • 전방회전이 감소되어 있음 • 염증으로 골단판이 약해졌을 가능성 • 내분비계 불균형 • 골격계 성숙 지연 • 비만 • 호르몬 레벨; 일반적으로 사춘기전 발병(10–15세) • 유전적 소인	• 넙다리뼈머리(대퇴골두)의 골단이 경부로부터 약해진 뼈끝을 통하여 후방으로 탈구됨	• 통증으로 인한 절룩거림 • 서혜부 통증 혹은 대퇴 및 무릎관절 전방내측으로의 방사통(b280) • 외회전 자세 • 감소된 엉덩관절 굴곡, 외전, 내회전(b710) • 다리를 구부릴 때 외회전 자세가 나옴	• 통증으로 인하여 활동이 제한될 수 있음 • 장기적으로 퇴행변화가 있을 수 있음
괴혈병	영양중 비타민 C 부족	• 골피질과 골단판의 두께 감소 칼슘침착이 될 뼈가 감소함	골절되기 쉬운 뼈	골절위험으로 놀이의 제약(d9200)
구루병	비타민 D의 부족/햇볕노출의 부족(햇볕을 받아 체내에서 비타민 D로 전환)	뼈의 칼슘침착의 장애	체중을 지지할 긴뼈들이 구부러져 내반슬, 외반슬 같은 이상을 초래함	• 미용문제 • 놀이(d9200)와 ADLs(d599)이 장해될 수 있음
불완전 골형성증 (Burmel 등, 2008)	OI는 다음과 같은 4가지 증상으로 구분되어 있는 유전성 질환이다: 유전질환, 콜라겐 결함, 부서지기 쉬운 뼈, 빈번한 골절	• 뼈, 조직, 기관의 단백질 기질인 제 1형 콜라겐의 이상 • 골대사의 증가 • 단신, 측만증, 치아부실, 농아, 청색 흰자위, 투명한 피부, 삼각형 얼굴 골다공증, 느슨한 인대	• 골절과 변형되기 쉬운 뼈 • 심한 측만증은 심폐계의 장해를 일으킴	• 골절위험으로 놀이와(d9200) ADLs장해(d599) 가능성 • 변형으로 인한 ADLs기술(d599)과 이동(d455)감소

*숫자는 ICF-CY 분류에 따른 것임.

사소한 손상에 골절이 되어 응급실을 방문하기도 한다. I형 콜라겐과 DNA 검사가 아동학대와 OI를 구별하는데 필요할 수도 있다(Burnei, Vlad, Georgescu, Gavriliu & Dan, 2008).

의학적 치료는 완치가 아니라 대증적 요법이다. 골밀도를 높이기 위해 비스포스포네이트를 처방한다. 이 약물의 효과를 보기 위해서는 흔히 수주에서 수개월 걸리지만, 뼈의 통증을 감소시키고 보행 잠재력을 높이고 골밀도를 향상시키는데 성공적이다. 가장 흔히 하는 수술 방법은 긴 뼈를 내고정하는 것이다. 수술의 목적은 골절의 빈도를 최소화하고 뼈에 더 많은 스트레스가 가해지는 상태인 뼈가 휘는 것을 방지하는 것이다. 뼈가 아주 많이 휘고 자주 골절되는 아동에서 이 방법이 특히 장점이 있다(Burnei 등, 2008).

물리치료는 OI 아동을 관리하는데 중요한 역할을 한다. 반복 골절을 최소화하는데 아동과 양육자가 정보를 아는 것이 필요하다. 거칠게 노는 행동과 몸을 부딪히는 스포츠는 피해야 하지만, 과격하더라도 안전한 운동과 스탠딩 프로그램으로 아동의 근력과 지구력을 발달시키고 ROM의 유지나 향상, 그리고 체중지지를 통한 뼈의 미네랄화를 증진시키는데 도움이 될 것이다. 그 이외에도 물리치료사는 보조기와 적응기구 선택에 대하여 상담을 해준다. 발달학적인 자극은, 골절 후 고정상태로 야기된 기술의 지연 습득과 근약증을 보완하는데 필요하다.

비록 정상발달 중인 아동도 골절을 경험하지만 건강한 아동에서 골절이 계속되는 것은 정상이 아니다. 건강한 아동에서 가장 골절이 많이 일어나는 시기는 골대사가 활발하고 뼈의 미네랄화가 신장과 체중의 증가를 따라가지 못하는 청소년 초기이다(Goulding, 2007). 어떤 아동들은 골절에 취약하다. 한 번 골절되면 다음의 골절 위험은 2–3배 증가한다(Goulding, 2007). 반복골절은 보고되는 소아골절의 대부분을 차지한다. "골절되기 쉬운" 아동의 전형적 프로필은 5세 이전에 첫 골절이 일어나는 것과 우유에 알러지가 있는 경우, 칼슘 섭취량이 낮은 경우, 그리고 비만인 경우이다(Goulding, Grant, & Williams, 2005). 칼슘섭취가 낮으면 뼈에 미네랄이 적고 뼈의 크기가 작게 된다.

골절되기 쉬운 아동이 어린 나이에 골절이 되기는 하지만 3세 이전의 아동이 골절이 되었을 때는 아동학대도 평가해 보아야 한다. 통계에 의하면 첫째 자녀, 조산아, 친자녀가 아닌 경우, 사회경제적 위치가 낮은 가족의 아동, 신체장애나 학습장애가 있는 아동들이 아동학대의 위험이 높다(Lyden, 2009). 의심되는 아동학대의 경우 사회복지부분이나 경찰에 신고하는 것이 보건 관계자의 법적 의무이다.

골단 골절(Epiphyseal Fracture)

골단 골절은 성장판을 통과하는 골절로 아동 뼈에서는 성장이 정지될 수 있다. 소아골절의 약 20%를 차지하고 초기 청소년기의 남아에서 가장 발생하기 쉽다(Eliff, Hatch, & Calmbach, 2002).

성장판 손상 정도를 기술하기 위해 Salter–Harris 분류체계를(Salter–Harris, 1963)사용한다(그림 6.1). 만일 골절

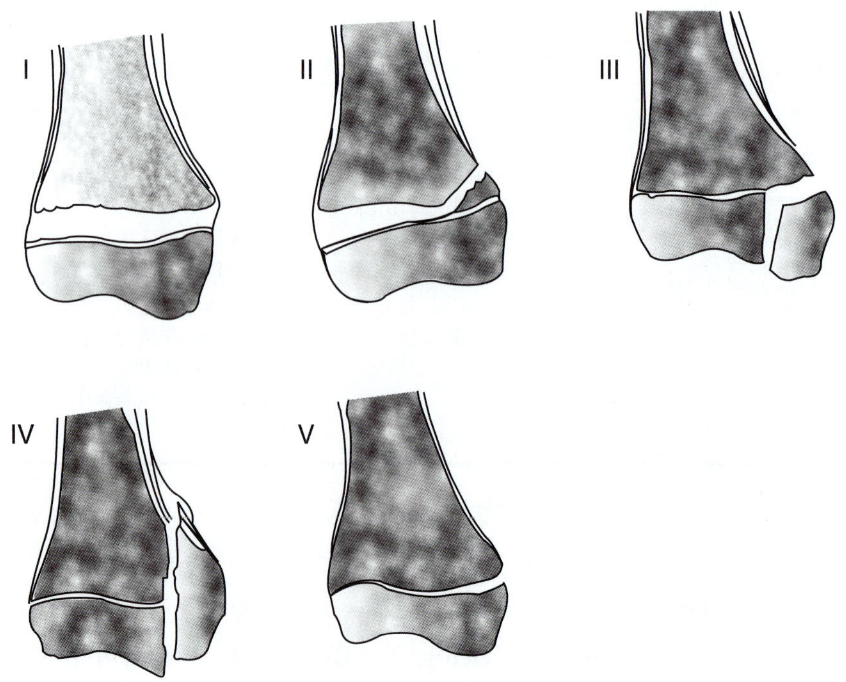

그림 6.1 골단 골절의 Salter-Harris 분류의 도식적 그림.

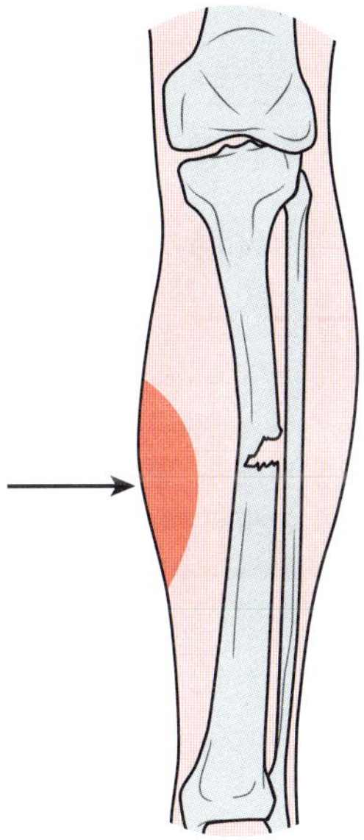

그림 6.2 뼈의 한쪽에 힘이 가해져 피질이 깨지는 불완전 골절이 긴뼈에서 발생할 수 있다.

이 성장판을 완전히 통과하지 않으면(I형과 II형) 치료결과는 좋다. 만일 골절이 성장판 경계까지 다다르면 (Salter-Harris III 혹은 IV) 완전한 혹은 비대칭적 성장정지가 올 확률이 높다(Wattenbarger, Gruber, & Phieffer, 2002). 이와 비슷하게 압궤손상(Salter-Harris V)도 결과가 좋지 않다. 완전히 성장이 정지되면 사지의 길이가 심각하게 차이나며 비대칭적 성장정지가 오면 계속 자라는 뼈의 부분으로 뼈가 각지는 변형이 온다. 비정상적 결과는 골절의 정도, 연령, 골격의 성숙 정도에 따라 달라진다.

불완전 굴곡골절(greenstick fracture) 또한 아동에게 특수한 경우이다(그림 6.2). 이는 긴뼈의 한쪽에 충격이 가해질 때 골피질이 부러지면서 그 반대쪽으로 구부러지는 형태의 골절이다. 이 골절로 각지는 변형이 오며 정형외과 전문의의 검진이 요구된다(Goulding, 2007).

골절 이후 흔히 체중지지를 제한한다. 물리치료사는 평지에서, 계단에서 목발이나 워커를 사용할 수 있도록 가르쳐 줄 필요가 있을 것이다. 연령, 인지수준, 통증의 정도, 일반적 건강, 가족 지지, 그리고 환경적 어려움을 보행 보조기구 사용을 중단하기 전 고려해 보아야 한다. 6세 이상인 아동으로 지능이 정상이면 일반적으로 목발 사용법을 배울 수 있다. 어린 아동이 손상이 계속되거나 통증을 잘 견디지 못하면 워커 사용을 고려해야 한다. 2세 반 정도의 유아는 워커 사용을 교육할 수 있다. 체중지지의 상태가 어떤 것인지 이해하고 따르는 것을 확인하기 위해 시간을 같이 보낼 필요가 있다. 전형적으로 골절 바로 위·아래의 관절이 가장 구축에 취약한데 아동이 통증 때문에 침범된 부위를 움직이려고 하지 않기 때문이다. 발목관절 펌프 운동과 무릎관절 굴곡, 신전운동이 흔히 필요하다.

다리길이의 후천적 불일치 (Acquired Limb Length Discrepancy)

다리길이 불일치의 원인에는 세 가지 범주가 있는데; 직접적, 성장지연을 통한 간접적, 그리고 성장자극을 통한 간접적 불일치 이렇게 세 가지이다(표 6.4). 골단 골절은 성장이 정지되어 간접적으로 다리 길이 차이가 나게 된다. 직접적으로 차이가 나는 것은 골절의 겹치는 파편들이 해소가 되지 않았을 경우이다. 종양이나 혈우병의 경우에 뼈로 가는 혈류가 증가하여 뼈가 과성장하거나 지연성장하여 간접적으로 다리길이가 차이나게 된다.

다리길이의 불일치를 평가하기 위해서 검사자는 관절구축, 각도 변형, 고관절 아탈구 혹은 탈골, 골반이 경사진 것, 혹은 척추정렬 때문에 **"겉보기"**에 **다리길이가 차이나는 것**을 고려해야만 한다. 다리길이를 검사할 때 그러므로 근육의 길이 검사, 아동의 자세, 검사할 뼈의 위·아래의 관절도 같이 검사한다.

다리길이가 정말 차이난다면 치료는 다음에 따라 계획한다:

- 불일치의 정도
- 아동과 가족의 선호도
- 아동의 연령
- 골격의 성숙도
- 신경근육 상태
- 아동의 일반적 건강
- 의욕/순응도
- 가족 지지
- 인지 수준
- 정서적 안정도
- 추가적 병리 유무

신경학적 이상상태가 없는 아동의 일반적인 치료 가이드

표 6.4 간접적인 다리길이의 불일치의 원인

분류	성장지연에 의함	성장촉진에 의함
선천성	• 선천성 반위축(hemiatrophy) • 발달학적 고관절 형성이상 • 곤봉발	• Klippel-Trénaunay, Parkes-Weber와 같은 부분 거인증과 관련한 증후군 • 혈우병으로 인한 출혈관절증
감염/염증	골수염, 결핵 혹은 패혈성 관절로 인한 골단판의 파괴	• 골간 골수염, 소아류마치스(특히, 3세 이하)와 관련한 혈류증가, 혈우병의 소아에서의 만성 무릎관절 윤활막염으로 인한 과도한 성장 • 뼈몸통의 결핵 • 패혈성 관절염
기계적	오랜 기간의 체중지지를 하지 않는 고정상태	외상성 동정맥류
신경학적	소아마비, 척추이분증, 혹은 뇌성마비와 같은 마비나 동작 기능부전	
외상	• 골단판의 손상 • 골간 조각들이 서로 겹쳐 있음 • 심한 화상	• 특히 어린 아동에서 골수염이 되는 대퇴골 혹은 정강이뼈의 골절 • 골간의 수술:뼈이식의 제거, 골절단술
종양	종양이 성장판을 침식할 수 있음. 방사선 조사가 성장판에 손상을 줄 수 있음. 종양이 연골세포에서 기원할 수 있음; Ollier 질환 혹은 골내연골종증 (enchondromatosis)	종양으로 혈관기형의 원인이 되고 과도한 혈류를 통한 성장촉진이 일어날 수 있음; 혈관종증(hemangiomatosis), Klippel-Trénaunay-Weber 증후군. 무혈관성 종양에서의 자극; 신경종, Wilms' 종양
기타	• Legg-Calvé-Perthes 질환 • 대퇴골두 골단의 탈구	

출처: Adapted from Moseley, C.F. (1996). Leg length discrepancy and angular deformity of the lower limbs. In R.T. Morrissey & S.L. Weinstein (Eds.), *Lovell and Winter's pediatric orthopedics*(pp. 849–901). Philadelphia: Lippincott-Raven.

라인을 표 6.5에 제시하여 놓았다. 이것은 각 아동의 특성을 고려하지 않았으므로 일반적인 가이드라인으로만 생각해야 하며 치료 권장사항이 아니다.

경미한 길이 차이라도 에너지 소모가 많아질 수 있고 1cm 차이라도 아동에서는 자세가 흔들리는 정도에 영향을 줄 수 있다(Mahar, Korby, & MacLeod, 1985; Moseley, 1991). 중등도부터 심한 정도의 다리길이 불일치의 가장 명백한 후유증은 미용적인 문제이다. 기능의 제한, 통증, 그리고 이차적인 퇴행성 변화가 있을 것이다. 아동은 다리길이의 차이가 나는 것에 적응하는 보행패턴을 보이게 되어 이차적인 장해를 초래한다. 예를 들어, 짧은 쪽 다리에서 발가락 끝으로 걷게 된다면 배부굴곡의 ROM이 상실될 것이다. 그 이외에도 변형된 보행패턴으로 무릎관절 혹은 등에 비정상적인 스트레스가 가해져 통증이나 장기적으로 퇴행성 변화가 초래될 것이다. 상지에서는 중등도에서 심한 정도로 길이가 차이나면 양손으로 하는 활동을 방해할 수 있다.

서구에서 아동에서 보는 절단은 선천성 사지 결손이 대부분을 차지한다. 아동의 사지 결손의 60%는 선천성 결손, 이어 외상, 종양, 기타 감염이다(Nelson 등 2006). 임신 2-6주에 사지 봉우리(limb bud)가 형성된다. 선천성 사지 결손은 임신 3-8주 사이에 발생된다고 한다. 국제 의수족

표 6.5 다리길이 불일치에 대한 일반적 치료지침

0-2cm	: 치료 안함
2-4cm	: 구두로 교정
2-6cm	: 골단 융합, 짧게 만들기
6-20cm	: 다리길이의 신장을 단독으로 혹은 다른 방법과 같이 시행할 수도 있음
20cm 이상	: 의수족 적용

보조기 협회에서는 선천성 절단을 표준화하여 분류해 놓았다. **가로형 결손**은 사지가 끝나는 부위를 기준으로 정의해 놓았다. **세로형 결손**은 근위부부터 원위부까지의 순차대로 정의하였다. 그리고 부분결손과 완전 결손으로 분류하였다. 명칭이 붙지 않은 뼈는 남아있는 것이고 문제 없는 뼈이다(Krajbich, 1998). 사지 결손의 임상양상은 진단부터 치료까지 대단히 복합적이다.

반쪽 팔 다리증(Hemimelia)

반쪽 팔 다리증은 뼈가 없거나 짧아진 형태이다. 하지 결손 중 비골(종아리뼈) 짧은 다리증이 가장 흔하고 100,000명 출생당 1-2명의 빈도를 보인다(Ghanem, 2008). 발가락이 없는 경우부터 발목뼈가 붙어있거나 종아리뼈 전체가 없는 형태까지 있다. 동반 장해로는 형성 저하증, 무릎뼈 불안정성, 무릎관절 전후 불안정성, 다리길이 불일치, 정강이뼈 변형, 발목관절 모양이 이상함, 앞발의 결함 가능성(Stanitski & Stanitski, 2003) 등이 있다. 치료는 자세한 평가에 따라 하고 모든 결함에 대해 자세히 논의할 것이다.

경골(정강이뼈) 짧은 다리증은 Billroth(Weber, 2008년 인용함)가 처음 기술하였다. 이것은 1,000,000명 출생당 약 1명의 빈도로 매우 드문 질환으로 생각된다(Ghanem, 2008). 그 쪽 다리의 기형을 정확하고 광범위하게 평가한 다음 치료계획을 세운다. 비골 짧은 다리증과 같이 경골 짧은 다리증의 범위는 다른 기형 없이 경골의 형성이 저하된 경우부터 넙다리뼈, 무릎뼈, 종아리뼈, 그리고 발등 다른 기형과 동반하여 정강이뼈가 완전히 없는 경우까지 다양하다(Weber, 2008).

대퇴 근위부 국소결손(proximal femoral focal deficiency; PFFD)의 특징은 대퇴골 근위부의 변형이다. Aiken(1959)과 Amstutz와 Wilson(1962)(Westberry & Davids, 2009 인용)이 넙다리뼈(대퇴골) 이상의 분류를 기술해 놓았다. PFFD의 임상양상은 다양한데 고관절은 정상발달하면서 넙다리뼈가 약간 짧아진 경우부터 비구 형성부전, 대퇴근육이 작고, 무릎관절 기형, 기타 하지의 이상과 더불어 넙다리뼈의 완전 결손까지 있다(Gillespie & Torode, 1983).

치료(Treatment Options)

사지의 모든 결손의 치료는 결손의 정도와 사지의 길이 불일치 정도에 따라 다르다. 치료의 주요 목표는 기능의 최대화이다. 만일 길이의 50% 이상 결손이 있다면 Symes 혹은 Boyd 절단술, 회전 성형술, 무릎관절 융합, 대퇴골반관절융합술 같은 수술을 받은 후 의족을 착용하게 한다. 길이를 늘이는 수술은 최종 길이 차이가 20cm 이내라고 예견할 수 있을 때 고려하는데 이것은 복잡하고 경제적으로나 정서적으로 아동과 가족에게 부담이 될 수도 있다(Walker 등, 2009). 이 장의 후반에서 좀 더 자세히 논의하겠다. 불안정성, 슬개골대퇴 문제, 외반슬을 포함한 무릎관절 결함에 대해서 기타 보조적인 교정수술 등을 할 수 있다(Walker 등, 2009).

골단융합술(Epiphysiodesis)

이 수술은 긴 다리쪽의 성장을 느리게 해서 길이를 맞추려는 수술이다. 골단의 융합은 그 골단에서의 성장을 완전히 멈추게 하지만 다리에는 다른 성장판도 있으므로 다리 전체의 성장을 지연시킬 뿐이다. 짧은 쪽 다리는 계속 골격이 성숙될 때까지 원래의 길이대로 자란다.

짧은 쪽 다리가 다른 쪽과 대칭으로 자랄 수 있을 때까지 성공적인 계획이 필요하다. 성장 속도와 골 성숙도를 평가하여 계획을 세운다. 성장 속도는 매 6개월마다 2년 동안 성장값을 점으로 표시하여 본다(Herring, 2002). 골 성숙도는 성장 여지가 얼마나 남았는지의 지표인데 성숙률이 다르므로 연령만으론 평가할 수 없다. 골성숙은 방사선 사진상의 골화 수준을 표준 정도와 비교하여 판정하는데 좌측 손과 손목의 방사선 사진을 기준으로 비교하여 판단한다. 이는 **Greulich-Pyle Atlas**(Greulich & Pyle, 1959) 혹은 **Tanner-Whitehouse Atlas**(Tanner & Buckler,

1997)에 잘 나와있다. 엉덩뼈능선의 방사선 사진상 이차 골화중심의 출현 정도를 등급화하여 골성숙도를 평가하는 **Risser sign**을 이용할 수도 있다. 등급은 0(나타나지 않음)부터 4(완전히 골화됨)로 나눈다. 골성숙도를 평가하는 것은 약간의 주관적 해석이 요구되는 것이기 때문에 잘못 판단하기 쉬워 다리길이의 불일치를 정확히 치료하는데 어려움이 있다. 성숙도 평가와 성장 속도의 평가로 아동이 얼마나 빨리 얼마나 클 것인지 예측하는데 이용될 수 있다. 제시된 계획에 의거하여 긴 다리는 성장하지 않도록 해주는 반면, 짧은 쪽 다리는 계속 성장이 되어야 한다.

다리길이 늘이기(Leg Lengthening)

긴 다리를 짧게 하기에 불일치가 너무 큰 경우에는 짧은 쪽의 길이를 단독으로 늘이거나 긴 쪽에 골단융합술을 같이 하는 경우가 있다. 길이의 연장은 비용이 많이 들고 감염, 부정유합, 구축, 골절, 반흔, 뼈의 강도 약화 등 심각한 합병증이 생길 위험이 있는 긴 과정이다. 이것은 골절단술을 시행하여 골피질을 제거한 다음 안정성을 주면서 외부에서 뼈를 잡아늘이는 기구를 부착하는 것이다. 기구의 종류에는 일측편(monolateral)과 휘돌이(circumferential) 형태의 기구가 있는데 다리의 안정성을 제공하고 다리를 잡아 늘이며 각도교정에 사용될 수 있다(그림 6.3, 6.4). 기구의 종류와 상관없이 물리치료는 기능적 결과를 좋게 하기 위해 필수적이다. 중재의 목표에는 감염방지를 위해서 핀을 박은 부위의 상처관리, ROM, 근력강화 그리고 점진적인 보행에 대해 가족을 지도하고 수행하는 것이 있다.

다리길이를 늘이는 동안 여러 이유로 ROM 제한이 조기에 발생할 수 있다. 처음엔 수술과 관련한 통증과 불안이 움직임을 제한한다. 그 이외에도 고정기를 부착하는 핀 혹은 철사가 근육 안으로 파고 들어가 통증을 일으키거나 신체적으로 움직임을 제한한다. 마지막으로는 뼈가 길어지면서 근육과 신경도 새롭게 길어진 뼈로 인하여 늘어나 또한 적응을 해야 한다. 고관절의 신전, 무릎관절의 굴곡, 그리고 신전, 발목관절의 배부굴곡이 흔히 감소된다. 무릎관절의 굴곡 제한은 기구를 빼면서 시간이 가면 좋아진다; 그러나 무릎관절의 신전 제한은 보다 만성적인 활동의 제한으로 나타난다(Moseley, 1991). 치료사는 모든 관절의 움직임을 면밀히 모니터링하여야 하는데 기구의 형태, 이전

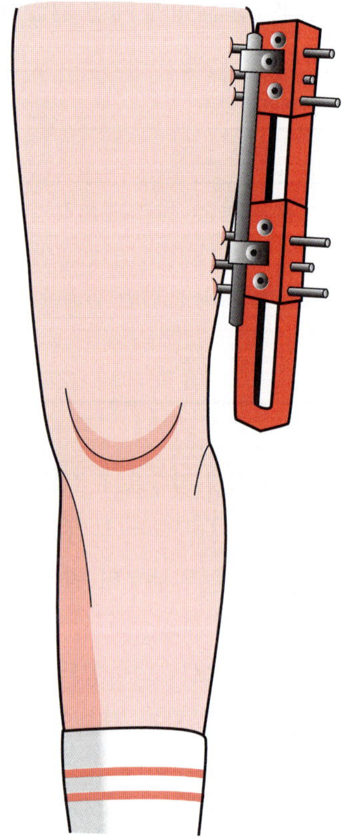

그림 6.3 일측성의 다리길이 연장 기구.

의 변형, 그리고 아동의 활동들이 모두 ROM 관련 합병증의 원인이 되기 때문이다.

다리길이를 길게 하는 방법을 사용한 아동은 활동적이 되도록 북돋아준다. 다리에 고정기를 시술한 이런 아동은 보통 걷기를 주저하지만 전형적으로 견딜 수 있는 만큼 체중을 지지하고 걷기를 권장한다. 이것으로 긴 과정인 중재의 심리사회적 측면에 도움이 될 뿐 아니라, ROM, 근력, 그리고 뼈가 굳어지는 것이 증진된다. 다리길이가 변함에 따라 아동의 짧은 쪽 다리를 임시적으로 받쳐주어 체중지지가 가능하게 해주어야 한다.

상지 결손(Upper Extremity Deletions)

상지 결손은 하지 결손보다 더 흔한데(2:1) 이 중 40%는 좌측 자뼈(척골)의 가로결손이다(Nelson 등, 2006). 12-15개월까지는 능동적 의수족을 고려해야 한다고 전문가들은 말한다. 아동들이 전형적으로 특별한 과제에는 의수를 사용하지만, 의수족이 기능을 향상시켜주지 못한다면

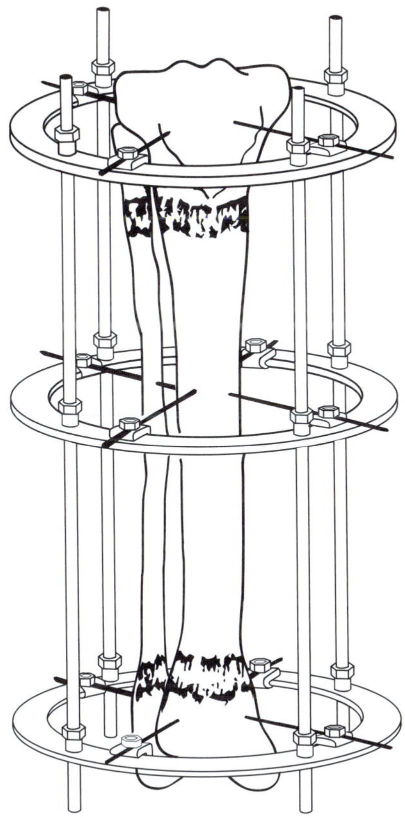

그림 6.4 원형으로 감싸는 휘돌이형 다리길이 연장 기구.

잔존 상지로 일상생활동작 하기를 더 선호한다. 그들은 상지의 의수족이 너무 크고 불편하다고 말한다. 그 이외에도 의수족을 착용하면 잔존하는 팔을 사용할 때 느낄 수 있는 감각을 느끼지 못한다(Biddiss & Chau, 2007; James 등, 2006).

의수족 상지기능 지수(PUFI)(James 등, 2006)와 의수족 기능평가를 위한 University of new Brunswick(UNB) 테스트(Wright, Hubbard, Naumann & Jutai, 2003)(http://www.unb.ca/biomed/unb-test-of-prosthetics-function.pdf)는 아동이 의수족 착용시 기능적 능력을 평가할 수 있는 두 가지 평가방법이다.

절단하거나 길이를 늘이는 수술을 할 때 의수족을 위한 적정 길이를 판단하는 것는 많은 요인들을 바탕으로 한다. 이상상태의 심한 정도가 분명히 가장 중요한 요인이다. 길이를 늘이는 수술은 고통스럽고 힘든 과정일 수 있다. 뼈가 심각하게 침범된 상태라면 절단하고 의수족을 착용하는 것이 좀 더 기능적 대안이다. 그러나 부모에게 이 선택은 종종 힘든 선택이다.

아동이 성장하면서 매 3-6개월마다 하니스나 소켓에 맞게 조절하는 것이 필요할 수 있다. 5세 이하의 아동에서는 매년, 5-12세 아동에서는 2년마다 의수족을 바꾸는 것이 필요할 수 있다. 10-30%의 아동에서는 뼈가 계속 자라서 소켓에 너무 가까이 밀착되어 통증이 유발되기 때문에 절단단의 교정술이나 소켓의 조절이 필요할 것이다(Nelson 등, 2006). 절단한 아동의 경우, 물리치료 관리는 성인의 경우와 비슷한데 의수족을 입고 벗기, 절단단의 관리, 기능적 문제해결에서의 도움주기, 근력강화, 그리고 적절한 ROM 유지와 성취 등이 포함된다. 소아 치료에는 어린 연령에 절단을 했다면 발달지표에 대한 교육이 포함될 수도 있다. 정기적으로 새로운 의수족의 필요 때문에 성장이 어려운 도전이 되기도 한다. 표 6.6에는 정강뼈 부위를 절단하고 의족을 착용한 아동에서 볼 수 있는 보행에서의 흔한 일탈문제와 그 해결방법을 나열해 놓았다.

척추를 침범하는 질환들 / Disorders Involving the Spine

청소년 특발성 척추측만증 (Adolescent Idiopathic Scoliosis: AIS)

측만증은 구조적 혹은 비구조적 척추의 커브이다. 구조적인 측만증은 전형적인 척추의 유연성 없이 척추의 모양이나 구조의 이상으로 야기된 고정된 커브이다. 비구조적 커브는 유연하며 자세, 근력약화/불균형, 혹은 신경병변에 의하여 발생하다.

여러 형태의 특발성 측만증은 연령과 모양으로 분류한다. **영아성 측만증**은 3세 미만의 어린 아동에서 보이는 것이고 **소아 측만증**은 3세~10세 사이에 발생한다. 그리고 이 장의 중심이 되는 내용인 **청소년 측만증**은 10세부터 골성숙기 사이에 진단되는 경우를 말한다. 청소년 특발성 측만증의 원인은 분명하지 않지만 유전적 소인이 있다고 여겨진다(Wynn-Davies, 1968). 빈도는 2%~3%이다(측만증 연구협회, 2003). 10° 의 작은 커브는 남녀 청소년 동일하게 발생한다. 20° 이상의 커브라면 빈도가 대단히 달라지는데 10:1 정도로 여자에 많다(Bunnell, 2005). 이것은 남자보다 여자에서 커브 진행이 빠르다는 것을 말한다.

표 6.6 정강이뼈 절단에서 흔히 보이는 보행이상

보행주기	이상 패턴	가능한 원인
발뒤축 접지기	무릎이 완전히 신전됨	• 굴곡기능의 불량(5–10° 굴곡을 유지못함) • 소켓의 전굴곡이 불충분함 • 발이 너무 앞쪽에 있음
	무릎관절의 과도한 굴곡(10도이상)	• 써스펜션 불량(무릎을 10° 이상 지속 굴곡되게 함) • 무릎관절 굴곡 구축이 있을 수도 있음
	보장의 길이가 다르다	• 써스펜션 불량(무릎관절의 ROM을 제한할 수도 있음) • 기존 보행 패턴일 수도 있음
발뒤축 접지기부터 발바닥이 바닥에 닿기까지	무릎관절의 굴곡이 부드럽지 못하고 갑작스런 움직임으로 보임	• 넙다리네갈래근이 약함
	무릎관절 굴곡이 갑작스러우며 조절이 잘 안됨	• 발이 너무 뒤에 위치해있다 • 소켓이 너무 굴곡되어있다(발의 과도한 배측굴곡상태) • 구두안의 발뒤축이 너무 높다 • 발뒤축 웨지가 너무 딱딱하다 • 발뒤축 쿠션의 압박이 충분치 않은 신발일 때
	중간 입각기까지의 과정에서 무릎이 계속 신전되어있다	중간 입각기까지의 과정에서 무릎이 계속 신전되어있다 • 발이 너무 앞에 위치해있다 • 소켓의 굴곡이 불충분하다(발의 족저굴곡상태) • SACH 뒤축이 너무 부드럽다(0.95cm 이상) • 구두뒤축이 너무 낮다. • 기존 보행패턴이 좋지 않다(무릎의 신전근을 과도하게 사용)
	피스톤 움직임이 일어난다. 소켓속으로 너무 깊이 들어가게 한다(관찰자로부터 멀어지도록 걸어갈 때 관상면에서 보면 잘 관찰됨)	• 서스펜젼이 너무 헐겁다 • 의족용 양말이 충분치 않다 • 소켓의 변형이 잘못되었다((슬개인대밑이나 경골내측밑의 지지가 충분치 않음)
중간 입각기	Pylon이 내측으로 기울어져있다	• 소켓이 너무 많이 내전되어있다 • 발이 벌어져있다
	Pylon이 외측으로 기울어져있다	• 소켓이 너무 적게 내전되어있다 • 발이 모아져있다
	1.27cm의 내반 모멘트가 명백하지 않다(어떤 환자에겐 이것이 적당할 수도 있다)	• 발이 상대적으로 벌어져있다
	내반 모멘트가 과도하다(1.27cm이상은 항상 바람직하지 않다)	• 발이 너무 모아져있다 • 소켓의 가로가 너무 넓다
	두 발 사이가 5.08cm이하이다	• 발이 모아져있다
	두 발 사이가 10.16cm 이상이다	• 발이 너무 벌어져있다
	의족쪽으로 몸통이 옆으로 구부러진다	• 의족이 너무 짧다 • 절단다리 통증때문에 받는 힘을 줄이기 위해 옆으로 구부린다

■ 표 6.6 정강이뼈 절단에서 흔히 보이는 보행이상(계속)

보행주기	이상 패턴	가능한 원인
		• 의족이 너무 길다 • 발이 너무 벌어져 있다
입각기 말기(진출기)	발뒤축이 조기에 갑작스럽게 바닥에서 떨어진다	• 발이 너무 뒤쪽에 있어 발가락의 지렛대가 너무 짧다. • 발이 너무 배측굴곡되었을 수 있다
	발뒤축을 늦게 든다. 무릎이 과신전되는 경향을 보인다. 환자가 오르막길을 오르는듯한 느낌이라고 한다	• 발이 너무 앞쪽에 있어 발가락의 지렛대가 너무 길다. • 발이 족저굴곡되어있을 수 있다(불충분한 소켓굴곡)
전유각기(preswing)	drop off가 일어남. 건측으로 너무 빨리 넘어지는 듯이 보인다	• 발이 너무 뒤에 있다 • 발이 너무 배측굴곡되어있다(과도한 소켓 굴곡)
	절단면에서 소켓이 벗어진다(앞 소켓의 틈이 벌어지거나 뒤소켓 가장자리가 오금부위에 비해 아래로 떨어질 때 명백하다)	• 서스펜션이 너무 헐겁다(관절융기상 소켓인 경우) 혹은 대퇴관절융기위 너무 높게 indentation이 위치했을 때(patella tendon-bearing supracondylar-suprapatellar 소켓인 경우) • 충분한 의족용 양말을 착용하지 않았을 때
유각기(swing)	유각기 초기에 발이 내측 혹은 외측으로 갑자기 움직인다	• Cuff 서스펜션 탭이 균일하게 달려있지 않다 • 의족 소켓이 걸어가는 방향에 비해 상대적으로 내측 혹은 외측으로 회전되어있다.
	유각기 중간에 의족발이 바닥에 닿는다	• 의족이 너무 길다 • 서스펜션이 너무 헐겁다 • 소켓이나 서스펜션 시스템으로 인하여 무릎의 굴곡이 제한되어있다 • 환자에게 근약화가 있거나 보행훈련을 제대로 하지 않았다.

출처: Adapted with permission from Kapp, S.L. (2004). Visual analysis of prosthetic gait. In D.G. Smith, J.W. Michael, J.H. Bowker (Ebs.), *Atlas of amputations and limb deficiencies: Surgical, prosthetic, and rehabilitation principles* (3rd ed., pp. 385–394). Rosemont: American Academy of Orthopaedic Surgeons.

Cobb 방법은 전-후 방사선 사진에서 커브의 정도를 양적으로 측정하는 표준화된 방법이다. 그림 6.3에서 Cobb 방법으로 커브의 정도를 측정하는 것을 볼 수 있다.

Cobb 각도를 계산하는 방법은 우선 커브의 끝에 위치하는 척추를 확인한다. 이것은 커브의 양쪽 끝에서 가장 크게 기울어져 있는 척추들이다. 윗부분 척추의 윗 종말판(end-plate)과 아래 척추의 아래 종말판에 평행하게 선을 긋는다. 각 선에 대해 수직선을 긋는다. 두 선이 만나는 각도가 커브의 크기이다(Tolo & Wood, 1993). Cobb 방법은 좋은 측정방법이간 하지만 약간의 변화를 측정하는데 사용하지는 않는다. 왜냐하면 그 정도 변화는 방사선 사진을 찍을 때의 아동의 위치에 따라, 검사자가 긋는 선에 따라 나타날 수 있기 때문이다. 게다가 Cobb방법은 주요 커브의 측면을 측정할 뿐이기 때문이다. 주요 커브와 보상적인 작은 이차 커브가 흔히 함께 있다. 이외에도 전형적으로 회전 변형과 전만이 존재한다.

측만증의 회전요소를 등이 튀어나오는 "**rib hump**" 라고 부르며 척추의 회전과 이에 따라 한쪽의 갈비뼈도 튀어나

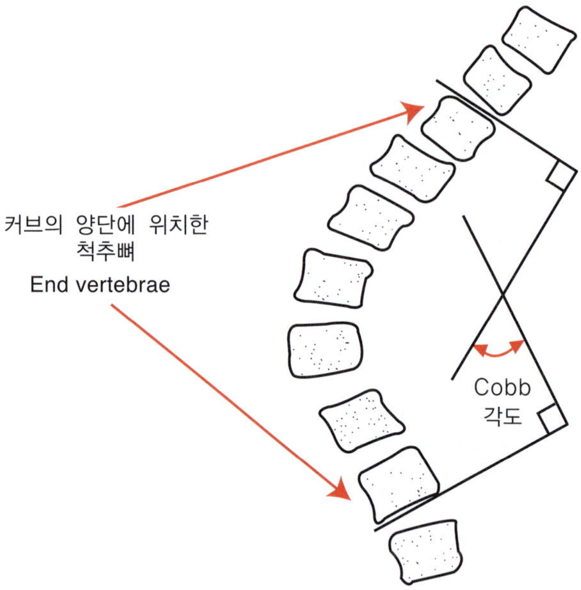

그림 6.5 측만증 정도를 측정하기 위한 Cobb방법.

오기 때문에 발생하는 현상이다. **Adam의 전방굴곡검사**(5장에서 설명)는 아동 뒤에서 허리를 구부리게 하면서 팔은 자연스럽게 떨어뜨리는 자세를 보는 것인데 rib hump가 있는지 검사하는 것이다. 전만은 측만증의 또 다른 요소인데 커브의 정점에서 가장 잘 나타난다(Dickson, 1999).

학교에서 하는 선별검사는 많은 주에서 시행하고 있지만 그 효과에 대해서는 논란이 있다. 주관적으로 확인된 아동에게 불필요한 추적검사로 방사선 조사를 받게 한다는 비평이 있다. 큰 사진을 찍으면 방사선에 노출이 되며 방사선에 많이 노출되면 적지만 암의 위험이 증가한다(Côté, Kreitz, Cassidy, Dzus, & Martel, 1998). 전방 굴곡 검사로 10° 부터 40° 까지 발견할 수 있는 민감도는 77%~83%라는 여러 연구보고들이 있다(Goldberg, Dowling, Fogarty, & More, 1995; Karachalios 등, 1999). Karachalios와 동료들은 2,700명의 학생들을 대상으로 10°를 발견하지 못하는 특이도가 93%임을 보고하여 추적검사를 요하는 학생들의 수는 아주 적을 것이라고 하였다.

다른 선별 방법 도구들이 있는데 역시 제한점들이 있다. 측만증 각도계(scoliometer)로 척추의 회전을 측정한다. 측만증 각도계로 측정할 때 전방 굴곡검사 때와 같은 자세를 취하게 하고 등의 양측 높이를 측정하는 방식이다. 각도계를 커브의 가장 정점이 되는 등 부위에 몸통의 긴 축에 수직으로 놓고 측정계의 중심을 가장 튀어나온 가시돌기(spinous process)에 맞추면 된다. 그 다음 몸통의 회전각도를 측정한다.

선별 도구의 제한점과 과도하게 추후 검진을 의뢰할 위험에도 불구하고, 최근의 증거들은 학교에서의 선별검사가 측만증 중재를 잘 하는데 유용하다는 의견을 지지한다. 캐나다에서 선별검사가 중지된 이후에 한 연구를 시행하였는데 새로 발생한 환자의 42%가 부적절하게 의뢰된 것이라고 밝혔다. 이것은 보고된 전방굴곡검사의 민감도보다 더 에러가 많다고 할 수 있다(Goldberg 등, 1995; Karachalios 등, 1999). 그 이외에도 새로운 측만증 환자들중 32%는 보조기를 착용하기에 너무 늦게 의뢰되었다는 점이다(Beausejour, Roy-Beaudry, Goulet, & Labelle, 2007). 비슷한 결과를 Bunge와 동료들이 보고하였는데 일반 선별검사에서 발견하여 정형외과에 의뢰된 아동들의 커브 각도는 평균 24° 인 반면 일차 주치의가 의뢰한 경우의 커브 평균 각도는 40° 였다는 것이다.

Bunnell(2005)과 동료들이 아동의 성, 연령, 측만증 형태, 각도, 그리고 골 성숙도의 정도에 따라 일반 선별검사의 효율성을 최대화 할 가이드라인을 제시하였다. 이 지침은 표 6.7에 나와있다. 추적관찰의 평가 지침은 표 6.8에 있다(Bunnell, 2005).

특발성 측만증의 치료 지침은 의사마다 다르다. 보존적 중재를 하기도 하고 척추 유합이란 수술적 치료를 하기도 한다. 커브가 35° 이상이고 회전되어있을 때는 수술하는 것에 대해 동의한다(Lenssinck 등, 2005). 수술 후 입원중 물리치료사의 역할은 침상에서의 움직임, 이동, 기타 ADLs 기술들을 척추가 회전하지 않는 방식으로 가르치는 것이다. 침대에 누워있는 아동에게 몸통을 회전하지 않고 보조기를 입고 벗도록 가르칠 수 있다. 저항없이 근력강화하는 운동 즉, 대퇴사두근과 엉덩이근의 등장성 근육운동이 좋다.

수술 후 처음 보행훈련을 시작하려고 할 때 물리치료사는 기립성 저혈압에 대해 주의하고 있어야 한다. 기립성 저혈압은 일어설 때 혈압이 재빨리 떨어져 아동이 어지러워하거나 기절하는 수도 있다. 큰 수술 후 침상안정을 해야 함으로써 기립성 저혈압의 위험이 있다. 기립성 저혈압을 피하기 위해 발목관절을 강하게 움직여 순환을 촉진해주어야 한다. 잘 따라오게 하기 위하여 아동에게 TV보는 동안 광고가 나올 때마다 10번씩 발목을 움직이라는 전략을 제

표 6.7 척추 측만증 선별 가이드라인

여자 아동
여자 : 남자 = 3 : 1
여자는 심해지고 유합될 위험이 10배 높다.

10세 아동
12세 이하는 심해질 위험이 3배이다.
월경이 시작된 아동은 월경 전보다 심해질 위험이 2/3로 감소한다.

등뼈(흉추)와 2개의 주요 커브
비흉추부위보다 심해질 위험이 3배이다.

성장시기
폭발적 성장기에 가장 심해진다.

커브의 각도
20°는 20%
30°는 60%
50°는 90%

Risser 단계/골성숙도
엉덩뼈능선이 50% 이상 덮여 있으면 심해질 위험은 2/3로 감소된다.

출처: Bunnell, W.P. (2005). Selective screening for scoliosis. *Clinical Orthopaedics and Related Research, 434*, 40–45.

표 6.8 측만증 아동을 의뢰할 기준

- 만일 10세에 갈비뼈가 튀어나오지 않았으면 커브는 진행하지 않는다.
- 측만증 각도계상 5°의 몸통 회전 각도는 재검사할 필요없다: 심각한 측만증으로 발전될 가능성이 없다
- 몸통의 회전각도가 10° 혹은 그 이상 나오면 의사에게 의뢰하여야 한다.
- 몸통 회전 각도가 5°~9°라면 월경 시작후 1년까지 매 6개월마다 재검사하여야 한다.

출처: Bunnell, W.P. (2005). Selective screening for scoliosis. *Clinical Orthopaedics and Related Research, 434, 40–45.*

시한다. 보행훈련이 시작되면 누워있는 자세에서 일어서는 것을 천천히 하는 것이 중요하다. 경사대를 사용하여 아동이 견딜 수 있을 만큼의 각도로 서는 연습을 하면 된다.

보조기, 운동 혹은 두 가지 모두 적용은 커브 각도가 적은 경우의 보존적 치료이다. 보고문헌마다 이 치료는 효과가 다양하다. 최근의 증거는 운동의 집중적 프로그램이 효과가 있을 수 있다는 것을 보여준다(Lenssinck 등, 2005). 운동 프로그램으로는 Schroth 방법(Lehnert-Schroth, 2007), 자세 훈련, 히치(hitch) 운동과 슬라이드(slide)(서서 볼록면의 발꿈치를 들어 올리는 운동. 누워서 발꿈치를 바닥에 슬라이드하며 배측굴곡시키는 운동; 역자 주) 운동이 있다. 흉추에서 큰 커브가 있는 아동은 흉곽의 팽창이 저해되어 호흡이 제한될 수 있으므로 호흡능력을 위한 운동이 필요할 수 있다(Shepard, 1995).

커브가 25°~30° 사이의 아동에서는 보조기를 종종 처방한다. 보조기는 20°-35° 사이의 커브이면서 하루에 23시간을 착용한다면 90%에서 진행을 막는다고 알려졌다(Nicholson, Ferguson-Pell, Smith, Edgar, & Morley, 2003). 23시간 착용은 실질적인 약속이다. Nicholson과 동료들(2003)은 보조기 착용의 순응도를 조사하였다. 이 연구에서 순응도는 8%부터 90%까지였다(평균 65%). 더 놀라운 것은 보고된 순응도가 150% 정도로 과대평가되었다는 사실이다(표준편차=50%)(Nicholson 등, 2003).

물리치료사는 보조기 중재를 받는 동안에 아동이 신체적으로 활발하게 활동할 것을 북돋아주어야 한다. 심폐기능적 체력은 아동의 건강계획에 중요하며 지역에서 하는 댄싱, 수영과 다양한 체육수업과 같은 체력단련 활동을 통하여 성취할 수 있다. 보조기 착용으로 인한 자아 이미지 감소를 지역사회 활동에 참여함으로써 보완할 수 있다.

고정되지 않은 유연한 측만증을 발견하면 치료사는 서 있는 자세에서 다리 길이가 비대칭인지, 엉덩관절(고관절) 높이나 어깨높이가 다른지, 무릎관절과 오목한 쪽의 몸통 사이가 벌어져 있는지, 근육이나 신경계 이상이 있는지를 평가해야 한다. 이러한 징후는 청소년의 측만증이 특발성이 아니고 다른 병리나 상태에 기인한 것을 가리킨다(비틀어진 골반, 다리길이 차이 등). 최적의 치료결과를 얻기 위해서 물리치료사는 알려진 원인에 의한 측만증이라면 치료계획이 이를 경감시킬 수 있다는 확인을 위해 감별진단을 해야 한다.

선천성 다발성 관절 굽은증 (Arthrogryposis Multiplex Congenita)

선천성 다발성 관절 굽은증(AMC)은 출생 시 다발성 구축과 관절 변형을 특징으로 하는 증후군의 집합이다. 이는 태아 움직임이 감소되었던 결과이다(표 6.3). 가장 흔한 형태는 근육 형성이 제대로 되지 않은 **근육무형성증**(amyoplasia) 형이 가장 흔하다. 태아의 움직임이 감소된 이유

는 불분명하지만 이론적으로 척수의 앞뿔세포(anterior horn cell)가 군데 군데 손상받았기 때문으로 추정한다(Mennen, van Heest, Ezaki, Tonkin, & Gericke, 2005). 이 질환은 신생아기에 50%의 사망률을 보인다(Bevan 등, 2007). 생존한 경우의 90%에서 다발성 관절 구축은 사지를 다 침범하며 대칭적인 양상이다(Bevan 등, 2007). 손상이 앞뿔세포에 있으므로 근육의 발달이 저해된다. 팔 다리 관절에 걸쳐 정상 피부주름이 없는 튜브 모양을 하고 있다(그림 6.6).

고관절 질환 / Disorders of the Hip

발달성 고관절형성 이상증(DDH) (Developmental Dysplasia of the Hip)

임신 동안 초기의 사지 봉우리는 자궁 내의 동작과 받는 힘에 대한 반응으로 폭발적인 성장과 모델링을 거친다. 이 과정은 고관절에서 분명히 볼 수 있다. 임신 초기에 태아의 넙다리뼈머리(대퇴골두)는 깊은 비구가 완전히 둘러싸고 있다. 태아가 성장하면서 비구의 지름이 비구 깊이의 증가를 넘어서 비구가 얕아진다. 그 이외에도 대퇴골두의 모양이 처음엔 타원형이었다가 태아가 자라면서 자궁내의 압박을 받아 점차 납작해진다. 이러한 엉덩관절(고관절)의 불안정성이 오히려 산도를 통하여 태아가 출생하는데 도움이 된다고 생각된다; 그러나 이것이 또한 고관절 아탈구나 탈구로 이어지기도 한다(Walker, 1991). 출생후 비구는 자라면서 깊어지고 넙다리뼈머리(대퇴골두)의 모양도 다시 타원형으로 회복되어 안정된 일치관절이 된다.

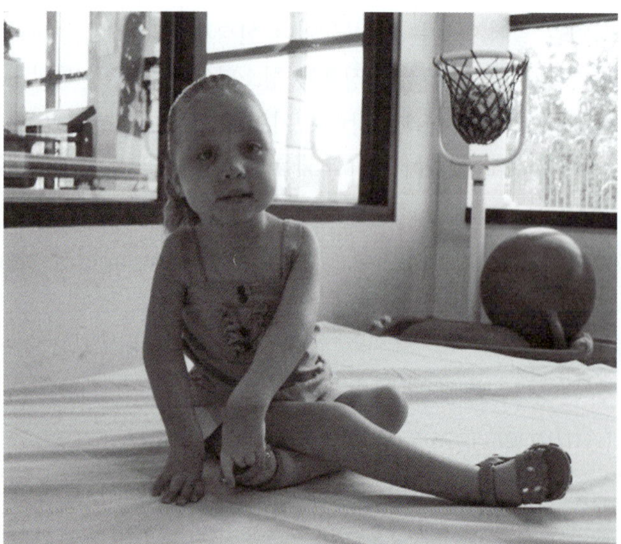

그림 6.6A 선천성 관절 굽은증이 있는 아동. 팔 다리가 관 모양이다.

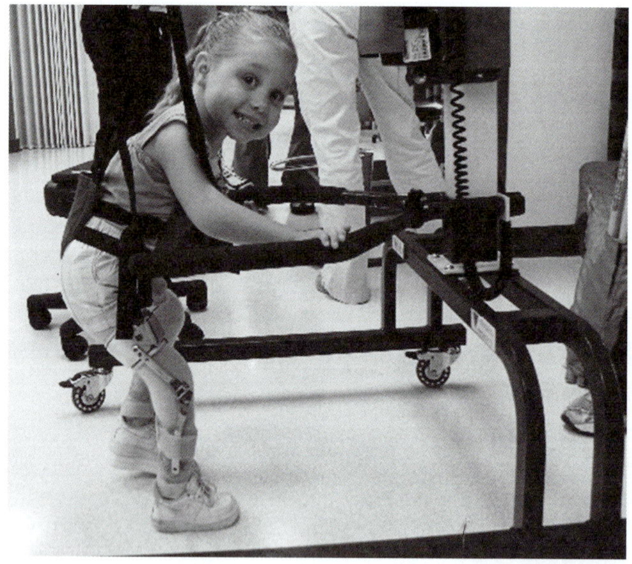

그림 6.6B 부분적 체중지지 하니스를 착용하고 보행연습을 하고 있다. 엉덩관절과 무릎관절의 구축으로 초래된 서 있는 자세에 유의하시오.

발달성 고관절 형성이상증(DDH)은 병리적 고관절 불안정 상태이다. 1,000명의 신생아당 1명에서 1.5명이 진단되고 좌측 고관절이 가장 많이 침범된다(Song, Mc Carthy, MacEwen, Fuchs, & Dulka, 2008)(표 6.9). 초음파 검사가 고관절 탈구를 확진하는 시금석이지만 신생아에서 고관절 외전 제한이나 비대칭이 고관절형성 이상의 가장 흔한 일관된 증후이다(Senaran, Ozdemir, Ogun, & Kapicioglu, 2004). 나중에 발달성 고관절형성 이상증으로 진단된 아동의 41%에서 외전의 제한이 있었다(Senaran 등, 2004). 전형적으로 신생아는 각 고관절이 75°와 90° 사이의 외전을 보인다. 심각한 제한이나 작은 비대칭(5°–10°)이 있으면 발달성 고관절형성 이상증을 생각해 보아야 한다. 기타 나타나는 다른 임상양상에는 피부주름의 비대칭성, 피스톤 움직임, Galleazi sign을 검사할 때 명백히 다리길이의 차이가 나는 현상이 있다(그림 6.7).

표 6.9 선천성 관절기형

진단	원인	병리	신체구조와 기능의 장해	나타날 수도 있는 활동과 참여의 제한
첨족내반	• 모름 • 가능한 다중요인: 유전적 소인, 배아기의 성장 정지, 신경근육계 이상, 자궁에서의 기계적 제한	목말뼈(거골) 주변의 발배뼈, 발꿈치뼈, 입방뼈의 위치가 잘못됨	발뒤축은 들리고 앞발과 뒤꿈치 쪽은 내반됨. 앞발은 내전되어 있음	• 서기(d4154),* 보행(d450), 기타 똑바로 서서 하는 활동에 지장 있음 • 신발을 신기가 어려움 • 미용문제
고관절 형성이상(DDH)	• 다중요인적: • 유전적 소인: 첫째 아이일 때; 80%가 여자임 • 인종적: 미국인에 많고 중국인과 아프리카인에는 적음 • 기계적 요인: 둔위자세, 양수 부족 • 신경근육계: 척수막탈출증	• 엉덩관절의 아탈구, 탈구 혹은 형성이상 • 비구의 위, 뒤, 아래쪽 연골의 융기가 비후되어 neolimbus라고 함	• 불안정한 엉덩관절 • 엉덩관절 외전 제한(b710) • 체중지지할 곳이 없음 • 넙다리뼈가 비구에 들어가지 않으면, 다리길이의 불일치가 나타남 • 엉덩관절의 소켓 발달부전	• 운동발달지표의 획득 지연 • 보행(d450)이나 똑바로 서서 하는 활동의 장애 • 다리길이의 차이로 미용적 문제, 보행 중 에너지소모가 더 많은 문제 • 시간경과에 따라 통증이 있는 퇴행성 변화

*괄호안의 숫자는 ICF-CY 분류이다.

고관절 검사(Examination of the Hip)

Ortolani와 **Barlow 증후**는 1개월 이하의 신생아에서 고관절 안정성을 검사하는 두 가지 주요한 임상테스트이다. Ortolani 증후는(그림 6.8) 넙다리뼈머리(대퇴골두)가 비구안으로 가장자리의 연골성 융기를 넘어 미끄러져 들어갈 때 만져서 느끼는 것이다. 영아의 무릎관절과 엉덩관절(고관절)을 90°로 굽히고 넓적다리(대퇴)를 부드럽게 외전시키므로써 대퇴골두가 탈구된 후방에서부터 앞쪽 비구안으로 들어가게 된다. 대퇴골두가 제자리로 들어가면서 내는 “철컥”소리를 들으며 만질 수 있다.

Barlow 방법은(그림 6.9) 검사자가 고관절을 굴곡시키고 내전시키면서 빠져나오는 대퇴골두를 만져서 느끼는 좀 더 과격한 방법이다(Wenger, 1993). 넙다리뼈(대퇴골) 방향으로 밀면서 고관절을 굽히고 대퇴는 내전시킨다. 이렇게 하면 대퇴골두가 비구로부터 뒤쪽으로 탈구된다.

Ortolani와 Barlow 증후는 근육수축이 있으면 고관절의 불안정성을 잘 알 수 없기 때문에 영아가 완전히 이완하고 있을 때 한 번에 한 다리에 시행한다. 양측 테스트에서 검사자의 엄지손가락은 대퇴의 앞쪽에 두고, 다른 손가락들로 후방의 관절 사이를 촉진한다. Ortolani와 Barlow 징후는 경험많은 조언자와 함께 확인하면서 훈련을 받아야 한다. 신생아 집중치료실, 보육실, 혹은 외래 환자 프로그램에서 신생아를 담당하는 물리치료사는 정확히 그리고 신뢰성 있게 테스트할 줄 알아야 한다.

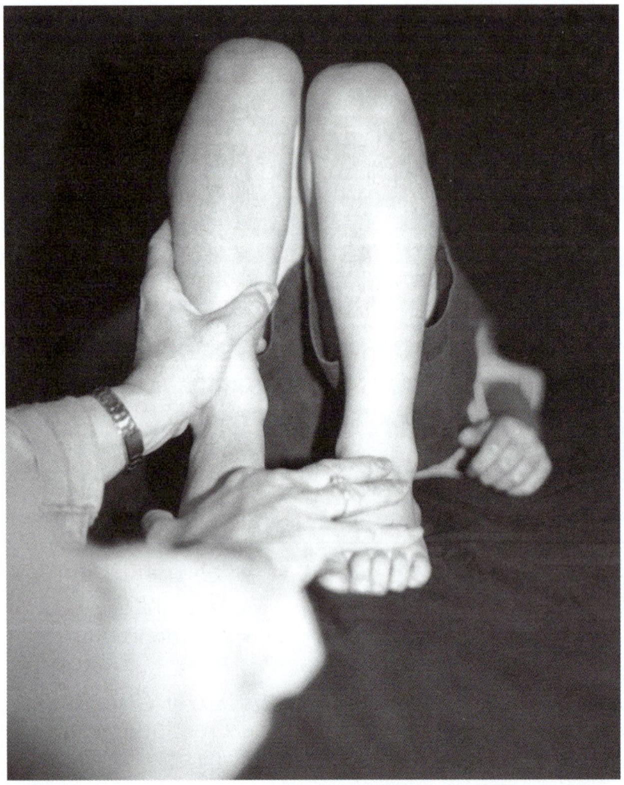

그림 6.7 Galeazzi 징후의 예. 무릎 높이가 차이난다. 낮은 무릎 쪽의 엉덩관절이 탈구되었음을 가리킨다.

발달성 고관절 형성이상증에 대한 치료 (Treatment of Developmental Dysplasia of the Hip)

ROM을 시행하거나 자세를 잡아줄 때 모든 신생아에서는 불안정성에 대한 징후가 보이지 않아도 불안정한 고관절을 고려에 넣어야 한다. 강하게 신전시키는 자세는 탈골의 위험이 있으므로 피해야 한다(Salter, 1968). 그 이외에도 아기가 선호하는 잠자는 자세와 고관절의 형성이상증과

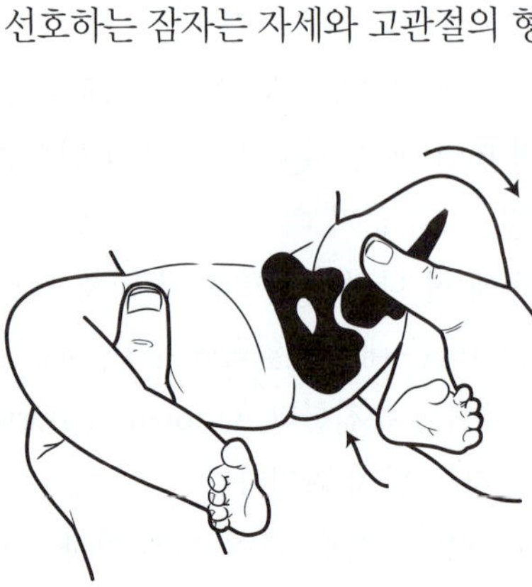

그림 6.8 발달학적 고관절 형성이상이 의심되는 경우 시행하는 Ortolani 징후.

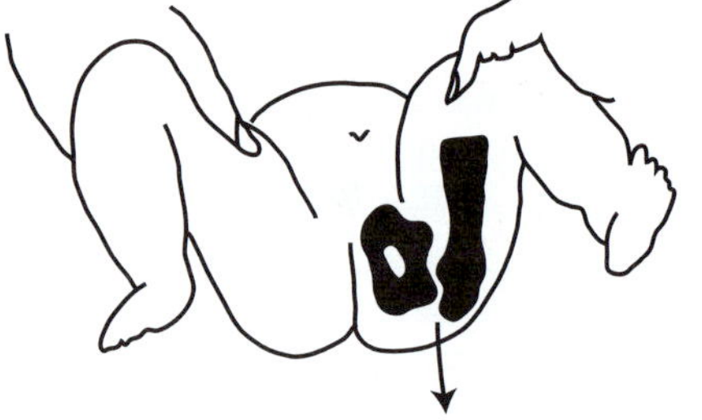

그림 6.9 발달학적 고관절형성 이상이 의심될 때 하는 Barlow 방법

의 관련성이 보고되고 있다. 옆으로 누워 잠자는 것을 선호하는 영아 41명을 대상으로 조사한 결과, 19명에서 윗부분에 위치한 고관절형성 이상증이 있었다(Heikkila", Ryoppy, & Louhimo, 1985). 위쪽 엉덩관절(고관절)을 내전, 내회전시키는 자세가 비구를 리모델링하는 자극을 줄이기 때문일 것으로 추측한다.

헬스케어 리서치와 서비스 질을 담당하는 조직(http://www.ahrq.gov)에 의하면 임상적으로 진단한 고관절의 60%-80%와 초음파로 진단한 고관절의 90%가 저절로 좋아졌다고 한다. 이 결론이 다소 과하게 치료받을 가능성이 있다는 것을 암시하나 남아있는 DDH는 이후 삶에 지대한 장애로 이어질 수 있다. 다행스럽게도 신생아 혹은 영아에서 DDH에 대한 가장 흔한 중재는 그림 6.10에 나와있는 **Pavlik 하니스**(harness)인데 별다른 부작용이 없다. 이것은 고관절을 굴곡 그리고 외전 상태로 유지해주며 신전, 내전의 아탈구 자세를 피하게 해주면서 비구의 발달을 촉진해준다. 자발적으로 움직여도 되기 때문에 기브스를 하는 것보다 하니스 착용을 선호한다; 그러나 하니스가 제대로 잡아주지 못할 때는 때로 고관절 통기브스(hip spica cast)도 사용된다. Pavlik 하니스는 제대로 착용한 경우, 아탈구된 고관절에 대해 약 95%, 탈구된 고관절에 대해서는 85%의 성공률을 보인다(Cashman, Round, Taylor, &Clarke, 2002). 비록 착용하는 불편함은 적지만 무혈성 괴사, 대퇴신경마비 혹은 하부로의 탈골을 피하기 위해 고관절의 주기적인 관찰이 요구된다. 형성이상인 고관절이 신생아 혹은 영아시기에 발견되지 않았다면 경과는 나쁠 수 있다. 9개월 이상된 영아는 도수관절정복 후 통기브스를 해두어야 한다. 종종 체중을 지지하고 보행할 수 있도록 기브스를 제작하기도 한다. 도수정복이 성공적이지 않으면 수술한

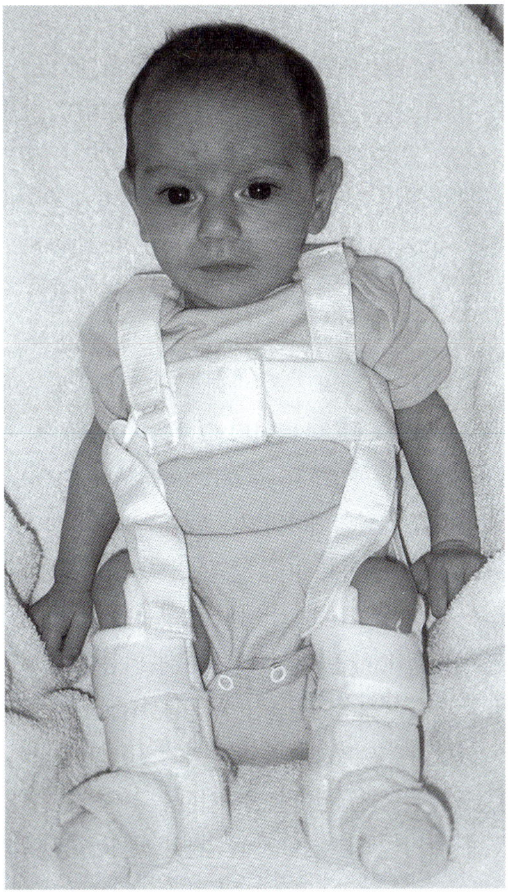

그림 6.10 엉덩관절을 굴곡 외전상태로 유지하기 위해 사용하는 Pavlik 하니스(harness). 발달학적 고관절 형성이상 영아에서 이것으로 비구의 발달을 촉진하고 고관절의 아탈구를 방지한다.

후 기브스를 해주어야 한다(Guille, Pizzutillo, & MacEwen, 2000). 무혈성 괴사(불충분한 혈액공급으로 인한 골 괴사)를 피하기 위해 수술은 2, 3주간 견인하고 난 후 시행한다. 오랜기간 입원하는 것을 피하기 위해 가정에서 견인을 하기도 한다.

Legg-Calvé-Perthes

Legg-Calvé-Perthes(LCP) 증후군은 4-8세의 아동 특히 남아(남아:여아=4:1)의 엉덩관절(고관절)에 영향을 미치는 뼈의 이상이다. 남아들은 뼈의 성장이 지연되어 키가 더 작고 활동적이며 운동에 능한 경향이 있다(Bahmanyar, Montgomery, Weiss, & Ekbom, 2008). 원인은 다중요인으로 인하여 대퇴골두의 무혈성 괴사가 일어나기 때문으로 생각된다. 임신 중 엄마가 흡연을 많이 하는 경우에 100%까지 LCP의 위험이 높아진다고 한다(Bahmanyar 등, 2008). 또 다른 가설 역시 간접흡연이 LCP 빈도를 높인다는 것과 연계되어 있다(Metha, Conybeare, Hinves, & Winter, 2006). 넙다리뼈의 상부는 세 가지 통로를 통하여 혈액을 공급받는다: 내측, 외측 넙다리 휘돌이(femoral circumplex) 동맥이 형성하는 관절막 외부를 둘러싼 동맥혈관 고리(extracapsular arterial ring)를 통하여, 상행 경추혈관을 통하여, 그리고 둥근인대(ligamentum teres)의 혈관을 통해서이다. 내측 넙다리휘돌이 동맥으로부터의 공급에 장애가 있으면 무혈성 괴사와 뼈의 재흡수로 이어진다.

이 질환이 있으면 아동은 점진적으로 다리를 저는 양상을 보인다(Weinstein, 1996). 유각기에 흔히 골반의 위치가 내려가고 몸통은 입각기의 다리쪽으로 쏠린다(Westhoff, Petermann, Hirsch, Willers, & Krauspe, 2006). 자극이 없으면 많은 통증을 호소하지 않으며 통증은 보통 활동에 의하여 악화되는데 쉬면 좋아지고 대퇴의 앞내측으로 혹은 무릎관절 쪽으로 방사되는 통증이 있을 수 있다. 통증이 일관되지 않으므로 처음에는 부모들이 아동의 호소를 무시하기 쉽다.

치료에 대한 판단은 아동의 연령과 대퇴골두의 침범의 정도에 달려있다. Salter-Thompson 분류체계는 고관절을 두 가지로 분류한다. A형은 대퇴골두의 50% 이하가 침범되고 B형은 50%가 침범되어 있다. 당연히 대퇴골두의 50% 이하가 침범된 상태이면 예후가 더 좋다; 반면 50% 이상이 침범된 상태라면 잠재적 예후가 좋지 않다.

보존적 중재는 Salter-Thompson A형에 종종 처방되는데 관찰만 하는것, ROM운동, 견인, 체중지지를 제한하기 위한 휠체어 이용, 양측 다리에 외전용 고정막대를 박은 장족 기브스를 하는 것(Petrie cast), 혹은 보조기 착용이 있다. 중재의 목표는 비구에 대퇴골두가 잘 들어가서 유지되도록 하는 것이다. 엉덩관절(고관절) 외전은 대퇴골두가 가장 비구에 깊이 들어가게 해주는 자세이다. 이렇게 해서 대퇴골두가 더 이상 납작해지는 것을 막으며 둥근모양으로 재성형되는 것을 촉진해준다. 괴사된 조직은 점차 새로운 골조직으로 대치된다. 그리고 압박을 가해주면 일치된 모양이 더 잘 형성된다.

Legg-Calvé-Perthes 증후군의 수술적 치료는 짧아진 근육을 늘려주는 힘줄 절개술, 내반을 교정하는 넙다리뼈의 반회전성 골절단술, 비구를 깊게 해주는 골성형술을 시행하여 비구안에 넙다리뼈머리(대퇴골두)가 안전히 들어갈 수 있게 해주는 것이다. 가장 좋은 치료가 무엇인가에 대한 일치 혹은 치료가 필요한 것인가에 대한 것조차 일치된 의견은 없다. Canavese와 Dimeglio(2008)는 6세 이상 혹은 그 이상의 연령인 아동에서 A형인 LCP는 가장 흔히 저절로 좋아지고 보존적 치료에도 잘 반응한다고 하였다. B형인 4-6세(N=352명)를 대상으로 시행한 두 연구에서는 보존적 치료 결과나 수술 결과나 차이가 없었다고 보고하였다. 한가지 흥미로운 것은 LCP로 진단받은 아동의 1/3은 ADHD 진단도 받은 상태였다(Loder, Schwartz, & Hensinger, 1993).

장기적으로 가장 좋은 결과는 넙다리뼈머리(대퇴골두)의 모양과 비구와의 일치성 및 골 성숙도에 달려있다. 납작해진 골두는 문제가 거의 없으나 불규칙한 모양은 만성적 문제의 원인이 된다(Lecuire, 2002). 불규칙한 모양의 골두나 비구와의 불일치가 장기적으로 퇴행성 관절염으로 이어질 수 있다.

물리치료로 통증의 경감, ROM, 근력강화로 가장 좋은 결과에 도움을 준다. 엉덩관절(고관절)의 외전, 외회전 자세는 골두가 비구에 가장 잘 안착하는 자세이다. 자주 있는 근육 연축, 통증, 변형보행 패턴은 엉덩관절의 외전을 제한한다. 수중운동이 근력과 ROM을 유지하는 좋은 운동이다. 외전과 외회전, 근력을 증가시키는 가정 운동이 이러한 장해를 줄일 수 있다. 통증이 심하면 체중부하를 줄일 필요가 있다. 목발 보행을 가르침으로써 다리에 체중을 싣지 않고도 아동이 능동적일 수 있을 것이다. 어떤 활동을 선택할 지에 대한 교육을 해야 한다. 통증을 증가시키는 대표적 운동은 오래 달리기와 축구이다.

대퇴골두 골단 분리
(Slipped Capital Femoral Epiphysis)

대퇴골두 골단 분리(SCFE)는 청소년 남자에 더 흔하지만 남녀에 모두 발생하는 고관절 문제이다(Loder 등, 2008; Gomez-Bento 등, 2007). 빈도는 과거 20년 동안 매우 많이 증가하여 1981년에는 100,000명당 4명이었지만 2000년에는 100,000명당 10명의 빈도를 보였다(Murray & Wilson, 2008). 이 변화는 증가하는 소아비만율에서도 기인한다.

SCFE에서 넙다리뼈목(대퇴경부)에 대해 대퇴골두가 뒤쪽으로 미끄러지는 것이다. 방사선 사진상 마치 콘이 미끄러져버린 것 같은 아이스크림과 같다. SCFE가 발생한 아동은 활동시 경미함부터 중등도의 통증이 고관절이나 대퇴앞쪽으로 있다(Greene & Ross, 2006). 파행보행이 보이기도 하고 흔히 굴곡, 외전, 내회전상 ROM 제한이 보인다(Pellecchia, Lugo-Larchevegue, & Deluca, 1996). 엉덩관절을 수동적으로 굴곡시키면 외회전 위치로 놓이게 되는 경향을 보인다. SCFE가 의심되면 미끄러진 골두가 진행되어 영구 변형과 장애로 이어질 수 있기 때문에 아동을 정형외과의에게 즉시 의뢰해야 한다.

SCFE는 한쪽만 혹은 양쪽 엉덩관절을 침범한다. 치료는 수술로 위치를 벗어난 뼈에 나사를 고정하여 비구에 원래대로 들어가도록 하는 것이다. 완전히 의견이 일치하지는 않지만, 10세 이하의 여자 아동, 12세 이하의 남자 아동인 경우는 침범되지 않은 쪽 뼈에도 예방적으로 핀을 고정하는데 양측 발생빈도가 높기 때문이다.

수술 후에 아동은 체중지지를 제한하려고 할 것이다. 물리치료사는 목발사용을 지도할 것이다. 또한 고관절의 ROM과 근력강화 운동을 지도해 줄 것이다. 아동 고관절이 매우 아플 것이고 중력이 영향을 주지 못하는 자세로 침대에서 운동하게 하는 것이 첫 단계이다. 침대위에서 대퇴사두근 등장성 운동, 발목관절 펌프 운동(배측굴곡/족저굴곡), 고관절 외전/내전 운동을 하고 발뒤꿈치를 끌어당겨 무릎관절을 구부리게 하는 것이 처음 운동의 좋은 출발이다.

다리와 발의 질환들
/ Disorders of the Leg and Foot

Blount질환 또는 경골내반
(Blount Disease or Tibia Vara)

Blount 질환 또는 **경골내반**은 기계적 힘에 의해 뼈가 변형되는 예이다(표 6.3). 비만으로 인하여 미성숙한 뼈가 반복적으로 과부하를 받으면 상부 정강이뼈 내측의 성장이 비정상적으로 지연된다(안짱다리). Blount 질환은 영아기 혹은 소년기에서 발병할 수 있다. 돌전에 걷기 시작한 비만한 아동은 영아기 형태로 되기 쉽다. 정상적인 아동이라도

2세까지는 경골내반이 있는 편이다; 그러나 3세 이후에도 그것이 지속되면 Blount 질환을 생각해야 한다(Do, 2001). 3세 이하의 아동에게는 보행하는 동안 무릎관절-발목관절-발 보조기를 착용하는 것이 처방된다(Do, 2001).

후기에 발생하는 Blount 질환은 주로 비만 청소년에 발생한다(Wills, 2004). 이 경우에서 정강이뼈(경골) 절단술 혹은 외부고정을 통한 수술 교정이 시행된다(Laville, Chau, Willemen, Kohler & Grain, 1999). 생활방식에 대한 자문이 가장 좋은 치료의 일환이 되어야 한다. 비만은 장기적으로 당뇨, 심장질환, 관절염, 수면무호흡같은 많은 의학적 합병증으로 이어진다. 아동들은 일반적으로 코를 골지 않는다. 코를 고는 비만 아동은 수면 무호흡을 가지고 있을 수 있고 수면 검사가 필요한지 소아과전문의에게 의뢰해야 한다(Gordon 등, 2006).

선천성 첨족 내번 (Congenital Talipes Equinovarus)

선천성 첨족 내번(곤봉발)은 뼈의 이상으로 요족(cavus: high arch), 첨족(eguinus), 발허리뼈의 내전(adduct), 내번(varus)(CAVE:cavus, adductus, varus, equinus)기형이다. 나비뼈, 목말뼈, 입방뼈(cuboid), 발꿈치뼈(calcaneous), 발배뼈, 발허리뼈 모두가 이 기형에 관여한다(그림 6.11)

곤봉발은 백인에서 1,000명 출생당 1-1.2명 정도로 발생하지만 다른 민족에서 더 많을 수 있다(Gurnett, & Boehm, Connolly, Reimschisel, & Dobbs, 2008; Roye & Roye, 2002). 남아에서 더 많으며(2:1) 원인은 대부분 분명하지 않다(Gurnett 등, 2008; Roye & Roye, 2002). 역사적으로 태내의 둔위와 관련하여 오랫동안 지속된 발의 자세 혹은 태아/태반 크기의 불균형에 기인된다고 생각하였다. 좀 더 최근에는 유전과 환경적 요인이 중요 역할을 한다고 생각된다. 치료하지 않으면 저절로 좋아지지는 않는다. 저개발 국가에서 제대로 치료받지 못한 경우, 아동들이 침범된 발의 외측으로 걷기 때문에 굳은살, 관절염, 거골하 경직 및 중간발 경직이 발생한다(Gurnett 등, 2008;Roye & Roye, 2002). 통증이 반드시 있지는 않다.

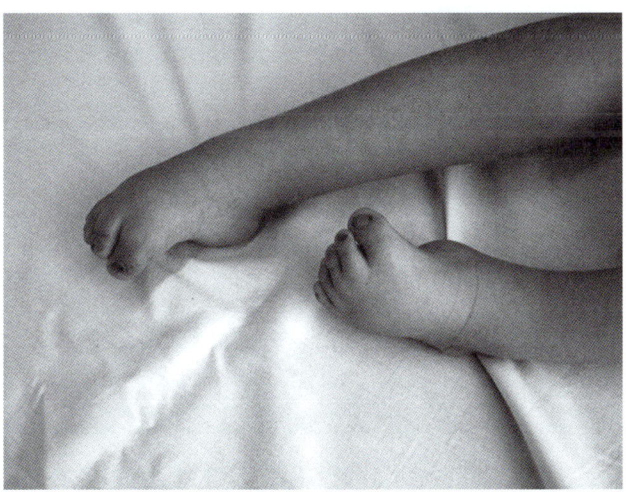

그림 6.11 곤봉발.

치료는 연속적으로 기브스를 하고 수술을 한다. 생후 첫 1개월내에 심한 정도와 관계없이 연속적 기브스를 하는 것이 첫 치료단계이다(Roye & Roye, 2002). Ignacio Ponseti는 연속적 기브스의 바람직한 생역학적 결과는 근위부의 변형에 앞서 원위부 변형을 경감시키는 것이라고 하였다. 이 방법에 대한 제세한 설명은 의학문헌에 나와있어 쉽게 볼 수 있다(Noonam & Richards, 2003; Roye & Roye, 2002). 어떤 경우에는 경미한 변형을 교정하는데 비탄력 테이프가 이용된다. 이 방법에는 물리치료사가 침범된 쪽 발을 스트레치와 도수치료를 해준다. 그 다음 발과 발목관절을 새로운 자세로 유지되도록 테이핑하고 이로써 조직이 지속적으로 스트레치 되도록 해준다(Noonan & Richards, 2003).

어떤 경우에 보존적 치료가 변형을 교정하는데 효과가 없으면 수술을 한다. 수술의 목표는 발이 적절한 해부학적 위치로 돌아가게 하는 것이다(Roye & Roye, 2002). 수술 후 물리치료사는 생겼을지도 모르는 근약화를 경감시켜 주고 대근육운동 기술의 습득을 촉진해주는 것이 필요할 수 있다.

근육에 영향을 미치는 상태들 / Conditions Affecting Muscle

선천성 근육성 사경 (Congenital Muscular Torticollis)

선천성 근육성 사경(CMT)은 비진행성인 일측성 목빗근(흉쇄유돌근, sternocleidomastoid muscle)의 수축상태를 말한다(표 6.10). CMT의 빈도가 영아돌연사 증후군의 예방을 위해 시행한, 똑바로 뉘어서 재우는 프로그램 이후 대단히 증가하였다(Losee & Mason, 2005). 이 빈도를 줄이기 위해 부모는 아기가 깨어있을 동안에는 충분히 엎드려 있는 시간을 제공하려는 노력을 해야 한다. 엎드려 있는 자세에서 바닥에 얼굴이 닿아있는 쪽의 머리는 가동범위의 끝범위에 놓이게 되는 것이다. 아기가 머리를 돌리려고 들려고 하면서 목 근육의 강화가 촉진된다. 똑바로 누운 상태에서 아기는 자기가 선호하는 방향으로만 고개를 돌리고 있게 된다. 목 근육의 강화도 최소한으로 일어난다.

정상 발달하는 신생아는 목 회전이 100° 그 이상이고 측방 굴곡은 65° 정도이다(Ohman & Beckung, 2008). CMT가 있으면 머리를 옆으로 굴곡하고, CMT 반대쪽으로 회전하고 있으며 그 반대쪽으로는 ROM 제한을 보인다(그림 6.12).

물리치료를 시작하기 전에 사경으로 나타나는 기타 좀 더 심각한 질환들이 있는지 살펴보아야 한다. 후두개와(posterior fossa) 종양같이 치료를 안 하면 사망할 수 있는 질환이 사경으로 나타날 수 있다. Sandifer 증후군은 사경같이 보일 수 있는 소화기계 질환이다(Kabakuş & Kurt, 2006). Sandifer 증후군의 아기를 엎드리게 해서 전형적으로 사경에 대한 물리치료를 하게 되면 역류를 더 증가시켜서 아기가 더 불안 짜증을 보이고 좌측 사경의 명백한 자세를 더 강화시키는 격이 된다.

정말 CMT가 있는 경우나 자세 때문에 발생한 사경을 다룰 때 3개월 이내에 치료를 시작한다면 증상은 95%에서 소실되지만 1세에 시작한다면 계속 남게 될 확률이 높다(Do, 2006; Tatli 등, 2006). 경미한 수축(10° 이내)은 집에서 하는 능동적인 가정 운동에 잘 반응한다. 가정에서의 치료에는 환경적 변화 즉, 아기의 요람을 재배치하고 양육자를 바라보려고 머리를 돌리는 것을 증진할 수 있는 테이블, 그리고 장난감 혹은 소리에 대한 반응으로 활발하게 머리를 돌리는 것을 자극해주기 같은 것이다. 타올을 말아서 혹은 작은 부드러운 칼라를 사용하여 아기의 머리가 짧아지는 쪽으로 기울어지지 않도록 예방해준다. 엎드린 자세에서 대칭으로 머리들기를 하면 근육을 스트레치하고 근력이 강화된다. 아기를 양육자의 가슴 위에 팔굽으로 지탱하며 엎드리게 하고 작은 타올을 받쳐주어 아기가 양육자를 쳐다보도록 북돋아주면 된다.

좀 더 심한 구축이 있는 아동에서는 손으로 조절하며 하는 스트레칭을 해주면 결과가 좋다(Cheng 등, 2001) 흉쇄유돌근의 작용은 동측으로 목을 굴곡하고 반대측으로 회전시키는 것이다. 스트레칭은 아동이 이완되어있을 때 해야 한다. 장난감, 소리, 음악 혹은 그림으로 아기의 주의를 분

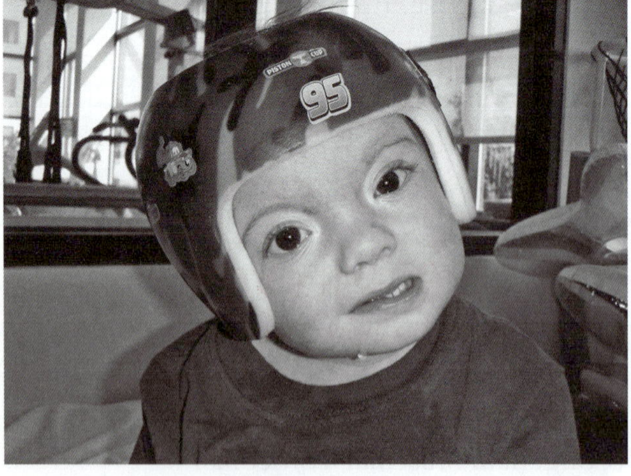

그림 6.12 사경이 있는 아동에서 쏠린머리증(plagiocephaly)을 교정하기 위해 헬멧을 쓰고 있다. 목이 회전되고 옆으로 굴곡되어있는 자세가 보인다.

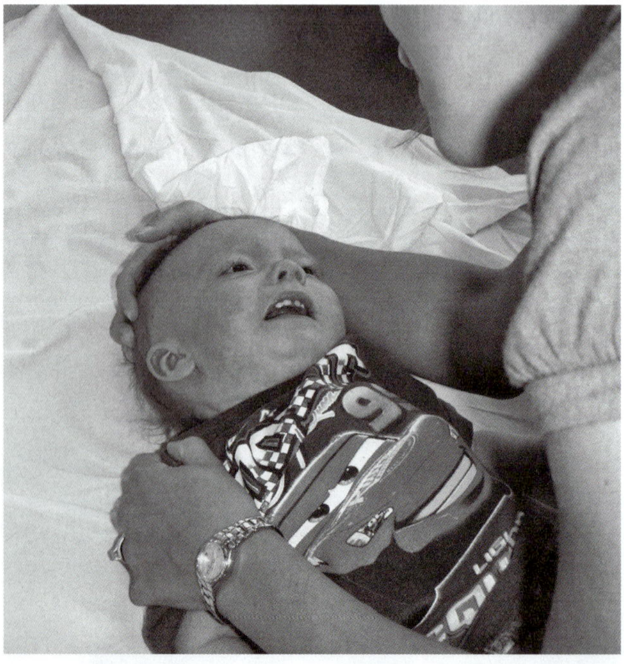

그림 6.13 선천성 근육 사경이 있는 아동에서 목을 옆으로 굴곡시켜 스트레칭한다. 손을 펴서 귀를 피해서 스트레치하며 손으로 반대측 어깨를 고정하며 하는 것을 볼 수 있다.

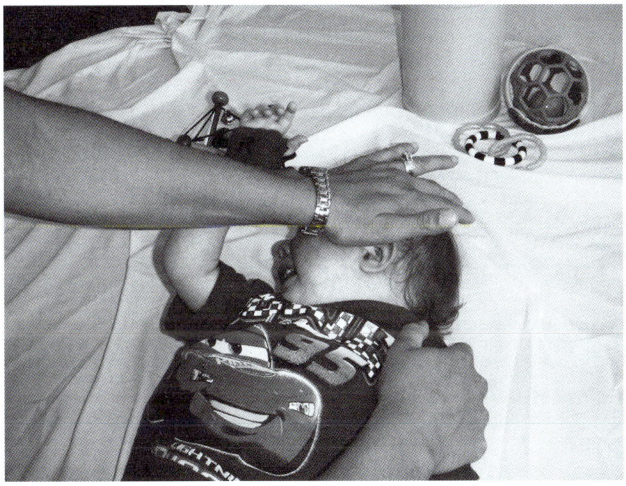

그림 6.14 선천성 근육 사경에서 하는 목 회전 스트레칭. 귀를 피해서 편 손으로 스트레치하며 목 회전 반대쪽 어깨를 고정한 것을 볼 수 있다.

산시킨다. 스트레칭은 두 부분으로 나누어 한다(그림 6.13과 6.14). 옆으로의 굴곡을 위해서는 견갑대를 고정해서 어깨가 따라 올라가지 않도록 한다. 손바닥을 평평히 펴서 귀를 피하여 양육자가 옆으로 굴곡된 반대측으로 머리를 움직여준다. 회전을 위해서는 안정시키는 손을 앞으로 이동하여 잡아 어깨가 퇴축되거나 위로 올라가는 것을 방지한다. 다시 손을 평평히 펴서 아동의 귀를 피하여 머리를 침범된 근육 쪽으로 돌린다. 이런 스트레칭 프로그램을 더 하는 데에도 불구하고 물리치료가 조기에 시행되지 않았던 경우 5% 정도의 아동에서 수술이 필요하게 된다.

사경은 흔히 **쏠린머리증**(Plagiocephaly; 잘못된 머리 모양)과 비대칭 얼굴 모양을 동반하기도 한다. 의사는 물리치료를 시작하기 전에, 사망할 수도 있는 조기두개융합증이 있는지 주의해야 하는데 이것은 조기에 두개가 닫히는 것으로 머리쏠림증의 원인이기도 하기때문이다. 다른 문제가 없다고 판정하였을 때 치료단계를 시작한다. APTA의 소아부분에서 "머리쏠림증과 두개모양 리모델링" 이라고 제목이 달린 작성지를 얻을 수 있다.

모든 아기에서 머리의 자세를 다시 잡아주는 것이 처음 단계 중재이다. 아기가 잘 때 겔로 만든 패드를 이용하여 머리의 위치를 잡아주고 납작한 쪽으로 대고 자지 않도록 해준다. 깨어있을 때는 더 많이 엎드려서 보내도록 한다. 중등도의 비대칭 머리는 자세잡아주는 헬멧이 필요할 수도 있다(그림 6.12)(Bialocerkowski, Vladusic, & Howell, 2005). 조기에 시작하면 다시 자세를 잡아주는 것과 헬멧을 같이 사용하는 것이 효과가 가장 좋다. 수술 또한 생각해볼 수 있는 중재이다. 신뢰성 있고 타당한 임상적 측정 방법이 없어서 언제 의사에게 의뢰해야 할지 판단하는 것이 어렵다. 그러므로 좀 더 적극적인 측정이 필요하다(Mortenson & Steinbok, 2006).

포괄적인 치료에는 고관절의 불안정성을 선별하는 것도 들어있는데 고관절의 발달학적 형성부전(DDH)과 CMT의 연관성이 관찰되기 때문이다. CMT환아 102명을 대상으로 한 연구에서 12.5%에서 DDH를 함께 가지고 있었다. DDH라고 진단받은 1개월 이하의 아기들은 CMT가 발생할 확률이 9% 더 높았다. DDH가 있는 남아는 어떤 진단을 먼저 받았는지 상관없이 DDH와 CMT 모두 가지고 있을 빈도가 여아의 4.97배였다. CMT가 있는 모든 환아들은 모두 DDH에 대한 선별검사를 하여야 하고 DDH로 치료받은 남자 영아들은 CMT발생에 대한 주의를 기울여야 한다(von Heideken 등, 2006).

뒤시엔느형근육퇴행위축 (Duchenne Muscular Dystrophy)

뒤시엔느형근육퇴행위축(DMD)은 가장 흔한 근육퇴행위축이며 골격근 및 호흡근의 진행성 근약화를 일으키므로 치명적이다(표 6.10). DMD는 Xp21의 열성결함 때문에 야기되는 X-염색체 관련질환이다. 3,500명 출생당 1명의 빈도를 보인다. 이 유전자는 디스트로핀이라고 불리는 단백질의 형성을 부호화하는 유전자인데 디스트로핀은 근육기능과 관계가 있다(Deconinck & Dan, 2007). X-염색체와 관련한 열성 유전 질환이므로 남아에게만 발병하며 여아는 보인자가 될 것이고 발병되지 않거나 근력약화 혹은 심근병증을 보일 수도 있다(Bushby 등, 2010). 근육의 변화이외에도 유전적, 혈액학적 구성의 이상이 발견된다. 남아에서는 언어발달지연이 흔히 보이며 이후에는 인지발달도 저해된다(Cyrulnik, Fee, De Vivo, Goldstein & Hinton, 2007). 제 23장에 DMD 아동의 평가와 중재에 대해 기술해놓았다.

DMD가 있는 남자 아동은 일반적으로 서투르며 발가락 끝으로 걷고 시간이 감에 따라 대근육운동이 퇴행한다. 보

표 6.10 근육질환

진단	원인	병리	신체기능과 구조의 장해	나타날 수도 있는 활동과 참여에의 제약
뒤시엔느형 근육퇴행위축	• X-염색체 열성 유전 • X유전자의 Xp21부분의 결함	• 근육구성의 이상 • 근세포의 진행성 퇴행, 그리고 근섬유 크기의 다양성 • 결합조직과 지방질의 침착	• 진행성 근약화: 근위부 약화가 특징적(b730)* • 엉덩관절 굴곡, 엉덩정강근막띠의 구축(b710) • 진행성 측만증	• 청소년기 혹은 성인기 초기에 사망 • 운동기술의 퇴보 • 보행기능상실(d450)
척수성 근위축증 (Nicole, Diaz, Frugier, & Melki, 2002)	• 5번 염색체의 상염색체 열성 결함	• 불분명 • 척수의 앞뿔세포의 비진행성 소실을 포함	• 근력약화(b730)	• 결국 사망으로 이어지는 신체활동의 점진적 어려움
선천성 근육사경 (Davis, Wegner, & Mubarak, 1993)	• 불분명 • 현재의 이론은 자궁내 혹은 주산기의 구획(compartment) 증후군	• 목빗근(흉쇄유돌근)의 일측성 구축 • 치료하지 않으면 쏠린머리증(plagiocephaly)이 되기 쉽다	• 머리는 병변 쪽으로, 턱은 반대쪽으로 회전되어 있음 • 외측 굴곡이 반대편으로 제한되어 있음. 회전은 병변 쪽으로 제한되어 있음(b710). • 정중선과 수직적 지남력이 비스듬하게 형성됨	• 미용문제 • 왜곡된 지각력으로 놀이활동(d9200)의 제약 • ROM 제한으로 옷입기 불편함(d540)

*괄호안의 숫자는 ICF-CY 분류이다.

행의 발달이 18개월에야 시작되는 보행지연이 처음 징후로 나타나는 남아들도 있다. 근육에 지방과 결합조직이 축척되어 종아리 근육의 **가성비대**(근력의 증가 없이 커지는 것)가 이후에 나타난다. 이것 때문에 근육이 강하게 보일 수 있지만 검사를 해보면 근위부 근육의 근력약화가 원위부 근육에서보다 더 두드러진다. 근위부의 근력약화를 보상하기 위해 아동은 바닥에서 일어날 때 양손으로 무릎을 잡고 신전을 보조하여 일어선다. 이것을 **Gower's 징후**라고 한다(그림 6.15).

DMD에서 보이는 초기 근위부 근육의 근력약화로 다른 비전형적 동작패턴을 초래하여 연부조직의 구축이 생긴다. 아동들은 균형을 잘 잡으려고 다리를 넓게 벌리고 지탱하며 최소한의 근육 힘으로 똑바로 서는 자세를 유지하고자 생역학적 배열을 이용한다. 예를 들어, 무릎관절의 과잉신전과 요부의 증가된 전만을 이용하여 아동의 무게중심이 무릎관절 앞으로 떨어져 능동적으로 넙다리네갈래근(대퇴사두근)을 수축할 필요성을 줄인다. 발가락 끝으로 걷는 것은 안정성의 한 수단으로 관절 범위끝의 이점을 살리는 것

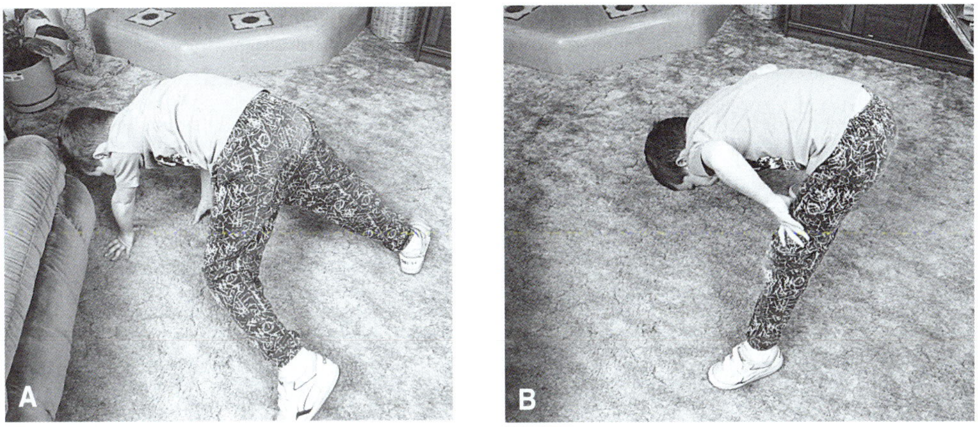

그림 6.15 Gower 징후. 근육퇴행위축 아동이 근위부의 근력약화를 보상하기 위해 사용하고 있다.*(From Porr, S.M., & Rainville, E.B.[1999]. Pediatric therapy: A system approach. Philadelphia:F.A.Davis, with permission, Photocourtesy od MDA, Tucson, AZ.)*

이다. 이러한 배열상의 변화로 발목관절의 내반첨족 구축이 생기고 고관절은 굴곡 구축이, 엉덩정강근막띠(iliotibial band)의 구축이 발생한다. 기능을 연장시킬 수 있는 치료의 시금석 중 하나는 스테로이드이다. Prednisone과 deflazacort을 투약하면 보행기능을 최대한 3년까지 연장할 수 있다(King 등, 2007). 물리치료 중재는 질병이 특성상 진행성, 퇴행적이기 때문에 DMD의 진행과정에 따라 아주 많이 달라진다. DMD에 있어 일차적 장해가 근력약화이긴 하지만 과격한 근력강화는 피해야 한다. 신장수축이 특히 좋지 않은데 기계적으로 유발된 손상이, 취약한 근막에 고강도의 스트레스를 주어서 미세한 손상을 일으켜 칼슘의 항상성이 상실되어 세포를 죽게 만들기 때문이다(Deconinck & Dan, 2007). 전형적으로 일상생활동작과 적절하게 규칙적 스트레칭을 하는 체력훈련이 권장되는 전부이다. 수중 프로그램은 즐거움을 줄 수 있는 운동이다; 그러나 과하여 피로하지 않도록 모니터링이 필요하다. DMD 아동이 또래와 놀고 활동적이도록 해주어야 하지만 피곤을 느낄 때는 활동을 중단하도록 지원해주어야 한다.

ROM 운동은 질병 초기에 특히 중요하며 적절한 정렬이 유지되는데 도움이 된다. DMD 남아는 근약화를 보상하기 위해 비정상적인 보상동작을 발전시킨다. 이러한 비정상적 보상동작으로 ROM 제한이 발생하고 보행을 방해할 수 있다. 보행연장이 추후의 구축을 줄이는데 도움이 되고 심폐기능을 증진하고 측만증의 발생의 위험을 낮추는 것과 연관이 있다(Kinali, Main, & Eliahoo, 2007). 적절하게 물리치료를 했음에도 종종 12세까지는 보행기술을 상실하게 되고 휠체어에 의존하게 된다(Yiu & Kornberg, 2008). 일단 휠체어에 의존하게 되면 엉덩관절과 무릎관절 구축이 흔히 발생하지만 세우기, 엎드려 누이기, 그리고 밤에 보조기 채우기 프로그램을 통하여 이를 경감시킬 수 있다. 발목관절 보조기(AFO)는 거의 처방되지 않는데 종종 아동이 보상적 동작으로 보행하는 것을 방해하여 걷지 못하게 하기 때문이다. 그러나 DMD 후기에 ROM을 유지하게 해주는 것은 충분한 유연성을 제공해주므로 양육자가 돌보는데 좋고 아동도 편안해한다.

측만증의 진행을 막고 ROM을 증가시키기 위해 수술이 필요할 때도 있다. 수술은 현명하게 해야 하는데 DMD 아동은 침상 안정 시 근약증과 폐렴에 취약하기 때문이다. 보행을 할 수 없는 DMD 아동의 75%–90%에서 측만증이 발생한다(Kinali, Messina & Mercuri, 2006; Kinali 등, 2007). 수술적 중재는 아동의 나이가 14세 이하라면 측만증 커브가 20°–30°일 때 고려한다(Cervellati, Bettini, & Moscato, 2004; Eagle 등, 2007; Kinali 등, 2006). 대부분의 전문가들이 측만증의 진행을 막는데 척추보조기가 비효과적임에 동의하므로 조기 수술을 권장한다(Driscoll & Skinner, 2008; Kinali 등, 2007; Kinali 등, 2006). 아동이 나이 들면 폐기능이 계속 감소할 가능성으로 수술이 어려워지기 때문에 조기 수술을 권장한다.

비록 보조기로 측만증의 진행을 막을 수 없지만 심한 근약증이 있는 청소년기에는 자세조절과 호흡을 향상시키는데 도움을 줄 수 있다. 단단한 고정 보조기는 잘 착용하고 있기가 어렵고 피부 손상위험 때문에 적절하지 않을 수 있다. 단단하지 않은 보조기로도 충분한 자세조절을 제공하여 폐기능에 도움이 된다. 호흡근의 기능을 유지하기 위해 폐활량계를 이용할 수도 있다. 호흡기의 기능이 감소하는 것은 불가피하지만, 밤에 호흡기가 필요한 시기는 청소년 후반기나 성인기 초기일 것이다(Eagle 등, 2007). ROM, 부드러운 등장성 운동, 근력강화운동, 그리고 폐활량계로 훈련하여 약해지는 것을 줄여준다. 그 이외에도 DMD 아동은 근육위축 혹은 폐렴과 같은 이차적 합병증을 피하기 위해서 빨리 보행으로 되돌아가도록 권장한다. DMD의 진행성 특성 때문에 아동이 안정을 취하면 기능이 빠르게 감소될 위험이 있다.

보조기구를 선택하여 기능적 기술을 연장하는데 도움이 되도록 한다. 질환이 진행함에 따라 휠체어가 이동과 자세를 잡아주는데 필요할 것이다. 말기에 가서는 양육하는데 도움이 될 병원침대, 이동리프트, 전동차등이 필요할 것이다.

DMD 아동에게는 에너지 소모를 줄일 방식을 교육해주는 것이 중요하다. 보행 후기에 도달한 어떤 아동들은 대부분의 에너지를 이리저리 왔다갔다 하는데 쏟을 것이다. 이렇게 하면 학교에서의 참여나 또래와 함께 할 에너지가 거의 남아있지 않게 될 것이다. 아동에게 스쿠터나 휠체어로 긴 거리를 이동하게 하면 아동이 능동적으로 레크리에이션 활동에 또래와 함께 참여할 수 있을 것이다. 아동이 가야 할 교실을 모아 배치해주면 에너지 소모가 줄어들 것이다.

척수근 위축증(SMA) (Spinal Muscular Weakness)

척수근 위축증(SMA)도 또한 근력약화가 특징이다. SMA는 생존 운동 뉴런 1(SMN1) 유전자(Kostova 등, 2007); Lunn & Want, 2008)의 결실이나 변이에 의해 발생되는 상염색체 열성 질환 그룹이다. 이러한 유전자의 이상으로 척수의 앞뿔세포의 퇴행, 근육 위축과 광범위한 근약증, 그리고 심부건반사의 소실이 특징인 일련의 질환이다(Nicole 등, 2002; Lunn & Want, 2008). 감각과 인지는 전형적으로 장해가 없다. 10,000명 출생당 1명의 빈도로 발생한다(Lunn & Want, 2008).

SMA에는 세 가지 분류가 이용되고 있다; 심한 정도, 진행 속도, 발병연령에 따라 분류한다(Nicole 등, 2002)(표 6.11).

표 6.11 척수근 위축증 분류에 따른 병발 및 예후

분류	발병	사망	운동제한
제 1형	0–6개월	2세 이하	앉지 못함
제 2형	7–18개월	2세 이상	보통 서지 못함
제 3형	18개월 이상	성인	서서 혼자 걸을 수 있음

급성 Werdnig–Hoffman 질환(제 1형)이 발병이 제일 빠르고 빨리 사망에 이르는 가장 심한 형이다. SMA 환아의 50%를 차지하며 생후 6개월 이내에 발현하며 2세에 도달하기 전 사망한다(Lunn & Want, 2008). SMA의 중간형은 만성 Werdnig–Hoffman 질환(제2형)이라고 부르며 가장 늦게 발병하는 형은 Kugelberg–Welander형이라고 한다(제3형). 2형은 전형적으로 7–18개월 사이에 발생하고 대부분의 영아들이 스스로 앉을 수 있고 보조기의 도움을 받아 짧은 거리를 걸을 수 있는 아동도 있다. 적절하게 치료받고 폐기능을 모니터링하면 제 2형의 아동들이 성인기까지 생존하기도 한다. Kugelberg–Welander형은 가장 경미한 형태의 SMA이며 독립보행을 할 수 있다. 18개월 이후에 발생하며 휠체어에 의존하게 되기까지 후기 청소년기나 성인초기까지 독립보행 혹은 보조기의 도움으로 보행할 수 있다. 제 3형의 아동들의 여명은 일반적 여명 수준이다.

세 가지 형의 임상양상에는 사지 및 몸통의 위축과 동반되는 근약화가 근위부에서 좀 더 심하게 나타나고 하지에서도 나타난다. 저긴장증과 건반사 소실(Iannaconne, 2007)을 보일 것이다. 근력약화와 비활동성과 관련되어 나타나는 근골격계 합병증에는 연부조직의 구축 발생, 고관절의 아탈구, 그리고 측만증 등이 있다. 곤봉발의 빈도가 높은 것 또한 보고되었다(Thompson, 1996).

근골격계 이외에도 소화기계와 호흡기계 또한 침범된다. 전형적으로 연하곤란과 변비가 있는데 연하곤란은 특히, 제 1형에서 아동의 생존을 어렵게 한다. 변비는 복벽근육의 저긴장과 비활동으로 야기되고 제 1형의 SMA 영아에서 제일 심하다. 변비는 활동을 늘리고 수분과 섬유소 섭취를 늘려서 좋아질 수 있다.

제한적 폐 질환이 SMA에서 흔하다. 제 1형에서 가장 심하게 침범되고 제 3형에서는 없거나 아주 경미하다. 현재까지 SMA에 대해서는 성공적인 치료방법이 없다. 그러나 과거보다 질환의 기저에 있는 유전적 이해가 실질적으로 증대되었다. 이것은 실험동물에서 SMN2 유전자 발현을 증가시키는 유전자 치료를 임상적으로 많이 시도하는데까지 이르렀다(Lunn & Want, 2008). 이 질환의 분자수준의 병리를 이해하고 지식을 쌓아 미래에 치료를 할 수 있을 때까지 추후의 연구가 지속 될 것이다.

비록 SMA에 대한 치료는 없지만 물리치료로 아동 삶의 질을 향상시켜줄 수 있다. SMA를 가진 아동에 대한 물리치료 중재의 초점은 SMA 형에 따라 다르다; 그러나 공통 목표는 ROM과 근력유지, 그리고 발달과 기능을 유지 혹은 향상시키는 것이다.

제 1형 SMA 아동을 위해서 대부분의 치료중재가 호흡기능의 유지 혹은 향상, 발달학적 지표의 성취를 도와줌, ROM 제한을 최소화하기, 섭식과 삼킴의 증대에 맞추어져 있다. 운동은 SMA의 쥐 모델에서는 장점이 있었지만 아동에서는 증거가 거의 없다(Biondi 등, 2008). SMA 2형의 아동들은 전형적으로 보행을 연장시키는 중재가 장점이 있다. 신경근육계 질환이 있는 아동이 보행할 수 없게 되면 측만증이 빠르게 진행한다(Kinali 등, 2006). 척추 커브가 진행하면서 폐기능의 감퇴를 야기할 수 있으므로 수술적 중재가 필요하다.

SMA 2형 혹은 3형을 가진 아동에서 구축을 예방하는 것은 불가능하지 않다 하더라도 매우 어렵다(Wang, Ju, Chen, Lo, & Jong, 2004). 부모에게 자세 잡아주기와 ROM에 대한 합리적 프로그램을 지도해주어야 하지만, 가장 열심한 프로그램에도 불구하고 ROM이 어느 정도 감소하는 것은 불가피하다는 것을 기억해야 한다. 제 3형 SMA 아동은 근육의 기능이 따라오지 못할 정도로 자라면 기능을 잃기 시작한다. 그러므로 근력강화, 영양, 그리고 체중유지 교육이 이런 아동의 중재에 중요하다. 전형적인 성장챠트는 근육의 양이 감소하여 가기 때문에 이런 아동에게는 맞지 않는다(Messina 등, 2008). 피로와 넘어짐을 방지하기 위하여 에너지 보존 기술을 교육하는 것 역시 이런 아동의 돌보기에서 아주 중요하다.

협력적 다영역 팀의 구성원으로서의 물리치료사는 SMA 아동을 위해 전동차를 가지도록 하는데 통합적 역할이 있다. 독립적 이동은 모든 아동에서 인지, 사회, 정서 발달에 중요하다(Campos 등, 2000; Jones, McEwen, & Hansen, 2003). SMA 아동에서 독립적 이동의 수단을 얻는다는 것은 그들의 관리에 매우 중요한 측면이다. 레크리에이션과 레져활동에 참여를 독려하는 것은 사회성 발달과 자긍심을 향상시킬 수 있다. 물리치료사는 삶의 질에서 레져 활동의 중요성을 가족에게 교육시킬 수 있으며 가족이 아동이 참여할 활동을 찾아내는데 도움을 줄 수 있다.

특발성 발가락 보행 (Idiopathic Toe Walking)

특발성 발가락 보행(ITW)은 다른 원인을 모두 감별한 다음에 내리는 진단이다. 이것은 알 수 있는 신경학적 혹은 감각적 원인이 없이 발가락 끝으로 걷는다는 것을 뜻한다. 발가락 보행을 간헐적이거나 항상 하기도 한다. 가족력 있는 발가락 보행의 빈도에 대해 현재 문헌이 다양한데 ITW 아동의 30%-70%에서 유전적 소인이 있다고 추정한다(Hemo, Macdessi, Pierce, Aiona, & Sussman 2006; Sala, Shulman, Kennedy, Grant, & Chu 1999; Stricker & Angulo, 1998).

간헐적 발가락 보행은 3세까지는 정상발달의 부분일 수 있다(Alvarez, De Vera, Beauchamp, Ward, & Black, 2006; Hemo 등, 2006). 그래서 ITW라는 진단을 내리려면 3세는 넘어야 한다. 정상보행은 발뒤축 접지가 처음 일어나고 세 단계의 rocker로 진행하는 특성이 있다. "rocker"라는 말은 Perry(1992)가 설명한 바와 같이 발이 보행주기 동안 한 단계에서 다른 단계로 전환할 때의 시점을 표현할 때 사용하는 용어이다. 처음 rocker는 발이 족저굴곡 형태로 진행할 때 처음 발뒤축 접지 이후 발생한다. 두 번째 rocker는 보행주기 중 중간입각기 동안 정강이뼈가 발 앞으로 전진하면서 발목관절이 배측굴곡되도록 밀어붙일 때 나타난다. 세 번째 rocker는 입각기 후기와 진출기(push off)를 위해서 발이 배측굴곡에서 족저굴곡 상태로 전환될 때 일어난다. 발가락 보행 패턴을 보이는 아동은 입각기 초기 발가락이 먼저 바닥에 닿으므로 첫 번째, 두번째 rocker가 없다. 세 번째 rocker가 빨리 발생하여 빨리 발뒤축을 떼게 되고 진출기 동안 동력의 생성이 감소한다(Alvarez 등,

2006). 발가락 보행을 하는 아동은 또래보다 보장이 짧다.

ITW 진단을 받은 아동을 평가시 ROM, 근긴장도, 다리길이, 심부 건반사, 클로누스, 바빈스키 반사, 보행 패턴, 발목관절/발의 정렬상태, 발목관절의 배부굴곡, 족저굴곡 근력을 살펴보는 것이 중요하다. 간단하게 말과 소근육운동, 대근육운동기술을 선별하는 것이 또한 중요한데, 발달지연과 ITW와의 연관성을 발견한 보고가 있기 때문이다. Shulman과 동료들(1997)은 발가락 보행을 하는 아동의 77%까지 말 발달지연이 있고 33%는 소근육운동 발달지연, 27%는 대근육운동발달의 지연이 있다고 하였다. 그리고 발가락 보행의 심한 정도와 말 발달지연과는 상관관계가 있었다. 이 연구 결과들로 ITW는 단독으로 있는 경미한 소견이 아니라 좀 더 무엇인가 있다는 것을 암시한다. ITW가 발달지연 증후군의 한 요소인지 더 연구가 필요하다.

ITW에 대한 물리치료 중재는 흔히 연속적 기브스를 통한 ROM의 증가, 발목관절의 배측굴곡 및 족저굴곡근력 강화, 보조기의 사용으로 구성된다. ITW 아동의 치료를 위한 증거를 기초로 한 알고리듬을 전국 아동병원에서 개발하였고 그림 6.16에 나와 있다. 경미하게 발목관절의 배측굴곡이 제한(0°–10°)되어 있는 아동에서는 스트레칭을 해야 한다. 만일 각도가 0°보다 작거나 0°이면 전통적인 스트레칭과 근력강화운동으로 ROM을 증가시키는 효과가 없을 것이다(Stott, Walt, Lobb, Reynolds, & Nicol, 2004). 그후에 연속적 기브스가 ROM을 증가시킬 수 있는 최선책일 것이다(Brouwer, Davidson, & Olney 2000; Stott 등, 2004).

연속 기브스를 할 때 처음 목표는 무릎을 편 상태에서 최소 발목관절을 10° 배측굴곡시키는데 있다. 이 각도는 정상패턴으로 보행하는데 필요한 각도이다(Stott 등, 2004). 기브스는 개인마다 다른데 4–6주 기간이며, 아동이 목표 각도에 도달할 때까지 매 7일마다 기브스를 반복한다. 기브스 스케쥴이 끝나면 근력강화 프로그램을 시작해야 한다. 가장 흔한 오해는 발가락 보행을 하는 아동은 족저굴곡근이 강할 것이라는 생각이다. 그러나 연구는 이런 아동이 또래보다 족저굴곡근력이 약하다는 것을 보여준다(Alvarez 등, 2006; Brouwer 등, 2000). 발가락 보행을 하는 아동은 발목관절에서 완전한 ROM을 사용하지 않아서 완전가동범위를 통한 그 근육의 근력강화가 되지 않는다. 연속적 기브스를 하는 동안 안정 기간은 이러한 근약증을 심화시킬 수 있다. 발가락 보행을 하는 나이든 아동에서는 어린 아동보다 근력약화가 더 심하다.

아동이 필요한 ROM이 되는데도 여전히 발가락 보행을 한다면 보조기를 사용할 수 있다. 단단한 신발 깔창이나 상품화된 AFO가 어떤 아동에서는 발가락 보행패턴을 깨뜨리는데 도움이 되는 이점이 있다. ITW가 있는 아동은 단기간(6–12개월) 동안만 보조기가 필요할 것이기 때문에; Tidball과 동료들(2009)는 비싼 맞춤 보조기보다 스타일과 크기가 적절한 것이 있으면 상품화되어 있는 모델을 추천한다.

연속적 기브스가 비효과적인 경우에는 수술이 필요할 수 있다. 이러한 경우 전형적으로 경피 힘줄 연장술 혹은 힘줄-아킬레스 연장술을 시행한다(Hemo 등, 2006; Stott 등, 2004). 보톡스를 효과적인 치료로 지지하는 문헌이 있었으나 현재는 하지 않고 있다.

상완신경총 손상 / Brachial Plexus Injuries

위팔신경얼기(상완신경총)는 C5, C6, C7, C8, T1 척수신경근으로 이루어져 있다(그림 6.17). **상완신경총 손상(BPI)**은 신경근이 잡아당겨져서 일시적 혹은 영구적 신경손상을 일으키고 근육으로의 신경지배를 손상시키고 감각이 감소된 상태이다. BPI는 질식 분만시 신생아에서 발생할 수 있고 나이든 아동에서는 스포츠 손상 혹은 기타 외상으로 발생할 수 있다. 여러 요인들이 신생아 BPI의 위험을 높일 수 있다. 8파운드(약 4㎏) 넘는 태아 체중, 출산 동안의 둔위(골반에서 태아 머리가 아래로 향하는 자세 대신 수평으로 된 태아자세, 출산시 겸자분만 혹은 강제분만 모두 신생아의 BPI위험을 높인다. 기능이상은 어느 신경이 늘어났는지에 달려있다. 각각 신경의 손상으로 볼 수 있는 감각과 운동의 변화가 표 6.12에 나와 있다.

Erb's 마비와 Klumpke's 마비 (Erb's Palsy and Klumplke's Palsy)

가장 흔한 두 가지 형태는 Erb's 마비(C5와 C6)와 Klumpke's 마비(C8과 T1)이다. Erb's 마비가 있는 아동의 특징적 모습은 "웨이터 팁"이라고 이름 붙인 자세이다.

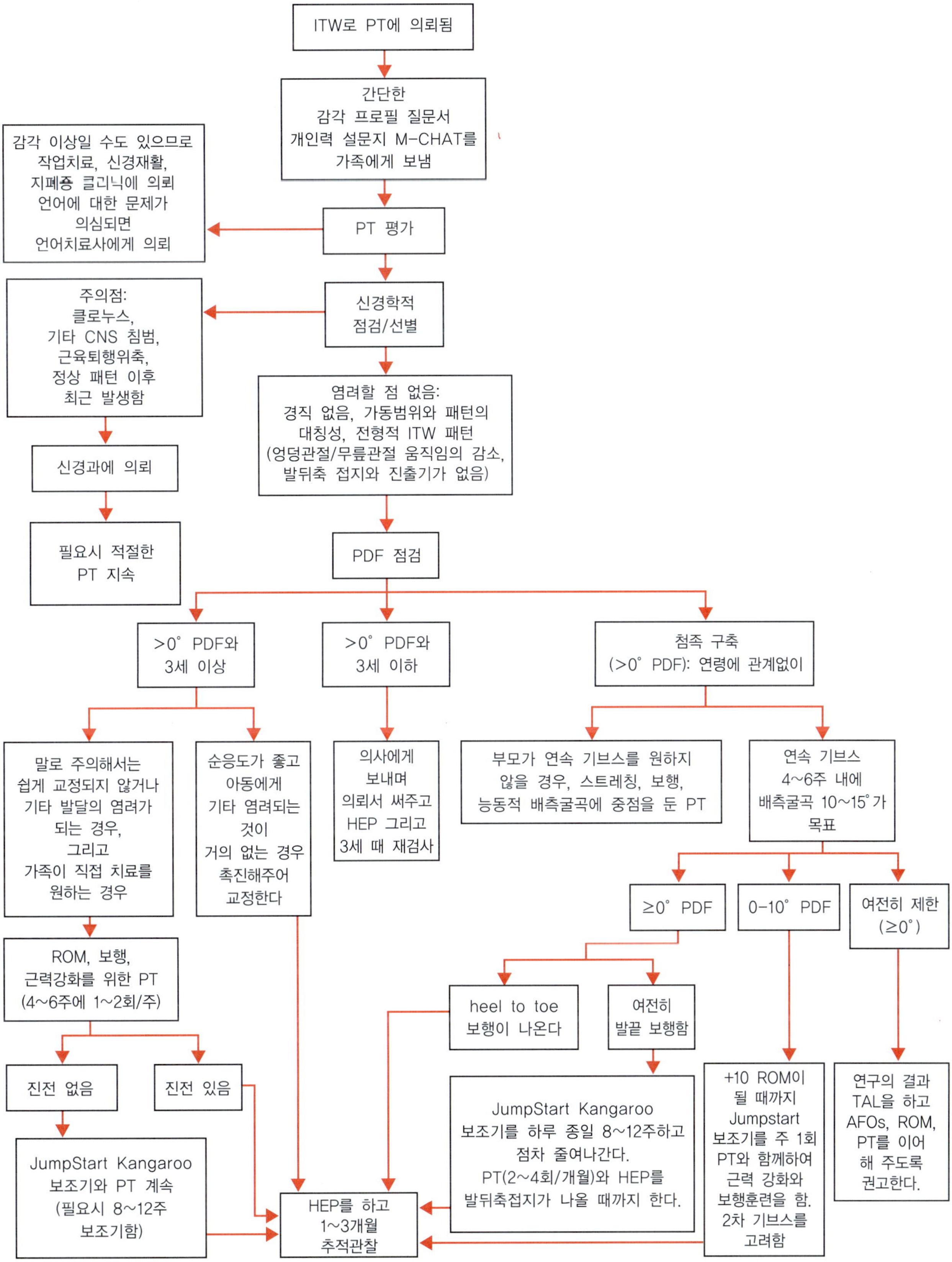

그림 6.16 특발성 발끝 보행자에서 근거중심 프로토콜. AFO = 발목-발 보조기, HEP = 가정운동프로그램, ITW = 특발성 발끝보행자, PDF = 수동적 배측굴곡, PT = 물리치료, ROM = 관절가동범위, TAL = 아킬레스건 연장술.

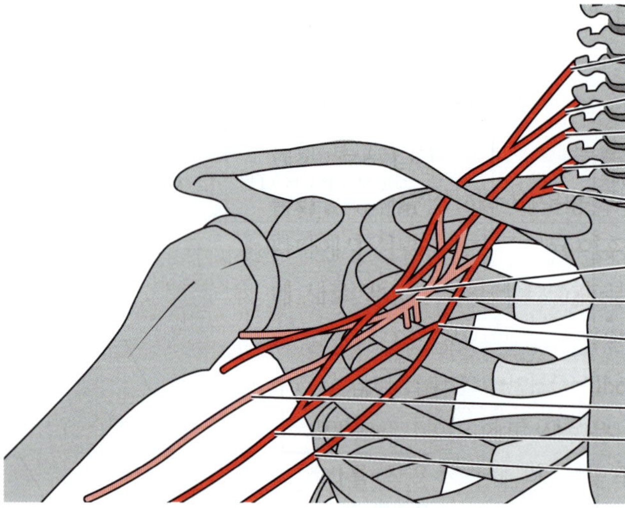

그림 6.17 팔신경얼기(상완신경총)의 도식적 그림. C5와 C6의 손상은 Erb' s 마비, C8와 T1의 손상은 Klumpke' s 마비를 초래한다.

표 6.12 팔얼기 신경 손상의 흔한 예

병변	운동 손상/근육	감각 손상	신경들
Erb's 마비 (C5,C6)	어깨관절에서 외전, 굴곡, 회전; 약한 어깨관절 신전— 어깨세모근(*삼각근*), *돌림근띠*(*회전근개*)	위 팔의 뒤쪽과 외측	겨드랑이(액와)신경, 어깨위(견갑상)신경, 상 · 하 어깨밑(견갑하)신경
	아주 약한 팔굽 굴곡, 노자(요척)관절의 회외— *위팔근(상완근)*, *위팔두갈래근(상완이두근)*	아래 팔의 노뼈측— 엄지와 검지	근피신경; 회외근과 위팔노근(상완요골근)으로 가는 노(요골)신경
	어깨 탈구에 취약— *회전근개 근육의* 소실 "웨이터의 팁" 받는 자세		어깨위(견갑상)신경, 상 · 하 어깨밑(견갑하)신경
Klumpke's 마비 (C8,T1)	엄지 대립 소실— *엄지두덩 근육*	아래 팔, 손의 자뼈측, 4번째 손가락의 자뼈쪽 반, 5번째 손가락 모두—	정중신경의 엄지두덩쪽 가지
	엄지의 내전상실–엄지 내전근		요골신경
	중수수지관절의 내전, 외전 상실; 중수지 관절의 굴곡 및 지간관절의 신전– *lumbricals와 interossei 근육*		요골신경과 정중신경의 심부가지
	손가락 첫째마디와 둘째마디의 굴곡이 매우 약함 –심수지굴근과 표재지굴근		요골신경과 정중신경

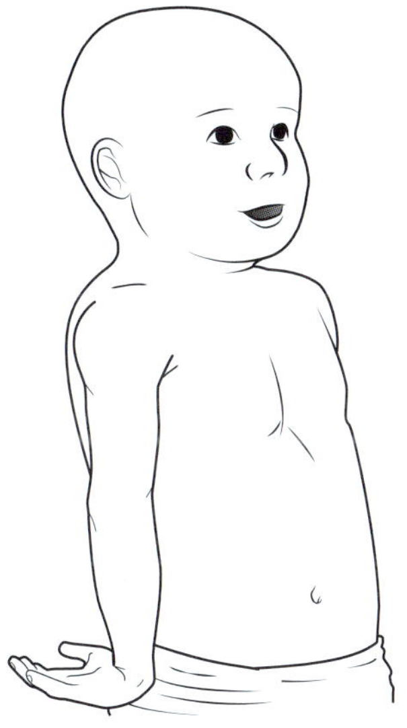

그림 6.18 웨이터 팁 자세.

어깨관절은 내회전 및 내전되고 손목은 굴곡, 손가락은 신전된 자세로 마치 뒤로부터 누군가가 손바닥 위에 팁을 건네주기를 기다리는 것처럼 보이는 자세이다(그림 6.18).

Klumpke' s 마비는 손의 근육을 침범하고 내측 팔의 감각이 침범되어 있다. 손허리손가락(중수지)관절은 신전된 상태로 손가락이 갈고리모양으로 구부러져 있는 자세이다. 엄지손가락은 외전되어 있다.

완전 회복에 대한 예후는 손상의 종류에 따라 다르다. 상완신경총의 완전 손상(C1–C5와 T1)은 전통적 치료에 대해 예후가 불량하며 신경외과의에게 신경재생술이 가능한지를 위해 의뢰해야 한다. Erb' s 마비의 경우에 출생 시부터 치료를 시작한다면 예후가 아주 좋다. 대부분의 영아에서 이두근, 삼두근, 어깨세모근(삼각근), 그리고 손목의 폄근이 6개월까지는 회복된다. 6개월까지 회복이 잘 안 된다면 장기적 장애가 될 가능성이 있다(DiTaranto, Campagna, Price, & Grossman, 2004).

성공적 결과는 출생 시부터 치료했는가에 달려있다. 가족은 팔의 자세에 대해 정보가 필요할 것인데 아기를 안을 때 팔이 늘어뜨려진 채로 있지 않도록 주의한다. 또한 침범된 팔에는 통증 감각이 없어서 아기가 울지않는데도 손상이 발생할 수 있다는 것을 기억할 필요가 있을 것이다. 일상생활에서 자주 ROM 운동을 하면 근육의 불균형으로 인하여 고정적 자세로 생기는 잠재적 구축을 예방하는데 도움이 될 것이다. 놀이활동을 통하여 침범된 근육을 강화하고 무게를 지탱하는 활동은 기능을 향상시킬 것이다. 초기에는 중력의 효과가 작용하지 않는 동작이 좋을 것이다. 예를 들어, 아기가 장난감을 잡으려고 팔을 외전, 신전하게 하는 것은 아주 어려울 수 있다. 그러나 아기를 양육자의 무릎에 앉히고 팔을 테이블 위에 얹게하면 이 동작은 어깨를 굴곡할 필요가 없게 되고 중력의 효과도 미치지 않게 되는 동작이다.

뇌성마비(Cerebral Palsy)

비록 CP는 일차적으로 신경학적 상태이지만 근골격계의 특징적인 장해가 다양한 정도로 동반되기도 한다. CP 아동에는 뼈의 변형이 있고 근육 구성의 이상도 있다. CP 아동의 근육은 근섬유의 크기가 다양하며 위축이 있고 근섬유 종류의 구성이 달라져 있으며 혈관이 적고 세포외 공간이 증가되어 있고 지방조직과 결합조직이 근육 내에 침착되어 있는 것을 보여주는 연구들이 있다(Foranm Steinman, Barash, Chambers, & Lieber, 2005). 이러한 모든 차이 때문에 뇌성마비 아동에서 보이는 근력약화가 나타난다고 믿고있다.

이러한 변화의 의미를 이해하기 위해서 미오신(myosin)에 기초한 근섬유의 분류를 이해해야 한다. 미오신은 근섬유 단백질인데 근육의 탄력성과 수축성을 조절한다(제 5장에서 자세한 근섬유의 조직학적 정보를 얻을 수 있다). 미오신 중쇄(myosin heavy chain; MyHC)는 수축의 힘과 속도를 결정한다. MyHC I은 산화능력이 크고 피로에 저항성이다. 빠른 근섬유인 MyHC IIa와 특히 빠른 MyHC IIx(2B 근섬유로 알려져 있는) 는 산화능력이 낮고 피로저항성이 작다(Pontén & Stål, 2007).

뇌성마비 아동의 근육은 MyHC IIx 근섬유의 비율이 높다. Pontén과 Stål(2007)은 이러한 근섬유의 낮은 산화능력과 모세혈관이 적은 것이 CP아동의 근력약화와 피로하기 쉬운 상태를 강화시킨다고 주장한다. 그들은 또한 사용을 덜하는 불용성이 이러한 변화를 야기한다고 한다. 그들은 이것으로 CP에서 보는 근섬유 종류의 변화에 자발적 운동단위 활성화가 감소된 것이 주요한 요인이 된 것이라고 추론한다. 이러한 전제는 운동으로 모세혈관망을 증가시키고 빠른 근섬유로부터 느린 근섬유로 변환시킬 수 있다는 사실에 기초한다. 이는 운동이 근육수행을 향상시키는 데 큰 역할을 할 수 있다는 것을 말해줄 것이다.

다른 연구자들은 뇌성마비 아동이 자발적으로 작용근을 수축시킬 수 없다는 것이나 너무 강한 길항근의 동시수축, 힘을 만들어내는 능력의 감소를 더 강조한다(Tedroff, Knutson, & Soderberg, 2008). 뇌성마비 아동에서 동시수축이 또래 정상발달하는 아동보다 더 높다는 것을 보여주는 연구가 있다(Givon, 2009; Poon & Hui-Chan, 2009; Tedroff 등, 2008).

뇌성마비 아동은 뼈의 미네랄화가 낮고 뼈의 성숙이 지연되어있다(Ihkkhan & Yalçin, 2001). 이것은 골절이 되기 쉽다는 것을 말한다(Stevenson, Conaway, Barrington, Chthill, Worley, & Henderson, 2006). 뇌성마비 아동에서 골절의 위험은 대근육 운동기능 분류상(제 7장에서 분류에 대한 설명) 레벨 3 또는 4일 때, 신체에 지방이 많을 수록, 위루술을 하고 있을 때 가장 크다(Henderson, Kairalla, Abbas, & Stevenson, 2004; Stevenson 등, 2006).

뇌성마비 아동의 특징적인 근골격계 이상에 대해서는 각 신체부분마다 설명하려고 한다. CP의 신경학적 결과에 대한 정보는 제 7장과 19장을 참조하기 바란다.

척추(Spine)

뇌성마비아동의 척추에서는 측만증 혹은 흉추 후만증같은 기타 커브가 발생하기 쉽다. 뇌성마비아 척추측만증의 전체적인 빈도는 약 25%인데 뇌성마비가 심할 수록 빈도가 높아진다(Renshaw, Green, & Griffin, & Root, 1996). 안정성의 결여와 줄어든 움직임 때문에 오랜기간 동안 아동의 척추가 비정상적인 자세에 놓이게 된다. 시간이 가면서 이것이 유연성이 남아있는 형태 혹은 아주 고정된 변형을 초래한다. 척추변형에 또 다른 원인의 하나는 비정상적인 근육의 당김과 혹은 근육의 불균형이다. 마지막으로 다리길이의 불일치는 편마비의 뇌성마비아에서 흔히 볼수 있는데 골반의 대칭성이 깨지고 척추는 그에 대해 측만증으로 보상을 한다.

골반과 엉덩관절(Pelvis and Hip)

골반과 엉덩관절의 문제는 뼈의 정렬상태와 모양, 그리고 근육의 길이 및 기능이상에서 발생한다. 경직형 뇌성마비

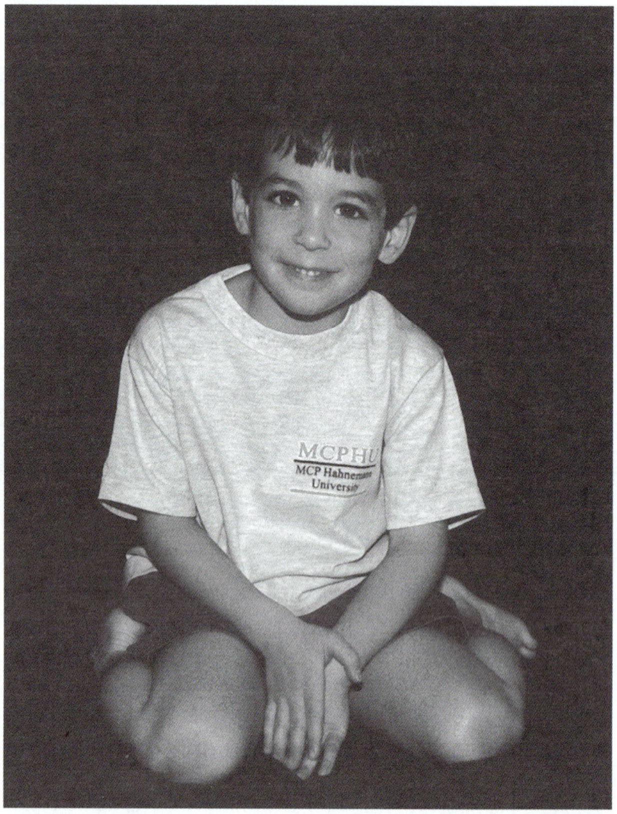

그림 6.19 "W" 형으로 앉기. 무릎관절을 굴곡하고 엉덩관절은 굴곡 및 내회전시키고 앉음. 이 자세에서는 엉덩관절은 전방회전되고 넙다리근육의 길이가 단축되며 엉덩관절의 외회전 사용이 제한된다.

아에서 흔히 볼 수 있는 경직성이 엉덩관절 주위에 분포하여 엉덩관절의 굴곡, 내전, 내회전으로 비정상적 자세 및 뼈의 정렬상태, ROM 제한을 보인다. 엉덩관절(고관절)의 신전, 외전, 외회전 동작은 거의 일반적으로 제한되어있다.

골반의 정렬 이상에는 경사짐과 후방 혹은 전방으로의 기울어짐이 있다. 이전에 말했듯이 골반경사는 다리길이의 불일치와 가장 관련이 있다. 후방으로 골반이 기울어지는 것은 전형적으로 넙다리근의 가동범위가 제한된 때문이다. 넙다리근육은 엉덩관절, 무릎관절 2개의 관절을 경유하는 근육이다. 앉아 있을 때 특히, 무릎을 펴고 있으면 골반을 중립에 놓이게 할만큼 넙다리근육의 가동범위가 충분치 않다. 골반을 뒤로 기울여 넙다리근육이 스트레치 되는 것을 줄일 것이고, 또 아동은 무릎을 구부리고 앉을 것이고, 골반을 뒤로 회전시키며 등은 둥글게 구부릴 것이다. 넙다리근육의 스트레치를 줄이는 또 하나의 방법은 **"W" 자 모양으로 앉는 것**이다(그림 6.19).

아동은 엉덩관절과 무릎관절 모두 구부리고 그렇게 함으로써 단축된 넙다리근육을 느슨하게 놓이게 한다. 서 있는 자세에서는 엉덩관절 굽힘근의 단축으로 흔히 골반을 앞쪽으로 기울어지게 잡아다닌다. 넙다리근육의 길이가 많이 짧아졌다면, 아동은 골반이 앞으로 기울어져서 가해지는 압박을 줄이기 위해 무릎관절을 구부릴 것이다.

CP 아동의 또 다른 흔한 문제는 **고관절 아탈구**(hip subluxation) 혹은 **탈구**(dislocation)이다. 고관절의 불안정성의 이유는 뼈와 근육때문이다. 신생아는 태어날 때 비구가 얕고 넙다리뼈머리(대퇴골두)가 납작하고 넙다리뼈의 목과 넙다리뼈가 이루는 각이 더 각지다. 그리고 넙다리뼈가 전방으로 회전되어 있다. 이 모든 것이 고관절의 불안정성의 원인이다. 정상적으로 발달하는 아동에서는 체중지지를 하면서 정상적으로 근육이 잡아다녀서 자연스럽게 뼈의 리모델링으로 비구가 깊어지고 넙다리뼈머리(대퇴골두)가 둥글어지며 대퇴의 전방회전(anteversion)이 감소되고 넙다리뼈의 목과 넙다리뼈가 이루는 각이 덜 각지게 된다. 그러나 CP아동은 운동의 발달지연이 있어서 조기에 관절에 정상적인 체중지지를 하지 않는다.

고관절의 불안정성은 ROM 제한, 비정상적인 근육의 당김/경직으로 더 가중된다. 적절한 ROM이 되어야 고관절이 비구에 안정적으로 들어가 안착할 수 있다. CP아동은 외전 ROM이 소실되는 경향을 보이며 고관절의 굴곡 구축이 발생하는데 이 모두 고관절의 안정성을 해친다. 고관절의 안정을 위해서는 최소한 외전 30°를 유지하고, 20°~25° 이상의 엉덩관절 굴곡이 없어야 한다(Renshaw 등, 1996)

발과 발목관절(Foot and Ankle)

발과 발목관절의 가장 흔한 장해는 장딴지근육의 단축으로 배측굴곡 ROM이 감소된 것이다. 체중지지를 할 때 아동의 발목관절이 족저굴곡 자세를 취하게 되는 원인은 장딴지근의 과긴장과 함께 발목관절이 충분한 힘을 낼 수 없기 때문이다. 시간이 가면서 이것이 배측굴곡 ROM의 심한 제한을 가져오게 된다. 이렇게 되면 아동이 보조기 혹은 신발에 발을 잘 맞출 수 없게 된다. 그리하여 서있을 때 충분한 지지면적이 심하게 감소된다.

발을 안정되게 유지할 수 있는 능력이 없으면 발의 세로활(longitudinal arch)이 깨지게 되고 **외반첨족**(equinovalgus) 혹은 "평발" 자세가 된다. 이로써 아동 발이 반응으로 균형을 잡을 때 더 장해된다. 보조기는 세로활을 유지시켜 줄 뿐 아니라 족저굴곡을 조절하는데 사용된다. 유감스럽게도 보조기는 발목관절이 움직이지 못하게 하는 것이므로 발목관절 근육의 약화를 초래한다. 골격이 성숙해진 아동에서는 영구적인 교정을 위하여 거골하 혹은 삼중 관절고정술 방법을 시행한다. 삼중 관절고정술에서는 정형외과 의사가 발목-발꿈치(talocalcaneal) 관절, 발목-발배뼈(talonarvicular) 관절, 그리고 발꿈치-입방관절(calcaneocuboidal)을 융합시켜 해부학적으로 올바른 자세의 고정된 발로 만들어준다.

자세(Posture)

경직성 뇌성마비아에서 보이는 근골격계와 신경학적 장해는 결국 특징적인 자세로 귀결된다. 서 있을 때 어린 아동은 무릎을 신전하고 엉덩관절은 내전과 내회전, 그리고 골반은 전방으로 기울이면서 발끝으로 서는 경향이 있다. 아동이 자라면서 체중의 증가, 부적절한 근육의 힘, 그리고 수술에 의한 근육신장술의 결과로 발목관절의 배부굴곡과 무릎관절 굴곡의 웅크린 자세로 귀결된다. 엉덩관절은 일반적으로 내전, 굴곡, 그리고 내회전 상태로 남게 된다.

넙다리근육은 경직형 뇌성마비아에서 앉는 자세에 주요한 영향을 미치는 것중의 하나이다. 가동범위가 제한되어 있으면 다리를 길게 펴고 앉아있을 수가 없다. 아동이 이 자세를 하려고 할 때는 무릎관절이 부분적으로 구부러지고 골반은 뒤로 회전하여 짧아진 넙다리근육에 대해 적응하려고 한다. 골반이 기울어지면 그 결과로 척추의 보상적인 자세가 나온다. 허리뼈와 등뼈에서 후만적 자세가 보상적으로 나오고 아동은 머리를 중립자세로 유지하기 위해 목을 과신전시킨다. 이런 자세로는 손을 사용하여 놀이하는 것이 어렵다.

중재(Intervention)

CP란 뇌의 손상으로 나타나는 복잡한 임상양상으로 신체구조 및 기능 장해가 복합적으로 나타나며 활동과 참여에의 제약도 다양하다. 자세한 중재 선택에 대한 것은 제 8장의 신경근육계와 치료 계획에 나와 있다. 근골격계에 대한 중재만 이 장에서 논의한다. CP 아동의 복합성 때문에 기능적, 활동, 참여제한의 경감없이는 단독으로 장해 수준에 대한 중재는 사용하지 않을 것이다.

CP 아동에서는 ROM을 유지하거나 증가시키는 것이 우선순위로 되어있다. ROM이 제한되어 있으면 정상적인 골격 정렬에서의 변화가 오며 동작의 유연성과 효율성이 감소한다. 운동 전후로 스트레칭하는 것이 좋은 워밍업이며 장애가 있거나 없든 간에 손상을 예방할 수 있다. 유감스럽게도 경직성 뇌성마비아에서 수동적 스트레칭만으로는 ROM 증가, 경직의 감소, 혹은 보행 향상에 효과적이지 않다(Cadenhead, McEwen, & Thompson, 2002; Pin, Dyke, & Chan, 2006; Wiart, Darrah, & kembhavi, 2008). 근육은 자신의 가동범위를 유지하려면 신장된 상태로 6시간 이상 있어야 한다(Lespargot, Renaudin, Khouri, & Robert, 1994; Tardieu, Lespargot, Tabary, & Bret, 1988). 분명히 이것은 부모가 수동적으로 ROM운동을 시켜서는 달성될 수 없다.

아동이 일상생활동작에 관절범위를 다 사용하지 않는다면 부목을 대는 것을 고려해보아야 한다. 밤에 부목을 대어 놓으면 낮에 하는 근육운동을 방해하지 않고도 근육신장에 필요한 충분한 시간을 확보할 수 있다. 그 이외에도 TV를 볼 때, 놀이할 때, 책을 읽을 때, 혹은 잠자는 동안 엎드려 있게 하면 그 시간이 엉덩관절의 신전을 유지하는데 도움이 될 수 있다. AFO(발목관절 보조기)같은 보조기 사용에 대한 결정은 주의깊게 평가해보아야 한다. 보조기는 장딴지 근육과 가자미근육의 단축을 감소시키는데 도움이 되고 안정적 지지대를 제공하지만 균형전략의 일환으로써 발목사용을 못하게 하여 불용성 위축이 발생할 수 있다. 보조기가 정말로 장점이 있는 건지 판단하기 위해 보조기 없이 계속 좀 지내보는 것을 권장한다(Kott & Held, 2003). 이렇게 하는 것은 지속적으로 운동학습을 제한하지 않고 발목의 힘을 강화시켜 주기 위해서이다. 만일 낮 동안에도 정말 부목이 필요하다면 불용성 위축 문제는 필수적으로 고려해야 할 문제이며 근력강화 프로그램을 아동의 중재계획에 포함시켜야 한다. 이러한 근력강화 프로그램에는 발목관절의 모든 방향의 움직임을 강화하는 활동(즉, 배측굴곡, 족저굴곡, 외반, 내반) 뿐만 아니라 발목관절과 발을 지지해주는 근육의 활성을 향상시키는 동작의 활동이 포함되어야 한다.

ROM과 부목이 성공적이지 못하면 아동에게는 힘줄의 신장 및 이동술이 필요할 수 있다. 힘줄의 신장술은 힘줄을 잘라서 늘이는 수술적 방법이다. 흔히 한번 수술로 여러 힘줄을 늘여준다. 장딴지근육, 넙다리근육, 그리고 엉덩관절의 모음근을 가장 흔히 연장수술을 하고 필요하면 단독으로 혹은 한 번에 모두 연장수술을 하기도 한다. 힘줄의 이동술은 힘줄을 새로운 뼈에 부착되도록 이동하여 좀 더 이완된 위치에 있게 하고 효율적으로 근육을 당기는 역할을 하게 해준다. 굴곡 패턴이 강한 상지를 수술하면 특히, 아동이 손가락과 엄지, 손목을 신전하는데 좋다.

때때로 뼈의 수술도 적응증이 된다. 넙다리뼈(대퇴골)의 반회전 절골술을 시행하여 대퇴골두가 비구안에 좀 더 안정되게 위치하여 고관절의 안정을 최대화하는데 도움이 될 수 있다. 넙다리뼈를 큰뼈돌기 밑에서 절단하여 대퇴골두를 재정립한다. 수술후 적극적 물리치료가 큰 수술에 동반된 장애를 최소화할 수 있다. 수술 후 견딜 수 있을 만큼의 체중지지를 시키면 조기에 서기를 할 수 있다는 보고가 있다(M=26일 빠르게 복귀). 그리고 초기에 체중지지를 하지 않았던 아동군에 비해 4개월 빨리 보행으로 복귀하였다고 한다. 그리고 수술 8일 후 통증도, 견딜만큼 체중지지를 했던 그룹에서 덜했지만 처음 서고 보행을 할 때의 통증에는 차이가 없었다고 한다(Schaefer, McCarthy, & Josephic, 2007).

근력강화 훈련은 뇌성마비 아동에게 의미 있는 긍정적 영향을 미친다. Damiano와 Abel(1998)과 다른 연구자들이 근력강화 프로그램이 보행특성, 지구력, 기능적 활동에서 많은 긍정적 이점을 제공한다는 것을 보여준 연구초석을 다졌다(Blundell, Shepherd, Dean, Adams, & Cahill, 2003; Eagleton, Iams, McDowell, Morrison, & Evans, 2004; Morton, Brownlee, & McFayden, 2005). 근력을 강화하는 것이 경직성을 증가시키리라는 처음의 우려는 불식되었으며 기능에 근력약화가 미치는 영향이 조사되었다(Eagleton 등, 2004). 최근의 체계적 리뷰는 점진적 저항성 운동과/혹은 전기자극의 근력강화 훈련은 보행하는 학동기의 뇌성마비아동에서 별 이점이 없다고 결론내렸다(Scianni, Butler, Ada, & Teixeira-Salmela, 2009). 뇌성마비아동에서 어떤 형태의 근력강화 중재가 도움이 되는지 또 이런 중재가 가장 효과적일 수 있는 특정 발달시기가 있는지에 대해서 추후의 연구가 필요하다. 기능적 기술을 위한 근력강화의 역할중 한 가지 예는 경직을 감소시키는 선택적 후방 척수근 절제술과 경구 혹은 경막내 투약후 따라오는 근약증에 도움이 되는 것이다(Poon & Hui-Chan, 2009). 뇌성마비 아동의 근력강화에 대해서는 제 8장과 제 19장에서 논의할 것이다.

다운증후군 / Down Syndrome

다운증후군 아동들은 심장, 청력, 내분비, 발달학적 문제, 치아, 그리고 기타 문제 등 잠재적인 여러 건강문제를 가지고 있다(Davidson, 2008; van Cleve & Cohen, 2006). 신경근육의 장해와 다운증후군 아동의 제한에 대해서는 제 7, 8장, 그리고 제 21장에서 논의하겠다. 전형적으로 작은 키와 낮은 대사율로 과체중이 되는 경향이 있다(Davidson, 2008). 다운증후군이 있으면 저긴장을 나타내며 인대가 느슨하고 이것이 정형외과적 문제의 원인이 되기도 한다.

다운증후군 아동들에게 많은 근골격계 문제들이 또한 있어서 물리치료, 작업치료 혹은 정형외과적인 중재가 필요할 수 있다. 가장 흔한 정형외과적 문제는 유연한 평발이다(Mik, Gholve, Scher, Widmann, & Green, 2008).

목말뼈(거골)의 상부가 내측으로 기울어져 야기되는 고정된 평발도 나타나지만 덜 흔하다. 유연한 복사상(supramalleolar) 보조기가 발의 안정성을 증진시켜 3-8세의 다운증후군 아동의 대근육 운동기술을 향상시킨다는 증거가 있다(Martin, 2004; Selby-Silverstein, Hillstrom, & Palisano, 2001).

고관절의 발달이형성과 비구의 발달이형성은 출생 시 존재하거나 혹은 자라면서 발생할 수 있다. 파행보행을 보이는 나이든 다운증후군 아동이나 청소년은 인대가 느슨해서 후천적 고관절 탈구가 발생했을 수도 있다. 이러한 느슨함으로 인하여 만성적 슬개골 탈구, 평발, 발목관절 회내상태를 초래하기도 한다. 비만과 더불어 인대가 느슨하면 다운증후군 성인에서 조기 관절염의 발생과 만성통증의 원인이 되기도 한다.

중쇠고리관절(atlantoaxial joint)의 불안정성은 첫째와 두 번째 목뼈 사이의 공간이 비정상적으로 넓고 과도한 움직임이 있는 상태이며 다운증후군의 약 15%에서 발견된다(Tassone & Duey-Holtz, 2008). 그림 6.20에 중쇠고리관절 그림이 나와 있다.

이것이 있으면 제1 목뼈가 제2 목뼈에 대해 과도하게 움직이므로써 척수가 압박을 받게 될 수도 있다. 이론적으로 권투, 다이빙, 승마, 체조, 트렘폴린 위에서 뛰기같이 목을 압박할 위험이 높은 스포츠는 척수압박 손상을 유발할 수도 있다. 중쇠고리관절 불안정이 있는 사람들의 1-2%에서 이러한 합병증이 발생한다(Tassone & Duey-Holtz,

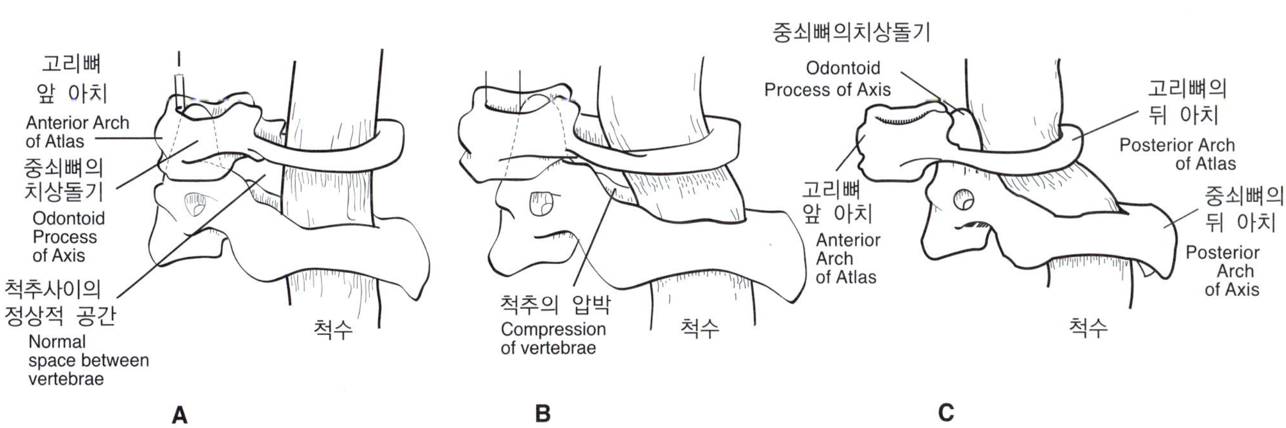

그림 6.20 고리중쇠(atlantoaxial) 관절 불안정성. (A) 정상적 관계. (B) 척수 압박없는 고리중쇠 관절의 아탈구 (C)치상돌기(odontoid process)와 고리뼈(atlas)의 뒤쪽 아치에 의한 척수압박. *(Adapted from Gajdosjk, C.G., & Ostertag, S.[1996]. Cervical instability and Down yndrome: Review of the literliture and implications for physical therapists. Pediatric Therapy, 8, 31-36. Original source: Martich, V., Ben-Ami, T,. Yousefzaden, D.K., & Roizen, N.J.(1992). Hypoplastic posterior of arch C-1 in children with Down Syndrome: A double jeopardy, Radiology, 183, [127].)*

2008). 오늘날 장애인 올림픽에서는 참여전 선별검사를 한다. 불안정성의 증거가 있는 선수는 목 구조에 불필요한 스트레스가 가해질 수 있는 활동에 참여를 금지한다. 어떤 전문가들은 방사선 사진으로 하는 선별검사는 신뢰성의 문제가 있다는 입장으로, 무증상의 고리중쇠관절의 불안정성이 증상적인 문제로 된다는 것이 불확실하고 신경학적 증상을 야기하는 스포츠 손상의 빈도가 낮다는 점을 지적한다. 대부분의 전문가들은 처음의 방사선 사진을 3~5세 사이에 찍을 것에 동의하지만 장애인 올림픽에 참여를 위한 요구이상으로 반복 X-ray를 찍는 것은 더 이상 권장하지 않는다(van Cleve & Cohen, 2006).

물리치료사는 목에 스트레스를 줄 수도 있는 활동을 선택하기 전에 아동의 목 상태를 알아야 한다. 목 방사선 사진이 정상이라면 활동을 제한할 필요는 없다; 그러나 중쇠고리관절 불안정을 가지고 있으면 활동을 제한해야 한다(Cohen, 1999; 스포츠 의학 위원회, 1984). 이런 아동은 텀블링, 목의 과한 굴곡과 신전활동 같이 목에 과도한 압박이 가해질 수 있는 운동은 피하는 것이 중요하다. 치료사는 가족에게 과외활동의 위험에 관한 내용을 알려주고 증상이 있는 경우 적절한 의학적 관찰에 대한 정보를 줄 수 있을 것이다.

요약 / Summary

인간은 많은 신체 시스템의 복잡한 상호작용으로 작동한다. 근골격계는 건강한, 효율적 시스템의 통합적 구성요소이다. 근골격계에 대한 중재는 많은 아동의 능력을 향상시킬 수 있다. 아동의 발달학적, 잠재적인 병리적 상태를 이해하고 있으면 물리치료사로서 아동과 그 가족의 욕구에 부응할 만한 효과적인 중재를 기획할 수 있을 것이다. 활동이 재미있고 가족의 일상에 통합되는 것이라면, 또 그 계획을 세울 때 아동과 가족이 참여하였다면, 집에서 제일 잘 할 수 있을 것이다. 만일 아동과 가족이 문제 및 그 해결책들을 발견하는데 참여하였다면, 얻어진 정보들을 더욱 소중히 여길 것이고 프로그램을 잘 따라줄 것이다. 마지막으로, 치료사는 치료 중재는 아동 및 가족 삶에 있어서 오직 하나의 구성요소일 뿐임을 기억해야 한다. 현실적인 기대를 가짐으로써 아동과 그 가족은 성공할 수 있으며 자긍심을 느낄 수 있을 것이다.

토의 문제들(Discussion Questions)

1. 뇌성마비 아동에서 근력강화 훈련의 의미에 대해 토의하라.
2. 다운증후군 아동을 치료할 때 당신이 알고 있어야 할 중쇠고리관절의 불안정성에 대해 설명하시오. 만일 그런 상태가 발견되면 어떻게 당신의 치료프로그램을 수정해야 하는가?
3. 다운증후군 아동의 근골격계 검사시 중요한 요소는 무엇 인가?
4. 전신성 JRA 아동을 위한 치료중재 프로그램의 구성 요소들을 열거하라.
5. 척추측만증이 있는 청소년을 위한 중재를 결정할 때 고려 해야 할 요인들에 대해 토의하라.
6. 척추측만증이 있는 청소년들을 담당하게 되었을 때 물리 치료사의 역할은 무엇인가?

권장도서(Recommended Readings)

Klepper, S.E. (2008). Exercise in pediatric rheumatoid diseases. *Current Opinion in Rheumatology, 20*(5), 619–624.

Mik, G., Gholve, P., Scher, D., Widmann, R., & Green, D. (2008). Down syndrome: Orthopedic issues. *Current Opinion in Pediatrics, 20*, 30–36.

Verschuren, O., Ada, L., Maltais, D.B., Gorter, J.W., Scianni, A., & Ketelaar, M. (2011). Muscle strengthening in children and adolescents with spastic cerebral palsy: Considerations for future resistance training protocols. *Physical Therapy, 91*(7), 1130–1139.

Wiart, L., Darrah, J., & Kembhavi, G. (2008). Stretching with children with cerebral palsy: What do we know and where are we going? *Pediatric Physical Therapy, 20*(2), 173–178.

참고문헌(References)

Adams, A.,& Lehman, T.J. (2005). Update on the pathogenesis and treatment of systemic onset juvenile rheumatoid arthritis. *Current Opinion in Rheumatology, 17*(5), 612–615.

Alvarez, C., De Vera, M., Beauchamp, R., Ward, V., & Black, A. (2006). Classification of idiopathic toe walking based on gait analysis: Development and application of the ITW severity classification. *Gait Posture, 26*, 428–435.

American Academy of Pediatrics, Section on Rheumatology and Section on Ophthalmology. (1993). Guidelines for ophthalmologic examinations in children with juvenile rheumatoid arthritis. *Pediatrics, 92*(2), 295–296.

Anderson, A., & Forsyth, A. (2005). *Play it safe: Bleeding disorders, sports and exercise.* National Hemophilia Foundation.

Bacon, M.C., Nicholson, C., Binder, H., & White, P.H. (1991). Juvenile rheumatoid arthritis: Aquatic exercise and lower-extremity function. *Arthritis Care Resource, 4*(2), 102–105.

Bahmanyar, S., Montgomery, S.M., Weiss, R.J., & Ekbom, A. (2008). Maternal smoking during pregnancy, other prenatal and perinatal factors, and the risk of Legg-Calvé-Perthes disease. *Pediatrics, 122*(2), e459–464.

Barnes, C., Wong, P., Egan, B., et al. (2004). Reduced bone density among children with severe hemiplegia. *Pediatrics, 114*(2), e177–181.

Beauséjour, M., Roy-Beaudry, M., Goulet, L., & Labelle, H. (2007). Patient characteristics at the initial visit to a scoliosis clinic: A cross-sectional study in a community without school screening. *Spine, 32*(12), 1349–1354.

Bevan, W.P., Hall, J.G., Bamshad, M., Staheli, L.T., Jaffe, K.M., & Song, K. (2007). Arthrogryposis multiform congenital (amyoplasia): An orthopedic perspective. *Journal of Pediatric Orthopedics, 27*(5), 594–600.

Bialocerkowski, A.E., Vladusic, S.L., & Howell, S.M. (2005). Conservative interventions for positional plagiocephaly: A systemic review. *Developmental Medicine and Child Neurology, 47*(8), 563–570.

Biddiss, E., & Chau, T. (2007). Upper-limb prosthetics: Critical factors in device abandonment. *American Journal of Physical Medicine and Rehabilitation, 86*, 977–987.

Biondi, O., Grondard, C., Lécolle, S., Deforges, S., Pariset, C., Lopes, P., & Charbonnier, F. (2008). Exercise-induced activation of NMDA receptor promotes motor unit development and survival in a type 2 spinal muscular atrophy model mouse. *Journal of Neuroscience, 28*(4), 953–962.

Blundell, S.W., Shepherd, R.B., Dean, C.M., Adams, R.D., & Cahill, B.M. (2003). Functional strength training in cerebral palsy: A pilot study of a group circuit training class for children aged 4–8 years. *Clinical Rehabilitation, 17*(1), 48–57.

Brouwer, B., Davidson, L.K., & Olney, S.J. (2000).Serial casting in idiopathic toe-walkers and children with spastic cerebral palsy. *Journal of Pediatric Orthopedics, 20*, 221–225.

Bunge, E.M., Juttman, R.E., de Kleuver, M., van Beizen, F.C., de Koning, J.H., & NESCIO group. (2007). Health-related quality of life in patients with adolescent idiopathic scoliosis after treatment: Short-term effects after brace or surgical treatment. *European Spine Journal, 16*(6), 83–89.

Bunnell, W.P. (2005). Selective screening for scoliosis. *Clinical Orthopaedics and Related Research, 434*, 40–45.

Burnei, G., Vlad, C., Georgescu, I., & Gavriliu, T.S., & Dan, D. (2008). Osteogenesis imperfecta: Diagnosis and treatment. *Journal of American Academy of Orthopedic Surgery, 16*(6), 356–366.

Bushby, K., Finkel, R., Birnkrant, D.J., Case, L.E., Clemens, P.R. Cripe, L., & Constantin, C. (2010). Diagnosis and management of Duchenne muscular dystrophy, part 1: Diagnosis, and pharmacological and psychosocial management. *Lancet Neurology, 9*(1), 77–93.

Cadenhead, S.L., McEwen, I.R., & Thompson, D.M. (2002). Effect of passive range of motion exercises on lower-extremity goniometric measurements of adults with cerebral palsy: A single-subject design. *Physical Therapy, 82*(7), 658–669.

Cakmak, A., & Bolukbas, N. (2005). Juvenile rheumatoid arthritis: physical therapy and rehabilitation. *Southern Medical Journal, 98*(2), 212–216.

Calabro, J.J., Holgerson, W.B., Sonpal, G.M., & Khoury, M.I. (1976). Juvenile rheumatoid arthritis:A general review and report of 100 patients observed for 15 years. *Seminars in Arthritis and Rheumatism, 5*(3), 257–298.

Campos, J.J., Anderson, D.I., Barbu-Roth, M.A., Hubbard, E.M., Hertenstein, M.J., & Witherington, D. (2000). Travel broadens the mind. *Infancy, 1*(2), 149–219.

Canavese, F., & Dimeglio, A. (2008). Perthes' disease: Prognosis in children under six years of age. *Journal of Bone Joint Surgery British, 90*(7), 940–945.

Cashman, J.P., Round, J., Taylor, G. & Clarke, N.M. (2002). The natural history of developmental dysplasia of the hip after early supervised treatment in the Pavlik harness: A prospective, longitudinal follow-up. *Journal of Bone and Joint Surgery British, 84*(3), 418–425.

Cervellati, S., Bettini, N., Moscato, M., et al. (2004). Surgical treatment of spinal deformities in Duchenne muscular dystrophy: A long term follow-up study. *European Spine Journal, 13*, 441–448.

Cheng, J.C., Wong, M.W., Tang, S.P., Chen, T.M., Shum, S.L., & Wong, E.M. (2001). Clinical determinants of the outcome of manual stretching in the treatment of congenital muscular torticollis in infants: A prospective study of eight hundred and twenty-one cases. *Journal of Bone and Joint Surgery American, 83*-A(5), 679–687.

Cohen, W.I. (1999). Health care guidelines for individuals with Down Syndrome: 1999 revision. *Down Syndrome Quarterly, 3*(4), 1–15.

Committee on Sports Medicine.(1984). Atlantoaxial instability in Down syndrome. *Pediatrics, 74*(1), 152–154.

Côté, P., Kreitz, B.G., Cassidy, S.D., Dzus, A.K., & Martel, J. (1998). A study of the diagnostic accuracy and reliability of the scoliometer and Adam's forward bend test. *Spine, 23*(7), 796–802.

Cyrulnik, S.E., Fee, R.J., De Vivo, D.C., Goldstein, E., & Hinton, V.J. (2007). Delayed developmental language milestones in children with Duchenne muscular dystrophy. *Journal of Pediatrics, 150*(5), 474–478.

Damiano, D.L., & Abel, M.F. (1998). Functional outcomes of strength training in spastic cerebral palsy. *Archives of Physical Medicine and Rehabilitation, 79*(2), 119–125.

Davids, J.R., Wenger, D.R., & Mubarak, S.J. (1993). Congenital muscular torticollis: Sequella of intrauterine or perinatal compartment syndrome. *Journal of Pediatric Orthopedics, 13*(2), 141–147.

Davidson, M.A. (2008). Primary care for children and adolescents with Down syndrome. *Pediatric Clinics North America, 55*(5), 1099–111.

Deconinck, N., & Dan, B. (2007). Pathophysiology of Duchenne muscular dystrophy. Current hypotheses. *Pediatric Neurology, 36*(1), 1–7.

Dhanendran, M., Hutton, W.C., Klennerman, L., Witemeyer, S., & Ansell, B.M. (1980). Foot function in juvenile chronic arthritis. *Rheumatology and Rehabilitation, 19*, 20–24.

DiTaranto, P., Campagna, L., Price, A.E., & Grossman, J.A. (2004). Outcome following postoperative treatment of brachial plexus birth injuries. *Journal of Child Neurology, 19*(2), 87–90.

Do, T.T. (2001). Clinical and radiographic evaluation of bowlegs. *Current Opinions in Pediatrics, 13*(1), 424–426.

Do, T.T. (2006). Congenital muscular torticollis: Current concepts and review of treatment. *Current Opinion in Pediatrics, 18*(1), 26–29.

Driscoll, S.W., & Skinner, J. (2008). Musculoskeletal complications of neuromuscular disease in children. *Physical Medicine and Rehabilitation Clinics of North America, 19*, 163–194.

Eagle, M., Bourke, J., Bullock, R., Gibson, M., Mehta, J., Giddlings, D., Straub, V., & Bushby, K. (2007). Managing Duchenne muscular dystrophy: The additive effect of spinal surgery and home nocturnal ventilation on improving survival. *Neuromuscular Disorders, 17,* 470–475.

Eagleton, M., Iams, A., McDowell, J., Morrison, R., & Evans, C.L. (2004). The effects of strength training on gait in adolescents with cerebral palsy. *Pediatric Physical Therapy, 16*(1), 22–30.

Eiff, M. P., Hatch, R. L., & Calmbach, W. L. (2002). *Fracture management for primary care* (2nd ed.). Philadelphia: Saunders.

Field, T., Hernandez-Reif, M., Diego, M., Schanberg, S., & Kuhn, C. (2005). Cortisol decreases and serotonin and dopamine increase following massage therapy. *International Journal of Neuroscience, 115*(10), 1397–1413.

Finckh, A., & Gabay, C. (2008). At the horizon of innovative therapy in rheumatology: New biologic agents. *Current Opinion in Rheumatology, 20*(3), 269–275.

Finckh, A., Liang, M.H., van Herckenrode, C.M., & de Pablo, P. (2006). Long term impact of early treatment on radiographic progression in rheumatoid arthritis: A meta-analysis. *Rheumatology, 55*(6), 864–872.

Foran, J.R., Steinman, S., Barash, I., Chambers, H.G., & Lieber, R.L. (2005). Structural and mechanical alterations in spastic skeletal muscle. *Developmental Medicine and Child Neurology, 47*(10), 713–717.

Gajdosik, C.G., & Ostertag, S. (1996). Cervical instability and Down syndrome: Review of the literature and implications for physical therapists. *Pediatric Physical Therapy, 8,* 31–36.

Gannotti, M.E., Nahorniak, M., Gorton, G.E., Sciascia, K., Sueltenfuss, M., Synder, M., & Zaniewski, A. (2007). Can exercise influence low bone mineral density in children with juvenile rheumatoid arthritis? *Pediatric Physical Therapy, 19*(2), 128–139.

Ghanem, I. (2008). Epidemiology, etiology, and genetic aspects of reduction deficiencies of the lower limb. *Journal of Child Orthopedics, 2,* 329–332.

Gillespie, R., & Torode, I.P. (1983). Classification and management of congenital abnormalities of the femur. *The Journal of Bone and Joint Surgery, 65,* 557–568.

Givon, U. (2009). Muscle weakness in cerebral palsy. *Acta Orthopaedica et Traumatologica Turcica, 43,* 87–93.

Goldberg, C.J., Dowling, F.E., Fogarty, E.E., & More, D.P. (1995). School scoliosis screening and the United States Preventative Services Task Force: An examination of long-term results. *Spine, 20*(12), 1368–1374.

Gomez-Benito, M.J., Moreo, P., Pérez, M.A., Paseta, O., García-Aznar, J.M., Barrios, C., & Doblaré, M. (2007). A damage model for the growth plate: Application to the prediction of slipped capital epiphysis. *Journal of Biomechanics, 40*(15), 3305–3313.

Gordon, J.E., Hughes, M.S., Shepherd, K., Szymanski, D., Schoenecker, P., Parker, L., Uong, E.C. (2006). Obstructive sleep apnoea syndrome in morbidly obese children with tibia vara. *Journal of Bone Joint Surgery British, 88*(1), 100–203.

Goulding, A., Grant, A.M., & Williams, S.M. (2005). Bone and body composition of children and adolescents with repeated forearm fractures. *Journal of Bone and Mineral Research, 20*(12), 2090–2096.

Goulding, A. (2007). Risk factors for fractures in normally active children and adolescents. *Med Sport Science, 51,* 102–120.

Greene, K.A., & Ross, M.D. (2008). Slipped capital femoral epiphysis in a patient referred to physical therapy for knee pain. *Journal of Orthopedic Sports Physical Therapy, 38*(1), 26.

Greulich, W., & Pyle, S. (1959). *Radiographic atlas of the skeletal development of the hand and wrist* (2nd ed.). Stanford, CA: Stanford University Press.

Grimston, S.K., Willows, N.D., & Hanley, D.A. (1993). Mechanical loading regime and its relationship to bone mineral density in children. *Medicine and Science in Sports and Exercise, 25*(11), 1203–1207.

Guille, J.T., Pizzutillo, P.D., & MacEwen, G.D. (2000). Development dysplasia of the hip from birth to six months. *Journal of American Academy of Orthopedic Surgeons, 8*(4), 232–242.

Gurnett, C.A., Boehm, S., Connolly, A., Reimschisel, T., & Dobbs, M.B. (2008). Impact of congenital alipes equinovarus etiology on treatment outcomes. *Developmental Medicine and Child Neurology, 50,* 498–502.

Harvapat, M., Greenspan, S.L., O'Brien, C., et al. (2005). Altered bone mass in children at diagnosis of Crohn disease: A pilot study. *Journal of Pediatric Gastroenterology Nutrition, 40*(3), 295–300.

Heikkila, E., Ryoppy, S., & Louhimo, I. (1985).The management of primary acetabular dysplasia: Its association with habitual side-lying. *Journal of Bone and Joint Surgery British, 67*(1), 25–28.

Hemo, Y., Macdessi, S.J., Pierce, R.A., Aiona, M.D., & Sussman, M.D. (2006). Outcome of patients alter achilles tendon lengthening for treatment of idiopathic toe walking. *Journal of Pediatric Orthopedics, 26,* 336–340.

Henderson, R.C., Kairalla, J., Abbas, A., & Stevenson, R.D. (2004). Predicting low bone density in children and young adults with quadriplegic cerebral palsy. *Developmental Medicine and Child Neurology, 46*(6), 416–419.

Herring, J.A. (2002). Scoliosis. In J.S. Herring (Ed.). *Tachdjian's pediatric orthopedics,* 213–321. Philadelphia: W.B. Saunders Co.

Hind, K., & Burrows, M. (2007). Weight-bearing exercise and bone mineral accrual in children and adolescents: A review of controlled trials. *Bone, 40*(1), 14–27.

Hiraki, L.T., Benseler, S.M., Tyrrell, P.N., Hebert, D., Harvey, E., & Silverman, E.D. (2008). Clinical and laboratory characteristics and long-term outcome of pediatric systemic lupus erythematosus: A longitudinal study. *Journal of Pediatrics, 152*(4), 550–556.

Hunt, V.W., Qin, L., Cheung, C.S., et al. (2005). Osteopenia: Anew prognostic factor of curve progression in adolescent idiopathic scoliosis. *Journal of Bone Joint Surgery American, 87*(12), 2709–2716.

Iannaconne, S.T. (2007). Modern management of spinal muscular atrophy. *Journal of Child Neurology, 22*(8), 974–978.

Ihkkhan, D.Y., & Yalçin, F. (2001). Changes in skeletal maturation and mineralization in children with cerebral palsy and evaluation of related factors. *Journal of Child Neurology, 16*(6), 425–430.

James, M.J., Bagley, A.M., Brasington, K., Lutz, C., McConnell, S., & Molitor, F. (2006). Impact of prostheses on function and quality of life for children with unilateral congenital below-the-elbow deficiency. *Journal of Bone and Joint Surgery American, 88,* 2356–2365.

Jones, M.A., McEwen, I.R., & Hansen, L. (2003).Use of power mobility for a young child with spinal muscular atrophy. *Physical Therapy, 83,* 253–262.

Kabakuş, N., & Kurt, A. (2006). Sandifer syndrome: A continuing problem of misdiagnosis. *Pediatrics International, 48*(6), 622–625.

Kapp, S.L. (2004). Visual analysis of prosthetic gait. In D.G. Smith, J.W. Michael, & J.H. Bowker (Eds.), *Atlas of amputations and limb deficiencies: surgical, prosthetic, and rehabilitation principles.* (3rd ed., pp. 385–394). Rosemont: American Academy of Orthopaedic Surgeons.

Karachalios, T., Sofianos, J., Roidis, N., Sapkas, G., Korres, D., & Nikolopoulos, K. (1999). Ten-year follow-up evaluation of a school screening program for scoliosis: Is the forward-bending test an accurate diagnostic criterion for the screening of scoliosis? *Spine, 24*(22), 2318–2324.

Kinali, M., Main, M., Eliahoo, J., et al. (2007). Predictive factors for the development of scoliosis in Duchenne muscular dystrophy. *European Journal of Pediatric Neurology, 11,* 160–166.

Kinali, M., Messina, S., & Mercuri, E. (2006). Management of scoliosis in Duchenne muscular dystrophy: A large 10-year retrospective study. *Developmental Medicine and Child Neurology, 48,* 513–518.

King, W.M., Ruttencutter, R., Nagaraja, H.N., Matkovic, V., Landoll, J., Hoyle, C., Mendell, J.R., & Kissel, J.T. (2007). Orthopedic outcomes of long-term daily corticosteroid treatment in Duchenne muscular dystrophy. *Neurology, 68,* 1607–1613.

Klepper, S.E. (1999). Effects of an eight-week physical conditioning program on disease signs and symptoms in children with chronic arthritis. *Arthritis Care Research, 12*(1), 52–60.

Klepper, S.E. (2008). Exercise in pediatric rheumatoid diseases. *Current Opinion in Rheumatology, 20*(5), 619–624.

Kostova, F.V., Williams, V.C., Heemskerk, J., et al. (2007). Spinal muscular atrophy: Classification, diagnosis, management, pathogenesis, and future research directions. *Journal of Child Neurology, 22*(8), 926–945.

Kott, K.M., Held, S.L. (2002). Effects of orthoses on upright functional skills of children and adolescents with cerebral palsy. *Pediatric Physical Therapy, 14*(4), 199–207.

Krajbich, J.I. (1998). Lower-limb deficiencies and amputation in children. *Journal of the American Academy of Orthopedic Surgery, 6,* 358–367.

Lammers, A.E., Hislop, A.A., Flynn, Y., & Haworth, S.G. (2008). The 6-minute walk test: Normal values for children of 4–11 years of age. *Archives of Disease in Childhood, 93*(6), 464–468.

Laville, J.M., Chau, E.,Willemen, L., Kohler, R., & Garin, C. (1999). Blount's disease: Classification and treatment. *Journal of Pediatric Orthopedics B, 8*(1), 19–25.

Lecuire, F. (2002).The long-term outcome of primary osteochondritis of the hip (Legg-Calva-Perthes' disease). *Journal of Bone and Joint Surgery British, 84*(5), 636–640.

Lehnert-Schroth, C. (2007). *Three-dimensional treatment for scoliosis: A physiotherapeutic method for deformities of the spine.* Palo Alto, CA: Martindale Press.

Lelieveld, O.T., Takken, T., van der Net, J., & van Weert, E. (2005). Validity of the 6-minute walking test in juvenile idiopathic arthritis. *Arthritis and Rheumatism, 53*(2), 304–307.

Lelieveld, O.T., van Brussel, M., Takken, T., et al. (2007). Aerobic and anaerobic exercise capacity in adolescents with juvenile idiopathic arthritis. *Arthritis and Rheumatism, 57*(6), 898–904.

Lenssinck, M.L., Frijlink, A.C., Berger, M.Y., Bierman-Seinstra, S.M., Verkerk, K., & Verhagen, A.P. (2005). Effect of bracing and other conservative interventions in the treatment of idiopathic scoliosis in adolescents: A systematic review of clinical trials. *Physical Therapy, 85*(12), 1329–1339.

Lespargot, A., Renaudin, E., Khouri, N., & Robert, M. (1994). Extensibility of hip adductors in children with cerebral palsy. *Developmental Medicine and Child Neurology, 36*(11), 980–988.

Loder, R.T., Aronsson, D.D., Weinstein, S.L., Breur, G.J., Ganz, R., & Leunig, M. (2008). Slipped capital femoral epiphysis. *Instructional Course Lectures, 57,* 473–498.

Loder, R.T., Schwartz, E.M., & Hensinger, R.N. (1993). Behavioral characteristics of children with Legg-Calve-Perthes. *Journal of Pediatric Orthopedics, 5,* 598–601.

Losee, J.E., & Mason, A.C. (2005). Deformational plagiocephaly: Diagnosis, prevention, and treatment. *Clinical Plastic Surgery, 150*(5), 474–478.

Lunn, M.R., & Want, C.H. (2008). Spinal muscular atrophy. *Lancet, 371,* 2120–2133.

Lyden, C. (2009). Caring for the victim of child abuse in the pediatric intensive care unit. *Dimensions of Critical Care Nursing, 28*(2), 61–66.

Mahar, R.K., Kirby, R.L., & MacLeod, D.A. (1985). Simulated leg-length discrepancy: Its effect on mean center-of-pressure position and postural sway. *Archives of Physical Medicine and Rehabilitation, 66,* 822–824.

Martin, K. (2004). Effects of supramalleolar orthoses on postural stability in children with Down Syndrome. *Developmental Medicine and Child Neurology, 46*(6), 406–411.

McKay, H., MacLean, L., Petit, M., et al. (2005). "Bounce at the Bell": A novel program of short bouts of exercise improves proximal femur bone mass in early pubertal children. *British Journal of Sports Medicine, 39*(8), 521–526.

Mehta, J.S., Conybeare, M.E., Hinves, B.L., & Winter, J.B. (2006). Protein C levels in patients with Legg-Calve-Perthes disease: Is it a true deficiency? *Journal of Pediatric Orthopedics, 26*(2), 200–203.

Mennen, U., van Heest, A., Ezaki, M.B., Tonkin, M., & Gericke, G. (2005). Arthrogryposis multiplex congenital. *Journal Hand Surgery British, 30*(5), 468–474.

Messina, S., Pane, M., De Rose, P., Vasta, I., Sorleti, D., Aloysius, A., & Mercuri, E. (2008). Feeding problems and malnutrition in spinal muscular atrophy type II. *Neuromuscular Disorders: NMD, 18*(5), 389–393.

Mik, G., Gholve, P., Scher, D., Widmann, R., & Green, D. (2008). Down syndrome: Orthopedic issues. *Current Opinion in Pediatrics, 20,* 30–36.

Mortenson, P.A., & Steinbok, P. (2006). Quantifying positional plagiocephaly: Reliability and validity of anthropometric measurements. *Journal Craniofacial Surgery, 17*(3), 413–419.

Morton, J.F., Brownlee, M., & McFadyen, A.K. (2005).The effects of progressive resistive training for children with cerebral palsy. *Clinical Rehabilitation, 19,* 283–289.

Moseley, C.F. (1991). Leg lengthening: the historical perspective. *Orthopedic Clinics of North America, 22*(4), 555–561.

Moseley, C.F. (1996). Leg length discrepancy and angular deformity of the lower limbs. In R.T. Morrissey & S.L. Weinstein (Eds.), *Lovell and Winter's pediatric orthopedics* (pp. 849–901). Philadelphia: Lippincott-Raven.

Murray, A.W., & Wilson, N.I. (2008). Changing incidence of slipped capital femoral epiphysis: A relationship with obesity? *Journal of Bone Joint Surgery British, 90*(1), 92–94.

Murray, P.D., & Drachman, D.B. (1969). The role of movement in the development of joints and related structures: The head and neck in the chick embryo. *Journal of Embryology and Experimental Morphology, 22*(3), 349–371.

Nelson, V.S., Flood, K.M., Bryant, P.R., Huang, M.E., Pasquina, P.R., & Roberts, R.L. (2006). Limb deficiency and prosthetic management. 1. Decision making in prosthetic prescription and management. *Archives of Physical Medicine and Rehabilitation*, *87*(3 Suppl), S3–9.

Nicholson, G.P., Ferguson-Pell, M.W., Smith, K., Edgar, M., & Morley, T. (2003). The objective measurement of a spinal orthoses use for the treatment of adolescent idiopathic scoliosis. *Spine*, *28*(19), 2243–2250.

Nicole, S., Diaz, C., Frugier, T., & Melki, J. (2002). Spinal muscular atrophy: Recent advances and future prospects. *Muscle and Nerve*, *26*(1), 4–13.

Noonan, K., Richards, B.S. (2003). Nonsurgical management of idiopathic clubfoot. *Journal of American Academy of Orthopedic Surgery*, *11*, 392–402.

Ohman, A.M., & Beckung, E.R. (2008). Reference values for range of motion and muscle function of the neck in infants. *Pediatric Physical Therapy*, *20*(1), 53–58.

Okumus, O., Erguven, M., Deveci, M., Yilmaz, O., & Okumus, M. (2008). Growth and bone mineralization in patients with juvenile idiopathic arthritis. *Indian Journal of Pediatrics*, *75*(3), 239–243.

Paap, E., van der Net, J., Helders, P.J.M., & Takken, T. (2005). Physiologic response of the six-minute walk test in children with juvenile idiopathic arthritis. *Arthritis and Rheumatism*, *53*(3), 351–356.

Parapia, L.A., & Jackson, C. (2008). Ehlers-Danlos syndrome: A historical review. *British Journal of Haematology*, *141*(1), 32–35.

Pellecchia, G.L., Lugo-Larchevegue, N., & Deluca, P.A. (1996). Differential diagnosis in physical therapy evaluation of thigh pain in an adolescent boy. *Journal of Orthopedic Sports Physical Therapy*, *23*(1), 51–55.

Perry J. (1992). *Gait analysis normal and pathological function*. Thorofare, NJ: Slack.

Pin, T., Dyke, P., & Chan, M. (2006). The effectiveness of passive stretching in children with cerebral palsy. *Developmental Medicine and Child Neurology*, *48*(10), 855–862.

Pontén, E.M., & Stål, P.S. (2007). Decreased capillarization and a shift to fast myosin heavy chain IIx in the biceps brachii muscle from young adults with spastic paresis. *Journal of the Neurological Sciences*, *253*(1–2), 25–33.

Poon, D.M.Y., & Hui-Chan, C.W.Y. (2009). Hyperactive stretch reflexes, co-contraction, and muscle weakness in children with cerebral palsy. *Developmental Medicine and Child Neurology*, *51*, 128–135.

Ravelli, A., & Martini, A. (2007). Juvenile idiopathic arthritis. *Lancet*, *369*(9563), 767–778.

Renshaw, T.S., Green, N.E., Griffin, P.P., & Root, L. (1996) Cerebral palsy: Orthopaedic management. *Instructional Course Lecture*, *45*, 475–490.

Rhodes, V.J. (1991). Physical therapy management of patients with juvenile rheumatoid arthritis. *Physical Therapy*, *71*, 910–919.

Roye, D.P., & Roye, B.D. (2002). Idiopathic congenital talipes equinovarus. *Journal of the American Academy of Orthopedic Surgery*, *10*(4), 239–248.

Sala, D.A., Shulman, L.H., Kennedy, R.F., Grant, A.D., & Chu, M.L.Y. (1999). Idiopathic toe walking: A review. *Developmental Medicine and Child Neurology*, *41*, 846–848.

Salter, R.B. (1968). Etiology, pathogenesis and possible prevention of congenital dislocation of the hip. *Canadian Medical Association Journal*, *98*(20), 933–945.

Salter, R.B., & Harris, W.R. (1963). Injuries involving the epiphyseal plate. *Journal of Bone and Joint Surgery American*, *45*, 587–622.

Schaefer, M.K., McCarthy, J.J., & Josephic, K. (2007). Effects of early weight bearing on the functional recovery of ambulatory children with cerebral palsy after bilateral proximal femoral osteotomy. *Journal of Pediatric Orthopedics*, *27*(6), 668–670.

Schneider, R., & Passo, M.H. (2002). Juvenile rheumatoid arthritis. *Rheumatic Diseases Clinics of North America*, *28*(3), 503–530.

Scianni, A., Butler, J.M., Ada, L., & Teixeira-Salmeda, L.F. (2009). Muscle strengthening is not effective in children and adolescents with cerebral palsy: A systematic review. *Australian Journal of Physiotherapy*, *55*(2), 81–87.

Scoliosis Research Society. (March 31, 2003). Retrieved from http://www.srs.org

Selby-Silverstein, L., Hillstrom, H.J., & Palisano, R.J. (2001). The effect of foot orthoses on standing foot posture and gait of young children with Down syndrome. *Neurorehabilitation*, *16*(3), 183–193.

Senaran, H., Ozdemir, H.M., Ogun, T.C., & Kapicioglu, M.I. (2004). Value of limited hip abduction in developmental dysplasia of the hip. *Pediatrics International*, *46*(4), 456–458.

Shepard, J.A. (1995). The bronchi: An imaging perspective. *Journal of Thoracic Imaging*, *10*(4), 236–254.

Sherry, D.D., & Mosca, V.S. (1996). Juvenile rheumatoid arthritis and seronegative spondyloarthropathies. In R.T. Morrissey & S.L. Weinstein (Eds.), *Lovell and Winter's pediatric orthopedics* (pp. 537–577). Philadelphia: Lippincott-Raven.

Sheth, R.D., & Hermann, B.P. (2008). Bone in idiopathic and symptomatic epilepsy. *Epilepsy Research*, *78*(1), 71–76.

Shulman, L.H., Sala, D.A., Chu, M.L.Y., McCaul, P.R., & Sandler, B.J. (1997). Developmental implications of idiopathic toe walking. *Journal of Pediatrics*, *130*, 541–546.

Simon, S., Whiffen, J., & Shapiro, F. (1981). Leg-length discrepancy in monarticular and pauciarticular oligoarthritis juvenile rheumatoid arthritis. *Journal of Bone and Joint Surgery [Am]*, *63*, 209.

Sochett, E.B,. & Makitie, O. (2005). Osteoporosis in chronically ill children. *Annals of Medicine*, *37*(4), 286–294.

Song, F.S., McCarthy, J.J., MacEwen, G.D., Fuchs, K.E., & Dulka, S.E. (2008). The incidence of occult dysplasia of the contralateral hip in children with unilateral hip dysplasia. *Journal of Pediatric Orthopaedics*, *28*(2), 173–176.

Spraul, G., & Koenning, G. (1994). A descriptive study of foot problems in children with juvenile rheumatoid arthritis (JRAJIA). *Arthritis Care Resource*, *7*(3), 144–150.

Stanitski, D.F., & Stanitski, C.L. (2003). Fibular hemimelia: A new classification system. *Journal of Pediatric Orthopaedics*, *23*, 30–34.

Stevenson, R.D., Conaway, M., Barrington, J.W., Cuthill, S.L., Worley, G., & Henderson, R.C. (2006). Fracture rate in children with cerebral palsy. *Pediatric Rehabilitation*, *9*(4), 396–403.

Stott, N.S., Walt, S.E., Lobb, G.A., Reynolds, N., & Nicol, R.O. (2004). Treatment for idiopathic toe-walking: Results at skeletal maturity. *Journal of Pediatric Orthopedics*, *24*, 63–69.

Stricker, S.J., & Angulo, J.C. (1998). Idiopathic toe walking: A comparison of treatment methods. *Journal of Pediatric Orthopedics*, *18*, 289–293.

Stuberg, W.A. (1992). Considerations related to weight bearing programs in children with developmental disabilities. *Physical Therapy*, *72*, 35–40.

Sylvester, F.A. (2005). IBD and skeletal health: Children are not small adults! *Inflammatory Bowel Disease, 11*(11), 1020–1023.

Szalay, E.A., Bosch, P., Schwend, R.M., et al. (2008). Adolescents with idiopathic scoliosis are not osteoporotic. *Spine, 33*(7), 802–806.

Tanner, J.M., & Buckler, J.M. (1997). Revision and update of Tanner-Whitehouse clinical longitudinal charts for height and weight. *European Journal of Pediatrics, 156* (3), 248–249.

Tardieu, C., Lespargot, A., Tabary, C., & Bret, M.D. (1988). For how long must the soleus muscle be stretched each day to prevent contracture? *Developmental Medicine and Child Neurology, 30*(1), 3–10.

Tassone, J.C., & Duey-Holtz, A. (2008). Spine concerns in the Special Olympian with Down syndrome. *Sports Medicine and Arthroscopy Review, 16*(1), 55–60.

Tatli, B., Aydinli, N., Caliskan, M., Ozmen, M., Bilir, F., & Acar, G. (2006). Congenital muscular torticollis: Evaluation and classification. *Pediatric Neurology, 34*(1), 41–44.

Tedroff, K., Knutson, L.M., & Soderberg, G.L. (2008). Co-activity during maximum voluntary contraction: A study of four lower-extremity muscles in children with and without cerebral palsy. *Developmental Medicine and Child Neurology, 50*, 377–381.

Thompson, G.H. (1996). Neuromuscular disorders. In R.T. Morrissey & S.L. Weinstein (Eds.), *Lovell and Winter's pediatric orthopaedics* (pp. 537–577). Philadelphia: Lippincott-Raven.

Thorton, J., Ashcroft, D., O'Neill, T., et al. (2008).A systemic review of the effectiveness of strategies for reducing fracture risk in children with juvenile idiopathic arthritis with additional data on long-term risk of fracture and cost of disease management. *Health Technology Assessment, 12*(3), iii–ix,xi–xiv, 1–208.

Tidball, A., Alexander, H., & Lowes, L.P. (2009). Personal communication.

Tolo, V.T., & Wood, B. (1993). *Pediatric orthopedics in primary care* (pp. 83–102). Baltimore: Williams & Wilkins.

van Brussel, M., Lelieveld, O.T., van der Net, J., et al. (2007). Aerobic and anaerobic exercise capacity in children with juvenile idiopathic arthritis. *Arthritis and Rheumatism, 57*(6), 891–897.

van Cleve, S.N., & Cohen, W.I. (2006). Part I: Clinical practice guidelines for children with Down syndrome from birth to 12 years. *Journal of Pediatric Health Care, 20*(1), 47–54.

van der Net, J., van der Torre, P., Engelbert, R.H., et al. (2008). Motor performance and functional ability in preschool and early school-aged children with juvenile idiopathic arthritis: A cross-sectional study. *Pediatric Rheumatology Online Journal*, 2.

Vatanparast, H., & Whiting, S.J. (2006). Calcium supplementation trials and bone mass development in children, adolescents, and young adults. *Nutrition Review, 64*(4), 204–209.

Vicente-Rodriguez, G., Dorado, C., Ara, I., et al. (2007). Artistic versus rhythmic gymnastics: effects on bone and muscle mass ion young girls. *Internal Journal of Sports Medicine, 28*(5), 386–393.

von Heideken, J., Green, D.W., Burke, S.W., Sindle, K., Denneen, J., Haglund-Akerlind, Y., & Widmann, R.F. (2006). The relationship between developmental dysplasia of the hip and congenital muscular torticollis. *Journal of Pediatric Orthopaedics, 26*(6), 805–808.

Walker, J. (1991). Musculoskeletal development: A review. *Physical Therapy, 71*(12), 878–889.

Walker, J.L., Knapp, D., Minter, C., Boakes, J.L., Salazar, J.C., Sanders, J.O., Lubicky, J.P., Drvaric, D.M., & David, J.R. (2009). Adult outcomes following amputation or lengthening for fibular deficiency. *Journal of Bone and Joint Surgery American, 91*, 797–804.

Wang, H.Y., Ju, Y.H., Chen, S.M., Lo, S.K., & Jong, Y.J. (2004).Joint range of motion limitations in children and young adults with spinal muscular atrophy. *Archives of Physical Medicine and Rehabilitation, 85*, 1689–1693.

Wattenbarger, J.M., Gruber, H.E., & Phieffer, L.S. (2002). Physeal fractures, part I: Histologic features of bone, cartilage and bar formation in a small animal model. *Journal of Pediatric Orthopedics, 22*(6), 703–709.

Weber, M. (2008). New classification and score for tibial hemimelia. *Journal of Child Orthopedics, 2*, 169–175.

Weinstein, S.L. (1996). Developmental hip dysplasia and dislocation. In R.T. Morrissey & S.L. Weinstein (Eds.). *Lovell and Winter's pediatric orthopedics.* Philadelphia: Lippincott Raven.

Weiss, P.F., Arabshahi, B., Johnson, A., et al. (2008). High prevalence of temporomandibular joint arthritis at disease onset in children with juvenile idiopathic arthritis, as detected by magnetic resonance imaging, but not by ultrasound. *Arthritis and Rheumatism, 58*(4), 1189–1196.

Wenger, D.R. (1993). Developmental dysplasia of the hip. In D.R. Wenger & M. Rang (Eds.), *The art and practice of children's orthopedics* (pp. 256–296). New York: Raven.

Wessel, J., Kaup, C., Fan, J., Ehalt, R., Ellsworth, J., Speer, C., Tenove, P., & Dombrosky, A. (1999). Isometric strength measurements in children with arthritis: Reliability and relation to function. *Arthritis Care Resource, 12*(4), 238–246.

Westberry, D.E., & Davids, J.R. (2009). Proximal focal femoral deficiency (PFFD) management options and controversies. *Hip International, 19*(6), 18–25.

Westhoff, B., Petermann, A., Hirsch, M.A., Willers, R., & Krauspe, R. (2006). Computerized gait analysis in Legg Calvé Perthes disease: Analysis of the frontal plane. *Gait Posture, 24*(2), 196–202.

White, J., Flohr, J.A., Winter, S.S., Vener, J., Feinauer, L.R., & Ransdell, L.B. (2005). Potential benefits of physical activity for children with acute lymphoblastic leukemia. *Pediatric Rehabilitation, 8*(1), 53–58.

Wiart, L., Darrah, J., & Kembhavi, G. (2008). Stretching with children with cerebral palsy: What do we know and where are we going? *Pediatric Physical Therapy, 20*(2), 173–178.

Wills, M. (2004). Orthopedic complications of childhood obesity. *Pediatric Physical Therapy, 16*(4), 230–235.

Wright, F.V., Hubbard, S., Naumann, S., & Jutai, J. (2003). Evaluation of the validity of the prosthetic upper extremity functional index for children. *Archives of Physical Medicine and Rehabilitation, 84*(4), 518–527.

Wynn-Davies, R. (1968). Familial (idiopathic) scoliosis: A family survey. *Journal of Bone and Joint Surgery, British Edition, 50*, 24–30.

Yiu, E.M., & Kornberg, A.J. (2008). Duchenne muscular dystrophy. *Neurology India, 56*(3), 236–247.

Zamboni, G., Antoniazzi, F., Lauriola, S., Bertold, F., & Tató, L. (2006). Calcium supplementation increases bone mass in GH-deficient prepubertal children during GH replacement. *Hormone Research, 65*(5), 223–230.

제 7 장

신경근육계: 검사, 평가 그리고 진단

/ Neuromuscular System: Examination, Evaluation, and Diagnoses

인간의 신경계는 흥미있는 시스템으로서 중추신경계 안에 존재하는 모든 신경세포와 지지세포, 뇌와 척수로 들어가고 나오는 신경축삭을 포함하고 있다. 이러한 복잡한 시스템은 태어날 때부터 가지고 있어서 동작조절을 단순화한다. 신경구조에 손상을 입더라도 거의 모든 레벨에서 안전망이 확보될 만큼의 풍부함이 있다. 신경가소성의 용량으로 손상 혹은 질환으로부터의 회복을 도울 수 있고 어떻게 개체가 시스템을 사용하는가에 따라 대부분의 회복이 일어난다. 신경과학, 심리학, 교육학, 그리고 스포츠 영역으로부터 나온 증거들로 신경근육계와, 다른 시스템의 상호작용에 의해, 주어진 과제안에서 어떻게 동작이 조절되는가에 대한 현재의 지식이 형성되어 왔다. 물리치료사들은 신경근육 질환을 가진 아동들을 위한 검사, 중재와 평가시 그 임상적 근거에 필수적인 이러한 신경과학에 대한 기능적 지식을 알 필요가 있다.

이 장에서는 우선 신경재활 임상의 발전과 관련된 운동조절의 역사적 이론들을 살펴볼 것이다. 미국 물리치료 협회의 *물리치료 임상지침*(APTA, 2001)(이제부터 *지침*이라 표현함)에 따라 신경근육계의 검사와 평가 전략들에는 기능, 장애와 건강의 국제 분류(ICF)(WHO, 2001)의 구조 및 용어를 사용할 것이다. 물리치료 임상패턴 5B(신경운동 발달의 장해)와 5C(중추신경계의 비진행성 질환과 관련한 운동기능과 감각통합의 장해)와 관련된 흔한 소아 신경근육계 질환의 임상 치료를 이야기하고 아동의 신경가소성과 관련한 예후와 회복을 뒤이어 이야기하려 한다.

동작조절에 관한 이론적 배경 / Theoretical Background of Movement Control

재활훈련은 과학적 이론과 병행하여 발전한다. 기초과학의 새로운 지식으로부터 뇌가 어떻게 동작을 조절하는지 그리고 관여하는 시스템들 간의 조직화는 어떻게 하는지, 그것의 상대적 영향은 어느 정도인지에 대한 새로운 이론 혹은 새로운 관점이 출현한다. 운동조절 이론은 치료사에게 어떻게 동작이 조절되고 있는지에 대한 일련의 가정을 제공해준다. 이러한 가정들은 그 다음 임상적으로 적용된다. 가설에 바탕을 둔 임상훈련의 개념적 토대로 운동조절 이론을 이용한다. 임상에 특정 이론들을 적용하는 것은 검사소견으로부터 도출된 가설들을 가정하는 작업과 어떤 문제에 우선순위를 두어야 하는지에 대한 임상결정에 영향을 줄 것이다.

운동조절이론에 대한 짧은 소개로 나마 과거에 물리치료 임상이 어떻게 다듬어졌으며 이러한 이론들 중 하나 혹은 그 이상을 받아들여 치료사가 어떻게 검사와 중재를 달리하게 되었는지 이해할 수 있기를 바란다. 이것은 신경근육계 장애를 가진 아동의 본질적인 문제와 운동조절에 대한 현재 연구를 이해하는 시작에 매우 중요하다. 이러한 이론 중 어떤 것도 어떻게 우리가 동작을 조절하고 학습하는지에 대해 완전히 설명하고 있지는 않다. 각 이론은 과학적 증거가 없기 때문에 이 이론을 지지하는 이전의 이론의 바탕위에서 형성되거나 인용하여 만들어진다. 그 과정은 우리가 좀 더 배워가면서 계속될 것이고 검사와 중재에 관한 당신의 기초를 정기적으로 새롭게 할 필요가 있을 것이다.

운동 조절의 초기 이론—반사와 계통적 이론—은 1950년대 후반부터 1970년대 초까지 물리치료 임상에 중요 영향을 미쳤다. Bobath의 신경발달치료(Neurodevelopmental Treatment; NDT)(Bobath, 1964, 1985; Bobath & Bobath, 1984), Brunstrom(1992)과 Rood 방법(Stockmeyer, 1967), Kabat과 Knott의 고유수용성 신경근육 촉진(Proprioceptive Neuromuscular Facilitation; PNF)(Knott & Voss, 1968), 그리고 Ayres의 감각통합치료(Sensory Integration Therapy; SI) 같은 신경촉진 접근들이 이 이론으로부터 나왔다.

뇌성마비 아동, 뇌졸중, 외상성 뇌손상 환자에서 뇌피질에 대한 손상으로부터 관찰되는 비정상적인 반사와 근 긴장도가 비정상적 동작의 원인이라고 믿었다. 치료사들은 그들이 원시적인 반사를 억제하고 근긴장도를 정상화하면, 손상받은 뇌 영역의 기능을 회복시킬 수 있는 남아있는 상위의 뇌영역의 촉진을 통하여 뇌가소성이 촉발될 수 있다고 생각하였다. 그러나 동작의 질을 향상시키는 데 효과적이라 하더라도 그 효과가 오래 지속되지는 않았으며 한 환경에서 다른 환경으로 수행 전이가 일어나지 않았다(Horak, 1992; Shumway-Cook & Woollacott, 2001). 지난 30여년 동안 신경과학이 발전하여 운동조절의 새로운 이론이 점차 등장하여 동작에 관한 다른 관점을 제시해왔다(Sweeney, Heriza, & Markowitz, 1994).

반사이론(Reflex theory)

20세기에 들어서는 시점에 영국 신경생리학자인 Charles Sherrington경이 동물에서 기초적인 척수반사의 지도를 그려냈다(Sherringtpn, 1906, 1947). 반사회로(감각수용체-구심성 감각자극-원심성 운동출력-근육의 동작기)가 동작의 기본적인 단위로 생각되었다. Sherrington은 한 회로의 활성화가 다른 회로의 활성화를 유발하고 이렇게 유발된 반사의 한 세트가 동작이라고 생각하였다. 운동조절의 반사이론에서는 감각자극이 모든 동작의 시발이 된다고 말한다. 이 이론에 기초한다면 감각자극은 동작의 생성에 필수적이다. 이때는 소아마비가 대유행이었던 시기이다. 소아마비균은 선택적으로 알파 운동신경세포를 파괴하기 때문에 이런 환자에서 발견되는 약해진 근육의 보상과 동작을 생성하기 위하여, 반사를 촉진하는 것이 이용되었다.

Sherrington의 연구로 척수회로에 대해 많은 것을 알게 되었다. 그러나 감각자극 없이도 동작이 가능하다는 것은 이제는 분명하다. 감각이 박탈된 동물도 여전히 기능적 동작을 학습하고 발달시킬 수 있다는 것을 알 수 있다(Taub, 1976) 동작을 활성화시키기 위해 CNS로 유입되는 감각전달시간이 너무 짧음에도 불구하고 발생하는 총알같이 빠른 동작이 이것의 또 다른 예이다. 태어날 때부터 시각자극이 박탈된 구심성 통로가 사라진 원숭이(척수에서 배측 신경근〔dorsal root〕의 병변이 생겨서 피부, 관절 혹은 근육에서 감각전달이 되지 않는)는 건강한 동물보다 새로운 동작을 학습하는데 시간이 더 많이 걸리고 또 동작이 원활하거나 협응적이지도 않았음을 아는 것이 중요하다(Taub, Goldberg & Taub, 1975). 그러므로 운동학습과 운동 조절에 말할 필요없이 감각자극이 중요하지만, Sherrington이 말한 것처럼 필수불가결한 것은 아니다.

계통적 이론(Hierarchial Theory)

특정 감각자극에 의해 유발되는 반사가 동작의 가장 단순한 형태라고 서술된 반면 자의적 동작은 좀 더 복잡한 동작이라고 하였다(그림 7.1) 계통이론에서는 반사를 반사이론에서 제시된 동작의 기본단위로 보기보다 "원시적인 행동"이라고 보았다. 이 이론은 운동조절이 뇌피질에서부터 척수까지 계단식으로 내려오는 상-하향식 방식에 의한다고 제안한다(Jackson, & Taylor, 1932; Phillips & Porter, 1977; Reed, 1982; Walsche, 1961).

소위 원시반사는 고위중추 조절이 발달하면서 억제된다고 생각되었다. 영아에서 볼 수 있는 빨기, 쥐기 혹은 신생아 보행같은 행동들이 척수레벨에서 일어나는 원시적 반사라고 기술하였다. 영아가 성숙해가면서 신경이 분화하고 수초화가 진행되면서 머리정위반응과 몸통 정위 능력이 나타난다고 생각하였다. 피질은 결국 모든 하부레벨에 대해 주도권을 가지고 조절하기까지 성숙함으로써 손을 뻗어 물건을 잡기 혹은 기기와 같은 기술적이고 보다 복잡한 동작의 발달로 나아가게 한다는 것이다. 이러한 관찰은 뇌졸중이나 두부외상같은 뇌손상 후에 어떤 "원시" 행동이 다시 나타나는 것과 연관이 있었다. 그러므로 신경계의 발달에 문제가 있는지 발견해내는데 반사 테스트를 이용하였다. 운동조절은 상대적으로 불변하는 미리 구분된 단계들이라고 생각하였다.

그러나 뇌가 매 동작마다 근육의 활성화를 생성하고 조절하는 것은 매우 비효율적일 것이고 피드백 없이도 수행하는 복잡한 동작은 설명할 수 없을 것이다. 더 나아가 이전에 생각한 만큼 테스트 한 반사의 결과와 운동장애의 정도가 비례하지 않을 수 있다(Bartlett, 1997). 반사반응이 단순히 정형화된 동작이 아니고 뇌피질로부터의 어떤 영향 없이도 개체의 내부상태와 외부환경에 따라 변할 수 있다(Wolpaw & Tennisen, 2001). 그리고 아픈 자극에 대해 나타나는 회피반사와 같이 어떤 낮은 레벨에서의 반사가 어떤 때는 행동의 주종을 이룬다. 마지막으로 발달은 계단식으로 일어나지 않는다. 보행과 손을 뻗는 동작은 뇌피질의 조절요구에 의한 것이 아니고 감각적 피드백에 대한 반응으로 스스로 만들어낸 동작인 것으로 드러났다(Lee, von Hofsten, & Cotton, 1997; Ulrich, Ulrich, Angulo-Kinzer, & Chapman, 1997). 피질의 조절하에 있지 않은 자동적인 자세조절 동작 또한 과제와 환경에 의해 영향받는다(Bueleigh, Horak, & Malouin, 1994; Burleigh & Horak, 1996).

운동프로그래밍 이론 (Motor programming theory)

계통이론의 현대적 해석이 운동프로그래밍 이론이다. 이것은 원하는 동작이 어떻게 달성되는지 자세히 설명하지는 않고 뇌피질이 우리가 원하는 동작을 만들어낸다고 제안한다. 특정 근육의 활성화는 더 낮은 수준에서의 협응일 것이다(Rothwell, 1994). 이 이론에서는 반사를 "원시적인 행동"이라고 보기보다는 가변성이 적은 좀 더 빠른 반응 시간으로 인식하였다. 척수내에서 신경세포들의 네트웍은—중추 패턴 생성기(central pattern generators;

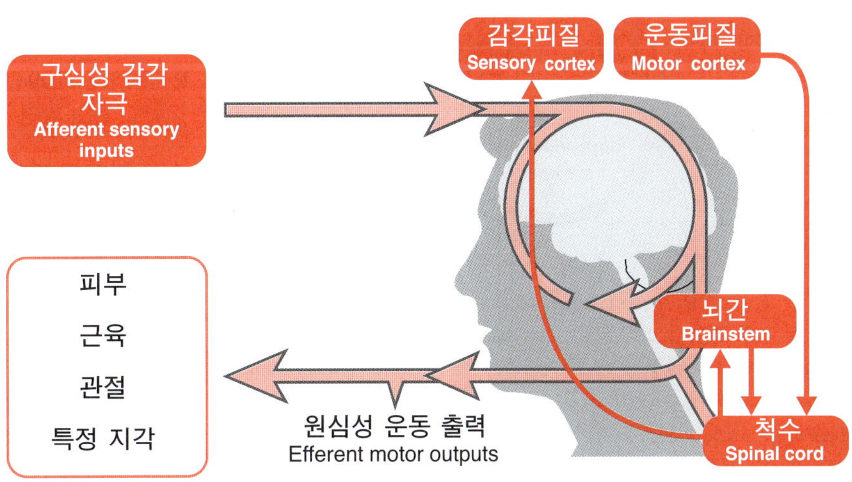

그림 7.1 운동조절의 반사이론. 감각자극(구심성)이 운동(원심성)이 나오는 원인이다. 이 기전은 말초신경계와 척수뿐 아니라, 척수와 뇌간과 피질 사이에 일어난다. *(Redrawn from Horak, F.B. [1991]. Assumptions underlying motor control for neurological rehabilitation. In M.J. Lister [Ed.], Contemporary management of motor problems: Proceedings of the II STEP Conference [p. 13]. Alexandria, VA: Foundation for Physical Therapy.)*

CPGs)—반복적인 발걸음(보행)에 대한 명령과 같이 리듬감 있고 정형화된 운동 명령을 생성하기 위해 함께 작동한다. 좀 더 복잡한 프로그램은 뇌피질 레벨에서 운동학습의 결과로 만들어지고 그 동작의 생성을 쉽게하기 위해 이용된다.

반응의 정확성을 평가하기 위해 특정과제, 환경, 그리고 예상되는 감각적 결과를 주었을 때 이러한 운동 프로그래밍이 과거의 동작 경험(상황, 실행 매개변수, 동작의 결과 그리고 감각적 결과)과 힘, 속도 그리고 크기와 같은 현재 필요한 동작 매개변수와의 상관관계를 지정한다. 손가락을 이용하여 작은 동작으로 자신의 이름을 작게 쓰든지 혹은 칠판에 팔 전체와 어깨 동작으로 큰 글씨체로 쓰든지 당신의 글씨체는 비슷하며 운동프로그램이 같을 것이다.

시스템 이론(System Theories)

시스템 이론은 원래 러시아의 생리학자인 Nicoleai Bernstein이 1930년에 처음으로 소개하여 분배이론(Distributive Theory)이라고 불렀다(Bernstein, 1967; Latash, 1998a).

운동조절의 시스템이론

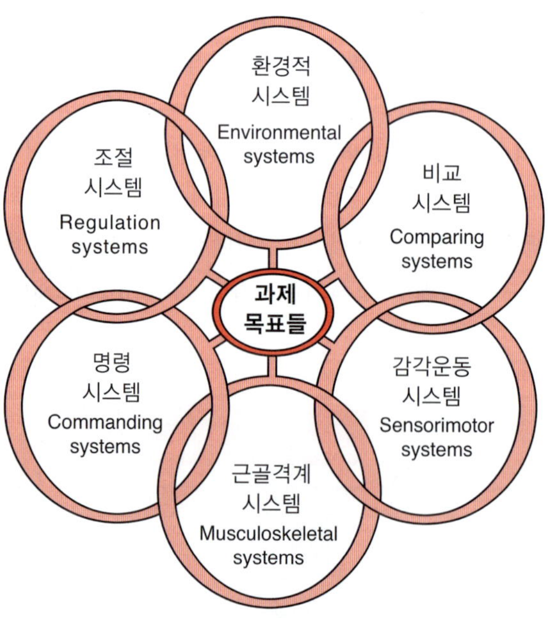

그림 7.2 운동조절의 시스템 이론. 서로 맞물려 있는 원들이 우리가 원하는 중심 결과로서의 목표과제와 함께 순환적 운동조절을 하고 있음을 보여준다. *(Redrawn from Horak, F.B.(1991) Assumptions underlying motor control for neurological rehabilitation. In M.J. Lister(Ed), Contemporary management of motor problems:Proceedings of the II STEP Conference(pp11-28). Alexandria, VA: Foundation for Physical Therapy.)*

그의 연구는 1967년까지 번역이 되지 않았는데 Bernstein은 이전에 제안된 것처럼 동작이란 말초에서 혹은 뇌에서 유발된 것이 아니고 여러 시스템의 상호작용으로부터 나온 것이며 이것들이 운동조절의 여러 측면에 기여한다고 가정하였다(그림 7.2). 개체의 내부상태, 특정 운동과제, 그리고 환경 상태에 따라 어느 시스템이 조절할 것인가가 결정되는 "조절(control)"의 이동이 있다(Latash, Latash, & Meijer, 1999, 2000).

Bersnstein(1967)은 수의적 동작 수행에 참여하는 시스템들 내의 내재하는 풍부함으로 야기되는 자유의 정도 문제를 해결하기 위해 시스템 간의 상호작용으로부터 동작 패턴이 나온다고 제안하였다. 특정 환경과 과제가 주어졌을 때 신경과 근육은 한 단위로 작동하여 동작을 생성하였다. 예를 들어, 우리는 서 있을 때 균형을 유지하기 위해서는 일정한 동작전략을 사용한다(Horak & Nashner, 1986; Nashner, 1982). 즉, 움직이는 바닥에 서 있을 때 바닥이 갑자기 뒤로 움직이면, 장딴지근육, 넙다리근육, 척추주위 근육들이 협응적으로 원위부에서 근위부의 근육쪽으로 활성화되는 패턴, 이름하여 **발목관절 전략**(그림 7.3A)을 사용한다. 상황이 변하면 좀 더 다른 적응적인 반응이 나올 것이다; 예를 들어, 우리가 위의 상황보다 좀 더 어려운, 폭이 좁은 나무 위에 서 있다면 균형 유지 전략이 변할 것이다. 복부근육, 넙다리네갈래근(대퇴사두근), 그리고 앞쪽 정강이근 쪽으로 근위부에서 원위부쪽으로 순차적인 활성화가 나타날 것이다(그림 7.3B). 이런 **고관절 전략**은 균형에 좀 더 큰 위협이 있을 때의 반응으로 나타난다.

외부 자극에 대한 이런 자세반응의 타이밍과 크기는 방해되는 자극의 속도 및 크기에 따라 변한다는 것을 알게 되었다(Horak, 1991; Inglis, Horak, Shupert, & Jones-Rycewicz, 1994; Shumway-Cook & Woollacott, 2001). 이러한 반응들은 자극이 들어온 30msec 내에 일어나는 척수의 간단한 반사와는 달리 자극 후 80msec에서 100msec 내에 일어나는 반응이거나, 자극이 전달되어 명령이 나와 반응을 하는데 100msec 보다 시간이 더 걸리는 뇌피질에서 나오는 의식적인 동작이다. *긴 잠시 반사반응*(뇌간으로 전달되고 나오는), *자동적인 자세 반응*, *운동프로그램* 혹은 *시너지* 같은 용어가 서기 균형의 조절을 쉽게 하는 이러한 전략들을 설명하는데 사용되어왔다.

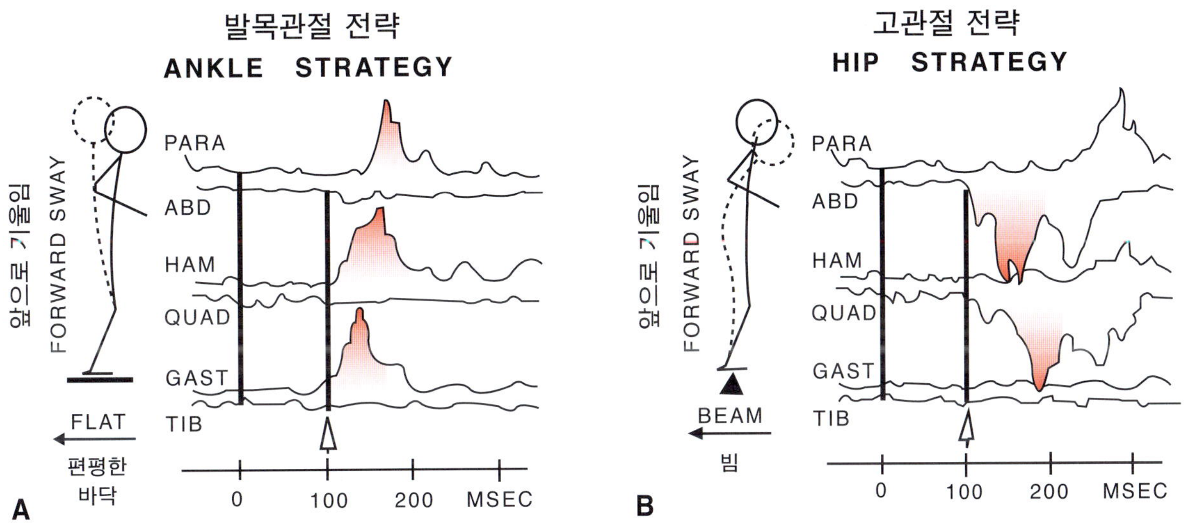

그림 7.3 바닥이 뒤로 움직이는 데 대한 자동적인 자세근육의 반응. (A) 앞으로 넘어지려고 할 때 "발목관절 전략"을 사용한다. 바닥이 움직이기 시작한 80msec에서 100msec 사이에 일련의 순차적인 근육그룹의 수축이 일어난다. 장딴지근육부터 시작해서 넙다리근육, 척추근의 수축으로 이어진다. (B) 균형에 대한 위협이 점점 커지면 자세조절을 위한 다른 전략이 시작된다. 이것이 "고관절 전략"인데 복부근육이 먼저 수축하고 이어 넙다리네갈래근(대퇴사두근), 앞쪽 정강이근이 수축하여 균형을 유지하려고 한다.
(Adapted from Horak, F.B., & Nashner, L.M.[1986]. Central programming of postural movements: Adaptation to altered support configurations. Journal of Neurophysiology, 55, 1372. Copyright 1986 by American Physiology Society. Reprinted with permission.)

마지막으로 Bernstein(1967)은 동작에 대한 근골격계 및 환경적 제한(즉, 관성과 중력)을 강조하였다. 이것은 동작을 향상시키려는 물리치료 중재에 영향을 줄 수 있었다. 예를 들어, 관절 구축이 동작을 방해하고 있다면 치료사는 ROM 증가에 중재의 초점을 맞추어야 한다는 것이다.

비조절적 다중 이론(Uncontrolled Manifold Theory; UCM)은 중요한 수행변수의 *안정성(stability)*과 운동패턴의 *융통성(flexibility)*을 강조하는, 운동 시너지의 재정립된 개념에 바탕을 둔 시스템 이론인데 안정성과 융통성으로 인하여 예기치 않은 사고가 덜 일어나게 된다. 이 이론은 자발적 동작에 내재하는 적응성과 융통성을 허용하는 과제 지향적 운동 시너지의 재정립된 개념을 제공한다(Latash, Scholz, & Schoner, 2007; Scolz & Schoner, 1999).

시스템 이론으로부터, 의미 있는 환경 안에서 기능적 과제를 할 때 동작 조절을 위해 모든 시스템이 상호작용한다는 운동조절의 **과제 중심적인 이론**이 발전하였다(Horak, 1991). 예를 들어, 목마를 때 팔을 뻗는 특정 동작을 생각하지 않고도 물을 마시는 과제를 수행한다는 것이다.

목적 없는 동작보다 기능적 동작에 중심을 둔 검사와 중재의 함축적인 의미는 이론의 이런 변화를 따르고 있다. 이것을 염두에 두고 치료사들은 그 과제를 수행하는데 관여하게 되는 필수적인 시스템을 먼저 확인하고(예: 시각, 체성감각 그리고 전정계 모두가 균형을 잡는데 이용된다) 변화 가능한(예: ROM, 근력약화, 심폐계의 약한 기능) 장해를 평가하고 치료한다. 그 다음 아동에게 중요한 과제와 활동들이 무엇인지 확인한다. 이러한 활동들 혹은 과제들은 물리치료 검사 및 중재를 기획할 때도 사용될 수 있다.

동적인 시스템 이론(Dynamic systems theory)은 운동조절의 시스템 이론과 비슷하다. 이 이론에서는 개체와 주변 환경의 구성요소 사이에서 자기 스스로 조직화하는 원칙을 따라 운동조절이 시스템사이를 이동한다고 가정한다(Thelen & Smith, 1993). 이 접근에서는 개체사이의, 개체내의 변이가 운동발달에 필수요소이다(Helders, 2010).

간단한 해석상, 이 원칙은 전기를 띤 입자들로 구성된 환경에서 순서는 자연스럽게 발생할 것이라는 것을 말하고 있다. 무생물의 세계에서 일어나는 하나의 흔한 예를 들어, 물의 속도가 높아질 때 흐르는 물 입자들 사이에서 일어나는 조직화를 들 수 있다. 처음엔 흐르는 속도가 느리면 물은 방울이 되고 속도가 높아지면 물은 줄기를 형성한다. 이 "조직화"는 흐르는 물의 속도/양이란 조절 매개변수에 따라 달라진다. 동작과 관련하여 생물의 세계에서 예를 들어,

보면 말의 동작에서 볼 수 있다. 엉덩관절(고관절)의 신전 각도를 증가시키면서 그 속도를 빠르게 하면 말은 걷는 패턴에서 느린 구보상태로, 다음은 다가닥 다가닥 느리게 달리는 상태로 전환할 수 있다(Bernstein, 1967; Heriza, 1991a). 진자운동과 비슷한 손가락 동작실험에서 한 패턴에서 다른 패턴으로의 변화 원칙뿐 아니라, 수학적 방식이 인간의 동작 행동의 전환에도 그대로 적용될 수 있음을 알 수 있다. 우측과 좌측의 검지를 느리게 외전-내전 패턴으로 번갈아가며 움직인다면, 그 과제를 할 수 있다. 그러나 속도를 계속 빨리 하라고 요구하여 어느 한 속도에 이르면 당신은 두 손가락을 자동적으로 동시에 내전-외전을 하고 있게 될 것이다(Kelso, 1995).

손과 발로 기어다닐 수 있는 한 어린 뇌성마비아의 경우를 생각해보자. 어떤 상황에서는 아동은 상호교차적으로 네발로 길 수 있다(반대쪽 팔과 다리를 같이 움직임). 그러나 다른 상황에서는 두 다리를 대칭적으로 움직여 앞으로 나아가는 다른 패턴의 운동행동으로의 전환을 보인다(토끼의 움직임으로 부르는 패턴; bunny hopping)(Scholz, 1990). 시스템에 영향을 주어 동작을 전환시킬 수 있는, 개체의 내 · 외부의 어떤 변수를 조절매개변수(control parameter)라고 설명한다. 기는 경우 조절 매개변수의 한 가지는 네발 동작의 속도이거나 혹은 다른 방향으로 움직이는 고관절 동작의 빈도이다. 고관절 동작의 속도가 증가할수록 조절되고 있는 교차적으로 기는 패턴을 유지하려는 경향이 불안정해지고 이동패턴이 bonny hop 패턴으로 전환된다. 고관절과 골반대(pelvic girdle)의 뻣뻣한 정도도 조절매개변수로 작용하는데 뻣뻣함이 증가할 수록 교차적으로 기는 패턴이 불안정해져(변화하기 쉬운) 결국 bunny hop 패턴으로 변화되기 때문이다.

조절매개변수에 대한 개념은 임상적인 중재에 있어 매우 중요한데 치료사들은 내적 혹은 외적 요인중 어떤 것으로 인하여, 생성되는 동작에서 변화가 증진되는지 알기 때문이다. 이러한 조절 매개변수는 개체에 내재적인 것일 수도 있고 환경 혹은 해야 할 운동과제와 같이 외부적인 요인일 때도 있다. 개체, 환경, 과제 이렇게 구성되는 세 가지 제약조건에 대한 생각—그리고 운동조절에 영향을 주는 시스템들의 자발적 상호작용—은 현재의 검사와 중재 아이디어에 지대한 영향을 미쳤다(그림 7.4). 예를 들어, 이 이론에 따라 동작을 관찰하고 측정하며 조절 매개변수를 판단하여 우리가 이런 매개변수에 영향을 줄 수 있기 때문이다. 그리고 아마도 이것으로 가장 알맞은 협응 패턴 혹은 좀 더 효율적인 패턴으로 동작을 전환하게 되는 것이다. 중재에 이 개념을 사용하는 것에 대해서는 제 8장에 논의되어 있다.

신경그룹 선택이론
(Neuronal Group Selection Theory)

시스템 이론은 CNS를 별로 강조하고 있지 않다. 새로운 이론인 **신경그룹의 선택이론**(NGST)이 순수한 시스템 접근법과 CNS가 동작에서 강력한 역할을 한다는 접근법 사이에서 균형을 잡아준다(Hadders-Algra, 2000). 이 이론에서는 영아 운동발달에는 각 두 시기가 있다고 한다. 하나는 세포의 동적인 조직화에 의해 가변성이 증가하는 두 가지 시기이고 또 다른 하나는 특정 상황을 위한 가장 효과적인 반응 패턴을 선택하므로써 가변성을 줄이는 두 가지 시기이다(Siegler, 2002, Helders, 2010).

이 이론에 따르면, 뇌피질과 피질하 시스템들이 역동적으로 다양한 신경네트워크를 조직화한다고 한다. 신경네트워크는 서로 연결된 신경세포들의 집합체이며 그 역할은 특정 형태의 운동행동 혹은 감각 시스템으로부터의 특정 형태의 정보를 다루는 하나의 기능적 단위이다(Siegler, 2002). 이 그룹들의 구조 및 기능은 영아의 발달(유전적으로 결정된) 및 행동적 경험(환경에의 노출과 능동적 동작)에 의해 만들어진다.

발달의 초기에는 진화에 의해 결정된, *일차적인 레퍼토리*(primary repertoire)라고 불리는 신경그룹들이 있다. 예를 들어, 앉아 있으면서 자세 안정성을 발달시키는 과정 중 4~6개월된 영아는 앉는 자세를 유지하기 위해 몸통 앞뒤 근육의 미숙한 수축 패턴을 보여준다(Hadders-Algra, Brogren, & Forssberg, 1996). 상황을 경험한 이후에는 구심성 정보가 어떤 신경그룹 사이에서, 또 내부에서 시냅스 연결 강도의 수정을 유발한다; 이런 방식으로 어떤 신경그룹은 환경적 상황에 좀 더 적응하여 다른 그룹대신 선택되어 신경그룹의 이차적 레퍼토리(secondary repertoire)가 만들어지게 되는 것이다. 이런 이차적 레퍼토리는 앉기에서 가장 효과적인 자세 적응(Hadders-Algra, Brogren, & Forssberg, 1998)을 만들어내는 과제나 환경에 기반하여 신경그룹을

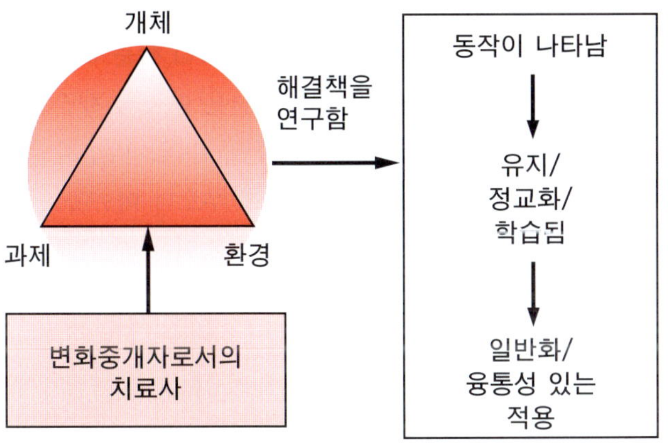

그림 7.4 동작의 삼대 제약요인. 개체, 환경 그리고 수행해야 할 과제를 고려하여 해결동작이 시작된다. 첫 번째 동작을 시도한다. 연습 후에 그 동작을 계속하고 더 정교하게 다듬은 다음 학습이 된다. 일단 동작 계획이 학습되면 기억에 저장된다. 이 이론은 다른 비슷한 과제 그리고 환경에서도 적용되는 일반화가 일어난다고 말한다. 치료사는 이 과정 중 개체의 경험수준, 과제, 그리고 환경에 변화를 주어 해결책과 학습과정이 달리 나오도록 하는 역할(변화 중개자)을 한다. *(Adapted from Newell, K.M., & Valvano, J.(1998). Therapeutic intervention as a constraint in learning and relearning movement skills. Scandinavian Journal of Occupational Therapy, 5, 53, with permission.)*

상황 특정적으로 선택하는 것을 허용한다(Konczak & Dichgans, 1997; Konczak, Borutta, & Dichgans, 1997).

일차 기간에서 운동활동이 다양하고 환경상황에 꼭 맞춰져 있는 것은 아니다. 이러한 다양한 동작은 스스로 다양한 구심성 정보를 형성한다. 이 구심성 정보들은 다양한 환경에서 기능적으로 운동행동을 하게 한다. 일차선택 후 처음엔 동작 반응의 다양성이 줄어들고 그 다음은 증가하는데 왜냐하면 계속되는 경험으로부터 감각자극이 빗발같이 들어오기 때문이다. 이차적 혹은 적응적 다양성 단계가 시작되면서 각 특정 상황에 따른 효율적인 운동기능과 함께 다양한 동작 레퍼토리를 형성한다. 개체들은 과제에 맞춰진 제약조건들에 동작을 적응할 수 있거나 하나의 운동과제를 수행하기 위한 해결책으로서의 레파토리를 만든다.

치료사들은 아동의 발달이 어느 수준에 있는지 판단하려고 노력할 것이다—일차 시기 대 이차적인 다양성 단계—그리고 다음은 운동기술을 위한 다양하고 효율적인 동작을 계속해서 발달시킬 수 있도록 아동을 도와줄 중재를 기획한다. 예를 들어, CNS 손상과 관련하여 심한 운동장애가 있는 아동은 일차적인 기본적 신경네트워크가 없을 수도 있다. 아동의 동작의 일차적 레퍼토리를 증가시키려면 다른 자세 즉 앙와위, 복와위, 앉은 자세, 기타 등에서 다양한 훈련을 해야 할 것이다. 치료사는 그 다음 신경그룹의 이차적 레퍼토리의 선택을 돕고자 시도와 실수의 경험을 자주 제공하여야 할 것이다. 현재까지, 비효율적이지만, 이런 중재를 지지하는 증거들이 출현하고 있다(Vereijken, 2010; Vereijken & Thelen, 1997).

검사와 평가 / Examination and Evaluation

이 부분에서는 제 1장에서 언급한 소아 물리치료 검사와 치료계획에 관한 설명을 보강하려고 한다(표 1.3을 보시오). 신경근육계 장해를 가진 아동에서 흔히 사용하는 기능 및 발달 테스트와 표준화된 테스트를 자세히 말하겠다. 제 3장에서는 좀 더 많은 테스트와 측정뿐 아니라 신뢰성 있고 타당한 테스트와 측정의 사용에 대해 나열하였다(표 3.12 와 부록 3.B를 보시오). 신경근육계 질환 혹은 장애가 있는 아동에서 운동문제에 대한 검사를 발전시키는데 고려해야 할 문제점을 이 장에서 논의하려고 한다.

신경근육계 장애가 있는 아동을 검사하는 것은 복잡하고 여러 다른 영역의 테스트가 필요하다. 신경근육계 장애가 있는 아동의 삶의 질 및 서비스에 대한 만족도 측정을 포함하여 다양한 영역을 테스트하고 측정하는 새롭고 신뢰할 수 있으며 의미있는 방법을 발전시키는 것이 필요하다(제 3장 참조). 치료사들은 새로운 테스트와 측정을 설명하는 연구결과를 이해하는데 게을러서는 안 된다. 치료사가 특수하고 복합적인 판단이 요구되는 아동을 보게 되면 복잡한 측정을 할 수 있는 센터로 의뢰하는 것이 필요할 것이다(즉, 수술여부를 결정하기 위한 보행분석 등). 발전된 테크놀러지 정보에 항시 접하고 있어야 하는 것이 중요하고 집, 학교, 지역사회에서 아동이 기능적으로 활동하고 참여하는 것을 향상시키려는 생각을 잊어서는 안 된다.

소아 물리치료사에게는 정상 운동발달에 대한 지식이 아주 중요하다. 운동 기술의 정상적인 발달은 흥미있고 아름답다. 동기와 꾸준함으로 정상 발달중인 아동은 운동 행동의 습득, 숙련됨, 일반화의 흐름을 따라가는 듯 보인다. 어려움 없이 새로운 운동기술이 출현한다. 대부분의 검사와 중재의 바탕은 발달학적 모델이다.

역사적으로 아동들은 적절하게 기본 운동기술을 배우기 위해서 정상적 발달순서를 거친다고 되어있다(Bobath, 1964; Stockmeyer, 1967; Voss, 1972). 예를 들어, 걷기 전에 아동은 기기를 배울 필요가 있다고 믿는다. 정상운동 발달과 운동 조절이론과 운동학습에 관련된 새로운 가설에 의하여 이러한 모델은, 중재가 연령에 적절한 기능적 운동 행동을 가르치는데 중점을 두는 것으로 대치되었다. 그래서 독립이동이 12세 아동의 목표라면 이 아동에게는 기어서 이동하는 것보다는 보조기구를 사용해서 보행하거나 휠체어를 운전하는 것을 배우기를 격려해주어야 한다는 것이다. 신경학적 장애가 경미한 아동의 경우, 정상발달하는 아동이 보이는 패턴이 가장 효과적이고 효율적 동작의 시금석으로 생각될 수도 있다(Atwater, 1991).

아동 중재의 주요한 목표는 집, 학교 그리고 지역사회에서 아동이 활동하고 참여할 수 있도록 아동의 운동능력을 향상시키는 것이어야 한다. 그러므로 지역시회의 참여(예: 보행과 이동, 균형, 손을 뻗어 잡기, 자리 옮김)와 활동에 필요한 기능적 동작들이 아동과 양육자에게는 중요하며 이를 먼저 평가해보아야 한다. 아동이 어떻게 움직이는지 그리고 동작의 질은 어떤지 관찰하고 테스트 한 후에 신체 구조와 기능을 평가함으로써 활동과 참여의 제약이 어디에서 오는 것인지 판단할 수 있다(예: ROM, 근력, 협응).

테스트 시 고려할 점(Testing Considerations)

아이들의 운동행동이 수시로 변하기 때문에 신경근육계 장애가 있는 아동을 테스트하는 것은 어렵다. 이러한 변동은 아동의 근긴장이 변하고 운동협응이 좋지 않고, 투약, 피로와 관련한 요인들, 연령, 행동, 통증 및 사람들 사이에서 주의 집중하는 것 등이 다르기 때문이다. 가장 효율적인 패턴을 익히려고 여러 다른 운동패턴으로 시도해보는 과정 중 발달이 미성숙하기 때문에 운동협응에 있어서의 다양한 차이가 생길 수 있다. 다양한 차이는 운동신경세포 집단으로 내려가는 정보가 잘 조절되지 않거나 감각통합장해를 유발하는 특정 신경근육계의 차이 때문에 나타날 수 있다. 가장 가능성 높은 생각은 여러 종합적 요인들로 인해 나타난다는 것이다. 중요한 관점은 한 치료 세션 중 시간을 두고 여러 번 항목들을 테스트하고 이후의 세션에서도 반복 테스트하여 가장 잘하고 흔하게 나오는 행동을 판정하는 것이다.

아동들은 환경이 달라지면 달리 수행하기 때문에 검사를 위한 환경이 중요하다. 어떤 테스트들은 아동의 자연스런 환경에서 아동을 관찰하는 것으로 끝날 수 있거나, 자연스런 상태에서의 아동의 능력에 대하여 부모나 아동을 인터뷰하는 것으로 끝낼 수도 있다. 이러한 평가는 매일 매일의 환경속에서 아동이 사용하는 운동능력에 대한 정확한 관점을 제공하기도 한다.

신경근육계 장애가 있는 아동은 인지 장해 그리고 정서 문제/행동문제가 같이 있을 수 있다. 비록 이러한 요인들이 아동의 운동 수행에 얼마나 많이 영향을 미치는지 판단하기가 어렵지만, 이러한 문제점들은 모니터되어야 하고 간단하지만 신뢰성있는 방법으로 측정되어서 운동결과에 외부적 영향을 얼마나 받았는지 평가되어야 한다. 예를 들어, 이러한 평가를 위해서 발달학적 테스트와 같이 할 수 있는 간단한 행동 검사 항목들을 만들었다. 또 이 행동항목에 대치할 수 있는 것으로써 표준화된 3점 행동척도를 사용할 수 있는데 이것은 간단히 아동이 (1) 이해하고 가장 나은 능력으로 따르는지, (2) 테스트하는 과정을 부분적으로 이해하고 따르는지, (3) 자주 이해하지 못하고 테스트를 잘 따르지 못하는지로 구분하여 점수를 매기는 것이다. 검사 결과의 신뢰도를 평가하기 위해 이 척도를 사용함으로써 당신은 자기가 한 검사 소견을 좀 더 일관성 있는 방법으로 해석할 수 있게 된다.

아이에게 특정 운동기술을 수행하라고 요구하는 것보다 전형적인 운동 행동을 주로 관찰하는 방식이 아동이 테스트를 이해하고 수행하는데 있어서의 문제를 줄여줄 수 있을지 모른다. 관찰을 통한 측정은 또한 지시를 따를 만큼 발달하지 않은 영아와 어린 아동을 평가하는데 도움이 된다. 하루 중 다른 시간대와 다른 환경에서 관찰하면 운동행동에 대한 내재적인 바이오리듬 혹은 환경적 영향이 어느 정도인지 알 수 있을 것이다.

지침(APTA, 2001)에서 첫째와 두 번째 부분에는 신경근육 장애를 가진 아동에서 운동 행동을 기록하기 위하여 만들 수 있는 자료의 형태와 자료를 수집하는 도구들과 테스트와 측정을 통하여 평가하여야 하는 많은 내용들을 나열해놓았다. 표 7.1에는 신경근육계 장애가 있는 아동과 청소년에 특정하게 할 수 있는 가장 흔한 테스트와 측정에

표 7.1 신경근육계의 장애가 있는 아동에서 많이 사용하는 테스트 및 측정

범주	테스트 및 측정	연령	측정 레벨	사용에 관한 추천사항
보행, 이동, 균형	• 측정실 분석/자세촬영술 (동역학적, 운동학적, EMG)	모든 연령	신체기능	(이상을)발견, 예측, 평가하는데 사용함
	영아 테스트			
	• 영아 동작 수행 테스트 (TIMP: Test of Infant Motor & Performance)	34주 재태연령–출생 16주		발견, 예측, 평가하는데 사용함
	• 영아의 동작평가 (MAI: Movement Assessment of Infant)	0–12개월	신체기능	
	• Harris 영아 신경운동 테스트(HINT: Harris Infant Neuromotor Test)	3–12개월	활동	
	• Alberta 영아 운동 척도 (AIMS: Alberta Infant motor Scale)	0–18개월		
	발달학적 테스트			
	• Bayley 영아발달척도, 2nd ed. (BSID2)	0–2세		
	• Peabody 운동발달척도, 2nd ed. (PDMS–2)	0–6세	활동	발견에 사용함
	• Bruininks–Oseretsky 운동 숙련도 테스트 (BOTMP: Bruininks–Oseretsky Test of Motor Proficiency, 2nd ed. (BOT–2)	4.5–14.5세		
	단일항목 테스트			
	• 기능적 손 뻗기 테스트 (Functional Reach test) (FRT)/ 수정 FRT • 소아용 FRT(Pediatric FRT) • Fisher 손 뻗기 테스트 (Fisher Reach TEST) • 일어나서 걸어가기 시간측성 테스트 (Timed Up–and–Go (TUG)) • 계단오르내리기 시간측정 테스트 (Timed up and Down Stairs (TUDS)) • 장애물 보행 시간측정 테스트 (Timed obstacle Ambulation Test(TOAT))	4–12세	활동	발견하는데 사용함
	• 균형에서 감각상호작용에 대한 소아 임상테스트 (P–CTSIB: Pediatric Clinical Test for Sensory Interaction in Balance)	4–12세	신체기능	발견하는데 사용함
	• 운동 및 자세 기술의 임상적 관찰 (COMPS: Clinical Observation of Motor and Postural Skills)	5–9세	신체기능	발견, 평가하는데 사용함
신경운동계와 감각통합	• 학동기 전 아동의 Miller 평가(MAP: Miller Assessment of Preschoolers)	2–5세	신체기능	활동
	• 남부 캘리포니아 감각통합검사(SCSIT: Southern California Sensory Integration Tests)	6–16세	신체기능	

표 7.1 신경근육계의 장애가 있는 아동에서 많이 사용하는 테스트 및 측정 – 계속

범주	테스트 및 측정	연령	측정 레벨	사용에 관한 추천사항
	발달학적 테스트			
	• BSID2	0–2세	활동	발견
	• PDMS–2	0–5세		평가하는데 사용함
	• BOT–2	5–14세		
	목표들			
	• 목표성취척도 (GAS: Goal Attainment Scaling)	모든 연령		평가하는데 사용함
	• 대근육운동기능 측정 (GMFM: Gross Motor Function Measure)	2–5세	활동	발견, 평가하는데 사용
운동기능 (운동조절 및 학습)	• MAI	영아	신체기능	발견
	• TIMP		활동	예측
	• HINT			평가하는데 사용함
	• AIMS			
	• GMFM	2–5세		
	• 대근육운동 수행측정(GMPM: Gross Motor Performance Measure)	모든 연령		
	• Videography			
	• 측정실 테스트 (동역학적, 운동학적, EMG, 지구력)	모든 연령	신체기능	
	• 소아 장애 평가항목(PEDI: Pediatric Evaluation of Disability Inventory)	6개월–7.5세	활동 참여	발견 평가하는데 사용함
	• 학교기능평가(SFA: School Function Assessment)	5–14세		
	• 아동기 건강평가 설문지 (CHAQ:Childhood Health Assessment Questionnaire)	1–19세		
	• 소아 물리치료 결과 측정 시스템 (PPT–OMS: Pediatric PT Outcome Measure System)	0–21세		
반사 통합	• MAI	영아	신체기능	발견
	• TIMP		활동	예측, 평가하는데 사용함
근긴장도	• Ashworth 수정된 척도	모든 연령	신체기능	발견하는데 사용함
	• 경직 측정 시스템(SMS: Spasticity Measurement System)			발견, 평가하는데 사용함

*For further information on these tests and measures, see Chapter 3, Appendix 3.A.

Sources: Finch, E., Brooks, D., Stratford, P.W., & Mayo, N.E. (2002). *Physical Rehabilitation Outcome Measures: A Guide to Enhanced Clinical Decision Making.* (2nd ed.). Philadelphia: Lippincott Williams & Wilkins; American Physical Therapy Association (2002). *Interactive Guide to Physical Therapist Practice: With catalog of tests and measures*, Version 1.0. Alexandria, VA: Author.

대해 나열한 것이 있다(패턴 5B, 5C, 5D). 이것은 세 가지 주요 테스트 목적(구별적, 예후적, 평가적)에 기반하여 적용할 수 있는 경우와 테스트의 적용 연령을 포함한 *지침*의 테스트 분류에 의해 만들어진 것이다. 특정 테스트 시 고려해야 할 점과 이러한 테스트 중 몇 가지는 설명해 놓았다. 이 모든 테스트 관련 자세한 것은 참고문헌과 다른 장을 참조하기 바란다.

신체기능의 검사:신경근육계와 동작관련 기능 (Examination of Body Functions: Neuromusculoskeletal and Movement-Related Functions)

진단 내의 신체 구조 및 기능의 장해는 손상의 위치와 정도, 손상 당시의 연령, 일상생활에서 아동이 사용하고 훈련했던 운동행동들, 가능한 지원체계에 따라 매우 다르다. 진단 사이의 하나의 공통성은 신경근육계가 망가지면 동작이 어려워지고, 장기적으로는 낮은 체력수준으로 이어진다는 것이다. 비록 아동의 특정 운동장애에 따라 검사와 중재가 개별화되어야겠지만, 의미 있는 기능적 동작의 발달과 장기적으로 일반적 건강과 체력 증진에 중점을 두어야 한다.

근긴장 기능(Muscle Tone Functions)

우리가 자발적으로 움직이고 있지 않을 때에도 근육은 "움직일 준비"가 되어있는 안정상태의 근수축을 하고 있다. 이러한 상태를 *근육의 긴장*도라고 부른다. 신경근육 장애 아동(패턴 5B) 혹은 후천적 비진행성 신경근육질환(패턴 5C와 5D)을 가진 아동들은 안정상태의 근긴장도가 아주 높음부터(과긴장증) 아주 낮음까지(저긴장증) 다를 것이다. 근긴장도의 유동성은 무정위운동과 실조증 같은 불수의적 동작을 초래할 것이다. 근긴장 이상을 변화시켜 좀 더 정상 운동 행동을 만들어주어 신경근육 장애가 있는 아동을 도우려는 많은 중재들이 기획되어왔다.

과긴장은 관절주위의 수동적 동작에 저항이 비정상적으로 증가된 상태를 말한다(Sanger 등, 2003). 그것은 CP와 TBI 혹은 척수손상에, 그리고 다른 다양한 신경학적 손상에서 발생하는 것처럼 뇌의 척수상부(supraspinal)에 손상을 입은 후 나타날 수 있다. 과긴장증이 발생하면서 신경학적 근골격계의 변화가 생긴다. 아동에서 과긴장증과 연관되어 말할 때 흔히 세 가지 용어를 사용한다; 경직(spasticity),

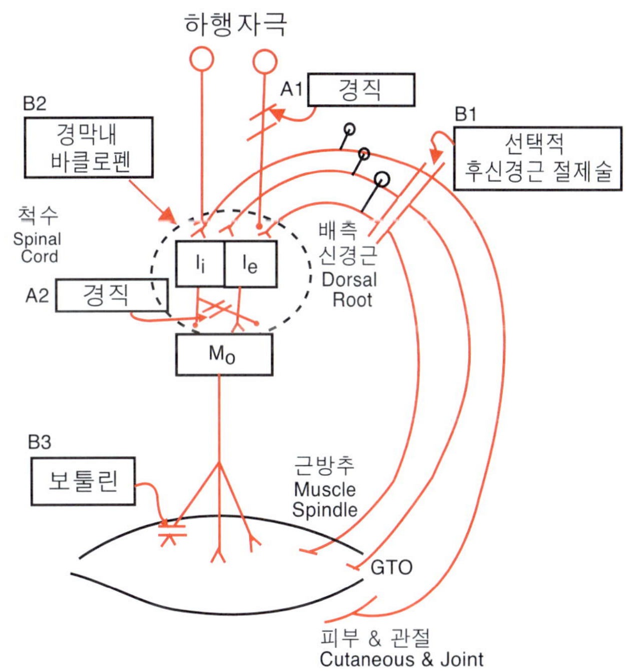

그림 7.5 경직성의 기전과 치료를 보여주기 위한 척수회로의 도식적 그림. 근육, 피부 그리고 관절로부터의 감각신경세포가 배측 신경근을 따라 척수로 들어가 억제성 사이신경세포(I_i), 흥분성 사이신경세포(I_e), 그리고 운동신경세포(M_O)와 시냅스한다. 척수와 뇌의 고위로부터 내려오는 하행 신경세포 역시 척수의 사이신경세포와 운동신경세포와 시냅스를 형성한다. 억제성과 흥분성 자극사이의 균형으로 근육을 자극하는 운동신경세포의 활성화를 조절한다. 경직성의 원인은 (A1) 내려오는 억제성 자극의 감소 혹은 (A2) 시냅스 전 억제의 감소 때문인 것으로 가정된다. 경직성을 줄이는 방법에는(B1) 선택적 후방 신경근 절제술 혹은 약간의 구심성 감각신경을 잘라 척수로 들어가는 흥분성 자극을 줄이는 것; (B2) GABA와 비슷하게 억제성 신경전달물질로 작용하는 baclofen을 적정량을 맞추어 경막내로 유입시켜 사이신경세포와 운동신경세포에 억제성 영향을 증가시키는 것; 그리고 (B3) botulin(Botox)을 근육에 주사하여 일시적으로 운동신경에서 근육으로 가는 자극을 신경-근육연접부에서 차단시키는 방법등이 있다. GTO = 골지힘줄기관.

근긴장 이상(dystonia), 경축 혹은 강직(rigidity)이다(Sanger 등, 2003).

경직은 수동적 동작에 대한 저항으로 정의되며 스트레치의 속도가 증가하면 증가되고(속도-의존성) 관절 움직임의 방향에 따라 달라지며 혹은 역치 속도 혹은 역치 관절 각도보다 더 많이 움직이면 빠르게 증가된다(Sanger 등, 2004). 경직은 정상적인 시냅스 전 억제(presynaptic inhibition)가 없기 때문이라고 가정된다(Rothwell, 1994). 기본적인 회로가 그림 7.5에 그려져 있다. 사이신경세포의 구심성 활성화(억제 감소에 기여하는)의 증가가 알파와 감마 운동신경세포의 활성화를 증가시킨다. 이런 과도한 자극이 퍼져나감으로써 또한 인접한 작용근, 길항근(즉, 근육의 동시수축)의 과활성화 원인이 된다. 그 결과 아동은 뻣뻣하게 보이고 움직일 수 있도록 이완되지 않는다.

아주 뻣뻣한 것은 콜라겐 조직의 구축, 근육 조직의 점성 탄력성이 줄어들고, 근육에 콜라겐이 쌓이고 근섬유가 변하고(2형의 근섬유가 특히 위축되고 1형 근섬유가 두드러짐), 근육세포가 힘을 생성하는 능력이 줄어듬과 같은 근골격계내의 변화에 기인한 듯이 보인다(Booth, Cortina-Borja, & Theologis, 2001; Dietz, Berger, 1995; Dietz, 1999). 아동은 뻣뻣하게 보이지만 스트레치반사 활동은 증가되지 않을 수도 있다(Berger, Horstman, &, Dietz, 1984). 경직은 속도 의존적이기 때문에 치료사는 경직이 있는지 알기위해 사지를 움직일 때 그 속도를 조절해보기를 원할 것이다. 중재와 기능적 자세를 잡을 때 기기나 자리 옮김과 같은 활동수행능력을 방해하는 경직이 있다면 그 정도를 감소시키고자 관절과 사지를 천천히 움직이는 것이 중요할 것이다. 관절의 제한된 움직임으로 인한 관절 구축이 발생할 수 있다.

과긴장이 있는 아동이 움직일 때 다연접 반사(polysynatic reflexes)의 촉진이 감소된데서 기인하는 근약화와 부전마비가 있을 수 있다(Damiano, & Abel, 1998; Dietz & Berger, 1995; Dietz, 1999; Wiley & Damiano, 1998). 이러한 근력약화를 보상하기 위해 아동은 자세조절 및 동작시에 충분한 근긴장를 만들어내기 위해 동시수축을 하기도 한다. 보행과 같은 동작 시에 일어나야 하는 반사활동을 조절하는 것 역시 방해된다(Stein, Yang, Belanger, & Pearson, 1991).

오늘날 운동신경 풀에 가는 흥분성 자극을 낮추어서 경직을 줄일 수 있는 효과적인 투약과 수술방법들이 있다:

- *선택적 후방 신경근 절제술*은 척수에서 문제가 되는 신경근을 선택적으로 절제하는 수술이다(Albright, 2003; Engsberg, Rose, Collins, & Park, 2006, 2007; Kan 등, 2008; Langerak 등, 2008; McLaughlin 등, 2002; Park & Johnston, 2006; Trost. Schwartz, Krach, Dunn, & Novacheck, 2008).
- *경막내 혹은 경구 baclofen* 투여로 운동 신경 풀을 억제시킨다(Albright, 2007; Albright & Ferson, 2009; Borowski, Shah, Littleton, Dabney, & Miller, 2008; Borowski 등, 2010; Brochard, Lempereur, Filipetti, & Rémy-Néris, 2009; Dan 등, 2010; Delgado 등, 2010; Motta, Stignani, & Antonello, 2008; van Doornik 등, 2008; Ward, Hayden, Dexter, & Scheinberg, 2009).
- *botulin 주사*로 근육수축을 방해하는 방법이 있다(Dai, Wasay, & Awan, 2008; Goldstein, 2006; Guettard 등, 2009; Hoare 등, 2010; Mackey, Miller, Walt, Waugh, & Stott, 2008; Pascual-Pascual & Pascual-Castroviejo, 2009; Py, Zein, Addeen, Perrier, Carlier & Picard, 2009).

그림 7.5B는 경직성을 줄이기 위해 사용되는 이러한 중재방법들이 각각 어디에 작용하는지 보여주고 있다. 이러한 치료들은 손상이 심하여 걷지 못하는 아동에서 적절한 아동관리, ROM, 그리고 체위변화를 위해 사용될 수 있다. 또한 보행하는 아동에서도 보행 및 기능적 동작을 향상시키기 위해 사용될 수 있다.

이러한 세 가지 테크닉으로 경직성이 감소한다는 것은 분명히 보고되었지만, 투약 혹은 수술로 일단 경직이 변했을 때 정상 동작이 금방 나타나지 않는 것은 분명하다(Giuliani, 1991; McLaughlin , 2002). 존재하는 이차적인 근골격계의 변화 즉, 근력약화와 구축이 여전히 동작을 방해할 수 있다. 운동패턴을 학습했던 아동 역시 이전의 경직 상태에 힘입어 다른 운동패턴을 학습하였던 것이다. 경직이 줄어들면 학습하였던 운동패턴이 금방 사라지지 않으며 그것들은 근긴장도가 낮아진 상황에서의 동작에는 효과적이지 않을 수도 있다(Olree, Engsberg, Ross, & Park, 2000). 예를 들어, 다리에 과긴장이 있는 아동이 엉덩관절(고관절)의 과도한 내전, 내회전, 무릎관절의 굴곡, 그리고 발목관절의 족저굴곡 상태로 걷는다고 하자. 일단 근육의 긴장이 감소하면 이 패턴 전부 혹은 부분적으로 이 패턴을 여전히 사용하려고 하기 때문에 걷지 못하게 될 수도 있다. 연구를 통해 기능적 동작이 다양하게 향상된다는 것을 알았지만 물리치료사가 일반적으로 해주는 적극적인 근력강화와 운동프로그램보다 항상 더 효과있다고 증명되지는 않았다(Graubert, Song, McLaughlin, & Bjornson, 2000;

McLaughlin 등,2002). 현재 보행하는 아동에게 이런 투약 및 수술을 사용할 수 있는 이상적인 조건에 대해서는 계속 연구가 있어야 한다.

과긴장과 운동 기능과의 상관관계는 여전히 논란거리이다. 흔히 과긴장을 줄이는 중재로 운동 기능이 향상된다고 믿었다(Bly, 1991; Bobath & Bobath, 1984). 이 이론은 비정상 근긴장도를 예방하거나 정상화할 수 있으면 아동이 적절하게 움직일 수 있을 것이고, 추후의 기능적 방해가 될 연이은 근골격계의 변화도 발생하지 않으리라는 것이다. 그 결과 근긴장도의 변화가 신경발달치료(NDT)의 주요 중점이었다(Bobath& Bobath, 1984). 그러나 NDT는 장기적 운동학습의 변화를 가져오지는 못하였다(Barry, 1996; Butler & Darrah, 2001).

한편 과긴장을 적정한 운동기능에 이용될 수 있다고 하는 사람들이 있다(Landau, 1974; Sahrmann & Norton, 1977). 보행 동작 시, 스트레치된 경직성 근육에서는 건강한 근육에서보다 EMG 활성이 덜하다는 증거가 있다. 그 결과로 아동이 독립적 보행을 하려면 최적의 능력이 발휘되어야 하는데 이를 위해서는 척수위치에서의 근긴장을 더 조절해야 할 필요가 있다(Dietz, 1999; Latash & Anson, 1996). 근긴장 발달의 이와 같은 패턴(척수위치에서 완전히 조절되는 것 vs. 척수상부로부터 조절받는)과 작용근 및 길항근을 더 많이 동시수축시키는 것은 이러한 사람이 움직일 수 있는 가장 효율적인 방식일 것이라고 하는 것이다(Crenna,1998; Damiano, 1993). 관절의 안정성을 증가시키고 동작을 배우는 동안 자유의 정도를 제한하고 외부 자극에 대해 좀 더 안정감 있게 운동시스템이 반응하도록 해주는 유용한 전략이 동시수축이다(Damoano, Martellotta, Sullivan, Granata, & Abel, 2000; Vereijken 등, 1992; Latash & Anson, 1996).

적은 수(n=10; 평균연령, 9.2세)의 뇌성마비아를 대상으로 한 최근의 연구에서 동시수축을 더 많이 하고 있는 아동들이 땅에서 보행할 때 에너지 효율성이 더 좋음을 보여주었다(Damiano 등, 2000). 그러므로 동작의 과긴장 패턴의 사용이 어느 정도는 기능적 동작에 최선이 될 때도 있고 과긴장을 줄이는 치료는 손상환자에게 이롭지 않을 수도 있게 된 것이다(Latash & Nicholas, 1996).

근긴장 이상증(Dystonia)은 불수의적으로 지속되는 혹은 간헐적 근육 수축으로 꼬이거나 반복적 움직임 그리고 이상 자세를 초래하는 움직임의 질환이다(Sanger 등, 2003). 그것은 흔히 의도적으로 움직이려고 할 때 시작되며 시간이 경과하면서 유동성을 보일 수도 있다. 안정기에도 근 수축이 있을 때, 혹은 수동적 움직임의 시작 전 근육활동이 일어나기 시작할 때 근긴장 이상증이 과긴장의 원인이 될 수 있으나 과긴장이 근긴장이상에 항시 같이 있는 것은 아니다(Sanger 등, 2003).

강직(rigidity; 경축)은 좀 더 극단적인 형태의 과긴장인데 피질간 긴 잠시 반사활동(long latecy reflex) 때문 혹은 중심고랑(central sulcus) 앞쪽의 운동피질과 기저핵 간의 정상적인 상호작용이 손상되었기 때문으로 추정되고 있다(Rothwell, 1994). 아동기의 운동 질환에 관한 연구팀(Sanger 등, 2003)은 강직을, 매우 저속으로 움직이는 수동적 관절 동작에 대한 저항으로 규정하였다. 이때 역치속도나 관절각도라는 움직임의 속도에 관계없이 느낄 수 있는 저항이다. 이 때 작용근과 길항근의 동시수축이 있을 수도 있다. 움직여진 다음에 사지는 특정 위치로, 극단적 관절각도로 환원하는 경향이 없다. 마지막으로 원위부 근육그룹의 수의적 동작으로 강직이 더 심해질 수 있으나 불수의적 움직임을 유발하지는 않는다(Sanger 등, 2003). ROM 내내 저항이 있거나—*납 파이프 강직*—동작 내내 일련의 격동(jerk)—*톱니바퀴 경축(cogwheel rigidity)*을 유발하기도 한다(Iyer, Mitz, & Winstein, 1999; Rothwell, 1994). 강직은 속도 의존성이라는 특성이 없다, 그러므로 치료사가 사지를 빨리, 느리게 움직이더라도 저항의 강도는 증가하거나 줄어들지 않는다.

저긴장증(Hypotonicity)은 수동적인 스트레치에 대해 저항이 너무 낮은 상태이다. 임상에서 물리치료 서비스를 받고 있는 많은 아동의 몸통과 목이 과긴장보다는 특히, 근긴장이 낮다는 것을 볼 수 있을 것이다. 저긴장증은 하부 운동신경세포로의 원심성 혹은 구심성 활동의 상실과 이어 발생하는 근골격계 조직의 변화 때문에 발생된다고 가정한다. 하부 운동신경 세포에 대한 손상, 근육, 혹은 결합조직 질환(즉, 척수근위축증, 결합조직의 선천성 기형)에 의해서 저긴장증이 발생한다. 혹은 알파와 감마 운동신경세포를 활성화하는, 뇌로부터 내려오는 자극이 줄어들 때 발생하기도 한다(Lundy-Eckman, 1998). 뇌로부터 내려오는 자극의 감소로 인한 저긴장증은 뇌성마비와 다운증후군과 같은 근육신경계 장애에서 볼 수 있다. 뇌손상 혹은 기타 특별한 진단이 붙지 않은 채 만삭으로 태어난 영아에서도 저긴장증을 볼 수 있다. 비록 이것이 초기 발달에 영향을 줄 수 있어도 장기적으로 보았을 때는 운동발달이 늦어진다는 것과는 상관이 없다(Paine, 1963; Parush등, 1998; Pilon, Sadler, & Bartlett, 2000).

저긴장증에서 흥분성 하행 자극의 상실이 소뇌 혹은 전정기관의 장애와 관련이 있을 수 있다. 전정-척수 하행로는 특히 자세와 균형조절과 관련하여 근긴장을 조절하는데 중요하다(Nashner, 1982; Lundy-Eckman, 1998). 전정기관으로부터의 자극은 우리에게 중력의 힘에 대한 정보를 제공하고 특히 자세근육을 지배하는 폄근 운동신경세포에 흥분성 영향을 미친다. 근긴장이 낮으면 아동은 관절을 완전히 신전시키고 인대에 "기대는" 고정자세로 있으려는 경향을 보인다. 어깨는 앞으로 내려와있고 팔은 늘어뜨리고 과도한 후만증 혹은 전만증이 분명히 나타난다. 그리고 다리는 완전 신전에서 과신전 상태로까지 고정되어 있을 수 있다. 저긴장증의 아동은 관절 ROM이 과도하게 되는 경향이 있고 아마도 이는 근육의 긴장도가 낮기 때문일 것이다(Pilon 등, 2000). 그러나 인대에 계속 기대어 있는 전략은 관절 구조를 과하게 늘어나게 한다.

더 나아가 감마 자극의 감소는 근방추(muscle spindle)의 조절을 흔들어놓을 것이다. 이 감지기는 특히 우리에게 근육길이에 대한 정보 및 길이의 변화하는 속도에 대한 정보를 준다(Latash, 1998b; Rothwell, 1994). 좀 더 중요한 것은 근방추가 우리에게 운동감각을 위한 일차적 정보를 제공해준다는 것이다(Proske & Gandevia, 2009). 공간에서의 몸의 위치를 아는 것은 당신의 동작능력에 대단한 영향을 미친다. 공간에서의 변하는 당신 몸의 위치에 대한 적절한 감각없이는 협응적인 동작이 어렵다. 따라서 낮은 근긴장의 아동은 덜 움직이려 하고 동작의 중간범위 내에서의 협응이 어렵다. 예를 들어, 가만히 서 있을 때 저긴장증의 아동은 견고한 듯 보이나 바닥으로 앉으라고 하면 갑자기 주저앉듯이 하는데 한 자세에서 다른 자세로의 변화 시 부드러운 조절을 할 수 없기 때문이다. 동작을 전환하려면 우리는 동작의 속도를 조절할 필요가 있다. 그리고 길항근이 완전히 이완하지 않도록 해야 한다. 그대신 길항근이 작용근과 어느 정도 조절되는 동시수축 상태에 있어야 한다. 이러한 길항근과 작용근 사이의 균형이 저긴장증의 아동에서는 손상되어 있다.

근긴장도 평가 다양한 요소(경직성, 근약화, 근육과 결합조직의 형태학적 변화, 그리고 길항근의 동시수축 등)가 근긴장에 영향을 주기 때문에 객관적으로 근긴장도를 측정하는 것은 어려운 일이다. 근긴장도를 정량적으로 측정하는 데 흔히 사용되는 방법은 다양한 동작 속도에 대해 나타내는 저항 정도를 평가하는 것이다. *경미함, 중등도, 심함*의 척도로 표시한다.

수정된 Ashworth척도는 좀 더 서술적인 방식으로 경직을 평가한다(표 7.2)(Clopton 등, 2005; Craven, & Morris, 2010; Platz, Eickhof, Nuyens, & Vuadens, 2005). 이것은 6점 등급 척도를 사용하는데 특정 근육 그룹의 경직의 양을 정량화하는데 도움이 된다(Bohannon & Smith, 1987). 신체구조와 기능에 대한 이러한 정보가 중요한 반면 또래와 놀이를 포함하는 것뿐 아니라, 바닥에서 일어서고 보행을 포함한 활동에 참여하는데 경직이 얼마나 이를 제한하는지를 기록할 때 이러한 측정이 필수적일 것이다. 비록 아동의 경직을 측정하는데 치료사로서 그 신뢰도는 여전히 의문스럽다는 것을 알고 있는 것이 중요하다(Blackburn, van Vliet, & Mockett, 2002; Damiano 등,

표 7.2 수정된 Ashworth 척도

척도	정의
0	근긴장도(MT)의 증가가 없음
1	MT가 약간 증가함, 약간 감지했다가 놓을 수 있는 정도로, 가동범위의 끝에서 증가함
2	MT가 약간 증가함. 처음 감지한 부분에서부터 나머지의 가동범위 끝까지 최소의 저항을 내내 느낄 수 있음
3	대부분의 가동범위에서 MT의 뚜렷한 증가가 있음
4	MT가 상당히 증가하여 수동관절운동이 어려움
5	침범된 부위가 굴곡 혹은 신전상태로 강직 상태임

출처: Bohannon, R.W. & Smith, M.B.(1987). Interrater relationship of a modified Ashworth scale of muscle spasticity: Suggestion from the field. *Physical Therapy, 65*, 46-47, with permission.

2002; Mutlu, Livanelioglu, & Gunel, 2008). 수정된 Ashworth척도를 사용할 때는 재검사 시의 신뢰도를 높이기 위하여 기록하는데 주의해야 한다.

근긴장도의 복잡한 특성 때문에 즉, 자의적 동작 중에 근긴장도가 변하기 때문에 수동적 동작 중에 근긴장도를 측정하여 그 결과로 근긴장이 능동적 동작에 대해 미치는 영향을 평가하는 것은 타당하지 않다고 한다(Crenna, 1999; Dietz, 1999; Holt 등, 2000; Rothwell 1994). Ashworth 척도의 경직 수준과 기능적 능력사이의 상관관계가 거의 없다(Fellows, Kaus, & Thilmann, 1994). Damiano, Dodd, Taylor(2002)는 등속성 동력계(dynamometer)를 이용하여 수동적 관절동작 시 저항의 토크를 측정하는 것이 수정 Ashworth 척도보다 기능과 상관관계가 더 좋다고 하였다.

자의적으로 움직이는 동안 근긴장을 측정하는 새로운 테크닉이 현재 실험실에서 개발 연구되고 있으며(Crenna, 1999) 임상적 적용(Holt 등, 2000)도 진행 중이다. 경미함에서 중등도의 경직을 보이는 넙다리네갈래근(대퇴사두근)에서 진자운동을 시키는 Pendulum 테스트는 경직을 구분하는데 좀 더 민감하였다(Bohannon, Harrison, & Kinsella-Shaw, 2009; Fowler, Nwigwe, & Ho, 2000; Graham, 2000; Syczewska, lebiedowska, & Pandyan, 2009; White, Uhl, Augsburger, & Tylkowski, 2007). 이 테스트는 다리를 떨어뜨리게 해서 추처럼 진자운동을 하게 하고; 전자식 각도계를 무릎관절에 대고 완전 신전상태에서 굴곡상태로 무릎을 떨어뜨릴 때의 첫 번 스윙각도를 잰다(Graham, 2000).

Holt와 동료들(2000)이 Hybrid mass-spring pendulum으로 하는 동작에 기초하여 뻣뻣함을 양적으로 측정하려고 다리길이, 체중을 측정하고, 붙잡고 서있는 자세에서 다리를 스윙하는 동안 유각기(스윙 주기)(초)를 임상적으로 측정하였다. 이러한 측정은 하지의 스윙에 대한 하이 테크 동작 시스템 분석과 상관관계가 높은 것으로 드러났다. 그리고 비록 적은 수이지만, 뇌성마비아와 그렇지 않은 아동 사이에서 타당성과 신뢰도를 보여주었다(Holt 등, 2000). 근긴장에 대한 이러한 종류의 테스트는 장래에 제일 선호하는 방법이 될 것이다. Pendulum 테스트 혹은 수동적 동작중에 나타나는 저항 토크의 정량화의 임상적 사용으로 시간경과와 중재에 따른 경직의 미묘한 변화를 더 잘 볼 수 있게 되었다.

근긴장에 대해 알고 서술할 수 있는 능력이 중요하지만 물리치료 중재로 근긴장이 변하는데 대해 강조하는 것은 적절하지 못하거나 효과적이지 않을 때도 있다. 제 8장에서 말했듯이 훈련을 통하여 운동협응을 변화시키는 데 중점을 둔 중재 및 가외의 감각적 도움을 이용하는 것이 좀 더 적절하고 효과가 오래간다.

동작 기능(Movement Functions)

운동반사*(motor reflex)* 반사를 테스트하는 것은 지침(APTA, 2001)에 신경근육과 감각통합, 그리고 운동 기능 편에 나와있다(표 7.1).

불수의적 동작 반응: 균형반응*(involuntary movement reaction: balance reaction)* 자세의 조절은 신경근육 장애가 있는 아동에서 조화롭고 효율적인 동작을 만드는 능력에서 "잃어버린 고리"라고 가정한다. 아동이 균형을 유지 혹은 얻지 못하면, 목적있게 동작하는 것이 매우 어려워진다. 발달에서의 문제를 이해하는 것과 그것이 질환이나 손상에 의한 것일 때 치료사는 자세 조절의 정상발달을 이해할 필요가 있다.

자세와 동작 조절은 전통적으로 머리부터 발쪽으로 발달한다고 기술되어왔는데 이는 몸통과 하지 조절을 습득하기 이전에 머리의 조절이 먼저 발달한다는 의미이다. 몸통을 중심으로 볼 때 근위부 조절이 원위부 즉 손과 발의 조절보다 먼저 발달한다(Gesell, 1945). 그러나 좀 더 최근의 견해는 운동 조절이 부분적 서로 얽혀있는 고리를 가지고 있는 것으로 설명되고 어떤 신체의 부분도 단독으로 다른 부분과 관련없이 발달하지는 않는다는 것이다(Adolph & Eppler, 2002; Thelen & Spencer, 1998) 영아는 언제나 동작조절과 자세의 조절을 신체를 통하여 발달시키고 있다. 영아가 중력에 반하여 일어나 앉고 또 일어서므로써 작은 지지기반으로부터 더 확장된 큰 신체를 균형잡아야 하기 때문에 자세조절 요소가 더 중요해진다. 신경근육계 이상이 있는 아동이 보행할 때 자세조절을 향상시키려는 중재를 흔히 하는데 자세조절의 문제가 있으면 이후의 동작 발달과 탐색을 제한할 것이기 때문이다.

표 7.3에는 근골격계(실제 동작을 위한 근육, 결합조직, 관절), 감각계(자세의 적응을 위한 시각, 전정감각, 체성

표 7.3 자세조절의 전형적 발달

시스템	구성요소	성인수준이 되는 연령 및 관련 문제
근골격계	힘의 생성	일생동안 발달하며; 1세 이하에서는 힘이 없어서 앉고 서는데 제약요인이 됨
	관절가동범위	십대를 통하여 발달함; 노년층까지 제약요인이 되지 않음
	신체형태의 변화	• 영아기에는 머리의 크기가 신체크기에 비해 크다. • 성별과 호르몬 발달에 따라 각 연령에서 급격히 성장하는 동안 변화가 빠름
감각계	시각	감각수용기는 출생 시 성숙한 상태임 • 생후 1년 동안 멀리 보는 시력이 정확해짐 • 출생후 1년까지 앉기 균형자세, 3세까지 서기균형자세를 바로잡는데 시각정보에 많이 의존함 • 출생후 사망하기까지 새로운 상황이나 과제를 처음 배울 때 시각정보를 일차적으로 이용함
	체성감각 (피부 및 고유수용성)	감각수용기는 출생 시 성숙한 상태임 • 6개월 이상된 영아는 앉기균형의 유지를 위해 체성감각정보를 사용할 수 있음 • 4–6세의 아동은 유입되는 감각정보들이 혼란스러울 때 이의 해소를 위해 체성감각정보를 이용하는 것이 보이기 시작함 • 7–10세의 아동은 유입되는 감각정보들이 혼란스러울 때 성인 같은 수준으로 체성감각정보를 이용함
	전정감각	출생 시 감각수용기는 성숙함 • 7–10세 아동은 혼란한 감각해소를 위해 성인과 같은 방식으로 전정감각정보를 기준으로 삼아 이용할 수 있음
	감각통합	• 7–10세의 아동은 자세 조절을 유지하기 위해 정확한 감각정보를 선택할 수 있음
신경근육계	**앉기**(SITTING)— 반응적인 자세조절 (근육협응패턴[MCPs : muscle coordination pattern])	5–6개월(앉기 전의 영아) • 특정 방향으로의 MCPs을 활성화함(아기가 넘어지려는 반대쪽의 작용근), • 타이밍에 변화가 많고(동시수축 및 반전된 근위부–원위부 패턴). • 특정 과제의 상황에는 적응이 서투름 7–10개월(앉을 수 있는 영아) • 특정 MCPs(다리, 몸통, 목 근육의 활성화)의 타이밍의 변화가 적어짐. 9개월–3세(과도기적 유아기) • 방향성의 특정 MCPs를 반드시 사용하고 어떤 유아들은 동시수축을 사용함 • 과제 상황에 맞는 지지기저(BOS; base of support)를 위해 골반근육을 잘 적응함. 3세–성인기 • 방향성의 특정 MCPs의 가변성 • 동시 수축을 덜 이용함, 목의 근육을 이용하여 자세조절을 향상시킴

표 7.3 자세조절의 전형적 발달 — 계속

시스템	구성요소	성인수준이 되는 연령 및 관련 문제
	서 있을 때 (STANDING)의 반응적 MCPs	• 독립적으로 서게 되자마자(약 생후 1년): 원위부에서 근위부로의 *대근육*의 특정적 MCPs 사용 • 1.5–3세: 일관되게 방향성의 MCPs 사용 • 4–6세: MCPs에 변화가 있음(급격한 성장 및 감각통합의 변화 때문) • 7–10세: 성인수준으로 MCPs 사용함 자세 조절을 위한 반응성의 MCPs 선택의 기타 결정요인: 서 있는 바닥의 종류; 사용할 수 있는 감각적 힌트, 과제에 대한 지도
	미리 예측하는 자세의 활성화 (APAs: anticipatory postural activations)	약 1세 정도에 어떤 과제에서는 APAs의 사용이 눈에 띈다 4–6세: 레버를 잡아당기는 과제에서 APAs 사용함 6–8세: 서서 손을 뻗는 과제에서 다양한 APAs 사용함 9–12세: 서서 손을 뻗는 과제에서 좀 더 일관성 있게 APAs를 이용함 • 과제에 따라—특정 자세에서 APAs는 반응성 MCPs 후에 성숙함. 그리고 자세에서 동작경험/훈련을 한 이후에 성숙함 • 새로운 동작에서의 처음 APA 반응: 보통 동시수축임 (자유의 정도가 없는 상태); 훈련을 한 이후에 자세조절 및 동작에서 좀 더 다양하게 됨(Vereijken 등, 1992)

감각) 그리고 신경근육계(운동 신경세포의 활성화와 협응)를 포함하여 신체 시스템에 의한 자세조절의 발달을 요약해놓았다. 근력의 발달이 자세 조절능력을 제한하므로 **근골격계**의 발달은 생후 첫 1년에 아주 중요하다. 생후 1년 이후 적절한 근력과 관절 ROM은 앉아있기와 서 있기 등의 고정적 자세를 조절할 수 있다. 이 시스템은 아동이 커지는 신체크기의 변화에 근육활성화를 적응할 필요가 있는 폭발적 성장기 동안 자세조절에 영향을 미친다. 자세조절을 위한 **감각조직화**는 처음에 시각 의존부터 시작하여 체성감각 자극이 균형을 조절하기 위하여 근육활동을 유발하는 단계까지 진행한다. 동작 전이단계(예: 앉기 시작하는 단계, 서기 시작하는 단계)에는 안정을 더 획득할 때까지 시각의존이 다시 나타난다. 감각 자극의 충돌(세 감각 유입의 잘못된 연계)은 청소년기까지는 점차 성인수준으로 성숙한다(Nolan, Grigorenko, & Thorstensson, 2005).

신경근육계 내에서 반응적 자세조절(외부 감각자극에 대한 반응으로)은 근육 협응의 타고난 패턴인듯이 보이고(자세 전략), 앉기 균형에서는 느슨하게 조직화되어있고 아마도 서기 균형에는 더 타이트하게 조직화되어있는 듯이 보인다. 이러한 패턴은 단계별 발달을 보여주는데 4–6세에는 서기 자세 운동협응에서 잘 조직화되지 않은 상태를 보인다. 이는 빠른 성장기에 기인한 것이거나 자세조절에 필요한 감각 조직의 성숙이 부재하기 때문일 수 있다. 성인과 같은 수준의 반응적 자세 조절은 7–10세에 분명해진다.

예측적 자세 조절(Anticipatory postural control;일차 동작 전에 선행하는 피드포워드 자세 요구)이란 것은 협응적 동작이 시작되기 전에 자세가 적절히 조절된다는 것을 확실히 해주는 개념이다(Thelen & Spencer, 1998). 예를 들어, 당신이 물건 쪽으로 손을 뻗을 때를 생각해보자. 팔 근육을 수축하고 물건 쪽으로 움직이기 시작할 때 당신의 다리근육은 먼저 수축하여 팔 동작으로 깨질 당신의 균형을 맞추고자 한다. 이로써 동작이 부드럽고 조화롭게 된다. 예견적 자세 조절의 발달은 반응적 조절의 순서와 비슷하다; 그러나 운동 협응은 좀 더 다양한 환경에서 다른 과제와 활동을 학습하고 훈련하는 것에 따라 달라진다(Hodges, Hayes, Hornm & Williams, 2005). 발달에 있어서 영아와 아동이 자유정도를 감소시키기 위해 동시수축을 이용하는 기간도 있는 듯이 보인다(Hodges 등, 2005; Vereijken 등, 1992). 훈련을 하면서 이러한 동시수축도 점차 줄어들고 자세를 좀 더 유연하고 적응적으로 조절할 수 있게 된다.

자의적 동작 기능의 조절 대부분의 동작은 아마도 뇌피질 혹은 뇌간에서부터 오는 운동요구가 시동을 거는 "피드포워드" 혹은 열린 체인 기전과, 감각 자극으로부터 촉발되는 "피드백" 혹은 닫힌 체인 기전의 조합으로써 이루어진다고 본다. 그림 7.6은 피드포워드와 피드백 동작의 통로를 묘사하고 있다. 단일 시냅스 반사를 제외하고 피드백 동작이 일반적으로 피드포워드 동작보다 더 느린데 동작을 처음 시작하게 하거나 혹은 수정하게 하는 감각 정보의 전달 시간이 있어야 하기 때문이다.

피드포워드 동작의 발생에는 두 가지 일이 동시에 일어난다. 운동 과제에 적절한 근육을 활성화하기 위해 운동계획이 척수로 내려간다. 이외에도 뇌의 어딘가에 그 계획이 **저장**(efferent copy)된다고 가정된다. 개체가 움직이면서 감각계는 어떻게 움직임이 진행되어야 하는지, 이 동작이 성공적일지의 가능성에 대한 피드백을 제공한다(**afferent copy**)(Burleigh & Horak, 1996; Burleigh 등, 1994; Fuchs, Anderson, Binder, & Fetz, 1989). 동작하는 동안 이 피드백으로 최종 결과가 더 좋도록 수정이 가능해진다. 최종 결과에 기반하여 efferent copy와 afferent copy를 비교하여 가능한 변형을 하여 추후의 사용을 위해 피드포워드 계획을 수정할 수 있을 것이다. 이러한 학습된 혹은 저장된 동작 계획을 **운동 프로그램**이라고 부른다(Schmidt, 1991; Shumway-Cook & Woollacott, 2001). 자세조절과 관련된 운동 프로그램은 중추 세트(central set)라고 부른다(Hay& redon, 1999; Horak & Diener, 1994; Horak, Diener, & Nashner, 1989). CNS는 예견되는 자세에 대한 방해에 맞서려고 또 경험에 기반하여 변하는 자세적 요구에 적응하려고 특정 순서로 근육 수축을 촉발한다. 이것은 그러므로 감각 피드백에 의해 동작을 해야 할 때 운동 문제가 있는 지, 혹은 아동이 빠른 동작을 해야 할 때 이전에 학습된 프로그램에서 언제 불러내올 지를 치료사가 판단할 때 유용할 것이다. 이런 경우 중재는 감각자극으로 동작을 촉발하는데 중점을 두거나 이전에 학습되어있는 운동 프로그램이 필요한 동작을 훈련하는 치료를 할 수도 있다.

자의적 동작의 협응 CNS 내의 여러 레벨에서 감각운동 신호의 통합이 자발적 동작 협응의 조절에 필요하다(Nielsen, 2004). 동작의 협응, 기민함, 시작, 수정, 조절 장해에 대한 테스트는 일반적으로 실험실에서 운동역학을 측정하는 복잡한 컴퓨터 설비가 필요하고 보행(Graubert 등, 2000), 팔을 뻗기(Fetters & Kiuzik, 1996) 등의 동작

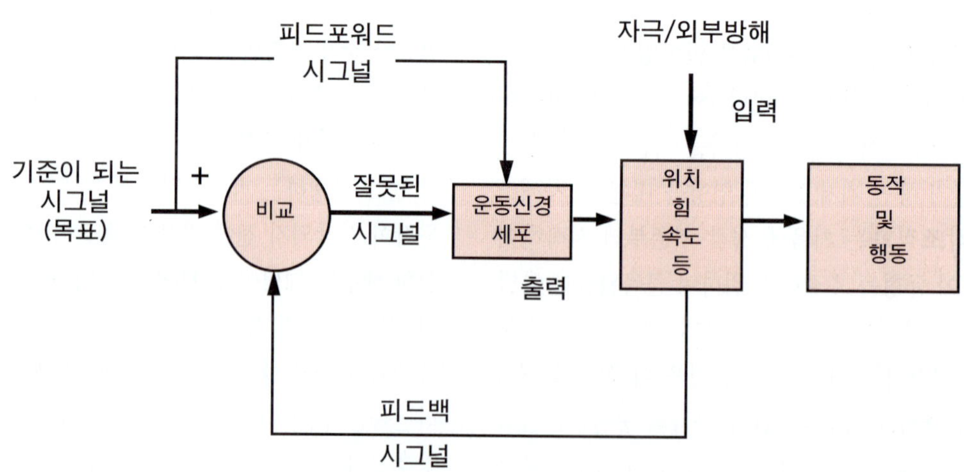

그림 7.6 피드백과 피드포워드 동작. 동작조절을 위한 폐쇄성 피드백 회로(연한색 화살표)에서 피드백 후 수정을 하여 이후로 적응하게 되는 느린 동작을 보여주고 있다. 피드포워드 신호(진한 화살표)는 감각자극을 예견하여 미리 계획된 동작을 빨리 할 수 있도록 해준다. *(From Horak, F.B.[1991]. Assumptions underlying motor control for neurological rehabilitation. In M.J. Lister(Ed). Contemporary management of motor problems: Proceedings of the II STEP Conference(p.14). Alexandria, VA: Foundation for Physical Therapy.)*

EMG를 측정하는 것이 요구되기 때문에 어렵다.

그러나 동작하는 동안 하나의 관절을 운동학 데이터로 특징지어 볼 수 있는 약간 덜 복잡한 방법이 있다. 이 테스트 방법의 한 예는 다리로 차는 협응동작을 양으로 구분하는 것이다(Geerdink, Hopkins, Beek, & Heriza, 1996; Heriza, 1991b). 영아의 하지 관절에 표식을 하여 자발적으로 차는 동작의 운동학을 기록한다. 관절각도를 시간과 각도의 그래프로 만든다. 40주 만삭아의 관절 동작의 속도와 양, 같은 임신기간의 고위험군 조산아의 차이점을 그림 7.7에서 볼 수 있다. 협응에서의 차이점도 시각적으로 볼 수 있고 최대 동작각도 혹은 속도 측정을 통하여 협응의 정도를 양적으로 볼 수 있다. 이 방법을 사용하면 협응에 있어서의 미미한 차이점도 알 수 있기 때문에 정상적 그리고 비정상적 동작능력을 가진 아동들을 구별해내는데 사용될 수 있다. 그리고 중재의 효과를 평가하는 데에도 이용될 수 있다. 정교함, 기민함, 협응을 직접 검사하는 것은 아동의 동작 평가 배터리(The Movement Assessment Battery for Children, 2판)(Handerson & Sugden, 2007). 혹은 Gubbay의 표준화된 아동 운동 숙련도 테스트(Gubbay Tests of Motor Proficiency)를 통해 할 수 있다(Gubbay, 1975).

균형을 잡는 동안 특히 운동협응 문제에 관하여 신경근육계를 검사하려면, 근육활동의 EMG 기록, 동작의 압력중심(COP; center of pressure)의 계산을 위하여 힘판(force plate)을 이용한 중력 반응의 기록과, 관절의 동작 기록 및 동작의 무게 중심을 계산하기 위하여 삼차원적 운동학적 기록이 필요하다. 이 모든 것을 실험실에서 한다(Liu, 2001; Zaino, 1999; Moe-Nilssen, 1998). 이런 종류의 검사로 알 수 있는 정보는 근육활동의 실제적인 선택, 타이밍, 순서, 진폭; COP의 측정(발바닥에서); 그리고 움직이는 동안의 COM(center of mass; 몸 전체에서) 동작과 조절이다. 이러한 고차원적이고 힘이 많이 들고 고비용의 테스트는 침습적인 수술여부를 결정하는 등의 중요한 결정을 내릴 때 혹은 직접 중재과정동안의 연구에 필요하다. 이런 설비는 모든 아동에게 적용해볼 수는 없다; 그러나 병원과 연구실에서 폭넓게 사용되고 있기 때문에 치료사는 이 테스트 결과를 해석할 수 있는 능력은 필요하다.

신경근육계의 임상적인 테스트에는 보통 균형을 잡는 동안의 운동협응 상태를 관찰 분석하는 방법들이 있다. 예를 들어, 치료사들은 아동을 움직이는 바닥위에 놓고(경사진 판, 공) 바닥이 움직일 때 아동이 보이는 동작반응에 대해 주관적으로 등급을 매긴다. 이런 정보는 "임상관찰"이라고 기록하는데 아동이 머리와 몸통을 똑바르게 하면서 팔 다

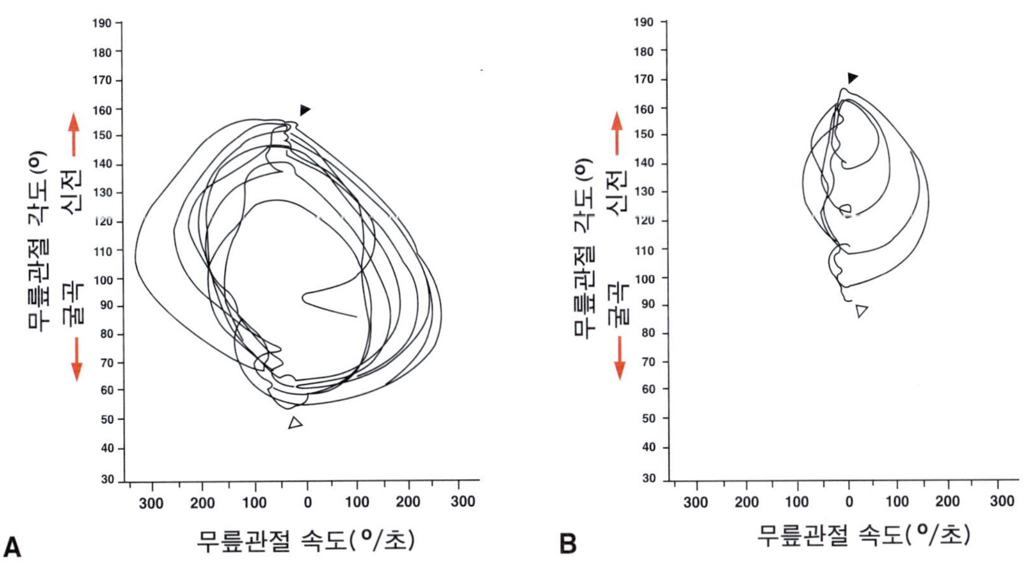

그림 7.7 운동협응의 평가. 두 영아에서 자발적으로 발을 차는 동작을 할 때 무릎관절의 각도와 속도의 궤적; (A) 위험성이 낮은 40주의 조산아 ;(B) 고위험군의 40주의 만삭아. 낮은 위험군의 영아는 높은 위험군의 영아보다 슬관절 가동범위를 더 크게 움직이고 속도의 편차도 크다. 협응 패턴에서의 차이를 볼 수 있고 양적으로 측정할 수 있다. *(From Heriza, C.B.[1991] Implications of a dynamic systems approach to understanding infant kicking behaviour. Physical Therapy, 71, 222-235, fig. 2 A & B)*

리로 균형을 잡고 보호신전 반응같은 균형잡는 운동전략을 가지고 있는지 알아내고 기록하는 데 목적이 있다. 비록 이런 테스트들로부터 정보를 얻기는 하지만, 신뢰성에는 의문이 있다.

균형 테스트를 하는 동안 아동이 균형잡으려고 하는 동작을 비디오로 찍어왔다(Lowes, 1996). 이 필름을 보면 나중에 테스트하는 동안 아동이 균형에 많이 사용하는 운동협응 패턴이 어떤 것인지 알 수 있다. 예를 들어, 발목관절 전략을 많이 사용하는지, 고관절 전략 혹은 구부리는 전략을 많이 사용하는지를 알 수 있다. 이 검사에서 검사자간 그리고 검사간 신뢰도는 세 검사자 사이에서 중간정도였다(Luyt 등, 1996). 이러한 연구들은, 반복해서 비디오 필름을 분석하여 신뢰도를 더 높이지만 전략의 더 자세한 분석에는 EMG가 필요하다고 제안한다. 이것이 좋은 측정 시스템으로 자리잡으려면 운동협응반응을 보여주는 이 시스템을 먼저 시험하고 이에 따라 수정할 필요가 있다.

불수의적 동작 기능(Involuntary Movement Functions)

과운동적(Hyperkinetic) 혹은 원하지 않는 과한 움직임은 신경근육 질환이 있는 아동들에서 흔히 본다(Sanger, 2010). 이상긴장증, 무도병, 무정위 운동형, 진전, 그리고 운동실조를 포함하는 이러한 불수의적 동작들은 운동 기능에 지대한 영향을 준다.

근육의 불수의적 수축 과긴장증 부분에서 이미 말했듯이 과긴장은 항시 이상긴장증에서만 있는 것이 아니다. 불수의적으로 지속되는 혹은 간헐적 근육 수축으로 꼬이거나 반복적 움직임 그리고 이상 자세를 초래하는 움직임의 질환이다(Sanger 등, 2003). 비록 이상 긴장증이 흔히 기저핵의 손상에서 나타나지만, 많은 경우 기저핵의 손상을 발견할 수 없다. 소뇌, 뇌간 혹은 감각피질 같은 기타 뇌 부위의 이상으로 이상 긴장증이 올 수 있다(Sanger 등, 2001).

무도병(Chorea)은" 타이밍, 동작시간, 방향, 신체부위가 다양한 한 개 이상의 동작 부분들이 이무렇게나 연속으로 계속 진행하는 동작"으로 규정되는데 동작을 예측할 수 없고 계속되는 특성으로 이상 긴장증과 구별되며 연속적인 동작내에서의 분리된 동작이 있다는 점에서 무정위 운동형과 구분된다(Sanger 등, 2010, p.1542).

무정위 운동 혹은 느린 비틀림 운동 혹은 아테토시스 (athetosis) 는 "느린, 지속적인 불수의적 꿈틀거리는 듯한 동작으로 안정적 자세유지를 어렵게 하는 이상동작"으로 규정한다. 하나하나 구별할 수 없는 부드러운 지속적 무작위 동작으로 특징지어진다. 이상운동성 뇌성마비아에서 이런 과잉 움직임으로 기초대사율이 높은 것으로 밝혀졌다(Johnson, Goran, Ferrara, & Poehlman, 1996).

진전(Tremor)은 "관절 축에서 일어나는 리드미컬한 전후 혹은 진자운동적인 불수의적 동작" 혹은 속도가 비교적 대칭적인 리드미컬하게 교대로 움직이는 동작을 말한다(Sanger 등, 2010 p.1544). 불수의적 움직임을 촉발하는 것과 관련하여 진전(떨림)을 안정시 떨림, 자세 떨림, 혹은 활동 떨림으로 구분하여 놓았다. 활동 떨림을 소뇌 기능 이상이라고 하는데 목표물에 손을 뻗을 때 더 악화되는 것이 긴장이상증과 비슷하게 보일 수 있다. 부정확한 동작은 수정하려는 반복적 과잉교정 시도로 이어진다(Sanger 등, 2010),

실조(ataxia)라는 용어는 일반적으로 소뇌 손상에서 초래되는, 협응된 동작이 대체적으로 없는 상태를 말할 때 쓰인다(Bastian, 1997). 실조형 아동은 과긴장이 없고 근력도 정상이다;그러나 동작이 격동적(jerky)이고 부정확하다(Montgomery, 2000). 소뇌의 손상위치에 따라 아동은 사지 실조를 보이기도 하고, 몸통의 실조 혹은 보행실조를 나타내기도 한다(Lundy-Ekman, 1998). 보행실조가 있는 아동은 균형이 매우 안좋고 술취한 사람의 동작과 비슷하다고 기술될 수 있다.

동작 기능의 표준화된 평가 (Standardized Assessment of Movement Functions)

제 3장에서 토의한 바와 같이 전형적인 운동기술 습득의 순서에 의거하여 영아 및 어린 아동을 검사하는 여러 개의 발달학적 테스트와 선별검사가 표준화되어있다. 각각은 아동의 운동기능, 반사, 자세 패턴을 검사할 때 어떻게 핸들링하는지 어떻게 관찰하는지에 대한 체계를 제시한다. 이 검사들은 자세조절의 질을 점수화한 것, 반사동작의 존재여부, 누워 있는, 앉아 있는, 그리고 서 있는 정적 위치에서의 협응, 동작하는 동안의 협응정도를 서술하여 놓았다. 이러한 테스트들의 예를 들어, Harris 영아 신경운동 테스트(HINT: Harris Infant Neuromotor Test)(Harris &

Daniels, 2001), 영아 운동수행 테스트(TIMP: Test of Infant Motor Performance)(Campbell, Kolobe, Wright, & Linacre, 2002), 영아의 동작 평가(MAI: Movement Assessment of Infant)(Chandler, Andrews, & Swanson, 1980), 대근육 운동수행측정(GMPM: Gross Motor Performance Measure)(Boyce 등, 1995), Alberta 영아 운동척도(AIMS: Alberta Infant Motor Scale)(Piper & Darrah, 1994) 등이 있다.

어린 아동의 발달학적 테스트에는 대근육과 소근육 기술뿐 아니라, 한 발로 서서 균형잡기, 한 발로 뛰기(hopping), 번갈아 발로 뛰기(skipping), 점핑 패턴, 그리고 번갈아 옆으로 발로 뛰기(galloping)와 같은 항목이 들어 있다. 이런 것들의 예는 Bayley 영아발달척도(Baley Scales of Infant Development)(2판)(BSID2)(Bayley, 1993), 대근육운동기능측정(Gross Motor Function Measure)(Russell 등, 1993), Peabody 운동발달척도(Peabody Developmental Motor Scale)(2판)(PDMS2)(Fewell & Folio, 2000) 등이 있다. 운동 숙련도 검사인 Bruininks- Osteretsky 테스트(BOTMP;Bruininks-Osteretsky Test of Motor Proficiency)(Bruininks, 1978)는 4세~21세 사이의 나이든 아동들의 운동수행에 관한 몇 안 되는 테스트들 중 하나이다. 이러한 테스트들은 중등도의 신뢰도와 타당성이 있으며 아동을 구별하고 평가하고 예후를 측정하는 목적으로 사용될 수 있다.

활동과 참여에 대한 검사: 이동성 (Examination of Activities and Participation: Mobility)

소아 장애 평가항목(PEDI: Pediatric Evaluation of Disability Inventory)(Haley, Coster,; Ludlow, Haltiwanger, & Andrellas, 1992; Coster, Haley, & Baryza, 1994), 아동기 건강평가 설문(CHAQ: Childhood Health Assessment Questionnaires)(Feldman 등, 1995; Singh, Athreya, Fries, & Goldsmith, 1994), 그리고 학교에서의 기능평가(SFA: School Function Assessment)(Coster, Deeney, Haltiwanger, & Haley, 1998)를 포함하여 아동이 집, 학교, 지역사회에서 활동에 참여하는 정도, 사회에서의 참여를 간접적으로 혹은 직접 측정하는 여러 표준화된 측정도구들이 있다.

그리고 외래 물리치료를 받고있는 아동들에서 인구에 기반한 성과를 측정하도록 기획된 두 가지 최소 데이터 세트인 소아 물리치료 결과 관리 시스템(PPT-OMS: Pediatric Physical Therapy Outcome Measurement system)(Palisano, Haley, Westcott, & Hess, 1999; McEwen, Arnold, Hansen, & Johnson, 2003) 혹은 학교에서 작업치료와 물리치료를 받고있는 초등학교와 중등학교의 장애학생들의 학교 성과 측정(School Outcome Measurement; SOM)(학교 성과 측정 행정 가이드, 2007)이 있다. 여기서 예로 든 도구들 모두 가정, 학교, 지역사회 활동에의 아동의 참여를 측정하고 그들의 사회에서의 개인활동과 참여를 측정한다. PEDI와 SFA의 타당도와 신뢰도는 적절한 것으로 드러났다(Coster 등,1994; Haley 등, 1992; Hwang, Davies, Taylor, & Gavin, 2002).

이렇게 발달과 기능에 기초를 둔 테스트들은 동작의 많은 측면들을 측정한다. 척도 안의 특정 항목에 중점을 둠으로써 물리치료사는 그것을 자세 안정과 협응에 대한 일반적인 문제를 알아내는 분별적 테스트로서 사용할 수 있다. 자세 조절 혹은 기타 장해를 향상시키는 중재와 관련한 기능적 동작결과를 기록하기 위한 평가목적의 측정으로도 유용하다.

이런 테스트들의 어떤 것들은 반응에 문제가 있기 때문에(시간에 따라 의미 있는 변화를 반영할 수 있는 테스트의 능력)(Coster 등, 1994; Palisan, Kolobe, Haley, Lowes, & Jones, 1995) 사용하는 테스트와 대상 아동들에 관하여 주의해야 한다. 이러한 테스트들은 운동행동의 발달을 기록할 수 있게 되어있다. 이러한 여러 테스트들은 많은 아동을 대상으로 표준화되었기 때문에 분별성 있는 테스트가 된 것이다. 적당한 신뢰성과 타당성이 있으므로 대부분 평가적인 목적으로도 사용될 수 있다. 심한 근육신경계 장애가 있거나 아주 특별한 운동 행동을 검사하려 할 때, 시간이 가면서 혹은 직접 중재를 받아 보일 수 있는 아동의 작은 변화는 이러한 발달학적 운동테스트를 하더라도 종종 발견할 수 없을 때가 있다. 개별화된 검사나 당신이 하려는 중재의 특정 목적에 민감한 테스트들이 없을 수도 있다. 또한 신경근육이 침범된 아동들을 위한 중재에서는 때로 아동의 운동기술과 훈련에 영향을 미칠 수 있는 양육자를 교육하는 데 중점을 둘 때도 있다. 특정 양육자의 자세잡아주기와 핸들링 행동을 기록하는 표준화된 테스트는 PEDI만 제외하고는 현재 없다. PEDI에는 일상생활 동안 양육자의 보조가 얼마나 요구되는지를 점수화하는 척도가 있다. 그러므로 이 분야에서는 새로운 테스트의 개발이 필요하다.

균형: 신체 위치의 변화와 유지
(Balance: Changing and Maintaining Body Position)

균형을 유지(자세 조절)하는 능력을 알려면 균형을 잡을 수 있게 해주는 시스템(근골격계, 감각, 신경근육계)의 능력을 검사하고 측정하거나 혹은 균형을 유지하는 능력을 강조한 기능적 과제(활동 수준)를 검사하면 측정될 수도 있다(Westcott, Lowes, & Richardson, 1997).

근골격 시스템 자세조절에 얼마만큼 근골격계가 기여하는지 알기 위해 ROM과 근력을 검사하려면 제 5장에서 논의된 방법을 따라 하면 된다. 구축, 비정상적 근긴장, 감각결손, 그리고 인지장애가 있는 신경근육계의 장애아동들에게 이러한 테스트들을 사용할 때는 수정 적용하는 것이 필요하다. 치료사는 표준화된 과정을 따르려고 노력해야 하며 이 과정에 변화를 주면 그 변화를 기록해야 한다. 같은 방법으로 다시 테스트를 하는 것이 신뢰성을 더 높여줄 것이다.

감각시스템 자세조절에 감각이 얼마나 관여되어있는지를 검사하려면 아동에게 주는 가능한 시각, 체성감각 정보를 체계적으로 변화시켜 균형에 어느 정도로 영향을 주는지 관찰하고 측정한다. 다른 조건으로 테스트를 하므로써 어떤 특정 감각계나 혹은 연합된 감각계가 서 있는 자세조절에 문제를 야기하는지를 측정할 수 있다. 테스트 결과에 의하여 처방된, 결함 있는 감각시스템에 중점을 둔 직접 중재를 해주거나 아동이 결함 있는 감각시스템이 요구되는 상황에 처했을 때의 안전을 위한 주의점을 지도해줄 수도 있다. 균형을 위한 감각상호작용에 대한 소아임상테스트(P-CTSIB: Pediatric Clinical Test of Sensory Interaction for Balance)와 플랫폼 컴퓨터 체위기록 프로토콜 감각 조직화 테스트(SOT: Sensory Organization Test)는 연령별로 아동이 감각충돌이 있는 조건에서 서기균형을 유지하는 능력을 양적으로 구별하는데 이용된다. 각각의 테스트는 다르고도 서로 보완적인 정보를 제공해준다(Gagnon, Swaine, & Forget, 2006). 표 7.4는 P-CTSIB 와 SOT에 대한 감각조건을 서술해 놓았다.

균형을 위한 감각상호작용에 대한 소아임상테스트(P-

표 7.4 감각조직화에 대한 테스트

상태 바닥	시각	정확한 정보를 줄 수 있는 사용가능한 감각계
안정된 바닥	1. 눈 뜬 상태,	모든 감각계: 시각, 체성감각, 전정감각계가 신체위치에 대한 정확한 정보를 제공함
	2. 눈을 감은 상태	시각정보 없음:정확한 체성감각 및 전정감각 정보를 사용해야 함
	3. 혼란한 시각상태	부정확한 시각정보가 유입되어 감각혼란 상태임;시각을 무시하고 정확한 체성감각과 전정감각정보를 사용해야 함
움직이는 바닥	4. 눈뜬 상태,	몸이 기우는 것과 같이 바닥도 회전하여 부정확한 체성감각정보의 유입으로 감각혼란상태; 체성감각정보를 무시하고 정확한 시각과 전정감각정보를 사용해야 함
	5. 눈감은 상태	시각정보 없음; 부정확한 체성감각정보로 인한 감각혼란; 체성감각정보를 무시하고 정확한 전정감각정보를 사용해야 함
	6. 혼란한 시각상태	부정확한 체성감각과 시각정보로 인한 감각적 혼란;, 양쪽 정보를 무시하고 정확한 전정감각 정보를 사용해야 함

출처: Shumway-Cook, A., & Horak, F.B.(1986). Assessing the influence of sensory interaction on balance:Suggestion from the field. *Physical Therapy*. 66, 1548-1550.

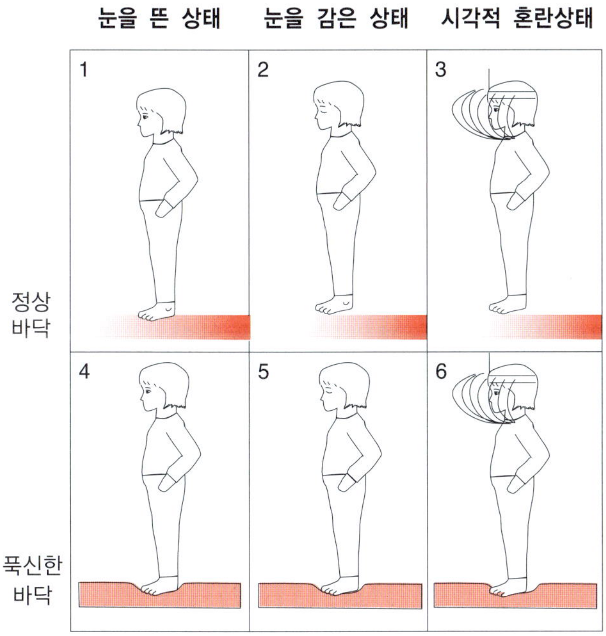

그림 7.8 균형을 잡을 때의 감각상호작용에 대한 소아 임상테스트(P-CTSIB). P-CTSIB를 위한 6가지 테스트조건 (1) 눈을 뜨고 정상바닥 위에 선다; 시각, 체성감각, 전정감각 사용가능; (2) 눈을 감고 정상바닥 위에 선다; 시각정보 없고 체성감각, 전정감각만 사용; (3) 돔을 장착하고 정상바닥 위에 선다; 혼란스런 시각, 체성감각과 전정감각을 사용함; (4) 눈을 뜨고 푹신한 바닥 위에 선다; 혼란스런 체성감각상태, 시각과 전정감각정보를 이용함; (5) 눈을 감고 푹신한 바닥에 선다; 시각정보는 없고 혼란스런 체성감각상태, 전정감각사용만 가능함; (6) 돔을 장착하고 푹신한 바닥 위에 선다; 시각과 체성감각이 혼란스러움, 전정감각정보 사용이 가능함. *(From Crowe, T.K., Deitz, J.C., Richardson, PK., & Atwater, S.W.[1990]. Interaction for balance. Physical and Occupational Therapy in Pediatrics. 10, 9, with permission.)*

CTSIB)는 서 있는 균형을 유지하기 위한 감각조직화를 저비용으로 검사할 수 있게 개발된 임상적 방법이다(Crowe, Deitz, Richardson, & Artwater, 1990); 이것은 플랫폼 체위기록방식의 대용으로 사용될 수 있는 비싸지 않은 임상방법이다(그림 7.8). P-CTSIB는 플랫폼 체위기록에서와 같이 6가지의 감각조건을 이용해서 테스트한다. 시각적으로 혼란을 줄 때는 주변시각을 방해하는 약간의 분산된 빛이 나오기는 하지만, 가벼운 돔형태로 만들어진 모자 같은 기구를 사용한다. 아동이 기울어질 때 돔이 머리와 같은 방향으로 움직이므로 플랫폼 체위기록 방식에서의 플랫폼을 둘러싸고 있는 움직이는 시각적 환경과 비슷하다. 체성감각 혼란을 만들어주어야 할 상황에서는 중간 정도의 밀도를 가진 한 구획의 푹신한 발포고무 같은 위에 서 있게 한다. 이것은 서 있는 동안 체성감각적 정보유입을 혼란스럽게 만든다. 실험 시 아동이 두 발을 모으고 서 있을 수 있는 시간의 양과 앞뒤로 흔들거리는 정도를 관찰하여 측정한다. 이렇게 눈으로 측정하는 방식으로 그 다음 6가지의 상황과 하나씩 연결하여 서있는 균형을 잡을 수 없는 상황부터 최대 5° 정도 이내로만 기울이면서 최고 30초까지 균형을 유지할 수 있는 능력까지 순서대로 기록한다. 이러한 순서적인 점수는 감각시스템의 점수로 합산하여 나오게 되며 아동이 세 가지 감각시스템 즉, 시각, 체성감각 그리고 전정감각(Dietz, Richardson, Westcott, & Crowe, 1996)의 각각을 정보처리하고 이용할 수 있는 능력이 있는지 검사자가 알 수 있다.

P-CTSIB의 검사자간 신뢰도(Crowe 등, 1990)와 검사간의 신뢰도(Pelligrino, Buelow, Krause, Luucks, & Westcott, 1995; Westcott, Crowe, Deitz, & Richardson, 1994)는 장애가 있는 아동들과 장애가 없는 아동들에 대해서 검증되어왔다. 비록 기울기 측정에서 검사자간의 신뢰도는 중등도였으나 검사간 신뢰도는 더 낮았다. 이 테스트는 정상발달하는 아동들(Dietz, Richardson, Artwater & Crowe, 1991; Richardson, Artwater, Crowe, & Dietz, 1992)을 대상으로 연구한 평균값이 설정되어있다. 이것은 4세~9세의 정상아들에게는 하기 쉬운 테스트이다. 단, 어린 아동들은 더 기울어지거나 균형잡는 시간이 수 초간 더 짧아졌지만 이를 제외하고는 아이들은 5° 이내로 기울이면서 30초간 모든 상황에서 서서 균형을 잡을 수 있었다.

P-CTSIB는 정상아와 학습장애(Dietz 등, 1996), 뇌성마비(Lowes, 1996), 다운증후군(Westcott, Lowes, Richardson, Crowe, & Dietz, 1997) 아동에서 감각조직화의 차이점을 알아보기 위하여 사용되어왔는데 이들 연구로써 테스트의 신뢰도가 더 높아진 면도 있다. P-CTSIB에서의 점수는 자세의 안정성과 관련한 기능적 활동과도 상관관계가 있다; 그러므로 어느 정도 테스트상에서 수행한다는 것은 기능적 능력을 반영한다는 것이다(Lowes, 1996). 검사자간 신뢰도의 수준, 기초적인 표준, 그리고 신뢰도에 대한 정보 때문에 이 테스트는 분별적인 목적으로 유용하게 사용될 수 있었다. 그러나 테스트간 신뢰도가 중간 정도이므로 이후의 연구 없이 평가적인 목적으로 사용하기에는 다소 부적

절하다.

감각 조직화의 플랫폼 컴퓨터 체위기록 측정은 고가의 설비임에도 불구하고 클리닉에서 사용이 많아지고 있다(Rine, Rubish, & Feeney, 1998). 컴퓨터로 조절되고 있는 시각적으로 막혀 있는 3개 면의 중심을 바라보며 움직이는 플랫폼 위에 아동을 서 있게 한다. 몸이 흔들리는 정도에 따라 플랫폼과 시각환경이 회전할 수 있게 되어 있어 몸의 무게중심이 어디에 위치하는가를 인식하는 시각적, 체성감각정보를 부정확하게 제공하는 것이다. 서 있을 때 몸이 흔들거리는 것을 6가지의 감각조건하에서 측정하게 된다. 컴퓨터로 하는 SOT 프로토콜은 시각, 체성감각, 전정감각의 자세 조절에 관여하는 3가지 감각의 상호작용에 대한 정보를 제공해준다. 평가하는 동안 신체 적응에 관한 부정확한 시각과 체성감각 정보를 아동의 발, 관절, 그리고 눈에 주게 된다. 이것은 서 있는 바닥을 계산된 만큼 기울여주고 몸이 기울어지는 정도에 따라 둘러싸고 있는 시각적 환경도 회전함으로써 혼란된 정보를 주게 되는 것이다. 서 있는 자세에서 몸이 기울어지는 정도를 표 7.4에 나와 있는 대로 6가지 감각 조건에 따라 측정한다.

이 프로토콜은 아동이 시각, 체성감각(피부와 고유수용성 감각), 그리고 전정감각 정보를 이용하여 똑바로 서 있는 자세를 유지하는 능력을 판정한다. 수정된 SOT(mSOT) 프로토콜은 시각혼란용 환경을 사용하지 않고 다른 네 가지 감각조건하에서 얼마나 잘 자세를 유지할 수 있는지 간단히 측정한다. mSOT로 시각-전정 감각혼란 정보를 얻을 수는 없다. 컴퓨터 체위기록 방법은 9-10세의 정상 아동에서 보통-좋음의 신뢰도를 가진 것으로 보고되고 있다(Geldhof 등, 2006).

기능적 과제 / Functional Tasks

나이든 성인을 위한 자세 조절과 관련된 몇 개의 기능적 테스트가 개발되었고 아동에게도 적용되어왔다. 이러한 테스트들은 간단하고 점수화하기가 쉽다; 그러므로 임상에서 쉽게 이용되고 있다. Berg 균형 척도는 일상생활 동작 즉 앉아 있다가 일어서기, 바닥의 물건을 집어올리기, 손을 뻗기, 서서 몸을 돌리기와 같은 동작에서 이용되는 자세와 동작으로 구성되어있는 기능적 균형 테스트이다(Berg & Norman, 1996). 원래 나이든 성인용으로 개발되었지만 안전한 과정으로 수정되어 소아에서도 사용하게 되어 소아 균형 척도(Blair, 1999; Franjoine, Gunther, & Taylor, 2003)라고 재명명하였다. 아동의 수행 비디오를 보고 평가하였을 때 검사자간 신뢰도와 테스트간 신뢰도가 높았으므로 이 테스트는 평가용으로 사용될 수 있다.

기능적 손뻗기 테스트(Functional Reach Test; FRT Duncan, Weiner, Chandler, & Studenski, 1990)는 4세 이상의 아동에서 동적 서기 균형을 평가하는데 신뢰도가 있는 것으로 알려져 있다. 이것은 안정범위(limit of stability; LOS)를 측정하는 것인데 3세 이하 아동에서는 사용할 때 주의해야 한다. 3세 아동에서 정상값은 11.4 ± 2.6cm(평균± 표준편차); 4세 아동은 13.6± 3.0cm; 5세 아동은 15.7± 4.4cm(Norris, Wilder, & Norton, 2008)이었다. 이 값은 뻗는 방식에 따라 달라진다(한 팔로 하기 vs 양팔로 하기). 검사자 손가락에 발가락 닿기 테스트는 손가락-손가락 테스트보다 신뢰도가 더 낫고 양팔 손가락 발끝 닿기 테스트가 측정하기에 가장 좋은 방법이다. 이 방법으로 했을 때 5cm 이상의 변화가 의미있는 임상적 차이를 나타내는 것이다(Volkman, Stergiou, Stuberg, Blanke, & Stoner, 2007). 신장에 따라 점수가 증가하므로 구분 목적으로 이 테스트를 사용시에는 신장 분류를 이용해야 할 것이다(Volkman, Stergiou, Stuberg, Blanke, & Stoner, 2009).

어떤 장애 아동은 서는 균형이 매우 어려울 수 있으므로 수정 손뻗기 테스트(Modified Functional Reach Test; MFRT)로 아동이 앉거나 선 자세에서 앞으로 손을 뻗는 거리를 측정한다(Donahoe, Turner, & Worrell, 1994; Wheeler, Shall, Lewis, & Shepherd, 1996). FTR의 소아용인 PRT(Pediatric Reach Test)는 앉은 자세와 선 자세에서 옆으로 뻗는 동작을 포함하는데 정상 발달하는 아동과 뇌성마비 아동 모두에서 신뢰도와 타당성이 있는 것으로 드러났다(Bartlett & Birmingham, 2003).

보행과 주변 다니기 (Walking and Moving Around)

장해 수준에서 가능한 보행과 이동을 테스트하는 방법을 제 5장에 기술하여 놓았다. 일어서서 가는"(TUG; timed up-and-go)시간측정테스트(Podsiadlo & Richardson, 1991)는 의자에서 일어나서 3m 걷고 돌아서 의자로 돌아와서 다시 앉는데 걸리는 시간을 재는 것이다(Habib &

Westcott, 1998; Habib, Westcott, & Valvano, 1999.) 시간의 장애물 보행 시간측정 테스트(TOAT; timed obstacle ambulation test)가 현재 만들어지고 있다. 이것은 아동이 가로질러 갈 필요가 있는 장애물 코스가 다른 종류의 바닥으로 구성되어있다. 계단을 오르고, 내려가고, 건너고; 장애물 아래로 오리처럼 가고; 돌아가거나 좁은 길로 가는등으로 되어있다(Benedetto 등, 1999). 이런 단일 항목에 대한 테스트에서 소규모의 연구에서지만 평가자사이의, 평가자 내의 그리고 테스트간의 신뢰성은 일반적으로 높아 평가목적의 좋은 테스트라고 할 수 있다. 그러나 예후측정이나 분별하는 목적으로 사용될 수 있는 지 많은 아동을 대상으로 좀 더 연구되어야 할 필요가 있다.

진단 / Diagnosis

선택한 테스트와 측정을 마친 다음 치료사는 검사소견 모두를 평가해보고 가족 학교, 지역뿐 아니라 아동과 관련한 중요도를 가늠해볼 필요가 있다. 이런 평가로 물리치료 진단 혹은 *지침*(APTA, 2001)에 따른 진단적 분류를 하게 될 것이다. 소견의 평가에 따라 물리치료사는 다양한 신경근육 상태를 구별할 수 있어야 한다. 예를 들어, 발끝 보행을 하는 아동을 선별한 후에 과근긴장으로 인한 가자미근-장딴지근의 단축, 혹은 지방조직의 근육내 축적 등 특발성 발끝 보행의 **감별진단**에 의거하여 의뢰한 의사에게 되돌려 보낼 것인지 치료를 할 것인지 판단할 필요가 있다.

신경근육 장애를 가진 아동들은 임상물리치료 *지침*(제 2판) 중 5B: 신경운동 발달의 장해; 5C: 중추신경계의 비진행성 질환과 관련한 운동기능과 감각통합의 장해-영아 혹은 아동기에 발생; 혹은 5D: 중추신경계의 비진행성 질환과 관련한 운동기능과 감각통합의 장해-청소년기 혹은 성인기에 발생. 이렇게 세 가지 임상패턴 중의 하나에 속하기 쉽다. 흔한 아동 신경근육 질환과 관련한 신경학적 간결한 검토 후 세 가지 범주 내의 소아임상에서 만날 수 있는 가장 흔한 진단들을 표 7.5에 기술해 놓았다. 정의, 원인, 신체 기능과 구조상의 변화, 활동과 참여에의 제약뿐 아니라 흔한 신경근육계 진단을 가진 아동들에게 해줄 수 있는 관리에 대해서 나와있다.

표 7.5 신경근육 질환

진단	정의	원인	신체기능 및 구조의 변화	나타날 수 있는 활동 및 참여 제약	가능한 치료관리
자폐증	언어, 비언어성 의사소통과 사회적 상호작용에 심각한 영향을 미치는 발달장애. 일반적으로 3세 이전에 발현하여 아동의 교육적 수행에 부정적 영향을 미친다. 자폐증과 종종 연관되는 기타 특성은 반복행동과 상동행동, 환경, 일상생활의 변화에 대한 거부, 그리고 감각 경험에 대한 비정상적 반응이다.	정확한 원인은 밝혀지지 않았으나 강한 유전적 소인과 관련하여 다중요인을 암시하고있다. 그 이외에도 뇌에 감염질환과 독성으로 인한 손상이 일종의 역할을 한다고 생각된다.	• 언어와 의사소통의 발달장해 • 인지장해가 있을 수 있다 • 촉각에 대한 이상반응과 감각자극에 대한 비정상적 반응 • 실행증 • 제한되고 반복적 행동 • 운동모방과 협응의 장해 • 눈맞춤 불량 • 근긴장도의 감소	• 대인관계의 어려움(d710)* • 사회적 관계를 위한 능력 감소(d750) • 발달지표 습득지연 (d455) • 또래 혹은 가족과 능동적 놀이 유지의 어려움(d9200) • 장거리 보행의 감소(d4501) • 조직화된 스포츠 참여의 감소(d9201)와 능동적 레크리에이션 활동의 감소(d920)	• 긍정강화, 부정강화의 다양한 형식을 이용한 포괄적 행동치료 • 감각통합 및 감각에 기반한 중재 • 사회적 기술 중재 • 일관성과 구조화를 강화 시킨 조기중재와 교육프로그램 • 대근육운동 활동 동안 감각통합과 운동실행계획 향상에 중점을 둔 물리치료 • 가족 지지와 교육

계속

표 7.5 신경근육 질환 – 계속

진단	정의	원인	신체기능 및 구조의 변화	나타날 수 있는 활동 및 참여 제약	가능한 치료관리
발달성 조정장애 (DCD)	학업수행이나 일상생활동작을 방해하는 운동협응에서의 뚜렷한 장해가 있는 운동기술질환. DCD는 일반적 의학질환이나 전반적 발달장애에 의한 것이 아니다. 흔히 학습장애와 주의력 결핍이 공존할 수 있다.	불분명하다; 그러나 임신 마지막 3개월 신경이주와 CNS 조직화 동안 마지막 "역기"에서 문제가 발생한다고 의심된다. 이것이 출생후 기타 환경적 문제로 증폭된다고 생각된다.	• 근긴장도의 감소 • 근력약화 • 특히 손에서 운동 비협응이 있다	• 손으로 쓰기가 어려움–신발끈 매기와 단추채우고 풀기, 꾸미기와 먹기에서의 문제 • 조직화된 스포츠(d9201)와 능동적 레크리에이션 활동(d920)에의 참여 감소	• 과제에 초점을 맞춘 중재 • 지각 운동 훈련 • 감각통합 훈련 • 일상 작업 수행에 대한 인지 훈련
다운증후군 (DS)	대부분 경우 (90%) 21번째 염색체를 더 가지고 있어 발생함	첫 번째 혹은 두 번째 감수분열 때 두 개 상동 염색체의 비분리로 발생함	• 일반적으로 근긴장도 저하 • 근력약화 • 자세반응이 느림 • 관절이완 • 인지장해	• 발달 지연 • 또래 혹은 가족과 능동적 놀이의 유지 능력 감소(d9200) • 조직화된 스포츠(d9201)와 능동적 레크리에이션 활동(d920)에의 참여 감소	• 선천성 심장이상에 대한 수술 • 발달지표 습득에 중점을 둔 초기 물리치료, 발달활동, 운동학습, 변하는 환경의 원칙에 대한 부모교육. • 생애 내내 체력에 초점을 맞춤
뇌성마비 (CP)	운동행동을 조절하는 뇌의 영역에 조기손상과 관련된 운동 장애	태내, 출산과정, 출생후 단기내 조기 뇌손상	• 근력약화 • 운동단위 활성화의 기능이상 • 균형의 감소 • 지구력 감소 • 고유수용성 감각, 시각 그리고 전정감각의 통합 기능이상 • 인지장해가 있을 수 있다.	• 착탈의, 단장하기, 먹기, 보행과 달리기를 포함한 이동 같은 일상생활동작의 어려움. • 발달지표 성취의 지연 • 장거리 보행 감소(d4501) • 달리기와 같은 활동의 감소 (d4552) • 또래 혹은 가족과 능동적 놀이의 유지 능력 감소(d9200) • 조직화된 스포츠 (d9201)와 능동적 레크리에이션 활동(d920)의 참여 감소	• 수술 중재, 보톡스 주사 혹은 경구투여 약물을 통한 정렬, 자세의 향상, 경직 감소시키는 정형의학적 관리 • 필요시 위관을 통한 영양공급 • 자세, 정렬, ROM, 근력, 활동 참여를 향상시키기 위한 중재를 포함한 물리치료 • 가족 교육

표 7.5 신경근육 질환 – 계속

진단	정의	원인	신체기능 및 구조의 변화	나타날 수 있는 활동 및 참여 제약	가능한 치료관리
외상성 뇌손상(TBI)	머리에 물리적 힘이 가해짐	추락, 지동차 사고, 스포츠 손상 그리고 기타 사고 혹은 머리에 자의적 충격 가함	• 경직 • 보행실조 • 근육 구축 • 근력약화 • 균형 기능이상 • 인지, 행동, 정서 그리고 언어장해	• 장기리 보행감소(d4501) • 달리기와 같은 활동의 감소(d4552) • 또래 혹은 가족과 능동적 놀이의 유지 능력 감소 (d9200) • 조직화된 스포츠(d9201)와 능동적 레크리에이션 활동(d920)에의 참여 감소	• 의학적으로 안정될 때까지 집중치료실에서 아동을 안정시키는 것이 "최초 의학 치료"이다. • 골절이 있으면 정형외과적 치료 • 관절 구축, 욕창, 폐렴을 포함한 이차 합병증을 예방하기 위한 물리치료 중재 • 이 시기를 지나면 여러 장기들이 침범된 것에 따라 전문가간 협력을 통해 움직임에 초점을 맞춘 물리 치료 중재를 함
척수막 탈출증(MM)	척수액, 뇌척수막, 신경조직이 포함된 주머니가 척추 뒤쪽 구멍으로 돌출됨	정확한 원인은 모름; 유전성과 환경의 영향으로 보임.불충분한 비타민과 엽산 섭취와 신경관 결함과는 상관관계가 있는 듯하다.	• 몸통/하지의 감각 감소 혹은 소실 • 몸통/하지의 근력 감소 혹은 소실 • 방광과 장 조절의 장해 • 자세와 정렬의 변화 • 감소된 균형 • 운동조절이 안 좋을 수 있다	• 움직임과(d455) 자리이동(d420) 감소 • 장거리 보행감소 (d4501) • 달리기와 같은 활동의 감소(d4552) • 또래 혹은 가족과 능동적 놀이의 유지 능력 감소 (d9200) • 조직화된 스포츠 (d9201)와 능동적 레크리에이션 활동(d920)에의 참여 감소	• 첫 번째 의학치료는 출생후 보이는 신경주머니를 봉합하고 필요시 션트를 하고 뇌수종을 평가한다 • 성장하면서 신경인성 방광의 프로그램이 필요함 • 신경지배근육의 근력강화, 동작의 보상적 패턴 사용하기 지도, 기능적 운동과 전기자극, 이동을 위한 보조, 적응적 기구 제공하는 물리치료 중재. • 관절 구축, 욕창, 척추측만증을 포함한 이차 합병증을 예방하는 것이 중요할 것임. • 일생 체력을 관리하고 가족 교육한다.

계속

표 7.5 신경근육 질환 – 계속

진단	정의	원인	신체기능 및 구조의 변화	나타날 수 있는 활동 및 참여 제약	가능한 치료관리
태아 알코올 증후군(FAS)	임신중 알코올 섭취에 따라 신경학적, 신체적 이상 패턴이 발생될 수 있다. 진단 범주에는 다음이 포함된다. • 태내, 생후 성장 지연 • CNS 이상 • 두개 및 얼굴 이상	임신중 알코올 섭취와 태아 발달의 관계. 섭취량과 기간과의 관계는 불분명함	• 인지 장해 • 학습 장해 • 주의력과 기억의 장해 • 의사소통 장해 • 소근육 기술 결함 • 감각통합 장해 • 지각적 운동기술의 감소	• 손으로 쓰기(d345), 신발끈 매기와 단추 채우고 풀기(d540)의 어려움 • 발달지표 성취의 지연, 움직임의 지연(d455) • 또래 혹은 가족과 능동적 놀이의 유지 능력 감소 (d9200) • 조직화된 스포츠(d9201)와 능동적 레크리에이션 활동(d920)에의 참여 감소	• 포괄적 행동치료 • 감각통합과 감각에 기반한 중재 • 행동적 접근을 통한 지각적 운동 훈련과 대근육운동기술의 향상에 초점을 맞춘 물리치료 중재
외상성 척수손상	척수 혹은 마미신경총에 급성 외상성 병변으로 일시적 혹은 영구적 감각 그리고 운동 결함 초래	질환이나 퇴행병변 보다는 외부의 충격 (ICD-10코드 V01-Y98; ICD-9-CM코드 E800-E999)에 의함	• 상지/몸통/하지에 촉각, 고유수용성 감각을 포함한 감각기능장해 (b260-b270) • 상지/몸통/하지에 근긴장도와 근력을 포함한 근육기능 장해 (b730-b749) • 자의적 동작과 보행 패턴을 포함한 동작 기능의 장해 (b750-b789) • 호흡기계의 장해 (b440-b449) • 방광과 장 조절의 장해 • 피부기능의 장해(b8)	• 자리이동 (d420)과 보행을(d450) 포함한 이동장해(d4) • 또래 혹은 가족과 능동적 놀이의 유지 능력감소 (d9200) • 조직화된 스포츠(d9201)와 능동적 레크리에이션 활동(d920)에의 참여 감소	• 생명을 구하고 장기 영향에 대한 즉각적 중재가 필요한 의학적 응급임 • 척수에 더 손상을 일으킬 수 있는 부종을 줄이기 위해 코르티코스테로이드 종종 사용. • 척수를 압박하는 뼈나 조직을 제거하고 뼈를 고정하는 수술. • 신경이 지배하는 근육의 근력강화, 동작기능의 보상패턴 지도, 기능적 운동과 전기자극, 이동을 위한 보조, 적응적 기구 제공하는 것에 중점을 둔 물리치료 중재. • 관절 구축, 욕창, 척추측만증을 포함한 이차 합병증을 예방하는 것이 중요할 것임. • 일생 체력을 관리하고 가족 교육한다.

표 7.5 신경근육 질환 – 계속

진단	정의	원인	신체기능 및 구조의 변화	나타날 수 있는 활동 및 참여 제약	가능한 치료관리
아스퍼거 증후군	반복적이고 제한된 행동, 관심과 함께 사회적 상호작용에 심각한 어려움이 있는 자폐 스펙트럼 장애; 상대적으로 언어와 인지 발달이 보존되어있다.	정확한 원인은 모름; 유전적 소인이 추정됨	• 사고기능과 고위인지 기능의 장해–제한된 관심 혹은 다른 활동을 하지 못할 정도로 특정 사물에 비정상적으로 몰입됨 (b160). • 자의적 동작의 조절 장해–운동 동작이 서투르고 협응이 좋지 않음 (b7601–b7602)	• 과도하게 공식적 태도로 말하기, 단조로운 목소리, 말을 글자 그대로 받아들이는 등의 언어, 말의 특성 (d350) • 사회적,정서적으로 부적절한 행동과 또래와 성공적으로 상호작용하지 못함 (d710–d799) • 제스쳐의 제한 사용, 부적절한 얼굴표정, 특이한 경직된 시선을 포함한 비언어적 의사소통의 문제(d335)	• 질환의 세 가지 중심 특성을 감소시키는 중재: 좋지 않은 의사소통 기술, 강박적이거나 반복적 일상, 신체적 서투름, 아동의 흥미를 북돋아주기, 예상가능한 스케쥴 짜주기, 간단한 단계를 연속으로 하는 과제 지도, 매우 구조화된 활동에서 능동적으로 아동의 주의를 끌어들이기, 정기적으로 아동의 행동을 강화시켜 주기 같은 중재와 조기중재일수록 결과가 더 좋다. • 사회적 기술 훈련 • 인지행동 치료 • 우울, 불안에 대한 약물 치료 • 감각통합 문제, 혹은 좋지 않은 운동협응에 대한 OT/PT • 특성화된 언어/말 치료 • 부모훈련 및 지지
신경섬유종증	• 신경계에 종양이 자라도록 하는 유전질환. 처음엔 신경과 수초막을 형성하는 지지세포에서 시작함. 신경에서 종양이 자라고 피부변화와 뼈 이상을 포함한 기타 이상을 초래함. 신경섬유종 제 1형(NF1)이 제일 많고 NF2와 NF2의 변형인 슈반세포종이 있다.	유전성 새로운 사례의 30%–50%가 유전자변이로 일어남; 일단 유전자변이로 발생한 경우 이 유전자가 후손에게 전이됨	• 관절과 뼈의 기능 장해 (b710–b729) • 피부의 기능장해 (b810–b849)	• 신체 자세의 변화 및 유지를 (d410–d429) 포함하는 이동, 보행과 움직임 (d450–d469)의 장해가 나타날 수 있다. • 자조관리의 문제가 나타날 수 있다. (d5) • 대인관계와 상호작용 (d710–d729)의 장해가 나타날 수 있다.	• 수술로 종양제거를 종종 권고한다 만일 악성이라면 방사선 치료 혹은 화학치료를 포함한 치료를 한다. • 이차 합병증 예방과 활동과 참여를 최적화하기 위한 중재를 한다.

계속

표 7.5 신경근육 질환 – 계속

진단	정의	원인	신체기능 및 구조의 변화	나타날 수 있는 활동 및 참여 제약	가능한 치료관리
STORCH 감염 • 매독 • 톡소포자충증 • 기타 (HIV, 라임 질환, 등) • 풍진 • 거대세포 바이러스 • 단순 헤르페스	엄마로부터 태아로 태내 감염	엄마 혈액 감염(태반경유)이 출산 시 자궁경부를 통한 감염보다 많다.	• 태내 발육지연 • 피부 기능장해 (b810–b849) • 소화기계, 대사, 내분비계의 장해가 나타날 수 있다. • 관절과 뼈의 기능 장해 (b710–b729) • 전반적 인지 장해가 나타날 수 있다. (b110–b139) • 시각장해와 연관된 기능장해가 나타날 수 있다. (b210–b229) • 청각과 전정 기능의 장해가 나타날 수 있다. (b230–b249)	• 신체구조 및 기능 장해의 정도에 따라 달라진다. • 움직임의 감소(d455)와 자리이동의 감소(d420) • 발달지표 성취의 지연, 움직임 발달의 지연 (d455) • 또래 혹은 가족과 능동적 놀이의 유지 능력감소 (d9200) • 자조관리의 어려움이 나타날 수 있다(d5) • 제스쳐 사용의 제한, 부적절한 얼굴표정, 특이한 경직된 시선을 포함한 비언어적 의사소통의 문제(d335) • 말하기의 문제 (d330)	예방: • 풍진: 백신 • HSV: 백신은 없음. 선별: 병력이 있거나 현재 감염인 경우는 제왕절개한다. • 매독: 임신 첫 3달과 후기 3달에 선별검사 • 톡소포자충증: 고양이 박스에 노출되거나 익히지 않은 고기 섭취 • HIV: 임신중과 제왕절개 시 antiretrovirus 치료 관리: • 감염에 특정 약물

*괄호안의 숫자는 ICF-CY 분류에 따른 것이다.

아동 신경근육계의 흔한 질환에 관련한 신경과학 (Neuroscience Related to Common Pediatric Neuromuscular Disorders)

신경운동 발달과 관련하여 특정 문제를 고찰함으로써 여러분이 신체구조 및 기능 장해의 근본을 이해하는데 도움이 되고 또 잠재하는 참여 및 활동에의 제약을 어느 정도 정확성을 가지고 예측하는데 도움이 된다. 어떤 종류의 운동장애가 일어날 것인가를 알면 치료사가 더 이상의 장애를 예방하고 치료효과를 향상시킬 수 있는 중재적 접근과 검사를 적절히 수정하는데 도움이 된다. 예를 들어, 특정 CNS손상에 대한 지식에 기초하여 어떤 아동에서 편마비가 될 것이라고 예측하여 양측의 움직임을 격려하는데 중점을 둔 조기중재를 시작할 수 있을 것이다. 최초의 CNS 병변에 기반하여 기능적 성과를 예측하는 것은 가능성 있는 신경가소성의 양을 측정할 수 없으므로 어려운 문제로 남는다. 그리고 결과는 항시 통제할 수 없는 개체의 유전적 보상, "양육과 타고난 본성" 문제, 환경적 경험의 조합에 바탕하여 나온다(Penn, Rose, & Johnson, 2009; Wells, Minnes, & Phillips, 2009).

배아 단계의 발달에서 CNS의 발달을 다음의 여러 단계로

나눌 수 있다: (1) 신경관 형성, (2) 배측 유도(ventral induction), (3) 신경증식, (4) 신경이동, (5) 신경의 조직화, (6) 신경의 수초화(Capone, 1996; England, 1988: Jacob &Sarnat, 1989; Sarnat, 1984; Volpe, 1995)이다. 각각의 과정 및 만일 이러한 단계에서 손상이 될 경우 영아에서 볼 수 있는 결과의 예는 표 7.6에 나와 있다.

태아의 CNS에 대한 손상은 손상 시기에 따라 손상받는 구조가 다르다. 재태 22-25주를 조산했을 때 생존할 수 있는 가장 어린 연령으로 본다(Chan 등, 2001). 24주까지 뇌의 주요 구조가 발달한다. 영아 장기시스템에 대한 상대적으로 경미한 스트레스로부터도 뇌 조직으로 가는 산소가 부족할 수 있다; 그러므로 신생아 집중치료실의 환경을 주

표 7.6 신경계의 발달 및 손상결과

발달과정	수정으로부터의 기간	과정의 정의	발달과정중의 손상과 관련한 질환	질환의 정의	질환의 결과 (병변의 레벨과 정도에 따라 달리 나타남)
신경관 형성	3-4주	신경관의 형성	뇌탈출증(encephalocele) 척수막 탈출증	뇌에서 신경관 봉합의 결함 척수에서 신경관 봉합의 결함	운동 그리고 인지 장해
배측유도	5-6주	기본구조 형성 및 뇌의 분화	통앞뇌증 (holoprosencephaly) 뇌량 (corpus callosum) 무형성	전뇌의 분할 실패로 얼굴중심부의 발달 결함 초래 뇌량이 발달하지 않음(뇌의 좌 · 우측 사이를 연결하는 신경섬유가 있는 곳)	얼굴 구조, 섭식, 인지장해가 경미한 발달지연부터 심한 인지장애 그리고 뇌성마비까지 다양하게 나타남 양측 협응, 시지각, 운동조절, 운동학습, 그리고 인지장해가 경미한 발달지연부터 심한 인지장애 그리고 뇌싱마비까지 다양하게 나타남
신경증식	8-16주	신경과 지지세포 형성및 증식	소뇌증 큰뇌증	뇌의 크기와 무게 감소 뇌의 크기와 무게 증가	비정상적 근긴장도, 자세조절, 운동협응장해가 경미한 발달지연부터 심한 인지장애 그리고 뇌성마비까지 다양하게 나타남

계속

표 7.6 신경계의 발달 및 손상결과 – 계속

발달과정	수정으로 부터의 기간	과정의 정의	발달과정중의 손상과 관련한 질환	질환의 정의	질환의 결과 (병변의 레벨과 정도에 따라 달리 나타남)
신경이동	12–20주	신경세포가 뇌실, 뇌실하부위로부터 최종정착지까지 이동	대발작 혹은 국소경련	뇌에서 비정상적인 전기활동의 증가	인지, 감각, 운동조절 장해가 경미한 발달지연부터 심한 인지장애 그리고 뇌성마비까지 다양하게 나타남
			뇌이랑 무형성 (lissencephaly)	이랑의 발달과 뇌피질의 이상	
			뇌갈림증 (schizencephaly)	뇌 안에 비정상적 구멍이 있음	
			국소적 대뇌형성이상	특정 뇌피질 영역이 발달 안 됨	
신경의 조직화	24주에서 2–3년	• 신경판의 형성 및 분화 • 신경세포의 층을 형성, 제대로 배열됨 • 축삭과 수상돌기의 성장 • 시냅스형성 • 시냅스의 선택적 제거, 신경학적 과정, 시냅스형성 • 지지세포의 증식 및 분화	다른 초기의 신경학적 발달이상과 흔히 동반됨	뇌피질에 내재하는 혹은 외부로부터의 광범위한 신경망의 조직이 안 됨	인지, 감각 혹은 운동조절장해가 경미한 협응 및 학습장애(DCD) 부터 뇌성마비까지 다양하게 나타남
신경의 수초화	23주–성인기	축삭을 둘러싸는 수초막의 발달	뇌백질 형성부전	수초막의 형성부족 혹은 없음, 뇌와 척수간의 신경통로의 감소로 신경전달이 느려짐	경미함에서부터 심한 정도까지 자세와 운동조절 그리고 협응문제가 있어 재빠른 동작을 할 수 없음

출처: Unanue, R., & Westcott, S.L.(2001). Neonatal asphyxia. *Infants and Young Children, 13*(3), 13–24, with permission.

의 깊게 모니터할 필요가 있다.

뇌로 가는 산소의 변화에 대한 여러 용어들이 있다. **저산소증**(hypoxemia)은 혈액 내의 산소의 양이 감소한 것이다. **허혈**(ischemia)은 뇌와 같은 조직으로의 산소관류가 감소한 상태이다. 종종 조산아에게는 저산소증과 허혈이 동시에 발생하거나 앞뒤로 발생한다. **질식**(asphyxia)은 가장 심한 상태의 산소부족상태이며 정의에 의하면 "맥박이 없는"(Volpe, 2008)을 의미한다. 질식이 계속되면 일반적으로 저혈압과 허혈이 오고 세포가 죽어 영구 장애가 된다(Okereafor 등, 2008). 엄마의 문제로 조산이 된 영아 역시 미숙한 심폐계로 인해 출산후 뇌손상의 위험이 크다(Volpe, 2008).

만삭 출산아에서 **선택적 신경세포 괴사**(selective neuronal necrosis)는 CNS 내에서 특징적 패턴의 신경손상이다(Volpe, 2008). 24–36주 사이에 수일동안 신경세포 괴사의 징후와 함께 조기 신경변화가 일어난다. 이후 수주에 걸쳐 포식세포들이 괴사한 세포들을 처리한다. 심한 병변인 경우 뇌피질에 빈 공간이 생기는데 이것이 액체가 가득찬 낭종이 된다. 뇌피질과 해마의 신경세포들이 저산소증성 허혈에 취약하다. 심한 병변이 있는 경우 뇌피질이 광범위하게 침범된다. 선택적 신경세포 괴사가 흔히 일어나는 기타 뇌 부위는 기저핵, 시상, 뇌간, 소뇌, 척수이다. 이는 모두 운동 질환으로 이어질 수 있고 장해의 정도는 병변의 정확한 위치에 따라 다를 것이다. 장기적 신경학적 결과는 인지 장해, 경직성 운동 장해, 경기 질환, 시각 장해, 빨기와 삼킴 장해, 안면 움직임 장해 등이 있다(Volpe, 2008).

뇌 구조의 비정상적인 발달, 잘 알려지지 않은 유전적 이유가 선천성 신경학적 기형 혹은 손상의 원인이 된다. 그리고 출산할 때 혹은 초기의 뇌발달 중 산소부족, 두부외상 등 모든 것이 뇌성마비의 이유가 된다(Stanley, Blair, & Alberman, 2000). 병변은 일반적으로 정확히 구분되지 않는다. 피질, 피질하 핵, 소뇌, 그리고 기저핵이 동작의 생성과 조절에 관여하는 주요 부분들이다. 이러한 부위의 중요성은 표 7.7에 나와 있다.

뇌실주위 백질연화(PVL; periventricular leukomalacia)는 조산아의 주요한 허혈성 병변이다(Volpe,2008). 낭성 PVL(신경세포가 있어야 할 곳에 형성된 주머니)는 27주에서 30주 임신기간 중에 많이 발생한다. PVL은 백질에 있으며 동맥혈의 **분수부위**(watershed zone) 혹은 **경계부위**(border zone)에서 상지쪽으로 가는 운동신경다발보다

표 7.7 소뇌, 기저핵 그리고 뇌피질의 주요 운동조절기능

뇌부위	유입되는 부위	출력되는 부위	병변으로 인한 장애	운동조절 및 학습기능
소뇌 • 전정소뇌간: 꼭지핵 (fastigial neuclei) • 척수소뇌간: interpositus 핵과 치아핵 (dentate nuclei)	*전정 핵* • *이끼섬유* *(mossy fiber)*– 상행, 하행 정보 • *오름섬유* *(climbing fiber)*– 하부 올리브 핵	Purkinje세포를 통하여 소뇌핵으로 가서 다시: • *전정 핵*에서 전정척수로와 전정–눈 통로 • *망상형성*을 통하여 망상척수로 • *적핵*을 통하여 적척수로와 올리브 • *VPL 시상*을 통하여 뇌피질로 가서 피질척수로 간다	• *운동거리 조절이상* (dysmetria: 목표물을 지나치거나 다다르지 못함) • *상반운동 반복장애* (dysdiadochokinesia : 일정한 리듬으로 반복하지 못함) • *저긴장증* • *무협동*(asynergia: 관절간의 협응 못함) • *활동떨림* (kinetic tremor: 수의적 동작 동안) • *활동떨림* (intentional tremor; 목표물에 손이 접근하면서) • *자세떨림* (postural tremor; 일관된 자세를 유지하려고 할 때)	• 자세조절 • 손–머리, 손–신체조절 • 여러 관절의 수의적인 부드러운 동작을 위해 하행로에 영향을 미칠 수 있는 감각자극의 통합 • 동작의 계획과 준비 • 운동학습과 운동프로그램의 저장에 일정한 역할을 함

계속

표 7.7 소뇌, 기저핵 그리고 뇌피질의 주요 운동조절기능 – *계속*

뇌부위	유입되는 부위	출력되는 부위	병변으로 인한 장애	운동조절 및 학습기능
기저핵 • 옛줄무늬체(paleostriatum): 창백핵(globus pallidus) • 줄무늬체: 꼬리핵과 조가비핵(caudate and putamen) • 시상밑(subthalamus): 흑색질(substantia nigra)	*뇌피질* : 일차 운동피질, 전운동피질, 보조적 운동피질, 두정엽 상부, 체성감각쪽 피질 *변연계* : 시상하부, 뇌활(fornix), 해마(hippocampus), 편도핵(amygdaloid), 뇌피질의 띠이랑(cingulate gyrus)	창백핵(globus pallidus)으로부터의 억제성, 흑색질로부터의 흥분성 자극이 *시상의 VL*을 거쳐 전운동피질, 보조운동피질을 통하여 운동피질로 들어가 피질척수로와 가타 하행로를 따라 내려감 *상부둔덕(superior colliculi)*에서 눈으로 감	시상에서 피질로 가는 유입이 줄어들면: • *운동감소증*: 운동완만(bradykinesia: 느린동작, 반응시간이 늦음); 불수의 활동 떨림; 강직; 자세불량 • *근육긴장이상(dystonia)*: 목, 몸통, 사지가 특정자세로 계속 취하고 있음. 시상에서 피질로의 유입이 많아지면 • *운동증가증(hyperkinesia*; 무도병(chorea, ballism),	• *안구 운동조절* • *동작 시작:* 운동피질영역을 탈억제하고 자세활동을 못하게 함으로써 동작이 나오게 한다 • *동작 협응:* 동작의 각 부분들을 순차적으로 해놓기; 동작들을 동시에 부드럽게 협응되도록 함
뇌피질 • 일차 운동피질(Brodmann 영역 4) • 체성감각피질(영역 3) • 전운동 피질(영역 6): 전운동피질 및 보조 운동피질 영역	*척수* : *기저핵* : 소뇌로부터 시상을 통해 받음. 기타 뇌피질, 특히 두정엽과 전두엽으로부터 받음	*뇌피질* : 동측과 반대측의 감각, 운동 영역과 기타 다른 피질 영역 *기저핵* 교뇌를 통하여 소뇌로 *적핵* *망상체* 피질척수로를 통하여 척수로 내려감	마비 경직성	감각정보를 지각하고 해석함. 의식적인 판단을 하고 동작을 생성함. 자의적 동작의 조절; 반대방향으로의 동작 조절, 동시수축의 조절(관절이 뻣뻣해짐)

출처: Cohen, H.(1999)로부터 요약한 것임. *Neuroscience for rehabilitation*(2nd ed.). Philadelphia: Lippincott Williams & Wilkins; Latash, M.L.(1998c). *Neurophysiological basis of movement*(pp.98–105). Champaign, IL: Human Kinetics; Leonard, C.T.(1998). *The Neuroscience of human movement*(pp.124–128). St. Louis: Mosby-Year Book; Lundy-Ekman, L.(1998). *Neuroscience: Fundamentals for rehabilitation*(pp.69–84). Philadelphia: W.B. Saunders.

하지 쪽으로 가는 신경다발을 더 손상시킨다(Volpe, 1997). 전대뇌동맥, 중대뇌동맥, 후대뇌동맥의 말단 근처 사이의 부위를 경계지역 혹은 분수계(watershed)라고 한다. PVL을 야기할 만큼의 허혈정도는 임신기간에 따라 다르고 동맥혈류의 발달정도에 따라서도 다르다. PVL의 가장 흔한 후유증은 경직성(과긴장) 양지마비형(주로 다리 침범) 뇌성마비이다(Volpe, 2008).

신경운동 발달의 장해
(Impaired Neuromotor Development)

자폐증(Autism)

자폐증은 Code of Federal Regulation(34 C.F.R.§ 300.7)에 따른 정의에 의하면 "언어성과 비언어성 의사소통과 사회성에 심각한 장애가 있고 일반적으로 3세 이전에 발생하여 아동의 교육적 성취에 부정적 영향을 미치는 발달장애이다. 자폐증과 종종 동반하는 기타 특징은 반복행동과 정형화된 동작, 환경변화 혹은 일상의 변화에 대한 저항, 감각경험에 대한 비정상적 반응이 있다"라고 한다. 이러한 특성의 발현은 매우 다양하다.

"자폐 스펙트럼 질환(ASD)" 혹은 "전반적 발달장애(PDD)"는 사회성, 의사소통, 행동부분의 침범이 경미한 경우부터 심한 경우까지 상태가 연속선상에 있다는 의미이다. 정신질환의 진단 및 통계 매뉴얼, 4판, 텍스트 개정인 DSM-IV-TR(미국 정신과학회, 2000)에 따르면 다섯가지의 주요 진단이 ASD범주 아래에 있다: (1) 자폐증, (2) 아스퍼거 증후군, (3) 전반적 발달장애-전형적이지 않은(not otherwise specified; PDD-NOS), (4) 레트 증후군, (5) 아동기 붕괴성 장애이다.

자폐증이 있는 아동은 사회성과 의사소통의 질적인 장해가 있고 제한적이고 반복적, 정형화된 패턴의 행동, 관심 활동을 보인다. 자폐증 아동의 반 이상이 지능저하는 없는 것으로 생각된다. **아스퍼거 증후군** 아동은 사회성결함이 있고 제한된 관심을 보이지만 인지, 말, 언어발달의 결함은 없다. PDD-NOS 아동은 후기에 발생하고 자폐증이나 레트 증후군보다 경미한 장해를 보이고 진단적 증상도 덜 가지고 있다(현재 개정된 DSM-V의 진단에서는 아스퍼거와 PDD-NOS는 자폐스펙트럼 증후군으로만 분류된다;역자주).

레트 증후군은 X 염색체 연계된 유전적 변이질환이고 6-18개월까지는 여자 영아가 정상 발달을 보이다가 점차로 실조, 실행부전, 과긴장으로 이어지는 저긴장증, 정형화된 손동작, 습득했던 기술의 상실을 포함한 진행성 신경학적 장해를 보인다. 레트 증후군은 가장 심한 형이고 삶을 변화시키는 자폐증이다(국립 자폐증 센터, 2009). 아동기 붕괴성 장애는 아주 드물다. 생후 2년여 동안 정상발달하는 듯 하다가 이후 점차 의사소통, 사회성 그리고 행동 기술이 퇴행되기 시작한다. 독립보행 혹은 대소변 가리기의 적응 기술문제도 발생한다(국립 자폐센터, 2009).

정확한 원인은 모르지만 유전적 소인이 강한 다중적 요인을 암시하는 증거가 있다(Abrahams &Geschwind, 2008). 자폐증의 유전적 위험은 70%에서 90%까지 보고되었다; 그러나 단일 유전적 변이가 아닌 것이 자폐증의 1%를 넘는다(Geschwind, 2009). 자폐증은 점차 증가하고 있거나 오늘날의 사회에서 더 흔히 발견되는 것인지도 모른다. 질병 통제 예방 센터에서 최근 보고에 의하면 110명 아동당 1명이고 남자가 여자아동보다 4배 많이 진단된다고 한다(CDC, 2009). 미정부(2005)는 지난 10여년간 이 빈도가 500% 증가되었다고 보고하였다.

운동 수행과 관련한 신체구조 및 기능 장해 자폐아동의 90% 이상에서 감각이상이 관찰된다(Geschwind,2009). 그리고 95%에서는 감각정보처리 장해가 있다(Tomchek & Dunn, 2007). 정상 감각자극에 과잉반응을 보이고(과민성) 혹은 반응저하(둔감성)를 보이거나 한다. 촉각 자극에 대한 과민 반응이 흔하고 청각과 전정감각 자극에 대해서는 반응저하가 흔하다(Tomchek & Case-Smith, 2009, p.23). 어떤 아동들은 과민 반응부터 둔감한 반응까지 유동적인 반응을 보여 중재를 어렵게 한다. 물리치료사에게 특히 흥미로운 것은 운동 기능의 장해가 일정 수준 이상으로 있다는 것이다. 10%가 대근육운동 지연이 있고 60-80%에서 저긴장증, 보행이상, 발끝보행 혹은 실행증(apraxia)이 있다는 것이다(Geschwind, 2009). 한 연구에서는 저긴장증이 가장 많은 문제로 나타났고 이것은 시간이 가면서 실행증과 마찬가지로 좋아졌다고 한다(Ming, Brimacombe & Wagner, 2007).

자폐증의 빈도가 증가하고 있으므로 물리치료사는 초기의 운동지연과 장해 때문에 조기에 이런 아동을 중재하게 되므로 물리치료사로서 선별할 수 있어야 한다. 다음의 징후 중 어느 것이라도 있으면 ASD의 가능성이 있다:

- 12개월까지 옹알이나 몸짓이 없다.
- 12개월까지 한 단어를 말할 수 없다.
- 2세까지 두단어 조합으로 말할 수 없다.
- 언어 혹은 사회성 기술이 없다(Filipek 등, 1999)

이러한 임상적 징후 이외에도 ASD 가능성이 있는 아동을 선별하는데 도움이 되는 특정 선별도구들이 있다. 유아 자폐증 수정 체크리스트(M-CHAT; Modified Checklist fotr Autism in Toddlers), 사회적 의사소통 질문지(SCQ; Social Communication Questionnaire)(Landa, 2008), 감각 프로파일(Dunn, 1999)에 포함되어 있는 다양한 테스트들이 있다. 임상적 징후나 선별검사상 소견이 있으면 평가를 위하여 포괄적 진단팀에 의뢰한다. 진단 팀에는 정신과 의사, 신경과 의사, 심리사, 언어치료사, 때로 작업치료사 혹은 물리치료사가 포함된다. 조기 발견과 진단이 중요한데 조기 중재와 서비스를 제공할 수 있기 때문이다. 현재 5세에 아동이 학교에 입학하기전까지 진단되지 않는 경우가 많다; 그러나 부모는 18개월의 이른 시기에서도 징후를 감지한다.

활동과 참여에의 제약 ASD 아동은 사회성과 의사소통 기술이 제한되어있어 또래관계와 학교생활과 레크리에이션 활동에 참여가 어렵다. 언어와 사회성 기술이 나타나면서 이러한 상호작용 기술의 지연이나 부재가 더 두드러진다. ASD 아동은 처음엔 대근육운동 발달이 정상인듯 하지만 연령에 적절한 성취는 지연되기도 한다(Provost, Heimerl, & Lopez, 2007). 근긴장도, 운동 능력과 협응, 운동 실행계획에서의 문제는 연령에 맞는 활동에의 참여와 또래와 놀이능력에 영향을 미칠 것이다(Baranek, Parham, & Bodfish, 2005; Geschwind, 2009).

Staples와 Reid(2010)는 ASD 아동이 대근육 운동 발달 테스트상의 운동기술은 수행했지만(Ulrich, 2000);같은 연령의 정상 아동의 점수보다 낮았으며 동작의 질이 떨어진 것을 발견하였다(Staples와 Reid, 2010). 이외에도 이 아동들은 수평 점프를 할 때 양팔과 다리의 협응을 어려워하였다. 깡총뛰기(hopping)에서도 ASD 아동은 균형을 잡는데, 또 앞으로 전진할 힘을 만들어내는데 팔을 협응적으로 사용하지 못하였다(Staples와 Reid, 2010). 고기능 자폐 남자이이와 아스퍼거 증후군 아동들은 균형과 보행, 속도가 느리고 리듬이 이상하고 적절한 타이밍으로 손, 발을 움직이는데 더 큰 문제를 가지고 있으며, 스트레스 상황의 보행과 시간제한 동작의 수행동안 동작이 과하게 나타났다(Jansiewicz 등, 2006).

미세한 징후를 발견하기 위한 이학적 검사와 신경학적 검사(PANESS; Physical and Neurological Exam for Subtle Signs)(Denekla, 1974)의 수행으로 미세한 신경학적 소견을 발견할 수 있고 자폐증이 있는 아동과 그렇지 않은 6-17세의 아동을 구별할 수 있다(Jansiewicz 등, 2006). 이러한 운동 문제로 보행, 공으로 하는 운동 기술과 같은 활동과 참여가 제약을 받고 또래와 학교 체육수업 레크리에이션 스포츠도 못하게 되어 더욱 사회적 고립으로 이어진다(Geschwind, 2009).

가능한 중재 전형적으로 중재는 삶의 질을 높이고 사회에 참여할 수 있는 능력을 증가하는 쪽에 초점을 맞추어왔다. *작업치료 임상 지침*에 포함되어 있는 중재는 지지 근거가 다양한데 감각통합, 감각에 기반한 중재, 관계에 기반한 상호작용적 중재, 학교에서 하는 프로그램, 사회적 기술 중재, 그리고 포괄적 행동적 중재(Tomchek & Case-Smith, 2009) 등이 있다. 일관되게 긍정적 결과에 연계된 네 가지 주제는 다음과 같다:

1. 행동의 생리적 기초의 평가와 행동에 미치는 환경의 평가가 포함된 개별적 분석으로부터 효과적인 중재를 만든다.
2. 아동의 가족이 중재프로그램의 중심이고 서비스에는 가족 지원과 교육도 있어야 한다.
3. 중재 서비스는 집중적이고 포괄적일 필요가 있다.
4. 아동의 능동적 참여를 촉진하는 것이 모든 중재의 필수적인 우선순위이다(Tomchek & Case-Smith, 2009).

국립 자폐 센터(2009)는 강한 행동요소가 들어 있고 효과에 대한 충분한 근거가 있는 이미 설정되어 있는 치료들이 있다고 하였다. 그들은 일단 중재를 선택했다면 협력적이고 주의깊게 잘 짠 전략들이 필요하다고 말한다.

물리치료사는 ASD 아동에서 감소되어있는 운동실행계획과 낮은 근긴장도와 감각장해로 인한 활동 제약을 포함한 운동문제를 경감시킬 수 있다. 국립 자폐 센터(2009)와 작업치료 연합회(Tomchek & Case-Smith, 2009)에서 출판한 근거 중심 임상 지침이 나와 있다. 대부분의 ASD 아동이 서비스를 주로 받고있는 학교에서 운동 결함에 대해 인식이 잘 안되어 있으므로 ASD 아동의 중재에서 물리치료사는 큰 역할을 하여야 한다.

발달성 조정장애 (Developmental Coordination Disorder)

DSM-IV는 발달성 조정장애(DCD: developmental coordination disorder)를 아동이 보이는 "일상생활이나 학습을 심각하게 저해하는 운동협응 발달의 중한 장해" 인 운동기술 장애로 정의하고 그것이 일반적 다른 의학상태 혹은 전반적 발달장애(PDD: pervasive developmental disorder)(미국정신과학회, 1994)에 의한 것이 아니어야 한다고 하였다. 2000년에 DSM-IV는 "만일 지능저하가 있으면 운동의 어려움이 그 지능저하와 관련된 정도를 능가하는 것이어야 한다"(미국정신과학회, 2000)라고 개정하였다.

DSM-IV는 5-11세 아동의 약 6%가 DCD를 가지고 있다고 추정한다. DCD가 있는 아동은 특정한 신경병리적소견이 없거나 신경손상이 없다. 서투름 혹은 운동 비협응은 특수학습장애(SLD: specific learning disorder)와 주의력결핍 과잉행동 증후군(ADHD: attention deficit hyperactivity disorder)에서도 있을 수 있다(Dewey, Kaplan, Crawford, & Wilson, 2002; Cermak & Larkin, 2002; Miller, Missiuna, Macnab, Malloy-Miller, & Polatajko, 2001). ADHD와 SLD 진단방법으로, 활동 중 양전자 방출단층촬영(PET: positron emission tomography)과 기능적 자기공명촬영(FMRI)을 현재 이용할 수 있다. 현재까지의 소견으로는 기저핵과 소뇌에 문제가 있음이 암시되고 있다(Born & Lou, 1999; Krageloh-Mann 등, 1999). 운동조절, 적절한 힘을 내는 문제, 근육활성화의 타이밍, 감각적 자극에 기초하여 지각을 형성하는 것, 그리고 운동학습 기능이 이 영역에 기초함을 알 수 있다. 조산으로 태어난 아동들의 연구로부터 DCD를 유발하는 CNS 손상이 임신 마지막 3개월에 많이 일어날 가능성이 추정되고 있다. CNS에서의 신경이동과 신경의 조직화동안 마지막 "배선공사 작업"에 문제가 생기는 것이다. 그리고 이것이 출생 후의 다른 환경적 문제로 인해 더 강화되는 것이다(Hadders-Algra & Lindahl, 1999).

DCD 아동은 특정 운동기술과 관련한 다양한 문제를 보이며 그 정도가 다양하다. 일상의 생활 수행에서 동작 수행이 서투르고 또래 연령보다 낮은 수준을 보인다(Dewey & Wilson, 2001). 종종 쓰기와 스포츠에서 어려움을 드러낸다. 이 질환을 가진 아동들을 여러 명칭으로 불러왔는데 실행증, 경미한 뇌기능이상, 미숙한 아동, 발달성 실행부전증, 운동조정장애 혹은 학습문제, 운동지각 이상, 신체적으로 서투른 아동, 감각통합 이상, 주의집중-운동조절-지각의 결손(DAMP: deficit in attention-motor control-perception), 시각-운동 장애가 그런 명칭들이다(Kadesjö & Gillberg, 2001; Christiansen, 2000). DCD는 DCD라고 진단할 수 없는 정상발달과정 중의 지연과 아동 운동기술의 발달과정 중 보일 수 있는 정상변이와는 구분할 필요가 있다(Davies & Rose, 2000).

DCD를 가진 아동을 발견하기란 어려울 때도 있으며 치료사는 표준화된 테스트 결과를 임상적인 판단과 함께 이용할 필요가 있다(Crawford, Wilson, & Dewey, 2001). DCD라는 진단은 아동이 운동장애가 있고 전문적인 중재로 아동에게 도움이 될 수 있다는 것을 암시한다(Dewey & Wilson, 2001). 때로 SLD와 ADHD에서도 운동문제가 동반되기도 한다. SLD와 DCD가 같이 있는 빈도는 70%까지로 높으며 SLD를 가진 아동의 75%에서 ADHD가 있다. 많은 아동들이 이 세 가지 질환의 증상을 한꺼번에 보이기도 한다(Polatajko, 1999).

관련 의학문제들 주의를 집중하는데 있어서 문제는 과잉행동과 함께 DCD 아동에서 흔하다. Ritalin과 Concerta 같은 흥분성 약이 주의집중을 개선하고 학습을 증진시키기 위하여 종종 처방된다. 이러한 약들은 장애물을 잘 알아보게 해주어 걸려 넘어지는 것을 줄여줌으로써 운동행동에 영향을 준다. 감각조절 능력의 이상은 ADHD아동의 하부분류 그룹에서 발견된다. 이런 문제는 정서와 주의집중행동에서의 문제와 연관되어있다(Mangeot 등 2001). 특별히 아동은 행동 조절문제와 함께 지시를 따르는데 문제를 보여 과도한 좌절, 낮은 자긍심을 보이고, 우울해지기도 한다(Missiuna, Gaines, Soucie, & McLean, 2006). 아동이 나이들면서 이러한 정서적인 문제점들이 좀 더 분명히 나타나고 이것이 학습과 기능을 저하시킨다(Christiansen, 2000).

동작수행과 관련한 신체구조와 기능의 장해 DCD를 가진 아동은 아주 경미한 신경장해의 징후를 보이는데; 경미한 저긴장증과 특별히 손의 근력약화; 자세의 조절이 잘 안 됨; 운동발달지연과 같은 연성징후를 보인다(Missiuna

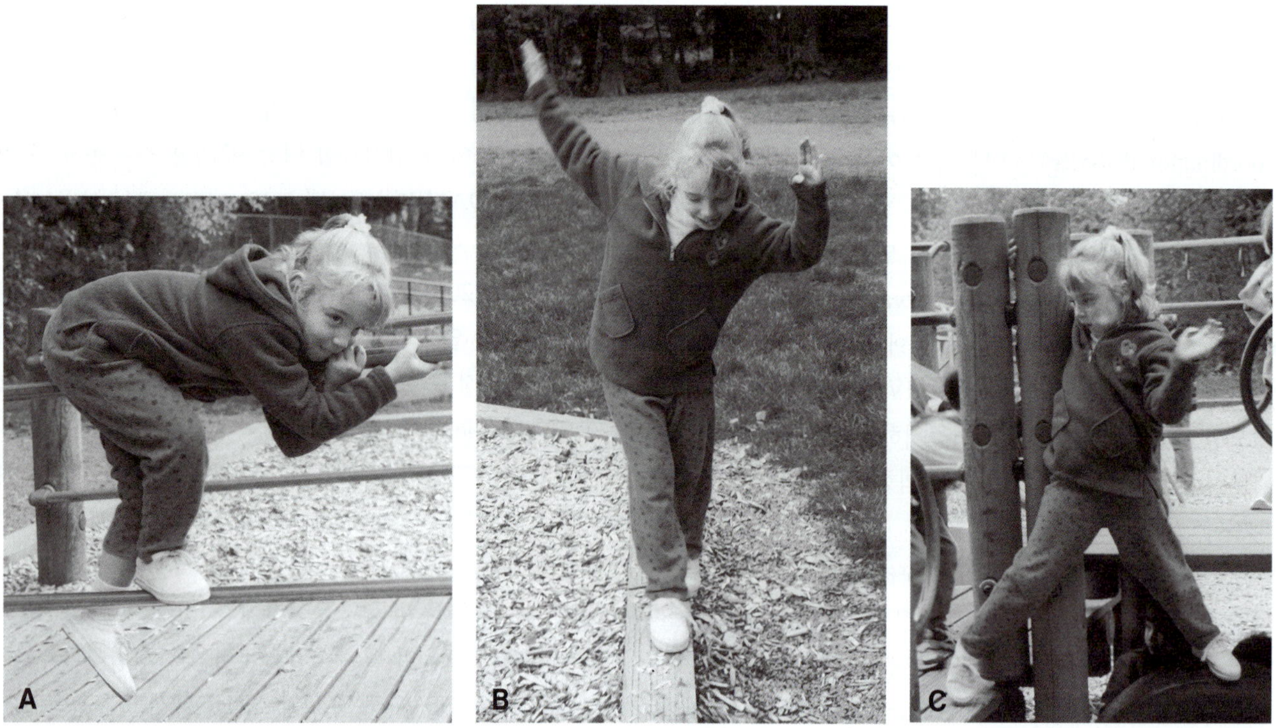

그림 7.9 발달성 조정장애가 있는 아동. (A) 이 5세된 아동에게 손잡이 봉으로 올라가라고 하자 옆걸음으로 수행하고 있다. 자세조절이 잘 안 되고 과제를 수행하는 운동실행계획에 영향을 미치는 지각문제로 인하여 가능한 한 몸을 낮추고 봉을 몸으로 둘러싸고 있음을 주목할 것. (B) 땅에서 4인치 높이에 있는 6인치(약 15cm) 넓이의 나무판자 위에서 걸으라고 했을 때 균형을 유지하는데 어려움을 보인다. (C) 아동이 한 높이에서 다른 높이의 타이어로 이동하는 즉, 운동실행계획과 자세조절이 요구되는 과제를 수행할 때 균형을 유지하려고 구조물을 잡고 있어야 하고, 뺨 쪽으로 혀를 내밀고 있는 서투른 자세가 나오는 것을 주목하라.

등, 2006; Christiansen, 2000)(그림 7.9). DCD 아동에서 신체인지가 좋지 않고 운동 기술 발달 지연, 놀이로서의 신체활동이 감소되어 있는 것은 근력약화, 에너지 소모의 감소, 감소된 심폐기능 문제 때문이라고 확인되었다(Cairney, Hay, Faught, Flouis, & Klentou, 2007; Poulsen, Ziviani, & Cuskelly, 2008; Raynor, 2001).

DCD 기저에 있을 것이라고 생각되는 신경학적 과정을 확인하려는 연구들이 있었지만 확실한 결론은 없다. 자세와 운동조절 문제에 관한 이론은 다음과 같은 관점에서 발생하였다. (1) 특히 시각, 체성감각(고유수용성 감각과 피부감각), 전정감각 시스템에서의 효과적이지 않은 정보처리(Horak, Shumway-Cook, Crowe, & Black, 1988; Rosblad & Von Hofsten, 1994; Willoughby & Polatajko, 1995); (2) 협응적 운동출력에 필요한 이러한 감각자극의 좋지 않은 통합 및 조절수준(Mangeot 등, 2001; Willoughby & Polatajko, 1995); (3) 동작수행 시 힘의 조절에 있어 정교하지 않고 일관적이지 않은 타이밍(Missiuna 등, 2006; Henderson, Rose, & Henderson, 1992); 그리고 (4) 운동실행계획 및 기억과 관련한 기타 CNS 정보처리과정의 문제(Horak 등, 1988; Skorji & McKenzie, 1997; van Dellen & Geuze, 1988; Wilson & McKenzie, 1998)가 있다는 이론등이다. 이러한 이론을 지지해주는 연구가 부족한 이유는 우리가 DCD의 진단과 원인을 잘 이해하지 못하며 매우 다양하기 때문일 것이다.

활동과 참여에의 제약 DCD를 가진 아동은 기능적으로 전형적인 발달지표에는 다 도달하며 대부분의 활동들을 독립적으로 한다. 그러나 다음과 같은 과제에의 달성은 때로 늦을 수 있다. (1) 쓰기와 구두끈 매기와 같은 순차적인 소근육운동과제; (2) 두 발로 번갈아 뛰기(skipping)와 축구공을 드리블한 후 골대에 차넣기 같은 두 가지 다른 운동과제를 연달아 하는 복잡한 협응이 요구되는 과제; 그리고 (3) 운동장의 놀이 기구를 기어오르는 예와 같이 감각자극

과 운동실행계획의 통합에 요구되는 새로운 과제 학습등이 늦을 수 있다. 표준화된 소아용 검사를 하여 아동에서 협응 장애를 확인해내는데 도움이 될 수 있다. 아동용 동작 평가(Movement Assessment Battery for Children; M-ABC)(Henderson & Sugden, 2007)는 3-12세 아동에서 규준 참조 테스트로서 동작 문제의 위험이 있는가를 검사한다. 세밀한 손기능, 공을 다루는 기술, 정적 및 동적 균형으로 나누어지며 교사나 부모가 할 수도 있다. M-ABC는 DCD 아동에서 일관되게 나타나는 대근육 운동의 특성을 확인할 수 있고 DCD 아동을 발견하는데 적절한 표준 검사로 드러났다(Missiuna, Rivard, & Bartlett, 2006; Slater, Hillier, & Civetta, 2010).

이 테스트는 DCD로 진단된 아동의 물리치료 중재의 효과를 판단하는 연구에 최근 사용되어왔다(Niemeijer, Schoemaker, & Smits-Engelsman, 2006; Niemeijer, Smits-Engelsman, Schoemaker, 2007; Watemberg, Waiserberg, Zuk, & Lerman-Sagie, 2007). 기타 Peabody운동발달 척도 2판, 대근육운동발달 테스트, BOT-2가 아동에서 운동 지연을 확인하도록 만들어진 검사이다. 비록 BOT-2가 DCD일 수 있는 아동을 발견하는데 사용되어왔지만, 이것은 원래 대근육 및 소근육 운동 조절 기술 및 운동 지연을 측정하도록 만들어진 것이고 다른 범주의 아동을 발견하는데 사용한다는 것을 기억하는 것이 중요하다 (Dewey & Wilson, 2001).

DCD 아동의 확인하는 진단적 테스트 이외에도 시간이 덜 소요되는 선별 테스트로 DCD 아동에 타당한 테스트가 있다. 발달성 협응 장애 질문지와 아동의 신체활동적 자기지각 및 선호(Children' s Self-Perception of Adequacy in and Predilection for Physical Activity:CSAPPA)를 포함한 선별 테스트들이다. 이러한 선별로 발견된 아동들은 추후 진단적 테스트로 평가를 받아야 한다(Cairney, Veldhuizen 등, 2007; Schoemaker 등, 2006; Hay, Hawes & Faught, 2004). 캐나다 작업수행 측정도 DCD 아동을 중재할 때 고려해야 할 도구인데 참여 수준을 측정하고 목표를 설정할 때 이용한다(Carswell 등, 2004). 학교 밖 일상생활에서 참여와 취미 측정, 아동의 활동의 선호도(PAC), 6-21세 아동에서 사용되는 활동 선호도 측정(King 등, 2004)을 이용하여 참여를 판정할 수 있다.

DCD 아동을 계속 추적관찰한 연구에 의하면 어떤 문제들은 감소되기도 하지만 완전히 사라지지는 않는다(Christiansen, 2000; Fox & Lent, 1996; Gillberg, 1999). DCD 아동에서 관찰되는 참여의 제약과 관련한 개인적 요소는 우울, 동기부족, 낮은 자긍심, 좋지 않은 체력, 과제 관련 불안이다. DCD가 있는 청소년은 학업성적이 낮고, 취미가 적고, 낮은 자존감, 운동 능력이 낮음, 지역 스포츠에의 참여가 낮음, 장래 노력할 의지가 적음이 신체활동이 감소하고 움직이지 않는 생활방식과 관련한 위험 증가로 이어진다(Kane & Bell, 2009). DCD 아동의 부모가 주요 참여 제약을 발견하는 것은 자신의 용모를 가꾸고 옷입기, 식사동안 문제 때문인데 특히 중학교에 갔을 때 문제가 두드러진다(Segal, Mandich, Polotajko, & Cook, 2002).

가능한 중재들 운동학습이론으로부터 나온 과제 지향적 중재는 학습, 기억, 다양한 환경에서 하는 훈련에 대해 많이 피드백해주는 것을 강조하며 이로써 스포츠와 기능적인 운동행동을 향상시키는데 도움이 될 것이다(Hillier, 2007; Mandich, Polatajko, Macnab, & Miller, 2001a; Mandich, Polatajko, Missiuna, & Miller, 2001b; Missiuna, 2001; Niemeijer 등, 2006; Niemeijer 등, 2007; Polatajko, Mandich, Miller & Macnab, 2001). 그 이외에도 지각운동 훈련, 감각통합치료, 그리고 운동학습 원칙은 DCD와 ADHD 아동의 운동 수행을 향상시켰다(Watemberg 등, 2007). 운동 이미지 훈련은 DCD 아동의 수행을 또한 향상시키는 것으로 밝혀졌다(Wilson, Thomas, & Maruff, 2002). DCD로 진단받은 아동을 위한 또 다른 중재접근은 일상 작업 수행의 인지 훈련(Cognitive Orientation to Daily Occupational Performance; CO-OP)이다. 과제 지향적으로 문제 해결 접근을 이용하여 아동의 수행을 향상시키는데 중점을 두고 있다(Polatajko 등, 2001). CO-OP는 신경근육, 생역학적 여러 감각적 중재접근들과 비교해서 효과적인 것으로 밝혀졌다(Miller 등, 2001). 수영과 가라테 같은 것은 추천되는 체력 활동이다(Hillier, McIntyre, & Plummer, 2010; Hung & Pang, 2010). 아동을 좀 더 성공적이고 행복하게 만들기 위해 다음과 같은 면에서 아동과 가족, 그리고 팀의 다른 멤버들과 협력하고 의논해야 한다. 즉, (1) 질환의 본질을 설명하고, (2) 학습을 좀 더 잘하게 하기 위해 감각자극을 조절하는 전략을 제공하

고, (3) 활동을 시도하는 아동을 지지해주기 위하여 일관된 행동결과를 설계하는 것이다(Hillier, 2007).

다운증후군(Down Syndrome)

다운증후군(DS)은 대부분(약 90%) 21번째 염색체에 가외의 염색체를 더 가지고 있다. 이것은 보통 두 개의 동종 염색체가 첫 번째 혹은 두 번째 감수분열단계에서 분열되지 않았기 때문이다. 소수가(3%-4%) 가지고 있는 전좌(translocation)는 동종염색체의 분열 후에 그 조각이 다른 온전한 염색체 쌍에 다시 붙었기 때문이다. 나머지(2%에서 4%) 환아들은 모자이크 질환인데 어떤 세포들은 정상이고 다른 것들은 21삼배염색체인 것을 말한다(Stoll, Alembik, Dott, & Roth, 1998). 염색체 이상의 결과로 발생되는 신경병리학적 차이는 다음과 같다. 특히 전두부: 소뇌(정상인의 66%)와 뇌간 (Aylward 등, 1997)이 작고 뇌의 주름이 덜하고(정상인의 76% 정도); 피라미드(추체) 신경세포의 가지돌기(dendrite)극에서 구조적인 차이가 있으며; 뇌피질과 소뇌에서 신경세포의 수초화가 되지 않고; 해마에서 신경세포가 감소되어있고, 그리고 나이가 들어가면서 알쯔하이머 신경원 섬유매듭(neurofbrillary tangles)이 증가하는 것 등이다(Harris & Shea, 1991).

관련된 의학적 문제점 다운증후군 아동은 다양한 정도의 인지장애를 가지고 있어 인지능력이 낮고 환경에 대한 호기심, 새로운 것을 해보려는 동기가 부족하다(Hayes & Batshaw, 1993; Pueschel, 1990). 2007년에 정신지체 미연합회는 이름을 지적 발달장애 미연합회로 바꾸었는데(AAIDD: American Association on Mental Retardation) 지적 장애를 가진 사람을 좀 더 정확하고 긍정적으로 나타내기 위해서다. 특히 AAIDD는 정신지체보다는 "지적 장애"를 더 선호하는 용어이다. 지적장애란 용어는 정신지체와 관련된 부정적 사회적 낙인이 덜하고 지능이 저하된 사람의 참여능력에 중점을 둔 용어이다. 기능, 장애, 그리고 건강 모델의 국제 분류에 일치하는 새로 정의된 지적장애는 지적 요소(지능지수 70-75 이하)와 적응적 행동 요소(개념적 기술, 실용적 기술, 사회적 기술의 결합) 모두 필요조건이다(AAIDD, 2010). (현재는 지적장애보다는 인지장애란 용어가 일반적이다; 역자주). 치료사로서는 아동과 의사소통할 수 있는 방법을 찾아내어 그 의사표현을 이해하여 다른 동작을 시도해보며 흥미롭게 느끼도록 자극해주기가 어렵다(Kokubun, 1999). 이는 종종 다운아동의 운동학습에 있어서 없는 고리이기도 하다; 또는 동작이 너무 어렵고 강화되지 않기 때문에 아동이 동작훈련에 흥미를 느끼지 않을 수도 있다.

선천성 심장질환은 흔히(40%-60%) 다운아동의 운동에 영향을 줄 수 있는 동반 의학적 질환이다(Freeman등, 1998). 가장 흔한 질환은 심방심실간 구멍과 심실중격 결손인데 보통은 수술로 교정될 수 있다. 치료사는 심장질환을 이해하여야 하며 심장에 대한 영향때문에 운동을 수정할 필요가 있는지 알고 있어야 한다.

양측 청력소실 또한 다운증후군 아동에서 흔하다(Roizen, Wolters, Nicole, & Blondis, 1993). 이는 자주 걸리는 중이염에 의해서 더 심해지기도 한다. 소리에 대한 반응이 감소될 뿐 아니라 청각계의 끝에 있는 말단 감각기관 옆에 위치한 전정계의 문제도 같이 가지고 있다. 전정계의 장해와 소뇌의 변화가 함께 비정상적인 근긴장도의 원인이 되기도 한다. 근시, 원시, 약시, 난시, 안구진탕증, 그리고 백내장도 흔하다(Tsiaras, Pueschel, Keller, Curran, & Giesswein, 1999). 시각적 그리고 전정계의 결손은 자세조절 문제의 부분적인 요인이 될 수도 있다.

운동수행에 관련된 신체구조와 기능의 장해 다운 증후군 아동은 전반적으로 저긴장증, 근력약화, 느린 자세 반응과 반응시간, 그리고 느슨한 관절을 보인다(Carvalho & Almeida, 2009; Cowley 등, 2010; Dellavia, Pallavera, Orlando, & Sforza, 2009; Mercer & Lewis, 2001; Tsimaras & Fotiadou, 2004)(그림 7.10). 관절이 느슨하고, 어떤 아동(약 15%)은 목뼈의 중쇠고리관절에서의 특수한 불안정성을 보인다(Roizen, & Patterson, 2003). 이것은 X-선 사진으로 확인할 수 있다. 그리고 보행상태의 변화, 소변을 잘 못보는 상태, 사경, 목을 움직이지 않으려 하는 것, 그리고 항진된 심부 건반사 등이 경고 징후이다. 만일 불안정성이 있어서 이 관절 간에 미끄러짐이 있으면 척수 손상을 일으킬 수 있기 때문에 치료사는 활동 중 아동의 목을 가동범위끝을 넘는 과한 굴곡을 시키지 않아야 한다. 몸을 부딪히는 스포츠와 재주넘기 같은 구르기는 피해야 한다. 그러므로 아동의 신체 활동에 관여하는 사람들과 아동의 가족은 이에 대한 주의점을 알고 있어야 한다.

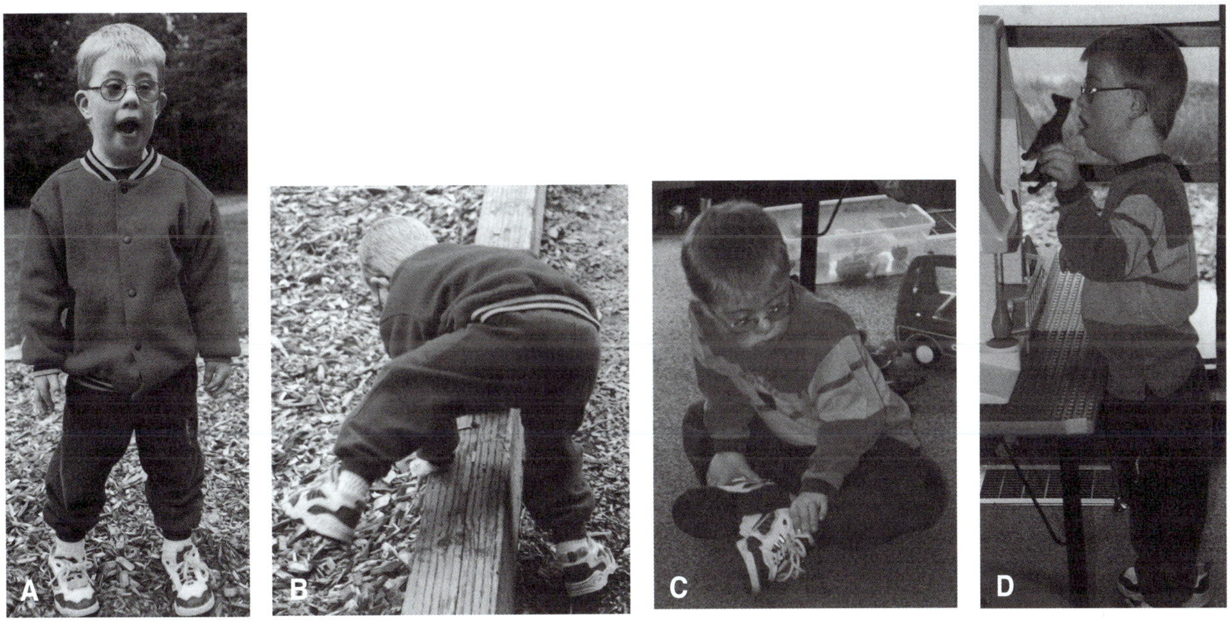

그림 7.10 다운증후군 아동. (A) 정면에서 아동의 자세를 보면 입을 벌리고 있고, 어깨가 내려와 있으며 발을 넓게 벌리고 서있어 근긴장이 낮고 자세 조절이 좋지 않다는 것을 알 수 있다. (B) 놀이터로 들어가기 위해 4인치(약 10cm) 정도의 낮은 목재를 넘어가라고 하자 아동은 주저앉아 팔로 지탱하며 장애물을 옆으로 타고 넘는다. (C) 앉을 때도 지지면적을 넓게 하고 똑바로 하기 위해서는 팔로 지탱하면서 앞으로 기대는 양상을 보인다. (D) 옆에서 아동의 자세를 보면 입을 벌리고 있고 자세의 안정을 위해 테이블에 기대어, 자세를 유지하는데 드는 근력을 줄이고자 하는 것을 알 수 있다. 다리는 완전 신전상태로 고정된 자세인데 이 또한 자세를 유지하는데 힘이 덜 들게 하려는 것이다.

저긴장증과 느슨한 관절 및 인지장애 때문에 다운증후군 아동의 반응시간과 동작은 일반적으로 느리고 협응이 잘 되지 않는다(Inui, Yamanishi, & Tada, 1995). 이러한 소견들은 다운증후군 성인에서 팔을 뻗칠 때의 활동패턴을 근전도(EMG)로 확인하였다. 다운증후군 사람들은 다운증후군이 아닌 사람들보다 길항근을 더 많이 동시수축시키는 경향이 있다(Aruin, Almeida, &Latash, 1996). 이것은 동작을 잘 조절하기 위해, 또 외부로부터의 균형 간섭을 방어하려는 보상적인 패턴으로서 발달한 것이다.

불안정한 가운데 목표를 향해 팔을 뻗는 동작을 유지하려는 방어동작에는 네 가지 종류가 있다(Gottlieb, Corcos, & Agarwal, 1989; Houk, 1979; Latash, 1998c). 그러나 다운증후군에서는 결합조직의 탄력성이 감소하여 첫 번째 방어방법인 결합조직의 리바운드 효과가 감소되어있다. 고유수용성 감각도 반응하기에 잘 준비된 상태가 아니고(낮은 근긴장도) 소뇌 발달의 차이로 뇌간부위의 반응도 느리다. 그러므로 방어의 두 번째(신장반사; stretch reflex)와 세 번째(긴 잠시 반사: long latency reflex) 방어방법도 감소되어있다. 그렇다면 방어의 네 번째 방법인 자발적인 방향 재정립이 사용되어야 한다. 받게 되는 피드백에 빨리 자발적으로 반응하여 동작의 방향을 재빨리 수정하여 목표를 정확히 손으로 치는 것은 일반적으로 다운증후군에서 어렵다. 이러한 문제들을 극복하기 위해 다운증후군 사람들은 감각적 피드백을 더 잘 받기 위해, 그리고 사지의 안정성을 위해 동시수축을 한다고 추정된다. 과한 동시수축은 느린 동작의 원인이다. 천천히 움직이면서 고유수용성 감각으로부터 오는 피드백을 통합하고 받아들이는 시간을 버는 것이다.

다운증후군 영아나 아동은 항중력 자세를 발달시키는데 시간이 더 오래 걸린다. 그리고 다운증후군 아동은 자신들의 인대에 "매달려 있는" 경향이 있기 때문에(Haley, 1986; Kokubun 등, 1997; Lauteslager, Vermeer, & Helders, 1998; Shumway-Cook & Woollacott, 1985) 자세 정립이 비장애 아동과는 다르다. 지연된 자세 발달과 저긴장증의 결과로 넓은 지지면적이 필요하며 작용근과 길항근을 동시수축하고 안정성을 발달시키기 위해 동작을 위한 자유의 정도(degree of freedom)를 감소시킬 것이다(Aruin & Almeida, 1997). 그러므로 다운증후군 아동의 동작경험은 제한되어 있고 피드포워드(feedforward)적인 자세 조절과 다양한 자유로운 동작의 발달이 더 지연되는 원인이 된다. 다운증후군 아동에서 소뇌가 작다는 것은 운동행동을 배우는데 필요한 감각 자극을 이용하는 것이 어렵고 고유수용성 감각이 좋지 않고 자세조절을 위한 전정감각계의 이용이 어렵다는 것을 암시한다. 이로써 왜 이런 아동들이 자세조절에 대해 시각적으로 의존하는지의 설명이 될 것이다(Shumway-Cook & Woollacott, 1985).

저긴장증, 느슨한 관절, 근력저하가 있어서 시간이 지나면서 관절의 과도한 마모와 손상의 원인이 될 근골격계의 변화가 조기에 발생한다. 다운증후군 성인은 무릎넙다리(슬개대퇴) 불안정성, 무릎관절 외반, 평발, 그리고 관절 불안정성 같은 근골격계 변화가 조기에 발생한다(Hresko, McCarthy, & Goldberg, 1993; Merrick 등, 2000; Prasher, Robinson, Krishnan, & Chung, 1995).

활동과 참여에의 제약 다운증후군 아동은 초기에 운동, 인지발달의 지연을 보인다. 표준화된 소아 테스트로 물리치료사는 지연 정도를 파악하여 목표를 설정하는데 도움을 받는다. 적절할 것으로 생각되는 검사는 18개월까지는 ALberta 영아 운동 척도(Piper & Darrah, 1994), 1개월부터 6세까지는 PDMS-2(Fewell & Folio, 2000), 6개월부터 7.5세까지는 PEDI(Coster 등, 1994; Haley 등, 1992), 그리고 대근육운동 기능 측정(GMFM)이 다운증후군 아동에서 타당도가 있다(Russell 등, 1998). 6세부터 21세까지 참여와 활동 선호도를 측정하는 데에는 CAPE(참여와 즐거움에 대한 아동평가)와 PAC(선호활동에 대한 아동평가)가 타당성이 있다(King 등, 2004).

앉기와 서기의 항중력 자세의 발달과 기기 그리고 걷기의 조기 운동기술이 아주 늦을 수 있다(Lloyd, Burghardt, Ulrich,& Angulo-Barroso,2008; Ulrich, Ulrich,Angulo-Kinzler, & Yun, 2001; Wu, Looper, Ulrich, Ulrich, & Angulo-Barroso, 2007). 아동이 걷게 되면 환경을 더 잘 탐색하고 인지와 언어발달을 촉진한다. 보행의 효율성은 저긴장증, 느슨한 인대, 감소된 균형을 보완하고자 관절주위에서 동시수축을 함으로써 감소되었을 수 있다. 청소년 초기 다운 증후군은 트레드밀에서 능동적 과제 특정 훈련을 하므로써 뻣뻣함과 충동성을 유의하게 감소시킬 수 있음을 보여주는 연구가 있다(Smith, Kubo, Black, Holt, & Ulrich, 2007).

아동은 눈-손 조절과 공을 다루는데 필요한 동작의 속도, 점프와 같은 동작을 위해 필요한 근력과 속도를 내는데 계속 어려움이 있을 것이다; 계단 오르기와 공을 찰 때 필요한, 한 발로 기능적인 동작을 하면서 자세를 조절하는데에도 어려움이 계속될 것이다(Palisano 등, 2001; Spano등, 1999).

다운 증후군 아동은 복잡한 동작을 배우는데 시간이 더 필요하다;장해의 정도는 학습속도에 영향을 주지만 운동기능의 상한제한은 없다(Palisano 등, 2001). 다운증후군 아동의 운동 성장 차트를 만들기 위한 연구에서 Palisano와 동료들은 다운증후군 아동은 연령에 맞는 적절한 수준으로 대근육운동발달을 성취할 것이다; 그러나 정상 또래에 비해 이러한 기술을 배우는데 시간이 더 걸릴것이라고 판단하였다(Palissano 등, 2001). 달리기와 계단 오르내리기등과 같은 기본적 기술을 익힌 뒤에는 다른 의학적 문제가 없다면 이러한 고난도의 운동행동은 결국 수정 적용한 체육교육 혹은 장애인 올림픽 같은 지역사회 프로그램을 통하여 해결할 수 있다.

가능한 중재들 물리치료사는 전문가간 협력팀의 일원으로 다운증후군 아동과 그 가족의 욕구에 대해 다른 서비스 제공자와 의사소통을 거쳐 조정을 한다. 협력은 의사소통을 가능케 하고 아동이 더 잘 참여할 수 있는 즐거운 환경을 만드는 방법을 배우는데 장점이 있다. 일반적으로 구조화된 환경, 선택의 여지가 적은, 그리고 보상이 따르는 훈련이 성공적인 전략들이다(McEwen, 2000). 가족과 다른 전문가들의 동의하에 특수 행동관리 계획을 세우고 아동에 관여하는 전체 팀의 계획과 통합하여야 한다.

중재프로그램의 필수부분은 가족 교육이다. 가족은 제 8장에서 말한 중재 전략을 이용한 적절한 발달학적 활동들을 어떻게 즐겁게 할 수 있는지에 대한 지도를 받는다. 동작의 중요요인들에 변화를 주는 다른 환경에서 훈련을 함으로써 아동에게 주요 동작 및 자세조절의 새로운 방법을 가르쳐줄 수 있다(Dichter, DeCicco, Flanagan, Hyun, & Mongrain, 2000). 다양한 동작을 선택하도록 하여 더 많은 탐색과 학습이 가능해지도록 한다. 예를 들어, 팔을 뻗을 때 동시수축의 EMG 패턴을 변화시키려는 시도로써 연구자들은 다운증후군 성인에게 반복적으로 점점 빠른 속도로 뻗는 동작을 수행하도록 요청하였다(1,100번씩). 그 결과 실험대상자들은 동시수축 패턴이 아닌 전형적인 삼위상성으로 뻗는 패턴(triphasic reaching pattern)을 나타내었다(Almeida, Corcos, & Latash, 1994). 어린 아동들과는 조기 중재상 그룹 중재를 이용하여 또래 모델링과 사회화를 촉진하는 것 역시 효과적인 중재 전략이다(LaForme Fiss, Effgen, Page, & Shasby, 2009). 환경의 변수, 과제의 구성요소를 달리하여 하는 훈련은 제 8장에서 더 자세히 설명될 것이다.

다운증후군 아동은 나이들면서 비만해지고 흔히 움직이기 싫어하기 때문에 건강과 체력에 도움이 되도록 아동의 일상생활에 규칙적인 운동프로그램을 접목하여야 한다(Fernhall & Pitetti, 2001; Graham & Reid, 2000; Rubin, Rimmer, Chicoine, Braddock, & McGuire, 1998). 다운증후군 아동은 전형적으로 더 움직이지 않고 신체적으로 덜 활발하기 때문에 이차적 건강 문제 즉 제 II형 당뇨병, 심혈관 질환, 골다공증(Rimmer, Heller, Wang, & Valerio, 2004)의 위험이 높아진다. 아동을 신체적으로 활발하게 유지시키는 심혈관 운동 프로그램과 지역 프로그램은 최고 산소 소모와 최대 부하 능력을 향상시키는 것으로 드러났다(Dodd& Shields, 2005). 예방적인 훈련에 근력 및 협응을 향상시킬 수 있는 중재와 체중을 지지하는 관절구조의 마모와 손상을 감소시키기 위한 중재를 포함시킨다. 상지 저항운동은 근 지구력을 증가시키는 것으로 판명되었다(Shields, Taylor, & Dodd, 2008).

특히 복사상 보조기같은 보조기는 자세의 안정, 하지의 정렬을 향상시키고 부정렬과 과사용으로 인한 이차 변형을 예방하는 보조기이다(Martin, 2004; Selby-Silverstein, Hillstrom, & Palissano, 2001). 아동에게 보조기의 사용을 고려할 때 물리치료사는 운동발달과정 언제 보조기를 적용할 것인가를 합리적 임상적 판단을 통하여 결정해야 한다. 최근의 증거는 독립보행을 하기 전에 다운증후군 아동에게 보조기를 사용토록 하는 것은 운동기술발달에 부정적 영향을 준다고 추정되고 있다(Looper & Ulrich, 2010). 다운증후군에 대한 좀 더 자세한 정보는 제 21장에 제시한 다운증후군아동의 출생부터 성인기까지의 사례연구를 보기 바란다.

중추신경계의 비진행성질환과 관련한 감각통합 및 운동기능 장해 (Impaired Motor Function and Sensory Integrity Associated With Nonprogressive Disorders of the Central Nervous System)

뇌성마비(Cerebral Palsy)

뇌성마비 아동은 운동행동을 조절하는 뇌 부위 조기손상과 관련된 운동장애를 가지고 있다. 손상의 원인, 부위, 그리고 정도에 따라 나타나는 조절이상의 패턴이 다르다. 비록 병변이 진행성은 아니지만 동작 및 자세조절이 잘 안 되는 것을 보상하기 위해 아동이 사용하는 비정상적 동작습관과 운동학습 결함으로 인하여 아동이 자라면서 후유증은 변한다. 동작을 하기 어려우므로 이러한 아동들은 덜 움직이려 하고 심혈관계의 발달도 좋지 않다.

CP 아동의 분류는 매우 복잡하다. 역사적으로 CP 아동은 운동장애의 부위가 어디인가에 따라 분류되었다. 사지마비는 모든 사지가 침범된 것이고; 편마비는 한쪽 신체만, 그리고 양지마비는 그림 7.11에서 보듯이 일차적으로 다리가 침범된 것이다. 스틸사진으로부터 볼 수 있는 미묘한 차이를 그림에서 볼 수 있다. CP에서 각각 침범된 신체부위 차이는 아동이 움직일 때 혹은 긴장할 때 분명히 드러난다. 침범된 신체부위를 보면 뇌병변의 위치를 알 수도 있으며 때로는 병변이 발생한 시기까지 알 수 있다. 이것은 발달중의 태아와 영아의 조직이 임신기간에 따라 손상에 대한 취약성이 다르다는 사실에 기초하여 알 수 있다. 이러한 분류 시스템이 단순하게 들리지만, 실제적으로 판단하는데는 논란의 여지가 있다. 흔히 모든 사지에 미묘한 동작문제가 있으며 동작이상이 비대칭적으로 분포한다.

두 번째 분류방법은 *근육의 긴장도* 혹은 동작 조절 장애의 형태에 기인한다. 분류범주에는 (1) 경직(spasticity)(과한 반사와 비정상 자세 및 동작), (2) 운동이상(dyskinetic)(자세 이상, 불수의적, 반복적, 때로 지속적, 간헐적이기도 한 통제할 수 없는 때로 정형화된 동작)와 무정위운동형(비틀림 운동)(느리고 계속되는 꿈틀거리는 듯한 동작), (3) 실조형(근약화 및 불수의적 근육활동 때문이 아니지만 정상적 혹은 기대되는 수의적 동작궤도를 만들지 못하는 상태), 그리고 (4) 혼합형(경직과 운동이상)(Wright &

Wallman, 2012)이 있다. CP 아동은 운동장애의 심한 정도로도 분류하는데 경미함, 중등도, 심함으로 분류하기도 한다. 아동의 행동 상태가 수시로 변하면서(즉, 행복 혹은 슬픔, 흥분됨 혹은 관심 없음에 따라)근긴장도에 영향을 미친다. 또한 일반적으로 원래 병변 위치가 어디냐에 따라 혼재된 근긴장 형태로 나타난다.

몸통은 저긴장 상태이고 사지근육은 과긴장 상태인 아동이 흔하다. 각기 다른 신체부위에서의 근긴장도는 아동을 테스트하는 자세에 따라서도 많이 달라진다; 예를 들어, 아동이 앙와위로 있을 때는 복와위와 비교시 폄근의 긴장이 많이 높다. 왜냐하면 아마도 주요한 반사통로의 하나(긴장성 미로반사)에 의해 가외의 근육이 활성화되기 때문일 것이다(Bobath, 1985). 수동적 동작 검사를 통하여 측정하는 근긴장도는 아동이 능동적 동작을 할 때의 근긴장도와는 다르다는 것을 연구해보면 알 수 있다(Crenna, 1998, 1999; Holt 등, 2000). 이렇게 다른 것은 신경학적 차이에서 비롯된다고 생각되는데 근력약화와 잘 안 되는 자세 조절을 보상하고자 아동이 자발적으로 근육을 동시수축하여 "고정"된 상태로 하는 것에 기인한다. 이러한 보상적 테크닉인 "고정(fixing)"은 정상적인 아동이 새로운 동작을 배울 때 이용하기도 하는 것이다. 하나의 운동기술을 수행하기 위해 처음엔 아동은 조절해야 할 동작의 자유의 정도를 줄이고 작용근과 길항근을 동시수축할 것이다(Damiano, 1993; Vereijken 등, 1992). 그리고 어느 정도 훈련 후에는

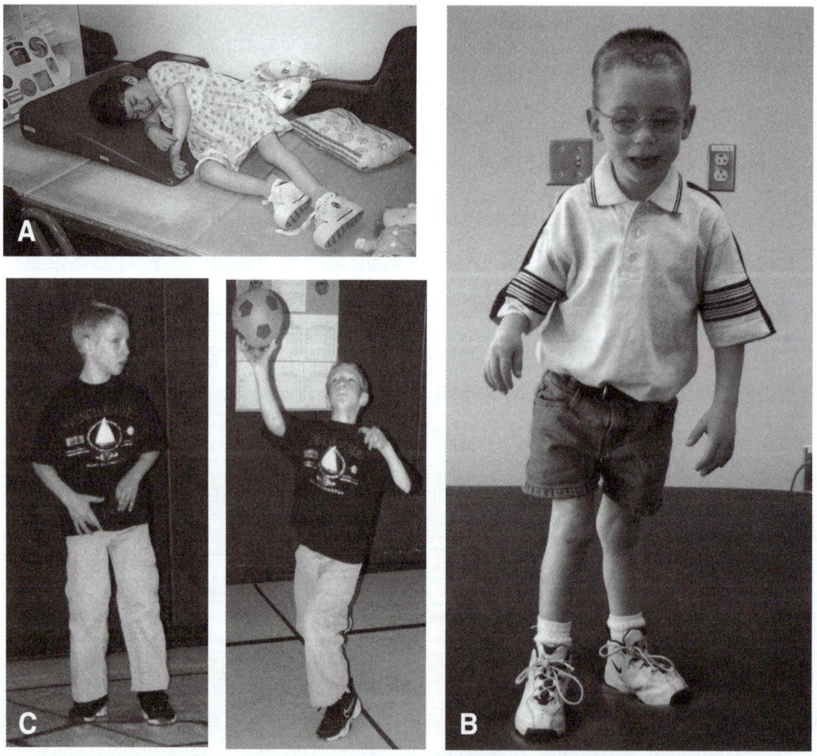

그림 7.11 뇌성마비 아동. (A) 경직성 사지마비아. 머리, 어깨관절, 팔꿉관절, 손목관절, 손가락 그리고 몸통이 구부러져 있음을 주목할 것; 그리고 다리 한쪽은 신전상태 다른 쪽은 굴곡상태의 자세이다. 아동은 최근에 모음근과 넙다리근육을 늘이는 수술을 받았다. 이 아동에게는 자의적 동작이 나오지 않는다. 양측의 발목관절 보조기(AFOs)가 발을 중립자세로 잡아준다. (B) 경직성 양지마비아. 다리가 팔보다 더 침범 되어있지만, 우측상지도 또한 침범되어있다. 우측상지가 좀 더 구부려져 있고 몸통은 우측으로 조금 더 기울어져 있으며 다리는 양측이 신전되어있고 좌측에 체중을 더 지지하고 있음을 주목할 것. 발은 AFOs의 사용으로 평평하다. 경직성 양지마비아의 또 다른 자세 특징은 양측 무릎관절의 굴곡, 엉덩관절(고관절)의 내회전 그리고 양측 발가락으로 체중을 지지하는 것이다. (C 좌측) 경미한 좌측 경직성 편마비 아동. 좌측 팔과 다리의 근긴장도가 항진되어있고, 이는 좌측 팔꿉관절이 우측보다 더 구부려져 있는 것으로 알 수 있다. 그리고 엄지손가락이 손바닥 쪽으로 구부러져 있다; 좌측 다리 역시 무릎관절이 약간 구부러져 있고; 발의 볼에서만 체중지지가 되고 발꿈치는 땅에서 떨어져 있다. (C 우측) 아동이 공을 잡으려고 할 때 이러한 체중지지 자세가 더 과장되어 나타난다.

아동은 동시수축을 하지 않고 좀 더 자유롭게, 좀 더 변화있게 움직여 더 나은 적응적인 동작을 할 수 있게 된다. 뇌성마비아가 전적으로 이러한 동시수축 테크닉을 배워 이런 상태에 고착될 수도 있다. 이 동시수축 같은 동작방법을 계속 사용하는 적응적 변화로 근력약화, 관절의 구축이 악화되고 자세조절 및 일차적인 동작조절이 더 잘 안될 수 있다. 능동적인 근육 긴장도를 기록하는 새로운 방식은 현재 개발되고 있으며 검사 부분에서 설명될 것이다.

출생 시부터 18세까지의 뇌성마비아동을 분류하는 새롭고 널리 통용되는 방식은 뇌성마비아들을 위한 **대근육운동 분류시스템-확장 개정판(GMFCS E&R)**인데 아동과 청소년 뇌성마비아를 분류하는 체계이다(Palisano, Rosenbaum, Bartlett, & Livingston, 2007). 운동장애의 심한 정도를 5점의 척도로 매겨서 아동의 기능적 움직임을 앉은 상태, 보행상태, 휠체어 이동상태에서 평가한 것이다(표 7.8). 이 시스템은 아동연령에 기반하여 운동 능력을 특징화한다; 2세이전, 2-4세, 4-6세, 6-12세, 12-18세로 나누어 이동성에 대하여 영향을 미치는 환경적 개인적 요소를 반영한다. 신경학적 증상에 따라 분류하려고 하기보다 기능적 관점에서 판단 하기 때문에 다른 시스템보다 좀 더 신뢰할만하다(Beckung & Hagberg, 2000; Bodkin, Robinson, & Perales, 2003; Palisano, Rosenbaum, Bartlett, & Livingston, 2008; Wood & Rosenbaum, 2000).

위에 설명한 분류체계 이외에도 의사소통과 손기능 영역에서 GMFCS와 평행할만한 두 가지 분류체계가 개발되었다. 손기능 분류체계(Manual Ability Classification System; MACS)는 뇌성마비아들이 일상생활에서 자신들의 양손을 어떻게 사용하는지를 설명한다. 이것은 뇌성마비아의 독립성에 손기능의 중요성을 강조하고자 개발되었다. 이 척도의 다섯 가지 레벨은 학교, 레져, 일상활동에서 손으로 수행하는데 받아야 할 도움의 정도에 따라 구분하였다. 레벨 I은 아동이 대상물을 쉽게 성공적으로 다루고 레벨 V인 아동은 대상물을 잘 다루지 못하여 간단한 활동이라도 수행에 심한 제한이 있는 상태를 말한다(Eliasson 등, 2006). 의사소통 기능 분류 체계(Communication Function Classification System; CFCS)는 뇌성마비아의 의사소통 능력을 분류하기 위해 개발되었다. 의사소통의 역할: 말하는 입장, 듣는 입장, 의사소통의 참여자, 그리고 의사소통 상대자와의 친밀도에 따라 다섯 레벨로 나눈다(Hidecker 등, 2011). 레벨 I은 친숙하거나 친숙하지 않은 대상과도 듣는 자와 말하는 입장 모두 잘 소화하는 수준이고 레벨 V는 친숙한 상대방과도 거의 효과적으로 듣고 말하는 수준이 되지 않는 상태이다.

관련된 의학적 문제들 뇌손상 때문에 뇌성마비아는 종종 인지 장해, 행동과 정서문제, 시각 장해, 청각 장해, 감각장해, 그리고 신경학적 장해이외에도 경련성 장애, 운동장해와 관련된 문제를 포함한 다양한 범위의 문제들을 동반한다(Imms & Dobb, 2010). 이런 의학 문제의 영향과 심한 정도는 뇌손상의 위치와 범위에 따라 다르다. 물리치료사는 물리치료 검사 동안 아동의 시각, 청각 그리고 인지 문제를 선별하여야 하고 적절한 전문가에게 이러한 상태의 정도를 진단받기 위해 의뢰하여야 한다. 시각 결함은 운동결과에 영향을 줄 수 있고 활동도 제한되기 때문에 물리치료사는 이런 영향을 알고 있어야 한다.

치료사들은 경련(seizure)이 일어나는지 모니터해야 하고 경련과 관련하여 나타나는 불수의적 동작에 의한 외적인 손상으로부터 아동을 보호해주어야 한다. 그리고 경련하는 동안 심장 혹은 호흡관계를 지켜보아야 한다. 경련이 심해지고 있으면 매 경련마다 뇌손상이 증가할 여지가 있으므로 아동의 가족 및 주치의와 이야기해야 한다. 대부분의 경련은 Dilantin과 Tegretol 같은 투약으로 조절된다. 어떤 약은 아동을 지나치게 진정시킨다. 경련이 있는 아동에서는 전정감각계의 자극을 주의(예: 그네 태우기, 회전하기 등)해야 하는데 이런 자극이 경련을 일으킬 수도 있기 때문이다.

동작수행과 관련한 신체구조 및 기능 장해 뇌성마비아의 특정 운동조절 장해는 다양하며 CP형태와도 관련되어있다. 자세나 자의적 동작 요구에 대해 특정 근육을 패턴으로 수축하지 못하는 것을 포함하여 근육의 활성화에 있어 타이밍 에러가 나타나는데 이를 선택적 수의적 운동 조절이라고 부른다(Sanger, 2006). 뇌성마비아는 길항근 그룹, 작용근 그룹을 동시에 수축하는데 이것이 사지의 움직임과 속도를 제한한다(Tedroff, Knutson, Soderberg, 2006). 이러한 동시수축은 상호억제기전의 장해 때문으로 보인다(Damiano, Dodd, & Taylor, 2002). 어떤 근육을 단독으로 수

표 7.8 뇌성마비아의 대근육 운동기능 분류체계(GMFCS), 그림은 6-12세 아동을 보여준다.

단계	능력
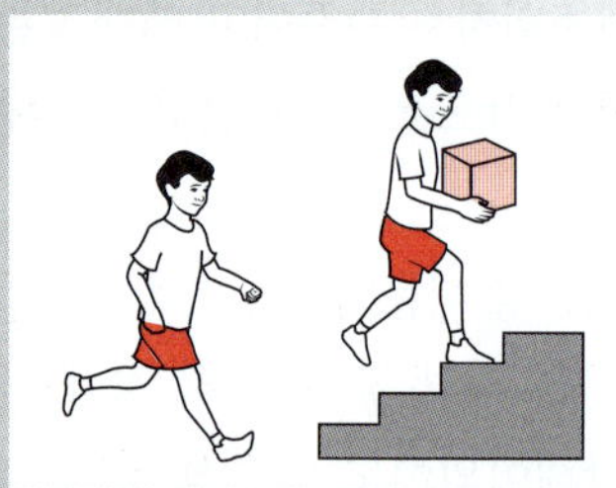	**1단계—제약없이 보행** 아동은 집, 학교, 실외, 지역에서 걷는다. 아동은 신체적 도움 없이 보도석 위로 올라가고 내려온다. 계단은 난간을 잡지 않고 오르내린다. 아동은 대근육운동기술 즉, 달리기와 점프를 하지만 속도와 균형, 협응은 제한이 있다. 개인의 선택과 환경적 요인에 따라 신체활동과 스포츠에 참여할 수 있다.
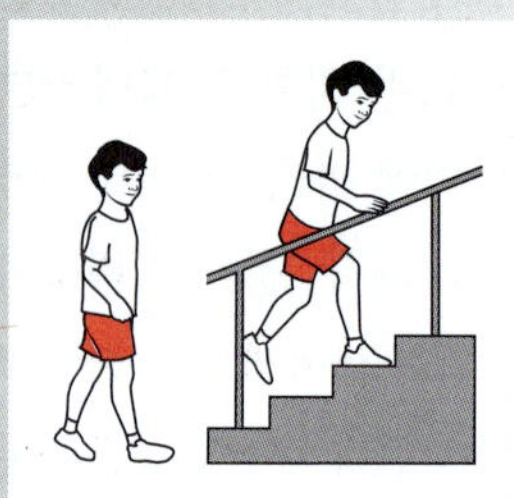	**2단계—제한이 있지만 보행함** 아동은 대부분의 환경에서 걷는다. 장거리 보행과 평평하지 않은 바닥, 경사, 사람들이 많은 복잡한 곳, 밀폐공간, 혹은 물건을 옮기고 있을 때 균형의 어려움이 있다. 계단은 난간을 잡고, 난간이 없을 때는 신체적 도움을 받으며 오르내린다. 실외와 지역에서는 신체 도움을 받아 보행함. 손으로 잡는 이동기구, 혹은 장거리 이동 땐 바퀴달린 이동기구 사용하기도 함. 대근육운동 기술, 달리기, 점프하는 기술을 최소로 할 수 있음. 신체활동과 스포츠에 참여하려면 대근육운동 기술의 제한으로 참여를 가능케하는 변형이 필요함.
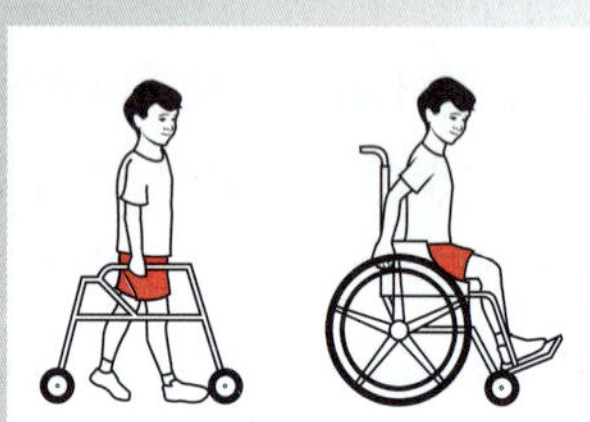	**3단계—손으로 잡는 이동기구 사용하여 보행함** 대부분의 실내에서 손으로 잡는 이동기구 사용하여 보행한다. 앉아 있을 때 골반 정렬과 균형을 위해서 안전 벨트 착용이 필요할 때가 있다. 앉았다가 일어나기, 바닥에서 일어서기는 신체적 도움이나 지지해주는 벽 등이 있어야 한다. 장거리 이동시는 바퀴달린 이동 기구를 사용한다. 감독하에 혹은 신체적 도움을 받으며 난간을 잡고 계단으로 오르내릴 수 있다. 신체적 활동이나 스포츠에는 참여를 가능케 해주는 변형이 필요하다.
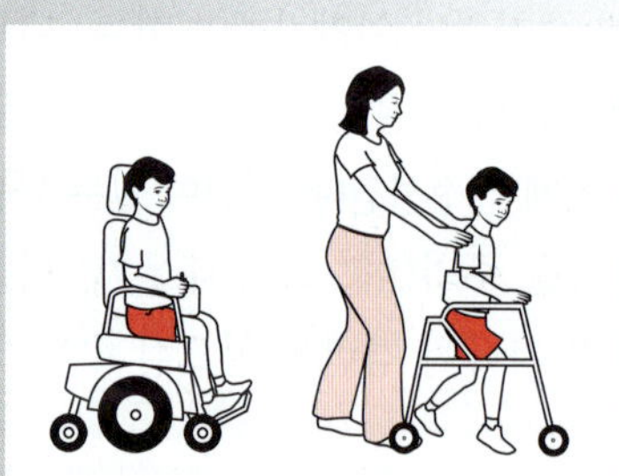	**4단계—제한이 있지만 스스로 이동함: 전동이동기구 사용할 수 있다** 신체적 도움이 필요한 이동 방식 혹은 전동 이동기구를 사용하여 대부분 환경에서 움직인다. 몸통과 골반 조절을 위해 변형된 좌석이 필요하고 대부분의 자리이동시 신체적 도움이 필요하다. 집에서 아동은 바닥에서 이동(구르거나 기기 혹은 네발 기기)하며 신체적 도움을 받거나 전동 이동기구를 사용하여 단거리 보행이 가능하다. 자세를 잡을 때 집이나 학교에서 신체 지지 워커를 사용하기도 함. 아동은 수동 휠체어 혹은 전동 휠체어로 이동을 시킨다. 이동에서의 제한으로 신체적 활동이나 스포츠에 참여하려면 변형이 필요하다.
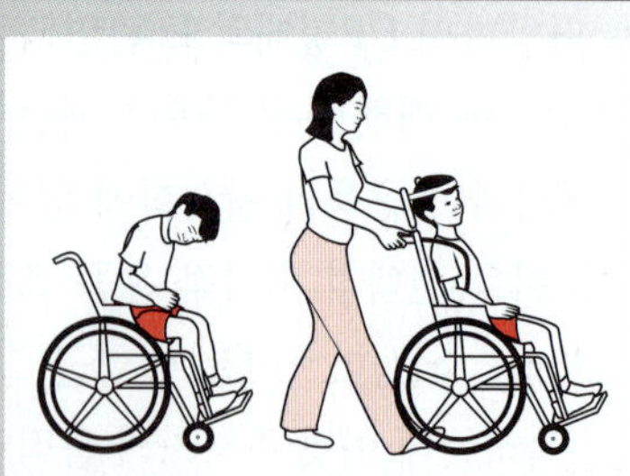	**5단계—수동 휠체어로 아동을 이동시킨다** 대부분의 환경에서 아동은 신체적 도움이 필요한 이동 방식이나 전동 휠체어를 사용한다. 신체적 도움이 필요한 이동 방식 혹은 전동 이동기구를 사용하여 대부분 환경에서 움직인다. 집에서 아동은 바닥에서 이동(구르거나 기기 혹은 네발 기기)하며 신체적 도움을 받거나 전동 이동기구를 사용하여 단거리 보행이 가능하다. 자세를 잡을 때 집이나 학교에서 신체 지지 워커를 사용하기도 함. 학교, 실외, 그리고 지역에서 아동은 수동 휠체어로 이동시키거나 전동 휠체어로 한다. 이동에서의 제한으로 신체적 활동이나 스포츠에 참여히려면 변형이 필요하다.

출처: Palisano, R.J., Rosenbaum, P., Bartlett, D., & Livingston, M. (2007). GMFCS E&R © CanChild Centre for Childhood Disability Research, McMaster University. Expanded version for children before 2nd birthday to 18th birthday available at: http://motorgrowth.canchild.ca/en/GMFCS/resources/GMFCS-ER.pdf Figures adapted from http://motorgrowth.canchild.ca/en/GMFCS/resources/GMFCS6-12-DescriptorsIllustrations.pdf

축하지 못하는 것 이외에도 운동 단위의 활성화도 정상보다 무질서하고 느리다(Stackhouse, Binder-Macleod, & Lee, 2005; Tammik 등, 2008). 그러므로 근육은 완전히 활성화되지도 못하고 힘이 약하고 근력약화로 귀결된다. 뇌성마비아들은 출생 시부터 가지고 있는 비정상적 패턴의 동작을 반복하여 비정상적 신경회로가 강화될 수 있다. 이러한 반복 과정은 수초화에 영향을 미치고 뇌성마비아같이 움직임이 덜한 아동에서는 수초화도 감소되는 결과를 가져올 수 있다(Farmer, 2003). 운동 조절에 있어 이러한 모든 차이나 부분적 차이로 뇌성마비아들은 근육수축의 비정상적 타이밍과 패턴을 보인다. 이는 (1) 동작 시작이 늦고, (2) 힘의 발달속도가 느려지고, (3) 근육수축시간이 연장되며, (4) 길항근의 활성에 대한 작용근 수축의 타이밍이 깨지는 원인이 된다. 사지의 움직임은 느리고 뻣뻣하고 세밀하지 않게 보인다. 즉, 일차적인 동작을 수행하려고 할 때 아동은 사지와 관절을 개별적으로 구분하여 움직이지 않는 집단적인 굴곡 혹은 신전패턴으로 움직인다는 것이다(Sanger, 2006).

반응적인 혹은 예견하는 자세 조절방법의 사용과 발달도 지연되고 일차적 동작에 통합되지 않는다(Donker, Ledebt, Roerdink, Savelsbergh, & Beek, 2008; Hadders-Algra, Brogen, Katz-Salamon & Forssberg, 1999). 서 있을 때 뇌성마비아는 무릎을 구부리고 발은 지나치게 배부굴곡 혹은 족저굴곡 상태로 하여 무게중심을 낮추려고 한다(Lowes, 1996). 뇌성마비아는 보행 주기 동안 특히, 엉덩관절(고관절) 굴곡과 무릎관절 신전이 같이 일어나는 어울리지 않는 패턴이 나타날 때에 하지근육을 동시수축하거나 자의적으로 개별 하지근육 운동을 조절하지 못한다. 이로써 보행패턴이 이상하거나 속도가 느려진다(Fowler & Goldberg, 2009). 발목관절과 고관절을 사용하는 전략은 상황에 따라 달라지는데 불안할 때 근위부 근육을 먼저 활성화하거나 집단적인 동시수축을 보인다(Hadders-Algra 등, 1999). 생역학적 자세를 취하는 것만으로도 아동의 자세조절 활동에 영향을 미치는 것으로 알려져 왔다. 비장애아동도 자기 스스로 구부리고 있을 때 불안한 상황의 뇌성마비아와 비슷한 자세의 근육활동을 보인다(Wollacott 등, 1998). 발의 위치를 조절해주면서 발목관절 동작을 할 수 있게 한 발목관절 보조기(hinged AFO)를 사용하여 뇌성마비아에서 자세 조절의 협응패턴이 좀 더 나아지는데 도움이 되는 듯하다(Figueiredo, Ferreira, Moreira, Kirkwood, & Fetters, 2008; Morris, 2002; Rogozinski, Davids, Davis, Jameson, & Blackhurst, 2009).

현재 증거로는 뇌성마비아에서 보이는 근약증 즉, 적절한 힘을 낼 수 없는 것은 신경과 근육 조직 모두에서 기인한다고 본다(Lieber 등, 2004; Mockford & Caulton, 2010). 제 2형의 고강도 힘을 낼 수 있는 근섬유의 소실과 느리게 수축하지만 오래 지속할 낮은 강도의 힘을 내는 제 1형 근섬유의 소실로 빠르고 높은 속도의 힘을 낼 수 없는 것을 포함하여 근육조직이 변한다는 것이다(Ito 등, 1996; Mockford & Caulton, 2010). 뇌성마비 아동의 변화한 근육조직에서의 늘어난 근육원섬유마디(sarcomere)로 형성되어있던 연결다리(cross bridge) 수가 감소되고 이로써 힘의 생성이 떨어진다는 것이다(Lieber & Friden, 2002). 그 이외에도 경직이 있는 근육에서 짧아진 근육 힘살(belly)이 근육원섬유마디의 수가 적게 포함되어 있어서 힘을 내는 능력이 제한을 받는다(Malaiya 등, 2007). 마지막으로 경직된 근육에서 근육의 횡단면이 작아지고 결합조직이 단축되어서 힘을 잘 내지 못한다(Elder 등, 2003; Friden & Lieber, 2003). 이러한 이차적 변화로 동작능력과 활동 지구력이 제한된다(Bjornson, Belza, Kartin, Logsdon, & McLaughlin, 2007; Law 등, 2006). 또한 덜 움직임으로써 체중지지를 덜하게 되어 결과적으로 아동에게 골다공증의 문제를 더해주며 덜 활동함으로써 지구력의 감소라는 문제도 더해준다(Fowler 등, 2007). 이러한 운동 문제는 감각의 문제로 인해 더 심해진다. 종종 뇌성마비아에서는 고유수용성 감각, 시각 그리고 전정감각정보와 이런 정보들을 통합하여 동작을 끌어내는 것이 힘들다. 그러므로 협응적인 동작을 배우는데 도움이 되기에는, 동작으로부터 받는 피드백이 부정확하고 지연되고 그리고/혹은 불충분할 때가 많다.

활동과 참여에의 제약 뇌성마비아는 동작조절이 문제이므로 표준화된 테스트를 이용하는 것이 아동의 운동 능력을 객관적으로 아는데 도움이 될 수 있다. 고려해볼 수 있는 테스트에는 32주부터 교정연령 4개월까지 영아운동 수행 테스트(Campbell 등, 2002), 18개월까지의 영아를 위한 알버타 영아운동 척도(Piper & Darrah, 1994). 1개월부터

6세까지 PDMS-2(Fewell & Folio, 2000), GMFM(Russell 등, 1993), 6개월에서 7.5세까지 PEDI(Coster 등, 1994; Haley 등, 1992), 6학년 이상 아동은 SFA(Coster 등, 1998)가 있다. 6세부터 31세까지의 참여와 활동 선호도의 측정에는 CAPE와 PAC를 이용할 수도 있다(King 등, 2004). 이 장의 시작부분과 3장에 설명한 동작기능의 표준화된 평가를 보면 각각 테스트의 목적에 대해 자세하게 나와 있다. 움직이지 못하는 것과 활동이 감소한 것 때문에 뇌성마비아는 지구력 역시 떨어져 활동과 참여가 제약을 받는다. 6분 걷기 테스트는 보행가능한 뇌성마비아의 지구력을 평가하는데 타당하고 신뢰성이 있는 것으로 드러났다(Maher, Williams, & Olds, 2008).

기능적으로 뇌성마비아는 앉아 있거나 서 있는 정적인 자세를 유지하는데 어려움이 있다; 앙와위, 복와위, 앉기 그리고 서는 자세로 점진적인 자세 전환을 하기가 어렵다; 그리고 좀 더 복잡한 동작과 운동기술을 수행하는데 어려움이 있다. 뇌성마비아에게는 균형이 문제이기 때문에 균형 평가도구를 고려해야 한다. TUG(일어서서 걷기 시간측정), Berg 균형 척도(BBS), 그리고 PRT(아동 손 뻗기 테스트) 모두 뇌성마비아들에게 신뢰성과 타당성이 있었다; 그러나 PRT만이 대근육 운동 기능 분류의 레벨에 따른 구별을 할 수 있는 테스트였다(Gan, Tung, Tang, & Wang, 2008).

그들은 구강운동조절 문제가 있어 섭식장애와 말장애도 가지고 있어 작업치료사와 언어치료사와의 협력이 필요하다. 동작을 훈련하지 않으면 아동이 동작을 경험하고 학습할 기회가 줄어든다. 원래의 병변이 국소적이지 않고 퍼져 있는 특성으로 운동발달의 어려움이 인지장해와 감각문제(시각 혹은 청각장해)로 더 심화될 수 있다. 인지장해 때문에 아동이 중재 목적을 이해하는 능력이 떨어지고 동작 훈련시 흥미에도 영향을 받을 수 있다. 시각, 청각장해 때문에 의사소통과 지역사회에의 참여도 제한된다.

가능한 중재들 뇌성마비아동이 가지는 제한과 제약은 아주 경미한 보행이상부터 일상생활동작 어느 것도 할 수 없는 상태까지 다양하다. 그러므로 당연히 중재의 범위도 똑같이 다양하다. 여느 때와 같이 물리치료사는 아동과 그 가족의 필요에 대해 서비스를 제공하는 전문가간 협력팀의 일원으로서 모든 다른 서비스 제공자와 조정 및 의사소통의 과정을 거쳐야 한다. 치료사는 의견을 나눈 결과와 중재의 결과를 기록할 것이다. 아동 및 가족은 적절한 중재안에서의 지도를 받을 것이다. 가족은 어떻게 ROM을 유지하는지, 근력강화를 어떻게 시키는지 아동의 수행능력 범위 안에서 어떻게 활동과 참여를 격려하는지에 대해 자주 지도를 받을 것이다. 아동에게 특정 직접중재를 통하여 아동의 동작조절을 변화시키고, 이차적인 장해를 예방, 향상시키며, 운동학습을 증진시키기 위한 감각 피드백을 제공하고 좀 더 유연하고 기능적인 동작패턴과 기술을 가르치는 것에 대해서는 제 8장에서 말하겠다. 많은 뇌성마비아가 근골격계와 심폐계의 제한도 가지고 있기 때문에 이러한 분야도 제 5, 6, 9장에서 한 것처럼 경감시켜 주어야 한다.

뇌성마비아에게 근력훈련과 같은 중재를 했을 때는 목표 근육그룹의 근력이 향상되며 보행과 기능적 능력이 향상되었다(Dodd, Taylor, & Graham, 2003; Eagleton, Iams, McDowell, Morrison, & Evans, 2004; Unger, Faure, & Frieg, 2006). 근력훈련을 체계적으로 살펴본 결과 Mockford와 Caulton(2008)은 등장성 훈련이 등속성 근력강화보다 더 효과적이고 보행과 기능적 향상이 어린 아동들에서 나이든 아동들보다 가장 컸다고 하였다. 그러나 최근 6개의 연구들을 검토한 결과 보행하는 청소년 뇌성마비에서는 효과적이지 않을 수도 있음을 주의주고 있다(Scianni, Butler, Ada, & Teixeira-Salmela, 2009).

편마비 뇌성마비아에서 고정 동작치료(constraint-induced movement therapy; CIT)를 지지하는 연구들이 있다. 침범된 상지의 기능이 향상(Charles & Gordon, 2005; Sutcliffe, Gaetz, Logan, Cheyne, & Fehlings, 2007)되고 보행(Coker, Karakostas, Dodds, & Hsiang, 2010)이 향상되는 것을 볼 수 있다. 대근육운동 기능, 보행속도, 그리고 지구력을 향상시키기 집중적 트레드밀 훈련이 어떤 뇌성마비아들에게는 효과가 있었다(Cherng, Liu, Lau, & Hong, 2007; Dodd & Foley, 2007; Mattern-Baxter, Bellamy, & Mansoor, 2009).이것은 성장하면서 비만, 심혈관계, 폐기능이 나빠지는 이차적 합병증을 감소시키기 위해 동작 능력이 제한된 아동이 체력수준을 높여 유지하고 계속 활동적이도록 돕는 중요한 첫 발자국이 될 수 있다.

많은 뇌성마비 아동은 17장과 18장에 포함된 이동성을 위한 보조기구와 ADLs을 위한 기타 보조도구가 필요할 수도 있다. 많은 뇌성마비아가 움직임을 위한 보조 기구를 사용할 필요가 있는데 ADLs을 위한 다른 보조도구들에 대해서는 제 17장, 18장에서 말하겠다. 보조 및 적응기구이외에도 물리치료사는 첨족의 조절, 발뒤축 접지의 향상, 입각기 중 무릎관절 과신전의 감소, 보장의 증가를 포함하여 보행의 운동학을 향상시키는 가능한 중재방법으로 보조기를 고려할 수도 있다(Abel, Juhl, Vaughan, & Damiano, 1998; Brunner, Meier, & Ruepp, 1998; Carlson등, 1997). 비록 보조기가 신체구조 레벨에서 보행변수를 향상시키는 것으로 드러났지만 활동수준에서의 실질적 효과에서는 결과가 혼합되게 나타났다(Knott & Held, 2002). 중재는 제 8장에서 더 자세히 논하겠다. 이에 도움이 되도록 뇌성마비아의 출생부터 성인기 초기까지 사례연구가 제 19장에 있다.

외상성 뇌손상(Traumatic Brain Injury)

외상성 뇌손상(Traumatic Brain Injury: TBI) 미국에서는 해마다 천 칠백만명이 외상성 뇌손상을 입는다. 0-14세 아동 500,000명이 매년 응급실을 찾는다(CDC, 2010). 0-4세 유아와 15-19세 청소년에서 가장 TBI 발생이 높다(CDC, 2010; Faul, Xu, Wald, & Coronado, 2010). 남자에게 여자보다 손상이 일어날 확률이 높으며 0-4세 남아가 TBI 발생과 이와 관련된 사망이 가장 높았다(CDC, 2010). TBI의 75%는 뇌진탕이거나 다른 경미한 TBI였다(CDC, 2003). 원인으로는 추락, 자동차 사고, 스포츠 손상, 그리고 기타 사고 혹은 의도적으로 머리를 때리는 것 등으로 나타났다. 아동은 머리의 손상과 더불어 많은 근골격계와 내부장기의 손상을 같이 입는다. 각자의 머리손상이 다 같지는 않다. 그러므로 TBI 아동의 검사와 중재는 다양하고 복합적이다.

폐쇄성 TBI에서 뇌의 손상은 충격 지점에서 국소적으로 발생하거나, 두개내에서 반향적으로, 혹은 처음의 충격후에 발생하는 전단력(shearing force)에 의한 확산된 뇌손상이 발생한다(Geddes, Hackshaw, Vowles, Nickols, & Whitwell, 2001). 처음의 손상 후에 아동이 호흡을 하지 않으면 허혈성 변화가 오기도 한다(Geddes 등, 2001). 뇌 세포 손상 후에는 죽은 세포에서 새어나오는 물질로 인하여 뇌부종이 일어날 수 있고 그대로 놔두면 손상에 대처하고자 신체에서 보내는 정상 면역물질로 인하여 손상받지 않은 나머지 뇌의 조직도 파괴될 수 있다. 치료효과를 위하여 두개내 뇌압 감소를 위한 단락(shunt)수술을 하기도 한다(DeLuca 등, 2000; Downard 등, 2000; Munch 등, 2000).

증가된 두개내압에 의한 손상후 외상의 조절을 위해, 그 이후에는 조직의 염증을 조절하기 위해 약물을 투여한다. 손상 직후 투여하는 약물로 부종과 독성물질의 축적을 감소시켜 세포 손상이 덜 일어나게 하고 궁극적으로 기능의 결함을 줄인다(Hall, Vaishnav, & Mustafa, 2010; Perel 등, 2010). 현재까지 이러한 약물은 성인에서 뇌졸중이나 TBI 후에 주로 사용하여 왔다(Pradeep, Narotam, &Narendra, 2009; Vink & van den Heuvel, 2010), 그러나 아동에서의 사용도 시도되어왔다(Natale 등, 2007). 조산아에서 혹은 TBI 아동에서 정상 레벨로 두개내 압력을 주의깊게 모니터링하는 것은 운동, 인지의 기능적 결과를 증진하였다(Wiegand & Richards, 2007).

관련 의학문제들 TBI 아동은 손상 후 혼수상태에 있을 때 움직일 수 없기 때문에 고혈압이 생길 수 있다. 신경학적으로 좋아지면서 혈압은 제자리로 돌아온다. 손상 때 발생한 뇌간의 기능이상 때문에 일단 아동이 움직이게 되더라도 순환과 호흡 효율성의 문제가 나타날 수 있다. 검사와 중재시 이러한 심폐계 문제를 모니터하고 조절해 주어야 한다.

TBI 아동의 대부분은 재활기간동안 어떤 정도로든지 인지, 정서 그리고 행동조절 문제를 나타내는데 전단력이 전두엽과 측두엽을 쉽게 손상시키기 때문이다(Kirkwood 등, 2000; Vargha- Khadem, 2001). 이러한 문제들에는 과잉행동; 불필요한 감각자극을 걸러내는 능력이 충분치 않음을 포함하는 산만함; 그리고 청각과 시지각의 어려움 등이 있다(Fay 등, 1994). 성격의 변화로 좌절과 분노를 잘 조절하지 못하고 사회적 판단을 잘 하지 못하게 된다. 이러한 문제의 어떤 것들은 약물로 호전된다(Hornyak, Nelson & Hurvitz, 1997). 전반적으로 아동의 지능수준과 기억능력이 손상이전수준보다 떨어질 수 있다(Bowenemd, 1997; Ewing-Cobs 등, 1997). 학교로 복귀한 후에는 종종 특수교육이 필요할 수 있다.

동작수행과 관련한 신체구조 및 기능의 장해 손상의 결과로 아동이 일반적으로 일정기간동안 혼수상태에 빠질 수 있다. 일반적으로 아동의 혼수기간이 길수록 최종의 결과

는 더 나쁘다. 성인과 아동의 혼수상태의 등급을 매기는 Glasgow 혼수 척도(Teasdale & Jennett, 1974)가 있다. 이것은 적용하기 쉽고 신뢰도가 있으며 결과 예측에 좋다(Kirkham, Newton, & Whitehouse, 2006). 이것은 눈 뜨기, 말로 하는 반응, 그리고 운동 반응을 측정한다. 8단계 혹은 10단계로 나누는 성인 Rancho 인지 기능 레벨 척도(Hagen, Malkmus, Durham & Bowman, 1979; Hagen, 1998)는 포괄적인 인지기능 척도로 표 7.9에 나와 있다.

아동의 의식이 돌아오면 국소적 뇌손상 혹은 확산 뇌손상의 위치에 따라 운동과 인지문제의 다양한 증후가 나타날 것이다. 상대적으로 짧은 기간 내에, 평균 3주 안에 전부는 아니지만 대부분 TBI 아동이 손상전의 기능적 운동 상태로 회복된다(Chaplin, Deitz, & Jaffe, 1993). 그러나 손상전 상태와 손상후의 인지와 행동적 차이는 종종 일생동안 지속되기도 한다(Barlow, Thomson, Johnson, & Minns, 2005; Gerrard-Morris 등, 2010).

TBI 아동에서의 동작과 관련된 신체구조와 기능의 흔한 장해는 경직(spasticity), 보행실조(ataxia), 근골격계의 구축, 마비, 근약화, 빨리 동작할 때 나타나는 어려움 등이 있다. 이 문제들은 일반적 동작뿐 아니라 말의 속도에도 영향을 준다(Chaplin등, 1993; Haley, Cioffi, Lewin & Baryza, 1990). 이러한 장해의 검사와 중재에 대해서는 다운증후군과 뇌성마비 아동의 비슷한 장해에 사용된 것을 똑같이 사용할 수 있다.

특히 보행실조와 같은 자세조절 문제는 TBI 아동에서 흔하다(Haley 등, 1990). 과제와 환경적 제한에 대해 단계적으로 자세를 조절하는데 어려움을 보인다. 자세 조절을 위한 운동과 감각시스템에 문제가 있다. 특히 보행실조를 보이는 TBI 아동은 일반적으로 외부자극에 느리게 반응하는데 이는 전정감각계와 감각조직화에 문제가 있기 때문이며(Vatovec, Velikovic, Smid, Brenk, & Zargi, 2001) 반응할 때 너무 많은 힘을 사용하기 때문이다(EMG상 활동전위가 높다). 그들은 또한 자세를 잡을 때 비정상적인, 공간-시간적 협응을 나타낸다. 이러한 협응의 문제는 소뇌에서 시너지 운동프로그램의 저장이 손상된 때문으로 보인다. 그리고 동작의 생체역학을 변화시키는 구축같은 이차적인 근골격계의 제한에서 기인한다고 생각되고 있다.

활동과 참여에의 제약 TBI 아동은 활동동작들에 다양한 제한을 보인다. 이것은 동반손상에 따라 다른데 일반적으로는 ADLs을 수행하기 위한 보행과 운동능력은 상대적으로 빨리 향상된다(Chaplin등, 1993; Haley등, 1990). 감각과 인지문제로 인하여 기능적 동작에서 미묘한 영향을 받을 수 있다. 특히 아동은 주의를 집중하고 구두 지시를 이해하며, 동작 반응을 계획하는 등 동작과 관련한 인지에 어려움이 있을 수 있다. 예를 들어, 아동에게 공을 던져서 자동적으로 공을 잡는 기능적인 팔 동작 반응을 유발한다고 하자. 같은 동작이지만 팔을 뻗으라는 구두지시로는 그 동작을 유발할 수 없을 수도 있다. 자발적인 동작의 인지적 실행계획이 전두엽손상으로 인해 손상되었기 때문이라고 가정된다. 그러나 하부의 운동센터(적색척수; rubrospinal, 그물척수; reticulospinal, 전정척수; vestibulospinal)에서는 여전히 정상적인 동작반응을 유발시킬 수 있다. 복합적인 운동실행계획, 협응 그리고 자세조절이 요구되는 줄넘기 게임 혹은 농구와 같은 고수준의 스포츠 관련 활동은 여전히 어려울 것이다. TBI 아동은 또한 움직이기 싫어하여 체력이 저하될 위험이 있다. 아동이 즐길 수 있는 활동을 발견하려고 노력한다면 체력수준을 향상시키고 유지하는데 도움이 될 것이다.

TBI 아동의 활동과 참여의 제한을 발견하는데 있어서 치료사에게 도움이 되는 것은 PEDI(Coster 등, 1994; Haley 등, 1992)와 WeeFIM(재활의학의 통일된 데이터 체계, 2000)을 포함한 표준화된 소아용 테스트들이 적절할 것이다. WeeFIM은 성인용 기능 독립성 측정(Functional Independent Measure: FIM)의 소아용이다. 아동의 자조 기술, 괄약근 조절(대소변 조절), 자리옮김, 이동, 의사소통 그리고 사회적 기능을 측정한다. 물리치료사가 아동의 운동발달을 평가하기 원하고 특정 테스트들이 아동의 기능적 능력을 측정하기보다는 대근육과 소근육 운동 발달을 평가하기 위하여 개발된 것임을 인식한다면, 1개월부터 6세까지는 PDMS-2(Fewell & Folio, 2000), 혹은 4-21세까지는 BOT-2(Bruininks & Bruininks, 2005)이 적절할 것이다. 6-21세까지 아동의 참여와 활동 선호도를 측정하는데는 CAPE와 PAC가 이용될 수도 있다.

가능한 중재들 아동이 혼수상태일 때 물리치료 중재의 초점은 이차적 장해 즉 구축 등을 예방하는데 있다. 혼수에서 깨어나면서 치료사는 수동적 ROM 운동을 해주고 감각

표 7.9 인지 기능의 Rancho 레벨

I	**반응없음: 완전한 도움 필요** • 시각, 청각, 촉각,고유수용성 감각, 전정 감각, 혹은 아픈 자극에 대해 행동에서 볼 수 있는 변화가 아무것도 없다.
II	**일반적 반응: 완전한 도움 필요** • 아픈 자극에 대해 일반적 반사 반응을 보인다. • 활동의 증가 혹은 감소로 반복적 청각자극에 대해 반응한다. • 일반적 생리적 변화, 대근육 움직임, 그리고/혹은 의미없는 소리로 외부자극에 대해 반응한다. • 자극의 종류, 부위에 관계없이 똑같이 위의 반응을 보인다. • 반응이 매우 느리다.
III	**국소화된 반응: 완전한 도움 필요** • 아픈 자극에 대해 회피나 소리로 반응을 보인다: 관을 잡아당기거나 제지함으로 불편감에 대해 반응한다. • 자극의 종류에 관련하여 직접 반응한다-청각자극에 대해 그 쪽으로 얼굴을 돌리거나 반대로 돌린다. 시야에 강한 빛이 지나갈 때 깜박인다. 시야를 통과하는 물체에 눈으로 좇아온다. • 간단한 지시에 일관적이지 않지만 반응한다, 어떤 사람에게 반응을 보이지만(특히 가족과 친구) 다른 이들에게는 반응이 없다.
IV	**착란/초조상태: 최대의 도움이 필요하다** • 각성상태와 활동이 많아짐 • 언제나 관을 제거하려고 목적있는 시도를 하거나 기어서 침상 밖으로 나오려고 시도한다. • 앉기, 손을 뻗기, 보행과 같은 운동 활동을 수행하기도 하지만 명백한 의도가 없거나 다른 이의 지시에 의한 것이 아니다. • 매우 짧고 보통 목적이 없는 분리주의(divided attention)의 순간을 보이기도 한다. • 단기 기억이 없다. • 자극 시 혹은 자극을 하지 않는데도 지나치게 울거나 소리지르기도 하며 싸우려는 행동, 공격성을 보이기도 한다. • 환경과 명백한 상관없이 기분이 매우 좋음에서 적대적으로 출렁이기도 한다. • 치료적 노력에 협조할 수 없다. • 흔히 알아들을 수 없게 말하고/혹은 활동, 환경에 대해 부적절하게 중얼거린다.
V	**착란상태, 부적절한 초조하지 않은 상태: 최대의 도움이 필요하다** • 각성상태, 초조하지 않은 상태이나 때로 놀아다니거나 불분명한 의도로 집에 가자고 한다. • 외부 자극에 대해서는 초조함을 보이기도 하고/혹은 환경적 구조물이 없을 때 초조함을 보이기도 한다. • 시간, 사람, 장소를 잘 알지 못한다. • 흔히 목적없이 짧지만 유지되는 집중을 보인다. • 최근 기억의 심한 장해. 현재 활동에 대한 반응에서 과거, 현재에 대한 혼란을 보임 • 목표 지향적인 문제해결, 자가 모니터 행동을 못하고:외부지시없이 물건을 부적절하게 사용하는 것을 종종 보인다. • 힌트와 구조화를 해주면 이전에 배웠던 과제를 수행할 수도 있다:새로운 정보를 습득할 수 없다. • 외부 구조화와 힌트에 의해 아주 일정하게 간단한 지시에 적절하게 반응할 수 있다. • 외부 구조화없이 간단한 지시에 반응하는 것이 일관되지 않고 지시에 관련없이 목적없이 반응하기도 한다. • 외부 구조화와 힌트를 제시했을 때 단시간 동안 사회적, 자동적 수준으로 대화할 수 있다. • 현재 일에 대해 말하는 것이 외부의 구조화와 힌트를 주지 않으면 부적절해지고 지어내는 듯이 말한다.

계속

표 7.9 인지 기능의 Rancho 레벨—*계속*

VI	**착란상태, 적절한 상태: 중등도의 도움이 필요하다** • 항상은 아니지만 사람, 시간, 장소에 대해 안다. • 주의를 분산시키지 않는 환경 안에서 중등도로 재지시를 받으며 30분 정도 아주 친숙한 과제에 집중할 수 있다. • 최근기억보다 장기기억이 더 깊고 자세하다. • 어떤 사람들을 불분명하게 인식한다. • 최대의 도움을 받아 기억 보조수단들을 사용할 수 있다. • 자기자신, 가족, 기초적 욕구에 대한 적절한 반응이 무엇인지 인식하는 것이 나타난다. • 과제 완수를 위해 중등도의 도움으로 문제해결 방해를 해소한다. • 오래전 학습된 것의 수행에 감독이 필요하다(즉, 자조관리):재학습한 친숙한 과제를 수행한다 (즉, 자조관리). • 새롭게 학습한 것을 최대의 도움으로도 거의 하지 못하거나 못한다. • 장해, 장애, 안전수칙을 인식하지 못한다. • 간단한 지시를 일관되게 따른다 • 매우 친숙하고 구조화된 환경에서 적절하게 말로 표현한다.
VII	**자동적, 적절한 상태: 일상생활 기술을 위한 최소의 도움이 필요하다** • 매우 친숙한 환경에서는 사람과 장소에 대해 항상 안다. 시간에 대해서는 중등도의 도움으로 안다. • 과제완수를 위해서 최소한의 도움을 받아 주의가 분산되지 않은 환경 안에서 아주 친숙한 과제에 최소 30분 동안 집중할 수 있다. • 익숙한 개인일상과 집안일상을 시작하고 단계를 실행하나 무엇을 하고 있었는지에 대한 회상은 잘 하지 못한다. • 새로운 학습에 대해 최소한의 감독 필요:새로운 학습을 수행하는 것을 보인다. • 개인일상과 집안일상의 각 단계의 완성과 정확성을 모니터할 수 있고 최소의 도움으로 변형할 수 있다. • 자신의 상태에 대해 어렴풋이 알지만 자신의 집안, 지역, 직업, 레져의 일상을 안전하고 정확히 완성하는 것을 제한하는 특정 장해와 장애에 대해서는 모른다. • 일상적 집과 지역사회 활동에서 안전을 위해서는 최소의 감독이 필요하다. • 장래에 대한 비현실적 계획, 판단이나 행동의 결과에 대해 생각하지 못하고 능력을 과대평가한다. • 다른 이들의 감정과 욕구를 알아채지 못한다 • 거부/비협조적 • 적절치 않은 사회적 상호작용의 행동을 인식할 수 없다.
VIII	**목적 있는 행동, 적절한 상태: 도와줄 사람이 옆에 있어야 한다** • 항상 시간, 사람, 장소를 안다 • 산만한 환경 안에서도 1시간 동안 익숙한 과제에 집중하고 완성한다. • 과거와 최근의 일들을 회상하고 연계시킬 수 있다. • 매일의 스케쥴을 회상하기 위해 기억 보조 도구들을 사용한다. "해야 할 일" 목록과 중요한 정보를 기록하여 항시 도울 사람이 있는 하에서 나중에 이용한다. • 익숙한 개인일상과 집안일상, 지역사회,직업, 레져의 일상을 시작하고 단계를 실행하여 완성하기 위해 항상 도울 사람이 대기하고 있어야 하고 필요시 최소한의 도움으로 계획을 변경할 수 있다. • 일단 새 과제/활동을 학습하면 도움이 필요없다 • 장해와 장애를 과제완수에 방해가 될 때 인식하지만 적절하고 올바른 행동으로 하기 위해서는 옆에 도우미가 있어야 한다. • 최소의 도움으로 행동이나 판단의 결과를 생각한다. • 자신의 능력을 과대평가 혹은 과소평가한다. • 디른 이들의 욕구와 감정을 알고 최소한의 도움으로 적절하게 반응한디. • 우울, 과민함, 좌절을 잘 참지 못하고/쉽게 화내고, 논쟁적이고 자기 중심적이다. • 특징적이지 않은 독립적/의존적 • 상호작용하는 동안에 사회적으로 부적절한지를 알아 인식할 수 있고 최소한의 도움을 받아 올바른 행동으로 교정한다.

■ 표 7.9 인지 기능의 Rancho 레벨—*계속*

IX	목적 있고 적절함: 요청이 있을 때 옆에서 도움이 필요하다 • 과제들 사이에서 앞 뒤로 스스로 전환하며 최소 연속 2시간 동안 그것들을 완성한다 • 매일의 스케쥴을 회상하기 위해 기억 보조 도구들을 사용한다. "해야 할 일" 목록과 중요한 정보를 기록하여 나중에 요청하여 도움을 받아 이용한다 • 익숙한 개인일상과 집안일상, 지역사회, 직업, 레저의 일상을 스스로 시작하고 단계를 실행하여 완성하고 익숙하지 않은 것들은 도움을 요청하여 완성한다. • 장해와 장애가 과제완수를 방해할 때 인식한 후 적절하고 올바르게 다시 행동하지만 문제가 일어나고 그것을 피하는 행동을 하기 위한 그것을 예상에 옆에서 도울 사람이 필요하다 • 요청하여 도움을 받아 행동 혹은 판단의 결과를 생각할 수 있다. • 자신의 능력을 정확히 평가하지만 과제 요구에 적응하기 위해서는 옆에서 도와줄 준비가 되어있어야 한다 • 옆에서의 도움으로 타인의 욕구와 감정을 인식하고 적절하게 반응한다. • 우울이 지속될 수 있다; 쉽게 과민해지고; 좌절을 잘 견디지 못한다. • 옆에서 도와줄 사람이 있으면 사회적 상호작용의 적절성을 스스로 모니터할 수 있다.
X	목적 있고 적절함: 스스로 수정한다 • 모든 환경에서 여러 과제를 동시에 다룰 수 있지만 간헐적으로 쉬어야 한다. • 스스로 기억 보조 도구들을 사고 만들고 유지할 수 있다. • 익숙하거나 익숙하지 않은 개인일상과 집안일상, 지역사회,직업, 레저의 일상을 스스로 시작하고 단계를 실행하여 완성하지만 보통보다 시간이 더 걸리고/혹은 보완 전략이 필요할 수 있다. • 일상 과제를 완성하는 능력에 미치는 장해와 장애의 영향을 예상하고 문제가 일어나기 전 피하려는 조처를 하지만 보통보다 시간이 더 걸리고 혹은 보완 전략이 필요할 수 있다. • 스스로 행동 혹은 판단의 결과를 생각할 수 있지만 적절한 행동 혹은 판단을 선택하려면 보통보다 시간이 더 걸리고/혹은 보완 전략이 필요할 수 있다. • 자신의 능력을 정확히 평가하고 스스로 과제의 요구에 적응한다. • 다른 이들의 욕구와 감정을 알 수 있고 자동적으로 적절한 태도로 반응한다. • 주기적으로 우울이 발생할 수 있고; 아프거나 피로할 때 그리고/혹은 정서적 스트레스가 있을 때 과민해지고 좌절을 못견딘다. • 사회적 상호작용이 항상 적절하다.

출처: Hagen, C., Malkmus, D., Durham, P, & Bowman, K. (1979). Levels of cognitive functioning. In Professional Staff Association of Rancho Los Amigos Hospital (Eds.). *Rehabilitation of the Head Injured Adults: Comprehensive Physical Management.* Downey, CA: Rancho Los Amigos Hospital, Inc. Revised 1997; Head Trauma Resources. Retrieved from http://www.head-trauma-resource.com/rancho-los-amigos.htm

적 자극을 주면서 이에 대한 반응으로 아동이 능동적으로 움직이도록 요구해야 한다. 일반적으로 감각 자극: 피부(솔로 문지르기와 두드리기), 청각(말해주기와 음악), 시각(빛과 밝은 색의 사물 이용), 미각(쓴맛, 단맛 등 다른 맛을 혀에 대주기), 그리고 후각(다른 냄새-향료, 꽃향기 등을 코에 대기) 등이 혼수에서 깨어나오는 유발요소가 된다고 믿는다. 그러나 감각자극으로 혼수상태에서 깨어났다는 많은 희망적 보고들이 있지만 이의 효과를 지지하기 위한 좀 더 집중적 연구가 필요하다(Lombardi 등, 2002; Meyer 등, 2010).

TBI 아동의 신경재활 중재는 아동이 보이는 기능적 변화 때문에 보람을 느끼지만 인지능력과 행동조절과 관련한 신경학적 문제의 복잡성 때문에 어려움도 크다. 우리가 적절한 행동 관리 전략을 결정하고 적용하기 위해서는 아동과 그 가족과 함께 팀 일원으로서 일해야 한다.

구조화된 환경, 기억의 향상을 위한 단서, 폭발적 행동에 대해 일관되게 반응하면 재활과정이 쉬워진다(Sullivan, 1998). 예를 들어, 일정한 일상을 아동이 배울 수 있도록 개발하는 것이다. 어린 아동일수록 그림으로 하루의 일과를 묘사한 스케쥴을 짜준다. 글을 읽을 수 있는 나이든 아동은 일상 생활을 독립적으로 할 수 있도록 스케쥴을 짜도록 가르쳐 주든지 만들어준다. 아동이 좌절이나 분노를 보일 때 아동에 관여하는 모든 사람들이 일관된 반응을 보이도록 해야 한다. 경고한 후 보상해주지 않는 것(휴식시간이나 TV 시청 없애기)부터 "타임 아웃"으로 활동을 금하고 마음을 진정시킨 후 아동을 격분시킨 원인이 된 과제를 끝까지 하도록 하는 것까지 일관된 반응의 범위는 다양하다.

치료사가 가족 중심의 치료를 제공하는데 있어 손상의 갑작스러움과 손상원인과 관련하여 받는 가족의 사회적, 정서적 충격이 어려운 문제일 수 있다. 아동과 가족은 우울해질 수 있으며 사고에 대한 죄책감으로 기능적 호전에 대한 동기부여에 어려움을 겪는다. 가족의 행동은 달라진 아동의 능력을 무시하고 아동에게 너무 어려운 것을 요구하는 것에서부터 독립적인 방향으로 나아가는 것을 허용하지 않는 등의 과보호까지 다양하다. 이러한 가족의 태도는 아동이 새로운 상황을 받아들이며 발전함에 따라 날마다 달라질 수 있다. 상담자와 심리사는 아동과 가족이 받아들이는 단계를 통하여 그들이 힘들어할 때 도와줄 수 있다.

아동에게 해주는 특정 직접 중재는 신체구조와 기능의 장해 정도 및 활동과 참여에의 제약에 따라 달라진다. TBI 아동은 또래의 정상 아동들보다 균형능력과 보행속도가 감소되고 보장의 변화가 많아져있다(Katz-Leurer, Rotem, Lewitus, Keren, & Meyer, 2008). 그러므로 중재는 뇌성마비아나 다운증후군 아동의 중재와 비슷할 수도 있다. 제 8장에서 말한 운동 학습이론을 이용한 중재로 아동이 더 나은 협응 패턴을 발달시키는데 도움이 될 수 있다. 중재의 종류에 대한 고려 이외에도 물리치료 강도도 평가해보아야 한다. 재활병동에 입원중인 환자에서 물리치료 강도와 점수가 향상되는 것과는 긍정적 관련성이 있었는데 PEDI상에서 임상적으로 중요한 차이는 아주 작았다(Dumas, Haley, Carey, & Shen, 2004).

척수형성이상증(myelodysplasia)

척추이분증 혹은 "갈라진 척추"는 척추 뼈의 구조가 어떤 레벨에서든지 임신 3주~ 4주 사이에 신경관 형성과정 동안 척수의 후방 쪽에서 융합되지 않은 상태를 말한다. **척수형성 이상증**은 척추의 융합되지 않은 구멍으로 빠져나온 주머니에 약간의 신경조직이 들어있는 경우를 말한다. 이러한 주머니에 어떤 종류의 신경조직이 얼마만큼 들어있느냐에 따라, 또 위치가 어디냐에 따라 그 위치와 그 이하로 운동과 감각신경기능이 상실되는 심한 정도가 달라진다. 수막탈출증(meningocele)은 주머니에 척수액과 뇌척수막이 들어있지만 신경조직은 없다; 그러므로 하부운동신경 손상은 잘 발생하지 않는다.

척수막 탈출증(MM: myelomeningocele)은 돌출된 주머니에 척수액, 뇌척수막, 신경조직이 들어있다(그림 7.12). 태아일 때 혹은 생후 즉시 빠져나온 주머니를 떼어내고 열려있는 척추구멍을 봉합한다. 이러한 결손의 원인은 잘 알려져 있지 않지만 유전적인 것과 환경적인 면이 함께 작용한 것으로 생각된다. 비타민과 엽산의 부족한 섭취와 MM같은 신경관 결손 사이에 상관관계가 있다(Bowman, Boshnjaku, & McLone, 2009). 엄마의 a-fetoprotein을

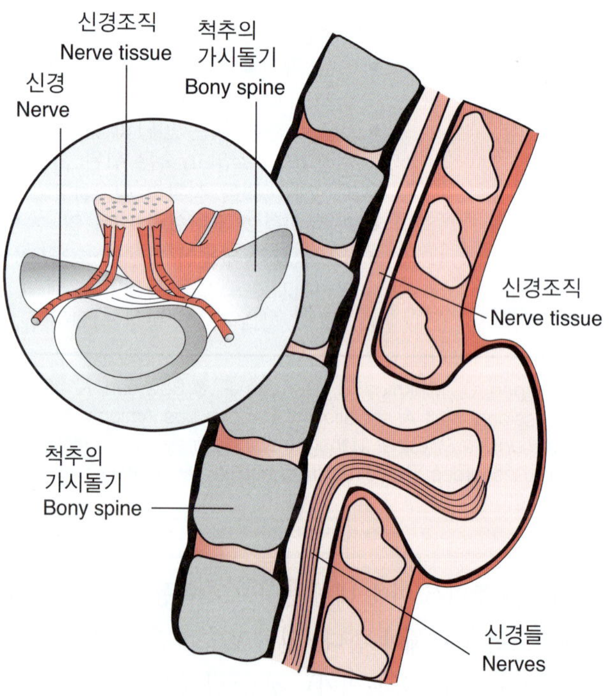

그림 7-12 척수막탈출증 기형의 도식적 그림. 이러한 형태의 척수형성이상일 경우 척수로부터의 빠져나온 주머니에 척수막, 척수액, 그리고 신경조직이 있어서 주머니 위치 아래로는 신경지배가 상실된다. *(Gram M.C.[1999]. 척수형성이상증(이분척추증). 에서 다시 그린 것임. In S.K. Campbell[Ed], Decision making in pediatric neurologic physical therapy[p. 201]. Phildelphia: Churchill Livingston. Meyers, G.J., Cerone, S.B., & Olson, A.L.(1981)로부터 다시 그린 것임. A guide for helping the child with spina bifida [p. 115]. Springfield, IL: Charles C Thomas.)*

측정하거나, 초음파검사로 혹은 양수천자 같은 좀 더 침습적인 방법으로 출산전 MM의 개방성 병변을 알 수 있다. 이러한 정보는 가족 상담시 알려주어야 한다. 엽산 강화, 산전 진단 그리고 알 수 없는 원인 등 여러 요인으로 세계적으로 MM의 유병률이 감소하고 있다.

MM아동은 하부운동신경과 뇌의 기능이상을 함께 가지고 있어서 운동조절, 학습, 그리고 기능적 운동능력에 영향을 받는다. 이러한 신경근육 결손의 심한 정도는 선천성 질환이 어느 조직에 있는지 또 그 양이 얼마만큼인지에 따라 달라지며 뇌수종 같은 합병증 여부에 따라서도 달라진다.

관련 의학문제들 척수의 장해 이외에도 MM에서는 뇌와 기타 장기가 침범될 수 있다. 척수형성 이상증 환아의 약 51%–65%에서 구멍을 일차적으로 봉합한 후에 척수액이 차서 뇌실이 확장되는 **뇌수종**이 발생하고 션트 수술이 필요하다(Bowman 등, 2009). 뇌수종의 주요 이유는 Arnold-Chiari 혹은 Chiari II기형이라고 알려진 선천성 뇌의 기형인데 뇌간이 뇌의 큰구멍(foramen magnum)을 통하여 아래로 밀려내려간 경우이다. 이로써 뇌에서 뇌척수액(CSF)이 척수로 내려가는 것을 부분적으로 막는다. 결과적으로 뇌실안에 뇌척수액이 과도하게 차서 CNS조직을 압박하고, 뇌 조직의 손상을 일으키고, 뇌의 발달장해의 위험이 있게 된다. 뇌수종은 뇌실-복막(V-P)단락술로 조절해주는데 플라스틱 관을 집어넣어 뇌실의 과도한 CSF가 위험없이 흡수될 수 있는 복강으로 가는 길을 만들어주는 것이다. V-P단락술은 막히거나, 위치가 꿜 수 있고 혹은 아동의 성장에 따라 기능이상이 올 수도 있다. 단락술의 실패에 관하여 면밀히 모니터 해야 하며 발견되면, 즉시 의사에게로 보내야 하는데 사망원인의 가장 흔한 것이 발견되지 않은 션트의 기능이상이기 때문이다(Bowman 등, 2009). 단락술의 실패의 증상을 표 7.10에 나열해 놓았다. 뇌수종은 MM아동의 인지 장해의 주요 원인이다(Lindquist, Uvebrant, Rehn, & Carlsson, 2009).

라텍스 알러지가 기타 신경학적 이상이 있는 아동들보다 MM 아동에서 더 흔하다. 알러지의 빈도는 0%–22% (Meeropol, Frost, Puch, Roberts, & Ogden, 1993), 혹은 18%–40%(Majed 등, 2009; Zsolt 등, 1999)이다. 이것은 물리치료사로서 주의해야 하는데 사용하는 몇몇 도구–볼, 휠체어 안장, 타이어, 그리고 보조기 등이 라텍스를 포함

표 7.10 소아에서 션트 기능이상의 징후

- 두통
- 과민함
- 질환과 관련없는 열
- 욕지기
- 신경이 살아 지배하는 근육의 경직성 증가
- 시각의 문제
- 말의 문제
- 자세조절에서의 문제 증가
- 학교에서 수행이 떨어짐
- 의식상태의 감소

출처: Garton, H., Kestle, J., & Drake, J. (2001). Predicting shunt failure on the basis of clinical symptoms and signs in children. *Journal of Neurosurgery, 94*(2), 202–210; Kim, T., Stewart, G., Voth, M., Moynihan, J., & Brown, L. (2006). Signs and symptoms of cerebrospinal fluid shunt malfunction in the pediatric emergency department. *Pediatric Emergency Care, 22*(1), 28–34.

하고 있을 수 있기 때문이다. 라텍스 알러지에 가장 큰 주의점은 아나필릭시스에 의한 생명위협이다. 물리치료사는 가족에게 지역에서 라텍스에 노출되지 않도록 교육해주어야 한다.

CSF가 척수를 과하게 압박할 때 이 상태를 척수내수종(hydromyelia)이라고 하는데 Arnold-Chiari기형에서 올 수 있다. 척수내수종에서 흔히 상지 특히 손의 근력약화가 심해진다. 예를 들어, 이런 아동은 옷의 단추를 채우고 푸는 힘이 없게 될 것이다. 또한 아동이 성장하고 발달함에 따라 유착이 생기면서 혹은 봉합장소에서 골극이 자라면서 척수가 속박당하게 된다. 이런 상태 때문에 과하게 척수가 스트레치되어 신경조직의 대사변화와 허혈의 원인이 되고 근육기능이 퇴행한다(Samuels 등, 2009). 속박(tethering)의 현상에 대한 증후는 감각의 변화, 실금의 징후, 이전에는 할 수 있었던 과제를 수행하지 못하게 된 상태, 천추신경이 지배하는 근육의 경직, 어린 연령에서 측만증의 발생, 활동수준이 떨어지는 것등이다. 이런 상태는 근긴장도에 변화를 일으키고 이전에는 괜찮았던 근육이 마비되기도 한다. 그러므로 신경지배의 위치와 변화에 대한 다른 징후를 일상적으로 모니터해야 하며 아동의 주치의에게 알려서 필요하면 외과적 수술로 더 이상의 장해와 손상을 예방하도록 한다.

방광 및 장에 대한 신경지배가 척수의 천추위치에 있기 때문에 방광 및 장조절의 장해가 흔하다. 방광을 덜 비우게

됨으로써 콩팥의 문제가 생길 수 있다. 경직성 방광벽 그리고 경직성 요도괄약근 때문에 신수종(hydronephrosis)이 발생될 수 있다. 이런 경직상태로부터의 압력으로 소변이 신장쪽으로 역류될 수 있다. 20세기 초에는 이러한 손상이 사망의 주요원인이었다.

장과 방광 관리는 실금, 실변과 관련한 사회적 문제를 예방하는데 아주 중요하다. 치료사들은 아동과 그 가족에게 자리를 옮길 수 있는 기능적 운동기술과 일상의 방광 및 장 관리를 할 수 있는 소근육운동 기술을 훈련시켜 도움을 줄 필요가 있다. 소변을 제대로 배출하지 못하면 무균상태의 간헐적 도뇨(CIC: clean intermittent catheterization)가 필요할 수 있다. 작은 플라스틱 관을 방광까지 넣어 소변을 배출한다. 보통 3-4시간당 1번 시행하여 완전히 방광을 비운다. 5-18세 사이의 아동에서 스스로 CIC를 할 수 있는데 대한 예측인자는 주의집중할 수 있는 능력과 보행할 수 있는지의 여부이다. MM을 가진 환아의 74%는 사회적으로 받아들여질 수 있는 방광기능 상태를 만들 수 있다(Kessler, Lackner, Kiss, Rehder, & Madersbacher, 2006).

특히 뇌수종이 있는 MM아동에서는 인지 장해와 시지각 결손이 종종 발생한다. 사고과정의 속도, 즉각적인 정보등록(정보의 부호화와 통합), 학습과 기억, 조직화, 고기능의 언어, 덜 구조화된 복잡한 과제에서의 어려움에서 장해를 보인다. 시간이 가면서 나타나는 인지 능력의 저하는 습득해야 할 기간에 인지 기술의 습득이 어렵다는 것을 반영한다. 시간이 가면서 인지 결함이 계속 축적되는 것은 아동이 좀 더 기능적으로 독립적이기를 기대하는 시기 혹은 학업이 점점 어려워질 때 보다 분명히 드러난다(Jacob, Northam, & Anderson, 2001). 아동은 대화, 묘사, 관계없는 말 자주 하기 등 언어기술의 결함이 있는데 어떤 아동은 잘 이해하고 있는 듯이 "말"하는 듯 보이기도 한다(Vachha & Adams, 2009). 치료사들은 운동기술을 좀 더 잘 학습할 수 있도록 환경을 가장 좋게 수정하기 위하여, 그리고 아동의 능력에 기초한 운동프로그램을 제공하기 위하여 이런 문제들을 알 필요가 있다. MM 아동과 션트를 시행한 뇌수종 아동의 지능에 관심이 많고 문화적으로 활동을 격려하는 가족과 언어수행능력과의 사이에는 강한 연관성이 있다(Vachha & Adams, 2009).

동작수행과 관련한 신체구조 및 기능의 장해 운동조절 장해는 신경손상의 위치와 정도에 따라 MM아동은 자세, 균형, 보행의 장해, 몸통과 하지의 감각상실, 상지, 하지의 부분마비에서부터 완전마비, 근육 불균형으로 야기된 정형외과적 정렬이상, 그리고 방광과 장의 조절 장해가 온다(Hetherington & Dennis, 1999; Hinderer, Hinderer & Shurtleff, 2000;Kessler등, 2006). MM 아동의 운동기능은 소뇌 병변에서 보이는 것과 비슷한데 비슷한 소뇌 운동조절의 결함을 가지고 있다(Dennis, Salman, Juranek, & Fletcher, 2010).

다양한 레벨의 MM 아동에서의 가능한 하지 동작, 가능한 보조기, 보행 잠재성에 대해서 표 7.11에 나와 있다. 등뼈와 상부 허리뼈 부위의 병변 아동은 보행을 시작할 수 있다; 20%이하에서 9세까지는 보행한다. 중간 허리뼈 부위는 보행가능성이 더 높으며 9세에 40%-70%가 여전히 보행할 수 있다(Williams, Broughton, & Menelaus, 1999). 천추 병변인 대부분의 아동은 보조기구 혹은 보조기를 이용하여 기능적 보행을 할 수 있고 유지한다(Antonelli-Greco, Bozovich, & Drnach, 2008; Williams 등, 1999).

활동과 참여에의 제약 기능적 운동제한에는 독립적 이동의 발달 문제도 들어있다. 제한의 정도는 척수손상의 위치, 아동의 인지수준, 합병된 기타 의학적 문제에 따라 다르다.

MM 아동에 있어서 활동과 참여의 제약을 확인하는데 도움이 되는 것은 PEDI(Coster 등, 1994; Haley 등, 1992), WeeFIM(통일된 재활의학 데이터 체계, 2000), 그리고 SFA(Coster 등, 1998)을 포함한 표준화된 소아 테스트들이 적절할 것이다. 6-21세까지는 CAPE와 PAC로 선호하는 활동과 참여를 측정하기도 한다(King 등, 2004). 물리치료사는 수동 휠체어나 보조기구를 사용하여 보행하는 것이 이동의 일차수단인 아동들은 지구력을 평가해보아야 한다. 6분 걷기 테스트 혹은 자전거 에고미터는 적절한 객관적 측정 테스트이다.

MM 성인의 사회성은 병변의 위치와 직접 연관성이 있다. L3 이하의 병변인 경우는 더 상부 병변인 성인들보다 IQ가 80이상이고 보행하고 독립적이며, 운전가능, 직업이 있을 확률이 더 높다(Woodhouse, 2008).

가능한 중재들 MM 아동은 생후 수년 동안 다양한 수술을 받게 될 것인데 이 동안 물리치료사는 아동과 그 가족에

표 7.11 척수막 탈출증 아동의 병변 위치에 따른 권장 보조기와 기대되는 이동수준

척수분절	하지 동작	가능한 보조기	적응증	보행
등뼈(흉추)	없음	몸통-고관절-무릎관절-발목관절-발 보조기(THKAF), 기립대(parapodium)	• 똑바로 세운 자세할 때	운동목적의 보행만 함
L1-3	고관절 굴곡, 내전	고관절-무릎관절-발목관절-발 보조기(HKAFO) 교차 보행 보조기(RGO; reciprocal gait orthosis)	• 고관절 신전한 상태로 똑바로 설 수 없을 때	집 안에서 단거리 보행
L3-4	무릎관절 신전	무릎관절-발목관절-발 보조기(KAFO)	• 내 · 외측 무릎관절 불안정성 있을 때 • 넙다리네갈래근이 약할 때(4레벨 이하)	집 안과 제한된 지역사회
L4-5	고관절 외전, 무릎관절 굴곡, 발목관절 배측굴곡/내반	발목관절 보조기(AFO)	• 내 · 외측 무릎관절, 발목관절 블안정성 • 불충분한 무릎관절 신전 모멘트 • 진출기(push off)가 없거나 비효율적일 때 • 발가락이 들리지 않고 끌릴 때 • 웅크린 자세의 보행일 때	집 안과 제한된 지역사회
S1-S3	고관절 신전, 무릎관절 굴곡, 발목관절 외반근/족저굴곡 발가락 굴곡	복숭아뼈 상부 보조기(SMA), 정형구두	• 발 변형, 불균등한 체중지지로 인한 피부손상의 예방 • 내 · 외측 발목관절 불안정성 • 목말밑(거골하) 관절, 앞 발 혹은 뒷발의 정렬 불량	지역사회 보행

출처: Hinderer, K.A., Hinderer, S.R., Shurtleff, D.B. (2006). Myelodysplasia. In: S.K. Campbell, D.W. Vander Linden, R.J. Palisano (Eds.), *Physical therapy for children* (3rd ed., p. 778). St. Louis: Saunders Elsevier; Antonelli-Greco, C., Bozovich, M.S., Drnach, M. (2008). Practice patterns and pediatrics. In M. Drnach (Ed.), *The clinical practice of pediatric physical therapy* (p. 92). Baltimore: Lippincott Williams & Wilkins.

게 서비스를 제공하는 다른 전문가들과 협력하게 될 것이다. 신경손상의 정도에 따라 중재의 전반적인 목표는 (1) 신경이 살아있는 근육의 근력강화와 보상적 동작 패턴 가르치기, 기능적 동작을 위해 필요한 자세 조절에 대해 가르치기; (2) 더 이상의 근골격계의 문제를 예방(하지의 구축, 관절염, 척추측만증, 척추후만증) 혹은 통증 예방하기, (3) 병변 아래의 감각 소실로 인하여 뼈가 도두라진 곳의 과도한 압박으로 인한 피부의 손상(욕창)을 예방하는데 중점을 두어야 할 것이다.

권장되는 이동 형태는 아동 또는 그 가족이 원하는 바에

따라, 사회적 이슈에 따라, 다른 동작에 따른 아동의 에너지 소모에 따라 그리고 아동의 인지 발달정도에 따라 개별화되어야만 한다(Franks, Palisano, & Darbee, 1991; Knutson & Clark, 1991; Liptak, Shurtleff, Bloss, Baltus-Hbert & Manitta, 1992;McDonald, Jaffe, Mosca, & Shurtleff, 1991; Park, Song, Vankoski, Moore, & Dias, 1997). 조기에 움직이도록 하는 것이 인지발달과 연관이 있다는 연구들에 따라 조기에 움직이도록 권장해야 한다(Katz-Leurer, Weber, Smerling-Kerem, Rottem, & Meyer, 2004). MM아동을 포함한 연구에서 깊이의 지각, 원인-결과의 관련성 이해, 사물의 영속성 이해(사물이 눈에 보이지 않을 때에도 존재하고 있다는 개념)과 같은 인지능력은 영아가 자신의 환경 안에서 움직일 때에만 학습된다(Campos, Bertenthal, & Kermoian, 1992)고 한다.

근육에 대한 척수 신경지배에 대한 지식과 경험에 기초하여 MM아동에게 권장되는 이동 타입에 대한 기본적인 규칙들이 있다(Gram, 1999)(표 7.10). 일반적으로 허리뼈 위치에 병변이 있으면 아동은 적절한 보조기와 보조적인 기구를 사용하여 보행하도록 권장해야 한다. 더 높은 위치의 병변이면 보행이 매우 어려우므로 휠체어에 의존하여 이동한다. 아동이 자라면서 신체 크기와 이동에 따른 에너지 소모, 자세조절, 아동 욕구의 변화에 따라 필요한 이동 형태가 또한 달라질 수 있다(Bartonek & Saraste, 2001; Cuddeford 등, 1997). 예를 들어, 목발로 걸을 수 있었던 한 아동이 고등학교에 진학했을 때는 교실을 빨리 옮겨다니기 위해 휠체어 사용으로 선택을 바꿀 수 있다. 이동의 어려움으로 MM아동은 가만히 있기를 좋아하고 비만해지며 체력도 떨어진다. 물리치료사가 일반적 상담과 일생동안 해야 할 체력 프로그램을 짜면서 이러한 문제들을 감소시켜 주어야 한다.

이제 소수의 MM 아동만이 영아시기와 수년 내에 사망한다. 전체적으로 치료결과가 향상되었다(Bowman 등, 2009). 1975-1979년 사이에 태어났던 MM 아동과 미국 내의 한 기관에서 치료받았던 아동의 74%가 성인기 초기까지 생존하였다(Bowman 등, 2009). 이러한 사람들의 주요한 어려운 문제는 성인용 의학시설에서 적절한 관리를 받도록 전환하는 문제이다.

예후와 회복 / Prognosis and Recovery

아동을 검사하고 소견을 평가한 후에 치료 계획의 일환으로 물리치료사는 운동 기능의 관점에서 도달할 수 있는 향상 기능수준과 이에 도달하는데 걸릴 시간을 예측한다. 정확한 예후를 위해 신경가소성의 잠재성과 전반적 회복에 대한 그것의 영향을 고려해볼 필요가 있다.

신경 가소성(Neural Plasticity)

신경조직은 손상후 재생되지 않는다는 원래의 가정을 뒤집는 개념이 가소성이다. CNS 손상후 가소성이 있으며 변할 수 있다는 개념을 지지하는 주목하지 않을 수 없는 일군의 증거들을 기초과학 연구에서 보고있다. 이것들이 보상이라는 개념에서 회복이라는 개념으로 경과의 패러다임을 바꾸는 것을 지지한다. 진행성 경기를 조절하기 위해 기능적인 대뇌반구 절제 후의 기능적 결과는 뇌 가소성의 강력한 증거가 되고 있다. 이 수술에서 침범된 반구의 이마엽(전두엽), 뒤통수엽(후두엽) 일부를 남겨 침범되지 않은 반구를 지원한다. 모든 주요한 신경통로를 절제하고 지원용 구조의 일부만을 남겨놓는다.

대뇌반구 절제술은 약물로 조절되지 않는 경련질환자에게 한다. 반구 절제 후 환자의 기능적 회복에 대한 보고는 확실하다(Bates & Zadai, 2003). 신경가소성에 대한 정보와 과학적 연구는 아주 많은데 이런 중요한 주제에 대한 토의는 이 책의 범위를 넘어선 것이다. 중요한 원칙 몇 개만 강조하고 독자들은 Johnston(2009), Kleim과 Jones(2008), Levin, Kleim, Wolf(2009)가 쓴 재활에서의 신경가소성의 의미에 대해 고찰해보기를 권한다. 물리치료사로서 우리는 운동기능을 향상시키기 위하여 신경가소성을 이용하려고 한다. 신경가소성이란 주기적이지 않은, 수 초 이상 지속되는 신경계 안의 변화로 정의된다(Bach-y-Rita, 1990; Held, 1998; Leonard, 1998). 습관화(habituation)라는 현상은 신경전달물질의 방출과 시냅스 후수용체(postsynaptic reflex)의 민감성에 매우 짧은 동안의 변화가 있어, 특정 반복자극에 대해 반응이 감소한 상태를 말한다. 물리치료 중재에서 치료사들은 습관화를 위해 계속 감각통로 활성화를 제공한다. 예를 들어, 아동이 촉각에 대해 아주 민감하면 치료사는 촉각에 대한 민감성을 줄이기 위해 솔로 문지르는 프로그램(압박과 가벼운 촉각의 활성화)을 사용할 수 있다. 장기적인 강화(LTP: long term potentiation)기전은 시냅스에서의 신경전달을 향상시키는 단백질을 합성하는 것과 새로운 시냅스를 연결 성장시키는 것을 말한다. 그 결과로 좀 더 쉽게 활성화되고 신경통로의 반응이 유지되도록 강화되고 신경레벨에서의 기억과 학습을 설명할 수 있다고 생각된다. 치료사는 신경근육계 이상이 있는 아동에서 운동기술의 훈련을 이용하여 LTP를 유발하려고 노력한다. 손상후 신경시스템의 회복 잠재성이 있기 때문에 이는 신경근육계 이상이 있는 아동을 위한 중재의 토대가 되고 있다. 집중 반복 훈련, 고정 치료, 체중 지지 트레드밀 훈련과 같은 물리치료 중재 프로그램은 장기 운동학습 테크닉에 포함되어있고 과긴장의 이차적 효과를 감소시키기도 한다(Barry, 1996; Dietz, 1999; Sutcliffe 등, 2007; Pidcock, Garcia, Trovato, Schultz & Brady, 2009).

신경 과민성, 시냅스의 과효율성, 비활동성 시냅스의 재사용, 그리고 피질지도의 재조직화의 기전은 원래의 손상후에 사용되는 기전인듯하다(Held & Pay, 1999; Jenkins & Merzinich, 1992; Liepert, Bauder, Miltner, Taub, & Weiller, 2000; Merzinich& Jenkins, 1993; Morris, Crago, DeLuca, Pidikiti, & Taub, 1997; Nudo, Wise, SiFuentes, & Milliken, 1996; Segal, 1998). 신경학적 손상을 받은 후 긍정적인 결과의 증진을 위해서는 다양한 환경(Held, 1998) 안에서 동작을 훈련해야 한다. 이러한 지식을 바탕으로 환자로 하여금 CNS 손상후 긍정적 결과를 증진하기 위해 다른 환경안에서 동작 과제를 훈련하게 하는 임상으로 전환하게 된 것이다.

침범된 팔의 동작 조절을 위해 강제로 사용하게 하는 즉, 고정 동작치료(CIMT)와 관련한 임상 증거는 "사용하라, 아니면 잃을 것이다"라는 말 속에 함축되어있다(Charles, Lavinder, & Gordon, 2001; Coker 등, 2010; DeLuca, Echols, Ramey, & Taub, 2003; Freed, Catlin, Bobo, Fagan, & Moebes, 1999; Sctcliff 등, 2007; Taub & Wolf, 1997). 이런 중재적 접근 또한 뇌손상 아동에 있어서 조기중재를 지지한다. 어른과 달리 아동들은 운동기술들을 다시 학습하는 것은 아니고 대신 그 기술을 처음 배우는 것이다. 그러므로 동작과 다양한 환경경험에 대한 가장 초기의 도움, 가이드 그리고 격려는 나중의 동작의 양과 질을 만들어가는데 매우 중요할 수 있다(Dobkin, 1998; Guralnick, 1998; Harris,1998; Majnemer,1998; Pakula & Palmer, 1998). 아동의 운동 감각능력에 특히 알맞을 가장 좋은 환경자극을 제공하는 것은 피질의 재조직화를 증진시킨다(Latash, 1998c; Rose, Johnson, & Attree, 1997; You 등, 2005). 척수손상후의 보행과 신경가소성과 관련된 증거 또한 주목하지 않을 수 없다(Behrman, Bowden, & Nair, 2006; Edgerton, 1997).

마지막으로 조기 회복을 도왔던 영역의 정상적 기능이 감소함으로써 발달과정 중 나중에 다른 결함이 나타날 수 있다. 근골격계 조직에 발생한 이차적인 변화가 시간이 지나면서 나중에 발생한다. 동작 상실 혹은 특별한 패턴 동작 반복이 발달중인 근육과 골격 조직을 변화시킬 수도 있다.

신경가소성은 손상받지 않은 뇌에서는 학습의 기초가 되고 손상받은 뇌에서는 재학습의 기초가 된다. 행동, 감각, 인지 경험의 변화로 신경가소성이 촉발된다(Kleim & Jones, 2008). 손상된 기능의 회복과 보상은 뇌의 재조직화로부터 나온다(Levin, Kleime & Wolf, 2009). 이제는 운동 훈련이 뇌와 척수내의 구조와 기능 적응을 유발한다는 것과 이런 가소성의 본질과 국소화가 특정 운동 경험과 관련있다는 것을 잘 받아들이고 있다(Adkins, Boychuk, Remple, & Kleim, 2006).

Kleime과 Jones(2008)는 재활과 가장 관련된 기초 신경과학으로부터 나온 가소성의 원칙을 아주 효과적으로 표현하였다(표 7.12):

1. *사용하라. 아니면 잃을 것이다*: 사용하지 않는 것이 추후의 기능 퇴행으로 이어질 수 있다.
2. *사용하고 향상시켜라*: 훈련으로 기능을 향상시키며 가소성을 증진한다고 설명한다.
3. *특이성(specificity)*: 예를 들어, 지구력 훈련은 운동피질의 신생혈관 생성을 유발하고 근력 훈련은 척수운동신경의 흥분성을 변화시키고 운동 지도의 변화없이 척수내의 시냅스 형성을 유발하는 반면 기술 훈련은 시냅스형성(새로운 시냅스 형성과 축삭 끝에서 가지가 뻗어나옴, 시냅스 강화), 기존 시냅스의 강화와 운동피질내 동작영역의 재조직화를 유발한다(Adkins 등, 2006).

표 7.12 경험에 따른 가소성의 원칙

원칙	설명
사용 아니면 소실	특정 뇌기능을 촉진하지 않으면 기능이 퇴화된다.
사용하고 향상시켜라	특정 뇌기능을 촉진하는 훈련은 그 기능의 향상으로 이어진다.
특이성	경험을 훈련하는 특성은 가소성의 본질을 그대로 따른다.
반복의 의미	가소성의 유도는 충분한 반복이 필요하다.
강도의 의미	가소성의 유도는 충분한 훈련 강도가 필요하다.
시간의 의미	훈련 동안 각기 다른 형태의 가소성이 각기 다른 시간에 발생한다.
두드러진 특성의 의미	가소성을 유도하기 위해서는 훈련하는 경험이 충분히 두드러진 특성을 가진 의미있는 것이어야 한다.
연령의 의미	훈련으로 유도된 가소성은 어린 뇌에서 좀 더 쉽게 일어난다.
전이	하나의 훈련경험의 반응으로 발생한 가소성은 비슷한 행동의 습득을 증진할 수 있다.
간섭	하나의 훈련 경험에 대한 반응으로 발생한 가소성은 다른 행동의 습득에 방해가 될 수 있다.

출처: Kleim, J.A., & Jones, T.A. (2008). Principles of experience-dependent neural plasticity: Implications for rehabilitation after brain damage. *Journal of Speech, Language, and Hearing Research, 51*(1), S225-239.

4. *반복(repetition)*과 5) *훈련 강도(training intensity)*: 가소성을 유발하는데 중요하다.
6. *시간(time)*: 신경 가소성은 시간 의존적이라서 시간에 따라 다른 가소성이 발생한다.
7. *의미(salience)*: 동기와 집중이 가소성을 향상시키므로 훈련이 그 대상자에게 의미 있는 것이어야 한다.
8. *연령(age)*: 비록 소수의 신경이 없어져도 보통 의미있게 기능적 능력이 변화하지 않지만 더 심한 손상에 적응하기 위해 CNS는 기존에 있었던 풍부한 고유의 시스템을 이용한다. 태아는 처음에 신경이 과한 상태이다. 이런 시기에 신경계에 손상을 받으면 결함이 적을 수 있다. 비록 초기의 뇌손상이 더 잘 회복된다는 것이 일반적이진 않지만 태아 때의 뇌손상의 결과는 영아 혹은 성인시기의 비슷한 뇌손상보다 회복의 이점이 있다(Kolb, 1999; Kolb, Forgie, Gibb, Gorny, & Rowntree, 1998; Kolb, Gibb,& Gorny, 2000; Kolb, Whishaw, 1998; Kujala, Alho, & Naatanen, 2000). 태어나서 성인기까지 비슷한 감각과 비슷한 동작을 만드는 여러 감각 운동신경통로가 있다. 태아는 처음에 신경세포를 과다하게 가지고 있다. 이런 신경세포가 다른 신경세포와 시냅스를 형성함에 따라 신경의 투사(퍼짐)가 많아지는데 이는 나중에 신경활동의 특정화를 증진하기 위한 과정인 과도한 신경세포를 제거하는 과정, 즉 프루닝(pruning)을 거치게 된다(Leonard, 1998).
9. *전이(transference)*와 10) *간섭(interference)*: 특정 훈련에 대한 반응으로 신경가소성이 비슷한 동작의 습득을 증진시킬 수 있는 반면 다른 과제를 학습하는 데는 방해가 될 수도 있다(Kleim & Jones, 2008).

치료계획 / Plan of Care

평가, 진단, 그리고 예후를 아는 것은 치료계획으로 이어지고 제 8장에서 논의했듯이 신경근육계 이상이 있는 아동에 대한 중재의 내용으로 이어져야 한다. 중재의 전반적 목표는 참여와 활동에서의 기능적 변화이기 때문에 중재는 아동 중심이 되어야 하고 아동이나 양육자에게 의미있는 기능적 활동이 되어야 한다.

요약 / Summary

난자와 정자가 수정된 다음부터 신경계에는 손상의 영향을 줄이려는 대비책으로 너무 많은 신경세포와 통로가 존재한다. 비록 신경조직이 손상 후에 재생되지는 않지만 손상받지 않은 신경세포와 지지세포들의 능력을 확대하거나 유지하여 기능적 회복이 일어난다. 운동행동의 회복에 영향을 줄 수 있는 일차적 방법은 계속 신체를 사용하고 동작을 계속 훈련하는 것이다. 이것이 손상직후 영아 및 아동, 추후 장애의 발생위험이 높은 아동에서의 조기중재의 바탕이 되고있다. 치료사는 자신의 검사와 중재의 이유를 숙고하고 선택한 테크닉을 열심히 하여야 할 이유를 분명히 알고 있어야 한다.

토의 문제들(Discussion Questions)

1. 5세된 TBI 아동을 당신이 검사하려고 할 때 영향을 가장 많이 미칠 운동 조절이론은 어떤 것이 있는가? 왜 그런지 설명하시오.
2. 신경근육 장애를 예방하는 방법은 무엇인가?
3. 3세된 다운증후군, 뇌성마비, 외상성 뇌손상, 그리고 뇌척수막 탈출증 경우 정상 또래와 비교시 기대되는 대근육, 사회성, 인지 의사소통 수준에 대해 표를 만들어 보시오. 그리고 아동/가족의 적절한 목표, 활동 목표, 이를 이루기 위해 필요한 운동이 무엇이고 이미 아동이 달성한 필요 운동과 아동의 동작에서 없는 필요 운동 기능은 무엇인지 표를 만들어보시오.

	정상 발달	다운 증후군	뇌성 마비	외상성 뇌손상	척수막 탈출증
대근육 운동 목표					
사회성/인지/의사소통 목표					
아동/가족의 목표의 예시					
활동 목표					
이러한 목표 달성을 위해 필요한 능력은 어떤것들인가? 예) 근력, ROM, 체중이동 등등					
목표 요소들 중 아동이 보이는 동작에서 없는 것은 무엇인가?					

4. 경직성 양지마비인 2세의 남자 뇌성마비아의 물리치료 검사를 하려고 한다. 7세된 DCD 여자아이의 검사와 다른 점은 무엇인가?
5. 당신의 고용주가 소아 균형 클리닉을 운영하려고 한다. 자세조절에 관여하는 모든 시스템의 테스트를 포함한 총괄 진단지를 만들어보시오.

권장도서(Recommended Readings)

Bhat, A.N., Landa, R.J., Galloway. J.C. (2011). Current perspectives on motor functioning in infants, children, and adults with autism spectrum disorders. *Physical Therapy, 91*(7), 1116-1129.

Kleim, J.A., & Jones, T.A. (2008). Principles of experience-dependent neural plasticity: Implications for rehabilitation after brain damage *Journal of Speech, Language, and Hearing Research, 51*, S225–S239.

Ulrich, B.D. (2010). Opportunities for early intervention based on theory, basic neuroscience, and clinical science. *Physical Therapy, 90*, 1868–1880.

참고문헌(References)

Abel, M.F., Juhl, G.A., Vaughan, C.L., & Damiano, D.L. (1998). Gait assessment of fixed ankle-foot orthoses in children with spastic diplegia. *Archives of Physical Medicine and Rehabilitation, 79*, 126–133.

Abrahams, B.S., & Geschwind, D.H. (2008). Advances in autism genetics: On the threshold of a new neurobiology. *Nature Reviews Genetics*, *9*(5), 341–55.

Adkins, D.L., Boychuk, J., Remple, M.S., & Kleim, J.A. (2006). Motor training induces experience-specific patterns of plasticity across motor cortex and spinal cord. *Journal of Applied Physiology, 101*, 1776–1782.

Adolph, K.E., & Eppler, M.A. (2002). Flexibility and specificity in infant motor skill acquisition. *Progress in Infancy Research, 2*, 121–167.

Albright, A.L. (2003). Neurosurgical treatment of spasticity and other pediatric movement disorders. *Journal of Child Neurology, 18*(Suppl. 1), S67–S78.

Albright, A.L. (2007). Intrathecal baclofen for childhood hypertonia. *Child's Nervous System, 23*, 971–979.

Albright, A.L., & Ferson, S.S. (2009). Intraventricular baclofen for dystonia: Techniques and outcomes. *Journal of Neurosurgery: Pediatrics, 3*(1), 11–14.

Almeida, G., Corcos, D.M., & Latash, M.L. (1994). Practice and transfer effects during fast single-joint elbow movements in individuals with Down syndrome. *Physical Therapy, 74*, 1000–1016.

American Association on Intellectual and Developmental Disabilities (AAIDD). (2010). *Intellectual disability: Definition, classification, and systems of supports* (11th ed.). Washington, DC: Author.

American Physical Therapy Association (APTA). (2001). Guide to physical therapist practice (2nd ed.). *Physical Therapy, 81*, 1–768.

American Physical Therapy Association (APTA). (2002). *Interactive Guide to Physical Therapist Practice: With catalog of tests and measures*, Version 1.0. Alexandria, VA: Author.

American Psychiatric Association. (1994). *Diagnostic and statistical manual of mental disorders.* Washington, DC: Author.

American Psychiatric Association. (2000) *Diagnostic and statistical manual of mental disorders (DSM-IV).* Washington, DC: Author.

Antonelli-Greco, C., Bozovich, M.S., & Drnach, M. (2008). Practice patterns and pediatrics. In M. Drnach (Ed.), *The clinical practice of pediatric physical therapy* (p. 92). Baltimore: Lippincott Williams & Wilkins.

Aruin, A.S., & Almeida, G.L. (1997). A coactivation strategy in anticipatory postural adjustments in persons with Down syndrome. *Motor Control, 1,* 178–191.

Aruin, A.S., Almeida, G.L., & Latash, M.L. (1996). Organization of a simple two-joint synergy in individuals with Down syndrome. *American Journal of Mental Retardation, 101,* 256–268.

Atwater, S.W. (1991). Should the normal motor developmental sequence be used as a theoretical model in pediatric physical therapy? In M.J. Lister (Ed.), *Contemporary management of motor problems: Proceedings of the II STEP Conference* (pp. 89–93). Alexandria, VA: Foundation for Physical Therapy.

Aylward, E.H., Habbak, R., Warren, A.C., Pulsifer, M.B., Barta, P.E., Jerram, M., & Pearlson, G.D. (1997). Cerebellar volume in adults with Down syndrome. *Archives of Neurology, 54,* 209–212.

Ayres, A.J. (1979). *Sensory integration and the child.* Los Angeles: Western Psychological Services.

Bach-y-Rita, P. (1990). Brain plasticity as a basis for recovery of function in humans. *Neuropsychologia, 28*(6), 547–554.

Baranek, G.T., Parham, D., & Bodfish, J.W. (2005). Sensory and motor features in autism: Assessment and intervention. In F.R. Volkmar, R. Paul, A. Klin, & D. Cohen (Eds.), *Handbook of autism and pervasive developmental disorders* (Vol. 2, pp. 831–857). Hoboken, NJ: Wiley.

Barlow, K.M., Thomson, E., Johnson, D., & Minns, R.A. (2005). Late neurologic and cognitive sequelae of inflicted traumatic brain injury in infancy. *Pediatrics, 116*(2), e174–e185.

Barry, M.J. (1996). Physical therapy interventions for patients with movement disorders due to cerebral palsy. *Journal of Child Neurology, 11*(Suppl. 1), S51–S60.

Bartlett, D. (1997). Primitive reflexes and early motor development. *Developmental and Behavioral Pediatrics, 18,* 151–157.

Bartlett, D., & Birmingham, T. (2003). Validity and reliability of a Pediatric Reach Test. *Pediatric Physical Therapy, 15,* 84–92.

Bartonek, A., & Saraste, H. (2001). Factors influencing ambulation in myelomeningocele: A cross-sectional study. *Developmental Medicine and Child Neurology, 43,* 253–260.

Bastian, A.J. (1997). Mechanisms of ataxia. *Physical Therapy, 77,* 672–675.

Bates, A.L., & Zadai, C.C. (2003). Acute care physical therapist evaluation and intervention for an adult after right hemispherectomy. *Physical Therapy, 83,* 567–580.

Bayley, N. (1993). *Bayley scales of infant development* (2nd ed.). San Antonio, TX: Psychological Corporation.

Beckung, E., & Hagberg, G. (2000). Correlation between ICIDH handicap code and Gross Motor Classification System in children with cerebral palsy. *Developmental Medicine and Child Neurology, 42,* 669–673.

Behrman, A.L., Bowden, M.G., & Nair, P.M. (2006). Neuroplasticity after spinal cord injury and training: An emerging paradigm shift in rehabilitation and walking recovery. *Physical Therapy, 86,* 1406–1425.

Benedetto, M., Thawinchai, N., Prasertsukdee, S., Tieman, B., O'Brien, M., & Westcott, S. (1999). Reliability and validity of a new assessment tool to measure pediatric functional mobility: A pilot study. *Pediatric Physical Therapy, 11,* 214–215.

Berg, K.O., & Norman, K.E. (1996). Functional assessment of balance and gait. *Clinics in Geriatric Medicine, 12,* 705–723.

Berger, W., Horstmann, G., & Dietz, V. (1984). Tension development and muscle activation in the leg during gait in spastic hemiparesis: Independence of muscle hypertonia and exaggerated stretch reflexes. *Journal of Neurology, Neurosurgery, and Psychiatry, 47,* 1029–1033.

Bernstein, N. (1967). *The coordination and regulation of movement.* London, England: Pergamon Press.

Bjornson, K., Belza, B., Kartin, D., Logsdon, R., & McLaughlin, J.F. (2007). Ambulatory physical activity performance in youth with cerebral palsy and youth who are developing typically. *Physical Therapy, 87,* 248–257.

Blackburn, M., van Vliet, P., & Mockett, S.P. (2002). Reliability of measurements obtained with the Modified Ashworth Scale in the lower extremities of people with stroke. *Physical Therapy, 82,* 25–34.

Blair, L.C. (1999). Assessment of functional balance of a pediatric client using the Berg Balance Test. *Pediatric Physical Therapy, 11,* 225.

Bly, L. (1991). A historical and current view of the basis of neurodevelopmental therapy. *Pediatric Physical Therapy, 3,* 131–135.

Bobath, B. (1964). Facilitation of normal postural reactions and movement in the treatment of cerebral palsy. *Physiotherapy, 50,* 246–262.

Bobath, B. (1985). *Abnormal postural reflex activity caused by brain lesions.* Rockville, MD: Aspen Publishers.

Bobath, K., & Bobath, B. (1984). The neuro-developmental treatment. In D. Scrutton (Ed.), *Management of the motor disorders of children with cerebral palsy* (pp. 6–17). Philadelphia: Lippincott.

Bodkin, A.W., Robinson, C., & Perales, F.P. (2003). Reliability and validity of the gross motor function classification system for cerebral palsy. *Pediatric Physical Therapy, 15*(4), 247–252.

Bohannon, R.W., Harrison, S., & Kinsella-Shaw, J. (2009). Reliability and validity of pendulum test measures of spasticity obtained with the Polhemus tracking system from patients with chronic stroke. *Journal of Neuro Engineering and Rehabilitation, 6,* 30.

Bohannon, R.W., & Smith, M.B. (1987). Interrater reliability of a modified Ashworth scale of muscle spasticity: Suggestion from the field. *Physical Therapy, 65,* 46–47.

Booth, C.M., Cortina-Borja, M.J.F., & Theologis, T.N. (2001). Collagen accumulation in muscles of children with cerebral palsy and correlation with severity of spasticity. *Developmental Medicine and Child Neurology, 43,* 314–320.

Born, P., & Lou, H.C. (1999). Imaging in learning disorders. In K. Whitmore, H. Hart, & G. Willems (Eds.), *A neurodevelopmental approach to specific learning disorders* (pp. 247–258). London: Mac Keith.

Borowski, A., Littleton, A.G., Borkhuu, B., Presedo, A., Shah, S., Dabney, K.W., Lyons, S., McMannus, M., & Miller, F. (2010). Complications of intrathecal baclofen pump therapy in pediatric patients. *Journal of Pediatric Orthopedics, 30*(1), 76–81.

Borowski, A., Shah, S.A., Littleton, A.G., Dabney, K.W., & Miller, F. (2008). Baclofen pump implantation and spinal fusion in children: Techniques and complications. *Spine, 33*(18), 1995–2000.

Bowen, J.M., Clark, E., Bigler, E.D., Gardner, M., Nilsson, D., Gooch, J., & Pompa, J. (1997). Childhood traumatic brain injury: Neuropsychological status at the time of hospital discharge. *Developmental Medicine and Child Neurology, 39*(1), 17–25.

Bowman, R.M., Boshnjaku, V., & McLone, D.G. (2009). The changing incidence of myelomeningocele and its impact on pediatric neurosurgery: A review from the Children's Memorial Hospital. *Child's Nervous System, 25*(7), 801–806.

Boyce, W.F., Gowland, C., Rosenbaum, P.L., Lane, M., Plews, N., Goldsmith, C.H., Russell, D.J., Wright, V., Potter, S., & Harding, D. (1995). The Gross Motor Performance Measure: Validity and responsiveness of a measure of quality of movement. *Physical Therapy, 75*(7), 603–13.

Brochard, S., Lempereur, M., Filipetti, P., & Rémy-Néris, O. (2009). Changes in gait following continuous intrathecal baclofen infusion in ambulant children and young adults with cerebral palsy. *Developmental Neurorehabilitation, 12*(6), 397-405.

Bruininks, R., & Bruininks, D. (2005). *Bruininks-Oseretsky test of motor proficiency* (2nd ed.). Circle Pines, MN: American Guidance Service.

Brunner, R., Meier, G., & Ruepp, T. (1998). Comparison of a stiff and spring-type ankle-foot orthoses to improve gait in spastic hemiplegic children. *Journal of Pediatric Orthopedics, 18*, 719–726.

Brunnstrom, S. (1992). *Movement therapy in hemiplegia* (2nd ed.). Philadelphia: Lippincott.

Burleigh, A., & Horak, F. (1996). Influence of instruction, prediction, and afferent sensory information on the postural organization of step initiation. *Journal of Neurophysiology, 75*, 1619–1627.

Burleigh, A.L., Horak, F.B., & Malouin, F. (1994). Modification of postural responses and step initiation: Evidence for goal-directed postural interactions. *Journal of Neurophysiology, 72*, 2892–2902.

Butler, C., & Darrah, J. (2001). Effects of neurodevelopmental treatment (NDT) for cerebral palsy: An AACPDM evidence report. *Developmental Medicine and Child Neurology, 43*, 778–790.

Cairney, J., Hay, J.A., Faught, B.E., Flouis, A., & Klentou, P. (2007). Developmental coordination disorder and cardiorespiratory fitness in children. *Pediatric Exercise Science, 19*, 20–28.

Cairney, J., Veldhuizen, S., Kurdyak, P., Missiuna, C., Faught, B., & Hay, J. (2007). Evaluating the CSAPPA subscales as potential screening instruments for developmental coordination disorder. *Archives of Diseases in Children, 92*, 987–991.

Campbell, S.K., Kolobe, T.H.A., Wright, B., & Linacre, J.M. (2002). Validity of the Test of Infant Motor Performance for prediction of 6-, 9-, and 12-month scores on the Alberta Infant Motor Scale. *Developmental Medicine and Child Neurology, 44*, 263–272.

Campos, J.J., Bertenthal, B.I., & Kermoian, R. (1992). Early experience and emotional development: The emergence of wariness of heights. *Psychological Science, 3*, 61–64.

Carlson, W.E., Vaughan, C.L., Damiano, D.L., et al. (1997). Orthotic management of gait in spastic diplegia. *American Journal of Physical Medicine and Rehabilitation, 76*, 219–225.

Carswell, A., McColl, M.A., Baptise, S., Law, M., Polatajko, H., & Pollock, M. (2004). The Canadian Occupational Performance Measure: A research and clinical literature review. *Canadian Journal of Occupational Therapy, 71*(4), 210–222.

Carvalho, R.L., & Almeida, G.L. (2009). Assessment of postural adjustments in persons with intellectual disability during balance on the seesaw. *Journal of Intellectual Disability Research, 53*(4), 389–395.

Centers for Disease Control and Prevention (CDC), National Center for Injury Prevention and Control. (2003). *Report to Congress on mild traumatic brain injury in the United States: steps to prevent a serious public health problem.* Atlanta: Author.

Centers for Disease Control and Prevention (CDC). (2009). Prevalence of autism spectrum disorders: Autism and Developmental Disabilities Monitoring Network, United States, 2006. In *Surveillance Summaries*, December 18, 2009. MMWR 2009;58(No. SS-10):1–20.

Centers for Disease Control and Prevention (CDC). (2010). *Injury prevention and control: Traumatic brain injury.* Retrieved from http://www.cdc.gov/traumaticbraininjury/statistics.html

Cermak, S.A., & Larkin, D. (2002). *Developmental coordination disorder*. Albany: Delmar.

Chan, K., Ohlsson, A., Synnes, A., Lee, D.S., Chien, L.Y., & Lee, S.K. (2001). Survival, morbidity, and resource use of infants of 25 weeks' gestational age or less. *American Journal of Obstetrics and Gynecology, 185*(1), 220–226.

Chandler, L., Andrews, M., & Swanson, M. (1980). *Movement assessment of infants.* Rolling Bay, WA: Rolling Bay Press.

Chaplin, D., Deitz, J., & Jaffe, K.M. (1993). Motor performance in children after traumatic brain injury. *Archives of Physical Medicine and Rehabilitation, 74*, 161–164.

Charles, J., & Gordon, A.M. (2005). A critical review of constraint-induced movement therapy and forced use in children with hemiplegia. *Neural Plasticity, 12*(2–3), 245–261.

Charles, J., Lavinder, G., & Gordon, A.M. (2001). Effects of constraint-induced therapy on hand function in children with hemiplegic cerebral palsy. *Pediatric Physical Therapy, 13*, 68–76.

Cherng, R., Liu, C., Lau, T., & Hong, R. (2007). Effect of treadmill training with body weight support on gait and gross motor function in children with spastic cerebral palsy. *American Journal of Rehabilitation and Physical Medicine, 86*, 548–555.

Christiansen, A.S. (2000). Persisting motor control problems in 11- to 12-year-old boys previously diagnosed with deficits in attention, motor control, and perception (DAMP). *Developmental Medicine and Child Neurology, 42*, 4–7.

Clopton, N., Dutton, J., Featherston, T., Grigsby, A., Mobley, J., & Melvin, J. (2005). Interrater and intrarater reliability of the modified Ashworth scale in children with hypertonia. *Pediatric Physical Therapy, 17*(4), 268–274.

Code of Federal Regulations. Title 34: Education. 34 CFR §300.7(b), (c). U.S.C. 1401(3)(A) and (B); 1401(26). Available at http://cfr.vlex.com/vid/300-7-child-with-disability-19761359

Cohen, H. (1999). *Neuroscience for rehabilitation* (2nd ed.). Philadelphia: Lippincott Williams & Wilkins.

Coker, P., Karakostas, T., Dodds, C., & Hsiang, S. (2010). Gait characteristics of children with hemiplegic cerebral palsy before and after modified constraint-induced movement therapy. *Disability and Rehabilitation, 32*(5), 402–408.

Coster, W., Deeney, T., Haltiwanger, J., & Haley, S. (1998). *School function assessment.* San Antonio, TX: Psychological Corporation.

Coster, W.J., Haley, S., & Baryza, M.J. (1994). Functional performance of young children after traumatic brain injury: A 6-month follow-up study. *American Journal of Occupational Therapy, 48*(3), 211–218.

Cowley, P.M., Ploutz-Snyder, L., Baynard, T., Heffernan, K., Jae, S.Y., Hsu, S., Lee, M., Pitetti, K.H., Reiman, M.P., & Fernhall, B. (2010). Physical fitness predicts functional tasks in individuals with Down syndrome. *Medicine and Science in Sports and Exercise, 42*(2), 388–393.

Craven, B.C., & Morris, A.R. (2010). Modified Ashworth scale reliability for measurement of lower extremity spasticity among patients with SCI. *Spinal Cord, 48*(3), 207–213.

Crawford, S.G., Wilson, B.N., & Dewey, D. (2001). Identifying developmental coordination disorder: Consistency between tests. *Physical and Occupational Therapy in Pediatrics, 20*(2–3), 29–50.

Crenna, P. (1998). Spasticity and spastic gait in children with cerebral palsy. *Neuroscience and Biobehavioral Reviews, 22*, 571–578.

Crenna, P. (1999). Pathophysiology of lengthening contractions in human spasticity: A study of the hamstring muscles during locomotion. *Pathophysiology, 5*, 283–297.

Crowe, T.K., Deitz, J.C., Richardson, P.K., & Atwater, S.W. (1990). Interrater reliability of the Clinical Test of Sensory Interaction for Balance. *Physical and Occupational Therapy in Pediatrics, 10*, 1–27.

Cuddeford, T.J., Freeling, R.P., Thomas, S.S., Aiona, M.D., Rex, D., Sirolli, H., Elliott, J., & Magnusson, M. (1997). Energy consumption in children with myelomeningocele: A comparison between reciprocating gait orthosis and hip-knee-ankle-foot orthosis ambulators. *Developmental Medicine and Child Neurology, 39*, 239–242.

Dagenais, L.M., Lahay, E.R., Stueck, K.A., White, E., Williams, L., & Harris, S.R. (2009). Effects of electrical stimulation, exercise training and motor skills training on strength of children with meningomyelocele: A systematic review. *Physical & Occupational Therapy in Pediatrics, 29*(4), 445–463. doi: 10.3109/01942630903246018

Dai, A.I., Wasay, M., & Awan, S. (2008). Botulinum toxin type A with oral baclofen versus oral tizanidine: A nonrandomized pilot comparison in patients with cerebral palsy and spastic equinus foot deformity. *Journal of Child Neurology, 23*(12), 1464–1466.

Damiano, D.L. (1993). Reviewing muscle cocontraction: Is it a developmental, pathological, or motor control issue? *Physical and Occupational Therapy in Pediatrics, 12*, 3–20.

Damiano, D.L., & Abel, M.F. (1998). Functional outcomes of strength training in spastic cerebral palsy. *Archives of Physical Medicine and Rehabilitation, 79*, 119–125.

Damiano, D.L., Dodd, K., & Taylor, N.F. (2002). Should we be testing and training muscle strength in cerebral palsy? *Developmental Medicine and Child Neurology, 44*(1), 68–72.

Damiano, D.L., Martellotta, M.S., Sullivan, D.J., Granata, K.P., & Abel, M.F. (2000). Muscle force production and functional performance in spastic cerebral palsy: Relationship of co-contraction. *Archives of Physical Medicine and Rehabilitation, 81*, 895–900.

Damiano, D.L., Quinlivan, J.M., Owen, B.F., Payne, P., Nelson, K.C., & Abel, M.F. (2002). What does the Ashworth scale really measure and are instrumented measures more valid and precise? *Developmental Medicine and Child Neurology, 44*(2), 112–118.

Dan, B., Motta, F., Vles, J.S.H., Vloeberghs, M., Becher, J.G., Eunson, P., Gautheron, V., Lütjen, S., Mall, V., Pascual-Pascual, S., Pauwels, P., & Røste, G.K. (2010). Consensus on the appropriate use of intrathecal baclofen (ITB) therapy in paediatric spasticity. *European Journal of Paediatric Neurology, 14*(1), 19–28.

Davies, P.L., & Rose, J.D. (2000). Motor skills of typically developing adolescents: Awkwardness or improvement? *Physical and Occupational Therapy in Pediatrics, 20*(1), 19–42.

Deitz, J., Richardson, P.K., Westcott, S.L., & Crowe, T.K. (1996). Performance of children with learning disabilities on the Pediatric Clinical Test of Sensory Interaction for Balance. *Physical and Occupational Therapy in Pediatrics, 16*, 1–21.

Deitz, J.C., Richardson, P.K., Atwater, S.W., & Crowe, T.K. (1991). Performance of normal children on the Pediatric Clinical Test of Sensory Interaction for Balance. *Occupational Therapy Journal of Research, 11*, 336–356.

Delgado, M.R., Hirtz, D., Aisen, M., Ashwal, S., Fehlings, D.L., McLaughlin, J., Morrison, L.A., Shrader, M.W., Tilton, A., & Vargus-Adams, J. (2010). Practice parameter: Pharmacologic treatment of spasticity in children and adolescents with cerebral palsy (an evidence-based review): Report of the Quality Standards Subcommittee of the American Academy of Neurology and the Practice Committee of the Child Neurology Society. *Neurology, 74*(4), 336–343.

Dellavia, C., Pallavera, A., Orlando, F., & Sforza, C. (2009). Postural stability of athletes in Special Olympics. *Perceptual and Motor Skills, 108*(2), 608–622.

De Luca, G.P., Volpin, L., Fornezza, U., Cervellini, P., Zanusso, M., Casentini, L., Curri, D., Piacentino, M., Bozzato, G., & Colombo, F. (2000). The role of decompressive craniectomy in the treatment of uncontrollable post-traumatic intracranial hypertension. *Acta Neurochirurgica, Supplementum, 76*, 401–404.

DeLuca, S.C., Echols, K., Ramey, S.L. & Taub, E. (2003). Pediatric constraint-induced movement therapy for a young child with cerebral palsy: Two episodes of care. *Physical Therapy, 83*, 1003–1013.

Denekla, M. (1974). Development of motor coordination in normal children. *Developmental. Medicine and Child Neurology, 16*, 729–741.

Dennis, M., Salman, M.S., Juranek, J., & Fletcher, J.M. (2010). Cerebellar motor function in spina bifida meningomyelocele. *Cerebellum*, July 22. doi: 10.1007/s12311-010-0191-8.

Dewey, D., Kaplan, B.J., Crawford, S.G., & Wilson, B.N. (2002). Developmental coordination disorder: Associated problems inattention, learning, and psychosocial adjustment. *Human Movement Science, 21,* 905–918.

Dewey, D., & Wilson, B.N. (2001). Developmental coordination disorder: What is it? *Physical and Occupational Therapy in Pediatrics, 20*(2–3), 5–27.

Dichter, C.G., DeCicco, J., Flanagan, S., Hyun, J., & Mongrain, C. (2000). Acquiring skill through intervention in adolescents with Down syndrome. *Pediatric Physical Therapy, 12,* 209.

Dietz, V. (1999). Supraspinal pathways and the development of muscle-tone dysregulation. *Developmental Medicine and Child Neurology, 41,* 708–715.

Dietz, V., & Berger, W. (1995). Cerebral palsy and muscle transformation. *Developmental Medicine and Child Neurology, 37,* 180–184.

Dobkin, B.H. (1998). Activity-dependent learning contributes to motor recovery. *Annals of Neurology, 44,* 158–160.

Dodd, J.D., Taylor, N.F., & Graham, H.K. (2003). A randomized clinical trial of strength training in young people with cerebral palsy. *Developmental Medicine and Child Neurology, 45,* 652–657.

Dodd, K.J., & Foley, S. (2007). Partial body-weight supported treadmill training can improve walking in children with cerebral palsy: A clinical controlled trial. *Developmental Medicine and Child Neurology, 49,* 1010–105.

Dodd, K.J., & Shields, N. (2005). A systematic review of the outcomes of cardiovascular exercise programs for people with Down syndrome. *Archive of Physical Medicine and Rehabilitation, 86*(10), 2051–2058.

Donahoe, B., Turner, D., & Worrell, T. (1994). The use of functional reach as a measurement of balance in boys and girls without disabilities ages 5 to 15 years. *Pediatric Physical Therapy, 6,* 189–193.

Donker, D.F., Ledebt, A., Roerdink, M., Savelsbergh G., & Beek, P.J. (2008). Children with cerebral palsy exhibit greater and more regular postural sway than typically developing children. *Experimental Brain Research, 184*(3), 363–370.

Donlau, M., Imms, C., Mattsson, G.G., Mattsson, S., Sjörs, A., & Falkmer, T. (2010). Children and youth with myelomeningocele's independence in managing clean intermittent catheterization in familiar settings. *Acta Paediatrica,* doi: 10.1111/j.1651-2227.2010. 02044.x. [Epub ahead of print]

Downard, C., Hulka, F., Mullins, R.J., Piatt, J., Chesnut, R., Quint, P., & Mann, N.C. (2000). Relationship of cerebral perfusion pressure and survival in pediatric brain-injured patients. *Journal of Trauma, 49*(4), 654–658.

Dumas, H.M., Haley, S.M., Carey, T.M., & Shen, P. (2004). The relationship between functional mobility and the intensity of physical therapy intervention in children with traumatic brain injury. *Pediatric Physical Therapy, 16,* 157–164.

Duncan, P.W., Weiner, D.K., Chandler, J., & Studenski, S. (1990). Functional reach: A new clinical measure of balance. *Journal of Gerontology, 45,* M192–M197.

Dunn, W. (1999). *Sensory profile.* San Antonio, TX: Pearson.

Eagleton, M., Iams, A., McDowell, J., Morrison, R., & Evans, C. (2004). The effects of strength training on gait in adolescents with cerebral palsy. *Pediatric Physical Therapy, 16,* 22–30.

Edgerton, V.R. (1997). Use-dependent plasticity in spinal stepping and standing. *Advances in Neurology: Neuronal Regeneration, Reorganization, and Repair, 72,* 233–247.

Elder, G.C., Kirk, J., Stewart, G., Cook, K., Weir, D., Marshall, A., & Leahey, L. (2003). Contributing factors to muscle weakness in children with cerebral palsy. *Developmental Medicine Child Neurology, 45,* 542–550.

Eliasson, A.C., Krumlinde-Sundholm, L., Rösblad, B., Beckung, E., Arner, M., Öhrvall, A.M., & Rosenbaum, P. (2006). The Manual Ability Classification System (MACS) for children with cerebral palsy: Scale development and evidence of validity and reliability. *Developmental Medicine Child Neurology, 48,* 549–554.

Engsberg, J.R., Ross, S.A., Collins, D.R., & Park, T.S. (2006). Effect of selective dorsal rhizotomy in the treatment of children with cerebral palsy. *Journal of Neurosurgery: Pediatrics, 105*(Suppl. 1), 8–15.

Engsberg, J.R., Ross, S.A., Collins, D.R., & Park, T.S. (2007). Predicting functional change from preintervention measures in selective dorsal rhizotomy. *Journal of Neurosurgery: Pediatrics, 106*(4), 282–287.

Ewing-Cobbs, L., Fletcher, J.M., Levin, H.S., Francis, D.J., Davidson, K., & Miner, M.E. (1997). Longitudinal neuropsychological outcome in infants and preschoolers with traumatic brain injury. *Journal of the International Neuropsychological Society, 3,* 581–591.

Farmer, S. (2003). Key factors in the development of lower limb coordination: Implications for the acquisition of walking in children with cerebral palsy. *Disability Rehabilitation, 25,* 807–816.

Faul, M., Xu, L., Wald, M.M., & Coronado, V.G. (2010). *Traumatic brain injury in the United States: Emergency department visits, hospitalizations, and deaths.* Atlanta: Centers for Disease Control and Prevention, National Center for Injury Prevention and Control.

Fay, G.C., Jaffe, K.M., Polissar, N.L., Liao, S., Rivara, J.B., & Martin, K.M. (1994). Outcome of pediatric traumatic brain injury at three years: A cohort study. *Archives of Physical Medicine and Rehabilitation, 75,* 733–741.

Feldman, B.M., Ayling-Campos, A., Luy, L., Stevens, D., Silverman, E.D., & Laxer, R.M. (1995). Measuring disability in juvenile dermatomyositis: Validity of the Childhood Health Assessment Questionnaire. *Journal of Rheumatology, 22,* 326–331.

Fellows, S.J., Kaus, C., & Thilmann, A.F. (1994). Voluntary movement at the elbow in spastic hemiparesis. *Annals of Neurology, 36,* 397–407.

Fernhall, B., & Pitetti, K.H. (2001). Limitations to physical work capacity in individuals with mental retardation. *Clinical Exercise Physiology, 3,* 76–85.

Fetters, L., & Kluzik, J. (1996). The effects of neurodevelopmental treatment versus practice on the reaching of children with spastic cerebral palsy. *Physical Therapy, 76*(4), 346–358.

Fewell, R., & Folio, R. (2000). *Peabody Developmental Motor Scale* (2nd ed.). Austin, TX: Pro-Ed.

Figueiredo, E.M., Ferreira, G.B., Moreira, R., Kirkwood, R.N., & Fetters, L. (2008) Efficacy of ankle-foot orthoses on gait of children with cerebral palsy: Systematic review of literature. *Pediatric Physical Therapy, 20*(3), 207–223.

Filipek, P.A., Accardo, P.J., Baranek, G.T. et al. (1999). The screening and diagnosis of autistic spectrum disorders. *Journal of Autism and Developmental Disorders, 29*(6), 439–84.

Finch, E., Brooks, D., Stratford, P.W., & Mayo, N.E. (2002). *Physical rehabilitation outcome measures: A guide to enhanced clinical decision making.* (2nd ed.). Philadelphia: Lippincott Williams & Wilkins.

Fowler, E.G., & Goldberg, E.J. (2009). The effect of lower extremity selective voluntary motor control on interjoint coordination during gait in children with spastic diplegic cerebral palsy. *Gait Posture, 29*(1), 102–107.

Fowler, E., Kolobe, T., Damiano, D., Thorpe, D.E., Morgan, D.W., Brunstrom, J.E., Coster, W.J., Henderson, R.C., Ptetti, K.H., Rimmer, J.H., Rose, J., & Stevenson, R.T. (2007). Promotion of physical fitness and prevention of secondary conditions for children with cerebral palsy: Section on pediatrics research summit proceedings. *Physical Therapy, 87*, 1495–1510.

Fowler, E.G., Nwigwe, A.I., & Ho, T.W. (2000). Sensitivity of the pendulum test for assessing spasticity in persons with cerebral palsy. *Developmental Medicine and Child Neurology, 42*(3), 182–189.

Fox, A.M., & Lent, B. (1996). Clumsy children. Primer on developmental coordination disorder. *Canadian Family Physician, 42*, 1965–1971.

Franjoine, M.R., Gunther, J.S., & Taylor, M.J. (2003). The pediatric balance scale: A modified version of the Berg Scale for children with mild to moderate motor impairment. *Pediatric Physical Therapy, 15*(2), 114–128.

Franks, C.A., Palisano, R.J., & Darbee, J.C. (1991). The effect of walking with an assistive device and using a wheelchair on school performance in students with myelomeningocele. *Physical Therapy, 71*, 570–578.

Freed, S.S., Catlin, P.A., Bobo, L.M., Fagan, E.L., & Moebes, M.N. (1999). The effect of constraint-induced movement on upper extremity function in children with hemiplegia. *Pediatric Physical Therapy, 11*, 226–227.

Freeman, S.B., Taft, L.F., Dooley, K.J., Allran, K., Sherman, S.L., Hassold, T.J., Khoury, M.J., & Saker, D.M. (1998). Population-based study of congenital heart defects in Down syndrome. *American Journal of Medical Genetics, 80*(3), 213–217.

Friden, J., Lieber, R. (2003). Spastic muscle cells are shorter and stiffer than normal cells. *Muscle Nerve, 26*, 157–164.

Fuchs, A.F., Anderson, M.E., Binder, M.D., & Fetz, E.E. (1989). The neural control of movement. In H.D. Patton, A.F. Fuchs, B. Hille, A.M. Scher, & R. Steiner (Eds.), *Textbook of physiology: Excitable cells and neurophysiology,* (Vol. 1, pp. 503–509). Philadelphia: W.B. Saunders.

Gagnon, I., Swaine, B., & Forget, R. (2006). Exploring the comparability of the Sensory Organization Test and the Pediatric Clinical Test of Sensory Interaction for Balance in children. *Physical and Occupational Therapy in Pediatrics, 26*(1–2), 23–41.

Gan, S., Tung, L., Tang, Y., & Wang, C. (2008). Psychometric properties of functional balance assessment in children with cerebral palsy. *Neurorehabilitation & Neural Repair, 22*(6), 745–753.

Garton, H., Kestle, J., & Drake, J. (2001). Predicting shunt failure on the basis of clinical symptoms and signs in children. *Journal of Neurosurgery, 94*(2), 202–210.

Geddes, J.F., Hackshaw, A.K., Vowles, G.H., Nickols, C.D., & Whitwell, H.L. (2001). Neuropathology of inflicted head injury in children. I. Patterns of brain damage. *Brain, 124*(7), 1290–1298.

Geerdink, J.J., Hopkins, B., Beek, W.J., & Heriza, C.B. (1996). The organization of leg movements in preterm and full-term infants after term age. *Developmental Psychobiology, 29*(4), 335–351.

Geldhof, E., Cardon, G., De Bourdeaudhuij, I., Danneels, L., Coorevits, P., Vanderstraeten, G., & De Clercq, D. (2006). Static and dynamic standing balance: test-retest reliability and reference values in 9 to 10 year old children. *European Journal of Pediatrics, 165*(11), 779–786.

Gerrard-Morris, A., Taylor, H.G., Yeates, K.O., Walz, N.C., Stancin, T., Minich, N., & Wade, S.L. (2010). Cognitive development after traumatic brain injury in young children. *Journal of the International Neuropsychological Society, 16*, 157–168.

Geschwind, D.H. (2009). Advances in autism. *Annual Review of Medicine, 60*, 367–80.

Gesell, A. (1945). *The embryology of behavior* (p. 169). New York: Harper.

Gillberg, C. (1999). Management of behavioral problems in specific learning disorders. In K. Whitmore, H. Hart, & G. Willems (Eds.), *A Neurodevelopmental approach to specific learning disorders* (pp. 270–279). London: Mac Keith.

Giuliani, C.A. (1991). Dorsal rhizotomy for children with cerebral palsy: Support for concepts of motor control. *Physical Therapy, 71*, 248–259.

Goldstein, E.M. (2006). Safety of high-dose botulinum toxin type A therapy for the treatment of pediatric spasticity. *Journal of Child Neurology, 21*(3), 189–192. doi: 10.2310/7010.2006.00041

Gottlieb, G.L., Corcos, D.M., & Agarwal, G.C. (1989). Strategies for the control of voluntary movements with one mechanical degree of freedom. *Behavior and Brain Science, 12*, 189–250.

Graham, A., & Reid, G. (2000). Physical fitness of adults with an intellectual disability: A 13-year follow-up study. *Research Quarterly for Exercise and Sport, 71*, 152–161.

Graham, H.K. (2000). Pendulum test in cerebral palsy. *The Lancet, 355*, 2184.

Gram, M.C. (1999). Myelodysplasia (spina bifida). In S.K. Campbell (Ed.), *Decision making in pediatric neurologic physical therapy* (pp. 198–234). Philadelphia: Churchill Livingstone.

Graubert, C., Song, K.M., McLaughlin, J.F., & Bjornson, K. (2000). Changes in gait at 1-year post-selective dorsal rhizotomy: Results of a prospective randomized study. *Journal of Pediatric Orthopaedics, 20*(4), 496–500.

Gubbay, S.S. (1975). *The clumsy child: A study of developmental apraxia and agnosticataxia.* London: W.B. Saunders.

Guettard, E., Roze, E., Abada, G., Lemesle, C., Vidailhet, M., Laurent-Vannier, A., & Chevignard, M.P. (2009). Management of spasticity and dystonia in children with acquired brain injury with rehabilitation and botulinum toxin A. *Developmental Neurorehabilitation, 12*(3), 128–138.

Guralnick, M.J. (1998). Effectiveness of early intervention for vulnerable children: A developmental perspective. *American Journal of Mental Retardation, 102*(4), 319–345.

Habib, Z., & Westcott, S. (1998). Assessment of anthropometric factors on balance tests in children. *Pediatric Physical Therapy, 10*, 101–109.

Habib, Z., Westcott, S.L., & Valvano, J. (1999). Assessment of dynamic balance abilities in Pakistani children age 5–13 years. *Pediatric Physical Therapy, 11*, 73–82.

Hadders-Algra, M. (2000). The neuronal group selection theory: Promising principles for understanding and treating developmental motor disorders. *Developmental Medicine and Child Neurology, 42,* 707–715.

Hadders-Algra, M., Brogren, E., & Forssberg, H. (1996). Ontogeny of postural adjustments during sitting in infancy: Variation, selection, and modulation. *Journal of Physiology (London), 493,* 273–288.

Hadders-Algra, M., Brogren, E., & Forssberg, H. (1998). Postural adjustments during sitting at preschool age: Presence of a transient toddling phase. *Developmental Medicine and Child Neurology, 40,* 436–447.

Hadders-Algra, M., Brogren, E., Katz-Salamon, M., & Forssberg, H. (1999). Periventricular leukomalacia and preterm birth have different detrimental effects on postural adjustments. *Brain, 122,* 727–740.

Hadders-Algra, M., & Lindahl, E. (1999). Pre- and perinatal precursors of specific learning disorders. In K. Whitmore, H. Hart, & G. Willems (Eds.), *A neurodevelopmental approach to specific learning disorders* (pp. 166–190). London: Mac Keith.

Hagen, C. (1998). *Revised Rancho Levels of Cognitive Functioning.* Downey, CA: Rancho Los Amigos Hospital.

Hagen, C., Malkmus, D., Durham, P., & Bowman, K. (1979). Levels of cognitive functioning. In Professional Staff Association of Rancho Los Amigos Hospital (Eds.), *Rehabilitation of the head injured adults: Comprehensive physical management.* Downey, CA: Rancho Los Amigos Hospital.

Haley, S.M. (1986). Postural reactions in infants with Down syndrome: Relationship to motor milestone development and age. *Physical Therapy, 66,* 17–22.

Haley, S.M., Cioffi, M.I., Lewin, J.E., & Baryza, M.J. (1990). Motor dysfunction in children and adolescents after traumatic brain injury. *Journal of Head Trauma Rehabilitation, 5,* 77–90.

Haley, S.M., Coster, W.J., Ludlow, L.H., Haltiwanger, J.T., & Andrellas, P.J. (1992). *Pediatric Evaluation of Disability Inventory.* Boston: PEDI Research Group.

Hall, E.D., Vaishnav, R., & Mustafa, A.G. (2010). Antioxidant therapies for traumatic brain injury. *Neurotherapeutics, 7*(1), 1–61.

Harris, S.R. (1998). The effectiveness of early intervention for children with cerebral palsy and related motor disorders. In M.J. Guralnick (Ed.), *The effectiveness of early intervention* (pp. 327–347). Baltimore: Paul H. Brookes.

Harris, S.R., & Daniels, L.E. (2001). Reliability and validity of the Harris Infant Neuromotor Test. *Journal of Pediatrics, 139*(2), 249–253.

Harris, S.R., & Shea, A.M. (1991). Down syndrome. In S.K. Campbell (Ed.), *Pediatric neurologic physical therapy* (2nd ed., pp. 131–168). New York: Churchill Livingstone.

Hay, J.A., Hawes, R., & Faught, B.E. (2004). Evaluation of a screening instrument for developmental coordination disorder. *Journal of Adolescent Health, 34,* 308–313.

Hay, L., & Redon, C. (1999). Feedforward versus feedback control in children and adults subjected to a postural disturbance. *Experimental Brain Research, 125,* 153–162.

Hayes, A., & Batshaw, M.L. (1993). Down syndrome. *Pediatric Clinics of North America, 40*(3), 523–535.

Held, J.M. (1998). Environmental enrichment enhances sparing and recovery of function following brain damage. *Neurology Report, 22,* 74–78.

Held, J.M., & Pay, T. (1999). Recovery of function after brain damage. In H. Cohen (Ed.), *Neuroscience for rehabilitation* (2nd ed., pp. 419–439). Philadelphia: Lippincott Williams & Wilkins.

Helders, P.J.M. (2010). Variability in childhood development. *Physical Therapy, 90*(12), 1708–1709.

Henderson, S.E., Rose, P., & Henderson, S. (1992). Reaction time and movement time in children with developmental coordination disorder. *Journal of Child Psychology and Psychiatry, 33,* 895–905.

Henderson, S.E., & Sugden, D. (2007). *Movement assessment battery for children* (2nd ed.). San Antonio, TX: Pearson.

Heriza, C. (1991a). Motor development: Traditional and contemporary theories. In M.J. Lister (Ed.), *Contemporary management of motor problems: Proceedings of the II STEP Conference* (pp. 99–126). Alexandria, VA: Foundation for Physical Therapy.

Heriza, C.B. (1991b). Implications of a dynamical systems approach to understanding infant kicking behavior. *Physical Therapy, 71*(3), 222–235.

Hetherington, R., & Dennis, M. (1999). Motor function profile in children with early onset hydrocephalus. *Developmental Neuropsychology, 15*(1), 25–51.

Hidecker, M., Paneth, N., Rosenbaum, P, Kent, R., Lillie, J., Eulenberg, J, Chester, K., Johnson, B., Michalsen, L., Evatt, M., & Taylor, K. (2011). Developing and validating the Communication Function Classification System (CFCS) for individuals with cerebral palsy. *Developmental Medicine and Child Neurology, 53*(8), 704–710.

Hillier, S. (2007). Intervention for children with developmental coordination disorder: A systematic review. *Internet Journal of Allied Health Sciences and Practice, 5*(3), 1–11.

Hillier, S., McIntyre, A., & Plummer, L. (2010). Aquatic physical therapy for children with developmental coordination disorder: A pilot randomized controlled trial. *Physical & Occupational Therapy in Pediatrics, 30*(2), 111–124.

Hinderer, K.A., Hinderer, S.R., & Shurtleff, D.B. (2006). Myelodysplasia. In S.K. Campbell, D.W. Vander Linden, & R.J. Palisano (Eds.), *Physical therapy for children* (3rd ed., pp. 735–789). St. Louis: Saunders Elsevier.

Hoare, B.J., Wallen, M.A., Imms, C., Villanueva, E., Rawicki, H.B., & Carey, L. (2010). Botulinum toxin A as an adjunct to treatment in the management of the upper limb in children with spastic cerebral palsy (UPDATE). *Cochrane Database of Systematic Reviews (Online),* (1), CD003469.

Hodges, N.J., Hayes, S., Horn, R., Williams, A.M. (2005). Changes in coordination, control and outcome as a result of extended practice on a novel motor skill. *Ergonomics, 48,* 1672–1685.

Holt, K.G., Butcher, R., & Fonseca, S. (2000). Limb stiffness in active leg swinging of children with spastic hemiplegic cerebral palsy. *Pediatric Physical Therapy, 12,* 50–61.

Horak, F.B. (1991). Assumptions underlying motor control for neurological rehabilitation. In M.J. Lister (Ed.), *Contemporary management of motor problems: Proceedings of the II STEP Conference* (pp. 11–28). Alexandria, VA: Foundation for Physical Therapy.

Horak, F.B. (1992). Motor control models underlying neurologic rehabilitation of posture in children. In H. Forssberg & H. Hirschfeld (Eds.), *Movement disorders in children* (pp. 21–30). Basel: Karger.

Horak, F.B., & Diener, H.C. (1994). Cerebellar control of postural scaling and central set in stance. *Journal of Neurophysiology, 72*, 479–493.

Horak, F.B., Diener, H.C., & Nashner, L.M. (1989). Influence of central set on human postural responses. *Journal of Neurophysiology, 62*, 841–853.

Horak, F.B., & Nashner, L.M. (1986). Central programming of postural movements: Adaptation to altered support configurations. *Journal of Neurophysiology, 55*, 1369–1381.

Horak, F.B., Shumway-Cook, A., Crowe, T.K., & Black, F.O. (1988). Vestibular function and motor proficiency of children with impaired hearing, or with learning disability and motor impairments. *Developmental Medicine and Child Neurology, 30*, 64–79.

Hornyak, J.E., Nelson, V.S., & Hurvitz, E.A. (1997). The use of methylphenidate in paediatric traumatic brain injury. *Pediatric Rehabilitation, 1*, 15–17.

Houk, J.C. (1979). Regulation of stiffness by skeletomotor reflexes. *Annual Reviews in Physiology, 41*, 99–114.

Hresko, M.T., McCarthy, J.C., & Goldberg, M.J. (1993). Hip disease in adults with Down syndrome. *Journal of Bone and Joint Surgery, British Volume, 75*(4), 604–607.

Hung, W.W. & Pang, M.Y. (2010). Effects of group-based versus individual-based exercise training on motor performance in children with developmental coordination disorder: A randomized controlled study. *Journal of Rehabilitation Medicine, 42*(2): 122–128.

Hwang, J., Davies, P.L., Taylor, M.P., & Gavin, W.J. (2002). Validation of School Function Assessment with elementary school children. *Occupational Therapy Research Journal: Occupation, Participation & Health, 22*(2), 48–58.

Imms, C., & Dodd, K.J. (2010). What is cerebral palsy? In K.J. Dodd, C. Imms, & N.F. Taylor (Eds.), *Physiotherapy and occupational therapy for people with cerebral palsy: A problem-based approach to assessment and management* (pp. 7–29). London: Mac Keith.

Inglis, J.T., Horak, F.B., Shupert, C.L., & Jones-Rycewicz, C. (1994). The importance of somatosensory information in triggering and scaling automatic postural responses in humans. *Experimental Brain Research, 101*(1), 159–164.

Inui, N., Yamanishi, M., & Tada, S. (1995). Simple reaction times and timing of serial reactions of adolescents with mental retardation, autism, and Down syndrome. *Perceptual Motor Skills, 81*(3 Pt 1), 739–745.

Ito, J., Araki, A., Tanaka, H., Tasaki, T., Cho, K., & Yamazaki, R. (1996). Muscle histopathology in spastic cerebral palsy. *Brain Development, 18*, 299–303.

Iyer, M.B., Mitz, A.R., & Winstein, C. (1999). Motor 1: Lower centers. In H. Cohen (Ed.), *Neuroscience for rehabilitation* (2nd ed., pp. 209–242). Philadelphia: Lippincott Williams & Wilkins.

Jackson, J.H., & Taylor J. (1932). *Selected writings of John B. Hughlings, I and II.* London: Hodder & Stoughter.

Jacobs, R., Northam, E., & Anderson, V. (2001). Cognitive outcome in children with myelomeningocele and perinatal hydrocephalus: a longitudinal perspective. *Journal of Developmental and Physical Disability, 13*(4), 389–405.

Jansiewicz, E.M., Goldberg, M.C., Newschaffer, C.J., Denckla, M.B., Landa, R., & Mostfsky, S.H. (2006). Motor signs distinguish children with high functioning autism and Asperger's syndrome from controls. *Journal of Autism and Developmental Disorders, 36*, 613–621.

Jenkins, W.M., & Merzinich, M.M. (1992). Cortical representational plasticity: Some implications for the bases of recovery from brain damage. In N. von Steinibuchel, D.Y. von Cramon, & E. Poppel (Eds.), *Neuropsychological rehabilitation* (pp. 20–35). Berlin: Springer-Verlag.

Johnson, R.K., Goran, M.I., Ferrara, M.S., & Poehlman, E.T. (1996). Athetosis increases resting metabolic rate in adults with cerebral palsy. *Journal of the American Dietetic Association, 96*(2), 145–148.

Johnston, M.W. (2009). Plasticity in the developing brain: Implications for rehabilitation. *Developmental Disabilities Research Reviews, 15*, 94–101.

Kadesjö, B., & Gillberg, C. (2001). The comorbidity of ADHD in the general population of Swedish school-age children. *Journal of Child Psychology and Psychiatry, 42*, 487–492.

Kan, P., Gooch, J., Amini, A., Ploeger, D., Grams, B., Oberg, W., Simonsen, S., Walker, M., & Kestle, J. (2008). Surgical treatment of spasticity in children: Comparison of selective dorsal rhizotomy and intrathecal baclofen pump implantation. *Child's Nervous System, 24*(2), 239–243.

Kane, K., & Bell, A. (2009). A core stability group program for children with developmental coordination disorder: 3 clinical case reports. *Pediatric Physical Therapy, 21*(4), 375–382.

Katz-Leurer, M., Rotem, H., Lewitus, H., Keren, O., & Meyer, S. (2008). Relationship between balance abilities and gait characteristics in children with post-traumatic brain injury. *Brain Injury, 22*(2), 153–159.

Katz-Leurer, M., Weber, C., Smerling-Kerem, Rottem, H., & Meyer, S. (2004). Prescribing the reciprocal gait orthosis for myelomeningocele children: A different approach and clinical outcome. *Pediatric Rehabilitation, 7*(2), 105–109.

Kelso, J.A.S. (1995). *Dynamic patterns: The self-organization of brain and behavior.* Cambridge, MA: MIT Press.

Kessler, T.M., Lackner, J., Kiss, G., Rehder, P., & Madersbacher, H. (2006). Predictive value of initial urodynamic pattern on urinary continence in patients with myelomeningocele. *Neurourology and Urodynamics, 25*(4), 361–367.

Kim, T., Stewart, G., Voth, M., Moynihan, J., & Brown, L. (2006). Signs and symptoms of cerebrospinal fluid shunt malfunction in the pediatric emergency department. *Pediatric Emergency Care, 22*(1), 28–34.

King, G., Law, M., King, S., Hurley, P., Rosenbaum, P., Hanna, S., Kertoy, M., & Young, N. (2004). *Children's Assessment of Participation and Enjoyment & Preferences for Activities of Children manual.* San Antonio, TX: Pearson.

Kirkham, F.J., Newton, C.R.J.C., & Whitehouse, W. (2008). Paediatric coma scales. *Developmental Medicine and Child Neurology, 50*(4), 267–274.

Kirkwood, M., Janusz, J., Yeates, K.O., Taylor, H.G., Wade, S.L., Stancin, T., & Drotar, D. (2000). Prevalence and correlates of depressive symptoms following traumatic brain injuries in children. *Child Neuropsychology (Neuropsychology, Development and Cognition: Section C), 6*(3), 195–208.

Kleim, J.A., & Jones, T.A. (2008). Principles of experience-dependent neural plasticity: Implications for rehabilitation after brain damage *Journal of Speech, Language, and Hearing Research, 51*, S225–S239.

Knott, K.M., & Held, S.L. (2002). Effects of orthoses on upright functional skills of children and adolescents with cerebral palsy. *Pediatric Physical Therapy*, 14, 199–207.

Knott, M., & Voss, D. (1968). *Proprioceptive neuromuscular facilitation*. New York: Harper & Row.

Knutson, L.M., & Clark, D.E. (1991). Orthotic devices for ambulation in children with cerebral palsy and myelomeningocele. *Physical Therapy*, *71*, 947–960.

Kokubun, M. (1999). The relationship between the effect of setting a goal on standing broad jump performance and behaviour regulation ability in children with intellectual disability. *Journal of Intellectual Disability Research*, *43*(Pt 1), 13–18.

Kokubun, M., Shinmyo, T., Ogita, M., Morita, K., Furuta, M., Haishi, K., Okuzumi, H., & Koike, T. (1997). Comparison of postural control of children with Down syndrome and those with other forms of mental retardation. *Perceptual Motor Skills*, *84*(2), 499–504.

Kolb, B. (1999). Synaptic plasticity and the organization of behaviour after early and late brain injury. *Canadian Journal of Experimental Psychology*, *53*(1), 62–76.

Kolb, B., Forgie, M., Gibb, R., Gorny, G., & Rowntree, S. (1998). Age, experience and the changing brain. *Neuroscience and Biobehavioral Reviews*, *22*(2), 143–159.

Kolb, B., Gibb, R., & Gorny, G. (2000). Cortical plasticity and the development of behavior after early frontal cortical injury. *Developmental Neuropsychology*, *18*(3), 423–444.

Kolb, B., & Whishaw, I.Q. (1998). Brain plasticity and behavior. *Annual Review of Psychology*, *49*, 43–64.

Konczak, J., Borutta, M., & Dichgans, J. (1997). The development of goal-directed reaching in infants. II. Learning to produce task-adequate patterns of joint torque. *Experimental Brain Research*, *113*(3), 465–474.

Konczak, J., & Dichgans, J. (1997). The development toward stereotypic arm kinematics during reaching in the first 3 years of life. *Experimental Brain Research*, *117*(2), 346–354.

Krageloh-Mann, I., Toft, P., Lunding, J., Andresen, J., Pryds, O., & Lou, H.C. (1999). Brain lesions in preterms: Origin, consequences and compensation. *Acta Paediatrica*, *88*(8), 897–908.

Kujala, T., Alho, K., & Naatanen, R. (2000). Cross-modal reorganization of human cortical functions. *Trends in Neuroscience*, *23*(3), 115–120.

LaForme Fiss, A.C., Effgen, S.K., Page, J., & Shasby, S. (2009). Effect of sensorimotor groups on gross motor acquisition for young children with Down syndrome. *Pediatric Physical Therapy*. *21*(2), 158–166.

Landa, R.J. (2008). Diagnosis of autism spectrum disorders in the first 3 years of life. *Nature Clinical Practice Neurology*, *4*(3), 138–47.

Landau, W.M. (1974). Spasticity: The fable of a neurological demon and the emperor's new therapy. *Archives of Neurology*, *31*, 217–219.

Langerak, N.G., Lamberts, R.P., Fieggen, G., Peter, J.C., van der Merwe, L., Peacock, W.J., & Vaughan, C.L. (2008). A prospective gait analysis study in patients with diplegic cerebral palsy 20 years after selective dorsal rhizotomy. *Journal of Neurosurgery: Pediatrics*, *1*(3), 180–186.

Latash, M.L. (1998a). Virtual reality: A fascinating tool for motor rehabilitation (to be used with caution). *Disability and Rehabilitation*, *20*(3), 104–105.

Latash, M.L. (1998b). *Progress in motor control: Bernstein's traditions in movement studies*. Champaign, IL: Human Kinetics.

Latash, M.L. (1998c). *Neurophysiological basis of movement* (pp. 98–105). Champaign, IL: Human Kinetics.

Latash, M.L., & Anson, G. (1996). What are "normal" movements in atypical populations? *Behavioral Brain Science, 19*, 55–106.

Latash, L.P., Latash, M.L., & Meijer, O.G. (1999). 30 years later: The relation between structure and function in the brain from a contemporary point of view (1996), part I. *Motor Control*, *3*(4), 329–332, 342–345.

Latash, L.P., Latash, M.L., & Meijer, O.G. (2000). 30 years later: On the problem of the relation between structure and function in the brain from a contemporary viewpoint (1996), part II. *Motor Control*, *4*(2), 125–149.

Latash, M.L., & Nicholas, J.J. (1996). Motor control research in rehabilitation medicine. *Disability and Rehabilitation*, *18*(6), 293–299.

Latash, M.L., Scholz, J.P., & Schoner, G. (2007). Toward a new theory of motor synergies. *Motor Control*, *11*, 276–308.

Lauteslager, P.E.M., Vermeer, A., & Helders, P.J.M. (1998). Disturbances in the motor behavior of children with Down's syndrome: The need for a theoretical framework. *Physiotherapy*, *84*, 5–13.

Law M, King G, King S, et al. (2006). Patterns of participation in recreational and leisure activities among children with complex physical disabilities. *Developmental Medicine and Child Neurology*, *48*, 337–342.

Lee, D.N., von Hofsten, C., & Cotton, E. (1997). Perception in action approach to cerebral palsy. In K.J. Connolly & H. Forssberg (Eds.), *Neurophysiology and neuropsychology motor development* (pp. 257–258). London: Mac Keith.

Leonard, C.T. (1998). *The neuroscience of human movement* (pp. 124–128). St. Louis: Mosby–Year Book.

Levin, M.F., Kleim, J.A., Wolf, S.L. (2009). What do motor "recovery" and "compensation" mean in patients following a stroke? *Neurorehabilitation and Neural Repair*, *23*, 313319.

Lieber, R., & Friden, J. (2002) Spasticity causes a fundamental rearrangement of muscle-joint interaction. *Muscle Nerve*, 25, 265–270.

Lieber, R., Steinman, S., Barash, I., et al. (2004). Structural and functional changes in spastic skeletal muscle. *Muscle Nerve*, 29, 615–627.

Liepert, J., Bauder, H., Miltner, W.H.R., Taub, E., & Weiller, C. (2000). Treatment-induced cortical reorganization after stroke in humans. *Stroke*, *31*, 1210–1216.

Lindquist, B., Uvebrant, P., Rehn, E., & Carlsson, G. (2009). Cognitive functions in children with myelomeningocele without hydrocephalus. *Child's Nervous System*, *25*(8), 969–975.

Liptak, G.S., Shurtleff, D.B., Bloss, J.W., Baltus-Hebert, E., & Manitta, P. (1992). Mobility aids for children with high-level myelomeningocele: Parapodium versus wheelchair. *Developmental Medicine and Child Neurology*, *34*, 787–796.

Liu, W. (2001). *Anticipatory postural adjustments in children with cerebral palsy and children with typical development during forward reach tasks in standing*. Unpublished doctoral dissertation, MCP Hahnemann University, Philadelphia.

Lloyd, M., Burghardt, A., Ulrich, D.A., & Angulo-Barroso, R. (2010). Physical activity and walking onset in infants with Down syndrome. *Adapted Physical Activity Quarterly, 27*(1), 1-16.

Lombardi, F., Emilia, R., Taricco, M., De Tanti, A., Telaro, E., Liberati, A. (2002). Sensory stimulation of brain-injured individuals in coma or vegetative state: Results of a Cochrane systematic review. *Clinical Rehabilitation, 16*, 464–472.

Looper, J., & Ulrich, D.A. (2010). Effect of treadmill training and supramalleolar orthosis use on motor skill development in infants with Down syndrome: A randomized clinical trial. *Physical Therapy, 90*(3), 382–390.

Lowes, L.P. (1996). An evaluation of the standing balance of children with cerebral palsy and the tools for assessment. Unpublished doctoral dissertation, MCP Hahnemann University, Philadelphia.

Lundy-Ekman, L. (1998). *Neuroscience: Fundamentals for rehabilitation* (pp. 69–84). Philadelphia: W.B. Saunders.

Luyt, L., Bodney, S., Keller, J., et al. (1996). Reliability of determining motor strategy used by children with cerebral palsy during the Pediatric Clinical Test of Sensory Interaction for Balance. *Pediatric Physical Therapy, 8*, 180.

Mackey, A.H., Miller, F., Walt, S.E., Waugh, M. & Stott, N.S. (2008). Use of three-dimensional kinematic analysis following upper limb botulinum toxin A for children with hemiplegia. *European Journal of Neurology, 15*(11), 1191–1198. doi: 10.1111/j.1468-1331.2008.02271.x

Maher, C.A., Williams, M.T., & Olds, T.S. (2008). The 6 minute walk test for children with cerebral palsy. *International Journal of Rehabilitation Research, 31*(2), 185–188.

Majed, M., Nejat, F., Khashab, M.E., Tajik, P., Gharagozloo, M., Baghban, M., & Sajjadnia A. (2009). Risk factors for latex sensitization in young children with myelomeningocele. *Journal of Neurosurgery: Pediatrics, 4*(3), 285–288.

Majnemer, A. (1998). Benefits of early intervention for children with developmental disabilities. *Seminars in Pediatric Neurology, 5*(1), 62–69.

Malaiya, R., McNee, A., Fry, N., et al. (2007). The morphology of the medial gastrocnemius in typically developing children and children with spastic hemiplegic cerebral palsy. *Journal of Electromyography & Kinesiology, 17*, 657–663.

Mandich, A.D., Polatajko, H.J., Macnab, J.J., & Miller, L.T. (2001a). Treatment of children with developmental coordination disorder: What is the evidence? *Physical and Occupational Therapy in Pediatrics, 20*(2–3), 51–68.

Mandich, A.D., Polatajko, H.J., Missiuna, C., & Miller, L.T. (2001b). Cognitive strategies and motor performance in children with developmental coordination disorder. *Physical and Occupational Therapy in Pediatrics, 20*(2–3), 125–143.

Mangeot, S.D., Miller, L.J., McIntosh, D.N., McGrath-Clarke, J., Simon, J., Hagerman, R.J., & Goldson, E. (2001). Sensory modulation in children with attention-deficit-hyperactivity disorder. *Developmental Medicine and Child Neurology, 43*, 399–406.

Martin, K. (2004) Effects of supramalleolar orthoses on postural stability in children with Down syndrome. *Developmental Medicine and Child Neurology, 46*, 406–411.

Mattern-Baxter, K., Bellamy, S., & Mansoor, J. (2009). Effects of intensive locomotor treadmill training on young children with cerebral palsy. *Pediatric Physical Therapy, 21*, 308–319.

McDonald, C.M., Jaffe, K.M., Mosca, V.S., & Shurtleff, D.B. (1991). Ambulatory outcome of children with myelomeningocele: Effect of lower-extremity muscle strength. *Developmental Medicine and Child Neurology, 33*, 482–490.

McEwen, I. (2000). Children with cognitive impairments. In S.K. Campbell, D.W. Vander Linden, & R.J. Palisano (Eds.), *Physical therapy for children* (2nd ed., pp. 502–532). Philadelphia: W.B. Saunders.

McEwen, I.R., Arnold, S.H., Hansen, L.H., & Johnson, D. (2003). Interrater reliability and content validity of a minimal data set to measure outcomes of students receiving school-based occupational therapy and physical therapy. *Physical and Occupational Therapy in Pediatrics, 23*(2), 77–95.

McLaughlin, J.F., Bjornson, K., Temkin, N., Steinbok, P., Wright, V., Reiner, A., Roberts, T., Drake, J., O'Donnell, M., Rosenbaum, P., Barber, J., & Ferrel, A. (2002). Selective dorsal rhizotomy: Meta-analysis of three randomized controlled trials. *Developmental Medicine and Child Neurology, 44*(1), 17–25.

Meeropol, E., Frost, J., Puch, L., Roberts, J., & Ogden J.A. (1993). Latex allergy in children with myelodysplasia: A survey of Shriners Hospitals. *Journal of Pediatric Orthopedics, 13*(1), 1–4.

Mercer, V.S., & Lewis, C.L. (2001). Hip abductor and knee extensor muscle strength of children with and without Down syndrome. *Pediatric Physical Therapy, 13*(1), 18–26.

Merrick, J., Ezra, E., Josef, B., Hendel, D., Steinberg, D.M., & Wientroub, S. (2000). Musculoskeletal problems in Down syndrome. European Paediatric Orthopaedic Society survey: The Israeli sample. *Journal of Pediatric Orthopedics, 9*(3), 185–192.

Merzenich, M.M., & Jenkins, W.M. (1993). Reorganization of cortical representations of the hand following alterations of skill inputs induced by nerve injury, skin island, transfers, and experience. *Journal of Hand Therapy, 18*, 89–104.

Meyer, M.J., Megyesi, J., Meythaler, J., Murie-Fernandez, M., Aubut, J., Foley, N., Salter, K., Bayley, M., Marshall, S., & Teasell, R. (2010). Acute management of acquired brain injury Part III: An evidence-based review of interventions used to promote arousal from coma. *Brain Injury, 24*(5), 722–729.

Meyers, G.J., Cerone, S.B., & Olson, A.L. (1981). *A guide for helping the child with spina bifida.* Springfield, IL: Charles C. Thomas.

Miller, L.T., Missiuna, C.A., Macnab, J.J., Malloy-Miller, T., & Polatajko, H.J. (2001). Clinical description of children with developmental coordination disorder. *Canadian Journal of Occupational Therapy, 68*, 5–15.

Ming, X., Brimacombe, M., & Wagner, G.C. (2007). Prevalence of motor impairment in autism spectrum disorders. *Brain and Development, 29*, 565–570.

Missiuna, C. (2001). Strategies for success: Working with children with developmental coordination disorder. *Physical and Occupational Therapy in Pediatrics, 20*(2–3), 1–4.

Missiuna, C., Gaines, B.R., Soucie, H., & McLean, J. (2006). Parental questions about developmental coordination disorder: A synopsis of current evidence. *Paediatrics and Child Health, 11*(8), 507–512.

Missiuna, C., Rivard, L., & Bartlett, D. (2006) Exploring assessment tools and the target of intervention for children with developmental coordination disorder. *Physical and Occupational Therapy in Pediatrics, 26*(1), 71–89.

Mockford, M., & Caulton, J.M. (2008). Systematic review of progressive strength training in children and adolescents with cerebral palsy who are ambulatory. *Pediatric Physical Therapy, 20*, 318–333.

Mockford, M., & Caulton, J.M. (2010). The pathophysiological basis of weakness in children with cerebral palsy. *Pediatric Physical Therapy, 22*, 222–233.

Moe-Nilssen, R. (1998). A new method for evaluating motor control in gait under real-life environmental conditions. Part 2: Gait analysis. *Clinical Biomechanics, 13*, 328–335.

Montgomery, P.C. (2000). Achievement of gross motor skills in two children with cerebellar hypoplasia: Longitudinal case reports. *Pediatric Physical Therapy, 12*, 68–76.

Morris, C. (2002). A review of the efficacy of lower-limb orthoses used for cerebral palsy. *Developmental Medicine and Child Neurology*, 44, 205–211.

Morris, D., Crago, J., DeLuca, S., Pidikiti, R., & Taub, E. (1997). Constraint induced movement therapy for recovery after stroke. *Neurorehabilitation, 9*, 29–43.

Motta, F., Stignani, C., & Antonello, C.E. (2008). Effect of intrathecal baclofen on dystonia in children with cerebral palsy and the use of functional scales. *Journal of Pediatric Orthopedics, 28*(2), 213–217.

Munch, E., Horn, P., Schurer, L., Piepgras, A., Paul, T., & Schmiedek, P. (2000). Management of severe traumatic brain injury by decompressive craniectomy. *Neurosurgery, 47*(2), 315–322.

Mutlu, A., Livanelioglu, A., & Gunel, M.K. (2008). Reliability of Ashworth and modified Ashworth scales in children with spastic cerebral palsy. *BioMed Central Musculoskeletal Disorders, 9*, 44.

Nashner, L.M. (1982). Adaptation of human movement to altered environments. *Trends in Neuroscience, 10*, 358–361.

Natale, J.E., Guerguerian, A.M., Joseph J.G., et al. (2007). Pilot study to determine the hemodynamic safety and feasibility of magnesium sulfate infusion in children with severe traumatic brain injury. *Pediatric Critical Care in Medicine, 8*(1), 1–9.

National Autism Center (2009). *Evidence-based practice and autism in schools: A guide to providing appropriate interventions to students with autism spectrum disorders.* Randolph, MA: Author. Available at http://www.nationalautismcenter.org

Newell, K.M., & Valvano, J. (1998). Therapeutic intervention as a constraint in learning and relearning movement skills. *Scandinavian Journal of Occupational Therapy, 5*, 51–57.

Nielsen, J.B. (2004). Sensorimotor integration at spinal level as a basis for muscle coordination during voluntary movement in humans. *Journal of Applied Physiology, 96*, 1961–1967.

Niemeijer, A.S., Schoemaker, M.M., & Smits-Engelsman, B.M. (2006). Are teaching principles associated with improved motor performance in children with developmental coordination disorder: A pilot study. *Physical Therapy, 86*(9), 221–230.

Niemeijer, A.S., Smits-Engelsman, B.M., & Schoemaker, M.M. (2007). Neuromotor task training for children with developmental coordination disorder: A controlled trial. *Developmental Medicine and Child Neurology, 49*, 406–411.

Nieuwenhuys, R., Voogd, J., & van Huijzen, C. (2008). *The human central nervous system* (4th ed.). Berlin: Springer.

Nolan, L., Grigorenko, A., & Thorstensson, A. (2005). Balance control: Sex and age differences in 9- to 16-year-olds. *Developmental Medicine and Child Neurology, 47*, 449–454.

Norris, R.A., Wilder, E., & Norton, J. (2008). The Functional Reach Test in 3-5-year-old children without disabilities. *Pediatric Physical Therapy, 20*, 47–52.

Nudo, R.J., Wise, B.M., SiFuentes, F., & Milliken, G.M. (1996). Neural substrates for the effects of rehabilitative training on motor recovery after ischemic infarct. *Science, 272*, 1791–1794.

Okereafor, A., Allsop, J., Counsell, S.J., Fitzpatrick, J., Azzopardi, D., Rutherford, M.A, & Cowan, F.M. (2008). Patterns of brain injury in neonates exposed to perinatal sentinel events. *Pediatrics, 121*, 906–914.

Olree, K.S., Engsberg, J.R., Ross, S.A., & Park, T.S. (2000). Changes in synergistic movement patterns after selective dorsal rhizotomy. *Developmental Medicine and Child Neurology, 42*, 297–303.

Pakula, A.L., & Palmer, F.B. (1998). Early intervention for children at risk for neuromotor problems. In M.J. Guralnick (Ed.), *The effectiveness of early intervention* (pp. 99–108). Baltimore: Paul H. Brookes.

Palisano, R.J., Haley, S.M., Westcott, S., & Hess, A. (1999). Pediatric Physical Therapy Outcome Management System. *Pediatric Physical Therapy, 11*, 220.

Palisano, R.J., Kolobe, T.H., Haley, S.M., Lowes, L.P., & Jones, S.L. (1995). Validity of the Peabody Developmental Gross Motor Scale as an evaluative measure of infants receiving physical therapy. *Physical Therapy, 75*, 939–948.

Palisano, R.J., Rosenbaum, P., Bartlett, D., Livingston, M. (2007). *GMFCS – E&R.* Hamilton, Ontario, Canada: CanChild Centre for Childhood Disability Research, McMaster University. Available at http://motorgrowth.canchild.ca/en/GMFCS/resources/GMFCS-ER.pdf

Palisano, R., Rosenbaum, P., Bartlett, D., & Livingston, M. (2008). Content validity of the expanded and revised Gross Motor Function Classification System. *Developmental Medicine and Child Neurology, 50*(10), 744–750.

Palisano, R.J., Walter, S.D., Russell, D.J., Rosenbaum, P.L., Gemus, M., Galuppi, B.E., & Cunningham, L. (2001). Gross motor function of children with Down syndrome: Creation of motor growth curves. *Archives of Physical Medicine and Rehabilitation, 82*(4), 494–500.

Park, B.K., Song, H.R., Vankoski, M.S., Moore, C.A., & Dias, L.S. (1997). Gait electromyography in children with myelomeningocele at the sacral level. *Archives of Physical Medicine and Rehabilitation, 78*, 471–475.

Park, T.S., & Johnston, J.M (2006). Surgical techniques of selective dorsal rhizotomy for spastic cerebral palsy: Technical note. *Neurosurgical FOCUS, 21*(2), E7.

Parush, S., Yehezkehel, I., Tenenbaum, A., Tekuzener, E., Bar-Efrat/Hirsch, I., Jessel, A., & Ornoy, A. (1998). Developmental correlates of school-age children with a history of benign congenital hypotonia. *Developmental Medicine and Child Neurology, 40*(7), 448–452.

Pascual-Pascual, S., & Pascual-Castroviejo, I. (2009). Safety of botulinum toxin type A in children younger than 2 years. *European Journal of Paediatric Neurology, 13*(6), 511–515.

Pelligrino, T.T., Buelow, B., Krause, M., Loucks, L.C., & Westcott, S.L. (1995). Test-retest reliability of the Pediatric Clinical Test of Sensory Interactions for Balance and the Functional Reach Test in children with standing balance dysfunction. *Pediatric Physical Therapy, 7*, 197.

Penn, P.R., Rose, F.D., & Johnson, D.A. (2009). Virtual enriched environments in paediatric neuropsychological rehabilitation following traumatic brain injury: Feasibility, benefits and challenges. *Developmental Neurorehabilitation, 12*(1), 32–43.

Perel, P., Roberts, I., Shakur, H., Thinkhamrop, B., Phuenpathom, N., & Yutthakasemsunt, S. (2010) Haemostatic drugs for traumatic brain injury. *Cochrane Database Systematic Review*, (1), CD007877.

Phillips, C.G., & Porter, R. (1977). *Corticospinal neurones: Their role in movement.* New York: Academic Press.

Pidcock, F.S., Garcia, T., Trovato, M.K., Schultz, S., & Brady, K.D. (2009). Pediatric constraint-induced movement therapy: A promising intervention for childhood hemiparesis. *Topics in Stroke Rehabilitation, 16*(5), 339–345.

Pilon, J.M., Sadler, G.T., & Bartlett, D.J. (2000). Relationship of hypotonia and joint laxity to motor development during infancy. *Pediatric Physical Therapy, 12*, 10–15.

Piper, M., & Darrah, J. (1994). *Motor assessment of the developing infant*. Philadelphia: W.B. Saunders.

Platz, T., Eickhof, C., Nuyens, G., & Vuadens, P. (2005). Clinical scales for the assessment of spasticity, associated phenomena, and function: A systematic review of the literature. *Disability and Rehabilitation, 27*(1–2), 7–18.

Podsiadlo, D., & Richardson, S. (1991). The timed "up and go": A basic functional mobility test for frail elderly persons. *Journal of the American Geriatric Society, 39*, 142–148.

Polatajko, H.J. (1999). Developmental coordination disorder (DCD): Alias the clumsy child syndrome. In K. Whitmore, H. Hart, & G. Willems (Eds.), *A neurodevelopmental approach to specific learning disorders* (pp. 119–133). London: Mac Keith.

Polatajko, H.J., Mandich, A.D., Miller, L.T., & Macnab, J.J. (2001). Cognitive Orientation to Daily Occupational Performance (CO-OP)—Part II: The evidence. *Physical and Occupational Therapy in Pediatrics, 20*(2–3), 83–106.

Poulsen, A.A., Ziviani, J.M., & Cuskelly, M. (2008). Leisure time physical activity energy expenditure in boys with developmental coordination disorder: The role of peer relations self-concept perceptions. *OTJR: Occupation, Participation and Health, 28*(1), 30–39.

Pradeep, K., Narotam, J.F., & Narendra, N. (2009) Brain tissue oxygen monitoring in traumatic brain injury and major trauma: outcome analysis of a brain tissue oxygen-directed therapy. *Journal of Neurosurgery, 111*(4), 72-682.

Prasher, V.P., Robinson, L., Krishnan, V.H., & Chung, M.C. (1995). Podiatric disorders among children with Down syndrome and learning disability. *Developmental Medicine and Child Neurology, 37*(2), 131–134.

Professional Staff Association of Rancho Los Amigos Hospital (1982). *Rancho Los Amigos Pediatric Levels of Consciousness for Infants, Preschoolers, and School-Age children scale. Rehabilitation of the head injured adult: Comprehensive physical management.* Downey, CA: Author.

Proske, U., & Gandevia, S.C. (2009). The kinaesthetic senses. *The Journal of Physiology, 587*, 4139–4146.

Provost, B., Heimerl, S., & Lopez, B.R. (2007). Levels of gross and fine motor development in young children with autism spectrum disorder. *Physical and Occupational Therapy in Pediatrics, 27*(3), 21–36.

Pueschel, S.M. (1990). Clinical aspects of Down syndrome from infancy to adulthood. *American Journal of Medical Genetics Suppl., 7*, 52–56.

Py, A., Zein Addeen, G., Perrier, Y., Carlier, R., & Picard, A. (2009). Evaluation of the effectiveness of botulinum toxin injections in the lower limb muscles of children with cerebral palsy. Preliminary prospective study of the advantages of ultrasound guidance. *Annals of Physical and Rehabilitation Medicine, 52*(3), 215–223.

Randall, K.E., & McEwen, I.R. (2000). Writing patient-centered functional goals. *Physical Therapy, 80*, 1197–1203.

Raynor, A.J. (2001). Strength, power, and coactivation in children with developmental coordination disorder. *Developmental Medicine and Child Neurology, 43*, 676–684.

Reed, E.S. (1982). An outline of a theory of action systems. *Journal of Motor Behavior, 14*, 98–134.

Richardson, P.K., Atwater, S.W., Crowe, T.K., & Deitz, J.C. (1992). Performance of preschoolers on the Pediatric Clinical Test of Sensory Interaction for Balance. *American Journal of Occupational Therapy, 46*, 793–800.

Rimmer, J.H., Heller, T., Wang, E., & Valerio, I. (2004). Improvements in physical fitness in adults with Down syndrome. *American Journal of Mental Retardation, 109*, 165–74.

Rine, R.M., Rubish, K., & Feeney, C. (1998). Measurement of sensory system effectiveness and maturational changes in postural control in young children. *Pediatric Physical Therapy, 10*, 16–22.

Rogozinski, B.M., Davids, J.R., Davis, R.B., Jameson, G.J., & Blackhurst, D.W. (2009) The efficacy of the floor-reaction ankle-foot orthosis in children with cerebral palsy. *The Journal of Bone and Joint Surgery. American, 91*(10), 2440–2447.

Roizen, N.J., & Patterson, D. (2003). Down's syndrome. *The Lancet, 361*, 1281–1289.

Roizen, N.J., Wolters, C., Nicol, T., & Blondis, T.A. (1993). Hearing loss in children with Down syndrome. *Journal of Pediatrics, 123*(1), S9–S12.

Rosblad, B., & Von Hofsten, C. (1994). Repetitive goal-directed arm movements in children with developmental coordination disorders: Role of visual information. *Adapted Physical Activity Quarterly, 11*, 190–202.

Rose, F.D., Johnson, D.A., & Attree, E.A. (1997). Rehabilitation of the head-injured child: Basic research and new technology. *Pediatric Rehabilitation, 1*, 3–7.

Rothwell, J.D. (1994). *Control of human voluntary movement.* Cambridge, England: Cambridge University Press.

Rubin, S.S., Rimmer, J.H., Chicoine, B., Braddock, D., & McGuire, D.E. (1998). Overweight prevalence in persons with Down syndrome. *American Journal of Mental Retardation, 36*, 175–181.

Russell, D., Palisano, R., Walter, S., Rosenbaum, P., Gemus, M., Gowland, C., Galuppi, B., & Lane, M. (1998). Evaluating motor function in children with Down syndrome: Validity of the GMFM. *Developmental Medicine and Child Neurology, 40*, 693–701.

Russell, D., Rosenbaum, P., Gowland, C., Hardy, S., Lane, M., Plews, N., McGavin, H., Cadman, D., & Jarvis, S. (1993).

Gross motor function measure (2nd ed.). Hamilton, Ontario, Canada: Gross Motor Measure Group.

Sahrmann, S.A., & Norton B.J. (1977). The relationship of voluntary movement to spasticity in the upper motor neuron syndrome. *Annals of Neurology, 2*, 460–465.

Samuels, R., McGirt, M.J., Attenello, F.J., Garcés Ambrossi, G.L., Singh, N., Solakoglu, C., Weingart, J.D., Carson, B.S., & Jallo, G.I. (2009). Incidence of symptomatic retethering after surgical management of pediatric tethered cord syndrome with or without duraplasty. *Child's Nervous System, 25*(9), 1085–1089.

Sanger T.D. (2006). Arm trajectories in dyskinetic cerebral palsy have increased random variability. *Journal of Child Neurology, 21*, 551–557.

Sanger, T.D., Chen, D., Fehlings, D.L., et al. (2010). Definition and classification of hyperkinetic movements in childhood. *Movement Disorders, 25*(11), 1538–1549.

Sanger, T.D., Delgado, M.R., Gaebler-Spira, D., et al. (2003). Task force on childhood motor: classification and definition of disorders causing hypertonia in childhood. *Pediatrics, 111*, e89–e97.

Schmidt, R.A. (1991). *Motor performance and learning: Principles for practitioners*. Champaign, IL: Human Kinetics.

Schoemaker, M.M., Flapper, B., Verheij, N.P., et al. (2006). Evaluation of the Developmental Coordination Disorder Questionnaire as a screening instrument. *Developmental Medicine and Child Neurology, 48*, 668–73.

Scholz, J.P. (1990). Dynamic pattern theory: Some implications for therapeutics. *Physical Therapy, 70*(12), 827–843.

Scholz, J.P., & Schoner, G. (1999). The uncontrolled manifold concept: identifying control variables for a functional task. *Experimental Brain Research, 126*, 289–306.

School Outcomes Measure Administrative Guide. (2007). The University of Oklahoma Health Sciences Center, Department of Rehabilitation Science, Oklahoma City, OK. Retrieved from http://www.ah.ouhsc.edu/somresearch/adminGuide.pdf

Scianni, A., Butler, J.M., Ada, L., & Teixeira-Salmela, L.F. (2009). Muscle strengthening is not effective in children and adolescents with cerebral palsy: a systematic review. *The Australian Journal of Physiotherapy, 55*(2), 81–87.

Segal, R.L. (1998). Spinal cord plasticity is a possible tool for rehabilitation. *Neurology Report, 22*, 54–60.

Segal, R., Mandich, A, Polotajko, H., & Cook, J.V. (2002). Stigma and its management: A pilot study of parental perceptions of the experiences of children with developmental coordination disorder. *American Journal of Occupational Therapy, 56*, 422–428.

Selby-Silverstein, L., Hillstrom, H.J., & Palisano, R.J. (2001). The effect of foot orthoses on standing foot posture and gait of young children with Down syndrome. *NeuroRehabilitation, 16*, 183–193.

Sherrington, C.S. (1906). *The integrative action of the nervous system*. Silliman Lectures. New Haven, CT: Yale University Press.

Sherrington, C.S. (1947). *The integrative action of the nervous system*. Cambridge, MA: Cambridge University Press.

Shields, N., Taylor, N.F., & Dodd, J. (2008) Effects of a community-based progressive resistance training program on muscle performance and physical function in adults with down syndrome: A randomized controlled trial. *Archives of Physical Medicine and Rehabilitation, 89*(7), 1215–1220.

Shumway-Cook, A., & Horak, F.B. (1986). Assessing the influence of sensory interaction on balance: Suggestion from the field. *Physical Therapy*, 66, 1548–1550.

Shumway-Cook, A., & Woollacott, M.H. (1985). Dynamics of postural control in the child with Down syndrome. *Physical Therapy, 65*, 1315–1322.

Shumway-Cook, A., & Woollacott, M.H. (Eds.). (2001). *Motor control: Theory and practical applications* (2nd ed.). Philadelphia: Lippincott Williams & Wilkins.

Siegler, R.S. (2002). Variability and infant development. *Infant Behaviour and Development, 25*, 550–557.

Singh, G., Athreya, B.H., Fries, J.F., & Goldsmith, D.P. (1994). Measurement of health status in children with juvenile rheumatoid arthritis. *Arthritis and Rheumatology, 37*, 1761–1769.

Skorji, V., & McKenzie, B. (1997). How do children who are clumsy remember modeled movements? *Developmental Medicine and Child Neurology, 39*(6), 404–408.

Slater, L.M., Hillier, S.L., & Civetta, L.R. (2010). The clinimetric properties of performance-based gross motor tests used for children with developmental coordination disorder: A systematic review. *Pediatric Physical Therapy, 22*, 170–179.

Smith, B.A., Kubo, M., Black, D.P., Holt, K.G., & Ulrich, B.D. (2007) Effect of practice on a novel task: Walking on a treadmill: Preadolescents with and without Down syndrome. *Physical Therapy, 87*(6), 766–777.

Spano, M., Mercuri, E., Rando, T., Panto, T., Gagliano, A., Henderson, S., & Guzzetta, F. (1999). Motor and perceptual-motor competence in children with Down syndrome: Variation in performance with age. *European Journal of Paediatric Neurology, 3*(1), 7–13.

Stackhouse, S., Binder-Macleod, S., & Lee, S. (2005). Voluntary muscle activation, contractile properties, and fatigability in children with and without cerebral palsy. *Muscle Nerve, 31*, 594–601.

Stanley, F., Blair, E.M., & Alberman, E. (2000). *Cerebral palsies: Epidemiology and causal pathways*. London: Mac Keith.

Staples, K.L, & Reid, G. (2010). Fundamental movement skills and autism spectrum disorders. *Journal of Autism Developmental Disorder, 40*, 209–217.

Stein, R.B., Yang, J.F., Belanger, M., & Pearson, K.G. (1993). Modification of reflexes in normal and abnormal movements. *Progress in Brain Research, 97*, 189–196.

Stockmeyer, S.A. (1967). An interpretation of the approach of Rood to the treatment of neuromuscular dysfunction. *American Journal of Physical Medicine, 46*, 901–956.

Stoll, C., Alembik, Y., Dott, B., & Roth, M.P. (1998). Study of Down syndrome in 238,942 consecutive births. *Annals of Genetics, 41*(1), 44–51.

Sullivan, K.J. (1998). Functionally distinct learning systems of the brain: Implications for brain injury rehabilitation. *Neurology Report, 22*, 126–131.

Sutcliffe, T.L., Gaetz, W.C., Logan, W.J., Cheyne, D.O., & Fehlings, D.L. (2007). Cortical reorganization after modified constraint-induced movement therapy in pediatric hemiplegic cerebral palsy. *Journal of Child Neurology, 22*, 1281–1287.

Sweeney, J.K., Heriza, C.B., & Markowitz, R. (1994). The changing profile of pediatric physical therapy: A 10-year analysis of clinical practice. *Pediatric Physical Therapy, 6*, 113–118.

Syczewska, M., Lebiedowska, M.K., & Pandyan, A.D. (2009). Quantifying repeatability of the Wartenberg pendulum test parameters in children with spasticity. *Journal of Neuroscience Methods, 178*(2), 340–344.

Tammik, K., Matlep, M., Ereline, J., et al. (2008). Quadriceps femoris muscle voluntary force and relaxation capacity in children with spastic diplegic cerebral palsy. *Pediatric Exercise Science, 20*, 18–28.

Taub, E. (1976). Motor behavior following deafferentation in the developing and motorically mature monkey. *Advances in Behavioral Biology, 18*, 675–705.

Taub, E., Goldberg, I., & Taub, P. (1975). Deafferentation on monkeys: Pointing at a target without visual feedback. *Experimental Neurology, 46*, 178–186.

Taub, E., & Wolf, S. (1997). Constraint induced movement techniques to facilitate upper extremity use in stroke patients. *Topics in Stroke Rehabilitation, 3*, 38–61.

Teasdale, G., & Jennett, B. (1974). Assessment of coma and impaired consciousness: A practical scale. *The Lancet, 2*, 81–84.

Tedroff, K., Knutson, L.M., & Soderberg, G.L. (2006). Synergistic muscle activation during maximum voluntary contractions in children with and without spastic cerebral palsy. *Developmental Medicine and Child Neurology, 48*, 789–96.

Thelen, E., & Smith, L.B. (1993). *A dynamic systems approach to the development of cognition and action.* Cambridge, MA: MIT Press.

Thelen, E., & Spencer, J. (1998). Postural control during reaching in young infants: A dynamic systems approach. *Neuroscience Biobehavioral Reviews, 22*, 507–514.

Tomchek, S.D., & Case-Smith, J. (2009). *Occupational therapy practice guidelines for children and adolescents with autism.* Bethesda, MD: American Occupational Therapy Association.

Tomchek, S.D., & Dunn, W. (2007). Sensory processing in children with and without autism: a comparative study using the Short Sensory Profile. *American Journal of Occupational Therapy, 61*(2), 190–200.

Trost, J.P., Schwartz, M.H., Krach, L.E., Dunn, M.E., & Novacheck, T.F. (2008). Comprehensive short-term outcome assessment of selective dorsal rhizotomy. *Developmental Medicine and Child Neurology, 50*(10), 765–771.

Tsiaras, W.G., Pueschel, S., Keller, C., Curran, R., & Giesswein, S. (1999). Amblyopia and visual acuity in children with Down's syndrome. *British Journal of Ophthalmology, 83*(10), 1112–1114.

Tsimaras, V.K., & Fotiadou, E.G. (2004). Effect of training on the muscle strength and dynamic balance ability of adults with Down syndrome. *Journal of Strength and Conditioning Research/National Strength & Conditioning Association, 18*(2), 343–347.

Ulrich, D.A. (2000). *Test of gross motor development* (2nd ed.). Austin, TX: Pro-Ed.

Ulrich, D.A., Lloyd, M.C., Tiernan, C.W., Looper, J.E., & Angulo-Barroso, R.M. (2008) Effects of intensity of Treadmill training on developmental outcomes and stepping in infants with Down syndrome: A randomized trial. *Physical Therapy, 88*(1), 114–122.

Ulrich, B.D., Ulrich, D.A., Angulo-Kinzler, R., & Chapman, D.D. (1997). Sensitivity of infants with and without Down syndrome to intrinsic dynamics. *Research Quarterly for Exercise and Sport, 68*(1), 10–19.

Ulrich, D.A., Ulrich, B.D., Angulo-Kinzler, R.M., & Yun, J. (2001). Treadmill training of infants with Down syndrome: Evidence-based developmental outcomes. *Pediatrics, 108*(5), E84.

Unanue, R., & Westcott, S.L. (2001). Neonatal asphyxia. *Infants and Young Children, 13*(3), 13–24.

Unger, M., Faure, M., & Frieg, A. (2006). A strength training in adolescent learners with cerebral palsy a randomized controlled trial. *Clinical Rehabilitation, 20*, 469–477.

Uniform Data System for Medical Rehabilitation (2000). *The WeeFIM System Clinical Guide*, Version 5.01. Buffalo, NY: UDSMR.

U.S. Government Accountability Office (2005). *Education of children with autism* (GOA-05-220 Special Education). Washington, DC: Author.

Vachha, B., & Adams, R. (2009). Implications of family environment and language development: comparing typically developing children to those with spina bifida. *Child: Care, Health and Development, 35*, 709–716.

Van Dellen, T., & Geuze, R.H. (1988). Motor response processing in clumsy children. *Journal of Child Psychology and Psychiatry, 29*, 489–500.

van Doornik, J., Kukke, S., McGill, K., Rose, J., Sherman-Levine, S., & Sanger, T.D. (2008). Oral baclofen increases maximal voluntary neuromuscular activation of ankle plantar flexors in children with spasticity due to cerebral palsy. *Journal of Child Neurology, 23*(6), 635–639.

Vargha-Khadem, F. (2001). Generalized versus selective cognitive impairments resulting from brain damage sustained in childhood. *Epilepsia, 42*(Suppl. 1), 37–40; discussion, 50–51.

Vatovec, J., Velikovic, M., Smid, L., Brenk, K., & Zargi, M. (2001). Impairments of vestibular system in infants at risk of early brain damage. *Scandinavian Audiology Supplement, 52*, 191–193.

Vereijken, B. (2010). The complexity of childhood development: Variability in perspective. *Physical Therapy, 90*(12), 1850–1859.

Vereijken, B., & Thelen, E. (1997). Training infant treadmill stepping: The role of individual pattern stability. *Developmental Psychobiology, 30*(2), 89–102.

Vereijken, B., van Emmerik, R.E.A., Whiting, H.T.A., & Newell, K.M. (1992). Freezing degrees of freedom in skill acquisition. *Journal of Motor Behavior, 24*, 133–142.

Vink, R. & van den Heuvel, C. (2010) Substance P antagonists as a therapeutic approach to improving outcome following traumatic brain injury. *Neurotherapeutics, 7*(1), 74–80.

Volkman, K.G., Stergiou, N., Stuberg, W., Blanke, D., & Stoner, J. (2007). Methods to improve the reliability of the Functional Reach Test in children and adolescents with typical development. *Pediatric Physical Therapy, 19*, 20–27.

Volkman, K.G., Stergiou, N., Stuberg, W., Blanke, D., & Stoner, J. (2009). Factors affecting functional reach scores in youth with typical development. *Pediatric Physical Therapy, 21*(1), 38–44.

Volpe, J.J. (2008). *Neurology of the newborn* (5th ed.). Philadelphia, PA: Saunders Elsevier.

Voss, D.E. (1972). Proprioceptive neuromuscular facilitation: The PNF method. In P.H. Pearson & C.E. Williams (Eds.), *Physical therapy services in the developmental disabilities* (pp. 223–282). Springfield, IL: Charles C Thomas.

Walsche, F.M.P. (1961). Contribution of John Hughlings Jackson to neurology. *Archives of Neurology, 5*, 99–133.

Ward, A., Hayden, S., Dexter, M., & Scheinberg, A. (2009). Continuous intrathecal baclofen for children with spasticity and/or dystonia: Goal attainment and complications associated with treatment. *Journal of Paediatrics and Child Health, 45*(12), 720–726.

Watemberg, N., Waiserberg, N., Zuk, L., & Lerman-Sagie, T. (2007). Developmental coordination disorder in children with attention-deficit-hyperactivity disorder and physical therapy intervention. *Developmental Medicine and Child Neurology, 49*, 920–925.

Wells, R., Minnes, P., & Phillips, M. (2009). Predicting social and functional outcomes for individuals sustaining paediatric traumatic brain injury. *Developmental Neurorehabilitation, 12*(1): 12–23.

Westcott, S.L., Crowe, T.K., Deitz, J.C., & Richardson, P.K. (1994). Test-retest reliability of the Pediatric Clinical Test of Sensory Interaction for Balance (P-CTSIB). *Physical and Occupational Therapy in Pediatrics, 14*, 1–22.

Westcott, S.L., Lowes, L.P., & Richardson, P.K. (1997). Evaluation of postural stability in children: Current theories and assessment tools. *Physical Therapy, 77*, 629–645.

Westcott, S.L., Lowes, L.P., Richardson, P.K., Crowe, T.K., & Deitz, J. (1997). Difference in the use of sensory information for maintenance of standing balance in children with different motor disabilities. *Developmental Medicine and Child Neurology, 39* (Suppl. 75), 32–33.

Wheeler, A., Shall, M., Lewis, A., & Shepherd, J. (1996). The reliability of measurements obtained using the Functional Reach Test in children with cerebral palsy. *Pediatric Physical Therapy, 8*, 182.

White, H., Uhl, T.L., Augsburger, S., & Tylkowski, C. (2007). Reliability of the three-dimensional pendulum test for able-bodied children and children diagnosed with cerebral palsy. *Gait & Posture, 26*(1), 97–105.

Wiegand, C., Richards, P. (2007). Measurements of intracranial pressure in children: a critical review of current methods. *Developmental Medicine & Child Neurology, 49*, 935–941.

Wiley, M.E., & Damiano, D.L. (1998). Lower extremity strength profiles in spastic cerebral palsy. *Developmental Medicine and Child Neurology, 40*, 100–107.

Williams, E.N., Broughton, N.S., Menelaus, M.B. (1999) Age related walking in children with spina bifida. *Developmental Medicine and Child Neurology, 41*, 446–449.

Willoughby, C., & Polatajko, H.J. (1995). Motor problems in children with developmental coordination disorder: A review of the literature. *American Journal of Occupational Therapy, 49*, 787–797.

Wilson, P.H., & McKenzie, B.E. (1998). Information processing deficits associated with developmental coordination disorder: A meta-analysis of research findings. *Journal of Child Psychiatry, 6*, 829–840.

Wilson, P.H, Thomas, P.R., & Maruff, P. (2002). Motor imagery training ameliorates motor clumsiness in children. *Journal of Child Neurology, 17*, 491–498.

Wolpaw, J.R., & Tennissen, A.M. (2001). Activity-dependent spinal cord plasticity in health and disease. *Annual Review of Neuroscience, 24*, 807–843.

Wood, E., & Rosenbaum, P. (2000). The Gross Motor Function Classification System for cerebral palsy: A study of reliability and stability over time. *Developmental Medicine and Child Neurology, 42*, 292–296.

Woodhouse, C.R.J. (2008). Myelomeningocele: Neglected aspects. *Pediatric Nephrology, 23*(8), 1223–1231.

Woollacott, M.H., Burtner, P., Jensen, J., Jasiewicz, J., Roncesvalles, N., & Sveistrup, H. (1998). Development of postural responses during standing in healthy children and children with spastic diplegia. *Neuroscience and Biobehavioral Reviews, 22*, 583–589.

World Health Organization (2001). *International classification of functioning, disability and health*. Geneva: Author.

Wright, M., & Wallman, L. (2012). Cerebral palsy. In S.K. Campbell, R.J. Palisano, & M. N. Orlin, (Eds.), *Physical therapy for children* (4th ed., pp. 577–625). St. Louis: Elsevier Saunders.

Wu, K., Looper, J., Ulrich, B.D., Ulrich, D.A., & Angulo-Barroso, R.M. (2007). Exploring effects of different treadmill interventions on walking onset and gait patterns in infants with Down syndrome. *Developmental Medicine and Child Neurology. 49*(11), 839–845.

You, S.H., Jang, S.H., Kim, Y.H., Kwon, Y.H., Barrow, I., & Hallett, M. (2005). Cortical reorganization induced by virtual reality therapy in a child with hemiparetic cerebral palsy. *Developmental Medicine and Child Neurology, 47*, 628–635.

Zaino, C.A. (1999). Motor control of a functional reaching task in children with cerebral palsy and children with typical development: A comparison of electromyographic and kinetic measurements. Unpublished doctoral dissertation, MCP Hahnemann University, Philadelphia.

Zsolt, S., Seidl, R., Bernert, G., Dietrich, W., Spitzauer, S. & Urbanek, R. (1999). Latex sensitization in spina bifida appears disease-associated. *Journal of Pediatrics, 134*, 344–348.

제 8 장

신경근육계: 치료계획

/ Neuromuscular System: The Plan of Care

잘 디자인된 치료 계획은 신경학적 질환이 있는 아동이 더 큰 기능적 독립과 참여로 가는 수단이다. *물리치료 임상지침*(미국 물리치료협회 [APTA], 2001; 이후 지침이라고 표현함)에 따라 치료계획을 세운다. 그러한 계획을 세우는데 치료사는 가족 중심의 치료, 개인의 기능적 결과, 그리고 전문가간 협조와 같은 소아물리치료의 기본적 원칙을 통합한다. 치료사들은 (1) 아동의 특정 진단과 관련된 신체구조 및 기능의 제한과 참여와 활동의 제약, (2) 운동발달, 운동조절, 운동학습의 원칙, (3) 소아 신경 중재에 관한 현재의 증거에 대한 실용적 지식에 의존한다.

제 7장에서는 신경학적 상태와 관련한 신체구조와 기능의 제한 그리고 활동과 참여의 제약에 대해 말하였다. 8장에서는 운동 발달, 학습, 활동 중심 중재를 위한 토대를 향한 조절의 원칙을 적용할 것이고 토대 안에 들어있는 소아 신경학적 중재의 근거를 고찰해볼 것이다. 이 내용은 소아 물리치료 임상의 원칙에 기반한 아래의 가이드라인을 따를 것이다:

1. 중재계획은 이차적 장해의 예방뿐 아니라, 기능의 유지와 증진을 통하여 아동이 스스로의 삶에 참여하게 하는데 중점을 두어야 한다. 중재 계획은 상-하향식접근법(P.H. Campbell, 1991)을 따르는데 원하는 기능적 성과를 먼저 결정하고 이러한 성과에 방해되는 요인들을 평가하는 것이다.
2. 치료계획은 일상에서의 독립성을 증진시키는 기능적 능력에 중점을 두는 반면, 물리치료사는 기능과 삶의 질의 관련성이 복잡하다는 것을 인지해야 한다. 기능적 능력 이외에도 사회적 관계망, 장애에 대한 아동의 인식, 상호 관계성 같은 기타 요인들이 삶의 질을 결정한다(Shelly 등, 2008).

3. 일생 삶의 질을 높이기 위해 중재는 아동의 욕구에 대처할 수 있는 결정권자로서, 지지자로서의 가족의 발전을 증진해야 한다. 치료사가 치료해주는 아동이 독립성을 증진하여 성인기에 다다르면서 책임감을 가지고 자신들의 욕구를 직접 옹호하는 것을 배울 수 있게 하는 것이 중요하다.
4. 치료계획은 개별화되고, 아동과 가족이 중요하다고 확인해준 의미있는 목표에 중점을 두어야 한다. 그 밖에도 치료계획을 짜고 목표를 설정하는데 발달에 적절하다면 아동의 협력을 고취해주어야 한다. 아동중심인 기능적 목표는 부모가 그 목표들이 의미있고 그들의 상황과 관련 있다고 확인해주었을 때 좀 더 큰 성취와 연계될 수 있다(Randall & McEwen, 2000).
5. 치료계획을 구성하는 목표와 하부목표는 잘 문서화되고 측정가능한 것이어야 한다. 이 문서를 잘 작성하려는 치료사의 노력은 시간적으로 또 치료하면서 보상이 될 것이다. 그것들은 개별교육안(IEP)과 개별화된 가족 서비스(IFSP), 혹은 비용을 돌려받는 절차를 위한 요구사항들을 위한 행정적 필요사항이기도 하다. 더 나아가 중재와 관련한 성과는 잘 생각하고 분명히 언급하고 측정가능한 목표에 의해 증진될 것이다(Bower, McLellan, Arney , Campbell, 1996).
6. 물리치료중재를 위한 계획은 가능한 한 학교, 집, 지역사회에서 아동의 수행과 참여가 최대한 향상되는데 중심을 둔 전문가간 협력팀의 계획에 통합해야 한다.
7. 계획에는 *지침*(2001)에 나와 있는 대로 중재의 세 가지 요소들이 효과적으로 들어있어야 한다. 첫째 요소는 부모, 팀의 다른 멤버, 그리고 지역사회 조직과의 의사소통 및 조정이다. 이러한 예를 들어, 물리치료사가 발목관절 보조기에 관하여 보조기 제작자와 의견을 나누는 것을 들 수 있다. 혹은 특별 체육활동에 아동의 준비상태에 관하여 체육교사와 의견을 나눌 때도 있다. 두 번째 요소는 가족, 교실 요원, 그리고 아동의 다양한 영역에 대한 지도로서 집 혹은 학교에서의 안전, 보조적인 기술 사용 그리고 가정과 학교적응에 관한 것 등이 있다. 세 번째 요소는 직접 중재인데 아동 개별에 대한 치료계획에 따라 "손으로 하는" 직접 중재를 해주는 것이다.
8. 치료계획을 짤 때 각 아동에게 제공하는 중재의 치료적 효과를 측정할 수 있는 체계적인 방법도 고안해야 한다

중재전략들 / Intervention Strategies

비록 *지침*(2001)에 나와 있는 대로 치료계획을 세우는데 이 세 가지 모든 중재 요소들이 기초가 되어야 하지만, 이 장에서 논의할 것은 물리치료사, 가족 구성원 혹은 중재팀의 다른 멤버가 제공하는 직접 중재에 대해서이다. 목표와 하부목표를 잘 살피면서 치료사는 이러한 것을 잘 성취하게 해줄 중재 활동을 계획하는 임상적 도전에 직면하게 된다. 신경근육계의 장해는 복잡하므로 할 수 있는 중재전략에는 많은 방법들이 있다(Adams, & Snyder, 1998). 가장 알맞은 중재의 가장 효과적인 전략이 무엇인가에 대한 가장 강한 증거를 우리는 찾아보아야 한다. 유감스럽게도 많은 소아 신경학적 중재에서 높은 수준의 증거는 제한되어 있다.

근거 중심 임상은 치료사의 임상 전문성과 환자 개별 상태와 함께 가장 좋은 연구 증거가 통합된 것이다(Straus, Richardson, Glasziou, & Haynes, 2005). 독자들은 미국 뇌성마비와 발달의학 학회가 사용한 증거 레벨을 참조하기 바란다(Butler & Darrah, 2001). 이 골격에서는 가장 좋은 증거는 무작위로 대조군을 선정한(randomized controlled trial) 방식의 연구로부터 나온다. 즉, 연구에 참여한 대상자들이 무작위로 중재그룹과 대조군으로 나누어 진행된다.

현재 소아 물리치료에서 RCT 디자인으로 의미있는 치료효과를 보기 위해서 수행된 연구들이 별로 없다. 예를 들어, 중재 전 후를 비교하는 코호트 연구들은 많다. 세월이 지나면서 방법론적 문제 때문에 소아 신경학적 중재에 대한 연구들이 제한을 받았다. 대부분의 소아 신경학적 진단의 개별적 표시와 윤리적 고려로 대조군을 가지기가 어렵다. 참여자들에서 이러한 다양성이 중재의 의미있는 효과를 발견하기에는 큰 샘플이 요구되는 현실이다.

더 나아가 과거에는 사용한 측정방법이 아동의 변화를 민감히 반영하지 못하는 수가 있었다. Rosenbaum(2010)은 임상상황에서는 가능한 많은 요소를 조절하려는 시도인

반면 하나의 특정 중재에 초점을 맞춘 RCT의 엄격함은 신경장애에 있어 우선순위가 올라가고 있는 삶의 전망에 대한 우리의 이해를 제한하지는 않는지 의문이라고 한다. 그는 또 신경장애를 가진 아동에서 연령, 기능 수준, 평가되어야 하는 성과와 같은 변이를 확인하고 이해하는 것이 참여에 영향을 주는 복잡한 문제에 대한 통찰력을 줄 것이라고 제안하였다.

최근에는 근거 중심 임상에 대한 강조로 연구자들 사이에 좀 더 엄격한 표준이 고취되어왔다. 방법에서의 어려움이 샘플 크기를 키우기 위한 연구자간 협력, 통계방법의 발전, 그리고 변화측정의 향상을 통하여 경감되고 있다. 근거 중심 임상은 치료사들이 평가하고 현존하는 증거를 가장 잘 이용하도록 고취시켜왔다.

한 가지 중요한 자원은 체계적 고찰이다. 이 방법으로 특정 주제에 대한 연구들을 모아서 각 요소 연구의 근거 레벨을 비평적으로 감정한다. 그리고 나서 근거의 축적된 무게에 의해 결론을 내린다(Jewell, 2011). 독자들은 흔히 소아 물리치료사들이 읽을 수 있는 저널에 최근 발표된 소아 중재들에 대한 체계적 고찰을 여러 개 찾아보길 권한다. 표 8.1엔 이 장의 후반부에 논의할 중재 전략들을 언급한 체계적 고찰들을 실어놓았다. 근거 중심 임상을 향상시키려는 또 다른 노력은 가장 좋은 증거를 사용하여 특정 진단을 받은 아동들에 있어 가장 좋은 성과를 달성해주어야 할 중재의 시기와 결과를 대략 설명한 임상적 관리 지침(APTA, 소아부문, 2004)을 만든 것이다(O'Neil 등, 2006).

소아 신경학적 중재에 대한 누구나 인정할 수 있는 근거 중심의 중재적 일치가 가능해질까지, 물리치료사는 가능한 접근에 대한 광범위한 지식을 구함으로써 판단을 내려야 하고 중재의 실용적 장점뿐 아니라, 과학적 장점을 비판적으로 평가하는 어려움이 있다. 이 장에서는 신경학적 장해가 있는 아동을 위한 여러 중재 전략에 대한 정보가 가장 최근의 증거와 함께 실려있다. 저자들은 독자들이 정보를 숙고하고 관심있는 중재에 인용된 연구를 읽고 관심주제에 대해 계속 변하는 최신 문헌들을 보고 동료들과 토의하고 중재에 대한 개인적 가이드라인을 세우기를 기대한다.

표 8.1 신경학적 질환을 가진 아동들을 위한 근거가 있는 중재: 체계적 검토

중재	저자	#논문	질문	소견들
발목관절 보조기 (AFO)	Figueiredo, Ferreira, Moreira, Kirkwood, & Fetters(2008)	20개 논문	뇌성마비 아동에서 AFO가 보행에 미치는 영향에 대한 현 연구의 질은 어떤가?	뇌성마비 아동에서 AFO의 사용을 지지하는데 좀 더 강한 근거가 필요하다.
수중 치료	Getz, Hutzler, & Vermeer(2006)	11개 논문	신경운동 장해가 있는 아동에서 수중 중재가 효과적인가?	신경운동 장해가 있는 아동에서 수중 중재가 효과있다는 증거는 없다. 연구에서 부정적 소견도 보고된 바 없다.
체중지지 트레드밀 훈련 (BWSTT)	Damiano & DeJong(2009)	29개 논문	운동 장애가 있는 아동에서 체중을 지지하며 트레드밀 훈련을 하는 것을 지지할 장점, 질 그리고 결론적 증거는 무엇인가? BWSTT를 위한 프로토콜 가이드라인이 있는가?	다운 증후군 아동에서의 사용은 지지적이지만 다른 소아 대상은 지지하기 위해 추가의 연구가 필요하다. 현재 가이드라인은 없다.

계속

표 8.1 신경학적 질환을 가진 아동들을 위한 근거가 있는 중재: 체계적 검토 – *계속*

중재	저자	#논문	질문	소견들
체중지지 트레드밀 훈련 (BWSTT)-*계속*	Mattem-Baxter (2009)	10개 논문	뇌성마비아에서 대근육 운동기능, 균형, 보행 속도 그리고 지구력에 대해 BWSTT의 효과는 무엇인가?	뇌성마비아에서 BWSTT가 보행, 지구력, 보행기능에 효과가 있을 수 있다고 현재 증거는 지지한다. 그러나 효과를 확증하기 위해서는 추가의 연구가 필요하다.
	Mutlu, Krosschell, & Spira(2009)	8개 논문	뇌성마비아에서 기능적 결과와 보행에 대한 BWSTT의 효과는 무엇인가?	뇌성마비아에서 보행, 기능적 결과를 향상시킨다는 충분한 근거는 없다. 뇌성마비아에서 BWSTT의 효과를 확인하기 위해서는 추가의 대조군 연구가 필요하다.
	LaForme Fiss & Effgen (2006)	15개 논문	장애 아동에게 BWSTT의 효과는 무엇인가?	낮은 수준의 근거만으로는 BWSTT의 효과를 지지하기 어렵다. 초기 연구에서 긍정적 효과처럼 보이는 결과들을 확증하기 위해서는 추가의 연구가 필요하다.
치료교육 (Conductive Education:CE)	Darrah,Watkins, Chen, & Bonin (2004)	15개의 논문	뇌성마비아에서 CE의 효과는 무엇인가?	제한된 연구와 낮은 근거로 인하여 뇌성마비아에서의 효과를 지지할 수도, 거부할 수도 없다.
고정-유도 동작 치료(CIMT)	Chares & Gordon(2005)	15개의 논문	편마비인 아동에서 강제 사용과 CIMT에 관해서 연구는 무엇을 말하고 있는가?	편마비 아동에서 강제사용과 고정 유도 치료는 손기능을 향상시키는 것이 희망적이지만 현재의 연구로는 근거가 낮다. 임상적용을 위해서는 이 소견을 확증하기 위한 추가의 연구가 필요하다.
기능적 전기자극 (FES)/ 신경근육 전기자극 (NMES)	Kerr, McDowell, & McDonough (2004)	18개의 논문	뇌성마비아에서 전기자극이 근력과 운동기능에 미치는 영향은 무엇인가?	TENS보다 NMES의 사용을 지지하는 증거가 더 많다. 이러한 소견을 확증할 추가의 연구가 필요하다.

표 8.1 신경학적 질환을 가진 아동들을 위한 근거가 있는 중재: 체계적 검토—*계속*

중재	저자	#논문	질문	소견들
	Seifart, Unger, & Burger(2009)	5개의 논문	뇌성마비아에서 하지에 대한 FES의 효과는 무엇인가?	앞정강근의 자극없이 혹은 같이 자극하는 종아리근의 자극은 앞정강근 단독 자극보다 보행의 향상이 더 좋다. FES와 NMES 프로토콜 간의 차이에 대해 좀 더 연구가 필요하다.
승마치료	Snider, Komer-Bitensky, Kammamm, Warner, & Saleh(2007)	9개의 논문	뇌성마비아에서 승마의 효과는 무엇인가?	뇌성마비아의 몸통과 고관절의 대칭성, 근긴장도의 향상을 위해 승마치료를 지지할 근거는 중간 정도이다. 이러한 결과를 확정하고 참여에 대한 결과를 언급하기 위한 대조군의 추가 연구가 필요하다.
	Sterba(2007)	11개의 논문	치료로 이용하는 승마는 뇌성마비아에서 대근육 운동 기능을 향상시키는가?	뇌성마비아에서 대근육 운동 재활에 승마치료는 지지된다. 추가 연구를 완성하여야 한다.
신경발달치료(NDT)	Brown & Burns (2001)	15개의 논문	뇌성마비아에서 NDT는 효과적인 중재인가?	NDT의 효과에 대한 결론은 없고 발표된 6개의 연구는 지지하고 9개 연구는 장점이 없다고 한다.
	Butler & Darrah(2001)	21개의 논문	뇌성마비아에서 NDT는 효과적인 중재인가?	뇌성마비아에서 다른 물리치료보다 NDT가 더 좋다는 증거는 없다. NDT의 포괄적 관점을 제시하기 위해서는 추가의 연구가 필요하다.
자세 조절	Harris & Roxborough(2005)	12개 연구	뇌성마비아에서 자세조절의 효과와 효율성에 대해 어떤 연구가 있는가?	뇌성마비아에서 자세조절 중재가 효과적이라는 증거는 낮으므로 충분치 않다. 좀 더 잘된 디자인의 추가 연구가 필요하다.

계속

표 8.1 신경학적 질환을 가진 아동들을 위한 근거가 있는 중재:체계적 검토—계속

중재	저자	#논문	질문	소견들
감각통합(SI)	Vargas & Camilli(1999)	16개의 연구	지금까지의 연구에서 SI의 효과를 지지할 수 있는가?	SI치료는 다른 치료만큼 효과가 있다.심리교육적 분야와 운동영역에서 보다 효과가 큰 것이 발견되었다.
연속 기브스	Blackmore, Boettcher-Hunt, Jordan & Chan (2007)	22개의 논문	뇌성마비아의 첨족에서 기브스만 하는 경우 혹은 보톡스 주사와 병행하는 경우 효과는 무엇인가?	기브스를 하는 것이 안하는 것보다 더 효과적이라는 것을 지지할 증거는 충분치 않다. 중재만 하는 경우보다 기브스와 보톡스를 주사하는 것이 더 좋다는 충분한 증거는 없다. 기브스와 보톡스 병행 사용이 결과에 영향을 준다는 충분한 증거는 없다. 추가의 연구가 필요하다.
근력강화	Scianni, Butler, Ada, & Teixeira-Salmela (2009)	5개의 논문	뇌성마비 아동과 청소년에서 근력강화 운동이 경직을 증가시키지 않고도 근력을 향상시키고 활동을 향상시키며 중단후에도 유지가 될 것인가?	뇌성마비 아동에서 근력강화 운동이 의미있게 보행속도를 증가시킨다든가 근력향상 효과를 보여주지는 못하였다. 보행할 수 있는 뇌성마비아에서 현재 찾아볼 수 있는 증거에 의한다면 근력강화 운동은 효과적이지 않다. 추후의 연구가 필요하다.
	Mockford & Caulton (2008)	13개의 논문	보행할 수 있는 뇌성마비아에서 점진적 근력강화 훈련이 기능과 보행에 효과적인가?	의미있는 부정적 소견은 발견되지 않았다. 청소년기 이전에는 기능과 보행에 대한 효과가 더 컸다.
	Dodd, Taylor, & Damiano (2002)	11개의 논문	뇌성마비인들에게 근력 훈련이 장점이 있는가?	부정적 영향없이 뇌성마비인들에서 근력 훈련이 근력을 증가시켜 운동 활동을 향상시킬 수도 있다. 근력훈련과 기능적 능력사이의 관련성을 분명히 하기 위해서는 추가의 연구가 필요하다.

표 8.1 신경학적 질환을 가진 아동들을 위한 근거가 있는 중재: 체계적 검토 – 계속

중재	저자	#논문	질문	소견들
	Darrah, Fan, Chen, Nunweiler, & Watkins(1997)	7개의 논문	뇌성마비아에서 점진적 저항성 근력강화운동의 효과는 무엇인가?	뇌성마비아에서 단독 근육그룹의 점진적 저항성 근육 운동이 근육수행을 증가시킨다. 근력훈련과 기능적 능력사이의 관련성을 분명히 하기 위해서는 추가의 연구가 필요하다.
스트레칭	Wiart, Darrah, & Kembhavi (2008)	7개의 논문	뇌성마비에서 근육 구축의 기전에 관한 현재의 연구는 무엇이 있으며 스트레칭의 효과는 무엇인가?	뇌성마비아의 단축된 근육에서 발생하는 구조적 변화와 스트레칭 중재의 효과에 대한 추가적 연구가 필요하다.
	Pin, Dyke, & Chan(2006)	4개의 논문	경직성 뇌성마비아에서 수동적 스트레칭의 효과는 무엇인가?	뇌성마비아에서 수동적 스트레칭이 ROM의 증가, 경직의 감소 혹은 보행 효율을 높임에 대한 효과를 지지할 증거는 제한되어있다. 동작 향상에는 긴시간 동안 하는 지속적 스트레칭이 ROM증가, 경직의 감소에 보다 효과적이었다. 이 주제를 보다 효과적으로 다루려면 추후의 연구가 필요하다.
	Leong(2002)	17개의 논문	식물인간 상태 혹은 최소의식상태의 아동에서 수동적 스트레칭이 효과있는가?	수동적 ROM 운동이 효과 있다는 결론적 증거는 없다.
체중 지지	Pin(2007)	10개의 논문	정적인 체중 지지상태가 뇌성마비아에서 효과적이라는 증거는 무엇인가?	골밀도의 향상과 일시적으로 경직을 줄이는데 정적인 체중지지가 효과 있다는 증거가 있다. 그러나 낮은 수준의 증거 때문에 뇌성마비아에서 정적인 체중지지가 효과적이라는 증거는 제한적이다.

활동 지향적인 중재
(Activity-Focused Intervention)

치료계획을 실행하기 위해 치료사들이 사용하는 방법 혹은 특정 중재적 활동은 보통 기존 인식되어있는 중재로부터 파생된다. 현재 신경학적 장해가 있는 아동에 대한 물리치료적 접근은 과제 중심적인 특성이 있다(Darrah, Wiart, & Magill-Evans, 2008). 이러한 접근에서는 아동을 학습의 능동적인 참여자로 간주하며 특정과제에서 달성할 목표에 의해 동기부여가 되는 것이라고 생각한다. 기능적 활동에 능동적으로 참여함으로써 운동, 지각, 그리고 인지를 포함하는 여러 시스템에서 변화의 발동이 걸린다. 신경가소성과 연관된 뇌의 재조직화를 증진해줄 훈련과 연계된 문제해결과 반복을 강조하는 신경과학에서의 진전이 이 접근법을 지지한다(Fisher & Sullivanm 2001). 과거 20여년간 과제중심적인 접근이 전통적인 장해 중심적 물리치료접근의 대안으로 등장하였는데 전통적인 접근방법은 아동의 기능을 향상시키고 정상적인 움직임의 패턴을 촉진하기 위해 치료사의 노련한 핸들링과 치료사가 주는 감각자극을 강조한다. 이 장의 후반부에서는 활동 지향적인(activity-focused)(Valvano, 2004)이라고 불리는 특정 과제 중심적인 접근방법을 제시하려고 한다. 첫째, 활동 지향적 중재의 토대인 운동 학습이론을 고찰하겠다. 다음, 중재의 활동 지향모델의 각 요소를 토의한다. 그리고 나서 능동적 운동 학습 경험을 촉진시켜줄 전략에 대해 토의하고 마지막으로 운동 수행과 학습에 제약이 되는 신체구조 및 기능 장해에 대해 말할 것이다.

운동학습의 능동적 과정: 이론적 관점
(Active Process of Motor Learning;Theoretical Perspectives)

정보처리과정에 대한 관점
(Information-Processing Perspective)

운동학습과 운동발달 연구를 가이드하는 두 가지 주요한 관점은 정보처리과정과 역동적 시스템에 대한 관점이다. 이러한 관점으로부터 나온 기본 개념을 이해하는 것은 운동학습전략을 지지하는 이론을 이해하는데 도움이 될 것이다. 각 관점에 대한 개념적 토대에 관하여 더 읽어 볼 참고 문헌들을 이 장의 마지막에 수록하였다.

정보처리과정은 운동기술을 학습하는데 있어 인지적인 과정을 강조한다. 이러한 인지적 과정을 이해하는 것이 특별한 도움이 필요한 아동들을 위해 임상을 설계할 때 좀 더 도움이 되어야 한다. 정보처리과정의 관점에서는 학습자를 정보의 능동적인 처리자로 본다. 운동학습에 필수적인 정보처리과정은 "운동기술 능력에 상대적으로 영구적인 변화를 가져다주는 경험 혹은 연습과 관련한, 일련의 내부과정"으로 규정된다(Schmidt, 1988, p.375). 능동적 참여와 정보처리과정이 없는 반복적 운동활동은 운동학습에 관한한 얻어지는 것이 거의 없다. 예를 들어, 연습 시 배팅할 때마다 수동적으로 움직였다면 야구선수가 어떻게 자기의 배팅을 완벽하게 할 수 있을까? 이와 같이 다른 사람이 영아의 손을 목표에 뻗치도록 수동적으로 만든다면 영아가 어떻게 시각을 좇아 목표물에 손을 뻗는 것을 학습할 수 있을까? 혹은 뇌성마비 아동이 각각의 시도마다 수동적으로 옮겨진다면 어떻게 이동하는 동작을 완성해서 배울 수 있겠는가?

정보처리과정의 단계 운동이 학습되려면 동작을 실제하기 전에 정보처리과정이 일어난다(Light, 2003). Schmidt (1988)가 제시한 모델에 의하면 동작하기 전에 일어나는 과정들에는 (1) 자극의 확인 즉, 환경으로부터의 유입되는 관련된 자극에 선택적으로 주의를 기울이기와 통합하기; (2) 반응의 선택, 적절한 운동반응을 선택하는 것; 그리고 (3) 반응의 프로그래밍 즉, 중추신경계(CNS) 내에서 적당한 반응을 준비하고 구조화하는 것(그림 8.1)이 포함된다. 이러한 과정의 단계는 반응시간에 영향을 미친다. 반응시간이란 외부로부터의 자극이나 움직이려는 의도와 실제로 시작하는 움직임 반응사이의 시간이다. 정보처리과정의 단계들은 정보처리과정의 다른 관점 두 가지와 서로 상호작용한다; 즉, 기억과 주의집중이다. 이러한 단계적 과정을 보면 신경학적 이상이 있는 아동에서 동작이 느리고 어색한 이유를 정보처리과정의 결함에서 기인한다는 것이 설명될 수 있다.

특정적으로 이러한 관점은 DCD 아동의 느린 정보 처리 시간, 시공간 능력의 저하, 타이밍 결함을 설명하는데 사용되어왔다(David, 1995, 2000; Maruff, Wilson, Trebilcock,

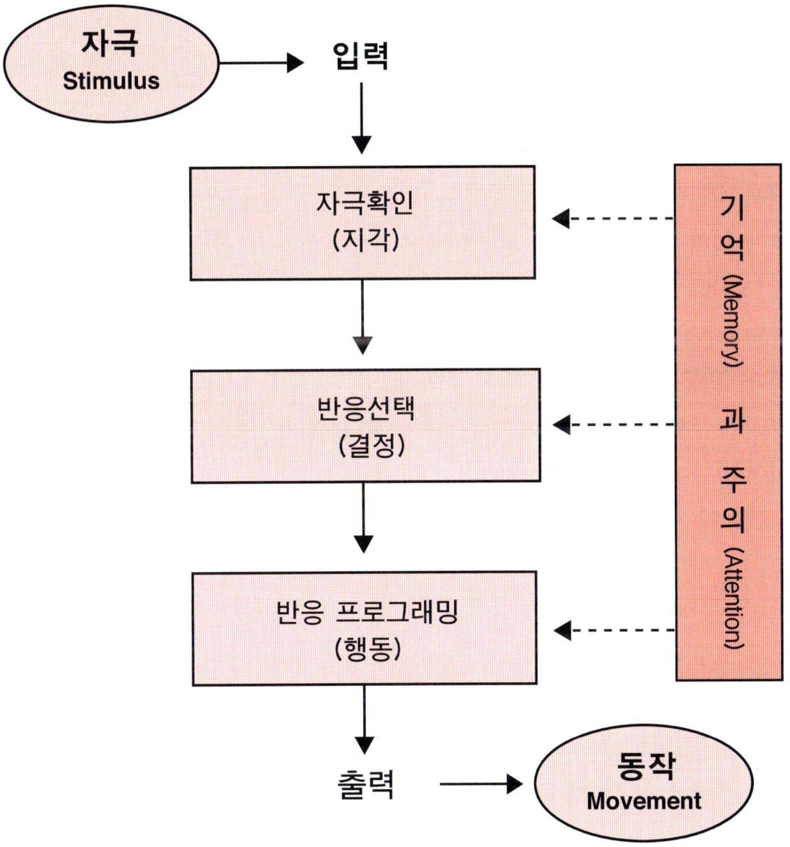

그림 8.1 정보처리과정 모델.
(Adapted by permission from Schmidt, R.A., & Lee, T.D.[1999]. Motor control and learning[3rd ed., p.45]. Champaign, IL: Human Kinetics.)

Currie, 1998; Missiuna, Rivard, & Bartlett, 2003; Wilson & McKenzie, 1998). David(2000)는 공간자극의 조직화 혹은 거리를 판단하는 등에 어려움을 보이는 아동은 명백히 자극 확인단계에의 결함을 가지고 있다고 하였다. 이러한 아동들은 사물과 충돌하기도 하고 놀이터 공간에서 이에 대한 판단에 어려움을 겪는다. David는 기억 기능이 DCD 아동에서 반응을 선택하는 것에 어떻게 영향을 미칠 수 있는지에 대해서도 설명한다. 야구를 하고 있는 아동이 공을 칠 때 홈플레이트와 관련한 가장 좋은 판단 혹은 야구 방망이를 잘 잡을 수 있는 가장 좋은 방법을 기억해 내지 못할 수도 있다는 것이다. 이러한 아동은 또 축구를 하면서 운동장에서 상대방 선수의 배치를 보고 이전의 경험으로부터 가장 잘 차는 방법을 기억해낼 수 없을 지도 모른다. 게다가 David(2000)는 반응의 타이밍, 힘의 단계적 조절에서의 어려움도 반응 선택에서의 결함과 관계 있다고 제안하였다. 반응 프로그래밍에 장해가 있으면 기능적 동작의 요소들을 순서적으로 기억하는 능력에 영향을 미칠 수도 있다. DCD 아동은 이전의 경험으로부터 나오는 예견적인 조절을 사용하지 않고 피드백 특히 시각적 피드백에 많이 의존하게 된다(Missiuna 등, 2003). 운동화의 끈 매기 혹은 세발 자전거에 올라타기와 같은 반응적인 동작 순서를 기억해서 수행할 수 없으면 아동은 수행과정에서 들어오는 피드백에 의존해야만 한다. 그러므로 동작이 느리고 힘들어한다. 동작을 생성하는 것의 결함 역시 DCD 아동에게 비효율적인 동작의 이유가 된다.

정보처리과정의 발달학적 측면에 대해서는 문헌으로 이야기해왔다. 정보처리를 하는데 걸리는 시간은 연령과 관계있다. 어린 아동일수록 특히 복잡한 정보일수록 정보를 피드백하는데 시간이 더 걸린다. 피드백에 사용할 정보를 정확히 판단하는 것 역시 연령에 따라 다르다(Gallagher & Thomas, 1989; Newell & Carlton, 1980; Newell & Kennedy, 1978; Sullivan, Kantak, & Burtner, 2008).

정보처리과정의 단계는 치료사에게 운동 학습을 위한 활동을 계획하는데 도움이 될 수 있다. 예를 들어, 정보처리과정의 단계는 외상성 뇌손상(TBI) 아동이 지팡이로 걷는 실제임상에 적용해 볼 수 있다. 회복과정의 좌절뿐 아니라

지각, 인지 그리고 주의집중 문제 때문에 겪는 아동의 어려운 점들을 물리치료사는 정보처리과정 요구수준에 따라 단계화할 수 있겠다. 치료사는 처음 아동을 치료할 때 거의 시설 설비가 없고 다른 아동이 없는 조용한 체육관의 한 곳에서 시작할 수 있다. 이렇게 함으로써 더 잘 주의를 집중하게 되며 관련된 자극을 처리하고 확인하는 것이 더 쉬워질 것이다. 치료사는 두드러진 시각적 단서에 아동이 집중하도록 도와주기도 한다. 점차적으로 좀 더 복잡한 자극을 준다. 운동학습에 있어 선택적 주의집중은 아주 중요하다. 그리고 주의집중과정 자체가 효과적인 학습중재의 중심이 되어야 한다.

아동이 지팡이를 사용하여 기본적으로 걸을 수 있게 되면 치료사는 그 다음, 장애물을 돌아가는 방법을 가르치려고 결심한다. 자극 확인의 어려움을 단계화하기 위하여 처음은 크고 밝은 색깔의 바닥과 대비되는 장애물을 놓는다. 점차 장애물을 좀 더 지각하기에 어렵고 미묘한 것으로 바꿔놓게 된다. 아동이 걷는 길에 장애물을 놓아두는 패턴도 단계에 따라 구분한다. 복도에서 이 훈련을 한다고 하면 선택할 수 있는 반응이 여러 개이므로 어려움이 증가할 수 있다. 예기치 않은 사람을 주변에서 걷게 하거나 건너 넘어갈 수 있는 빗자루, 통로에 상자를 놓아둔다든지 해서 치료사는 장애물을 돌아가는 동작에 추가의 도전을 더 줄 수 있다.

마지막으로, 실행을 위한 조직화를 해야 할 반응이 복잡해질수록 반응 프로그래밍의 어려움이 증가한다. 이미 아동의 손에 쥐여져 있는 지팡이로 서 있는 상태에서 신호에 따라 보행을 시작한다고 하면 연결해야 할 반응 요소들의 수는 최소가 될 것이다. 신호에 따라 아동이 지팡이부터 잡고 앉은 자세에서 일어서고 다음 보행을 시작하여야 한다면 프로그래밍에 필요한 요소들은(그리고 반응시간) 늘어날 것이다. 동작반응에 요구되는 정확성 정도에 따른 프로그래밍 조건의 단계화도 가능하다. 프로그래밍에 필요한 요소들은 학습의 단계에 맞춰야 하고 궁극적으로 아동의 기능적 환경에서 필요한 요소들에 중점을 두어야 한다.

기억 정보처리과정의 이론에서 두 번째로 중요한 개념은 **기억**이다. 기억 기능은 학습자가 이전의 경험으로부터 이익을 보는 것이다. 운동학습분야에서 기억의 기능을 설명할 많은 정교한 모델들이 있다. 기억의 기초적인 요소는 그림 8.2에 나와 있다. 아동이 수행하는 치료적 훈련과 관련된 두 가지 기초적인 개념은 **단기기억**과 **장기기억**이다(Schmidt, 1988; Schmidt & Wrisberg, 2000). 아동들이 받는 많은 환경자극들은 항시 단기 감각저장고에 보내져 아주 짧게 저장된다. 이중에서 오직 관련있는 자극에만 선택적으로 주의집중을 해야 하고 단기기억이라고 불리는 이론적 틀안에서 처리를 한다. 단기기억은 목표지향적인 동작 및 관련된 감각적인 단서에 관한 정보들이 처리되는 이론적 구조이기 때문에 이러한 단기기억을 작업 기억(working memory)이라고 부른다. 단기 기억안에 있는 정보는 단 수초간 머문다. 저장된 단기 기억내에 적절하고 활발한 정신적 과정이 있다면 그 정보는 장기기억으로 저장되도록 부호화되어 넘어간다. 활발한 정신활동의 예를 들어, 동작

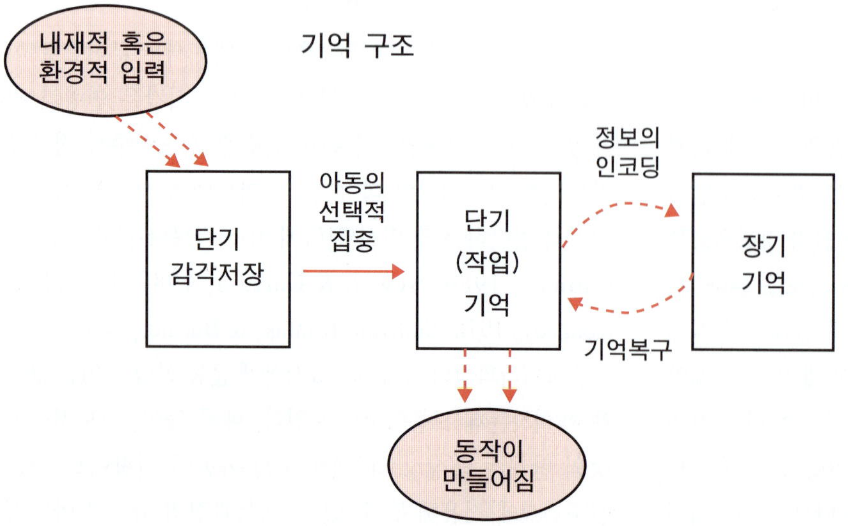

그림 8.2 기억 구조의 모델.
(Adapted by permission, from Schmidt, R.A.[1988] Motor control and learning.[2nd ed., p.91]. Champaign, IL; Human Kinetics.)

에 집중할 수 있도록 따로 생각한다든가 하는 것이다. 또 마음속으로 동작을 미리 그려보는 것, 이전에 한 동작과 비교해보는 것 등을 그 예로 들 수 있다. 장기기억에 "저장된" 정보는 기능적인 동작반응을 위해서 다시 필요할 때 복구될 수 있기 때문에 부호화하여 저장되는 것이 정보처리과정에서 매우 중요하다. 능동적인 훈련과 그 과정이 장기기억으로 부호화하는 것 혹은 장래의 수행을 위해 복구되어 적용할 수 있도록 "기억을 만듬"이 매우 중요하다.

운동 프로그램 동작의 기억형태는 운동프로그램이라고 불리는 기능적인 동작을 위해 필요할 때 회상할 수 있다. **운동프로그램**은 미리 만들어져 있는 동작적 요구라고 할 수 있는데 기술적인 동작에 필요한 세세한 부분을 만들고 다듬는다(Schmidt & Wrisberg, 2000). 운동 프로그램은 동작 패턴에서의 주요한 것들을 결정한다.

그러나 종종 운동프로그램은 동작을 세련되게 하기 위한 감각과정과 상당한 정도로 상호작용을 하며 동작을 환경적 요구에 적응시킨다(Schmidt & Wrisberg, 2000). 동작의 모든 가능한 다양성을 감당해줄 운동 프로그램은 없다(즉, 각각 다른 속도로, 다른 강도로, 다른 방향으로 던지는 등의 다양함). Schmidt(1988)가 이러한 제한점을 강조하기 위하여 **일반화된 운동 프로그램**이라는 개념을 창안하였다. 일반화된 운동 프로그램의 기본적 가설의 어떤 것은 이론적 논란이 있지만 동작의 시공간적인 구조와 관련하여서는 불변하는 일정한 기본적인 특성이 있다는 것과, 다양한 과제수행에 맞춰 동작을 변경할 수 있는 다양한 변화도 가능하다는 것 사이에 실용적인 구분을 제공한다(Schmidt & Wrisberg, 2000).

예를 들어, 축구공을 차는 일반화된 운동프로그램에는 동작의 각 요소를 끝내는데 걸리는 상대적인 시간요소 같은, 즉 공을 찬다는 것을 구별해주는 불변의 특성이 있다. 운동프로그램의 가변적인 특성 즉 어느 정도의 힘으로 공을 차는지 혹은 어느 방향으로 공을 차는지 하는 것들을 운동프로그램의 **매개변수**(parameters)라고 부른다. 동작의 많은 다양성을 연습하는 것은 다양성 훈련(variable practice)인데 운동프로그램의 각각 다른 매개변수의 훈련을 포함하여 정신활동을 좀 더 유연하게 만들어 새로운 상황에 대한 기술들을 보유하고 일반화하는 과정이 있어야 한다(Schmidt & Wrisberg, 2000). 물리치료사는 훈련시 다양한 높이의 의자와 다른 종류의 좌석을 가진 의자를 사용함으로써 의자에서 자리를 옮기는 다양성 훈련을 시킬 수 있는 것이다.

운동프로그램의 기본 원칙은 수행과 학습 사이의 차이점이다. 과제를 훈련하는 동안 금방 나타나는 **수행**에서의 변화는 영구적이지 않다. **학습**은 상대적으로, 경험 혹은 훈련의 영구한 효과이다. 그리고 연습한 운동 과제가 유지되는지를 측정한다(Schmidt, 1988; Winstein, 1991). 어떤 훈련 전략은 수행에 있어서 지대한 장점이 있는 반면 장기기억 학습에서는 손해일 때가 있다. 예를 들어, 가이드나 피드백을 아주 많이 해주면 실수 없이 수행할 수 있게 되지만 장기기억 학습에 대한 효과는 완전히 반대이다. 가이드와 피드백에 너무 많이 의존하는 것은 장기 기억에 요구되는 보유, 전이의 발달에 필요한 기억 기능과 정보처리를 제한할 수도 있다(Schmidt, Wrisberg, 2008).

주의집중 정보처리과정의 마지막 구성요소는 여기서 논의하고자 하는 주의집중이다. **주의집중**이란 정보처리 저장고에 초점을 맞추고 분배하는 것으로 정의할 수 있다(McDowd, 2007). 선택적 주의집중이란 환경과의 상호작용을 위하여 관련된 자극에 초점을 맞추는 것을 말한다. 이러한 개념은 선택적으로 주의집중하는 것이 아직 어려운, 신경학적으로 성숙이 아직 되지 않은 영아와 관련이 있다. 이것은 또한 불필요한 자극을 걸러내는 것이 어려운 주의력결핍 아동이 운동학습을 할 때 어떻게 해야 하는지를 말해주고 있다.

임상적으로 아주 관련성이 있는 것은 주의집중 능력이 제한되어있다는 일반적 가정이다. 기본적으로 아동은 한 번에 정보의 제한된 양에 집중할 수 있다. 아주 잘 학습된 과제에 대해서는 수행자가 동작반응을 보이기 위해 많이 집중하지 않아도 된다. 동작이 잘 학습된 상태라면 아동은 상대적으로 적게 집중하면서도 반응을 빨리 실행한다(즉, 축구공 차기). 복잡한 과제에서는 어떤 부분은 주의하지 않고도 수행이 되면 정보처리 자원은 다른 부분의 동작수행에 사용될 수 있다. 예를 들어, 공을 차는 동작이 자동적으로 나오는 축구선수는 필드 위에서 공대신 상대방 행동과 선수들의 배치에 주의를 기울일 수 있다. 교실과 같은 자연스런 환경안에서는 아동들에게 종종 한 번에 많은 일에 집중하도록 요구한다.

연구자들은 동시 과제 혹은 분리된 집중 패러다임을 사용하여 주의집중 제한에 대하여 알게 되었다. 이 패러다임에서는 아동에게 서로 경쟁적인 과제 혹은 동시 과제를 하라고 요구한다. 그리고 일차 과제와 이차적인 과제에 대한 수행의 결과를 관찰한다. 기본적으로 한 과제가 다른 과제를 얼마나 방해하느냐 하는 것은 일차 과제가 얼마나 학습이 잘된 상태인가 혹은 자동적인가 하는 데에 달려 있다. 만일 학습이 잘 된 상태라면 많은 주의집중이 필요없고 다른 것을 같이 수행할 수 있다(Huang& Mercer, 2001; Schmidt & Lee, 2005).

분리 집중이란 개념을 아동의 균형과 보행에 적용해왔다. 비록 자세 조절이 자동적 과정이지만 전체적으로 정보처리 자원에서 나온다. 일반적으로 아동의 균형 그리고/혹은 보행패턴은 이중 과제(즉, 흘릴까봐 식판을 보면서 식판을 들고 걸어가는 행동) 혹은 인지 과제에 의해 영향을 받는다. 균형의 감소 정도는 아동의 연령, 경쟁과제의 어려운 정도, 경쟁 과제 하나하나가 얼마나 잘 학습된 상태인지, 그리고 자세조절 요구가 어느 정도인지에 따라 다르다. 이중 과제와 관련한 수행의 감소는 DCD와 CP와 같은 신경학적 문제가 있는 아동에서 훨씬더 크다(Laufer, Ashkenazi, & Josman, 2008; Reilly, Woollacott, van Donkelaar, & Saavedra, 2008).

주의집중을 잘 할 수 있게 훈련하는 전략에는 (1) 아동에게 경쟁 과제를 주어 방해하기 이전에 우선 일차과제를 아주 잘 할 수 있도록 수행능력 높여주기, (2) 일차과제의 학습이 잘 되었는지 상태를 평가하기 위하여 동시과제를 사용하거나 자세조절을 평가하기, 그리고 (3) 경쟁적인 과제사이에서 주의집중이 나누어지는 자연스런 환경에서 기능적 과제를 훈련하기가 있다.

즉, 정보처리과정의 골격은 운동학습의 인지적 측면을 강조한다. 그것은 주의집중, 기억 그리고 경험과 훈련을 통하여 형성되고 정제된 정신적 표상과 같은 개념들을 구체화한다. 이 개념은 운동학습을 증진시켜 주는 다양성 훈련 즉, 확대정보와 훈련의 구조 등에 관한 많은 연구의 토대가 되어왔다.

정보처리과정의 이론 특히 기억과 주의집중으로부터 알아낸 개념들을 어린 영아들의 발달학 연구에 적용해 왔고 신경학적 장해의 위험이 있는 영아들의 조기 중재전략 모델에도 적용할 수 있다(Valvano & Rapport, 2006). 그러나 이 장에서 토의한 정보처리 이론은 학동기 아동에서 의도된 운동 기술 학습에만 적용할 것이다.

운동학습 원칙들 (Motor Learning Principles)

동적 시스템 관점(Dynamic System Perspective)

정보처리 관점은 운동 학습에 있어서 인지 체계와 그것의 역할에 대해 말하는 반면 운동 학습에 있어서 동적 시스템 관점에서는 어떻게 동작행동이 조직화되고 활동 지향적 중재가 어떻게 그것을 변화시키는지의 이론적 골격을 제공한다.

동적 시스템 이론에는 두 가지 주요한 영향이 있었다: Nickolai Bernstein(1967)의 저서와, 조직화에 적용되는 발달역학의 과학과 복잡한 신체적, 생물학적 시스템에서의 비선형(nonlinear) 변화가 그것이다. Bernstein에 따르면 운동학습에는, 문제해결 혹은 기능적 운동과제를 수행할 수 있는 협응적인 전략을 능동적으로 발견하려는 노력등도 포함된다. 학습 과정은 단순히 동작의 반복만을 의미하지는 않는다; 그것은 반복적으로 문제를 해결하는 과정을 말한다(Bernstein, 1967). 이것은 컴퓨터 게임을 마스터하려고 수시간 게임을 하고 있는 학동기 아동에서, 똑바로 서는 균형을 훈련하고 있는 영아들에서 명백하다. Adolph, Vereijken, & Shrout(2003)는 보행을 시작한 영아들이 하루에 총 6시간 이상을 보행균형을 위하여 연습하고 있으며 시간당 평균 500에서 1,500걸음을 걷는다고 보고하였다. 이것은 하루에 29개의 축구장을 걷는 양이다(Adolph & Berger, 2006).

많은 요소를 갖춘 복잡한 동작 시스템 Berstein은 기능적인 동작을 할 때 서로 협력하는 다수의 시스템을 강조하였다. 동적 시스템 이론에 따르면 학습자를 독립적이지만 서로 상호작용하는 많은 하부체계들로 구성된 복잡한 생물학적 시스템으로 본다. 제 7장에서 여러 번 설명한 대로 여러 시스템의 상호작용이 운동조절 시스템 모델의 기초가 되며 신경학적 장해를 가진 아동과 성인에게 제공되는 과제 중심적인 중재에 대해 지대한 영향을 미쳤다. 특정 과제 혹은 상황아래에서 학습자가 수행하면서 이러한 여러 시스템이

"자연스럽게" 혹은 선호되는 동작의 조직화를 증진하는 것이다(Davids, Button, Bennet, 2008). Shumway-Cook과 Woollacott(2012)는 이러한 동작의 자가 조직화와 함께 작동하며 심장을 뛰게 만드는 심장세포들을 비교하였다.

스스로 조직화하는 복잡한 동작 시스템 개념은 영아가 독립적인 발자국을 내딛도록 발달하는데 적용하여 볼 수 있다(Heriza & Sweeney, 1994; Thelen, 1986). Thelen은 이동과 상관있는 각각의 여러 시스템(인지, 동기, 근력, 근긴장도의 조절, 그리고 신체의 특성)이 각자의 발달시간표를 가지고 있으며 독자적인 속도로 진행하고 있다고 말하였다. 이러한 상호작용하는 시스템에서의 변화가 선호하는 새로운 이동 행동이 출현할 기회를 만들어낸다(Heriza, 1991; Spencer & Schoner, 2003). 모든 하부시스템이 특정한 상황에 있게 되면 걷는 것이 이동의 "자연스런" 패턴으로 통합되어 나타난다. 참여하고 있는 시스템 중 하나가 직질한 싱황이 아니면(즉, 고관절 폄근의 발달이 안 되고 있다면) 독립적 발자국 떼기는 선호행동으로 나오지 않을 것이다. 영아에 내재되어있는 동작 시스템의 자가 조직화는 또한 운동행동을 일으키는 과제와 행위의 내용과도 상호작용한다. 영아가 행동의 목표 즉, 부모 쪽으로 움직인다든지 혹은 좋아하는 장난감 쪽으로 움직인다든지 하는 목표를 지각하고 있지 않다면 발걸음을 떼는 행동은 나타나지 않을 것이다.

동작과 행위 동적 시스템 이론에서는 행위(action)와 동작(movement) 간의 차이점이 매우 중요하다. 행위란 개념에는 과제의 성취, 기능적 목표를 알려는 의도, 그리고 목표를 달성하려는 전략 등이 포함된다(Gentile, 1987; Mijsak, 1996; Newell & Valvano, 1998). 동작패턴을 협응함으로써 동작의 수준을 변화시켜 목표행위를 달성하도록 한다. 동작이 그 정도를 바꾸는 것만으로는 행위에 충분하지 않다. 동적 시스템 이론에서 행위를 강조하는 것이야말로, 동작의 하나하나 구성요소를 달성하는 것보다 목적 있는 활동에 초점을 맞춘 운동조절의 현재 모델에 더 부합하다. 과제는 동작패턴에 의미와 목표를 부여한다.

자유의 정도 Bernstein은 기능적 행위를 성취하기 위한 협응은 풍부한 **자유의 정도**(DFs: degrees of freedom)를 조절하거나 모든 가능한 독자적인 방향으로의 신체 관절의 움직임이 협응하여 효율적인 동작을 만들어내는 것을 포함한다고 하였다(Newell & McDonald, 1994). 아동이 과제를 수행하기 위하여 필요 이상으로 선택할 수 있는 것이 많을 때 DFs가 풍부하다고 할 수 있다. Bernstein에 따르면 이러한 DFs를 근육이나 관절을 하나의 기능적 단위로 묶어주어 조직화할 때 100개도 넘는 관절에서의 협응이 이루어진다고 한다. 걸을 때 엉덩관절(고관절)과 무릎관절, 혹은 손을 뻗을 때의 팔굽관절과 어깨관절이 하나의 기능적 단위로 묶여진다. 즉 한 분절의 동작을 다른 분절의 동작에 의해 쉽게 추측할 수 있다. 그러나 보행하면서 손을 뻗는 동작에서는 원위부의 분절을 기능적 단위로 엮어서 과제 요구에 대한 동작으로 적용하기에는 변수가 많다.

좀 더 복잡한 기술을 학습할 때는 모든 분절이 개별적으로 움직이는 것이 필요하다. 이런 훈련을 하면서 기본적인 시너지(기능 단위)가 분화되고 정교하게 되어 과제요구에 대해 유연한 동작으로 적응할 수 있게 된다. 이러한 분회의 과정은 초보 스키어와 숙련된 스키어의 차이점에서 그 예를 볼 수 있다. 초보자는 슬로프를 내려올 때 "뻣뻣하게" 보인다. 뻣뻣한 동작은 그가 관절을 동시수축 혹은 몸통과 다리를 분화되지 않은 단순한 기능 단위로 사용함으로써 DFs를 "얼려놓았기" 때문에 그렇게 보이는 것이다. 초보자는 모든 분절의 근력을 조절하는 것, 중력 같은 수동적 힘과 그 관절들을 협응시키는 것이 어렵다. 시간이 지나면서 스키어는 관절을 분화하는 것을 배우고 약간의 슬로프 변화에도 적응할 수 있게 된다. 숙련된 스키어는 중력의 물리적 영향과 다리와 몸통동작으로부터 나오는 동작 의존성 힘을 이용하여 슬로프를 부드럽고 빠르게 내려갈 수 있게 된다.

숙련된 수행에서는 근육이 활성화되는 패턴으로부터 생성되는 내부 힘(이론적으로 운동 프로그램에 의해 만들어지는)은 외부 힘 즉, 중력, 관성 그리고 동작 의존성 힘과 협응한다. 인접 분절에서 일어나는 동작의 결과로 한 분절에 작용하는 것이 **동작 의존성 힘**이다. 당신의 손을 힘차게 흔들려고 해보고 윗팔뼈에 미치는 힘이 있음을 분명히 느껴보라. 또한 투수가 공을 던지기 전에 와인드업하고 비트는 동작을 할 때와 같이 반동작으로부터 나오는 힘도 생각하라. 이러한 물리적 힘의 기여는 동작 반응을 조직화하기 위해 운동 프로그램을 다시 기억하여 불러낼 수 있다는 전통적 인식에 도전장을 던진다.

다시 한 번 영아가 발로 차는 동작을 보이는 전형적 경우를 생각해보자. 차는 동작에 있어 단일 근육의 활성화를 조직화하는 운동 프로그램만으론 충분한 설명이 되지 못한다. 중력, 관성 그리고 동작 의존성 힘 같은 비신경학적 힘 같은 요소가 신경학적 활성화로 유발되는 차는 동작에 보충적 힘을 더해준다. 이러한 힘들의 상호작용은 영아가 앙와위에서 찰 때와 등을 받쳐준 반 일어난 자세에서 차는 것과는 다르다(Jensen, Ulrich, Thelen, Schneider, & Zernicke, 1994). 그러므로 동적 시스템 관점에서 운동 반응에 환경적 기여를 감안하기 위하여는 운동 프로그램을 "강하지 않게 조립된" 것으로 간주한다.

그림 8.3A에서 보듯이 DFs의 유연한 조절과 비신경학적 힘의 통합을 7세 소년이 공을 던지는 과제에서 설명하고 있다. 이 동작을 특징짓는 척추에서의 분화, 반동작의 직관적 사용(근육과 결합조직의 탄력성을 힘의 생성에 사용하고 있음)과 체중의 이동(동작 의존적 힘)을 보라. 이것을 그림 8.3B에서 뇌성마비아가 공을 던지는 행동과 비교하라. 이 아이는 동작 의존성 힘, 중력과 관성에서 나오는 힘을 최소화하면서 몸통을 뻣뻣하게 함으로써 DFs를 제한하고 있는 것이다. 던지는 동작의 결과를 볼 때 두 아동에서의 기능적 결과는 분명히 차이난다. DF를 얼리고 그 다음 유연하게 풀고 하는 직관적인 순서는 DCD 아동이 두 손으로 공을 잡는 데서 제한이 있는 것을 설명해준다(Utley, Steenbergen, & astill, 2007). Bly는 신경학적 장해가 있는 아동이 새로운 과제 혹은 도전을 시도하려고 할 때 적응적으로 "DF를 얼리는" 데 관련된 뻣뻣함과 동시수축으로 인해 경직으로 오해되기도 한다고 말하였다(Bly, 1991).

기능적 활동 동안 아동들이 가지고 있는 동작시스템의 특성에 따라 DF의 협응은 각 아동마다 다르다. 이것은 신경학적 장해가 있는 아동에서 동작의 질이나 형태를 변화시키는 것이 왜 그렇게 어려운가에 대한 설명이 된다(Valvano & Newell, 1998). Latash와 Anson(1996)은 장애아동이 보이는 동작의 비전형적인 질은, 동작을 나오게 하는 구성요소 체계안에서 즉 주어진 장애내에서 기능적 목표를 달성하기 위한 가장 좋은 해결책임을 나타낸다고 하였다. 그러나 아동이 "선호하는" 어떤 동작 패턴은 효율적이지 않거나 이차적인 장해에 이르게 할 수도 있다. 비대칭적으로 앉아있는 방식은 측만증을 유발할 수도 있으며; W자로 앉아있는 것은 엉덩관절(고관절)과 연부조직에 영향을 미칠 수도 있다. 변화를 주는 매개자로서의 물리치료사의 판단은 이 아동의 동작수준에서 중재 목표의 효율성을 결정하는데 매우 중요하다. 계단을 오르고 내려가는 것과 같은 기능적 과제를 훈련할 때 물리치료사는 과제를 안전하게 수행하는데 중요한 동작 구성요소들을 구분하려고 노력한다. 그것들은 스타일 및 미적인 측면과 관련이 있다.

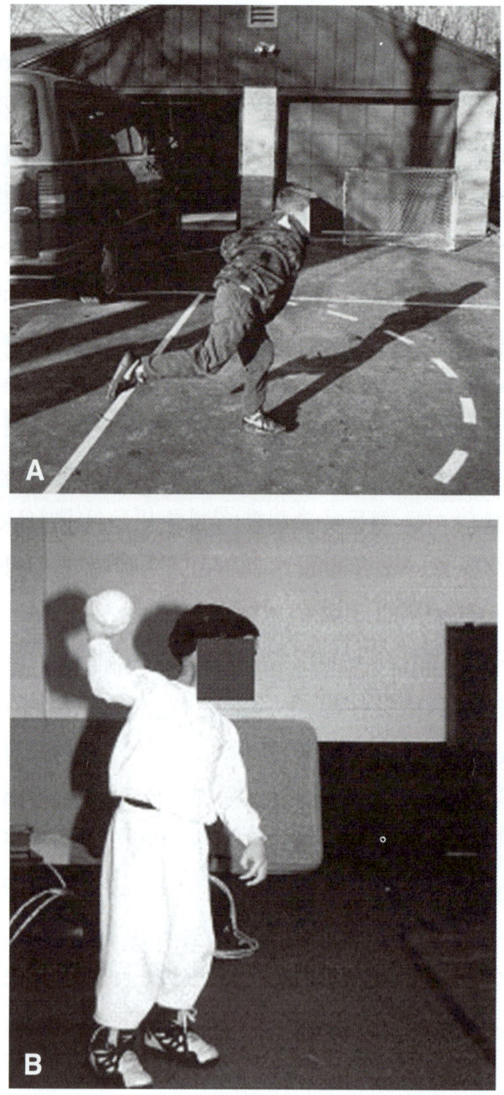

그림 8.3 공을 던지는 과제를 할 때 자유의 정도를 협응하는 모습 (A) 정상발달중인 소년 그리고 (B) 경직성 양지마비 소년.

변화에 대한 개념 과거 십 년간 동작을 연구해온 과학자들은 Bernstein이 말한 동작 조직화 및 운동학습 동안 일어날 수 있는 변화에 대해 왜 그런지 답해줄 수 있는 동적 패

턴 이론을 만들기 위하여 수학적 원리들을 적용하여 왔다(Haken, Kelso, & Bunz, 1985; Kelso, 1984; Scholz, 1990). 다음 부분은 활동 지향적 중재를 수행하는데 유용한 동적패턴 이론으로부터 나온 몇몇 실제적인 개념에 초점을 맞추려고 한다.

동적 시스템은 변하는 시스템이다. 운동행동이 변화하려면 의도적으로 기술을 학습하거나 발달 중, 아동에 내재하는 협응의 경향이 변해야 한다(Kelso, 1984; Newell, 1996; Newell & Valvano, 1998; Scholz, 1990; Zanone, Kelso, & Jeka, 1993). 동적 시스템이란 토대로부터 나온 **협응**이란 용어는 신체 분절들을 행동 단위로 조직화하는 것을 말한다. 치료사들은 이를 동작패턴이라고 부른다. 각 분절들의 상호 관련성을 재정립하면 협응에서 질적인 변화가 있을 수 있다(즉, 손바닥으로 잡기와 손가락으로 집기). 동작의 속도, 타이밍이나 동작 크기에서의 변화와 같은 양적인 변화도 있을 수 있다. 동작크기에서의 변화는 과제요구에 맞도록 기본적인 패턴을 다듬는데 이용된다. 동적시스템 이론에 따르면 운동 행동에서의 변화는 **조절 매개변수**라고 부르는 변수들에 의해 유발된다. 조절 매개변수의 중요성은 각각 다르며 그것들이 역치에 도달했을 때 운동 행위에서 변화를 일으킬 정도로 필요한 상황을 제공한다.

조절 매개변수의 의미를 임상적인 중재에 적용할 수 있다. 물리치료사는 면밀하게 과제 및 아동의 동작 특성을 분석함으로써 기능적 과제를 훈련하는 동안 원하는 변화를 이끌어낼 수 있는 요인들을 알 수 있다. 조절 매개변수는 복합적 동작 시스템을 구성하는 여러 혹은 하나의 하부 시스템안에 있을 수 있다. 또한 그 요인들이 수행자의 외부에 있을 때도 있다.

뇌성마비아에게서 볼 수 있는, 발가락끝으로 걷는 흔한 임상적 예를 들어보자. 종종 아이가 매우 천천히 걸으면 보행주기의 처음에 발뒷축을 땅에 접지하기도 한다. 그러나 걷는 속도가 빨라짐에 따라 발바닥 앞쪽을 먼저 땅에 대게 된다. 발뒷축을 땅에 대는 것으로부터 발바닥 앞쪽을 땅에 대도록 전환하는데 영향을 주는 요인은 빨라진 속도일 것이다. 아동의 내재하는 조절요인으로는 빨라지는 속도와 관련한 뻣뻣함의 정도, 선택적인 근육의 조절, 자세를 조절할 수 있는 능력 등이고 이것이 패턴의 전환에 영향을 주게 된다. 아동은 과제에 관련한 조절 매개변수의 변화 때문에 자발적으로 좋아하는 행동으로 옮겨간다.

발목관절 보조기는 발목관절에서의 뻣뻣함 정도를 조절하는 매개변수로써, 보행동안 발뒷축이 땅에 닿도록 해준다. 또 다른 전환의 예로서, 기능적으로 잡고 놓을 수 있는 손에서 일어나는 쥐는 패턴에서의 체계적인 변화를 들 수 있다. 체계적으로 쥐는 패턴을 변화시켜 몇 개의 손가락(2개에서 10개)으로 물건을 집어야 하는가는 상대적으로 물건의 크기에 대비하여 엄지가 벌어지는 범위로 미리 예측할 수 있다(Newell, Scully, McDonald, & Baillargeon, 1989). 여기에서 물건의 크기가 조절 변수이다.

동적 시스템 이론에서 **안정성**의 개념은 다른 운동 행동으로의 전환 혹은 변화에 저항하는 것을 말한다. 하나의 행위를 달성하는데 사용되는 어떤 동작 패턴, 혹은 협응의 안정성을 결정하는 것은 어떤 과제나 환경적 상황에서의 아동의 동작 시스템의 내재하는 특성들이다. 안정된 이런 행동을 **선호되는 행동**이라고 부른다. 한 운동행동의 안정성이 상실되면 패턴의 전환이 용이해진다. 발달중인 영아에서는 패턴의 전환이 많이 나타나는데 영아의 요소 체계안에서 변화가 일어나 현재의 패턴을 불안정한 혹은 "자연적이지 않은" 행동으로 만들기 때문이다. 이러한 구성요소 체계는 스스로 조직화하며 선호하는 행동으로 행위를 성취하면 새로운 운동패턴으로 나타나게 된다(즉, 배로 기는 것에서 네발로 기기로의 전환). 이러한 불안정성의 시기는 새로운 운동행동의 발달에 필수적이다.

위에서 말한 변화의 예에서 조절 매개변수는 아동이 했던 대체 행동으로 재조직화(혹은 전환)하려는 시스템에 그 여건을 제공하였다. 테니스공을 서브하는것, 목발로 걷는 것과 같은 기능적 활동을 수행하는데 필요한 협응(혹은 동작의 패턴) 수준이 종종 아동에게는 가능하지 않다. 이러한 경우 행동을 달성하는데 요구되는 협응의 습득에는 집중적인 의도적 노력이 필요하다.

훈련으로 새로운 협응이 출현할 수 있다(Wenderoth, Bock, & Krohn, 2002; Zanone & Kelso, 1994). 동적 시스템 관점에서 보면 훈련은 발달에서 구성요소 내의 변화가 불안정성을 만들듯이 안정된 동작 행동에서 불안정성을 만든다. 훈련으로 새롭게 학습한 해결책이 원래의 것을 대치한다(Scholz & Kelso, 1990; Zanone & Kelso, 1994). 골프의 새로운 스윙을 학습하는 성인의 예에서 개인이 선호하는 스윙 패턴을 결정하는데 많은 것이 기여한다. 대체패턴으로 골프 스윙을 연습하는 것은 이전의 동작패턴을 불안정성하게 만들고 훈련으로 새로운 선호 동작(골프 스윙)이 출현하는 것이다. 훈련은 이 새로운 협응을 지원하는 시스템내의 변화를 고취하는데 몸통의 유연성, 팔에서 내는 힘, 신경학적 재조직화 등을 지원한다. 비슷한 방식으로 신경학적 장해가 있는 아동이 기능적 과제를 훈련하여 동작행동에서의 변화를 끌어낼 수 있다.

안정성의 개념을 검토해온 연구들은 의도적인 학습을 하려고 할 때 배워야 할 운동행동의 협응은 피검자에 내재한 경향과 경쟁적인 관계라는 것을 암시한다. 만일 기존의 경향이 매우 안정적이라면 새로운 것에 대한 훈련은 효과가 적을 것이다. 기존의 경향이 안정적이지 않으면 목표지향적인 훈련은 기존의 동작패턴을 불안정하게 만들고 원하는 패턴의 동작으로 쉽게 전환하게 할 수 있을 것이다. 또한 변화의 가능성은 현재의 행동과 학습할 행동에 필요한 것들이 얼마나 다른가 하는 것에 따라 달라진다(Scholz, & Kelso, 1990; Schoner, Zanone & Kelso, 1994). 안정성에 관한 개념과 변화할 가능성에 대한 개념을 알면 이를 지침(2001)에 나와 있는 예후측정에 적용해 볼 수 있는데 지침은 아동의 변화 잠재성을 치료사가 예측해 볼 것을 요구하고 있다.

행위의 제약요인 조절의 매개변수로부터 나온 개념인 행위의 **제약요인**이 실제적인 학습상황에 적용되어왔다(Davids 등, 2008; Newell, 1986). 제약요인들은 수행자, 과제, 그리고 환경(혹은 학습내용)과 관련된 여러 요인들일 수 있으며 서로 상호작용하여 선호 행동을 하도록 영향을 줄 수 있다. 이러한 개념은 다양한 환자군의 임상중재에 적용되어왔다(Clark 1995; Majak 1996; Newell 1986; Newell & Valvano, 1998; Shumway-Cook & Wollacott, 2012). 아동이 어떤 행위를 하려고 할 때, 나타날 수 있는 가능한 동작의 결과를 제한하기 때문에 이러한 요인들을 제약요인이라고 부른다. 제약요인들은 학습을 가능하게 하거나 긍정적 영향을 미치고(왜냐하면 가능한 결과들이 긍정적 결과로만 되게 해주기 때문에) 혹은 학습의 제한자(왜냐하면 변화를 억제하거나 혹은 원하지 않는 결과를 지해주기 때문에)가 되기도 한다.

과제의 목표 또는 활동의 규칙과 관련 있는 과제의 제약요인은 숨어있거나 혹은 드러나있다. 환경적 제약에는 신체를 지지해주는 적응적 도구뿐 아니라 지지 매개체같은 물리적 조작도 포함된다. 환경은 정신사회적 환경과 수행환경도 포함한다. 수행환경은 피드백 및 아동이 잘 학습할 수 있게 제공되는 보살핌과 같은 확대정보를 포함한다.

Newell과 Valvano(1998)는 아동이 기능적인 운동활동을 배울 때, 물리치료사는 부모, 중재팀의 다른 전문가들과 함께 변화 중개자가 되도록 제안한다. 이 변화 중개자는 치료계획상 목표를 잘 달성하도록 아동의 변화를 촉진하고 지지해 주는 역할을 한다. 물리치료사는 과제, 환경, 그리고 영아 및 아동 특성들과 관련된 제약요인과 상호작용하여 아동의 변화를 지원해 주어서 목표행위를 달성하도록 구체화한다. 이런 관점에서 물리치료사가 해주는 것은 훈련으로 나오게 된 행위에 대한 제약요인으로 간주될 수 있다.

활동 지향적 중재 / Activity-Focused Interventions

이 부분에서는 기능적 운동활동의 목표 지향적 훈련에 초점을 맞춘 **활동 지향적 중재**(그림 8.4)라고 부르는 모델을 논의한다. 물리치료사는 대략의 치료계획에서 제시된, 원하는 활동과 참여에의 변화에 도달하게 할 활동 지향적 중재를 적용하고 계획하는 변화 중개자이다. 활동 지향적인 중재란 구조화된 훈련 및 기능적 행위의 반복을 말하는데 운동행동에 영향을 미칠 과제, 환경, 개체의 제약요인들을 고려하면서 하는 훈련이다. 변화 중개자로서의 물리치료사는 이 활동지향적인 중재를 신체기능 및 구조이상을 경감시키는 중재에 통합한다.

기능적 운동 활동에 초점을 맞춘 중재의 이점에 대한 경험적 증거가 점점 많아지고 있다. 기능적 훈련을 강조하는 한 가지 중요한 중재는 고정 유도치료인데 편마비 뇌성마비아의 침범된 상지의 기능을 향상시키기 위한 방법이다. 기브스나 장갑으로 우세 손을 제한함으로써 침범된 상지로 기능적 활동을 반복 훈련하도록 한다(DeLuca, Echols, Ramey, DeLuca, & Echols, 2004). 강제한 양손 훈련으로 비슷한 효과를 볼 수 있다는 최근의 연구들이 있다(Gordon, Schneider, Chinnan, & Charles, 2007).

고정 유도치료의 개념을 보행에도 적용하여 왔다(Coker,

Karakostas, Dodds, & Hsiang, 2010). 체중 지지 트레드밀 훈련(Damiano & DeJong, 2009)과 균형 훈련(Shumway-Cook, Hutchinson, Kartin, Price, & Woollacott, 2003) 같이 원래 집중적 반복을 하게 되어있는 중재에서 얻을 수 있는 기능적 성취가, 과제 지향적인 접근을 지지한다. 더 나아가 뇌성마비아와 발달지연이 있는 아동(Ketelaar, Vermer, Hart, van Petegem-van Beek, & Helders, 2001)과 DCD아동(Shoemaker, Niemeijer, Reynderes, & Smits-Englesman, 2003)에서 개별화된 기능적 과제 훈련으로 나타난 변화들이 보고된 바 있다.

활동 지향적 모델의 중요한 특성은 장해 중심의 중재를 기능적 훈련에 통합한다는 것이다. 이러한 장해는 학습자가 가진 운동 학습을 제한하는 제한요소로 간주하며 이차적 장해의 원인이 될 수도 있다(Valvano, 2004 모델 참조).

신체구조 및 기능 장해가 운동 기술 학습에 어떻게 영향을 미치는지 이해하는 것이 아동에게 가정과 지역사회 활동들과 참여를 위한 기능적 동작기술을 가르치는데 있어 물리치료사의 독특한 기여부분이기도 하다. 신경학적 장해가 있는 아동에게 기능에 대한 장해의 영향을 반영하는 것이 단기목표뿐 아니라 아동의 일생에도 중요하다(Campbell, 1999).

활동지향적인 중재를 위한 훈련의 세 단계는 다음과 같다:

1. 다른 중재팀과의 협력하에서 아동과 가족의 우선 관심사에 기초하여 특히 일상생활에서의 기능의 증가, 활동과 참여를 증진할 수 있는 **활동과 관련한 목표와 하부목표**를 만든다.
2. **활동에 초점을 맞춘 중재**를 계획한다. 이를 위해서 (a) 문헌들에 나와 있는 운동학습 가이드라인을 환경 및 과제 변수에 중점을 둔 치료 훈련을 계획하는 기초로 이용한다. (b) 필요 시마다 아동개인의 학습강점과 욕구에 맞추기 위해 훈련 가이드라인을 수정해간다.
3. **활동 지향적인 중재에 장해 중심적인 중재**를 통합한다. 이런 것들은 목표와 관련되어있는 기능적 활동안에서 적절히 수행되도록 한다. 그러나 반드시 기능적 활동이 아닌 것도 수행할 수 있다.

비록 이 활동 지향적 중재를 영아와 어린 아동의 운동 발달에 적용할 수도 있겠지만(Valvano & Rapport, 2006), 다음의 기술들은 학동기 아동에 대부분 적용할 것이다.

활동 중심적 훈련을 수행하기 위한 가이드라인 (Guidelines for Conducting Activity-Focused Practice)

훈련을 위한 목표 설정하기(Developing Goals for Practice)

치료계획을 구성하는 목표들은 (1) 검사소견들을 주의 깊게 고려하고, (2) 활동과 참여의 제한과 함께 신체 구조 및 기능의 장해와 연결될 수 있게 임상적으로 추정하고 (3) 의미 있는 변화를 위한 예후를 생각한 다음 설정한다. 중재계획의 장기목표는 아동 및 가족 혹은 교육팀과 의학팀

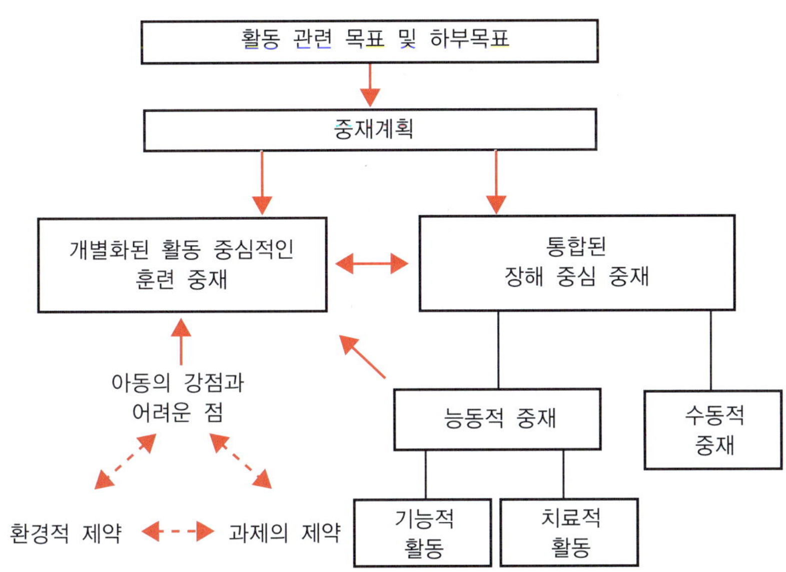

그림 8.4 신경계의 장해가 있는 아동을 위한 중재 모델. 변화 중개자로서의 물리치료사나 작업치료사가 활동중심적인 중재를 장해 중심적인 중재와 통합시킨 모델을 보여준다. *(Reprinted from Valvano, J. [2004]. Activityfocused motor interventions for children with neurological conditions. Physical and Occupational Therapy in Pediatrics, 24, with permission.)*

과의 협력으로 설정한다. 이 장의 첫 번 부분에서 목표와 하부목표에 통합되어야 하는 개념에 대해 토의하였다. 치료중재 계획에서 설정된 장기목표를 참조하여(보통 IFSP의 경우는 매 6개월마다, IEP를 위해서는 매학년마다, 입원 중에는 더 자주) 단기하부목표들을 설정한다. 단기하부목표들은 (1) 새로운 운동과제를 습득하기, (2) 운동과제의 기술을 향상하고 자연스런 환경에서 그 동작이 나오도록 일반화하기, 혹은 (3) 어떤 경우에 이차적 장애를 예방하기 위하여 장해를 줄이기 등이 그 방향이어야 한다. 우리는 물리치료사가 개별훈련 혹은 그룹훈련 세션을 구성할 훈련 전략에 필요한 하부목표들을 스스로 설정하기를 제안한다. 이러한 훈련 목표는 결국 장기적 기능목표에 도달되도록 이어진다. 물리치료사는 현재 행동의 안정성을 고려하여 예후 혹은 변화할 수 있다는 기대를 할 수 있도록 해나간다.

활동 지향적 중재의 모델 (Model for Activity-Focused Interventions)

그림 8.4에 나온 중재 모델은 과제, 환경, 사람과 관련된 제약요인들의 상호작용에 대해서 설명하고 있다. 이 모델에서는 학습을 증진하기 위하여 물리치료사가 훈련전략을 가지고 과제 및 환경에 개입할 것을 제안하고 있다. 아동에서 과제와 환경쪽으로 향하는 점선은 아동의 특정한 학습 강점과 제한점에 부응하기 위하여 과제와 환경적인 중재를 개별적으로 하여야 할 중요성을 말하고 있다.

운동학습에 관한 문헌에서 보는 바와 같이 장애가 없는 아동과 성인을 대상으로 훈련의 많은 변수들이 연구되었다. 이러한 훈련 변수들은 모든 학습자가 학습 훈련을 수행하는데 있어서 공통적으로 중요한 토대를 제공한다. 신경학적 장해를 가진 아동에게 이러한 운동학습 원칙들을 적용하는 것을 실증해줄 경험적인 데이터가 이제야 나오기 시작하고 있을 뿐이다. 그러므로 물리치료사는 각 학습자를 위한 개별화된 중재를 스스로 마련하고 운동학습 과정에 영향을 줄 수도 있는 아동의 발달학적 요인과 아동의 약점과 강점을 포함하는 특성을 고려해야 한다(Valvano, 2004).

신체 기능 및 구조의 신경학적 장해는 그 아동의 운동학습 과정에 영향을 줄 수 있다. 선택적 주의집중 장해가 있을 수 있고(Hood & Atkinson, 1990), 시각적, 지각적, 고유수용성감각, 그리고 촉각적 결함을 포함한 감각적인 결함은 운동학습의 중요한 판단에 영향을 미칠 수 있다(Lee & Cook, 1990; Stiers 등, 2002). 뇌성마비아에서 정보처리과정이 느린 것이 보고되어왔다(Parks, Rose, & Dunn, 1989). 신경학적 이상이 있는 아동은 경험이 제한되어있고 새로운 과제를 위해 동작계획을 만들기 위해 끌어낼 동작의 레파토리가 부족하다(Goodgold-Edwards & Gianutsos, 1991). 그들은 동작을 불러올 기억표상을 발달시키는데 어려움이 있으며 수행할 때 감각적인 피드백에 의존한다(Eliasson, Gordon, & Forssberg, 1992, 1995).

운동조절에서의 제약은 운동학습과정을 더 힘들게 하고 복잡하게 만든다. 선택적인 조절뿐 아니라 힘의 생성에도 결함이 있다(Damiano, Dodd, & Taylor, 2002). 선택적 조절을 잘 하지 못하면 근육활성화의 타이밍과 순서, 길항근과 작용근의 활성화 순서, 동작의 협응이 방해된다 (Olney & Wright, 2006). 신경학적 장애가 있는 아동이 하나의 기술을 훈련할 때 그것을 시도할 때마다 매번 변수가 증가하기도 한다(Eliasson 등 1992; Thorpe & Valvano, 2002; Valvano & Newell, 1998). 운동조절의 이러한 제한은 운동학습의 과정을 더 복잡하고 힘들게 한다. 더 복잡해질 수록 훈련을 위한 필요성도 증가한다. 이러한 소견들이 있으면 피드백과 가이드할 필요성이 더 증가된다(2004, Valvano 참조)

아동의 개인 특정 학습에 훈련 변수들을 적용하는 이러한 접근은 "**도전 포인트**(challenge point)"라는 개념과 연계될 수 있다(Guadagnoli & Lee, 2004). 이 개념은 운동과제를 지도하는 이는 학습자에게 도전이 되는 적절한 수준을 나타내는 훈련 상태를 선택해야 한다는 것이다. 이러한 적정 수준의 훈련은 학습에 있어 활발한 인지 과정을 이끌어내지만 학습자의 능력을 넘어서지는 않는다. 만일 지도자가 도전 포인트를 너무 높거나 낮게 설정하면 학습의 수준이 영향받을 수 있다.

Sullivan과 동료들(2008)은 8-14세 아동그룹과 성인초기 대상자들에서 말로 피드백을 덜 하여 나타나는 효과를 설명하는데 이러한 개념을 적용하였다. 실험적으로 팔 동작 과제를 수행하는 성인에게 50%의 시도후 피드백을 준 것이, 시도할 때마다 100% 피드백을 해준 그룹보다 유지 테스트에서 더 나은 수행의 일관성을 보였다. 이와 반대로 아동에서는 100%의 피드백을 해준 그룹이 50%만 피드백을 받은 그룹에서보다 유지 테스트에서 정확성과 일관성이 더 높았다. Sullivan과 동료들(2008)은 성인에서 아주 잘 입증된, 피드백 횟수를 감소한 이점이 아동에게는 보이지 않았는데 이는 정보처리 능력이 다르기 때문이라고 설명하였다.

도전 포인트 개념은 Lin과 동료들(Lin, Sullivan, Wu, Kantak, & Winstein, 2007)의 발견에도 적용할 수 있는데 파킨슨 질환이 있는 성인에서 세 가지 동작 과제의 유지에 블록 훈련이 장점이 있음을 보여주었다. 이는 정상성인에서 잘 볼 수 있는 무작위 훈련의 강한 장점과는 반대이다. 과제 이동(전환)에 중요한 기억 기능이 제한되어있을 때는 무작위 훈련에 의해 향상되는 건강한 성인의 학습과정에 영향을 미칠 수 있다.

다음에 이어질 부분에서는 훈련의 효율성을 높일 수 있는 가이드라인을 검토하려고 한다. 이러한 가이드라인은 운동학습에 대해 보고한 문헌들에서, 반드시 나음 저자들에 국한된 것은 아니지만 Duff와 Quinn(2002), Heriza(1991), Gentile(1992), Howle(2003), Larin(2006)이 제시한 소아에서의 적용을 위한 토의로부터 직접 인용한 것들이다. 제시된 가이드라인의 대부분은 경험적으로 증명할 수 없다. 나는 독자들이 현재의 문헌들을 고찰하고, 이러한 가이드라인을 임상에서 검증해보고 적용해볼 것을 권한다.

활동 지향적 중재를 계획하기: 훈련 (Planning Activity-Focused Interventions: Practice)

가이드라인 No. 1: 훈련! 훈련! 훈련! 동적 시스템 이론에서는 기능적 행동을 수행하는데 필요한 안정되고 선호하는 동작 패턴을 만들기 위해 많은·시도가 필요하다. 그 이외에도 동작의 변수를 시도해보는 것을 가능하게 하는 훈련의 융통성이 권장된다(Dusing & Harbourne, 2010; Harbourne & Stergiou(2009); Vereijken, 2010). 아동이 훈련할 때 우리는 실수가 전혀 없는 학습을 기대해서는 안 된다. 실수를 지각하는 능력과 문제해결능력을 발달시키는 것이 운동학습의 중요한 부분이다. 능동적인 학습이란 훈련세션에만 국한되지 않는다는 것을 기억하라. 부모와 교실선생님과 도우미들이 학교일과 동안 동작문제에 관하여 아동에게 도전을 주어보도록 하고 다른 환경에서도 할 수 있는 학습으로 일반화하고 강화하는 것을 도와주어야 한다(Damiano, 2006).

연구논문들에는 훈련세션 동안 적절한 휴식시간, 훈련시간, 훈련 횟수에 대해 언급은 없다. 운동학습에 관한 논문들은 집중훈련(mass practice)(휴식시간보다 훈련시간이 더 많음)대 비집중 훈련(distributed practice)(휴식시간이 훈련시간보다 많음)의 상대적인 장점들에 대해 평가하고 있다(Schmidt & Wrisberg, 2008). 그러나 이러한 소견들을 신경학적 장애를 가진 아동들을 훈련하는 동안 훈련의 종류, 학습의 내용, 그리고 아동들 특성에 따라 다 적용할 수 있는 일반화는 어렵다. 치료환경의 조성, 학습스케쥴, 그리고 치료사가 어떻게 운영하는지와 같은 외부적 요인들뿐 아니라 아동의 피로와 주의집중에 관한 문제는 세션횟수와 스케쥴을 짜는데 대한 제약요건이 된다.

CP 아동에서 중재횟수를 늘리는 효과에 대한 연구들이 긍정적 결과를 내기 시작하고 있다. 중재의 강도를 높인 경우 운동 빌딩(Mayo, 1991), 특정 기능적 목표(Bower & McLellen, 1992, 1994), 대근육운동 기능 측정(GMFM) 척도(Bower, Michell, Burnett, Campbell & McLellen, 2001; Stiller, Marcoux, & Olson, 2003; Trahan & Malouin, 2002), 그리고 PEDI 점수(Dumas, Haley, Carey & Ni, 2004; Stiller 등, 2003)가 횟수를 덜한 중재를 받은 어린 장애 아동들보다 향상되었다.

적절히 학습목표, 훈련의 단계, 그리고 아동의 배우는 속도에 초점을 맞추어 훈련세션의 횟수와 스케쥴을 정해야 한다. 예를 들어, 물리치료를 주마다 받도록 스케쥴을 짠 아동이 있다고 하자. 이 아동에게 단기간 많은 횟수의 훈련을 하면 새로운 기술을 배우는 것을 도와줄 수 있다. 아동이 새로운 기술을 훈련하여 완전히 자기 것이 되면 횟수를 줄인다. 자연스런 수행과 일반화를 위해 훈련을 자연스런 환경에 통합하는 결과는 부모와 학교관계자의 참여에 영향을 받을 수도 있다.

학습 단계는 많은 훈련전략과 관련 있다. Gentile(1992)은 학습의 아주 실제적인 두 가지 단계를 제시하였다: 초기와 후기단계이다. 학습의 초기단계에서 학습자는 (1) 과제를 성공적으로 수행할 수 있도록 해주는 상황을 찾아내고 또 (2) 과제를 달성하기 위한 가능한 협응전략을 발견한다. 훈련의 후기단계에서 학습자는 기술을 발전시키고 정교한 협응을 발달시켜 동작이 효율적이게 한다(Gentile, 1992).

신경학적 이상이 있는 아동에서는 감각운동장애와 운동생성 결함으로 훈련의 초기단계 시간이 늘어나는데 이 책의 후반부에서 논의할 변수들과 관련이 있다.

활동 중심적인 중재의 계획: 과제 (Planning Activity-Focused Interventions: Task)

과제의 억제요인은 드러나있지 않거나 드러나 있는 활동의 규칙, 훈련의 실제내용, 과제의 목표와 관련이 있다. 과제 제약요인은 훈련동안 사용되는 장난감을 포함한 도구들이 될 수도 있다. 운동학습에 관한 논문들에서는 과제와 관련한 변수들에 대해 많이 토의되어 있으므로 독자들은 추천된 책들을 읽기를 바란다.

가이드라인 No. 2: 훈련이 재미있고 동기부여가 되도록 하라. 운동기술을 배우기 위해서는 반복훈련이 필요한데 물리치료사에게는 치료적 훈련의 엄격함과 재미있고 동기부여가 되는 학습환경 사이에 균형을 맞추는 것이 문제이다. 아동의 일은 놀이임을 기억하라(Parham & Fazio, 2008). 운동학습의 목표를 종종 재미난 게임과 접목시킬 수 있고 물리치료사는 동기를 부여할만한 발달수준에 적절한 활동을 계획하는 것이 어려울 때가 있다. 과제를 제시할 때 과제에 아동이 선택적 주의집중을 할 수 있어야 한다. 중재계획안에서 발달학적으로 스스로 목표를 설정할 수 있는 능력이 있는 아동은 훈련하는데 동기부여가 잘된다. 개별적 중재에 대한 보완으로 감각운동 놀이그룹 또한 발달학적 기술의 훈련을 많이 할 수 있는 즐겁고 동기부여가 되는 환경이 되도록 해야 한다(LaForme Fiss, Effgen, Page, & Shasby, 2009).

가이드라인 No. 3: 숙고하여 훈련활동을 계획하라. 효과적인 활동 중심 중재에는 숙고하여 계획한 과제의 특성과 내용을 훈련하는 것이 필수적이다. 중재계획안의 활동 목표의 특정한 과제와 훈련과제가 동일할 수도 있는데 포크로 고형음식 먹기, 난간 안 잡고 계단 오르기, 전동차 운전하기, 축구공 차기 같은 것이다. 이와는 반대로 목표 활동에 필요한 동작의 구성요소를 가진 다른 발달학적 놀이활동 혹은 과제를 훈련세션용으로 구성할 수 있다.

이러한 훈련 전략은 도움없이 보통의 계단을 오르고 내리는 기능적 목표를 달성하기 위해 훈련하는 유치원생에서 잘 서술될 수 있다. 항중력근의 힘이 약하고 하지근육의 선택적인 조절 장해가 있으면, 다리를 앞으로 내딛어 발을 계단 알맞은 곳에 위치하게 하는데 어려움이 있다. 아이의 물리치료사는 항중력으로 다리를 내디디며 구부리는 요소의 어려움을 경감시키기 위하여 정글짐을 기어오르는 과제를 목표활동인 계단을 오르는 것과 번갈아 수행하도록 하고 있다. 필수적 동작 요소가 있는 과제를 기획하는 전략은 어린 아동들이 같은 과제를 반복적으로 수행하도록 해야 하기 때문에 치료사가 이러한 어려움을 줄이고 훈련을 다양하게 하는데 도움이 될 수 있다. 치료사는 항시 아동이 구성요소를 훈련하여 그 동작을 할 수 있게 되었을 때 이 성취가 중재계획에 나와있는 활동으로 이어질 수 있을 것인가를 주의깊게 평가한다.

일반적으로 운동 학습 이론은 과제사이에 적은 양의 전이가 일어남을 예측하여 목표하는 기술을 훈련하도록 권장한다(Larin, 2006; Schmidt & Lee, 2005; Winstein, Gardner, McNeal, Barto, & Nicholson, 1989). 그러나 목표가 되는 활동에 필요한 동작 패턴을 발달시켜야 하는 신경학적 장애가 있는 아동에서 동작 요소를 공유하는 연관된 과제에 중심을 둔 훈련은 운동학습에서 그 역할이 증가하였다. 관련된 활동이 목표 활동으로 전이되려면 어느 정도의 동작요소를 훈련해야 할지에 대해서는 경험적 연구가 필요하다. 전이는 일반적으로 동작의 요소를 얼마나 공유하는 훈련인지에 따라 다르다. Horne과 동료들(1995)은 특정 동작 구성요소의 습득을 촉진하기 위해서 특정하게 기획된 6-7가지 활동이 포함된 중재를 연구하여 보고하였다. 21-34개월 유아들에서 이러한 활동을 훈련함으로써 수행을 향상시켰다. 유아들은 또한 훈련받은 각 동작 요소들을 이용하여 훈련받지 않은 활동을 하게 되는 일반화 과정을 보여주었다. CP아동에서 특별히 고안된 세발 자전거로 훈련하여 얻어진 고관절 신전은 보행의 향상으로 이어졌다(King 등, 1993). 인지 제한이 있는 아동에서는 목표 활동으로의 전이가 어렵기 때문에 전제 기술의 훈련은 권장되지 않을 수도 있다(McEwen & Hansen, 2006).

가이드라인 No. 4: 원하는 기능적 성과를 증진하기 위하여 장난감들을 사용하라. 장난감은 아동의 발달학적 욕구와 훈련 세션의 목적에 맞는 것이어야 한다. 물건의 특성들이 운동행동을 유발하므로 사용하려는 장난감의 지각적, 물리적 특성들을 주의깊게 평가해서 선택해야 한다. 그리고

아동의 연령과 발달 수준에 적절해야 한다. 미끄럼틀, 세발 자전거, 기어오르는 설비와 같은 물리적 장난감들이 퍼즐, 플레이도와 같이 각각 노는 조작적인 장난감보다 또래와의 상호작용을 더 향상시켰다(Fontaine, 2005). 훈련하고 있는 아동의 동기부여를 위해 장난감을 이용할 수 있는데 오히려 장난감이 훈련의 주요한 관점에 아동이 선택적으로 주의집중하는 것을 방해하는 것이어서는 안 된다.

가이드라인 No. 5: 과제의 복잡성과 어려움을 조절하기. 아동을 위해 과제의 어려움과 복잡함은 주의깊게 적절한 수준으로 개별화된 것이어야 한다. 아동의 기술에 상대적으로 알맞은 양의 도전이 있는 활동을 계획하도록 물리치료사는 노력해야 한다(Campbell, 1999). 훈련 과정을 어디서부터 시작하고 어디로 진행해야 하는지에 관하여 계획을 짜야 한다. 과제의 복잡성은 요소들의 수로 등급화할 수 있는데 추가되는 요인들로 인하여 정보처리 요구와 동작 생성 요구가 많아지기 때문이다.

과제의 복잡성은 또한 폐쇄 과제인지 개방 과제인지에 따라 다르다. 폐쇄적 과제는 환경(예: 계단, 퍼팅 그린의 구멍)이 매 훈련마다 일정하다. 개방적 과제에서는 환경 상태(예: 혼잡한 복도, 테니스 시합에서 상대방의 배치)가 훈련시마다 변하므로 많은 해결책이 나와야 한다(Gentile, 1987; Schmidt & Wrisberg, 2008).

훈련에 적응함으로 배워야 할 과제가 덜 어려워진다. 아동이 발전함에 따라 좀 더 어려운 쪽으로 과제를 점차 전환한다. 운동 학습에 대한 문헌들은 목표 과제로의 전환이 반드시 보장되는 것이 아니라고 주의를 촉구한다. 그러나 어려운 과제에의 적응을 근력과 지구력이 제한되어있는 아동들에게 적용해볼 수도 있다. 안전은 점차 어려운 과제를 해야 할 또 다른 이유가 된다. 안전을 위해 과제의 요구사항을 줄이거나 신체적 지지를 해주는 것으로 적응시킬 수 있다. 독립 보행이 목표일 때 적응적 훈련의 예는 평행봉에서 보행훈련을 하는 것이다. 평행봉에서 반복 훈련을 하는 것은 평행봉에서의 보행 기술을 늘리지만, 독립보행에 필요한 것과는 다른 협응과 다른 동작을 가르친게 된다. 비록 안전과 기술 수준이 과제 적응에 필요한 것이긴 하나 치료사는 궁극적으로 치료계획상의 목표를 학습할 수 있도록 전환을 생각해야 한다.

워커, 목발, 혹은 파라포디움같은 보조기구들을 기능적 이동 과제에 이용할 수도 있다. 보조기구의 적절한 특성은 장애아동의 기능에 의미있는 영향을 미칠 수 있다. 예를 들어, 후방 워커는 어떤 CP 아동에서는 이동 기능을 향상시킨다(Logan, Byers- Hinkley, & Ciccone, 1990). 보조기구는 또한 PEDI로 측정한 양육자가 해주어야 할 필요한 보조의 양을 줄이고 이동을 향상시킨다고 알려졌다(Ostensjo, Carlberg & Vollestad, 2005). 보조기구의 선택에 대해서는 6,17,18장에 나와 있다.

부분 과제 훈련(Part-task taining)은 또 다른 과제 적응의 예이다. 이것은 일반적으로 전체과제 수행을 위하여 미리 과제의 한 요소를 훈련하는 것으로 정의한다. 운동 학습 문헌은 학습자에게 전체 과제가 너무 어려우면 복잡한 기술을 익히기 위해 부분 과제 훈련을 할 것을 제안한다(Schmidt & Wrisberg, 2008). 부분 과제 훈련의 흔한 형태는 분절적 훈련으로 한 요소를 훈련한 후 이어 다른 한 요소를 덧붙여 훈련하고 마지막에는 덧붙여진 요소들을 한 번에 수행하게 하는 것이다(Schmidt & Lee, 2005).

분절화의 예는 농구공을 드리블하는 것으로 훈련을 시작하여 팀 멤버에게 패스하거나 슛하여 골에 넣는 것을 덧붙여 연습하는 것이다. 부분 과제 훈련의 효과는 목표 기술의 특성과 얼마나 복잡하게 요소들이 연관되어있는지에 따라 다르다((Schmidt & Wrisberg, 2008; Shumway-Cook & Woollacott, 2012). 요소를 분리하는 것이 개별 부분을 수행 시 그 방식을 변하게 하는 거라면 부분 과제 훈련은 효과가 없다. 예를 들어, 골프 스윙의 백스윙 요소를 훈련 하고자 할 때 포워드 스윙으로부터 분리하여 훈련하면 포워드 스윙의 역학을 변하게 할 수 있는데 근육의 수축 순서와 포워드 스윙의 모멘텀은 백스윙의 연장선상에 있기 때문이다(Schmidt & Wrisberg, 2008). 또한 부분 과제 훈련이 효과적이려면 전체 과제로의 전환이 되어야 한다. 부분 과제 훈련이 효과적일 때는 일상생활의 대부분 활동같이 전체과제가 많은 부분으로 이루어져 있을 때이다.

부분 과제 훈련은 훈련하는 요소들이 기능적으로 복잡한 과제 내의 하부행동일 때 유용하다(Schmidt & Lee, 2005; Schmidt & Wrisberg, 2008; Winstein, Pohl, & Lewthwaite, 1994). 이러한 원칙은 Winstein과 동료들(1994)이 뇌졸중으로 침범된 다리로 서면서 체중이동에 초점을 맞춘 부분과제 훈련의 효과를 검증한 연구에서 드러났다. 이 성인 대상자들은 부분과제 훈련 후 발로 서면서 체중을 이동하는 향상을 보였는데 기능적 보행 측정시에는 향상을 보이지 않았다. 이 경우 보행이라는 과제에서는 옆으로 체중이동하는 것이 자연스러운 필수요소가 아니었기 때문이며 자연스런 보행에는 무게중심이 앞으로 이동하는 것이 포함되어있기 때문이다.

운동 학습의 많은 변수와 함께 부분 과제 훈련의 가이드라인은 신경학적 기능의 제한을 경감하도록 적용해볼 수도 있어야 한다. 부분 과제 훈련은 양손 과제 수행에 필수적인 동작 요소의 어려움 혹은 순서 결함이 있는 아동일 때 장점이 있다(Valvano & Rapport, 2006). 부분 과제 훈련의 장점은 아동에서 과제에 따라 다르다. 여러 요소로 되어있는 시각 운동 과제는 전체과제 훈련으로 더 빨리 학습한다는 것이 밝혀졌다(Yakut, 2003).

가이드라인 No. 6: 유지와 전이를 증진시킬 훈련을 짜라. 운동학습 논문은 여기에 적용할 두 가지 훈련변수에 대해 보여준다; 다양성 훈련 대 특정 훈련과 무작위 훈련 대 정해진 훈련이다. 특정훈련이란 한 행동의 과제 변수를 반복 연습하는 것이 포함된다(예: 정해진 거리에서 공 던지기, 하나의 계단에서 계단 오르기, 하나의 의자에서 일어서기). 다양성 훈련에는 행동의 많은 변수가 포함된다(즉 각각 다른 위치에서 각기 다른 공을 던지기, 높이가 다른 다양한 계단오르기, 의자높이가 다른 의자에서 일어서기). 운동프로그래밍 이론에 따르면 **다양성 훈련**이 운동프로그램의 변수를 많이 가지고 있으므로 운동기술의 일반화를 향상시키리라는 것을 떠올리게 한다. 동적 시스템이론에 의하면 부분 과제 훈련은 또한 과제 및 환경 제한에도 불구하고 협응전략의 안정성을 증가시킨다고 한다. 정상발달을 하는 아동에서 다양성 훈련의 장점은 실험적 과제로써 증명되었다(Granda-Vera & Montilla, 2003; Wulf, 1991). 신체적, 신경학적 이상이 있는 아동에서는 그 효과가 연구되지 않았다.

한 훈련세션에서 두 가지 이상의 과제를 수행시, 한 과제를 반복하여 습득한 후 다음의 과제로 넘어가는 방식으로 스케쥴을 짤 수 있다. 이것을 **정해진 훈련**(blocked practice)이라고 부른다. **무작위 훈련**(random practice)은 무작위의 순서로 이 모든 변수를 훈련하는 것을 말한다. 무작위훈련을 하면 좀 더 능동적이 되며 기억심상이 더 잘 발달하기 때문에 성인을 대상으로 한 연구에서 무작위 훈련이 매우 강한 효과가 있음을 보여준다. 그러나 아동에 대한 효과는 아직 잘 모른다. 훈련을 짤 때 과제의 학습자인 아동과 과제의 특성에 따라 정해진 훈련을 할 지 혹은 무작위 훈련을 할 지 여부를 결정한다.

Taylor(1999)는 장애가 없는 7세 아동에서 세 가지 변수가 있는 목발 사용과제를 훈련할 때 무작위 대 정해진 훈련의 상대적 효과를 평가하는 파일럿 연구를 시행하였다. 무작위 훈련의 장점은 증명되지 않았다. 이런 결과가 나오는 데에는 아동의 학습스타일, 과제 변형의 어려움 정도, 그리고 이전의 경험 등 여러 영향이 지적되었다. 또 어떻게 움직이는지에 대해 학습자가 기초적 개념을 가질 때까지 초기에는 정해진 훈련을 하고 나중에는 무작위훈련을 하게 하는 조합훈련을 제시하고 있는데, 이로써 과제의 변형에도 불구하고 아동이 최적으로 수행 할 수 있다는 설명이다(Gentile, 1987, 1992; Pigott & Shapiro, 1984). 신경학적 이상 진단을 받은 아동에서 훈련을 할 때마다 변수가 늘어나면 정해진 훈련을 더 해야 한다. 더군다나 복잡한 동작을 훈련할 때는 훈련의 초기시간을 늘여야 할 지 모른다. 기억과 주의력 문제도 고려되어야 한다. 편마비인 뇌성마비아에서 정해진 대로 훈련하는 것이 무작위 훈련에 비해 기술을 습득해가는 초기에는 힘의 비율을 구별해가는데 향상을 보였고 잡기의 조절에서도 비슷한 유지를 보여주었다(Duff & Gordon, 2003). 그와 반대로 어떤 아동에서는 한 과제를 반복하는 지루함을 무작위 훈련으로 어느 정도 줄일 수 있어서 학습이 증진된다.

활동 중심적인 중재 계획세우기: 환경
(Planning Activity-Focused Interventions: Environment)

환경과 관련된 중재를 물리적 환경, 심리사회적 환경 그리고 수행환경으로 나누어보겠다. **수행환경**에는 변화 중개자가 제공하는 확대정보가 포함된다.

가이드라인 No. 7: 원하는 운동행동을 지지해주기 위해 물리적 환경을 수정하기. 물리적 환경에는 환경의 감각적 특성뿐 아니라, 사물(보조 기술을 포함한), 환경내의 사람도 포함된다. 현재는 동적 시스템 이론으로 통합된 지각-행동 이론(perception-action theory)(Adolph, Eppler, & Gibson, 1993; Gibson, 1979)에서는 활동 중에 나오는 동작 행동

은 환경내의 정보와 얽혀있다고 강조한다. 이와 비슷하게 기능적 행동은 지각을 촉진한다. 이러한 지각/행동의 연결은 성인들이 계단을 오르내리기 위한 전략을 선택하는 경향에서 전형적으로 볼 수 있다. 성인들은 다리길이와 계단 높이를 비교하여 전략을 선택하고(Warren, 1984) 다리의 신전 근력에 비례한 전략(Konczak, 1990)에서도 그렇다.

영아와 어린 아동은 자신들의 동작능력에 따라 행동을 지각한다는 증거가 있다(Adolph. Eppler, & Gibson, 1993). 이런 개념은 그림 8.5에 나와 있다. 2세된 어린 남아가 계단을 오르는 도전을 하고 있다. 계단 높이가 자신의 크기 및 동작능력에 비교해서 높을 때는 네발 동작이 자연스럽게 나온다. 계단높이가 낮을 때는 자연스럽게 두발로 하는 동작이 나온다. 아이가 환경적 특성 및 과제를 자기의 운동능력에 맞지 않는다고 지각하기 때문에 계단을 내려갈 때 본능적으로 도움을 찾는 것을 보라.

환경안에 있는 사물은 동작을 할 수 있는 **기회**(affordance)를 제공한다. 지각-행동 토대에 따라 이러한 기회는 개인과 환경사이의 상호작용을 보여준다. 우리가 과제 및 환경을 치료적 훈련에 적응시킴에 따라 아동이 할 수 있는 가능한 동작의 기회가 무엇인지 알아야 한다. 이 경우 동작기회(affordance)는 발걸음이라고 할 수 있는데 이것이 행동에 영향을 주는 제약요인 혹은 조절 매개변수가 될 수 있는 것이다. Fetters와 Ellis(2006)은 농구공을 골대에 넣으려는 4세 남아에서 이러한 기회를 설명하였다. 이 어린 농구 선수에게 성공적 동작은 "적절하게 개인-환경이 딱 들어맞을 때" 출현한다. 농구공의 크기와 무게, 골대의 높이와 크기를 맞춰주어서 골대에 슛하는 동작을 가능케 했고 성공적 동작으로 연결되었다.

특히 선택적으로 주의집중할 수 없는 신경학적 이상이 있는 아동에게는 환경으로부터의 감각적 자극이 학습경험에 영향을 줄 수 있다. 한 가지 과제를 자동적으로 수행할 수 없는 아동은 경쟁적 과제가 동시에 주어질 때 수행하기가 더 어렵다. 감각적 자극이 혼란스러운 영아 및 아동에게는 물리적 환경이 특히 중요하다. DCD 아동은 감각통합장애가 있을 수 있다. 주위의 온도, 빛, 소음수준, 혹은 냄새까지도 훈련활동시 선택적으로 주의집중하는데 영향을 줄 수 있이 훈련 활동의 참여에도 영향을 준다. 물리적 환경을 아동의 공포를 줄이고 안정감을 증가시키는 방향으로 수정하여야 할 것이다. 아동의 특별한 욕구를 알고 있으면 물리적 환경의 감각적 측면을 최대화하는데 도움이 될 것이다.

물리적 환경의 또 다른 측면은 사용하는 기구와 이동활동을 할 때의 바닥표면 상태를 들 수 있다. 어떤 동작 기술

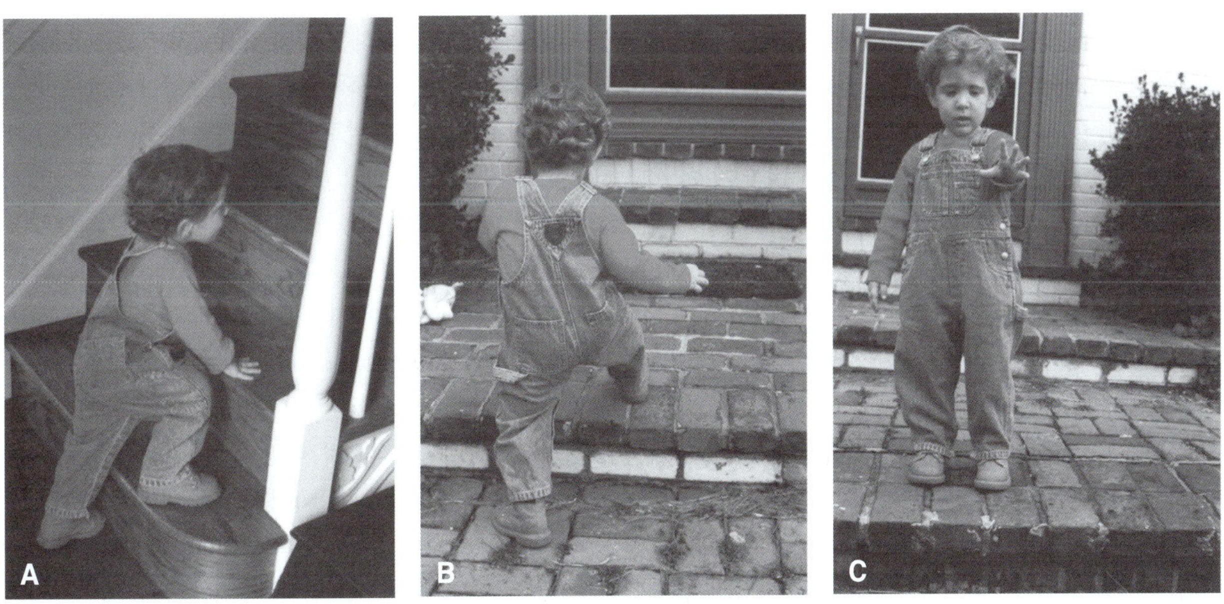

그림 8.5 정상발달중인 2세 남아가 보이는 계단 오르기 과제를 수행할 때의 다양성. 자신의 동작능력에 비교하여 환경상황의 특성들이 이 다양성에 영향을 주고 있다. (A) 높은 계단을 오를 때는 네발 동작으로 기어오른다. (B) 계단높이가 낮으면 두 발로 수행한다. 그리고 (C) 계단을 내려가는 과제에서는 도움을 요청하고 있다.

이 나오도록 도와주기 위하여 우리는 자주 공과 원형통등을 훈련에 사용한다. 물리치료사는 복와위로부터 앉는 자세로의 전환을 훈련시킬 때 움직이는 운동용 공위에서 하기도 한다. 물의 부력은 수중치료에서 운동행동을 촉진하기 위한 환경적 적응의 한 예이다.

활동 지향적 행동의 성공은 종종 적응적 도구를 얼마나 적절히 사용하는가에 달려있다. McEwen(1992)는 적응적 도구는 아동에게 교실에서 일어나는 사회적 상호작용에 대한 하나의 제약요인이(조절변수) 될 수 있다고 하였다. 아동은 환경안에서 편안히 느끼고 안정감을 느끼면 더 잘 수행한다. 적절하지 않은 의자에 앉아 있을 때 균형 혹은 자세를 잡기가 어려우면 잘 수행하지 못한다. 잘 만들어진 않은 도구 및 기타 동작을 위한 보조도구는 "가능하게 하는 테크놀러지"로서 아동기능을 가능케 해준다(Wilson Howle, 1999). 적응적 좌석, 옆으로 누울 수 있는 기구, 서는 것을 지지해주는 것 등 보조도구가 있으면 교실과 집에서의 참여가 증진된다. 적응적 도구와 관련한 문제점은 제 17,18장에서 논의할 것이다.

가이드라인 No. 8: 실제적일 때 기능적 환경안에서 훈련을 수행하라. 신경학적 장해가 있는 아동이 가장 잘 학습하고 학습의 일반화가 가장 잘 이루어질 수 있는 곳은 그 기술이 사용될 자연스런 환경이라는 증거가 있다(Karnish, Bruder & Rainforth, 1995; Roper & Dunst, 2003). 자연스런 환경은 운동학습에 대하여 일정한 기회들을 제공한다. 그러므로 변화 중개자로서의 역할은 운동활동을 가르치는것 뿐만 아니라, 학습을 지원하고 기회를 증진할 수 있는 환경을 만들도록 가족과 교실을 도와주는 것이다. 이것은 특히 치료환경에서 습득한 것을 자연스런 환경에서는 하지 못하는 즉, 전이가 어려운 인지장애가 있는 아동에서 더 그렇다(Brown, Effgen & Palisano, 1998; McEwen & Hansen, 2006).

가이드라인 No. 9: 심리사회적 환경의 영향을 고려하라. 운동 학습에 영향을 주는 동기부여, 기대감, 그리고 격려 등이 포함되는 심리사회적 문제는 **심리사회적 환경**을 구성한다. 치료사들은 아동의 온전한 참여를 위해 건강한 가족 중심의 훈련을 통해서 물리치료를 교실과 지역사회안으로 통합시키면서 심리사회적 환경을 지원해주어야 한다. 이러한 측면은 현재 중재모델의 중요한 요소이다. 가족을 지원해주는 전략은 제 4장과 이 책 전반에 걸쳐 이야기되고 있다. 조기중재 전략은 제 11장에서; 학교에서의 중재는 12장에서; 그리고 기타 다른 환경에서의 중재는 13장부터 16장까지 이야기하였다. 치료사는 아동의 욕구와 호흡을 같이하며 아동을 훈련에 유연하게 적응시킨다. 아동에게 선택의 기회를 주고 무엇을 결정할 때 아동을 참여시켜야 한다(Larin, 2006).

가이드라인 No. 10: 확대정보를 신중히 제공하라. 수행환경이란 학습동안 제공되는 확대정보를 말한다. **확대정보**에는 문제해결과 과제수행을 위해 학습자가 사용할 수 있는 내부정보를 보충해주기 위해 외부로부터 제공되는 정보가 포함된다는 것을 기억하라. 동적 시스템이론에 의하면 아동이 기능적 행동을 가능하게 해주는 협응상태를 찾아내도록 인도하는 확대정보를 변화 중개자가 제공한다고 되어있다. 변화 중개자는 확대정보를 주의깊게 선택하고 실행함으로써 훈련 성과에 극적인 영향을 줄 수 있다.

피드백 이외에도 제공할 수 있는 확대정보에는 많은 것들이 있음을 기억하라. 비록 많은 논문이 피드백에 초점을 맞추고 있지만 확대정보도 선택할 수 있는 것이 많다. 확대정보 계획을 세우는 데는 세 가지 차원이 있다: 주는 방식에 따라 특징지어진 확대정보의 종류, 내용 그리고 타이밍이다. 경험적 자료가 없기 때문에 치료적 훈련을 하는 동안 확대정보에 관해 확실하고 빨리 적용할 수 있는 원칙을 알려주기가 어렵다. 이론적으로 보면 과제 및 환경 수정과 함께 확대정보를 통합하는 것이 중요하고 그것이 어떻게 아동의 특정한 학습욕구와 상호작용하는지가 중요하다.

지도(INSTRUCTION). 말로 지도하거나 혹은 앞에서 시연해 주면서 지도해 줄 수 있다. 말로 해주는 지도는 과제 요구사항에 대한 정보를 제공하고 과제와 관련된 측면에 선택적 주의집중을 증진시킬 수도 있다. 일반적으로 지도는 짧게 요점을 집어주어야 한다(Schmidt & Wrisberg, 2008).

실연하기와 모델링(DEMONSTRATION AND MODELING). 어린 아동들이 시각적 감각에 많이 의존하고 있으므로 어린아동을 지도할 때는 시각적으로 하면 좋다(Bradley, Westcott, 2006; Hatzitaki, Zisi, Kollias, & Kioumourtzoglou, 2002; Shumway-Cook & Woollacott, 1985). 예를 들어, 다운증후군 아동들은 말로 제시할 때보다 보여주면서 정보를 주면 더 잘 할 수 있다(Iarocci & Burack, 1998). 운동과제를 비디오를 통해서나 실제로 보여줌으로써 운동학습과 자신감을 증진시킬 수 있다(Larin, 2006). 실물이나 비디오를 통해 보여줄 때 주의를 기울여야 할 동작 특성에 대해 단서를 주는 것이 권장된다(Kernodle & Carlton, 1992).

결과에 대한 지식과 수행에 대한 지식(Knowledge of Results and Knowledge of Performance). **결과에 대한 지식**은 아동의 수행결과가 얼마나 과제목표를 만족시켰는지에 관한 정보를 제공한다(Schmidt & Lee, 2005). 아동의 발달학적 수준에 비추어 정보를 처리하는데 얼마나 시간이 걸리는지, 복잡한 정보를 처리할 수 있는지 등을 고려하라. 이것은 특히 인지발달이 늦는 아동 혹은 정보처리과정의 문제가 있는 아동에서 그렇다. 각 아동마다 훈련되고 있는 과제에 대한 피드백에 필요한 것들을 평가해야 한다. 성인을 대상으로 한 운동학습연구를 보면 간단한 실험적 과제의 타이밍 혹은 정확성을 향상시키는 목표가 있을 때, 그리고 학습사가 많아시는 변화를 지각하지 못하고 있을 때 말로 해주는 피드백은 아주 중요하다(Magill, 1992; Salmoni, Schmidt, &Walter, 1984). 그러나 임상적 환경에서는 많은 과제의 훈련 시도(상자 안에 콩주머니를 던져넣기)의 결과는 아동에게 명백하기 때문에 반드시는 아니지만 결과에 대한 지식을 풍부하게 해준다. 그와는 반대로 고유수용성 감각 혹은 시각적 통합 장해가 있으면 어떤 과제 수행의 동작 결과에 관한 피드백을 받기 위해서는 요구되는 사항이 더 많아진다.

수행에 관한 지식은 아동이 사용하는 동작패턴에 관하여 피드백 정보를 제공한다. 직관적으로 신체적으로 장애가 있는 아동을 가르치는데에는 이 수행에 관한 지식이, 결과에 대한 지식보다는 더 나아 보인다. 그러나 어려운 동작을 수행하려고 할 때는 동작패턴에 관한 피드백을 말로 들어 그 정보를 처리하는 것이 신경학적 이상이 있는 어떤 아동에서는 어렵다는 증거도 있다(Thorpe & Valvano, 2002). 외부적 초점을 좀 더 환경내의 목표과제 쪽으로 초점을 맞추는 것이 적절할 것이다(Thorpe 등, 2003; Wulf, Shea, Park, 2001).

신경학적 장애를 가진 아동들은 행동 계획을 짜는 것이 어려울 수도 있기 때문에 피드백만을 해주는 것으로 충분치 않다. 수행을 향상시키려면 이전 수행에 바탕하여 다음 시도 때 어떻게 해야 하는지에 대한 단서를 주는 것이 실제적이다(Kernodle &Carlton, 1992; Newell & Valvano, 1998). 이러한 단서는 아동에게 과제가 친숙하지 않을 때, 아동이 기능적 활동의 습득을 위해 새로운 협응패턴을 발달시켜야만 할 때 특히 중요하다.

인지적 전략들(Cognitive Strategies). **인지적 전략**은 기억과 주의력같은 인지시스템의 어려움을 경감하므로써 학습을 촉진하는 테크닉 혹은 학습수단이다. 그것들은 학습자가 정보를 조직화, 저장, 혹은 꺼내오는데 도움을 주는 수단들이다(Alley & Deshler, 1979). 인지전략의 예는 주의집중을 향상시키고, 동작을 머릿속으로 그려보고, 기억증진을 위하여 표시기법을 사용하고, 순서를 기억하기 위해 리듬을 사용하고 정확성을 위해 이 시도를 다른 시도와 비교하기 등이 있다. 비록 정상발달하고 있는 아동들은 이러한 인지전략들을 보통 본능적으로 발달시키고 수행에 도움이 되도록 그것을 이용하지만(David, 1985), 학습장애나 인지장애 아동은 운동기술을 훈련하는 동안 이러한 인지전략을 자주 사용하지 못한다. 인지전략을 사용하도록 아동을 도와주면 학습이 향상된다는 증거가 있다(Dawson, Hallahan, Reeve, & Ball, 1980; Horgan, 1985). 신경학적 이상 진단을 받은 아동들에게는 기술을 머릿속으로 그려보도록 가르쳐주면 그 기술의 습득이 쉬워질 수 있다(Thorpe & Valvano, 2002). 문제해결과 목표 행동을 성취하기에 필요한 전략적 과정과 같은 메타인지기술에 인지전략의 초점을 맞출 수도 있다.

신체적인 가이드(Physical Guidance). 물리치료사에게 있어서 확대정보를 제공하는 중요한 방법은 **신체적 가이드**이다. 운동 학습 이론의 관점에서 보면 신체적으로 가이드를 해주는 것은 일반적으로 기능을 수행하기 위해 동작의 "감"을 제공하는 것이다(Wulf, Shea, & Whitacre, 1998). 이것은 골프스윙이나 체육관에서 방법을 지도하는 코치들이 해주는 것과 비슷하다. 신체적 가이드를 할 때 지도하는 이가 단서를 손으로 해줄 때 이를 **손으로 하는 가이드**(manual guidance)라고 부른다. 신경발달학적 치료(NDT)의 촉진 테크닉은 신체적 가이드를 해준다고 말할 수 있는데 왜냐하면 그것이 목표하는 동작 패턴에 관한 정보를 주기 때문이다; 신체적 가이드 역시 근육의 스트레칭, 관절의 안정성, 그리고 ROM의 증가라는 목표하에서 해준다(Bly, Whiteside, 1997; Bobath & Bobath, 1984; Howle, 2003). 운동

학습이론에서 보면 신체적 가이드가 주는 정보의 특성들이 강조되고 있다.

한 사례를 시간경과에 따라 계속 관찰한 연구에서 신체적 가이드는 뇌성마비아에게, 어려움을 느끼지만 충분히 할 수 있는 새로운, 복잡한 기술을 배우는 초기단계에서 유용한 것으로 확인되었다. 아동이 동작의 일반적인 개념을 이해한 후에는 신체적 가이드를 해주지 않아도 계속 좋아졌다(Valvano, Heriza & Carollo, 2002). 더구나 운동학적 분석을 해보면 과제수행에 필요한 특정 동작패턴의 발달을 신체적 가이드가 증진한다는 예비적인 증거들이 있다. 어떤 신경학적 이상이 있는 아동들에서 이들은 협응계획을 만들기가 어렵기 때문에 신체적 가이드는 훈련의 초기단계에 유용하다.

신체적 가이드는 장애아동들이 무엇을 배워야하는 초기단계의 어려움과 좌절을 덜어줄지 모른다. 그러나 올바른 동작에 대해 내적 기준이 발달하는 대신 신체적 가이드에만 의존하게 될 수도 있다(Sidaway 등, 2008). 그러므로 아동이 동작의 일반적인 개념을 인지한 후에는 줄여나가거나 중단해야 한다. 그런 다음 아동이 동작 전략을 세련되게 해 나갈 수 있도록 아동에게 문제해결 및 스스로 교정을 위한 기회를 주어야 한다.

운동기술을 가르칠 때 실수를 지각하고 기술을 발전시키는데 유용한 정보의 양 및 종류를 결정하는 것은 개별적으로 해야 한다. 아동이 너무 과하게 정보에 의존하지 않도록 그 정보의 양은 능동적 탐구과 시도와 실수를 할 수도 있을 만큼 주어야 한다.

회상할 동작 패턴의 레퍼토리가 제한되어있고 기능적 동작의 "감"을 발달시키는데 어려움이 있는 감각 운동 장해를 가진 아동에서는 훈련 초기단계에 가이드를 많이 해 줄 필요가 있다. 이러한 아동들에선 동작에 대한 도전이 더 어렵다. 더군다나 대근육 운동기술이 복잡해지면서 확대정보의 필요성이 더 요구된다는 것이 성인 연구에서 밝혀졌다(Wulf 등, 1998). 그러므로 책임 있는 치료사라면 확대정보의 효과를 모니터 해가며 치료적 훈련시 학습자의 학습 스타일과 개인적 특성에 민감해야 한다.

피드백 및 가이드와 관련된 훈련 가이드라인의 논리는 운동학습의 분명한 의도성과 연관된 인지과정에 기초하고 있다. 그러므로 외현적 기억과정과 암묵적 기억과정이 관련되어있다. **외현적 학습**에서는 수행에 필수적인 과제의 목표와 특성을 수행자가 알고 있다. **암묵적 학습**에서는 과제 수행에 능동적으로 참여는 하고 있지만 과제의 반복이 강조되고 규칙에 의식적으로 집중하지는 않는다(Schmidt & Wrisberg, 2008; Shumway-Cook & Woollacott, 2012). 암묵적 학습에서는 지도의 역할은 감소되어있다. 때로 기술의 학습에서와 같이 학습과정의 종류를 분류하는 것은 어렵다. 모든 운동 기술의 학습에는 외현적 학습과 암묵적 학습이 다 들어있을 수 있다.

가이드라인 No. 11: 말로 해주는 피드백 및 가이드가 도움이 되지 않는 아동들을 위해서 행동적 전략을 사용하라.

피드백, 지도, 그리고 가이드를 해주는 것은 그 기술을 위해 요구되는 학습의 특성에 따라 다르다. 인지 장해가 있는 아동이라면 학습은 시각적 단서와 반복에 좀 더 의존적일 수 있다(McEwen & Hansen, 2006). 이러한 측면 때문에 치료적 중재를 수정하여 최적의 학습을 증진할 필요가 있다. 인지 장해가 있는 아동이라면 자연스런 환경에서 기능적 과제를 훈련할 기회를 많이 가져보는 것이 일반화와 기술의 유지를 향상시키는데 장점이 있다.

특히 행동장애 혹은 TBI 아동들에게는 *응용행동분석* 혹은 *행동수정*이라고 흔히 불리는 **행동 프로그래밍**이 아동들이 목표하는 바를 성취하는데 도움이 될 적절한 방법 수단이다. 행동 프로그래밍은 많은 기능적인 인간 행동과 기능적 학습의 산물을 유지한다. 그러므로 목표한 행동 변화를 아주 잘 얻어낼 수 있다. 행동 프로그래밍은 행동의 기능적 평가와 행동이 나을 수 있는 환경의 평가에 중점을 두고 팀과 가족이 설정한 목표를 성취하기 위해서 이러한 평가에 바탕을 둔 다양한 변화 전략을 이용한다. 행동프로그래밍은 원하는 행동을 긍정적으로 강화해주고 점차 지원을 줄여가며 원치않는 행동은 무시하는 등의 전략들로 계획된 교육을 종종 이용한다(Alberto & Troutman, 2009). 행동 프로그램의 개념은 제 1장에서 설명하였다.

참여를 위해 신체 기능 및 구조의 장해에 대한 중재를 활동중심의 중재에 통합하기(Integrating Interventions for Impairments in Body Functions and Structures With Activity-Focused Interventions for Participation)

그림 8.4의 모델에 따르면 아동의 특성에 초점을 맞춘다

는 것은 활동과 참여에의 제약을 경감하기 위해 신체구조 및 기능 장해에 초점을 맞춘 중재를 활동 중심적인 중재에 통합하는 것이다. "상-하향식" 접근 관점에서 보면(P.H. Campbell, 1991; Heriza, Sweeney,1994) 신체구조 및 기능 장해에 대한 문제 해결은 특정 기능적 목표가 설정된 후에 시작된다. 장해 수준에 맞춘 중재는 기능을 도와줄 뿐 아니라 이차적인 장해의 위험을 줄이는데도 중요하다. 신경학적 이상진단과 관련한 신체구조 및 기능 장해는 다양하고 각 아동마다 표현되는 것이 다르므로 중재들은 개별화되어야 한다. 그림 8.4에 따라 장해에 맞춘 중재는 두 가지 범주로 나누어지는데: 능동적과 수동적인 중재이다. 다음 부분에서는 장해 중심적 중재의 이러한 두 가지 범주에 대한 증거를 말하고자 한다. 독자들은 관심있는 연구들을 읽어보고 그 임상적 중요성을 판단해보라고 권한다. 이러한 과정에 도움이 되기 위하여 표 8.1에 이어지는 부분에 나오는 중재의 수제에 대해 고찰한 것을 나열해 놓았다.

활동에 기초한 장해중심의 중재 장해중심의 능동적 중재란 발달학적인 활동, 혹은 의미 있는 기능적 과제 훈련을 통하여 장해의 영향(또는 신체 기능 및 구조의 장해)을 개선하려는 시도이다. 운동 조절의 변화는 능동적 훈련과 문제해결 활동에 아동이 참여할 때 나타난다는 가정이 있는데, 이것이 장해를 활동 안에서 언급하는 것의 이론적 배경이다. 그러므로 이러한 활동을 훈련하는 것은 두 배의 이점이 있다: 기능적 활동의 수행 향상과 기능적 동작 요소를 제한하는 장해의 개선이다. 장해중심의 활동이란 특정한 목표활동이 되기도 하고 장해를 경감하는 대체활동이 될 수도 있다. 그림 8.6은 편마비 뇌성마비아인 유치원생 Joey가 즐겁게 노는 기능적 활동을 보여주고 있다. 아이는 선택적 조절의 어려움이 있고 우측 팔에 과긴장이 굴곡 패턴으로 나타나고 있다. 능동적으로 팔을 펴는 것의 제한으로 양손 활동시 침범된 손을 보조적으로 사용하는 것이 어렵다. Joey의 치료 목표는 침범된 상지를 양손 활동에서 보조적으로 사용할 수 있게 향상시키는데 있다. 즉, 좌측 손으로 좀 더 어려운 기능을 수행할 때 오른손은 뻗어 물건을 지탱해주는(예: 컵을 오른손으로 뻗어 잡고 왼손으로 따르는 행동; 오른손으로 치약 튜브를 잡고 왼손으로 뚜껑을 여는 행동) 기능을 할 수 있게 하는 것이다. 그림 8.6에서 보는 놀이 활동은 양손 활동에서 침범된 손을 뻗는데 필요한 동작인 팔굽을 능동적으로 신전하는 것을 독려하여 선택적 조절에서의 장해를 경감시키는 것이다.

치료사는 장해수준을 낮추어 목표활동으로 전환할 수 있

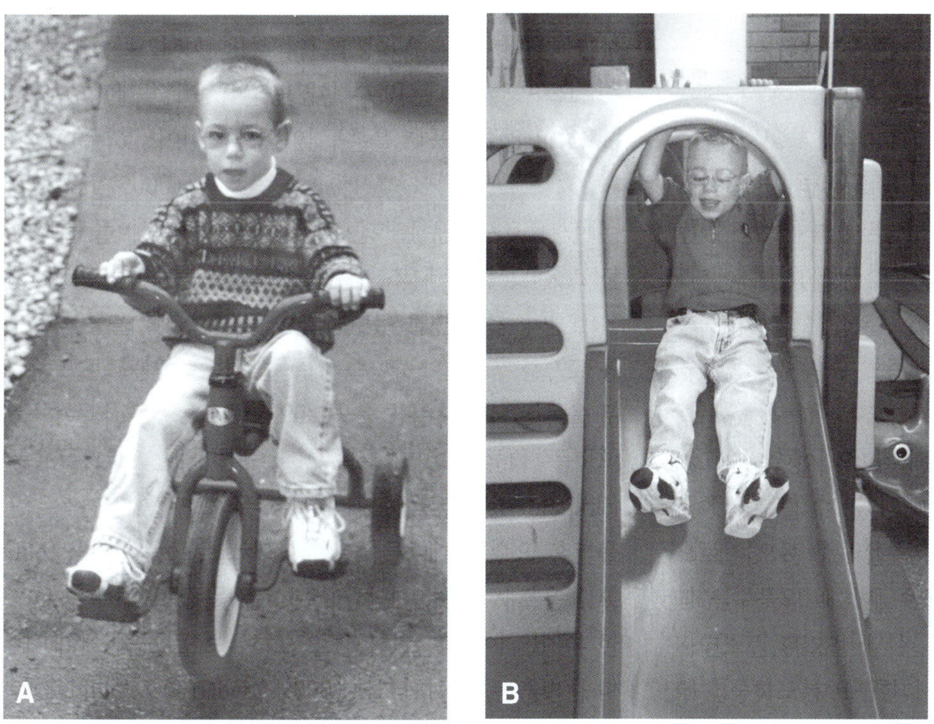

그림 8.6 한 유치원 아동에서 우측 상지의 굽힘근 과긴장을 줄여주는 기능적 활동들. (A) 세발자전거 타기. (B) 미끄럼틀 타고 내려오기.

는지 평가해야 한다. Dichter와 동료들은 다운증후군 아동에서 균형, 시각운동 조절 그리고 근력의 장해에 놀이활동을 적용시켜서 장애인 올림픽을 위한 기능적 과제로 전이하는 과정을 보여주었다. 체육프로그램, 수정한 수영교실, 수정한 에어로빅운동, 그리고 댄싱(휠체어 댄싱 포함)이 스태미너와 지구력뿐 아니라 장해된 근력을 향상시키는데 도움이 된다(Eckersley & King, 1993).

이 장에서 앞서 말한 운동학습전략을 이용하여 신체구조 및 기능 장해에 중점을 둔 활동들을 증진시킬 수 있다. 흔한 하나의 전략은 신체적인 가이드이다. 그림 8.7A에서는 Joey의 물리치료사가 발자국을 떼는 훈련의 초기단계에서 흔히 사용하는, 손으로 가이드하는 것을 보여주고 있다. 아이에게 발바닥이 땅에 닿고 우측 발 앞으로 정강이뼈가 위치한다는 "감"을 느끼도록 손으로 가이드해준다. 우측 발바닥굽힘힘(족저굴곡근)이 뻣뻣하고 하지 근육을 선택적으로 조절하는데 어려움이 있으며 체중지지를 잘 하지 못해서 제한되어있던 경우에서다. 이렇게 장해를 경감시켜주면 결국 놀이 상황내에서의 발자국 떼는 과제를 수행하는 것으로 이어진다(그림 8.7B).

장해를 경감시키는 활동에 치료적 기구들을 사용하면 향상될 수 있다. 이러한 적응에는 활동의 수행을 도와주는 기계적 도움 혹은 보조적 기술 등이 있다. 이러한 것들에는 발을 안정시키기 위해, 뼈의 정렬을 향상시키는 치료에 보조적으로 사용되는, 근긴장을 감소시키는 기브스를 하는 것, 발목관절을 지지해주고(Figueiredo 등, 2008; Knuton & Clarke, 1991) 보행에서의 에너지소모를 감소시킨다고 알려져 있는(Mossberg, Linton, & Friske, 1990) 발목관절 보조기의 사용이 포함된다.

보행 중(Seifart 등, 2010) 혹은 팔로 과제 수행 중(Ozer, Chesher, & Scheker, 2006) 전기자극(FES; functional electrical stimulation)을 해주는 것 또한 치료 기구의 또 다른 예이며 장해 레벨에서의 변화를 많아지게 하는 기능적 활동에 사용될 수 있다. FES는 기능적 방식으로 온전한 말초신경을 자극하여 해당 근육을 활성화시킨다. 신경근육 전기자극(NMES: neuromuscular electrical stimulation)용어와 혼용되는 FES는 경직을 감소시키거나 근력 강화를 목적으로 하고 있다.

전기자극으로 힘의 생성, 선택적 조절, 그리고 근육활동의 타이밍의 제한을 줄여줌으로써 능동적 훈련을 보완해준다. 대부분의 경우 포터블 배터리로 작동되는 기구를 통해 피부로 전류를 보낸다. 아동이 기능적 동작을 능동적으로 수행시 특정 근육 그룹이나 한 근육을 자극한다(즉, 보행

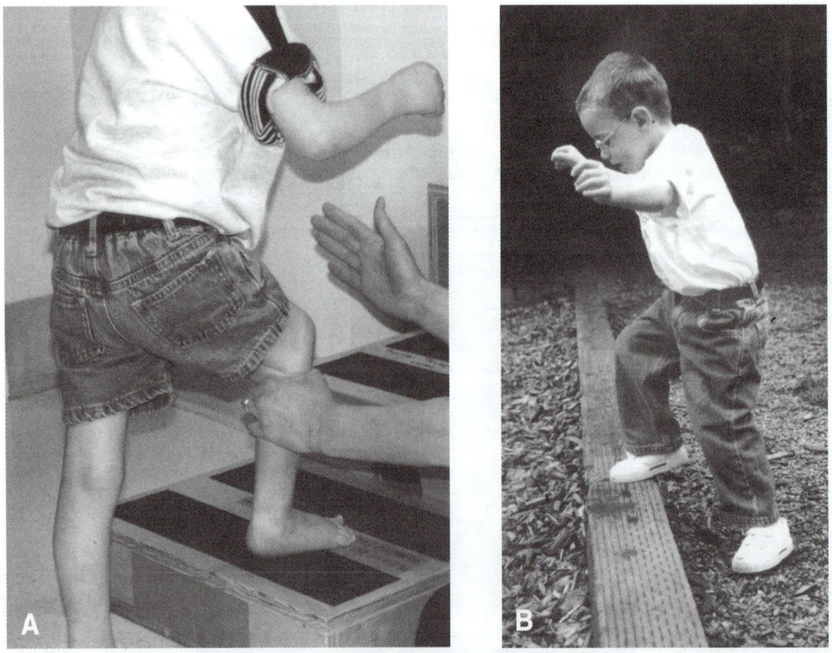

그림 8.7 (A) 뇌성마비아가 걸음을 떼는 과제를 수행시 치료사가 신체적 가이드를 해주는 모습. 이는 하지의 근긴장 장해의 경감과 근육의 선택적 조절을 도와준다. (B) 장해수준에 중심을 둔 중재를 함으로써 놀이터에서 걸음을 떼는 과제의 수행을 할 수 있게 된다.

혹은 팔을 뻗는 동작). 자극의 타이밍은 감각적 단서를 주고 목표를 성취할 수 있게 근육활성 패턴을 돕는다. 전기자극의 한 예는 종아리근에 자극을 주어 뇌성마비아에서 발이 땅에 잘 닿도록 해주는 것이다(Carmick, 1997). 장딴지근육과 앞정강근(전경골근)을 함께 자극하거나 장딴지근에 자극을 주면 앞정강근 단독으로 자극해주는 것보다 뇌성마비아의 보행을 향상시키는 효과가 더 좋았다(Seifart 등, 2009). 체계적 고찰을 한 두 연구에서 NMES와 FES의 효과를 연구하기 위해서는 좀 더 집중적 연구가 필요하다고 하였다(Kerr 등, 2004; Seifart 등, 2009). NMES의 한 가지 주의점은 전기적 흐름의 신체적인 흡수가 있을 수 있기 때문에(Reed, 1997) 경련의 기왕력이 있으면 주의해야 한다는 것이다.

바이오피드백(생체되먹이기) 또한 기능적 과제안에서 근육의 활성화, 선택적 조절, 그리고 타이밍을 향상시키는데 사용되어왔다. 생체피드백에서는 운동 결과가 근전도로 측정하는 근육의 활동 혹은 힘의 생성으로 나타난다. 시각적 혹은 청각적 신호는 운동반응에 집중하는데 도움이 되며 학습자가 자연스럽게 알 수 없는 정보를 보여주는데 도움이 된다. 확대 생체피드백은 머리와 목의 자세를 향상시키는데 효과적이며 과긴장을 감소하고 체중지지를 증가시키며 침을 덜 흘리게 하는데 효과적이다. Dursun과 동료들(2004)은 CP아동의 보행에 EMG 바이오피드백 치료를 사용하여 발바닥굽힘근의 근긴장, 발목관절의 능동적 ROM, 보행기능이 향상됨을 보았지만 피드백 없이 하는 수행은 여전히 제한되어있는 것을 발견하였다. 그 이외에도 근육조절 혹은 동작 요소를 실제 생활과제로 일반화하는 것에 대한 결과는 아직 일관되지 않다(Bertoti &Gross, 1988; Floodmark, 1986; Seeger, Caudrey, & Scholes, 1981).

과제와 환경을 수정해 주면 활동하는 동안 신체구조 및 기능 장해에 초점을 맞추는데 또한 도움이 될 수 있다. 수중 치료에서 하는 아동의 목적 있는 활동은 경직성과 근력약화라는 장해를 감소시킬 수도 있다. **수중환경**은 신체 무게가 가벼워지고 따뜻함, 부력, 항중력 자세, 그리고 증가된 저항을 제공한다. 이러한 환경에서는 동작이 아주 쉬워지고 경직된 근육은 이완되고 근력이 강화된다(Dumas & Francesconi, 2002; Fragala-Pinkham, Dumas, Barlow, & Pasternak, 2009).

아동이 수행하는 목적 있는 활동의 한 가지 예인 **승마치료**에서는 말의 리드미컬한 동작이 자세, 균형, 움직임의 제약을 줄이는 방향으로 설정되어있다(Snider 등, 2007). 근력과 자세조절이 좋아지는 것을 볼 수 있으며 보행 동안 에너지 소모도 감소하고 대근육운동기능 측정시 점수도 향상된다(McGibbon, Andrade, Widener, & Cintas, 1998). 말을 타는 동안 아동은 기능적이고 동기부여가 되는 그리고 변하는 환경하에서 능동적 자세 및 균형 전략을 훈련하게 되는 것이다.

Snider와 동료들(2007)이 승마치료에 대해 체계적으로 고찰한 결과 승마치료는 뇌성마비아의 신체기능 및 구조장해에 대한 긍정적 치료효과를 보인다는 증거들이 나오고 있다고 보고하였다. 그러나 저자들은 연구들이 대상 크기가 작고 연구 참가자들의 진단이 제한적이라는 것에 주의해야 한다고 말한다. MacKinnon과 동료들(1995)이 두번째 체계적으로 고찰한 결과 뇌성마비, 학습장애, 정신지체 그리고 언어장애아동에서 치료적 승마의 좋은 효과를 확인해주었다.

부분 체중지지 트레드밀 훈련(Partial weight-bearing treadmill training)은 기능적 이동을 증가시키려는 목표에 합당하도록 과제와 환경을 적응시킨 활동이다(Damiano & DeJong, 2009; Mutlu 등, 2009; Zwicker & Mayson, 2010). 체중지지와 발걸음의 방향과 타이밍에 대한 요구를 변화시킨 트레드밀은 과제를 수정한 방법이다.

위에서 언급한 활동에 기반을 둔 장해 중심 중재는 *기능적 과제* 혹은 *발달학적 놀이*를 수행하는 것을 포함한다. 그림 8.4에 보이듯이 활동에 기반을 둔 장해 중심 중재의 또 다른 범주는 *치료적(therapeutic)* 과제이다. 무게를 들지 않는 상태의 **저항운동**이나 등속성 운동 기구로 아동을 운동시키는 것은 이 범주의 일차 예이다. 저항운동은 신경학적 진단을 받은 아동에서 흔한 힘의 생성 결함을 경감해준다. 최근 들어 뇌성마비아에서 저항운동이 근력을 강화한다는 상당한 근거들이 나오고 있다.

과거에는 과격한 근력강화운동인 저항운동이 뇌성마비아에서 경직성을 높인다는 걱정으로 근긴장이 증가되어있는 아동에서는 금기였다. 사실은 과거 수년 동안 경직성에 나쁜 영향 없이 근력과 지구력이 많이 향상되었다는 여러 연구들이 있다(Darrah, 1997, Damiano & Abel, 1998;

Damiano 등, 2002; Harvey & Russell, 2009). 비록 Scianni와 동료들(2009)이 뇌성마비 아동과 청소년에서 근력강화훈련으로 보행 향상에 대한 효과에 의문을 제기하였지만 O' Connell과 Barnhart(1995)는 MM환자뿐 아니라 경직이 있는 사람들에서 저항운동의 효과에 대해서 보고하였다.

다운증후군과 같이 저긴장증의 기능적 약화를 나타내는 아동에서 근력강화 프로그램의 효과가 연구된다는 것이 중요하다(Dichter, 1994; Mercer & Lewis, 2001). 그 이외에도 근력강화 훈련은 아직 보행하지 못하는 아동에게도 고려해볼 필요가 있다. Williams와 Pountney(2007)은 걷지 못하는 뇌성마비 아동을 위해 고정 자전거 근력강화 프로그램을 고안하였다. 참가자들은 GMFM의 점수가 상당히 증가했으며 이는 근력강화 후 기능적 수행이 향상되었음을 가리킨다.

고유수용성 감각 신경근육 촉진(PNF) (Eckersley & King, 1993)은 신경학적 이상이 있는 아동에게 적용되어 왔던, 무게를 달고 하는 전통적인 저항 근력강화운동의 대체운동이다. 이 테크닉은 신경학 개념을 근력강화활동으로 통합한 것이다. 이 방법에서는 근육 동작이 대각선방향으로 또 회전하며 일어날 때, 원위부에서 근위부쪽으로 움직여지면 좀 더 효과적이라는 전제가 있다. PNF에서의 능동적인 동작은 물리치료사가 가이드한다. 적절한 수준의 저항을 주거나, 가이드 혹은 감각적 피드백을 주기 위해 손을 아동 신체의 어디에 둘 지를 주의 깊게 계획한다. 스트레치와 잡아당기는 방법은 근육의 탄력성을 사용하게 해준다. 말로 촉진을 해 줌으로써 기능에 동기를 부여한다. 신경학적 이상이 있는 아동에서의 PNF 효과는 체계적으로는 연구되지 않았다. Eckersley와 King(1993)은 MM 아동에서 PNF를 사용한 후 근력이 증가된 임상적 느낌을 받았다고 보고하고 있다.

장해 중심의 수동적인 중재들 수동적 방법에는 목적 있는 활동에 아동 쪽의 능동적 참여가 없다. 수동적 방법은 보통 근긴장도의 이상과 관련한 근골격계 제한이 있는 아동에게 하도록 기획되어있다. 이런 범주안에 속하는 것은 관절제한 및 연부조직의 구축을 감소시키는 목적으로 하는 중재가 있다. 예를 들어,, 수동적 관절운동 혹은 밤에 부목을 대는 것 등이다. 우리는 본능적으로 유연성을 유지하고 증가시킬 목적으로 수동적 ROM을 도입한다. 그러나 이러한 중재의 근거는 제한적이다(Cadenhead, McEwen, & Thompson, 2002; Harris, 1990).

Pin과 동료들(2006)은 뇌성마비아에서 수동적 스트레칭을 체계적으로 살펴보고 이후 Wiart와 동료들(2008)이 능동적 스트레칭을 포함하여 업데이트해서 보고하였다. 양쪽 다 스트레칭에 대한 현존하는 연구는 방법상의 문제, 적은 대상자, 그리고 연구가 소수인 점을 들어 결론이 분명치 않다고 결론지었다. 그들은 대신 유연성과 체력이라는 대체 목표를 제시하였다. 수동적 ROM의 제한된 장점에 대해 보고한 두 연구가 있다(McPherson, Arends, Michaels, & Trettin, 1984; Miedaner & Renander, 1987). Miedaner와 Renander (1987)는 일주일에 두 번 수동적 ROM을 하는 것이 이 보다 덜 하는 중재와 비교하여 장점이 있는지 알아보았다. 그러나 이 연구의 디자인은 대조군이 없는 결함이 있다. Fragala와 동료들(2003)은 수동적 ROM의 효과는 변동이 많고 아동과 관련된 많은 요인들(성장, 운동조절 그리고 능동적으로 움직일 수 있는 능력) 그리고 외부요인들(수동적 운동 횟수, 취하는 자세, 보조기의 사용)에 따라 달라진다고 하였다. 그들은 짧은, 간헐적인 수동적 스트레칭보다는 장시간 스트레칭이 더 좋다는 근거를 제시한다. Tardieu, Lespargot Tabary, Bret(1998)은 뇌성마비아의 가자미근의 구축을 예방하기 위해서는 하루에 수 시간의 긴 스트레칭이 필요하다는 것을 보여주었다. 그들의 연구에서 구축에 대해서 하루에 두 시간 스트레칭한 것은 명백한 효과가 없었다고 한다. 하루에 최소 6시간 한 것은 긍정적 효과가 있었다.

연속적 기브스 혹은 부목을 대는 것이 근육에 지속적인 스트레칭을 해주는 방법이다. 연속적 기브스에 대한 체계적 고찰을 한 Blackmore와 동료들(2007)은 뇌성마비아에서 연속적 기브스의 효과를 지지할 근거가 약하다고 결론지었다. 이 효과는 보툴리눔 A주사를 하면 더 좋다. 이 주사는 신경과 근육 경계에서 아세틸콜린의 작용을 방해함으로써 일시적으로 화학적 탈신경의 효과를 노린 것이다(Booth, Yates, Edgar & Bandy, 2003).

Tardieu와 동료들(1988)은 장기간의 스트레칭을 위해서 부목과 기브스(Phillip & Audet, 1990)의 사용을 지지한다. TBI 아동들은 장기간의 고정 스트레칭을 시키기 위해 부목과 연속적인 기브스를 흔히 사용한다(Blaskey & Jennings,

1999; Conine, Sullivan, Mackie, & Goodman, 1990). ROM의 제한은 스탠딩 프레임과 같은, 자세를 잡아주는 도구를 사용하면 좋아질 수 있다(Gudjonsdottir & Stemmons-Mercer, 2002; Stuberg, 1992). 옆으로 눕게 하는 기구, 앉히는 기구를 이용할 때 생역학적 정렬을 보존하기 위한 어떤 수동적 자극이 제공되는 것이다(McEwen, 1992).

연부조직 모빌라이제이션(mobilization), 관절 모빌라이제이션, 마사지, 그리고 근막 이완(release)를 포함하는 도수 치료테크닉은 근골격계 혹은 생역학적 장해에 적용되는 방법들이지만 이의 사용을 지지해주는 연구는 거의 없다. 이러한 도수 치료 테크닉은 발달학적 요인들, 손상의 위험 그리고 골절을 고려하면서 엄격히 적용해야 한다(Harris & Lundgren, 1991).

수동적 방법은 운동학습 경험을 위해 치료사 혹은 양육자가 최적의 준비된 상황을 만들기 위해 적용하며 기능적 활동의 훈련을 위한 준비적 성격의 방법을 포함하고 있다. 기능적 활동을 하기 전, 즐겁게 촉각, 전정감각 혹은 고유수용성 감각을 주는 활동을 하여 감각 반응성을 조절하고 행동 조직화를 향상시킬 수 있다(Miller & Summers, 2001). 이러한 준비성격의 방법에 대한 효과는 체계적으로 연구되지는 않았다.

수동적 준비 방법은 신경발달치료 관점에서 이용한다. 이 방법으로 경직된 근육의 움직임을 늘이거나 증가시켜 이론적으로는 자의적 동작의 질과 용이성을 향상시킨다는 것이다(Boehme, 1988; Howle, 2003). 그림 8.7에 보이는 어린 아동에서 수동적으로 발목관절의 발바닥굽힘근(족저굴곡근)을 스트레치시키면 계단을 오를 때 정강이뼈가 발 앞으로 더 능동적으로 나가도록 준비시킬 수 있을 것이다. 그림 8.8A는 기능적인 놀이활동 중에 손으로 체중을 지지하게 하기 위해 활동 전 유연성을 위해 시행할 수동적 준비 방법을 보여주고 있다(그림 8.8B). 현재 중재의 모델에 따라 이런 준비 방법의 필요성에 대해서는 사례마다 평가해 보아야 하며 중재의 현재모델에 따르자면 치료사는 이러한 수동적 방법에 장기간 의존해서는 안 된다. 중요한 의문은, 준비적인 수동적 방법을 더 이상 쓸 수 없게 되었을 때에도 자연스러운 환경에서 아동이 과제를 수행할까? 하는 것이다.

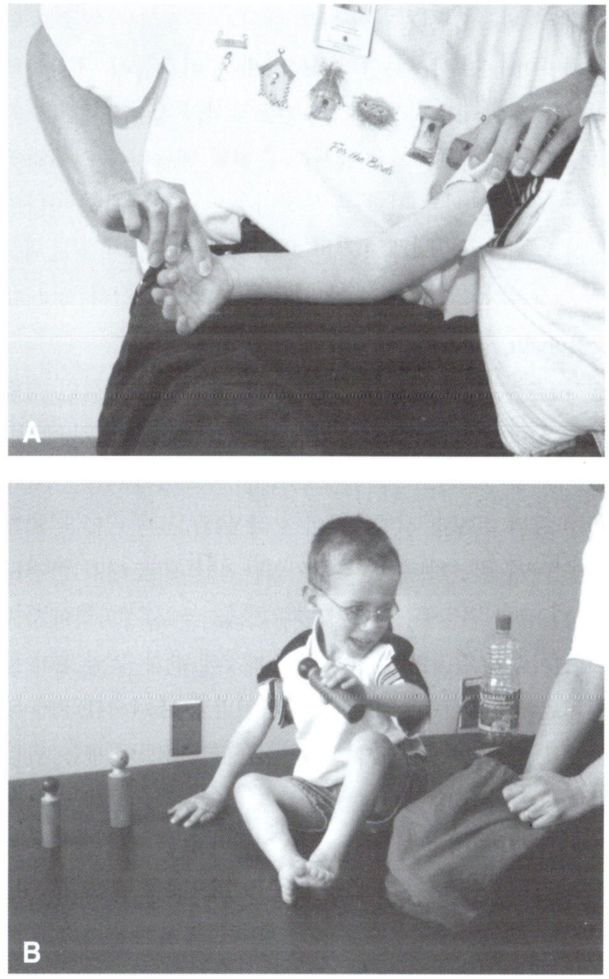

그림 8.8 (A) 준비하는 수동적 과정 그리고 (B) 뇌성마비 아동의 기능적 놀이 활동.

기존의 확립된 중재방법 / Established Approaches to Intervention

이 부분에서는 물리치료 임상에 많은 영향을 미쳐 온 소아 신경학적 중재에 대한 기존 접근을 고찰해보려고 한다. 이러한 확립된 접근에 대한 현재의 증거들도 보고할 것이다.

신경발달 치료(Neurodevelopmental Treatment)

Berta와 Karl Bobath가 1940년대에 시작한 신경발달 치료(NDT)접근은 신경학적 질환을 가진 아동들의 치료에 지대한 영향을 미쳤다. 정형외과적 관점으로부터 신경학적 분야로 중점을 옮겨온 변화를 가져온 것이 이 접근의 핵심이다. 이 접근에서는 비정상적 근긴장을 포함한 감각운동

장해를, 계급적 신경계의 하부 센터가 조절하는 일종의 억제해방이라고 해석하였다. Bobath는 비정상적 근긴장의 영향을 감소시켜 정상 동작의 기초로서의 정상자세 요소가 나오도록 고취하는데 치료사의 숙련된 핸들링을 강조하였다. 아동이 보이는 결과 즉 동작반응은 적절하게만 한다면 직접적으로 치료사가 제공한 핸들링에 달려있어 치료세션 중 즉각적인 긍정적 변화가 나올 것이라고 하였다(Bobath & Bobath, 1984).

시간이 지나면서 Berta Bobath에 의해서 임상적인 경험과 통찰력에 의해 NDT가 경험적인 치료접근 테크닉과 방법으로 발전되었고 숙련된 치료사들이 이를 따랐다. NDT가 시작된 이래로 신경과학과 소아물리치료에 많은 진전이 있어서 이러한 중재전략을 위한 이론적 토대가 발전해왔다. 1990년대에 NDT 지도자 협의회는 신경과학에서의 변화를 수용하고 Bobath의 초기 가정에 맞지 않는 소아 물리치료분야에서의 변화를 수용하였다. 이들은 NDT와 중재전략에 대한 최신 가정들을 책으로 발간하게 되었다(Howle, 2003).

Howle(2003)에 따르면, NDT는 가족 중심이고 기능적인 결과에 중점을 둔다. 치료에 대한 가설들은 현재의 동작과학과 부합한다. 가장 최선의 가능한 해결로 동작을 이끄는 핸들링 테크닉은 여전히 NDT의 통합적 부분이다. Howle에 따르면, 치료적 핸들링은 (1) 감각 입력의 통제, (2) 동작의 의도를 이끌고 (3) 좀 더 효율적 시너지를 고취하고, (4) 동작의 힘, 속도 방향을 가이드하고, (5) DF에서의 유연성을 증가시키거나 제한하는데 필요하다는 것이다. 촉진 테크닉은 자세와 동작요소를 나오게 해주어 기능으로 이어지게 한다. 억제 테크닉은 비정상적 동작을 억제하고 보다 효율적인 동작 적응이 나오도록 기회를 제공한다(Bly & Whiteside, 1997; Boehme, 1988; Howle, 2003). NDT는 현재의 운동 학습 원칙을 통합하려 하고 수동적 핸들링 테크닉에의 의존을 점차 줄이려는 목표를 강조한다.

NDT의 이러한 현재의 모델은 이 장에서 제시한 활동 중심의 모델에 부합한데 치료적 훈련 안에서 신체구조 및 기능장해를 경감시키는 방법을 사용하기 때문이다. NDT관점은 경직의 증상을 관리하는 보완적 중재 즉, 보조기, 부목, 근긴장도 감소용 기브스를 이용한 ROM 유지와 변형의 예방을 포함한다. NDT는 많은 준비적 중재를 포함하여 근긴장도와 때로 연부조직의 제한으로부터의 장해를 경감하여 동작 요소가 나오도록 이끈다(Boehme, 1988; Nelson, 2001).

NDT 접근의 인지도에도 불구하고 그것의 효과에 대한 증거는 거의 없다(Brown & Burns, 2001). 뇌성마비와 발달의학회의 미국 협회 후원으로 NDT의 증거를 고찰한 결과 비교되는 다른 기타 접근에 비해 NDT가 더 효과 있다는 결론은 내릴 수 없었다(Butler & Darrah, 2001). 운용적 정의에 의한 치료 테크닉, 분명히 정의된 결과 측정, 충분한 신뢰성 있을 만큼의 샘플 크기를 가지고 NDT에 대한 연구를 한다면 이점이 있을 것이다. Damiano(2007)와 Van Sant(2008)은 소아 물리치료가 근거가 있는 접근에 기대도록 권장하고 NDT만 고집하는 것을 피하고 현존하는 연구에 부합하도록 하는 기본 원칙의 변화를 지속하도록 권고하였다. 지금은 NDT로부터 더 멀리 나아가 좀 더 현재의 근거있는 중재를 개발해야 될 시점일 수도 있다.

NDT 효과에 대한 연구에는 많은 어려움이 있다. 표준화된 방식의 표준화된 치료가 없다는 사실, 치료사의 기술수준과 목적이 각기 다르고 가족의 영향을 표준화하기가 어렵다는 것이다(Butler & Darrah, 2001). 영아에서 몸통의 역동적 동시활성화를 향상시키는 NDT 방식의 프로그램의 장점은 NDT접근을 표준화하려는 시도로써 대조군 연구에서 증명되었다(Arndt, Chandler, Sweeney, Sharkey, & McElroy, 2008). 더군다나 NDT전략은 흔히 다른 치료테크닉, 의학적 치료, 과제 지향적 중재들인 운동학습전략과 같이 사용되기 때문에 치료사의 NDT 전략에 대한 개별적 평가가 어렵다.

감각운동 접근(Sensorimotor Approach)

감각운동접근은 또 다른 촉진적 접근법의 하나로써 NDT보다는 덜 알려져 있다. 이 이론으로부터 나온 어떤 개념은 여전히 사용되고 있고 그 활동들은 NDT와 함께 자주 사용되고 있다(Harris, 1990; Heriza & Sweeney, 1995). 감각운동 접근은 Margaret Rood에 의해 고안되었으며 치료는 신경해부학에 아주 많이 의존하였다. 그녀는 정상 동작의 기초가 되는 운동조절 발달에 4단계가 있다고 하였는데: (1) 상호신경지배(굴곡과 신전 패턴을 포함하는), (2)동시수축, (3)움직일 때의 안정성(보행이나 기어갈 때 체중을 지탱하는 원위부의 안정 포인트를 기초로 한 분절의 움직임이 있을 때) 그리고 (4)안정성에 동작이 더해질 때(물건을 잡으려고 손을 뻗는 것과 같이 안정된 근위부에 대해 자유스런 원위부를 움직이는 것)이다. 마지막 단계는 예를 들어, 팔을 뻗을 때, 팔이란 분절의 위상성 동작에는 몸통을 긴장성 수축시킴으로써, 혹은 보행중의 다리는 골반대(사지 이음뼈)의 긴장성 수축으로 안정된 상태에 있게 되는데 이는 더 어려운 숙련된 동작에 필요한 높은 수준의 조절을 나타낸다.

운동조절의 이러한 발달단계는 자세와 동작의 중요한 패턴에서 나온다: 앙와위에서의 굴곡패턴, 복와위에서의 신전, 팔굽으로 지탱하고 엎드리기, 손으로 지탱하고 엎드리기, 네발로 엎드리기, 반쯤 쪼그리고 앉는 자세 그리고 보행의 패턴 등이 그것들이다. 이 중재접근에서는 근위부에서 원위부 쪽으로 그리고 머리에서 발쪽으로 발달한다는 개념이 강조된다(Stockmeyer, 1972). 이러한 접근은 명백히 운동조절의 계통적 모델에 기초한 것이며 중추신경계의 병변이 있으면 고위중추가 동작 조절을 하지 못하게 된다는 가정을 하고 있다. 발달학적 진행순서에 집착하는 이러한 접근은 운동조절 및 운동학습의 현재모델과는 일치하지 않는다. 그러나 치료사들은 이런 방법에서 안정성을 바탕으로 한 동작 등 근력 및 자세 조절장해가 있는 아동을 위한 활동 계획에 유용한 동작 등을 발견할 수도 있다.

Rood는 또한 원하는 동작과 자세 반응을 자동적으로 얻기 위하여 특정 감각자극을 이용하는 치료테크닉을 만들었다. 이러한 자극테크닉으로는 얼음과 솔로 촉각시스템을 통해 자극하기; 그리고 고유수용성 감각을 통하여 자극이 들어가는 스트레치, 저항, 진동, 압박, 관절 압박 등이 있다(Eckersley & King, 1993; Harris, 1990). 이러한 중재적 접근의 효과나 금기에 대해서 체계적인 연구는 아직 없다.

감각통합적 접근(Sensory Integration Approach)

감각통합(SI: sensory integration)이론과 치료는 A.Jean Ayres(1972)가 1960년대에 학습장애가 있는 아동에서 감각처리과정과 운동과 지각장애를 감소시키기 위해 창안하었다. SI이론에 따르면, 학습은 환경과 자신의 동작으로부터 받는 감각적 정보를 받아들여 뇌에서 이러한 감각정보를 통합하고 이 정보를 행동의 계획과 조직화에 이용하는 능력에 달린 것이라고 한다(Ayres, 1972, 1979; Spitzer & Roley, 2001), SI이론은 처음 Ayres가 제안한 이래로 많이 발전하였는데 SI치료는 들어오는 감각을 인지, 조절, 해석, 그리고 감각에 반응하는 어려움이 있는 다양한 범주의 진단까지 적용이 확대되었다.

Miller와 동료들(2007)은 SI 치료로 좋아질 수 있는 세 가지 하부 범주의 감각정보처리 장애를 제안한다, 첫째 범주는 감각 조절장애인데 "감각 정보의 강도 혹은 특성에 상대적으로 차분하게 행동으로 반응하는 것의 어려움"이 있는 경우이다(Miller, Anzalone, Lane, Cermak, & Osten, 2007, p.136). 감각의 도전에 대해 적응하는 어려움이 있는 아동은 일상생활에서 결과가 드러난다. 감각 조절의 장애는 과민반응(예: 촉각방어) 혹은 둔감반응(감각정보를 인지하지 못함) 혹은 감각추구(감각을 갈구하는 다양한 행동)으로 특징지어진다. 감각처리 어려움의 두 번째 그룹은 감각분별 장애인데 감각자극을 정확히 지각하지 못하는 특성이 있다(예: 청각 혹은 시각 변별 장애). 세 번째 그룹은 감각에 기반한 운동장애인데 자세 문제(환경적 요구에 대응하도록 신체를 안정시키지 못함)와 실행장애(새로운 활동의 계획, 순서, 실행의 장해)가 있다.

신경학적 장애가 있는 아동들에서 SI 치료로 (1) 운동계획, 자세조절 혹은 감각변별의 장해에 연계되어있는 운동기능이상(Bundy, Lane, Murray, & Fisher, 2002; Parham & Mailoux, 1996) 혹은 (2) 주의집중과 관련된 행동 문제(산만함, 충동성, 조직화하지 못함) 혹은 감각 조절 기능이상과 연계되어있는 감정(불안, 공격성, 분노 조절 문제 행동)(Miller & Summers, 2001)의 문제를 경감시켜 줄 수 있다.

운동 기능영역에서 SI치료는 DCD아동에서 전형적으로 보이는 경미한 운동 문제에 적용함이 가장 잘 알려져 있다. 그러나 치료사는 SI 접근으로부터 CP를 포함한 다양한 신경학적 장애에도 중재를 적용해왔다(Roley, Blanche, Schaaf (2001)의 다양한 대상에 SI 적용하기를 보시오). SI는 심하고 아주 중증인 인지 저하 아동에서도 긍정적 결과와 연관이 있어 왔다(Lunnen, 1999; Montgomery & Richter, 1980). SI 중재는 목적있는 운동활동을 하는 동안 특정감각적 자극(촉각, 전정감각, 고유수용성 감각을 포함)에 대해 적응하는 반응을 할 수 있도록 촉진해준다. 이러한 목적있는 운동활동은 중재과정의 필수요인이다(Bundy 등, 2002).

SI는 특정 기술 혹은 과제의 완전습득을 목표로 하는 것이 아니고 운동활동을 계획하고 지각하고 기억하는 뇌의 능력을 향상시키는 것이 목적이다(Lunnen, 1999). SI 치료는 흔히 균형, 근긴장, 눈-운동 반응, 항중력으로 움직이기, 자세의 적응 그리고 각성 혹은 활동수준에 영향을 주기위해 전정감각자극을 주는 활동들을 흔히 하게 한다. 흔히 해먹, 타이어 그네, 그리고 트라피즈 봉과 같이 천정에 달려있는 기구를 이용하여 우리가 조절할 수 있는 정도의 전정감각자극 도전을 준다. 움직임에 예민한 아동에게는 땅바닥에서 조금만 떨어져서 앞뒤로 혹은 옆으로 흔들리는 선형 동작의 전정감각자극을 때로 해준다. 체중지지, 저항주기, 항중력 움직임, 견인, 진동, 무거운 것 들기 등과 같은 자극들 또한 적응적 자세와 동작반응이 나오는데 도움이 되도록 이용한다. DCD아동에서의 SI의 효과에 대한 증거는 확실치 않다. SI에 비판적인 사람들은 기능적 운동행동과 관련해서는 실제적 기능적 과제 안에서 행동적 혹은 인지적 전략을 사용하는 것이 더 성과가 좋다고 비판한다(David, 2000; Mandich, Polatajko, Missiuna, & Miller, 2001; Polatajko, Mandich, Miller, & Macnab, 2001).

행동 영역에서 SI는 촉각방어 혹은 촉각자극에 비정상적으로 예민함을 보이는 아동을 위한 중재에 흔히 사용된다. 이러한 과민성은 어떤 촉각자극에 대해 불쾌감을 느끼게 하는 촉각계의 현상이다. 접촉에 대해 민감한 것은 환경적(즉, 도구나 혹은 양말, 옷에 대해 불쾌함을 경험한 아동)일 수도 있고 사람(즉, 다른 아동을 피하는 아동)과 관련될 수도 있다. 심각한 신체적 제한을 가진 아동에서 운동활동이 제한되어있으면 정상적인 감각반응을 나오게 해주는 정상적인 감각적 활동을 할 수 없다.

CP 혹은 TBI 같이 신경근육계 이상이 있는 아동은 주먹을 꼭 쥐거나 자극에 대해 몸을 활처럼 휜다든지 하는 촉각방어를 나타내기도 한다. 어떤 경우에는 촉각방어로 인해 발가락끝으로 걷기도 한다. SI는 환경적 촉각자극에 정상적으로 반응할 수 있도록 촉각적 심부압박주기와 적응적 놀이활동안에서 촉각자극에 점진적으로 노출되도록 하는 테크닉에 중점을 두고 있다(DeGangi, 1990).

치료 교육(Conductive Education)

CP와 그와 비슷한 움직임의 이상을 보이는 아동들을 위한 또 다른 중재는 치료 교육이다(CE). 이것은 물리치료 중재라고 생각되지는 않으나 물리치료사가 포함되기도 한다. 이것은 헝가리의 신경학자인 Andras Peto 교수가 1940년대에 창안하였다. CE는 신경학적 장해를 가진 아동의 교육과 발달을 위한 전인적 접근이다. 그것은 치료시스템이 아니고 아동이 환경안에서 자신을 신뢰하는 능동적인 참여자가 되도록 아동을 교육하는 시스템이다. 강조하는 것은 동기부여, 자긍심 그리고 운동기능과 함께 성장하는 인지적 정서적 성장이다(Hari & Tillemans, 1984; Kozma & Balogh, 1995).

CE는 인지, 운동, 개별치료 및 실제생활에서의 의사소통 학습을 포함하는 집중적이고 통합된 커리큘럼이다. 운동기술은 매일의 일상생활 과제로 익힌다. 언어와 동작은 밀접하게 관련되어 있다고 알려져있으므로 리듬감 있는 시도, 반복적이고 다이나믹한 말과 함께 의식적인 목소리내기 혹은 리듬감 있는 노래 등을 동작 전과 동작 중에 사용한다. 아동들은 마음속으로 행동할 준비를 하는 것을 배운다. 아동들은 몸을 움직이는 것을 배우고 계속 한곳에서 다른 곳으로 신체를 이동시키는 것을 배운다. 기본적으로 나무로 만든 도구, 사다리, 얇게 켠 널빤지 탁자는 반드시 사용한다(그림 8.9). 이 접근법에서 헝가리에서 훈련을 받은 사람을 "지휘자(conductors)"라고 부른다. CP 아동이 CE 프로그램에 참여하였을 때 운동 목표를 성취한다는 증거가 있다(Effgen & Chan, 2010). 그러나 대부분의 선진국에서 이 방법으로 훈련하여 본 결과 CE가 CP아동의 발달학적 욕구에 더 부응한다는 측면에서 특수교육과 여타 치료보다 더 효과적이라는 증거는 없었다(Darrah 등, 2004). 미국에서 자연스런 환경이 표준임상으로 자리잡기 오래전부터 비록 CE가 통합 치료 프로그램을 하고 있었지만 오늘날 CE와 통합 중재, 전문가간 중재, 특수교육 그리고 치료적 중재와 CE 사이에는 유사점이 많았다(Bourke- Taylor, O'shea, & Gaebler-Spira, 2007; Effgen, 2001). 사실 오늘날 CE와 통합적이고, 전문가간 협력적인 특수교육, 그리고 치료적 중재사이에는 놀랄만한 유사성이 있다(Effgen, 2001; O'Shea, 2000). 만일 치료사가 기능적인 것에 중점을 두고 전문가간 협력모델의 중재를 한다면, 자연스런 환

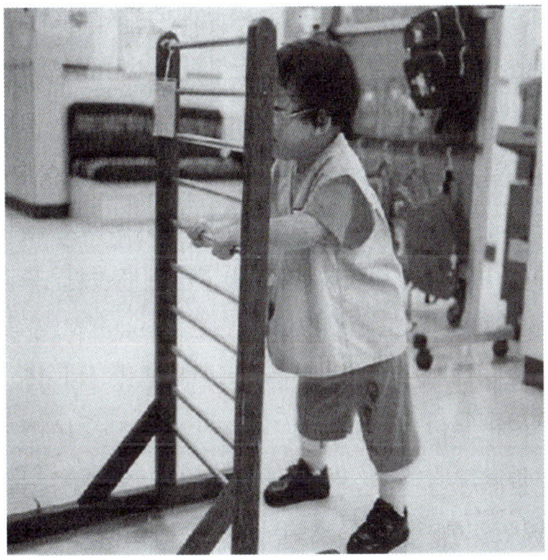

그림 8.9 보행을 위해 사다리 프레임을 이용하는 치료교육(CE)을 받고 있는 아동.

경에서 운동학습의 집중적인 반복과 훈련을 이용하고 있다면 그들이 하고 있는 것이 바로 CE이다. 단지 나무로 된 도구와 노래가 없을 뿐이다. 연구는 뇌성마비아가 단지 특수교육만을 받거나 CE만을 받는 것보다 집중적인 치료프로그램을 받으면 그 이상으로 발달한다고 제시한다(Stiller 등, 2003).

이런 접근법은 기능적인 환경에서 능동적인 학습에 중점을 둔다. 그룹속에서 다른 이들이 하는 것을 관찰하면서 배우는 운동학습을 강조하고 운율과 노래를 이용한 인지적 전략 그리고 훈련을 강조한다. 장해수준에 중점을 두는 중재가 아니라 기능적 활동안에서 장해가 줄어들 것이라고 가정한다.

요약 / Summary

이 장에서는 활동과 참여에의 제약, 신체구조 및 기능 제한을 야기하는 다양한 범위의 신경학적 장해를 가진 아동의 중재계획에 적용하고 발전시킬 원칙들에 대해 가이드를 제시하였다. 현재의 운동학습 원칙으로부터 끌어낸 이론학적 전망을 개략적으로 설명하였다. 동적인 시스템에 바탕한 변화의 개념에 의거하여 물리치료사가 활동에 중심을 둔 중재 모델을 만들도록 소개하였다. 이 모델은 신경학적 이상 진단을 받은 아동들이 기능적인 운동기술을 훈련하도록 강조한다. 독자들은 이 장에서 제시된 정보를 검토, 근거를 조사하고 개인적 경험을 통합하여 다른 치료사들과 아동의 가족과의 의사소통을 통하여 가장 좋은 훈련을 위한 개인적인 가이드라인을 만드는 데 도전해보기 바란다.

토의문제들(Discussion Questions)

1. 신경학적 장애를 가진 아동에서, 인지적 측면(정보처리, 기억, 주의집중)이 기능적인 운동활동을 학습하는데 어떻게 도움이 되는가?
2. 치료의 중재계획상 기능적 목표를 증진시키는 과정에서 "변화 중개자"로서 소아물리치료사의 역할에 대해 토론하시오.
3. 기능적인 운동기술의 학습 및 습득을 증진하는데 과제의 제약요인을 이용하여 물리치료사가 개입할 수 있는 세 가지 실제적인 방법에 대해 토의하시오.
4. 기능적인 운동기술의 학습 및 습득을 증진하는데 물리치료사가 환경제약요인으로 개입할 수 있는 세 가지 실제적인 방법에 대해 토의하시오. 수행환경뿐 아니라 물리적인 환경에 관하여도 토의하시오.
5. 여러 신체시스템의 장해는 운동학습에 영향을 미친다. 기능적 활동 향상에 주안점을 둔 중재계획안에서 신체구조와 기능 장해를 줄일 수 있는 전략에 대해 토의하시오.

권장도서(Recommended Readings)

Coker, C.A. (2009). *Motor learning and control for practitioners*. Scottsdale, AZ: Holcomb Hathaway.

Schmidt, R.A., & Wrisberg, C.A. (2008). *Motor performance and learning*. Champaign, IL: Human Kinetics.

Shumway-Cook A., & Woollacott, M.H. (2012). Motor learning and recovery of function. In A. Shumway-Cook & M.H. Woollacott (Eds.), *Motor control: Translating research into clinical practice* (4th ed.). Philadelphia: Lippincott Williams & Wilkins.

참고문헌(References)

Adams, R.C., & Snyder, P. (1998). Treatments for cerebral palsy: Making choices of intervention from an expanding menu of options. *Infants and Young Children, 10*, 1–22.

Adolph, K.E., & Berger, S.E. (2006). Motor development. In W. Damon, R.M. Lerner, D. Kuhn, & R.S. Siegler (Eds.), *Handbook of child psychology, vol. 2: Cognition, perception, and language* (6th ed., pp. 161–213). Hoboken, NJ: John Wiley.

Adolph, K., Eppler, M., & Gibson, E. (1993). Development of

perception of affordances. In C. Rovee-Collier & L. Lipsitt (Eds.), *Advances in infancy research,* Vol. 8 (pp. 51–98). Norwood, NJ: Ablex Publishing.

Adolph, K.E., Vereijken, B., & Shrout, P.E. (2003). What changes in infant walking and why. *Child Development, 74,* 475–497.

Alberto, P.A., & Troutman, A.C. (2009). *Applied behavior analysis for teachers* (8th ed.). Upper Saddle River, NJ: Pearson Education.

Alley, G.R., & Deshler, D.D. (1979). *Teaching the learning disabled adolescent: Strategies and methods.* Denver: Love Publishing.

American Physical Therapy Association (APTA) (2001). *Guide to physical therapist practice* (2nd ed.). *Physical Therapy, 81,* 1–768.

American Physical Therapy Association (APTA), Section on Pediatrics. (2004). *Physical therapy clinical management guideline for children with spastic diplegia* Working document submitted by M. Fragala & M. O'Neil, chairs of task force to develop a clinical management guideline. Alexandria, VA: Author.

Arndt, S.W., Chandler, L.S., Sweeney, J.K., Sharkey, M.A., & McElroy, J.J. (2008). Effects of a neurodevelopmental treatment-based trunk protocol for infants with posture and movement dysfunction. *Pediatric Physical Therapy, 20,* 11–22.

Ayres, A.J. (1972). *Sensory integration and learning disorders.* Los Angeles: Western Psychological Services.

Ayres, A.J. (1979). *Sensory integration and the child.* Los Angeles: Western Psychological Services.

Bernstein, N. (1967). *The co-ordination and regulation of movements.* New York: Pergamon.

Bertoti, D.B., & Gross, A.L. (1988). Evaluation of biofeedback seat insert for improving active sitting posture in children with cerebral palsy: A clinical report. *Physical Therapy, 68,* 1109–1113.

Blackmore, A.M., Boettcher-Hunt, E., Jordan, M., & Chan, M.D.Y. (2007). A systematic review of the effects of casting on equinus in children with cerebral palsy: An evidence report of the AACPDM. *Developmental Medicine & Child Neurology, 49,* 781–790.

Blaskey, J., & Jennings, M.C. (1999). Traumatic brain injury. In S.K. Campbell (Ed.), *Decision making in pediatric neurologic physical therapy* (pp. 84–140). Philadelphia: Churchill Livingstone.

Bly, L. (1991). A historical and current view of the basis of NDT. *Pediatric Physical Therapy, 3*(3), 131–135.

Bly, L., & Whiteside, A. (1997). *Facilitation techniques based on NDT principles.* San Antonio: Therapy Skill Builders.

Bobath, K., & Bobath, B. (1984). The neuro-developmental treatment. In D. Scrutton (Ed.), *Management of the motor disorders of children with cerebral palsy* (pp. 6–16). Philadelphia: J.B. Lippincott.

Boehme, R. (1988). *Improving upper body control.* Tucson: Therapy Skill Builders.

Booth, M.Y., Yates, C.C., Edgar, T.S., & Bandy, W.D. (2003). Serial casting vs. combined intervention with Botulinum toxin A and serial casting in the treatment of spastic equinus in children. *Pediatric Physical Therapy, 15*(4), 216–220.

Bourke-Taylor, H., O'Shea, R., & Gaebler-Spira, D. (2007). Conductive education: A functional skills program for children with cerebral palsy. *Physical and Occupational Therapy in Pediatrics, 27*(1), 45–62.

Bower, E., & McLellan, D.L. (1992). Effect of increased exposure to physiotherapy on skill acquisition of children with cerebral palsy. *Developmental Medicine and Child Neurology, 34,* 25–39.

Bower, E., & McLellan, D.L. (1994). Assessing motor-skill acquisition in four centers for the treatment of children with cerebral palsy. *Developmental Medicine and Child Neurology, 36,* 902–909.

Bower, E., McLellan, D.L., Arney, J., & Campbell, M.J. (1996). A randomized controlled trial of different intensities of physiotherapy and different goal-setting procedures in 44 children with cerebral palsy. *Developmental Medicine & Child Neurology, 38,* 226–237.

Bower, E., Mitchell, D., Burnett, M., Campbell, M.J., & McLellan, D.L. (2001). Randomized controlled trial of physiotherapy in 56 children with cerebral palsy followed for 18 months. *Developmental Medicine & Child Neurology, 43,* 4–15.

Bradley, N., & Westcott, S.L. (2006). Motor control: Developmental aspects of motor control in skill acquisition. In S.K. Campbell, D.W. Vander Linden, & R.J. Palisano (Eds.), *Physical therapy for children* (3rd ed., pp. 77–130). Philadelphia: Churchill Livingstone.

Brown, G.T., & Burns, S.A. (2001). The efficacy of neurodevelopmental treatment in paediatrics: A systematic review. *British Journal of Occupational Therapy, 64*(5), 235–244.

Brown, D.A., Effgen, S., & Palisano, R. (1998). Performance following ability-focused physical therapy intervention in individuals with severely limited physical and cognitive abilities. *Physical Therapy, 78*(9), 934.

Bundy, A.C., Lane, S., Murray, E.A., & Fisher, A.G. (2002). *Sensory integration: Theory and practice.* Philadelphia: F.A. Davis.

Butler, C., & Darrah, J. (2001). Effects of neurodevelopmental treatment (NDT) for cerebral palsy: An AACPDM evidence report. *Developmental Medicine and Child Neurology, 43,* 778–790.

Cadenhead, S.L., McEwen, I.R., & Thompson, D.M. (2002). Effects of passive range of motion exercises on lower extremity goniometric measurements of adults with cerebral palsy: A single-subject design. *Physical Therapy, 82,* 858–869.

Campbell, P.H. (1991). Evaluation and assessment in early intervention for infants and toddlers. *Journal of Early Intervention, 15,* 36–45.

Campbell, S.K. (1999). Models for decision making in pediatric neurologic physical therapy. In S.K. Campbell (Ed.), *Decision making in pediatric neurologic physical therapy.* Philadelphia: Churchill Livingstone.

Carmick, J. (1997). Use of neuromuscular electrical stimulation and dorsal wrist splint to improve the hand function of a child with spastic hemiparesis. *Physical Therapy, 77,* 661–671.

Charles, J., & Gordon, A.M. (2005). A critical review of constraint-induced movement therapy and forced use in children with hemiplegia. *Neural Plasticity, 12*(2–3), 245–261.

Clark, J.E. (1995). Dynamic systems perspective on the development of complex adaptive skill. In C. Dent-Read & P. Zukow-Goldring (Eds.), *Evolving explanations of development* (pp. 383-406). Washington, DC: American Physiological Association.

Coker, P., Karakostas, T., Dodds, C., & Hsiang, S. (2010). Gait characteristics of children with hemiplegic cerebral palsy before and after modified constraint-induced movement therapy. *Disability and Rehabilitation, 32*(5), 402–408.

Conine, T.A., Sullivan, T., Mackie, T., & Goodman, M. (1990).

Effect of serial casting for the prevention of equinus in patients with acute head injury. *Archives of Physical Medicine and Rehabilitation, 71*, 310–312.

Damiano, D.L. (2006). Activity, activity, activity: Rethinking our physical therapy approach to cerebral palsy. *Physical Therapy, 86*(11), 1534–1540.

Damiano, D.L. (2007). Pass the torch, please! *Developmental Medicine & Child Neurology, 49*, 723.

Damiano, D.L., & Abel, M.F. (1998). Functional outcomes of strength training in spastic cerebral palsy. *Archives of Physical Medicine and Rehabilitation, 79*, 119–125.

Damiano, D.L., & DeJong, S.L., (2009). A systematic review of the effectiveness of treadmill training and body weight support in pediatric rehabilitation. *Journal of Neurological Physical Therapy, 33*(1), 27–44.

Damiano, D.L., Dodd, K., & Taylor, N.F. (2002). Should we be testing and training muscle strength in cerebral palsy? *Developmental Medicine and Child Neurology, 44*, 68–72.

Darrah, J., Fan, J.S., Chen, L., Nunweiler, J., & Watkins, B. (1997). Review of the effects of progressive resistive muscle strengthening in children with cerebral palsy: A clinical consensus. *Pediatric Physical Therapy, 9*, 12–17.

Darrah, J., Watkins, B., Chen, L., & Bonin, C. (2004). Effects of conductive education intervention for children with a diagnosis of cerebral palsy: An AACPDM evidence report. *Developmental Medicine & Child Neurology, 46*, 198–203.

Darrah, J., Wiart, L., & Magill-Evans, J. (2008). Do therapists' goals and interventions for children with cerebral palsy reflect principles in contemporary literature? *Pediatric Physical Therapy, 20*(4), 334–339.

David, K.S. (1985). Motor sequencing strategies in school-aged children. *Physical Therapy, 65*, 883–889.

David, K.S. (1995). Developmental coordination disorders. In S.K. Campbell, D.W. Vander Linden, & R.J. Palisano (Eds.), *Physical therapy for children* (pp. 425–458). Philadelphia: W.B. Saunders.

David, K.S. (2000). Developmental coordination disorders. In S.K. Campbell, D.W. Vander Linden, & R.J. Palisano (Eds.), *Physical therapy for children* (2nd ed., pp. 471–501). Philadelphia: W.B. Saunders.

Davids, K., Button, C., & Bennett, S. (2008). *Dynamics of skill acquisition: A constraints-led approach*. Champaign, IL: Human Kinetics.

Dawson, M.M., Hallahan, D.P., Reeve, R.E., & Ball, D.W. (1980). The effect of reinforcement and verbal rehearsal on selective attention in learning disabled children. *Journal of Abnormal Child Psychology, 8*, 133–144.

DeGangi, G. (1990). Perspectives on the integration of neurodevelopmental treatment sensory integrative therapy. *NDTA Newsletter*, March, pp. 1, 6.

DeLuca, S., Echols, K., Ramey, S.L., & Taub, E. (2003). Pediatric constraint-induced movement therapy for a young child with cerebral palsy: Two episodes of care. *Physical Therapy, 83*, 1003–1013.

Dichter, C.G. (1994). Relationship of muscle strength and joint range of motion to gross motor abilities in school-aged children with Down syndrome. Unpublished doctoral dissertation, Hahnemann University, Philadelphia.

Dichter, C.G., DeCicco, J., Flanagan, S., Hyun, J., & Mongrain, C. (2001). Acquiring skill through intervention in adolescents with Down syndrome. [Abstract]. *Pediatric Physical Therapy, 12*, 209.

Dodd, K.J., Taylor, N.F., & Damiano, D.L. (2002). A systematic review of the effectiveness of strength-training programs for people with cerebral palsy. *Archives of Physical Medicine & Rehabilitation, 83*, 1157–1164.

Duff, S.V., & Gordon, A.M. (2003). Learning of grasp control in children with hemiplegic cerebral palsy. *Developmental Medicine and Child Neurology, 45*(11), 746–757.

Duff, S., & Quinn, L. (2002). Motor learning and motor control. In D. Cech & S. Martin (Eds.), *Functional movement development across the life span* (2nd ed., pp. 86–117). Philadelphia: W.B. Saunders.

Dumas, H., & Francesconi, S. (2002). Aquatic therapy in pediatrics: Annotated bibliography. *Physical and Occupational Therapy in Pediatrics, 20*(4), 63–78.

Dumas, H.M., Haley, S.M., Carey, T.M., & Ni, P.S. (2004). The relationship between functional mobility and the intensity of physical therapy intervention in children with traumatic brain injury. *Pediatric Physical Therapy, 46*, 157–164.

Dursun, E., Dursun, N., & Alican, D. (2004). Effects of biofeedback treatment on gait in children with cerebral palsy. *Disability and Rehabilitation, 26*(2), 116–120.

Dusing, S.C. & Harbourne, R.T. (2010). Variability in postural control during infancy: implications for development, assessment, and intervention. *Pediatric Physical Therapy, 90*(12), 1838–1849.

Eckersley, P.M., & King, J. (1993). Principles of treatment. In P.M. Eckersley (Ed.), *Elements of paediatric physiotherapy* (pp. 323–341). New York: Churchill-Livingstone.

Effgen, S.K. (2001). Occurrence of gross motor behaviors in U.S. preschools and conductive education preschools in Hong Kong. [Abstract]. *Physical Therapy, 81*, A78.

Effgen, S.K., & Chan, L. (2010). Occurrence of gross motor behaviors and attainment of motor objectives in children with cerebral palsy participating in conductive education. *Physiotherapy Theory and Practice, 26*(1), 22–39.

Eliasson, A.C., Gordon, A.M., & Forssberg, H. (1992). Impaired anticipatory control of isometric forces during grasping by children with cerebral palsy. *Developmental Medicine and Child Neurology, 34*, 216–225.

Eliasson, A.C., Gordon, A.M., & Forssberg, H. (1995). Tactile control of isometric forces during grasping in children with cerebral palsy. *Developmental Medicine and Child Neurology, 33*, 661–670.

Fetters, L. & Ellis, T. (2006). A perception-action framework for physical therapy for persons with neurological dysfunction: Use of therapeutic affordances and unitless ratio. *Journal of Neurological Physical Therapy, 30*(3), 142–147.

Figueiredo, E.M., Ferreira, G.B., Moreira, R.C.M., Kirkwood, R.N, & Fetters, L. (2008). Efficacy of ankle foot orthoses on gait of children with cerebral palsy: A systematic review of the literature. *Pediatric Physical Therapy, 20*, 207–223.

Fisher, B.E., & Sullivan, K.J. (2001). Activity-dependent factors affecting post-stroke functional outcomes. *Topics in Stroke Rehabilitation, 8*(3), 31–44.

Floodmark, A. (1986). Augmented auditory feedback as an aid in gait training of the cerebral palsied child. *Developmental Medicine and Child Neurology, 28*, 147–155.

Fontaine, A.M. (2005). Developmental ecology of early peer interactions: The role of play materials. *Enfrance, 57*(2), 137–154.

Fragala, M.A., Goodgold, S., & Dumas, H. (2003). Effects of lower extremity passive stretching: Pilot study of children and youth with severe limitations in self-mobility. *Pediatric Physical Therapy, 15*, 167–175.

Fragala-Pinkham, M.A., Dumas, H.M., Barlow, C.A., & Pasternak, A. (2009). An aquatic physical therapy program at a pediatric rehabilitation hospital: A case series. *Pediatric Physical Therapy, 21*(1), 68–78.

Gallagher, J.D., & Thomas, J.R. (1989). Effect of varying post-KR intervals upon children's motor performance. *Journal of Motor Behavior, 12*, 41–46.

Gentile, A.M. (1987). Skill acquisition: Action, movement, and neuromuscular processes. In J.A. Carr & R.B. Shepherd (Eds.), *Movement science: Foundation for physical therapy in rehabilitation* (pp. 93–154). Rockville, MD: Aspen Publications.

Gentile, A.M. (1992). The nature of skill acquisition: Therapeutic implications for children with movement disorders. In H. Forssberg & H. Hirschfeld (Eds.), *Movement disorders in children. Medical Sports Science, 36*, 31–40, Basel, Switzerland: Karger.

Getz, M., Hutzler, Y., & Vermeer, A. (2006). Effects of aquatic interventions in children with neuromotor impairments: A systematic review of the literature. *Clinical Rehabilitation, 20*(11), 927–936.

Gibson, J.J. (1979). *The ecological approach to visual perception.* Boston: Houghton-Mifflin.

Goodgold-Edwards, S., & Gianutsos, J.G. (1991). Coincidence anticipation performance of children with spastic cerebral palsy and nonhandicapped children. *Physical and Occupational Therapy in Pediatrics, 10*, 49–82.

Gordon, A.M., Schneider, J.A., Chinnan, A., & Charles, J.R. (2007). Efficacy of a hand-arm bimanual intensive therapy (HABIT) in children with hemiplegic cerebral palsy: A randomized control trial. *Developmental Medicine & Child Neurology, 49*(11), 830–838.

Granda-Vera, J., & Montilla, M.M. (2003). Practice schedule and acquisition, retention, and transfer of a throwing task in 6-year-old children. *Perceptual and Motor Skills, 96*(3pt1), 1015–1024.

Guadagnoli, M.A., & Lee, T.D. (2004). Challenge point: A framework for conceptualizing the effects of various practice conditions in motor learning. *Journal of Motor Behavior, 36*, 212–224.

Gudjonsdottir, B., & Stemmons-Mercer, V. (2002). Effects of a dynamic versus static prone stander on bone mineral density and behaviour in 4 children with severe cerebral palsy. *Pediatric Physical Therapy, 14*, 38–46.

Haken, H., Kelso, J.A.S., & Bunz, H. (1985). A theoretical model of phase transitions in human hand movements. *Biological Cybernetics, 51*, 347–356.

Harbourne, R. T., & Stergiou, N. (2009). Movement variability and the use of nonlinear tools: principles to guide physical therapist practice. *Physical Therapy, 89*, 267–282.

Hari, M., & Tillemans, T. (1984). Conductive education. In D. Scrutton (Ed.), Management of the motor disorders of children with cerebral palsy. *Clinics in Developmental Medicine, 90*, 19–35.

Harris, S.R. (1990). Therapeutic exercise for children with neurodevelopmental disabilities. In J. Basmajian (Ed.), *Therapeutic exercise* (5th ed., pp. 163–173). Baltimore: Williams & Wilkins.

Harris, S.R., & Lundgren, B.D. (1991). Joint mobilization in children with central nervous system disorders: Indications and precautions. *Physical Therapy, 71*, 890–896.

Harris, S. R., & Roxborough, L. (2005). Efficacy and effectiveness of physical therapy in enhancing postural control in children with cerebral palsy. *Neural-plasticity, 12*(2-3), 229–243.

Harvey, A., & Russell, D. (2009). What is the evidence of the effectiveness of strengthening for children with cerebral palsy aged 4–18 years? Retrieved from http://www.canchild.ca/en/canchildresources/StrengtheningforChildrenwithCP.asp

Hatzitaki, V., Zisi, V., Kollias, I., & Kioumourtzoglou, E. (2002). Perceptual-motor contributions to static and dynamic balance control in children. *Journal of Motor Behavior, 34*, 161–170.

Heriza, C.B. (1991). Motor development: Traditional and contemporary theories. In M.J. Lister (Ed.), *Contemporary management of motor control problems: Proceedings of the II STEP Conference* (pp. 99–126). Alexandria, VA: American Physical Therapy Association.

Heriza, C.B., & Sweeney, J.K. (1994). Pediatric physical therapy: Part I. Practice, scope, scientific basis, and theoretical foundation. *Infants and Young Children, 7*, 20–32.

Heriza, C.B., & Sweeney, J.K. (1995). Pediatric physical therapy: Part II. Approaches to movement dysfunction. *Infants and Young Children, 8*, 1–14.

Hood, B., & Atkinson, J. (1990). Sensory visual loss and cognitive deficits in selective attentional system of normal infants and neurologically impaired children. *Developmental Medicine and Child Neurology, 32*, 1067–1077.

Horgan, J. (1985). Mnemonic strategy instruction in coding, processing and recall of movement-related cues in mentally retarded children. *Perceptual and Motor Skills, 57*, 547–557.

Horne, E.M., Warren, S.F., & Jones, H.A. (1995). An experimental analysis of neurobehavioral motor intervention. *Developmental Medicine and Child Neurology, 37*, 697–714.

Howle, J.M. (2003). *Neuro-developmental treatment approach: Theoretical foundations and principles of clinical practice.* Laguna Beach, CA: Neurodevelopmental Treatment Association.

Huang, H., & Mercer, V. (2001). Dual task methodology: Application in studies of cognitive and motor performance in adults and children. *Pediatric Physical Therapy, 13*, 133–140.

Iarocci, G., & Burack, J.A. (1998). Understanding the development of attention in persons with mental retardation: Challenging the myths. In J.A. Burack, R.M. Hodapp, et al. (Eds.), *Handbook of mental retardation and development* (pp. 349–381). New York: Cambridge University Press.

Jensen, J.L., Ulrich, B.D., Thelen, E., Schneider, K., & Zernicke, R.F. (1994). Adaptive dynamics of leg movement patterns of human infants: 1. The effects of posture on spontaneous kicking. *Journal of Motor Behavior, 26*, 303–312.

Jewell, D.V. (2011). *Guide to evidence-based physical therapist practice.* Sudbury, MA: Jones & Bartlett Learning.

Karnish, K., Bruder, M.B., & Rainforth, B. (1995). A comparison of physical therapy in the school-based treatment contexts. *Physical and Occupational Therapy in Pediatrics, 15*, 1–25.

Kelso, J.S. (1984). Phase transitions and critical behavior in human bimanual coordination. *American Journal of Physiology, 15*, R10000–R10004.

Kernodle, M.W., & Carlton, L.G. (1992). Information feedback and the learning of multiple-degree of freedom activities. *Journal of Motor Behavior, 24*, 187–196.

Kerr, C., McDowell, B., & McDonough, S. (2004). Electrical stimulation in cerebral palsy: A review of effects on strength and motor function. *Developmental Medicine and Child Neurology, 46*, 205–213.

Ketelaar, M., Vermer, A., Hart, H., van Petegem-van Beek, E. & Helders, J.J. (2001). Effects of a functional therapy program on motor abilities of children with cerebral palsy. *Physical Therapy, 81*, 1534–1545.

King, E.M., Gooch, J.E., Howell, G.H., Peters, M.L., Bloswick, D.S., & Brown, D.R. (1993). Evaluation of the hip-extensor tricycle in improving gait in children with cerebral palsy. *Developmental Medicine and Child Neurology, 35,* 1048–1054.

Knutson, L.M., & Clark, J.E. (1991). Orthotic devices for ambulation in children with cerebral palsy and myelomeningocele. *Physical Therapy, 71*(12), 947–960.

Konczak, J. (1990). Toward an ecological theory of motor development: The relevance of the Gibsonian approach to vision for motor development research. In J.E. Clark & J.H. Humphrey (Eds.), *Advances in motor development research* (Vol. 3, pp. 201–223). New York: AMS Press.

Kozma, I., & Balogh, E. (1995). A brief introduction to conductive education and its application at an early age. *Infants and Young Children, 8,* 68–74.

LaForme Fiss, A.C., & Effgen, S.K. (2006). Outcomes for young children with disabilities associated with the use of partial body weight supported treadmill training: An evidence based review. *Physical Therapy Reviews, 11,* 179–189.

LaForme Fiss, A.C., Effgen, S.K., Page, J., & Shasby, S.B. (2009). Effect of sensorimotor groups on gross motor acquisition for young children with Down syndrome. *Pediatric Physical Therapy, 21*(2), 158–166.

Larin, H. (2006). Motor learning: Theories and strategies for the practitioner. In S.K. Campbell, D.W. Vander Linden, & R.J. Palisano (Eds.), *Physical therapy for children,* (3rd ed., pp. 131–160). Philadelphia: W.B. Saunders Publisher.

Latash, M.L., & Anson, J.G. (1996). What are "normal movements" in a typical population? *Behavior and Brain Sciences, 19,* 26.

Laufer, Y., Ashkenazi, T., & Josman, N. (2008). The effects of a concurrent cognitive task on the postural control of young children with and without developmental coordination disorder. *Gait & Posture, 27*(2), 347–351.

Lee, D.N., & Cook, M.L. (1990). Basic perceptuo-motor dysfunctions in cerebral palsy. In M. Jeannerod (Ed.), *Attention and performance XVIII: Motor representation and control* (pp. 583–602). Mahwah, NJ: Lawrence Erlbaum Associates.

Leong, B. (2002). Critical review of passive muscle stretch: Implications for the treatment of children in vegetative and minimally conscious states. *Brain Injury, 16,* 169–183.

Light, K.E. (2003). Issues of cognition for motor control. In P.C. Montgomery & B.H. Connolly (Eds.), *Clinical applications for motor control* (pp. 245–268). Thorofare, NJ: Slack.

Lin, C.H., Sullivan, K.J., Wu, A.D., Kantak, S. & Winstein, C.J. (2007). Effect of task practice order on motor skill learning in adults with Parkinson disease: A pilot study. *Physical Therapy, 87,* 1120–1131.

Logan, L., Byers-Hinkley, K., & Ciccone, C.D. (1990). Anterior vs. posterior walkers: A gait analysis study. *Developmental Medicine and Child Neurology, 32,* 1044–1048.

Lunnen, K.Y. (1999). Children with multiple disabilities. In S.K. Campbell (Ed.), *Clinical decision making in pediatric neurologic physical therapy* (pp. 141–197). New York: Churchill Livingstone.

MacKinnon, J.R., Noh, S., Laliberte, D., Lariviere, J., & Allan, D.E. (1995). Therapeutic horseback riding: A review of the literature. *Physical and Occupational Therapy in Pediatrics, 15*(1), 1–15.

Magill, R.A. (1992). Augmented feedback in skill acquisition. In R.N. Singer & L.K. Tennant (Eds.), *Handbook on research in sport psychology* (pp. 143–189). New York: Macmillan.

Majsak, M. (1996). Application of motor learning principles to the stroke population. *Topics in Stroke Rehabilitation, 3*(2), 27–59.

Mandich, A.D., Polatajko, H.J., Missiuna, C., & Miller, L.T. (2001). Cognitive strategies and motor performance in children with developmental coordination disorder. *Physical and Occupational Therapy in Pediatrics, 20*(2–3), 125–143.

Maruff, P., Wilson, P., Trebilcock, M., & Currie, J. (1998). Abnormalities of imagined motor sequences in children with developmental coordination disorder. *Neuropsychologia, 37,* 1317–1324.

Mattern-Baxter, K. (2009). Effects of partial body weight supported treadmill training on children with cerebral palsy. *Pediatric Physical Therapy, 21*(1), 12–22.

Mayo, N.E. (1991). The effect of physical therapy for children with motor delay and cerebral palsy: A randomized clinical trial. *American Journal of Physical Medicine and Rehabilitation, 70*(5), 258–267.

McDowd, J.M. (2007). An overview of attention: Behavior and brain. *Journal of Neurologic Physical Therapy, 31,* 98–103.

McEwen, I.R. (1992). Assistive positioning as a control parameter of social communicative interactions between students with profound multiple disabilities and classroom staff. *Physical Therapy, 72,* 634–647.

McEwen, I.R., & Hansen, L.H. (2006). Children with motor and cognitive impairments. In S.K. Campbell, D.W. Vander Linden, & R.J. Palisano (Eds.), *Physical therapy for children* (2nd ed., pp. 591–624). Philadelphia: W.B. Saunders.

McGibbon, H., Andrade, C., Widener, G., & Cintas, H.L. (1998). Effect of an equine-movement therapy program on gait, energy expenditure, and motor function in children with spastic cerebral palsy: A pilot study. *Developmental Medicine and Child Neurology, 40,* 754–762.

McPherson, J.J., Arends, T.G., Michaels, M.J., & Trettin, K. (1984). The range of motion of long-term knee contractures of four spastic cerebral palsied children: A pilot study. *Physical and Occupational Therapy in Pediatrics, 4*(1), 17–34.

Mercer, V.S., & Lewis, C.L. (2001). Hip abductor and knee extensor muscle strength of children with and without Down syndrome. *Pediatric Physical Therapy, 13,* 18–26.

Miedaner, J.A., & Renander, J. (1987). The effectiveness of classroom passive stretching programs for increasing or managing passive range of motion in nonambulatory children: An evaluation of frequency. *Physical and Occupational Therapy in Pediatrics, 7*(3), 35–43.

Miller, J.J., Anzalone, M.E., Lane, S.J., Cermak, S.A., & Osten, E.T. (2007). Concept evolution in sensory integration: A proposed nosology for diagnosis. *The American Journal of Occupational Therapy, 61*(2), 135–140.

Miller, L.J., & Summers, C. (2001). Clinical applications in sensory modulation dysfunction: Assessment and intervention considerations. In S.S. Roley, E.I. Blanche, & R. Schaaf (Eds.), *Sensory integration with diverse populations* (pp. 247–274). San Antonio: Therapy Skill Builders.

Missiuna, C., Rivard, L., & Bartlett, D. (2003). Early identification and risk management of children with developmental coordination disorder. *Pediatric Physical Therapy, 15*(1), 32–37.

Mockford, M., & Caulton, J.M. (2008). Systematic review of progressive strength training in children and adolescents with cerebral palsy who are ambulatory. *Pediatric Physical Therapy, 20*(4), 318–333.

Montgomery, P.C., & Richter, E. (1980). *Sensorimotor integration for the developmentally disabled child: A handbook.* Los Angeles: Western Psychological Services.

Mossberg, K.A., Linton, K.A., & Friske, K. (1990). Ankle-foot orthoses: Effect on energy expenditure of gait in spastic diplegic children. *Archives of Physical Medicine and Rehabilitation, 71*(7), 490–494.

Mutlu, A., Krosschell, K., & Spira, D.G. (2009). Treadmill training with partial body-weight support in children with cerebral palsy: a systematic review. *Developmental Medicine & Child Neurology, 51*(4), 268–275.

Naylor, C.E., & Bower, E. (2005). Modified constraint-induced movement therapy for young children with hemiplegic cerebral palsy. *Developmental Medicine & Child Neurology, 47*, 365–369.

Nelson, C.A. (2001). Cerebral palsy. In D.A. Umphred (Ed.), *Neurological rehabilitation* (4th ed., pp. 259–286). St. Louis: Mosby.

Newell, K.M. (1986). Constraints on the development of coordination. In M.G. Wade & H.T.A. Whiting (Eds.), *Motor development in children: Aspects of coordination and control.* Boston: Martinus Nijhoff.

Newell, K.M. (1996). Change in movement and skill: Learning, retention, and transfer. In M.L. Latash & M.T. Turvey (Eds.), *Dexterity and its development* (pp. 339–376). Mahwah, NJ: Lawrence Erlbaum Associates.

Newell, K.M., & Carlton, L.G. (1980). Developmental trends in motor response recognition. *Developmental Psychology, 16*, 550–554.

Newell, K.M., & Kennedy, J.A. (1978). Knowledge of results and children's motor learning. *Developmental Psychobiology, 14*, 531–536.

Newell, K.M., & McDonald, P.V. (1994). Learning to coordinate the redundant biomechanical degrees of freedom. In S. Swinnen, H. Heuer, J. Massion, & P. Casaer (Eds.), *Inter-limb coordination: Neural, dynamical and cognitive constraints* (pp. 515–536). San Diego: Academic Press.

Newell, K.M., Scully, D.M., McDonald, P.V., & Baillargeon, R. (1989). Task constraints and infant grip configurations. *Developmental Psychobiology, 22*, 817–832.

Newell, K.M., & Valvano, J. (1998). Therapeutic intervention as a constraint in the learning and relearning of movement skills. *Scandinavian Journal of Occupational Therapy, 5*, 51–57.

O'Connell, D.G., & Barnhart, R. (1995). Improvement in wheelchair propulsion in paediatric wheelchair users through resistance training: A pilot study. *Archives of Physical Medicine and Rehabilitation, 76*, 368–372.

Olney, S.J., & Wright, M.J. (2006). Cerebral palsy. In S.K. Campbell, D.W. Vander Linden, & R.J. Palisano (Eds.), *Physical therapy for children* (3rd ed., pp. 625–664). Philadelphia: W.B. Saunders.

O'Neil, M.E., Fragala-Pinkham, M.A., Westcott, S.L., Martin, K., Chiarello, L.A., Valvano, J., & Rose, R.U. (2006). Physical therapy clinical management recommendations for children with cerebral palsy—spastic diplegia: Achieving functional mobility outcomes. *Pediatric Physical Therapy, 18*(1), 49–72.

Ostensjo, S., Carlberg, E.B., & Vollestad, N.K. (2005). The use and impact of assistive devices and other environmental modifications on everyday activities and care in young children with cerebral palsy. *Disability and Rehabilitation, 27*(14), 849–861.

Ozer, K.O., Chesher, S.P., & Scheker, L.R. (2006). Neuromuscular electrical stimulation and dynamic bracing for the management of upper-extremity spasticity in children with cerebral palsy. *Developmental Medicine & Child Neurology, 48*(7), 559–563.

Parham, D., & Fazio, L. (2008). *Play in occupational therapy for children.* St. Louis: Mosby.

Parham, L.D., & Mailloux, Z. (1996). Sensory integration. In J. Case-Smith, A.S. Allen, & P. Nuse Pratt (Eds.), *Occupational therapy for children* (3rd ed., pp. 307–356). St. Louis: Mosby.

Parks, S., Rose, D.J., & Dunn, J.M. (1989). A comparison of fractionated reaction time between cerebral palsied and nonhandicapped youths. *Adapted Physical Activity Quarterly, 6*, 379–388.

Phillips, W.E., & Audet, M. (1990). Use of serial casting in the management of knee joint contractures in an adolescent with cerebral palsy. *Physical Therapy, 70*, 521–523.

Pigott, R., & Shapiro, D. (1984). Motor schema: The structure of the variability session. *Research Quarterly for Exercise and Sport, 55*, 41–55.

Pin, T. W. (2007). Effectiveness of static weight-bearing exercises in children with cerebral palsy. *Pediatric Physical Therapy, 19*(1), 62–73.

Pin, T., Dyke, P., & Chan, M. (2006). The effectiveness of passive stretching in children with cerebral palsy. *Developmental Medicine & Child Neurology, 48*, 855.

Polatajko, H.J., Mandich, A.D., Miller, L.T., & Macnab, J.J. (2001). Cognitive orientation to daily occupational performance: Part II. The evidence. *Physical and Occupational Therapy in Pediatrics, 20*(2–3), 125–143.

Randall, K.E., & McEwen, I.R. (2000). Writing patient-centered functional goals. *Physical Therapy, 80*(12), 1197–1203.

Reed, B. (1997). The physiology of neuromuscular electric stimulation. *Pediatric Physical Therapy, 9*, 96–102.

Reilly, D.S., Woollacott, M.H., van Donkelaar, P., & Saavedra, S. (2008). The interaction between executive attention and postural control in dual-task conditions: Children with cerebral palsy. *Archives of Physical Medicine and Rehabilitation, 89*(5), 834–842.

Roley, S., Blanche, E.I., & Schaaf, R.C. (2001). *Understanding the nature of sensory integration with diverse populations.* San Antonio: Therapy Skill Builders.

Roper, N., & Dunst, C.J. (2003). Communication intervention in natural learning environments: Guidelines for practice. *Infants and Young Children, 16*, 215–226.

Rosenbaum P. (2010). The randomized controlled trial: An excellent design, but can it address the big question of neurodisability? *Developmental Medicine and Child Neurology, 52*(11), 1066–1067.

Salmoni, A.W., Schmidt, R.A., & Walter, C.B. (1984). Knowledge of results and motor learning: A review and critical reappraisal. *Psychological Bulletin, 95*, 355–386.

Schmidt, R.A. (1988). *Motor control and learning: A behavioral emphasis* (2nd ed.). Champaign, IL: Human Kinetics.

Schmidt, R.A., & Lee, T.D. (1999). *Motor control and learning: A behavioral emphasis* (3rd ed.). Champaign, IL: Human Kinetics

Schmidt, R.A., & Lee, T.D. (2005). *Motor control and learning: A behavioral emphasis* (4th ed.). Champaign, IL: Human Kinetics.

Schmidt, R.A., & Wrisberg, C.A. (2008). *Motor performance and learning*. Champaign, IL: Human Kinetics.

Scholz, J.P. (1990). Dynamic pattern theory: Some implications for therapeutics. *Physical Therapy, 70*, 827–843.

Scholz, J.P., & Kelso, J.A.S. (1990). Intentional switching between patterns of bimanual coordination depends on the intrinsic dynamics of the patterns. *Journal of Motor Behavior, 22*, 98–124.

Schoner, G., Zanone, P.G., & Kelso, J.A.S. (1992). Learning as change of coordination dynamics: Theory and experiment. *Journal of Motor Behavior, 24*, 29–48.

Scianni, A., Butler, J.M., Ada, L., & Teixeira-Salmela, L.F. (2009). Muscle strengthening is not effective in children and adolescents with cerebral palsy: A systematic review. *The Australian Journal of Physiotherapy, 55*(2), 81–87.

Seeger, B.R., Caudrey, D.J., & Scholes, J.R. (1981). Biofeedback therapy to achieve symmetrical gait in hemiplegic cerebral palsied children. *Archives of Physical Medicine and Rehabilitation, 62*, 364–368.

Seifart, A., Unger, M., Burger, M. (2009). The effect of lower limb functional electric stimulation on gait of children with cerebral palsy. *Pediatric Physical Therapy*, 21, 23–30.

Shelly, A., Davis, E., Waters, E., Mackinnon, A., Reddihough, D., Boyd, R., Ried, S. & Graham, H.K. (2008). The relationship between quality of life and functioning for children with cerebral palsy. *Developmental Medicine and Child Neurology, 50*, 199–203.

Shoemaker, N.M., Niemeijer A.S., Reynderes, K., & Smits-Englesman, B.C. (2003). Effectiveness of neuromotor task training for children with developmental coordination disorder: A pilot study. *Neural Plasticity, 10*, 155–163.

Shumway-Cook, A., Hutchinson, S., Kartin, D., Price, R., & Woollacott, M.H. (2003). Effect of balance training on recovery of stability in children with cerebral palsy. *Developmental Medicine & Child Neurology, 45*, 591–602.

Shumway-Cook, A., & Woollacott, M.H. (1985). The growth of stability: Postural control from a developmental perspective. *Journal of Motor Behavior, 17*, 131–147.

Shumway-Cook, A., & Woollacott, M.H. (2012). *Motor control: Translating research into clinical practice* (4th ed.). Philadelphia: Lippincott Williams & Wilkins.

Sidaway, G., Ahn, S., Boldeau, P., Griffin, S., Noyes, B., & Pelletier, K. (2008). A comparison of manual guidance and knowledge of results in the learning of a weight bearing skill. *Journal of Neurologic Physical Therapy, 32*(1), 32–38.

Snider, L., Korner-Bitensky, N., Kammann, C., Warner, S., & Saleh, M. (2007). Horseback riding as therapy for children with cerebral palsy: Is there evidence of its effectiveness? *Physical and Occupational Therapy in Pediatrics, 27*(2), 5–23.

Spencer, J.P., & Schöner, G. (2003). Bridging the representational gap in the dynamic systems approach to development. *Developmental Science, 6*, 392–412.

Spitzer, S., & Roley, S.S. (2001). Sensory integration revisited: A philosophy of practice. In S. Roley, E.I. Blanche, & R.C. Schaaf (Eds.), *Understanding the nature of sensory integration with diverse populations* (pp. 3–27). San Antonio, TX: Therapy Skill Builders.

Sterba, J.A. (2007). Does horseback riding therapy or therapist-directed hippotherapy rehabilitate children with cerebral palsy? *Developmental Medicine and Child Neurology, 49*(1), 68–73.

Stiers, P., Vanderkelen, R., Vanneste, G., Colne, S., DeRammelaere, M., & Vandenbussche, E. (2002). Visual-perceptual impairment in a random sample of children with cerebral palsy. *Developmental Medicine and Child Neurology, 44*(6), 370–382.

Stiller, C., Hall, H., Marcoux, B.C., & Olson, R.E. (2001). The effect of conductive education, intensive therapy, and special education services on motor skills in children with cerebral palsy. *Physical and Occupational Therapy in Pediatrics, 23*(3), 31–50.

Stiller, C., Marcoux, B.C., & Olson, R.E. (2003). The effect of conductive education, intensive therapy, and special education services on motor skills in children with cerebral palsy.

Stockmeyer, S.A. (1972). An interpretation of the approach of Rood to the treatment of neuromuscular dysfunction. *American Journal of Physical Medicine, 46*, 900–956.

Straus, S.E., Richardson, W.S., Glasziou, P., & Haynes, R.B. (2005). *Evidence based medicine: How to practice and teach EBM* (3rd ed.). New York: Churchill Livingstone.

Stuberg, W. (1992). Consideration related to weight bearing programs in children with developmental disability. *Physical Therapy, 72*, 35–40.

Sullivan, K.J., Kantak, S.S., & Burtner, P.A. (2008). Motor learning in children: Feedback effects on skill acquisition. *Physical Therapy, 88*(6), 721–732.

Tardieu, C., Lespargot, A., Tabary, C., & Bret, M.D. (1988). For how long must the soleus muscle be stretched each day to prevent contracture? *Developmental Medicine and Child Neurology, 30*, 3–10.

Taylor, J. (1999). Blocked and random practice of crutch walking skills in young children. Unpublished master's thesis, MCP Hahnemann University, Philadelphia.

Taub, E., Ramey, S., DeLuca, S., & Echols, K. (2004). Efficacy of constraint-induced movement therapy for children with cerebral palsy with asymmetric motor impairment. *Pediatrics, 113*(2), 305–312.

Thelen, E. (1986). Development of coordinated movement: Implication for early human development. In H.T.A. Whiting (Ed.), *Motor development in children: Aspects of coordination and control* (pp. 107–120). Boston: Martinus Nijhoff.

Thorpe, D.E., Shewokis, P.A., Kilby, J.M., Markham, J.R., Roberson, T.M., & Seymour, S.K. (2003). Does KP-driven internal or external focus of attention facilitate the learning of a novel tossing task in typically developing children? [Abstract]. *Journal of Sport and Exercise Psychology, 25*(Supp.), 132.

Thorpe, D.E., & Valvano, J. (2002). The effects of knowledge of results and cognitive strategies on motor skill learning by children with cerebral palsy. *Pediatric Physical Therapy, 14*, 2–15.

Trahan, J., & Malouin, F. (2002). Intermittent intensive physiotherapy in children with cerebral palsy: A pilot study. *Developmental Medicine and Child Neurology, 44*, 233–239.

Utley, A., Steenbergen, B., & Astill, S.L. (2007). Ball catching in children with developmental coordination disorder: Control of the degrees of freedom. *Developmental Medicine and Child Neurology, 49*, 34–38.

Valvano, J. (2004). Activity-focused motor interventions for children with neurological conditions. *Physical and Occupational Therapy in Pediatrics, 24,* 79–107.

Valvano, J., Heriza, C.B., & Carollo, J. (2002). The effects of physical and verbal guidance on the learning of a gross motor skill by children with cerebral palsy. Unpublished data.

Valvano, J., & Newell, K.M. (1998). Practice of a precision isometric grip force task by children with spastic cerebral palsy. *Developmental Medicine and Child Neurology, 40,* 464–473.

Valvano, J., & Rapport, M.J. (2006). Activity-focused interventions for infants and children with neurological conditions. *Infants and Young Children, 19*(4), 292–307.

Van der weel, F.R., van der Meer, A.L.H., & Lee, D.N. (1991). Effect of task on movement control in cerebral palsy: Implications for assessment and therapy. *Developmental Medicine and Child Neurology, 33,* 419–426.

Van Sant, A.F. (2008). Are we anchored to NDT? *Pediatric Physical Therapy, 20*(1), 1–2.

Vargas, S., & Camilli, G. (1999). A meta-analysis of research on sensory integration treatment. *The American Journal of Occupational Therapy, 53,* 189–198.

Vereijken, B. (2010). The complexity of childhood development: Variability in perspective. *Pediatric Physical Therapy, 90*(12), 1850–1859.

Warren, W.J. (1984). Perceiving affordances: The visual guidance of stair climbing. *Journal of Experimental Psychology: Human Learning and Memory, 10,* 683–704.

Wenderoth, N., Bock, O., & Krohn, R. (2002). Learning a new bimanual coordination pattern is influenced by existing attractors. *Motor Control, 26,* 166–182.

Wiart, L., Darrah, J., & Kembhavi, G. (2008). Stretching with children with cerebral palsy: what do we know and where are we going? *Pediatric Physical Therapy, 20,* 173–178.

Williams, H., & Pountney, T. (2007). Effects of a static bicycling programme on the functional ability of young people with cerebral palsy who are non-ambulant. *Developmental Medicine & Child Neurology, 49,* 522–527.

Wilson, P.H., & McKenzie, B.E. (1998). Information processing deficits associated with developmental coordination disorder: A meta-analysis of research findings. *Journal of Child Psychology and Psychiatry, 39,* 829–840.

Wilson Howle, J.M. (1999). Cerebral palsy. In S.K. Campbell (Ed.), *Decision making in pediatric neurologic physical therapy* (pp. 23–83). Philadelphia: Churchill Livingstone.

Winstein, C.J. (1991). Designing practice for motor learning: Clinical implications. In M.J. Lister (Ed.), *Contemporary management of motor problems: Proceedings of the II Step Conference* (pp. 65–76). Alexandria, VA: American Physical Therapy Association.

Winstein, C.J., Gardner, E.R., McNeal, D.R., Barto, P.S., & Nicholson, D.E. (1989). Standing balance training: Effects on balance and locomotion in hemiparetic adults. *Archives of Physical Medicine and Rehabilitation, 70,* 755–762.

Winstein, C.J., Pohl, P.S., & Lewthwaite, R. (1994). Effects of physical guidance and knowledge of results on motor learning: Support for the guidance hypothesis. *Research Quarterly for Exercise and Sport, 65,* 316–323.

Wulf, G. (1991). The effect of type of practice on motor learning in children. *Applied Cognitive Psychology, 5,* 123–134.

Wulf, G., Shea, C.H., & Matschiner, S. (1998). Frequent feedback enhances complex skill learning. *Journal of Motor Behavior, 30,* 180–192.

Wulf, G., Shea, C., & Park, J.H. (2001). Attention and motor performance: Preferences of an external focus. *Research Quarterly for Exercise & Sport, 72*(4), 335–344.

Wulf, G., Shea, C.H., & Whitacre, C.A. (1998). Physical guidance benefits in learning a complex motor skill. *Journal of Motor Behavior, 30,* 367–380.

Yakut, C. (2003). Effect of sequential versus simultaneous practice on learning a multi-component visual-motor task. Unpublished Doctoral Dissertation, University of Michigan.

Zanone, P.G., & Kelso, J.A.S. (1994). The coordination dynamics of learning: Theoretical structure and research agenda. In S. Swinnen, H. Heuer, J. Massion, & P. Casaer (Eds.), *Interlimb coordination.* San Diego: Academic Press.

Zanone, P.G., Kelso, J.A.S., & Jeka, J.J. (1993). Concepts and methods for a dynamical approach to behavioral coordination and change. In G.J.P. Savelsbergh (Ed.), *The development of coordination in infancy* (pp. 89–153). San Diego: Elsevier Science Publishers.

Zwicker, J.G., Mayson, T.A. (2010). Effectiveness of treadmill training in children with motor impairments: an overview of systematic reviews. *Pediatric Physical Therapy, 22,* 361–377.

제 9 장

심혈관 및 호흡기계 / Cardiovascular and Pulmonary Systems

신체구조와 기능에 있어서 영아기와 아동기에 발생하는 심혈관계 및 폐(CVP)의 장해는 단기적으로 볼 때 생명을 위협할 수 있다. 그러므로 의학적 중재와 물리치료 중재는 급성치료의 문제점에 일차적으로 초점을 맞춘다.

그러나, CVP 상태의 장기적 후유증은 아동의 신체적, 사회적, 인지적 성장을 변화시켜 활동과 참여의 다방면에 제약을 줄 수 있다. CVP 문제가 있는 아동들을 치료하는 물리치료사들은 CVP와 관련한 단기장해의 평가와 치료에 초점을 두어야 할 뿐 아니라 장기적 치료에 대한 순응도, 이차 장해의 예방, 성장하는 아동의 변하는 사회적, 인지, 행동발달과 사회에서의 궁극적인 역할에 대한 중재와 관련한 문제들을 주의깊게 생각해야만 한다.

과거 십여 년간 CVP 상태에 대해 향상된 진단 방법과 중재가 나와서 치료의 질을 높이고 아동과 그들의 가족 삶의 질을 높여주었다. 유감스럽게도 이러한 치료에서의 향상은 신체 활동의 부족, 가만히 앉아있는 생활 방식, 체력부족, 비만 관련 아동기의 만성 질환이라는 복병에 부닥치게 되었다. CVP 문제가 있는 아동을 위한 치료에서 물리치료사의 역할은 변하고 있다. 물리치료사는 CVP 문제나 신경근육 문제가 있는 아동을 포함하여 모든 아동들에게 신체활동의 기회를 늘려주고 향상시켜줄 수 있는 준비된 사람들이다.

이 장의 전체적인 목적은 입문 수준의 물리치료사에게 기본적으로 CVP 문제가 있는 아동의 효과적인 평가, 검사, 그리고 직접중재를 개발할 수 있도록 필요한 기본적 지식을 제공하는데 있다. 이 장에서 아동과 청소년의 기능, 장애, 건강의 국제적 분류(ICF-CY)(WHO, 2007)의 틀 안에서 성장과 발달에 미치는, 흔한 소아 CVP 질환의 영향뿐 아니라 CVP의 구조 및 기능 발달, 성숙에 대해서 자세히 고찰하려고 한다. 또한 CVP 문제가 있는 아동을 위한 적절한 검사와 중재테크닉을 결정하는데 도움이 될 임상 지침이 제시되어있다. 모든 아동들의 체력, 건강증진, 건강프로그램과 관련하여 드러난 문제들을 언급하려고 한다. 그리고 생활방식이 비활동적이고 비만하게 되는 CVP의 장기적 영향과 관련한 장애를 줄이는데 물리치료사의 역할에 마지막으로 초점을 맞추겠다.

구조와 기능 / Structure and Function

심혈관계와 폐의 기능에 대한 간략한 고찰 (Overview of Cardiovascular and Pulmonary Function)

CVP 기능에 대한 토의는 "시스템 이론"에 따라 나누어 설명하려고 한다. 시스템 이론에 따르면 한 시스템의 하부 구성요소는 다음의 세 가지로 나눈다; 개체(혹은 유기체), 환경 그리고 과제(그림 9.1)이다. CVP 계의 유기체적 구성요소는 들숨의 힘을 생성할 수 있는 능력, 혈관의 직경, 가슴의 ROM, 혹은 기도의 반응성이다. CVP 기능의 환경적 요소는 중력, 공기의 질, 온도, 습도, 그리고 공기의 산소 농도이다. CVP 계의 일차적 과제는 환기, 순환, 그리고 호흡이다. 이러한 과제들의 역할은 가스를 교환, 배달, 제거하는 것으로써 신체의 산도를 적절히 유지하여 세포가 기능할 수 있게 한다. 가스교환의 정도는 생명을 유지할 만큼 신체 조직에 충분한 산소를 공급하고 노폐물인 가스를 제거하고 성장과 발달을 위한 추가의 에너지를 충분히 제공할 정도가 되어야 한다. 이러한 CVP계의 일은 항상 유기체와 환경요소의 조화속에 수행된다.

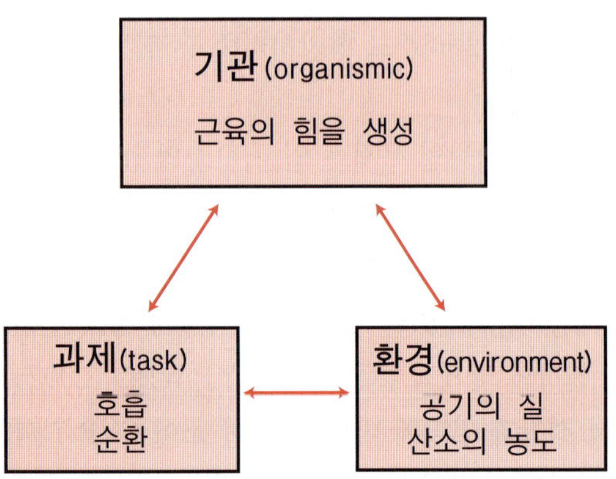

그림 9.1 심혈관계와 폐에 적용할 수 있는 시스템 이론의 도식적 그림.

환기, 순환, 호흡에서의 제한은 종종 기초적인 힘과 물리법칙(즉, 기계, 액체, 화학, 전기법칙)과 관련되어있다. CVP 계 활동은 기본적으로 전기적 전달성질에 의해 신경계를 통하여 조절될 뿐 아니라 국소적으로는 화학적 법칙에 의해 조절되고 있다.

환기(폐와 외부환경 사이 가스의 흐름)는 폐의 탄성, 가슴의 탄성, 기도의 공기저항, 호흡근이 만들어내는 힘의 상호영향하에 있다. 특별히 환기는 가슴의 크기와 모양, 흉곽의 유연성 혹은 단단함, 호흡근력, 근육의 힘-길이 간의 상관관계, 가슴의 탄력상태, 기도의 효과적인 직경과 같은 기계적 요소에 영향을 받고 있다.

순환(신체내의 혈액 움직임)은 압력차, 혈액흐름, 혈액양, 심근육의 힘에 따라 달라진다. 심장과 혈관의 액체의 힘과 압력 차이는 순환에 영향을 준다. 그 이외에도 근육의 힘-길이 간의 특성과 심장근육의 전기적 활동은 순환의 운동력이 되는 여러 압력변화의 원인이 된다.

호흡(폐포와 조직에서의 가스교환)이 효과적이기 위해서는 환기와 순환이 되어야 한다. 호흡은 압력과 화학성분에 따라 달라지며 세포막과 모세혈관 접촉면을 통한 확산에 의존한다.

환기, 순환, 호흡 간의 역동적인 상호작용으로 항상 CVP 기능의 전반적인 수준이 결정된다. 장시간에 걸쳐 CVP계의 구성요소는 성장과 성숙에 의해 변화하며 영아기와 성인기에서의 수행은 다르다. 아동이 자라면서 환경적 탐색과 사회적 참여가 늘면서 CVP 문제가 있으면 일상생활과 삶의 질에 영향을 줄 것이다. 영아기에 CVP 문제가 있으면 섭식, 성장 그리고 명료하게 깨어있는 상태를 저하시켜 환경적 탐색을 방해할 것이다. 어린 아동들에선 지역사회에서의 이동과 놀이, 학교를 통한 또래와의 사회화에 영향을 받을 수 있다. 십대에서는 사회화, 고용, 그리고 독립적 성인기로의 전환 중요성이 증가하는 시기이다. CVP 문제에 대한 중재와 의학적 치료는 아동의 성숙에 따른 활동, 참여 그리고 삶의 질에 대한 영향과 광범위하게 달라지는 관심을 고려해야 한다.

비록 CVP 계의 구조 및 기능이 심혈관과 폐 시스템 간의 복잡한 상호작용을 반영하고 있으나, 각각의 시스템은 다른 순서로 성숙 발달한다. 심장은 태아에서 가장 먼저 기능하게 되는 기관 중의 하나이다. 그리고 그것은 자궁내에서 순환의 과제를 수행한다. 다른 한편 폐 시스템은 출생 시까지 일차적인 호흡에 관한 아무런 일도 하지 않는다. CVP계의 성숙에 대해 이해하고 있으면 성장과 관련하여 두 시스템의 독립성과 한 시스템에서 발생한 작은 변화가 성숙해가면서 다른 시스템에 어떤 영향을 미치는지 알 수 있다.

심혈관계의 성숙
(Maturation of the Cardiovascular System)

심장은 여러 세포들의 배열로부터 분화되는데 부위별로 생리학적, 전기적, 해부학적 성질을 가지고 있는 정해져 있는 다른 부위로 분화해야 한다(Cordes & Srivastava, 2009;Buckingham, Meilhac, & Zaffran, 2005; Kirby & W미애, 1995). 배아의 첫날에 두 개의 상피관(epithelial tubes)이 합쳐서 한 개의 심장튜브(cardiac tube)를 형성하는 심장구조의 발달이 시작된다. 심장의 박동은 임신 17일쯤에 시작하고 첫 달 끝무렵에야 효과적으로 혈액이 흐른다. 배아 초기 심장안에는 심장판막이 없다; 그 보다는 심내막 융기(endocardial cushion)가 심실이 수축할 때 심방으로 역류하는 것을 막아준다. 태아가 3주 반이 되었을 때 *심장 고리형성(cardiac looping)*이라는 과정이 일어난다. 단일 심장튜브가 말리면서 효과적으로 심장의 우측과 좌측을 만들고 곧 이어 심내막 융기가 심장판막이 된다. 이러한 looping과정은 심장의 완전한 구조를 형성하는데 매우 중요하다. 그리고 임신 초기 몇 주에서 이 과정중에 문제가 생기면 심장구조의 심각한 선천성 결함이 생길 수 있다. 심장의 형성은 또한 태아의 심장안에서 일어나는 압력, 흐름 그리고 전단력(shear force)과 같은 생역학적 힘에 따라서도 달라진다. 임신초기 이런 생역학적 힘들에 변화가 생기면 해부학적 구조가 비정상적인 심장이 된다. 태아의 심장이 성숙해감에 따라 관상(coronary)순환이 형성된다. 순환계의 기능을 나타내주는 태아심박동은 임신 8주에서 10주사이에 들을 수 있다. 심장 구조가 만들어지는 동시에 심장전도 시스템이 발달한다. 이렇게 조기의 복잡한 과정이 미래 성인기의 부정맥 출현에 영향을 준다(Jongbloes, Mahtab, Blom, Schalij, & Gittenberger-de Groot, 2008)

심장이 상대적으로 초기에 발달하는 것에 비해 태아의 순환은 성인 순환과는 아주 다르다. 태아 순환에서는 혈액의 12%만이 성인처럼 우측 심방(RA)에서 우측 심실(RV)로 가고 폐 순환을 통하여 좌측 심방(LA) 및 심실(LV)로 가서 최종적으로 전신순환의 대동맥으로 나간다. 태아 혈액은 태반과 모체의 순환에 의해서 산소화되기 때문에 물이 가득 차있는 태아의 폐를 혈액이 통과하는 것이 불필요하며 실질적이지 않다.

발달 중인 심장구조에서 태생 전 해부학적 차이점은 기능을 하지 않는 태아의 폐를 통하는 혈액흐름을 효과적으로 감소시킬 수 있는 두 가지 대체순환 루트가 있다는 것이다. 첫째 루트는 심방중격에 나있는 일방통행 문인 **타원구멍**(foramen ovale)를 이용하는 것이다. 이것을 통해 혈액이 RA에서 LA(폐순환으로 가는 대신)로 간다. 그 다음 LV로 결국 대동맥을 통하여 전신 순환으로 들어간다. 두 번째 대체루트는 **동맥관**(ductus arteriosus)을 이용하는 것인데 심장바깥에서 폐동맥과 대동맥사이가 혈관으로 연결된 것을 말한다. 그리하여 혈액이 폐동맥에서 나와서, 전신순환으로 들어갈 수 있도록 대동맥으로 직접 흘러간다. 이것은 효율적으로 폐와 좌측 심장을 우회하는 것이다(그림 9.2). 출생 후 수시간내에 심장의 방들 사이의 압력 변화로 인하여 타원구멍(foramen ovale)이 막힌다. 그리고 생후 수주일 사이에 동맥관도 막힌다. 이제는 신체로 순환하는 루트가 성인기의 순환형태로 하나만 남게 된다(더 자세한 것은 이 장의 "호흡의 시작"편을 보시오).

아동은 발달중인 가슴과 근골격의 성장에 따른 심장시스템에서 압력과 힘의 변화를 경험하게 된다. 심장과 주요혈관에서 압력 및 흐름 변화가 일시적으로 일어날 수 있다. 이러한 변화중 하나인 일시적 심장잡음 같은 것은 동반 증상이 없으면 별 문제가 되지 않는 것으로 간주한다. **대동맥 수축협착**(coarctation of aorta: 하행 대동맥의 협착) 같은 다른 결함은 점점 심해질 수 있고 성장하면서 그 영향이 심각해질 수 있다. 그러므로 의사가 주기적으로 아동의 성장에 따른 심장 시스템을 점검하고 심장검사에서 발견된 어떤 이상이라도 기록해야 하며 경과를 관찰해야 한다.

폐의 성숙
(Maturation of the Pulmonary System)

호흡기는 임신 22일에서 26일 사이에 시작되며 나중에 기관, 기관지, 세기관지 그리고 폐포가 나오게 될 내피 조직인 폐의 bud(싹)의 형성으로 시작된다. 폐의 싹을 둘러

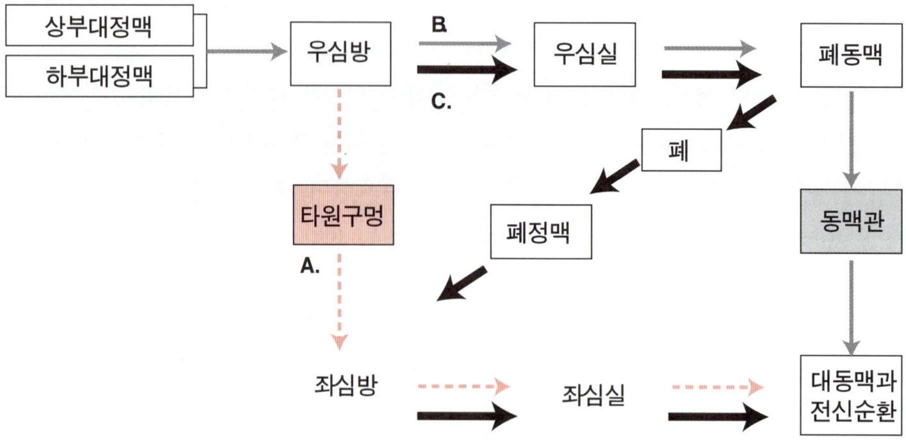

그림 9.2 태아순환에서 우측 심방에서 대동맥으로 나가는 혈류의 가능한 통로. (A) 타원구멍을 통하여 우측심방으로부터 좌측 심방으로 간 혈액이 좌측 심실로 가서 대동맥으로 나간다(점선). (B) 우측 심방으로부터 우측 심실로 간 혈액이 동맥관을 통하여 폐동맥으로 나간 후 대동맥으로 흐른다(가는 화살표). (C) 우측 심방에서 우측 심실로, 다음 폐동맥으로 가서 폐를 통과하여 폐 정맥으로, 다음은 좌측 심방으로 되돌아와서 좌측 심실로 가서 대동맥으로 나간다.(굵은 화살표)

싸고 있는 중배엽 조직이(mesodermal tissue) 흉막, 평활근, 연골, 콜라겐 그리고 혈관같은 "폐의 지지구조"로 발달한다(Kravitz, 1994). 임신 초기에 모체와 태아의 감염같은 병태생리학적 문제가 있으면 발달 중인 폐와 심장에 전신적인 혹은 다발성의 영향을 야기할 수 있다. 임신 8주에서 16주 사이에 기관지의 가지들이 늘어나 종말세기관지들(terminal bronchiol)로 되고 폐의 동맥혈관 시스템이 형성되기 시작한다. 임신 17주까지는 폐의 엽(lobes)이 형성되고 기관지는 가지형성을 끝낸다. 그 이외에도 폐포의 모세혈관막이 형성되어 아주 조금이긴 하지만, 조산아의 최초의 생존 가능성이 있게 된다. 임신 17주에서 24주 사이에는 종말세기관지들이 bud를 형성하고 어떤 종말세기관지들은 호흡세기관지(respiratory bronchiol)들이 되며 이곳은 가스교환이 일어날 장소이다. 동맥 시스템은 계속 성장하고 호흡세기관지 가까이 있는 폐 모세혈관벽이 얇아지고 가스교환이 더 잘되도록 확산 거리가 짧아진다. 이 기간동안 기관지에서의 연골형성, 중간크기의 기도에서 콜라겐 형성, 세기관지안의 엘라스틴(elastin)이 형성되어 지지구조가 좀 더 세분화된다. 23주까지는 표면활성제를 만들어내는 제 2형 폐포 세포들이 나타나고 28주까지는 표면활성제가 약간 존재한다. 그리고 약간의 가스도 교환된다. 표면활성제는 지질을 많이 내포한 물질로서 폐포막의 표면장력을 제한하여 폐포가 적절히 팽창하게 해준다. 28주에서 32주 사이에 표면활성제의 양이 증가하여 출생 시 폐가 적절히 호흡할 수 있게 해준다. 조산으로 태어난 영아는 폐 시스템이 상대적으로 미숙하고 표면활성제를 잘 만들어내지 못하기 때문에 종종 호흡기의 합병증을 경험한다.

출생하여 첫 번째의 숨을 쉴 때까지는 폐 시스템은 기능적이지 않다. 자궁안에서 폐는 수중환경 안에 있었던 셈이다. 그리고 몇 번의 딸꾹질 이외에는 호흡기계가 하는 일은 없었다. 출생 후 첫 호흡이 폐 시스템의 소통을 가늠하는 첫 번 테스트이다. 처음 몇 번 숨을 쉴 동안 신생아는 폐를 팽창하기 위하여, 기도와 폐포 속의 물을 림프 시스템으로 밀어내기 위하여 들숨의 큰 압력을 만들어내야 한다. 출생 직후 첫 몇 시간 동안 아기가 숨을 쉴 때마다 이러한 확산 과정이 자연스럽게 일어난다. 일시적인 빠른 호흡 혹은 경미한 호흡장애는 가장 건강한 신생아에서도 흔한 일이다.

출생 시 만삭아는 약 17개의 가지가 있는 기관-기관지 구조와 아직도 부족하지만 약 1억 5천만개의 원시적인 폐포를 가지고 있다. 아동기 초기 동안(약 4세까지) 기관-기관지에서 갈라진 가지의 수는 성인과 비슷한 23개가 되고 폐포 수는 3억 개에 달한다. 아동이 성장하면서 폐포 크기와 기도의 직경은 계속 커진다.

영아와 성인 폐 시스템은 중요한 해부학적 차이가 있기 때문에 영아는 쉽게 호흡기가 위험에 처할 수 있다(표 9.1). 아기의 후두는 구조적으로 높이 있어 우유를 빨 때 좀 더

표 9.1 성인과 비교되는 아동의 심혈관계와 폐의 해부학적 차이점

기도(airway)	높은 후두 기도의 작은 직경 공기흐름에 대한 증가된 저항 호흡에 드는 일의 양의 증가 기도벽에 지지해주는 연골의 양이 더 적음
폐포 모세혈관막	폐포의 수가 적음 우회적 호흡통로가 덜 발달되어 있음 폐포의 벽이 더 두꺼움 폐포 벽과 모세혈관망과의 거리가 더 멀다
흉곽 골격 (bony thorax)	흉곽(rib cage)의 탄성이 더 높음 갈비뼈들이 좀 더 수평적으로 배열되어 있음
호흡 근육	근육들이 움직이는 역할보다 안정화시키는 역할에 치중함 근육의 길이와 장력(tension)과의 관계가 감소되어 있음 횡경막에 피로저항적 근섬유들이 더 적음

호흡이 쉽도록 해준다. 그러나 그 호흡은 코를 통한 것이므로 코가 막히거나 하면 문제가 될 수도 있다. 영아의 기도 직경은 콧구멍에서 종말 세기관지까지 계속 좁아지므로 더욱 더 막히기 쉽다(Decesare, Graybill-Tucker, & Gould, 1995). 좁은 기도로 인하여 공기흐름에 대한 저항이 더 세지고 호흡에 힘이 더 들게 된다. 그 이외에도 세기관지내의 평활근이 덜 발달하여 5세까지는 세기관지가 허탈(collapse)하게 되는 경향이 있다(Doershuk, Fischer, & Matthews, 1975). 영아의 폐포벽은 두껍고 모세혈관망은 폐포막으로부터 멀리 있어 확산 거리가 멀어 호흡을 어렵게 한다. 마지막으로 폐포의 수가 적어 호흡할 수 있는 표면적이 적다는 점이 차이다.

영아 가슴벽의 탄성, 형상, 그리고 근육의 활동은 나이든 아동과는 차이가 있다. 건강한 신생아의 가슴벽은 일차적으로 연골로 되어있어 매우 탄성이 높다(Gaultier, 1995). 연골로 된 갈비뼈로 인하여 가슴이 산도(birth canal)를 지날 때 필요한만큼 모양이 변할 수 있다. 그러나 이런 높은 탄성은 한편 흉곽의 안정성을 떨어뜨린다. 영아의 가슴벽 근육은 성인에서의 갈비뼈와는 달리 들숨시 횡경막의 흉막 음압에 대항하여 흉곽을 안정시킨다. 나이든 아동에서 갈비뼈들이 타원형으로 배열된 것과는 달리 영아의 흉곽에서는 갈비뼈들이 좀 더 수평적이다. 영아 흉곽의 이런 모양은 갈비뼈에 붙는 횡경막 섬유의 방향을 수직보다는 좀 더 수평적으로 변화시켜 부착지점이 감소된다(Gaultier, 1995). 횡경막의 근섬유들이 아래쪽의 갈비뼈를 안으로 잡아당기는 경향이 있어 환기의 효율성을 떨어뜨리고 가슴벽의 변형을 증가시킨다. 영아에서 가슴의 움직임은 일회 호흡량에 거의 기여도가 없다(Hershenson, Colin, Wohl, & Stark, 1990).

흉곽 모양과 횡경막의 배열상 이러한 다른 점 이외에도 영아에서는 호흡과 관련된 근육의 동작들이 다르다. 영아의 횡경막 근육을 구성하고 있는 근섬유의 종류가 성인과 다르다. 성인뿐 아니라 영아에서 횡경막은 주요 호흡근이다. 그러나 성인은 50%가 피로 저항(fatigue resistant)타입인데 비해 건강한 신생아에서는 오직 20%만의 횡경막 근섬유들이 피로 저항타입이다. 이러한 이유로 영아의 횡경막은 빨리 피로해진다. 이미 말했듯이 흉곽의 배열과 탄성이 달라 영아에서의 호흡 보조근들은 기계적인 관점에서는 효율적이지 않다. 그 이외에도 영아는 들숨시 흉곽을 안정시키고 움직이지 않게 하기 위해 갈비사이근(늑간근, intercostalis) 같은 보조근육을 사용한다. 상부 가슴과 목의 보조근육들은 어린 아기에서는 잘 안정되어있지 않다. 목뼈가 자라서 상지, 머리, 척추를 안정시킬 때까지 호흡을 도와주는 보조근들이 길항작용을 하기가 어렵다. 따라서 호흡장애가 왔을 때 머리와 목을 조절할 수 없는 어린 아기들은 호흡시 보조근을 사용하려고 할 때마다 "머리를 건들거리게" 된다. 그러나 근골격계의 성장에 따라 목뼈가 길어지면서 호흡 보조근의 길이-장력의 상관관계도 좋아지게 될 것이다.

아동이 성장하면서 점차로 똑바로 서는 동작과 활동을 많이 하게 되면서 근육들과 중력이 흉곽 및 가슴 모양을 좀 더 전형적인 성인형으로 만들어간다. 흉곽의 골격 모양이 성숙하여 근육의 길이 및 배열을 변화시킴으로써 근육의 역학에 영향을 미친다. 갈비뼈의 앞부분이 아래쪽으로 회전하게 되면서 좀 더 타원형의 모양을 이루어간다. 갈비뼈들이 벌어지기 시작하고 갈비뼈 사이의 공간이 더 넓어진다. 흉곽이 골화되면서 안정성이 증가하고 흉곽의 탄성은 줄어

든다. 아기가 머리와 목을 조절하고 팔을 목적있게 사용할 수 있게 됨에 따라 흉곽, 머리, 목 그리고 상지의 근육들은 안정역할에서 움직임으로 그 역할이 변할 수 있다. 그리고 호흡의 보조근으로서의 역할도 더 잘하게 된다. 조용하게 보통으로 숨쉴 때 흉곽의 움직임은 더 커진다. 횡경막 근섬유들의 배열은 흉곽 모양이 변함에 따라 좀 더 수직적이 되어가며 부착지점이 더 커진다. 몸통과 배사이의 상호조절로 부착지점이 또한 더 커져서 횡격막의 효율을 높여준다. 전반적으로 근육과 골격의 성숙이 동시에 일어나며 좀 더 성인같은 흉곽의 움직임과 안정성을 얻게 된다.

머리와 목, 몸통을 항중력으로 똑바로 세우는 것을 발달시키지 못하여 그런 경험이 없는 아동에서는 전형적인 흉곽 구조 및 기능이 발달하지 못할 수도 있다. 근육의 힘과 지지면적 간의 불균형으로 가슴과 흉곽의 형성이 비대칭성으로 되어 결국 폐기능의 장해를 초래한다. 최근 경험적 근거에 의하면 흉곽과 복부 압력사이의 복잡한 상호작용이 섭식, 소화, 그리고 기능에 영향을 미치는데 흉곽과 복부근육의 변화가 있는 아동은 이차적으로 소화기계 및 동작 장해의 위험이 있다고 생각된다(Massery, 2006).

출생 후 심혈관계와 폐의 기능 (Postnatal Cardiovascular and Pulmonary Function)

출생 후 공기로 차있는 환경에서 폐가 기능하기 시작하면서 CVP에서 용적과 압력의 이동이 일어난다. 환기 수분 내에 폐포가 팽창하면서 폐혈관의 저항이 떨어진다. RV 심장 압력이 낮아져야 폐를 통한 폐 혈액순환이 된다. 탯줄 내의 혈액이 RA로 흘러가는 것이 중단되고 RA의 용적과 압력이 낮아진다. 폐에서 돌아오는 정맥혈이 늘어나 LA의 혈액 양과 압력은 증가한다. LV는 이제 LA로부터 받아들인 혈액을 전신적인 동맥순환으로 펌프해서 내보낼 수 있게 된다. 이러한 모든 생리학적 변화가 심장안의 압력 이동의 원인이 된다. 좌측 심장안의 압력이 우측심장보다 높아진다; 대동맥의 압력이 폐동맥의 압력보다 높아진다. 동맥혈의 이러한 압력 변화로 타원구멍이 막히게 된다. 생후 수시간에서 수주일이 지나면서 신생아의 폐와 순환계의 생리학적 변화 때문에 동맥관도 또한 닫힌다. 이러한 태아때의 순환 루트 즉 동맥관 혹은 타원구멍을 통한 순환이 비정상적으로 계속 존재하면 정상적인 CVP계 기능에 장애가 된다.

심혈관계와 폐의 기능적 상호작용 (Functional Interaction of Cardiovascular and Pulmonary Systems)

이제까지 심혈관계와 폐의 구조 및 기능적인 성숙에 대해 개별적으로 이야기 하였다; 그러나 두 시스템간의 상호작용은 밀접하게 엮어져 있다. 그리고 본질적으로 두 시스템은 하나처럼 기능한다. 두 사례에서 심장과 폐 시스템간의 복잡한 상호작용을 볼 수 있다.

첫 번째 예에서 심장 구조 이상만 있는 경우의 결과를 생각해보자. **심실중격 결손증**(ventricular septal defect: VSD)은 두심실을 분리해주는 심실간의 막에 비정상적으로 구멍이 나있는 경우이다. VSD가 있으면 심실이 수축할 때, 약간의 LV혈액이 전신 순환으로 나가는 대신 VSD를 통하여 RV로 들어간다. 이것은 예상치 못한 혈액양이므로 RV의 압력이 높아질 뿐 아니라 폐순환의 압력도 높아진다. 폐순환계의 모세혈관들이 수액을 폐의 간질조직 공간으로 "새나가게" 함으로써 이 높아진 압력에 반응한다. 결국 폐부종이 초래된다. 폐의 탄성은 줄어들고 환기의 효율성이 떨어지며 호흡이 장해된다. 폐는 혈관으로부터 이러한 만성적인 수액의 삼출에 대해 시간이 감에 따라 섬유화로 반응하여 좀 더 영구적인 폐의 장해를 야기한다. 이런 폐에 대한 모든 이차적인 영향은 일차적으로 심장의 구조적 결함인 VSD와 직접 관련이 있는 것이다.

심장과 폐 기능의 상호작용에 관한 두 번째 예는 **폐기관지 형성이상증**(BPD; bronchopulmonary dysplasia)이다. BPD는 기도, 폐 실질, 그리고 폐포 모세혈관막의 만성적인 염증과 손상으로써 만성 폐쇄성 폐 질환을 초래한 것을 말한다. 흉곽내의 압력은 폐쇄성 폐질환에서 호흡주기에 따라 변한다. 흉곽내압의 이러한 변화는 심장에 전부하(preload)와 후부하(afterload)에 변화를 줄 것이다. 폐포의 모세혈관막의 손상으로 폐혈관 저항이 증가할 것이다. 마지막으로 폐 시스템의 저산소 상태는 혈관수축을 일으켜 혈관의 저항을 증가시킬 것이다. 그리하여 RV는 폐 순환계로 혈액을 보내기 위해 더 힘들게 일해야 할 것이고, 시간이 지나면서 비후되며 결국은 기능상실에 빠지게 될 것이다(Verklan, 1997). 이런 모든 이차적인 변화가 폐의 일차적인 이상인 BPD와 관련이 있다.

CVP의 기능장해로 다른 측면의 아동발달 활동에 제약을 줄 수 있다. 아동의 사회적, 인지적 발달은 환경을 탐색하고 상호반응하는 능력에 달려 있다. 영아에서 CVP의 장해가 있으면 지구력과 활동 지구력에 영향을 미쳐 환경의 탐색을 제한한다. 호흡이 빠르거나 인공호흡기가 필요한 영아에서는 입으로 먹을 수 있는 능력이 장애된다. 인공호흡기를 달고 있는 영아, 호흡을 적절히 조절할 수 없어 소리를 잘 내지 못하는 영아에서는 언어발달과 그에 따른 사회화가 지연될 수 있다. CVP의 장해로 신체적 성장도 지연되고 근육이 발달하지 않고 산소공급이 덜 되고 호흡을 유지하는데 더 많은 에너지를 쓰게 되어 키가 작아진다. 치료사들은 특히 영아기와 아동기 초기에 미칠 CVP 문제의 광범위한 영향을 고려해야만 하며 전인적으로 아동에게 중재를 해 주어야 한다.

심혈관계와 폐의 문제들
(Cardiovascular and Pulmonary Conditions)

성인에서는 덜 보게 되는 다양한 질환들을 소아 CVP 문제에서 보게 되는데 그 이유는 (1) 성인이 되기 전 결손을 수술하여 더 이상 기능 이상이 없고, (2) 아동은 신체적으로 자신들의 증상을 보완할만큼 빨리 성장하고, 혹은 (3) 불행하게도 성인이 되기 전에 사망할 수 있기 때문이다. 그러나 최근에는 아동 비만과 비활동성 생활 스타일로 아동들이 좀 더 "성인 비슷한" CVP 문제를 드러내고 있다. 관상동맥 질환(CHD)의 위험 요인을 이미 과체중 아동들이 보이는 천식, 수면 무호흡, 고혈압, 고콜레스테롤증, 그리고 당뇨와 함께 확인된다(Baker, 2007). 더 나아가 아동기나 청소년기의 과체중 혹은 비만이 성인기에서 CHD의 위험을 증가시킨다.

많은 다른 병태생리 과정은 신체 구조 및 기능장해와 활동과 참여에의 제약에 있어 비슷한 패턴의 장해를 야기한다. 그러므로 이 부분에서는 미국물리치료협회(APTA)의 *물리치료 임상지침*(2001)에 나온대로 환기, 순환, 호흡에 대해 야기되는 주요한 장해에 따라 그룹으로 나누었다. 그리고 가장 흔한 문제에 대해서는 각 진단의 정의, 원인, 그리고 병태생리를 설명하고 이어 진단과 치료관리에 대해 간략히 토의하려고 한다. 중요하지만 비교적 흔하지 않은 상태는 표 9.2부터 9.7까지 나와 있다.

환기를 방해하는 상태들
(Conditions That Impair Ventilation)

환기는 기도로부터 폐의 호흡단위까지 내려가는 공기의 흐름에 따라 다르다. 환기에 영향을 미치는 요소에는 기도와 폐 실질, 흉곽 펌프 역할을 하는 근골격계 이상, 환기근육의 이상, 중추 호흡조절의 문제, 그리고 흉곽을 침범하는 피부 질환이 있다.

기도와 폐실질의 상태
(Airway and Parenchymal Conditions)

기도의 협착은 환기 장해를 일으키는 병태생리학적 과정이다. 이 상태는 기도의 직경을 많이 감소시킬 수 있을만큼, 혹은 폐 실질에 변화를 줄만큼 기도 분비물의 양을 증가시키는 원인이 된다. 여기서는 천식, 낭성 섬유증(CF; cystic fibrosis), 영아 호흡곤란 증후군(RDS; respiratory distress syndrome), 기관 폐 형성이상증(BPD), 선천성 폐의 구조 이상, 그리고 면역학적 질환을 다루려고 한다.

천식(Asthma)

천식은 기도의 염증, 증가된 분비물, 그리고 기관지 평활근 수축에 의해 주기적, 가역적으로 기도가 좁아지는 것이 특징인 폐쇄성 폐질환이다. 발작이 없을 시에도 기도의 염증은 어느 정도 존재한다. 이것은 미국에서 5백만 아동이 고생하는 가장 흔한 아동기의 만성질환이다. 1980년부터 1994년까지 5세이하 아동에서 그 수는 160%가 증가하였고 5세부터 14세까지에서는 74%가 증가하였다(Mannino 등, 1998). 천식으로 미국에서 1,180만 일의 수업결손이 있으며 예방적으로 입원하는 경우의 세 번째 흔한 원인이기도 하다(Lara 등, 2002). 아동기의 천식은 이후의 삶에 영향을 미친다. 7세 때 천식이 있었던 아동의 20%가 42세에도 천식을 가지고 있었다(Henderson, 2008).

운동 유발성 기관지 연축(EIB; exercise induced bronchospasm)은 일련의 가역적인 기도질환으로 호흡이 가빠지고, 쌕쌕거림, 기침, 가슴이 답답한 증상이 운동시작 후 8분에서 10분 사이에 나타나는 것으로 정의된다. 이때 운동의 강도는 최대 산소소모량($VO_{2\,max}$)의 70%~85% 사이이다. 그러나 기도가 좁아지는 증상은 운동 어느 때나 혹은 운동직후 나타날 수 있으며 20분에서 30분 사이에 증상이 저절로 없어지는 것이 EIB의 특징이다. 운동후 검사했을 때 약 15% 정도의 폐기능 감소가 있으면(최고 속도 혹은 1초간의 노력성 호기 용적(FEV_1에서) 이 질환으로 진단된다. 비록 어떤 아동에서는 천식없이 EIB가 있을 수 있으나 경미한 천식이 있는 많은 아동들에서 운동이 기관지연축을 유발하는 하나의 원인이라는 것을 볼 수 있을 것이다. 흥미롭게도 약 50%의 사람들은 괜찮은데 이는 첫 운동 2시간 내에 반복하는 운동으로는 EIB를 악화시키지 않을 것이라는 것을 의미한다(Bar-Or & Rowland, 2004). 비반응성 EIB를 가진 아동의 운동을 처방할 때는 이를 염두에 두어야 하는데 이 연령대의 아동에서 운동 수행을 향상시켜줄 수도 있기 때문이다.

원인 비록 유전적, 환경적(공기의 질; 실내외 공기오염; 환경적 알러지; 찬 공기, 건조한 공기), 그리고 감염이 가능한 원인으로 추정되기는 하지만 천식의 정확한 원인은 알려져 있지 않다. 학동기 아동의 천식은 면역체계 기능, 심리사회적 요인, 그리고 생후 첫 1년 동안의 호흡기계 감염의 빈도와 관련이 있다(Klinnert 등, 2001). 출생 시의 면역 반응이 생후 첫 1년 동안의 바이러스성 호흡기계 감염에 대한 반응의 주요한 결정인자라는 것이 알려졌다. 이는 이전에 생각했던 것보다 천식에서 면역체계의 역할이 더 클 것이라는 것을 암시한다(Handerson, 2008). EIB의 가장 가능성 있는 원인은 운동동안 일어나는 기도의 건조해짐과 냉각에 대한 기도의 반응이다.

병태생리 환경적 자극물질, 바이러스, 담배연기, 혹은 기타 어느 요인이든지 유발요인에 대한 반응으로 천식이 악화된다. 생리학적으로 기관지 점막에 염증이 생기면 기도가 좁아진다. 기관지 평활근이 수축하여 기도를 더 좁힌다. 이어 점액분비물이 기도를 더 좁힌다. 이런 변화의 결과로 환기가 장해되어 기도로 공기가 흐르는 것을 방해한다.

흡기 시 호흡근육들이 가슴벽, 자기들이 부착되어있는 흉막, 폐의 실질, 그리고 기도를 끌어당겨 넓힌다. 그러므로 흡기 시 호흡주기 동안 가장 넓을 수 있을 만큼 기도가 넓어져 들어가는 공기의 흐름이 방해되지 않을 수도 있다. 그러나 숨을 내쉬는 호기 시에는 기도가 좁아진다. 기관지 수축, 염증 그리고 증가된 기도분비물의 종합적인 영향으로 천식이 발작 중일 때 호기 시에는 기도의 직경이 비정상적으로 좁아진다. 임상적으로 천식 발작중인 아동은 호기의 시간이 길어질 것이다. 경미한 발작 중에서는 호기의 끝에 가서 쌕쌕거림이 있을 수 있다. 발작이 심해질수록 호기에서의 쌕쌕거림이 더 많이 들린다. 심하게 기도가 수축할 때에는 쌕쌕거림이 흡기와 호기 시에 모두 들린다.

진단 천식은 임상적으로 쌕쌕거림, 호흡이 가쁨, 가슴이 조임 혹은 다른 명백한 원인이 없이 기침을 하는 간헐적인 병력에 기초하여 진단한다. 공기 중의 알러지 유발인자, 자극물질, 혹은 운동으로 증상이 종종 악화된다. 증상은 전형적으로 밤 혹은 깨어날 때 나타나거나 악화된다. 천식, 알러지, 축농증 혹은 비염 혹은 알러지 피부의 가족력이 있을 수 있다. 발작중의 임상소견으로는 기침, 흉곽의 과팽창, 그리고 조용히 내쉴때나 강하게 내쉴 때 쌕쌕거림이 들리는 것이다. 코에서 분비물이 증가하며(예: 축농증, 비염) 그리고 알러지 피부문제(예: 아토피, 습진)가 있을 수 있다. 폐기능검사가 가능한 큰 아동에서 악화중에는 폐기능검사 시 폐쇄성 패턴이 보일 것이다. FEV_1은 예측치의 80% 이하일 것이고 약물에 대해(베타 2-길항제 흡입) FEV_1에서 최소 15% 정도의 증가가 있어야 한다.

치료관리 기도염증에 대한 약물치료가 천식의 증상을 조절하는 가장 효과적인 장기적 관리 전략이다. 용량이 조절되는 흡입기, 건식 흡입기 혹은 네뷸라이저가 대부분 천식 약물 투여시 선호되는 방식이다(치료 지침, 2008). 항소염제 특히 corticosteriod는 기도 염증을 조절하는 가장 효과적인 장기 치료제이며 가장 흔히 사용된다. corticosteriod 이외에도 중등도부터 심한 천식의 장기 치료에는 leukotrien modifier 조절을 향상시키는 작용시간이 긴 베타-2 길항제가 포함될 수 있다. 이러한 약물은 아동의 증상과 상관없이 규칙적으로 투여되어야 할 지속적인 장기간 약물요법에 필요하다. 천식없이 EIB만 있는 경우 기도의 만성염증이 보이지는 않는다; 그러나 leukotrien modifier가 좋으며 EIB의 조절을 위해 FDA의 인증을 받았다. 그러므로 항소염제가 유지약물로 사용되지 않는다.

기침, 가슴 조임, 쌕쌕거림 혹은 숨이 가쁜 등의 폭발적인 증상들을 일반적으로 3~5분 내에 빠르게 안정시키기 위하여 보통 베타-2 아드레날린성 흡입 기관지 확장제인 "완화(rescue)" 약물을 반응성 기도질환의 약물요법에 첨가할 수 있다. 이 "완화" 약물들은 "필요할 때에"를 명시하여 사용된다. 만성폐쇄성 폐 질환을 치료하는데 사용하는 항콜린제는 아직 천식치료제로 FDA승인을 받지 못하였다. 증등도부터 심한 천식과 특정 알러겐을 가지고 있는 12세 이상된 아동에서는 매 2-4주마다 항-IgE 항체(즉, Xolair)를 피하주사로 투여하는 것이 효과적인 것으로 나타났다(치료 지침, 2008).

물리치료 중재에는 분비물 제거 테크닉과 호흡운동이 포함된다. 그 이외에 흡입약물을 투여할 때의 동작과 타이밍을 적절히 맞추는 것이 어려운 환자들에게 테크닉을 증진시켜 주는 물리치료 중재가 좋을 수 있다. 우리가 증상이 악화되고 있는 사람들의 환기패턴을 향상시키는데 호기에 중점을 둔 호흡 운동을 사용하여 왔지만 천식치료에 변형된 호흡운동을 사용하는 것을 지지해 줄 과학적 증거가 좀 더 필요하다(Holloway & Ram, 2002). 반응성 기도질환자에게 유산소 운동이 권장되어야 한다. 특별히 고려해야 할 점은 (1) 필요시 반응시간이 짧은 베타-2 길항제의 운동전 투약; (2) 운동환경의 온도, 습도, 그리고 공기의 질; 그리고, (3) 증상이 나타나지 않을 만큼의 긴 워밍업 시간을 지키는 것이다. 유산소운동은 천식과 EIB가 있는 아동에게 유익하다는 것이 밝혀졌다(Bar-Or & Rowland, 2004; Nixon, 1996).

낭성 섬유증(Cystic Fibrosis)

낭성 섬유증(CF)은 신체의 외분비선들을 침범한다. 이런 분비선에서 나오는 분비물들이 진해지고 점성이 많아져서 신체의 여러 시스템들을 막을 수 있다; 폐, 소화기계, 간 그리고 남성 생식기관을 막을 수 있다. 위장관에서 종종 효소가 부족하여 영양실조를 유발하고 적절한 칼로리 섭취에도 불구하고 "심한 성장장애"의 양상을 보인다. 췌장도 영향을 받아 당뇨가 발생한다. 폐 시스템의 기능이상이 CF를 가진 아동의 가장 흔한 이환과 사망원인이다. 진해진 호흡기계 분비물이 기도를 좁히거나 막고 폐의 과팽창, 감염 그리고 조직의 손상을 유발한다.

원인 CF는 상염색체 열성유전을 하는 유전질환이다. 유전자를 지닌 두 부모에서 통계적으로 25% 확률로 CF 아이가 출생한다. 그리고 50% 확률로 보인자인 아동이, 25% 확률로 건강한 아동이 태어난다. 양쪽 부모가 결함유전자를 가지고 있어야 CF아동이 태어난다. 백인종에서 CF의 빈도는 출생 2,500명당 1명이다. 아프리카계 미국인과 아시안에서는 그 빈도가 낮다.

병태생리 CF의 결정적인 결함은 신체내의 염소이온 통로의 이상이다. 상피세포에 염소이온 통로들이 없거나 있어도 적절히 열리지 않는 것이다(Aitken, 1996.) 이러한 막들에서 나트륨을 과다 흡수하여 조직에서 체액 불균형이 생긴다. 기도의 상피세포가 변하고 박테리아 같은 병원에 대한 자가 방어능력이 떨어져 감염에 취약하다는 증거가 있다(Smith, Travis,Greenberg, & Welsh, 1996). 감염되어 진해진 호흡기계 분비물은 기도의 폐쇄성 변화, 폐 실질의 과다팽창, 그리고 폐포의 손상 원인이 된다.

진단 CF의 진단은 아동의 땀에서 발견되는 염화물의 양을 분석함으로써 진단한다. CF의 양성반응은 땀의 염화물 성분이 60mEq/L 이상일 때 내릴 수 있다. CF진단은 유전자 검사로도 내릴 수 있다. CF의 막전달 조절(CFTR; cystic fibrosis transmembrane conductance regulator) 유전자의 변이가 있으면 유전자 검사가 양성으로 나온다.

아동에게 *황색포도상구균* 또는 *녹농균*에 의한 호흡기계 감염이 특히 자주 발생될 때 CF를 의심하여 진단과정이 시작된다. 소화기계의 기능이상을 암시하는, 태변이 소장을 막은 태변 장폐색증이 있는 신생아는 또한 CF진단을 의심해 본다. 위장관 기능이상과 심한 성장장애가 있는 아동들도 CF를 생각해 보아야 한다. 만일 한 가족에서 CF로 진단받은 아동이 있으면 다른 형제들도 검사를 받아야 한다.

치료관리 CF에서의 치료관리 발전으로 수명이 32.5년으로 늘어났다. CF의 치료는 많은 전문분야를 망라하는데 의사, 영양사, 간호사, 물리치료사, 호흡치료사, 그리고 사회사업가 등이 포함된다. 유전자 관련 치료에서의 최근의 발전으로 좀 더 과녁이 확실해진 세포수준의 치료를 제공하고 있다.

CF 아동에서 호흡기 치료의 일차적 목적은 폐기능 저하를 예방 혹은 최소한 지연시키는 것이다. 박테리아의 침입을 감소시키고 분비물의 제거를 용이하게 하고, 기도의 염증을 치료하는 것이 호흡기계 관리의 핵심이다. 성공적인 치료를 위하여 2~3가지의 강력한 항생제를 함께 사용하게 되는데 흔히 CF를 악화시키는 그람 음성균의 폐감염을 치료하기 위하여 이의 필요성이 제기된다. 장기적 항생제를 사용하여 내성이 생기는 문제 대 단기간 감염이 없는 상태를 만들어주는 치료효과에 대한 비교가 항생제 사용에서 논란거리이다. 예방목적의 항-포도상구균 항생제의 사용은 어린 아동에서 긍정적 소견으로서 *황색포도상구균*의 존재를 감소시키는 것으로 드러났지만 나이든 아동에서의 소견은 확증을 위해 연구가 더 필요하다(Smyth & Walters, 2003). 분무 항생제의 사용은 CF 아동에서 급성 악화되는 횟수를 감소시키고 폐의 기능을 향상시키는데 성공적이었다. 그러나 시간이 감에 따라 항생제에 내성이 생긴 균이 증가하여 그것의 폭넓은 사용을 제한하게 된다(Mukhopadhyay 등, 1995). 유전자 재조합된 DNA(DNAase, Pulmozyme)는 분무제로 사용되어 기도분비물의 점성을 줄여주는데 유용하고 기도-기관지로부터 분비물 제거를 용이하게 해준다(Shah, Scott, Knight, & Hodson, 1996).

기도 분비물 제거 테크닉이 dornase alfa 투여 전이나 후에 효율적이라는 근거가 있는 한편 투여 후 즉시보다는 투여하기 좀 더 오래전에 분비물 제거테크닉을 시행하면 더 좋은 듯이 보인다(Wilson, Robbins, Murphy, & Chang, 2007). *녹농균*의 군집이 있는 환자에게는 dornase alfa를 기도 분비물 제거 테크닉 하고 난 후 투여하면 좀 더 효과가 좋다(Fizgerald, Hilton, Jepson, & Smith, 2005). 분무로 사용하는 식염수도 분비물 제거에 도움이 된다(Eng 등, 1996). 다른 한편 Corticosteroid와 ibuprofen으로 기도염증을 직접적으로 치료하는 것을 연구하여왔다. Prednisone의 사용이 비록 FEV1측정에서는 장점이 있었지만 연구대상 아동들에서 심각한 성장지연이라는 부작용이 있어서 CF 프로토콜에는 사용이 제한되었다(Nikolaizik & Schonl, 1996; Van Essen-Zandvliet 등, 1992). 흡입하는 스테로이드 제재는 전신적 부작용이 덜하여 여전히 기도염증을 조절하는데 사용되고 있다. 놀랍게도 CF 환자에서 기관지확장제의 흡입을 지지하는 과학적 근거는 거의 없다. 기관지 확장제의 임상적 역할을 분명히 하기 위해서는 연구가 더 필요하다. 심하게 폐를 침범당한 사람들은 폐 혹은 심장-폐 이식수술의 대상이 된다.

CF의 호흡기 치료는 중요하며 위장관 소화기계도 치료해야 한다. 췌장의 기능저하로 생긴 영양소의 섭취이상으로 영양실조가 생길 수 있다. CF가 있는 성인의 15%가 인슐린 의존성 당뇨이고 75%는 불내당(glucose intolerance) 상태이다. CF와 관련된 당뇨는 더 심한 호흡기 질환, 더 빈번한 호흡기 악화, 영양이 더 좋지 않고 간 질환의 빈도가 더 높다(Marshal 등, 2005). 영양상태가 좋지 않으면 호흡기계의 질환경과에 부정적인 영향을 준다(Borowitz, 1996). 사실 영양실조는 사망률에 영향을 미치는 독립인자로 알려져 있다(Corey & Farewell, 1996). 고칼로리의 식사와 췌장효소를 보충해주는 영양학적 보조가 소화기계의 기능을 최대화하는데 자주 필요하다. CF가 있는 여자 환자의 2/3가 어느 정도 요실금을 경험하며 이는 기침을 해서 기도 분비물을 제거할 때 복압이 상승하는 것과 관련이 있다(Nixon, Glazner, Martin, & Sawyer, 2002).

CF 아동의 물리치료 중재는 분비물 제거의 방법, 분비물 제거와 전신 건강 및 체력에 보조적인 유산소운동법을 가르쳐주고 훈련시키는 것과 약물, 환경조절, 의학적 치료에 잘 따르기, 유산소 운동의 장점 등에 관하여 교육하는 것이 있다. 최근에 나온 근거로는 여러 약물과 의학적 중재가 삶의 질에 미치는 영향을 잘 보여주었다(Abbott & Gee, 2003; Goss & Quittner, 2007; Quittner, Modi, & Cruz, 2008). CF가 있는 환자의 복잡하고도 힘든 치료의 특성상 일반적인 결과와 CF에 특정적인 삶의 질 측정 결과를 PT중재에 포함시켜야 한다. CF가 있는 아동에 관란 사례연구는 제20장에 나와있다.

영아 호흡곤란 증후군
(Infant Respiratory Distress Syndrome)

영아 호흡곤란 증후군(RDS; respiratory distress syndrome)은 제한성 호흡기계 질환으로 폐의 표면활성제 부족과 폐의 미성숙 때문에 일어나는 질환이다.

원인 제2형 폐포 세포가 임신 20주 정도에 폐 표면활성물질을 만들어내기 시작한다. 시간이 경과하면서 생산되는 양도 늘어서 출생 2주전에 가장 알맞은 상태의 양이 된다. 그러므로 RDS의 빈도는 임신기간과 출생 시의 체중과 상관이 있다. 미국에서 RDS의 빈도는 매년 20,000~30,000명의 신생아당 1명이 발생한다고 보는데 이는 모든 임신의 약 1%에 해당하는 합병증이다. 26주에서 28주 사이에 출생한 신생아에서는 빈도가 50%이고 30-31주 사이에 태어난 신생아에서는 30% 이하이다. 한 연구에서 신생아 체중이 500-1500g일 때 빈도가 42%, 751-1,000g 일때는

54%, 1,001-1,250g 일 때는 36%, 1,251-1,500g 일 때는 22%가 RDS를 가지고 있다는 것이 보고되었다. 이것은 미국 국립보건원에서 시행한 신생아 연구 네트웍에 참여한 12개의 대학병원 연구의 결과이다(Hintz 등, 2007). 인종, 성별, 그리고 모체 건강 특히, 모체의 당뇨가 RDS 호발 요인들이다.

병태생리 RDS는 조산아에서 폐의 표면활성제의 부족에 기인한 것이다. 표면활성제가 충분치 않으면 폐의 탄성이 떨어지고 호흡하는데 필요한 일의 양이 늘어난다. 기도와 호흡단위(respiratory unit)가 허탈(collapse)해지며 환기와 관류사이의 불균형이 일어난다. 조산아에서 폐포의 벽은 두껍고 폐 모세혈관들은 폐포로부터 멀리 있어 가스의 확산을 더 어렵게 한다. 결과적으로 발생한 저산소혈증과 저산소증이 폐 혈관의 수축 및 폐고혈압을 일으킨다.

진단 조산아에서 폐포 허탈에 의한 호흡곤란이 있으면 RDS가 있다는 징후이다. RDS의 전형적인 징후는 빠른 호흡, 코를 벌름거림, 늑간과 흉골하부의 뒤당김(retraction) 현상, 그리고 생후 4시간 내에 발생하는 청색증 등이 있다. 가슴 방사선 사진에서는 폐의 간질(interstitial)조직의 침범을 의미하는 전형적인 "간유리 혼탁화(ground-glass)" 패턴을 볼 수 있다.

치료 RDS의 영아에게는 저산소혈증을 예방하기 위해 산소공급을 해준다. 산소공급만으로는 치료가 충분치 못할 때 기도삽관과 인공호흡기가 필요할 수 있다. RDS 영아의 치료와 예방에 표면 활성제 보충요법이 시행되어왔다. 표면활성제를 보충하여 조산아들의 생존 및 삶의 질에 긍정적 영향을 미쳤으나 많은 경우 만성적인 폐질환의 발생은 계속되었다(McColley, 1998). 최근 수년 동안 RDS가 있는 매우 이른 조산아에서 향상된 치료와 이환과 사망률의 감소가 관련있는 것으로 나타났다. 치료는 (1) 출산전 스테로이드 투여로 폐의 성숙을 증진하고, (2) 폐포의 활성화를 위해 지속적 양압호기(CPAP)의 즉각적 사용과 태반으로 수혈로 생명유지, (3) 표면 활성제의 조기 투여, (4) 미성숙한 폐의 손상을 줄이기 위해 코를 통한 CPAP 조기 사용이 포함된, 약하게 환기 모드를 사용하는 것, (5) 동맥관 개존증의 진단과 치료 같은 보조적 치료, 체액과 전해질 치료, 영양섭취, 예방으로 사용하는 fluconazole 등이 포함된다(Pramanil, 2010). 이런 영아들은 자주 시각, 청각, 그리고 촉각적 자극을 포함한 환경 자극을 감소시켜야 하는 "스트레스 경계(stress precautions)"상태이다. 필요한 시술들을 한꺼번에 시행하여 영아를 자극시킬 수 있는 횟수를 최소화한다. 간호사와 다른 의료진과 긴밀하게 협조하여 그러한 스트레스를 줄이는데 협조해야 한다. 물리치료 중재는 직접 해주는 치료와 환기와 관류의 비율을 최적화, 운동발달의 증진, 그리고 적절한 시기에 분비물 제거테크닉을 위한 자세를 올바르게 잡아주는데 대한 간호부분의 자문에 응하는 것 등이 있다.

폐기관지 형성이상증(Bronchopulmonary Dysplasia)

폐기관지 형성이상증(BPD)는 보통 RDS의 결과로 간주되는 폐쇄성 폐질환이다(Northway, Rosan & Porter, 1967). BPD의 임상정의는 (1) 적어도 생후 3일 동안 호흡의 보조가 필요하며 생후 28일에 산소를 보충해주어야 할 경우(Bancalari, Abdenour, Feller, & Gannon, 1979); (2) 36주에 태어났을 때 보충적 산소공급이 필요한 경우(Bernstein, Heimler, & Sasidhara, 1998); 그리고 (3) RDS의 초기단계를 넘어선 방사선상 이상소견과 만성적인 환기 이상소견이 있을 때이다(Korhonen, Tammela, Koivisto, Laippala, & Ikonen, 1999).

원인 정확한 원인은 아직 잘 모르지만 미숙한 폐 조직이 고농도의 산소, 양압의 인공환기, 표면활성제의 생산부족, 그리고 감염에 노출되었을 때와 관련이 있다. 자간전증(preeclamsia), 저체중, 급격히 체중이 늘어남, 농축 적혈구 수혈, 동맥관 개존증, 고산소혈증, 장기간의 인공호흡기 치료가 BPD의 발생위험과 관련 있다(Korhonen 등, 1999).

병태생리 BPD는 염증이 특징이다(Hulsmann & Van den Anker, 1997). 급성 염증으로 폐의 유리질막(hyaline membrane)이 계속 남아 있게 되고, 기도와 폐포 상피세포의 괴사와 염증을 초래한다. 아급성기에는 기관지 평활근이 비후되며 폐실질이 섬유화된다. 만성기에는 기도의 리모델링이 일어난다(Hulsmann & Van den Anker, 1997). BPD가 있는 영아는 만성적으로 저산소혈증이 있는데 먹거나 울거나 하면 더 악화된다. 이러한 아동들은 섭식장애도 가지고 있기 때문에 성장이 좋지 못하다; BPD가 없는 조산아에 비해 BPD가 있었던 조산아는 퇴원 후 2년 내에 다시 재입원하기 쉽다. 학동기가 되면 BPD가 있었던 아동은 BPD가

없었던 아동보다 기도가 막히고 자극에 대한 반응성을 더 보인다(Gross, Iannuzzi, Kveselis, & Anbar, 1998). 그러나 BPD로 사망하지 않은 아동들을 보면 비록 운동시 환기 예비량을 더 사용하였지만 운동능력은 BPD가 없었던 조산아들과 비교시 다르지 않았다(Jacob 등, 1997). BPD병력이 있었던 아동과 청소년은 노력성 폐활량 감소와 과팽창(총 폐용량에 대한 잔기량의 비율이 높음), 이완시 기도의 과민성을 보였다. 또한 운동하는 동안 EIB가 나타나고, 환기하는데 힘이 더 들고 산소요구량도 늘어나고 동맥혈 산소포화도는 낮아졌다(Bar-Or & Rowland, 2004).

진단 진단은 영아의 임상과정과 방사선 소견에 의해 진단한다.

치료관리 BPD의 의학적 치료는 표면활성제의 보충, 영양공급, 산소공급, 환기를 도와줌, 이뇨제, 스테로이드, 기관지 확장제, 그리고 혹은 항생제의 사용이 있다. 물리치료 중재는 최적의 CVP 기능을 유지하기 위한 자세 잡아주기, 분비물 제거 테크닉, 발달학적으로 적절한 활동을 증진시키는 감각운동 경험 제공하기 등이 있다.

선천적 구조 이상 (Congenital Structural Abnormalities)

폐 및 이와 관련된 시스템의 선천적인 구조 이상은 상대적으로 드물지만 있다면 심각한 호흡기계 문제를 일으킬 수 있다. 폐분리증(pulmonary sequestration), 폐 무형성 혹은 저형성증, 횡경막 헤르니아, 그리고 기관지-식도루(tracheoesophagial fistula) 같은 선천성 기형은 종종 폐의 기능에 심각한 영향을 미친다. 태아에서 그러한 기형의 발견은 가족 상담뿐 아니라 수술 혹은 보존적 치료를 할지 빨리 판단을 내릴 기회를 준다. 대부분의 병변은 산전 치료가 필요치 않고 실질적으로 마지막 임신 3개월에는 저절로 사라진다. 증상이 있는 신생아는 일반적으로 수술적 중재가 필요할 수 있지만 무증상의 신생아에서 수술이냐 보존적 치료냐는 논란이 있다(Bush, 2009). 선천성 구조 이상에 관해서 표 9.2를 보시오.

면역성 질환 (Immunological Conditions)

소아의 면역학적 질환에는 (1) 천식 같은 알러지, (2) 소아 류마티스(JIA; juvenile idiopathic arthritis), 전신성

표 9.2 선천성 구조이상

진단	정의	원인	신체구조와 기능의 변화	나타날 수 있는 활동과 참여의 제약	가능한 중재
폐분리증 **폐무형성증** **폐저형성증**	폐분리증은 폐의 일정부분이 환기는 하지만 확산은 하지 못하는 경우임. 폐무형성증 혹은 저형성증은 폐조직의 발달이 안되거나 잘 발달되지 않은 경우임	원인 모름	• 호흡기계의 구조 및 기능의 변화 (s430/b440)* • 비정상적 폐조직에 재발되는 감염 • 성장이 잘 안 됨 • 섭식의 문제가 많음	• 장거리 보행이 감소함(d4501) • 활동의 수준이 떨어짐-달리기 (d4552) • 발달지표 습득의 지연 • 또래나 가족과 능동적 놀이의 유지 능력이 감소됨(d9200) • 조직화된 스포츠(d9201)와 능동적 레크리에이션 활동(d920)에 참여 감소	• 대부분 영아기에 비정상적 폐조직을 제거하는 수술을 받거나 결함을 교정함 • 물리치료는 수술전과 수술후의 호흡기계 관리로서 호흡운동, 침범된 부분의 더 나은 환기를 위한 자세, 발달증진을 위한 조기중재 그리고 부모교육을 함

■ 표 9.2 선천성 구조이상 — 계속

진단	정의	원인	신체구조와 기능의 변화	나타날 수 있는 활동과 참여의 제약	가능한 중재
선천성 횡경막 헤르니아 (CDH; congenital diaphragmatic hernia)	횡경막이 불완전 형성되고 완전 닫히지 않음. 그 결과 복부내의 장기가 흉곽 안으로 밀려 올라감	원인 모름 임신 6-10주 사이에 발달상 변화가 생긴 것임	• 호흡기계의 구조 및 기능의 변화 (s430/b440). • 복부내장이 흉곽안으로 들어와 있으므로 폐가 충분히 발달할 수 없음 • 성장이 잘 안 됨 • 섭식의 문제가 많음	• 발달지표 습득의 지연 • 또래나 가족과 능동적 놀이의 유지 능력이 감소됨 (d9200)	• 태아기나 신생아기에 수술교정함
기관-식도루 (trachieoesophagial fistula; TEF)	기관지와 식도의 불완전 분리	원인 모름 임신 12주 이내에 변화가 생긴 것임	• 흡인, 기도가 좁아짐 그리고 분비물과 관련한 통기 장해 때문에 호흡기계의 구조 및 기능의 변화 (s430/b440). • 소화기계의 구조 및 기능의 변화—식도의 움직임 장해와 기관지 연화 혹은 협착으로 인한 통기성 장해 때문에 섭취 기능(b510)의 변화 • 성장이 잘 안 됨 • 섭식의 문제가 많음	• 발달지표 습득의 지연 • 또래나 가족과 능동적 놀이의 유지 능력이 감소됨 (d9200) • 식도를 비우고 흡인의 위험성을 감소시키기 위한 자세의 제약 (머리를 높게)	• 수술치료 • 위 흡수가 잘되도록 흡인 방지의 자세 • 기도 분비물 제거 테크닉과 발달학적 중재

*괄호안의 숫자는 ICF-CY 분류에 따른 것임.

홍반성 낭창(SLE; systemic lupus erythematosus) 같은 자가면역 질환 그리고 (3) HIV/AIDS, 이식술후의 면역이 억제된 상태 같은 면역결핍성 질환 등이 있다. 이 장의 앞부분에서 천식에 대해 논의하였다. JIA는 결합조직 질환으로써 사지의 아래부분(발목, 무릎, 손목, 팔굽)에 좀 더 흔하지만 어깨, 척추, 그리고 흉곽의 움직임도 침범되어 폐기능에 영향을 미칠 수 있다. SLE는 자가면역 질환으로서 관절들, 피부, 신장의 염증을 일으키고 흉막의 염증은 통증의 원인이 되며 호흡 패턴이 나빠지고 무기폐가 올 수 있다. 면역장애가 있는 소아들에서 흔한 질환은 폐의 기회감염인데 특히 *폐포자충(Pneumocystis carinii)* 폐렴이다.

폐의 기회감염의 병태생리 소아의 기도는 작으므로 폐의 감염과정 중 심각한 호흡 장해가 더 오기 쉽다. 단기간에 급성 폐 감염으로 기도의 분비물이 증가될 수 있고 저산소혈증과 기도의 염증을 일으킬 수 있다. 장기간에 걸친 만성적 감염은 폐실질 혹은 기도의 손상을 초래한다. 감염 혹은 면역 질환은 또한 폐 간질조직의 병변을 일으키기도 하는데 나중에 호흡장해부분에서 다루겠다.

기회감염의 진단 호흡기계 감염의 임상증상과 면역저하가 같이 있으면서 호흡곤란의 증상 및 징후(즉, 빠른 호흡, 뒤당김[retraction])가 있으면 기회감염으로 진단된다. 일반적으로 가래 혹은 인후에서 특정 원인균을 배양해 낼 수 있다. 폐의 개방성 생검 혹은 기관지 폐포(bronchoalveolar)를 세척한 것으로부터 조직배양을 해서 원인균을 찾는다.

치료관리 필요한 보전치료(즉, 산소, 기관지 확장제, 인공호흡)와 함께 항생제 혹은 항바이러스제를 사용하는 것이 급성감염을 치료하는 보통 과정이다. 물리치료 중재는 기도 분비물 제거, 아동 호흡상태를 자주 모니터하기, 아동에게 효과적인 기침방법, 연령에 맞게 심호흡 운동을 지도하는 것 등이 있다. 기관지 위생 프로그램, 환경조절, 그리고 감염 증상과 징후에 관하여 아동과 부모를 교육하는 일은 중요하다. 아동 활동이 줄어들고 발달지연의 어떤 징후라도 있으면 물리치료 평가하면서 주의해야 한다.

근골격계의 장해
(Musculoskeletal System Impairments)

최적의 환기는 가슴벽과 배에 작용하는 힘들 사이의 균형에 따라 달라진다— 흉곽의 근골격계 탄성, 환기 근육들의 근력, 폐조직의 탄성이 그것이다. 어깨 혹은 척추의 관절염과 관절 굽은증(arthrogryposis)은 관절의 ROM을 감소시키고 흉곽의 움직임을 제한한다. 연골무형성증 혹은 불완전 골형성증과 같은 골격의 형성을 변화시키는 일차적인 골격 질환은 근육의 배열에 영향을 줄 수 있어 환기에 필요한 근육 힘을 충분히 낼 수 없다. 중앙 흉골절개술을 통하여 선천성 심장이상에 대해 수술받은 아동은 척추 측만증 그리고 척추 후만증의 발생위험이 또래들보다 높다(Herrera-Soto, Vander, Have, Barry-Lane, & Myers, 2007). 다음에 어떻게 근골격계의 이상이 CVP 기능에 영향을 주는지 간략히 설명하려고 한다.

등뼈가 옆으로 휘어진 흉추 측만증은 흉곽의 움직임을 변화시킬 수 있고 결과적으로 환기 장해를 가져올 수 있다. 흉추 측만증은 척추뼈 몸통의 회전을 야기한다. 척추 커브 오목면에서는 갈비척추(costovertebral)의 동작이 감소하고 갈비사이가 좁아진다. 커브 볼록면의 척추에서는 척추뼈 몸통이 회전하여 갈비뼈들이 뒤쪽으로 이동하게 되고 전형적으로 뒤쪽 갈비뼈들이 돌출하게 되어 갈비척추의 움직임이 줄어들고 갈비뼈 사이들이 벌어진다. 흉추 측만증이 심하면 환기를 방해하며 호흡근들의 효율을 떨어뜨린다. 오목면밑의 폐는 만성적으로 저환기 상태가 되고 감염의 원천이 된다. 골격 모양이 변화하면 뼈에 부착되어있는 근육의 힘-길이의 상관관계도 변화시켜 힘을 내는 효율성을 자주 떨어뜨린다.

흥미롭게도 새가슴, 오목가슴과 같은 복장뼈(흉골)의 이상은 환기에는 별로 영향이 없다(그림 9-3). 이런 질환에 대한 CVP 물리치료 중재에는 흉곽의 움직임과 호흡운동, 호흡을 향상시킬 수 있는 자세, 수술전 후의 관리, 분비물 제거 테크닉 등을 필요에 따라 지도해주는 것 등이 있다. 근골격계의 이상에 대해 좀 더 심도있는 논의는 제5장, 6장에 나와있다.

신경근육계의 문제
(Neuromuscular System Conditions)

환기를 잘 하려면 근육수축이 만들어내는 수동적 힘과 능동적 힘 사이의 조화 있는 상호작용이 필요하다. 이 근육수축으로 힘을 내는 능력이 근육퇴행위축, 척수손상, 혹은 척수막 탈출증같은 신경근육 질환이 있으면 호흡하는 능력에 영향을 받을 것이다. 호흡근의 힘이 감소된 이외에도 신경근육약화로 인한 근력의 비정상적 패턴이 흉곽과 골격성장에 변화를 일으킨다. 뇌성마비, 위 운동신경(upper motor neuron)세포병변에서 보이는 근육 협응을 감소시키는 병태생리학적 과정은 사지와 몸통의 협응뿐 아니라, 호흡의 협응과정과 기침 능력에도 영향을 준다. 호흡근육을 잘 조절하는 것의 어려움과 호흡근의 타이밍이 협응하여 적절한 힘을 내지 못하는 아동에서는 환기의 장해, 언어장해 그리

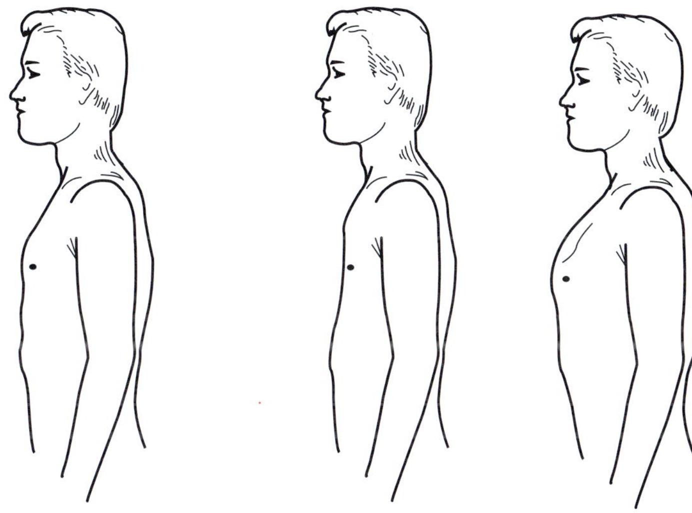

그림 9-3 흉곽의 구조 이상: 오목가슴과 새가슴. *(Adapted from Swartz, M.H.[1994]. Textbook of physical diagnosis; History and examination(2nd ed.). Philadelphia: W.B., Saunders.)*

고 섭식장해도 나타날 수 있다. 국소적이거나 전신적 근력 약화는 약화의 위치와 정도에 따라 특정 폐엽 혹은 폐 전체의 환기를 감소시킬 수 있다. 전형적으로 신경근육계의 장해가 있는 영아의 폐실질은 건강하다. 그러나 감염이 있거나, 삼키는 장해가 있어 반복되는 흡인성 폐렴, 저환기로 인한 무기폐가 있으면 진행성인 환기장해의 원인이 된다. 신경근육계 장해를 가진 아동이 성장하면서 그리고 질환이 진행하면서 동작 효율성이 더 떨어지고 아동은 신체적으로 활동이 더 줄어들고 운동도 덜하게 되고 활동의 수준도 떨어진다.

신경근육계 장해에 대한 치료관리에 대해서는 좀 더 깊이있게 제 7.8장에서 토의하였다. 이러한 질환의 CVP증상에 대한 물리치료중재는 흉곽의 움직임과 호흡운동, 호흡근육의 강화, 호흡을 향상시킬 수 있는 신체자세와 흉곽의 자세, 기침을 도와주기위한 테크닉 그리고 분비물 제거 테크닉을 필요에 따라 지도하는 것이다.

중추 호흡조절의 질환 동맥혈에 이산화탄소가 증가하고 산소가 줄어들 때 이에 대한 반응으로 뇌간의 호흡중추에서 명령이 내려와야 호흡을 한다. 선천성 중추성 저호흡 증후군(CHS; central hypoventilation syndrome) 그리고 제 2형의 Arnold-Chiari 기형은 중추성 호흡조절 질환중 가장 흔하게 보는 것이다(Pilmer, 1994). 표 9.3에는 중추성 호흡조절 질환에 대해 자세히 나와있다.

피부의 장해 아동에서 심각한 CVP 기능이상을 초래하는 피부의 장해는 상대적으로 적다. 여기서는 화상이 CVP계에 미치는 영향을 간략히 소개하는 것이 좋겠다. 화상의 급성 합병증은 감염, 탈수, 체온조절의 능력 감소, 유산소 능력의 감소, 그리고 연기흡입과 관련한 문제들이다, 상처를 덮거나 봉합하기 위한 피부이식, 피부대체, 배양피부를 사용하는 의학적 치료는 탈수와 체온조절을 향상시키고 감염을 예방한다(제 10장 참조). 환기-관류를 향상시키기 위한 자세를 잘 잡아주고 관절동작의 유지를 위해 적절히 부목으로 고정해준다. 호흡을 보조해주기 위해 기도압력과 공급산소 압력을 가능한 한 낮게 유지하는 것이 폐실질에 미치는 영향을 생각할 때 아주 중요하다. 아동이 움직일 수 있을 때 가능하면 조기에 유산소 활동을 해야만 한다.

가슴, 배의 화상후 상처 반흔의 수축 때문에 장기적 환기장해가 발생하는데 정상적 신체성장과 발달기간 동안 상처반흔이 비후되어 이차적으로도 일어날 수 있다. 물리치료중재로서 화상치료관리와 상처반흔 관리뿐만 아니라, 흉곽의 움직임과 호흡운동도 해주어야 한다.

소아 피부경화증(juvenile scleroderma) 같은 제한성의 피부 질환도 가슴벽의 성장과 움직임을 비슷하게 제한하여 결국 환기 장해를 일으키기도 한다.

표 9.3 중추성 호흡조절 장애

진단	정의	원인	신체구조 및 기능의 변화	나타날 수 있는 활동과 참여의 제약	가능한 중재
선천성 중추성 저호흡증 (CCHS; congenital central hypoventilation syndrome) 혹은 "Ondine's curse"	뇌간의 호흡중추로부터 감소된 출력으로 인해 호흡의 자동조절을 하지 못함	원인 모름 유전적 소인이 의심됨	• CO_2와 O_2의 화학수용기의 결함으로 호흡기계의 기능변화 (b440)*	• 조직화된 스포츠 (d9201)와 능동적 레크리에이션 활동(d920)에 참여 감소 • 또래나 가족과 능동적 놀이의 유지 능력이 감소됨 (d9200) • 피로 • 활동과 환경 탐색의 제한	• 횡격막 박동기 • 인공호흡기 • 물리치료로 분비물 제거, 발달학적 중재, 혹은 24시간 인공호흡기에 의존하는 아동을 위한 운동프로그램; 부모교육
Arnold-Chiari 기형(제 2형)	소뇌 편도 (tonsil)가 큰구멍 (foramen magnum)을 통해 내려와 뇌간과 척수를 압박함	자주 척수막탈출증과 같이 나타남	• 호흡기계의 구조 및 기능의 변화 (s430/b440). • 무호흡, 서맥, 저환기, 청색증, 숨을 한동안 멎음 • 삼킴 혹은 섭식의 어려움으로 소화기계의 구조 및 기능의 변화—섭취 기능(b510)	• 삼킴, 섭식에 어려움 • 발달지표 습득의 지연 또래나 가족과 능동적 놀이의 유지 능력이 감소됨 (d9200)	• 수술로 압박을 경감해줌 • 인공호흡기 • 물리치료로는 호흡의 상태 모니터링, 분비물 제거 등이 있음

*괄호안의 숫자는 ICF-CY 분류에 따른 것임.

순환을 방해하는 상태들 (Conditions That Impair Circulation)

순환(circulation)은 혈액의 흐름, 혈액의 양, 혈관 저항, 압력의 차이, 심장근육이 수축하는 힘에 의해 달라진다. 아동에서 순환 장해의 가장 흔한 요인은 선천성 심혈관 구조의 결함이다. 선천성 심장 이상은 출생 시의 가장 흔한 주요한 기형인데 1,000명 출생당 12-14명의 빈도를 보인다(Hoffman & Kaplan, 2002). 질환의 발견과 치료의 발전에도 불구하고 선천성 심장 질환은 영아사망의 3%를 차지하고 선천성 기형으로 인한 사망의 46%를 차지한다(Hoffman & Kaplan, 2002). 아동에서 순환의 장해와 관련한 다른 심각한 상태는 소아 심근질환, Kawasaki병, 그리고 부정맥 등이 있다. 고혈압과 고지혈증은 아동과 청소년에서 좀 더 흔하게 되었다. 이와 관련된 CVP 장해, 관리 원칙, 영양, 신체활동, 약물치료는 성인과 비슷하므로 이 장에서 논의하지 않겠다.

심혈관의 구조적 결함(Cardiovascular Structural Defects)

선천성 심장이상은 CVP를 통한 대체 통로로 혈액을 흐르게 하는 구조이상이거나 혈액의 정상 통로를 막는 구조적 이상이다. 새로운 혈액 흐름의 통로를 단락(shunt)이라고 한다. 단락에는 선천성 기형구조가 있는 심장에서 어떤 통로로 흐르는지에 따라 우측-좌측 단락 혹은 좌측-우측 단락이 있다. 기형적인 심장 구조를 통하여 흐르게 될 혈류 방향은 결함의 양측사이의 압력 차이에 의해 결정된다. 심장 결함은 산소화된(심장 좌측 혈액) 혈액이 말초로 가는 대신 폐로 다시 돌아올 때 좌-우측 단락으로 분류한다. 우-좌측단락은 탈산소화된 혈액(심장 우측 혈액)이 폐를 우회하여 전신순환으로 직접 들어가게 될 때를 말한다.

다음 부분에서는 우리는 세 가지 범주에 기초하여 선천성 심장이상에 대해 논의하려고 한다; 좌-우측 단락을 만드는 심장이상, 우-좌측 단락을 형성하는 심장이상, 그리고 정상 혈액흐름의 통로를 막는 원인이 되는 심장이상에 대해서이다. 여러 심장 결함이 있으면 이러한 기능적 분류의 하나에 속하는 것보다 더 복합적 결함에 속하게 된다. 복합 심장 결함에는 좌측 심장형성 부전 증후군(HLHS), 총폐정맥 환류이상(TAPVR)을 포함한다.

원인 선천성 심장이상의 원인은 정확히 알 수 없다. 유전적, 환경적, 그리고 감염의 여러 요인들이 태아에서의 정상적인 심장 형성을 방해하는 다양한 변수로 역할을 한다. 심장 형성 초기과정에 문제가 있으면 좀 더 심한 결손이 초래되고, 반면 후기에 문제가 있을 시에는 덜 심한 심장이상이 발생한다. 단일 심장결함의 원인이 되는 10가지 유전자 변이가 확인되었다(Pierpont 등, 2007). 환경적 요인도 선천성 심장결함과 관련 있다. 임신 첫 3개월에 풍진과 접촉한 여성은 아기가 심장결함을 가질 위험이 높다. 인플루엔자 같은 기타 바이러스 감염, 특정 산업화학물질(솔벤트)에 노출되면 심장결함의 원인이 될 수도 있다. 임신중 알코올, 코카인의 사용 또한 심장 결함의 위험을 높인다(청년의 심혈관 질환에 관한 미 심장협회 협의회, 2007). 어떤 약물과 만성 질환(즉, 잘 조절하지 않은 당뇨) 역시 위험을 높인다. 선천성 심장기형은 염색체 이상으로 야기되는 증후군(즉, 다운증후군, 터너 증후군)뿐 아니라 다양한 유전성 질환(즉, Noonan 증후군, Holt-Oram 증후군)과도 연관될 수 있다(Pierpoint 등, 2007).

좌-우측 단락의 병태생리 너무 많은 혈액이 폐를 통과하도록 만드는 심장 결함이 좌-우측 단락을 형성하며 "청색증이 없는" 결함이기도 하다. 이러한 결함에는 심실중격 결손증, 심방중격결손증, 동맥관 개존증, 동정맥 관(AV canal 혹은 AVC) 등이 있다. 이러한 결함으로 전신으로 나가야 할 산소가 풍부한 혈액이 폐를 통하여 재순환되기 때문에 폐에 과도한 압력과 스트레스를 준다.

심실중격 결손증(VSD)은 심실중격에 구멍이 나 있을 때 사용되는 용어이다. 이것은 가장 흔하고 선천성 심장기형의 20%를 차지하고 있으며 1,000명 출생 당 대략 2.8명의 빈도로 발생한다. 혈액이 새로운 통로가 된 심실중격의 구멍을 통하여 심실에서 심실로 흐르게 된 것이다(그림 9.4). LV의 압력은 정상적으로 RV보다 크므로 VSD를 통하여 혈액은 좌심실에서 우심실로 흐를 것이다. 이러한 새 통로로 이미 좌심실에서 산소화된 혈액이 우심실을 통하여 폐동맥으로 가서 전신순환을 우회하여 폐로 들어가게 되는 것이다. VSD를 통하는 혈액의 양은 아동에서 나타나는 증상의 심한 정도와 관련있다.

심방중격 결손증(ASD)은 우심방과 좌심방을 분리해주는 심방 중격에 구멍이 있을 때이다. 이 구멍을 통하여 좌-우측 단락이 형성되는데 LA가 RA보다 약간 압력이 높은데 기인한다. 좌심방의 산소화된 혈액의 새 혈류통로는 다음과 같다; LA에서 RA로, RV로, 폐동맥으로, 그리고 폐로 되돌아오는 것이다. 전형적으로 ASD는 비슷한 크기의 VSD보다 증상이 심하지 않다.

또 다른 흔한 심장기형은 동맥관 개존증(PDA)이다. 발생빈도는 만삭아 2,500명에서 5,000명당 1명 정도이다. 조산아에서는 PDA의 빈도가 더 높으며 백만명 출생당 799명 정도로 주로 조산아에서 나타난다(Hoffman & Kaplan, 2002). 동맥관은 폐동맥과 대동맥을 연결해주는 해부학적 구조로 태아 순환시 있던 것이다. 동맥관은 전형적으로 출생 후 수일에서 수주내에 닫혀서 폐동맥과 대동맥을 완전히 분리한다. 이 통로가 닫히지 않으면 혈액이 이 통로로 흐르게 된다. 혈류의 방향은 동맥관끝의 압력 차이에 의해 결정된다. 출생 수분 내에 신생아 심장 내에 압력 변화가 있어 좌측(LV, LA, 대동맥)의 심장 압력이 우측(RV, RA, 폐동맥)보다 높아지게 된다. 그러므로 출생 후 열려있는 동맥관을 통하여 혈류는 대동맥에서 폐동맥으로 혹은 좌측에서 우측

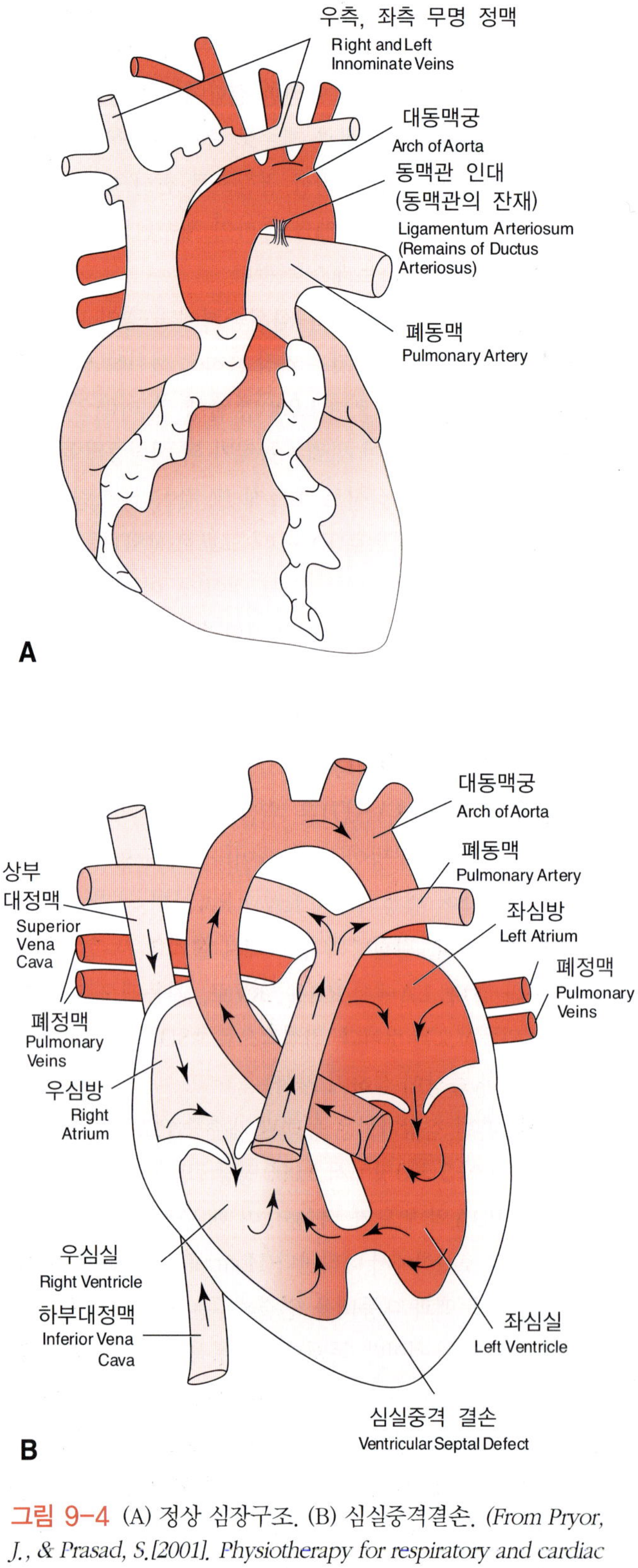

그림 9-4 (A) 정상 심장구조. (B) 심실중격결손. *(From Pryor, J., & Prasad, S.[2001]. Physiotherapy for respiratory and cardiac problems [3rd ed., p.447]. Phildelphia: Churchill Livingston, with permission.)*

으로 흘러 산소화된 혈액이 다시 폐로 들어가게 될 것이다.

진단 산전 초음파 및 심장초음파로 종종 심장 및 큰 혈관의 이상을 발견해낼 수 있다. 산후 심장초음파와 방사선 사진을 촬영하여 역시 선천성 기형을 확진하며 심장 초음파는 표준 진단방법으로 자리하게 되었다. 영아에서 심장결함이 의심되는 경우는 청진상 수축기 혹은 이완기 때 심장잡음이 들릴 때이다. 오직 심잡음 이외에는 다른 증상이 없는 경우 의사는 "기다리면서 지켜보자"고 할 수 있는데 어떤 경우, 약간의 심장결함은 시간이 지나고 아동이 성장하면서 닫히는 경우가 있기 때문이다. 이와는 달리 심한 심장결함의 많은 다른 증상 및 징후들 가운데 심잡음이 그중 하나인 경우도 있다. 심한 순환장해를 겪고 있는 영아는 종종 잘 빨지 못하고 빠는데 관심이 없는 듯이 보이며 수유시간도 오래 걸린다. 이런 아기들은 과도하게 피곤해하고 땀이 많이 나고 호흡이 빠르며 호흡에 어려움을 보인다. 증상과 징후의 심한 정도는 심장 결함의 심한 정도와 단락을 통해 이동하는 혈액의 양과 직접 상관있다.

좌-우측 단락이 있는 아동은 심장에서 나오는 혈액의 한 분량이 전신순환대신 폐의 모세혈관으로 되돌아기 때문에 폐 혈관시스템에 과부하가 걸리게 된다. 폐 모세혈관의 압력이 높아지고 이 때문에 혈관에서 폐의 간질조직으로 체액이 새어나오게 된다(울혈성 심부전). 이런 폐 고혈압의 증상과 징후는 폐의 청진시 수포음이 들리는 것이다. 동맥의 산소포화도가 (SaO_2) 울혈성 심부전의 정도에 따라 낮아질 수 있고 심박동수(HR)는 높을 수 있다. 호흡의 어려움 정도에 따라 코를 벌름거리고 갈비사이와 흉골하부의 뒤당김 현상과 호흡(RR)이 빨라지는 현상이 나타난다. 심장에서 나오는 혈액양의 일정부분이 폐순환으로 되돌아가기 때문에 전신순환으로 나가는 혈액양이 줄어든다. 말초로 가는 혈액양이 줄어드는 증상과 징후중에는 피부온도가 낮아지고; 사지의 근육의 양도 감소할 것이고; 울거나 놀이하는데 필요한 에너지의 양도 감소시킬 것이다; 수유같은 활동에 대한 지구력의 감소와; 얼룩덜룩한 피부; 그리고 운동발달의 지연 등이 증상이다. 운동 지구력이 떨어지는 것은 주로 고혈압의 정도와 관련있다(Bar-Or & Rowland, 2004).

치료관리 증상이 있는 선천성 심장결함의 대부분은 교정이 필요하다. 교정은 심장 기능이상의 정도와 계속되는 증

상의 정도에 따라 결정한다. 어떤 경우에는 동맥관에 코일을 집어넣어 PDA를 교정하는 심장 카테터 삽입으로 혈관을 막기도 한다. 작은 크기의 ASD와 VSD는 심장 카테터를 통하여 구멍을 패치로 막기도 한다(Abadir, Sarquella-Brugada, Mivelaz, Dahdah, & Miró, 2009). 카테터 삽입과 수술을 같이 하는 혼합 접근법이나 수술만으로 좀 더 복잡한 결함을 교정하기도 한다.

좌-우측 단락의 의학 치료의 일차 목표는 (1) 폐순환으로 되돌아가는 혈액의 양을 줄여 부하를 줄인다(울혈성 심부전의 경감), 그리고 (2) 성장을 촉진하는 것이다.

물리치료 중재에는 좀 더 낮은 대사를 하면서도 또래에 맞는 활동을 하도록 자세를 잡아주는 것과 운동프로그램의 모니터링, 그리고 유산소 활동으로 체력을 보강하기 등 수술 전과 수술 후 관리가 있다. 폐의 감염을 예방하고 보충적인 산소공급, 운동 가이드라인에 대한 아동과 가족의 교육 또한 중재의 영역이다. 좌-우 단락 결함을 교정한 아동은 운동 지구력이 수술 후 정상이다(Bar-Or & Rowland, 2004). 좀 더 큰 ASD를 교정하면서 굴심방결절(sinus node)을 손상시켜 운동에 대한 반응에서 심박수가 줄어든 경우가 있다. 치료사는 이러한 아동에서는 운동 모니터링을 달리 할 필요가 있다. 즉각적인 심혈관계 장해 이외에도 선천성 심장결함이 있는 아동의 신경발달학적 결과는 뇌용적에서 보는 변화 및 경미한 운동과 언어문제와 심장상태에 의해 부정적 영향을 받는 것으로 보여진다(Limperopoulos 등, 2010; Miatton, De Wolf, François, Thiery, & Vingerhoets, 2007).

병태생리학: 우-좌측 단락 우-좌측 단락에서는 전형적으로 폐순환 혈액이 감소하면서 전신으로 산소화되지 않은 혈액이 나가게 되는 구조학적 결함이다. 전신은 결과적으로 충분한 산소를 받지 못하여 청색증을 나타낼 것이다. 청색증이 있는 결함은 100만명 출생당 1,391명으로 삼첨판 폐쇄증(tricuspid atresia; TA), 폐동맥판 폐쇄증(pulmonary atresia; PA), 큰 동맥의 위치전환(transposition of great arteries; TGA), Fallot 사징후군(TOF)이 있다. 모든 청색증 관련 결함은 심각한 것으로 신생아때 혹은 조기 영아기에 교정이 필요하다(Hoffman & Kaplan, 2002).

Fallot 사징후군(TOF: tetralogy of Fallot)은 100만명 출생당 421명의 빈도로 나타나고 모든 우-좌측 단락에서 가장 흔하다. TOF의 네 가지 심장이상은 (1) VSD, (2) 폐순환으로 나가는 곳의 장해(좁은 폐판막, 폐동맥의 협착, 혹은 RV내의 좁아진 깔때기[infundibulum]), (3) 잘못 위치하고 있는 대동맥(VSD 위에 놓임), 그리고 (4) RV의 비후(그림 9.5)이다. VSD만 있을 때는 좌-우측 단락으로 간주되지만, TOF에서는 폐순환으로 들어가는 통로의 심한 장애 때문에 RV에서 폐순환으로 들어가는 것이 방해된다. 그러므로 RV에서의 압력이 LV의 압력을 능가하게 된다. 그래서 VSD의 구멍을 통하여 혈액이 RV에서 LV으로 흘러들어간다. 결국 산소화되지 않은 혈액이 말초로 가게 되는 것이다. 세 번째 경우 대동맥의 위치가 잘못되어 있어서 RV에서 대동맥으로 혈액이 쉽게 흘러들어가는 것처럼 보인다. RV의 비후는 RV의 늘어난 일의 양에 따른 결과이다.

진단 우-좌측 단락을 가진 아동은 폐의 모세혈관을 통한 순환이 줄어들기 때문에 폐청진상 정상소견으로 들린다. 비록 전신순환되는 혈액의 양은 적당하지만 운반되는 산소의 양은 모자란다. SaO_2 수치는 폐를 우회하는 혈액의 양 때문에 낮아질 것이고 전반적으로 혈액 산소의 양을 떨어뜨릴 것이다. 청색증이 있을 수 있다. 혈액에서 산소의 양이 부족하면 근육의 양이 특히 사지에서 감소된다; 울거나 놀이할 때의 에너지가 감소하고; 수유같은 활동의 지구력이 줄어들고; 운동발달이 지연된다.

치료관리 우-좌측 단락은 전신 청색증의 정도에 따라 걱정을 양산한다. 심한 구조적 이상이 있는 영아에서 수술이 가능해질 때까지 약물치료, 산소치료, 그리고 인공적인 심장 보조기구 등이 보전적인 치료가 사용된다. 수술적 교정이 우-좌측 단락을 초래하는 선청성 기형에 대한 답이다. 표 9.4를 보면 비정상적인 우측-좌측 단락에 대해서 자세히 나와 있다.

폐쇄성 심장 결함의 병태생리학 폐쇄성 심장 결함은 심장 구조의 발달부전 혹은 혈관이 막혀 충분한 혈액이 필요한 만큼 전신으로 나가지 못하는 상태이다. 예로서 대동맥의 수축협착(coarctation)과 판막의 협착(stenosis), 그리고 폐동맥 협착을 들 수 있다.

대동맥 직경이 좁아지는 대동맥의 수축협착, 심장판막의 협착인 판막협착은 폐쇄성 심장결함이다. 이들은 심장과 대동맥을 통한 정상적인 혈액흐름을 방해한다. 좁아진

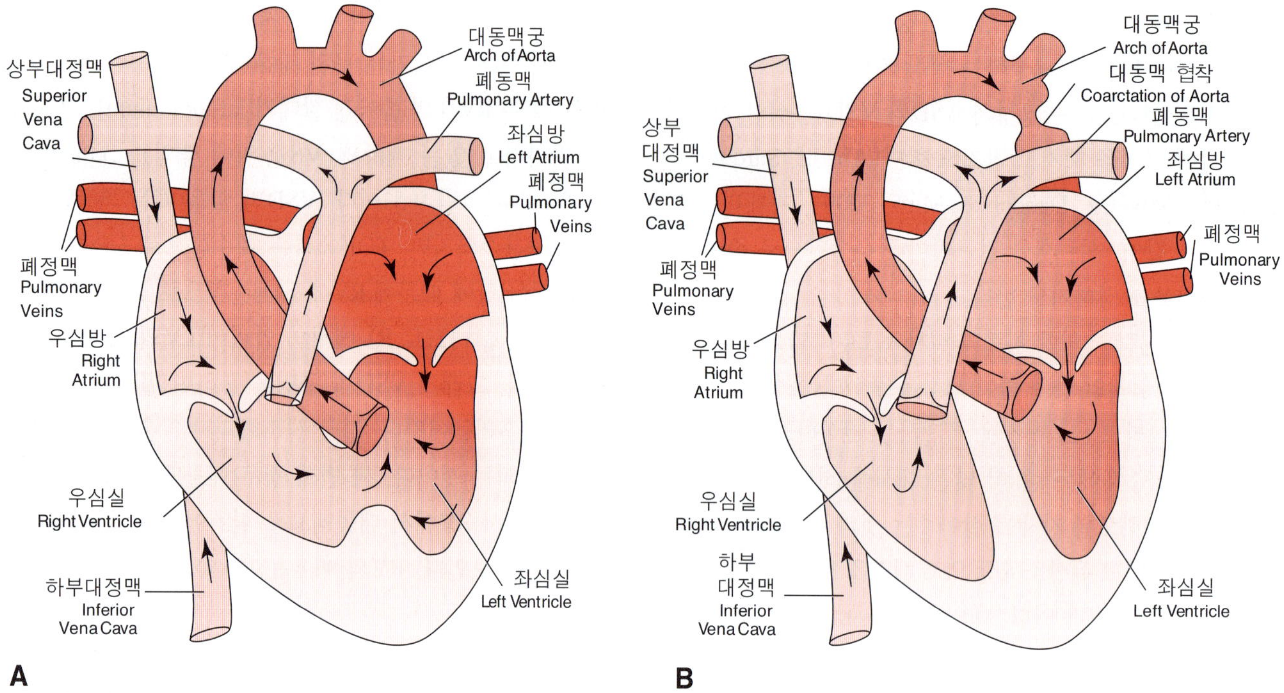

그림 9-5 (A) Tetralogy of Fallot. (B) 대동맥 수축협착. *(From Pryor, J., & Prasad. [2001]. Physiotherapy for respiratory and cardiac problems(3rd ed. p.447). Phildelphia: Churchill Livinston, with permission.)*

부위의 앞부분에서 압력이 높아져서 심각하게 심장 및 혈관의 기능이상을 초래한다. 협착 뒷부분의 줄어든 혈액의 양으로 인해 성장과 발달이 지연될 수 있다. 표 9.5는 폐쇄성 심장질환에 대해 설명하고 있다.

대동맥 협착과 같은 폐쇄성 심장 결함이 있을 때 수축하는 골격근의 요구에 맞추려면 심박출량이 늘어야 한다. 좌측 심실에서의 출력이 방해되면 요구에 맞춰져야 할 모세혈관에 과부하가 걸린다. 폐쇄가 심한 아동에서 운동을 하게 되면 협심증 같은 증상이 나타나거나 기절하여 급사할 위험이 높아진다(Bar-Or & Rowland, 2004). 운동 참여의 가이드라인은 심전도 소견과 실험실 운동 테스트를 이용하여 심장의 압력 변화를 보면서 결정한다. 일치된 의견의 가이드라인이 있으며 물리치료사도 검토해보아야 한다(ACSM & AHA, 2007).

심근의 질환 (Myocardial Disease)

소아 심근질환은 심근의 구조 및 기능이상에 의한 것이며 고혈압, 폐혈관 질환, 판막 혹은 선천성 심장질환에 의한 이차적인 것이 아니다(Towbin, 1999). 이에는 울혈성 심근병증, 특발성 비대성 심근병증, 제한성 심근병증 등이 있다. Kawasaki병은 소아에서 후천성 심장질환의 가장 흔한 원인이며 관상혈관(coronary vessel)의 혈관염이 특징이다(Barron 등, 1999). 표 9.6에서는 심근병증과 Kawasaki병에 대해 자세히 나와있다.

호흡장해를 일으키는 상태들 (Conditions That Impair Respiration)

호흡이란 폐포-모세혈관막 사이에서 가스가 확산되는 것을 말한다(그림 9.6). 호흡이 일어나려면 산소와 이산화탄소가 폐포의 표면활성제 층, 폐포막, 간질조직 공간, 모세혈관막, 혈장, 적혈구막, 그리고 최종적으로 적혈구의 헤모글로빈으로 확산되어야 한다. 이 모든 층을 넓혀서 확산거리를 멀어지게 하는 상태 혹은 그렇지 않으면 가스교환의 장해를 일으키는 상태가 호흡을 방해하는 것이다, 소아에서 가장 흔하게 호흡을 방해하는 상태는 폐의 간질조직 질환이며 울혈성 심부전이다. 낫적혈구(sickle cell) 빈혈은 산소가 헤모글로빈에 붙는 것을 방해함으로써 그리고 혈관을 막음으로써 순환뿐 아니라 호흡 문제도 일으킨다. 표 9.7은 간질조직 질환, 울혈성 심부전, 그리고 낫적혈구 빈혈에 대해 설명하고 있다.

표 9.4 우측-좌측 단락

진단	정의	원인	신체구조 및 기능의 변화	나타날 수 있는 활동과 참여의 제약	가능한 중재
삼첨판 폐쇄증 (Tricuspid atresia)	우측 심방심실간 판막인 삼첨판의 기능부전	원인 모름	• 심혈관계의 구조 및 기능변화 (s410/ b415-429)* • 우측심방의 혈액이 우심실로 가지 못함: 그러므로 타원구멍을 통하여 좌심방으로 흐름. • 산소포화도가 낮음 • 성장 지연 • 섭식 문제	• 발달지표 습득의 지연 • 또래나 가족과 능동적 놀이의 유지 능력이 감소됨(d9200)	• 수술로 경감시키거나 교정해 줌 • 물리치료로는 수술전 · 후 관리, 발달촉진을 위한 조기중재, 부모교육이 있음
동맥관 (Truncus arteriosus)	폐동맥과 대동맥이 합쳐진 상태로 VSD와 흔히 동반됨	원인 모름	• 심혈관계의 구조 및 기능변화 (s410/ b415-429) • 대동맥과 폐동맥의 분리가 안 되어 산소화된, 탈산소화된 혈액 모두 운반함 • 성장 지연 • 섭식 문제	• 활동수준이 낮음	• 조기(6개월 이하)에 수술치료 (Grifka, 1999) • 물리치료로는 수술전 · 후 관리, 조기중재, 부모교육이 있음
큰 동맥들의 위치전환 (TGA: Transposition of great arteries)	대동맥이 우심실로부터 나오고 폐동맥은 좌심실 혹은 (이중구멍) 우심실로부터 나옴	원인 모름	• 심혈관계의 구조 및 기능변화 (s410/ b415-429) • 우심실로부터 산소화되지 않은 혈액이 전신순환으로 나감. • 산소화된 혈액이 폐로 되돌아감	• 결함이 지속되면 사망하므로 신생아 때 수술해 줌.	• 수술이 가능해질 때까지 동맥관을 계속 약물로 유지시킴 • 동맥을 바꾸는 조기의 수술치료 • 물리치료로는 수술전 · 후 관리, 조기중재, 부모교육이 있음

계속

표 9.4 우측-좌측 단락 – 계속

진단	정의	원인	신체구조 및 기능의 변화	나타날 수 있는 활동과 참여의 제약	가능한 중재
총폐정맥 환류이상 (TAPVR: total anomalous pulmonary venous return)	폐정맥 혈류가 좌심방으로 가는대신 우심방 혹은 전신의 정맥으로 흐름	원인 모름	• 심혈관계의 구조 및 기능변화 (s410/ b415-429) • 우심방의 과부하로 우심방심실이 비후되고 폐 시스템의 통과 용적이 커짐: ASD가 있을 경우 이를 통하여 좌심방으로 감 • 저산소혈증	• 발달지표 습득의 지연 • 또래나 가족과 능동적 놀이의 유지 능력이 감소됨 (d9200)	• 영아기에 폐정맥을 좌심방에 연결시켜주는 수술을 받음 • 수술후 환기장해가 있을 수 있음. 이는 이전에 폐의 과확산 때문에 폐가 뻣뻣하고 액체가 찼었기 때문임
좌측 심장의 형성부전 (HLHS: hypoplastic left heart syndrome)	좌심실이 없거나 형성부전임 상행대동맥의 형성부전	원인 모름	• 심혈관계의 구조 및 기능변화 (s410/ b415-429) • 초기에는 PDA로 인하여 전신순환이 어느정도 적절함. • PDA가 막힌 후에는 전신혈류가 감소함 • 저산소혈증 • 성장 지연 • 섭식 문제	• 활동수준이 낮음	• 치료하지 않으면 첫 1개월 내에 사망함 (Fedderly, 1999) • 의학치료: 보존적 치료 • 다단계의 심장수술 혹은 심장이식술

*괄호안의 숫자는 ICF-CY분류에 따른 것임.

표 9.5 폐쇄성 심장 질환

진단	정의	원인	신체구조 및 기능의 변화	나타날 수 있는 활동과 참여의 제약	가능한 중재
대동맥 수축협착 (coarctation of the aorta)	보통 동맥관 근처에서 대동맥이 좁아짐 협착 상부의 압력은 높아지고 하부의 압력은 낮아짐	원인 모름	• 심혈관계의 구조 및 기능변화 (s410/ b415–429) • 상지·하지 사이의 맥박과 혈압에서 차이가 남 • 높아진 상부의 압력으로 인하여 좌심실의 출력을 방해하고 울혈성 심부전과 뇌출혈의 위험이 높아짐 • 성장 지연 • 섭식 문제 • 원위부 압력 감소로 하지의 변화 초래 • 피부 온도 감소 • 성장과 발달지연	• 발달지표 습득의 지연 • 또래나 가족과 능동적 놀이의 유지 능력이 감소됨 (d9200) • 활동이 증가하면 기존의 고혈압이 더 악화되므로 운동전 스트레스 데스트를 해야함	• 3세–10세 사이가 수술의 적당한 나이임. 수술로 고혈압의 빈도를 줄리고 이와 관련한 이환률과 사망률도 줄어듬 (Fedderly, 1999) • 협착을 풀기 위해 심장 스텐트를 사용함 • 더 복잡하고 큰 결함인 경우 성장에 따른 심장 시스템의 변화에 맞출 수 있도록 수개월 혹은 수년에 걸쳐 다단계로 수술함 • 조기의 수술로 정상 성장과 발달이 촉진되지만 협착재발의 위험이 증가함 (Toro–Salazar 등, 2002)
대동맥 혹은 폐동맥 협착 (aortic or pulmonary stenosis)	대동맥 혹은 폐동맥 판막의 협착으로 각 심실에서의 혈류가 막힘	원인 모름	• 심혈관계의 구조 및 기능변화 (s410/ b415–429) • 판막결함으로 인한 저항에 대한 반응으로 해당 심실이 비후됨 • 성장 지연 • 섭식 문제	• 발달지표 습득의 지연 • 또래나 가족과 능동적 놀이의 유지 능력이 감소됨 (d9200) • 성장에 따라 늘어나는 활동의 요구에 해당 심실이 맞출 수 없게 됨	• 증상의 심한 정도에 따라 수술로 판막을 교정하거나 대치시킴 • 물리치료로 수술전·후 관리, 조기중재, 부모교육을 해줌

*괄호안의 숫자는 ICF–CY분류에 따른 것임.

표 9.6 심근질환

진단	정의	원인	신체구조 및 기능이상	나타날 수 있는 활동과 참여의 제약	가능한 중재
확장성 심근병증 (Dilated cardiomyopathy)	수축기의 수축이 없어지고 양측 심실이 확장되어 울혈성 심부전이 초래됨, 심실 비후로 인하여 수축기 동안 심방심실 밸브가 완전히 닫히지 않기도 한다.	원인 모름	• 심혈관계의 기능변화 (s410/ b415-429)* • 전형적 울혈성 심부전의 증상이 있음: 수축기 심잡음, 피로, 흉통, 기절 • 순환 장해와 관련된 제한: 빠른호흡, 땀이 많이 남, 말초순환이 안 좋음, 청색증 • 전신쇠약 • 섭식문제	• 발달지표 습득의 지연 • 또래나 가족과 능동적 놀이의 유지 능력이 감소됨 (d9200)	• 내과적 치료인 약물투여로 심장기능을 최대로 유지하고 부정맥을 조절, 혈전의 위험을 최소화함. 세균성 심근염의 예방목적으로 항생제의 사용 • 좌심실에서의 출력이 막힌 경우, 수술로 해소해 줌 • 내과치료가 실패한 아동의 경우, 심장이식의 대상이 됨 • 물리치료로 진행성 심부전과 쇠약증에 이차적으로 오는 합병증을 줄여주고 부모교육을 해줌
비후성 심근병증 (Hypertrophic cardiomyopathy)	심근 및 심실내 중격이 비후됨. 심실내부 크기가 줄어들어 전부하를 감소시키고 결국 심박출량이 줄어듬	원인 모름	• 심혈관계의 기능 변화 (b415-429)	• 발달지표 습득의 지연 • 또래나 가족과 능동적 놀이의 유지 능력이 감소됨(d920) • 전형적인 합병증에는: 부정맥, 비후된 중격과 심실벽으로 인하여 대동맥으로의 혈류가 막힘 • 돌연사	

■ 표 9.6 심근질환 – 계속

진단	정의	원인	신체구조 및 기능의 변화	나타날 수 있는 활동과 참여의 제약	가능한 중재
제한성 심근병증 (Restrictive cardiomyo-pathy)	심실의 비정상적인 이완으로부터 초래됨	원인 모름	• 심혈관계의 기능 변화 (b415–429) • 심실이 심방에서 오는 혈액을 모두 받아들일 수 없어 심방이 비후되고 심박출량이 감소함 • 울혈성 심부전과 관련한 합병증이 오고 혈전이 생김	• 발달지표 습득의 지연 • 또래나 가족과 능동적 놀이의 유지 능력이 감소됨(d920)	
Kawasaki 병	6개월에서 4세 사이의 관상혈관의 혈관염. 발병 6주–8주 사이에 회복됨. 동맥류와 관상동맥질환이 생길 수 있음	원인 모름, 감염원에 노출되어 반응을 일으킴으로 추정함	• 심혈관계의 기능 변화 (b415–429) • 질환 3주–4주 사이에 관상동맥의 혈전으로 인한 광범위한 심근경색이 발생함 (Rowley & Shulman, 1999) • 심근경색 증상에는 흉통보다는 쇼크, 구토, 좌불안석 등이 나타남	• 발달지표 습득의 지연 • 또래나 가족과 능동적 놀이의 유지 능력이 감소됨 (d920) • 급성기에는 활동이 제한됨. 그리고 심장이 심하게 침범되면 활동수준이 떨어짐	• 심장의 증상이 있는 경우, 정맥 내로 감마글로불린과 아스피린을 투여함 • 경쟁적 스포츠 혹은 지구력 훈련에는 주의가 요구됨 • 심장 증상이 있었던 경우, 운동프로그램에 참여하기 전 스트레스 테스트의 필요성이 있음

*괄호안의 숫자는 ICF-CY분류에 따른 것임.

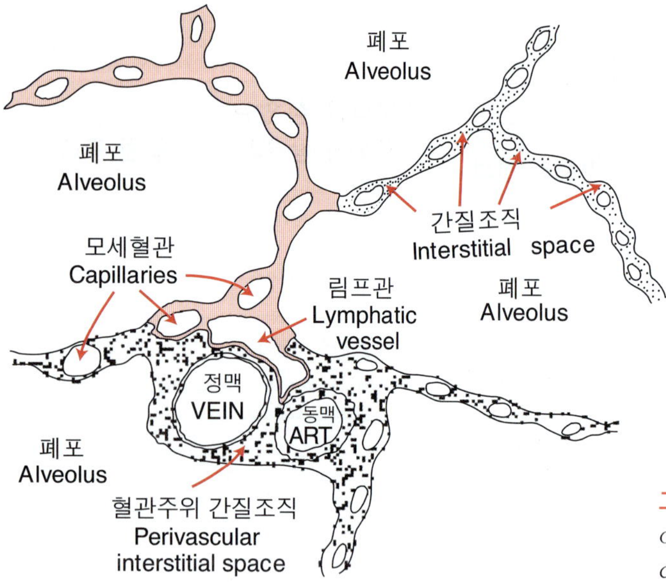

그림 9.6 폐포 모세혈관막. *(From Guyton, A.[1996]. Textbook of medical physiology[9th ed., p.487]. Phildelphia: W.B. Saunders.)*

검사와 평가 / Examination and Evaluation

CVP의 테스트와 측정에 대해서는 *지침*(APTA, 2001)에 개요가 나와 있다. CVP계 장애가 있는 성인에서 사용되는 측정방법을 수행방법 및 해석을 약간 수정하여 CVP 기능이상이 있는 영아와 아동에게 사용할 수 있다. 정확한 측정을 위해서 소아용 청진기, SaO_2 감지기, 그리고 혈압 측정띠 같은 특수 장비가 필요하다. 모든 소아임상에서 특기할 것은 아동의 의사소통 능력, 지시 따르기, 물리치료 검사와 중재에 계속 주의집중하는데 대한 연령의 영향이다. 이 분야에서는 병력, 장기 시스템 검토, 테스트와 측정, 검사실 테스트, 그리고 운동 테스트에 대해 설명하려고 한다.

병력(History)

아동을 인터뷰하는 것은 아동뿐 아니라 가족, 기타 보호자, 다른 양육자로부터 정보를 얻는 것이다. 부모를 인터뷰할 때는 보통 아동이 시야 내에 있게 되므로 아동을 초기 관찰할 수 있다. 인터뷰로 얻는 정보에는 인종적 특징(연령, 모국어, 인종, 성별), 사회적 배경(가족 문화, 자원, 사회적 상호작용, 지원서비스), 성장과 발달력(출생 시 재태연령, 출산력, 신생아력) 및 환경(예: 집, 학교, 보육시설)에 대한 자세한 정보를 얻는다. 현재 병력 및 과거의 내과 · 외과적 치료경력, 현재 복용하는 약물, 그리고 가족력의 정보를 제 2장에서 서술한 대로 부모나 보호자로부터 얻을 수 있다. 아동의 활동수준은 인터뷰 동안 아동이 노는 것을 관찰함으로써, 그리고 울기, 먹는 것, 놀이, 낮잠시간, 운동발달 지표를 성취한 연령, 그리고 좋아하는 활동과 같은 신체적 활동을 어떻게 하고 있는지에 관한 질문을 통하여 판단할 수 있다. CVP 기능이상을 영아에서 의심할 수 있는 증상으로써 길어진 수유시간, 늘어난 잠자는 시간, 혹은 과민함을 들 수 있다. CVP의 기능저하가 있는 아동의 소근육 운동기술 발달은 제 연령에 맞으나 대근육 운동 발달은 에너지 제약이 있어 지연될 수 있다. 아동의 부모나 양육자가 아동의 일상활동에 관하여 얼마나 알고 있는지 알아보면 그들이 아동이 신체활동에 참여하는 것에 대해 어느 정도 괜찮게 생각하는지에 대해 알 수 있다. 신체 기능에 중점을 둔 건강 상태,수면, 각성의 문제, 활동과 참여에 관한 표준화된 자가보고 혹은 부모 보고를 통하여 중요한 정보를 추가로 얻을 수 있고 ICF 틀안에서 특정 CVP 문제의 보다 넓은 영향을 측정하는 방법을 제공해 준다. 부모나 양육자들은 CVP 장해와 관련된 실제적인 신체적 제한보다 어느 정도는 자신들의 이해 수준에서 아동의 활동을 제한할 수도 있다. 인터뷰는 아동을 처음 관찰하는 것이 가능하도록 아동이 보는데서 진행하여야 한다.

표 9.7 호흡장해를 일으키는 상태들

진단	정의	원인	신체구조 및 기능의 변화	나타날 수 있는 활동과 참여의 제약	가능한 중재
폐의 간질조직 질환 (Interstitial lung disease)	폐포벽, 작은 기도, 동맥, 정맥들의 만성염증: 폐의 가장자리 일수록 더 침범됨 (Bokulic & Hilman, 1994)	감염 (예: HIV, RSV, CMV), 환경의 흡입제, 혹은 독소(예: talcum 파우더, 염소, 암모니아), 치료유발성 (예: 항암제, 방사선 치료), 종양, 대사질환, 콜라겐 혈관질환, 신경피부질환	• 호흡기계의 구조 및 기능의 변화 (s430/b440)* • 폐포의 모세혈관 구조가 파괴되어 폐섬유화가 일어남 • 호흡계의 흔한 증상: 숨쉬기 힘듦, 빠른 호흡과 갈비사이, 갈비뼈 밑의 뒤당김 현상, 마른 기침, 피로, 그리고 흉막성 흉통 • 성장 지연	• 발달지표 습득의 지연 • 또래나 가족과 능동적 놀이의 유지 능력이 감소됨(d920)	• 염증완화를 위해 코르티코스테로이드 및 면역억제제 사용 • 산소, 영양보충, 해로운 환경에 노출을 피함 • 수술치료는 폐이식임
울혈성 심부전 (CHF: Congestive heart failure)	심장을 통한 혈류를 더 이상 감당하지 못하여 폐순환과 전신순환에 울혈상태가 발생함	• 선천성 심장결함인 좌-우측 단락 • 좌심실로의 출력이 막힌 상태 • 심근병증 • 만성적 제한성 폐질환으로 인해 야기됨	• 호흡기계의 기능변화(b440)와 심혈관계의 기능변화 (s410/b410-429) • 임상증상에는 빠른 맥, 빠른호흡, 부정맥, 심실확장, 간비대, 말초 혹은 폐부종, 말초에서의 확산이 좋지 않음 • 영아에서: 섭식불량, 늘어짐, 호흡기계의 감염	• 발달지표 습득의 지연 • 또래나 가족과 능동적 놀이의 유지 능력이 감소됨(d920)	• 원인이 되는 심장결함의 수술교정 • 내과적 치료로 산소공급, 심근의 수축력을 높이고 후부하를 줄일 수 있는 약물투여 • 물리치료로 분비물 제거, 발달적 자극, 유산소운동훈련, 부모교육이 있음
낫 적혈구 빈혈 (sickle cell anemia)	헤모글로빈에 변이가 생겨 적혈구가 "낫모양으로"됨: "낫적혈구"는 수명이 짧고 혈관을 잘 막음	아프리카계에서 자주 볼 수 있는 유전질환임. 진단은 유전자검사나 신생아 선별검사로 함	• 혈액의 기능 변화(b430) • 일차증상은 통증임 • 허혈 • 급성 폐증상:폐에 침착된 소견, 열, 기침, 가래, 호흡부전, 저산소혈증, 통증 • 반복되는 급성 폐증상, 제한성 폐질환, 폐고혈압, 그리고 울혈성 심부전 (Lane, 1996)	• 발달지표 습득의 지연 • 또래나 가족과 능동적 놀이의 유지 능력이 감소됨(d920)	• 급성 폐증상에 대한 내과적 치료로 산소, 통증약물, 정맥내 수액공급이 있음 • 물리치료로 기도분비물 제거로 산소가 잘 들어가게 해주고 급성기의 호흡운동을 해줌

*괄호안의 숫자는 ICF-CY분류에 따른 것임.

장기 시스템 검토(Systems Review)

일반적 관찰과 촉진
(General Observation and Palpation)

겉에서 아동 모습을 보면 검사자는 중요한 정보를 얻을 수 있다. 아동의 일반적 모습, 자세, 호흡 패턴, 놀이하는 동안 편안한지를 처음 관찰하면 CVP 상태에 대한 수준을 가늠할 수 있다. 아동이 하고 있는 자세는 CVP의 상태에 대해 암시하고 있다. 예를 들어, 기대고 앉는 것을 좋아하는 아동은 자신의 제한된 에너지에 맞추는 방법을 배웠을 수도 있는 것이다. 똑바른 자세의 유지를 위해 에너지를 덜 쓰는 것은 다른 일에 대해 좀 더 많은 에너지를 사용할 수 있다는 것을 의미한다. 자세의 유지보다는 일차적으로 근육들이 호흡에 이용되는 것을 용이하게 해주는 자세를 아동이 취하게 되는 것이다. 두 팔로 바닥을 짚고 앉아있는 자세는 견관절대를 지지해주므로 목과 상지의 근육을 호흡의 보조근으로 이용할 수 있게 해준다(그림 9.7). 앙와위에서 어깨관절을 완전히 굴곡시킨 상태에서 자는 자세는 상부가슴을 들어올려 호흡을 도와준다. 호흡이 가쁜 아동은 말하는 패턴이 변하므로 말을 잘 하는데 도움이 되는 자세가 있는지 보아야 한다.

피부는 청색증을 보일 수 있는데 이는 조직의 급성 저산소증을 나타내는 것이다. 청색증 피부 색깔인 회색빛이 도는 푸른색은 흔히 입 주위, 눈, 손가락 끝, 그리고 발가락에 나타난다. 만일 조직의 저산소증이 심하면 몸 전신에 청색증을 볼 수 있다. 이것은 조직으로 산소공급이 좋아지면 제 색깔로 돌아오는 가역적 반응이다. 피부색이 검은 아동에서는 청색증을 알아채기가 어려울 수도 있다. 기타 피부의 변화에는 사지로 가는 혈액의 양이 줄어든 영아에서 흔히 보이는 얼룩덜룩한 피부 등이 있다. 청색증이 있는 심장질환 혹은 울혈성 심부전이 있는 아동은 땀을 많이 흘리고 피부가 차갑고 축축하다. 만성적으로 말초 청색증이 있는 환아에서 곤봉모양으로 된 손가락 끝을 볼 수 있다(예: 우-좌측 단락, CF)(그림 9.8).

말초부종은 종종 심장과 간의 질환과 연관된다. 부종이 중력 의존적 부분에 나타나기 때문에 영아에서는 두개골, 등, 다리의 뒤쪽에서 볼 수 있다.

사지에서 전반적인 근육 발달정도와 지방조직의 양도 관찰한다. 근육발달이 좋지 않고 조산, 수유할 에너지의 부족, 사지에서의 부족한 산소화, 혹은 칼로리의 흡수 감소

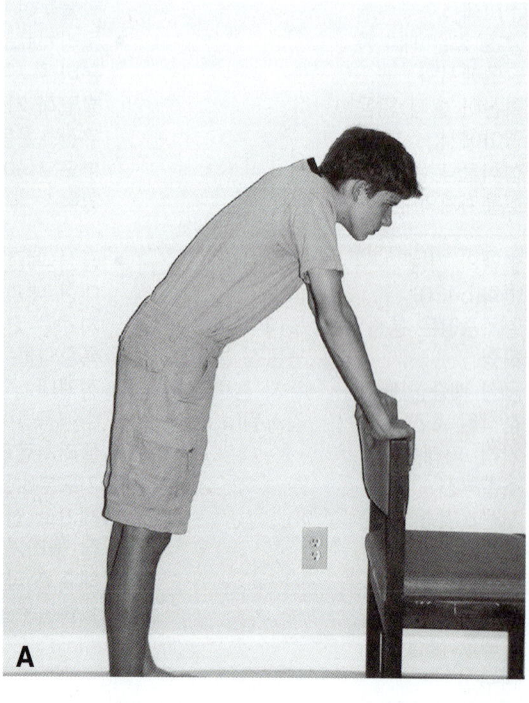
A

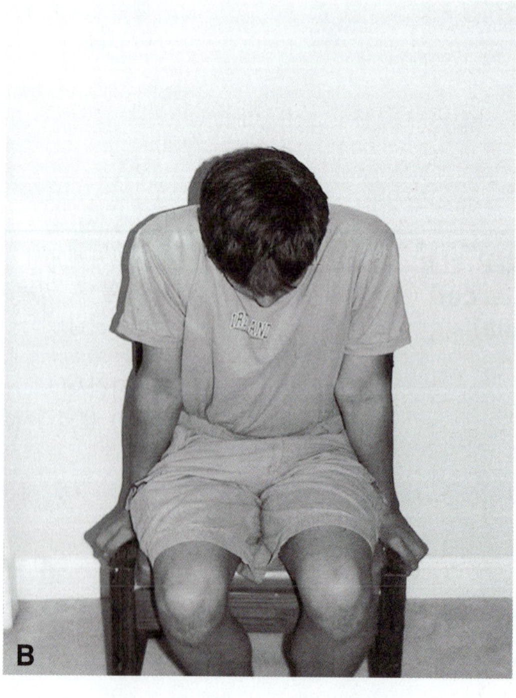
B

그림 9-7 호흡을 도와주는 상지의 자세.

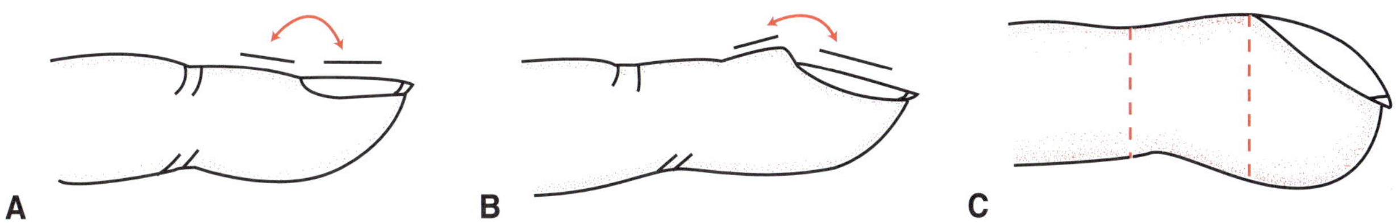

그림 9-8 곤봉모양의 손가락. (A) 정상. (B) 손톱과 근접 피부 사이에 각이 지면서 초기의 곤봉형태가 됨. (C) 진행된 곤봉모양의 손가락.*(Reprinted from Wilkins, R.L. and Drider, S.J.[1985]. Clinical assessment in respiratory care. St. Louis: Mosby, with permission from Elsevier.)*

같은 여러 이유 때문에 지방조직이 없을 수 있다.

건강한 어린 아기의 호흡패턴을 관찰해보면 큰 아동에서 보듯이 조화있고 대칭적인 패턴이 아니다. 영아의 호흡수는 빠르고 호흡할 때마다 일회분의 호흡량이 다르다. 그리고 리드미컬한 호흡패턴이 없으며 흡기와 호기의 시간도 호흡마다 다르다. 전반적으로 영아의 호흡패턴은 전형적으로 비조화적이며 예측이 가능하지 않다. 그러므로 흉복부의 움직임을 관찰하고 흡기대 호기시간의 상대적인 비율을 기록해야 한다.

호흡문제가 있을 시에는 코를 벌름거리고 머리를 끄덕거리며 호기성 그르렁거림을 들을 수 있다. 갈비사이, 흉골하부 그리고 쇄골하부에서 심한 뒤당김 현상을 볼 수 있는데 이는 흉곽의 탄성, 보조근의 고정이 안된 상태 그리고 기도가 작기 때문이다.

테스트와 측정(Tests and Measurements)

활력징후(Vital Signs)

아동에서 측정하는 활력징후는 HR(심박동수), RR(호흡수), BP(혈압), 동맥혈의 산소포화도(SaO_2) 그리고 체온이다. 신장과 체중 그리고 사지 맥박도 CVP계 기능에 관한 중요한 정보를 제공한다. 건강한 아동은 휴식기의 HRs이 높은데 성인에서 그 정도이면 빈맥이라고 간주될 정도이지만 영아와 어린 아동에서는 정상이다. 스트레스가 높으면 아동의 HR은 분당 180, 190 혹은 200회까지 올라간다. 심장 리듬은 심장을 청진하고, 맥박을 짚어서 혹은 심전도(EKG)를 통하여 측정할 수 있다. 아동은 또한 덜 탄력적이고 작은 흉곽크기를 보상하기 위하여 호흡수도 많다. 아동의 호흡패턴이 불규칙함에 따라 분당 호흡수를 정확히 측정하려면 1분간을 온전히 측정해야 한다. 아동에서 혈압이 낮은 것은 상대적으로 짧은 혈관길이에 따른 낮아진 말초혈관저항에 기인한 것이다. 아동이 청소년기로 발달해가면서 활력징후의 수치는 성인과 같아진다. 표 9.8에서는 영아, 아동, 성인에서의 HR, BP 그리고 RR에 대해서 비교해 놓았다.

아동의 신장과 체중을 주기적으로 측징해 놓는 것이 중요하다. 적절한 영양섭취, GI에서의 좋은 흡수, 그리고 순환에 의해 신체로 영양이 제대로 공급되는 것이 건강한 성장과 체중증가에 필요하다. 폐의 성장은 직접적으로 체격이 자라는 것과 상관있다. CVP의 기능이상이 있는 아동의 신장과 체중을 주기적으로 측정하여 정상치와 비교해 챠트에 기록해 놓아야한다. 기대치에서 못 미치는 어떤 변화라도 있으면 적절한 추후관찰을 권해야 한다.

사지의 맥박을 촉진하는 것은 심장의 기능이상이 있는 아동에서 말초혈액 흐름의 변화를 아는데 유용할 수 있다. 사지의 맥박이 감소하는 것은 사지로 가는 혈액양이 줄어든 때문으로 보인다. 상지와 하지의 맥박차이는 대동맥의 수축협착과 같은 혈류의 막힘을 의미한다. 혹은 스트레스를 줄 때 맥박에서 변화가 있으면 심장 기능이상을 의미하기도 한다.

표 9.8 건강한 아동과 성인의 활력징후 비교

활력징후	영아	아동	성인
심박동수(bpm)	100–140	80–120	60–100
혈압(mmHg)	80/40	100/60	120/80
호흡수(회/분)	30–40	25–30	12–18

청진(Auscultation)

아동의 심장 및 폐는 구조적으로 성인과 비슷하므로 청진 방법도 같다. 영아와 어린 아동들은 폐 청진을 할 때 호흡을 들이쉬고 내쉬라는 지시에 따르기가 어렵다. 청진 시 생일 촛불을 불어 끄는 흉내를 내거나 티슈를 불라고 해서 심호흡을 시켜야 좀 더 정확한 결과를 얻는다. 심장의 비정상적인 소리(심잡음)뿐 아니라 폐에서 들리는 이상한 소리(수포음과 쌕쌕거림)도 기록해야 한다. 복부에서 나는 소리가 아동의 신체가 작기 때문에 더 크게 들린다. 청진기끝을 따뜻하게 하고 좀 가지고 놀게 해서 아동의 불안감을 줄일 수 있다.

ROM(Range of Motion)

몸통과 상지와 가슴벽의 ROM을 근위부 관절과 가슴벽의 움직임에 초점을 두어 측정해야 한다. 영아는 보통 가슴을 부풀리라는 지시를 따를 수 없기 때문에 치료사의 손으로 영아의 호흡주기에 맞춰 갈비뼈에 대보면 상태를 아는데 도움이 된다. 손으로 압박을 주어 아동의 호기를 길게 해주면 다음 호흡시 더 크게 들이마시게 되어 흉곽의 움직임에 대해 더 잘 알 수 있다. 동시에 흉곽의 대칭성을 측정할 수 있다. 가슴 골격 이상도 기록해야 한다.

임상병리 검사소견(Laboratory Studies)

CVP의 기능이상이 있는 아동은 심장과 폐의 상태를 파악하기 위하여 보통 여러 검사를 시행한다. 물리치료사도 중재를 계획하고 실행하는데 여러 검사실 결과들을 적용할 줄 알아야 한다. 예를 들어, 동맥혈 가스 검사에서 어느 정도 저산소증이 있으면 치료사는 운동 지구력을 다시 평가하고 의사에게 운동시 산소공급의 필요성에 대해 의뢰할 필요가 있다. 또 다른 예는 낭성 섬유증이 있는 아동의 가래에서 새로운 병원체가 발견되면 투약과 분비물 제거 등의 폐 위생 프로그램을 달리 시행할 필요가 있다.

영상의학(Radiology)

방사선학적인 검사는 폐실질의 이상과 구조적 이상을 발견하기 위하여 이용된다. 가슴 방사선 사진, 컴퓨터 단층촬영(CT), 그리고 자기 공명촬영(MRI)을 심장의 크기, 폐의 혈류량, 폐에 침착된 소견 혹은 무기폐 등을 알기 위하여 이용한다. 침범된 부분이 확인되어야 중재가 필요한 부분을 물리치료사가 알 수 있다. 소아의 가슴 방사선 사진으로 갈비뼈의 배열, 척추뼈 및 갈비뼈의 골화 정도, 그리고 횡경막의 위치 등을 알 수 있다.

심초음파는 소리의 파동을 이용하여 컴퓨터가 심장 모양을 형성하여 보여주는 것이다. 심장 내의 구조를 보기 위하여 가슴을 통한 초음파, 식도를 통한 초음파 혹은 태아의 심장 초음파까지도 할 수 있다. 심장판막 협착 혹은 기능부전, 기타 선천성 결함을 심장초음파로 진단 기록할 수 있다.심장 초음파는 이제 선천성 심장 결함의 진단에서 표준 방법이라고 생각한다.

아동에서 심장의 구조이상을 발견하기 위하여 우-좌측 심장의 카테터 삽입을 시행할 수 있다. 하나의 카테터를 정맥 시스템으로 넣어 조영제를 투입하여 우측의 심장을 살펴보는 것이다. 동맥 시스템으로 카테터를 넣어 좌측 심장을 살펴본다.

심전도(Electrocardiography)

ECG 검사 후 그 결과를 신체 크기와 심혈관계의 성숙정도에 따라 그 차이를 고려하여 해석한다. 조산아, 만삭 신생아, 그리고 나이든 아동에서는 심전도상 차이가 있다(Park & Guntheroth, 1992). 만삭아에서는 태아순환시 우측 심장에 걸린 부하가 더 많았기 때문에 RV가 LV보다 더 크다. 출생 시에는 폐혈관의 저항이 감소하기 시작하면서 전신순환의 저항이 높아진다. 생후 1개월까지는 RV와 LV의 크기가 역전된다. 놀라운 일이 아니지만 이런 현상이 심전도를 찍으면 나타난다. 만삭아의 심전도에서는 RV가 두드러지게 나타나고 1-2개월이 경과하면서는 성인처럼 LV가 두드러지는 것으로 나타난다. 조산아에서는 출생 전 RV가 커질만큼의 시간이 없었기 때문에 RV가 두드러지게 나타나지 않는다. 자라면서 HR는 감소하고 간격(PR간격, QRS시간, QT간격)과 전압의 크기는 증가한다.

동맥혈(Arterial Blood Gases)

영아에서 PaO_2의 기본수치가 약간 다르지만 동맥혈의 가스측정 수치는 성인과 같다(표 9.9). BPD와 같은 폐쇄성 폐질환을 가진 영아에서는 PaO_2는 감소하고 PCO_2는 증가할 것이다. 우-좌측 단락을 형성한 교정되지 않은 선

■ 표 9.9 건강한 아동과 성인의 동맥혈 가스 분석결과

항목	영아	아동	성인
pH	7.35-7.45	7.35-7.45	7.35-7.45
PaO_2	50-70	80-100	95-100
$PaCO_2$	35-45	35-45	35-45
HCO_3-	22-26	22-26	22-26

천성 심장결함이 있는 영아에서는 특히 동맥혈의 PaO_2가 감소할 것이다. 흥미롭게도 이렇게 감소한 PaO_2는 산소를 주어도 잘 올라가지 않는다. 왜냐하면 혈액이 폐를 우회하기 때문이며 폐에 보충적인 산소를 많이 공급하여도 반드시 PaO_2가 높아지지 않는 것이다.

폐기능 검사(Pulmonary Function Tests)

폐기능 검사는 힘이 들며 아동의 온전한 협조가 필요하다. 지시를 따를 수 있고 자신의 호흡을 조절할 수 있는 아동인 6세부터 8세까지 폐기능 검사를 수행할 수 있다. 테스트 결과의 해석은 신체크기에 비례해서 생각해야 한다. 몇가지만 제한 시행하는 등, 테스트 방법을 수정하여 어린 아동에서도 가능한 검사는 할 수 있다. 특수 장비는 전문화된 소아 호흡기 센터에서 많이 사용하는데 아주 어린 아동에서도 폐기능 검사가 가능하다.

환기-관류 스캔(Ventilation-Perfusion Scans)

환기-관류 스캔은 폐에서의 환기-관류의 비율을 알아보기 위해서 수행하는데 심폐계의 기능이상이 있는 아동에게 유용하다. 이 테스트 시행과 결과는 아동의 흉곽의 탄성, 신체적 성숙을 고려하여 해석하여야 한다. 이 테스트 결과를 참조하여 아동에게 매일 자세를 잡아주는 스케쥴에 맞춰 환기-관류의 최대 적정성을 위해 필요한 자세를 선택할 수 있다.

운동검사(Exercise Testing)

아동에서의 운동검사는 각각 다른 부하상태에서의 CVP에 대한 정보를 제공한다(HR, BP, RR, 호흡패턴, 산소포화도). 운동테스트의 결과에 따라 물리치료사가 유산소 운동을 적정하게 처방하는 것이 가능해진다. 모든 연령에서 운동 모드는 달리 적용해도 운동과 활동수준을 평가할 수 있다. 영아와 만 3세 이하의 아동에서 "공식적인" 운동테스트는 하지 않는다. 영아와 아주 어린 아동에서의 활동지구력은 울기, 섭식, 놀이활동 동안 평가될 수 있다. 3세 이상된 아동은 최대하(submaximal) 트레드밀과 계단 오르기를 견딜 수 있는 능력을 테스트하는 프로토콜을 시행한다(Bar-Or, Rowland, 2004, Darbee & Cerny, 1995). 부하되는 양을 좀 더 정확히 측정하려면 트레드밀 혹은 계단 오르기를 도움 없이 하면 되는데 이 때 균형을 잃을 것을 대비하여 가까이에서 감독해야 한다. 6세 이상된 아동은 운동기술 수준에 맞춰 트레드밀의 속도를 조절하고 혹은 근력계(ergometer)로 부하된 양을 보면서 표준화된 운동테스트 프로토콜대로 시행하면 된다. 운동테스트를 중단해야 할 기준은 성인에서와 비슷하다. 비록 소아 운동테스트에 대한 문헌이 늘이가기는 하지만 정상치가 아직 없으므로 자신의 기본값을 가지고 테스트해야 한다(Bar-Or, Rowland, 2004, Cerny, 1989). FEV_1이 예상의 50% 이하인 사람들은 동맥혈에서의 산소포화도(SaO_2)를 반드시 모니터링해야 한다. 만일 점진적으로 강도를 높여가는 운동테스트에서 운동 유발성 저산소증의 증거가 있으면 6분 혹은 12분 걷기 테스트와 같이 최대하 강도의 일정한 상태로 테스트해야 한다. 점진적 강도를 높이는 운동에서보다 계속 최대하로 운동하는 것에서 SaO_2의 변화가 더 큼을 보여준다(Nixon, 2003).

운동테스트 이외에도 체력 구성요소에 중점을 둔 체력 측정도 가능하다. 미국 건강, 체육, 레크리에이션과 댄스협회 동맹(AAHPERD; American Alliance for Health, Physical Education, Recreation and Dance, 1999), 6분과 12분 걷기 테스트, 프레지덴샬 체력 프로그램, 전국 아동 청소년 체력 연구는 아동에서 체력 테스트를 할 수 있는 흔한 방법들이다. 그 이외에 NIH Toolbox 프로젝트(http://www.nihtoolbox.org) 또한 소아 신체 활동과 기능 측정의 표준화된 방법을 가지고 있다. 심박수 모니터뿐 아니라 가속 모니터, 스텝 모니터 등 습관화된 신체 활동을 객관적으로 모니터하는 것들이 널리 알려져 있는데 이러한 기구들은 대집단 연구에 사용할 수 있고 종종 매일 에너지 소모를 평가하는 표준으로 생각된다.

물리치료 중재
/ Physical Therapy Intervention

CVP의 구조 및 기능이상이 있고 활동과 참여가 제한된 아동에서의 물리치료 중재는 단기간의 중재효과와 장기 성과사이의 균형이 필요하다. 만성적 혹은 진행성인 CVP 질환이 있는 아동은 일생동안 물리치료 중재가 필요할 수도 있다. 어떻게 장기적인 유지관리를 제공하는가에 대해 가족과 기타 양육자를 초기부터 교육해야 한다. 아동이 자라면서 물리치료 중재는 좀 더 독립적인 방법이 되어야 한다. 기계적인 보조와 독립적인 운동프로그램으로 아동이 자기 자신의 치료에 있어서 좀 더 독립적이고 책임을 느끼도록 해준다. 물리치료 중재에는 장기적 기능과 건강이 계속 좋아지도록 촉진해줄 활동에의 욕구와, 급성질환기의 아동의 시급한 요구 모두에 관한 아동의 사회적, 가족적, 의학적 건강이 포함된다. 다음 부분에서는 기도 분비물을 제거하는 테크닉, 호흡운동, 그리고 유산소운동의 처방 등에 대해 다루려고 한다.

기도를 깨끗이 하는 테크닉
(Airway Clearance Techniques)

기도 분비물을 제거하는 테크닉은 분비물이 기도를 막아 공기의 흐름을 막는 경우에 시행된다. 분비물의 제거를 향상시키는 방법은 여러 가지이다. 체위배액(postural drainage), 연타(percussion), 그리고 흔들기(shaking) 같이 매일 손으로 하는 분비물 제거 방법은 고여있는 분비물 제거의 표준화된 방법이다. 다른 방법—능동적인 호흡주기, 자동배출, 양압성 호기압력, 그리고 가슴을 진동시키는 도구—은 아동이 자신의 관리를 좀 더 독립적으로 하게 되었을 때에 해당된다. 다음은 각 테크닉에 대한 간략한 설명이다. 어떤 방식이든지 흉부 물리치료 중재의 장기적 성과를 강하게 지지해주는 근거는 문헌에 나타나고 있지 않다; 그러나 점액분비물의 이동이 향상되는 단기 효과를 지지하는 증거는 있다(van der Schans, Prasad, & Main, 2004).

손으로 하는 분비물 제거 테크닉
(Manual Secretion Removal Techniques)

체위배액은 중력의 도움으로 폐의 분절로부터 분비물이 흘러나오도록 하는 방법이다. 손으로 하는 분비물 제거 테크닉은 적절한 체위배액 자세에서 손으로 연타하고 흔들어 주는 것이 포함된다. 이렇게 하면 과도한 분비물의 점액섬모 청소율이 높아진다. 이런 테크닉을 함께 사용하려면 양육자가 아동에게 테크닉을 수행해주어야 한다. 이는 영아, 어린 아동 그리고 분비물 제거를 스스로 잘 하지 못하는 아동에게 흔히 사용되는 방식이다.

각 폐의 분절당 체위배액의 적절한 자세는 그림 9.9에 나와 있다. 체위배액 자세의 선택은 병변이 어디인가에 따라 달라진다. 우측 중엽에 병변이 있으면 오직 우측 중엽을 위한 자세를 취하게 하고, 전체 폐 시스템을 침범한 경우라면 치료세션 동안 모든 자세를 골고루 취해준다. 각 자세를 유지하는 시간은 치료해야 하는 부위에 따라 다르다. 비록 체위배액 자세가 아동의 자세잡아주는 스케쥴상 포함되어 있을지라도 자세당 5분~20분이 보통이므로 2시간 동안은 유지해 주어야 한다.

체위배액 자세는 환기를 향상시키는데에도 유용하다. 이 테크닉상 폐의 분절을 중력 의존적이지 않은 위치에 놓게 됨에 따라 그 분절의 환기가 좋아질 수 있다. 자세의 유지를 하는 것을 계속할 수 있는지 모니터링하는 것이 필요하다. 복와위는 산소화를 높이는 것으로 알려져왔다; 그러나 복와위로 재우는 것은 영아돌연사 증후군(SIDS)의 위험을 높인다. 침대의 머리를 평평히 하거나 머리를 아래로 하는 (Trendelenburg) 자세는 주의가 필요하다. 뇌실내 출혈의 위험이 있는 영아 혹은 급성 두부손상의 위험이 있는 영아가 침대머리를 평평히 하거나 Trendelenburg자세로 있게 되면 뇌압이 상승한다. 수용할 정도의 뇌압이 어느 정도인지 이런 환아들에선 미리 분명히 알아두어야 한다. 최근의 연구에서는 체액배위 자세와 함께 머리를 아래로 하는 자세는 미세한 흡인의 위험을 높이고 위-식도 역류(GER)의 위험도 높아져 결국 영아와 어린 아동에는 상대적으로 해롭다는 것을 보여주었다. CF 아동에서 체액배위의 효과에 대한 증거는 제한적이다(van der Schans 등, 2004). 치료사들은 문헌과 증거를 잘 찾아보고 영아와 어린 아동에서는 이 자세를 주의해야 한다. 만성 폐 질환이 있는 나이든 아동에서의 이 자세는 단점과 장점이 있으므로 분명한 증거가 판단을 지지해줄 때까지 개인 사례별로 적용해야겠다. Trendelenburg 자세도 어떤 경우 산소포화도를 낮춘다

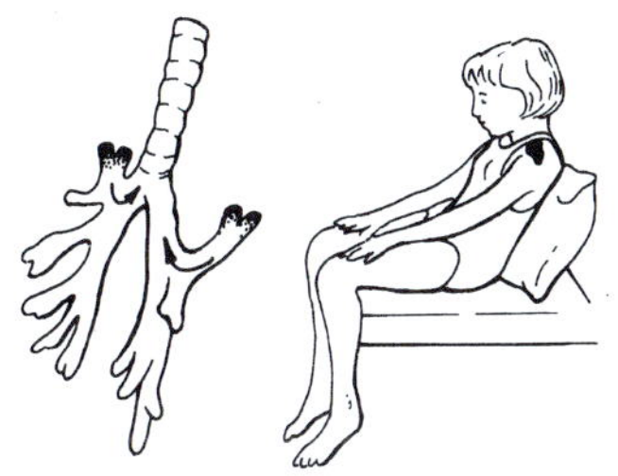

상엽 꼭대기 구역(Upper lobes apical segment)

침대나 테이블을 수평으로 함

치료사 쪽으로 베개를 대고 30° 각도로 기대게 함

치료사가 손을 둥글게 하여 빗장뼈와 어깨봉우리 사이를 양측 모두 두드려 줌

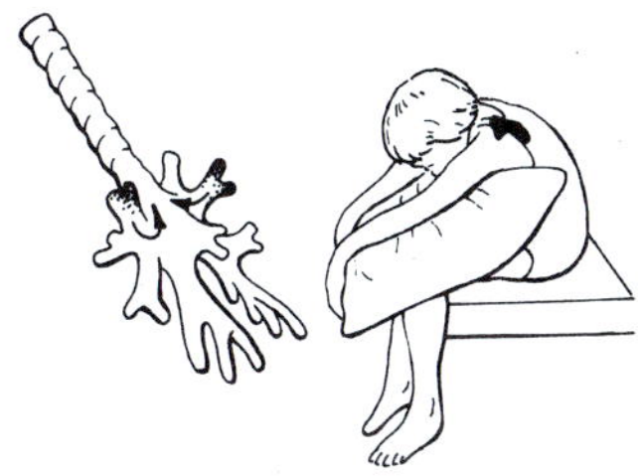

상엽 뒤구역(Upper lobes posterior segment)

침대나 테이블을 수평으로 함

환자를 접은 베개 위에 30° 각도로 엎드리게 함

치료사는 뒤에 서서 양측의 등 위쪽을 두드려줌

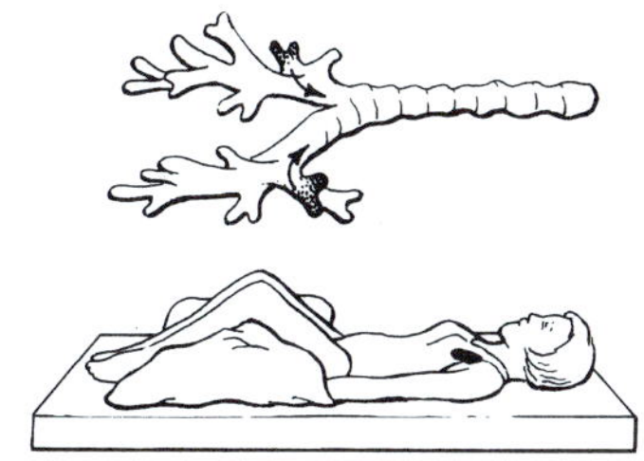

상엽 앞구역(Upper lobes anterior segment)

침대나 테이블을 수평으로 함

베개를 무릎밑에 받치고 등을 대고 눕게 함

치료사는 빗장뼈와 젖꼭지 사이 양측을 두드려줌

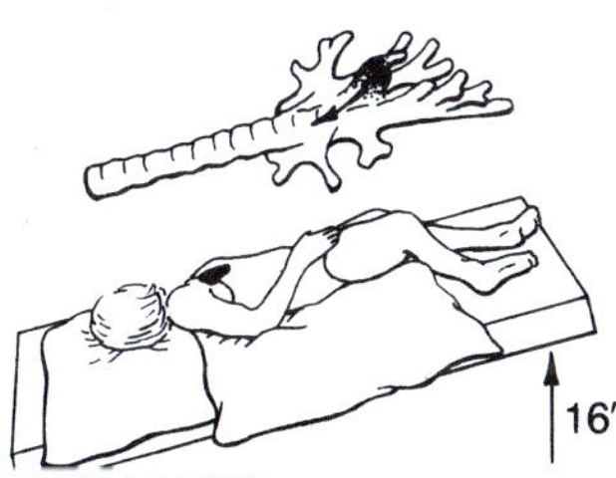

우측 중엽(Right middle lobe)

테이블이나 침대의 다리쪽을 16인치(약 40cm) 높임

환자를 좌측으로 해서 머리를 아래로 두도록 눕히고 1/4쯤 뒤로 몸을 회전하도록 함. 베개는 어깨와 고관절 사이를 등쪽으로 받쳐줌. 무릎은 구부려야 함

치료사가 우측 젖꼭지 부위를 두드려줌. 유방이 발달한 여성에서는 구부린 손의 손목 바로 아래 손바닥 부위가 겨드랑이 밑에 오게 하여 손가락을 유방 아래쪽으로 신전시키는 형태로 두드려줌

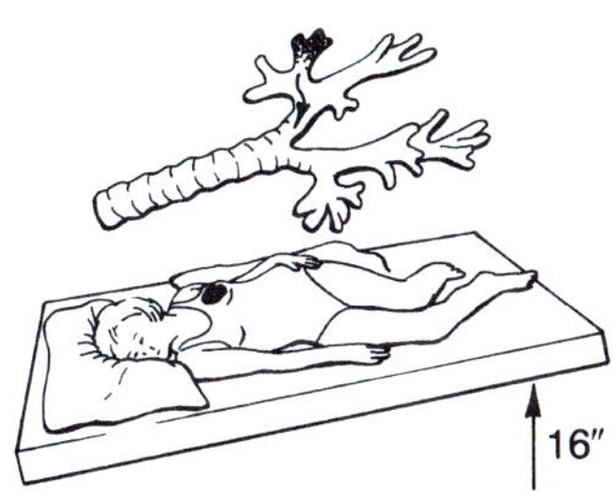

좌측 상엽 혀모양의 구역
(Left upper lbes lingular segment)

테이블이나 침대의 다리쪽을 16인치 높임

환자를 우측으로 해서 머리를 아래로 두도록 눕히고 1/4쯤 뒤로 몸을 회전하도록 함. 베개는 어깨와 고관절 사이를 등쪽으로 받쳐줌. 무릎은 구부려야 함

치료사는 알맞게 구부린 손으로 좌측 젖꼭지 부위를 두드려줌. 유방이 발달한 여성에서는 구부린 손의 손목 바로아래 손바닥 부위가 겨드랑이 밑에 오게 하여 손가락을 유방 아래쪽으로 신전시키는 형태로 두드려줌

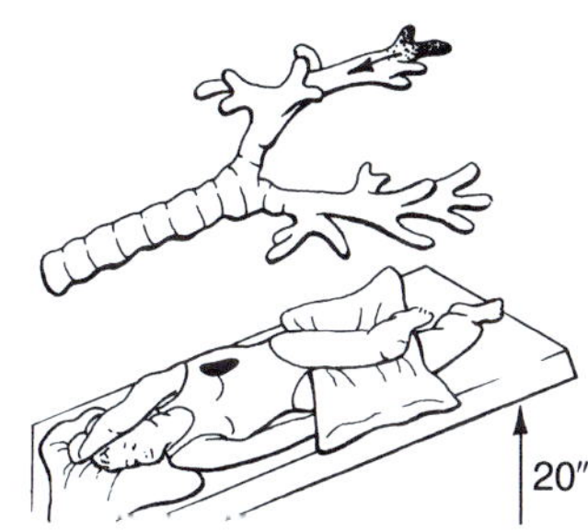

하엽 앞 바닥 구역
(Lower lobes anterior basal segment)

테이블이나 침대의 다리쪽을 20인치 높임

환자를 머리를 아래로 해서 옆으로 눕히고, 무릎 밑에 베개를 받쳐줌

치료사는 약간만 구부린 손으로 아래쪽의 갈비뼈를 두드려줌(위의 자세는 좌측 앞 바닥구역의 체액배위 자세임. 우측의 같은 구역을 배액시킬 때는 같은 자세로 환자의 좌측으로 눕게 함)

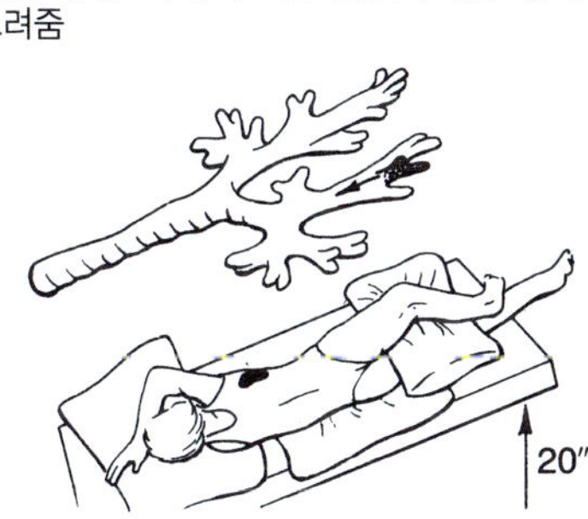

하엽 외측 바닥구역
(Lower lobes lateral basal segment)

테이블이나 침대의 다리쪽을 20인치(약 50 cm) 높임

환자는 머리를 아래로 하여 엎드리게 하여 1/4쯤 위로 몸을 회전하게 함. 윗부분의 다리는 베개를 받치고 구부리게 함

치료사는 아래쪽 갈비뼈의 가장 윗부분을 두드려줌(그림의 자세는 우측 외측 바닥구역의 배액자세이다. 좌측을 해주려면 같은 자세로 환자의 우측으로 눕힌다.)

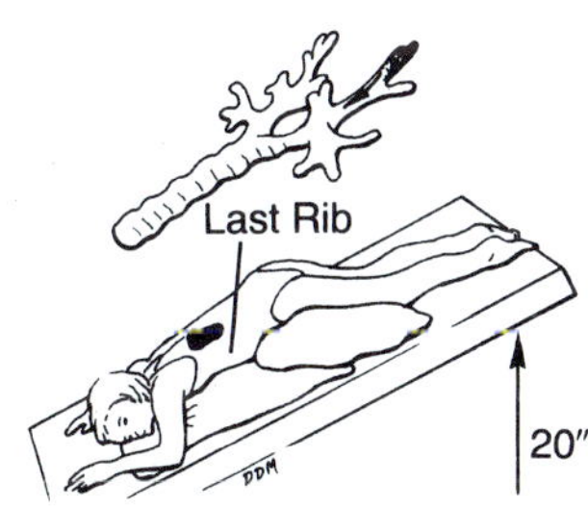

하엽 뒷바닥 구역
(Lower lobes Posterior Basal segment)

테이블이나 침대의 다리쪽을 20인치 높임

환자는 머리를 아래로 해서 엎드리게 하고 베개를 고관절 밑에 받쳐줌. 치료사는 양측으로 척추 가깝게 아래쪽의 갈비뼈 위로 두드려줌

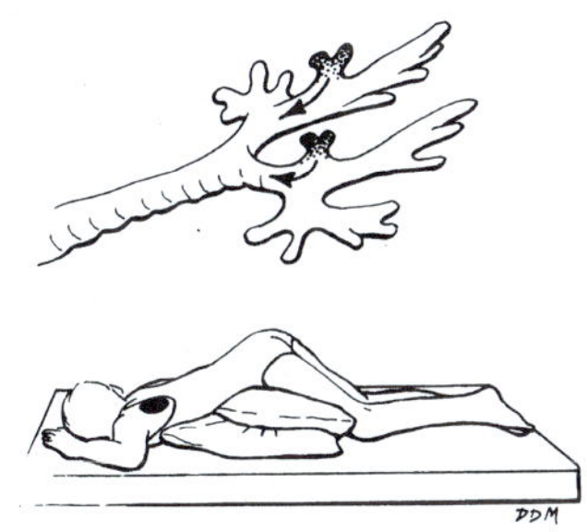

하엽 윗구역(Lower lobes superior segment)

침대나 배액 테이블을 수평으로 함

고관절 밑에 베개 두 개를 받치고 엎드리게 함

치료사는 척추 양측으로 어깨뼈 끝부분의 등 중간을 두드려줌

그림 9.9 각 폐분절에 대한 체위배액 자세. 머리를 아래로 하게 하는 자세는 영아와 어린 아동에서는 개인마다 평가에 따라야 하며 의학적 주의를 요한다*(From J.M. Rothstein, S.H. Roy, & S.L. Wolf [1998], The rehabilitation specialist' s handbook [2nd ed. pp.534-534], Phildelphia; F.A. Davis. Reprinted with permission.)*

는 증거가 있으므로 적절한 산소포화도가 얼마인지도 이 자세를 취하기 전에 분명히 해둔다(Thorensen, Cavan, & Whitelaw, 1988).

위식도 역류는 Trendelenburg자세로 하는 체액배위의 절대 금기상태는 아니다. 그보다는 물리치료 중재를 아동의 섭식 스케쥴에 맞추어 체액배위 90분 전에는 식사를 하게 한다. 조산아에서 위식도 역류는 80%까지로 그 빈도가 높다(Newell, Booth, Morgan, Durbin, & McNeish, 1989). 그러므로 체액배위의 타이밍은 조산아에서는 수유 스케쥴을 고려하여 시행한다. 아동의 자세를 잡아주는 것이 단순한 것일 수 있지만 효과적인 치료테크닉이 될 수 있다.

연타(Percussion)는 보호자의 손을 둥글게 컵 모양으로 만들어 힘을 가하여 아동의 가슴을 두드려서 기도 내에서 분비물이 떨어져 나와 분비물 제거를 용이하게 해주는 것이다(그림 9.10). 신생아에서의 이 테크닉을 수행할 때는 치료사의 손은 너무 크므로 손가락을 구부려서 수행한다. 아동을 적절한 체액배위자세로 놓고 치료해야 할 폐의 분절과 관련한 가슴에 힘을 가하여 두드려 주는 것이다. 보통 2분~5분간 하는데 아동의 필요와 견딜 수 있는 능력을 고려하여 수정하여 시행한다. 연타가 부적절한 경우도 고려해야 한다. 수술 후 통증이 있는 아동 혹은 계속 외상이 지속되는 아동에서는 중재 전에 적절히 투약할 필요가 있다. 토혈, 골다공증, 혈액응고 질환, 갈비뼈 골절, 스트레스에 예민할 때, 그리고 혈류역학 상태가 좋지 않을 때 이 테크닉을 사용하지 않아야 되며 적어도 수정이 필요하다.

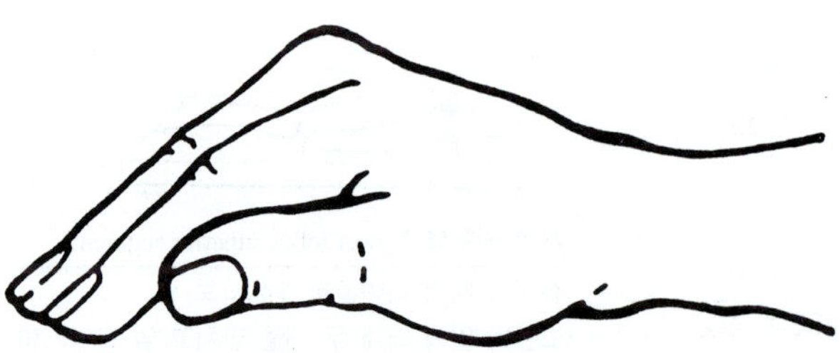

컵 모양으로 구부린 손
(Cupped hand)

그림 9.10 연타 테크닉을 위한 손의 자세. *(From National Cystic Fibrosis Foundation, courtesy of Bettina C. Hilman, MD. From F.J. Brannon, M.W. Foley, J.A. Starr, & L.M., Saul [1998], Cardiopulmonary rehabilitation: Basic therapy and application [p.427], Phildelphia: F.A. Davis.)*

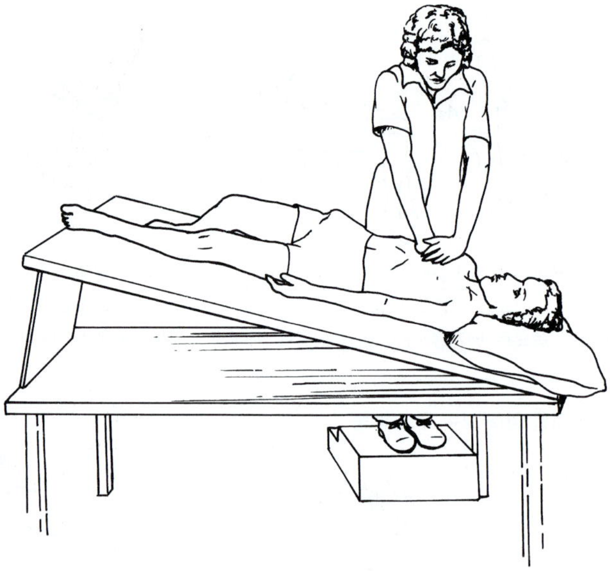

그림 9.11 침범된 우측 중엽위로 해주는 흔들기 테크닉. *(From the National Cystic Fibrosis Foundation, courtesy of Bettina C. Hilman, MD. From F.J. Brannon, M.W. Foley, J.A. Starr, & L.M., Saul [1998], Cardiopulmonary rehabilitation: Basic therapy and application[p.427], Phildelphia: F.A. Davis.)*

숨을 내쉬는 동안 진동의 힘을 가슴에 가하는 것을 정상적으로 **흔들기**(shaking)라고 부른다(그림 9.11). 기도의 점막섬모들이 운반을 증진하여 성대문(glottis) 쪽으로 운반하여 분비물이 마지막으로 떨어져 나오게 된다. "흔들기"라는 용어는 폐내의 분비물을 덜 끈적이게 만들어 주는 테크닉이지 아동의 가슴을 물리적으로 흔드는 것이 아니다. 아동에게는 심호흡을 하라고 하고 아동이 숨을 내쉼에 따라 치료사는 가슴의 내쉬는 움직임을 따라가면서 간헐적으로 손으로 힘을 가한다. 영아의 RR이 높고 지시를 잘 따르지 못할 때에는 흔들기를 잘 수행할 수 없다. 영아의 호흡패턴과 잘 협응하는 것이 필수적이다. 영아는 흉곽 탄성이 증가되어있으므로 흔들기를 통하여 폐에 어느 정도의 힘을 전달되고 있는지 판단하기 어렵다. 흔들어줄 때 5번에서 7번 정도의 숨을 내쉬는 것이 요구된다. 주의할 사항은 연타에서와 같다.

위의 방법으로 분비물이 풀어지면 기도로부터 분비물을 제거하는 것으로 치료가 완성된다. 기침은 자연스러운 것이고 종종 자발적이며 큰 기도에서부터 분비물을 나오게 하는데 효과적이다. 인지문제나 운동실행계획능력의 문제 때문에 지시에 따라 기침을 할 수 없는 영아 및 아동은 흉골상부 패인 곳 바로 위를 기도쪽으로 왈칵 밀면(thrust) 강한 기침반사를 일으킬 수 있다(그림 9.12).

폐쇄성 폐질환이 있는 아동은 빨리 기도가 닫히기 때문에 기침을 통한 분비물 제거에 어려움이 있다. **Huffing**은 분비물 제거에 좀 더 효과적인 방법이다. 아동에게 숨을 들이마신 뒤 "하,하,하" 같은 호흡음을 내며 세게 내뿜으라고 한다. 이 방법을 변형하여 이 장에서 설명된 보다 독립적인 분비물 제거에 사용되는 많은 방법들에 적용되고 있다. 이 테크닉은 특별 치료시간에만 하는 것이 아니라 하루종일 분비물 제거에 도움이 되는 방법이다. 기침을 할 수는 있지만 지시를 잘 따르려고 하지 않는 아동은 기침과 huffing 테크닉을 사용하는 것에 불평할 수도 있다.

효과적인 기침을 할 수 있는 강제 호기성 근육의 힘을 낼 수 없는 아동은 보조를 받아 기침의 효율성을 높여준다. 협응적인 Heimlich 방식과 같이 치료사의 손을 검상돌기(xiphoid process) 바로 아래에 둔다(그림 9.13). 아동이 기침하려고 시도할 때 치료사는 횡경막 밑을 안으로 밀어주어 숨을 내쉬는 것을 돕는다. 치료사가 배에 주는 압박의 양은 아동이 견딜 수 있는 수준으로 한다. 근육퇴행위축 아동의 감각은 정상이므로 이것 때문에 기침을 보조하기 위한 압박을 많이 가할 수 없다. 척수손상이 있어 복부의 감각이 없는 아동은 좀 더 강한 압박도 견딜 수 있다. 아동을 완전히 받쳐주는 편편한 데에서 앙와위로 한 다음 이런 기침 테크닉을 보통 사용한다. 휠체어에 똑바로 앉아있을 때에도 혹은 옆으로 누워서도 사용할 수 있는데 이때 치료사는 보조적인 기침 테크닉을 사용하는 동안 아동의 자세가 유지될 것인지 확인해야 한다. 예를 들어, 휠체어 브레이크를 잠그고 아동의 뒤에 베개를 받쳐주어 옆으로 누운 상태를 유지해준다.

인공호흡기를 달고 있거나 어떤 방법으로도 기침을 효과적으로 할 수 없는 아동에서는 기도분비물을 제거하려면 기도흡인(suction) 방법이 필요할 수도 있다. 아동에게는 작은 흡인 카테터를 사용한다. 신생아실 흡인 카테터는 프렌치 번호 5에서 6 혹은 8번이다. 좀 더 나이든 아동에서는 10번이 사용되기도 한다. 인공적인 기도를 통한 흡인시 흡인 카테터가 기도를 막지 않도록 주의를 기울여야 한다. 흡인 카테터의 바깥 지름은 기도내 직경의 50% 정도여야 한다(Pryor & Webber, 1998). 기도흡인 치료순서에서 흡인 전 미리 산소를 보충해주는 것이 보통이다. 현재 세팅되어 있는 아동의 산소 수준보다 10%높게 공급한다. 짧은 시간이라도 저산소혈증은 망막병변을 일으킬 수도 있기 때문이다(Roberton, 1996). 흡인시 사용되는 음압은 75 mmHg에서 150 mmHg 사이여야 한다(Pryor & Webber, 1998). 마지막으로 기도의 분비물 제거방법으로 흡인을 선택할 때는 주의를 기울여야 하는데 저산소화, 빠른 호흡, 서맥, 고혈압, 저혈압, 폐기종, 그리고 그르렁거리는 협착음이 발생할 수 있기 때문이다. 간호사, 호흡치료사, 물리치료사, 그리고 가족 구성원들은 기도흡인을 할 줄 알아야 되지만 그 이전에 적절한 훈련이 요구된다.

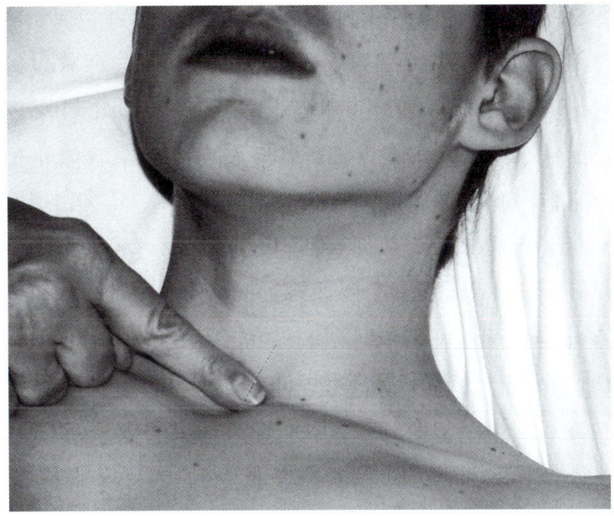

그림 9.12 기침반사를 유발하기 위해 기관지를 자극함.

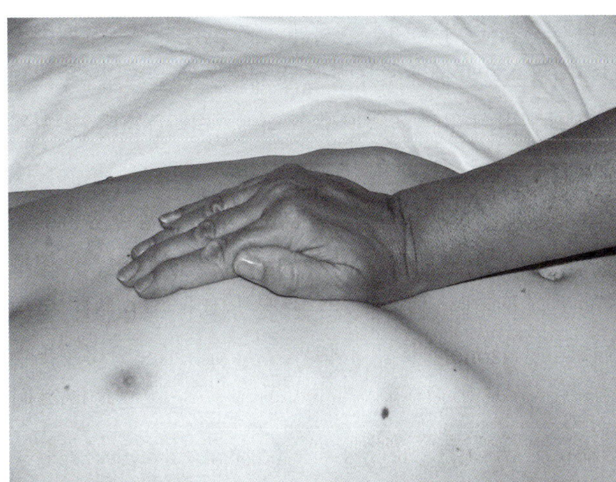

그림 9.13 기침을 도와주기 위한 손의 위치.

체위배액, 연타, 그리고 흔들어주기에 이어 기도 분비물을 제거하는 일련의 과정으로 영아와 어린 아동에서 분비물이 움직이게 된다. 인공호흡이 필요한 영아에서 연타/진동의 사용을 지지해주는 추가의 증거가 필요하다(Hough, Flenady, Johnston, Woodgate, 2008). 아동이 자라면서 자신 스스로 호흡계 관리를 할 수 있게 되면 분비물을 이동시키는 좀 더 독립적인 테크닉을 알려준다. 이것들은 아동들이 종종 청소년 혹은 청년이 되어 대학이나 캠프에 갔을 때, 집에서 멀리 있을 때 스스로 하는 일차적 제거방법이기도 하다.

능동적 호흡주기 테크닉 (Active cycle-of-breathing technique)

능동적 호흡주기 테크닉(ACBT)에는 호흡조정 단계, 흉곽 팽창 운동, 그리고 기도로부터 분비물을 제거할 수 있게 힘차게 내쉬는 테크닉이 있다(그림 9.14). 호흡조절 단계는 이완된 횡경막만으로 숨쉬는 호흡이다. 수 분간 이 단계를 유지하는데 이후의 과정에 대한 준비단계인 신체적, 정신적 워밍업에 해당한다. 흉곽 팽창 운동은 심호흡인데 가능하면 흡기의 정점에서 3초간 멈추고 이어 수동적으로 내쉬도록 한다. ACBT의 이 단계에서 3, 4번의 흉곽팽창 운동을 시행한다. 흉곽팽창 운동에 이어 휴식단계로써 또 평가시간으로써 호흡조절 단계로 되돌아간다(아동의 피로 정도에 따라 수 초간에서 수 분간이라도 할 수 있음). 만일 아동이 내뱉을 분비물이 있다고 느끼게 되면 힘차게 내쉬는 테크닉으로 이 주기를 마무리한다. 만일 분비물이 나올 준비가 안 되었다면 아동은 흉곽 팽창운동, 또 다른 휴식과 관찰시간으로써의 호흡조절의 단계로 되돌아간다. 노력성 호기 테크닉이란 한두 번 숨을 헐떡거리며(huffing) 거칠게 쉬어 공기를 아래 폐로 내려 보내 기침을 일으키기보다는 분비물을 기도로부터 배출해내는데 사용하는 테크닉이다. 노력성 호기 테크닉에 이어서는 호흡조절의 휴식기로 들어간다.

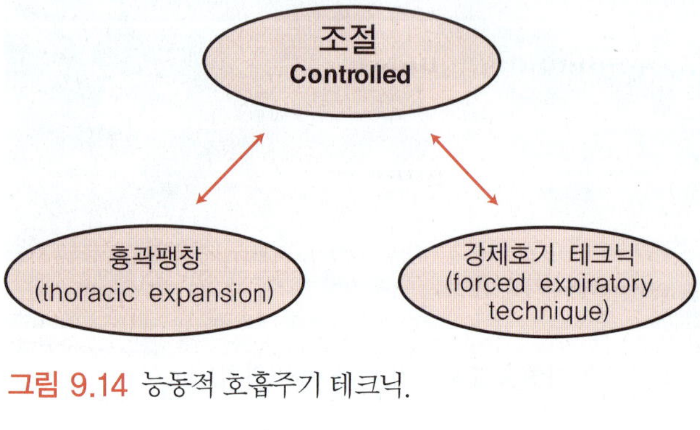

그림 9.14 능동적 호흡주기 테크닉.

능동적 호흡주기를 이용한 방법은 분비물을 작은 기도로부터 큰 기도 쪽으로 짜내는 것이다. 일단 분비물이 큰 기도쪽으로 들어오게 되면 폐를 중등도 이상으로 부풀렸다가 기침이나 숨을 거칠게 쉬어 분비물을 뱉어낸다. 필요할 경우 스스로 연타하고 이 방법과 같이 체위배액을 사용할 수 있다. 이 테크닉은 아동의 연령에 맞게 개발된 Kohn의 구멍과 Lambert의 통로(channel)를 통한 보조 호흡이 있어야 할 수 있기 때문에 나이든 아동들에게 적절한 방법이다. 8세 이상의 아동은 보통 이런 독립적인 운동 프로그램을 할 수 있다. 이 테크닉의 장점은 어떤 경우에는 체위배액, 연타, 그리고 흔들어주기 만큼 효과가 있음이 증명되었고 양육자로부터 좀 더 독립적이 되도록 해준다는 데 있다(Wilson, Baldwin, & Walshaw, 1995).

자동배출 (Autogenic Drainage)

자동배출은 앉은 상태에서 기도로부터의 과도한 분비물을 제거하기 위하여 호흡양과 속도를 조절하여 이용한다. 자동배출에는 세단계가 있다; 덜 들러붙게 하는 단계, 모으는 단계, 그리고 뱉어내는 단계(그림 9.15)이다. 1단계는 대부분의 말단 기도에서의 분비물에 영향을 줄 수 있도록 낮은 폐 용적에서 조용히 호흡하는 단계이다(본질적으로 날숨예비량 안에서의 호흡). 2단계는 중간 기도에서 분비물을 이동시키기위해 낮은-중등도 용적의 폐 용적에서 호흡하는 것이다. 3단계에서는 중등도-높은 폐용적에서 호흡(들숨 예비량)하여 중앙 기도에서 분비물을 제거한다. 자동배출에서는 기침을 하지 않도록 한다. 가슴에서 더 이상 분비물의 존재가 느껴지지 않을 때까지 시행한다. 자동배출은 아동 스스로 자신의 욕구를 가늠할 수 있는 능력, 기도 어디쯤 분비물이 있다고 "느껴지는" 분비물을 제거하기 위해 목표 폐분절을 지적할 수 있는 능력이 되는 아동에서 시행한다. 각 단계에 소모되는 시간은 아동이 느끼는 분비물의 위치와 양에 따라 다르다. 자동배출을 이용한 분비물의 제거에는 30분에서 45분이 걸린다. 자동배출은 CF 아동에서 체위배액, 연타, 흔들어주기와 같은 정도로 효과

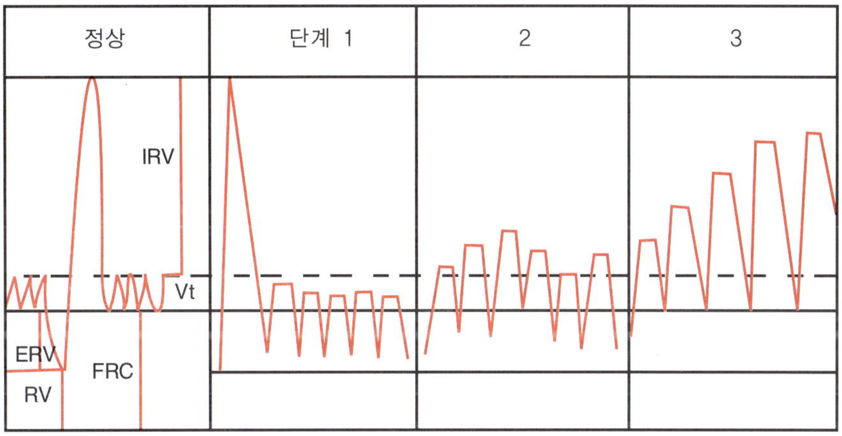

그림 9.15 정상인의 폐활량계에서 보여지는 자동배출 단계. 1단계: 분비물을 떨어지게 하는 unstick 단계. 2단계: 모으는 단계. 3단계: 배출단계. (Vt=일회호흡량, IRV=들숨예비량, ERV=날숨예비량, RV=잔기량, FRC=기능적 잔류용적) *(From Schoni, M.H.[1989]. Autogenic drainage; A modern approach to physiotherapy in cystic fibrosis. Journal of the Royal Socirty of Medicine, 82[suppl. 16], 32-37. Reprinted with permission.)*

가 있는 것으로 보인다(Davidson, Wong, Pirie, & McIlwaine, 1992). 그 이외에도 자동배출은 양육자로부터 독립적이 될 수 있고 위의 연구에 따르면 손으로 하는 분비물 제거보다 더 선호하는 방법인 것으로 나타났다. 자동배출을 배우는 데는 상당한 시간과 고도의 집중력, 그리고 신체를 "읽을 수" 있는 능력이 필요하다. 적어도 8세 이상의 아동이라야 시도해볼 수 있다.

구강 기도와 가슴을 진동시키는 도구들 (Oral airway and Chest Wall Oscillation Devices)

Flutter 도구는 기도를 통하여 공기의 흐름에 진동을 주기 위한 기구이다. 기구 자체는 마우스 피스가 있는 관, 대(stem) 그리고 겉을 싼 주발같이 생겼다(그림 9.16). 이 주발안에는 플라스틱 위에 얹혀져 있는 쇠로 된 공이 있다. 조용히 호흡하는 일회호흡량보다 약간 많게 폐활량의 3/4 정도 되게 호흡하도록 한다. 들이마신 숨을 2,3초간 참고 이어 능동적으로 Flutter 기구를 통하여 내쉰다. 마우스 피스를 통하여 내쉬는 동안 내뿜어지는 공기의 힘으로 파이프내의 쇠공이 파이프 주발 안에서 올라가기 시작한다. 기구내에서 공이 최대로 올라간 후 플라스틱위로 다시 떨어지는데 이로써 뒤쪽으로의 공기압이 발생하여 기도를 흔들어주게 된다. 호기 동안에 반복적으로 공이 올라가고 떨어지면서 간헐적으로 뒤쪽의 기도쪽으로 공기압 즉 진동을 제공하는 것이다. 호기의 압력은 10cmH_2O에서 25cmH_2O 정도 된다. 보통 이 과정은 조용한 일회호흡량보다는 Flutter를 통하여 더 크게 5회~10회 정도 호흡하게 하고, 이어 두 번 크게 Flutter 기구를 통하여 내쉬게 한 다음, 마지막으로 이동되어온 분비물을 제거하기 위해 기침을 하게 하는 것이다. 이 과정을 폐에서 완전히 분비물이 제거될 때까지 계속한다. Flutter 기구가 기도로부터 분비물을 제거하는데 효과적임이 밝혀진 경우도 있다(Gondor, Nixon, Mutich, Rebovich, & Orenstein, 1999; Konstan, Stern, & Doershuk, 1994). Flutter 기구의 이점은 사용방법을 상대적으로 빨리 지도할 수 있으며 사용이 쉽고 독립적으로 할 수 있다는 것이다. 5세, 6세 이상된 아동은 Flutter를 효과적으로 사용할 수 있다. Flutter는 기도를 가장 최대로 진동시킬 수 있는 위치에서 수행되어야 할 필요가 있다. 보통 앉은 자세가 가장 좋으며 체위배액 자세에서는 사용이 제한된다. 마지막으로 아동이 집에서 멀리 있을 때 밤새, 혹은 학교에서 Flutter 기구를 옆에 두고 있어야 할 필요가 있다.

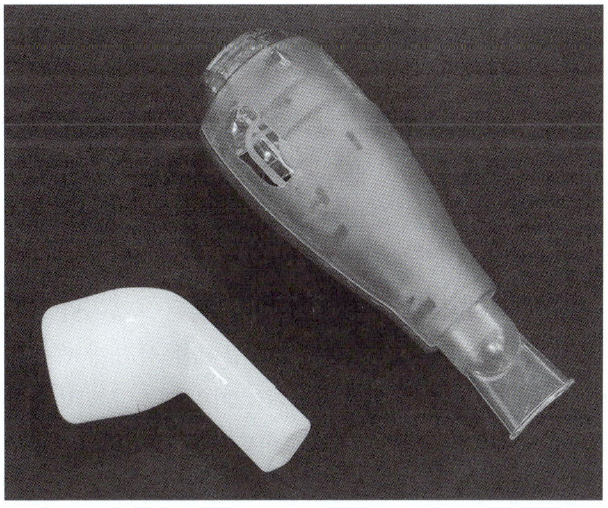

그림 9.16 기도 진동기구: (좌) Flutter 기구. (우) Acapella.

기도를 진동시킬 수 있는 또 다른 방법으로 Acapella 기구가 있는데 기도에 양압과 진동을 주어 Flutter기구와 비슷하게 분비물을 이동시키는 것을 도와주는 기구이다(그림 9.16). Acapella의 장점은 체위 배액자세에서도 할 수 있다는 것이다.

시중에 나와있는 인공호흡기를 통하여 고주파의 기도 진동을 만들어줄 수 있다. **Intrapulmonary percussive ventilator(IPV)**는 분당 150–220회의 속도로 분비물 제거를 위해 마우스피스를 통해 짧게 공기를 집어넣어준다. 무기폐가 있는 아동에서 고전적 호흡 물리치료(자세, 타진, 진동)를 해주는 것보다 임상적으로 더 의미 있게 향상시키는 듯이 보인다(Deakins & Chatburn, 2002). 고주파 진동으로 기도분비물을 제거하기 대 손으로 분비물을 제거하는 테크닉을 비교한 연구에서는 그 효과가 비슷하였다(Konstan 등, 1994; Schere, Barandun, Martinez, Wanner, & Rubin, 1998).

고주파로 가슴을 진동시키는 (HFCWO; High frequency chest wall oscillation) 방법은 기도분비물을 제거하는 또 다른 방법이다. 이 기구는 가슴쪽으로 초당 25회 외부의 힘을 줄 수 있도록 공기로 작동되는 생성기가 달려있는, 공기로 부풀려진 가슴조끼이다. HFCWO의 한 가지 장점은 아동측에서 특별히 취해야 할 자세나 호흡패턴이 없다는 것이다. HFCWO는 손으로 하는 분비물 제거방식과 비견되는 효과를 나타내었고 CF 환자에서 증상이 악화되었을 때 이 방법을 사용하여 폐기능 검사가 향상되었다고 한다(Arens 등, 1994). 악화되는 CF 경과중 HFCWO의 비슷한 효과를 보여준 연구도 있다(Braggion, Cappelletti, Cornacchia, Zanolla, & Mastella, 1995). 그리고 안정되어있는 CF 환자에서도 효과가 있음을 보여주었다(Kluft 등, 1996; Schere 등, 1998).

비침습적 환기(Noninvasive ventilation)

비침습성 환기(NIV)는 양압이 설정된 호흡기나 호흡 보조 기구를 통해 주기적으로 양압이 들어가게 해주는 방식이다. 장기 효과에 대한 증거는 거의 없지만 NIV는 특히 CF가 있는 아동에서 다른 분비물 제거 테크닉의 보조로 유용하게 사용될 수 있다(Moran, Bradley, & Piper, 2009).

양압성 호기 압력(Positive Expiratory Pressure)

양압성 호기압력(PEP)는 호기시의 저항을 조절하기 위해 일방통행 밸브를 장착한 꼭 맞는 마우스 피스나 마스크를 사용한다(그림 9.17). 아동은 앉아서 마우스 피스나 마스크를 하고 조용히 숨쉬게 한다. 마스크나 마우스피스를 통하여 들여마실 때는 저항이 없다. PEP가 있기 때문에 내쉴 때는 호흡을 능동적으로 해야 한다. 낮은 압력의 PEP는 호기 중간동안 10 cmH_2O에서 20 cmH_2O의 저항을 사용한다. 약 10번 숨을 쉰 다음 마스크를 떼고 아동이 분비물 제거를 위해 huffing을 하도록 한다. 잠깐 휴식한 후 같은 과정을 모든 분비물이 제거될 때까지 시행한다. 불안정한 기도를 가진 아동에서는 고압의(50 cmH_2O에서 120 cmH_2O) PEP가 사용될 수 있다. 아동이 높은 압력의 PEP 마스크를 쓰고 10번 정도 숨을 쉬게 한다. 폐용적이 높을 때부터 낮을 때까지 마스크를 쓴 채 huffing을 시행하는데 이것이 기도를 안정시키는 것에 도움이 된다. 고압의 PEP에서는 마스크나 마우스피스를 장착하고 아동이 크게 강제 폐활량을 내뿜을 수 있을 시점으로 개별적으로 저항을 세팅시켜놓고 시행한다. 어떤 경우 PEP는 체위배액, 연타, 그리고 흔들어주기와 같은 효과를 나타내었지만 반드시 체액 배위, 연타, 그리고 흔들어주기보다 낫지는 않았다(Elkins, Jones &van der Schans, 2006; Hofmeyr, Webber, & Hodson, 1986; Oberwaldner, Evans, & Zach,

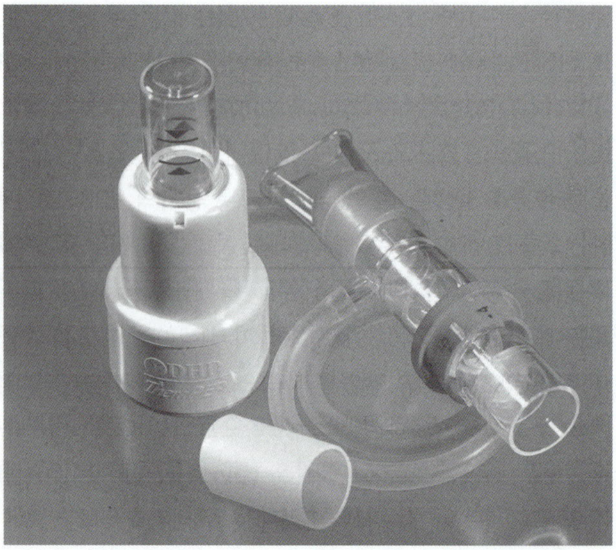

그림 9.17 양압성 호기압력 기구. *(Photo courtesy of DHD Healthcare Corporation, Wampsville, NY 13163.)*

1986; Steen, Redmond, O'Neill, & Beattie, 1991; Tyrrell, Hiller, & Martin, 1986; Van Aspeen, Jackson, Hennessy, & Brown, 1987). 고압의 PEP는 CF 환자에서 체위배액, 연타 그리고 흔들어주기와 비교해서 호기의 공기 흐름을 향상시키고 과다팽창을 줄이며 기도의 안정성을 향상시키는 것으로 나타났다(Oberwaldner, Theiss, Rucker, & Zach, 1991).

Flutter기구, PEP, HFCWO, 자동배출, 그리고 능동적 호흡주기를 이용한 배액을 손으로 하는 방법과 비교시 결과는 다양하였다. 각 분비물 제거 테크닉의 수행에서의 변수와 측정의 어려움으로 인해 한 방법을 다른 테크닉과 비교해서 결론을 내기는 어렵다(Thomas, Cook, & Brooks, 1995). 이 치료를 하려면 치료를 해 줄 수 있는 사람이 있는지의 여부, 아동 스스로 할 수 있는지의 여부, 그리고 독립적이길 원하는 정도, 그리고 아동의 선호도를 고려해야만 한다(Oermann, Swank, & Sockrider, 2000).

환기를 향상시키는 운동 (Exercises to Increase Ventilation)

호흡운동은 환기를 향상시키는 수단으로서 아동이 할 수 있는 많은 독립적인 운동프로그램의 기본이다. 이 부분에서는 횡경막 호흡운동, 폐분절 호흡운동, ROM운동, 그리고 자세 잡아주기 등을 논의하려고 한다. 연령에 걸맞는 놀이처럼 호흡운동을 하면 아동과 치료사 모두에게 즐거운 일이다. 풍선, 바람개비, 티슈 불기를 하면 호흡운동을 즐겁게 할 수 있다. 테이블 위에서 탁구공 혹은 면봉을 불어서 넘기기 등을 목표에 넣으면 단순한 호흡운동에 좀 더 경쟁적인 측면을 첨가하게 되는 것이다. 소아용 폐활량계를 사용하여 얼마나 환기가 증가했는지 측정하면서 계획한 목표를 달성할 수 있다. 침상옆에 문서화된 검사항목을 붙여놓고 스티커 제공, 챠트, 비디오게임 시간 제공하기 등 연령에 맞게 동기부여를 함께 해주면 호흡운동을 잘 따라하는데 도움이 된다.

횡경막 호흡운동(Diaphragmatic Breathing Exercises)

횡경막 호흡은 환기를 증가시키고, 호흡의 일을 줄여주며 이완을 증가시켜주는 운동이다. 반쯤 누운 상태에서 아동의 손을 검상돌기 바로 아래에 위치하게 한다. 치료사의 손을 아동 손 위에 포갠다. 아동에게 흡기 시 치료사의 손이 들어올려지고 호기 시 내려가는 것을 느껴보라고 한다. 아동에게 세게 "재채기"를 해보라고 하여 횡경막과 복부근 작용시 차이점을 느끼도록 도와준다. 횡경막의 같은 동작을 이용하여 천천히 깊게 들이마시라고 한다. 치료사의 손으로는 호기 시 횡경막 아래로 안으로 밀어넣는 압박을 가한다. 이렇게 하면 흡기동안 횡경막의 움직임이 좀 더 분명해진다. 아동이 이 테크닉을 올바르게 시행하게 되면 촉각적인 보조를 점차 줄여간다. 호흡조절, 이완 그리고 독립적인 분비물 제거의 많은 테크닉이 횡경막 호흡을 이용한다. 횡경막 호흡은 영아와 아동에게도 권할 수 있는데 옆으로 누운 상태에서 등을 구부리고; 무릎 위로 엎드린 자세; 앙와위에서 머리 목, 고관절, 무릎관절을 굴곡상태로 지지해준 자세에서 할 수 있다. 어깨관절을 내전, 신전, 그리고 내회전시키면 상부가슴의 움직임을 제한하여 횡경막 호흡이 증신될 것이다.

폐 분절성 호흡운동(Segmental Breathing Exercise)

폐분절성 호흡운동에서는 특정 폐부분의 환기를 증진하기 위하여 특정 자세, 구두 지시, 그리고 환기를 증진시켜주는 촉각적 보조를 사용한다. 치료할 폐의 분절이 좀 더 잘 확장될 수 있도록 그 분절 이외의 다른 흉곽의 움직임을 제한하기 위한 자세를 취하게 한다. 예를 들어, 우측 중폐엽이 허탈된 아동은 의자에 앉아서 폐분절성 호흡을 할 수 있다. 아동의 오른팔을 의자의 뒤로 두고 좌측 팔걸이 쪽으로 기대게 한다. 기본적으로 왼쪽 옆으로 몸통이 굴곡되어 좌측 가슴이 제한을 받는다. 우측 상지를 외전하고 몸통의 자세를 취한 결과로 우측 가슴은 열려지게 된다. 아동에게 천천히 깊게 들이마셔 가슴을 공기로 가득 채우도록 지도한다. 치료사의 손은 우측 중엽에 위치한다. 아동이 내쉴 때 단단한 압박 혹은 흔들어주기 테크닉으로 완전히 내쉬도록 도와준다. 다음에 깊게 들이마실 때에는 손은 그대로 유지하면서 압박은 가하지 않는다. 일단 아동이 폐분절을 팽창시키는데 익숙해지면 치료사가 주는 구두 혹은 촉각적 힌트를 점차 줄여 아동이 독립적으로 호흡운동을 하도록 한다.

앉은 자세 말고도 폐분절을 팽창시킬 수 있다. 이미 언급한 적절한 체위배액 자세를 이용하여 침범된 폐의 분절을 중력과 반대되는 위치로 놓으면 그 분절의 환기가 증진될 것이다. 치료사는 환기를 촉진해주기 위하여 손으로 적절한 촉각적 보조를 해주거나 말로 단서를 준다.

관절가동범위 운동(Range-of-Motion Exercises)

상지, 몸통, 목의 자세는 가슴의 움직임에 영향을 준다. 어깨관절을 굴곡, 외전 그리고 외회전하면 숨을 들이마시는데 도움이 된다. 어깨관절을 신전, 수평내전, 그리고 내회전시키면 숨을 내쉬는데 도움이 된다. 몸통을 신전하면 숨을 들이마시는 것이 쉽고 몸을 구부리면 내쉬는 것이 쉬워진다. 목의 신전은 들이마시는 것을 돕고 목의 굴곡은 내쉴 때 자연스레 나오는 동작이다. "천장으로 향해 손을 활짝 뻗치면서 들이마시고; 내쉬면서 발가락끝을 만지는" 게임을 하면서 깊게 들이마실 때 팔의 동작을 몸통, 목의 동작과 협응하고 내쉴 때는 신체동작과 함께 하면 된다. 상지 ROM을 위한 고유수용성 신경근육 촉진(PNF) 패턴을 호흡주기와 맞춰서 사용하면 환기상태를 향상시킬 수 있다.

자세를 잡아주는 것에 대한 고려 (Positioning Considerations)

주의 깊게 아동의 자세를 취해주는 것이 아동의 CVP에 이로울 뿐 아니라, 발달과 사회성에도 도움이 된다. 영아의 자세를 잡아줄 때는 환기-관류 비율 맞추기, 섭식 필요성, 건강한 피부, 동맥혈 공급, 정맥순환, 에너지 요구, 움직임의 가능성, 그리고 의학적 주의점을 고려해야 한다. 결국 아동은 똑바르게 서는 자세를 하게 되어있다. 이 자세라야 걸을 수 있고, 팔을 자유로이 사용하며 세상과 마주할 수 있는 것이다. 또한 이 자세라야 흉곽이 중력의 영향을 받고 아래로 각을 짓게 되어 흉곽의 모습이 잡혀지고, 호흡근육들이 적절히 배열되게 되는 것이다. 영아용 의자, 적응적 의자 혹은 서는 보조기구와 같이 기구의 도움이 필요하든지 독립적이든지 간에 아동이 똑바른 자세를 하도록 해주어야 한다.

운동 및 유산소 체력 다지기 (Exercise and Aerobic Fitness)

유산소운동은 모든 연령에서의 건강예방과 건강프로그램의 한 요소이다. 아동 체력단련 프로그램은 일생동안 체력을 단련하는데 도움이 된다. 국가가 주도하는 *건강인 2020*(미국 보건국, 2009)은 유산소운동을 건강증진과 잘 사는것(웰빙)의 중요한 요소로 꼽았다. 이 부분에서는 아동과 성인의 운동에 관한 생리학적 조절변수에 대한 간략한 비교를 하려고 한다. CVP 문제가 있는 아동, 혹은 어떤 능력의 아동이든지 체력을 단련하는 프로그램 개발과 관련한 문제들을 살펴보려고 한다. 모든 연령의 아동의 신체운동의 중요성이 증가하고 있는데 물리치료사는 정부기구(국가 질병 조절 및 예방센터)와 전문기구(미국 대학 스포츠 의학회)에서 제공하는 자원을 이용하여 소아 신체활동 및 운동과학의 현재의 가이드라인을 알아야 한다.

아동의 운동에 대한 반응 (Exercise Response in Children)

아동의 운동반응은 성인과 비교시 생리학적 운동 측정에서 여러 차이점이 있다. 차이점의 많은 부분은 신체 크기와 성숙정도에서 비롯된다. 그러므로 성인과 아동에서 운동 조절변수의 절대값을 측정하면 의미 있는 차이를 보일 것인데 신체 크기와 비교해서 나온 상대적인 값에서는 차이가 없을 수도 있다.

아동에서 운동에 대한 심장 반응으로는 휴식기의 HR이 올라가고 성인과 비교시 최대하 HR과 최대 HR이 높다. 심장 크기가 작으므로 최대 일회 박출량, 최대 하 일회 박출량이 낮을 뿐 아니라 휴식기의 일회 박출량이 낮다. 심장 박출량은 HR에 일회 심박출량을 곱한 것이다. 가만히 있을 때에는 어른과 비교해서 절대적으로 심박출량이 적다. 왜냐하면 더 높은 HR로는 낮은 심박출량에 대한 보전을 다 해줄 수 없기 때문이다. 그러나 상대적인 휴식기의 심박출량은 즉, 신체 크기에 맞춰진 심박출량은 성인에서의 휴식기 심박출량보다 실제 더 높다. 최대 하 운동 및 최대 운동시 상대적인 심박출량은 성인과 비교시 아동에서 감소되어있다. 아동의 휴식기 BP는 성인보다 절대 값은 낮다. 운동하는 동안 부하에 대한 BP 반응 패턴은 성인에서와 비슷하다. 수축기 혈압은 오르고 확장기 혈압은 안정적이다. 그러나 수축기 혈압 상승의 기울기는 아동에서 덜 급격하다.

아동과 성인에서 폐 시스템의 차이는 종종 신체 크기 및 체중과 관련되어있다. 아동이 자라면서 아동의 폐가 성숙되어가면서 그 효율성이 달라지므로 운동능력에 대해 일정하게 역할을 한다. 폐활량과 일회 호흡량을 포함하는 절대적 폐 용적은 신체크기와 관련되므로 아동에서는 감소되어 있다. 아동에서는 휴식상태의 RR이 높다. 분당 환기량은 RR 곱하기 일회 호흡량이다. 아동이 가만히 있을 때에는 낮은 일회 호흡량을 다소 높은 RR로 다 보전하기는 어려우므로 분당 환기량의 절대값은 낮다. 최대 하 및 최대 부하에 대한 분당 환기량의 절대값도 또한 낮다. 그러나 신체크기와 체중에 관하여 교정한 후의 최대 하, 최대 운동시 분당 환기량의 상대값은 성인에 비해 높다. 운동하는 동안 호흡에 드는 일의 양은 성인에서보다 높은데 그들의 폐 시스템 효율성이 아직 최적 상태가 아니기 때문이다. 성인과 마찬가지로 건강한 아동도 환기량 때문에 운동이 제한을 받지는 않는다.

최대 유산소 능력의 절대값 혹은 $VO_{2\ max}$는 성인에서보다 작다. 절대값 $VO_{2\ max}$는 청소년기가 되어 대부분 체격이 커지면서 높아진다. 사춘기에서 남자들은 성인기로 들어서며 계속 $VO_{2\ max}$값이 높아진다; 여자들은 그대로 유지되는 경향이 있다(Bar-Or & Rawland, 2004; Cerny & Burton, 2001; Krahenbuhl, Skinner, & Kohrt, 1985). 아동과 성인의 상대적인 $VO_{2\ max}$값의 차이는 여전히 감소되어 있으나 그 차이가 절대값에서의 차이만큼 크지 않다.

체온조절도 소아에서는 다르다. 비록 아동이 체표면적 대 신체 질량 비율이 상대적으로 높지만 땀샘의 수가 적고 땀을 배출하는 양이 적어 높은 온도에서 운동하는 동안 열을 분산하는 능력이 장해되어있다. 아동들은 그러므로 열과 관련된 손상을 입기 쉽다. 체표면적이 넓다는 것은 추운 데에서 운동할 때 열을 많이 뺏긴다는 의미도 되어 냉온과 관련한 손상에도 취약하다. 아동에서 운동에 대한 반응에 관하여 깊이 있게 고찰한 문헌이 소아 재활분야에 나와있다(Bar-Or & Rawland, 2004; Darbee & Cerny, 1995; Stout, 2000).

아동에서의 운동처방 (Exercise Prescription for Children)

체력단련 프로그램은 전형적으로 심폐계의 지구력, 유연성, 근력 그리고 신체 구성요소에 대해 강조한다. 연령에 걸맞게 체력을 측정하여 일반적인 체력수준의 평가 때에 이용할 수 있다(Bar-Or & Rawland, 2004; Stout, 2000). 그리고 심폐계 지구력을 평가하기 위해서는 운동테스트를 한다(운동테스트에 관해서는 검사실 소견을 참조하라). 현재 아동에 대해 신체활동 권장사항은 하루에 60분 정도 이상의 신체활동을 하되 대부분 시간을 중등도 혹은 강하게 유산소 신체활동을 하고 최소한 일주일에 3회씩 강한 신체 활동을 하도록 하고 있다. 이 운동에는 근육, 골격 강화 운동을 일주일에 3회 포함하고 있어야 한다. 이외에도 비활동의 제한시간을 2시간 이하로 하고 일주일 내내 30분의 중등도의 활동에 참여하도록 권장하는 것이 신체활동 가이드라인이다. 성인 운동 처방에 있어 CVP 지구력을 높이기 위한 강도, 빈도, 시간, 그리고 형태같은 매개변수의 처방은 아동에서나 성인에서나 같다.

운동강도 신체활동의 강도는 아동의 최대능력인 $VO_{2\ max}$의 50%에서 85% 정도 사이에서 처방되어야 한다. 체력이 많이 약한 아동은 처음에 $VO_{2\ max}$의 40%에서 50%사이가 적당하다. 운동강도를 처방하는 Karvonen 공식은 아동의 휴식시의 높은 HR과 최대운동시의 HR이 높은 것을 감안한다(표 9.10). HR 예비값의 50%부터 85%, 또는 낮은 체력의 아동은 예비값의 40%부터 50%를 이용한다면 안전한 운동세션을 유지하기 위해서 목표되는 운동시의 HR을 계산할 수 있다. 나이든 아동에서는 운동강도를 모니터하는데 힘든 자각정도의 비율(rate of perceived exertion; PRE)을 이용할 수 있다(표 9.11).

운동시간 비록 현재 건강에 이로운 유산소 운동시간은 약 60분으로 되어있지만 아동의 주의집중시간과 "즐거움"을 유지할 수 있는 시간에 맞춰 조정해야 한다. 질병통제

표 9.10 Karvonen의 운동강도 처방 공식 (HR; 심박수)

(최대 HR-휴식기 HR) x 85% + 휴식기 HR = 목표 HR 범위의 최고치
(최대 HR-휴식기 HR) x 50% + 휴식기 HR = 목표 HR 범위의 최저치
(최대 HR-휴식기 HR) x 40% + 휴식기 HR = 처음 낮은 수준의 체력훈련을 할 때의 목표 HR 범위의 최저치

표 9.11 힘듬을 자각하는 Borg 척도

6	
7	아주 많이 경함(very, very light)
8	
9	아주 경함(very light)
10	
11	보통으로 경함(fairly light)
12	
13	어느 정도 힘듬(somewhat hard)
14	
15	힘듬(hard)
16	
17	아주 힘듬(very hard)
18	
19	아주 많이 힘듬(very, very hard)

출처: Adapted from G.A. Borg(1982). Psychophysical bases of perceived exertion. *Medicine and science in sport and exercise*, 14, 377-387. Copyright by the American College of Sport Medicine.

예방센터 CDC는 신체활동의 권장사항을 자주 업데이트 한다 (http://www.cdc.gov/physicalactivity/everyone/guidelines/children.html). 어린 아동에게는 흥미롭게 유지하기 위해서 다양하고 각기 다른 활동들이 필요하고 한 번에 30분간 정도 하는 것이 좋다. 나이든 아동은 복잡한 규칙을 잘 이해할 수 있으며 좀 더 복잡한 놀이로 구성된 긴 시간의 게임을 하기를 원한다.

운동빈도 운동의 빈도는 시간에 따라 다르다. 30분 운동을 할 수 있다면 일주일에 3번에서 5번 정도가 적당하다. 만일 시간이 30분 이내이면 빈도를 늘려야 한다. 짧게, 좀 더 자주하는 신체적 활동은 체력을 향상시킨다.

운동형태 습관처럼 하는 신체 활동(학교에 걸어가기, 밖에서 놀기, 휴식하기)과 좀 더 조직화된 신체활동(운동교실, 체육수업)은 건강을 증진해준다. 알맞은 아동 활동은 종종 연령에 맞는 놀이에서 찾아볼 수 있다. 영아의 손 약간 벗어난 곳에 장난감을 두도록 부모나 양육자를 교육하면 영아는 어깨, 복부 그리고 몸통 근육같은 큰 근육들을 사용하게 될 것이다. 이런 활동에 필요한 신체적 노력은 CVP계에 좋은 영향을 미친다. 흥미를 느끼며 안전하게, 배로 기고, 네발기기를 하는 것은 신체 제한이 있는 아동이 구르기를 하는 때와 마찬가지로 CVP계 지구력 및 발달을 증진시킬 수 있다. 영아를 유모차에 똑바로 앉게 하고 가족이 밖에서 함께 걸을 때 집에서 쉬거나 단순히 앉아있는 것보다 신체적 노력이 더 필요하다.

유아와 어린 아동들을 위한 활동도 연령에 맞는 놀이에서 찾을 수 있다. 어떤 형태로든지 이동하는-장애물 코스를 지나기, 공놀이, 걷기, 달리기, 비누방울 좇아다니기, 혹은 자전거 타기-것은 보다 큰 근육을 사용하게 해주고 CVP계 지구력을 증가시킬 것이다. 어린 아동은 음악과 댄스를 좋아한다. 적당한 빠르기와 적당한 길이의 노래는 신체활동을 더 길게 하는데 도움이 된다. 학동기 아동들은 전형적으로 신체적인 "운동장" 활동을 매일같이 즐긴다. 체육시간, 방과 후 활동 그리고 간단한 공 놀이로 심폐계의 지구력을 증진시킬 수 있다.

스포츠가 초등학교 고학년에서는 경쟁적인 것이 되어가므로 좀 더 전문적인 운동을 하는 아동과 그렇지 않은 아동 사이의 구별이 뚜렷해진다. 이것과 동시에 사춘기에 관련된 신체구성의 변화가 나타나고 관심이 달라져 종종 신체적 활동이 감소된다. 걷기 프로그램, 유산소 댄싱 프로그램, 체력단련 코스, 등반, 정원가꾸기, 혹은 기타 비경쟁적인 신체활동은 조직화된 전문 스포츠 프로그램을 대체하여 중요한 유산소 활동이 될 수 있다. 기술은 신체활동 수준에 긍정적이며 부정적인 양면의 영향을 미친다. 전자기기를 이용한 의사소통과 오락에 더 의존하게 된 것이 친구들과 게임을 하거나 활발한 스포츠 참여보다 활동하지 않는 상태의 사회화를 제공해준다(예: 문자주고받기, 컴퓨터로 하는 의사소통, 비디오, 컴퓨터 게임). 한편 능동적 비디오 게임 기술이 등장하면서(즉, Dance Dance revolution, Nintendo Wii와 Wii Fit) 나이든 아동과 청소년들에게 "재미 있는" 신체활동의 기회를 주게 되었다.

신체구성에 관한 관심은 어떤 청소년들의 경우 체력단련에 참여를 높이는데 긍정적인 요인으로 작용한다. 그러나 고등학교에 가서는 청소년들은 숙제, 일 그리고 기타 방과 후 활동으로 "자유시간"이 적다. 스포츠는 그 어느 때보다 경쟁적이 되어 능력이 안되는 아동은 제외되거나 "벤치 신세"이다. 학교에서 체육시간에 할당된 시간이 적어지고 종종 일주일에 한 두번으로 그친다. 이 나이까지 체력단련 습관이 몸에 배지 않았다면 신체활동에 시간이 부족할 때는 잘 참여하지 않는다. 청소년을 대상으로 하는 건강증진과 웰니스(wellness) 프로그램은 일생동안 체력 증진을 위해 필요 요소가 된다.

적절한 가이드라인과 테크닉을 지도받으며 하는 저항운동도 권장된다. 호흡을 적절하게 해주는 근력강화 훈련은 알맞은 저항의 양과 함께 10번에서 15번 반복한다. 여러 근육을 사용하고 여러 관절을 망라하여 움직이는 동작을 일주일에 두 번 아동의 활동프로그램에 넣을 수 있다.

폐의 구조와 기능이상이 있는 아동에서의 유산소 운동 (Aerobic Exercise in Children With Impairment of Pulmonary Structures and Function)

만성적 CVP 질환이 있는 아동에서 유산소 활동의 장점은 (1) 건강하다는 느낌을 많이 주고, (2) 유산소 능력과 운동 지구력을 증가시키고, (3) 호흡 근육 근력과 지구력을 향상시키고 (4) 분비물 제거를 용이하게 해주는데 있다 (Bar-Or & Rawland, 2004). 안전하게 훈련하려면 CVP 장해가 있는 아동에서 운동처방은 강도, 빈도, 시간 그리고 형태를 분명히 적시해야 한다. HR, RR, BP, 호흡패턴, SaO_2, 그리고 운동 중 RPE를 포함하는 활력징후를 모니터링하고 기록하는 것이 안전한 운동세션을 유지하는데 도움이 될 것이다. 운동중 저산소증이 나타난 기록이 있는 아동에서는 운동중 산소공급을 고려해야 한다.

유산소 능력에서 폐 시스템이 전형적 제약요인은 아니다. 그러나 만성적인 폐질환이 있는 아동은 운동에 대한 지구력이 폐의 장해로 말미암아 제한될 수 있다. 이 아동들을 대상으로 적절하게 운동강도를 처방하려면 폐의 예비능력이 얼마인지, 운동에 사용할 수 있는 환기의 양은 얼마인지 휴식시의 분당 환기량과 최대 분당 환기량간의 차이가 얼마인지 생각해 보아야 한다. 폐의 예비능력이 낮을 때 (즉, 아동의 폐 장해가 심할 때) 아동은 휴식시 분당 환기량이 높을 것이고 조금의 부하에도 자신의 환기능력을 많이 사용할 것이다. 그리고 폐 장해의 결과로 운동수행 능력이 제한되어 있을 것이다. 이런 아동들에서는 간간이 휴식을 하면서 짧게 고강도로 운동하는 것이 훈련이 된다. 폐의 예비량이 많으면 중간 정도의 강도로 좀 더 길게 운동하는 것이 가능하다. 폐질환이 악화된 후에는 악화 이전의 운동수준으로 아동이 회복될 때까지 친숙한 운동프로그램으로 되돌아가 운동강도를 조정하여 운동하는 것이 필요하다. 소아물리치료사는 심폐계 장해가 있는 아동에게 아주 낮은 강도이더라도 유산소훈련이 되는 운동프로그램을 제공해주고 체력훈련 프로그램에 장기적으로 참여하는 것을 북돋아 주어야 한다.

유산소운동의 횟수와 시간은 운동 강도와 관련되어있다. 운동을 30분 유지할 수 있으면 횟수는 주당 3번에서 5번이 되어야 한다. 이와는 반대로 짧게 고강도의 운동을 하려면 매일 하여야 한다. 운동 프로그램은 쉬지 않고 20분에서 30분정도 운동할 수 있을 때까지 보통 운동시간을 늘여가는데 중점을 둔다. 그다음 운동강도는 유산소훈련을 지속할 수 있도록 점차 높여간다.

활동의 종류는 안전하고 효율적인 체력 형성 능력에 따라 판단한다. 특성상 유산소 활동이어야 하고 부하되는 일량을 조절할 수 있어야 한다. 많은 경우 몸을 부딪히며 하는 활동은 제한되거나 최소한 수정이 필요하다.

활동하는 환경에 대한 평가도 해야 한다. 피겨 스케이팅, 아이스 하키, 스키와 같은 겨울스포츠는 차갑고 건조한 환경에서 하게 되는 활동인데 반응성 기도질환이 있는 아동에게는 적절치 않다. 따뜻하고 좀 더 습도가 있는 환경에서 운동을 하면 더 길게 더 강도있는 운동을 할 수 있다. 운동전 특히 기관지 확장제같은 약물을 투여하는 타이밍에 대해서 확인을 해두어야 한다. 실제 운동전 가볍게 워밍업하는 것이 기도의 반응성을 경감시키는데 도움이 된다. 활동환경이 매우 덥거나 매우 추울 때 아동의 체온조절 능력이 제한되어있다는 것을 고려해야 한다. CF 아동에서는 더울 때 나트륨이 고갈된다는 것을 유념해야 한다. 이것 때문에 운동하는 동안 수분과 나트륨의 보충이 매우 중요한 것이다.

CF같이 폐 질환으로 분비물이 차있는 아동에서는 종종 유산소 운동이 분비물 제거에 도움이 된다는 사실을 발견한다. 손으로 하는 분비물 제거방법과 운동을 겸하면 CF 아동에서 분비물 제거에 효과가 있다는 것이 밝혀졌다. 비록 운동만 해서는 그만큼 효과가 없지만 운동과 분비물 제거 테크닉을 같이 쓰면 서로 보완적이 될 수 있다(Bilton, Dodd, Abbot, & Webb, 1992; Sahl, Bilton, Dodd & Webb, 1989). CF 아동에서의 유산소 운동의 장기적 장점은 폐기능이 서서히 감퇴하고 건강하다는 느낌을 주는데 있다(Schneiderman-Walker 등, 2000). CF가 있는 아동에서 신체 훈련을 최근 검토해본 결과 유산소이든지 아니든지 운동은 해롭지 않으며 이점이 있을 수도 있다는 것이다(Bradley & Moran, 2008).

만성적인 폐 질환이 있는 성인에서 치료 테크닉 중 하나로 흡기 근육 훈련이 있다. 들이마시는 역치에 부하를 준 기구를 이용하는 들이마시는 동작의 근육 훈련은 CF 아동에서 흡기시의 근육 지구력, 폐 기능, 그리고 삶의 질을 향상시킬 수도 있지만 좀 더 연구가 필요하다(Houston, Mills, & Solis-Moya, 2008). 흡기 지구력이 향상되었을 때 운동능력이 향상되는지, 호흡곤란, 피로 혹은 폐기능 검사의 점수가 향상되는지에 대해서는 그 결과가 다양하였다(Asher, Pardy, Coates, Thomas, & Macklem, 1982; de Jong, van Aalderen, Kraan, Koeter, & van der Schans, 2001; Sawyer & Clanton, 1993). 흡기 근육훈련기구를 이용하는 운동을 처방하는 것은 운동강도에 있어서 연구마다 달랐는데 이것이 결과도 달라지는 원인인 것 같다. 카누 젓기, 수영같이 어깨, 흉곽 근육을 목표로 활동 훈련을 시행하면 호흡근육의 지구력을 향상시키는 것으로 알려졌다(Keens 등, 1977).

만성적 폐질환이 있는 아동들은 호흡 보조근육을 많이 사용하게 된다. 상지, 어깨, 등 그리고 목의 정적인 스트레치뿐 아니라 전신 스트레칭이 유연성을 좋게 해준다. 스포츠 의학 미국 대학협의회(Americal College of Sport Medicine; ACSM)(2008)는 신체를 유연하게 만들고 또 유지하려면 (1) 일주일에 3회. (2) 약간의 불편함을 느낄 정도의 강도로 스트레치할 것, (3) 각 스트레치마다 10초에서 30초를 유지하고 한 근육이나 그룹당 3회에서 5회를 반복할 것을 제시하고 있다.

심장 구조 및 기능이상이 있는 아동을 위한 유산소 운동 (Aerobic Exercise for Children With Impairments of Cardiac Structures and Functions)

청색증 심장 결함이 있는 아동에서는 유산소 능력이 감소되어있을 것이다. 심한 청색증의 심장결함이 있으면 운동하는 것이 몹시 힘들다. 그러나 유연성을 위주로 하는 혹은 기타 심장에 대한 부하가 덜한 신체 활동, 예를 들어, 변형된 요가같은 것은 여전히 가능한 신체활동이다. 심장 교정수술을 받고 결과가 좋은 경우에는 유산소 능력의 제약이 없어지거나 거의 없다. 그리고 아동은 거의 모든 레크리에이션 신체활동에 참여할 수 있다. 심한 심장결함이 있던 아동에서 수술 후에도 여전히 심각한 혈류역학적인 이상이 남은 경우, 좀 더 정밀한 운동처방을 줄 수 있는 수정된 운동프로그램이 필요할 것이다; 부정맥 같은 활력징후를 긴밀히 모니터링하고; 필요 시 산소보충을 해줄 수 있어야 한다. 대동맥 협착같은 심한 폐쇄성 문제가 있으면 돌연사, 기절, 그리고 흉통의 위험이 있어 운동프로그램에 참여하기 전 운동 테스트와 심장 평가를 받아야 한다. Mustard(큰 동맥들의 위치 전환의 교정술) 혹은 Fontan (단일 기능성 심실) 수술을 받은 후에는 계속 $VO_{2\ max}$의 감소, 최고 심박동수, 휴식기의 심박수의 변화, 운동시 심박출량의 감소, 우측 심실 장해, 운동 시 산소포화도 감소를 종종 지속적으로 보이기 때문에 주의해야 한다(Bar-Or & Rawland, 2004).

Kawasaki질환, 특히 관상동맥이 침범되거나 동맥류가 있는 아동에서 운동의 권고는 운동 테스트 후에 심장전문의와 함께 해야 한다.

심장 구조 및 기능의 어떤 장해가 있으면 항상 적절한 HR 반응을 위해서 박동조율기를 체내에 심을 수 있으며 이것에는 여러 다른 종류들이 있다. 박동조율기는 (1) 박동조율기가 심장리듬을 어디서 감지하는지(A=심방, V=심실, D=심방과 심실); (2) 박동조율기가 언제 전기적 심장박동을 내보내는지((A,V, 혹은 D); 그리고 (3) 심장리듬을 감지했을 때 박동조율기가 무엇을 하는지(전기 박동을 I=억제, T=내보냄, 혹은 D=억제하거나 내보냄)에 따라 기술한다. 이것에 따라 기술해보자면 VVI 박동조율기는 심실내에서 심장리듬을 감지하며 심실로 전기박동을 보내며 심실이 적절 타이밍에 박동한 것을 감지했을 때는 박동조율기에 의한 전기박동은 억제해준다. 아동 심장이 분당 90회로 일정하게 뛰도록 조절해 놓았다면 운동하는 동안에는 요구되는 심장박출량의 증가를 일회박출량 단독으로 감당해야 한다. 그러므로 심박동수에 반응하는 박동조율기는 아동의 활동수준에 따라 자신의 프로그램을 계속 다시 적응시키는 기능도 있다. 아동 활동이 증가되어 이를 감지하면 박동조율기는 증가된 활동에 해당하는 전기박동수를 증가시킨다. 이것으로 일회박출량의 증가와 함께 HR이 증가하고 이로써 심장박출량이 증가되어 건강한 아동의 심장처럼 비슷하게 작동하는 것이다.

심장, 폐 혹은 심장-폐의 이식수술 대상이 되는 아동은 이식 전 후 감독하에 운동프로그램에 참여하게 된다. 심장 혹은 심장-폐의 이식을 받은 아동은 증가된 신체활동과 운동에 대해 HR반응이 다르게 나타난다. 이식된 심장으로 직접적인 신경자극이 가지 않기 때문에 HR은 혈액 내의 카테콜라민에 따라 증가한 것이고 자율신경계의 작용이 아니다. 높아진 운동강도에 대해 가장 잘 적응하려면 좀 더 길게 워밍업을 하여야 한다. 운동후 오래 상승되었던 HR 현상은 카테콜라민이 시스템을 유지시키고 있기 때문에 일어나지 않는다. 정리하는 시간을 길게 하면 HR이 휴식기의 HR로 서서히 감소할 수 있도록 해준다. 심장이 운동강도를 따라갈 능력이 안되면 RPE 척도가 운동강도를 처방하는데 도움이 된다. 기존 운동을 친숙하게 받아들인다면 아동들의 활동 지구력이 향상될 것이고 이식수술의 효과를 최대로 활용하는 것이 된다.

모든 수준의 아동들을 위한 체력 (Physical Fitness for Children of All Abilities)

아동과 청소년들 사이에서 최근 비만의 유병률은 증가하여 왔다(Salbe, Weyer, Lindsay, Ravussin, & Tataranni, 2002). 아동기 초기의 비만은 장래의 비만에 대한 가장 좋은 예측인자이다. 그러므로 후기 아동기와 성인기의 비만을 예방하거나 줄이는데 아동기 초기부터 중재가 필요하다는 것을 지적해주는 것이다. 아동기 비만, 천식, 당뇨의 빈도가 증가하는 것과 우리 청소년들의 체력이 떨어지는 것은 함께 공공보건의 염려거리이다. 6-11세 사이의 아동 비만 유병률은 1980년 6.5%에서 2008년 19.6%로 증가하였고 12-19세 사이의 청소년에서는 5.0%~18.1%로 증가하였다(Ogden, Carroll, Curtin, Lamb, & Flegal, 2010; 국립 건강통제센터, 2004). 체력단련과 활동 프로그램에의 참여가 관상동맥 질환, 고혈압, 비만, 골다공증, 그리고 type 2형 당뇨와 같은 만성질환의 위험을 줄여준다. 이러한 만성 질환은 성인에서 보지만 병리적 변화는 아동기에서 시작되므로 신체 활동과 건강의 향상은 성인기까지 장기적 영향이 있을 것이다.

5세와 10세 사이의 아동들이 조직화된 스포츠에 참여를 덜하고 TV시청이 늘어나는 아동들은 비만이 되기 쉽다. 아동이 비만이 된 후에야 신체활동을 덜 하였다는 사실이 발견되는 것이 놀랍다. 젊은이들에게 집중한 체력 프로그램은 조직화된 스포츠와 가만히 앉아서 하는 활동사이의 거리를 메꾸어 줄 필요한 대체활동으로서의 역할을 해준다. 장기적 능동적 생활양식을 지지해주기 위해 가족과 아동 활동의 선호도, 지역사회의 자원을 체력단련 프로그램 개발에 통합하여야 한다. 비만을 줄이고 신체의 구성을 변화하려면 신체단련 프로그램 중 총 에너지 소비량을 증가시키는(Bar-Or, 2000; Bar-Or, Rawland, 2004) 활동이 있어야 한다. 걷기, 자전거 타기, 롤러블레이드 타기, 스케이트 타기, 수영 혹은 댄싱같이 큰 근육그룹을 사용하게 되는 활동을 하게 하면 에너지 소모를 늘릴 수 있다. 미국 보건사회부(2008)는 신체활동과 체력단련 프로그램(http://www.cdc.gov/HealthyYouth/Physicalactivity/guideline.htm)의 목적을 만들었다. 모든 물리치료사들이 건강한 국민 2020을 검토해야 한다(http://www.healthypeople. gov).

신체장애가 있는 사람들에서 신체활동을 증진하는 것이 또한 공중보건의 관심사이다(Heath & Fentem, 1997). 모든 수준의 아동에서 각자에 알맞은 최적의 체력이 목표가 되어야 한다. 장애아동들에서는 활동능력이 감소되어있어 일상의 신체활동에 영향을 주는 것을 볼 수 있다(Dresen, de Groot, Corstius, Krediet, & Meijer, 1982). 다양한 신경근육계 질환이 있는 아동들에서 심폐계 지구력을 측정하는 여러 연구에서 지구력이 감소된 결과를 보여주었는데 연구대상은 CP(Lundberg, 1978), 척추이분증(Agre 등, 1984), 척수손상(Janssen, Van Oers, Van der Woude, & Hollander, 1994), 근육퇴행위축(Sockolov, Irwin, Dressendorfer, & Bernauer, 1997), 다운증후군(Dichter, Darbee, Effgen, & Palisano, 1993)이다. 신경근육계 장해가 있으면 전통적인 체력단련 프로그램에의 참여가 어려울 수 있다. 그러나 여전히 체력유지는 중요하다. 전반적으로 체력이 좋아지면 과도한 피로없이 일상생활중 자신들의 활동을 스스로 할 수 있는 능력이 증진된다. CP 아동에서 무게를 드는 활동을 하면 골밀도가 높아지고 골다공증 예방에 도움이 될 수 있다.(Chad, Bailey, McKay, Zello, & Snyder, 1999).

도구들 / Equipment

의학적 기구들은 호흡 및 동작이동을 향상, 증진, 유지시키는데 도움이 된다. 물리치료사는 도움이 되는 기구의 종류, 목적에 대해 주의깊게 생각해 보고 언제 그것을 사용하며 유지하는가에 대해 이해하고 있어야 한다.

흡입하는 기구(Inhalation Devices)

기도에 질병이 있는 상태에서 기도안으로 약물을 국소적으로 줄 때 네뷸라이저와 metered-dose inhaler(MDIs) 같은 흡입기구를 흔히 사용한다. 적절한 자세로 알맞게 호흡하도록 하면서 사용해야 호흡을 최대화하면서 약물이 잘 들어간다. 물리치료사는 어린 아동 혹은 근육신경장해가 있는 아동에서 아동의 호흡과 잘 협응하면서 MDI를 사용할 수 있다. 현재 대부분의 MDIs는 역전류기 장치를 쓰고 있어서 호흡기 내에서 입자들이 고르게 분포하도록 기능이 향상된 것들이다.

활력징후와 공기흐름의 모니터 (Vital Sign and Airflow Monitors)

심장, 무호흡, 그리고 산소포화도에 대한 모니터들을 병원에서는 흔히 사용한다. 이러한 모니터들은 비록 영아 이환/사망의 예방에 효과적이라고 증명되지 않았지만 SIDS의 위험이 있는 조산아와 수면무호흡인 아동들에게는 종종 집에서도 달아놓는다. 아동들이 쉴 때나 잠잘 때 간헐적으로 이런 모니터들을 사용할 수 있다. 기도기능을 모니터하기 위해 그리고 의학치료를 가장 효과적으로 하기 위하여 반응성 기도질환이 있는 사람들에서 호기의 유속을 측정하기 위해 손으로 잡을 수 있는 폐활량계를 종종 사용한다.

인공호흡기와 산소공급(Mechanical Ventilation and Supplemental Oxygen)

호흡 보조를 위한 설비에는 양압 및 음압 호흡기와 계속 기도에 양압을 주는 기구(CPAP; continuous positive airway pressure) 혹은 이중레벨의 양압 기도저항(bilevel positive airway pressure)을 주는 기구(BiPAP)가 있다. CVP의 질환에 따라, 심한 정도에 따라 그리고 연령, 신체 크기에 따라 다른 호흡패턴이 사용된다. 이러한 호흡기의 여러 형태를 서술하는 것은 이 책의 범위를 넘어선 것이다. 호흡장해가 있는 아동에서는 호흡보조기구를 간헐적으로 혹은 내내 사용할 수도 있지만 대부분은 잠잘 때나 휴식시 사용한다. 신경근육계 질환이 있어 활동 및 참여가 호흡기의 기능 및 구조 장해와 연관되어 계속 감퇴되고 있으면 전동휠체어에 손으로 운반할 수 있는 호흡기를 장착하여 이동을 계속 유지시킬 수 있다.

어른에서와 마찬가지로 아동에게도 산소를 보충 공급한다. 그 범주는 SaO_2가 88% 이하, PaO_2가 55mmHg이하 혹은 활동이나 잠잘 때 산소포화도가 많이 떨어질 때이다. 산소는 코를 통한 관이나 마스크를 통하여 공급해준다. CF를 가지고 있는 환아에서 단기 산소 치료는 운동 시간을 향상, 쉽게 잠이 들고 학교에 잘 출석하게 해준다. 그러나 CF 환아에서 장기적으로 산소를 사용하기 위해서는 좀 더 연구가 필요하다(Elphick & Mallory, 2009). 여러 종류의 가정용 및 가지고 다닐 수 있는 산소탱크와 농축기가 있으며 회사로 주문하면 보내주고 유지도 해준다.

체내에 이식한 의학적 기구와 외부기구 (Implanted and External Medical Devices)

아동에서 심장박동기의 이식, 주입 펌프를 통한 약물 투여, 약물 방출용 피하 약물저장소 등이 좀 더 흔해졌다. 이러한 기구들은 더 주의해야 하는데 특히 운동을 할 때이다. 예를 들어, 인슐린 펌프를 가지고 있는 아동은 수영하기 전 펌프가 물에서도 작동하는지 주의하고 동계스포츠에 참여할 때는 펌프가 얼 수도 있다는 것을 주의해야 한다. 이식된 부위에 손으로 연타하는 것처럼 직접 접촉하는 것은 주의해야 한다.

적응적인 지지기구(Adaptive Supports)

복부근의 지지기구는 복부근의 근력장해가 있는 아동에서 호흡을 향상시키기 위해 사용될 수 있다. 이것들은 복부압력을 증가시키기 위한 동작을 도와준다. 그리고 횡경막의 휴식자세를 향상시킨다. 휴식기에 횡경막이 좀더 돔 모양으로 되어있을 수록 근육의 길이-장력의 관계가 향상되어 효율적으로 횡경막이 수축할 것이다. 자세조절을 잘 할 수 없는 아동은 앉은 자세에서 적절한 흉곽 위치를 잡게 해줌으로써 호흡하는 능력을 향상시킬 수도 있다. 휠체어,

유모차 혹은 카시트에 머리를 고정시켜 영아와 아동에서 목의 굴곡 혹은 회전을 최소화하여 호흡을 향상시키고 확실히 기도를 열려있게 할 수 있다.

서비스 제공 모델 / Service Delivery Models

CVP의 구조 및 기능장해를 가진 아동들을 위한 다양한 서비스 제공 모델들이 있다. 직접 물리치료를 하는 것이 흔한 모델이다. 만성 심폐계 질환으로 주기적으로 입원하게 되는 병원에서는 담당 물리치료사가 수년동안 치료의 연속성을 위하여 입원동안 치료를 계속하도록 되어있다. 직접 물리치료를 해주면 아동과 치료사간에 밀접한 친밀감이 형성된다. 그러나 의료보험이 바뀜에 따라 직접 치료해주는 것은 아동이 악화되었을 때로 종종 한정된다. 그러므로 부모와 가족이 일상 관리를 해준다. 간헐적으로 치료를 식섭 해주는 물리치료사는 현재 치료계획이 무엇인지 살펴보아야 하고 아동의 연령, 능력, 견디는 힘, 진행, 혹은 현재의 욕구에 기초하여 새롭게 관리계획을 짜야 한다. 가정에서 현재 치료계획에 관한 양육자의 염려나 질문에 답해주어야 한다. 새로운 관리자가 생기면 교육해주어야 하고 현재 치료를 해주는 사람의 치료테크닉을 살펴보는 것도 중요하다.

복잡한 CVP 장해가 있는 아동과 영아는 영양사, 의사, 심리사, 사회사업가, 간호사, 물리치료사, 작업치료사, 호흡치료사를 포함한 많은 서비스 제공자들이 협력함으로써 가장 나은 치료를 받을 수 있다. 가족, 의료 제공자, 학교, 그리고 지역사회의 협력으로 CVP 질환이 있는 아동에게 일관되고 지지하는 분위기를 만들어주어야 한다. 물리치료사는 소아 장기이식 프로그램, 소아 호흡기 클리닉, 소아 신경근육 클리닉, 앉는 보조기구 클리닉 등 많은 소아분야의 자문에도 응하거나 팀 일원으로서 포함되기도 한다.

물리치료사는 아동의 체력증진을 포함하여 건강증진에도 주요한 역할을 한다. 장애인 교육법(IDEA)으로 장애아들이 정규교육뿐 아니라 체육교육에도 통합되도록 방향이 전환되었다. 체력에 중점을 둔 방과후 레크리에이션에도 점차 물리치료사의 참여가 늘어가고 있는데 직접 중재를 해주거나 그러한 프로그램을 디자인하는데 참여한다. 특별히 우리는 전문성을 바탕으로 특별한 건강 관리가 필요한 아동을 포함한 다양한 수준 및 신체적 기술을 가진 모든 아동에서 체력을 증진시켜 줄 수가 있다. 물리치료사는 또한 모든 수준의 아동들을 위해서 적절한 레크리에이션 프로그램 개발을 위한 지역사회 협의회의 자문에도 참여한다. 갈 수 있는 공원, 레크리에이션 시스템, 스포츠, 체력 프로그램을 물리치료사가 기획함으로써 건강증진과 웰니스에 대하여 중요한 역할을 한다. 지역사회 응급에 대한 시스템에 대하여 물리치료사는 자기 전문성 내에서 도움을 줄 수 있도록 또한 준비하여야 한다. 물리치료사는 전문성이 넓기 때문에 CVP 기능이상이 있는 아동들의 삶과 의학관리의 질을 향상시킬 수 있는 많은 길을 제공한다.

요약 / Summary

물리치료 임상에서는 아동이 무엇을 할 수 있게 되는 단기간의 성과와 아동의 일생에서의 가장 좋은 가능한 결과인 장기성과를 모두 고려해야 한다. CVP 장해가 있는 아동의 물리치료는 분비물 관리에서부터 흉곽의 유연성, 호흡운동 그리고 수술전 혹은 수술후 관리에서부터 일생 지속하는 신체활동과 체력 단련 훈련에 이르기까지 여러 단계에서 시행한다. 물리치료사는 능동적으로 모든 수준의 아동들의 체력과 신체적 활동을 증진시키는 것에 대한 관심을 가질 필요가 있다. 물리치료사라는 직군은 이런 역할에 대해 벌써 준비가 된 사람들이며 어떤 환경, 연령, 능력 그리고 의학적 상태에서도 치료와 관리를 해줄 수 있다.

토의문제들(Discussion Questions)

1. 폐의 구조적 발달과 관련하여 태아 심장발달의 타이밍은 어떻게 되는지 설명하시오.
2. 태내에서 동맥관을 통하여 만들어진 단락의 종류에 대해 설명하시오. 그리고 출생 후 처음 몇 회의 호흡이 단락에 어떻게 영향을 미치는지 설명하시오
3. 천식과 운동유발성 기관지 연축의 장해에서 비슷한 점과 다른 점은 무엇인가?
4. 신경근육계 질환이 있는 아동은 이동을 위해 휠체어를 사용한다. 앉아있는 것이 폐의 시스템에 미치는 영향은 무엇인가?

5. CF를 가진 아동에서 다음의 치료 프로그램에 대한 찬성과 반대를 비교하시오; (1) 체위배액, 연타, 흔들어주기, 그리고 기침, (2) 즉, 앉은 자세에서의 Flutter 사용, (3) 유산소 운동 프로그램
6. 상지와 몸통에 중심을 둔 근력운동과 지구력 운동이 어떻게 폐 시스템에 이로운지 설명하시오
7. 12세에서 15세사이의 비활동적이고 비만한 청소년을 위한 유산소 활동 프로그램의 처방에서 무엇을 고려해야 하는가?
8. 심방의 전도이상이 있는 아동은 심장박동 조율기로 치료한다. AVD 박동기는 무엇이고 왜 이 상황에 이것이 선택되었는지 설명하시오. 당신의 처방과 신체활동 혹은 운동 프로그램의 모니터링에 어떻게 이 기구가 영향을 미칠 것인가?

권장도서(Recommended Readings)

American College of Sports Medicine (2008). *ACSM's guidelines to exercise testing and prescription* (8th ed.). Baltimore: Williams & Wilkins.

Bar-Or, O., & Rowland, T.W. (2004). *Pediatric exercise science: From physiological principles to health care application*. Champaign, IL: Human Kinetics.

Cerny, F., & Burton, H. (2001). *Exercise physiology for health care professionals*. Champaign, IL: Human Kinetics.

Durstine, J.L., & Moore, G.E. (2003). *ACSM's exercise management for persons with chronic diseases and disabilities*. Champaign, IL: Human Kinetics.

Goodman, C.C., Boissonnault, W.G., & Fuller, K.S. (2003). *Pathology: Implications for the physical therapist*. Philadelphia: W.B. Saunders.

Patrick, K., Spear, B., Holt, K., & Sofka, D. (2001). *Bright futures in practice: Physical activity*. Arlington, VA: National Center for Education in Maternal and Child Health.

Sadowski, S.L. (2009). Congenital cardiac disease in the newborn infant: Past, present, and future. *Critical Care Nursing Clinics of North America, 21*(1), 37–48.

United States Department of Health and Human Services (2009). *Healthy people 2020*. Washington, DC: Author. Available at http://www.healthypeople.gov/HP2020/

참고문헌(References)

Abadir, S., Sarquella-Brugada, G., Mivelaz, Y., Dahdah, N., & Miró, J. (2009). Advances in paediatric interventional cardiology since 2000. *Archives of Cardiovascular Diseases, 102*(6–7), 569–82.

Abbott, J., & Gee, L. (2003). Quality of life in children and adolescents with cystic fibrosis. *Pediatric Drugs, 5*(1), 42–56.

Agre, J.C., Findley, T.W., McNally, C., Habeck, R., Leon, A.S., Stradel, L., Birkebak, R., & Schmalz, R. (1984). Physical activity capacity in children with myelomeningocele. *Archives of Physical Medicine and Rehabilitation, 68*, 372–377.

Aitken, M. (1996). Cystic fibrosis, editorial overview. *Current Opinion in Pulmonary Medicine, 2*(6), 435–438.

American Alliance for Health, Physical Education, Recreation, and Dance. *The AAHPERD physical best program*. Reston, VA. (AAHPERD). (1999).

American College of Sports Medicine (ACSM). (2008). *ACSM's guidelines to exercise testing and prescription* (8th ed.). Baltimore: Williams & Wilkins.

American College of Sports Medicine (ACSM) & American Heart Association (AHA). (2007). Exercise and acute cardiovascular events: Placing the risks into perspective: Joint position statement. *Medicine & Science in Sports & Exercise. 39*(5), 886–897.

American Heart Association Council on Cardiovascular Disease in the Young. (2007). Noninherited risk factors and congenital cardiovascular defects: Current knowledge: A scientific statement from the American Heart Association Council on Cardiovascular Disease in the Young. *Circulation, 115*, 2995–3014.

American Physical Therapy Association (APTA) (2001). Guide to physical therapist practice (2nd ed.). *Physical Therapy, 81*, 6–746.

Arens, R., Gozal, D., Omlin, K.J., Vega, J., Boyd, K.P., Keens, T.G., et al. (1994). Comparison of high frequency chest compression and conventional chest physiotherapy in hospitalized patients with cystic fibrosis. *American Journal of Respiratory Critical Care Medicine, 150*(4), 1154–1157.

Asher, M.I., Pardy, R.L., Coates, A.L., Thomas, E., & Macklem, P.T. (1982). The effects of inspiratory muscle training in patients with cystic fibrosis. *American Review of Respiratory Diseases, 126*(5), 855–859.

Baker, J., Olsen, L.W., & Sørense, T.I. (2007). Childhood body-mass index and the risk of coronary heart disease in adulthood. *New England Journal of Medicine, 357*(23), 2329-2337.

Bancalari, E., Abdenour, G.E., Feller, R., & Gannon, J. (1979). Bronchopulmonary dysplasia: Clinical presentation. *Journal of Pediatrics, 95*, 819–823.

Bar-Or, O. (2000). Juvenile obesity, physical activity and lifestyle changes. *The Physician and Sportsmedicine, 28*(11), 51–58.

Bar-Or, O., & Rowland, T.W. (2004). *Pediatric exercise science: From physiological principles to health care application*. Champaign, IL: Human Kinetics.

Barron, K.S., Shulman, S.T., Rowley, A., Taubert, K., Myones, B.L., Meissner, H.C., et al. (1999). Report of the National Institutes of Health Workshop on Kawasaki Disease. *Journal of Rheumatology, 26*(1), 170–190.

Bernstein, S., Heimler, R., & Sasidhara, P. (1998). Approaching the management of the neonatal intensive care graduate through history and physical exam. *Pediatric Clinics of North America, 45*(1), 79–105.

Bilton, D., Dodd, M.E., Abbot, J.V., & Webb, A.K. (1992). The benefits of exercise combined with physiotherapy in the treatment of adults with cystic fibrosis. *Respiratory Medicine, 86*(6), 507–511.

Bokulic, R.E., & Hilman, B.C. (1994). Interstitial lung disease in children. *Pediatric Clinics of North America: Respiratory Medicine II, 41*(3), 543–567.

Borg, G.A. (1982), Psychophysical bases of perceived exertion. *Medicine and Science in Sports and Exercise, 14,* 377–387.

Borowitz, D. (1996). The interrelationship of nutrition and pulmonary function in patients with cystic fibrosis. *Current Opinions in Pulmonary Medicine, 2*(6), 457–461.

Bradley, J.M., & Moran, F. (2008). Physical training for cystic fibrosis. *Cochrane Database of Systematic Reviews*, Issue 1. Art. No.: CD002768. doi: 10.1002/14651858.CD002768.pub2.

Braggion, C., Cappelletti, L.M., Cornacchia, M., Zanolla, L., & Mastella, G. (1995). Short-term effects of three chest physiotherapy regimens in patients hospitalized for pulmonary exacerbations of cystic fibrosis: A cross-over randomized study. *Pediatric Pulmonology, 19*(1), 16–22.

Brannon, F.J., Foley, M.W., Starr, J.A., & Saul, L.M. (1998). *Cardiopulmonary rehabilitation: Basic application.* Philadelphia: F.A. Davis.

Buckingham, M., Meilhac, S., & Zaffran, S. (2005). Building the mammalian heart from two sources of myocardial cells. *Nature Reviews, 6,* 826–835.

Bush, A. (2009). Prenatal presentation and postnatal management of congenital thoracic malformations. *Early Human Development, 85*(11), 679–684.

Cerny, F.J. (1989). Relative effects of bronchial drainage and exercise for in-hospital care of patients with cystic fibrosis. *Physical Therapy, 69*(8), 633–639.

Cerny, F., & Burton, H. (2001). *Exercise physiology for health care professionals.* Champaign, IL: Human Kinetics.

Chad, K.E., Bailey, D.A., McKay, H.A., Zello, G.A., & Snyder, R.E. (1999). The effect of a weight-bearing physical activity program on bone mineral content and estimated volumetric density in children with spastic cerebral palsy. *Journal of Pediatrics, 135*(1), 115–117.

Cordes, K.R., & Srivastava, D. (2009). MicroRNA regulation of cardiovascular development. *Circulation Research, 104*(6), 724–732.

Corey, M., & Farewell, V. (1996). Determinants of mortality from cystic fibrosis in Canada. *American Journal of Epidemiology, 143,* 1007–1017.

Darbee, J., & Cerny, F.J. (1995). Exercise testing and exercise conditioning for children with lung dysfunction. In S. Irwin & J.S. Tecklin (Eds.), *Cardiopulmonary physical therapy* (3rd ed., pp. 563–578). St. Louis: Mosby.

Davidson, A.G.F., Wong, L.T.K., Pirie, G.E., & McIlwaine, P.M. (1992). Long-term comparative trial of conventional percussion and drainage physiotherapy versus autogenic drainage in cystic fibrosis. *Pediatric Pulmonology Supplement 8,* 298.

Deakins, K., & Chatburn, R.L. (2002). A comparison of intrapulmonary percussive ventilation and conventional chest physiotherapy for the treatment of atelectasis in the pediatric patient. *Respiratory Care, 47*(10), 1162–1167.

Decesare, J., Graybill-Tucker, C.A., & Gould, A.L. (1995). Physical therapy for the child with respiratory dysfunction. In S. Irwin & J.S. Tecklin (Eds.), *Cardiopulmonary physical therapy* (3rd ed., pp. 516–562). St. Louis: Mosby.

de Jong, W., van Aalderen, W.M., Kraan, J., Koeter, G.H., & van der Schans, C.P. (2001). Inspiratory muscle training in patients with cystic fibrosis. *Respiratory Medicine, 95*(1), 31–66.

Dichter, C.G., Darbee, J.C., Effgen, S.K., & Palisano, R.J. (1993). Assessment of pulmonary function and physical fitness in children with Down syndrome. *Pediatric Physical Therapy, 5,* 3–8.

Doershuk, C.F., Fischer, B.J., & Matthews, L.W. (1975). Pulmonary physiology of the young child. In E.M. Scarpelli (Ed.), *Pulmonary physiology of the fetus, newborn and child.* Philadelphia: Lea & Febiger.

Dresen, M.H.W., de Groot, G., Corstius, J.J., Krediet, G.H., & Meijer, M.A. (1982). Physical work capacity and daily physical activities of handicapped and non-handicapped children. *European Journal of Applied Physiology, 48,* 241–252.

Elkins, M.R., Jones, A., & van der Schans, C. (2006). Positive expiratory pressure physiotherapy for airway clearance in people with cystic fibrosis. *Cochrane Database of Systematic Reviews,* (2): CD003147. doi: 10.1002/14651858.CD003147.pub3.

Elphick, H.E., & Mallory, G. (2009). Oxygen therapy for cystic fibrosis. *Cochrane Database Systematic Reviews,* (1): CD003884

Eng, P.A., Morton, J., Douglass, J.A., Riedler, J., Wilson, J., & Robertson, C.F. (1996). Short-term efficacy of ultrasonically nebulized hypertonic saline in cystic fibrosis. *Pediatric Pulmonology, 21*(2), 77–83.

Fedderly, R.T. (1999). Left ventricular outflow obstruction. *Pediatric Clinics of North America: Pediatric Cardiology, 46*(2), 369–384.

Fitzgerald, D.A., Hilton, J., Jepson, B., & Smith, L. (2005). A cross-over randomized, controlled trial of dornase alfa before versus after physiotherapy in cystic fibrosis. *Pediatrics, 116,* 4549–554.

Gaultier, C. (1995). Respiratory muscle function in infants. *European Respiratory Journal, 8*(1), 150–153.

Gondor, M., Nixon, P., Mutich, R., Rebovich, P., & Orenstein, D. (1999). Comparison of flutter device and chest physical therapy in the treatment of cystic fibrosis during pulmonary exacerbation. *Pediatric Pulmonology, 28,* 255–260.

Goss, C.H., & Quittner, A. (2007). Patient-reported outcomes in cystic fibrosis. *Proceedings of the American Thoracic Society, 4,* 378–386.

Grifka, R.G. (1999). Cyanotic congenital heart disease with increased pulmonary blood flow. *Pediatric Clinics of North America: Pediatric Cardiology, 46*(2), 405–425.

Gross, S.J., Iannuzzi, D.M., Kveselis, D.A., & Anbar, R.D. (1998). Effect of preterm birth on pulmonary function at school age: A prospective controlled study. *Journal of Pediatrics 133,* 188–192.

Guyton, A. (1996). *Textbook of medical physiology* (9th ed., p. 487). Philadelphia: W.B. Saunders.

Heath, G.W., & Fentem, P.H. (1997). Physical activity among persons with disabilities: A public health perspective. *Exercise and Sport Science Reviews, 25,* 216.

Henderson, A.J. (2008). What have we learned from prospective cohort studies of asthma in children. *Chronic Respiratory Disease, 5,* 225–231.

Herrera-Soto, J.A., Vander Have, K.L., Barry-Lane, P., & Myers, J.L. (2007). Retrospective study on the development of spinal deformities following sternotomy for congenital heart disease. *Spine, 32*(18), 1998–2004.

Hershenson, M.B., Colin, A.A., Wohl, M.E., & Stark, A.R. (1990). Changes in the contribution of the rib cage to tidal breathing during infancy. *American Review of Respiratory*

Disease, 141(4 Pt 1), 922–925.

Hintz , S.R., Van Meurs, K.P., Perritt, R., Poole, W.K., Das, A., Stevenson, D.K., Ehrenkranz, R.A., Lemons, J.A., Vohr, B.R., Heyne, R., et al. (2007). Neurodevelopmental outcomes of premature infants with severe respiratory failure enrolled in a randomized controlled trial of inhaled nitric oxide. *Journal of Pediatrics, 151*(1), 16–22, 22.e1–3.

Hoffman, J.I., & Kaplan, S. (2002). The incidence of congenital heart disease. *Journal of American College of Cardiology, 39,* 1890–1900. Review.

Hofmeyr, J.L., Webber, B.A., & Hodson, M.E. (1986). Evaluation of positive expiratory pressure as an adjunct to chest physiotherapy in the treatment of cystic fibrosis. *Thorax, 41*(12), 951–954.

Holloway, E., & Ram, F.S.F. (2002). Breathing exercises for asthma (Cochrane Review). *The Cochrane Library,* Issue 4. Oxford: Update Software.

Hough, J.L, Flenady, V., Johnston, L., & Woodgate, P.G. (2008). Chest physiotherapy for reducing respiratory morbidity in infant's requiring ventilatory support. *Cochrane Database Systematic Reviews, 16*(3): CD006445, DOI: 10.1002/14651858. CD006445.pub.2.

Houston, B.W., Mills, N., & Solis-Moya, A. (2008). Inspiratory muscle training for cystic fibrosis. *Cochrane Database of Systematic Reviews,* (4): CD006112. doi: 10.1002/14651858. CD006112.pub2.

Hulsmann, A.R., & van den Anker, J.N. (1997). Evolution and natural history of chronic lung disease of prematurity. *Monaldi Archives for Chest Disease, 52,* 272–277.

Jacob, S.V., Lands, L.C., Coates, A.L., Davis, G.M., MacNeish, C.F., Hornby, L., Riley, S.P., & Outergridge, E.W. (1997). Exercise ability in survivors of severe bronchopulmonary dysplasia. *American Journal of Respiratory and Critical Care Medicine 155,* 1925–1929.

Janssen, T.W.J., van Oers, C.A.J.M., van der Woude, L.H.V., & Hollander, A.P. (1994). Physical strain in daily life of wheelchair users with spinal cord injuries. *Medicine and Science in Sports and Exercise, 26,* 661–670.

Jongbloed, M.R., Mahtab, E.A., Blom, N.A., Schalij, M.J., & Gittenberger-de Groot, A.C. (2008). Development of the cardiac conduction and the possible relation to predilection sites of arrhythmogenesis. *Scientific World Journal, 3*(8), 239–269.

Keens, T.G., Krastins, J.R., Wannamaker, E.M., Levison, H., Crozier, D.N., & Bryan, A.C. (1977). Ventilatory muscle endurance training in normal subjects and patients with cystic fibrosis. *American Review of Respiratory Disease, 116,* 853–860.

Kirby, M.L., & Waldo, K.L. (1995) Neural crest and cardiovascular patterning. *Circulation Research, 77,* 211.

Klinnert, M.D., Nelson, H.S., Price, M.R., Adinoff, A.D., Leung, D.Y., & Mrazek, D.A. (2001). Onset and persistence of childhood asthma: Predictors from infancy. *Pediatrics, 108*(4).

Kluft, J., Beker, L., Castagnino, M., Gaiser, J., Chaney, H., & Fink, R.J. (1996). A comparison of bronchial drainage treatments in cystic fibrosis. *Pediatric Pulmonology, 22,* 271–274.

Konstan, M.H., Stern, R.C., & Doershuk, C.F. (1994). Efficacy of the Flutter device for airway mucus clearance in patients with cystic fibrosis. *Journal of Pediatrics, 124,* 689–693.

Korhonen, P., Tammela, O., Koivisto, A.M., Laippala, P., & Ikonen, S. (1999). Frequency and risk factors in bronchopulmonary dysplasia in a cohort of very low birth weight infants. *Early Human Development, 54,* 245–258.

Krahenbuhl, G.S., Skinner, J.S., & Kohrt, W.M. (1985). Developmental aspects of maximal aerobic power in children. *Exercise and Sport Sciences Reviews, 13,* 503–538.

Kravitz, R.M. (1994). Congenital malformations of the lung. *Pediatric Clinics of North America: Respiratory Medicine II, 41*(3), 453–472.

Lane, P.A. (1996). Sickle cell disease. *The Pediatric Clinics of North America: Pediatric Hematology, 43*(3), 639–664.

Lara, M., Rosenbaum, S., Rachelefsky, G., Nicholas, W., Morton, S.C., Emont, S., et al. (2002). Improving childhood asthma outcomes in the United States: A blue print for action. *Pediatrics, 109,* 919–930.

Limperopoulos, C., Tworetzky, W., McElhinney, D.B., Newburger, J.W., Brown, D.W., Robertson, R.L., Guizard, N., McGrath, E., Geva, J., Annese, D., et al. (2010). Brain volume and metabolism in fetuses with congenital heart disease: Evaluation with quantitative magnetic resonance imaging and spectroscopy *Circulation, 121*(1), 26–33.

Lundberg, A. (1978). Maximal aerobic capacity of young people with spastic cerebral palsy. *Developmental Medicine and Child Neurology, 20,* 205–210.

Mannino, D.M., Homa, D.M., Oertowski, C.A., Ashizawa, A., Nixon, L.L., Johnson, C.A., et al. (1998). Surveillance for asthma: United States, 1960–1995. *Morbidity and Mortality Weekly Report, 47,* 1–27.

Marshal, B.C., Butler, S.M., Stoddard, M., Moran, A.M., Liou, T.G., & Morgan, W.J. (2005). Epidemiology of cystic-fibrosis related diabetes. *Journal of Pediatrics, 146,* 681–687.

Massery, M. (2006). The patient with multi-system impairments affecting breathing mechanics and motor control. In D. Frownfelter & E. Dean (Eds.), *Cardiovascular and Pulmonary Physical Therapy Evidence and Practice* (4th ed., pp. 695–717). St. Louis: Mosby & Elsevier Health Sciences.

McColley, S. (1998). Bronchopulmonary dysplasia: Impact of surfactant replacement therapy. *Pediatric Clinics of North America, 45,* 573–584.

Miatton, M., De Wolf, D., François, K., Thiery, E., & Vingerhoets, G. (2007). Neuropsychological performance in school-aged children with surgically corrected congenital heart disease. *Journal of Pediatrics, 151*(1), 73–78.

Moran, F., Bradley, J.M., & Piper, A.J, (2009). Non-invasive ventilation for cystic fibrosis. *Cochrane Database Systematic Reviews. 21*(1): CD002769.

Mukhopadhyay, S., Singh, M., Cater, J., Ogston, S., Franklin, M., & Oliver, R. (1995). Nebulised anti-pseudomonal antibiotic therapy in cystic fibrosis: A meta-analysis of benefits and risks. *Thorax, 51,* 364–368.

National Center for Health Statistics. (2004). *Health, United States, 2004 with Chartbook on Trends in the Health of Americans.* Hyattsville, MD: Author.

Newell, S.J., Booth, W., Morgan, M.E., Durbin, G.M., & McNeish, A.S. (1989). Gastroesophageal reflux in preterm infants. *Archives of Disease in Childhood, 64,* 780–786.

Nikolaizik, W., & Schonl, M. (1996). Pilot study to assess the effect of inhaled corticosteroids on lung function in patients with cystic fibrosis. *Journal of Pediatrics, 128,* 271–274.

Nixon, G.M., Glazner, J.A., Martin, J.M. & Sawyer, S.M. (2002). Urinary incontinence in female adolescents with cystic fibrosis. *Pediatrics, 110*(2 Pt. 1), e22.

Nixon, P. (1996). Role of exercise in the evaluation and management of pulmonary disease in children and youth. *Medicine and Science in Sports and Exercise, 28*(4), 414–420.

Nixon, P. (2003). Cystic fibrosis. In J.L. Durstine & G.E. Moore, *ACSM's Exercise management for persons with chronic diseases and disabilities* (pp. 111–116). Champaign,

IL: Human Kinetics.
Northway, W., Rosan, R.C., & Porter, D.Y. (1967). Pulmonary disease following respiratory therapy of hyaline membrane disease: Bronchopulmonary dysplasia. *New England Journal of Medicine, 176*, 357–368.
Oberwaldner, B., Evans, J.C., & Zach, M.S. (1986). Forced expirations against a variable resistance: A new chest physiotherapy method in cystic fibrosis. *Pediatric Pulmonology, 2*(6), 358–367.
Oberwaldner, B., Theiss, B., Rucker, A., & Zach, M.S. (1991). Chest physiotherapy in hospitalized patients with cystic fibrosis: A study of lung function effects and sputum production. *European Respiratory Journal, 4*, 152–158.
Oermann, C., Swank, P., & Sockrider, M. (2000). Validation of an instrument measuring patient satisfaction with chest physiotherapy techniques in cystic fibrosis. *Chest, 118*, 92–97.
Ogden, C.L., Carroll, M.D., Curtin, L.R., Lamb, M.M., & Flegal, K.M. (2010). Prevalence of high body mass index in U.S. children and adolescents, 2007–2008. *Journal of the American Medical Association, 303*(3), 242–249.
Park, M.K., & Guntheroth, W.G. (1992). *How to read pediatric ECGs* (3rd ed.). St. Louis: Mosby.
Pierpont, M.E., et al. (2007). Genetic basis for congenital heart defects: Current knowledge: A scientific statement from the American Heart Association Congenital Cardiac Defects Committee, Council on Cardiovascular Disease in the Young. *Circulation, 115*, 3015–3038.
Pilmer, S.L. (1994). Prolonged mechanical ventilation in children. *Pediatric Clinics of North America: Respiratory Medicine II, 41*(3), 473–512.
Pramanik, A.K., (2010). *Respiratory distress syndrome.* http://emedicine.medscape.com/article/976034-overview
Pryor, J., & Prasad, S. (2001). *Physiotherapy for respiratory and cardiac problems* (3rd ed.). Philadelphia: Churchill Livingstone.
Pryor, J., & Webber, B. (1998). *Physiotherapy for respiratory and cardiac problems* (2nd ed., p. 338). Philadelphia: Churchill Livingstone.
Quittner, A.L., Modi, A., & Cruz, I. (2008) Systematic review of health-related quality of life measures for children with respiratory conditions. *Paediatric Respiratory Reviews, 9*, 220–232.
Roberton, N.R. (1996). Intensive care. In A. Greenough, N.R. Roberton, & A. Milner (Eds.), *Neonatal respiratory disorders* (pp. 174–195). London: Arnold.
Rothstein, J.M., Roy, S.H., & Wolf, S.L. (1998). *The rehabilitation specialist's handbook* (2nd ed., pp. 534–535). Philadelphia: F.A. Davis.
Rowley, A.H., Shulman, S.T. (1999). Kawasaki syndrome. *Pediatric Clinics of North America, 46*(2), 313–329.
Sahl, W., Bilton, D., Dodd, M., & Webb, A.K. (1989). Effect of exercise and physiotherapy in aiding sputum expectoration in adults with cystic fibrosis. *Thorax, 44*, 1006–1008.
Salbe, A.D., Weyer, C., Lindsay, R.S., Ravussin, E., & Tataranni, P.A. (2002). Assessing risk factors for obesity in childhood and adolescence: I. Birth weight, childhood adiposity, parental obesity, insulin and leptin. *Pediatrics, 110*, 299–306.
Sawyer, E.H., & Clanton, T.L. (1993). Improved pulmonary function and exercise tolerance with inspiratory muscle conditioning in children with cystic fibrosis. *Chest, 104*(5), 1490–1497.
Schere, T.A., Barandun, J., Martinez, E.R., Wanner, A., & Rubin, E.M. (1998). Effect of high frequency oral airway and chest wall oscillation and conventional chest physical therapy on expectoration in patients with stable cystic fibrosis. *Chest, 113*(4), 1019–1027.
Schneiderman-Walker, J., Pollock, S.L., Corey, M., Wilkes, D.D., Canny, G.J., Pedder, L., et al. (2000). A randomized controlled trial of a 3-year home exercise program in cystic fibrosis. *Journal of Pediatrics, 136*(3), 304–310.
Schoni, M.H. (1989). Autogenic drainage: A modern approach to physiotherapy in cystic fibrosis. *Journal of the Royal Society of Medicine, 82*(suppl. 16), 32–37.
Shah, P.L., Scott, S.F., Knight, R.A., & Hodson, M.E. (1996). The effects of recombinant human DNase on neutrophil elastase activity and interleukin-8 levels in the sputum of patients with cystic fibrosis. *European Respiratory Journal, 9*(3), 531–534.
Smith, J., Travis, S., Greenberg, E., & Welsh, M. (1996). Cystic fibrosis airway epithelia fail to kill bacteria because of abnormal surface fluid. *Cell, 85*, 229–236.
Smyth, A., & Walters, S. (2003). Prophylactic anti-staphylococcal antibiotics for cystic fibrosis (review) *Cochrane Database of Systematic Reviews, 3.*
Sockolov, R., Irwin, B., Dressendorfer, R.H., & Bernauer, E.M. (1977). Exercise performance in 6 to 11 year old boys with muscular dystrophy. *Archives of Physical Medicine and Rehabilitation, 58*, 195–201.
Steen, H.J., Redmond, A.O., O'Neill, D., & Beattie, F. (1991). Evaluation of the PEP mask in cystic fibrosis. *Acta Paediatrica Scandinavica, 80*(1), 51–56.

제 10 장

피부

/ Integumentary System

상처치료 분야에서 물리치료사의 역할은 지난 수십 년간 발전하여 왔다. 상처와 화상관리에 필요한 지식적 토대는 물리치료사 입문 커리큘럼에 나와 있다. 상처 치유 기전과 장기 시스템을 다시 한 번 훑어보면 개방상처 혹은 화상을 입은 아동을 돌보는 지식이 더 많아질 것이다. 전문적인 상처 관리를 하려는 물리치료사는 어느 전문분야에 속해 있든지간에 계속 교육을 받아 지식을 넓히고 조언자와 함께 하는 적절한 훈련으로 지식을 넓히는 것이 필요할 것이다. 소아임상에서는 아동의 다양한 피부문제를 다룰 준비가 필요하다. 어린이들은 열에 의한 손상, 욕창, 외상성 손상을 받기 쉽다. 적시에 적절한 중재를 제공할 수 있는 소아 치료사의 능력에 도전이 될만한 특정한 선천적 피부손상들도 있다. 이 장에서는 소아 상처 관리 전문가간 협력 팀의 일원으로서의 물리치료사가 하는 일에 대해 소개할 것이다.

중재 환경 / Intervention Settings

급성기 치료를 해야 할 물리치료사들은 상처 관리팀에서 통합적인 역할을 한다. 치료사들은 이 장에서 논의될 다양한 중재를 통하여 상처를 치유하기 위하여 의사와 간호사들과 긴밀히 협력하며 일한다. 재활환경에서는 물리치료사가 급성기 치유 후의 화상이나 이식술 후의 오래된 상처 관리의 어려움에 부딪힌다. 상처관리 이외에도 환자가 어떻게 기능적 기술을 회복하여 독립적이 될 수 있는지도 다루어야 한다. 예를 들어, 외래에서는 흔히 기능을 최대화하고 개방성 상처에 동반될 수 있는 활동 및 참여 제한을 최소화하는데 물리치료사가 필요할 것이다. 또한 치료사들은 상처가 아문 뒤에도 남는 반흔을 어떻게 관리하는가의 중재도 하고 있다.

학교에서 일하는 치료사들은 외상성 상처, 욕창, 그리고 화상을 입은 어린이들이 급성기 치료를 받고 재활후에는 최종적으로 학교로 복학하기 때문에 상처와 반흔 관리에 대한 기본적인 지식이 있어야 한다. 비록 학교 물리치료사가 직접 상처관리를 해주지는 않지만 학교에 있는 동안 해주어야 할 중재들이 있을 수 있다. 열에 의한 손상을 입은 후 고정시키는 부목 혹은 움직일 수 있는 부목, 욕창이 있는 아동에서 사용되는 압력 경감 테크닉, 그리고 피부손상 후 학교활동을 다시 재개하는 것 등이 그 예이다. 교사 및 다른 동료와 함께 일하면서 학교 물리치료사는 오랫동안 병원에 입원하였던 아동이 학교로 복귀하는 전이과정(transitioning)에 도움을 줄 수 있다. 이러한 아동은 미용적인 문제, 신체 이미지, 그리고 친구들의 수용 문제에 마주친 아동들일 수 있다.

피부구조 및 기능 / Skin Structure and Function

피부는 인간신체 중 2㎡의 표면을 덮고 있는 가장 큰 외부장기이다. 피부 손상 원인을 가장 잘 이해하기 위하여 물리치료사는 피부 해부학과 생리학에 대하여 알아야 한다. 피부의 일차적인 기능은 감각, 대사, 체온조절, 그리고 외상으로부터의 보호이다(Rassner,1994). 피부는 주요한 두 개의 층인 표피와 진피로 되어있다. 표피와 진피를 간단히 그린 것이 그림 10-1이다.

표피(Epidermis)

표피는 피부의 가장 바깥층으로 두께는 약 0.04mm이다. 표피는 4층으로 되어있다: 각질층, 과립층, 유극층, 기

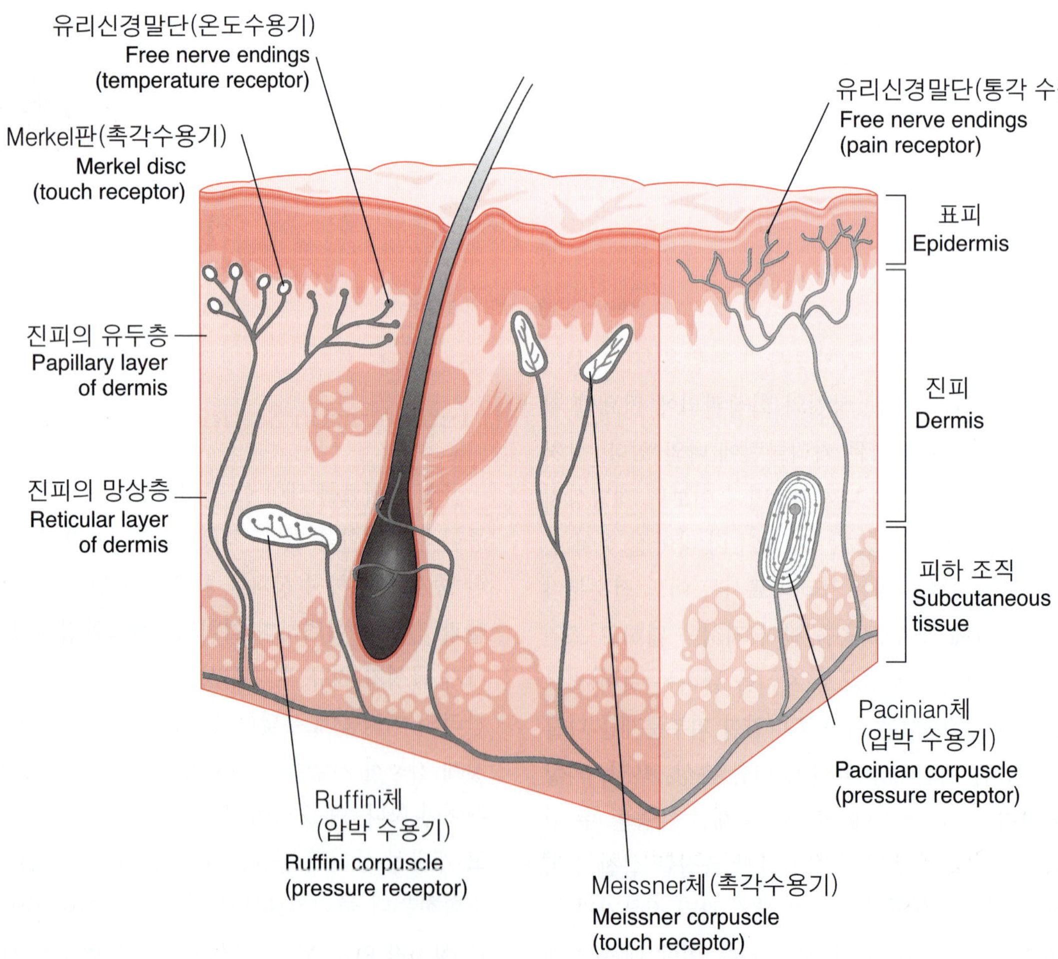

그림 10-1 피부구조의 도식적 그림.

저층이다. 다섯 번째 층인 투명층(lucidum)은 손바닥과 발바닥에 존재한다(Patterson & Blaylock, 1987). 표피의 구조에는 멜라닌 세포, 랑그한스 세포, 모낭, 지방샘 그리고 외분비 땀샘 등이 있다. 모낭은 대부분 표피조직으로 되어 있고 상처의 재표피화에 중요한 역할을 한다(Falkel, 1994). 표피는 혈관이 없고 진피를 보호하는 역할을 한다. 신체 부분마다 표피의 두께는 다른데 손, 발의 피부가 가장 두껍다. 표피는 피부표면으로부터의 수분의 기화를 제한하고 진피의 유두층으로 자신이 함몰되어 표피-진피층의 경계를 이룬다(Gray,1977).

진피(Dermis)

진피야말로 "진짜 피부"라고 할 수 있는데 거칠고 유연하고 매우 탄력이 있다. 두께도 신체부분마다 다르다. 손바닥과 발바닥 진피층은 매우 두껍고 안검과 생식기의 진피층은 매우 얇다. 개방성 상처나 열에 의한 손상을 받은 곳의 피부 두께로 손상의 심한 정도를 가름한다. 예를 들어, 엉치뼈에 욕창이 생기면 피부가 얇고 피하지방층이 두껍지 않기 때문에 궁둥뼈 결절(ischial tuberosity)에 생긴 것보다 그 정도가 좀 더 심하다.

진피는 두 층으로 되어 있는데: 바깥쪽의 유두층과 심층의 망상층으로 나눈다. 망상층은 대부분이 콜라겐으로 된 탄력섬유 물질로 되어있다. 진피에는 혈관이 많이 분포되어있고 림프구, 상피세포, 결합조직, 근육, 지방, 그리고 신경조직도 포함되어있다. 진피층에 공급되는 혈액은 표피에도 영양을 공급하고 체온 조절에도 도움이 된다(Gray,1977).

상처 치유의 단계 / Phases of Wound Healing

상처치유의 주요한 단계는 염증단계, 증식단계, 그리고 성숙단계이다. 상처 치유 단계는 서로 겹칠 수 있으나 각 단계마다 생리학적 반응이 다르다. 각 단계를 이해하고 현재 상처가 어느 단계인지 알 수 있으면 치료사는 적절한 중재를 선택할 수 있을 것이다. 이상적인 상처 관리 프로그램이라면 상처가 아무는 치유에 도움이 되는 프로그램이라야 할 것이다.

염증과정(Inflammatory Phase)

염증단계의 가장 특징적 징후는 색깔 변화, 피부 온도의 상승, 부종, 그리고 통증이 있는 것이다. 염증단계의 주요 목표는 상처의 죽은 조직을 제거하고 감염과 싸워 상처가 아물 준비를 하는 것이다. 염증단계의 첫 번째는 혈관반응인데 피가 나오지 않도록 하는 것이 주요 목표이다. 카테콜라민이 그 다음 분비되고 혈관 수축을 일으킨다; 동시에 콜라겐과 기타 세포들이 혈소판을 활성화하고 더 이상의 출혈을 막고자 "응고단계"를 시작한다. 세포의 투과성 증가로 부종반응이 즉시 일어나는데 수 시간 지속될 수도 있다(Greenhalgh & Staley, 1994). 이는 그다음의 두 번째 염증단계인 세포반응으로 이어지게 한다.

세포반응은 세포들이 잘 지휘를 받아 상처 쪽으로 이동해가는 과정이다. 중성구는 첫 24시간 내에 상처로 집결하는 경향이 있다. 그들은 포식세포(phagocyte)로서 기능하며 박테리아와 싸운다. 중성구로 인하여 상처가 깨끗해진다. 상처에 10^5 이상인 박테리아 군집이 있으면 감염된 상처로 간주한다(Bates-Jemsen, & Ovington, 2007). 비만세포(mast cell)는 세포 투과성에 영향을 주는 히스타민을 방출하여 반응한다. 세포반응 단계 동안 일단 신체가 응고에 필요한 충분한 혈소판을 생산하게 되면 비만세포는 그들의 역할을 바꾸어 헤파린을 생성한다. 헤파린은 내피세포를 자극하여 상처쪽으로 이동하게 한다. 이 단계에 역할을 하는 기타 세포들은 포식세포들(macrophages)인데 상처의 죽은 조직들을 제거하는 역할을 한다. 포식세포는 또한 상처 치유의 증식단계로 이행하는 데에도 관련이 있는데 신생혈관 성장인자(AGF; angiogenesis growth factor)를 포식세포가 분비하기 때문이다. AGF는 내피세포를 자극하고 혈액이 다시 상처 쪽으로 공급되도록 한다. 혈관이 생성되어 상처기저에 영양공급이 다시 재개된다. **섬유모세포**(fibroblast)가 또한 염증단계에 나타난다. 섬유모세포는 콜라겐 매트릭스를 생성하는데 도움을 주고 이의 생성은 증식단계에서 좀 더 정밀해진다. 염증단계 후반에 섬유모세포는 근육섬유 모세포(myofibroblast)로 분화한다. 이는 상처 수축에 도움이 된다. 내피세포와 상피세포도 이 과정에 반응한다. 손상의 초기부터 진피로부터의 상피세포가 반응한다. 이 세포들은 재 상피화(reepithelization)라고 불리는 표면을 덮는 과정을 시작한다. 염증단계에서의 이

상피세포들은 용해효소를 분비하여 괴사한 상처조직을 제거하는데 도움이 된다(Sussman & Bates-Jensen, 2007).

증식 단계(Proliferative Phase)

증식과정에서 상처치유의 두 가지 중요한 단계가 일어난다: 섬유증식과 상처수축이다. 이런 과정을 통하여 상처기저에 필요한 영양과 산소가 공급되어 상처가 아무는 쪽으로 빨리 진행한다. 이러한 과정에서 더 일어날 이후의 과정은 혈관신생과 상피화이다.

섬유증식(Fibroplasia)

섬유증식은 과립조직이라고 알고 있는 콜라겐 매트릭스가 침착하는 것이다. Ross(1968)에 따르면 섬유증식을 위한 자극은 "적절한 염증반응"이다. 염증과정에서 나타난 신생혈관은 영양과 산소를 이 콜라겐 매트릭스에 공급한다. 이 단계에서 상처에 반응하는 세포들은 섬유모세포, 근육섬유 모세포, 그리고 내피세포(endothelial cell), 표피세포(epidermal cell)들이다. 콜라겐 매트릭스를 생성하는 섬유모세포를 풋아교질(procollagen)이라고 부른다. 이 풋아교질은 모아교질(tropocollagen)로 되고 결국 콜라겐 원섬유(collagen fibril)를 형성한다. 이러한 원섬유들은 무질서하게 상처기저에 침착한다. 콜라겐 매트릭스가 함께 모이게 될 때 교차연결이 일어난다;매트릭스가 좀 더 질서정연할 수록 상처의 탄력성이 더 증가한다. 섬유증식이 일어날 때 콜라겐 매트릭스는 그림 10-2에서 보듯이 핑크 혹은 붉은 과립 혹은 겹겹이 쌓여있는 곳으로부터 내미는 싹같이 보인다(Sussman & Bates-Jensen, 2007). 이 증식과정 동안 육아 "싹(bud)들"은 부서지기 쉽고 외부손상에 대해 방어할 어떤 힘도 없다. 그러한 손상이 조직을 상하게 한다면 염증단계로 다시 돌아가게 된다. 이것은 상처 소독과 드레싱할 때 고려해야 할 중요한 점이고 이 장의 후반부에서 논의될 것이다.

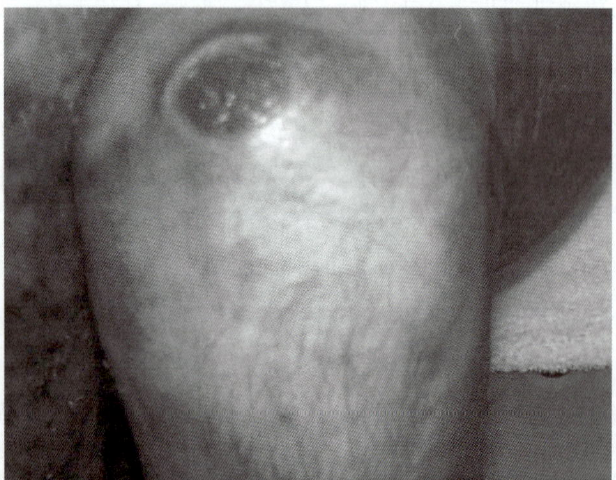

그림 10-2 제 2단계의 욕창에서 육아조직이 나오는 예.

상처 수축(Wound Contraction)

이 과정동안의 근육섬유 모세포는 "평활근의 수축성"을 가지고 있다(Sussman & Bates-Jensen, 2007). 근육섬유 모세포들은 상처 가장자리에 들러붙어 표피층을 상처 가운데로 끌어당긴다. 수축력은 육아조직의 세포들로부터 나오는 듯 하다(Ross, 1968). 수축하는 능력은 상처의 크기와 모양에 따라 다르다. 직선모양의 상처는 가장 빨리 아문다; 욕창과 같은 원형의 상처는 가장 늦게 아문다(Sussman & Bates-Jensen, 2007).

상피화(Epithelization)

염증반응단계에서 말했듯이 상피화는 손상직후부터 일어난다. 이후의 재상피화 과정 혹은 상처의 겉을 덮는 것은 증식단계에서 계속된다. 상피세포들은 포식세포와 중성구의 메시지에 반응하고 줄줄이 판을 형성하여 상처 쪽으로 전진한다. 이러한 "판" 앞쪽에 있는 표피세포들은 상처의 괴사조직을 제거하고 상처의 가장자리로부터 겉을 다시 덮는다. 알맞은 습기가 있는 상처가 세포들이 이동하기 가장 좋은 상태이다. 전층 상처의 깊이 때문에 표피세포들은 완전히 이동하지 못하여 상처를 덮을 수 없을 것이다. 상처의 가장자리로부터 세포들이 접근할 것이고 다음은 가장자리 밑으로 말려들어갈 것인데 오래된 욕창 상처에서 보는 바와 같이 이를 산등성이 만들기(ridging)이라고 부른다. 이러한 깊은 상처나 만성화된 상처는 표면을 다시 덮는 것만으로는 치료되지 않을 것이다(Sussman, 2007a).

성숙단계(Maturation Phase)

이 성숙단계에서는 세 가지 과정을 볼 수 있다: 콜라겐 융해, 콜라겐 조직화, 반흔 형성이다. 이러한 과정들은 손상 수주일후부터 시작하여 2, 3년간 지속될 수도 있다.

콜라겐 융해/조직화(Collagen Lysis/Organization)

증식과정인 섬유증식을 조절하기 위해 콜라게네이즈라는 효소가 만들어진다. 이 효소는 모아교질(tropocollagen)의 교차연결을 분해한다; 이 과정을 콜라겐 융해라고 부른다. 성숙단계 동안 콜라겐 합성과 융해사이의 균형이 중요 열쇠이다. 상처가 성숙하여갈수록 콜라겐 융해가 상처치유의 조절을 담당하여 콜라겐 다발을 정렬하는데 도움이 된다. 콜라겐 다발들이 좀 더 조직화될수록 상처가 부드러워지고 탄력성이 증가하여 치유결과가 더 좋다(Sussman & Bates-Jensen, 2007).

흉터 형성(Scar Formation)

콜라겐의 조직화 동안 섬유 증식기에 침착되었던 섬유결합소(fibronectin)는 제거되고 제 1형 콜라겐의 큰 다발이 남게 된다. 작은 혈관들이 감소하고 밝은 붉은색의 새로운 흉터 색이 점차 엷어진다. 성숙과정 동안 콜라겐섬유간의 교차연결이 흉터의 힘을 증가시킨다.

흉터가 생기는 동안 정상과정으로부터 벗어난 결과는 비정상적인 치유이다. 치유되는데 오랜 시간이 걸리는 상처는 더 두꺼운 비후성 흉터로 되기 쉽다. 이것은 콜라겐 합성과 혈관생성이 더 오래 일어나기 때문이다. **비후성 흉터**(hypertrophic scar)는 그림 10-3에서 보듯이 솟아나와 있다. 원래의 흉터이상으로 확장된 흉터를 켈로이드라고 한다. 켈로이드와 비후성 흉터의 원인은 잘 알지 못한다. 염증단계를 더 오래 지속시키는 어떤 과정이 흉터를 과하게 하는 것이다. 솟아오르는 흉터의 경향은 상처의 위치와 인종적 특징, 그리고 연령에 기인한다(Ward, 2007).

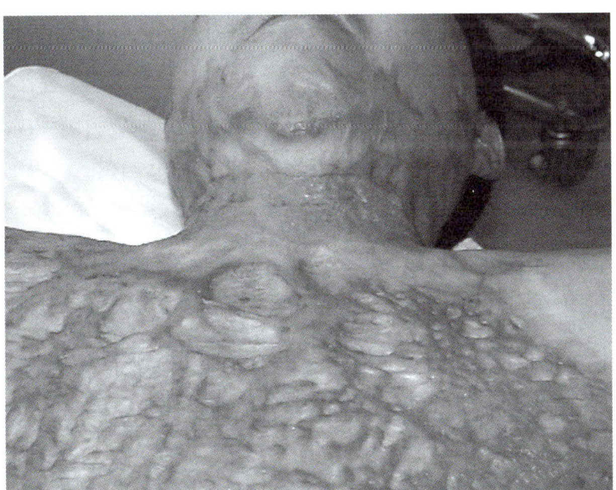

그림 10-3 전층 화상과 피부 이식 후 반흔의 비후.

상처치유를 좀 더 포괄적으로 다룬 책으로는 *상처치유: 상처관리의 보완(Wound healing: Alternatives in management)*(Kloth & McCulloch, 2002)과 *상처치료: 보건관계자를 위한 협업적 임상(Wound care: A collaborative practice manual for health professionals* (3rd ed.)(Sussman & Bates-Jensen, 2007)이 있다.

피부의 장해 / Integumentary Impairments

피부 장해를 가진 아동에게 적절한 중재를 해주기 위해 치료사들은 각 신체 기능에 대한 병태생리학을 알고 있어야 한다. 다음은 피부장해와 관련한 진단부분을 살펴보겠다.

욕창(Pressure Ulcers)

보통 노년층이 욕창과 관련 있다고 하지만 아동들도 그렇다. 감각이 떨어진 아동, 통증과 불편함을 잘 표현할 수 없는 아동, 장기간 침상에 누워 있어야 하는 아동, 영양이 부실한 아동 혹은 욕창을 유발하기 쉬운 피부질환을 가진 아동들에서 그렇다. 척추이분증이 있거나 척수손상 아동은 감각장해가 있어 피부가 손상받기 쉽다. 아동과 양육자가 피부관리와 욕창예방에 대하여 교육을 받는 것이 필수적이다.

압박이 국소조직으로 가는 혈류를 방해하면 허혈과 저산소증이 일어난다. 압박에 노출된 시간과 비례하여 피부가 손상되는 네 가지 단계가 차례로 일어날 수 있다. 초기는 30분 이내에 충혈이 일어나고 압박을 제거하면 1시간 안에 소실되는 붉은 국소반점으로 나타난다. 허혈은 압박을 가한지 2시간에서 6시간 후에 일어난다; 두 번째는 홍반이 생기는데 이는 소실되는데 36시간이 걸린다. 손상의 다음 단계는 괴사인데 압박을 지속적으로 받으면 6시간후에 발생한다. 궤양은 손상의 마지막 단계이다; 괴사가 일어난 2주 후에까지도 발생할 수 있다.

욕창유발 요인은 움직이지 못함, 전단력, 마찰, 그리고 습기이다. **전단력**(shear)은 혈관이 제 위치를 벗어나게 하여 허혈을 일으키는 원인이 된다. **마찰**(friction)은 맞닿아 있는 두 표면이 서로 서로 교차로 움직일 때 발생하는데 표피와 진피의 상층부가 벗겨지는 손상도 일어난다. 마찰과 전단력은 침상에서 자세를 바꾸거나 침상에서 다른 바닥 즉 스트레쳐나 휠체어 등으로 옮길 때 가장 흔하게 일어난다. 모든 양육자들은 아동을 옮기거나 움직일 때 마찰과 전단력을 주지 않기 위해 주의해야 한다. 요실금이 있거나 항시 피부가 축축히 젖어있는 아동은 피부가 벗겨지기 쉬워 손상에 취약하다(Rappl, 2007).

욕창의 단계(Staging of Pressure Ulcers)

욕창은 깊이와 조직손상에 따라 기술되거나 "단계별"로 나눈다. 적시에 중재를 해주기 위해 다영역 전문가팀의 구성원들은 욕창의 단계를 인지하고 있어야 한다. 2007년도 2월에 국립 욕창 자문 패널(NPUAP; National Pressure Ulcer Advisory Panel)은 건강관리 및 연구회(AHCRP: The agency for Health Care Policy and Research)에 따른 욕창의 정의 및 단계를 개정하였고 기존 4단계에 2단계를 더하였다. NPUAP는 욕창을 "압박 혹은 압박과 함께 전단력 혹은 마찰의 결과로 피부 혹은 그 밑의 조직에 가해진 국소 손상"이라고 정의한다(NPUAP, 2007). NPUAP가 정한 욕창의 네 단계는 아래와 같다:

- 의심되는 심부조직 손상: 압박 혹은 전단력으로부터 하부 연부조직이 손상됨으로 혈액이 차 있는 물집이 있거나 자주색 혹은 밤색으로 변했지만, 온전한 피부의 국소부위임. 바로 이전에 주변조직과 비교했을 때 아프고, 단단하고 축축하고, 물컹한 조직이었다. 이 단계는 피부색이 검은 사람이라면 발견하기가 어렵다. 상처의 거무스름한 부위의 얇은 물집으로 발전하고 얇은 딱지가 앉을 수 있다. 진행이 빠를 수 있고 적절한 치료에도 불구하고 상처밑이 드러날 수 있다.
- 1단계: 온전한 피부에서 보통 뼈가 도두러진 부위에 눌러도 창백해 지지 않는 발적이 생긴다. 검은 피부의 환아에서는 눌러도 창백해지는 것을 보기 어렵다: 이 부위의 피부색은 주변조직과 다르다. 주위보다 아프고, 단단하고, 물렁하고, 따뜻하거나 차가울 수 있다. 피부색이 검으면 이 단계를 발견하기 어려울 수 있다.
- 2단계: 진피의 부분층이 소실되며 다음을 볼 수 있다 (1) 마르거나 반짝거리는 얇은 개방성 욕창. 색은 붉거나 핑크빛이며 분화구모양은 아니다. 혹은 (2) 혈장으로 가득찬 터지지 않은 혹은 터진 물집이 있다. 이 단계를 피부가 찢어졌다거나 테이프로 인해 벗겨졌다거나 회음부 피부염 등으로 기술하면 안 된다. 멍이 들어있는 듯이 보이는 것은 심부조직 손상을 가리킨다.
- 3단계: 피부 전층의 소실이 있다. 피하지방층은 보이지만 뼈, 힘줄, 근육은 드러나 있지 않다. 부위가 분화구처럼 보일 수 있으나 조직 소실의 깊이를 모르지는 않는다. 조직속으로 터널같이 형성되기도 한다. 이 깊이는 해부학적 위치에 따라 다르다. 콧등, 귀, 후두부, 복숭아뼈에는 파하조직이 없다; 그러므로 이 부위의 3단계 병변은 얇을 수밖에 없다. 반대로 지방이 많은 부위는 아주 깊은 3단계 욕창이 발생할 수 있다.
- 4단계: 광범위한 조직의 괴사로 근육, 뼈, 힘줄이 드러난다. 분화구 혹은 괴사딱지가 상처기저에 있을 수 있다. 조직밑으로의 터널형성이 흔하다. 해부학적 위치에 따라 병변 깊이가 다르다. 욕창이 근육과 지지 조직으로 확대될 수 있다(즉, 근막, 힘줄, 혹은 관절막), 그러므로 골수염이 발생할 수 있다.
- 단계를 알 수 없음: 욕창 기저를 분화구(누렇거나, 회색, 초록 혹은 갈색) 같이 덮고 있는 전층 조직의 소실이 있다. 그리고 괴사딱지(갈색, 탄 듯한 색깔, 검은 빛)가 상처기저에 있다.

이러한 정의로 판별하는 것이 어려울 때는 임상판단을 필요로 한다. 예를 들어, 1단계의 욕창은 온전한 피부인데 색소침착이 있거나 검은 피부의 아동에서는 정확히 평가하기가 어렵다. 4단계의 욕창은 터널같은 트랙과 연관이 있다. 만일 두껍고 가죽 같고 괴사된 죽은 조직(eschar)이 있다면 그것을 제거하기까지는 욕창의 올바른 단계를 알 수 없다(NPUAP, 2007). 욕창이 치유되어갈 때는 원래의 단계에 비추어 기술되어야 할 것이다. "1,2,3,4단계 욕창의 치유"라고 표현하는 것이 맞다; 욕창은 치유되어갈 때 단계를 낮춰서 표현하지 않는다(즉, 3단계에서 2단계의 욕창으로 라고 표현하지 않음)(Sussman, 2007a).

욕창이 있으면 그 단계, 크기, 그리고 위치에 따라 아동의 일상 활동을 제한한다. 체중을 지지하는 위치에 발생한 욕창은 이동, 앉는 능력, 그리고 보행을 제한한다. 아동은 등으로 눕지 못하고, 휠체어에서 앉아있지 못하거나, 보조기를 사용하여 걷지 못할 수도 있다. 천추 혹은 궁둥뼈 결절(ischial tuberosity)에 생긴 가장 심한 욕창이 있으면 침상밖에서 엎드린 자세로만 있을 수 밖에 없다. 걸을 수 없는 아동은 휠체어 사용도 제한됨으로써 집에서의 활동, 학교, 일에 참여하는 능력이 제한될 것이다.

열에 의한 손상(Thermal Injuries)

열에 의한 손상은 1세 이하의 영아에서 비 소형화기(non-firearm)에 의한 살인과 자동차 사고에 이어 세 번째로 흔한 사망원인이다. 1세-9세에서는 자동차 사고에 이은 두 번째 사망 원인이다. 화상의 가장 흔한 기전은 탕상(scalding)이다. 그러나 화상 중 가장 높은 사망률은 불에 의한 것으로 흡인 손상 때문이다. 열에 의한 손상 기전은 연령에 따라 다르다. 영아는 뜨거운 음료나 뜨거운 목욕물에 데이는 비율이 높고 유아들은 스토브에서 뜨거운 물을 끌어내리다가, 전선이나 플러그로부터의 전기에 의한 손상의 빈도가 높다. 학동기 아동들은 성냥을 가지고 놀기 쉽고 불꽃에 의한 화상 빈도가 높다. 청소년들은 손상기전이 어른과 비슷한데 불꽃, 화학물질, 요리, 흡연 혹은 폭발물 놀이 등으로 화상을 입기 쉽다(손상 및 독극물 예방회, 미국 소아과학회, 1997).

화상깊이의 분류(Burn Depth Classification)

화상은 손상받은 깊이, 피부구조에 따라 분류된다. 3가지로 분류되는데 표층, 부분층, 전층 화상이다.

표층화상(Superficial burns) **표층 화상**은 자외선에 노출된 화상이나 짧은 불꽃으로 인한 것이다. 오직 표피층이 손상된다. 피부는 빨갛게 되지만 수포는 생기지 않는다. 3일에서 7일이면 낫는다.

부분층 화상(Partial-thickness burns) **부분층 화상**의 종류는 침범된 구조에 따라 표층, 심층의 두 가지로 분류한다. 표층 부분층 화상은 표피와 진피 유두층의 일정 부분을 손상시킨 것이다. 피부에는 수포가 잡혀있고 그림 10-4에서 보는 바와 같이 진물이 난다. 이러한 화상은 외과적 치료없이 통상 7일에서 21일 사이에 아물고 흉터도 최소로 남는다.

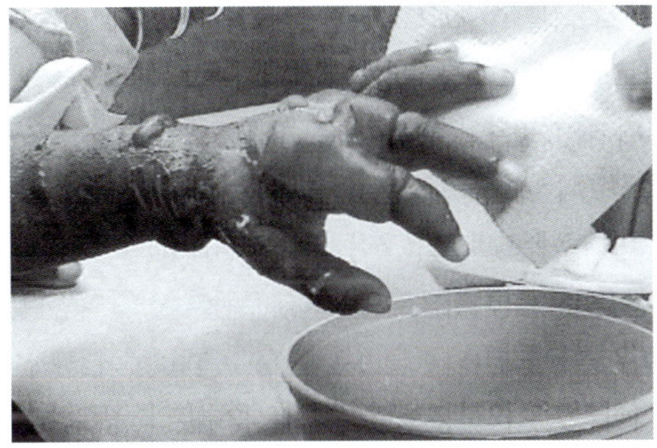

그림 10-4 손에 탕상에 의한 부분층 화상을 입음. 수포가 생기고 상처에서 진물이 나고 있다.

심층 부분층 화상은 표피와 진피의 유두층, 그리고 망상층, 및 피하 지방층까지도 손상시킬 수 있다. 피부에는 큰 수포가 있고 혹은 창백하게 얼룩덜룩하거나 체리색처럼 붉어진다. 이러한 상처는 감염되지 않는다면 21일에서 35일 사이에 낫는다. 화상의 크기가 크면 외과적으로 치료해야 될 수도 있다(외과적 중재편을 보시오). 심층 부분층 화상에는 흉터가 남기 쉬운데 피부이식을 하지 않고도 상처를 낫도록 해주는 역할도 있다. 부분층 화상후에는 피부가 통증과 온도에 민감해질 것이다.

전층화상(Full-thickness burn) **전층 화상**은 표피와 진피 그리고 피하 지방층을 모두 손상시키며 근막, 근육층, 힘줄, 그리고 뼈까지도 손상될 수 있다. 피부는 마르고 가죽같이 보인다; 압박을 가하여도 창백해 지지 않는다. 가장 심한 화상에서 피부는 탄 것같이 보인다. 모낭은 쉽게 뽑힐 것이다. 그리고 통각 수용체가 파괴되어 통증도 느끼지 않는다. 이러한 화상은 외과적으로 절제술과 피부이식으로 가장 잘 치료된다.

화상상처 영역 분류(Zones of burn wound classification) 화상 깊이 분류 시스템을 이용하는 한 가지 어려움은 전통적으로 열에 의한 손상의 양상이 일정치 않다는 점이다. 화상의 가장 심한 부분은 종종 중심부에 있고 그것을 둘러싸는 주위부분은 덜 심하다. 화상 상처영역의 분류는 어떤 곳을 손상당했는가에 따른 분류이다. 가장 중심부는 *응고영역(zone of coagulation)*으로서 가장 파괴가 심한 영역이다. 중심부는 생존 조직 모든 것이 파괴된 채로 희고 가죽같이 보일 것이다. *정체영역(zone of stasis)*은 응고영역을 둘러싸고 있는 부위이다. 일시적으로 혈액공급이 끊기나 혈관

반응이 회복될 수 있고 치유가 시작된다. 만일 이 부위가 마르면 혈액 공급이 재개 되지 않을 것이고 생존 조직이 죽을 것이며 화상부위가 괴사조직으로 변할 것이다. 이것은 후반부에서 국소도포제와 드레싱을 살펴볼 때 기억해야할 중요한 점이다. 가장 바깥 영역은 *충혈 영역(zone of hyperemia)* 인데 표피층의 화상과 같은 상태로 혈액공급이 온전하며 압박을 가하면 하얗게 되는 부위이다(Johnson, 1994).

화상 크기 측정(Burn Size Estimation)

화상의 깊이뿐 아니라 침범당한 전체 체표면적(TBSA: total body surface area)를 판정하는 것도 중요하다. TBSA를 측정하는 여러 개의 척도와 챠트가 있다; 그러나 아동에서는 침범당한 피부면적을 종종 과소평가한다(Lund & Browder, 1944). 예를 들어, 성인 화상환자에서는 9의 법칙을 이용하는데 이것은 영아, 유아 그리고 학동기 아동들에서는 다양한 신체 크기 때문에 유용하지 못하다. "가장 정확한 방법은 Lund와 Browder 같은 신체 챠트에 손상범위를 표시하고 체표면적 계산도표에서 계산하는 것이다." (Herndon, Rutan, Alison, & Cox, 1993). 그림 10-5와 표 10.1에서 보듯이 TBSA는 연령에 따라 결정된다. 처음의 화상 검진에서는 신체 챠트를 이용하여 어디에 화상을 입었는지 확인하는 것이 중요하다. 이 챠트는 화상입은 곳이 추가로 발견될 때마다 수정한다.

TBSA를 평가하는 것 또한 수액 필요성, 영양 요구와 전반적 예후에 중요한 역할을 한다. 컴퓨터 기술로 하는 새로운 평가방식으로 TBSA를 좀 더 정확히 판단할 수 있다. 컴퓨터로 나오는 전신 다이아그람으로 과대 혹은 과소 평가되는 위험을 줄인다(Neuwalder, Sampson, Brueing, & Orgill, 2002).

화상의 심한 정도와 기능적 결과 (Burn Severity and Functional Outcomes)

화상의 위치와 크기에 따라 아동의 활동이 제한된다. 예를 들어, 관절을 포함하는 화상은 관절가동범위(ROM)를 제한할 것이고; 근육 소실로 혹은 장기간의 침상안정으로 근력에 영향을 줄 것이다. TBSA가 넓은 심한 화상은 오래 지속되는 구축과 신체의 영구적인 미용문제를 초래할 수 있다. 손의 화상은 독립적으로 먹는 것을 제한하고 발바닥

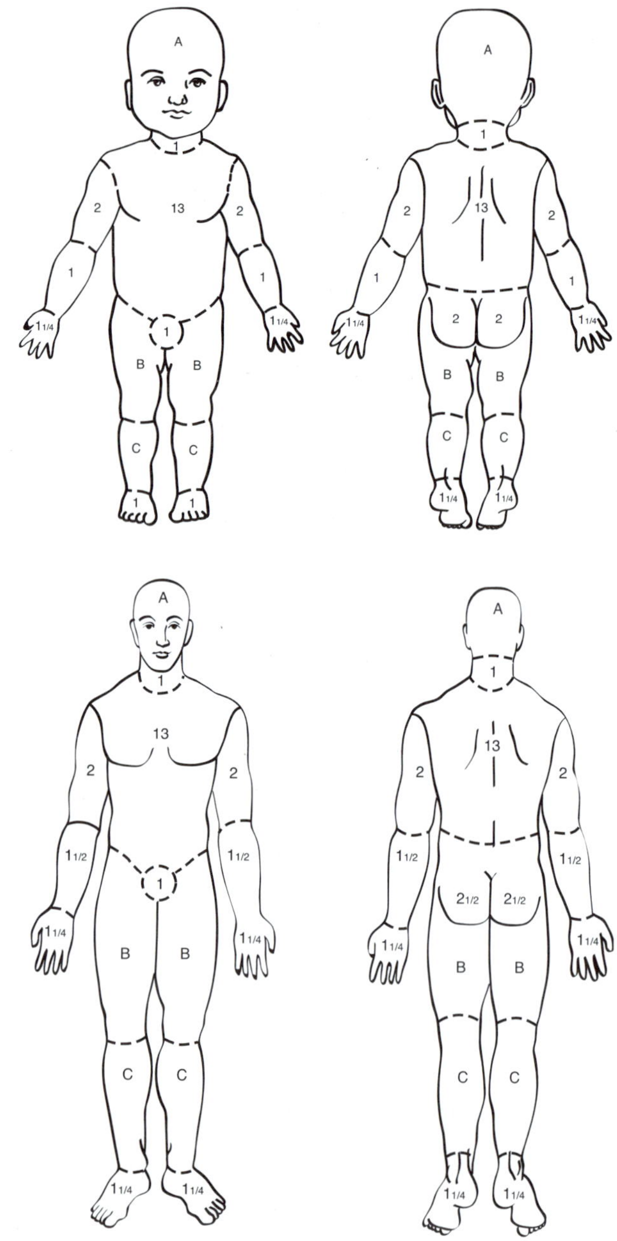

그림 10-5 화상 부위를 계측하기 위한 Lund와 Browder챠트. 부분층 화상, 전층화상을 입은 곳이 어디인지 다른 색깔로 표시하거나 빗금을 그어서 표시할 수 있다. (From C.C. Lund & N.C. Browder[1944]. The estimation of areas of burns. Surgery, Gynecology, and Obstetrics, *79, 352-358.* American College of Surgeon. Reprinted with permission.)

쪽의 화상은 보행에 문제가 될 것이다. 얼굴화상이 계속 있으면 삼키는 것, 말하기, 그리고 적절한 영양섭취에 문제가 될 수 있다. 구강 운동기능에 관하여는 언어치료사에게 의뢰하는 것이 적절할 것이다. 일상생활, 학교, 놀이 그리고 스포츠에 참여하는 능력은 급성기 화상치료를 받고 재

표 10.1 화상부위 계측을 위한 Lund와 Browder 챠트

	연령(세)				
부위	**0-1**	**1-4**	**5-9**	**10-15**	**성인**
머리	9.5	8.5	8.5	5	3.5
목	1	1	1	1	1
몸통 앞쪽	13	13	13	13	13
몸통 뒤쪽	13	13	13	13	13
우측 둔부	2.5	2.5	2.5	2.5	2.5
좌측 둔부	2.5	2.5	2.5	2.5	2.5
생식기	1	1	1	1	1
우측 상박	2	2	2	2	2
좌측 상박	2	2	2	2	2
우측 전박	1.5	1.5	1.5	1.5	1.5
좌측 전박	1.5	1.5	1.5	1.5	1.5
우측 손	1.25	1.25	1.25	1.25	1.25
좌측 손	1.25	1.25	1.25	1.25	1.25
우측 대퇴	2.25	3.25	4.25	4.25	4.75
좌측 대퇴	2.25	3.25	4.25	4.25	4.75
우측 하지	2.5	2.5	2.75	3	3.5
좌측 하지	2.5	2.5	2.75	3	3.5
우측 발	1.75	1.75	1.75	1.75	1.75
좌측 발	1.75	1.75	1.75	1.75	1.75

출처: Lund, C.C., & Browder, N.C.(1944). The estimation of areas of burns. *Surgery, Gynecology, and Obstetrics, 79*, 352-358. American College of Surgeon. Reprinted with permission.

활할 때까지 영향을 받을 것이다. 화상을 입은 아동은 이후의 계속 받아야 할 흉터 관리때문에 활동이 감소될 수 밖에 없으므로 그렇게 되지 않도록 내내 노력해야 한다. 제한이 심하여 삶의 활동에 제약을 많이 받는다면 외과적 중재도 고려해보아야 한다.

열 손상의 외과적 중재 (Surgical Interventions for Thermal Injuries)

부분층 그리고 전층 화상은 종종 외과적 중재여부를 결정하기 위해 초기 치유과정 내내 검사하고 또 재검사를 하게 된다. 열에 의한 손상은 초기에 외과적 수술을 하여 부종으로 인한 수축으로 혈액공급이 안되었던 곳에 혈액공급이 다시 되게 한다. **괴사딱지 절개술**(escharotomy)은 "사지의 전층화상 부위를 피하 지방층까지 길게 종적으로 절개를 하는 것"이다(Miller, Staley, & Richard, 1994). 이러한 시술로 밑의 혈관에 대한 압박을 풀어주어 좀 더 정상적으로 피가 흐르게 한다. 화상을 그대로 내버려두면 허혈이 일어나고 절단하게 될 수도 있다.

급성기의 가료가 끝나면 외과적 개입은 괴사조직 제거에 초점이 맞추어진다. 화상전문 외과의는 건강한 피가 나오는 조직까지 괴사조직을 절개해서 도려내야만 한다; 이 과정은 피부절편기(dermatome)라는 장치를 사용하여 한다. 일단 괴사딱지를 절개하여 도려내면 외과의는 상처를 덮어줄 방법을 선택하여야 한다. 종종 자가 피부이식을 하기도 한다; 신체의 다른 곳에서 피부를 떼어와서 화상위치를 덮어준다. 만일 TBSA 범위가 광범위하여 공여피부가 부족하면 배양한 피부나 생물학적 혹은 합성된 표피를 사용하기도 한다.

자가이식(Autografts) **부분층 피부이식술**(STSGs: Split thickness skin graft)은 화상을 입은 아동에게 가장 흔히 사용되는 이식술이다. 공여장소에서 표피와 일부분의 진피를 포함하여 피부를 떼어온다. 이 공여장소는 9일~14일 정도면 낫는데 부분층 혹은 표층 화상처럼 생각하고 치료한다. 이식 피부는 그림 10-6에서와 같이 얇은 판이나 그물모양으로 되어 넓은 화상 부위를 덮는다. 이식된 피부는 화상 상처에서 잘 살아남아야 되는데 이식 후 48시간이면 이식 피부의 혈관들이 상처기저의 혈관들과 연결되어 이식된 피부에 영양을 공급한다. 이식피부는 5일~7일째 "안착"해야

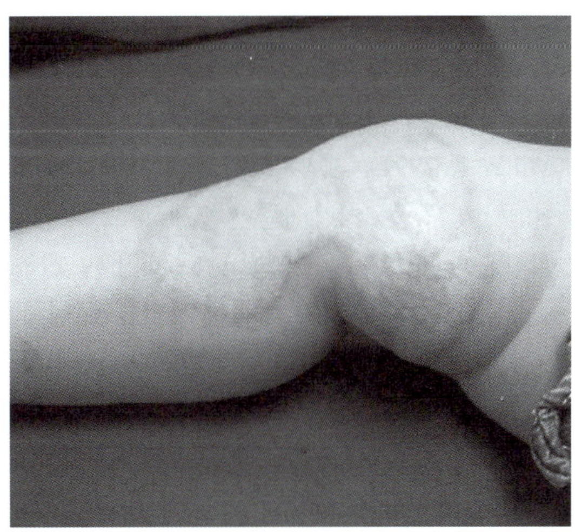

그림 10-6 부분층 피부이식을 그물망처럼 벌려서 덮은 예.

한다. 외과의사는 잘 붙게 하기 위하여 이식받은 곳을 고정한다.

전층 피부이식술(FTSGs; Full thickness skin graft)은 피부의 전층, 표피와 진피, 약간의 피하 지방층을 이식받는다. 손바닥이나 압박을 받는 부위의 화상에 흔히 사용된다. FTSG의 공여장소는 일차적인 봉합이나 STSG를 해주어 치료한다.

배양된 피부이식(Cultured skin substitutes) TSBA가 큰 화상 아동은 자가이식만으로는 치료할 수 없거나 빈번한 피부공여 때문에 치유시기가 늦어지기도 한다. 배양된 표피의 자가이식(CEAs: cultured epidermal autograft)에는 아동의 표피세포를 실험실에서 배양한 것을 사용한다. 배양액에서 배양하여 화상 부위에 놓는다. 이 세포들은 자라는데 2, 3주 걸린다. 이것이 혁신적인 방법이지만 자가 피부이식보다는 오래가지 않는다.

생물학적 대용품(Biological substitutes) 적당한 피부를 떼어낼 부위가 없는 아동은 임시로 상처를 덮는데 동종이식(죽은 이로부터 피부를 공여받음)을 이용한다. 동종이식 피부를 배양하며 화상치료를 위해 피부 은행에 저장해둔다. 결국에는 우리 몸에서 동종이식을 거부할 것이지만 이전의 공여 부위가 아무는 2, 3주 동안 혹은 배양되고 있는 세포가 자라는 동안 임시로 상처를 덮어둘 수가 있다. 이종 이식은 다른 종의 피부를 배양하여 이식하는데 보통은 돼지 피부를 이용한다. 외부로부터의 외상을 예방하기 위하여 임시로 상처를 덮는데 이용하기도 한다.

합성 대체품(Synthetic substitutes) 합성된 대체품으로 부분층 화상의 치유를 돕는데 이용하거나 혹은 자가이식을 기다리고 있는 깊은 화상을 덮는데 이용한다. "소의 콜라겐 막에다 나일론을 댄 silastic 막"인 Biobrane을 예로 들 수 있다(Miller 등 1994). 재상피화될 때까지 나일론 매트릭스에 혈액/혈장을 응고시킨 제품은 드레싱을 상처에 잘 붙어있게 해준다(http://wound.smith-nephew.com/uk/node.asp?NodeId=3562). 또 다른 예는 Acticoat인데 괴사조직을 제거한 후 깨끗한 상처기저에 놓아둔다. 이 합성 드레싱의 장점은 3일에서 5일간 두어둘 수 있기 때문에 통증이 심한 드레싱 횟수를 줄일 수 있고 치유되어가는 조직에 방해될 수 있는 위험을 줄이는데 있다.

Aquacel Ag는 또 다른 합성 드레싱인데 표층 혹은 깊은 부분층 화상에 사용된다. 상처의 삼출물이 흡수되어가면서 은 이온을 방출하는 항생제 드레싱이다. 상처가 치유되어갈 때까지 그대로 놓아둘 수 있어서 통증이 심한 드레싱을 피할 수 있다(http://www.convatec.com/en/cvtus-aqcagdbpus/cvt-portallev1/0/detail/0/1442/1838/aquacel-ag-dressing.html).

외상에 의한 상처(Traumatic Wounds)

아동들에서 자동차 사고는 가장 높은 빈도의 손상 중 하나이다. 그 결과 개방성 외상 상처를 포함한 많은 후유증이 생긴다. 이것은 피부가 벗겨지는 것에서부터 도로에 끌리면서 화상을 입는 것, 개방성 골절, 그리고 찢겨나가는(degloving)손상 등이 있다. 이 손상은 넓은 부위의 피부가 외상으로 인하여 밑의 조직에서부터 찢겨져 나가는 것을 말한다; 이것은 종종 아동 보행자와 자동차간의 사고에서 발생하는데 보행자가 차 밑으로 끌려들어가는 경우 일어난다.

외상성 상처는 종종 피부를 이식하게 되는 열에 의한 손상과 외과적 수술 중재가 비슷하다. 만일 피부결손이 아주 크면 상처를 덮기 위하여 회전 근육판(rotational muscle flap)이나 유리피판(free flap)이 필요할 수도 있다. 회전 근육판은 근처 근육 그룹에서 가져와서 결손부위를 덮고 이때 혈관분포는 유지된다. 유리피판(free flap)은 떨어져 있는 다른 근육 그룹에서 가져오는 것이며(즉, 넓은등근 혹은 배곧은근) 결손 부위로 이동시켜 덮는다. 유리피판은 피부이식이 필요할 것이다(Miller 등 , 1994).

피부이식과 마찬가지로 근육판도 초기의 치유단계에서 외부손상이 없어야 한다. 유리피판(free flap)은 크기가 크고 외관상 부드럽지 않고 미용적으로 보이지 않는다. 순환이 좋지 않거나 근육판으로 혈액공급 혹은 영양공급이 잘 재개되지 않으면 실패할 가능성이 있다.

근육판과 피부이식 후에 아동은 이식된 피부 및 근육판이 안착할 때까지 정상활동을 제약받을 것이다. 종종 이러한 상처들이 골절과 동반된 경우는 뼈의 치유상태가 활동과 참여를 결정하는 요인이 된다. 찢겨져나간(degloving) 손상을 입은 아동의 활동은, 피부이식이 필요한 열 손상을 입은 아동과 비슷한 정도로 제약된다.

독성 표피 괴사용해(TEN:)와 Stevens-Johnson 증후군 (Toxic Epidermal Necrolysis and Stevens-Johnson Syndrome)

TEN은 "다형홍반(erythema multiforme)의 심한 형태로 광범위하게 표피가 괴사"된 상태를 말한다(Sheridan 등, 1999). 이것은 급성질환이며, 피부의 표피층과 점막을 포함하여 발생한다; 결막도 포함된다. TEN은 30% 이상의 TBSA에서 괴사가 일어난 경우를 말한다; 30% 이내 괴사는 경계성 TEN이라고 한다(Schulz, Sheridan, Ryan, MacKool, & Tompkins, 2000). 광범위하게 피부가 손상당하므로 TEN이 발병한 아동들의 치사율이 높아서 화상 병동 같이 복합적 요구에 가장 잘 대응하도록 준비된 곳에서 치료한다.

결막의 병변이 다른 피부 손상보다 더 심하다면 이때는 이 질환을 Stevens-Johnson 증후군(SJS)이라고 부른다. SJS는 아동에서 가장 흔한 박리성 피부 질환이고 대부분의 환아가 남자이다.

TEN과 SJS의 병태생리는 잘 알려져 있지 않지만 바이러스 질환이나 약물의 상호작용과 연관이 있는 듯하다. 양쪽 질환의 가장 흔한 원인은 azithromycin과 ibuprofen의 병용에 이어 ibuprofen단독사용이 그 뒤를 잇는다(Dore & Salisbury, 2007). 진피와 표피 경계상에서도 피부질환이 발생하는 듯이 보인다. 구강인후와 위장관 계통을 침범한다면 패혈증과 사망의 위험이 높다. 아동들의 생존율은 국소치료를 잘 하고, 영양공급이 향상되고 그리고 패혈증을 조기발견함으로써 향상되었다(Sheridan 등, 1999).

만일 점막의 침범이 심하다면 입으로 적절한 영양을 공급받기가 어려울 것이다. 영양을 보충해주는 것이 상처관리를 가장 좋게 하고 근력과 지구력을 향상시켜줄 것이다. 열에 의한 손상을 입은 아동들과 마찬가지로 이 아동들도 활동 및 참여가 제한될 것이다. 심한 정도와 손상당한 TBSA가 활동의 제한정도를 결정할 것이다. 만일 의학적 치료와 상처 관리가 적시에 효과적으로 이루어진다면 많은 어린이들에게 오래 지속되는 후유증이 남지 않게 될 것이다.

물집 표피 박리증(Epidermolysis bullosa)

"유전성인 물집 표피박리증(EB)은 피부질환의 4개 주요한 그룹이다"(Fine, Johnson, Weiner & Suchindran, 2008). EB에는 여러 종류가 있는데 유전되는 형식에서, 피부분리에서, 임상양상에서 차이가 난다. EB의 주요 분류는 침범되는 피부 정도로 결정한다. 단순 EB(simple EB), 경계성 EB(junctional EB), 우성 위축성 EB(dominant dystrophic EB:DDEB), 열성 위축성 EB(recessive dystrophic EB)이다. 하부 종류 모두의 특징은 물집이 생기고 피부가 까지고 궤양이 잘 낫지 않는다는 점이다(Fine 등, 2008).

경계성 EB와 함께 가장 심한 형태는 치명적 EB(EB letalis)로 생후부터 나타난다. 이는 피부와 점막이 침범되어 있다. 치명적 EB를 앓는 영아는 보통 2세까지 생존할 수 없다; 많은 경우 생후 3개월 안에 사망한다. 경계성 EB의 경미한 경우는(일반적인 위축성 양성 EB) 성인기까지 생존한다. 생후 이들의 모습은 치명적 EB의 영아와 같아 보이나 피부와 점막의 손상이 덜하다.

DDEB는 그 정도가 다양한데 경미하게 피부발진만 보이는 환아는 정상 수명을 누리고 심한 경우는 통증이 심하고 수명이 짧은 가운데 많은 장해와 제한을 가지고 있다. DDEB의 가장 심한 합병증중 하나는 뼈가 도두러진 부위에 편평 세포암종(squamous cell carcinoma)이 발생되는 경향이다. 이것이 성인기까지 생존하는 심한 DDEB 환자의 주요한 사망원인이다(Atherton, 2000).

EB를 가진 신생아기를 넘기면 아동은 일생동안 피부분리, 정상적인 관절가동의 상실, 손가락과 발가락의 특징적인 상실, 그리고 피부이식을 포함한 많은 수술과정과 직면하게 된다. 그들은 종종 피부외상에 대한 걱정 때문에 정상적인 생활이 제한된다. 신생아들은 자세를 잡아줄 때, 아기를 다룰 때 외상을 주지 않도록 특별한 주의를 기울여야 한다. 이러한 영아들은 피부가 손상되므로 정상적인 대근육운동 활동이 제한될 것이다. 생애 내내 아동들과 청소년들은 새로운 물집, 좀 더 광범위한 피부 손상, 혹은 수술 후의 고정상태 때문에 매번 다르게 활동과 참여의 제약을 경험하게 될 것이다.

2008년도에 EB를 가진 아동 3000명을 대상으로 시행한 종적인 연구가 발표되었다. 연구자들은 영아에서 사망위험이 가장 높은 종류는 JEB임을 발견하였다. 사망원인은 EB의 종류에 따라 달랐으며 패혈증, 폐렴, 호흡부전, 신장부전, 그리고 편평세포암종이었다. "EB가 있는 영아 및 아동에서 사망 위험은 특정 원인, 위험의 크기, 발병시기에 관한 EB종류에 따라 아주 달랐다" 생후 12-24개월을 이겨낸

EB가 있는 아기는 적시의 아주 적극적인 의학치료로 성인기까지 살 수 있다(Fine 등, 2008).

예방 / Prevention

물리치료사는 피부장해의 예방에 중요한 역할을 한다. 명백히 아무도 선천성 피부 질환을 예방할 수는 없다. 그러나 질환의 원인, 유전상담에 관하여 가족을 교육함으로써 가족계획을 하는데 도움이 될 수 있다. 그러나 아동과 양육자를 교육함으로써 기타 피부손상은 예방가능하다. 감각이 손상된 아동에게는 매일 피부를 어떻게 점검할지를 가르쳐 주고 욕창의 빈도를 줄일 수 있게 적절한 압박 경감 테크닉을 가르쳐준다. 압박경감 쿠션을 처방하거나 압박경감 자세를 취할 수 있도록 해주는 휠체어를 처방하면 욕창의 발생빈도를 줄일 수 있다. Norton의 위험요인 평가, Gosnell 척도, 신생아 피부 위험요인평가(Neonatal Skin Risk Assessment), 그리고 Braden Q 척도 등이 피부손상의 위험이 있는 아동들을 평가하도록 고안된 것들이다. 그리고 이로써 치료사들이 피부손상을 줄이거나 피할 수 있는 적절한 중재를 제공할 수 있게 된다(Bates-Jensem, 2007).

학교에서는 예방교육이 이미 실시되고 있다. 아동들에게 성냥을 가지고 장난하는 것의 위험, 대피할 때 어떻게 "멈추고 뛰어내리고 굴러야 하는지," 학교나 집에서 대피하는 통로로 연습하는 것 등이 포함되어 있다. 부모에게는 온수기의 온도를 항시 살펴서 뜨거운 목욕물로 인한 탕상을 줄일 수 있다는 것을 교육한다. 물리치료사는 환자, 가족, 지역사회에 이러한 기본적 안전 권고사항을 가르쳐줌으로써 예방교육에 역할을 한다.

병원에도 물리치료사에게 조기 의뢰하는 것이 피부손상을 예방하는데 도움이 된다는 것을 알린다. 중환자실에서 의학적으로 안정되어있지 않은 아동들에게도 자세를 잡아주는 프로그램과 도구들이 적절한 중재가 된다. 종종 외상 후 장기간 침상안정을 하는 경우 이러한 중재로 이차적인 제한을 예방해 줄 것이다. 적절한 지지용 매트리스 사용, 자세를 바꾸는 스케줄, 일상의 피부관리 및 점검에 대해 병원요원들에게 알려주면 욕창의 빈도가 줄어들 것이다.

검사 및 평가 / Examination and Evaluation

아동병력(Child History)

어떤 물리치료 검사에서도 치료 전 연령, 성별, 모국어, 사회적 배경, 발달력, 그리고 일반적 건강상태를 포함하여 자세한 병력을 알아내는 것이 중요하다. 과거의 의학적 병력 및 관련 상태를 알면 어떤 아동에게 피부손상의 위험이 있는지 혹은 어떤 아동의 상처치유가 더딘지 알아내는데 도움이 될 것이다. 현재의 피부에 관한 문제를 위해서는 좀 더 자세한 병력이 필요하다. 아동과 양육자로부터 손상의 정확한 기전을 알 수 없을 때 어떤 경우 당신은 응급실 관계자의 기록에만 의존하게 될 수도 있다. 특히 외상 혹은 열에 의한 손상은 그 기전이 중요하다. 예를 들어, 열에 의한 손상인 경우, 아동이 무엇을 하고 있었는지 무엇을 입고 있었는지 화상직후 어떤 처치를 받았는지 아는 것이 결과적으로 손상을 이해하는데 필수적이다. 물리치료사가 검사하기 전에 아동이 받았던 의학적 치료의 타이밍과 어떤 과정 혹은 어떤 중재를 받았는지가 모두 중요한 정보조각들이다. 아동학대나 방치가 의심스러운 경우 화상의 패턴과 내력을 매치시켜보면 학대인지 사고인지 구별할 수 있을 것이다(Dressler & Hozid, 2001).

의학기록지의 검토로 이전에 이미 한 임상적인 테스트와 의학적 치료에 대해 알 수 있을 것이다. 영양에 대한 내력과 현재 영양상태도 기록하여야 한다. 영양이 부실한 아동은 피부손상이 더 일어나기 쉽다. 특히 알부민값 같은 검사실 소견이 중요할 것이다. 혈청 알부민이 3.5mg/dL이하이면 영양실조라고 생각된다(Sussman, 2007b). 영양사들은 병원에 있는 모든 어린이들을 대상으로 누구에게 피부손상의 위험이 더 있는지, 누가 이미 알려져 있는 피부장애를 가지고 있는지 선별해야 한다. 외래에서는 영양사에게 의뢰하는 것을 권장한다.

장기 시스템 재검토(Systems Review)

피부 장해의 위험을 가진 아동 혹은 이미 피부 장해를 가진 아동에서는 장기 시스템을 재점검하는 것이 중요하다. 만일 심폐계 질환이 같이 있다면 그것으로 인하여 이동, 운동, 혹은 상처치유가 잘 안 될 수 있다. 열, 연기흡입에 의한 손상을 받은 아동 경우에 폐의 후유증이 피부손상보다 훨씬

중할 수 있다. 구축과 같은 근골격계 장해가 있는 아동은 신경근육 질환으로 인하여 근력과 감각이 감소된 아동만큼 피부가 손상될 위험이 크다. 피부의 자세한 검사는 뒤이은 테스트 및 측정부분에서 이야기하겠다. 아동의 인지수준과 의사소통할 수 있는 능력을 검사하는 것이 필요하다. 만일 아동이 압박 포인트에서의 통증과 불편함에 대해서 표현할 수 없다면 피부손상위험이 있기 때문이다. 학습에 문제가 있는지 선호하는 학습방식은 어떤 것인지 아동과 가족의 교육자료를 선택하기 전 알아야 한다.

테스트 및 측정(Tests and Measures)

피부장애를 가진 아동을 처음 검사할 때 적용할 수 있을 만한 많은 테스트 및 측정방법들이 있다. 다음의 범주를 좀 더 깊이있게 살펴보는 것이 포괄적으로 상처를 검사하고 평가하는데 도움이 될 것이다.

통증(Pain)

아동이 통증 위치 및 그 정도를 감지할 수 있는 능력이 있으면 의학팀이 통증관리를 적절히 할 수 있게 된다. 그러므로 통증 척도를 사용하는 것은 어떤 물리치료 검사에서도 중요한 테스트이며 측정방법인데 특히 개방성 상처나 화상인 경우에 그렇다. 아동에게 흔히 사용되는 척도에는 CRIES 신생아 수술후 통증 측정 점수(CRIES neonatal postoperative pain measurement scale)(Krechel & Bildner, 1995), FLACC(Faces/Legs/ Activity/Cry/Consolability) 행동 통증 평가 도구(Malviya, Voepel-Lewis, Burke, Merkel, & Tait, 2006), Wong-Baker의 얼굴표정 척도(Wong-Baker faces pain rating scale)(Wong& Baker, 1988), 그리고 0에서 10점까지를 말로 표현하는 구두 점수 척도가 있다. 각각의 척도는 특정 연령대에 사용되며 의사소통의 장애, 인지장애가 있어 연령에 따른 적절한 척도를 사용하기 어려운 아동에게도 사용한다. 각 척도들은 통증을 판단하기 위하여 생리학적, 행동학적, 혹은 관찰적 측정으로 되어있다(Martin-Herz, Thurber, & Patterson, 2000). 상처치료 중재이전에, 중재 동안에, 그 이후에 통증점수를 매기는 것은 통증관리 전략을 바꿀 필요가 있는지를 확인하는데 필수적인 것이다.

인지 장해가 있는 환자들을 위해서 FLACC 도구에 사용된 행동 척도는 인지 장해가 있는 아동에게도 타당하고 신뢰성 있는 도구이다. 척도로 통증을 객관적으로 평가하면 통증을 과소치료할 위험이 줄어든다. FLACC의 개정된 판은 소리치는 것, 진전, 경직 증가, 갑작스런 움직임, 그르렁거리는 호흡패턴의 변화를 포함시켰다. 이런 기술은 양육자들 사이에서 도구의 신뢰성을 더 높였다(Malviya 등, 2006)

감각의 완전성(Sensory Integrity)

통각, 침통각(pinprick), 가벼운 촉각 및 깊은 촉각 그리고 온도에 대한 지각은 신체구조 및 기능이 온전한지, 장해되었는지 아니면 소실되었는지에 관하여 치료사들에게 가치있는 정보를 제공해 줄 것이다. 열에 의한 손상의 경우 촉각과 통각이 있으면 통증의 호소가 없는 전층 화상보다 덜 심한 화상이라고 할 수 있다. 욕창이 있는 아동에서 감각이 떨어져 있는 위치를 확인하여 치료사가 자세를 잡아주거나 압박 경감 도구를 사용할 때 참조한다.

관절가동범위(Range of Motion)

열에 의한 손상으로 상처가 지속되는 환아는 처음 24시간 안에 가능한 ROM을 검사하는 것이 매우 중요하다. ROM이 감소되었거나 그럴 위험이 있는 관절을 확인하면 즉각 중재로 들어가야 한다(보조기 중재 편을 보시오). 상처치유의 리모델링 과정에 있는 아동은 흉터가 남게 될 것이고 흉터의 띠가 형성될 것이다. 흉터의 제한범위 안에서 검사목적으로 능동적 ROM(AROM) 혹은 수동적 ROM(PROM)을 하는 것이 일반적이다. "만일 그것이 하얗다면 그것은 단단하다(tight)"라는 말은 흉터조직을 검사할 때 기억해야 할 격언이다. 당신이 PROM을 수행할 때 흉터띠와 조직이 하얗게 되는 점까지 스트레치했다가 몇 도정도 되돌린다; 이것이 흉터로 인한 가능한 가동범위이다. 이 포인트를 넘어서 흉터를 벌어지게 하면 피부가 찢어질 수 있다(Humphrey, Richard, & Staley, 1994). ROM의 제한이 있는지 검진하는 것도 피부손상의 위험이 있는지 가려내기 위하여 중요하다. 심각한 구축이 있고 움직임이 감소되어있는 아동에서는 피부가 더 손상되기 쉽다.

보행, 이동 그리고 균형(Gait, Locomotion, and Balance)

초기 검사에서 아동의 이동능력을 확인하는 것이 중요하

다. 집중치료실 안에 있는 아동은 의학적 안정성과 사용중인 테크놀러지 때문에 움직임이 제한되어있을 수 있다. 움직임이 허락된 아동에게는 스스로 자세를 바꾸는 것과 보행의 효율성이 중요하다. 필요한 보조의 양과 도움을 줄 수 있는 양육자의 능력이 어느 정도인지도 기록해 둔다. 만일 걷지 못하는 아동이라면 휠체어로 이동하는 기술과 압박 경감 테크닉에 대해 평가하는 것이 필요하다.

보조기, 보호장구 그리고 지지용 기구 (Orthotic, Protective, and Supportive Devices)

이 치료에 들어오기 전 이미 보조기를 착용하고 있다면 물리치료사는 각 기구들의 연한, 맞는 상태, 그리고 효율성에 대해 평가해 보아야 한다. 만일 보조기의 수명이 1년 이상 된 것이라면 혹은 아동이 최근에 많이 성장했거나 체중이 증가했다면 그 기구는 잘 맞지 않을 것이고 피부손상의 위험도 있다. 압박 경감이 어느 정도 되는지 알기 위해 휠체어와 의자쿠션 상태도 점검한다.

치료사가 보조기착용 스케줄을 알아야 한다; 그러면 보조기를 검사하고 평가하는데 도움이 될 것이다. 움직일 때마다 보조기를 착용하도록 되어있는데 착용하지 않고 있다면 피부가 손상될 큰 위험이 있다. 척추이분증이 있는 아동에서 이동을 위한 장족보조기(HKAFOs: hip-knee-ankle foot orthoses)를 사용하는 경우가 그 예가 될 수 있을 것이다. 만일 아동이 집에서 기어다니기를 선택한다면 그리고 장족보조기를 신고있지 않다면 욕창이나 피부가 벗겨질 위험이 있는데, 감각이 떨어져 있는 다리에 카페트나 단단한 바닥으로부터 전단력이나 마찰을 받을 수 있기 때문이다. 장족 보조기를 다시 착용하려면 아동과 양육자는 피부를 점검하는데 부지런해야 할 것이며 착용 스케줄을 잘 따라야 할 필요가 있다. 보조기가 잘 맞지 않거나 피부가 잘 견뎌내지 못하는 문제를 피하기 위해서 일관성있게 착용 스케줄을 지키는 것이 중요하다.

피부의 완전성(Integumentary Integrity)

관련된 피부 검사(Associated Skin)

몸 전체 피부가 온전한지 특히 피부손상의 위험이 많은 부위(뼈가 두드러진 곳, 천추, 뒤통수, 돌기)를 점검하는 것이 필요하다. 피부 색깔이 이상한 곳, **피부 탄력성**, 손발톱의 자란 상태, 모발의 성장, 질감 그리고 온도점검도 또한 포괄적인 상처검사의 일환이다.

열에 의한 손상(Thermal Injuries)

초기 검사하는 동안 **Lund와 Browder 챠트**에 손상받은 부분을 매핑하여 TBSA를 결정한다(그림 10-5와 표 10.1). 손상된 구조를 확인하는데 며칠이 소요될 수 있다. 위치, 관절의 침범여부, 각 화상의 깊이를 확인한다. 실제의 화상 부위에서 색깔, 상처의 질감, 모세혈관이 다시 차고 있는지, 배액상태 그리고 냄새를 기록한다. 이러한 소견들을 평가함으로써 치료사가 표층, 부분층, 혹은 전층 손상인지 깊이에 따라 분류하게 된다. 물집, 모낭, 그리고 상처 치료와 관련한 통증 존재여부도 화상깊이를 아는데 도움이 될 것이다.

상처치유의 리모델링 단계에 있는 아동들은 처음의 손상부위와 피부공여 부위를 확인해두는 것이 도움이 될 것이다. 흉터의 질감, 부드러운 정도, 솟아올라 있는지, 색깔, 그리고 유연성을 점검한다. 새로운 흉터일수록 밝은 핑크이며 성숙된 흉터일수록 주변조직과 색이 같아진다. 비후성 그리고 켈로이드 형태의 흉터는 융기되어있고 원래의 손상부위의 경계를 벗어나 켈로이드가 형성되기도 한다. 색소침착이 과한지 혹은 색소침착이 덜 되었는지 흉터를 살펴본다. 피부가 검은 아동의 흉터는 흔히 색소침착이 덜 된듯이 보인다(Ward, 2007).

1990년에 Sullivan과 동료들이 밴쿠버 흉터 척도를 만들었다(Vancouver Scar Scale:VSS). 흉터의 유연성, 혈관분포도, 색소화, 그리고 높이에 따라 처음으로 흉터를 분류하는 시도를 하였다(Sullivan, Smith, Kermode, Mciver, & Courtemanche, 1990). 그러나 척도의 제한점으로는 주관적인 색깔 판단으로 점수가 틀려진다는 것이다. 또 다른 제한점은 인종에 따른 피부색의 차이점을 고려하지 않았다는 점이다. 1995년도에 Baryza와 Baryza가 흉터의 높이와 색소화에 대해 플렉시글라스 도구를 적용하여 본래의 VSS를 수정하였다. 2007년 Forbes-Duchart와 동료들이 수정된 색깔 척도를 이용한 임상적 시도를 하였는데 여러 번 실행해본 후에 유용한 것으로 증명되었다(Forbes-Duchart, Marshall, Strock, & Cooper, 2007).

욕창과 외상으로 인한 상처
(Pressure Ulcers and Traumatic Wounds)

욕창이나 외상에 의한 상처를 검사할 때 부위, 크기, 깊이, 모양을 확인하는 것이 중요 항목이다. 상처주변에 흔히 발생하는 피부의 짓무름 혹은 물렁해진 피부가 있는지 확인한다. 건강한 피부는 압박을 가했다가 놓으면 모세혈관이 다시 차오르는데 이런 능력이 있는지 확인한다. 상처 크기를 재기 위하여 줄자나 시판용 플라스틱 자를 사용한다. 상처 주변피부에 놓고 재볼 수 있도록 라벨이 시판되고 있다.

말로 상처를 기술할 때 디지털 사진이 훌륭한 보조수단이 된다. 처음 검사시 사진을 찍고 상처치유의 진행 혹은 치유단계로 진행되지 않는 실패한 상처를 증명하기 위하여 시기별로 찍어둔다. NPUAP는 욕창을 사진으로 기록할 때에 다음과 같은 정보를 포함하라고 권고한다: (1) 환자 확인, (2) 사진의 날짜, 시간, (3) 위에서 밀한 mm가 표시된 라벨로 측정한 정보(http://www.npuap.org/faq. htm)이다.

상처의 깊이를 알려면 소독된 면봉이 달려있는 막대를 이용하여 끝이 상처바닥에 닿을 때까지 밀어넣어본다. 펜으로 깊이를 표시하거나 상처의 표면에서 막대를 꺾거나 해서 표시한다; 그러면 그 막대의 길이가 상처 깊이가 되는 것이다. 제거할 때 막대 끝이 상처에 남아 있지 않도록 주의하라. 다른 대용품으로는 플라스틱 혹은 고무로 된 흡인 튜브나 영양공급관을 사용하는 것이다. 이 기구들의 단점은 깊은 상처를 잴 때 잘 구부러져서 정확하게 측정 되지 않을 수도 있다는 것이다.

제 2단계부터 제 4단계의 상처는 밑으로 파고들어간 터널 등이 있는지 검사한다. **밑으로 패이는 것**(Undermining)은 피하지방층이 상처 가장자리 아래에서 구멍을 만들기 때문이다. **터널을 형성하는 것**(Tunneling)은 상처로부터 피하지방층 쪽으로 깊어지면서 길이 나는 것이다. 이 범위를 측정해 봄으로써 피부표면 밑의 조직 상태를 알게 될 것이다. 깊이를 측정하기 위하여 끝을 축축한 면으로 둘러싼 막대를 상처 가장자리로부터 터널 안으로 밀어넣는다. 일단 저항이 느껴지면 손상의 위험이 있으므로 더 이상 막대를 밀어넣지 않는다. 일단 막대 끝에 저항이 느껴지면 상처 가장자리에서 막대 끝을 표시하고 막대를 제거한 다음 자로 측정한다. 시계바늘 방향을 사용하여 터널의 위치를 기술한다. 12시간의 시침을 사용하여 싱처의 정점이 어디로 향해있는지 시계의 12시, 3시, 6시 그리고 9시 방향이라고 기술한다(Sussman, 2007c).

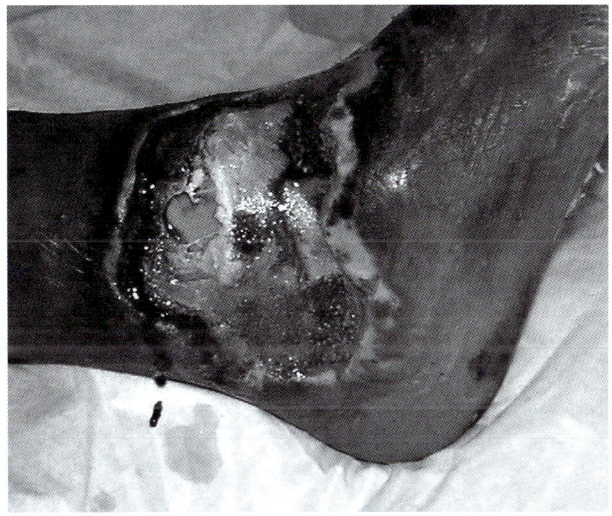

그림 10-7 수술전의 외상성 상처에서 볼 수 있는 붉은/황색의 조직. 검은 과사 딱지는 밑의 조직이 드러나기 하루 전에 수술로 도려내었다.

욕창과 외상에 의한 상처에서 조직의 종류를 확인하는 것은 다음 단계이다. 이것은 표준화된 3단계의 색깔로 할 수 있다: 죽은 조직, 괴사딱지는 검은색, 감염된 가능성이 있고 제거할 필요가 있는 조직은 노란색, 그리고 건강한 육아조직은 붉은색으로 기술한다(Cuzzell, 1988). 염증단계와 증식단계의 상처는 많은 색깔을 나타내며 상처가 나아가면서 모두 붉은 색으로 되어가는 것을 목표로 한다. 그리고 그림 10-7에서 보듯이 수술을 받을 준비가 된 조직으로 만드는 것이 목표라고 할 수 있다.

상처치유의 진행정도는 각 색깔이 차지하는 비율로도 기록되는데 90% 이상이 붉은 육아조직이 되는 것이 목표이다. 그리드를 이용하여 사진에 나타난 상자의 수를 세어서 해당색깔의 %로 삼는다. 검은색과 노란색 조직의 비율이 줄어들고 붉은 색의 비율이 증가하는 것이 상처가 치유되는 쪽으로 진행됨을 알려준다.

배액과 냄새도 기록한다. 배액에 대한 기록에는 장액인지(체액), 장액-혈액인지(피와 체액), 혈액인지, 고름(냄새나고 감염된)이 있는지 기록한다. 정상적인 상처의 삼출물은 깨끗하거나 노란색이다. 노란색, 회색 혹은 녹색 그리고 냄새가 안 좋은 삼출물은 보통 고름이다. 색깔, 냄새가 항시 감염상태를 말해주는 것은 아니다. 상처를 덮고 있는 드레싱을 갈아줄 때 볼 수 있는 색깔과 배액의 양을 기록해둔다(Bates-Jensen & Ovington, 2007).

개방성 상처에 남아있는 어떤 신체 조직이라도 확인해두는 것이 중재에 대한 임상판단을 할 때 아주 중요하다. 처음 검진시, 혹은 중재시에 아주 훌륭한 해부학 교과서를 참고하는 것이 필수적이다. 이것을 참조하여 상처에 있거나 없는 구조들을 확인하는 것이 가능하다. 당신이 부분층 혹은 전층 상처의 깊이를 평가하는데 상처에서 볼 수 있는 근육, 힘줄, 인대, 뼈, 혹은 혈관들이 도움이 된다.

진단, 예후, 그리고 치료계획 / Diagnosis, Prognosis, and Plan of Care

일단 검사소견을 평가한 다음 진단을 내린다. 열에 의한 손상 및 개방성 상처의 진단은 욕창 단계를 정하는 것과 화상 혹은 외상에 의한 상처 깊이를 정하는 것을 포함한다. 각 상처의 예후는 손상전의 상태, 손상된 피부의 TBSA의 정도, 화상의 깊이, 욕창의 단계, 손상된 장기여부에 따라 각 아동마다 다를 것이다.

치료계획은 상처의 형태에 따라, 아동의 다른 활동, 참여의 제한에 따라 정해질 것이다. 상처 치료의 목표는 다음과 같은 것들을 포함한다: 상처에 감염이 없도록 할 것, 괴사조직의 제거, 외과적 중재를 받을 수 있도록 상처를 준비, 상처가 아물도록 도움을 주기이다.

상처 치유를 위한 중재를 통하여 상처가 마르지 않도록 하는 것이 열쇠이다. 공기에 노출되어 마르게 된 상처에서 보다 촉촉한 환경에서는 콜라겐 형성이 더 많다(Alvarez, Rozint, & Meehan, 1997). 상처가 말라있으면 표피세포들이 잘 이동할 수 없고 상처표면을 덮을 수가 없다. 그와 반대로 촉촉한 상처에서는 딱지형성이 안 되기 때문에 상피화가 더 빨리 된다.

리모델링 단계의 상처에서는 흉터관리가 상처치료의 주요 목표이다. 목표를 위해 짜야 할 시간프레임은 상처의 종류, 크기, 부위, 영양상태, 그리고 전반적인 아동의 의학적 안정성에 따라 달라진다. 예를 들어, 별다른 질병이 없는 건강한 아동이 부분층 화상으로 TSBA가 10%이면 10일에서 21일 사이에 잘 치유된다. 제 4단계의 큰 욕창이 있고 감각이 떨어져 있고 영양이 부실하며 당뇨가 있는 아동은 외과적 중재없이 낫는데 6개월 이상이 걸린다. 각각 확인된 장해에 따른 치료와 상처치료가 중재에 포함되어야 할 것이다. 중재의 횟수는 상처치유가 어느 단계인지와 검사시 발견된 다른 장해 여부에 따라 달라진다. 급성 치유기에 있는(새로 입은 화상) 상처이면 병원에서 일하는 물리치료사로서 매일 중재를 해주어야 한다. 리모델링 단계에 있는 아동이고 다른 장해가 없으면 주마다 혹은 한 달마다 아동과 가족의 교육 및 흉터관리를 위하여 중재를 제공한다.

중재 / Interventions

미국 물리치료협회(APTA)의 임상물리치료 지침(2001)에 따르면 피부질환 분야에서 가장 많이 사용되는 임상패턴은 일차적 예방/위험요인 감소에 대한 중재 및 표층, 부분층 혹은 전층의 피부소실과 흉터형성에 따른 피부장해와 관련한 중재이다. 다음은 중재에 대한 설명이다.

조정, 의사소통 그리고 기록(Coordination, Communication, and Documentation)

아동 환자들의 욕구는 복합적이므로 그들의 관리에 있어 조정은 필수적이다. 아동의 치료관리에는 가족 양육자와 지역사회뿐 아니라 관련 많은 의학 전문가들이 관계한다. 상처가 잘 낫도록 지속적 관리를 하는데 있어 치료계획 및 적절한 중재에 관한 정보의 공유가 필요하다. 과정의 연속선상에서 제일 중요한 역할을 하는 한 사람이 상처관리 필요에 관한 결정을 내린다. 이것은 흔히 아동의 일차 주치의 혹은 외과전문의(성형외과 혹은 정형외과의)가 한다. 치료계획 혹은 상처에 대한 중재를 변경하는 기록은 적시에 의사와 가족 양육자 모두에게 제공되어야 한다. 언제 다른 전문가에게 전원해야 하는지 알고 있는 것이 치료내내 중요하다. 병원의 치료사, 학교의 치료사, 그리고 지역사회에서 일하는 치료사가 협력하여 아동을 위해 한 가지 표준화된 관리로 통합하는 것이 중요하다.

아동에게 해주는 지도(Child-Related Instruction)

아동과 양육자에 대한 지도는 상처관리 프로그램의 성공에 아주 중요하다. 아동을 돌보는 데 있어 종종 부모는 집에서, 지역사회에서 일차적 양육자가 된다. 아동과 그 가족이 상처관리를 배우는 데 장애가 되는 요인이 무엇인지 아는 것이 첫 단계이다. 가족은 상처관리 테크닉뿐 아니라 운동, 자세잡아주기, 보조기 사용, 그리고 움직임에 대해서도 특별한 훈련을 받을 필요가 있다. 처음 지도해주는 많은 부분은 급성기 치료병원에서 하게 된다. 그러나 치료팀의 모든 구성원이 앞으로의 치료기간 내내 지도해 주어야 한다. 아동과 가족에게 피부질환과 더 이상의 장해를 어떻게 예방할지 교육해야 할 것인지 중요하다. 일상의 생활에서 예방적인 측면을 접목하여 수행할 수 있는 아동과 그 가족은 병원에 반복적으로 입원하지 않아도 되고, ADLs의 반복적인 제한도 피할 수 있을 것이다. 오래된 상처가 있는 아동들은 흔히 다발성 의학적 문제를 가지고 있으며 치료에 대한 요구도 증가한다. 이렇게 되면 비용도 많이 들고 아동은 기능의 상실, 학교를 빠지는 것과 같은 사회적 교육적 제한의 위험에 직면하게 될 것이다.

치료적 운동(Therapeutic Exercise)

개방성 상처가 있는 모든 아동에게 ROM과 스트레칭은 중요한 중재이다. 욕창 혹은 피부손상의 위험이 있는 아동에서 유연성을 유지하고 관절구축을 피하는 것이 삶의 질을 증가시키고 ADLs의 기능을 향상시키는데 아주 필수적이다. 열에 의한 손상을 입은 아동은 ROM에 특별한 주의를 기울여야 한다. 화상아동의 PROM 운동의 금기는 드러나 있는 관절, 지간관절(interphalangeal joint)의 뒤쪽으로 힘줄이 드러나있을 때, 심부정맥 혈전, 구획증후군(compartment syndrome)이 있을 때, 그리고 새로 피부이식을 한 상태이다.

수동적 관절가동범위(Passive Range of Motion)

PROM은 중환자실에 있는 아동과 능동적 운동에 참여할 수 없는 아동을 위해서 필요할 수도 있다. 흉터조직은 천천히 오래 스트레치해주는 데에 잘 반응한다. 손의 폄근힘줄을 PROM시킬 때는 끊어질 위험이 있기 때문에 주의해야 한다. 아동들은 흔히 PROM을 해주는 것을 너무 두려워한다; 수술하려고 마취를 했을 때 가능한 관절가동범위를 검사하는 것이 도움이 될 때가 있다. 아동이 마취하에 있을 때 피부가 찢어지거나 관절이 탈구되지 않도록 주의를 기

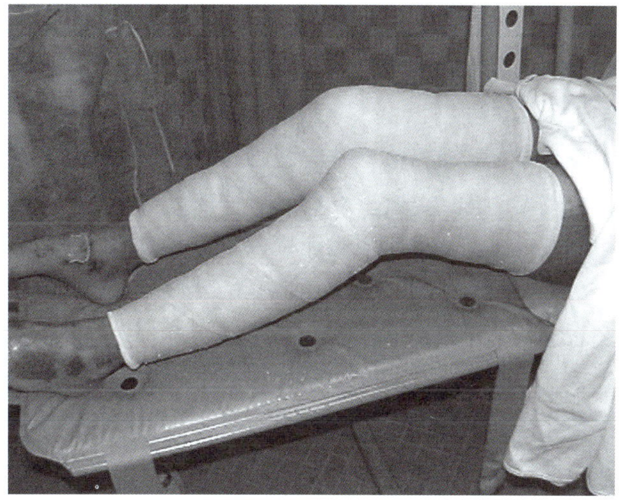

그림 10-8 하지에 광범위한 화상을 입은 아동에서 치유되어 가는 이식피부 위로 순차적인 기브스를 한 예. 장시간 스트레치뿐 아니라 손상에 취약한 치유중인 피부에 외부손상의 위험을 줄이기 위해 기브스를 한다.

울여야 한다. 정말 가능한 ROM이 어느 정도인지 확인해두면 아동이 깨어있을 때 하게 되는 매일의 중재에서 치료사에게 도움이 될 것이다(Humphrey 등, 1994). 오래 스트레치하기 위해서는 그림 10-8에서 보듯이 연속적 기브스가 필요하기도 한다. 기브스는 개방성 상처가 없는 곳이나 상처가 치유되어가는 동안 외과의의 동의하에 할 수 있다.

능동적, 보조적 관절가동운동 (Active-Assistive Range-of-Motion Exercises)

아동들이 스스로 완전가동범위로 움직일 수 없을 때 능동적, 보조적 관절가동운동(AAROM: active assistive ROM)방식이 사용된다. AAROM은 흉터로 인한 구축이 있을 때, 괴사딱지 절개술 위로, TSBA가 광범위한 화상을 입은 후 증가된 생리학적 요구를 가진 아동들을 위하여 사용될 수 있다. 이미 말했듯이 AARPM과 PROM 동안 스트레치에 대한 조직의 반응을 알고 있기 바란다. 이상적으로는 피부긴장도와 흉터의 창백해짐을 관찰하면서 피부가 찢어지는 것을 피하기 위하여 드레싱을 떼어낸 후 면밀히 모니터링하면서 ROM을 해야 한다(Humphrey 등, 1994). 이렇게 함으로써 모든 양육자들이 아동의 그날 가능한 ROM 정도를 파악할 수 있게 되어 활동 중 이 이상 범위를 넘지 않도록 주의할 수 있을 것이다.

능동적 관절가동운동(Active Range-of-Motion Exercises)

AROM은 열에 의한 손상을 입은 아동들에게 알맞은 운동이다. 이러한 운동을 할 때 아동은 감독을 받아야 한다. 이때 발생하는 근육을 짜주는 효과로 부종을 줄이고 순환을 증가시킨다; 또한 근육위축도 예방해줄 것이다. 새롭게 이식한 곳에 외부 손상을 피하기 위하여 금방할 수 있는 운동으로 AROM을 선택한다. AROM을 할 때 침범된 관절을 포함시켜야 할 뿐 아니라 흉터를 우리가 원하는 길이로 스트레치되도록 동작도 같이 해야 한다. 예를 들어, 어깨 앞쪽의 흉터를 위해서는 어깨관절을 신전하는 ROM을 하고, 팔굽의 신전과 함께 어깨의 신전을 동시에 해서 조직을 늘여주어야 한다. 목표물에 팔을 뻗는 활동, 공을 골대에 던지는 활동 혹은 야구를 하는 것은 다양한 차원의 AROM 동작을 할 수 있는 재미난 활동이다. 연령에 맞는 놀이활동을 선택하는 것이 아동으로 하여금 참여욕구를 불러일으켜 ROM을 증가시킬 수 있을 것이다.

보조적, 적응적 보호장구, 보조기 및 의수족 (Assistive, Adaptive, Orthotic, Protective, and Prosthetic Devices)

아동에게 맞는 도구를 선택하기 전 ROM 제한, 근력 및 움직임의 제한을 확인하라. 자세 잡아주는 프로그램과 함께 비행기형 부목, 손에 대는 부목, 혹은 발목관절 구축용 부츠 등과 같은 도구들을 함께 사용할 수 있다. 열에 의한 손상을 입은 아동에게는 피해야 할 예상할 수 있는 "위험" 자세들이 있다. 그림 10.9에서 일반적 자세에 대한 가이드라인이 나와 있다. 표 10.2에 나열된 것은 화상의 장소와 조직을 늘이기 위한 자세들이다. 이러한 자세들은 자세 잡아주는 프로그램을 할 때 혹은 부목을 댈 때 참조할 수 있다.

욕창 발생 위험이 있는 아동이나 이미 피부질환을 가진 아동에게 자세 잡아주는 프로그램은 아주 중요하다. 불필요한 압박을 피하기 위해 매 2시간마다 자세를 바꿔 주어야 한다. 어떤 자세를 취해줄까를 상기하는데 시계의 시간을 단서로 삼는다. 예를 들어, 12시에는 아동을 앙와위로 눕혀놓는다; 2시에는 우측 옆으로 눕기; 4시에는 좌측 옆으로 눕기; 6시에는 엎드려 놓는 것이다. 엎드리는 자세는 흔히 간과하기 쉬운데 몸 뒷면의 압박을 완전히 경감할 수 있는 자세이며 폐기능에도 좋다. 이러한 자세들을 사진을 찍어서 모든 양육자들이 따라 할 수 있도록 침상옆에 붙여놓는다.

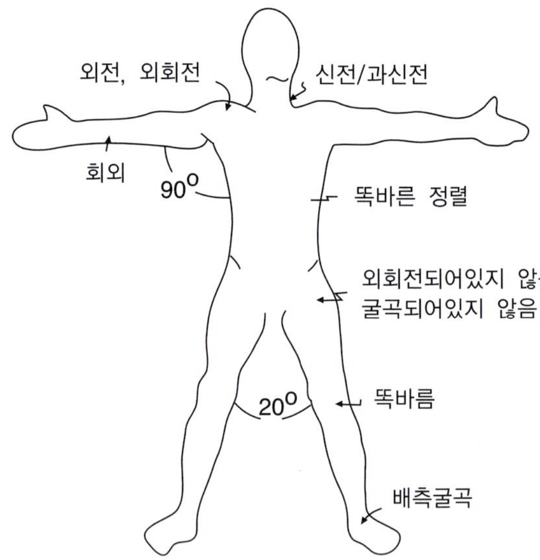

그림 10-9 화상환자의 일반적 자세의 가이드라인. *(From L. Apfel, 등[1994]. Approaches to positioning the burn patient. In R.L. Richard & M.J. Staley[Eds].* Burn care and rehabilitation *[p.223]. Copyright F.A. Davis Company. Reprinted with permission.)*

적응용 도구(Adaptive Devices)

급성치료 병원에서 침상 매트리스로 적당한 것은 피부를 온전히 지켜줄 수 있는 방어용 매트리스이다. 각 병원마다 피부장해 아동에게 언제 적절한 특별침대를 제공하는지에 대한 정해진 룰이 있을 수 있다. 예를 들어, Braden Q척도 혹은 Norton척도를 보면 이 아동에게 특별침대가 필요한지 알 수 있다. 이러한 도구들은 공기 매트리스같이 단순한 것에서부터, 공기가 적게 빠져나가는 시스템으로 된 것, 겔(gel)로 된 매트리스, 혹은 공기-물 혼합(air-fluidized) 치료용 침대같은 것들이 있다. 집에서 가료할 때는 좀 더 일반적이고 상품화된 공기 매트리스나 발포고무 매트리스 같은 것을 쓸 수 있다. 침상에서 아동의 자세를 취해줄 때 침대머리는 가능한 한 가장 낮게 유지해주고 침상의 머리를 높이는 시간은 제한하는데 왜냐하면 이때 전단력이 천추와 엉덩이에 가해져 혈관 기능이 장애되기 때문이다(Bergstrom 등, 1994). 일단 아동이 침상밖으로 나올 수 있을 정도로 의학적으로 안정되면 적당한 앉는 시스템을 기획한다. 병원에서는 휠체어나 혹은 다른 종류의 의자로 해결된다. 사용될 앉는 시스템이 적절하게 맞는지, 아동을 잘 지지해주고 엉덩이와 좌골에 압박이 덜 가해지는지 확인되어야 한다. 일반 베개보다는 압박 경감용 쿠션이 욕창 발

표 10.2 화상환자의 자세를 위한 일반적 가이드라인

신체부위	발생위험이 있는 구축 형태	예방적 자세
목	굴곡	신전 과신전
겨드랑이 앞쪽	어깨관절 내전	어깨관절 외전
겨드랑이 뒤쪽	어깨관절 신전	어깨관절 굴곡
팔굽앞쪽	팔굽관절 굴곡	팔굽관절 신전
전박	회내	회외
손목	굴곡	신전
손과 손가락 등쪽	MCP 과신전 IP 굴곡 엄지손가락 내전	MCP 굴곡 IP 신전 엄지손가락 외전(palmar) 혹은 대립 형태
손과 손가락의 바닥쪽	손가락 굴곡 엄지손가락 대립(opposition)	손가락 신전 엄지손가락 외전(radial)
엉덩관절(고관절)	굴곡 내전 외회전	신전 외전 중립성 회전
무릎관절	굴곡	신전
발목관절	족저굴곡	배측굴곡
발가락 등쪽	과신전	굴곡
발가락 배쪽	굴곡	신전

출처: L. Apfel, 등(1994). Approaches to positioning the burn patient. In R.L. Richard & M.J. Staley(Eds). *Burn care rehabilitation* (p.223). Copyright F.A. Davis Company. Reprinted with permission.

생의 위험을 줄일 수 있을 것이다. 가능하면 아동을 똑바로 앉혀서 천추에 마찰과 전단력이 가해지는 것을 피하게 한다.

보조 도구(Assistive Devices)

열에 의한 손상 혹은 욕창, 외상성 상처를 중재해주는 동안 아동은 이동용 보조적 도구가 필요할 수 있다. 예를 들어, 천추에 욕창이 있는 아동은 휠체어에 앉는 것이 제한되고 보행을 할 수 없다. 이럴 때 엎드릴 수 있는 카트를 사용하여 아동이 침상밖으로 나올 수 있도록 해주고 욕창에 가해질 수 있는 모든 압박을 피하게 한다. 그리고 이것은 독립적인 이동 수단이 되기도 한다.

보조기(Orthotic Devices)

아동이 장기간 침상안정을 해야 하는 동안 혹은 의학적으로 불안정한 기간 동안 구축예방 및 혹은 ROM 증가를 위하여 부목을 대 줄 수 있다. 한 가지 예를 들어,, 발목관절 뒷면에 대는 부목 혹은 족하수방지용 부목 등이다. 이러한 것들은 기성품으로써 시중에서 판매 되고; 발목관절의 위치를 중립위치에 놓이게 해주고 발뒷꿈치를 바닥에서 떨어지게 해준다. 종종 아동 환자들에서는 이러한 시판되는 부목들이 잘 안맞을 때 모양을 쉽게 만들 수 있는 orthoplast 타입의 부목을 제작하는 것이 필요하다. 기성제품을 사용하면 시간절약이 되지만 겹겹의 드레싱위로는 잘 맞지 않을 수 있다. Orthoplast 재질을 사용하여 환자의 드레싱위에 잘 맞도록 조정해서 이식피부나 피판을 보호하는 것이 필요하다(그림 10-10).

열에 의한 손상을 입은 아동에게 부목 착용이 이후의 변형예방에 더없이 중요하다; 표 10.2에는 예방적인 자세가 나열되어있다. ROM을 유지하거나 향상시키려면 밤이나 하루종일 부목을 대어 긴시간 동안 지속적으로 스트레치해주는 것이 필요하다. 수술 후 이식된 곳을 보호하기 위하여 때로 부목을 사용하기도 한다. 부목은 외부로부터의 외상

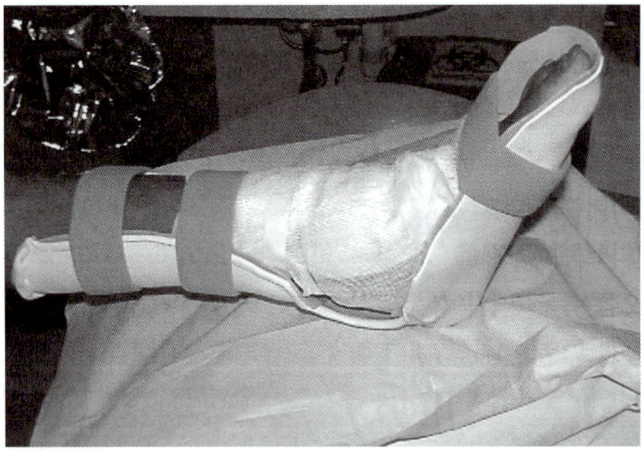

그림 10-10 내측 복숭아뼈위의 유리피판을 보호하고 발목관절의 ROM을 유지하기 위해 제작한 발목관절용 orthoplast 발목부목의 예.

이나 전단력을 감소시킬 것이고 이식된 것을 확실히 안착시켜줄 것이다(그림 10-11). 흉터 절개술 이후에 이식한 부위의 보호와 ROM 증가를 위하여 처방되는 보조기는 주문하여 만들기도 한다(그림 10-12).

보호장구(Protective Devices)

압박 경감용 쿠션을 사용하면 피부를 보호하며 손상 예방에 효과적이다. 욕창의 위험이 있을 때, 욕창을 봉합한 후에는 적당한 도구가 처방되어야 한다. 많은 종류의 압박 경감 쿠션들이 있는데 촘촘한 발포고무(foam)로 된 것에서부터 겔(gel)로 된 것, Roho 쿠션 등 다양하다. 압박 경감의 효과가 없기 때문에 일반 베개 위에는 앉지 말아야 한다. 아동에게 푸쉬업(push up)이나 매 15분에서 30분 단위로 체중을 이동하여 압박을 경감하도록 하는 테크닉을 수행하도록 지도해 주는 것 역시 욕창예방에 필수적이다.

목 앞쪽에 화상을 입은 아동은 베개를 머리뒤에 받쳐서는 안된다. 이렇게 하면 목이 굴곡되어 목에 굴곡구축이 발생할 위험이 있다. 어깨 뒤에 베개를 받쳐주면 아동이 잠자는 동안 목이 약간 신전되는 자세가 된다.

도넛 타입이나 링 타입의 쿠션은 피한다. 그것들이 원형 모양으로 압박을 가할 수 있고 압박띠로서의 역할을 하여 당신이 보호하려고 하는 부위로 가는 혈류를 감소시킬 우려가 있기 때문이다. 링 타입의 쿠션은 정맥혈의 정체를 일으키고 욕창을 예방하기보다 더 발생시킬 위험이 있다. 아동을 옆으로 누이는 자세를 취해줄 때 전자(trochanter)에 직

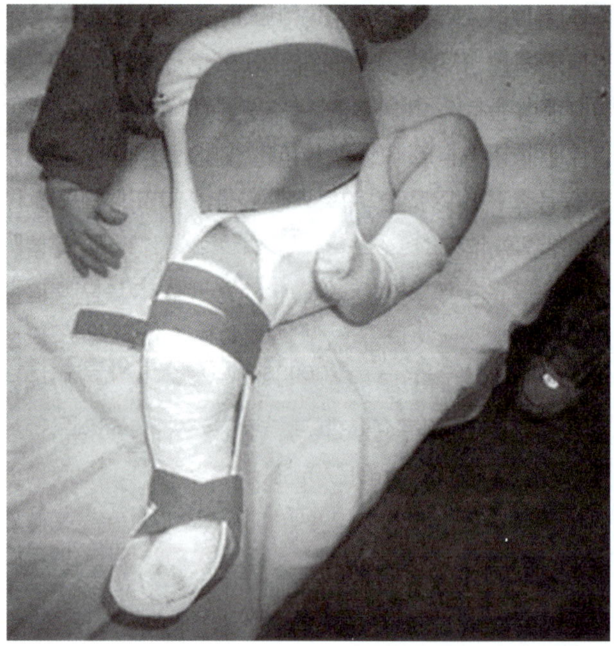

그림 10-11 우측 엉덩관절 및 무릎관절 굴곡을 제한하여 무릎관절의 피부이식을 보호하기 위해 제작된 orthoplast 부목의 예.

접 압박이 가해지는 자세는 피해야 한다. 베개나 담요를 말아서 받쳐주어 1/4 정도로 앙와위를 취하도록 해서 뼈가 두드러진 부위에 압박을 덜 가해지도록 해준다. 욕창이 있는 부

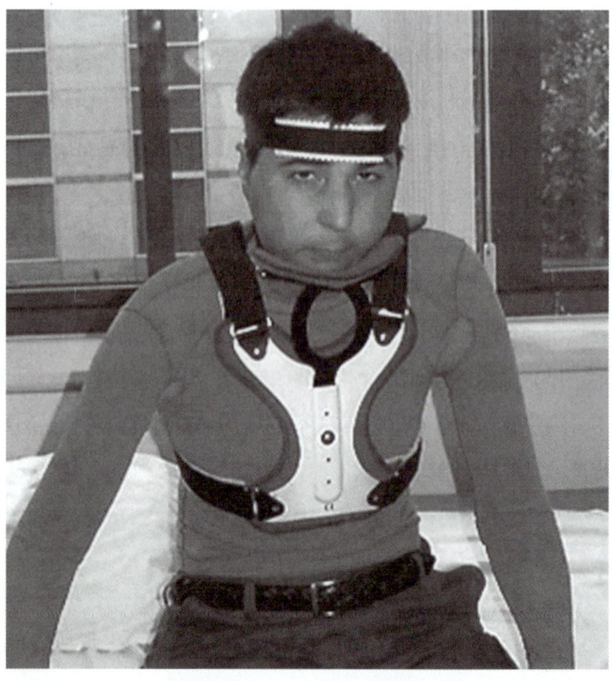

그림 10-12 목 앞쪽의 피부이식을 보호하고 경추의 ROM을 향상시키기 위해 개별맞춤으로 제작된 보조기의 예.

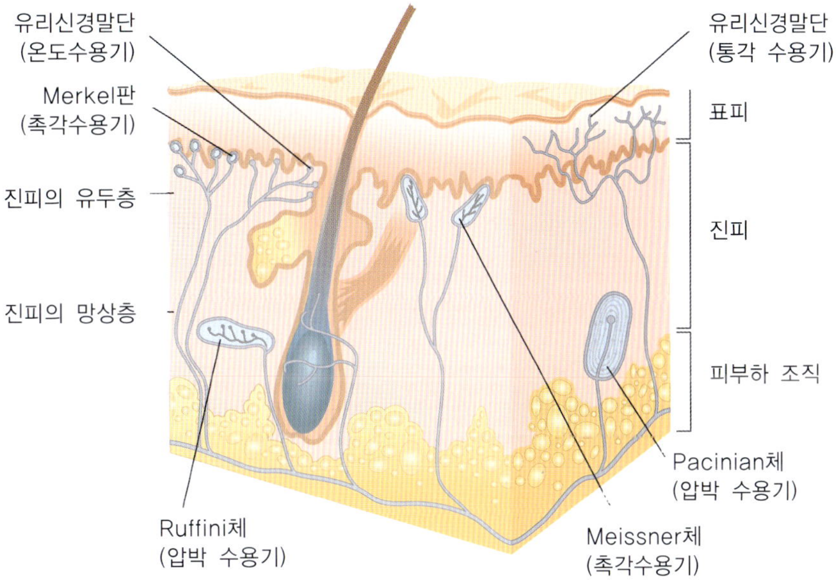

그림 10-1

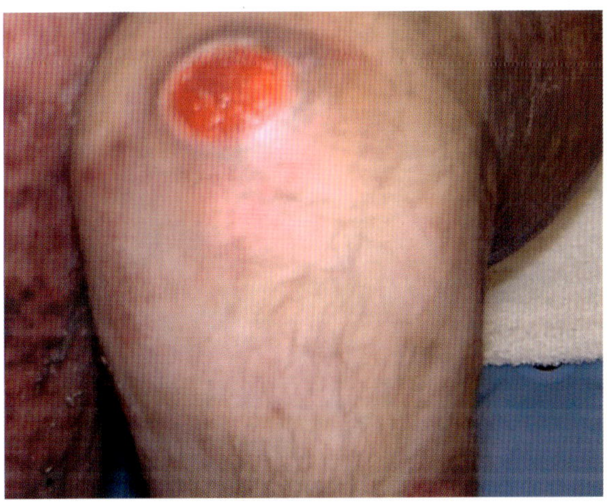

그림 10-2

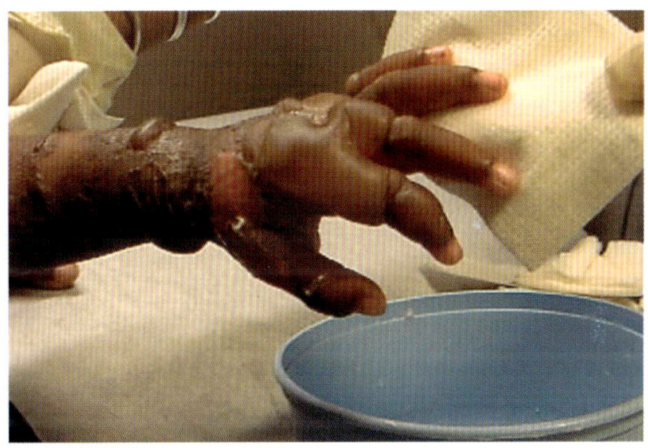

그림 10-4

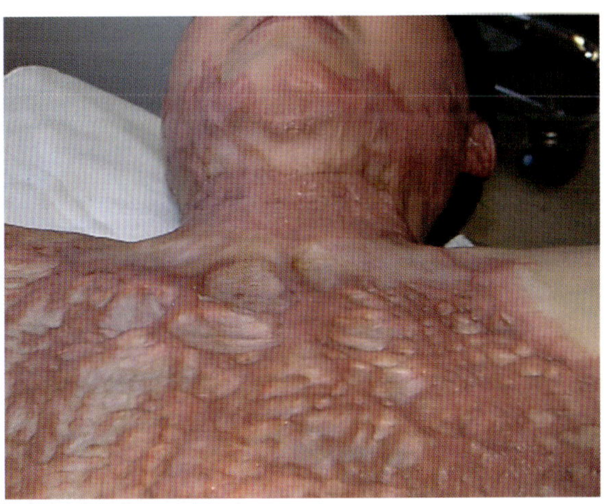

그림 10-3

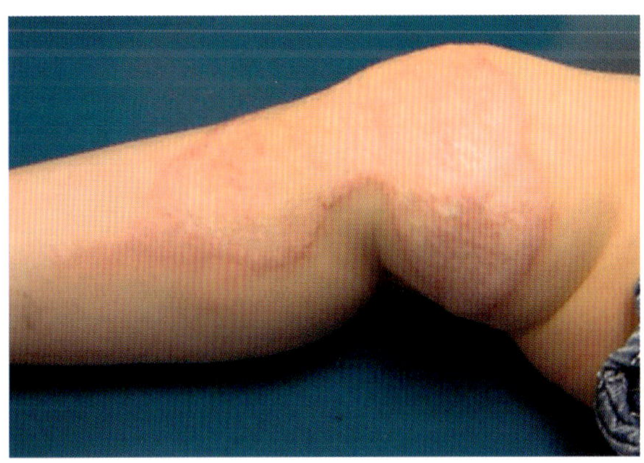

그림 10-6

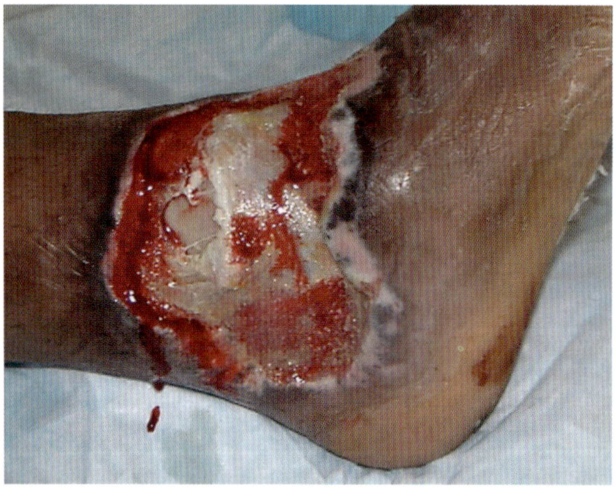

그림 10-7

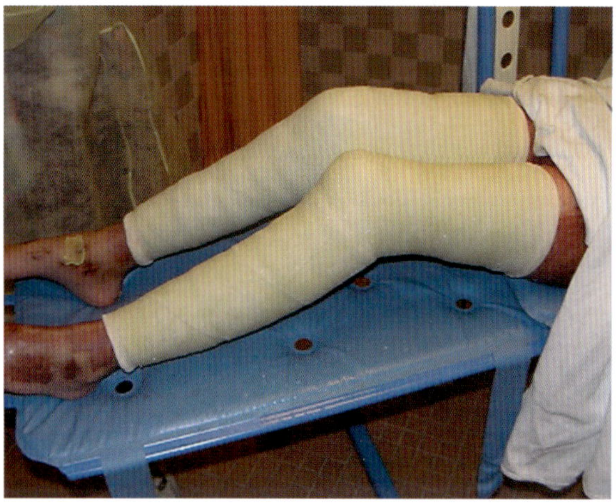

그림 10-8

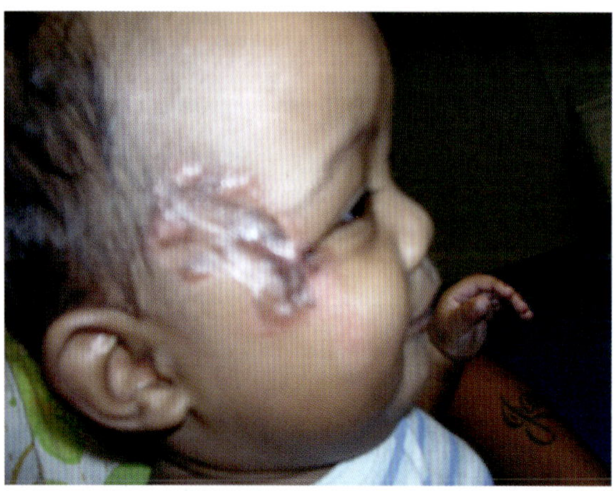

그림 10-13B

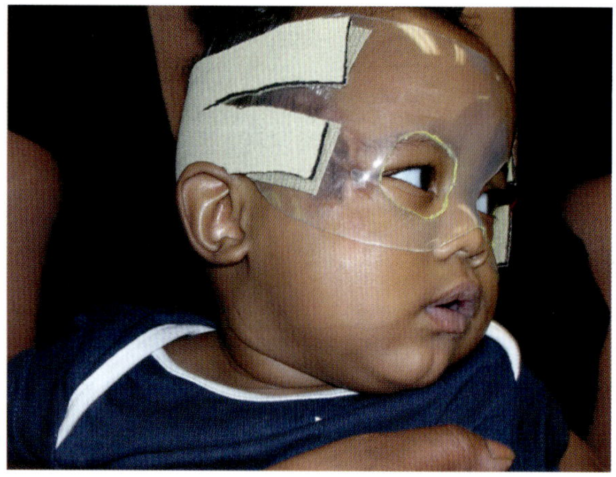

그림 10-13D

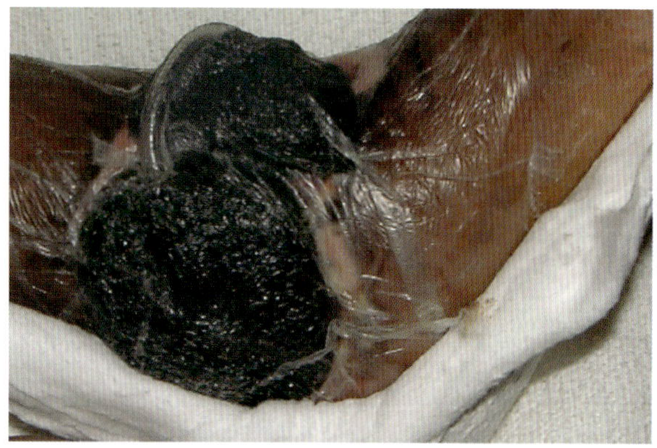

그림 10-14A

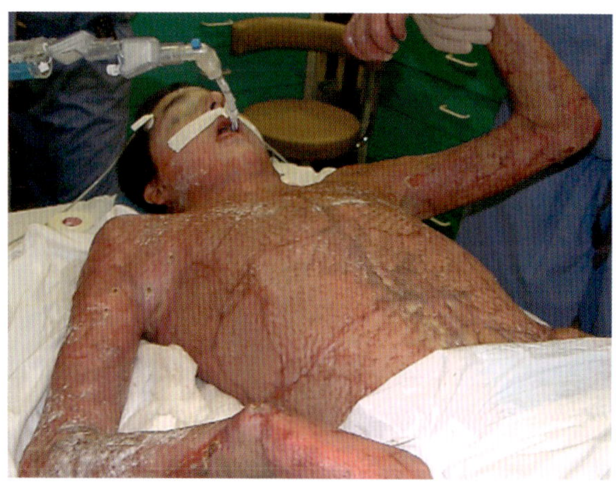

그림 10-15

위를 침상에 닿지 않게 들어올리는 것(예: 발뒤꿈치) 또한 압박을 경감하고 상처치료에 효과적이다(Rappl, 2007). 후두부나 발목에서 뼈가 두드러진 곳 혹은 팔굽의 뼈가 튀어나온 곳에 사용할 수 있는 대체품이 겔로 된 베개이다.

지지용 도구(Supportive Devices)

열이나 외상에 의한 손상 후 상처를 덮기 위하여 피부를 이식받을 수 있다. 압박해주는 도구를 사용하면 이식된 곳으로 혈액이 잘 흐르는데 도움이 될 것이다. 일단 이식된 피부나 피판이 리모델링 단계에 들어서면 흉터가 생기기 시작하는데 2년까지도 생길 수 있다. 압박을 가해주면 콜라겐이 제대로 정렬하는데 도움이 되고 이리하여 흉터생성에 도움이 될 수 있다. 압박을 가해주는 주요한 한 가지 이유는 콜라겐 합성 및 융해 사이의 균형을 잡아주고(이 장의 앞부분에 있는 성숙단계를 참조) 콜라겐 섬유가 표피층과 평행으로 정렬되어 흉터가 솟아오를 위험을 줄이는데 있다. 압박 옷을 입으면 흉터나 이식이 부드러워지고 덜 솟아오르며 궁극적으로는 미용적으로 더 좋아진다. 리모델링 단계 동안 비후성 흉터는 빨리 형성되기 시작하므로 조기에 압박을 가해줄수록 결과가 더 좋아질 수 있다.

상처 봉합된 곳 혹은 이식된 곳이 낫는 2주 후부터 압박을 가해줄 수 있다. 처음엔 탄력붕대, 들러붙는 붕대, 탄성 고무 지지용 붕대, 혹은 맞춤용 압박옷(pressure garments)의 형태로 해준다(그림 10-13). 이러한 옷은 하루에 23시간

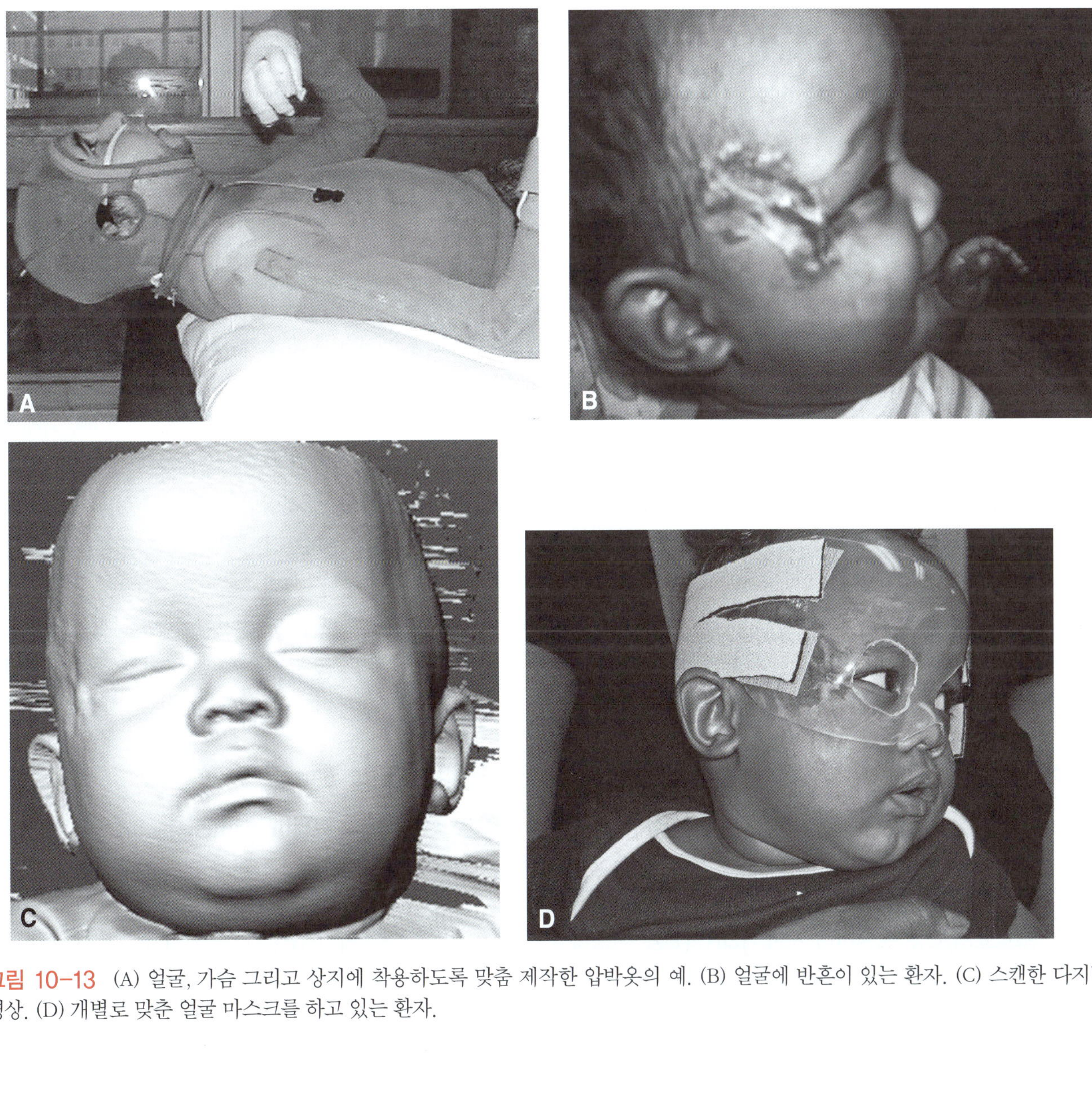

그림 10-13 (A) 얼굴, 가슴 그리고 상지에 착용하도록 맞춤 제작한 압박옷의 예. (B) 얼굴에 반흔이 있는 환자. (C) 스캔한 다지털 영상. (D) 개별로 맞춘 얼굴 마스크를 하고 있는 환자.

입어야 하는데 위생처리 할 때와 상처를 관리할 때에만 벗을 수 있다. 모양이 잘못 잡힌 곳이나 뼈가 두드러진 곳에도 균일한 압박을 가해주기 위해 속을 집어넣을 수 있다. 속은 발포고무, 실리콘 천연고무, 겔로 된 판 혹은 실리콘 겔 패드로 되어있다(Staley & Richard, 1994).

화상을 입은 얼굴을 압박해주는 경우에 플라스틱 가면이나 얼굴용 압박덮개(compression garment)를 사용한다. Groce와 동료들(1999)은 투명한 플라스틱 마스크 대 압박덮개의 효과에 대해서 연구하였다. 이마, 왼쪽 뺨, 오른쪽 뺨, 턱에는 얼굴덮개의 압력이 플라스틱 마스크보다 덜하였다. 또한 얼굴 전체를 가리는 압박덮개를 사용하면 "악한사람"으로 보이고 사회적으로도 위축될 수 있음을 발견하였다. 투명한 플라스틱 마스크를 쓰면 아동들이 더 좋게 보이고 또래와도 더 잘 어울린다(Groce, Meyers, Paal, Herndon and McCauley, 1999).

맞춤용 얼굴 마스크는 디지털 이미징을 이용하거나 플라스터 본을 떠서 만들 수 있다. 플라스터 본을 만드려면 본을 뜨기 위해 아동이 가만히 있어야 하므로 진정시키거나 전신마취를 해야 한다. 이 방식은 비용이나 시간적으로 비효율적이다. 그러나 디지털 스캐닝으로 진정 및 마취시키지 않고도 얼굴과 목을 빠르고 정확히 스캐닝한다(그림 10.13C). 이렇게 컴퓨터로 만든 환자 얼굴의 모델은 본래의 마스크를 만드는 골격이 될 뿐 아니라 압박을 가하는 변화가 필요할 때 치료사가 이용할 수도 있다. 컴퓨터로 하면 마취나 진정이 필요없으므로 마스크 제작과 적용이 빨라지고 이미징 소프트웨어를 통한 화상 깊이, 크기, 색깔에서의 변화를 추적할 수 있게 된다(Whitestone, Richard, Slemker, Ause-Ellias, & Miller, 1995).

피부의 재건 및 보호기술 (Integumentary Repair and Protection Techniques)

방법상 고려할 점(Preprocedure Considerations)

상처치료 기술에 있어서 부모나 양육자의 역할은 과거 십년간에 걸쳐 발전하여 왔다. 이전에는 통증이 심한 과정 동안은 부모나 양육자가 참여하지 못하였지만 현재는 견디어내는 아동을 돕도록 격려받고 있다. 1994년도에 수행된 Doctor의 연구에서 부모의 참여는 부모와 아동을 위해 "서로에게 이로운 것"이라는 것을 발견하였다. 부모가 참여한 상처치료과정은 오래 걸렸으나 아동에게 감정적 지지를 제공할 수 있었고 집에서 어떻게 피부관리를 해야 하는지 부모가 배울 수 있었다(Doctor, 1994). Beckman과 동료들은 2002년에 이러한 소견을 재확인하였다. 그들의 연구는 부모들이 거의 모든 시술과정에 함께 하기를 원한다는 것을 보여주었다. "부모와 아동들은 실제의 임상에서 장점을 얻는 것 같다". 그들은 시술과정에서 부모가 기대하는 것들을 교육할 것을 권고하였다. 응급실의 의사와 간호사들은 어떤 침습적인 과정에서 부모가 함께 있어야 하지만 침습적인 것이 늘어날 때(즉, 심폐소생술)는 부모를 나가있게 해야 한다고 믿었다(Beckman 등, 2002).

아동의 생활관리사 혹은 음악치료사는 상처치료 과정의 공포와 통증을 아동이 잘 견디어내도록 주의분산 테크닉을 써서 아동을 도울 수 있다. 이를 위해서는 각 연령층에 맞도록 활동을 구성하여야 한다. 예를 들어, 영아는 부모가 어르면서 안아줄 수 있으며 노래부르기, 혹은 풍선불기로 유아의 주의를 끌 수 있다. 학동기 아동은 노래를 불러주거나 책을 읽어주는 것을 원할 수 있다. 청소년은 헤드폰을 이용하여 음악을 듣거나 비디오 게임을 하면 이완되고 주의가 분산될 수 있다.

어떤 고통스러운 과정 전에 그것이 상처치료든지 다른 중재이든지간에 적절하게 사전에 투약을 확실히 해주어야 한다. 병원에서 통증관리팀의 일원으로 일할 때, 외래방문 전 부모로 하여금 처방된 통증약을 먹이고 오도록 하면 통증의 경감에 도움이 될 것이다. 치료세션동안 도움이 되는 또 다른 테크닉은 주의분산, 이완, 혹은 호흡테크닉 그리고 마음에 어떤 표상을 그리도록 인도해주는 것이다. 긍정적인 강화 프로그램 또한 도움이 될 수 있는데 스티커를 주거나 활동 혹은 과정을 끝냈을 때 보상 챠트 등을 제공하는 것 등이 이런 방법들이다(Martin-Herz 등, 2000).

괴사조직 제거(Débriment)

죽은 조직 제거술, **Débridement**은 "상처치유를 방해하는 괴사조직을 제거하고 그리고/혹은 감염조직을 제거하는 것이다"(Loehne, 2002). 데브리망에는 두 가지 종류가 있는데; 비선택적과 선택적인 것이 있다. 상처에 죽은 조직이 있을 때 상처를 치유단계로 진행시키려면 데브리망을 해주어야 한다.

선택적 데브리망(Selective débridement) 선택적 데브리망은 효소를 이용하여 자가용해적으로 데브리망하거나 외과적 절개를 통하여 할 수 있다. 외과적 데브리망은 선택적으로 괴사조직을 제거하는 가장 효과적인 데브리망 방법이다. 이 정밀한 데브리망은 수술실이나 혹은 치료실에서 할 수 있다. 이것은 눈으로 괴사조직을 볼 수 있을 때 해야 한다. 만일 허혈성 상처가 있고 옆의 순환상태를 확인할 수 없다면 외과적 절개는 하지 않는다. 이러한 조직을 정밀히 도려내는 것은 훈련받은 숙련된 치료사가 해야만 하고 의사의 지시를 따라 해야 한다. 데브리망의 다른 방법에는 가위나 포셉(부분층 화상에서 물집 등을 제거할 때 사용함) 등을 사용하는 것이 있고 거즈로 짓무른 수포를 제거하는 것이 있다. 데브리망에 관하여는 각 주마다 물리치료사가 할 수 있는 임상지침이 나와 있다. 특별히 교육받은 경험많은 치료사는 상처기저에 있을 수 있는 신제조식을 구별할 수 있어야 한다. 이것은 어려운 기술이므로 이상적으로는 지도자와 함께 훈련프로그램을 이수한 치료사가 해야만 한다(Bates-Jensen, & Apeles, 2007).

국소 효소제 사용은 효소가 선택적으로 죽은 조직을 녹이기 때문에 선택적 데브리망 방법이다. 단백질 분해효소는 두꺼운 괴사딱지와 변성된 단백질을 제거할 수 있다. 변성이 되지 않은 콜라겐이 남아있는 괴사딱지가 있는 상처는 콜라게나아제라는 효소로 제거할 수 있다. 딱지가 두꺼우면 작은칼로 십자를 내어 효소가 침투할 수 있게 해준다(Loehne, 2002).

자가용해적 데브리망(Autolytic débridement)은 백혈구가 괴사조직을 파괴하면 되는데 습기가 유지되는 드레싱을 통하여 이루어진다. 이러한 축축한 환경의 상처에서는 마르고 죽은 조직의 재수화(rehydration)를 증진하고 모인 체액에는 백혈구가 있어서 괴사조직을 분쇄한다. 이용할 수 있는 드레싱은 필름 드레싱, 하이드로콜로이드 그리고 하이드로겔이다("드레싱과 국소도포제"를 참조하시오).

비선택적 데브리망(Nonselective débridement)은 괴사조직뿐 아니라 상처에서 살아있는 조직도 제거한다. 이것은 젖은 드레싱을 말리는 방법의 드레싱(wet-to-dry dressing)을 이용하거나, 월풀에서 힘찬 물살을 이용하여, 혹은 간헐적 분사세척을 이용하여 할 수 있다. 이는 상처에 많은 괴사조직이 있을 때 한다. Wet-to-dry드레싱을 할 때는 드레싱이 들러붙어있고 괴사조직에 붙어있는 건강한 표피와 육아조직을 손상시킬 위험이 있기 때문에 주의해야 한다(Loehne, 2002).

물리치료와 기계적 치료도구 (Physical Agents and Mechanical Modalities)

수치료(Hydrotherapy)

월풀(Whirlpool) AHCPR에 따르면 월풀 치료로 욕창에서 괴사조직을 더 잘 제거할 수도 있다고 한다. 그러나 상처가 깨끗하면 건강한 육아조직에 대해 외상을 가할 수도 있는 것이므로 월풀을 하지 말아야 한다(Bergstrom 등, 1994).

역사적으로 열에 의한 손상의 경우 상처를 깨끗이 하고 오래된 국소도포제를 제거하는데 월풀을 사용하여 왔다. 그러나 화상 상처의 감염 위험 때문에 치료할 때 탱크 안에 담그는 것보다 손으로 쥐는 샤워 도구로 바뀌었다. Mayhall (2003)은 과거 20여년간 화상 상처 감염의 역학적 변화는 화상상처를 조기 절개하고 봉합하며 몸을 담그는 수치료를 샤워 수치료로 대치하거나 국소 상처는 환자병실에서 치료하게 되었다고 하였다(Mayhall, 2003).

월풀 사용에 있어 문제는 다른 이들로부터의 교차 오염이며 특히 *녹농균의 감염*이다. 월풀 사용자가 바뀔 때마다 깨끗하게 하는데 최선을 다하지만 상처 오염의 위험을 완전히 없애기는 어렵다. 소독제는 대부분 첨가제의 세포독성 때문에 사용하지 않는다. 요오드, 나트륨 수소화염소, 과산화수소와 같이 흔히 사용되는 소독제는 희석하여도 세포독성이 있다(식염수나 증류수에 비해 수돗물 사용시 감염 위험이 증가하지 않는다는 것을 보여주는 연구가 있으므로 오직 수돗물만을 월풀에 사용한다[Sussman, 2007d]).

박동 분사세척(Pulsed Lavage) 상처를 깨끗이 하고 비선택적으로 괴사조직을 제거하는데 효과적인 방법으로써 세척을 이용하여왔다. 박동 세척 시스템을 세척수(식염수를 가장 흔히 사용함)에 장착하고 전기로 작동하는 전동 기구가 세척수를 분사하며 벽에 달려있는 흡인기구로 이를 빨아들인다. AHCPR에 따르면, 세척 시 압력은 4psi에서

15psi 사이로 해야 한다고 한다. 더 낮으면 상처가 잘 깨끗해지지 않고; 15psi 이상으로 하면 조직손상이 발생할 수 있다(Bergstrom 등, 1994).

박동 세척의 흡인 부분은 떨어져 나온 조직, 박테리아, 그리고 사용된 세척액을 제거하고 육아조직의 형성을 돕는 음압을 제공해준다(Loehne, 2002). 지속적인 흡인력은 60mmHg에서 90mmHg 사이이다. 출혈이 되거나 아동이 통증을 호소하면 압력을 줄인다(Loehne, 2002). 상처기저에 힘줄, 근막, 관절낭 그리고 혈관 같은 신체구조가 있으므로 다른 비선택적 괴사조직 제거 도구의 사용과 마찬가지로 주의해야만 한다.

이것은 손으로 들고다닐 수 있는 것이기 때문에 침상옆에서도 할 수 있고 몸을 부분적이든지 전체로 담가야 하는 월풀과는 달리 상처에만 국소적으로 할 수 있다. 또한 월풀보다 육아조직을 더 빨리 생성시킨다는 것이 증명되었다(Luedtke-Hoffman & Schafer, 2000).

Svoboda와 동료들은 동물들을 대상으로 상처에서 박테리아 군집을 줄이는 효과에 대해 망울 주입기(bulb syringe)와 박동 세척 방법을 비교한 결과 박동세척 방법이 효과가 더 좋다는 것을 발견하였다. 그들은 복합적 상처에서 박테리아를 제거할 때 박동 세척이 좀 더 효과적 방법이라고 생각하였다(Svoboda 등, 2006).

드레싱과 국소도포제(Dressings and Topical Agents)

피부질환의 종류에 따라 드레싱도 다르고 드레싱의 특성도 다르다. 이상적인 드레싱은 하는 사람에게 익숙한 것이어야 하고 주변 피부의 손상을 보호하며 괴사조직을 제거하고 상처를 마르지 않도록 해주며 육아조직의 생성이나 재상피화를 촉진하고 통증을 줄여주며 제자리에 있어야 하고 비용적으로 합리적이어야 한다(Saffle & Schnebly, 1994).

열에 의한 손상 화상 상처는 하루에 두 번 깨끗이 해야 한다. 이때 오래되어 항세균성 효과가 없어진 국소도포제와 괴사조직이 부드러워져야 한다. 상처를 깨끗이 하는데 따뜻한 물이나 식염수를 사용한다.

감염을 줄이기 위해 항생제를 국소적으로 사용한다. 화상에 사용하는 국소도포제는 질산은(silver nitrate), mafenide acetate(Sulfamylon), nitrofurazone(Furacin), silver sulfadiazine(Silvadene), bacitracin이다(Saffle & Schnebly, 1994). Silver sulfadiazine(실바덴)이 가장 널리 사용되는 도포제이지만 알러지 반응과 일시적 백혈구 감소증이 나타날 수 있다. 그것은 항세균 스펙트럼이 넓으며 괴사딱지를 물렁하게하여 분리시키고 상처를 마르지 않게 유지하는데 도움이 된다.

국소적 도포제는 통증을 줄이기 위해 상처에 직접 바르는 것이 아니고 드레싱이 피부에 닿는 면에 바른다. 상처에 들러붙는 것을 방지하기 위해 상처에 닿는 드레싱은 들러붙지 않는 거즈를 사용한다. 그리고 이것을 거즈 만 것, 탄력그물망 혹은 탄력붕대로 감아준다.

특정부위에 바르는 국소도포제는 특별히 주의해야 한다. 얼굴에는 Silvadene대신 투명한 연고를 얇게 펴바른다. Silvadene은 딱딱해지고 제거하기가 어려운 단점이 있기 때문이다. 귀의 화상은 Sulfamylon크림으로 가장 잘 치료되며 이는 조직으로 잘 침투하고 귀의 연골을 감염으로부터 보호한다. 회음부의 화상에는 진피가 얇고 흡수성이 크기 때문에 투명한 연고를 바른다(Saffle & Scinebly, 1994).

합성 드레싱 열 손상에 할 수 있는 합성드레싱은 Acticoat(앞부분에서 논의)와 AQUACEL Ag 이다. AQUACEL Ag은 은을 스며들게 한 하이드로콜로이드로 상처 기저에 손상을 주지 않고 흡수하는 제재이다. 드레싱이 상처에 잘 붙게 되면 2주까지 둘 수 있어 매일 드레싱할 필요가 줄어든다(드레싱 횟수가 줄면 따라서 이 과정에 따르는 통증, 공포심, 걱정이 줄어든다). 만일 AQUACEL Ag이 잘 붙어 있지 않으면 전층 화상 상처에서와 같이 수술 중재가 필요하다. 드레싱 횟수와 통증관리할 필요가 줄어드는 효과로 AQUACEL Ag 드레싱을 한 아동은 다른 드레싱을 하는 아동에 비해 입원 기간이 짧다(Paddock 등, 2007).

기능적 드레싱 화상 상처에 거즈를 대고 기타 드레싱을 해 주어야 아동이 기능을 유지하거나 향상시킬 수 있다. 예를 들어, 손가락과 발가락은 한꺼번이 아닌 각 손가락마다 싸주고 거즈를 손가락, 발가락 사이에 넣어 그 사이가 유지되도록 해준다. 드레싱은 원위부에서 근위부 쪽으로 감아나가 부종을 줄여준다. 드레싱을 하면서 ROM을 상실하지 않도록 치료사는 적절한 자세를 취해준다. 균일한 두께로 드레싱을 해주어야 화상부위에 보조기를 착용할 수 있다. 드레싱위로 보조기를 맞춘다; 그러므로 일정한 두께로 드레싱 하는 테크닉이 있어야 부목이 잘 맞도록 하는데 도움

이 될 것이다. 영아와 유아를 위한 화상 드레싱은 아동이 드레싱을 잡아다니거나 물어뜯지 않게, 밑의 상처의 치유되어가는 환경에 방해가 안되도록 좀 더 강하게 보강해줄 필요가 있다. 긁어서 피가 나지 않도록 하기 위해 자주 손톱을 짧게 깎아줄 필요가 있다.

일단 열에 의해 손상을 입은 곳의 상처가 재상피화, 혹은 피부이식으로 아물면 피부관리를 계속해주어야 한다. 이식받은 피부는 정상피부처럼 피지분비를 못하기 때문에 보습로션이 중요하다. 이상적인 보습제는 부드럽고 알러지가 적고 알코올 성분이 없는 것인데 알코올은 피부를 마르게 하고 갈라지게 하기 때문이다(Saffle & Schnebly, 1994).

피부를 보습하는 이외에도 흉터 마사지에 로션이 중요하다. 피부를 윤활로션으로 마사지해주면 촉각자극으로 인하여 흉터는 덜 민감해진다. 흉터를 마사지 할 때는 흉터부위가 창백해질만큼 하루에 3번~6번 충분한 압박을 가하면서 해준다. 마사지를 해주면 피부의 움직임이 좋아진다; 그러나 흉터두께가 얇아지지는 않는다(Staley & Richard, 1994).

욕창과 외상성 상처 열에 의한 손상과 마찬가지로 욕창과 외상성 상처도 깨끗이 해주고 적절한 드레싱을 해주어야 한다. 소독제는 정상조직에 대하여 세포독성이 있어 사용하지 않는데 예를 들어, povidone-iodine, iodophor, sodium hydrochloride(Dakin 용액), 과산화수소, 그리고 아세톤 용액같은 것이다. 이것들은 치유과정인 염증단계 및 증식단계에 중요한 역할을 하는 섬유모세포에 독성이 있다. 정상적인 식염수는 생리적이고 조직에 해가 없기 때문에 욕창과 외상성 상처를 깨끗이 하는데 많이 사용한다(Bergstrom 등, 1994).

필름 드레싱(Film dressings)은 축축하고 산소투과적이다. 이것은 세균은 통과시키지 않고 투명하기 때문에 상처상태를 모니터링 하기에 좋다. 또한 상처에 습기있는 환경을 제공한다. 경미하게 벗겨지거나 찢어진 피부, 혹은 1단계 욕창 등에 필름 드레싱을 사용한다. 또 일차 드레싱을 잡아주기 위한 이차 드레싱으로도 사용된다. 삼출액이 지나치게 나오는 상처에는 하지 않는다. 필름 드레싱의 예를 들어, Opsite, Bioclusive, Tegaderm이 있다.

폼 드레싱(foam dressings)은 폴리우레탄으로 만들어지는데 상처로부터의 삼출액을 흡수할 수 있고 습한 환경을 유지할 수 있다. 폼드레싱은 표층과 깊은 상처, 그리고 이식피부위에, 경미한 화상에 사용할 수 있다. 무정형의 하이드로겔 드레싱을 한 위로 이차적인 드레싱을 해줄 때 사용한다. 또한 기관지 절개술후, 위천공술후의 삽입관 주변의 드레싱으로 사용될 수 있다. 폼 드레싱은 마른 상처에는 효과적이지 않으나 절대 금기는 아니다. 폼드레싱에는 Allervyn, Hydrasorb, 그리고 Lyofoam이 있다.

하이드로겔(Hydrogels)은 수분함량이 많은 유기 고분자로 되어있다. 두 종류가 있는데; 무정형인 것과 고정된 것 두 가지이다. 무정형의 하이드로겔은 물을 흡수할 수 있다; 자유롭게 흘려들어 갈 수 있어 구멍 같은 공간 안에 잘 맞는다. 고정된 하이드로겔은 얇고 유연한 판으로 되어 있고 포화상태가 될 때까지 팽창한다. 말라 있는 상처에 수분을 제공할 수 있고 삼출액이 나오는 상처에서는 액체를 흡수할 수 있다. 하이드로겔은 쉽게 신체나 상처의 모양대로 만들어진다. 말라있는 상처의 괴사딱지를 부드럽게 하여 자가용해적 데브리망을 할 때 선택되는 드레싱 방법이다. 삼출액이 많은 상처에서는 사용하지 않아야 한다. 무정형의 하이드로겔은 폼드레싱이나 필름 드레싱 같은 이차적인 드레싱을 하면 제자리에 3일 정도까지는 있게 된다. 판으로 된 하이드로겔은 테이프로 피부에 붙이면 3, 4일은 붙어있는다. 하이드로겔의 예는 Carrasyn 겔, DuoDerm 겔, Intrasite 겔 등이 있다.

하이드로콜로이드(Hydrocolloids)는 필름이나 폼에서 볼 수 있는 접착제 및 함께 겔을 형성하는 고분자로 되어있다. 하이드로콜로이드는 알갱이 형태, 가루 혹은 페이스트 형태로 되어있다. 드레싱을 하면 삼출액을 흡수하고 상처에 습기를 제공해주며 신체모양에 잘 들어맞는다. 표층의 상처, 피부공여 부위 그리고 욕창에 사용될 수 있다. 드레싱을 제거할 때 피부에 손상을 줄 수 있기 때문에 약한 피부의 어린이에게 사용시 매우 주의해야 한다. 드레싱은 3, 4일까지는 갈아줄 필요가 없다. 하이드로콜로이드는 임상적으로 감염되어있는 상처나 깊은 구멍의 상처에는 사용하지 않는다. 이것은 자가용해적 데브리망에 도움이 될 수 있다. 하이드로콜로이드의 예를 들어, Comfeel, Duoderm 그리고 Tegasorb를 들 수 있다.

Duoderm and Tegasorb **알긴산 드레싱**(Alginate dressings)은 칼슘, 혹은 칼슘과 염화 나트륨을 포함하고 있다. 상처에 드레싱을 하였을 때 상처에 있는 나트륨 이온이 드

레싱에 있는 칼슘이온과 교환되어 지혈제로서 작용한다. 상처에 습기를 주고 흡습성이 매우 높고 신체모양으로 잘 만들어지고 들러붙지 않는다. 삼출액이 많은 상처, 욕창, 출혈이 있는 곳에 수술후 사용된다. 형태는 판, 로프 혹은 패킹형식으로 되어있다. 깨끗한 상처에는 1주일까지도 유지되며 감염된 상처에서는 매일 갈아준다. Alginate드레싱의 예는 Curosorb, Kaltostar, Sorbsan 등이 있다(G. Sussman, 2007).

진공으로 하는 봉합시스템(Vacuum Assisted Closure System: V.A.C. system)은 연부조직이 떨어져 나간 외상성 상처와 욕창의 중재에 사용되는데 관련 테크닉은 상처치료에 도움이 되고 통증을 줄이며 입원기간을 짧게 하려고 고안되었다. 도구 그 자체는 폴리우레탄 폼 드레싱과 함께 하는 대기밑 (subatmospheric)압력 시스템이다. 이 기구를 사용하기 전에는 모든 죽어있는 조직은 외과적 방법으로 데브리망을 하였다(Argenta & Marykwas, 1997).

Mooney와 동료들(2000)은 복합상처가 있는 아동들을 대상으로 V.A.C의 효과에 대하여 연구하였다. 아동들에서 모든 죽은 조직을 외과적으로 제거한 다음 이 시스템을 사용하였다. V.A.C시스템의 스폰지와 배출관을 잘라 적당한 크기의 상처에 고정하고 투명한 필름이나 덮개로 그림 10-14에서 보는바와 같이 한다. 125mmHg의 음압을 가능한 24시간 적용한다. 드레싱은 일주일에 3번 갈아준다. 일단 상처기저에 육아조직이 생기면 피부이식이나 유리피판으로 상처를 덮었다. 아동들에게 통증이 심한 드레싱의 횟수를 줄일 수 있었으며 상처를 덮는 수술을 거창하게 하지 않아도 되었다. 이 시스템의 일차적 목표인 육아조직의 생성을 촉진하고 상처로부터 나오는 삼출액의 제거는 만족스러웠다. 지속적인 음압을 적용함으로써 상처 가장자리가 천천히 맞물리게 되었다. Mooney 등(2000)은 아동들이 이 시스템을 잘 견디고 전통적인 상처 드레싱에서처럼 자주 드레싱을 할 필요가 없다는 사실을 발견하였다.

전기 치료 모델 (Electrotherapeutic Modalities)

전기치료 기구를 사용한 상처치료가 안전하고 효과적이라는 것이 알려졌다. 경피 전기신경자극(TENS; transcutaneous electrical nerve stimulation)과 고압 박동전류(HVPC: high-voltage pulsed current) 등이 있다. 이 기구들은 세포수준에서 생리학적인 반응을 일으킨다. TENS는 작은 혈관들을 확장시키고 사지로 가는 혈류를 증가시킨다. HVPC는 상처의 장력을 세게 하고 콜라겐의 합성과 재상피화 그리고 섬유모세포의 생성을 촉진한다. 1일~5일 사이에 50pps로 HVPC를 적용하면서 음극을 30분에서 60분간 매일 걸어준다. 6일째부터 치유될 때까지는 80pps를 사용하며 양극을 매일 30분~60분간 걸어준다. 만일 상처 상태가 정점에 이른 듯이 보이면 매일 극을 바꿔준다(Unger, 1992).

전기자극(Electrical Stimulation)

"생체나 실험실에서의 여러 연구에서 전기자극(ES)은 상처를 감염시켜 흔히 군집을 이루는 세균의 활동을 정지시키거나 죽이는 효과가 있음이 보고되었다"(Kloth, 2002a). ES의 또 다른 효과는 콜라겐 생성속도, 상피화를 촉진하고 혈관의 재형성과 산소농도를 높이는 것이다. Kloth(2002a)는 급성 상처와 관련한 통증의 감소, 자가용해의 증가, 상처의 치유속도가 빨라짐을 보고하였다. ES의 사용에 주의해야 할 점은 전극아래가 경미하게 따끔거리는 것과 피부자극의 가능성이 있다는 것이다. ES의 금기는 상처나 상처주위 조직에 기저세포암 혹은 편평세포암이 있을 때 혹은 흑색종, 치료받지 않은 골수염이 있을 때, 심장주위로 전류가 흐를 수도 있는 목이나 흉곽에 적용할 때, 심장박동기가 심어져 있을 때이다. ES에 대해서 좀 더 깊이 있게 알려면 Kloth와 McCulloch의(2002a) *상처치유 (Wound healing)*라는 책에서 상처치유를 위한 전기자극 편을 보기 바란다.

대체 치료 (Alternatives in Management)

고압산소치료(Hyperbaric Oxygen Therapy)

고압산소치료(HBO: Hyperbaric oxygen therapy)는 밀폐된 탱크안에서 2.0-2.5의 기압으로 90% 산소를 호흡시키는 것을 말한다. 연기에 질식한 환자들, 특정 종류의 문제있는 상처 치유를 증가시키고자 할 때, 위험하게 된 피부이식이나 피판, 연부조직이 괴사되면서 감염되었을 때, 그리고 열에 의한 화상일 때 HBO를 사용한다는 보고들이 있

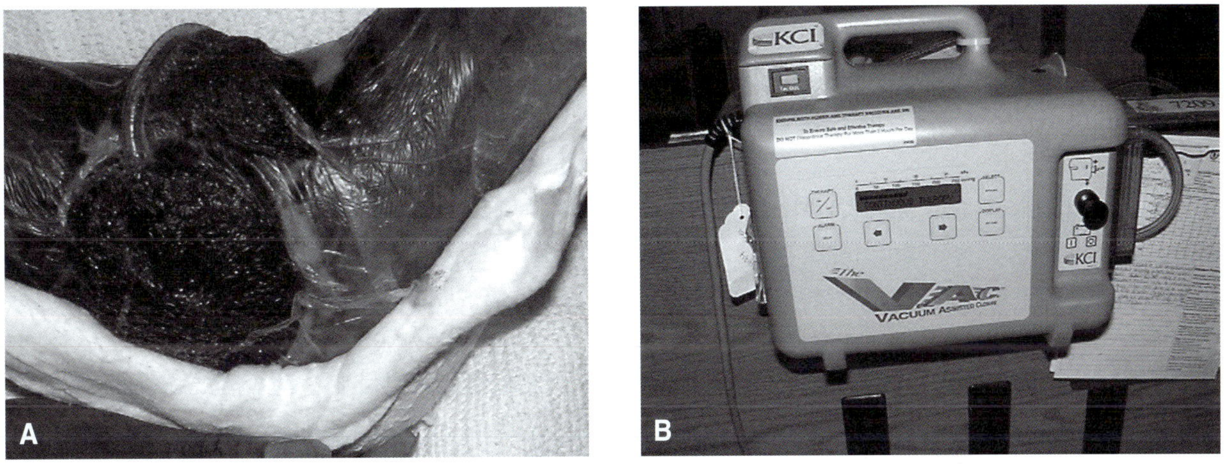

그림 10-14 (A) 진공 보조 봉합(V.A.C)시스템을 개방성 상처에 대고 있다(그림 10-7참조). 검은 폴리우레탄 폼 드레싱이 된 상태. (B) V.A.C. 기구.

다(Kloth, 2002b). 산소공급이 증가하면 세포수준에서 많은 효과가 있을 것이다. 중성구, 섬유모세포 그리고 포식세포 등은 산소가 풍부한 환경에 의해 조절된다. 그러므로 산소포화도를 높이는 것과 감염이 줄어들고 상처치유가 가속화되는 것이 관련있다. HBO를 사용하는데 주의할 점은 상기도감염, 경련, 고열, 저절로 생긴 폐기종의 병력, 흉곽 수술 기왕력, 바이러스 감염, 그리고 시신경염이 있을 때이다. HBO의 사용금기는 항암제 투여중일 때, 그리고 치료되지 않은 폐기종이 있을 때이다.

결과 / Outcomes

넓은 범위의 피부장해를 고찰하였으므로 결과에 대하여 한 가지씩 가이드라인을 제시하는 것은 불가능하다. 열에 의한 손상과 개방성 상처의 치료성과로, 상처치유단계를 통하여 진행되는 상처치유, 감염이 없는 것, 기능적 ADLs, 사회적 활동과 참여를 방해하지 않을 정도의 흉터를 기대한다. 상처치유가 잘된 경우의 시금석은 아동이 정상활동으로 되돌아갈 수 있는 것, 그리고 ADLs, 학교, 놀이, 방과후 활동에 참여할 수 있게 되는 것이다. 피부질환을 조기에 발견하고 적시에 상처를 치료하면 아동이 이러한 활동으로 되돌아가는데 도움이 될 것이다. 피부질환이 있는 아동은 화상센터나 복잡한 문제를 다룰 수 있는 외상센터에서 치료해야 한다. 신생아 집중치료실은 EB와 같은 선천적인 피부질환을 많이 접하게 되는 곳인데 피부손상을 적시에 치료하는데 도움이 될 것이다. 열 화상을 입은 아동에서 TBSA가 크거나 TEN이 발생한 아동은 장기간의 후유증이 남을 가능성이 세일 높다. 어떤 피부질환이 있거나 혹은 그 결과로 아동 삶의 질이 떨어지고 또래에 맞는 활동을 잘 할 수 없게 될 수도 있다.

사례연구 10-1

아동 병력

Ethan은 14세된 자폐아동으로 13세 때 그룹홈에서 불이 붙은 매트리스 위에 누워있는 채 발견되기까지 건강은 보통이었다. 그는 화상센터가 있는 병원으로 후송되었고 얼굴, 목, 가슴, 배, 등, 그리고 사지에 TBSA 63%의 부분층, 전층 화상을 입어 응급치료를 받았다. 그의 눈, 앞이마, 두피, 그리고 회음부와 등, 다리, 발의 일정부분은 손상을 입지 않았다. 오른손의 2, 4, 5번째 손가락의 손상이 심하여 절단이 필요하였다. 그리고 많은 피부이식술을 받았고 더 이상 피부를 공여할 여지가 없게 되었을 때는 CEA로 화상부위를 덮었다. 3개월 후에 재활병원으로 전원되었는데 그곳에서 집중적인 치료를 받으며 이후의 상처관리를 하게 되었다. 손상 6개월 후에 집으로 퇴원하게 되었고 다시 1개월 후 목의 흉터 교정술 때문에 급성기 치료병원에 재입원하였다. 그 후 단기간 재활병원에 있다가 부모의 보살핌을 받는 집으로 퇴원하였다. Ethan이 겪는 학습의 어려움은 표현언어장애와 인지장애 그리고 자폐와 관련한 행동장애 였다. 왜 이런 시술을 해야 하는지 Ethan이 이해할 수 없고 보살피는 새로운 사람이 올 때마다 전반적으로 불안을 느끼는 것이 중재의 방해요인이었다.

신체구조 및 기능 장해:

Ethan은 광범위한 TBSA 열손상과 자폐증을 동시에 가지고 있다. 자폐증은 비정상적인 사회적 관계, 언어장애, 상동적인 의식과 같은 행동 그리고 강박적인 요소가 아동기 조기에 특징적으로 보인다. 많은 경우에 지능도 떨어져 있다 (Allison & Smith, 1998).

피부: 재활병원에 도착시 Ethan에게는 많은 개방성 상처가 있었고 이식받은 곳은 다 아물지 않았다. 그리고 CEA로 덮여 있는 곳이 때때로 손상되기도 하였다. 또 화상 입은 피부가 비후성 흉터로 변하기 시작하고 있었다.

목표: 완전히 상처가 나은 후 외상에도 더 이상 피부가 손상되지 않도록 하기

중재:

1. 병실과 분리된 샤워실에서 매일 상처 치료하기
2. 상처치료에 표준화된 방식을 적용하고 모든 치료자들이 시간을 정해서 그 스케줄대로 따르도록 하기.
3. 통증과 불안에 대하여 중재 전 투약하기
4. 이차적인 제한이나 욕창을 방지하고 치유되어가는 조직에 가해질 수 있는 전단력을 감소시키기 위하여 특수한 매트리스 사용하기
5. 밤에는 보충적으로 코-위 관을 통해 영양을 공급하고 이외에 입으로 적절한 영양을 섭취할 수 있도록 영양자문을 받을 것
6. 드레싱할 때 아이가 좋아하는 DVD를 포함하여 아이의 주의를 분산하는 테크닉 사용하기
7. 장기간의 스트레칭뿐 아니라 전단력이나 긁혀서 입을 수 있는 외상을 감소시키기 위하여 연속 기브스하기
8. 상처가 아물자마자 가능한 빨리 조기압박을 시행하기; 처음엔 탄력붕대로 압박하고 다음은 탄력튜브 붕대로, 최후에는 시판되고 있는 압박옷을 사용하기

관절가동범위 Ethan은 목, 상지, 하지 그리고 몸통에서 흉터 조직과 급성기 병원 치료에도 불구하고 발생된 조직의 단축으로 인한 관절가동범위의 제한이 있다.

목표: Ethan은 목과 팔 다리를 기능적으로 사용하여 ADLs을 하게 될 것이다.

중재:

1. PROM/AROM/AAROM을 아동이 참을 수 있을 정도까지 하기
2. 자세를 취하는 방법을 침상에 붙여놓기
3. 흉터가 창백해지는 시점까지 PROM을 하는 것을 아동이 참을 수 없기 때문에 수술실에서 전신마취하에 Ethan의 ROM을 검사하여 실제로의 ROM과 제한을 기록하여 ADLs에 이용하기(그림 10-15).

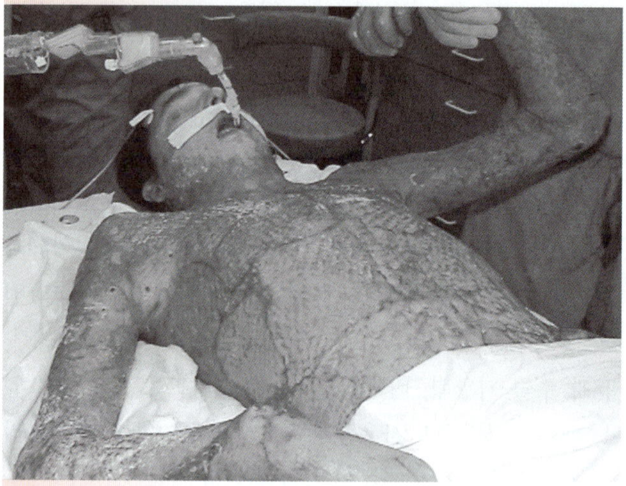

그림 10-15 수술실에서 전신마취하에 ROM을 하고 있다.

4. 발목관절 부목, 팔굽관절과 손의 부목, 무릎관절 부목, Watusi 고리와 같은 보조기
5. 팔굽관절, 손, 무릎관절에 장기간의 스트레칭 및 Ethan이 긁어서 생길 수 있는 외상과 전단력의 위험을 감소시키기 위하여 연속 기브스하기.
6. 고정되어 있는 자전거, 혹은 Ethan이 즐겨하는 성인용 세발자전거와 같은 기능적인 설비 사용하기(그림 10-16)
7. PROM 동안 주의분산을 위하여 숫자세기, 친숙한 노래 부르기 등의 테크닉 사용

미용문제와 많이 제한된 가동범위 때문에 Ethan은 7월에 흉터교정을 위하여 성형외과로 전원되었다. 수술 전에 그는 머리를 중립각도까지 신전할 수 없었고 양측으로 거의 회전할 수 없었다. 그는 흉터를 절개하여 피부이식을 받았다. 집중치료실에서 9일간 있었으며 그 중 7일간은 진정제를

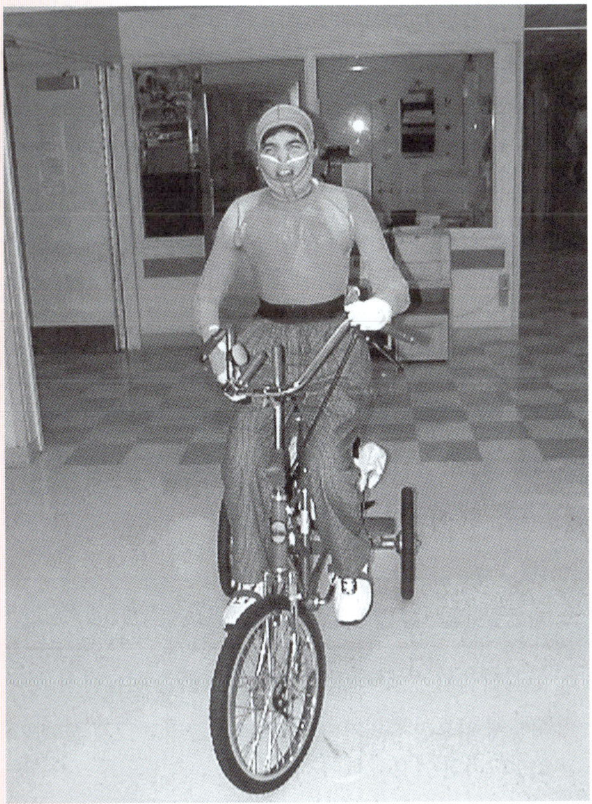

그림 10-16 ROM과 지구력을 기르기 위한 기능적이고 재미난 활동.

많이 투여한 채였고 적절한 자세를 취해주어 이식된 피부가 잘 정착되도록 하기 위하여 인공호흡기를 달았다.

목표: Ethan의 일상생활동작에 도움이 되기 위하여 최소한 정상의 50%까지 목의 가동범위를 늘릴 것이다.

중재:

1. 수술 후의 자세로 진정된 상태에서 목의 신전자세 취하기
2. 앉아있거나 이동시 목을 중립 혹은 약간 신전자세로 유지하기 위해 머리/목 보조기 사용하기
3. 아이의 주의를 분산하고 중재를 견뎌내게 하기 위하여 숫자세기, 노래부르기 등의 테크닉을 사용하면서 PROM으로 목의 회전, 옆으로 굴곡, 신전운동을 하기(그림 10-17)
4. AROM 운동

이동 Ethan은 평지에서 보행하는데 제한이 있었다. 침상에서 움직이는데, 이동하는데, 걷는데 보조가 필요하였다.

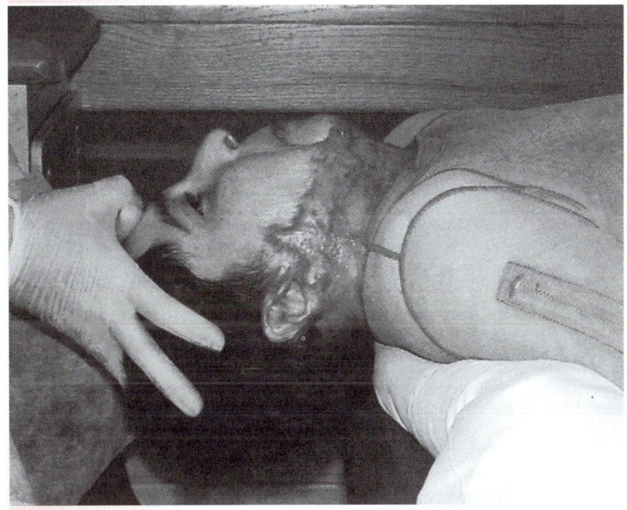

그림 10-17 반흔 절개술 이후에 목의 신전을 위해 PROM 중재를 하고 있다.

목표: Ethan이 집과 지역사회 모든 곳에서 독립적으로 이동할 수 있을 것이다.

중재:

1. 침상에서 휠체어로 옮겨타기
2. 옮기는 것과 옮길 때 보호해주는 테크닉에 관하여 부모 교육하기
3. 팔로는 보조기를 사용할 수 없으므로 손으로 잡을 수 있는 보조기의 도움으로 보행하기

지구력 Ethan은 주의집중시간이 짧고 지구력이 낮고 광범위한 화상으로 체온조절이 힘들기 때문에 긴 치료 세션에 참여하기가 쉽지 않다.

목표: Ethan이 자주 쉬지 않고도 집에서 이동과 ADLs을 할 수 있을 것이다.

중재:

1. 모든 구성원들이 일상과 스케줄을 잘 지키기
2. 치료세션의 시간을 짧게 하고 아동이 앉는다든지, 휠체어를 가르킨다든지 혹은 초조함 같은 피로의 징후를 발견하기
3. 치료시간에 Ethan이 물을 마시도록 손에 항시 물병이 있도록 하기
4. 치료시간 중간에 쉴 때 얼굴과 목에 차가운 수건을 대어주기

5. 치료시간에 부모가 참여하여 아동을 격려하고 확신시켜 주기.

활동 및 참여에 제한:

Ethan은 오랜기간의 병원입원기간 때문에 정상적인 ADLs, 기타 지역사회 활동 그리고 또래와의 상호작용을 잘 할 수 없다. 그의 부모는 사고의 특성상 아동을 집에서 돌보고 학교와 그룹홈 활동을 제한하기로 하였다.

결과:

Ethan은 현재 손상후 9개월째인데 몸 여기저기 피부가 손상되는 문제를 계속 가지고 있으며 팔, 다리, 몸통, 그리고 얼굴에 압박옷을 입고 있다. 그의 피부는 천천히 부드러워지고 있으며 비후성 흉터가 덜 두드러지고 있다. 절단되고 구축이 발생한 우측 손을 계속 덜 사용하고 기능을 위해서는 왼손을 사용한다. 수술후 목의 ROM은 향상되었으나 이미 흉터로 인하여 가동범위의 소실이 있는 상태이다. 목의 보조기를 잘 참아내지 못해서 가끔만 사용한다. 수술을 받고 집으로 돌아온 후 일주일에 여러 번 치료를 받으러 다니며 부모가 매우 긴 시간을 아이를 돌보는데 쏟고 있다. 집에서는 계단 오르내리기를 포함하여 독립적으로 걸을 수 있다. 그는 감독아래 자연스러운 지형에서 하루 4마일(약 6.5km)을 걸을 수 있다. 상처의 리모델링 과정으로 인한 구축의 발생위험이 있어서 앞으로도 장기간 치료가 필요할 것이다. 앞으로도 많은 횟수의 흉터교정술이 필요할 것이고 상처와 흉터관리, ROM, 압박옷, 그리고 이동에 관한 관리를 일생동안 받아야 할 필요가 있다 .

요약 / Summary

물리치료사들은 개방성상처와 화상을 입은 아동들의 관리에 중요한 역할을 한다. 피부장기의 구조와 기능, 그리고 관련 장해에 대한 지식은 질적인 관리를 제공하는데 없어서는 안될 것들이다. 병원에서 높은 수준의 임상훈련을 잘 받는다면 이 환자들을 대상으로 하는 최상의 서비스에 필요한 중재기술이 향상될 것이다. 역량에 중점을 둔 훈련을 받으면 중재를 잘 할 수 있는 임상적인 역량 특히, 괴사조직의 제거와 상처치유 테크닉을 확실히 기를 수 있다.

물리치료사는 다른 보건인들의 교육자로서의 역할도 해야 한다. 치료사들은 상처, 화상, 그리고 흉터관리 프로그램 영역에서 가장 집중적으로 훈련받은 사람들이다. 습한 상처치유를 빠르게 하고 생존 조직에의 외상을 감소시키는 상처관리 프로그램을 받아야 한다. 지금 상처 치유 단계가 어느 단계인지 알고 상처가 아물도록, 너무 흉하지 않은 흉터가 남도록, 궁극적으로 아동의 기능과 독립성이 달성되도록 하기 위하여는 앞으로 필요한 치료의 모든 단계를 거치게 하는 가장 좋은 방법이 무엇인지 명심하고 있어야 한다. 새로운 기술을 배우는 실험적인 부분과 교육적인 가르침 모두를 포함하는 지속적인 교육 프로그램을 받을 것을 모든 수준의 치료사에게 권한다.

토의문제들(Discussion Questions)

1. 상처치유의 각 단계별 중요한 과정들을 서술하시오.
2. 어떻게 비후성 흉터가 형성되는가? 그리고 그것을 예방하고 조절하려면 어떻게 해야 하는가?
3. 욕창의 여러 단계를 어떻게 구별하는가?
4. 당신이 개방성 상처/열에 의한 손상 병변을 검사할 때 어떤 객관적 소견들을 포함시키겠는가?
5. 열에 의한 손상을 입은 아동에서 적절한 자세잡아주기와 ROM의 역할에 대해 토의하시오.
6. 전통적인 거즈 드레싱을 갈아주는 것 이외에 상처를 깨끗하게 아물도록 하는 다른 한 가지 방법에 대해 설명하시오.

권장도서(Recommended Readings)

American Burn Association. Retrieved from http://www.Ameriburn.org

Carrougher, G.J. (Ed.) (1998). *Burn care and therapy*. St. Louis: Mosby.

Dystrophic Epidermolysis Bullosa Research Association of America. Retrieved from http://www.DEBRA.org

McCulloch, J.M., & Kloth, L.C. (Eds.) (2010). *Wound healing: Evidence-based management* (4th ed.). Philadelphia: F.A. Davis.

Sussman, C., & Bates-Jensen, B. (Eds.) (2007). *Wound care: A collaborative practice manual for health professionals*. Baltimore, MD: Lippincott Williams & Wilkins.

참고문헌(References)

Allison, K.P., & Smith, G. (1998). Burn management in a child with autism. *Burns, 24*, 484–486.

Alvarez, O., Rozint, J., & Meehan, M. (1997). Principles of moist wound healing: Indications for chronic wounds. In D. Krasner (Ed.), *Chronic wound care: A clinical source book for healthcare professionals* (pp. 49–56). King of Prussia, PA: Health Management Publishers.

American Physical Therapy Association (2001). Guide to physical therapist practice (2nd ed.). *Physical Therapy, 81*, 6–746.

Apfel, L., et al. (1994). Approaches to positioning the burn patient. In R.L. Richard & M.J. Staley (Eds.), *Burn care and rehabilitation*. Philadelphia: F.A. Davis Company.

Argenta, L.C., & Marykwas, M.J. (1997). Vacuum-assisted closure: A new method for wound control and treatment: Clinical experience. *Annals of Plastic Surgery, 38*, 563–576.

Atherton, D.J. (2000). Epidermolysis bullosa. In J. Harper, A. Oranje, & N. Prose (Eds.), *Textbook of pediatric dermatology* (Vol. 2, pp. 1075–1095). Malden, MA: Blackwell Science.

Baryza, M.J., & Baryza, G.A. (1995). The Vancouver Scar Scale: An administration tool and its interrater reliability. *Journal of Burn Care and Rehabilitation, 16*(5), 535–538.

Bates-Jensen, B. (2007). Pressure ulcers: Pathophysiology and prevention. In C. Sussman & B. Bates-Jensen (Eds.). *Wound Care: A collaborative practice manual for health professionals* (pp. 336–373). Baltimore: Lippincott Williams & Wilkins.

Bates-Jensen, B., & Apeles, N. (2007). Management of necrotic tissue. In C. Sussman & B. Bates-Jensen (Eds.), *Wound Care: A collaborative practice manual for health professionals* (pp. 197–214). Baltimore: Lippincott Williams & Wilkins.

Bates-Jensen, B., & Ovington, L. (2007). Management of exudate and infection. In C. Sussman & B. Bates-Jensen (Eds.), *Wound care: A collaborative practice manual for health professionals* (pp. 215–233). Baltimore: Lippincott Williams & Wilkins.

Beckman, A., Sloan, B., Moore, G., Cordell, W., Brizendine, E., Boie, E., Knoop, K., Goldman, M., & Geninatti, M. (2002). Should parents be present during emergency department procedures on children and who should make that decision? A survey of emergency physician and nurse attitudes. *Academic Emergency Medicine, 9*(2), 154–158.

Bergstrom, N., Allman, R.M., Alvarez, O.M., Bennett, M.A., Carlson, C.E., Frantz, R.A., et al. (1994). *Treatment of pressure ulcers*. Clinical Practice Guideline, No. 15. Rockville, MD: U.S. Department of Health and Human Services. Public Health Service, Agency for Health Care Policy and Research. AHCPR Publication No. 95-0652.

Committee on Injury and Poison Prevention, American Academy of Pediatrics. Widome, M.D. (Ed.) (1997). *Injury prevention and control for children and youth* (3rd ed., pp. 233–267). Elk Grove Village, IL: Author.

Cuzzell, L.J. (1988). The new RYB color code. *American Journal of Nursing, 88*, 1342–1346.

Doctor, M.E. (1994). Parent participation during painful wound care procedures. *Journal of Burn Care and Rehabilitation, 15*, 288–292.

Dore, J., & Salisbury, R. (2007). Morbidity and mortality of mucocutaneous diseases in the pediatric population at a tertiary care center. *Journal of Burn Care & Research, 28*(6), 865–870.

Dressler, D.P., & Hozid, J.L. (2001). Thermal injury and child abuse: The medical evidence dilemma. *Journal of Burn Care and Rehabilitation, 22*, 180–185.

Falkel, J. (1994). Anatomy and physiology of the skin. In R.L. Richard & M.J. Staley (Eds.), *Burn care and rehabilitation: Principles and practice* (pp. 10–28). Philadelphia: F.A. Davis.

Fine, J., Johnson, L., Weiner, M., & Suchindran, C. (2008). Cause-specific risks of childhood death in inherited epidermolysis bullosa. *The Journal of Pediatrics, 152*(2), 276–280.

Forbes-Duchart, L., Marshall, S., Strock, A., & Cooper, J. (2007). Determination of inter-rater reliability in pediatric burn scar assessment using a modified version of the Vancouver Scar Scale. *Journal of Burn Care & Research, 28*(3), 460–467.

Gray, H. (1977). General anatomy or histology. In T. Pick & R. Howden (Eds.), *Gray's anatomy* (pp. 1135–1143). New York: Bounty Books.

Greenhalgh, D.G., & Staley, M.J. (1994). Burn wound healing. In R.L. Richard & M.J. Staley (Eds.), *Burn care and rehabilitation: Principles and practice* (pp. 70–102). Philadelphia: F.A. Davis.

Groce, A., Meyers-Paal, R., Herndon, D.N., & McCauley, R.L. (1999). Are your thoughts of facial pressure transparent? *Journal of Burn Care and Rehabilitation, 20*, 478–481.

Herndon, D.N., Rutan, R.L., Alison, W.E., Jr., & Cox, C.S., Jr. (1993). Management of burn injuries. In M.R. Eichelberger (Ed.), *Pediatric trauma* (pp. 568–605). St. Louis: Mosby-Year Book.

Huffines, B., & Logsdon, M.C. (1997). The Neonatal Skin Risk Assessment Scale for predicting skin breakdown in neonates. *Issues in Comprehensive Pediatric Nursing, 20*(2), 103–114.

Humphrey, C.N., Richard, R.L., & Staley, M.J. (1994). Soft tissue management and exercise. In R.L. Richard & M.J. Staley (Eds.), *Burn care and rehabilitation: Principles and practice* (pp. 324–360). Philadelphia: F.A. Davis.

Johnson, C. (1994). Pathologic manifestations of burn injury. In R.L. Richard & M.J. Staley (Eds.), *Burn care and rehabilitation: Principles and practice* (pp. 29–48). Philadelphia: F.A. Davis.

Kloth, L.C. (2002a). Electrical stimulation for wound healing. In L.C. Kloth & J.M. McCulloch (Eds.), *Wound healing: Alternatives in management* (3rd ed., pp. 271–315). Philadelphia: F.A. Davis.

Kloth, L.C. (2002b). Adjunctive interventions for wound healing. In L.C. Kloth & J.M. McCulloch (Eds.), *Wound healing: Alternatives in management* (3rd ed., pp. 316–381). Philadelphia: F.A. Davis.

Krechel, S.W., & Bildner, J. (1995). CRIES: A new neonatal postoperative pain measurement score. Initial testing of validity and reliability. *Paediatric Anaesthesia, 5*(1), 53–61.

Loehne, H.B. (2002). Wound débridement and irrigation. In L.C. Kloth & J.M. McCulloch (Eds.), *Wound healing: Alternatives in management* (3rd ed., pp. 203–231). Philadelphia: F.A. Davis.

Luedtke-Hoffman, K.A., & Schafer, D.S. (2000). Pulsed lavage in wound cleansing. *Physical Therapy, 80*, 292–300.

Lund, C.C., & Browder, N.C. (1944). The estimation of areas of burns. *Surgery, Gynecology, and Obstetrics, 79*, 352–358.

Malviya, S., Voepel-Lewis, T., Burke, C., Merkel, S., & Tait, A. (2006). The revised FLACC observational pain tool: improved reliability and validity for pain assessment in children with cognitive impairment. *Pediatric Anesthesia, 16*, 258–265.

Martin-Herz, S.P., Thurber, C.A., & Patterson, D.R. (2000).

Psychological principles of burn wound pain in children. II: Treatment applications. *Journal of Burn Care and Rehabilitation, 21*, 458–472.

Mayhall, C.G. (2003). The epidemiology of burn wound infections: Then and now. *Clinical Infectious Diseases, 37*, 543–550.

Miller, S.F., Staley, M.J., & Richard, R.L. (1994). Surgical management of the burned child. In R.L. Richard & M.J. Staley (Eds.), *Burn care and rehabilitation: Principles and practice* (pp. 177–197). Philadelphia: F.A. Davis.

Mooney, J.F., III, Argenta, L.C., Marks, M.W., Marykwas, M.J., & DeFranzo, A.J. (2000). Treatment of soft tissue defects in pediatric patients using the V.A.C. System. *Clinical Orthopedics and Related Research, 376*, 26–31.

National Pressure Ulcer Advisory Panel (NPUAP). (2007). *Pressure ulcer stages revised by NPUAP.* Retrieved from http://www.npuap.org/pr2.htm

Neuwalder, J.M., Sampson, C., Breuing, K., & Orgill, D. (2002). A review of computer-aided body surface area determination: SAGE II and EPRI's 3D burn vision. *Journal of Burn Care & Rehabilitation, 23*(1), 55–59.

Paddock, H., Fabia, R., Giles, S., Hayes, J., Lowell, W., & Besner, G. (2007). A silver impregnated antimicrobial dressing reduces hospital length of stay for pediatric patients with burns. *Journal of Burn Care & Research, 28*(3), 409–411.

Patterson, J.W., & Blaylock, W.K. (1987). *Dermatology* (pp. 1–15). New York: Medical Examination Publishing.

Rappl, L. (2007) Management of pressure by therapeutic positioning. In C. Sussman & B. Bates-Jensen (Eds.), *Wound care: A collaborative practice manual for health professionals* (pp. 374–404). Baltimore: Lippincott, Williams & Wilkins.

Rassner, G. (1994). *Atlas of dermatology* (pp. 7–8). (Walter Burgdorf, trans.). Philadelphia: Lea & Febiger.

Ross, R. (1968). The fibroblast and wound repair. *Biological Review, 43*, 51–91.

Saffle, J.R., & Schnebly, W.A. (1994). Burn wound care. In R.L. Richard & M.J. Staley (Eds.), *Burn care and rehabilitation: Principles and practice* (pp. 119–176). Philadelphia: F.A. Davis.

Schulz, J.T., Sheridan, R.L., Ryan, C.M., MacKool, B., & Tompkins, R.G. (2000). A 10-year experience with toxic epidermal necrolysis. *Journal of Burn Care and Rehabilitation, 21*, 199–204.

Sheridan, R.L., Weber, J.M., Schulz, J.M. Ryan, C.M., Low, H.M., & Tompkins, R.G. (1999). Management of severe toxic epidermal necrolysis in children. *Journal of Burn Care and Rehabilitation, 20*, 497–500.

Staley, M.J., & Richard, R.L. (1994). Scar management. In R.L. Richard & M.J. Staley (Eds.), *Burn care and rehabilitation: Principles and practice* (pp. 380–418). Philadelphia: F.A. Davis.

Sullivan, T., Smith, J., Kermode, J., Mciver, E., & Courtemanche, D.J. (1990). Rating the burn scar. *Journal of Burn Care and Rehabilitation, 11*, 256–260.

Sussman, C. (2007a). Assessment of the skin and wound. In C. Sussman & B. Bates-Jensen (Eds.), *Wound care: A collaborative practice manual for health professionals* (pp. 85–122). Baltimore: Lippincott Williams & Wilkins.

Sussman, C. (2007b). The diagnostic process. In C. Sussman & B. Bates-Jensen (Eds.), *Wound care: A collaborative practice manual for health professionals* (pp. 2–20). Baltimore: Lippincott Williams & Wilkins.

Sussman, C. (2007c). Wound measurements and prediction of healing. In C. Sussman & B. Bates-Jensen (Eds.), *Wound care: A collaborative practice manual for health professionals* (pp. 123–143). Baltimore: Lippincott Williams & Wilkins.

Sussman, C. (2007d). Whirlpool. In C. Sussman & B. Bates-Jensen (Eds.), *Wound care: A collaborative practice manual for health professionals* (pp. 644–664). Baltimore: Lippincott Williams & Wilkins.

Sussman, C. & Bates-Jensen, B. (2007) Wound healing physiology: Acute and chronic. In C. Sussman & B. Bates-Jensen (Eds.), *Wound care: A collaborative practice manual for health professionals* (pp. 21–51). Baltimore: Lippincott Williams & Wilkins.

Sussman, G. (2007) Management of the wound environment with dressings and topical agents. In C. Sussman & B. Bates-Jensen (Eds.), *Wound care: A collaborative practice*

determination: SAGE II and EPRI's 3D burn vision. *Journal of Burn Care & Rehabilitation, 23*(1), 55–59.

Paddock, H., Fabia, R., Giles, S., Hayes, J., Lowell, W., & Besner, G. (2007). A silver impregnated antimicrobial dressing reduces hospital length of stay for pediatric patients with burns. *Journal of Burn Care & Research, 28*(3), 409–411.

Patterson, J.W., & Blaylock, W.K. (1987). *Dermatology* (pp. 1–15). New York: Medical Examination Publishing.

Rappl, L. (2007) Management of pressure by therapeutic positioning. In C. Sussman & B. Bates-Jensen (Eds.), *Wound care: A collaborative practice manual for health professionals* (pp. 374–404). Baltimore: Lippincott, Williams & Wilkins.

Rassner, G. (1994). *Atlas of dermatology* (pp. 7–8). (Walter Burgdorf, trans.). Philadelphia: Lea & Febiger.

Ross, R. (1968). The fibroblast and wound repair. *Biological Review, 43*, 51–91.

Saffle, J.R., & Schnebly, W.A. (1994). Burn wound care. In R.L. Richard & M.J. Staley (Eds.), *Burn care and rehabilitation: Principles and practice* (pp. 119–176). Philadelphia: F.A. Davis.

Schulz, J.T., Sheridan, R.L., Ryan, C.M., MacKool, B., & Tompkins, R.G. (2000). A 10-year experience with toxic epidermal necrolysis. *Journal of Burn Care and Rehabilitation, 21*, 199–204.

Sheridan, R.L., Weber, J.M., Schulz, J.M. Ryan, C.M., Low, H.M., & Tompkins, R.G. (1999). Management of severe toxic epidermal necrolysis in children. *Journal of Burn Care and Rehabilitation, 20*, 497–500.

Staley, M.J., & Richard, R.L. (1994). Scar management. In R.L. Richard & M.J. Staley (Eds.), *Burn care and rehabilitation: Principles and practice* (pp. 380–418). Philadelphia: F.A. Davis.

Sullivan, T., Smith, J., Kermode, J., Mciver, E., & Courtemanche, D.J. (1990). Rating the burn scar. *Journal of Burn Care and Rehabilitation, 11*, 256–260.

Sussman, C. (2007a). Assessment of the skin and wound. In C. Sussman & B. Bates-Jensen (Eds.), *Wound care: A collaborative practice manual for health professionals* (pp. 85–122). Baltimore: Lippincott Williams & Wilkins.

Sussman, C. (2007b). The diagnostic process. In C. Sussman & B. Bates-Jensen (Eds.), *Wound care: A collaborative practice manual for health professionals* (pp. 2–20). Baltimore: Lippincott Williams & Wilkins.

Sussman, C. (2007c). Wound measurements and prediction of healing. In C. Sussman & B. Bates-Jensen (Eds.), *Wound care: A collaborative practice manual for health professionals* (pp. 123–143). Baltimore: Lippincott Williams & Wilkins.

Sussman, C. (2007d). Whirlpool. In C. Sussman & B. Bates-Jensen (Eds.), *Wound care: A collaborative practice manual for health professionals* (pp. 644–664). Baltimore: Lippincott Williams & Wilkins.

Sussman, C. & Bates-Jensen, B. (2007) Wound healing physiology: Acute and chronic. In C. Sussman & B. Bates-Jensen (Eds.), *Wound care: A collaborative practice manual for health professionals* (pp. 21–51). Baltimore: Lippincott Williams & Wilkins.

Sussman, G. (2007) Management of the wound environment with dressings and topical agents. In C. Sussman & B. Bates-Jensen (Eds.), *Wound care: A collaborative practice*

제 3 부

서비스 제공 환경
Service Delivery Settings

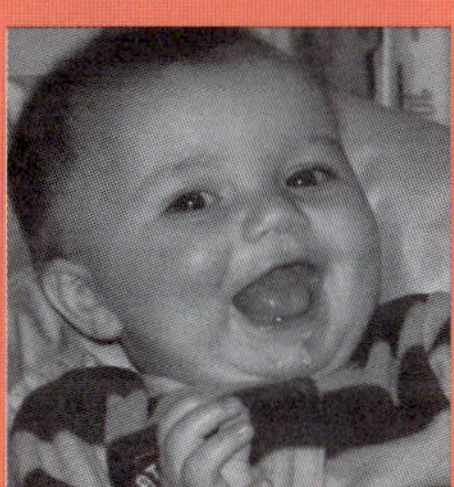
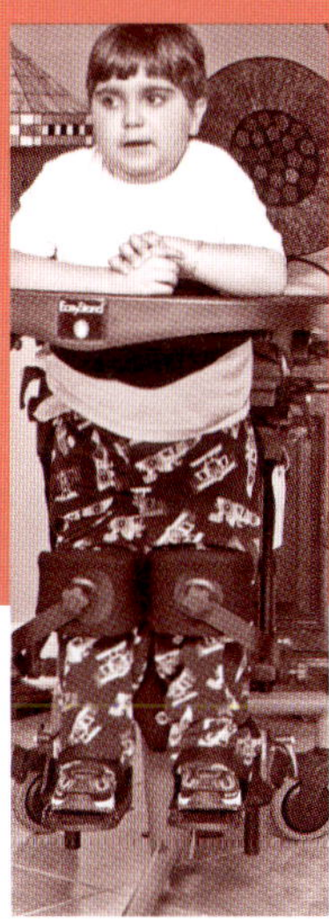
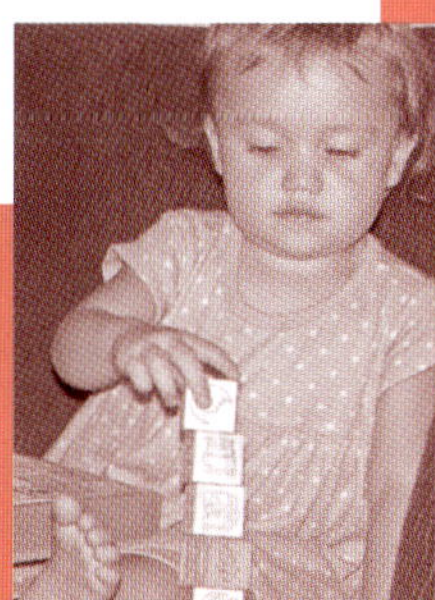
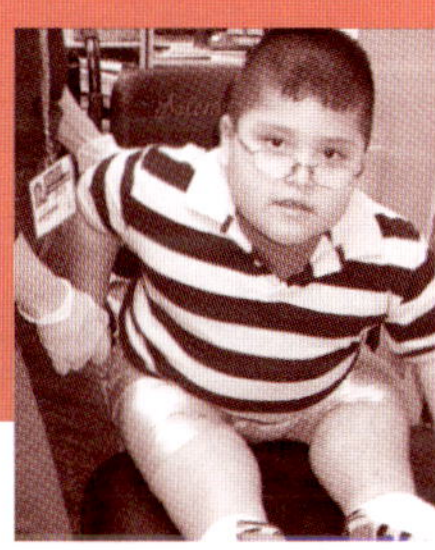
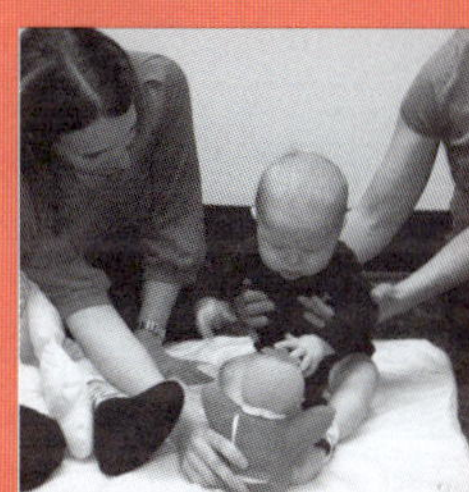
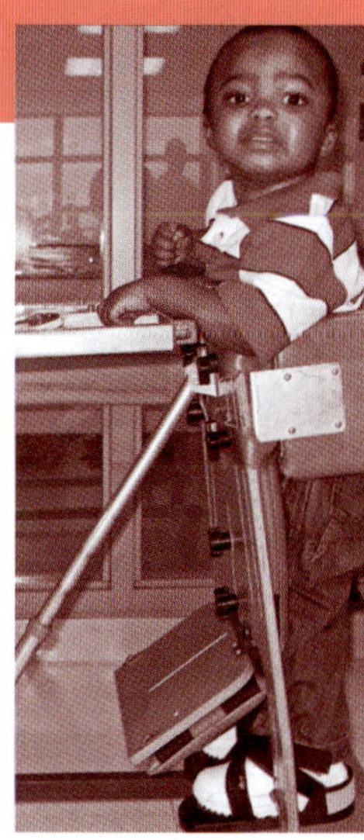
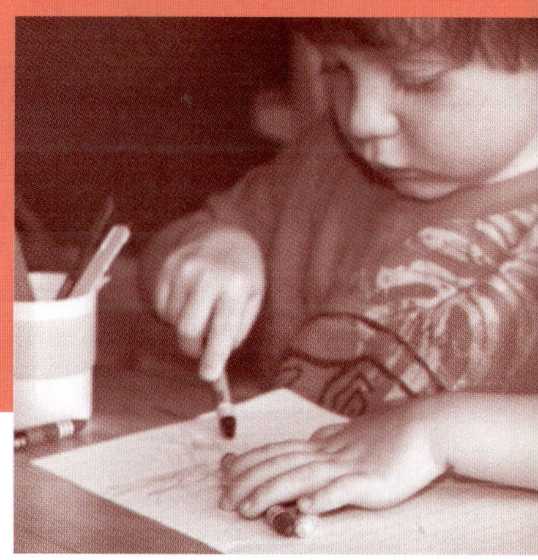

제 11 장

조기중재

/ Early Intervention

이 장에서는 출생부터 3세까지의 장애 아동의 문제를 조기발견하고 검사, 평가 그리고 중재하는 것에 관해 논하겠다. 또한 중재와 현재의 근거중심 임상에 대한 지침에 관한 연방 법에 대해서도 이야기할 것이다. 이 책이 따르는 지침 원칙은 가능하다면 언제든지 가족 중심의 서비스, 지지에 기반을 둔 모델, 다영역 전문가간 교류모델 그리고 전문가간 역할공유모델, 근거 중심 임상, 자연스런 환경내에서 서비스 제공, 그리고 활동에 바탕을 둔 지도를 하는 것을 포함한다.

"조기중재"라고 했을 때의 의미는 무엇인가? / What Do We Mean by "Early Intervention"?

*조기중재(EI; early intervention)*라는 용어는 다양한 전문 분야에서 다양한 방식으로 사용된다. 상식적으로 우리는 문제가 의심되면 주요한 문제로 확정되기 전에 빨리 개입하는 것이 가장 좋은 것이라고 알고 있다. 의학에서의 조기중재란 역량 있는 의사들이 증상이 감지되자마자 질환에 대해 치료하려는 노력을 할 때이다. 유치원 교사들이 유치원 입학 첫해, 읽기에 있어서 어떤 아동에게 추가의 도움이 필요한지 알아보기 위해 반 아이들을 선별검사하게 될 때 조기중재를 하는 것이다. 문제를 항시 살피는 집주인이 지붕이 새거나 지하실이 새는 징후를 발견하면 더 이상 크고 비싼 수리가 요구되는 상황이 되기 전에 고치려고 노력하는 것이 조기발견과 중재를 하는 것이 된다. 다른 말로 하면 조기중재란 가능한 한 비용 효율적으로 미래의 잠재적인 문제들의 부정적 효과를 최소화하기 위하여 문제들을 조기 발견하고 그에 대해 중재를 하는 것이라고 할 수 있다.

우리가 발달지연이나 혹은 장애가 있거나 그럴 가능성이

있는 영아 및 어린 아동의 조기중재를 하게 되었을 때도 아까 말했던 것과 본질적으로 마찬가지의 일을 하고 있는 것이다. 소아 치료사들은 문제/발달지연을 최소화하고 어떤 것이든지 아동의 발달 잠재성을 극대화 하기 위해 잠재적인 문제 혹은 조기에 나타나고 있는 문제들 혹은 이미 발생된 발달학적인 신체적, 인지문제를 발견하고 가능한 빨리, 효과적으로 중재하기 위해 가족, 의사, 그리고 아동의 웰빙에 관심이 있는 다른 이들과 함께 일하게 된다.

조기중재의 정의
(Definitions of Early Intervention)

1986년에 발효된 연방법률(PL 99-457)에 의하여 장애 가능성이 있거나 장애가 있는 0-36개월의 영유아들과 그 가족들에게 조기발견과 조기중재를 할 수 있도록 주에 연방기금을 제공하게 되었다. 이런 법률은 장애인교육법(IDEA: Individuals with Disabilities Education Act)의 한 부분인데 이 장과 다음 장에서 논의된다.

'조기중재 서비스' 라는 용어는 다음의 내용으로 하는 발달 서비스를 말하는데:

(A) 공공 감독하에 제공된다;
(B) 지불 연동제를 포함한 가족이 지불할 비용에 연방법 혹은 주 법이 제공하는 이외의 비용이 들지 않게 제공된다;
(C) 개별화된 가족 서비스 팀에서 발견한 장애 영유아의 발달학적 필요에 부응하게 기획된 서비스인데 다음의 영역 중 한 개 혹은 그 이상에서 문제가 있을 경우이다: (i) 신체 발달, (ii) 인지 발달, (iii) 의사소통 발달, (iv) 사회성 정서 발달, 혹은 (v) 적응발달이다 (IDEA, 2004, 20 U.S.C.1432 § 632).

비록 이 법률로 EI의 "법률적" 정의를 알 수 있지만 이 분야의 전문가들은 EI서비스와 프로그램에 대해 그 이외의 정보를 우리에게 주고있다. EI의 유명한 교육자이며 연구자인 Rune Simeonsson은 EI의 전반적인 목표는 "신체적, 사회적 장애물을 제거하거나 감소시키고 자극을 제공하고 그들을 지지해줌으로써 영유아들의 성장 발달 그리고 웰빙을 증진하여 영유아의 장애를 예방하는데 있다"고 하였다(Simeonsson, 2000, p.6). Simeonsson은 EI에서는 각 아동을 개별적으로 보아야 하고 EI는 포괄적이어야 하고 아동 및 그 가족들을 한 단위로 보고 그 가족의 사회적 문화적 차이를 고려해야 한다고 생각하였다.

Guralnick(2000)은 가족과 함께 조화롭게 일하는 많은 전문가들이 하는 조기의 포괄적인 평가를 EI의 필수적인 요소로 보고 다음의 네 가지를 EI 원칙의 필수로 보았다: (a) 가족중심의 서비스, (b) 자연스런 환경 사용, (c) 정상 발달하는 아동들의 환경과 활동에 통합, (d) EI의 모든 레벨에서의 통합과 조정(Guralnick, 2005)이다. Baily (1997)는 우리가 EI에 대해 이야기할 때 "위험군"의 아동에 대해 말하는 것이 중요하다고 강조해왔다. IDEA, 2004에 명시되어있듯이, "'위험군 영유아'는 만일 조기 중재를 제공받지 못한다면 실질적 발달지연을 보이게 될 위험이 있는 3세 이하를 의미한다"(IDEA, 2004, 20 U.S.C.1431 § 631).

그 이외에도 EI의 선구자격인 Carl Dunst(Dunst, Trivette, & Jodry, 1997)는 우리에게 아동과 그 가족에 대한 사회적인 지원시스템이 EI 프로그램에 영향을 준다는 것을 상기시킨다. 그는 중재자가 제공하는 지원이 있는 서비스, 혹은 지원을 가능케 하는 것이 가족으로 하여금 아동의 발달을 최적화할 수 있게 한다는 것이다(Dunst, 2002). 전문가가 제공하는 직접 해주는 중재는 중요성이 감소되는 반면 훈련에 가족의 일상을 활용하는 훈련은 권장된다.

EI의 권위자들은 다양한 연구분야의 배경을 가진 사람들이다. 이들이 모여 아동을 위한 국립 치료기술 보조 센터를 만들어 조기중재의 제공을 위한 원칙을 만들었다(Workgroup, 2008). 이것은 표 11.1에 나와 있다. 이런 원칙은 이 장 내내 나온다.

조기 중재의 목적(Purposes of Early Intervention)

IDEA Part C에는 다음과 같은 EI서비스의 일차적 목적과 욕구들이 나열되어있고 다음에 부합되기 위해 EI 서비스는 기획된다:

(1) 장애 영유아의 발달을 증진하고 발달지연의 잠재성을 최소화하고 생후 첫 3년 동안의 의미있는 뇌 발달을 인식하기 위해;
(2) 장애 영유아가 학동기에 이르렀을 때 특수교육의 필요성을 최소화하여 공립학교를 포함한 우리 사회의 교육비용을 줄이기 위해;

표 11.1 조기중재 서비스 제공의 중요 원칙

1. 영유아들은 친숙한 내용안에서 친숙한 사람들과의 상호작용과 매일의 경험을 통해 가장 잘 배운다.
2. 필요한 지원과 자원이 있으면 모든 가정은 아동의 학습과 발달을 촉진할 수 있다.
3. 조기중재에서 서비스 제공자의 일차 역할은 아동 삶의 가족 구성원들과 양육자들을 지원하며 함께 일하는 것이다.
4. 최초의 만남부터 전환까지의 조기중재 과정은 아동과 가족구성원들의 선호도, 학습 양식, 그리고 문화적 신념을 반영하는 역동적이면서도 개별적인 것이어야 한다.
5. IFSP 결과는 아동과 가족의 욕구와 우선순위에 기반하는 기능적인 것이어야 한다.
6. 가족의 우선순위적 욕구와 관심은 지역의 지원과 조기중재 팀을 받아들이고 대표하는 일차 제공자가 가장 적절하게 말할 수 있다.
7. 어린 아동및 그 가족에 대한 중재는 명시된 원칙, 신뢰성 있는 임상, 가능한 가장 훌륭한 연구, 관련 법과 규정에 기반한 것이어야 한다.

출처: 자연스런 환경에서의 임상과 원칙을 연구하는 모임(2008.2). 일곱가지 중요 원칙:분별해야 할 것들.
OSEP TA Community of Practice-Part C Settings.
from http://www.nectac.org/topics/families/families.asp

(3) 장애인이 사회에서 독립적으로 생활할 잠재성을 최대화하기 위해;

(4) 장애 영유아를 양육하는 가족이 자녀들의 욕구에 부응할 역량을 증진하기 위해; 그리고

(5) 주와 지방단체와 서비스 제공자의 역량을 키워주어 특히 소수자, 저소득, 도심, 그리고 교외, 수용시설의 영유아들의 욕구를 발견하고 평가하고 이에 부응하기 위하여"(IDEA, 2004, 20 U.S.C. 1431 § 631).

연방정부가 IDEA를 정기적으로 업데이트한다는 것을 알 필요가 있다. 가장 최근의 것은 2004년도에 이루어졌지만 Part C 부분은 2011까지 출간되지 않았다. 법이 개정될 때마다 EI치료사들은 법의 변화를 알아야 한다. 미국 물리치료사 협회의 소아분야와 비정상 아동 협의회 같은 기타 국가 조직이 정기적 최신정보를 제공하고, 법의 변화부분을 요약해 주어 읽기 쉽게 해줄 것이다. 특별히 좋은 한 가지 예는 Final regulation Side-by-Side Comparison(2011)이라는 제목이 달린 초기 아동기 CEC-Division이다. 당신은 이 장 마지막에 나와 있는 "권장도서"에 나온 모든 참고를 볼 수 있다.

누가 조기중재를 받게 되는가? (Who Receives Early Intervention Services?)

각 주들은 저마다 조기 중재 적합성을 판별할 지침을 개발하도록 허용되었다. 그러나 EI에 대한 연방법은 EI를 받게 될 아동에 대해 다음과 같은 기술을 하도록 하고 있다. "장애 영유아"란 용어는

(A) 조기 중재를 필요로 하는 3세 이하 대상자를 말하는데 조기 중재는 다음과 같은 이유로 필요하다—
(i) 적절한 발달학적 도구와 방법을 이용하여 측정된 발달지연이 인지, 신체, 의사소통, 사회성 혹은 정서, 그리고 적응발달 중 한 개 영역 혹은 그 이상에서 있는 경우이다.
(ii) 발달지연이란 결과가 나타날 높은 가능성이 있는 신체 혹은 정신상태를 진단받은 경우; 그리고

(B) 주가 정한 경우에 해당하는 경우
(i) 영유아 위험군(IDEA, 2004, 20 U.S.C. 1431 § 631)을 포함할 수 있다.

어떤 주는 EI를 제공받지 못할 경우 발달지연 위험이 있는 아동이 포함되기도 한다. 아동들은 만 3세가 될 때까지 EI를 제공받는다.

조기중재에서는 아동들에게 어떤 서비스가 가능할까? (What Services May Be Available to Children in Early Intervention?)

다시 한번 IDEA가 이 문제에 대한 대답을 도와준다. 서비스에는 다양한 전문영역에서의 평가와 중재가 포함되는데 받을 서비스에 대한 일차적인 조정; 청각 및 시각 서비스; 보건, 의학, 간호서비스;영양;작업치료;물리치료;심리학적 서비스;사회사업 서비스; 언어치료 서비스;이동수단

서비스를 포함한다. EI에도 포함되어 있는 것이지만 특수 훈련된 교육자가 보조적인 기술에 대한 지도, 가족 지원, 양육자 휴식 서비스에 대한 특정 지도를 해준다.

물리치료 검사, 평가, 그리고 중재는 EI에 참여하는 많은 아동들에게 필요한 서비스이다. 물리치료를 EI의 연계된 서비스라기보다 일차적인 EI서비스로 생각한다는 것을 아는 것이 중요하다. 공립학교에서는 물리치료가 교육적인 목적과 연계되어 아동들에게 제공되는 것과 달리, 필요하다면 EI에서는 물리치료가 아동의 교육적/인지적 요구와 관계없이 단독으로 제공될 수 있음을 의미한다. 그러므로 낭성 섬유증을 가진 영아나 소아 류마티스를 앓고 있는 아동들은 교육적 필요에 의한 서비스가 아니더라도 물리치료를 받을 수 있다.

또 한 가지 EI 서비스에 관한 중요한 점을 여기서 언급해야 한다. 2004년 재개정된 IDEA에서는 미국내 인구의 다양성이 증가하고 있다고 강조하며 "영어를 잘 하지 못하는" 아동과 가족들에게도 서비스를 해줄 수 있는 전문가와 교사의 필요성을 미국 정부가 강조하였다는 점이다. EI에서 일하는 물리치료사는 아동과 그 가족이 보이는 광범위한 다양성을 존중해야 한다는 것을 알아야 한다.

조기중재의 구성요소는 무엇인가? (What Are the Components of Early Intervention?)

EI의 구성요소는 IDEA의 Part C에 해당하는 연방법에 의해 결정되는데 "가장 좋은 치료"와 근거 중심 임상이다. 가장 좋은 치료란 그 분야의 전문가들에 의한 가장 좋은 질의 목표, 전략, 중재가 반영된 원칙들을 말한다.

다음 부분에서는 **평가 혹은 사정**(assessment)라는 용어를 흔히 썼는데 아동의 검사와 평가(evaluation)를 지칭할 때 하는 말이기 때문이다. 그 이외에 조기교육계, 특수교육, 언어병리분야의 많은 동료들이 "평가 혹은 사정(assessment)"를 처음의 평가(evaluation) 특히 아동의 현 상태에 대한 검사 및 평가(evaluation)로 생각한다. 이 용어가 물리치료사들이 사용하는 "검사(examination) 및 평가(evaluation)"와 상충되지는 않는다. 이 용어들은 물리치료 내에서는 특별한 의미를 지닌다. 오히려 "평가 혹은 사정(assessment)라는 용어는 당신이 전반적인 EI 분야와 IDEA 내에서 가장 흔히 사용되고 있는 용어들과 친숙해지게 한다.

각 아동 및 그 가족의 개별화된 계획 / Individualized Planning for Each Child and Family

IDEA의 C부분의 연방법은 EI가 무엇이며, 누가 하며, 언제 하며, 어떻게 그리고 왜 하는지를 정의해주고 있다; 그러나 각 주마다 이러한 법령들을 어떻게 시행하는지에 대한 융통성을 가지고 있다. 각 주마다 EI시행에 있어 다양성이 아주 크므로 이 장의 촛점을 연방법과 가장 좋은 임상으로 용인된 것에 맞추려고 한다.

가족 중심의 서비스는 가족의 욕구에 바탕하여 융통성이 있고 개별화된 것이어야 하며 가족과 전문가가 동등한 파트너로서 의논하여 결정한 목표와 관련한 아동의 강점을 강조하는 것이어야 한다(Dunst, 2002). **아동 개인과 그 가족들에게는 개별화된 계획**(IFSP; Individualized Family Service Plan)이 있어야 한다. IFSP는 연방법이 정한 여러 주요한 요소로 구성되어있으며 표 11.2에 나와 있다. 각 주에는 특정 아동과 가족에게 제시할 EI 프로그램이 기술되어 있는 IFSP의 형식이 있다. 비록 형식은 매우 달라보여도 다음에 설명하는 요소들을 가지고 있다.

인적사항(Demographics)

이것은 단순히 EI계획에 포함되는 아동, 가족, 서비스 제공자 그리고 보험사들을 확인하는 기초 정보이다.

병력 및 역사(History)

이 부분에는 아동의 과거병력, 산전, 출생 그리고 발달력, 가족력, 아동이 받았던 과거의 중재에 대해 기술한다. 그림 1.2는 물리치료사에게 중요한 영역에 관한 내용을 보여준다.

아동의 현 기능수준 (Child' s Current Level of Functioning)

이 부분은 아동의 현재 강점과 부족한 부분에 대한 요약이다. 이는 중재팀이 가장 최근에 시행한 아동과 가족의 평가로부터 얻는 정보인데 인지, 의사소통, 신체적, 사회적/정서적 그리고 적응기술의 주요한 발달영역의 아동의 능력에 대한 기술이다. EI 팀의 모든 멤버들이 아동의 강점뿐

표 11.2 개별화된 가족 서비스 계획의 내용(IDEA, 2004, 20 U.S.C.1436 § 636[d])

1. 객관적 범주에 근거하여 영아 혹은 유아의 신체, 인지, 의사소통, 사회정서 그리고 적응력 발달의 현재 수준에 대해 기술한다.
2. 장애가 있는 영아 혹은 유아의 발달을 증진하는데 관련되어있는 가족의 자원, 우선순위, 가족의 염려를 기술한다.
3. 아동의 발달수준에 맞게 글을 읽기 전 발달수준과 언어기술, 결과를 성취하는 쪽으로 발전하고 있는 정도를 판단하는데 사용할 범주, 방법, 시간표가 만들어지고 있는지, 결과나 서비스를 수정할 필요가 있는지를 포함하여 영아나 유아, 가족이 예상하는 측정가능한 결과를 기술한다.
4. 서비스의 빈도, 강도 그리고 제공 방법을 포함하여 동료가 검토한 연구, 적용가능한 정도, 영아나 유아, 그 가족만의 해당 욕구에 부응하는데 필요한지에 근거하여 특정 조기 중재 서비스를 기술한다.
5. 자연스런 환경에서 제공되지 않는 것을 어느 정도 용인할지를 포함하여 조기중재 서비스가 제공될 자연스런 환경에 대해 기술한다.
6. 서비스를 시작하는 날짜, 예상되는 세션 시간, 서비스 기간, 빈도를 기술한다.
7. 영아, 유아, 그리고 가족의 욕구에 관련하여 가장 즉각적으로 교통 서비스를 포함하여 관계자와 기타 조직과 조정하고 계획을 실행하는데 책임이 있는 전문가들중 서비스 조정자를 확인한다.
8. 장애를 가진 유아가 유치원 혹은 기타 적절한 서비스로 전이하는 것을 지원하기 위해 거쳐야 할 단계를 기술한다.

출처: 장애인 교육향상법, 2004. 20 U.S.C.1430 § 636(d)

아니라 아동의 욕구에도 초점을 맞추는 것이 매우 중요하다. 가족들은 중재계획 미팅에 참여할 때마다 아동의 긍정적이고 전형적인 면보다는 부족한 점에 대한 긴 설명을 듣는 것을 오랫동안 참아왔다. 그러한 과거경험이 있는 부모들은 아동의 강점을 이야기하는 ISFP 미팅에 참가한 후 우리에게 종종 이렇게 이야기한다. "이것이 우리 아이에게 긍정적인 면이 있다고 이야기들은 첫 번째입니다." 이것이 야말로 우리 전문가들이 의학적, 교육적, 그리고 치료분야에서 들을 수 있는 차가운 말인데 우리가 그런 말이 나오도록 더 이상 허용해서는 안 되겠다.

가족의 관심, 우선순위 그리고 자원 (Family's Concerns, Priorities, and Resources)

IFSP의 이 부분에서는 가족이 그들의 아이에 관한 일차적인 관심이 무엇인지, 아동의 발달을 가장 잘 촉진해줄 그들 스스로의 욕구도 무엇인지 말해준다. 그들은 그런 다음 EI 프로그램으로부터 얻을 수 있는 가능할 만한 우선순위의 결과를 나열한다. 사실 우리는 "결과(outcome)"라는 용어보다 "목표(goal)"라는 용어에 더 친숙할지 모른다. *"outcome"*이란 단어는 같은 결과를 향해 팀이 전체적으로 일하는데 초점을 맞춘 좀 더 능동적인 프로그램을 의미한다. IDEA 2004는 결과는 측정 가능하고 발달학적으로 적절해야 한다고 하였다. 다행스럽게도 부모들은 결과를 표현할 때 십 수위를 걸어다니거나 식당에서 자리에 앉아있을 수 있으면 좋겠다는 등의 활동 혹은 참여에 관하여 말한다. 그들은 목표를 신체구조 혹은 기능의 장해에 맞추어 표현하지 않는다(Randall & McEwen, 2000).

마지막으로, 가족들은 자신들의 자원이 어느 정도인지 자신들이 선택한 결과를 얻기에 충분한 정도인지 가늠한다. 이러한 자원들에는 IFSP 미팅에서의 보험사들, 프로그램 제공자뿐 아니라 지역사회 자원, 가족 혹은 아동의 최적의 발달과 가족을 지원해줄 친구들도 포함된다.

조기중재 서비스(Early Intervention Services)

다음엔 가족이 온전히 참여하는 상태에서 팀은 선택된 결과를 성취하는데 도움이 될 중재프로그램을 기획한다. 이 부분에서는 각 제공자들이 이용할 중재 전략과 중재 서비스가 어디서, 언제, 얼마나 자주, 얼마나의 시간으로 수행될지에 대해 기술한다. 중재는 자연스런 환경에서 이루어져야 하며 전략은 근거가 있는 것이어야 한다. IFSP의 이러한 요소와 원칙에 대해 평가와 중재부분에서 논의하겠다.

서비스 조정자(Service Coordinator)

각 가정에는 한 사람의 **서비스 조정자**(한편, *일차적 서비스 조정자*: PSC; primary service coordinator라고도 부른다.)가 참여하게 되는데 가족과 아동의 EI 프로그램을 위해 사례 관리자로서의 역할을 한다. 서비스 조정자는 "가족 혹은 영유아의 욕구에 즉각적으로 가장 부응할 수 있는 전문가"중 나와야 한다(IDEA, 2004, 20 U.S.C. 1436 § 646(d)). 처음의 의뢰에 가족과 함께 포함되고 EI 프로그램의 모든 영역촉진에 도움이 되기 위해 가족에게 유용해야 한다. 서비스 조정자는 다른 팀 구성원, 평가, IFSP개발, 중재, 그리고 3세에 도달하면 EI로부터 유치부 프로그램으로 원활히 전이되도록 하는 것을 조정한다.

전이계획(Transition Plan)

EI 프로그램은 EI로부터 지역내 공립학교에서 제공하는 프로그램으로의 전이가 지연되지 않고 바로 "이행(seamless)" 되도록 희망한다. 아동이 만 3세가 되기 훨씬 이전에 EI를 그만 둘 때에는 아동 욕구에 대해 공립학교 시스템이 추천되어야 하며 그 결과 지역 공립학교는 IFSP의 일원이 된다. 이런 방식으로 EI가 3세때 중단되더라도 아동과 가족은 홀로 남겨지지 않는다. 유감스럽게도 물리치료사는 당연히 포함되어야 하는데도 이런 전이 서비스에 참여하지 않았다. 전이를 위한 팀 회의에 거의 참여하지 않았지만 가족과 더불어 전환과정에 역할을 한다(Myers & Effgen, 2006). 물리치료사는 그들의 분야에 강력한 의사소통과 협력을 하고 있으므로 전이 계획 과정에 좀 더 많이 참여해야한다(Myers 등, 2011)(12장의 학동기 전과 학동기아동의 서비스를 참조하시오).

가족중심의 서비스와 중재 (Family-Centered Services)

가족중심의 서비스와 중재의 구성요소에 관하여는 3장에서 기술하였다. 그러나 우리는 이 개념들을 말하지 않고 EI를 이야기할 수는 없다: **가족 중심의 서비스**와 중재는 EI 프로그램의 모든 면에 가족이 온전히 참여하는 것을 뜻한다. 이것은 가족이 평가, 계획, 중재에 능동적으로 참여하는 것을 말한다. 전문가로서 물리치료사는 아동의 생활에서 가장 중요한 사람의 온전한 참여 없이 영유아의 욕구에 대해 이야기할 수 없다. 일주일에 한두 시간 아동을 방문한다고 해서 얻을 수 있는 효과가 무엇인가? 나머지 주일의 166시간은? 만일 가족이 자신들과 아동에게 중요한 결과를 선택하지 않는다면, 중재 프로그램에 동의하지 않는다면, 프로그램을 개발하고 수행하는 것을 그들의 능력내에서 돕지 않는다면 어떻게 우리가 아동발달에 정말로 영향을 미칠 수 있겠는가? 가족 중심의 서비스와 중재는 또한 가족이 아동의 지지자로서 역할을 하도록 하는 것을 뜻한다. 이 역할을 하는 가족들은 전문가들이 아동에게 "가장 좋다"고 믿는 것에 항상 동의하지 않을 수도 있다. 치료사들은 가능하면 EI 프로그램이 모든 관련 사람들에게 받아들여질 때까지 가족과 함께 하며 들을 준비가 되어 있어야 한다. 의미있는 활동의 과제 중심적 훈련에 많이 참여할 기회를 가지는 것이 원하는 성과를 내는데 아주 중요하기 때문이다(Hickman, Westcott, McCoy, Long, & Rauh, 2011).

EI 프로그램의 모든 면에서와 같이 가족과의 의사소통은 가족에게 익숙한 언어로 해야 하고 필요하면 통역을 써야 한다. 이것은 영어아닌 다른 언어를 사용하는 사람들을 포함할 뿐 아니라 청력이 많이 떨어진 사람이나 농아자들도 포함하는 것이다. 게다가 우리는 때로 부모들의 인지능력도 살펴야 하고 EI 프로그램에서 결정되거나 개발되는 어떤 것이든지 그들이 온전히 이해한다는 것을 확인해야 한다. IDEA 2004는 영어가 능숙하지 않은 가족과 아동이 많아지고 있음을 알 것을 강조한다.

자연스런 환경 내에서의 조기중재의 수행 (Implementation of Early Intervention Within Natural Environments)

IDEA는 **자연스런 환경**이란 "가정 혹은 지역사회 같이 비장애인인 또래에게도 자연스런 환경"이라고 정의한다(*연방 법*, 2011). 다양한 전문적 연구는 아동이 친숙하지 않은 환경에서보다 집과 같은 안전하고 친숙한 환경에서는 달리 반응하고 행동한다는 것을 보여준다(Dunst, Hamby, Trivette, Raab, & Bruder, 2000; Woods, 2008). 물리치료사가 자연스런 환경안에서 아동과 가족을 본다면 중재에서 가장 전형적인 행동들과 가장 신뢰할 만한 검사정보를 쉽게 얻을 수 있을 것이다.

게다가, 중재하는 이가 아동의 보육시설이나 집으로 와서 해준다면 많이 편리할 것이다. 이렇게 하면 가족의 일상생활에 방해도 덜할 것이다. 병원이나 사무실 같은 곳은 아동의 중재에 인위적인 환경이다. 우리의 사무실에서 사용하는 도구가 집에 없으면 어떻게 될까? 우리가 아동이 집에서나 보육시설에서는 절대 하지 않는 활동들로 치료를 구성한다면 어떻게 될까? 중재전략이나 도구들이 그들 생활에 준비된 것이 아닐 때에는 어떻게 가족이 주일의 나머지 166시간 동안 중재전략을 수행할 수 있을까? 이러한 이유들로 IDEA는 치료사나 중재하는 이의 환경에서가 아닌 가족의 자연스런 환경에서 평가와 중재를 하도록 제시하고 있다.

자연스런 환경에는 아동의 가정, 낮 보육 시설, 지역사회 내의 놀이터 혹은 그룹 놀이장소들이 포함된다. 자연스런 환경은 가족의 매일 일상생활에서 중재목표를 쉽게 수행하도록 성원하고 자극을 준다. 가족은 가정내에서의 물건들이 어떻게 아동발달에 도움이 되도록 사용되는지 볼 수 있다. 낮 보육시설에서 아동을 중재하면 그 시설의 보육사가 EI 프로그램에서 능동적으로 최적의 아동발달에 도움이 되도록 그들의 시간을 아동과 함께 보내게 된다. 이렇게 하려면 치료사가 아동의 일상을 배경으로 가능한 활동, 장난감, 도구들을 선택함에 있어서 치료전략을 발견하고 적용하는데 융통성이 필요하다. 이외에도 치료사는 자신의 부재시 그들이 치료적 활동을 아동에게 수행할 수 있도록 하기 위해서 보육사에게 모델이 되고 선생이 되어 주어야 한다. 이 장의 후반부에서 이것에 대한 특정 전략에 대해 말하려고 한다.

활동에 바탕을 둔 지도 (Activity-Based Instruction)

아동과 가족의 자연스런 환경에서 EI를 수행한다는 것은 **활동에 바탕을 둔 지도**란 뜻이다. 활동에 바탕한 지도라는 것은 "일상에 토대를 둔 지도" 혹은 "활동에 토대를 둔 중재"로 과정을 짜고 실행할 때를 말한다. "활동에 토대를 둔 중재는 아동이 중심이고 여러 학습기회가 배어있는 실제의 활동과 논리적으로 일어나는 선행사건, 적시의 피드백이 제공되어 생성되는 기능적 기술이 습득되고 아동이 사용하게 되는 상호작용적 접근이다."(Pretti-Frontczak, & Bricker, 2004, p.11). 활동에 바탕한 지도는 제 8장에서 설명한대로 운동 발달과 학습에 적용되는 활동 중심 중재의 개념과 비슷하다(Valvano, 2004; Valvano & Rapport, 2006).

활동에 바탕한 지도는 중재 전략들이 아동의 일상속에 통합되는 기능적 중재전략을 만들려는 특수교육분야의 특수교사들과 중재자들의 노력에서 개발된 개념이다. 자연스런 환경 내에서 중재를 하면 가족의 생활방식에 맞고 그들이 자신의 아이에게 희망하고 있는 결과에 맞는 기능적인 목적과 전략들을 개발하는 능력을 촉진시켜준다(Bricker & Waddell, 2002). 과거에 치료사가 가족의 도움없이 목표와 중재를 계획했을 때는 종종 치료사만이 할 수 있는 중재나 목표를 선정하곤 하였다. 혹은 우리는 가족에게 아이를 "치료"하는데 하루 중 긴 특정 시간을 따로 떼어놓도록 요구하곤 하였다. 유감스럽게도 가족들은 매주 이렇게 하는데 드는 시간과 에너지에 대한 고려없이 치료사들이 부과하는 이런 "숙제"를 하는 것보다 더 많은 할일들이 있다. 저자의 경험으로는 아주 자주 부모들이 아동치료시간 전 대기실에 앉아있는 동안 그 주에 완성하도록 받은 자료를 빠르게 기록힌다! 이동과 함께 히는 일상생활동작을 위해 가족에게 제시한 것이 가족의 일상에 맞지 않거나 기능적이지 않으면 또 부모가 다른 형제를 돌보고, 일하러 가고, 집을 청소하고, 노인을 돌보는 동안 수행하기가 쉽지 않으면 그러한 "가정프로그램"을 쓰레기통에 던질 수도 있다는 것을 알아야 한다. 활동에 바탕한 지도에 대해서는 이 장의 중재부분에서 더 자세히 다루겠다.

팀을 이루기(Teaming)

팀을 이루는 것은 EI 과정에서 필수적이다. 제 1장에서 당신은 팀의 여러 모델에 대해 배웠고 어떻게 팀 멤버들이 상호작용하는지에 대해 배웠다; 그러므로 우리는 여기서 EI에 관계있는 모델에 대해서만 간략히 검토해 보겠다. IDEA의 Part C는 어린 아동 및 가족의 검사와 평가 그리고 중재에 팀이 정보를 제공하도록 요구한다. EI에서는 모든 팀 구성원들이 정기적으로 상호작용하고 계획을 세우는 것이 필요하다. 평가 이후에도 팀은 협력을 중단하지 않고 IFSP를 하는 동안 이 협력은 계속된다.

EI에서 볼 수 있는 팀의 종류에는 여러 개가 있다. 당신이 제 1장에서 읽었듯이 **다영역 전문가팀**이 팀모델 중 가장 오래된 것이다. 그리고 팀 구성원들 사이에서의 능동적인 상호작용이 가장 적다. 구성원 사이에 공식적인 상호작용 및 의뢰의 통로가 설정되어 있지 않다. 각 전문가들이 한 곳에서 아동을 보지않고 각각 평가하며 그 소견들을 보고한다. EI에서 수행하는 평가는 *여러 출처의 정보*와 *가족과 평가자들의 상호작용*을 명시하고 있는 C부분의 *요구조건*을 만족시켜야 하는데 이러한 형태의 팀 접근은 분명히 충분치 않다; 그러나 IDEA Part C는 다영역 전문가팀이라는 용어를 전문가간 상호교류 혹은 전문가간 역할 공유팀 과정을 설명할 때 사용한다. 전문가간 상호교류 혹은 전문가간 역할 공유팀 모델은 EI 팀 상호작용의 선호되는 모델이다(Mellin & Winton, 2003).

전문가간 상호교류 모델팀에서는 다영역전문가 팀에서보다는 많이 상호작용한다. 이 형태의 팀에서는 전문가들 사이에 의사소통할 수 있는 공식적 통로가 마련되어 있다. 종종 팀은 각 전문가로부터의 정보를 받아들여 하나로 통일된 평가보고양식을 따라 보고하기도 한다. 비록 이 모델이 좀 진보된 것이기는 하지만 중재 프로그램을 통합적으로 잘 짰다고 할 수는 없다.

전문가간 역할 공유팀은 EI의 팀 평가와 프로그램 개발에서 흔히 이용되는 모델이다(Hickman 등, 2011; Orelove, Sobsey, & Silberman, 2004). 이 모델에서는 팀 구성원들이 정보, 기술 그리고 계획을 다른 전문가와 또 가족과 *공유*하도록 되어 있다. 이러한 공유속에는 *역할의 바꿈(role release)*도 포함되어 있는데 중재부분에서 자세히 말하겠다. *팀 멤버들 모두 아동의 최적의 발달을 위해서 목표와 전략을 공유하고 있다는 것*을 가족과 함께 알고 있으며 아동을 함께 평가하고 동시에 치료하기도 한다. 모든 팀 멤버들과 가족이 함께 평가하고 프로그램을 짤 때 전문가들 사이에 전략을 공유해야 하며 물리치료사, 언어병리학자(언어치료사), 혹은 작업치료사가 단독으로 아동을 치료할 때보다 아동은 중요한 성과를 내는 전략의 일관된 강화를 받게 되는 것이다.

가장 좋은 치료를 유지하고 Part C의 규칙들을 항시 명심하면서 물리치료사는 더 이상 아동을 단독으로 검사하고 중재프로그램을 개발하고 시행하지 않아야 한다. 우리는 다양한 전문가와 아동의 가족이 포함되는 큰 팀의 한 부분으로서의 역할을 해야 한다. 이러한 팀의 평가, 프로그램 짜기 그리고 중재의 중요한 개념에 어느 정도 반하는 경우, 즉 한 그룹이 평가를 하고 중재는 또 다른 그룹이 하는 경우인데 이는 유감스러운 경향이 다. 평가하는 팀이 서비스도 제공하므로 평가 팀이 너무 많은 아동들에게 치료받을 것을 권한다는 잘못된 인식하에 이런 일이 발생하는 것이다. 이런 일들이 일어나는 것은 아마 사실일 것이다;그러나 두 개의 팀을 이용하는 것은 가외의 일, 비용 그리고 이중적인 평가서비스를 만드는 것이 된다. 이 모델에서는 일단 평가팀이 중재가 필요하다고 판단하면 아동은 서비스 받을 곳으로 의뢰되어 다른 팀이 중재를 제공한다. 대부분의 상황에서는 주의 임상을 규정하는 법에 따라 중재가 제공되기 전 두 번째 팀이 다시 재평가를 해야 한다. 물리치료사는 항상 치료계획을 짜고 중재를 제공하기 전 검사와 평가를 하여야 한다(미국 물리치료협회, 2001).

아동의 IFSP팀의 구성은 개별적이어야 한다. 다른 팀 멤버는 다른 아동을 담당하는 팀을 구성해야 한다. 일차적인 IFSP팀은 작게 구성한다. 예를 들어, 뇌성마비 아동을 위해서는 작업치료사, 물리치료사, 발달 전문의, 언어치료사를 포함하는 반면 단지 언어발달문제만 있는 아동을 위해서는 발달전문의와 언어치료사만 포함되기도 한다.

특정 장애인 경우는 전문가 팀이 있는 센터에서 보기도 한다. 자폐증으로 진단받은 아동은 그 장애 평가와 자문을 위해 전문적인 센터에 가서 팀을 만나기도 한다. 이때 팀에는 작업치료사, 물리치료사, 언어치료사, 심리사, 사회사업가, 의사등이 있다. 다시한번 말하건대 이 전문가팀은 정기적으로 아동을 보게 되는 EI 팀으로부터 아동에 대한 정보를 주의깊게 받아들여야 하지만 유감스럽게도 항시 그런 것은 아니다. 그리고 우리같은 조기 중재자들은 가정에 기초한 팀이거나 전문화된 의뢰팀의 일원이거나간에 두 팀 사이의 상호작용을 확실히 하기 위해 부단히 노력해야 한다. 그래서 아동 및 가족에게 혼란스러운 정보나 상충되는 정보가 주어지지 않도록 해야 한다.

어떻게 이러한 조기중재의 "가장 좋은 치료"적 요소가 평가, 중재전략에 합해질 수 있는가? (How Are These "Best Practice" Components of Early Intervention Integrated Into Assessment/ Evaluation and Intervention Strategies?)

우리는 EI 프로그램의 질을 구성하는 일차적인 요소에 관해 방금 토의하였다. 이러한 구성요소에는 IFSP, 가족중심 서비스, 중재, 자연스런 환경에서의 평가/중재, 활동에 바탕한 지도 그리고 팀을 형성하는 것이 포함된다. 이제 우리는 이러한 구성요소들이 EI 과정의 두 가지 주요한 부분; 평가 혹은 사정(assessment)/평가(evaluation)와 중재에 어떻게 역할을 하는지 살펴보려고 한다.

평가 / Assessment/Evaluation

개별화된 가족서비스계획 및 가족 중심의 서비스 (Individualized Family Service Plan and Family-Centered Services)

IDEA는 아동을 EI시스템에 의뢰한 때부터 EI 팀이 가족을 처음 만나는데 며칠이 걸렸는지에 대한 특정 경과시간을 구체적으로 명시하고 있다. 게다가, 각 주는 아동이 중재 제공자에게 의뢰된 후 평가가 끝날 때까지 며칠이 경과했는지, 또 평가보고서를 얼마나 빨리 완성해야 하는지에 대한 특정 지침을 가지고 있다. 종종 평가 결과를 IFSP미팅이 있기 전 가족에게 주고 그에 관해 의논하는 것을 요구하는 주도 있다. 치료사들은 자기가 일하고 있는 곳의 주의 가이드라인을 잘 알고 있어야 하며 항상 밀접하게 그러한 지침에 따라야 한다. 그 이외에도 각 주는 평가의 특정 보고 형식을 갖추고 있을 수도 있다.

Bagnato, Neisworth, Pretti-Frontczak(2010)이 말했듯이, 평가 혹은 "측정은 단순히 행정적 작업이 아니다. 그것은 임상적이고 민감하고 아동과 가족에게 명백한 방식의 도움이 되어야 한다." 그들은 고식적 테스트는 결함이 있고 많은 측정도구들은 단지 아동의 제한만을 드러내고 아동의 매일 일상의 기술과 독특함을 보여주지 못한다고 지적하였다. 그러나 대부분의 주는 여전히 EI의 "대상자"인지 판별하기 위하여 특정 평가도구를 권장한다. 이러한 도구들은(반드시는 아니지만) IDEA의 Part C 항목에서 지정된 다섯가지 발달영역에서 기능의 수준을 검증할 표준화된 도구들일 것이다. 그 주의 EI 프로그램에 어떤 아동이 적합하다고 판단하기에는 이런 도구로 충분할 수 있으나 특정 영역에서의 각 아동의 개별적 요구에 부응하기에는 불충분할 수도 있다. EI에 맞는 아동이 선정된 다음 발달영역에 대한 욕구가 무엇인지 판별하고 아동의 특수영역에서의 욕구를 말해줄 적절한 영역의 전문가가 좀 더 완전한 평가를 시행한다. 어떤 평가를 완성해야 할지에 대해서는 가족의 관심이 우선시 되어야 한다.

Part C는 평가에 다양한 출처의 정보가 포함되기를 요구한다. 이것은 가족뿐 아니라 한사람 이상의 평가자로부터의 정보만을 뜻하는 것이 아니라 측정 방법도 한 가지 이상을 사용한 정보를 뜻한다. 단순히 아동에게 시중에서 유통되고 있는 도구로 하는 검사로는 Part C하에서 요구된대로 평가를 하기에는 충분치 않다. 아동이 자연스럽게 활동할 때 아동이 정말 가지고 있는 기능수준과 강점을 내보일 많은 기회가 있는 자연스런 환경에서 아동을 관찰해야만 한다.

Part C는 EI 평가의 수행과 보고에 대해 매우 분명히 요구한다. 이 규칙을 만족시키려면 평가에는 가족으로부터의 정보가 포함되어야 한다. 아동과 어떤 상호작용이라도 하기 전에 아동발달에 대한 가족의 일차적인 관심이 어떤 것인지 판단하기 위해 가족을 만난다. 이는 평가의 상-하향식 접근법이다.

가족은 평가에 대해 문서로 된 동의를 해주어야 한다. 가족은 평가를 물리치료사 혼자 하든지 혹은 다른 전문가가 포함된 팀에서 하든지 평가내내 함께 있어야 한다. 우리는 가족들이 아동의 발달수준을 스스로 판단해서 기록해보도록 가족에게 친숙한 평가 목록이나 가정 평가서를 제공하는 것이 특히 도움이 될 수 있다고 본다.

이 정보는 문서화된 보고서를 쓸 때 부모 정보란에 들어가게 되는데 이는 Part C의 규칙에 부합된다. 이런 활동을 통하여 만일 원한다면 부모는 자신들의 평가를 IFSP미팅 동안 발표하도록 또한 허용된다. 평가는 가족에게 익숙한 언어로 해야 하며 문화적인 차이를 감안해야 한다. 만일 치료사가 그 가족의 일차적 언어를 말하지 못한다면 통역사가 있어야 한다. 이것은 농아나 청각장애에도 마찬가지며 수화를 할 수 있는 통역이 필요하다. 평가에 어떤 표준화된 도구를 사용하더라도 그 도구는 가족이 속한 문화와 사회경제적 배경이 비슷한 모집단을 대상으로 표준화된 것을 사용하려는 노력을 해야 한다. 이것은 항상 가능한 것은 아니기 때문에 이러한 요구조건에 맞지 않은 도구를 사용한 평가결과는 그 해석과 보고에 신중을 기해야 한다.

자연스런 환경(Natural Environments)

평가는 아동의 자연스런 환경안에서 시행되어야 한다. 이 장의 전반부에서 말했듯이 그러한 환경은 아동의 집, 낮 보육시설, 놀이터, 가족의 친구집 혹은 정상적으로 발달하고 있는 아동들이 있는 곳을 말한다. 치료사의 사무실, 병원, 특수장애를 가진 아동을 위해서 특별히 지어진 발달센터 등은 "자연스런 환경"으로 인정되지 않는다. 자연스런 환경에 있으면 Part C에서 원하는, 아동의 일상의 활동과 놀이를 자연스럽게 관찰할 수 있다. 자연스런 환경의 장점은 우리가 문화적인 차이를 이해하고 있으며 가족이 중심이라는 확신을 주는 것이며 아동의 실제적인 기능능력의 좀 더 현실적인 그림을 얻을 수 있다는데 있다. 비록 아동이 우리의 사무실 계단은 오르기를 주저하지만, 집에서나 놀이터에서는 이 기술을 아주 잘 적용할 수도 있는 것이다.

활동에 바탕한 평가(Activity-Based Assessment)

표준화된 평가도구는 기능적이지도, 실제적이지도 않으며 아동의 "실제의 생활" 및 "진정한" 일상의 그림을 보여주지도 못하고 가족의 문화 차이를 반영하지도 못한다는 것에 EI 전문가들은 오랫동안 주목해 왔다(Neisworth & Bagnato, 2004). 아동 및 아동의 기술에 대한 풍부한 정보는 매일의 놀이와 활동 속에서 아동과 상호작용하고 관찰함으로써 얻을 수 있다.

활동에 바탕한 평가작업은 시중의 상품화된 평가도구나 혹은 규준 참조에 따라 분류되어 있는 도구를 이용하거나 훈련된 관찰자를 통하여 시행할 수 있다. 제 3장의 부록 3.A에는 잘 알려진 상품화된 도구들 목록이 있다. 이 도구들은 아동의 집이나 낮 보육시설에서 사용할 수 있고 가족뿐 아니라 조기중재팀이 참여하여 평가한다. 다양한 활동중 아동이 형제나 또래와 함께 하는 것을 관찰한다. 전문가들은 그 정보를 기록하고 자신의 전문영역에 적용하며 전문가적 입장에서 결론을 내리고 또 팀은 그룹으로서 토의하고 평가 척도를 매긴다.

상업적 도구가 반드시 활동에 바탕한 평가를 하는데 필요하지는 않다. 물리치료사는 관찰하거나 자연스런 환경 내에서의 "놀이"를 아동과 함께 하며 아동이 좋아하는 자연스럽고 기능적인 활동들을 스스로 선택하게 함으로써 아동의 강점과 필요한 영역을 스스로 내보이게 할 수 있다. 이것이야말로 아동이 자연스런 활동들을 즐기는 동안 자신의 진정한 기능적 능력을 나타내는 것을 허용하는 것이다.

어떤 명시된 활동과 도구만을 허용하는, 특정 도구를 이용하는 것은 평가의 정확성뿐 아니라 평가 기능성 자체도 매우 제한적일 수 있다. 아동이 어떤 특정 영역에서 자신의 기술을 보여줄 수 있는 활동을 하려는 시간에 치료사는 종종 아동의 집을 방문하려고 노력해야 한다. 스스로 먹는 기술을 관찰할 필요가 있을 때 치료사가 아동의 식사시간에 집에 가보려는 노력은 당연하다. 이렇게 함으로써 가족의 스케쥴을 방해하는 것을 가능한 한 줄이고 아동의 진정한 기술 수준을 보게 될 가능성은 높아진다.

팀을 이루기(Teaming)

우리는 이미 EI에서 볼 수 있는 팀의 형태에 대해 논의하였다. 당신이 참여하게 될 팀의 형태가 당신이 수행하는 평가에 영향을 줄 것이다. 평가는 최소한 전문가간 상호교류의 특징이 있어야 한다. 이것의 뜻은 특정 아동의 평가에 참여하는 전문가들이 (1) 관심사를 가족과 의논하고, (2) 다른 팀 멤버들과는 어떤 영역을 평가할지와 어떤 도구들을 사용할 것인지에 대해 토의하고, (3) 평가하기 가장 좋은 장소와 시간을 가족과 함께 결정하고 이것을 다른 팀 멤버들과 조정하여 가족의 스케쥴이 많이 방해되지 않도록 하고, (4) IFSP 미팅 전에 평가결과를 가족과 다른 팀 멤버들과 의논하고, (5) 보고하는 과정에서 평가정보를 통합하고 조정하는 일을 한다는 의미이다. 전문가간 상호교류 팀에서의 각 구성원들은 필요한대로 그 다음 일 대 일로 아동의 실제적인 평가를 수행한다.

가장 좋은 임상은 *전문가간 역할 공유팀이 시행하는 평가*로써 조기중재에 해당하는 연령의 아동에게 특히 효율적이고 효과적일 수 있다. 평가과정의 초기과정은 전문가간 상호교류 접근법과 비슷하다. 각 팀 멤버는 가족의 아동에 대한 염려를 확인하기 위해 평가전 가족과 의논한다. 팀은 함께 어떤 도구를 사용할지 결정하고 언제 어디서 평가를 수행할 지도 가족과 함께 결정한다. 그러나 평가를 수행하는 방식은 전문가간 상호교류 팀 접근의 방식과는 아주 다르다.

전문가간 역할 공유 팀은 서비스 제공이 가능할 때 흔히 제 1장에서 설명한 **동시 평가방법**을 사용한다. 이 형식에서는 아동과 가족과 함께 모든 팀 멤버들이 모여서 평가를 한다(그림 11.1). 특정 어린이의 평가에 어떤 팀 멤버가 참여해야 하는지는 아동발달에 대한 가족의 관심순위에 의해 결정된다. 팀에는 물리치료사, 언어치료사, 작업치료사,

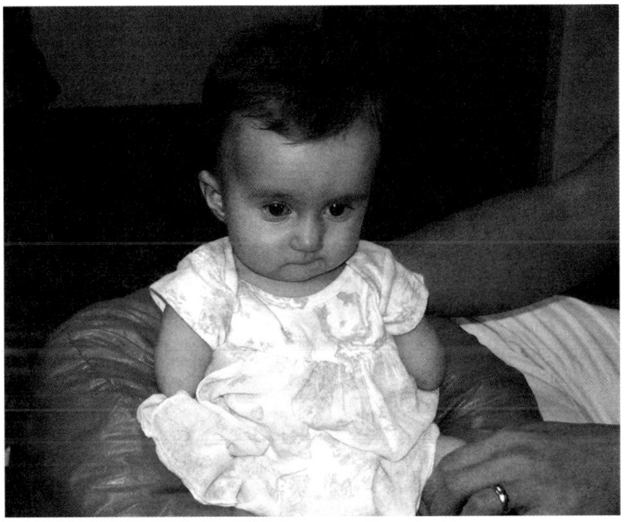

그림 11.1 동시평가를 받고 있는 사지 결손이 있는 영아.

조기 아동교육자(발달학적인 중재자), 가능하면 사회사업가 혹은 심리사 그리고 물론 가족뿐 아니라 서비스 조정자가 포함된다.

동시 평가에서는 EI에서 전형적으로 이야기되는 다섯가지 발달영역(인지, 의사소통, 신체, 적응 그리고 사회/정서적인 기술들)을 평가할 수 있는 하나 혹은 그 이상의 평가도구를 선정한다. EI에서의 평가에 베일리 영아발달척도 II, 하와이 조기학습 프로파일(Hawaii Early Learning Profile), 캐롤라이나 교육과정, 그리고 영아 및 아동용 평가, 교육, 그리고 프로그래밍 시스템(AEPS; Assessment, Education, and Programming System for Infants and Children)을 사용하는 사람들이 많이 있다.

동시 평가에서는 모든 멤버들이 평가하기 위해 한 곳에 있다. 그러나 오직 한 두 멤버들만 아동과 직접 실제로 상호작용한다. 이렇게 함으로써 아동이 상대하며 익숙해져야 하는 어른들의 수를 줄일 수 있다. 팀에서 누가 직접 아동과 상호작용할지는 가족의 아동발달에 관한 일차적인 관심에 의거하여 선정한다. 예를 들어, 만일 부모가 아동이 이동하고 걷는 능력에 아주 관심이 많으면, 물리치료사가 아마도 일차적인 평가자가 될 것이다. 아동이 아직 말을 하지 못하고 먹는데 문제가 있으면, 언어치료사와 작업치료사가 그 평가를 이끌게 된다. 다른 멤버들은 관찰하고 일차적인 평가자들이 관찰할 아동과 다양한 과제를 끝낼 수 있도록 옆에서 도와준다.

동시 평가에서는 부모가 아동의 발달학적인 병력에 관해 팀 멤버들의 질문에 대답할 것이다. 이렇게 함으로써 다수의 개별적 평가에 대해 반복적으로 대답해야하는 번거로움을 줄여준다. 종종 한 두 멤버가 평가가 진행되는 동안 가족과 조용히 이야기하고 평가 동안 아동의 수행을 증진해주기 위한 적응을 쉽게 할 수 있을 때 아이가 하는 수행에 대한 가족이 가지고 있었던 의견이 맞다고 확인시켜준다. 팀 멤버 한사람이 조용히 일차적 평가자에게 부모가 추천한 상호작용이나 참여를 촉진해줄 또 다른 활동을 시도해보라고 이야기해준다. 부모는 아이가 그 과제를 수행할 수 있으리라고 알고 있었는데 아이가 평가도구를 다른 방식으로 사용하도록 치료사가 인도하거나 평가자가 단순히 다른 방향으로 말을 하면 부모들은 종종 실망하게 된다. 우리가 만일 표준화된 도구를 사용하지 않는다면 우리의 목적은 아동이 무엇을 할 수 없다든가 하는 약점을 인식하기보다는 아동이 자신의 강점을 잘 가늠하여 그 과제를 완성하는 어떤 방식이라도 가지고 있는지 보는 것이 우리의 목적임을 명심하라. 이러한 방식의 평가는 부모가 좀 더 능동적인 역할을 하도록 해주고 우리가 얼마나 그들의 정보를 중요하게 여기는지 가족에게 강조해주는 것이다. 첫 번째 기본적인 과제를 아동이 끝냈을 때 다른 멤버가 좀 더 특정한 검사를 아동에게 할 필요가 있다면 수행하는 동안 다른 구성원은 관찰하거나 가족과 이야기한다. 물리치료사는 아동의 활동 수행에 장해가 되는 신체구조와 기능을 검사할 필요가 있다.

물건들과 활동들은 아동에게 친숙한 것들이어야 하고 아동의 연령에 적절해야 하며 문화적 배경에 어울리는 것이어야 한다. 위에서 언급했듯이 팀은 가능하면 기능적이고 활동에 바탕한 평가를 해야 한다. 우리가 가능한 한 아동의 실제적인 기능 능력을 반영하는 평가를 하기 원하는 것을 기억하라. 그리고 이 작업이 가능한 한 아동과 가족에게 즐거운 것이 되기를 원한다는 것도 기억하라.

평가보고서(Assessment Report)

문서로 된 보고서를 낼 때 팀의 각 멤버는 자신의 전문분야내에서 정보를 제공한다. 그리고 하나의 잘 통합된 보고서와 권고사항들은 가족의 우선순위에 바탕한 이 평가로부터 나온다. 활동과 관련한 목표와 하부목표를 설정하여 일상에서의 영아의 독립성과 참여를 증가시켜야 한다(Valvano & Rapport, 2006). 조기중재 평가보고서는 모든 EI 보고서와 마찬가지로 **가족에게 익숙한 언어**로 써야 한다. 보고서는 아동의 부모나 양육자가 쉽게 이해할 수 있어야 한다. 가족들의 수준은 교육, 인지, 문화적 배경 그리고 읽기 능력에서 편차가 있다. 만일 기술적인 용어나 전문용어들이 보고서에 필요하면 용어 바로 다음에 간단한 설명을 해준다. 예를 들어, 물리치료 기록에 아동에게 "과긴장증"이 있다고 하면 치료사는 보고서에 이것을 다음과 같이 써야 한다; "근긴장도의 검사 시 다리에 과긴장이 보인다. 이것은 Billy의 다리가 뻣뻣하고 구부리기 어렵다는 것을 의미한다." 이렇게 쓴 것은 가족의 교육이나 언어배경과 관계없이 가족 구성원이 쉽게 이해할 수 있도록 하기 위해서이다.

중재 / Intervention

개별화된 가족 서비스 계획 (Individualized Family Service Plan)

IFSP에는 가족과 팀이 결정한 결과들이 포함되며 그것이 아동의 중재프로그램을 가이드한다. 이 결과들은 가족의 모국어로 씌여진다. 그런 다음 가족이 아동에게 원하는 결과를 성취하도록 전략을 짠다. 이러한 결과들은 중재목표와 비슷하나 가족이 사용하는 언어로 씌여진다는 것이 다르다. 예를 들어, 하나의 결과가 다음과 같다면; "Bob과 Nancy(부모)는 Billy가 부엌을 가로질러 걷기를 원한다." 치료사는 이 결과를 충족할 프로그램을 짜도록 가족과 협력한다. 아동은 "걷기"라는 결과를 향하여 매우 기초적인 수준부터 치료가 시작될 수도 있다. 아이가 아직 걸을 단계에 전혀 준비가 안 된 상황이라도 치료사는 이 부모의 아이가 걸을 것이라는 희망을 꺾지 않는다. IFSP는 가족이 말하는 결과를 중심으로 짜여지며 아동이 3세가 되기 전에 문서화해야 한다. 우리 중 거의 누구도 그렇게 이른 나이에 성취할 수 있는지 예견할 수는 없다. 다른 한편으로 아동의 현 발달수준에 대해서는 가족에게 솔직해질 필요가 있다. 뇌성마비와 같은 진단상황에서는 운동결과의 예후에 관한 것은 근거가 있는 가이드라인이 가능해지기 시작하고 있다(Rosenbaum 등, 2002). 걷기에 도달하기까지 통과해야 할 길을 가족과 의논하고 어디서부터 치료를 시작해야 할지도 결정한다. 아마도 그들은 아동이 네발로 체중을 지탱하고 앞뒤로 흔들기부터 시작하려고 할 것이다. 다음의 6개월 동안의 중재계획은 가족이 선택한 "걷기"라는 결과를 위한 전략들이 된다. 이 계획은 아동이 가족과 함께 할 때 **기능적이 되고 활동에 바탕한 테크닉**과 함께 IFSP의 "전략"이라는 부분에서 아주 잘 맞는다. 전략의 제일 중요한 요소는 어떻게 중재 계획을 가족의 일상에, 자연스런 환경에, 그리고 활동에 접목하여 실행시킬 수 있는가라는 점이라는 것을 기억하라.

가족 중심의 중재(Family-Centered Intervention)

EI 프로그램의 모든 단계에서와 같이 중재에도 가족이 온전히 참여하여야 한다. 그리고 프로그램은 가족의 일상과 활동들 위주로 기획되어야 하고 가족의 바쁜 스케쥴안에서 쉽게 끝낼 수 있도록 짜여져야 한다. 이러한 조건들을 갖춘 전략들은 이 장의 마지막에 가서 논의하겠다. 그 이외에도 중재는 가족의 일상에 방해가 되지 않도록 가족의 요청에 가능한 한 부응하도록 짜여져야 한다. 가족 및 서비스 조정자와 함께 치료사는 아동이 가장 잘 수행할 수 있고 가족이 온전히 참여할 수 있는 최적의 시간을 발견해야 한다.

가족은 중재팀의 온전한 멤버이다. 치료사는 집안에 들어가서 아동과 단독으로만 치료하지 않는다. 또 약간의 권고사항만을 이야기하고 집을 떠나는 일은 하지 않는다. 왜냐하면 중재 방문에 양육자나 부모가 끝까지 능동적으로 참여하는 것이 매우 중요하기 때문이다. 사용되는 물건들, 장난감들, 도구들이 가정 내에 있는 것이라야 하며 그래야 가족이 쉽게 전략이나 활동들을 따라할 수 있게 된다. 가족에게 가르쳐 주는 중재는 어떤 것이라도 치료사가 있는 동안 연습해보아야 한다. 한 세션에 가족이 참여할 수 없었다면 그 세션을 비디오로 녹화하여 나중에 가족이 볼 수 있도록 놓아두고 온다. 이렇게 하면 그들 스스로 중재에 능동적으로 참여하게 되고 아동에게 어떤 활동이 도움이 되는지 배우게 된다.

자연스런 환경(Natural Environments)

중재는 자연스런 환경에서 이루어져야 한다(Bruder, 2001; workgroup, 2008). 사실, IDEA, 2004는 만일 서비스가 자연스런 환경에서 주어지지 않는다면 이에 대한 해명을 요구한다(IDEA, 2004, 20 U.S.C. 1435 § 635(a)(B)). 자연스런 환경이란 정상 아동이 있는 곳이며 집, 낮 보육시설, 놀이터, 정상 또래가 포함된 놀이그룹, 조부모댁까지 포함된다. 아동은 친숙한 환경안에서는 더 상호작용하고 더 잘 수행한다. 우리는 또한 중재 세션에 형제를 참여시키는 것이 아동에게 아주 좋은 모델이 된다는 것을 발견하였다. 아동은 종종 흥미가 덜한 성인 치료사보다는 자매나 형제를 더 잘 모방하곤 한다! 아동의 자연스런 환경에서 치료함으로써 세션에 일차적인 양육자가 참여할 수 있게 된다. 이는 우리가 낮 보육시설을 방문해보면 특히 자명하다. 이러한 보육사들은 종종 정말로 자신들이 세션에 포함되기만 한다면 EI목표들을 수행하기를 원한다. 그리고 자신들이 아동의 EI 프로그램에 기여하기 위해서 EI에 포함되고 무엇을 할 수 있는지 배울 수만 있으면 기꺼이 아동에게 해줄 수 있기를 원한다.

활동에 바탕한 지도(Activity-Based Instruction)

이미 설명하였듯이 활동에 바탕한 지도는 특수교육분야에서 출발하였으며 많은 사람들이 이에 공헌하여 왔다(Pretti-Frontczak, Bricker, 2004; Pretti-Frontczak, Barr, Macy,& Carter, 2003; Valvano & Rapport, 2006). 교육자들은 과거에 장애아동들이 종종 경직되고 비기능적인 방법으로 치료 서비스 및 가르침을 받아온 것을 발견하였다. 이 경우 아동이 하는 활동내에서 아동에게는 어떤 내적인 강화도 없었다. 아동의 관심이나 기능적 욕구와는 관계 없이 발달학적인 프로필에 기초하여 목표들이 선택되었기 때문이다.

이와 반대로 활동에 바탕한 지도와 활동 중심 중재는 아동이 즐기는 것에 주목하고 재미있는 활동이나 일상생활에 목표가 되는 기술을 어떻게 접목할까를 연구하며 활동 및 목표의 기능성에 주목한다. 단순한 블럭쌓기가 재미없는데 왜 아동이 블록을 쌓아야 하는 것일까? 치료사는 블록쌓기 기술을 분석해야 하는데 (즉, 쥐기, 양손 번갈아 사용하기, 시지각, 협응) 아동에게 재미 있는 활동 안에서 이러한 기술들이 자극되는 방법을 발견해야 한다. 아마 아동은 블록으로 성채를 쌓거나 혹은 과자로 쌓아올리는 것을 좋아할지 모른다. 왜 아동에게 내적강화를 해줄 수 있는 재미난 같은 운동 활동으로 운동기술을 자극해주지 않는가? "비협조적인" 이라고 오해의 딱지가 붙은 아동은 단순히 선택해준 활동을 좋아하지 않는 것일 수 있다. 기억하라, EI는 어른이 지시하는 것이 아닌 아동이 인도하는 대로 대체로 따르는 것이라는 것을. 그것은 아동이 좋아하는 게임이나 일상활동으로 목표를 맞추어 넣기 위해 창의성과 때때로 고집스러움도 필요하다. 그러나 할 수 있으면 즐겁게 아동이 참여하는 것과 부모와 양육자가 긍정적으로 변하는 것을 보게 되는 것이 EI가 우리에게 주는 보답이다.

활동에 바탕한 지도란 치료적 전략을 아동과 가족의 일상에 맞추는 것을 의미한다. 이러한 훈련은 과제 특정 훈련에 맞추어져 있으면서도 과제는 아동의 일상중에 할 수 있게 계획되어야 한다. 예를 들어, 가족의 바쁜 스케줄에 방해가 되는 하루 중 어느 시간보다는 목욕시간에 촉각적인 자극이나 감각치료, 손을 뻗는 기술을 하도록 세션을 짜는 것이 좀 더 합리적이다. 어쨌든 하루에 한 번은 아동을 목욕시킬 것이므로 이로써 가족이나 양육자가 세션에 온전히 참여하게 된다. 활동에 바탕한 지도를 수행하는데 도움이 되는 전략들은 이 장의 끝에 가서 논의될 것이다.

중재팀 구성하기(Teaming in Intervention)

이미 말했듯이, EI의 선호되는 모델은 전문가간 상호교류 모델과 전문가간 역할 공유모델이다(Hickerman 등, 2011; Mellin & Winton, 2003). 이전에 토의했듯이 전문가간 상호교류 모델에서는 규칙적으로 중재팀과 가족이 이야기하고 주기적으로 IFSP 미팅(최소한 6개월마다 한번씩)에서 만나 함께 결과(목표)를 만든다. 결과들과 그것들을 이루게 해주는 전략의 실제적인 수행은 따로따로 하며 각 팀 멤버가 가족과 아동을 개별적으로 방문한다. 이상적인 것은 팀 멤버들이 정기적으로 이야기하거나 그들의 전략과 관심을 나누는 것이다. 종종 각 치료사는 프로그램과 권고사항들을 쓴 것을 복사하여 팀에 나눠줄 수도 있다. 가능하면 부모나 양육자도 치료 세션에 함께 하여 치료목표 수행을 위한 가정치료에 대한 실제의 임상적인 실연을 보고 문서화된 추천사항을 전달받는다. 어떤 팀 모델을 사용하든지 중재는 활동에 바탕한 기능적인 지도와 커리큘럼 원칙에 맞아야 하고 아동과 가족의 자연스런 환경에서 일어나는 중재여야 한다.

이미 말했듯이 전문가간 역할공유 모델에서는 중재팀 멤버들사이에 가장 꾸준한 상호작용이 있다. 이 모델에서는 팀 멤버와 가족은 함께 일하여 프로그램을 통합하고 각 세션에서 어느 전문영역이 참여하든지 간에 아동의 중재프로그램으로 개발된 모든 전략과 결과를 강화해주게 된다.

이 접근법의 또 다른 입장은 "**코칭**(coaching)"이란 것인데 이 방식에서는 발달을 촉진해줄 기술을 아동이 자연스런 환경에서 습득하는데 있어서 가족과 팀 구성원을 지지해주기 위하여 상호대화와 자기 관찰을 하도록 한다. 그런 다음 결과를 자가평가한다. "코칭은 ...가족과 협력자들과 함께 동반자관계를 만들고 자라가게 하는데 구조를 제공한다. 그리고 조기 아동 훈련자를 가족 및 다른 양육자와 같이 일하는 협력 파트너로서의 역할을 재정립한다."(Hanft, Rush, & Shelden, 2004).

특수교사들은 "모든 중재는 전문가들의 방문 사이에 일어난다"는 관점을 가지고 있는 이러한 협력적/자문적 중재 모델을 좋은 것이라고 인정한다. 이것은 아동발달을 지지할 전략을 공유하기 위한 가정 방문 동안 중재자는 가족과 짝을 이루어서 전문가가 없을 때에도 지속적으로 아동의 발달을 가족이 촉진해줄 수 있기 때문이다.

그러나 "자문 모델"이라는 용어의 사용이 아동과 가족과 멀리 떨어져서 하는 혹은 흔하지 않은 상호작용으로 보통 생각하는 치료사들의 훈련되어온 사고의 틀 때문에 어떤 치료사에겐 혼란으로 생각될 수도 있다. EI 영역에서 일하는 다양한 전문가들 사이에서 얼마나 오해가 일어나는지 보는 것은 쉬운 일이다. EI에서 일하는 물리치료사는 계속 논의하면서 다른 분야의 협력자들과 의사소통하여 자기 분야의 특정 용어를 포함하여 혼란을 피하도록 해야 한다.

어떤 용어를 사용하든지 간에 모든 EI 전문가들은 가정 방문 동안 가족에게 위임하고 그들을 지지하여 각 필요한 영역에서의 아동발달은 촉진하고 이 과정과 친숙해지도록—치료사나 교사가 함께 있는지 여부와 관계 없이—배울 수 있게 하는 것의 중요성을 알고 있다(Workgroup, 2008). 연방법이 EI의 생태학적 가족 중심의 접근을 권장하기 이전부터 물리치료사는 이에 포함되어 있었다(Effgen & Berger, 1978).

치료사는 가족과 팀의 다른 멤버와 아동의 최적의 성공을 위해 동반자가 될 필요가 있다. 예를 들어, IFSP에 아이가 일어나 앉기, 숟가락으로 먹기, 혹은 컵으로 마시기, 말하기(대부분 부모의 우선순위)가 나열되어있다면 모든 치료사들은 이 목표를 향해 일해야 한다. 물리치료사는 아동이 앉는 능력을 촉진해줄 매우 뛰어난 전략을 가지고 있어야 하며 섭식 기술을 훈련할 때 안정감 있게 앉을 수 있도록 다른 멤버들에게 앉기에 관한 결과를 강화해주도록 훈련을 해주고 실제로 보여주어야 한다.

동시에 물리치료사는 말소리를 유발하는 구강/성대의 출력을 촉진해주는 호흡치료에서 언어치료사에게 제공해줄 많은 것들을 가지고 있다. 치료사들이 함께 하지 않는 주말에도 이 결과를 촉진해줄, 아이와 늘 함께 하는 가족이 있다. 가족은 치료사만큼 많은, 아니 어떤 치료사보다도 더 많이 아동에게 가능한 호전이 일어나기를 바랄 것이다.

전문가간 역할 공유 팀의 일원으로서 어떻게 일주일에 아마도 한 시간 정도를 치료해서 이러한 책임들을 다 충족시킬 수 있는가? 가능하면 아동이 일어나 앉고 나중에는 걷는 것을 보기 위하여 단순히 그곳에 있어주기만 하면 될까? 어떻게 우리가 다른 전문가의 목표를 보강해주는 책임을 또한 질 수 있겠는가?. 어떻게 치료사가 수년동안 훈련해왔던 분야인 물리치료를 다른 멤버(동료와 가족)에게 아동에게 해주라고 "허용"할 수 있겠는가? 전문가간 역할 공유 모델의 중재에는 이 무거운 질문에 대한 대답을 해줄 수 있는 세 가지 중요한 요소가 있다: *통합적인 프로그래밍*, *동시치료* 그리고 *역할 공유*이다.

통합적인 프로그래밍은 특히 팀으로서 부모가 선정한 결과를 위한 전략을 개발하는 것을 말한다. "말하기"를 위한 전략을 팀이 개발하려고 할 때는 물론 언어치료사와 가족이 이것을 이끌게 된다. 그러나 언어치료사는 물리치료사에게 아동의 호흡을 향상시켜서 목소리를 좀 더 쉽게 내도록 해줄, 전체 팀이 배울 수 있는 특정 전략을 요청할 것이다.

아직 아동이 말하는 수준이 아니라면 언어치료사는 확대 의사소통체계를 개발할 것이다. 손짓사용, 단순한 그림판 혹은 전자도구등을 사용하는 것을 포함할 수 있다. 이러한 상황아래서 언어치료사는 다른 팀 멤버에게 이런 의사소통 체계를 이용할 수 있도록 가르쳐 준다. 그리하여 언어치료사나 가족이 아동과 의사소통할 때 사용하는 것만큼의 책임을, 물리치료사, 작업치료사, 특수교사도 아동과 이 체계를 이용하여 의사소통할 때 가지게 되는 것이다.

그런 다음 IFSP의 전략적 부분은 가족과 팀으로서 한 *단위*로 만들어진다. 자신의 전문분야에만 속하는 한두 가지뿐 아니라 *각 결과*에 모든 전문가들이 의견을 개진한다. 그런 다음 모든 구성원들이 아동의 목표 행동을 훈련시 과제 중심적으로 많이 참여할 기회를 발견할 수 있게 도움을 주어야 한다(Hickerman 등, 2011).

동시치료는 두 가지 이상의 분야 전문가들이 한 세션 안에 참여하는 것을 뜻한다. 이것이 필요한 상황을 예로 들어보자. 만일 아동이 앉기, 이동을 할 수 없고, 심지어 먹기 위해 안정적인 자세를 취할 수 없을 지경인 심한 뇌성마비아라면 물리치료사가 가족과 언어치료사가 능동적으로 참여하는 현장에서 어떻게 해야 하는지 *실제로 보여주면서 지도해주지 않으면* 언어치료사가 가족과 함께 먹이는 프로그램을 조성하기가 거의 불가능할 것이다.

이와 비슷하게, 심한 의사소통 장애가 있는 아동과의 의사소통에서는 물리치료사는 빠져 있는 경우가 많다. 이런 상황은 말하지 못하는 아동이 심한 지체장애를 가지고 있거나 혹은 자폐증이란 진단을 받은 경우에 많다. 이러한 상황에서는 위의 경우와는 반대로 아동과 물리치료사가 물리치료 세션 동안 의사소통하면서 아동과 상호작용할 수 있도록 언어치료사가 물리치료동안 같이 있으면서 실제로 보여주고 지도해주기를 원하게 된다.

의사소통을 잘 하지 못하면 물리치료사는 아동의 좌절을 절못 이해하거나 행동 문제로만 치부하는 우를 범할 수 있다. 그런 문제가 발견되지 않은 채 진행하게 되면 그 치료 세션은 별 성과가 없을 것이다. 부모는 아이가 "물리치료 세션을 싫어한다"고 생각하여 치료사와 같이 좌절하게 되는데 이는 사실은 단지 의사소통의 문제일 뿐이다. 언어치료사가 그 문제를 분석하고 잘 의사소통하기 위한 수단을 *실제로 보여주면서 훈련*을 제공할 수 있는 동시치료는 치료효과를 대단히 향상시킬 수 있다.

동시치료를 매 주마다 할 필요는 없다. 비록 진실은 아니지만 사실 비용을 지불하는 측에서는 동시치료 세션을 각 전문가가 참여하는 온전한 치료 시간으로 여기지 않을 수도 있다. 동시치료 시간에는 양쪽 치료사들이 활발히 한 번에 참여하며 치료사 개인이 하는 개별치료 1시간보다 훨씬 더 생산적이 될 수 있다. 그럼에도 불구하고 현실적으로 어떤 비용 지불자들은 이 중재모드를 지지하지 않는데 사실은 가족과 치료사의 바쁜 스케쥴을 함께 짜기가 어렵기는 하다. 가끔 규칙적인 스케쥴의 동시치료 혹은 "필요할 때마다" 하는 동시치료 시간은 여전히 아동과 가족, 치료사들에게 장점이 많다. 그리고 현실적으로 보통은 대부분의 경우 가능하다.

마지막 전략으로서 **역할 공유**가 있는데 이는 직접 동시치료 세션으로부터 나와서 발전하고 전략 계획에 통합되었고 전문가간 역할 공유 서비스로 통합된 것이다. 역할 공유 전략에서 예를 들어, 독립적 앉기라는 특정 결과의 성취를 원한다고 하자. 이를 위하여 앉기 과제를 정기적으로 배워 습득하여야 할 때 가장 중요한 전략이 무엇인가를 우선 일차적 치료사가 결정한다. 그러한 치료 테크닉의 전략은 머리 가누기, 붙잡고 앉기, 그런 다음 점차 지지를 줄여나가기, 관절가동범위를 늘이거나 몸통의 근력 향상 같은 신체 구조 및 기능 제약을 감소시키는 것을 포함한다. 비록 물리치료사가 이러한 전략에 아주 적합하지만 만일 치료전략이나 테크닉을 그 주 내내 규칙적으로 반복하지 않는다면 1주일에 한 번 1시간 정도로의 중재로서는 아동발달이 그렇게 썩 나아지지는 않을 것이다.

이러한 많은 전략들을 안전하게 실제로 보여주고 실제 해보게 하고 그리고 가족 및 다른 중재자가 시행하도록 한다. 비디오로 찍거나 사진, 인쇄된 설명서, 손으로 쓴 설명 그리고 물리치료사가 규칙적으로 모니터링함으로써 아동은 그 주 내내 "중재"를 받는 듯한 이점을 누릴 수 있다. 예를 들어, 다운 증후군 영아에게 가족이 약간은 복잡한 트레드밀 훈련을 시키는 것을 성공적으로 배워온 바 있다(Ulrich, Lloyd, Tiernan, Looper, & Angulo-Barroso, 2008).

"코칭(coaching)" 모델은 이 패러다임에 아주 잘 들어맞는다(Hanft 등, 2004; Rush & Sheldon, 2011). 모든 전문가들은 동료와 아동 및 가족과 아주 안전하게 공유할 어떤 전략들을 가지고 있을 것이다. 그들은 물론 자신들만이 해야하는 면허와 관련된 혹은 훈련된 전략도 따로 가지고 있을 것이다. 이러한 것은 역할 공유의 부분이 분명 아니다.

그러나 우리의 전문성을 적당하고 안전할 때 팀과 나누려는 노력을 하지 않는다면 아동은 신속하고 지속적인 호전에 필요한 꾸준한 치료를 받게 되지 못하게 되는 것이다. 어떤 치료사는 가족에게, 다른 치료사에게 가르쳐줄 치료 전략의 목록을 써서 가지고 다니기를 좋아하며 주기적으로

이 전략들을 사용하고 있는지 모니터한다.

우리가 여기서 토의한 전략들 모두가 EI의 영역에서는 가장 좋은 치료 혹은 선호하는 치료라고 여겨진다. 치료사가 환자를 많이 보아야 할 부담을 지고 있거나 바쁠 때에는 이런 훌륭한 아이디어를 어떻게 시행할 수 있겠는가? 게다가 어떻게 우리가 이미 하루종일 일로 꽉차있는 부모에게 더 많은 책임을 지울 수 있겠는가? 다음 부분은 이러한 관점에 대한 대답이 될 것이다.

중재를 격려할 수 있는 전략들: 목록 만들기와 매트릭스 개발 (Strategies to Encourage Intervention: Cataloging and Matrix Development)

장애아동이 있는 가족은 특히 바빠서 아이와 가족이 매일 함께 해주기를 원하는 것을 하는데 어려움이 있다. 우리는 치료활동이 집에서 연계수행되기를 바라기 때문에 가족과 공유할 권고사항을 만든다. 그러나 그들은 시간상, 인력상, 혹은 권고를 따를 힘을 낼 수 없을지 모른다. 이렇게 하지 못할 때 가족이나 양육자들은 죄책감을 느끼기 시작한다. 만일 치료사가 각 가정이 가지고 있는 많은 스트레스 요인과 요구에 대해 이해하지 못하다면 그들에게 자신의 장애아동에게 "충분히 해주지 않았다"라는 그들의 자책성 느낌에 무심코 기여하게 되는 것이다.

세 명의 아이가 있는 한 가족과 당신이 일한다고 가정해 보자. 3세된 쌍둥이와 방금 뇌성마비라고 진단받은 8개월 영아이다. 아빠는 트럭 회사에서 일하고 있으며 한 번에 며칠씩 운전하곤 한다. 이로써 아내는 일주일에 여러 날을 혼자 아이 셋을 돌보게 된다. 가까이에는 조부모나 가까운 친척들도 없다.

당신은 뇌성마비아를 담당하게 된 물리치료사이다. 아기는 목을 잘 가누지 못하며 아직 앉지 못하고 장난감을 잡는데 어려움이 있다. 기저귀를 갈아줄 때, 엎드려 놓으면 몸이 "뻣뻣하다." 당신은 다양한 발달학적인 활동이 하루종일 아기에게 필요하다고 믿고 있다. 그래서 이러한 것들을 엄마에게 권유한다. 엄마는 조용히 그러나 분명하게 그녀의 스케줄에 덧붙여 할 수 있는 가능한 것이 더 이상 없다고 당신에게 이야기한다. 엄마는 치료사가 아기에게 해주라고 하는 활동들을 해줄 수 없어서 스트레스를 받는다. 그러면 당신은 무엇을 할 것인가?

특수교육과 조기 특수 아동교육의 전문분야에서 이런 상황에 잘 맞는 두 가지 뛰어난 전략이 개발되었다. **목록 만들기**와 **기반이 되는 도표(매트릭스) 개**발이라고 불리는 것들인데(Browder & Martin, 1986; Wilcox & Belamy, 1987) 한동안 교육 및 EI 분야에 이용되어 왔다. 이 상황에 어떻게 그것들을 적용할 수 있는지 다음을 보면 알 수 있을 것이다.

목록 만들기(Cataloging)

목록 만들기에는 아기의 아침부터 밤까지 하루 일과를 단순히 데이터로 만드는 것이 필요하다. 치료사, 팀의 어느 누구라도 편리한 시간에 부모와 만나 아기의 하루를 개략적으로 말해주도록 요청한다. 활동들은 보통 잠에서 깨어 일어나고, 기저귀 갈고, 아침먹고(혹은 보육), 목욕하고, 엄마가 다른 형제를 깨우고 먹이고 옷 입히는 동안은 아기 의자에 앉아 흔들거리는 일련의 순서적인 일과를 포함한다. 아기는 형제들을 유치원에 데려다줄 때는 같이 차에 타고 가고 엄마와 시장가고 방과 후 형제들을 태우러 가고 집에 오고 먹고 그리고 낮잠을 잔다. 이런 모든 것들이 정오 전에 행해진다! 당신은 목록만들기가 종종 가족이 하루종일 무엇을 하며 지내는지 모르는 치료사에게 어떻게 유용한지 당장 보게 될 것이다.

목록이 완성되면 아무도 가족에게 그들이 하루에 하고 있는 것 이외의 부담을 더 주지 않기를 바란다는 것을 확인시켜줄 필요가 있다. 오히려 하부목표는 치료적 활동들이 가족의 기존의 스케줄 속으로 통합될 수 있는지 보기 위함이다. 예를 들어, 아기의 기저귀를 하루에 8번 간다고 하면 이것은 규칙적으로 일어나는 활동이며 생략될 수가 없다. 우리는 부모에게 기저귀를 갈 때마다 부드럽게 어떻게 아기의 몸통을 회전시킬 수 있는지를 단순히 보여줄 수 있지 않을까?

엄마는 아기를 테이블위에 놓고 기저귀를 갈기 전에 아기의 다리를 들어올리고 닦아준 다음 새 기저귀를 놓는데 아기는 고관절과 무릎을 구부리고 이쪽 저쪽으로 몸통과 다리를 흔들어준다. 아기가 기저귀를 갈 때마다 몸을 뻣뻣하게 한다고 했던 것을 기억하라. 그리고 이것으로 인하여 아기와 엄마는 기저귀를 채우고 갈아줄 때마다 불유쾌하게 받아들이는 것이다. 몸통 회전 및 근육긴장을 감소시키는 활동들을 기저귀 가는 활동에 통합시키면 기저귀 가는 일이 모두에게 즐거운 일이 될 수도 있다. 나중에 아기 고관절의 외전 활동을 첨가함으로써 관절가동범위도 유지시킬 수 있다. 우리 목적의 대부분은 그 활동들을 아기의 일상에 통합함으로써 성취할 수 있다.

매트릭스 만들기(Matrix Development)

일단 아기의 일상을 목록으로 만들면 부모에게 어떻게 특정 활동들은 그들의 일상에 통합할 수 있는지 보여주게 된다. 아기일상의 기재된 목록을 **"매트릭스"**(matrix)의 첫 칸에 놓는다(표 11.3).

매트릭스(도표)란 아기의 일상활동을 첫 칸에 아래로 나열한 챠트이다. 그리고 주요한 결과 영역 혹은 특정 결과들을 윗 줄에 배열한다. 아기의 중요한 활동들의 각 칸에는 매일의 일상속에서 쉽게 끝낼 수 있는 치료적 활동을 삽입한다.

전문가간 역할 공유모델에서는 가족에게 부담이 되지 않도록 하기 위해서 모든 치료사들이 하나의 매트릭스만을 작성하도록 한다. 아기에게 먹이는 것을 목표로 삼고 있다면 그 치료활동을 간식시간에 혹은 식사시간에 쉽게 삽입할 수 있다. 작업치료 감각프로그램은 목욕시간에 아주 잘 들어맞는다. 언어치료사는 부모에게 아기를 안아주려고 할 때마다 아기의 이름을 불러주라고 권할 수 있는데 이렇게 하면 아기가 목소리를 인식하고 반응하며 또 단어에 반응하는 것을 배우는데 도움이 되기 때문이다. 가족에게 부담은 주지 말라. 처음엔 각 치료마다 오직 한 가지 성과로 시작하라. 가족이 이 매트릭스 개념 및 활동에 익숙해지면 그들 스스로 하루동안 무엇을 해야 하는지 결정할 수 있을 것이다. 하나의 완성된 매트릭스는 표 11.3에 있다. 목록만들기와 매트릭스의 개발이라는 전략을 사용하면 조기 중재자에게 아동의 자연스런 환경을 최대한 이용할 수 있도록 해주는 것이며 가족의 일상속에서 활동에 바탕한 설명을 해줄 수 있을 것이다.

때때로 팀은 EI에서 받는 것보다 더 많은 중재가 이 아동에게 필요한지에 대해 판단하게 된다. 서비스의 강도 및 횟수는 일반적으로 미국내 주마다 혹은 심지어 주 안에서도 다르다. 이러한 편차는 종종 아동의 욕구에 근거하지 않고 각 주별로 사용가능한 자원에 의해 서비스가 결정되는 수가 있기 때문이다. 치료사는 팀 전체와 필요한 가외의 서비스 범위에 대해 의논해야 한다.

어떤 주에서는 팀이 요청해서 가외의 서비스를 제공하도록 허락을 받을 수 있다. 이 필요한 서비스를 EI팀을 통하여 받을 수 없다면 치료사는 팀과 함께 지역사회에서 적절한 서비스를 찾아내 주어야 하는 윤리적 의무가 있다. EI에서 제공되는 것보다는 좀 더 광범위한 물리치료 서비스가 요구되는 아동들에는 복잡한 의학적 도움이 필요하거나 중대한 전환시기에 와 있는 아동, 부모나 돌보는 사람이, 권고받은 활동중 아무것도 해줄 수 없는 경우가 포함된다. EI시스템 자체의 제한 혹은 양육자로 인한 제한 때문에 아동이 불이익을 받아서는 안 된다. 그러므로 필요한 서비스를 얻으려는 노력을 해야만 한다.

팀에서 다른 전문가들이 물리치료사에게 기대하는 것은 무엇인가? (What Do Other Disciplines Expect of the Physical Therapist in the Team Setting?)

강력한 전문가간 상호교류나 전문가간 역할 공유모델에서 일할 기회가 있는 행운아라면, 작업치료, 언어치료, 특수교육, 그리고 기타의 동료들은 자문, 서비스 제공, 실연, 같이 치료하는 것, 팀 평가 그리고 계획에 대해서 당신에게 질문하기를 원할 것이다. 그들은 또한 당신이 그들에게 와서 같은 종류의 정보를 들려주기를 기대할 것이다. 팀의 각 구성원은 자기의 전문영역안에서 이러한 활동을 할 의무가 있다. 오직 이 방법으로만 강력한 팀이 구성될 수 있다.

EI에 있어서 물리치료사가 동료들에게 해줄 수 있는 자문과 실제로 보여줄 수 있는 가장 흔한 분야는 자세잡기와 일상생활, 식사, 놀이, 이동; 나이에 맞는 동작활동에 대한 정보 제공; 호흡기 발달을 증진시켜 말소리와 옹알이를 더 쉽게 더 크게 촉진해주기; 확대 의사소통 체계를 활성화하기 위해, 혹은 장난감 놀이에 신체의 어느 부분을 사용해야 하는지 판단하는데 도움을 주기; 그리고 양육자를 위해 적절한 신체작용 기전을 알려주는 것이다. 정말 운동 기술을 증진시켜 언어발달을 촉진한다는 증거가 있다. Iverson(2010)에 따르면 "새로운 운동 능력이 처음 18개월 동안 보이고 지속적으로 발달하면 언어를 포함하여 다른 발달 시스템까지 그 결과가 뻗어간다"는 증거가 있다(p.258).

표 11.3 매트릭스에 집어넣을 수 있는 활동목록 짜기

정보	의사소통 결과	신체적 결과	인지적 결과	적응력 결과	사회/정서적 결과
7 a.m. 일어나기	아기의 이름을 부른다				
기저귀 갈기		이완 활동을 한다			
보육/먹기				입술 다물기를 도와준다	
목욕		감각 자극			
옷 입히기			옷의 각 부분을 보여주며 이름을 말해준다		
8 a.m. 쌍둥이 일어나기, 먹기, 옷입기		옷입는 것을 도우며 똑바로 앉게 한다.			쌍둥이가 아기에게 말을 걸고 아기가 미소로 반응한다
9 a.m. 유치원에 쌍둥이 데려다주기	차 안에서 노래부르기				
장보기			물건을 카트 안에 넣을 때 아기가 보도록 한다		
11:30 a.m. 심부름 하기					
쌍둥이 데리러 가기	쌍둥이가 차 안으로 타면서 아기의 이름을 불러주고 아기는 쳐다본다				
기저귀 갈기		이완되는 활동과 감각자극			
엄마가 점심 준비					
먹기		먹기 위해 올바른 자세 취하기		입술 다물기	
기저귀 갈기		이완되는 활동과 감각자극			
1 p.m. 낮잠 자기		낮잠잘 때의 자세 취하기			

물리치료사도 다른 전문영역의 치료적 전략을 강화하고 수행하여야 한다. 언어치료사는 아동이 언어를 배우고 이해하는 것을 어떻게 도와줄지에 대한 정보를 줄 수 있을 것이며 아동의 확대 의사소통 체계를 어떻게 사용하는 지에 관한 정보를 줄 것이다. 언어치료사는 아기가 종종 목소리를 내게 하는 동작을 하는 중에 물리치료사에게 어떤 특정 소리를 내보라고 요청할 것이다. 특수교사는 치료 동안 어느 장난감이 놀이에 가장 좋으며 아기가 배울 필요가 있는 쫓아가야 할 방향에 대해 말해 줄 것이다.

행동치료사는 팀의 모든 구성원들에게 아동의 심한 비협조적 행동에 일정한 방식으로 반응하기를 요구할 수 있는데 일관성 있는 반응이 매우 중요하기 때문이다. 작업치료

사는 감각자극과 기능적인 손 동작을 포함한 활동들을 소개하여주는 대로 해주라고 각 멤버들에게 제안할 것이다. 연구들은 발달영역간의 상호놀이를 강조한다. 영아가 하려고 하는 운동 활동을 사회성 및 인지 발달이 매개한다는 증거가 있다(Adolf, Tamis-Lemonda, & Karasik, 2010). 물리치료사는 중재를 계획할 때 문화, 경험, 그리고 인지적 차이를 감안하기를 원할 것이다.

물리치료사가 EI팀에게 많은 정보를 줄 수 있는 것은 분명하다. 그리고 다른 동료들로부터 배울 기회도 많이 있을 것이다. 경험이 없는 물리치료사는 팀의 모든 구성원으로부터 아주 많이 배울 수 있는 반면; 그들 역시 자신들의 전문분야 안에서 지식과 기술들을 발전시킬 필요가 있기 때문에 경험 많은 물리치료사를 조언자로서 원할 것이다.

요약 / Summary

EI는 흥미있고 도전이 되는 임상분야이다. EI에서는 어린 아동과 그 가족의 욕구에 부응하는 한 가지 목표에 초점을 맞춘 많은 다양한 전문가들이 밀접하게 일해 볼 기회가 되지만 함께 동시에 하는 것은 드물다. EI에서는 자연스런 환경에서의 서비스를 제공하는 것이 요구되지만 어떤 전문가에겐 좀 어려운 문제일 수 있다. 그러나 EI의 장점을 생각하면 그 장애가 극복된다. EI는 물리치료사에게 지속적으로 배울 기회를 제공하고 많은 보답을 해 줄 수 있다. 또 파트 타임이 가능한 곳에서는 고용기회가 되어 다양한 서비스 제공 환경에서 일하거나 가족을 부양하면서도 치료사로서 계속 임상을 할 수 있는 기회도 된다.

토의문제들(Discussion Questions)

1. 자연스런 환경에서의 관찰과 평가의 장점은 무엇인가?
2. 자연스런 환경에서의 중재에는 어떤 문제가 있는가? 만일 그렇다면 어떻게 극복해야 할까?
3. 활동에 바탕한 지도에 있어서 물리치료사의 역할은 무엇인가?
4. 가족 중심 치료에서 가족의 일상을 이해하는 것이 중요한데 그것을 목록화하면 치료사와 가족에게 어떻게 도움이 될까?

권장도서(Recommended Readings)

Adolf, K.E., Tamis-Lemonda, C., & Karasik, L.B. (2010). Cinderella indeed- A commentary on Iverson's: 'Developing language in a developing body: The relationship between motor development and language development.' *Journal of Child Language, 37,* 269–273.

Council for Exceptional Children-Division of Early Childhood-Infant Toddler Coordination Association (2011). IDEA Part C: Early Intervention Program for Infants and Toddlers With Disabilities: Final Regulations Side-by Side Comparison. Retrieved from http://www.directionservice.org/cadre/finalregscompare.cfm

Guralnick, M. (2005). *The developmental systems approach to early intervention.* Baltimore: Paul H. Brookes.

Hickman, R., Westcott McCoy, S., Long, T.M., & Rauh, M.J. (2011). Applying contemporary developmental and movement science theories and evidence to early intervention practice. *Infants & Young Children, 24*(1), 29–41.

Individuals with Disabilities Education Improvement Act of 2004, 20 U.S.C. (2004). Retrieved from http://www.copyright.gov/legislation/pl108-446.pdf

Iverson, J. (2010). Developing language in a developing body: The relation between motor development and language development. *Journal of Child Language, 37,* 229–261.

McEwen, I. (Ed.) (2009). *Providing physical therapy services under Parts B & C of the Individuals with Disabilities Education Act (IDEA)* (2nd ed.). Alexandria, VA: Section on Pediatrics, American Physical Therapy Association.

Valvano, J., & Rapport, M.J. (2006). Activity-focused interventions for infants and children with neurological conditions. *Infants and Young Children, 19*(4), 292–307.

참고문헌(References)

Adolf, K.E., Tamis-Lemonda, C., & Karasik, L.B. (2010). Cinderella indeed- A commentary on Iversons: 'Developing language in a developing body: The relationship between motor development and language development.' *Journal of Child Language, 37,* 269–273.

American Physical Therapy Association (2001). Guide to physical therapist practice (2nd ed.). *Physical Therapy, 81,* 6–746.

Bagnato, S.T., Neisworth, J.T., & Pretti-Frontczak, K. (2010). *Linking authentic assessment and early childhood intervention: Best measures for best practices* (2nd ed.). Baltimore: Paul H. Brookes.

Bailey, D. (1997). Evaluating the effectiveness of curriculum alternatives for infants and preschoolers at high risk. In M. Guralnick (Ed.), *The effectiveness of early intervention.* Baltimore: Paul H. Brookes.

Bricker, D., & Waddell, M. (2002). *Curriculum for birth to three years: AEPS assessment, evaluation, and programming system for infants and children* (2nd ed.). Baltimore: Paul H. Brookes.

Browder, D., & Martin, D.K. (1986). A new curriculum for Tommy. *Teaching Exceptional Children, 18*(4), 261–265.

Bruder, M.B. (2001). Infants and toddlers: Outcomes and ecology. In M. Guralnick (Ed.), *Early childhood inclusion: Focus on change.* Baltimore: Paul H. Brookes.

Council for Exceptional Children-Division of Early Childhood-Infant Toddler Coordination Association (2011). IDEA Part C: Early Intervention Program for Infants and Toddlers With Disabilities: Final Regulations Side-by Side Comparison. Retrieved from http://www.directionservice.org/cadre/finalregscompare.cfm

Dunst, C.J. (2002). Family-centered practices: Birth through high school. *Journal of Special Education, 36*(3), 139–147.

Dunst, C.J., Hamby, D., Trivette, C.M., Raab, N., & Bruder, M.B. (2000). Everyday family and community life and children's naturally occurring learning opportunities. *Journal of Early Intervention, 23,* 151–164.

Dunst, C., Trivette, C.M., & Jodry, W. (1997). Influences of social support on children with disabilities and their families. In M. Guralnick (Ed.), *The effectiveness of early intervention.* Baltimore: Paul H. Brookes.

Effgen, S.K., & Berger, M. (1978, June 19). Physical therapy in family-focused intervention. American Physical Therapy Association National Conference, Las Vegas, NV.

Federal Register. (2011). Part 303—Early intervention program for infants and toddlers with disabilities. §303.26 Natural environments. Vol. 76, No. 188, p. 60250.

Guralnick, M. (2000). *Interdisciplinary clinical assessment of young children with developmental disabilities.* Baltimore: Paul H. Brookes.

Guralnick, M. (2005). *The developmental systems approach to early intervention.* Baltimore: Paul H. Brookes.

Hanft, B.E., Rush, D.D., & Shelden, M. (2004). *Coaching families and colleagues in early childhood.* Baltimore: Paul H. Brookes.

Hickman, R., Westcott McCoy, S., Long, T.M., & Rauh, M.J. (2011). Applying contemporary developmental and movement science theories and evidence to early intervention practice. *Infants & Young Children, 24*(1), 29–41.

Individuals with Disabilities Education Improvement Act of 2004 (2004). Retrieved from http://www.copyright.gov/legislation/pl108-446.pdf

Iverson, J. (2010). Developing language in a developing body: The relation between motor development and language development. *Journal of Child Language, 37,* 229–261.

McWilliam, R.A. (2003, May). *The McWilliam model for providing services in natural environments: Key practices in a consultative model.* Retrieved from http://www.vanderbiltchildrens.com/uploads/documents/Consultative_Model—1_Day.ppt

Mellin, A.E., & Winton, P. (2003). Interdisciplinary collaboration among intervention faculty members. *Journal of Early Intervention, 25,* 173–188.

Myers, C.T., & Effgen, S.K. (2006). Physical therapists' participation in early childhood transition. *Pediatric Physical Therapy, 18*(3), 182–189.

Myers, C.T., Effgen, S.K., Blanchard, E., Southall, A., Wells, S., & Wilford, E. (2011). Factors predicting physical therapists' involvement and facilitation of involvement in early childhood transitions. *Physical Therapy, 91*(5), 656–664.

Neisworth, J.T., & Bagnato, S.J. (2004). The mismeasure of young children: The authentic assessment alternative. *Infants and Young Children, 17,* 198–212.

Orelove, F., Sobsey, D., & Silberman, R. (2004). *Educating children with multiple disabilities: A collaborative approach* (4th ed.). Baltimore: Paul H. Brookes.

Pretti-Frontczak, K.L., Barr, D.M., Macy, M., & Carter, A. (2003). Research and resources related to activity-based intervention, embedded learning opportunities, and routines-based instruction. *Topics in Early Childhood Special Education, 23,* 29–39.

Pretti-Frontczak, K., & Bricker, D. (2004). *An activity-based approach to early intervention* (3rd ed.). Baltimore: Paul H. Brookes.

Randall, K. E., & McEwen, I. R. (2000). Writing patient-centered functional goals. *Physical Therapy, 80*(12), 1197–1203.

Rosenbaum, P.L., Walter, S.D., Hanna, S.E., Palisano, R.J., Russell, D.J., Raina, P., & Galuppi, B.E. (2002). Prognosis for gross motor function in cerebral palsy: Creation of motor development curves. *Journal of the American Medical Association, 288*(11), 1357–1363.

Rush, D., & Sheldon, M. (2011). *The early childhood coaching handbook.* Baltimore: Paul H. Brookes.

Simeonsson, R. (2000). Early childhood intervention: Toward a universal manifesto. *Infants and Young Children, 12*(3), 4–9.

Ulrich, D.A., Lloyd, M.C., Tiernan, C.W., Looper, J.E., & Angulo-Barroso, R.M. (2008). Effects of intensity of treadmill training on developmental outcomes and stepping in infants with Down syndrome: A randomized trial. *Physical Therapy, 88,* 114–122.

Valvano, J. (2004). Activity-focused motor interventions for children with neurological conditions. *Physical and Occupational Therapy in Pediatrics, 24,* 79–107.

Valvano, J., & Rapport, M.J. (2006). Activity-focused interventions for infants and children with neurological conditions. *Infants and Young Children, 19*(4), 292–307.

Wilcox, J., & Belamy, T. (1987). *A comprehensive guide to the activities catalog: An alternate curriculum for youth and adults with severe disabilities.* Baltimore: Paul H. Brookes.

Woods, J. (2008). Providing early intervention in natural environments. *The ASHA Leader, 14,* 15–17.

Workgroup on Principles and Practices in Natural Environments (February 2008). *Seven key principles: Looks like/doesn't look like.* OSEP TA Community of Practice—Part C Settings. Retrieved from: http://www.nectac.org/topics/families/families.asp

제 12 장

학교에서 / Schools

물리치료사들은 전문직업인으로서 거의 초기부터 학교에서 일하여 왔다. 이러한 학교환경에서는 많은 전문가들, 전문보조들, 그리고 물론 아동과 부모 같은 다양한 사람들과 팀으로 협력하기를 요구하고 있다. 학교는 소아 물리치료사들을 고용하는 주요 고용주이며 흥미있고 재미있게 일할 수 있는 곳이다. 이 장에서는 학교에서 하는 물리치료의 독특한 면에 대해서 기술하고자 한다. 지역사회법, 주 법률, 그리고 연방법이 학교에서의 모든 서비스를 관장하고 있으며 자세하게 논의될 것이다. 가장 중요한 법률은 장애인 교육법(IDEA: Individuals with Disabilities Education Act)이다. 이 중요한 연방법이 1975년 처음 제정되었기 때문에 당신은 장애아와 함께 학교에 들어갈 수 있었다. 이 법률은 학동기전과 학동기의 장애아동을 위한 관련 서비스의 제공과 교육에 지대한 영향을 미쳤다. 이것이 이 장의 주요 주제이다.

학교 물리치료의 역사 / History of Physical Therapy in Schools

물리치료사들은 오랫동안 지체장애아를 위해서 따로 설립한 특수학교에서 특별한 도움이 필요한 아동들을 치료해 온 길고 풍부한 역사를 가지고 있다. 지역사회에 그러한 학교들 중 많은 학교들이 1800년대 말에 시작되었고 20세기 초에 보편화되었다. 대부분 주요 도시에는 "지체부자유 아동"을 위한 특수학교가 있었으며 물리치료사들이 그 곳에서 일하였다. 1930년대에 시카고 도시지역의 한 학교에서 물리치료 석사학위 졸업논문이 출판되었다(Vacha, 1933). 그 이후부터 장애아동에 대한 서비스가 지체장애로부터 정신지체 그리고 정신의 장애를 가진 아동들로 광범위하게 확대되었다. 이 아동들은 20세기 후반까지 제대로 서비스를 받지 못하였다. 1975년 미국의회가 PL 94-142, 모든 부자유 아동에 대한 교육법(PL 94-142 , the Education of All Handicapped Children Act)을 통과시켜 중요한 연방법을 제정하므로써 치료사에게 책임 및 요구사항이 아주 많이 증가된 시점까지 학교에서의 물리치료사의 역할은 천천히 확대되어 왔다. 이 기념비적인 법으로 말미암아 6세부터 21세까지의 아동들이 무료로 적절한 공교육을 받을 수 있게 되었다. 이곳에서는 물리치료, 작업치료, 언어치료, 그리고 물리치료, 작업치료, 교통수단에 대한 "관련 서비스"를 받을 수 있다. 이 때까지는 각 지역내의 학교들이 교육대상 아동들을 스스로 결정하는 특권이 있었다. 큰 도시의 학교에서는 도움이 필요한 아동들에게 많은 서비스를 제공하였다. 학교에 입학하려면 아동이 걸을 수 있고 화장실을 혼자 사용하고 정신지체가 없고 교육을 받기에 적합해야 한다고 요구하는 학교도 있었다. 공교육을 받는데 대한 이러한 거국적인 불평 등으로 장애아가 있는 가족들은 서비스를 받을 수 있는 곳으로 할 수 없이 이사가곤 하였는데 PL 94-142로써 그럴 필요가 없어졌다.

1975년부터 모든 부자유아동에 대한 교육법(All Handicapped Children Act)이 6번에 걸쳐 개정되었다. 1986년에는 제 11장에서 말한 바와 같이 장애를 가진 모든 영유아들에게 조기중재를 제공하는 것을 포함한 개편이 있었다. 1990년에는 이 법의 이름이 장애인 교육법(IDEA)으로 바뀌었다. IDEA 및 1973년의 재활법률 제 504조가 학교에서의 물리치료 서비스를 명시하고 있으며 3세부터 21세까지의 아동 및 청소년들을 학교에서 치료해 주려면 이러한 법 지식을 잘 알고 있는 것이 매우 중요해졌다.

장애인 교육법 / Individuals With Disabilities Education Act

장애인 교육법 200, PL 108-446은 "장애아동의 교육성과를 향상시키는 것은 장애가 있는 사람들에게 경제적으로 스스로 충분하고 독립적인 생활을 영위하며 사회에 온전히 참여하고 기회를 평등하게 주어 교육을 잘 해주는 것은 국가 정책의 중요한 요소이다."라고 명시하고 있다〔20 USC 1400, § 601(c)(1)〕. IDEA의 목적은 모든 장애아동이 상위교육, 직업 및 독립적인 삶을 준비토록 기획된, 특수교육과 관련 서비스를 강조한 적절한 공교육을 받아 아동들의 특별한 욕구에 부응하는데 있다〔20 USC 1400, § 601(d)(1)(A)〕.

"그들이 직업 및 독립적인 삶을 준비토록 한다"라는 문장은 IDEA 97에서 새롭게 삽입된 것이었으며 좀 더 심한 장애가 있는 아동들의 욕구를 충족하는데 도움이 되도록 첨부한 중요한 내용이었다. 교육을 오직 전통적인 학습 분야로만 아주 좁게 해석했던 학교들이 있었다. 많은 학교들에서 비록 결국 읽고 쓰지는 못하지만 심한 장애아들이 사회안에서 기능하도록 삶의 기술들로 이루어진 커리큘럼으로 배워야 한다는 중요성을 이해하는데 어려움을 겪어왔다. 의회와 지지자들은 읽기를 배우는 것보다 어떤 아동들에겐 독립적 삶을 준비하고 가능하면 직업도 준비하는 것이 훨씬 중요하고 기능적이라는 것을 믿었다.

원래의 모든 부자유 아동에 대한 교육법은 1975년도에 발효되었는데 그 당시 도움이 필요한 아동들에 대한 교육에 관하여 급진적이지는 않으면서 매우 새로운 7가지의 주요한 제안이 포함되었다.

- *거부 제로.* "모든 어린이"는 말 그대로 모든 어린이를 뜻한다. 가장 심한 신체적, 정신적 장애아라도 학교에서 **거절당하는** 어린이가 한 명도 없도록 하여 교육을 받도록 하는 것이다.
- *제한이 가장 덜한 환경.* 아동들이 **제한이 가장 적은 환경**(LRE; least restrictive environment)이라고 부르는 곳에서 교육을 받아야 한다. "가장 적절한 교육 수준이라는 것은 비장애아동과 함께 장애아동이 교육을 받는 것을 말한다"〔PL 108-446, 20 USC 1412 § 612(a)(5)(A)〕. 그리하여 이 장의 후반부에서 말하겠지만 비장애아, 장애아가 같이 교육받는 개념, 이후의 통합교육 개념, 자연스런 환경의 개념들이 교육 및 관련 서비스를 제공하는데 영향을 주었다.
- *마땅히 받아야 할 과정에 대한 권리.* 부모들은 이제 자녀교육에 있어서 능동적인 동반자가 되게 되었다. 그들은 **마땅한 과정을 받을 권리**를 가지고 있다. 이 권리에는 편견 없는 의견개진, 변호사가 대변할 권리, 미팅의 자료를 복사할 권리 등이 포함된다. 이후의 법률은 만일 법정에서 부모가 이 권리에 대해 승소하면 소송비용을 되돌려 받도록 하고 있다. 미팅에서 통역자

가 필요하면 제공되어야 한다.

- *부모 참여.* **부모 참여**는 현재 환영받는다. 그리고 부모는 자기 자녀의 교육 프로그램을 결정하는 주요한 판단자가 되었다.
- *차별하지 않는 평가.* **차별 없는 평가**가 요구되며 특수교육을 받고 있는 모든 어린이를 위한 개별화된 교육계획(IEP; Individualized Education Plan)을 수립해야 한다.
- *개별화된 교육 계획(IEP).* IEP는 서비스 제공의 기초가 되므로 자세히 말하겠다. IEP 팀 미팅은 아동에게 관련 서비스가 필요한지 결정할 수 있다.
- *관련 서비스.* **관련 서비스**는 "특수교육의 혜택을 받도록 장애아동을 돕는데 필요한 서비스를 요구할 수 있다"〔PL 108-446, 20 USC 1401 § 602(26)(A)〕. 관련 서비스는 다양하여 아동의 교육적인 욕구들을 충족시키는데 도움이 되는데 이에는 물리치료, 작업치료, 언어치료, 교통 서비스, 청각학, 심리학직 서비스, 레크리에이션, 재활 상담, 오리엔테이션, 이동서비스, 진단 및 평가목적만을 위한 의학적 서비스들이 있다.

한때는, 흔하지 않고 이론의 여지가 있다고 생각되었던 원래의 제안들이 1975년 PL 94-142의 통과로 현재는 잘 받아들여지고 있으며 보편적인 임상이 되었다. IDEA의 구성요소중 여전히 좀 더 분명히 해야 할 것은 *IEP, LRE, 학교의 분위기 및 훈련 그리고 각 주와 광역 지역*에서의 평가라는 대목이다. 훈련의 관리는 학교에서 중요한 이슈이다. 옹호자들은 행동 문제를 가진 아동들이 너무 자주 교실에서 쫓겨나거나 적절한 교육을 받지 못하고 있으며 지역 교육청(LEA)은 이 문제를 다루기를 회피한다고 걱정스러워 한다. IDEA 97에서는 각 아동에게마다 적절한 긍정적인 행동중재와 전략을 결정할 것을 요구하고 있다. 각 주와 광역 지역의 평가는 교육성과를 다그치는 면도 있는데 이것은 *한 아동도 뒤떨어지지 않게 하려는* 정책상 아주 중요하다. 장애아동을 주나 광역지역의 평가에 포함하여 어떻게 테스트 해야 하는지는 앞으로 계속될 관심거리이자 논란거리이다. 이 두 가지 이슈는 비록 매우 중요하지만 물리치료 분야에는 속해있지 않다. IEP와 LRE는 물리치료사에게 중요하므로 논의가 필요하다.

개별화된 교육 계획안 (Individualized Education Program)

IEP는 다영역 전문가팀이 아동을 평가한 후 만든다. *다영역 전문가*라는 용어는 전문가간 교류를 정말로 하고 있는 교육그룹을 말할 때 사용한다. IDEA는 *다영역 전문가팀*을 "조화있고 통합된 서비스를 제공하는데 두 가지 이상 분야의 전문가가 참여하는 것"으로 정의한다(*Federal Register*, 1989). 당신이 알고 있듯이 임상치료의 정의는 전문가간 교류의 개념에 더 잘 맞는다. 평가 과정은 LEA마다, 주마다 다르다. 다영역 전문가팀이 먼저 아동을 선별한 다음 평가에 어떤 전문가의 참여가 제일 적절할지 판단한다. 아동에게 심한 읽기장애 이외에는 별다른 문제가 없으면, 물리치료사는 평가에서 빠져도 된다. 이와는 반대로 교사와 심리학자가 평가하면서 약간의 대근육운동 및 협응의 문제가 발견되면 이런 문제들로 인하여 학업수행에 영향을 미칠 가능성이 있는지 알아보기 위하여 물리치료사에게 협응, 운동지각 발달, 대근육운동기술에 대해 심도있는 평가를 해줄 것을 요청할 것이다.

검사와 평가(Examination and Evaluation)

교육적 측면에서의 평가란 "아동이 장애가 있는지 어떤 특수교육이 어느 정도 필요한지 아동이 필요로 하는 관련 서비스는 무엇인지 판단하는 과정"이다〔20 USC 1412, § 614(a)(1)(C)(i)(I)〕. "평가를 시행함에 있어서 지역교육청은...부모가 주는 정보와 함께 관련된 아동의 기능적, 발달학적, 학습에 관한 정보를 모으기 위해 다양한 도구와 전략들을 사용해야 할 것이다"〔20 USC 1414, § 614(b)(2)(A)〕. 평가과정에는 지역교육청이 인종과 문화적 구별이 없는 도구와 테스트를 아동의 모국어로 시행하고 아동의 기능과 발달에 관한 정보를 모을 수 있는 도구들과 전략이 포함되어야 한다〔20 USC 1414 § 614(b)〕. 신체 및 발달요인들을 포함한 아동의 의심되는 장애부분 모두를 평가해야 한다〔20 USC 1414, § 614(b)(2)〕. 기능 평가 및 발달학적 평가는 연방이 위임한 부분이다.

아동을 처음 평가하면 아동이 장애가 있는지 판단하는데 도움이 될 것이다. '장애를 가진 아동'이란 용어는 아동이—(i) 인지 장해, 청각장해(농아를 포함), 말 또는 언어장해, 시각 장해(전맹 포함), 심각한 정서 장해, 정형외과적 장해,

자폐증, 외상성 뇌손상, 기타 건강 장해, 혹은 학습장애를 가지고 있다는 뜻이고, (ii) 이러한 이유로 특수교육과 이와 유관한 서비스를 필요로 한다는 뜻이다〔20 USC 1401, § 602(3)〕. 특수교육에 관한 진단 범주는 표 12.1에 나와 있다.

평가에 기반하여 우선 특수교육에 이 아동이 적합한지 그 다음은 다른 관련 서비스가 필요한지 판단한다. 평가는 프로그램을 계획하는데 또한 도움이 되기도 한다. IDEA의 C항목에서 평가(evaluation)란 용어는 아동의 적합성을 판단하는데 사용되고 또 다른 평가 혹은 사정(assessment)이라는 용어는 프로그램을 계획하고 아동의 강점과 욕구에 대한 판단을 하기 위해 현재의 진행되는 평가를 말할 때 사용하였다. 학교에서 일하는 물리치료사는 학교에서 표기하는 용어에 맞춰 사용할 필요가 있다.

평가에 의거하여 다영역 전문가팀이 아동이 특수교육과 유관 서비스의 적합한 대상자인지 판별한다. 아동이 특수교육에 합당하다고 인정되면 시작/종결 위원회(admission and release committee: ARC) 혹은 다영역 팀(MDT) 이라고 불리는 IEP팀이 30일 이내에 문서화된 IEP를 만들기 위해 모임을 가져야만 한다. 그 위원회에서 아동이 특수교육 대상이라고 인정한 후에 특수교육으로부터 아동이 혜택을 받는데 도움이 될 다양한 관련 서비스가 어느 정도 필요한가를 팀이 결정한다.

학교에서의 치료 목적은 아동의 교육적 욕구에 맞춰주고 더 상위교육, 고용, 독립생활을 위한 준비를 도와주는데 있다. 그러한 욕구들을 어떻게 최상으로 만족시킬까를 결정하기 위하여 또 중재계획상 적절한 제안들을 결정하기 위해 포괄적인 물리치료 검사가 필요하다. 이 책 전체에 걸쳐 논의된 물리치료 검사상 모든 각 장기시스템을 검사하고 평가할 필요는 없다 하더라도 각 아동에 대해서 개별적으로는 검사하여야 한다. 제 1장에 개략적인 것을 말했듯이 표 1.2의 *소아 물리치료 평가 및 치료관리계획*에 따라 할 수도 있다. 특정 평가에 무엇을 포함시켜야 할지는 검사와 평가의 특수목적뿐 아니라 아동의 연령, 진단, 인지기능의 수준에 따라 달라진다. 선별 평가 혹은 적합성 판별 평가는 서비스를 위한 처음 검사 혹은 물리치료 서비스를 계속 제공하기 위한 평가와는 다르다.

흔히 치료사는 현재의 아동 수행 수준을 기록하고 진행을 모니터하기 위하여 운동수행에 관한 표준화된 테스트를 적용하고 싶을 것이다. EI의 테스트들과는 달리 적합성을 판별하는 데에는 신체적인 수행에 대한 평가가필요치 않다. 흔하게 사용되는 테스트에는 피바디 운동발달 척도(Peabody Developmental Motor Scale)(Folio & Fewell, 2000)가 있는데 어린 아동들과 심각한 운동기술장애가 있는 아동들에게 적용된다; Bruininks Oseretsky의 운동 숙련도 테스트 II(Bruininks Oseretsky Test of Motor Proficiency II)(Bruininks, & Bruininks, 2005)는 걸을 수 있지만 어떤 움직임 및 활동이 제한되어 있는 아동들에게 적용된다. 뇌성마비아들 혹은 다운증후군에게는 대근육 운동기능척도(Gross Motor Functional Measure)(Russell, Rosenbaum, Avery, & Lane, 2002)가 아주 유용한 도구이다. 운동 수행에 대한 표준화된 테스트 이외에도 기능적 능력에 대한 테스트들도 흔히 사용된다; 이러한 것에는 소아 장애평가(Pediatric Evaluation of Disability Inventory; PEDI)(Haley, Coster, Ludlow, Haltiwanger, & Andrellos, 1992)와 학교에서의 기능평가(School Function Assessment: SFA)(Coster, Deeney, Haltwanger, & Haley, 1998) 같은 것이 있다. SFA는 학교에서 현재 학생의 참여정도를 판단하고 학교에서 기능적 과제를 수행하기에 필요한 도움들이 무엇이지 결정하는데 이용된다. SFA는 판단에 바탕한 질문 항목들인데 한두 사람의 학교 전문가들이 정상적인 학교 과제를 학생이 수행하는 것을 관찰한 후 기입한다. 각 항목들은 측정 가능한 것으로 씌여진 것이고 행동에 관한 용어들은 나중에 IEP에 그대로 쉽게 사용될 용어들이다. 이러한 평가로 학교에서 아동이 평범한 기능적 과제를 수행하는데 가지고 있는 문제점이 드러나게 되는데 이것은 표준화된 운동 수행 측정에서는 흔히 간과되기 쉬운 것들이다. 표 12.2에 나와 있는 SFA의 이 부분은 평범한 학교 과제를 평가하는데 적합한 것이 어떤 것이지 지적하고 있다. 이러한 평가는 학교에서 처음 일하게 된 치료사에게 아주 유용한데 학교기능에 있어서 중요한 영역이 무엇인지 알 수 있고 학교에서 할 프로그램을 만드는데 도움이 되기 때문이다. 학업 결과 측정(School Outcome Measure)은 학교에서 치료받는 학생들의 수행을 그룹으로 측정하도록 만들어진 좀 더 간단한 자료인데 현재 더 개발중이다 (McEwen, Arnold, Hansen, & Johnson, 2003).

교실에서 아동을 관찰하는 것은 서비스를 받도록 예정

표 12.1 장애아동에 대한 연방 정의

자폐증: "비언어적, 언어적 의사소통, 사회적 상호작용에 심각한 영향을 주는 발달장애로 만 3세 이전에 명백히 발병해야 함. 이는 아동의 교육적 수행에 불리한 영향을 줌. 종종 발견되는 다른 특성은 반복적이고 상동적인 행동, 환경, 일상의 변화에 대한 거부, 감각자극에 대한 비정상적인 반응이 있음. 아동의 학업에서의 장애가 주로 감정적인 장애 때문이라면 이 용어를 사용하지 않는다."

농아-맹아: "청각, 시각장애가 동시에 있어 심한 의사소통 장애의 원인이 되며 발달적이고 교육적인 욕구를 시각장애만 있는 아동, 청각장애만 있는 아동을 위한 특수교육에서는 충족시킬 수 없는 경우이다."

농아: "청각 장해가 심하여 보청기를 사용하거나, 사용하지 않고 언어적 정보를 처리하는데 장해가 있는 아동이다. 이 장애가 아동의 교육적 수행에 불리한 영향을 준다."

발달지연: "LEA와 주의 정의에 의하면 3세에서 9세까지의 발달지연 아동이란 적절한 진단도구나 방법으로 측정된 한 가지 이상의 다음과 같은 분야에서 발달 지연을 경험하고 있는 아동들이 포함된다: 신체발달, 인지발달, 의사소통 발달, 사회적, 정서발달, 혹은 적응발달에 지연이 있는 경우임. 또 특수교육 및 관련서비스에 대한 특별한 요구가 있는 아동도 포함된다."

정서발달장애: "장기간에 걸쳐 다음과 같은 특징이 나타나거나 이로 인하여 아동의 교육 수행에 불리한 영향을 심각하게 미치는 상태를 말함: (A) 지능, 감각 혹은 건강요인에 의하지 않는 학습의 어려움, (B) 교사나 또래들과 만족스러운 대인관계를 맺거나 유지할 수 없음, (c) 정상상황에서도 부적절한 행동이나 느낌을 나타냄, (D) 지속적인 불행감, 우울감이 있는 경우, (E) 대인관계나 학교문제와 관련하여 신체적 증상을 나타내는 경향이 있음. 이 장애에는 정신분열증이란 용어가 포함되나 정서장애의 판정이 없는, 사회적인 부적응 아동에게는 적용하지 않음"

청각장애: "영구적인 혹은 주기적인 청각장해가 있어 아동의 교육적 수행에 불리한 영향을 미침. 그러나 농아의 수준은 아님"

인지장애: "적응행동과 더불어 지능이 의미있게 낮은 평균 이하인 아동으로 교육적 수행에 불리한 영향을 주는 발달기에 발현됨"

중복장애: "인지장애-맹아, 인지장애-정형외과적 장해 등과 같이 중복된 장애가 있어 한 가지 장애만을 위한 특수교육 프로그램으로는 그 교육적 욕구를 맞출 수 없음. 농아-맹아의 중복장애는 포함 안됨"

정형외과적 장해: "아동의 교육적 수행에 불리한 영향을 주는 심각한 정형외과적 장해를 말함. 선천성 기형에 의한(곤봉발, 지체 결손), 질병에 의한 원인으로 나타난 장해(소아마비, 뼈 결핵) 기타 원인(뇌성마비, 골절, 화상으로 인한 관절구축)으로 인한 장해"

기타 건강장해: "천식, 주의력 결핍 장애, 주의력결핍 과잉행동장애, 당뇨, 간질, 심장문제, 혈우병, 납중독, 백혈병, 신장염, 류마티스열, 낫적혈구(sickle cell) 빈혈과 같이 급 만성 질환으로 인하여 근력, 활력의 부족, 환경자극에 명료하게 반응하지 못하여 교육에 지장을 받는 상태임"

특수 학습장애: "문자, 말을 사용, 이해하는데 한 가지 이상의 기본적인 정신적 처리과정의 문제로 듣기, 생각하기, 말하기, 읽기, 쓰기, 철자, 수학의 능력이 떨어지는 것으로 나타남. 이의 원인으로 지각장애, 뇌손상, 경미한 뇌기능장애, 실독증, 발달성 실어증이 포함된다. 시각, 청각장애, 인지장애, 정서장애로 인한 학습문제는 포함되지 않으며 환경적, 문화적 혹은 경제적 요인으로 인한 것도 포함되지 않음."

말 언어장애: "말더듬, 조음장애, 언어장애, 목소리장애가 있어 교육에 지장이 있는 경우임"

외상성 뇌손상: "외부충격에 의한 후천성 뇌손상으로 완전 혹은 부분적 기능장애나 정신사회적 장애 , 양쪽 모두 있어 교육에 지장이 있는 경우이다. 개방성, 폐쇄성 뇌손상이 포함됨. 다음과 같은 영역의 한 가지 이상에서 문제가 있음: 인지, 언어, 기억, 주의집중, 추론, 추상적 사고, 판단, 문제 해결, 감각, 지각, 운동적 능력, 정신사회적 행동, 신체기능, 정보처리과정, 말의 영역임. 선천성 혹은 퇴행성, 출산시의 뇌손상은 이에 해당 안 됨"

맹아를 포함한 시각장애: "맹아를 포함하여 교육에 지장이 있는 정도의 교정시력도 포함됨. 여기에는 부분적인 시각결손과 부분 맹도 포함됨"

출처: (20 U.S.C. 1401(3)(A) and (B); 1401(26). code of federal Regulations, 34 CFR §300.7(b), (c). Available at http://cfr.vlex.com/vid/300-7-child-with-disability-19761359)

된 아동들 모두에게 반드시 해야 하는 평가의 일부분이다. 자연스런 환경에서의 진정한 능력을 이해하기 위하여는 이러한 자연스런 관찰은 필수적이다. 법에는 물리치료사가 교실에서 관찰하도록 정해져 있지는 않으나, 이러한 관찰

표 12.2 학교에서의 기능평가

1부 참여
운동장/휴식시간
교통
화장실
이동 시
점심시간/간식시간

2부 과제수행시의 지지받는 정도: 신체적 과제
이동
자세를 유지하고 바꾸기
레크리에이션 동작
움직이면서 조작하기
물건 사용
무엇을 하기 위해 늘어놓고 치우기
먹고 마시기
개인 위생
옷 관리

2부 과제수행시의 지지받는 정도: 행동과제
기능적인 의사소통
기억 및 이해
사회적 관습 따르기
어른의 지시와 학교규칙 따르기
과제에 대한 행동/ 완성
긍정적인 상호작용
행동조절
자기 관리에 대한 인식
안전

3부 활동수행: 신체적 과제
이동
자세를 유지하고 바꾸기
레크리에이션 동작
동작하면서 조작하기
물건 사용
늘어놓았다가 치우기
먹고 마시기
개인위생
옷 관리
계단 오르내리기
쓰기
컴퓨터와 기구 사용

3부 활동과제: 인지/행동과제
기능적인 의사소통
기억과 이해
사회적 관습 따르기
어른의 지시와 학교규칙 따르기
과제행동/완성
긍정적인 상호작용
행동조절
안전

변형이나 수정된 항목: 일상적으로 사용되는 경우
일상생활동작
건물구조
행동
교실에서의 일
인지
의사소통
컴퓨터
앉아있기/이동/교통
기타

출처: Coster, W., Deeney, T., Haltiwanger, J., & Haley, S.(1998) *School Function Assessment*. San Antonio, TX: The Psychological Corporation

은 치료사가 아동 활동의 제한된 점을 파악하는데 중요하고 학교의 다른 관계자가 매긴 SFA 등급에 관한 치료사로서의 의문을 분명하게 해소하는데 도움이 된다. 예를 들어 학교 계단 종류가 무엇인지 파악하고 일반적으로 얼마나 많은 아동들이 복도에 있는지, 스쿨버스가 학교로부터 얼마나 떨어진 곳에 정차하는지 아는 것이 계단오르기, 스쿨버스로 통학하기 등의 현실적인 목표를 결정하는데 중요하다.

유치원 아동들은 교실에서 검사할 수 있는 반면, 학동기 아동들의 검사는 다른 아동들이 볼 수 없고 방해가 안 되는 개인적인 환경에서 검사하는 것이 더 좋다. 검사는 제 1장, 11장에서 토의했듯이 여러 전문가들이 동시평가를 할 수도 있다. 동시평가를 하게 되면 아동을 다루는 시간도 줄일 수 있고 문제를 전문가들이 함께 해결하고 정보도 쉽게 공유하게 된다.

평가보고서를 실제로 쓰는 것은 표 1.2에서 제시한 바와 같다. 혹은 LEA의 관습을 따르기도 한다. 보고서는 **전문용어를 피하고** 가족과 다른 멤버들이 이해할 수 있도록 한다. 치료사가 꼭 사용해야만 하는 어떤 "의학용어"는 신중하게 설명을 붙인다. 임시적인 보고서라 하더라도 평범한 말로 써야 한다. 아동의 상태에 대하여 적절하게 기록하는 것은 시간경과에 따른 아동의 상태변화와 중재결과를 판단하는데 매우 중요하다. 학교에 바탕한 평가보고서에는 특정한 목표 및 하부목표가 들어있지 않다. 목표와 하부목표는 전체 IEP 팀이 IEP 미팅에서 결정한다.

IEP 미팅(IEP Meeting)

일단 필요한 검사와 평가가 시행되고 특수교육에 대한 아동의 적합성이 판별되면 IEP팀이 만난다. 팀에는:

- 부모
- 정식교사
- 특수교육 교사
- 특별히 기획된 지도설명을 해 줄 지식있고 잘 훈련된 공공 병원으로부터 나온 사람
- 평가결과가 의미하는 바를 해식할 수 있는 사람
- 부모나 병원의 재량으로 초청할 수 있는, 관련서비스에 관한 사람을 포함한 경험 많은 다른 사람
- 만일 적절하다면 아동도 포함된다〔20 USC 1414, § 614(d)(1)(B)〕.

이것은 아동의 프로그램을 계획하는데 매우 중요한 만남이다. 그리고 가능하면 물리치료시도 처음부터 참여해야 한다. 어떤 LEA는 능숙한 치료사의 참여를 환영하고 기대하는 반면, 치료사의 참여가 비용이 많이 든다고 생각하고 참여하는 사람들의 수를 제한하려는 LEA도 있다. 아동이 학교생활을 잘 하기 위해 물리치료가 필요하다면 치료사는 아동을 지지해주기 위해, 또 아동의 개별적인 교육적 목표를 달성하도록 어떻게 아동과 교사를 도와줄 수 있는지에 대해 팀을 교육시키기 위해 학교에 있어야 한다. 자문해주는 사람으로서의 우리의 역할은 IEP과정에서 매우 중요하며 만일 치료사가 학교에 있지 않으면 도움을 줄 수도 없다.

IDEA는 IEP의 내용을 명시하고 있는데 IEP는 다음과 같은 것을 포함하고 있어야 한다:

(I) 현재 다음을 포함한 아동의 교육적 수행과 기능적 수행 수준에 대한 언급—
(a) 아동의 장애가 학교의 일반적인 교육과정에의 참여 및 진행에 어떻게 영향을 미치는가
(b) 장애가 학동기전 아동들의 적절한 활동의 참여에 어떻게 영향을 미치는가
(c) 다른 성취 기준에 의한 대체 평가를 받은 장애 아동은 단기 하부목표나 그 기준에 대한 설명
(II) 다음과 관련된 학습과 기능적 목표를 포함한 측정할 수 있는 연 목표에 대한 언급
(a) 일반적인 교과과정에 참여하고 수행이 향상되도록 아동 장애로부터의 특별한 욕구를 만족시킴;
(b) 아동의 장애로부터 유발된 각 다른 교육적 욕구를 만족시킴
(III) 연 목표의 만족을 향해 아동이 어떻게 발전해가는지의 설명과...아동의 발전에 대한 정기적 보고를 언제 하는지...
(IV) 특수교육 및 관련서비스와 보조기구 등이 또래에 비교해서 실용적으로 적어도 아동편에 맞추어서 제공되어야 함. 아동을 위해 일하게 된 학교 관계자들에 대한 지원과 프로그램 수정에 관한 언급
(a) 연 목표의 달성을 향하여 적절하게 호전되기 위해
(b) 아동이 일반교육과정에 참여하고 향상되기 위해... 그리고 교과 이외의 활동 및 비학습적 활동에 참여하기 위해
(c) 이부분에서 기술된 활동들에 장애아동, 비장애 아동들이 함께 참여하고 교육받기 위해;
(V) 정규교실 및 활동에 정상아동들과 함께 참여하지 못할 장애 아동이 있다면 그 정도가 어느 정도인지에 대한 설명이 있어야 함
(VI)(a) 주와 광역지역 평가상 학습 성취와 기능적 성취를 측정하기에 필요한 개별적인 수정을 주에서 한 경우 그에 대한 언급
(VII) 서비스의 시작날짜와 수정...그리고 이러한 서비스들을 희망하는 횟수, 장소, 기간, 수정; 그리고
(VIII) 아동이 16세일 때는 처음의 IEP가 효과를 낼 수 있는 시기보다 더 늦지않게 시작을 하고 매년 업데이트함
(a) 훈련, 교육, 고용, 그리고 가능한 곳에서의 독립생활기술과 관련한 연령에 맞는 전환기 평가에 따라 이차적 목표를 적절히 측정;
(b) 그러한 목표에 도달하는데 도움이 필요한 전환기 서비스(공부과정을 포함) ; 그리고
(c) 주 법에 따라 상한 연령에 도달하기 1년 전보다 늦지않게 시작할 것을 언급, 이 제목하에 아동에게 그 권리를 알려주었다는 언급〔20 USC 1414, § 614(d)(1)〕.

모든 선행한 정보를 어떻게 기록해 놓느냐 하는 것은 LEA에 따라 다르다. 물리치료사는 IEP 미팅에 참여하여 단기하부목표를 포함하여 측정가능한 매년의 목표와 대체평가를 받은 아동들을 위한 단기 목표를 결정해야 한다. 이러한 목표는 어떤 전문분야에 국한된 것은 아니며 아동의 전반적인 교육과 기능적 욕구와 상관있다. 그것들이 아동의 목표이면서 적절하다면 기능과 운동분야가 포함된 목표이어야 한다. 소아 작업치료와 물리치료 전문가로서 목적에 대한 일치된 의견은:

- 기능적 기술 및 활동에 관련한 것이어야 하고
- 학교에서의 아동 수행에 보탬이 되는 것이어야 하고
- 전문적인 용어가 아니며 모든 사람들에게 쉽게 이해되어야 하고
- 현실적이고 IEP의 규정 시간내에 달성할 수 있는 것이어야 한다는 것이다(Dole, Arvidson, Byrne, Robbins, & Schasberger, 2003).

이러한 전문가들은 학교에서 전혀 관찰되지 않는 아동의 기술이나 활동은 아동의 교육적인 욕구와는 관련이 없다고 생각한다. 그들은 또한 일치된 의견은 없지만 각기 다른 환경에서도 똑같이 할 수 있는 능력인 기술의 일반화가 중요하다고 지적한다. IEP 목표 이외에도 대부분 주의 물리치료사는 치료계획에 아동을 위한 물리치료 계획을 써야 할 것이다. 이 목표는 아동의 IEP계획에 바탕을 두어야 한다. 치료계획에 IEP목표와 물리치료의 목표가 통합되어있는 예를 표 12.3에서 볼 수 있다.

그 다음 IEP팀은 다양한 관련 서비스 제공자들과 제공장소에 따라 참여의 횟수, 강도를 결정한다. 이것은 아동에게 무엇이 가장 좋은가에 의해서 판단되고 서비스 제공자 혹은 LEA에게 편리한 대로 정해지지는 않는다. 과거에는 너무 자주 장애아동을 지역학교에서 떨어져 있는 특수학교에 보냈는데 치료적 서비스가 특수학교에서만 제공되었기 때문이다. 서비스는 모든 교육환경에서 제공될 수 있어야 한다. 어느 정도 제한된 환경에서 교육해야 잘 받을 수 있는 아동들이 있는 반면, 어떤 아동들은 특수교사 및 관련 서비스 전문가들의 지원을 받아 일반 교실에서 공부하면 기능을 더 잘하는 경우가 있다. IEP 미팅에서 서비스 제공 장소에 대한 결정은 매우 중요하다. 치료사는 제약이 가장 덜한 환경, 간섭이 제일 덜한 환경을 항시 원하여야 하지만; 치료사는 "아동의 프라이버시, 존엄성, 서비스 제공 장소와 사용하는 전략에 따라 또래학생들이 어떻게 인식하는지도 고려하는 것이 중요하다"는 것도 알고 있어야 한다(Giangreco, 1995, p.62). 비록 분리된 환경에서 계속 치료를 할 건지에 대한 재평가는 자주 해야 하지만, 어떤 중재는 사적인 장소에서 하는 것이 제일 좋은 경우도 있다.

IEP미팅이 진행되는 동안 나온 결정들을 기록하고 팀과 부모는 권고사항에 서면으로 동의한다. 부모가 동의하지 않으면 이 결정에 대해 호소할 권리가 있고 당연히 회의를 열

표 12.3 IEP목표 예시와 물리치료 계획

IEP 목표(APTA, 2009)

일년 내 Juan은 3일 연속 말로 지시하지 않더라도 아침의 일상을 독립적으로 따르게 될 것이다.
아침의 일상에는 버스에서 내리기, 맞는 문으로 걸어가기, 계단을 올라가 문을 들어서기, 자신의 사물함을 발견하고 열기, 코트를 걸기, 교실로 들어가기, 자신의 책상 앞에 앉아 교과 시작을 준비하기 등이 포함된다.
책임자: 교실 선생님, PT 그리고 OT

물리치료 치료계획

1. 6개월 내에 Juan은 옆에서 지지해줄 사람이 있는 상태에서 버스를 내릴 수 있을 것이다.
2. 1년 내에 Juan은 독립적으로 버스에서 내릴 수 있을 것이다.
3. 6개월 내에 Juan은 옆에서 도움을 줄 준비가 된 상황에서 학교의 2계단을 올라 문을 열 수 있을 것이다.
4. 1년 내에 Juan은 독립적으로 학교의 2계단을 올라 문을 열 수 있을 것이다.

Juan은 맞는 문 쪽으로 걸어가는데, 자신의 사물함을 발견하고 열 때, 코트를 걸을 때, 교실에 들어갈 때 그리고 책상에 앉을 때 물리치료사의 중재를 필요로 하지 않을 것이다. 치료사는 필요할 때 앞의 문제와 관련하여 자문을 해주는 것이 가능할 것이다.

수 있다. 부모와 아동의 권리는 IDEA에 잘 명시되어 있다. 관련서비스는 부모와 학교당국 사이에 많은 논쟁의 초점이 되고 있다. 이러한 논쟁에는 (1) 물리치료 서비스가 적절한가, (2) 서비스 제공자들이 자격 있는 사람들인가, (3) 여름학기 같은 가외의 시간에도 물리치료의 필요성이 있는가, (4) 보상적인 성격의 물리치료, (5) 제공되는 중재의 종류 등 논점을 포함하고 있다(Jones & Rapport, 2009).

의견조정 회의 진행중 동의되지 않으면 아동의 현재 교육서비스와 배치를 그대로 두게 되는데 이것을 "잔류(stay put)"라고 부른다. 특수교육이 처음인 아동에게 이것은 아동이 아무런 서비스를 받지 않는다는 것을 의미한다. 이와 반대로 이미 특수교육 시스템에 들어와 있는 학생과 부모에게는 "잔류하는"것이 매력적일 수도 있다. 이 동안 몇몇 서비스가 추천되고 부모가 원하지 않는 환경을 개조하고 계획에 대한 탄원이 진행될 수 있기 때문이다.

일단 IEP가 승인되면 명시한 대로 서비스는 제공되어야 한다. 만일 치료대상이 되는 경우라면 이 시기에 물리치료가 가장 중요하다. 치료사는 교사들에게 그들의 요구: 아동이 교실에 충분히 참여하기 위한 수정:필요한 도구들, 주문한 도구, 만든 도구: 그리고 할 수 있으면 아동과 일하는 모든 사람들에게 아동을 들어올리는 기술 및 자세를 잡아주기 지도에 대한 자문을 해 줄 필요가 있다. 그 이외에도 스쿨버스로 이동하는 동안 안전하게 자세를 취하는 것과 화재나 기타 응급상황 발생시 건물로부터 안전히 빠져나오도록 하는 것 뿐 아니라 건물의 구조적인 장애물들에 대해 이야기 해 줄 필요가 있다.

중재(Intervention)

이미 말했듯이 학교에서 중재는 IFP팀이 판단한 아동의 교육적 욕구에 초점이 맞추어진다. 어떤 LEA는 매우 열린 태도로 교육적인 이점을 고려하고 교육 목적이 직업과 독립적인 삶을 준비하도록 하는 것이라는 것을 개방적으로 받아들인다. 그러나 교육에 대한 시각이 매우 좁아 교육의 타당성을 전통적으로 학습기술을 교육하는 것으로 제한하려 하고 삶의 기술 및 독립적인 삶의 성취에만 초점을 맞춘 대단히 제한된 중재만 하려는 LEA도 있다. 어떤 LEA에서 물리치료 대상이 되는 한 아동이 단지 수마일 떨어진 곳의 LEA에서는 물리치료 대상이 안 될 수도 있다. 주마다 서비스 제공에 대한 편차가 매우 크다.

어떤 어린이는 분명히 물리치료 중재가 필요하나 물리치료 대상이 안 될 수도 있다. 왜냐하면 물리치료가 그 아동이 교육을 잘 받는데 필요치 않기 때문이다. IDEA하에서 서비스를 제공받으려면 학생이 특수교육대상자이어야 한다. 물리치료가 필요하나 학교에서 받을 수 없는 경우, 물리치료사는 부모에게 학교에서는 왜 물리치료의 대상이 되지 않는지 설명해 주어야만 한다. 그리고 다른 환경에서 물리치료를 받을 수 있도록 부모에게 도움을 줄 수 있다. 치료사는 전문가로서 부모에게 물리치료의 필요성에 대해 고지할 의무가 있다; 그러나 학교에서의 교육에 도움이 안 된다면 물리치료를 학교에서 해줄 의무는 없다. 이런 상황의 예로, 잘 걸어다니고 교실에서도 잘 기능하는 경한 뇌성마비가 있다고 하자. 물리치료 중재를 하면 아이의 효율성이 좀 더 높아지고 걸음걸이 모습이 좋아질지도 모른다. 좀 더 효율적으로 걷게 되면 아동이 학교 환경을 잘 탐색하게 되고 그리하여 아동이 학교에서의 수행이 좋아져 결국 직업을 얻는데도 도움이 될 것이라고 말하는 사람들도 있다. 물리치료가 되는 LEA에서는 받을 수 있고 다른 LEA에서는 안 될 수도 있다. 치료사는 교육적 이점이 분명하지 않을 때와 아동이 상대적으로 요구하지 않을 때 물리치료를 해주는데 주의해야 한다. 물리치료하는 시간은 다른 학업과제들과는 별도의 시간임을 기억하라. 이것으로 인하여 수업손실이 있을 수 있으며 특히 경미한 뇌성마비아에서 더욱 그렇다. 이들은 대학을 준비하고 있을 수도 있고 체육시간에 참여하지 못하게 되어 성적이 떨어질 수도 있겠기 때문이다. 이와는 반대로 학동기전 아동들에선 중재를 많이 해주는 것이 나중에 중재가 많이 필요하게 되는 것보다 낫다. 조기중재일수록 더 좋다는 데 일반적으로 동의하지만 유감스럽게도 중재의 가장 효과적인 좋은 시간, 연령에 대한 연구는 아직 부족하다(Harris, 1997).

조정, 의사소통 그리고 기록 *임상 물리치료 지침*(APTA, 2001)에 따르면 중재의 중요한 분야는 조정, 의사소통 그리고 기록이다. 이것은 학교임상에서 아주 중요한 분야이다. 팀의 일부분으로서 물리치료사는 학교에서 일하는 다른 전문가들과 함께, 또는 지역사회내의 서비스 제공자인 전문가들과 함께 중재를 조정하여야 한다. 이것에는 체력, 대근육운동기술의 발달(Cohn 2007), 그리고 레크리에이션 활동

에 관련하여 체육교사들과도 의논하고 조정하는 것이 포함된다.

많은 아동들이 학교밖에서도 또한 치료를 받고 있으므로 치료사들은 함께 협력하여 그들의 중재를 조정해야 한다. 이것은 물론 구두 및 문서로 된 의사소통을 포함한다.

LEA는 주와 연방규칙 및 규정의 테두리 안에서 학교환경에 바탕한 기록의 형식을 결정한다; 그러나 치료사는 여전히 주에서 정하고 있는 물리치료임상에 대한 시행령을 따라야 하는데 이는 LEA에서 요구하는 것보다 훨씬 많은 기록을 요구하고 있기도 하다. *지침*(APTA, 2001)에 나와 있는 기록 형식을 소아임상에 그대로 적용하는 것은 무리이다. 많은 LEA에서 좀 더 전통적인 방법으로 소아 물리치료 기록을 하도록 회귀하고 있는데 이는 의료보험이나 학교의 가족 건강보험에서 비용을 지불하려는 경향이 늘고 있기 때문이다. 치료사들이 IEP에 있는 목표와 하부목표를 따라야 하므로 일반적인 교육 목표와 하부목표를 치료사들이 말하는 특정 구성요소로 나누는 것이 필요하다. 예를 들어, 학교에서 아동이 구내식당에서 혼자 점심을 선택하여 가져오는 것이 목표라고 하자. 이와 관련있는 많은 물리치료 목표들은 배식구 앞에서 음식을 쟁반에 담아 흘리지 않고 테이블로 옮길 수 있는 능력이 될 것이다. 이 목표를 달성하기 위하여 치료사의 특정 하부목표들은 걸을 때 아동 균형을 향상시키고 음식이 가득한 쟁반을 잡을 수 있는 팔의 근력 강화 그리고 협응을 증가시키는 것이다. 이러한 목표와 하부목표들은 IEP에 따로 명시되어 있지는 않다; 그러나 그것들은 분명하게 IFP의 목표와 연관되며 물리치료 중재의 비용을 받기 위해 필요한 내용으로서 기록될 것이다.

아동과 관련된 지도 학교에서 중재의 우선순위는 아동, 가족 그리고 팀에 대한 지도에 둔다. 어떤 치료사들은 거의 실제로 아동에게 중재를 제공하지 않지만 학교에서 자문과 지도를 통하여 아동에게 서비스한다면 그것은 적절한 중재이다. 자문 직접 치료와 협력적인 모델이 필요한 아동들이 있는 반면 어떤 아동들에게는 의뢰 서비스 제공 모델(1장을 보시오)이 가장 적당할 때도 있다.

아동과 관련된 지도 분야는 광범위하다. 예를 들어, 아동이 전동휠체어를 이용하고 있다면, 아동에게 전동 휠체어 사용에 대한 지도를 해야 할 뿐 아니라 부모, 교사, 보조교사, 버스 운전사, 학교에서의 안전과 이동에 책임이 있는 기타 사람들에게도 지도해 주어야 한다. 아마도 전동 휠체어의 무게와 크기를 견딜 수 있는 새로운 경사로를 설치해야만 할 지도 모른다; 아마도 화장실을 개조하고 교실에서의 배치를 달리하여 휠체어 동작에 필요한 반경을 확보해야만 할 것이다.

지도는 팀이 하는 노력이다. 물리치료사는 다른 전문인에게 지도를 해줄 뿐 아니라 다른 전문분야로부터도 지도를 받는다. 어떤 학교에서는 물리치료사가 전동 휠체어에 대해 훌륭히 교육할 수 있으나 다른 학교에서는 작업치료사가 그러한 지도를 팀에게 해줄 수도 있다. 학교에서는 전문분야의 경계가 아주 엄격하지 않다. 그리고 치료사들은 전문가간 역할 공유모델하에서 요구되는 역할 공유에 대해서도 준비되어야만 한다(Rainforth, 1997).

직접 치료(procedural Intervention) *지침*(APTA, 2001)에 나와 있듯이 물리치료사는 학교에서 아동을 직접 치료하는 중재방법을 선택하여 적용하고 수정할 수 있을 것이다. 치료사는 상태 회복(conditioning), 자조관리, 가정, 학교, 놀이에서의 기능적 훈련을 포함하는 치료적 운동을 적용한다. 교육 환경에서는 이것을 "직접 치료(procedural Intervention)"라고 부르지 않는다; "전략" 혹은 "중재" 가 더 적당한 용어일 것이다.

특수교육 현장에서 아동에게 할 수 있는 물리치료 중재는 다양하다. 각 IEP팀의 평가소견과 팀의 권장에 의거하여 서비스 종류와 범위를 결정한다. 물리치료사 단독으로 학교에서의 물리치료 범위, 종류 그리고 횟수를 결정하지 않는다. 일 대 일로 하는 서비스는 퇴조하는 경향이며 단지 자문만 해주는 서비스보다 더 중요하다고 할 수도 없다. 융통성있게 서비스 제공 모델과 중재 횟수와 강도를 다양하게 조합하면 특정 목표와 하부목표를 달성하기에 가장 잘 어울릴 중재를 할 수 있을 것이다(Hanft & Place, 1996; Swinth & Hanft, 2002; Trahan & Malouin, 2002). 매주 잠시동안 일 대 일로 치료하는 전통적 모델은 재고되어야 한다. 학교에서 처음 치료하게 될 때 처음 몇주동안 매일 중재를 하고 이후에는 모니터링만 하는 것이 어떤 특정한 아동들에게는 그 욕구를 가장 잘 충족시킬 수 있을지 모른다. 다른 아동들에서는 그룹 중재가 가장 효과적이 될 수 있으며 최소한 일 대 일로 치료하는 것만큼은 효과가 있다(LaForme Fiss, Effgen, Page, & Shasby, 2009). IEP목표, 하부목표 그리고 서비스 횟수는 다시 미팅을 하지 않고서는 바꿀 수 없다.; 그러나 하부목표 및 전체 시간에 변화가 없는 한 중재 스케쥴은 IEP미팅을 하지 않고서도 조정할 수 있으며 가능한 일이다(*Federal register*, 1992, P.44839) 이 판단은 전문가의 판단에 따라야 한다.

미국에서 어떤 학교들은 모든 권장되는 물리치료, 수치료, 치료 승마 같은 것들도 필요한 아동들에게 기꺼이 해줄 수 있다. 반면 어떤 학교에서는 휠체어를 위한 경사로를 설치하는 것에 반대하고 물리치료사가 아동에게 계단 오르기를 가르칠 필요성을 인식하지 못한다. 치료사들은 학교 당국자에게 물리치료사가 아동들에게 해줄 수 있는 서비스와 지역사회 내에서 제공받는 가장 적절한 서비스에 대하여 교육해주어야 한다. APTA의 일원이며 소아분과에 속한 치료사들에게는 학교의 과도한 간섭 및 영향의 문제가 없는 듯이 보이지만(Effegen, 2000), 전문적이지 않은 많은 물리치료사들은 학교 행정당국이 종종 전문적 판단에 간섭을 한다고 말해왔다.

물리치료사가 하는 특정 중재를 IEP 미팅에서 토의할 수 있다. 그러나 교육적 전략과 함께 해야 하는 물리치료 자체는 IEP의 부분은 아니다. 학교에서 물리치료사가 가장 많이 하는 중재는 가르치고/배우는 테크닉에 관한 것이며 이어 핸들링/신체적인 중재인 것으로 나타났다(McDougall 등, 1999). 치료사가 하는 중재는 각 아동의 욕구, 연령, 아동의 소재, 중재의 정도에 관한 LEA의 정책, 부모의 참여, 팀의 의견, 치료사의 경험, 그리고 기타 많은 요인들에 의해 달라진다. 이용되는 서비스 모델은 앞서의 요인들에 의해 또한 변할 것이다. 먼저 치료사는 교사와 만나 아동에 관한 그들의 요구가 무엇인지 물어보아야 한다. 치료사는 처음엔 조정, 의사소통, 기록 그리고 아동에 관련된 지도를 먼저 해주어야 할 필요성이 흔히 있다. 그리고 나서 교실환경의 수정, 교통이동수단의 고려, 그다음은 필요하다면 특정한 직접 중재(procedural intervention)를 해준다. 예를 들어, 워커를 가지고 가장 안전하게 걸을 수 있는 아동이 있다고 하자(그림 12.1). 그러나 아동은 오로지 목발만 가지고 있다. 치료사는 학교 시스템을 통하여 워커를 지원받아 학교 내에서 워커의 안전한 이용에 대한 기준을 마련하고 중재를 해줌으로써 아동이 안전하다는 확신을 심어준다. 그런 다음 치료사는 교사, 보조교사, 물리치료 보조자

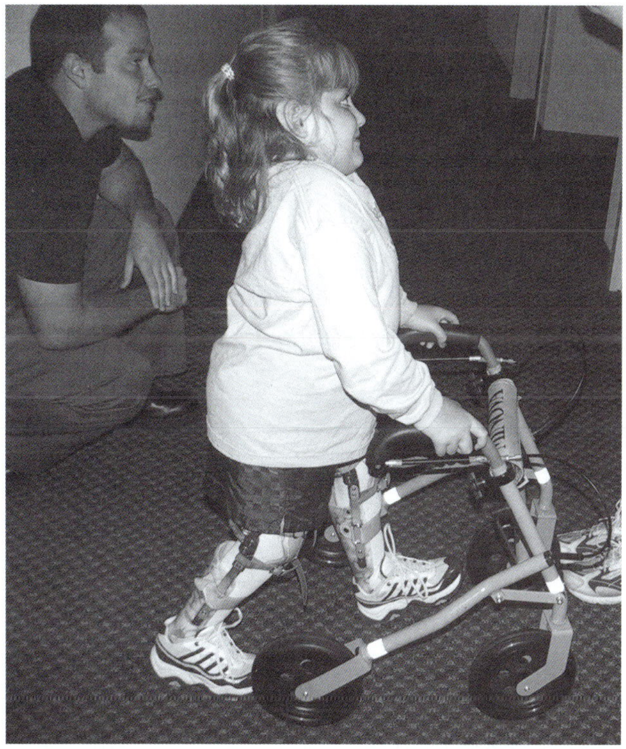

그림 12-1 학교에서 아동이 워커를 사용하여 안전하게 걷고 있다.

(PTAs)에게 건물에서 어떻게 아동이 안전하게 워커로 걸을 수 있는지 자문에 응해주고 지도해 준다. 그동안 물리치료사나 보조 물리치료사는 다른 아동들이 홀에 있을 때 이 아동이 안전하게 목발로 걸어서 구내식당으로 가는 IEP의 하부목표를 만족시키기 위하여 학교 건물 안에서 목발 사용에 대해 가르치며 연습시킨다.

팀의 다른 구성원과 함께 물리치료사는 제 17장, 18장에서 토의한대로 보조적인 기술, 적응 장비들, 보완 의사소통시스템 혹은 대체 의사소통이 아동에게 필요한지 판단할 것이다. IDEA는 적절한 무료 공교육을 받을 수 있게 하려면 아동에게 보조적인 기술 등으로 아동의 욕구를 충족해주어야 한다는 것을 분명히 하였다. 이러한 요구를 충족시키기에 얼마나 LEA가 호의적인가 하는 것은 매우 편차가 있으며 이는 LEA의 재정상태를 반영하는 것이기도 한다.

재검사(Reexamination)

재검사의 횟수는 아동 개인의 필요성과 아동이 중재에 대해 반응하는 정도, 그리고 각 주가 정한 임상 법률에 근거해야한다. 유감스럽게도 완벽한 재검사를 위해 가외로

드는 시간은 학교에서는 낼 수 없다. IEP 미팅은 최소 1년에 한번 열린다(3년마다 열도록 2004년도의 IDEA 개정안에는 권고되어 있음). 치료사는 다음 해의 프로그램에 대한 판단을 도와줄 재검사를 수행해야 한다. 공식적인 완전한 재검사는 매 3년마다 요구된다. 가족을 위시하여 IEP팀 전체가 평가가 불필요하다고 하면 하지 않을 수도 있다. 각 주에서 정한 물리치료 재검사는 좀 더 자주 하는데 30일부터 90일마다 보통 하게 되어있다.

종결(Discharge)

물리치료 서비스의 종결은 학교에서 물리치료사가 일방적으로 결정하지 않는다. 다음 학년에서도 아동에게 계속 제공해줄지 IEP 미팅에서 팀이 판단한다. 한 연구에서(Effgen, 2000) 중재 종결의 가장 중요한 요인은 아동이 기능적인 목표를 달성했을 때인 것으로 나타났다. 이것은 전문적인 중재를 받아야 계속될 수 있다. 양육자나 부모의 참여도 영향을 미치듯이 장애의 심한 정도도 서비스를 계속하는데 영향을 미친다. 이 연구에서 지적했듯이 능동적인 전문가일수록 서비스 제공의 종결에 관한 판단을 내릴 때 행정으로부터의 부당한 영향을 받지 않았다.

가장 제약이 덜한 환경
(Least Restrictive Environment: LRE)

이미 언급했듯이 아동교육의 장소와 모든 서비스 제공은 비장애 어린이들과 함께 학교 내에서 이루어져야 한다. "공립, 사립학교, 혹은 다른 시설에 있든지 각 공교육 기관은 가장 최대의 적절한 정도까지 비장애아동들과 함께 장애아동도 교육받아야 한다"고 확인해 줄 것이다; 특수학급, 특수학교 혹은 일반적인 교육에서 장애아동을 받아들이지 않는 것은 교실에서 보조적인 도구를 사용할 수 없거나 만족스러운 서비스를 받을 수 없는 종류의 장애, 심한 장애에만 허용된다"(*Federal Register*[1997], 34 CFR § 300.550]. 우리는 특수교육 및 관련 서비스를 받는 대부분의 아동들이 약간의 변형과 적응을 해주면 일반 교육과정에도 참여할 수 있다고 믿는다. IDEA의 이러한 전망은 "아동의 특수교육 및 관련 서비스는 일반교육과정에 첨가되거나 영향을 받는 것이지 따로 분리된 것이 아니라는 것을 확인시켜 준다."

LRE의 개념은 서비스가 제공되는 물리적인 장소만을 뜻하지는 않는다. 여기에 포함되어야 할 중요 포인트가 네 가지 있다(Turnbull, Turnbull, Shank, & Smith, 2004):

- 장애가 없는 아동들은 자기가 입학한 학교에서 교육받는다.
- 일반대상의 자연스런 비율에 따라 교실에 장애 학생들을 배치한다. 이것은 일반 학생인구의 약 10%가 장애학생이므로 한 반에 장애아동이 10%를 넘어서는 안된다는 것을 의미한다.
- 특수교육 및 관련 서비스가 일반 교실에 지원될 수 있도록 모든 학생들을 가르치고 배우는 것을 재조정해야 한다. 교육과정, 지도 그리고 평가를 보편적으로 기획해야 한다.
- 학교와 일반 교육배치는 연령과 학년에 맞는 것이어야 한다.

통합교육을 위한 지침을 충족시키기란 쉽지 않았다, 1975년 처음 PL 94-142가 발효되었을 때 배치(placement)는 선택의 연속성이란 개념이 장려되었다. 그러나 연속성만 강조하다 보니 Taylor(1988)는 "장애아동이 연속성에만 잡혀있다"라고 말했으며 장애아동들이 자신들의 출구를 스스로 성취해야 한다고 말한 것이 설득력을 얻게 되었다. 이제는 특수교육과 일반교육과의 사이에 동반적 관계를 형성함으로써 이러한 통합움직임이 제한이 많은 환경에서 교육하는 것을 규제해 왔다(Turnbull 등, 2004). 많은 학교들이 이제는 모든 학생이 쉽게 학습하도록 각각의 용도로만 사용되는 분리된 장소를 모든 학생들에게 제공한다. 특수학교의 제한적 환경은 대부분 감소되었고 지역시설 장애학생의 96%가 일반학교에서 교육받고 있다(미 교육부, 2010, p.72). 그림 12.2에서 보듯이 장애아동들이 일반 교실에서 보내는 시간은 다양하다.

물리치료사로서 아동이 일반 교육과정에 온전히 참여하도록 하기 위해 어떻게 아동의 요구를 물리치료로 가장 잘 채워줄 수 있을까를 결정해야만 한다. LRE에서의 치료사의 참여는 최소한 세 가지 수준에서다. 첫째, *건축 구조적인 고려*이다. 단순히 경사로를 만들고 학교 앞의 계단에 손잡이 레일을 설치하는 것만으로도 장애아동이 직접 학교에

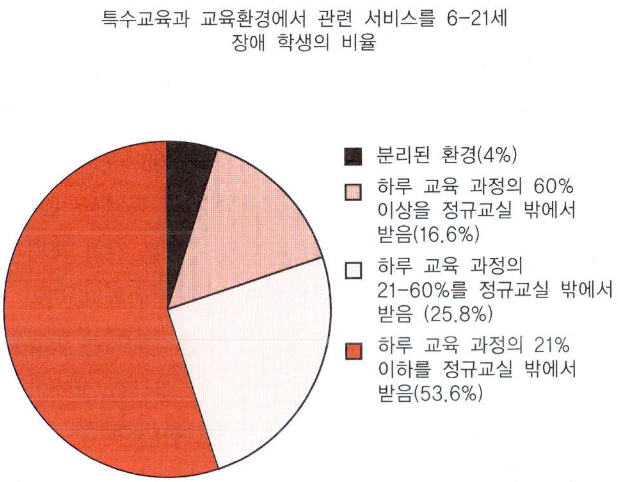

그림 12-2 특수교육과 교육환경에서 관련 서비스를 받는 6-21세 장애 학생의 비율. *〔미국 교육부(2010). 특수교육과 재활 서비스, 특수교육 프로그램, 29차 장애인 교육법 시행에 대한 의회 연중 보고, 2007, vol.1, p.72, Washington DC: Author.〕*

다니기 쉬워질 수도 있다. 미는 문을 설지하거나 큰 손삽이를 달면, 모든 아동이 좀 더 문을 쉽게 열 수 있을 것이다. 어떤 아동은 중 고등학교에서의 사물함 사용을 어려워하거나 불편해할 수 있는데 이를 접근이 용이한 곳에 설치하고 쉽게 잠그고 열 수 있게 주의를 기울여 주어야 한다.

모든 교사들에게 자문을 해주는 것은 중재부분에서 토의된 바와 같이 대단히 중요한 요소이다. 물리치료사는 항상 특수교사들과 긴밀히 일하여 왔다; 그러나 통합적인 교육 환경을 최적화하는데 정말로 도움이 되기 위해서는 일반교사들의 요구를 만족시켜줘야 한다. 일반 교사들은 장애아동을 데리고 있은 적이 없으며 교실에서도 마찬가지다. 물리치료사는 아동의 진단 및 특별한 욕구에 관해 정보를 줄 수 있는 유일한 보건전문가일 수도 있다. 간호사들도 이런 정보를 줄 수 있지만 모든 주, 혹은 LEA가 학교 간호사를 배치하고 있지 않다. 교사들도 아동의 올바른 자세를 잡게 해주는 것을 알아야 하지 않을까? 교사들도 신체 기전을 알아서 자신들과 장애아동의 신체적 손상을 예방할 필요가 있지 않을까? 누가 욕창을 체크할 것인가? 어떻게 적응에 도움이 되는 도구를 사용할 것인지? 도구가 부서지면 누구를 불러야 되는가? 아동의 신체적인 제약과 기대수준은 무엇인가? 아동이 할 수 있는 것, 해야만 하는 것은 무엇인가? 계속 겪는 좌절감을 예방하려면? 교실에서 모든 학생들의 비만을 예방하려면? 아동이 스쿨버스 내에서 제대로 안전하게 자리잡았는가? 이러한 것들은 일반교사들이 치료사에게 물어볼 수 있는 질문 중 약간에 지나지 않는다.

마지막으로, 치료사가 LRE와 온전한 참여에 관하여 말해야만 하는 분야는 *개별 아동의 특정요구*이다. 특수교사 및 일반교사들의 자문 이외에도 아동에게 직접 서비스를 해주는 것이 요구되는가? 만일 직접 중재 대상이 된다면 아동의 매일 교육적인 일상에 최소한의 방해만으로 해줄 수 있는 때가 언제이며 어디서 서비스를 제공해야 할까? 기능적인 물리치료(Ketelaar, Mermeer, Hart, van Petegem-van Beek, & Helders, 2001) 및 자연스런 교육환경에서 제공되는 치료가 기술습득에 있어서 월등한 성과(Karnish, Bruder, & Rainforth, 1995)를 낸다는 것을 지지하는 증거가 많아지고 있다. 직접 서비스 제공 장소는 아동의 연령, 교실 위치, 교사의 협조, 장애정도에 따라 많이 다르다. 유치원 교실에서 직접 서비스를 제공하는 것은 심한 장애아라노 일반석으로 쉽게 할 수 있나(Guralnick, 2001). 그러나 고등학생이라면 단순한 활동, 예를 들어, 휠체어 받침이나 책상 높이를 조절하는 것도 일반교실에서는 어렵다. 왜냐하면 아동의 주의를 환기시키면서 해야하므로 수업을 방해하게 되기 때문이다. 아동의 자존감은 지켜 주어야 한다(Giangreco, 1995). 제 1장에서 각 서비스 제공모델들이 설명되어 있다. 한 가지 모델만 "가장 좋은 것"이라고 하기 어렵고 한 가지 모델만이 모든 아동의 복합적인 욕구를 충족시킬 수 있다고 하기 어렵다(Massey Sekerak, Kirkpatrick, Nelson, & Propes, 2003). 서비스 제공의 LRE는 각 아동에 따라 다르며 학기중에도 달라질 수 있다.

일반교실에서 일하면서 물리치료사로서 갖게 되는 부담은 계획을 잘 세우고 행정적인 도움을 받아 극복할 수 있다. 치료사는 학교안을 돌아볼 필요가 있다. 시간이 들고 인력이 더 있어야 한다. 치료사는 도구들을 학교로 가지고 가기도 하며 각 장소에 두개씩의 도구를 설비해놓기도 한다. 도구를 한 아동에게만 사용한다면 비용이 들 수 있다. 한 번에 한 가지의 관련 서비스를 학교에서 받으면 전문가 혼자하게 된다. 치료사는 아동을 보는 동안에는 자기분야나 자기분야 이외의 다른 치료사와 의견을 나눌 기회가 없는데 이것은 치료사의 고립을 의미하며 자기 치료에 대한 동료의 검토가 거의 없음을 의미한다. 학교 당국자는 이러한 고립에 대해 알아야 하며 치료사로 하여금 자신이 보는 아동에 관해 자주 다른 치료사를 만나서 토의하고 서비스를 조정할 수 있도록 해주어야 한다. 그 이외에도 치료사는 특정 관심 그룹이나 논문 초독회를 만들어 동료들을 만나고 앞선 지식과 기술들을 구해야 한다.

서비스의 전환(Transition Services)

전환(transition)은 EI에서 유치원으로, 유치원에서 초등학교로, 초등학교에서 중학교, 고등학교로 혹은 학교에서 사회로 옮겨가든지간에 아동과 가족에게 있어 모두가 삶의 중요한 시기들이다. 이러한 전환의 시기들은 장애아동에게 특히 복잡하고 아주 어려운 시간이다. 아동은 모든 이를 알고 있는 친숙한 환경과 신체적으로 익숙한 환경을 떠나야 한다. 아동은 사람, 환경, 적응도구까지도 새로운, 새 환경으로 이제 가야한다. 어떤 작은 규모의 LEA에서는 치료사가 아동을 따라서 같이 가기도 한다. 그러나 큰 규모에서는 새로운 환경에서 아동과 함께 일할 새로운 팀을 만나게 된다. 적응여부는 물론 아동과 환경에 따라 다르다. 그리고 적절한 전환 계획은 모든 팀 구성원이 함께 짜는데 어느 부분도 소홀해서는 안된다.

IDEA의 C항목의 통제를 받고 있는 EI에서 B항목의 통제 하에 있는 어린이집으로의 전환은 특히 부모들에게 어려운 문제이다. 가족들은 다른 규칙 및 규정에 적응해야 하고; 모든 발달학적 관점에서 기술의 발달을 다루어주던 서비스에서 오직 교육적인 관점으로 초점이 이동한 서비스의 달라진 수준;새로운 서비스 제공의 모델; 새로운 사람들, 새로운 방침; 그리고 이끌어가는 공기관의 변화에 적응해야 한다(Hanson 등, 2000). 가정에 바탕한 서비스를 받다가 새로운 돌보는 사람과 새로운 도구가 있는 어린이집 교실로 아동이 가게 된다. 전환 계획은 아동이 만 3세가 되기 90일 전에서 6개월 전부터 가능한 한 "틈새 없이" 이행되도록 짜야 한다. 어린이집에서 유치원으로 그다음은 초등학교로, 중학교로, 고등학교로의 전환은 똑같이 중요하고 복잡하다. 그러나 이러한 전환에는 특정 계획이 요구되지는 않으며 IDEA에 개요가 나와있다.

상급학교로 가게 되면서 단지 사용하던 도구가 변하는 것만도, 예를 들어, 전동휠체어나 보완의사소통 체계를 사용하는 아동의 경우엔 타격이 될 수 있다. 물리치료사와 작업치료사는 미리 계획을 짜서 아동을 안심시켜야 하는데 휠체어를 이전과 같은 종류의 동력으로 움직이게 해주고 컴퓨터에도 똑같이 접근하게 해주며 교사들은 컴퓨터 프로그램이 이전과 똑같다고 아동을 안심시킨다. 그것들이 달라질 예정이면, 새로운 학교로 바꾸기 전 새로운 도구, 혹은 체계를 미리 사용토록 해보아야 한다. 학교에서 새로운 도구들을 받는데 수개월이 걸릴 수 있으므로 전환 계획은 실제상황이 도래하기 오래전에 짜기 시작해야 한다.

아동과 가족 삶에서 가장 중요한 전환 중의 하나는 학교를 졸업하는 때이다. 선택여지가 많이 없는 심각한 장애아동에게는 특히 복잡한 문제이다. 그러므로 졸업 후 활동으로 이끌 수 있도록 서비스와 전환계획이 요구된다. IDEA 04 하에서 **전환 서비스**는 장애아동 활동들의 하나의 조정된 세트로,

(A) *대학 교육, 직업훈련, 통합된 직업고용(지원고용의 형태), 평생교육, 성인 치료, 독립적 삶, 혹은 지역사회 참여 등을 포함하여 학교에서 졸업 후 활동으로 옮겨가는 것을 증진해줄 수 있도록 기획된, 학생을 위한 조정 활동이다.*

(B) *아동의 강점, 선호도, 그리고 관심에 바탕한 것이어야 한다; 그리고*

(C) *지도 설명, 관련된 서비스, 사회경험, 직업과 기타 졸업 후 성인생활의 목적 개발, 그리고 할 수 있으면 일상생활기술의 습득과 기능적 직업 평가를 포함하는 활동이어야 한다[20 USC 1401, §602(34)].*

전환 계획은 16세에는 시작해야 한다(IEP팀이 좀 더 빨리 하는 것이 좋겠다고 한다면 좀 더 이른 시기에 계획을 세움). 미국 작업치료, 언어치료, 물리치료의 세 협회는 장애아동을 위한 전환계획 부분을 만들 때 IEP 팀에 이런 서비스가 포함되도록 공동으로 작업하였다. 기존의 IEP구성원 이외에도 전환 서비스를 제공하게 될 책임기관 대표가 포함되어야 한다. 적절하다면 관련 서비스 제공자도 포함한다.

전환 계획은 개인적/사회적 기술, 일상의 생활기술, 작업/직업기술에 초점을 맞추어서 청소년으로서 의미있는 중등부 이후의 학교교육 경력을 쌓을 수 있게 하고 삶이 긍정적이 되도록 한다. 아동의 장기목표와 욕구도 고려해야 한다. 치료사는, 아이가 자신의 목표를 달성하려면, 또 지역사회에서 성공적이 되려면 다양한 환경에서 어떤 신체적

기술을 보유해야 할지를 판단하는 것을 도와준다.

Flexer와 Baer(2001, pp.57-68)에 따르면 "가장 좋은" 전환에는 다음과 같은 것들이 있어야 한다:

- 학생 스스로 결정하기(사회적 기술 훈련 및 긍정적인 자신감)
- 생태학적 접근(공식적, 비공식적 지원과 경력 교육의 이용)
- 개별화된 계획 과정(학생의 미래목표에 따른 사람 중심의 계획을 세우고 현재 상황으로 돌아와 작업함)
- 서비스 조정(공기관 사이의 협력 및 전문가간 협력)
- 지역사회의 경험(보상을 받는 일 경험, 경력 교육, 사회적 상황을 겪어보는 것)
- 기술적인 것과 관련 서비스에로의 접근과 수정(보조기술)
- 중등부 이후의 교육 지원
- 시스템 변화 전략(이차적인 교육과정 개조와 통합)
- 가족의 참여(부모 포함) 등이다.

각 단계에서 전환을 포함하여 문제점들이 복잡하므로 아동과 가족 및 예정된 팀 전부의 온전한 참여가 요구된다. 물리치료사는 지체장애를 가진 아동이 원활하게 전환할 때 도움이 될 기술과 배경을 가지고 있다.

누가 학교에서 물리치료를 받게 되는가? / Who Receives School-Based Physical Therapy?

IDEA

학교에서 물리치료를 받게 되는 대부분의 아동들은 IEP 팀의 심사숙고하에서 IDEA의 규칙을 따라서 하게 된다. 이상적으로는 물리치료사가 검사하고 평가 보고서를 쓰고 IEP 미팅에 참가하여 목표, 하부목표 그리고 서비스를 결정하는데 도움을 주는 것이다. 물리치료사는 LEA의 권고로 혹은 부모가 원하여 IEP미팅에 참가하게 된다. 치료사는 모든 IEP미팅에 참가하는 것을 요구받지는 않는다. 또한 미팅에 참가하는 것을 금지당하지도 않는다. 미팅동안 우리는 아동이 어떤 물리치료를 받음으로써 어떻게 교육적인 이점을 얻을 수 있는지에 대해 지적해야 한다. 그 다음 팀에서 물리치료가 필요하다고 결정하면 횟수, 기간, 받을 장소도 결정한다.

비록 어떤 아동이 특수교육도 받아야 하고 물리치료도 관련 서비스로서 받아야 한다면, 우리는 운동 활동을 제한적으로 아동에게 해주는 경향이 있다; 연방법에 정의하고 있는(표 12.1) 발달지연, 인지장애, 복합장애, 정형외과적 장해, 기타 건강 장해, 외상성 뇌손상의 아동들이 그 대상이 된다. 이동, 보행, 계단오르기 혹은 휠체어 사용에 문제를 가진 학생과 일상생활의 활동에 제한을 받는 학생들이 물리치료를 받아야 한다. 물리치료를 받게 되는 아동의 진단을 보면 뇌성마비, 척수막 탈출증, 다운 증후군(특히, 어린이집과 고등학교), 뒤시엔느형근육퇴행위축, 불완전 골형성증, 다발성 관절굽은증, 인지 장해 그리고 일반적인 발달지연(만 9세까지의 아동만) 등이다. 물리치료사는 또한 자폐증, 발달성 조정장애(DCD)아동 미팅에도 참가하여 도움을 줄 수 있다. 자폐증 아동의 복잡한 욕구를 만족시킬 미팅의 한 예가 사례연구 12.1에 나와 있다. 자폐증은 아동의 언어적, 비언어적 의사소통과 사회적 상호작용에 영향을 미치는 발달장애이다. 자폐아동의 행동, 관심 그리고 활동은 제한적이며 상동적이다. 그들의 감각 문제는 문헌에 잘 기술되어있다(Tomchek & Case-Smith, 2009). 자폐증 아동에서 덜 알려진 문제는 대근육과 소근육운동 발달이다. 연구에서 지지받지 못한 하나의 흔한 오해는 자폐증 아동이 대근육운동 기술에서 상대적으로 강점이 있다는 것이다(Provost, Heimeri, & Lopez, 2007).

재활법령 504조 (Section 504 of the Rehabilitation Act)

낭성 섬유증(CF) 혹은 소아 류마티스(JIA) 아동이 특수교육을 받고 있으면 학교에서 물리치료 대상이 된다. IDEA의 규정하에서 특수교육을 받고 있지 *않으면* IDEA하에서는 물리치료를 포함한 관련된 서비스를 학교에서 받을 수 없다. 그러나 그들은 1973년도의 재활법 504조에 의해서는 서비스 대상이 된다(PL 93-112). 504조는 연방기금을 지원받는 공립학교와 같은 곳에서는 장애인들이 공평하게 대우받아야 한다는 것을 확인해주기 위하여 기획된 반 차별법이다. 연방기금을 지원받는 학교들은 학교에서 제공되는 프로그램에 대상이 되는 장애아를 거부하는 것을 금하고 있다. 504조에 명기된 "대상이 되는 부자유 학생"의 정의는 IDEA의 것보다 넓고 "한 가지 이상의 생활 활동에 실질적으로 제약을 주는 신체적, 정신적 장해를 가진 개인" 누구도 포함된다(*Federal Register*, 1988). 생활 활동이란 "자조관리, 손으로 과제하기, 보행, 시각, 청각, 언어, 호흡, 학습, 직업활동의 기능"을 의미한다. 그러므로 낭성 섬유증 혹은 소아 류마티스와 같은 진단은 특수교육은 필요하지 않으나 호흡, 보행과 같은 생활 활동에 제한을 주는 신체적 장해를 가진 아동들이어서 학교에서 물리치료를 받을 대상이 된다. 이런 변화로 504조하에서 더 많은 필요한 아동이 서비스를 받게 되었다(Ali, 2012). 이러한 서비스들은 엄격하게 IDEA의 규정을 따르지 않아도 된다. 그리고 주마다 504조에 의한 서비스 제공에는 많은 편차가 있다.

학교에서의 체육활동(Athletics in Schools)

장애아동들은 IDEA하에서 변형된 체육교육이 요구된다. 어떤 큰 규모의 학교에서는 운동훈련 지도자와 물리치료사가 있어 학교체육에 대한 욕구를 만족시키도록 하지만 그러한 서비스가 반드시 강제적인 것은 아니다. 이것에 대해서는 제 13장에서 논하겠다.

팀에서 다른 분야의 전문가들이 물리치료사에게 기대하는 것은 무엇인가? / What Do Other Disciplines Expect of the Physical Therapist in the Team Setting?

EI팀에서나 마찬가지로 학교에서의 서비스 제공에서도 성공에 중요한 것은 팀의 참여이다. 다른 이들이 치료사로서의 전문성을 다른 팀원들과 함께 나누기를 기대할 것이다. 팀 미팅과 의사소통을 위해서는 따로 시간을 할애해야 한다. 학교에 상주하는 팀원은 오로지 교사일 때가 많다. 팀의 다른 구성원들은 특히 아동이 일반교실에서 교육받고 있을 때는 보통 여러 학교에서 서비스를 해야 한다. 유감스럽게도 학교에서 전화로 의사소통하기는 어렵다. 그리고 치료사는 계속 다른 팀 구성원 및 부모와 가장 좋은 의사소통 방법을 찾아내려는 노력을 해야 한다. 매일 아동이 집으로 가져갈 수 있는 옛날 방식의 스프링 노트에 교사, 치료사 그리고 부모가 기록을 해서 서로 주고받는다면 많은 상황에서 이것이 여전히 가장 좋은 의사소통의 방법이 될 수도 있다. 치료사가 그러나 학교에서 일할 때는 의사소통에 도움이 되는 가능한 모든 사용할 수 있는 기술을 이용해야 한다.

한 전문가가 아동에 대한 일차적 책임을 지고 사례 관리자로서의 역할을 하게 되는 EI와 달리 아동이 일단 학동기(만 3세)가 되면 교사가 일차적 서비스 제공자가 되며 서비스 조정자의 역할을 하게 된다. 모든 팀 구성원은 교사들의 요구에 부응하기 위해 교사들과 긴밀히 협력하여야 한다. 또 치료사가 아동에게 해주라고 추천한 활동들에 대해 아동이 흥미가 있어서 그것들을 수행하는데 도움이 되는지 알기 위해 긴밀히 협력하여야 한다. 아동이 계단 오르기를 연습할 필요가 있는데 교사가 관절염이 있어 어렵다면, 아동이 그 연습을 하는데 교사가 도움이 되도록 대체적인 방법으로 다시 연습활동을 짜야 한다. 2층의 미술교실로 이동할 때 항상 엘리베이터를 사용하게 한다면 그것은 아동이 또래들과 함께 교실을 옮겨다니고 계단 오르는 연습 시간을 낼 수 없게 하는 것이다.

언어치료사들과 다른 팀원들에게는 중복장애아이거나 심한 지체장애를 가진 아동이 먹을 때, 기능적인 활동을 할 때, 의사소통체계를 사용할 때, 자세를 잘 잡도록 해 주기 위한 지식이 필요하다. 치료사는 교사와 다른 구성원들에게 아동의 통증을 감소시키고 관절가동범위를 잘 유지하며 살갗이 벗겨지지 않도록 예방하는 자세를 취하도록 하는데 도움을 준다.

전문성의 발전 / Professional Development

임상의 모든 영역에서와 마찬가지로 물리치료사도 자신의 전문성 개발을 위한 계획이 있어야 한다. 교육환경이란 독특한 것이며 더 나은 역량을 얻어야 하는 곳이다(Chiarello, Effgen, Milbourne, & Campbell, 2003; Rapport, & Effgen, 2004). 몇몇 주는 학교에서 일하려면 특정 자격증을 요구한다. 이 자격증을 취득하는 것은 어렵지 않으나 임상이 좀 더 전문화되고 법적인 요건이 까다로와짐에 따라 주들이 자격증과 더불어 가외의 능력을 요구하고 있다. 임상적인 역량이 있음을 보여줄 수 있는 또 다른 방법은 미국 전문물리치료 협회가 인정하는 소아 임상 치료사(PCS; pediatric clinical specialist) 자격증을 취득하는 것이다. 이러한 일반적인 소아치료 자격증은 학교에서의 치료를 포함한 소아 분야 치료의 지식을 말해주는 자격증이다. 물리치료사 취득과정이 기초적인 과정이므로 물리치료 자격증 이후의 전문적인 학문과정이 거의 없다. 그러므로 PCS가 소아물리치료를 할 수 있는 임상적 역량이 있다는 것을 보여주는 일차적인 방법이 될 것이다.

학교에서의 유감스러운 문제는 전문가 혼자 일하게 되는 고립형태다. 그러므로 치료사에 대한 도전도 없고 아주 좋은 임상을 관찰할 기회가 없으며 평가를 받고 배울만한 모델이 학교에 없다는 것이 문제이다. 학교체계는 지속적인 교육 및 서비스를 제공하는 프로그램이 있지만 치료사가 전문인으로 발전해야 할 필요성에 대한 이슈는 제기되고 있지 않다. 학교에서 일하는 치료사들은 학교로부터의 지원이 있든지, 혼자서 전문인으로서의 지속적인 역량을 개발하든지 자신의 전문성 개발을 위한 스스로 계획을 가져야 한다.

간단한 사례 연구 12.1

어린이집의 자폐아동

– Deborah Widelo, MSPT, PCS에 의함

부모의 관심사

크리스의 부모는 아이가 또래와 잘 놀기를 원하고 좀 더 말을 잘 듣고 연령에 걸맞는 수준의 수행을 하기를 바란다.

아동의 배경

크리스는 만 4세 4개월이 되었고 공립학교 부설 어린이집에 들어갔다. 작년에 만 3세가 될 무렵 평가를 받았으며 가정에서 하는 EI 프로그램으로부터 학교에서 하는 어린이집으로 전이되었다. 그 당시 크리스는 의학적 진단을 받지 않았었다. 그러나 발달지연이라고 해서 EI의 대상이 되었다. 중이염을 심각하게 앓은 적이 있다. 관심을 두어야 할 영역은 언어, 행동, 시각, 청각, 발음, 자조기술, 사회적 기술을 포함하여 시행한 처음 어린이집 선별검사를 근거로 정하였다. 크리스는 복용했던 약이 없으며 현재도 투약하고 있지 않다.

검사 및 평가

부모 인터뷰를 포함하여 아동과 일 대 일로 어린이집에서 신경 근골격계에 대해 물리치료 검사 및 평가를 하였고 대근육운동 기술에 대해 표준화된 평가로는 Peabody 운동발달 척도, 두 번째 판(PDMS)을 사용하였다.

크리스는 평가 당시 41개월이었고 신체적으로는 잘 발달하였다. 그는 소리를 내어 의사소통하였으며 어떤 단어들은 모방도 가능하였다. 그는 자신의 요구를 효과적으로 알리기 위해 얼굴표정, 몸짓을 사용하였다. 시각과 청각은 정상범위였다. 크리스는 또래나 어른과 눈을 맞추지 않았다. 촉각방어가 있었으며 옷에 음료를 쏟고서는 대단히 감정적인 반응을 나타냈다. 친숙하지 않은 과제가 제시되었을 때 크리스는 물건들을 테이블 위에 나란히 놓기 시작했으며 그 행위를 중단하기 위해서 30분간의 감각활동과 다른 데로 주의를 돌리는 것이 필요하였다. 관절가동범위와 근력은 정상범위였다; 크리스는 자신의 몸통과 사지를 제한없이 모든 방향으로 중력에 반하여 자유롭게 움직일 수 있었다. 근긴장도는 정상이었다. 서 있거나 앉아 있을 때 머리, 몸통, 고관절의 정렬이 대칭적이었다.

크리스는 넘어지려고 할 때 보호신전반응이 아무 방향으로든지 잘 나타났다. 손과 무릎으로 짚은 자세에서, 무릎으로 선 자세에서, 두 발로 선 자세에서 균형반응이 있었다. 가만히 혹은 움직이면서 앉는 것과 서기 균형은 정상이었다. 한 발을 고관절 높이까지 차올리면서 다른 발로는 2–3초간 서있을 수 있었다. 그의 아빠는 무술을 연구하고 있는데 크리스는 아빠의 그러한 자세, 활동들을 많이 모방할 수 있었으나 요청에 의해 자신의 운동실행계획으로 수행할 수는 없었다.

크리스는 평평하지 않은 곳에서도 안전한 독립보행이 가능하였다. 계단을 내려올 때 옆의 난간을 잡고 양쪽 발로 번갈아 내려올 수 있다. 높이가 다른 곳으로도 혼자 이동할 수 있었다.

크리스의 대근육운동의 기술은 다음과 같다; 두 발로 17번 연속적으로 깡총뛰기를 하였다; 12인치(약 30cm) 앞으로 점프하였으며 12인치 높이에서도 뛰어내리고 2인치 높이의 장애물을 건너 뛴다. 한 다리로 2, 3초간 서 있는다. 6피트(약 1.8m) 거리를 선을 따라 걸으며 팔을 머리위에 올리고 발끝으로 걷는다; 재주넘는다; 원하는 방향으로 큰 공을

6피트만큼 던진다. 두 손으로 테니스 공을 5피트(약 1.5m) 거리로 던진다. 5피트 거리에서 날라온 큰 공을 가슴 쪽으로 잡을 수 있으며 4피트(약 1.2m) 거리에서 날라온 테니스 공을 가슴 쪽으로 잡을 수 있다.

PDMS에서 크리스의 등가연령은 정적인 동작 기술 35개월(25퍼센타일, Z-척도 -0.67)이었다; 이동에 관한 등가연령은 32개월(16퍼센타일, Z-척도 -1.00); 손으로 하는 물건 조작기능은 등가연령 36개월(37퍼센타일, Z-척도 -0.33)이었다. 그의 운동발달지수는 87(19퍼센타일, Z-척도 -0.87)이었다.

소견 요약

독립적 움직임, 공을 잘 던지는 기술 그리고 잘 발달된 재주넘기 같은 대근육운동기술이 아동의 강점이다. 관심을 두어야 할 영역은 구조화된 과제를 제시할 때, 활동의 전이 사이에 행동적인 문제를 나타내고 과제를 끝내기 위한 지시를 따르는데 어려움이 있다는 것이다. 크리스의 어린이집 생활에 영향을 미친다고 인정될 만한 신체구조 또는 기능에는 장해가 없으나 행동문제는 많은 활동에 영향을 줄 수 있다고 생각된다.

IEP/시작/종결 위원회 미팅

IEP의 시작/종결 위원회(ARC; admission and release committee)는 평가결과를 의논하기 위해 만났다. 물리치료 평가보고서의 자료는 작업치료사, 언어치료사, 그리고 임상심리사의 정보와 합쳐진다. (물리치료사와 작업치료사는 그들의 평가를 함께 수행하였고 언어치료사와 임상심리사도 그렇게 하였다.)

크리스의 현재 교육적 수행의 수준으로 볼 때 대근육운동 활동시에 과제에 집중하고 지도하는 대로 따르게 하기 위해 어린이집 첫 해에는 물리치료가 필요하다고 IEP/ARC는 합의하였다. 크리스를 위한 IEP가 만들어지고 물리치료는 다음과 같은 교육적 하부목표를 위해 추천되었다;

1. 크리스는 주어진 구두지시/시각적 지시에 따라 파괴적 행동없이 한 활동에서 다른 활동으로 바꿀 수 있게 될 것이다.
2. 크리스는 상호작용적인 놀이에 중점을 둔 소규모 그룹 활동에서 또래 그룹에서 이탈하지 않고 1분간 참여하게 될 것이다.

부모를 포함한 팀의 권고에 바탕하여 크리스는 발달지연과 언어장애를 위하여 특수교육 및 관련 서비스를 받도록 배치되었다. 어린이집 첫 해에는 20분씩 10회 물리치료를 받도록 계획을 짰다. 앉아서 활동하는 동안 시각적, 촉각적 암시를 주기 위해 원반형의 좌석위에 적응적인 앉기를 포함하여 물리치료사, 작업치료사가 권고한 대로 어린이집의 환경을 수정하였다. 아이의 개인적인 공간에서 전정감각 자극을 위한 놀이시간에 흔들리는 판을 이용하도록 하였다. 혼자 구조화된 과제 활동을 하기 전, 혹은 또래와 하기 전에 감각식이 활동을 보여주고 어린이집 관계자들과 성공적으로 상호작용하는 모델을 제공하기 위해서 정규교실에도 물리치료사가 들어간다. 작업치료사는 시각적 스케줄, 시각적 타이머, 그리고 행동조절 전략들을 제공하였다.

재검사

어린이집에서 처음 6개월간 크리스는 처음 하부목표의 10% 정도 진전이 있었고 두 번째 하부목표에서는 20%의 진전이 있었다. 이것은 그가 하던 활동을 바꿀 때 아직도 분노발작 행동을 보이는 동안은 최대의 신체적 도움이 요구된다는 것을 의미한다. 크리스는 또래와 함께 미술시간 책상 앞에서 10초~20초간 함께 할 수 있으나 상호작용은 일어나지 않고 있다.

추후의 테스트

크리스의 엄마에게 그 외의 의학적, 심리학적 테스트를 받도록 설득했다. 어린이집 첫해가 끝나갈 무렵 크리스는 자폐 스펙트럼 장애로 진단되었다.

자폐 스펙트럼 장애란 경한 정도에서 심한 정도까지의 다음과 같은 특징들이 나타날 때 확인된다. 그것들은 여러 환경 안에서 포착된다:

- 수용언어, 표현언어를 위한 언어, 비언어적 의사소통의 발달 및 그 사용의 결함
- 사회적 암시, 감정의 표현, 대인관계, 상호작용을 포함하는 사회적 상호작용에서의 결함
- 사물에 마음을 빼앗기고 집착하기, 일상대로 하는 것을 고집하고 반복적인 상동행동이 있음

경과관찰

크리스는 여름에 외래 클리닉을 통하여 작업치료를

받았다. 2년째 다니기 위해 어린이집으로 돌아왔을 때 그의 이전의 교육적 목적은 여전히 제자리였는데 지난해 그 목적을 달성하지 못했기 때문이다. 고유수용성 감각을 위해 교실에서 미니 트렘폴린 이용하기, 전정감각을 위해 앉아서 돌리는 원판기구, 흔들의자에 앉히기 등 교실 안에서의 전략을 변용하였다. 작업치료사는 활동의 전환 시에 깊은 압박 감을 주기 위해 껴안는 모습의 곰 조끼를 마련하였고 자기 스스로의 조직화에 도움이 되도록 시각적 스케줄, 시각적 타이머를 준비하였다.

어린이집에서 2년째 들어 2개월되는 이 시기에 크리스는 80%선에서 말과 촉각적 지시에 따라 활동을 바꾸고 놀이 공간도 옮길 수 있게 되었다. "정상적인" 어린이집 일상에서 벗어나거나 과제완성이 요구될 때 여전히 분노발작과 욕을 하는 행동이 파괴적인 행동과 함께 일어난다. 크리스는 또래와 어울리지 않고 계속 혼자 논다. 이 해에 물리치료는 20분간 8회 시행하였다. 내년에는 아이가 유치원에 들어가게 됨으로써 경과관찰을 하게 된다. 그 때에는 크리스가 다시 재평가를 받을 것이고 물리치료는 종결할 것이다. 왜냐하면 다른 분야의 전문가들이 더 필요하게 될 것이기 때문이다. 작업치료사는 일반 교사와 함께 또한 과제 수행시 시각적 암시를 주거나 촉진을 제공하고 지시를 따르도록 도와주고 특히 과제를 전환할 때 그의 감각적 욕구에 대한 만족감을 느끼도록 특수교사와도 같이 계속 일하게 될 것이다.

자폐아를 위한 물리치료

자폐진단을 받은 학생이 학교에서 과제에 집중하는 것을 강화해주기 위해 또한 대근육 운동 활동 시 지시를 잘 따르게 하기 위해 또 대근육 운동 기술의 발달을 위해 개별 적인 물리치료를 해 줄 수 있다. 학업수준이 호전됨에 따라 대부분의 자폐 학생들은 운동성이 적절하고 다른 욕구가 우선이 되므로 물리치료의 중요성은 덜해진다. 학생이 자신을 차분 하게 하기 위해 필요한 감각적 활동을 잘 들어가게 하고 장기적 안목에서의 성공을 위한 시간 관리를 위해서는 작업치료가 효과적이었다.

요약 / Summary

학교에서 물리치료를 하는 것은 치료사에게 많은 보상이 된다. 다른 환경과는 달리 학교에서는 수 년에 걸쳐 때로는 학년 내내 아동을 경과 관찰할 기회가 있다. 치료사는 장애의 자연적 경과, 중재의 즉각적인 혹은 장기적인 효과, 중재의 효과, 혹은 비효과, 실제 생활에 있어서의 아동의 기능과 삶의 질에 대한 물리치료 영향에 대해 관찰하게 된다. 치료사는 또한 다른 분야의 전문가들과도 함께 일하면서 배울 기회도 가지게 된다. 많은 치료사들에게 자신들의 지역학교 시스템에서 일할 기회와 지역사회에 지원할 기회가 되는 것이 학교에서 일하는 부가적 효과이다. 그러나 단독으로 일하는 것이 전문성의 발전을 저해하고 치료하는 아동의 호전을 지체시킬 수 있기 때문에 치료사들은 자신들의 전문지식과 기술을 계속 발전시켜야 한다.

토의문제들(Discussion Questions)

1. 목표와 하부목표를 결정하는데 학교가 물리치료사가 일하는 다른 환경과 다른 점은 무엇인가?
2. 학교에서 물리치료를 받으려면 왜 특수교육 대상자이어야 하는 것이 그렇게 중요한가?
3. IDEA와 재활법령 504조 하에서 대상에 관한 요구조건상 다른 점은 무엇인가?
4. 일반교실에서 성공적으로 중재할 수 있는 방법에 대해 토의하시오

권장도서(Recommended Readings)

Hanft, B., & Shepherd, J. (Eds.) (2008). *Collaborating for student success: A guide for school-based occupational therapy*. Bethesda, MD: American Occupational Therapy Association.

McEwen, I. (Ed.) (2009). *Providing physical therapy services under Parts B & C of the Individuals with Disabilities Education Act (IDEA)*. Alexandria, VA: Section on Pediatrics, American Physical Therapy Association.

McEwen, I.R., & Sheldon, M.L. (1995). Pediatric therapy in the 1990s: The demise of the educational versus medical dichotomy. *Physical and Occupational Therapy in Pediatrics, 15*(2), 33–45.

PL 108-446, Individuals with Disabilities Education Improvement Act of 2004. Retrieved from http://www.copyright.gov/legislation/pl108-446.pdf

Resources on IDEA and School Practice

Consortium for Citizens with Disabilities (CCD)
http://www.c-c-d.org
CCD addresses a broad range of federal legislative and legal issues.

Council for Exceptional Children (CEC)
http://www.cec.sped.org
CEC is a professional organization dedicated to improving the educational success of individuals with disabilities. They have numerous resources available.

National Early Childhood Technical Assistance Center (NECTAC).
http://www.nectac.org/idea/idea.asp
NECTAC provides numerous resources, including links to the IDEA law and rules and regulations.

Wrightslaw
http://www.wrightslaw.com
Wrightslaw provides information about special education law and advocacy for children with disabilities.

참고문헌(References)

Ali, R. (2012). Dear colleague letter. Office of the Assistant Secretary. U.S. Department of Education, Office for Civil Rights. Retrieved from http://www2.ed.gov/about/offices/list/ocr/letters/colleague-201109.html

American Physical Therapy Association (APTA). (2001). *Guide to physical therapist practice* (2nd ed.). *Physical Therapy, 81*, 6–746.

American Physical Therapy Association (APTA), Section on Pediatrics, IDEA Conference Faculty. (2009). *Examples of team based goals.* Retrieved from http://www.pediatricapta.org/members/school.cfm

Bruininks, R.H., & Bruininks, B.D. (2005). *Bruininks-Oseretsky test of motor proficiency* (2nd ed.). Circle Pines, MN: AGS Publishing.

Chiarello, L., Effgen, S., Milbourne, S., & Campbell, P. (2003). Specialty certification program in early intervention and school-based therapy. *Pediatric Physical Therapy, 15*, 52–53.

Cohn, S.L. (2007). School-based practice: Physical therapists collaborating with physical education teachers. Give it a try! *Physical and Occupational Therapy in Pediatrics, 27*(3), 1–4.

Coster, W., Deeney, T., Haltiwanger, J., & Haley, S. (1998). *School function assessment materials.* San Antonio, TX: The Psychological Corporation.

Dole, R.L., Arvidson, K., Byrne, E., Robbins, J., & Schasberger, B. (2003). Consensus among experts in pediatric occupational and physical therapy on elements of Individualized Education Programs. *Pediatric Physical Therapy, 15*(3), 159–166.

Effgen, S.K. (2000). Factors affecting the termination of physical therapy services for children in school settings. *Pediatric Physical Therapy, 12*(3), 121–126.

Federal Register (1989). Section 104, 3(j), June 22, p. 26313.

Federal Register (1992). September 29, Part II, Department of Education, 34 CFR Parts §300 and §301, Assistance to States for the Education of Children with Disabilities Program and Preschool Grants for Children with Disabilities, Final Rule, Vol. 57, No. 189, p. 44839.

Federal Register (1997). 34 CFR 111, Parts §300 and §301, 7-1-02 Edition. Part II, Department of Education, Assistance to States for the Education of Children with Disabilities Program and Preschool Grants for Children with Disabilities (IDEA 97). In print and available at http://www.access.gpo.gov/nara/cfr/waisidx_02/34cfrv2_02.html

Fischer, J.L. (1994). Physical therapy in educational environments: Moving through time with reflections and visions. *Pediatric Physical Therapy, 6*(3), 144–147.

Flexer, R.W., & Baer, R. M. (2008). Transition planning and promising practices. In R.W. Flexer, T.J. Simmons, P. Luft, & R.M. Baer (Eds.), *Transition planning for secondary students with disabilities* (3rd ed., pp. 3–28). Upper Saddle River, NJ: Pearson Prentice Hall.

Folio, M.R., & Fewell, R.R. (2000). *Peabody developmental motor scales* (2nd ed.). Austin, TX: Pro-ed.

Giangreco, M.F. (1995). Related services decision-making: A foundational component of effective education for students with disabilities. *Occupational and Physical Therapy in Educational Environments, 15*, 47–67.

Guralnick, M.J. (Ed.) (2001). *Early inclusion: Focus on change.* Baltimore: Paul H. Brookes.

Haley, S.M., Coster, W.J., Ludlow, L.H., Haltiwanger, J.T., & Andrellos, P.J. (1992). *Pediatric evaluation of disability inventory.* San Antonio, TX: The Psychological Corporation.

Hanft, B.E., & Place, P.A. (1996). *The consulting therapist: A guide for OTs and PTs in schools.* St. Louis: Elsevier Science & Technology Books.

Hanson, M.J., Beckman, P.J., Horn, E., Marquart, J., Sandall, S.R., Greig, D., & Brennan, E. (2000). Entering preschool: Family and professional experiences in this transition process. *Journal of Early Intervention, 23*, 279–293.

Harris, S.R. (1997). The effectiveness of early intervention for children with cerebral palsy and related motor disabilities. In M.J. Guralnick (Ed.), *The effectiveness of early intervention* (pp. 327–347). Baltimore: Paul H. Brookes.

Jones, M., & Rapport, M.J.K. (2009). Court decisions, State Education Agency hearings, letters of inquiry, policy interpretation, and investigations by Federal agencies related to school-based physical therapy. In I. McEwen (Ed.), *Providing physical therapy services under Parts B & C of the Individuals with Disabilities Education Act (IDEA).* Alexandria, VA: Section on Pediatrics, American Physical Therapy Association.

Karnish, K., Bruder, M.B., & Rainforth, B. (1995). A comparison of physical therapy in two school based treatment contexts. *Physical and Occupational Therapy in Pediatrics, 15*(4), 1–25.

Ketelaar, M., Vermeer, A., Hart, H., van Petegem-van Beek, E., & Helders, P.J.M. (2001). Effects of a functional therapy program on motor abilities of children with cerebral palsy. *Physical Therapy, 81*(9), 1534–1545.

LaForme Fiss, A., Effgen, S.K., Page, J.L. & Shasby, S. (2009). Effect of sensorimotor groups on gross motor acquisition for young children with Down syndrome. *Pediatric Physical Therapy, 21*(2), 158–166.

Massey Sekerak, D., Kirkpatrick, D.B., Nelson, K.C., & Propes, J.H. (2003). Physical therapy in preschool classrooms: Successful integration of therapy into classroom routines. *Pediatric Physical Therapy, 15*(2), 93–103.

McDougall, J., King, G.A., Malloy-Miller, T., Gritzan, J., Tucker, M., & Evans, J. (1999). A checklist to determine the methods of intervention used in school-based therapy: Development and pilot testing. *Physical and Occupational Therapy in Pediatrics, 19*(2), 53–77.

McEwen, I.R., Arnold, S.H., Hansen, L.H., & Johnson, D. (2003). Interrater reliability and content validity of a minimal data set to measure outcomes of students receiving school-based occupational therapy and physical therapy. *Physical and Occupational Therapy in Pediatrics, 23*(2), 77–95.

PL 108-446, Individuals with Disabilities Education Improvement Act of 2004 Retrieved from http://www.copyright.gov/legislation/pl108-446.pdf

Provost, B., Heimeri, S., & Lopez, B.R. (2007). Levels of gross and fine motor development in young children with autism spectrum disorder. *Physical and Occupational Therapy in Pediatrics, 27*(3), 21–36.

Rainforth, B. (1997). Analysis of physical therapy practice acts: Implications for role release in educational environments. *Pediatric Physical Therapy, 9*, 54–61.

Rapport, M.J.K., & Effgen, S.K. (2004). Personnel issues in school-based physical therapy. *Journal of Special Education Leadership, 17*(1), 7–15.

Russell, D., Rosenbaum, P., Avery, L. & Lane, M. (2002). Gross Motor Function Measure (GMFM-66 & GMFM-88) user's manual. *Clinics in Developmental Medicine, No. 159,* London, England: Mac Keith Press

Swinth, Y., & Hanft, B. (2002). School-based practice: Moving beyond 1:1 service delivery. *OT Practice*, September 16.

Taylor, S. (1988). Caught in the continuum: A critical analysis of the principle of least restrictive environment. *Journal of the Association for Persons with Severe Handicaps, 13*(1), 41–53.

Tomchek, S.D., & Case-Smith, J. (2009). *Occupational therapy practice guidelines for children and adolescents with autism.* Bethesda, MD: American Occupational Therapy Association.

Trahan, J., & Malouin, F. (2002). Intermittent intensive physiotherapy in children with cerebral palsy: A pilot study. *Developmental Medicine and Child Neurology, 44*, 233–239.

Turnbull, R., Turnbull, A., Shank, M., & Smith, S.J. (2004). *Exceptional lives: Special education in today's schools* (4th ed., pp. 61–76). Upper Saddle River, NJ: Pearson Prentice Hall.

U.S. Department of Education. (2010). Office of Special Education and Rehabilitative Services, Office of Special Education Programs, *29th Annual Report to Congress on the Implementation of the Individuals with Disabilities Education Act, 2007*, vol. 1, Washington, DC: Author.

Vacha, V.B. (1933). History of the development of special schools and classes for crippled children in Chicago. *Physical Therapy Review, 13*, 21–26.

제 13 장

학동기 아동의 스포츠 활동

/ Sports Settings for the School-Aged Child

건강에 대한 국가의 관심은 질병 위험요인의 감소에 가장 좋은 실제 건강한 삶의 증진에 초점이 맞추어져 있다. 이러한 노력은 특히 과체중과 비만의 위험을 줄이는 열쇠로 **신체활동**(PA; physical activity)의 증가와 **체력**(fitness)증진을 강조하여왔다(질병통제 및 예방센터[CDC], 2008, 2010a:Department of Health and Human Services, 2008; Floriani & Kennedy, 2007; Fox, 2004; Goran & Treuth, 2001; Hills, King, & Armstrong, 2007; Nowicki & Flodma가, 2007; Sothern, 2004; Steinbeck, 2001). 그 결과 아동들은 어릴 때부터 신체 활동과 레크리에이션과 스포츠 활동에 참여하도록 권장된다.

고등학교까지 학생들의 신체적 활동은 *건강인* 2010(2001)에 정해진 것 보다 여전히 낮은 수준이다. Heath와 동료들(1994)이 1990년도 청소년 위험행동 조사(Youth Risk Behaviour Survey)에서 9학년에서 12학년까지의 학생 중 37%가 주당 3, 4회 최소 20분간의 격렬한 신체활동을 하고 있다고 보고하였다. 1997년의 조사에 의하면, 그 비율이 63.8%까지 올라갔다(Pratt, Macera, & Blanton, 1999). 여자보다는 남학생의 참여가 더 많았다(72.3% 대 53.5%). 그리고 인종적, 민족적으로 차이가 드러났다. 1991-2009년 사이에 9학년부터 12학년에서 YRBS가 보고한 PA에서의 변화는 권장되는 PA 수준(34.7%) 혹은 일주일에 최소 1번의 체육수업에 참여비율(56.4%)로 변화가 없음을 지적한다. 하루 컴퓨터를 3시간 이상 사용하는 비율은 2003년과 2009년 조사 시(22.1~24.9%) 증가하였다. 반면 매일의 TV 시청은 1999년부터 2009년 사이에 감소하였다(42.8%~32.8%).

현재의 추산으로는 5세에서 17세까지의 청소년 2천만에서 3천만명이 지역사회의 후원아래 체육프로그램에 참여한다고 보여진다(Adirim & Cheng, 2003; Patel & Nelson, 2000); 그러나 Damore(2002)는 교외에서 거주하는 학동기 전 아동과 학동기 아동들은 같은 또래의 도시아이들보다 더 활발히 참여한다고 보고하였다. 이것은 초등학생이나 혹은 지역사회 프로그램은 포함하지 않았다. 세계보건기구의 보고에서 모든 아동에서 PA 수준은 낮지만 11-15세 사이에서는 많은 오락이 앉아서 하는 형태로 증가되었고 이는 교통수단 그리고 도시화의 증가에 기인한 것이라고 제시한다(세계 보건기구, 2007).

어릴 때부터 운동과 스포츠를 했다는 것은 이후에도 계속 운동하는 생활을 한다는 것을 의미한다. 청소년기에 좀 더 많은 신체활동을 하면 성인기에 정신적인 웰빙 느낌과 신체 건강이 좋다고 스스로 생각하는 것이 증대한다는 연구가 있다(Sacker & Cable, 2006). 그 이외에도 청소년기부터 성인기까지 높은 수준의 PA는 여자에서 복부비만의 위험이 낮은 것과 연관되고(Yang, Telama, Viikari, & Raitakari, 2006) 반면 낮은 수준의 PA는 남자 여자 모두에서 비만과 관련되고 여자에서는 심한 복부비만과 연관이 있다(Tammelin, Laitinen, & Nayha, 2004). 중대한 신체적, 정신적 발달기에 스포츠에 참여하는 것은 장래의 운동에 대한 신념과 훈련 습관을 형성하는 기초가 된다. 그러나 운동에 참여하는 횟수가 늘어갈수록 운동노출 시간이 그만큼 길어지고 손상의 잠재성도 커진다.

물리치료사는 다양한 환경에서, 아동/청소년의 신체적으로 활발한 좋은 상태, 건강, 체력을 회복시키고 증진시킬 수 있는 독보적인 자격이 있는 사람들이다(미국 물리치료협회[APTA], 2010). 물리치료사와 보조 물리치료사는 건강한 생활방식을 증진하고 손상을 예방하는데 긍정적 역할을 한다(APTA, 2009).

이 장의 목적은 신체적으로 활발한 장애 및 비장애 아동들에서 볼 수 있는 손상의 위험에 대하여 소개하고 체력과 스포츠에서 물리치료사의 역할에 대해 토의하려고 한다. 현재 두 가지로 형성되어 있는 모델—학교 내의 건강체육 모델과 지역사회 내의 특수올림픽 모델—이 있는데 비장애 아동들과 학동기의 장애아동/청소년 양쪽 모두를 위한 스포츠 프로그램에서 물리치료사의 역할과 참여에 대해 자세히 말하겠다.

손상의 위험 / Risk of Injury

비장애 아동과 청소년
(Children and Adolescents With No Disabilities)

10-17세 청소년에서 해마다 1백만건의 심각한 스포츠 관련 손상이 발생한다(Bijur 등, 1995). Taylor와 Attia(2000)는 과거 2년간 응급실에서 5세에서 18세까지의 아동중 스포츠와 관련된 손상을 재검토해보았다. 677건의 손상이 있었는데 71%가 남자 아동이었다. 관련 스포츠 중 농구가 가장 많았으며(19.5%) 풋볼(17.1%), 야구/소프트볼(14.9%) 축구(14.2%) 인라인 스케이팅(5.7%) 그리고 하키(4.6%)순이었다. 염좌/과긴장이 가장 흔하여 90%를 차지하였고 이어 골절, 좌상, 열상이 뒤를 이었다. Conn, Annest, Gilchrist(2003)는 스포츠 관련(SR; sports-related) 손상에 대해 1997년부터 1999년까지의 국가 보건 인터뷰 조사를 통해 평가해 보았다. 그들은 5세~24세까지에서 응급실의 자료보다 42% 더 높은 손상이 있었다고 추산하였다. 매년 손상의 가장 높은 평균은 5세~14세(1,000명당 59.3) 그리고 15세~24세(1,000명당 56.4)였다. 손상비율은 남자에서 2배 더 높았다.

5-21세 사이(평균 12.2세) 아동의 손상 패턴은 4곳의 응급실 환자 1,275명 중 총 1,421건이었는데(Damore, Metzl, Ramundo, Pan, & Van Amerongen, 2003) 근골격계 손상 중 스포츠 관련 손상은 41%였고 모든 응급실 방문건의 8%를 차지한다고 보고되었다. 자전거타기에서 머리, 아래팔, 그리고 손목 손상이 가장 흔하였고, 반면 손 손상은 농구와 풋볼에서 가장 흔하였다. 축구는 무릎 손상의 대부분을 차지하였고, 반면 농구는 발목과 발 손상의 흔한 원인이었다. Conn과 동료들(2006)은 전국 전자 조사 시스템을 이용하여 과격한 스포츠 활동과 관련한 손상을 조사하였다. 모든 스포츠와 레크리에이션의 2.5%는 과격하였다(65.6%가 밀기와 치기와 관련 있음). 그리고 10-14세에서 그 빈도가 가장 높았다. 대부분이 머리와 목의 부상이었고(52%) 그 중 24%가 외상성 뇌손상이었다. 놀이터와 관련한 손상은 9세이하의 아동에서 가장 흔하였고 10-14세는 자전거, 15-19세는 농구가 가장 흔한 손상원인이었다.

Radlet, Lephart, Rubenstein, Myers(2002)는 한 최근의 연구에서 두 계절 동안 지역사회 후원의 야구, 소프트

볼, 실내외 축구, 풋볼을 하는 7세~13세까지의 1,659명 아동을 관찰하였다. 손상의 정의를 일반적인 정의보다 넓게 잡았으며 정도에 관계없이 코치가 현장에서 검사한 손상, 응급조치가 필요한 손상, 계속 운동을 할 수 없게 된 손상 어떤 것이라도 포함하였다. 그들은 100명당 야구에서 1.7, 소프트볼은 1.0, 축구는 2.1, 풋볼은 1.5명의 손상을 발견하였다. 소프트 볼을 제외하고서는 모든 스포츠에서 게임시 연습보다 손상비율이 의미 있게 높았다. 그러나 시즌당 팀당 손상횟수는 풋볼에서 4~7배 많았으며 손상의 정도도 심하였다. 이러한 형태의 손상은 다른 연구에서도 비슷하였다. 야구(볼에 맞음)나 풋볼(선수끼리 부딪힘)에서는 접촉이 주된 이유였다. 흥미롭게도 8세에서 10세까지 아동의 손상이 더 어리거나 더 나이든 아동들에서보다 높았는데 아마도 그들이 더 높은 수준의 놀이로의 전환단계에 있기 때문일 것이다. Brown과 동료들(2001)는 외상센터에서 볼 수 있는 경추손상의 27%가 스포츠와 관련있고 풋볼이 원인의 29%를 차지한다고 하였다.

미국에서는 해마다 스포츠, 레크리에이션 관련 뇌진탕이 160-380만건이 발생한다고 추정된다(Langlois, Rutland-Brown, & Wald, 2006). 2001-2005년 사이에 5-18세 아동에서 240만명이 매년 스포츠 관련 손상으로 응급실을 방문 하고 그 중 6%가(135,000) 뇌진탕이다(CDC, 2007). Yang과 동료들(2008)은 755명의 치명적이지 않은 소아(5-18세) 입원이 스포츠 관련 뇌진탕이라고 하였다. Browne와 Lam(2006)은 한 응급실에서만 2000-2003년 사이에 592명이 스포츠 관련 뇌진탕으로 방문하였다고 하였다. 이 중 72%는 남자, 51%는 10세 이상이었다. 25%만이 스포츠와 관련이 있었고; 나머지는 레크리에이션 손상이었고 대부분 떨어지거나(55%) 부딪히는 것에 의한 것이었다. 추후 관찰과 평가를 위해 거의 25%가 입원하였다. 중학교-고등학교 운동선수들 중 스포츠 관련 손상으로 응급실을 방문한 것을 조사한 결과 나이는 8-13세가 방문자의 35%를 차지하고, 보고된 모든 뇌진탕의 40%를 차지하였다고 한다. 저자들은 1997년보다 2009년에 8-13세 그룹의 뇌진탕으로 인한 응급실 방문이 두 배가 되었는데 오히려 14-19세는 스포츠 참여가 감소하였음에도 불구하고 방문 건수가 200%이상 증가하였다고 보고하였다(Bakhos, Lockhart, Myers, & Linakis, 2010).

자료는 한번 뇌진탕을 경험한 아동 선수는 또 다른 뇌진탕을 경험하기 쉽다는 것을 보여준다. 아동과 십대들은 뇌진탕을 경험할 확률이 더 높고 회복하는데 더 오래 걸린다(CDC, 2007). 뇌진탕 치료를 위한 좀 더 보존적 가이드라인을 많은 기관이 알려주고 있다(Guskiewcz 등, 2004).

아동 및 청소년은 좀 더 **극단적인 스포츠**에 참여하게 되고 매일의 스포츠 활동으로 위험을 더 감수하게 된다. 여러 저자들이 싸이클링과 관련하여 발생하는 심각한 손상비율에 대해 보고하였다(Gerstenbluth, Spinak, & Elder, 2002; Ortega, Shields & Smith, 2004; Winston 등, 2002); 운동용 자전거타기(exercycling)(Benson,Waters, Meier, Visotsky, & Williams, 2000): 치어리딩(Shields & Smith, 2006); 경마(Jagodzinski & DeMuri, 2005; McCrory & Turner, 2005);체조(Singh, Smith, Fields, & McKenzie, 2008); 트렘폴린 사용(Shankar, Williams, & Ryan, 2006); 모든 지형에서 타는 자동차(all terrain vehicle)(Brown, Koepplinger, Mehlman, Gittelman, & Garcia 2002; Levine, 2006): 스노보드 , 스키(Drkulec & Letts, 2001; Shorter, Mooney, & Harmon, 1999; Skokan, Junkins, & Kadish, 2003); 축구(Adams & Schiff, 2006; Powell, Tanz, & Robert, 2004); 그리고 인라인 스케이트, 스케이트 보드, 스쿠터(Kubiak & Slongo, 2003; Mankovsky, Mendoza-Sagaon, Cardinaux, Hohlfeld, & Reinberg, 2002; Nguyen & Letts, 2001; Osberg, Schneps, DiScala, & Li, 1998; Powell & Tanz, 2000a, 2000b)이다. 비록 이런 손상 대부분이 좌상, 골절 그리고 염좌/과긴장이지만 이 저자들은 상당한 경우에서 신장손상, 두부, 경추손상, 손의 외상을 지적하였다.

장애아동 및 장애청소년 (Children and Adolescents With Disabilities)

장애를 가진 아동 및 청소년이 손상에 더 취약한가에 대한 여러 연구가 시행되었다. Sinclair와 Xiang(2008)은 1997-2005년의 전국 건강 인터뷰 조사로부터의 자료를 비교하였다. 손상의 일화의 특성은 크게 다르지 않았지만 단일 장애를 가진 아동은 손상의 유병률이 의미 있게 더 높았다(3.8% 대 2.5%). 그러나 사회적 신체특징적 다양성을 감안한 후 보면 정서 혹은 행동 문제가 있는 아동이 손상위험이 높았다.

Xiang과 동료들(2005)은 장애아동에서 치명적이지 않은 손상 빈도가 더 높다고 하였다(4.2% ADHD, 5.7% 천식). 일반 아동의 손상빈도는 2.5%였다. 장애가 있는 캐나다 아동은 의학적 치료가 필요한 손상, 다발성 손상 혹은 심각한 손상의 위험이 30% 더 높았다(Raman, Boyce, & Pickett, 2007).

장애가 있는 학생들은 매년 100명당 4.7명의 빈도로 손상을 입었다(Ramirez, Peek-Asa, & Kraus, 2004). 복합 장애가 있는 아동은 지적장애(1.7배) 혹은 지체 장애인 아동들(1.4배)보다 높았다.

장애인에서의 **스포츠 손상의 빈도와 종류**에 대한 자료는 아주 적다. 영국에서 1995년 Taylor와 William이 보고한 바와도 같다. 1990년도에 청소년 전국 휠체어 게임을 조사한 결과 83명의 선수 중 육상경기에서 손상비율이 97%, 필드경기에서 22%, 수영에서 91%가 손상이 있었음을 보고하였다(Wilson & Washington, 1993). 국제 플라워 마라톤에서 19명의 선수에서 보고된 20건의 의학문제 중 13건이 손상이었는데; 8건은 연부조직 손상, 5건은 찰과상/피부 궤양이었다(Hoeberigs, Deberts-Eggen, & Deberts, 1990).

8개의 특수학교 고등부에서 조사한 결과 210명의 운동선수들 중 512회의 운동활동 중 38건의 손상이 보고되었다(1,000회당 2번의 손상 빈도)(Ramirez 등, 2009). 대상자는 학습장애, 지적장애, 정서장애; 복합장애, 외상성 뇌손상 포함; 그리고 자폐증을 가진 학생들이었다. 가장 높은 손상의 빈도(1,000회당 3.7번)는 축구에서였다. 비록 소수이긴 하지만 자폐증 청소년들이 손상 빈도가 더 높았다(5배). 경기(seizure) 병력이 있는 아동은 경기가 없는 대상자보다 2.5배 더 높았다. 장애가 있는 운동선수들을 정상또래와 비교시 덜 심한 손상을 보인다. 염좌와 과긴장도 더 적고 골절 혹은 뇌진탕도 없다. 손상으로 인한 수업결손이나 스포츠 참여의 제한도 덜하였다.

아동 및 청소년에 주로 일어나는 특정 손상의 형태 / Injury Types Specific to Children and Adolescents

비록 아동 및 청소년들이 어른과 마찬가지의 많은 손상을 입지만 심리학적, 발달학적, 생리학적 요인과 관련된 **특정 손상**에 좀 더 취약하다. 활동에 대한 심리학적, 발달학적 성숙이 아직 미치지 못하여 아동이 쉽게 손상을 입게 된다. 타너 척도(Tanner scale)와 주의집중과 지시 따르기와 같은 심리학적 속성이 종종 발달학적, 심리학적 준비가 되었는지 판단하는 평가에 이용된다.

임상적이고 생역학적인 연구의 증거에 의하면 성장중인 관절 연골은 반복적인 부하에 대한 저항이 낮아 연골 혹은 성장판에 미세외상을 일으킬 수도 있다고 한다. 이러한 조직의 손상으로 관절염이 조기발생하고 성장의 비대칭 원인이 되기도 한다(Chen, Diaz, Loebenberg, & Rosen 2005; Hogan & Gross, 2003; Hutchinson & Ireland, 2003; Oeppen & Jaramillo, 2003). 장거리 달리기 혹은 반복 점프가 무릎 관절염을 일으킬 수 있으며 성장판에 부상을 입혀 영구적인 성장변화를 일으킬 수 있다(Caine, Difiori, & Maffulli, 2006).

성장 중인 관절 연골의 또 다른 약점은 **비트는 힘에 의한 스트레스**에 취약한 것인데 특히 팔굽, 무릎, 발목에서 그렇다(Adirim & Cheng, 2003; Malanga & Ramirez-Del Toro, 2008). 연구에 따르면, 연골밑 뼈의 한 부분이 무혈상태가 되고 관절연골에서 분리되어 박리 뼈 연골염이라고 부르는 유리체가 된다(Maffulli, 1990). 이런 반복적으로 비트는 힘은 달리기 선수에서 목말뼈(talus)의 박리 뼈 연골염, "리틀 리그" 팔굽에서의 작은머리(capitulum)의 박리 뼈 연골염과 관련이 있고 골단 분리와 관련이 있다고 한다(Cassas & Cassettari-Wayhs, 2006).

성장 중인 관절연골의 세 번째 약점은 **뼈곁돌기**(apophysis)이다. 연구에 의하면, 과하게 사용 시 특히 근육 힘줄이 붙는 뼈돌기 성장판에 스트레스를 준다고 하며 이는 미세 건열골절(microavulsion fracture)의 원인이라고 한다. 이런 과정이 Osgood-Schlatter병, Sever병, 좌골 혹은 전상방 장골 돌기의 뼈곁돌기염과 관련이 있다고 한다(Cassas & Cassettari-Wayhs, 2006; Patel & Nelson, 2000; Vandervliet 등, 2007).

뼈의 생역학적 성질은 성장과 함께 달라진다. 뼈에서 연골이 차지하는 비중이 줄어들고 뻣뻣해짐에 따라 충격에 대한 저항이 감소한다. 갑작스러운 부하로 뼈가 휘거나 뒤틀릴 수 있다. 긴뼈의 성장하는 부분인 **골단**(epiphysis)은 비트는 힘이나 골절에 좀 더 취약하다. 이 과정의 예를 들어, 전방십자인대의 찢김골절(avulsion-fracture), 발목 인대의 찢김골절 혹은 성장판 골절 등이 있다. 방사선 사진에서 확실히 보기가 어려우므로 골단 부분의 손상은 골절로 간주하여 잠재적인 성장장애를 예방하기 위하여 그에 맞춰 치료한다(Caine 등, 2006; Siow, Cameron & Ganley, 2008; Vandervliet 등, 2007).

마지막 관점은 뼈의 길이 성장인데 종종 폭발적으로 성장하며 연부조직이 천천히 이차적으로 늘어난다. 이러한 과정으로 뼈가 빠르게 자라는 동안 근육힘줄의 탄력성이 상대적으로 소실되는 기간이 있게 된다. 뼈의 성장과 과하게 사용하여 입는 손상이 동시에 발생한다는 보고가 있어 왔다(Oeppen & Jaramillo, 2003; Soprano, 2005). 예방적 물리치료의 관점은 **과잉사용**의 손상 발생, 정도, 기간을 줄이는데 초점이 있다. 이러한 역할은 예방 및 관리의 다음과 같은 모델을 통하여 전체적으로 자세히 이야기될 것이다.

어른과 아동 사이에는 많은 **구별되는 생리학적** 차이점이 있어 수행에 영향을 준다. 아동은 심장이 작고 혈액양이 적으며; 이로써 일회 박출량이 적어져 보상적으로 심장이 더 빨리 뛴다. 아동은 또한 글루코스 분해능력이 더 낮아 무산소 수행을 제한하며 신경의 성숙도 느리다. 신경성숙의 진행과 균형, 민첩함, 협응, 속도에서의 향상은 평행하다. 이런 신경 성숙은 또한 근력을 강하게 하고 신경근육조절을 획득하는데 영향을 미친다(Fawkner & Armstrong, 2004).

환경에 따른 서비스 제공모델들 / Setting-Based Service Delivery Models

물리치료사는 예방과 건강활동, 선별, 체력증진 그리고 흡연, 약물, 술을 하지 않는 건강한 행동들을 독려하고 있다. 이러한 목표들의 방향은 예방 혹은 손상의 위험을 줄이는데 있다. **일차적 예방**은 잠재적으로 취약한 아동들을 대상으로 질병 혹은 손상을 예방하는 것이다. **이차적 예방**은 조기진단, 신속한 중재를 통하여 손상/질환의 후유증, 기간, 심한 정도를 줄이는데 초점을 맞춘다. **삼차 예방**은 장애의 정도를 제한하고 만성 혹은 비가역적 질병을 가진 아동의 기능 회복을 증진시키는데 중점을 둔다. 이러한 역할들은 다음과 같은 다영역 전문가팀 서비스 제공모델에서 자세히 말하겠다.

학교에서 제공하는 서비스 모델 (School-Based Model)

학교가 속한 지역에서 부분적인 혹은 전체 재정지원을 받는 학교에 바탕한 모델은 많은 고등학교에서 성공적으로 정착하였다(Bernhardt-Bainbridge, 2006). 학교 관계자로는 코치, 학교간호사들, 보건교사, 영양사들이 포함되었다. 보통 고용되는 사람들은 스포츠의학 전문가이며 가능하면 운동선수 트레이너(ATC: certified athletic trainer) 자격증을 가진 의사와 물리치료사가 계약직으로 고용되었다. 긍정적인 보건 행동의 교육, 건강증진, 손상 위험 감소, 손상의 조기관리를 위해 이러한 프로그램이 계획되었다.

예방 프로그램의 구성요소에는 **참여할 수 있는지 여부의 선별검사**, 적절한 훈련, 컨디션 만들기 프로그램, 적절한 감독, 경기 동안 보호하는 것 등이 있다.

참여여부에 내한 선별검사 (Preparticipation Screening Examination)

참여여부에 대한 선별검사의 목적은 일반적인 건강상태 판단, 참여를 제한해야 하거나 손상받기 쉬운 상태의 감지, 성숙의 평가, 체력수준 평가, 안전하게 할 수 있는 스포츠의 발굴, 운동선수와 그 가족을 교육하는데 있다(Bernhardt-Bainbridge, 2006). 이러한 선별검사의 유용성은 많은 연구에서 확인되었다(Drezner, 2000; Fuller 등 2000: Kurowski & Chandran, 2000: Lyznicki, Nielsen, & Schneider, 2000: Maron, 2002; Maron 등, 2007; Pigozzi 등, 2005; Tanaka 등, 2006). 대부분의 주에서는 운동경기에 참여 전 법적인, 보험적인 요건을 충족하고자 선별검사를 요구하고 있다. 비록 각 개별로 하는 검사가 가장 흔하지만 일반 건강상태뿐 아니라 유산소운동능력, 근력, 유연성, 균형, 그리고 힘을 객관적으로 선별하는 그룹검사(multistation)가 비용면에서 시간적인 면에서 효율적이다. 완전한 기본적인 검사 및 평가, 간단한 신체검사, 신체 성숙도 평가를 포함하는 해마다의 재평가, 새로이 등장한 문제들에 대한 검사를 현재 추천하고 있다(Saglimbeni, 2010).

참여 전 검사의 **구성요소**에는 병력; 심혈관계, 눈 검사를 포함한 이학적 검사; 근골격계 검사; 체 성분 평가; 신체적 성숙도 평가; 스포츠에 요구되는 특정 기능 테스트(미 대학의 스포츠 의학, 2011; Bernhardt-Bainbridge, 2006)

가 포함된다. 표준화된 참여 전 선별용 의학적 질문지와 검사를 여러 의학전문조직에서 만들었으며 미국 가정의학회에서 얻을 수 있다(2010). 4번째 판인 새로운 판에는 문제가 있는 운동선수들의 병력에까지 확대되었다.

의사가 신체검사 및 장기시스템 테스트를 시행하고 싸인해야 한다. 의사나 간호사는 신체적 성숙도를 평가해야 한다. 신경근육골격계의 전문가로서 물리치료사는 병력청취와 근골격계 검사를 시행할 수 있다. 물리치료사, ATC, 코치를 포함한 여러 사람들이 표준화된 기능테스트를 할 수 있다.

물리치료사, ATC, 간호사는 여러 필드 테스트 중 한 가지로 체 성분을 평가할 수 있는데: 체질량지수(BMI) (표 13.1, 13.2의 2–19세 사이의 아동을 위한 BMI 계산을 이용함),

표 13.1 체질량지수 교환표

당신의 체질량지수의 위험수준을 어떻게 알수 있나?*

1. 체중계를 편평하고 딱딱하고 카페트가 없는 바닥에 놓고 체중을 재보시오. 신발은 신지말고 옷은 가볍게 입으시오
2. 체중을 가장 근접한 파운드로 재시오
3. 두 발뒤축을 붙이고 눈을 앞으로 향하고 벽에 똑바로 기대서시오. 당신의 둔부, 어깨, 머리 뒤가 벽에 닿도록 하시오
4. 머리의 가장 높은 곳을 표시하여 피트와 가장 근접한 1/4인치까지 인치로 키를 측정하시오. 또 키를 인치로만 표시하시오
5. 좌측의 체질량지수위험 수준 표에서 자신의 키를 피트와 인치로 찾은 다음 최소의 위험, 중등도의 위험(과체중) 그리고 고위험(비만)에 해당하는 체중의 범위를 우측 세줄에서 찾으시오

신장	최소 위험 (BMI <25)	중등도 위험 (BMI 25-29.9); 과체중	고위험(BMI ≥30); 비만
4′10″	118 lb. 혹은 이하	119–142 lb.	143 lb. 혹은 그 이상
4′11″	123 lb. 혹은 이하	124–147 lb.	148 lb. 혹은 그 이상
5′0	127 lb. 혹은 이하	128–152 lb.	153 lb. 혹은 그 이상
5′1″	131 lb. 혹은 이하	132–157 lb.	158 lb. 혹은 그 이상
5′2″	135 lb. 혹은 이하	136–163 lb.	164 lb. 혹은 그 이상
5′3″	140 lb. 혹은 이하	141–168 lb.	169 lb. 혹은 그 이상
5′4″	144 lb. 혹은 이하	145–173 lb.	174 lb. 혹은 그 이상
5′5″	149 lb. 혹은 이하	150–179 lb.	180 lb. 혹은 그 이상
5′6″	154 lb. 혹은 이하	155–185 lb.	186 lb. 혹은 그 이상
5′7″	158 lb. 혹은 이하	159–190 lb.	191 lb. 혹은 그 이상
5′8″	163 lb. 혹은 이하	164–196 lb.	197 lb. 혹은 그 이상
5′9″	168 lb. 혹은 이하	169–202 lb.	203 lb. 혹은 그 이상
5′10″	173 lb. 혹은 이하	174–208 lb.	209 lb. 혹은 그 이상
5′11″	178 lb. 혹은 이하	179–214 lb.	215 lb. 혹은 그 이상
6′0″	183 lb. 혹은 이하	184–220 lb.	221 lb. 혹은 그 이상
6′1″	188 lb. 혹은 이하	189–226 lb.	227 lb. 혹은 그 이상
6′2″	193 lb. 혹은 이하	194–232 lb.	233 lb. 혹은 그 이상
6′3″	199 lb. 혹은 이하	200–239 lb.	240 lb. 혹은 그 이상
6′4″	204 lb. 혹은 이하	205–245 lb.	246 lb. 혹은 그 이상

*정확한 BMI치를 계산하기 위해 당신의 체중을 파운드로 하여 705를 곱하고 신장을 인치로 하여 나누시오. 그 다음 신장을 인치로 하여 또 나누시오. 2 19세 아동의 BMI계산은 CDC(2011)에도 나와 있다.
http://apps.nccd.cdc.gov/dnpabmi/Calculator.aspex

출처: Adapted from National Institutes of Health, National Heart, Lung, and Blood Institute (1998). Obesity Education Initiative: Clinical guidelines on the identification, evaluation, and treatment of over?weight and obesity in adults. *Obesity Research 6* (suppl. 2), 51S–209S; American Heart Association (2003). Body composition tests. Available from http://www.heart.org/HEARTORG/GettingHealthy/NutritionCenter/Body-Composition-Tests_UCM_305883_Article.jsp

표 13.2 아동 및 청소년(2-20세)에서의 저체중, 과체중 위험 그리고 과체중*의 체질량지수 퍼센타일

저체중	연령에 따른 BMI 5퍼센타일 이하
정상 체중	연령에 따른 BMI 5퍼센타일-85퍼센타일 이하
과체중	연령에 따른 BMI 85퍼센타일에서 95 퍼센타일 이하
비만	연령에 따른 BMI 95퍼센타일 이상

*그림 2.3에서 여아, 남아의 연령에 따른 신장, 체중의 차트를 보시오.

출처: Centers for Disease Control, National Center for Chronic Disease Prevention and Health Promotion(2003, April). *Nutrition & Physical Therapy*. Retrieved from http://www.cdc.gov/growthcharts/

연령 및 신체적 특성에 따른 측정 방식으로 피부주름을 평가, 혹은 허리 둘레 측정하기이다. 6-17세의 남자에서 신체 지방의 상하값은 5%~31%이고, 같은 연령의 여자에서는 12%~36% 정도이다(Lohman, Houtkooper, & Going, 1997).

참가 전 검사를 하면 팀 의사가 운동선수의 기준을 판단하는 지침이 된다(표 13.3 그리고 부록 13.A). 검사를 통하여 각 **운동선수의 강점**과 **제한점**을 알 수 있다. 이로써 다음과 같은 요인과 함께 개별 훈련과 몸 만들기 프로그램을 위한 기초가 된다; 에너지 훈련, 근력과 지구력 훈련, 속도 훈련, 영양 상담 등이다(Birrer & Brecher, 1987).

참가 전 검사는 청소년들이 담배, 술, 약물 같이 건강에 해가 되는 행동을 하고 있는지 **선별**하는데 이용된다. 흥분성

표 13.3 선수 체력 등급카드

선수 체력 등급카드(남자)

테스트	0: 평균 이하	1: 평균 이상	2: 양호	3: 매우 양호	4: 우수함
근력: 턱걸이(횟수)	7번 미만	7-9번	10-12번	13-14번	15번 이상
힘: 멀리뛰기(인치)	85 미만	85-88	89-91	92-94	95 이상
속도: 500야드 빨리달리기(초)	6.7초 미만	6.7-6.4	6.3-6.0	5.9-5.6	5.5 미만
민첩성: 6-c agility(c)	5-5 미만	5-5에서 6-3	6-4에서 7-2	7-3에서 8-1	8-2 이상
유연성: 앞으로 구부리기(인치)	자에 닿지 않음	1-2	3-5	6-8	9 이상
지구력: 윗몸일으키기	38 미만	38-45	46-52	53-59	60 이상
심폐 지구력: 12분 달리기(마일)	1 1/2 미만	1 1/2	1 3/4	2	2 1/4 이상

선수 체력 등급카드(여자)

테스트	0: 평균이하	1: 평균이상	2: 양호	3: 매우양호	4: 우수함
근력: 턱걸이(횟수)	2 미만	2-3	4-5	6-7	8 이상
힘: 멀리뛰기(인치)	63 미만	63-65	66-68	69-71	72 이상
속도: 500야드 빨리달리기(초)	8.2 미만	8.2-7.9	7.8-7.1	6.9-6.0	5.9 이하
민첩성: 6-c agility	3-5 미만	3-5에서 4-3	4-4에서 5-2	5-3에서 6-2	6-3 이상
유연성: 앞으로 구부리기(인치)	3 미만	3-5	6-8	9-11	12 이상
근지구력: 윗몸일으키기(횟수)	26 미만	26-31	32-38	39-45	46 이상
심폐지구력: 12분달리기(마일)	1 1/4 미만	1 1/4	1 1/2	1 3/4	2 이상

당신의 등급

	근력	힘	속도	민첩성	유연성	근지구력	심폐지구력
당신의 등급 척도(0-4)							

출처: Athletic fitness scorecards(1988). *Patient Care*, October 30, Montvale, NJ: Medical Economics Publishing.

약물이나 물질은 수행을 증진시키는데 합법적인 것과 불법적인 것이 있다(Armsey & Hosey, 2004), 그리고 안전하지 않은 성관계를 하고 있는지(Nsuami 등, 2003)에 대해서 알아본다. 실제의 질문에 더하여 검사자는, 보고된 행동에서의 변화, 나쁜 성적, 집중하지 못하는 것, 과민성, 몸무게의 변화 등에 주의를 기울일 수 있다.

수행 증진 약물을 선별하는 중요성은 점점 더 많은 아동들이 이러한 약물을 사용하고 있고(Gregory & Fitch, 2007; Laos & Metzl, 2006) 아동들 중 3%~5%가 도핑테스트에서 양성인 점으로 알 수 있다. 남자아이들, 나이든 청소년과 경쟁적인 운동선수들에서 빈도가 높았다. 1990년도부터 아주 빠르게는 8세부터 특히 여자아이들에서 근육합성 스테로이드의 사용이 증가해왔다(Laure, 2000). 연구에 따르면, 남자 청소년의 3%~12%, 여자청소년의 1%~2%가 스테로이드를 사용하여 왔다고 한다(Bahrke, Yesalis, & Brower, 1998; Yesalis & Bahrke, 2000). 약물남용 국립기관이 지원하고 미시건 대학의 사회적 연구기관이 시행한 2002 "미래의 모니터링"이라는 연구는 학동기 아동에서 스테로이드 사용이 증가된 것을 지적하였다. 1991년에 8학년 학생들의 스테로이드 사용 빈도는 2002년에 2.5%로 증가된 반면 10학년들은 1.8%에서 2.5%로 증가하였다. 12학년까지 사용한 경험은 4%였고 이는 1991년의 2.1%로부터 증가된 수치이다.

2009년 청소년 위험 행동 조사 연구는 모든 고등학교 학생들중 6.4%가 코카인을 경험하였고 반면 4.1%는 메탐페타민(CDC, 2010a)을 사용하였다고 한다. 모든 고등학생들의 3.3% 이상이 의사의 처방없이 스테로이드 알약/주사를 해본 경험이 있다고 한다.

스테로이드는 근력증가, 체중, 힘, 속도, 저돌성을 증가시키는데 사용된다(Casavant, Blake, Griffith, Yates, & Copley, 2007). 근력을 높여주는 다른 약물로는 DHEA(dehydroepiandrosterone), 분지형(branched chain) 아미노산과 필수아미노산, 대마초, 크레아틴, EPO(에리트로포이에틴)와 그 부산물, 성장호르몬, 테스토스테론과 난드롤론(nandrolone)을 포함하고 있는 보조식품 등이 있다(Armsey & Green, 1997: Bramsteadt, 2007; Calfee & Fadale, 2006; Kreider, Miriel, & Bertun, 1993; Laure, Lecerf, Friser, & Binsinger, 2004; Lorente, Peretti-Watel, Grelot, 2005). 에페드라(ephedra)와 카르니틴(carnitine)을 포함하고 있는 식용물질은 에너지를 내고 지구력을 높이며 식욕을 억제하고 체중감소를 유도하는데 사용되어 왔다(Bell, McLellan, & Sabiston, 2002; Haller & Benowitz, 2000).

저항운동 중 근육에 대한 크레아틴의 효과 연구를 제외하고는 이러한 물질들이 수행능력을 증진시키는 효과가 있다고 지지하는 연구는 없다. 연구된 바 있는 몇 개 안 되는 연구는 성인에서 이 물질들에 대한 검토를 한 것이다; 21세 이하의 대상에서는 아직 연구된 바가 없다. 그 이외에도 스테로이드, 난드롤론, 에페드라 등을 포함한 여러 물질을 상당한 양으로 섭취하는데 대한 위험과 잠재적 위험에 대해서는 연구보고들이 있다(Calfee & Fadale, 2006; Kerr & Congeni, 2007; Matich, 2007; van den Berg, Neumark-Sztainer, Cafri, & Wall, 2007). 반면 분지형 아미노산에 대한 결과는 혼합적이다(Hoffman 등, 2008; Negro, Giardina, Marzani, & Marzatico, 2008; Nicholas, 2008). 에페드린이 포함되어 있는 복합제재는 연방 및 주의 고등학교 협회(2003)뿐 아니라 대부분의 전문가와 대학생 스포츠 조직에서는 사용이 금지되어 있다.

약물남용의 위험 요소에는 빈곤한 혹은 편부모 가정, 건강에 대한 인식 부족, 다른 약물 소비, 반 사회적 행동, 우울, 미숙함 등이 있다. 부모와 대화를 잘하고 학업수행이 좋고, 규칙적으로 스포츠 활동을 하고 진실하고 차분한 성격의 엄마가 전업주부인 경우는 이런 행동에 대한 예방요인이 된다(Challier, Chau, Predine, Choquet, & Legras, 2000; Stronski, Ireland, Michaud, Narring, Resnick, 2000).

보조식품들 중 FDA의 승인을 받지 못한 것들은 그러므로 성분표시를 쓸 수 없고, 안전성과 효능을 신뢰할 수 없는 것이다(Congeni & Miller, 2002). 소비자에게 제의된 몇 안되는 보호조치는 USP라벨인데 국가적으로 알려진 제조자의 표시이다. 약초 물질이 청소년들 사이에 소비가 증가하고 있는 이유는 더 잘 수행한다는 느낌이 있기 때문이다(Yussman, Wilson, & Klein, 2006).

훈련 및 신체컨디션 조절(Training and Conditioning)

체력은 아동과 청소년에게 일 년 걸려서 해야 할 노력의 과제이다. 아동선수는 선택종목에서 수행능력을 향상시킬 체력프로그램을 만들 수 있다. 신체는 훈련과 비례하여 생

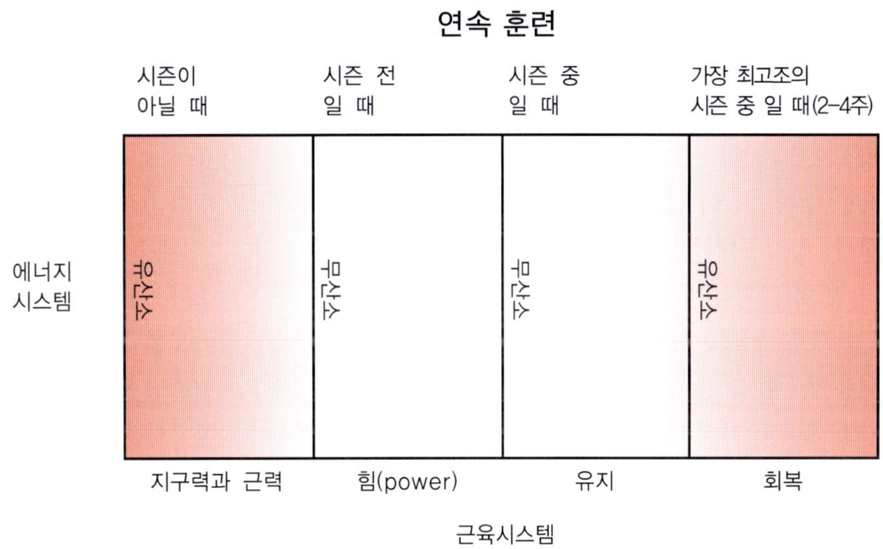

그림 13-1 연속적인 근력-지구력 훈련.

리학적으로 반응하지 않고 흥미를 유지하는 것이 어려우므로 훈련프로그램은 다음과 같은 요소로 짠다; 경기시즌 아닐 때, 시즌 전, 시즌 중, 그리고 시즌이 끝난 후이다. 이러한 프로그램은 아동과 청소년에게 재미, 협조, 팀 플레이, 그리고 학습을 강조해야 한다.

시즌이 아닐 때의 에너지 훈련은 유산소 훈련을 바탕으로 한 장시간의 활동으로 달리기나 수영과 같이 낮은-중간 정도 강도의 운동이다. 근지구력과 근력을 향상시키는 기본훈련은 신체균형을 발달시키고 근골격계에 활동과 관련한 손상을 줄이는 것이다.

시즌 전의 훈련목표는 근력, 균형, 활동에 요구되는 심혈관계의 능력에 좀 더 초점이 맞춰진 것이다. 시즌 전 훈련 중 근력 및 스피드뿐 아니라, 무산소 운동능력(강도 높게 짧은 시간)을 발달시킨다(그림 13.1) (Bernhardt-Bainbridge, 2006).

시즌 중의 시간은 컨디션을 유지하는 시간이다. 프로그램은 손상 위험이 있는 영역이나 제한되어 있는 특정 영역에 더 초점이 맞추어져 있다. 시즌 후의 시간은 신체를 쉬게하여 회복을 위한 계획된 짧은 기간이다. 아동선수들은 그들이 즐기는 활동들을 하게 되는데 이는 평상시의 운동 종목이 아니다. 예를 들어, 축구선수가 수영이나 자전거를 선택하는 식이다.

사춘기 전 혹은 사춘기 운동선수를 위한 **근력 훈련**이 근육의 양을 변화시키지 않고 근력을 증가시키는 것으로 알려졌다(Bernhardt 등, 2001; Faigenbaum, Loud, O'Connell, Glover & Westcott, 2001; Faigenbaum, Milliken, & Westcott, 2003; Falk & Eliakim, 2003; Gabbett, Johns, & Reimann, 2008; Ingle, Sleap, & Tolfrey, 2006; Malina, 2006; Stratton 등, 2004). 청소년에게 안전한 훈련은 여러 조절변수들을 가지고 있다. 지속적인 감독과 적절한 기술로 지도하는 것이 필요하다. 훈련은 갑작스러운 움직임이 되지 않도록 하고 관절가동범위 전체에 걸쳐서 해야 하고 무게 하중이 없거나 매우 가벼운 부하로만 해야 한다. 원심성으로 움직이는 것을 강조한 운동은 피해야 한다. 기구들도 청소년 크기에 맞게 등급이 있어야 한다(Kraemer & Fleck, 2005). 스포츠 관련 근력 프로그램에 관한 많은 것이 책에 나와있다(Faigenbaum 등, 2001). 개인에게 혹은 팀에 맞게 프로그램을 만들 수 있다. 프로그램은 코치와 상의하며 어른이 직접 감독하면서 행해야 한다. 뇌성마비아나 다운증후군 아동에서는 훈련 프로그램을 물리치료사가 검토하여 안전과 적절성을 확인해야 한다.

적절한 훈련에는 에너지 생성의 연료로써 **좋은 영양상태**가 필요하다. 청소년 선수의 영양 요구량이 보고되어 왔다(미국 심장협회 등, 2011; Gonzalez-Gross, Gomez-Lorente, Valtuena, Ortiz, & Melendez, 2008; Hoch, Goossen, & Kretschmer, 2008; Maughan, 2002; Unnithan & Goulopoulou, 2004)(부록 13.B1과 13.B2). 활발한 아동은 좀 더 많은 열량을 소모한다. 균형식이라도 열량이 너무 적은 식사를 할 수 있기 때문에 열량도 적당히 섭취하도록 직접 주의해야 한다(미국 보건 복지부와 농무

부, 2010). 훈련프로그램에는 청소년과 그 가족에 대한 교육도 포함되는데 이를 어린 운동선수들이 스테로이드, 식이 보조 혹은 수행 향상 약물들을 사용하지 않고도 건강한 방식으로 자신들의 목표를 달성하도록 격려하는 기회로 이용할 수 있다. 이 교육은 코치와 가족 모두에게 강화해야 한다. 청소년에게는 과체중/과지방의 문제가 있을 수 있다. 만일 몸에 지방이 많으면 운동으로 약간의 지방무게를 근육으로 바꿀 수 있다. 너무 마른 경우와 섭식장애는 청소년층에서 좀 더 많이 발견된다. 특별 영양 프로그램과 체중 감소 혹은 증가에 대한 상담 대상이 되면 영양사나 간호사의 감독하에 상담을 해야 한다.

성인보다 아동에서 체중당 비율적으로 수분을 더 필요로 하므로 **수분섭취**(수화상태; hydration)는 중요한 이슈이다. 아동은 또한 성인보다 체온상승에 대처하는 것이 어렵다. 신체질량에 비해 표면적이 넓으면 더운날 열을 쉽게 받고 추운날은 열을 쉽게 빼앗긴다. 아동은 걷기나 달리기 운동중 땀을 덜 흘리고 총 기화열이 적으며 체중당 대사열이 좀 더 높다. 마지막으로 비록 아동이 적응은 하지만 어른보다 그 적응속도가 느리다(Naughton & Carlson, 2008).

그러므로 물리치료사나 ATC는 **환경의 온도와 습도**를 면밀히 모니터해야 한다. 필드에서 미리 주의할 것과 운동에서의 추천사항을 표 13.4에 나열하였다. 수화에 대한 권고사항으로는 3온스에서 12온스(약 90–360ml)의 물을 활동 1시간 전에 미리 마실 것(90파운드; 약 41kg 체중 이하일 때는 3온스에서 6온스의 물(90–180ml); 90파운드 이상의 체중에서는 6온스에서 12온스의 물; 약 180–360ml)과 활동 바로 직전 3온스에서 6온스의 물을 마실 것을 권고하고 있다. 운동하는 동안 3온스에서 9온스의 물(90파운드 이하 체중에서는 3온스에서 5온스, 90파운드 이상에선 6온스에서 9온스의 물)을 매 10분에서 20분 간격으로 온도와 습도를 고려하여 마셔야 한다. 그러면 각 1/2파운드 체중 감소당 8온스에서 12온스(약 240–360ml)의 수분이 운동 후 2시간에서 4시간 안에 소모되게 된다(Casa 등 2000).

아동에게 섭취시켜야 할 **수분의 종류**에 대해 평가한 의미 있는 연구가 있었다. 아동은 운동 후에 다시 수화하거나 수화를 유지할 만큼 충분한 물을 마시지 않으려고 한다(Bergeron, Laird, Marinik, Brenner, & Waller, 2009; Casa, Clarkson, & Roberts, 2005; Decher 등, 2008). 그러나 향을 물에 첨가하면 실질적으로 마시는 양이 늘어난다(Passe, Horn, & Murray, 2000). 스포츠 음료는 지구력 운동과 강도높은 운동 모두에서 에너지를 향상시키는 것으로 드러났다(Davis, Welsh, & Alerson, 2000: Galloway & Maughan, 2000: Meadows–Oliver & Ryan–Krause, 2007). 향과 더불어 잘 만들어진 스포츠 음료는 에너지를 내는 탄수화물은 낮고 갈증 기전을 자극하는 나트륨과 수분 흡수는 빠르게 한다(Passe 등, 2000; Rivera–Brown,

표 13.4 열 스트레스 정도에 대한 활동의 제한

WBGT*		활동제한
℃	℉	모든 활동 허용, 그러나 장시간의 활동일 때 심장 관련 전조증상이 있는지 주의.
<24	<75	
24.0–25.9	75.0–78.6	그늘에서 오래 쉰다; 15분마다 물이나 음료 마시기 강조
26–29	79–84	기후 적응하지 못한 사람, 고위험의 사람은 활동 중단; 그 이외 사람은 활동제한 (장거리 경주 금함, 다른 활동은 시간을 길게 하지 않음)
<29	>85	모든 운동활동 취소

*WBGT는 대기중의 기온이 아니다. WBGT는 습구 온도를 가르키며 건습계를 이용하여 필드에서 측정할 수 있는 기후의 열 스트레스의 지표이다. 상품화된 것은 3개의 온도계로 구성되어 있다. 하나는(wet bulb(WB))는 습도를 모니터할 수 있는 젖은 심지가 있고 다른 한개는 복사열을 측정할 수 있는 비어있는 검은 공(globe[G])이 안에 있고 세 번째 것은 대기온도를 측정하는 단순한 온도계이다(temperature[T]). 열 스트레스 지표는 WBGT=0.7 WB 온도 + 0.2G 온도 + 0.1 T 온도로 계산한다. 70%의 스트레스는 습도로부터, 20%는 복사열로부터, 오직 10%만이 대기온도에서 받는다.

출처: American Academy of Pediatrics. Committee on Sports Medicine and Fitness (2000). Climate heat stress and the exercising child and adolescent. *Pediatrics*, 106, 158–159, with permission.

Ramirez-Marrero, Wilk, & Bar-Or, 2008; Wilk, Rivera-Brown, & Bar-Or, 2007).

성공적인 수화 프로그램은 수분섭취뿐 아니라 수분의 유용성에 대한 것도 다루어야 한다. 시원한 수분은 장기 시스템에 쉽게 흡수되므로 마실 물은 차갑게 하거나 얼려서 제공해야 한다(Greydanus & Patel, 2002). 운동에 참여하는 모든 사람에 대한 교육은 지속적으로 확실하게 운동할 수 있도록 하는 중요한 시금석이다. 탈수의 흔한 증상에 대한 지식—과민성, 두통, 메슥거림, 어지러움, 위약증, 쥐가 남, 복부의 불편함 그리고 수행능력이 저하됨—은 조기 발견과 중재에 도움이 된다(Bytomski, & Squire, 2003; Casa 등, 2000).

감독과 보호(Supervision and Protection)

코치는 운동선수들의 일차적인 감독자이다. 미국 소아과학회(2007)는 모든 코치들이 자격증 코스를 밟기를 권고하였다. 자격있는 사람들(의사, 물리치료사, 혹은 ATC)이 훈련과 경기를 감독하는 것은 이차적 수준의 감독이다. 이러한 사람들은 즉각적인 억제와 손상 및 질병의 올바른 관리를 제공한다.

청소년 선수들에게 올바르게 조정된 좋은 질의 **장비**를 제공하는 것은 안전한 참여의 지름길이다(Ceroni, De Rosa, De Coulon, & Kaelin, 2007; Geary & Kinirons, 2008; Kroncke, Niedfeldt & Young, 2008; Roccia, Diaspro, Nasi, & Berrone, 2008). 이러한 장비에는 신발, 머리, 눈 보호장구, 패드, 마우스 가드(입 보호대) 등이 있다. 비록 코치들이 적절한 장비를 제공할 의무가 있으나 종종 물리치료사나 트레이너도 선수의 필요에 따라 체격에 맞게 장비를 맞춰주고 변형해준다. 물리치료사는 정형보조기, 연성 기브스나 반기브스 그리고 보조기를 손상입은 선수를 위해 만들어줄 수도 있다.

운동하는 장소는 조명이 잘되어 있고 장애물이 없어야 하며 충격흡수 재질로 되어 있어야 한다. 손상을 감소시키는 것으로 알려진 장비를 변형하여 사용해야 하고(Ceroni 등, 2007; Janda, 2003) 장비와 운동장소는 선수의 체격에 맞게 등급이 매겨져야 한다(Hogan & Gross, 2003). 물리치료사의 지식은 선수의 안전을 위해 장비와 바닥의 올바른 선택과 변형에 아주 중요할 수 있다(댄스 활동에는 마루바닥이 적절함).

감염질환의 전파는 항시 주의대상이었지만 최근 메티실린 저항성 *황색구균*(MRSA)과 에이즈 바이러스(HIV)의 발생이 심각한 문제이다. HIV는 상처가 있을 때 혈액 혹은 체액을 통하여 감염된 사람과의 성적 접촉에 의해 감염되기도 하고 주사기나 바늘을 함께 쓸 때도 감염된다. 아주 흔하지는 않지만 감염된 혈액 혹은 혈액응고요소의 수혈로 감염되기도 한다. 현재 스포츠 참여로 감염되었다는 보고는 없다. 아주 낮은 가능성이지만, 몸을 부딪히는 스포츠에서 출혈이 있을 경우를 생각해볼 수 있다. 경기중 출혈이 있으면 즉시 출혈을 멈추고, 상처를 멸균 소독하고 밴드를 붙일 때까지 참여하지 않게 해야 한다. 출혈이 일어나지 않는 스포츠 활동을 통해서 HIV는 감염되지 않는다(CDC, 2010b).

여러 요인들이 MRSA의 감염의 위험을 증가시키는데 남자들의 동성애, 징맥주사로 약물을 하는 경우, 이 박테리아에 감염된 사람과의 접촉 등이다. 다른 위험 요인들로는 풋볼, 레슬링, 럭비 그리고 축구와 같은 접촉 스포츠와 재발성 종기의 병력이다(CDC, 2003; Cohen & Grossman, 2004; Cohen & Kurzrock, 2004; Nguyen, Mascola, & Bancroft, 2005).

전국 고등학교 연합회(NFHS) 스포츠 의학 자문 위원회(2007)는 다음과 같이 감염질환의 감소를 위한 권고사항을 말한다:

- 훈련과 경기에 입었던 옷은 매일 세탁할 필요가 있다.
- 기구를 많이 사용하는 스포츠인 풋볼, 하키와 같은 경우 공인된 소독제로 정기적으로 기구를 깨끗이 소독할 필요가 있다.
- 훈련과 경기 중 매일 여러 번 레슬링 매트와 체조용 기구를 소독할 필요가 있다(1:100으로 희석한 표백제).
- 개인용 스포츠 기구 즉 글러브, 무릎 패드는 함께 쓰지 않는다.
- 개방성 상처나 긁힌 상처가 있으면 월풀이나 냉탕욕조를 사용하지 않아야 한다.
- 선수는 훈련과 경기 직후 즉시 샤워하고 토너먼트 중 물비누를 사용하여 여러 번 샤워하고 개인용 수건을 써야 한다.

- 피부에 감염이 있으면, 아동을 치료하고 훈련과 경기에서 제외한다; 활성감염이 있는 상태라면, 적절하게 항생제로 치료해야 한다. 매일 모든 선수들을 비슷한 감염이 있는지 선별해야 한다. 팀에서 감염자가 많으면 보건국에 도움을 요청한다. 다발성으로 감염이 발생하면 보균자가 있다는 의미이므로; 코치를 포함하여 모든 팀 구성원들의 비강에서 채취하여 배양을 해보아야 한다. 접촉 스포츠에서는 감염자와 보균자 모두를 적절히 항생제로 치료해야 한다.

간단한 사례 연구 13.1

학교의 모델

J.B는 14세 소년으로 청소년 고등학교 풋볼 대표팀에 입단하기 위해 참여 전 선별검사에 참가하고 있다. 물리치료사는 J.B가 지난해 중학교 풋볼팀에서 우측 무릎의 손상을 입었음을 알게 되었다. J.B는 무릎 안쪽으로 통증을 호소했으며 약간 부어있었다. 어떤 의사한테도 아직 보이지 않았으며 손상으로 2주간 운동을 할 수 없었다.

물리치료사가 검사한 바로는 무릎관절선을 따라서는 압통이 없었다. 그러나 J.B는 슬개골밑 힘줄이 시작하는 부위에 압통을 나타냈다. 안정성 검사시 전후 십자인대나 외측인대의 불안정성은 없었다. 내측인대가 약간 느슨해져있는 것이 감지되었다. 물리치료사는 우측 대퇴부의 둘레가 1인치 감소되어 있음을 발견하였다. 고관절과 슬관절의 관절가동범위는 정상이었다. 그러나 우측 넙다리근육의 유연성이 좌측보다 15° 부족하였다. 눈을 뜬 채 한 다리로 서는 균형검사는 우측다리에서 15초가 감소되어 있었다. 기능적 뻗기 테스트에서 우측이 좌측보다 4인치가 적었다.

코치는 제한시간 내 한 다리로 쭈그리고 앉는 검사상 우측다리의 능력이 좌측의 50% 수준이라고 지적하였다. 옆으로 계단 오르기 검사상 검사상 좌측은 12인치(약 30cm)의 계단에서 할 수 있었는데 우측은 6인치에서 가능하였다.

J.B는 시즌 전 프로그램으로 근력강화, 균형, 우측다리의 힘을 강화하기 위하여 물리치료사에게 보내졌다.

시즌 전 훈련 프로그램은 네 가지 요소를 가지고 있을 것이다. 첫째, J.B.는 우측에 중점을 둔 양측 다리의 근력강화 프로그램에 배치된다. 여러 하중 기계운동(레그 프레스, short arc quads; 무릎 근육 강화훈련, seated hamstring curls; 앉아서 하중을 이기고 무릎 신전, unilateral toe lifts with knees straight and bent; 한쪽 무릎을 신전하고 발가락을 신전한 채 다리를 들어올렸다 굽힘)을 지도받는다. 이러한 운동들은 우측다리에 중점을 둘 수 있도록 한 다리로 하는 운동이다. half squats(반 쭈그리고 앉는 자세), alternate leg lunging(한쪽 무릎을 앞으로 내딛으며 구부리고 앉으려는 자세), squat to toes(무릎을 벌리고 발끝으로 쭈그리고 앉으려는 자세)를 포함하여 닫힌 시슬 운동(closed chain exercise)을 지도받는다.

두 번째 구성요소는 균형 훈련이다. J.B.는 한 다리와 양다리 모두로 정적인 균형, 동적인 균형을 훈련하는 단순한 것부터 좀 더 복합적 균형 훈련을 지도받는다. 이러한 기술은 풋볼과 관련 있는 커팅, 러닝, 대각선 활동(diagonal activity)의 수행을 점차 향상시킨다.

세 번째 구성요소는 우측 다리의 유연성을 같게 하고자 하는 스트레칭 운동이다. 스트레칭은 각 운동 세션 끝에 시행한다. 넙다리근육, 사두근, 종아리 근육, 고관절 앞부분, 엉덩정강근막띠(iliotibial band), 그리고 고관절 돌림근에 중점을 둔다.

마지막 요소는 힘이다. 균형과 근력이 향상될 때까지 이 부분 운동은 연기한다. 어느 기준까지 향상이 되었을 때 Plyometrics(근력과 스피드 훈련), quick strength movement(무거운 무게를 가지고 하는 단순 반복운동과 휴식)을 시킬 수 있다.

J.B.의 코치와 부모는 그 상황을 전달받는다. 학교에서 코치가 프로그램을 감독할 것이다. 매 2주마다 물리치료사가 재검사를 할 것이다. 우측 다리의 균형과 근력이 좌측의 85%가 되었을 때 물리치료사는 J.B.를 경기에 내보낼 것이다.

지역사회에 바탕을 둔 모델 (Community-Based Model)

비장애아동 및 장애아동을 위한 스포츠에 참가할 수 있는 지역사회 모델이 많이 있다. Peewee 풋볼과 Little League가 비장애아동들이 하는 잘 알려진 프로그램들이다. 특수올림픽은 지적장애 혹은 발달장애를 가진 성인 및 아동들을 위하여 가장 잘 통합적으로 발전된 모델 중의 하나이다. 그리고 이것이 지역사회를 바탕으로 하는 모델로도 이용될 수 있을 것이다.

케네디 재단은 수년간 정신지체인의 기술 평가를 위한 체력 테스트로 축적되어진 스포츠 기술 평가와 프로그래밍을 위한 자료와 모델을 개발하는데 선두에 서왔다. 스포츠할 기회에 대한 욕구가 테스트의 뒷받침을 얻어 1968년 처음으로 특수올림픽 게임이 치러지게 되었다. 이 게임의 성공으로 특수올림픽 협회가 1968년 창립되었고 뒤이어 180개국 이상에서 200개 이상의 공인된 전국 및 국제 특수올림픽 프로그램을 만들었다. 특수올림픽의 사명은 학교모델의 것과 비슷하다;"인지장애 아동 및 성인에게 다양한 올림픽 형태의 스포츠안에서의 경쟁과 연중 스포츠 훈련을 제공하여 그들의 체력을 발달시키고, 용기를 보여줄 기회, 기쁨의 경험, 재능, 기술, 우정을 그들의 가족 및 다른 특수올림픽 운동선수 그리고 지역과 나누는 데 함께 참여할 지속적인 기회를 주는데 있다(국제 특수 올림픽, 2003).

특수올림픽은 그들 구성원의 건강관리와, 필요한 일반적인 건강관리 사이의 격차를 인지하면서 *건강한 운동선수* 프로그램이란 것을 창안하였다. 이 프로그램은 일련의 건강서비스와 교육으로서 가장 심각한 격차가 있는 분야의 불균형을 감소시켜준다. 현재 이 분야에는 다음과 같은 것을 포함하고 있는데 시력 검사와 안경처방; 청력검사와 의뢰; 치과검진; 교육과 입 보호대 만들기; 발의 검진과 신발과 발에 관한 교육; BMI와 골밀도, 영양, 피부보호, 약물남용 피하기, 뼈 건강;의학적 검사와 스페셜 올림픽의 소개; 앞으로의 체력유지를 포함한 건강증진에 관한 교육과 체력선별검사가 포함된다.

APTA가 개발한 FUNfitness는 물리치료사가 선수의 유연성, 기능적 근력, 균형, 그리고 유산소운동능력을 선별하는 체력 선별검사이다(APTA, 2003; 스페셜 올림픽, 2011a). 선별 검사에 의거하여 물리치료사는 선수, 부모, 그리고 코치에게 향상을 위한 올바르고 안전한 방법을 교육한다. 주, 지역, 국제 게임에서 모은 자료는 선수에 대한 국제 데이터베이스에 입력한다.

이 모델의 구성요소는 학교모델과 비슷하다. 물리치료사는 이러한 사람들의 참여를 준비시키고 계속되는 신체적 요구를 관리하기 위하여 이들을 일차적으로 관리하는데 참여해 왔다. 체력과 건강 모델에서 물리치료사는 FUNfitness에서 유연성, 기능적 근력, 균형, 그리고 유산소 능력의 선별을 통해 예방하는데 있어 통합적 역할을 한다. 물리치료사는 연중 체력과 건강증진 프로그램을 발전시킬 수 있는 이상적인 전문가로서 과체중, 비만, 영양실조, 그리고 좋지않은 신체상태와 같은 이차적 상황의 영향과 그 발생을 감소시킨다.

참가 전 선별검사 (Preparticipation Screening Examination)

특수올림픽 **참가 전 선별검사**는 개별적으로 의사가 하는 검사이다. 인지장애를 가지고 있는 사람; 인지수준의 지체가 있고 인지 지체발달에 따른 심각한 일반적 학습문제, 적응문제가 있는 개인이 특수올림픽의 대상이 된다. 운동선수는 운동에 참가하려면 만 8세 이상이어야 한다; 경쟁 부분에서 나이 상한선은 없다. 운동선수는 그 운동선수에 친숙한 의사가 싸인한 의학 검사를 포함한 등록패킷이 있어야 한다. 선수는 매 3년마다 건강상 특별한 변화가 없으면 새로운 의학적인 지원서를 내야하고 이에 따르는 검진을 받아야 한다. 다운증후군 선수는 고리중쇠관절(atlantoaxial joint)의 불안정성 선별을 위한 완전한 방사선검사가 필요하며 심장이상에 대한 검진도 필요하다. Jacob과 Hutzler(1998)는 신경학적 기능을 평가하는데 가외의 도구로서 신경학적 이상이 있는 선수들에게 스포츠 의학 평가 프로토콜을 성공적으로 이용하였다.

미국 가정의학협회가 선정한 검사를 따른 새로운 스페셜 올림픽 참가 전 검사는 2007년도에 나왔는데 상용을 위한 수정이 있었다(부록 13.C). 인지장애가 있는 아동(2-7세)은 어린 선수 프로그램에 참여할 수 있다.

훈련과 몸만들기(Training and Conditioning)

선수가 경기에 참가하도록 허락되면 여름, 겨울경기 30개중에서 어떤 것을 선택한다. 각 스포츠에는 선수의 현재 기능수준을 판별하고 훈련 프로그램을 모니터할 수 있도록 계획된 특정 **스포츠 기술 평가**가 있다. 일단 기능의 수준(레벨 1 혹은 레벨 2)이 결정되면 선수는 스포츠 기술 프로그램에 나와있는 특수훈련과 몸만들기 프로그램을 따른다(국제 특수올림픽 ,2001).

이 프로그램에는 근력, 유연성, 체력, 그리고 힘을 발달시키는 특정 방식뿐 아니라 코칭기술, 준비운동, 옷입기, 장비, 운동정신, 그리고 규칙에 대해 나누어 설명하고 있다. 마지막 부분은 특정 스포츠 기술을 어떻게 발전시킬 수 있는지에 대한 설명이 나와있다. 각 기술은 완전한 과제 수행 분석과 코칭 권고와 함께 일련의 연속적인 과제로 나누어진다. 경쟁운동에 들어가기 전 8주-12주 동안 특정과정의 훈련을 하도록 되어 있다.

더 긴 훈련기간이 바람직하고 **연중 내내 몸만들기**를 하는 것이 좋은데 이는 삶의 방식이 되기 때문이다. 길어진 훈련은 수정된 특정 신체 교육프로그램이나 개별 코치를 받거나 혹은 그룹으로 지역사회에서 할 수 있다. 물리치료사는 FUNfitness 선별 결과를 학교나 지역에서의 이러한 프로그램의 기초로 사용할 수 있다. 물리치료사는 매주 프로그램을 시행하고 진행을 모니터하고 정해진 대로 신체활동을 진전시키는 체력 멘토를 교육하고 점검할 수 있다. 장애아동(Edouard, Gautheron, D'Anjou, Pupier, & Devillard, 2007), 뇌성마비(Fragala-Pinkham, Haley, Rabin, & Kharasch, 2005; Unger, Faure, & Frieg, 2006; Verschuren, Ketelaar, Takken, Helders, & Gorter, 2008) 그리고 인지장애(Lotan, Henderson, & Merrick, 2006; Ordonez, Rosety, & Rosety-Rodriguez, 2006; Shields, Taylor, & Dodd, 2008; Smith, Kubo, Black, Holt, & Ulrich, 2007) 훈련 프로그램의 효율성에 대한 연구가 시작되고 있다.

참가자의 안전과 감독 (Supervision and Participant Safety)

특수올림픽에서는 모든 **코치**가 코치 훈련 프로그램을 이수하기를 권고하고 있다. 교육등급에는 세 레벨이 있는데; 자원봉사 코치 자격증 코스, 기본 코칭 코스, 상급코치 자격코스이다(국제 특수올림픽, 1994a). 심판이 되려는 사람은 오리엔테이션을 받고 특수올림픽 스포츠 규칙에 대해 배워야만 한다(국제 특수올림픽, 2011b).

의사, 의사보조, 선수 트레이너, 물리치료사, 응급치료사는 경기하는 곳에서 의학적 서비스를 제공한다. 환경을 보면서 적절한 수화상태를 유지토록 해주고 참가에 따른 손상과 질병을 관리한다. 그들은 또한 지체장애나 손상에 따른 특수 장비, 보조기의 필요나 사용을 모니터한다.

선수의 연령, 성별, 그리고 안전한 참가를 할 수 있는 능력에 따라 경쟁수준과 참여수준의 여러 레벨이 있다. 경쟁분야는 각 참가자가 생활연령이 아닌 수행점수에 기초하여 동일한 승리의 기회를 가지게 된다. 이 부분은 최고점수자와 최저점수자와의 차이가 10% 이내가 되도록 짜여져 있다.

운동활동 훈련프로그램(MATP; Motor Activities Training Program)은 심한 인지장애나 중복장애를 가진 사람들에게 포괄적인 운동활동과 레크리에이션 훈련을 제공하도록 기획되었다. MATP의 강조점은 경쟁보다는 운동기술과 그 정교함에 대한 훈련과 참가에 있다. 8주 훈련 프로그램 후에 "자신의 최고기량"을 보여주기 위한 훈련일에 참가해 볼 수도 있다(국제 특수올림픽, 1994b).

통합된 스포츠 프로그램은 1989년도에 시작되었는데 이 역시 선택사항이다. 이런 선구자적인 프로그램은 인지장애가 있는 아동, 없는 아동을 비슷한 연령, 능력에 따라 동수로 팀을 짜서 경쟁하도록 한 것이다. 각 주에는 각 지역에서 대상이 되는 선수들을 모아 최소 매년 1회씩 경기를 한다. 그런 다음 여기의 대표선수를 올림픽과 같은 방식으로 2년에 한번 개최되는 국제 경기에 보낸다. 이전에 미국에서 한번만 개최되었던 국제 경기는 2003년부터 국제적으로 개최되어왔다.

간단한 사례 연구 13.2
지역모델

K.T.는 10세된 소녀로 경미한 인지 장애가 있고 흉추 12번/허리뼈 1번에 척수막탈출증을 가지고 있다. 아이는 휠체어로 이동을 한다. 물리치료사가 K.T.와 가족에게 지역 특수올림픽 코디네이터를 소개하였다. 지역의 소아과에서 신체검사를 하였는데 의사는 경기에 참가해도 좋다고 하였다. 물리치료사가 근력, 균형, 이동성, 지구력을 검사하고 평가하였다. 상지 근육의 근력은 4-/5, 견갑골 근과 몸통 근육은 3+/5였다. 가만히 앉은 자세의 균형은 좋았으나 앉아서 움직이면서 하는 활동의 균형은 F+ 정도였다. 상지의 가동성은 정상 기능범위였지만 고관절 앞(수정 Thomas 테스트상 -10°), 넙다리근육(수동적인 무릎 신전상 -40°), 종아리 근육(발목관절을 중립으로 하였을 때 -10°)의 단축을 보였다. 휠체어를 사용하는 지구력은 15분 정도였고 이를 넘기

면 피로해졌다(심장박동이 130회로, 호흡이 35회로 됨).

K.T.는 휠체어 달리기에 참가하기로 결심하고 지역 코치를 소개받고 코치는 K.T.를 연령과 기술에 따른 적절한 경쟁 레벨에 배치하였다. 코치와 물리치료사는 특수올림픽 훈련 프로그램을 수정하였다. K.T.는 일주에 2번씩 한번은 코치와 한번은 부모와 훈련을 시작하였다.

물리치료사는 K.T.가 준비되도록 체력 프로그램을 계획하였다. 검사와 평가에 기반하여 물리치료사는 다음과 같은 개요를 정하였다.

- 첫째 요소는 상태와 지구력을 향상시키기 위하여 매일 유산소 활동을 한다. 휠체어 러닝과 관련된, K.T.가 할 수 있고 손상을 입지 않을 여러 유산소 활동을 K.T.와 함께 선택하여 한다; 이러한 활동은 수영과 상지 싸이클링이다. 활동의 시간과 강도는 교대로 견딜 수 있을 만큼 올린다.
- 두번째 요소는 매주 3번 하는 근력강화운동이다. K.T.는 YMCA의 무게 부하 기구를 좋아하므로 물리치료사는 상지와 몸통 근력을 위한 근력강화 프로그램을 만들었다. 처음엔 근 지구력을 훈련하고(2세트 15회) 다음 근력훈련(2세트 6회)를 한다.
- 세번째 요소는 균형 훈련이다. 물리치료사는 K.T.가 휠체어와 일반 의자에 앉아서 할 수 있는 여러 균형 운동을 만들었다.
- 마지막으로 K.T.가 매 체력운동 세션 마지막에 할 수 있는 상하지 몸통의 스트레치를 한다. 한 번 스트레치 동안 15초를 하고 이를 5회 반복한다.

K.T.는 매 2주마다 진전사항을 알기 위해 재평가와 재검사를 한다. 물리치료사는 스포츠활동 동안 안전하고 효율적인 기능이 되도록 아동의 휠체어와 앉는 부분을 교정하였다. K.T는 12주를 훈련하고 주의 특수올림픽에서 경쟁할 준비를 갖추었다. 코치와 물리치료사, K.T는 14세에는 통합스포츠 휠체어 달리기팀에 경주와 릴레이에 들어가기로 하였다.

요약 / Summary

스포츠와 레크리에이션에 참가하는 것은 아동과 청소년 삶의 중요한 부분이다. 안전하고 성공적으로 참가할 수 있는 요인은 장애아동이거나 비장애아동이거나 비슷하다. 이 두 모델을 일차적으로 장소, 비용, 지원의 차원에서 달리 기술하였다. 이 두 모델은 선수의 능력과 관계없이 모든 선수에게 적용될 수 있다.

물리치료사는 각 모델에서 선수의 일차적인 관리에 대하여, 예방과 건강에 대하여 중요한 역할을 한다. 예방적인 역할은 테스트, 측정, 중재를 계획하고 만들기, 스포츠 기능과 전반적인 체력을 증가시키고 손상위험의 예방에 대한 교육과 함께 근골격계의 선별검사를 아우른다. 일차적인 관리에는 손상 관리에 대한 중재, 장비의 변형, 특정 보조기, 의수족 그리고 다른 보조기구의 제작이 포함된다. 과학적이며 의학적인 넓은 지식으로 예방 및 관리팀에서의 물리치료사는 통합적인, 중요한 팀 구성원이 된다.

알림: 이 장에 대해 좋은 의견을 나누어 준 David Evangelista, Director, Healthy Athletes에게 특별감사를 드린다.

토의문제들(Discussion Questions)

1. 스포츠와 레크리에이션에 참여하는 아동 및 청소년에서 일어나는 손상의 빈도와 형태에 대해 근거 중심적으로 기술하라.
2. 성인의 특징과 다른 아동의 독특한 발달학적, 생리학적 특징에 대해 기술하라.
3. 아동에 의해 발생되는 여러 독특한 손상에 대해 간단히 설명하라.
4. 아동 및 청소년을 위한 스포츠 모델의 일차적인 구성 요소를 설명하라.
5. 비장애아동과 장애아동에서의 모델 차이점과 유사점에 대해 개략적으로 설명하시오

권장도서(Recommended Readings)

ACSM's Guidelines for exercise testing and prescription (8th ed.). (2009). Hagerstown, MD: Lippincott Williams & Wilkins.

Alter, M. (2004). *Science of flexibility* (3rd ed.). Champaign, IL: Human Kinetics.

Bar-Or, A. & Rowland, T. (2004). *Pediatric exercise medicine*. Champaign, IL: Human Kinetics.

Centers for Disease Control and Prevention. (2011). *BMI Calculator for Child and Teen for ages 2–19 years.* Retrieved from http://apps.nccd.cdc.gov/dnpabmi/Calculator.aspx

Durstine, J.L., & Moore, G. (2009). *ACSM's Exercise management for persons with chronic disease and disabilities* (3rd ed.). Champaign, IL: Human Kinetics.

Faigenbaum, A., & Westcott, W. (2009). *Youth strength training: Programs for health, fitness and sport*. Champaign, IL: Human Kinetics.

Heyward, V. (2010). *Advanced fitness assessment and exercise prescription* (6th ed.). Champaign, IL: Human Kinetics.

Hopper, C., Fisher, b., Munoz, K. (2008). *Physical activity and nutrition for health*. Champaign, IL: Human Kinetics.

Horowicz, S., Kerker, B., Ownes, P., & Zigler, E. (2001). *The health status and needs of individuals with mental retardation*. Washington, DC: Special Olympics, Inc.

Kraemer, W., & Fleck, S. (2004). *Strength training for young athletes*. Champaign, IL: Human Kinetics.

Maffulli, N., & Bruns, W. (2000). Injuries in young athletes. *European Journal of Pediatrics, 159*, 59–63.

Nicole, N., Barry, M., Dillingham, J., & McGuire, M. (2002*). Nonsurgical sports medicine: Preparticipation exam through rehabilitation*. Baltimore: Johns Hopkins University Press.

President's Council on Physical Fitness, Sport & Nutrition. Presidential Active Lifestyle Award. Retrieved from https://www.presidentschallenge.org/challenge/active/index.shtml

Rowland, T. (2005). *Children's exercise physiology*. Champaign, IL: Human Kinetics.

United States Department of Health and Human Services. (2001). *Surgeon General's call to action to prevent and decrease overweight and obesity*. Washington, DC: Author.

Recommended Websites

American College of Sports Medicine
http://www.acsm.org
ACSM is the largest sports medicine and exercise science organization in the world. It is dedicated to advancing and integrating scientific research to provide educational and practical applications of exercise science and sports medicine.

American Physical Therapy Association
http://www.apta.org
The APTA seeks to improve the health and quality of life of individuals in society by advancing physical therapist practice, education, and research, and by increasing the awareness and understanding of physical therapy's role in the nation's health-care system. Information is available for both comsumers and professionals at this web site.

National Athletic Training Association
http://www.nata.org
The National Athletic Trainers' Association (NATA) mission is to enhance the quality of health care provided by certified athletic trainers and to advance the profession.

National Center on Physical Activity and Disability
http://www.ncpad.org
The National Center on Physical Activity and Disability (NCPAD) is an information center concerned with physical activity and disability. The mission of NCPAD is to promote the substantial health benefits that can be gained from participating in regular physical activity. Their slogan is Exercise is for EVERY body. This site provides information and resources that can enable people with disabilities to become as physically active as they choose to be.

National Youth Sports Safety Foundation
http://www.nyssf.org/
The National Youth Sports Safety Foundation, Inc. (NYSSF) is an educational organization established to promote the safety and well-being of youth participating in sports. The Foundation is dedicated to reducing the number and severity of injuries youth sustain in sports and fitness activities through the education of health professionals, program administrators, coaches, parents, and athletes.

Special Olympics, Inc.
http://www.specialolympics.org
The mission of Special Olympics is to provide sports training and athletic competition in a variety of Olympic-type sports for children and adults with intellectual disabilities, giving them continuing opportunities to develop physical fitness, demonstrate courage, experience joy and participate in a sharing of gifts, skills and friendship with their families, other Special Olympics athletes and the community. Special Olympics reaches out through a wide range of trainings, competitions, health screenings, and fund-raising events with information available on their web site.

참고문헌(References)

Adams, A.L., & Schiff, M.A. (2006). Childhood soccer injuries treated in U.S. emergency departments. *Academic Emergency Medicine, 13*(5), 571–574.

Adirim, T.A., & Cheng, T.L. (2003). Overview of injuries in the young athlete. *Sports Medicine, 33*, 75–81.

American Academy of Family Physicians & American Academy of Pediatrics, Committee on Sports Medicine and Fitness. (2007). Recommendations for participation in competitive sports. *Pediatrics, 81*, 737.

American Academy of Family Physicians, American Academy of Pediatrics, American College of Sports Medicine, American Medical Society for Sports Medicine, American Orthopedic

Society for Sports Medicine, & American Osteopathic Academy of Sports Medicine. (2010). *Preparticipation physical examination.* Retrieved from http://www.aafp.org/online/en/home/clinical/publichealth/sportsmed/preparticipation-evaluation-forms0.html

American Academy of Pediatrics. (2007). Organized athletics for children and preadolescents. *Pediatrics, 107*(6), 1459–1462. Retrieved from http://aappolicy.aappublications.org/cgi/content/full/pediatrics;107/6/1459

American Academy of Pediatrics, Committee on Sports Medicine and Fitness. (2000). Climatic heat stress and the exercising child and adolescent. *Pediatrics, 106*, 158–159.

American Academy of Pediatrics, Committee on Sports Medicine and Fitness. (2001). Medical conditions affecting sports participation. *Pediatrics, 107*, 1205–1209.

American College of Sports Medicine, 2011. Pre-Participation Physical Examinations. Brochure of ACSM's Consumer Information Committee. Retrieved at http://www.acsm.org/docs/brochures/pre-participation-physical-examinations.pdf

American Heart Association. (2003). Body composition tests. Adapted from Obesity Education Initiative: Clinical Guidelines on the Identification, Evaluation, and Treatment of Overweight and Obesity in Adults, National Institutes of Health, National Heart, Lung, and Blood Institute, *Obesity Research 1998, 6*(Suppl. 2), 51S–209S. Retrieved from http://www.heart.org/HEARTORG/GettingHealthy/NutritionCenter/Body-Composition-Tests_UCM_305883_Article.jsp

American Heart Association. (2011). Dietary recommendations for children. Retrieved from http://www.heart.org/HEARTORG/GettingHealthy/NutritionCenter/Dietary-Recommendations-for-Healthy-Children_UCM_303886_Article.jsp

American Physical Therapy Association (APTA). (2009). *Health promotion and wellness by physical therapists and physical therapist assistants,* HOD P06-93-25-50. Retrieved from http://www.apta.org/uploadedFiles/APTAorg/About_Us/Policies/HOD/Health/HealthPromotion.pdf.pdf#search=%22hod policies on promotion of health%22

American Physical Therapy Association (APTA). (2010). *Physical education, physical conditioning, and wellness advocacy,* HOD P06-04-22-18. Retrieved from http://www.apta.org/uploadedFiles/APTAorg/About_Us/Policies/HOD/Practice/PhysicalEducation.pdf#search=%22Physical Education Physical Conditioning Wellness Advocacy%22

Armsey, T.D., & Green, G.A. (1997). Nutritional Supplements: Science vs Hype. *Physician and Sportsmedicine, 25*(6), 77–92.

Armsey, T.D., & Hosey, R.G. (2004). Medical aspects of sports: Epidemiology of injuries, preparticipation physical examination, and drugs in sports. *Clinics in Sports Medicine, 23*(2), 255–279.

Athletic fitness scorecards (1988). *Patient Care*, October 30, Montvale, NJ: Medical Economics Publishing.

Bahrke, M.S., Yesalis, C.E., & Brower, K.J. (1998). Anabolic-androgenic steroid abuse and performance-enhancing drugs among adolescents. *Child and Adolescent Psychiatric Clinics of North America, 7*(4), 821–838.

Bakhos, L.L., Lockhart, G.R., Myers, R., and Linakis, J.G. (2010). Emergency department visits for concussion in young child athletes. *Pediatrics, 126*(3), e550–556.

Bell, D.G., McLellan, T.M., & Sabiston, C.M. (2002). Effect of ingesting caffeine and ephedrine on performance. *Medicine and Science in Sports and Exercise, 34*, 344–349.

Benson, L.S., Waters, P.M., Meier, S.W., Visotsky, J.L., & Williams, C.S. (2000). Pediatric hand injuries due to home exercycles. *Journal of Pediatric Orthopedics, 20*, 34–39.

Bergeron, M.F., Laird, M.D., Marinik, E.L., Brenner, J.S., Waller, J.L. (2009). Repeated-bout exercise in the heat in young athletes: Physiological strain and perceptual responses. *Journal of Applied Physiology, 106*(2), 476–485.

Bernhardt, D.T., Gomez, J., Johnson, M.D., Martin, T.J., Rowland, T.W., Small, E., et al. (2001). Strength training by children and adolescents. *Pediatrics, 107*, 1470–1472.

Bernhardt-Bainbridge, D. (2006). Sports injuries in children. In S.K. Campbell, D.W. VanderLinden, & R.J. Palisano (Eds.), *Physical therapy for children* (3rd ed., pp. 517–556). Philadelphia: W.B. Saunders.

Birrer, R.B., & Brecher, D.B. (1987). *Common sports injuries in youngsters.* Oradell, NJ: Medical Economics Books.

Bijur, P.E., Trumble, A., Harel, Y., Overpeck, M.D., Jones, D., & Scheidt, P.C. (1995). Sports and recreation injuries in US children and adolescents. *Archives of Pediatric Adolescent Medicine, 149*, 1009–1016.

Bramstedt, K.A. (2007). Caffeine use by children: The quest for enhancement. *Substance Use Misuse, 42*(8), 1237–1251.

Brown, R.L., Brunn, M.A., & Garcia, V.F. (2001). Cervical spine injuries in children: A review of 103 patients treated consecutively at a level 1 pediatric trauma center. *Journal of Pediatric Surgery, 36*, 1107–1114.

Brown, R.L., Koepplinger, M.E., Mehlman, C.T., Gittelman, M., & Garcia, V.F. (2002). All-terrain vehicle and bicycle crashes in children: Epidemiology and comparison of injury severity. *Journal of Pediatric Surgery, 37*, 375–380.

Browne, G.J., & Lam, L.T. (2006). Concussive head injury in children and adolescents related to sports and other leisure physical activities. *British Journal of Sports Medicine, 40*(2), 163–168.

Bytomski, J.R., & Squire, D.L. (2003). Heat illness in children. *Current Sports Medicine Reports, 2*(6), 320–324.

Caine, D., DiFiori, J., & Maffulli, N. (2006). Physeal injuries in children's and youth sports: Reasons for concern? *British Journal of Sports Medicine, 40*(9), 749–760.

Calfee, R., & Fadale, P. (2006). Popular ergogenic drugs and supplements in young athletes. *Pediatrics, 117*(3), e577–589.

Casa, D.J., Armstrong, L.E., Hillman, S.K., Montain, S.J., Reiff, R.V., Rich, B.S.E., Roberts, W.O., & Stone, J.A. (2000). National Athletic Trainers' Association position: Fluid replacement for athletes. *Journal of Athletic Training, 35*, 212–224.

Casa, D.J., Clarkson, P.M., & Roberts, W.O. (2005). American College of Sports Medicine roundtable on hydration and physical activity: Consensus statements. *Current Sports Medicine Reports, 4*(3), 115–127.

Casavant, M.J., Blake, K., Griffith, J., Yates, A., & Copley, L.M. (2007). Consequences of use of anabolic androgenic steroids. *Pediatric Clinics of North America, 54*(4), 677–690.

Cassas, K.J., & Cassettari-Wayhs, A. (2006). Childhood and adolescent sports-related overuse injuries. *American Family Physicians, 73*(6), 1014–1022.

Centers for Disease Control and Prevention (CDC). (2003a). Methicillin-resistant *Staphylococcal aureus* infections among competitive sports participants: Colorado, Indiana, Pennsylvania, and Los Angeles County, California, 2000–2003. *Morbid Mortal Weekly Report, 52*, 793–795.

Centers for Disease Control and Prevention (CDC), National Center for Chronic Disease Prevention and Health Promotion (2003b). *Nutrition & physical activity.* Retrieved from http://www.cdc.gov/growthcharts/

Centers for Disease Control and Prevention (CDC). (July 27, 2007). Nonfatal traumatic brain injuries from sports and recreation activities: United States, 2001–2005. *Morbid Mortal*

Weekly Report, 56(29), 733–737. Retrieved from http://www.cdc.gov/mmwr/preview/mmwrhtml/mm5629a2.htm

Centers for Disease Control and Prevention (CDC). (2008). *Physical activity and the health of young people*. Retrieved http://www.cdc.gov/healthyyouth/physicalactivity/pdf/facts.pdf

Centers for Disease Control and Prevention (CDC). (2010a). Youth risk behavior surveillance-United States, 2009. *Morbid Mortal Weekly Report, 59*(SS-5), 1–36. Retrieved from http://www.cdc.gov/mmwr/pdf/ss/ss5905.pdf

Centers for Disease Control and Prevention (CDC). (2010b). *HIV transmission*. Retrieved from http://www.cdc.gov/hiv/resources/qa/transmission.htm

Ceroni, D., De Rosa, V., De Coulon, G., & Kaelin, A. (2007). The importance of proper shoe gear and safety stirrups in the prevention of equestrian foot injuries. *Journal of Foot and Ankle Surgery, 46*(1), 32–39.

Challier, B., Chau, N., Predine, R., Choquet, M., & Legras, B. (2000). Associations of family environment and individual factors with tobacco, alcohol, and illicit drug use in adolescents. *European Journal of Epidemiology, 16*, 33–42.

Chen, F.S., Diaz, V.A., Loebenberg, M., & Rosen, J.E. (2005). Shoulder and elbow injuries in the skeletally immature athlete. *Journal of American Academy of Orthopedic Surgery, 13*(3), 172–185.

Cohen, P.R., & Grossman, M.E. (2004). Management of cutaneous lesions associated with an emerging epidemic: community acquired methicillin-resistance *Staphylococcal aureus* skin infections. *Journal of American Academy of Dermatology, 51*, 132–135.

Cohen, P.R., & Kurzrock, R. (2004). Community-acquired methicillin-resistant *Staphylococcal aureus* skin infection: An emerging clinical problem. *Journal of American Academy of Dermatology, 50*, 277–280.

Congeni, J., & Miller, S. (2002). Supplements and drugs used to enhance athletic performance. *Pediatric Clinics of North America, 49*(2), 435–461.

Conn, J.M., Annest, J.L., Bossarte, R.M., & Gilchrist, J. (2006). Non-fatal sports and recreational violent injuries among children and teenagers, United States, 2001–2003. *Journal of Science and Medicine in Sport, 9*(6), 479–489.

Conn, J.M., Annest, J.L., & Gilchrist, J. (2003). Sports and recreation related injury episodes in the U.S. populations, 1997–99. *Injury Prevention, 9*, 117–123.

Damore, D.T. (2002). Preschool and school age activities: Comparison of urban and suburban populations. *Journal of Community Health, 27*, 203–211.

Damore, D.T., Metzl, J.D., Ramundo, R., Pan, S., & Van Amerongen, R. (2003). Patterns in childhood sports injury. *Pediatric Emergency Care, 19*(2), 65–67.

Davis, J.M., Welsh, R.S., & Alerson, N.A. (2000). Effects of carbohydrate and chromium ingestion during intermittent high-intensity exercise to fatigue. *International Journal of Sport Nutrition and Exercise Metabolism, 10*, 476–485.

Decher, N.R., Casa, D.J., Yeargin, S.W., Ganjo, M.S., Levreault, M.L., Dann, C.L., James, C.T., McCaffrey, M.A., Oconnor, C.B., & Brown, S.W. (2008). Hydration status, knowledge, and behavior in youths at summer sports camps. *International Journal of Sports Physiology and Performance 3*(3), 262–278.

Department of Health and Human Services, Office of the Surgeon General (2007). *Overweight and Obesity: What You Can Do.* Retrieved from http://www.surgeongeneral.gov/topics/obesity/calltoaction/fact_whatcanyoudo.htm

Drezner, J.A. (2000). Sudden cardiac death in young athletes. Causes, athlete's heart, and screening guidelines. *Postgrad Medicine, 108*, 37–44, 47–50.

Drkulec, J.A., & Letts, M. (2001). Snowboarding injuries in children. *Canadian Journal of Surgery, 44*, 435–439.

Edouard, P., Gautheron, V., D'Anjou, M.C., Pupier, L., & Devillard, X. (2007). Training programs for children: Literature review. *Annuals of Physical Medicine and Rehabilitation, 50*(6), 499–509.

Faigenbaum, A.D., Loud, R.L., O'Connell, J., Glover, S., & Westcott, W.L. (2001). Effects of different resistance training protocols on upper-body strength and endurance development in children. *Journal of Strength and Conditioning Research, 15*, 459–465.

Faigenbaum, A.D., Milliken, L.A., & Westcott, W.L. (2003). Maximal strength testing in healthy children. *Journal of Strength and Conditioning Research, 17*(1), 162–166.

Falk, B., & Eliakim, A. (2003). Resistance training, skeletal muscle, and growth. *Pediatric Endocrinology Review, 1*(2), 120–127.

Fawkner, S.G., & Armstrong, N. (2004). Longitudinal changes in the kinetic response to heavy-intensity exercise in children. *Journal of Applied Physiology, 97*(2), 460–466.

Floriani, V., & Kennedy, C. (2007). Promotion of physical activity in primary care for obesity treatment/prevention in children. *Current Opinions Pediatrics, 19*(1), 99–103.

Fox, K.R. (2004). Childhood obesity and the role of physical activity. *Journal of Royal Society of Health, 124*(1), 34–39.

Fragala-Pinkham, M.A., Haley, S.M., Rabin, J., & Kharasch, V.S. (2005). A fitness program for children with disabilities. *Physical Therapy, 85*(11), 1182–1200.

Fuller, C.M., McNulty, C.M., Spring, D.A., Arger, K.M., Bruce, S.S., Chryssos, B.E., Drummer, E.M., Kelley, F.P., Newmark, M.J., & Whipple, G.H. (2000). Prospective screening of 5,615 high school athletes for risk of sudden cardiac death. *Medicine and Science in Sports and Exercise, 32*, 1809–1811.

Gabbett, T.J., Johns, J., & Reimann, M. (2008). Performance changes following training in junior rugby league players. *Journal of Strength Conditioning Research, 22*(3), 910–917.

Galloway, S.D., & Maughan, R.J. (2000). The effects of substrate and fluid provision on thermoregulatory and metabolic responses to prolonged exercise in a hot environment. *Journal of Sports Science, 18*, 339–351.

Geary, J.L., & Kinirons, M.J. (2008). Post thermoforming dimensional changes of ethylene vinyl acetate used in custom-made mouthguards for trauma prevention: A pilot study. *Dental Traumatology, 24*(3), 350–355.

Gerstenbluth, R.E., Spirnak, J.P., & Elder, J.S. (2002). Sports participation and high grade renal injuries in children. *Journal of Urology, 168*, 2575–2578.

Gonzalez-Gross, M., Gomez-Lorente, J.J., Valtuena, J., Ortiz, J.C., & Melendez, A. (2008). The "healthy lifestyle guide pyramid" for children and adolescents. *Nutrition Hospital (Sp.), 23*(2), 159–168.

Goran, M.I., & Treuth, M.S. (2001). Energy expenditure, physical activity, and obesity in children. *Pediatrics Clinics of North America, 48*(4), 931–953.

Gregory, A.J., & Fitch, R.W. (2007). Sports medicine: Performance-enhancing drugs. *Pediatrics Clinics of North America, 54*(4), 797–806.

Greydanus, D.E., & Patel, D.R. (2002). Sports doping in the adolescent athlete: The hope, hype and hyperbole. *Pediatric Clinics of North America, 49*, 829–855.

Guskiewcz, K.M., Bruce, S.L., Cantu, R.C., Ferrara, M.S., Kelly, J.P., McCrea, M., Putukian, M., & Valovich McLeod, R.C. (2004). National Athletic Trainers' Association position statement: management of sport-related concussion. *Journal of Athletic Training, 39*, 280–297. Retrieved from http://www.

nata.org/sites/default/files/MgmtOfSportRelated Concussion.pdf

Haller, C.A., & Benowitz, N.L. (2000). Adverse cardiovascular and central nervous system events associated with dietary supplements containing ephedra alkaloids. *New England Journal of Medicine, 343,* 1833–1838.

Healthy People 2010. (2001). *Physical Activity and Fitness: Progress toward Healthy People 2010 Targets.* Retrieved from http://www.healthypeople.gov/Data/midcourse/html/focusareas/FA22ProgressHP.htm

Heath, G.W., Pratt, M., Warren, C.W., & Kann, L. (1994). Physical activity patterns in American high school students: Results from the 1990 Youth Risk Behavior Survey. *Archives of Pediatric and Adolescent Medicine, 148,* 1131–1136.

Hills, A.P., King, N.A., & Armstrong, T.P. (2007). The contribution of physical activity and sedentary behaviours to the growth and development of children and adolescents: implications for overweight and obesity. *Sports Medicine, 37*(6), 533–545.

Hoch, A.Z., Goossen, K., & Kretschmer, T. (2008). Nutritional requirements of the child and teenage athlete. *Physical Medicine Rehabilitation Clinics of North America, 19*(2), 373–398.

Hoeberigs, J.H., Deberts-Eggen, H.B., & Deberts, P.M. (1990). Sports medicine experience from the International Flower Marathon for disabled wheelers. *American Journal of Sports Medicine, 18,* 418–421.

Hoffman, J.R., Ratamass, N.A., Ross, R., Shanklin, M., Kang, J., & Faigenbaum, A.D. (2008). Effect of a pre-exercise energy supplement on the acute hormonal response to resistance exercise. *Journal of Strength and Conditioning Research, 22*(3), 874–882.

Hogan, K.A., & Gross, R.H. (2003). Overuse injuries in pediatric athletes. *Orthopedic Clinics of North America, 34*(3), 405–415.

Hutchinson, M.R., & Ireland, M.L. (2003). Overuse and throwing injuries in the skeletally immature athlete. *Instructional Course Lectures, 52,* 25–36.

Ingle, L., Sleap, M., & Tolfrey, K. (2006). The effect of a complex training and detraining programme on selected strength and power variables in early pubertal boys. *Journal of Sports Science, 24*(9), 987–997.

Jacob, T., & Hutzler, Y. (1998). Sports-medical assessment for athletes with a disability. *Disability Rehabilitation, 20,* 116–119.

Jagodzinski, T., & DeMuri, G.P. (2005). Horse-related injuries in children: A review. *Wisconsin Medical Journal, 104*(2), 50–54.

Janda, D.H. (2003). The prevention of baseball and softball injuries. *Clinical Orthopedics& Related Research, 409,* 20–28.

Kerr, J.M., & Congeni, J.A. (2007). Anabolic-androgenic steroids: Use and abuse in pediatric patients. *Pediatric Clinics of North America, 54*(4), 771–785.

Kraemer, W.J., & Fleck, S. (2005). *Strength training for young athletes* (2nd ed.). Champaign, IL: Human Kinetics.

Kreider, R.B., Miriel, V., & Bertun, E. (1998). Amino acid supplementation and exercise performance: Analysis of the proposed ergogenic value. *Sports Medicine, 16,* 190–209.

Kroncke, E.L., Niedfeldt, M.W., &.Young, C.C. (2008). Use of protective equipment by adolescents in inline skating, skateboarding, and snowboarding. *Clinical Journal of Sports Medicine, 18*(1), 38–43.

Kubiak, R., & Slongo, T. (2003). Unpowered scooter injuries in children. *Acta Paediatrica, 92,* 50–54.

Kurowski, K., & Chandran, S. (2000). The preparticipation athletic evaluation. *American Family Physician, 61,* 2683–2690, 2696–2698.

Langlois, J.A., Rutland-Brown, W., & Wald, M.M. (2006). The epidemiology and impact of traumatic brain injury: A brief overview. *Journal of Head Trauma Rehabilitation, 21*(5), 375–378.

Laos, C., & Metzl, J.D. (2006). Performance-enhancing drug use in young athletes. *Adolescent Medicine Clinics, 17*(3), 719–731.

Laure, P. (2000). Doping: Epidemiological studies. La *Presse Medical (Fr.), 29*(24), 1365–1372.

Laure, P., Lecerf, T., Friser, A., & Binsinger, C. (2004). Drugs, recreational drug use and attitudes towards doping of high school athletes. *International Journal of Sports Medicine, 25*(2), 133–138.

Levine, D. (2006). All terrain vehicle, trampoline and scooter injuries and their prevention in children. *Current Opinions Pediatrics, 18*(3), 260–265.

Lohman, T.G., Houtkooper, L., &.Going, S. (1997). Body fat measurement goes high tech: Not all are created equal. *ACSM's Health & Fitness Journal, 7,* 30–35.

Lorente, F.O., Peretti-Watel, P., & Grelot, L. (2005). Cannabis use to enhance sportive and non-sportive performances among French sport students. *Addictive Behaviors, 30*(7), 1382–1391.

Lotan, M., Henderson, C.M., & Merrick, J. (2006). Physical activity for adolescents with intellectual disability. *Minerva Pediatrica, 58*(3), 219–226.

Lyznicki, J.M., Nielsen, N.H., & Schneider, J.F. (2000). Cardiovascular screening of student athletes. *American Family Physician, 15,* 2332.

Malanga, G.A., & Ramirez-Del Toro, J.A. (2008). Common injuries of the foot and ankle in the child and adolescent athlete. *Physical Medicine and Rehabilitation Clinics of North America, 19*(2), 347–371.

Malina, R.M. (2006). Weight training in youth-growth, maturation, and safety: An evidence-based review. *Clinical Journal of Sports Medicine, 16*(6), 478–487.

Mankovsky, A.B., Mendoza-Sagaon, M., Cardinaux, C., Hohlfeld, J., & Reinberg, O. (2002). Evaluation of scooter-related injuries in children. *Journal of Pediatric Surgery, 37,* 755–759.

Maron, B.J. (2002). The young competitive athlete with cardiovascular abnormalities: Causes of sudden death, detection by preparticipation screening, and standards for disqualification. *Cardiac Electrophysiology Review, 6,* 100–103.

Maron, B.J., Thompson, P.D., Ackerman, M.J., Balady, G., Berger, S., Cohen, D., Dimeff, R., Douglas, P.S., Glover, D.W., Hutter, A.M., Krauss, M.D., Maron, M.S., Mitten, M.J., Roberts, W.O., Puffer, J.C., & American Heart Association Council on Nutrition, Physical Activity, and Metabolism. (2007). Recommendations and considerations related to preparticipation screening for cardiovascular abnormalities in competitive athletes: 2007 update: A scientific statement from the American Heart Association Council on Nutrition, Physical Activity, and Metabolism: endorsed by the American College of Cardiology Foundation. *Circulation, 115*(12), 1643–1645.

Matich, A.J. (2007). Performance-enhancing drugs and supplements in women and girls. *Current Sports Medicine Reports, 6*(6), 387–391.

Maughan, R. (2002). The athlete's diet: Nutritional goals and dietary strategies. *Proceedings of the Nutrition Society, 61,* 87–96.

McCrory, P., & Turner, M. (2005). Equestrian injuries. *Medicine and Sport Science, 48,* 8–17.

Meadows-Oliver, M., & Ryan-Krause, P. (2007). Powering up with sports and energy drinks. *Pediatric Health Care, 21*(6), 413–416.

National Federation of State High School Associations. (2003). *Heat stress and athletic participation.* Position paper. Indianapolis, IN: Author.

National Federation of State High School Associations. (2007). *MRSA in sports participation.* Position Statement and Guidelines. Indianapolis, IN: Author.

National Institutes of Health, National Heart, Lung, and Blood Institute (1998). Obesity Education Initiative: Clinical guidelines on the identification, evaluation, and treatment of overweight and obesity in adults. *Obesity Research* 6(suppl. 2), 51S–209S.

Naughton, G.A., & Carlson, J.S. (2008). Reducing the risk of heat-related decrements to physical activity in young people. *Journal of Science and Medicine in Sport, 11*(1), 58–65.

Negro, M., Giardina, S., Marzani, B., & Marzatico, F. (2008). Branched-chain amino acid supplementation does not enhance athletic performance but affects muscle recovery and the immune system. *Journal of Sports Medicine and Physical Fitness, 48*(3), 347–351.

Nguyen, D., & Letts, M. (2001). In-line skating injuries in children: A 10-year review. *Journal of Pediatric Orthopedics, 21,* 612–618.

Nguyen, D.M., Mascola, L., & Bancroft, E. (2005). Recurring methicillin-resistant *Staphylococcal aureus* infections in a football team. *Emerging Infectious Disease, 11*(4), 526–532.

Nicholas, C. (2008). Legal nutritional supplements during a sporting event. *Essays Biochemistry, 44,* 45–61.

Nowicki, P., & Flodmark, C.E. (2007). Physical activity-key issues in treatment of childhood obesity. *Acta Paediatrica Supplement, 96*(454), 39–45.

Nsuami, M., Elie, M., Brooks, B.N., Sanders, L.S., Nash, T.D., Makonnen, F., Taylor, S.N., & Cohen, D.A. (2003). Screening for sexually transmitted diseases during preparticipation sports examination of high school adolescents. *Journal of Adolescent Health, 32,* 336–339.

Oeppen, R.S., & Jaramillo, D. (2003). Sports injuries in the young athlete. *Top Magnetic Resonance Imaging, 14*(2), 199–208.

Ordonez, F.J., Rosety, M., & Rosety-Rodriguez, M. (2006). Influence of 12-week exercise training on fat mass percentage in adolescents with Down syndrome. *Medicine Science Monitor, 12*(10), CR416–419.

Ortega, H.W., Shields, B.J., & Smith, G.A. (2004). Bicycle-related injuries to children and parental attitudes toward bicycle safety. *Clinics in Pediatrics, 43*(3), 251–259.

Passe, D., Horn, M., & Murray, R. (2000). Impact of beverage acceptability on fluid intake during exercise. *Appetite, 35,* 219–225.

Patel, D.R., & Nelson, T.L. (2000). Sports injuries in children. *Medical Clinics of North America, 844,* 983–1007.

Pigozzi, F., Spataro, A., Alabiso, A., Parisi, A., Rizzo, M., Fagnani, F. Di Salvo, V., Massazza, G., & Maffulli, N. (2005). Role of exercise stress test in master athletes. *British Journal of Sports Medicine, 39*(8), 527–531.

Powell, E.C., & Tanz, R.R. (2000a). Cycling injuries treated in emergency departments: Need for bicycle helmets among preschoolers. *Archives of Pediatric and Adolescent Medicine, 154,* 1096–1100.

Powell, E.C., & Tanz, R.R. (2000b). Tykes and bikes: Injuries associated with bicycle-towed child trailers and bicycle-mounted child seats. *Archives of Pediatric and Adolescent Medicine, 154,* 352–353.

Powell, E.C., Tanz, R.R., & Robert, R. (2004). Incidence and description of scooter-related injuries among children. *Ambulatory Pediatrics, 4*(6), 495–499.

Pratt, M., Macera, C.A., & Blanton, C. (1999). Levels of physical activity and inactivity in children and adults in the United States: Current evidence and research issues. *Medicine and Science in Sports & Exercise, 31,* S526–S533.

Radelet, M.A., Lephart, S.M., Rubenstein, E.N., & Mayers, J.B. (2002). Survey of the injury rate for children in community sports. *Pediatrics, 110,* e28.

Raman, S.R., Boyce, W., & Pickett, W. (2007). Injury among 1107 Canadian students with self-identified disabilities. *Disability Rehabilitation, 29*(22), 1727–1735.

Ramirez, M., Peek-Asa, C., & Kraus, J.F. (2004). Disability and risk of school-related injury. *Injury Prevention, 10*(1), 21–26.

Ramirez, M., Yang, J., Bourque, L., Javien, J., Kashani, S., Limbos, M.A., Peek-Asa, C. (2009). Sports injuries to high school athletes with disabilities. *Pediatrics, 123*(2), 690–696.

Rivera-Brown, A.M., Ramirez-Marrero, F.A., Wilk, B., & Bar-Or, O. (2008). Voluntary drinking and hydration in trained, heat-acclimatized girls exercising in a hot and humid climate. *European Journal of Applied Physiology, 103*(1), 109–116.

Roccia, F., Diaspro, A., Nasi, A., & Berrone, S. (2008). Management of sport-related maxillofacial injuries. *Journal of Craniofacial Surgery, 19*(2), 377–382.

Sacker, A., & Cable, N. (2006). Do adolescent leisure-time activities foster health and well-being in adulthood? Evidence from two British cohort studies. *European Journal of Public Health, 16*(3), 332–336.

Saglimbeni, A. (2010). Sports physicals. Retrieved from http://emedicine.medscape.com/article/88972-overview

Shankar, A., Williams, K., & Ryan, M. (2006). Trampoline-related injury in children. *Pediatric Emergency Care, 22*(9), 644–646.

Shields, B.J., & Smith, G.A. (2006). Cheerleading-related injuries to children 5 to 18 years of age: United States, 1990–2002. *Pediatrics, 117*(1), 122–129.

Shields, N., Taylor, N.F., & Dodd, K.J. (2008). Effects of a community-based progressive resistance training program on muscle performance and physical function in adults with Down syndrome: A randomized controlled trial. *Archives of Physical Medicine & Rehabilitation, 89*(7), 1215–1220.

Sinclair, S.A., & Xiang, H. (2008). Injuries among U.S. children with different types of disabilities. *American Journal of Public Health, 98*(8), 1510–1516.

Singh, S., Smith, G.A., Fields, S.K., & McKenzie, L.B. (2008). Gymnastics-related injuries to children treated in emergency departments in the United States, 1990–2005. *Pediatrics, 121*(4), e954–960.

Siow, H.M., Cameron, D.B., & Ganley, T.J. (2008). Acute knee injuries in skeletally immature athletes. *Physical Medicine and Rehabilitation Clinics of North America, 19*(2), 319–345.

Skokan, E.G., Junkins, E.P., & Kadish, H. (2003). Serious winter sport injuries in children and adolescents requiring hospitalization. *American Journal of Emergency Medicine, 21,* 95–99.

Smith, B.A., Kubo, M., Black, D.P., Holt, K.G., & Ulrich, B.D. (2007). Effect of practice on a novel task—walking on a treadmill: Preadolescents with and without Down syndrome. *Physical Therapy, 87*(6), 766–777.

Soprano, J.V. (2005). Musculoskeletal injuries in the pediatric and adolescent athlete. *Current Sports Medicine Reports, 4*(6), 329–334.

Sothern, M.S. (2004). Obesity prevention in children: physical activity and nutrition. *Nutrition, 20*(7–8), 704–708.

Special Olympics. (2011a). *Healthy athletes resources.* Retrieved from http://resources.specialolympics.org/Topics/Healthy_Athletes/Healthy_Athletes_Resources.aspx

Special Olympics. (2011b). *Sports info, rules and coaching guides.* Retrieved from http://resources.specialolympics.org/sports.aspx

Special Olympics International (1994a). *Special Olympics general session information pamphlet.* Washington, DC: Author.

Special Olympics International (1994b). *Special Olympics fact sheet.* Washington, DC: Author.

Special Olympics International (2001). *Special Olympics Winter World Games medical data.* Washington, DC: Author.

Special Olympics International (2003). *The mission of the Special Olympics.* Retrieved from http://www.specialolympics.org

Steinbeck, K.S. (2001). The importance of physical activity in the prevention of overweight and obesity in childhood: A review and an opinion. *Obesity Review, 2*(2), 117–130.

Stratton, G., Jones, M., Fox, K.R., Tolfrey, K., Harris, J., Maffulli, N., Lee, M., Frostick, S.P., & REACH Group. (2004). BASES position statement on guidelines for resistance training in young people. *Journal of Sports Science, 22*(4), 383–390.

Stronski, S.M., Ireland, M., Michaud, P., Narring, F., & Resnick, M.D. (2000). Protective correlates of stages in adolescent substance use: A Swiss national study. *Journal of Adolescent Health, 26,* 420–427.

Tammelin, R., Laitinen, J., & Nayha, S. (2004). Change in the level of physical activity from adolescence into adulthood and obesity at the age of 31 years, *International Journal of Obesity Related Metabolic Disorders, 28*(6), 775–782.

Tanaka, Y., Yoshinaga, M., Aran, R., Tanaka, Y., Nomura, Y., Oku, S., Nishi, S., Kawano, Y., Tei, C., & Armina, K. (2006). Usefulness and cost effectiveness of cardiovascular screening of young adolescents. *Medicine and Science in Sports & Exercise, 38*(1), 2–6.

Taylor, B.L., & Attia, M.W. (2000). Sports-related injuries in children. *Academy of Emergency Medicine, 7,* 1376–1382.

Taylor, D., & Williams, T. (1995). Sports injuries in athletes with disabilities: Wheelchair racing. *Paraplegia, 33,* 296–299.

Unger, M., Faure, M., & Frieg, A. (2006). Strength training in adolescent learners with cerebral palsy: A randomized controlled trial. *Clinical Rehabilitation, 20*(6), 469–477.

Unnithan, V.B., & Goulopoulou, S. (2004). Nutrition for the pediatric athlete. *Current Sports Medicine Reports, 3*(4), 206–211.

U.S. Department of Health and Human Services and U.S. Department of Agriculture. (2010). *Dietary guidelines for Americans.* Washington, DC: Author

van den Berg, P., Neumark-Sztainer, D., Cafri, G., & Wall, M. (2007). Steroid use among adolescents: Longitudinal findings from Project EAT. *Pediatrics, 119*(3), 476–486.

Vandervliet, E.J., Vanhoenacker, F.M., Snoeckx, A., Gielen, J.L., Van Dyck, P., & Parizel, P.M. (2007). Sports-related acute and chronic avulsion injuries in children and adolescents with special emphasis on tennis. *British Journal of Sports Medicine, 41*(11), 827–831.

Verschuren, O., Ketelaar, M., Takken, T., Helders, P.J., & Gorter, J.W. (2008). Exercise programs for children with cerebral palsy: A systematic review of the literature. *American Journal of Physical Medicine & Rehabilitation, 87*(5), 404–417.

Wilk, B., Rivera-Brown, A.M., & Bar-Or, O. (2007) Voluntary drinking and hydration in non-acclimatized girls exercising in the heat. *European Journal of Applied Physiology, 101*(6), 727–734.

Wilson, P.E., & Washington, R.L. (1993). Pediatric wheelchair athletes: Sports injuries and prevention. *Paraplegia, 31,* 330–337.

Winston, F.K., Weiss, H.B., Nance, M.L., Vivarelli-O'Neill, C., Strotmeyer, S., Lawrence, B.A., & Miller, T.R. (2002). Estimates of the incidence and costs associated with handlebar-related injuries in children. *Archives of Pediatric and Adolescent Medicine, 156,* 922–928.

World Health Organization (2007). Percentage of physically active children and adolescents. WHO—Europe Fact Sheet.

Xiang, H., Stallones, L., Chen, G., Hostetler, S.G., & Kelleher, K. (2005). Nonfatal injuries among U.S. children with disabling conditions. *American Journal of Public Health, 95*(11), 1970–1975.

Yang, X., Phillips, G., Xiang, H., Allareddy, V., Heiden, E., & Peek-Asa, C. (2008). Hospitalisations for sport-related concussions in U.S. children aged 5 to 18 years during 2000–2004. *British Journal of Sports Medicine, 42*(8), 664–669.

Yang, X., Telama, R., Viikari, J., & Raitakari, O.T. (2006). Risk of obesity in relation to physical activity tracking from youth to adulthood. *Medicine and Science in Sports& Exercise, 38*(5), 919–925.

Yesalis, C.E., & Bahrke, M.S. (2000). Doping among adolescent athletes. *Baillières Best Practices and Research in Clinical Endocrinology and Metabolism, 14,* 25–35.

Yussman, S.M., Wilson, K.M., & Klein, J.D. (2006). Herbal products and their association with substance use in adolescents. *Journal of Adolescent Health, 38*(4), 395–400.

부록 13.A 의학적 상태와 스포츠 참여

의학적 상태	참여 판정*
고리중쇠관절의 불안정성(instability of the joint between cervical vertebrae 1, 2)	선별 주의하여 참여 가능함
출혈성 질환	선별 주의하여 참여 가능함
심장염	참여할 수 없음
고혈압	선별 주의하여 참여 가능함
선천성 심장 질환(출생 시 심장의 구조 이상)	선별 주의하여 참여 가능함
심박동 이상 혹은 심장 잡음	선별 주의하여 참여 가능함
뇌성마비	선별 주의하여 참여 가능함
설사	참여할 수 없음
거식증 혹은 폭식증	선별 주의하여 참여 가능함
외눈, 망막 박리, 한쪽 눈이 없음, 이전의 눈 수술병력 혹은 심한 눈 손상병력이 있지만 기능적인 선수,	선별 주의하여 참여 가능함
열	참여할 수 없음
열사병의 병력	선별 주의하여 참여 가능함
간염	참여할 수 있음
HIV감염	참여할 수 있음
한쪽 신장이 없는 상태	선별 주의하여 참여 가능함
간비대	선별 주의하여 참여 가능함
악성종양	선별 주의하여 참여 가능함
근골격계 질환	선별 주의하여 참여 가능함
신경학적 질환	선별 주의하여 참여 가능함
잘 조절되는 경련 질환	참여할 수 있음
잘 조절되지 않는 경련 질환	선별 주의하여 참여 가능함
비만	선별 주의하여 참여 가능함
장기이식 받은 사람	선별 주의하여 참여 가능함
한쪽 난소가 없는 상태	참여할 수 있음
낭성 섬유증을 포함하여 폐 기능의 손상된 사람	선별 주의하여 참여 가능함
천식	참여할 수 있음
낫모양 적혈구성 질환	선별 주의하여 참여 가능함
증상이 없는 낫모양 적혈구성 질환	참여할 수 있음
피부 질환(단순 헤르페스, 농가진, 옴, 물사마귀, 종기)	선별 주의하여 참여 가능함
비장 비대	선별 주의하여 참여 가능함
한쪽 고환이 내려오지 않거나 없는 상태	선별 주의하여 참여 가능함

*참여의 판정과 평가의 필요성은 적절한 지식과 경험으로 참여할 스포츠에 대해 위의 상태를 가진 선수가 안전할 수 있는지 평가할 수 있는 의사가 해야 한다.

출처: American Academy of Pediatrics, Committee on Sports Medicine and Fitness (2001). Policy Statement: Medical conditions affecting sports participation. Pediatrics, 107(5), 1205–1209. Retrieved from http://aappolicy.aappublications.org/cgi/content/full/pediatrics;107/5/1205#T2

부록 13.B1 식이권장량과 적절한 섭취량, 비타민

연령 단계별 그룹	비타민 A(㎍/d) a	비타민 C(mg/d)	비타민 D(㎍/d) b,c	비타민 E(mg/d) d	비타민 K(mg/d)	Thiamin (mg/d)	Riboflavin(mg/d)	Niacin (mg/d)e	비타민 B6 (mg/d)	Folate (㎍/d)f	비타민 B12 (㎍/d)	Pantothenic Acid (mg/d)	Blotin (㎍/d)	Choline (mg/d)g
영아 0-6개월	400*	40*	10	4*	2.0*	0.2*	0.3*	2*	0.1*	65*	0.4*	1.7*	5*	125*
6-12개월	500*	50*	10	5*	2.5*	0.3*	0.4*	4*	0.3*	80*	0.5*	1.8*	6*	150*
아동 1-3세	**300**	**15**	**15**	**6**	30*	**0.5**	**0.5**	**6**	**0.5**	**150**	**0.9**	2*	8*	200*
4-8세	**400**	**25**	**15**	**7**	55*	**0.6**	**0.6**	**8**	**0.6**	**200**	**1.2**	3*	12*	250*
남자 9-13세	**600**	**45**	**15**	**11**	60*	**0.9**	**0.9**	**12**	**1.0**	**300**	**1.8**	4*	20*	375*
14-18세	**900**	**75**	**15**	**15**	75*	**1.2**	**1.3**	**16**	**1.3**	**400**	**2.4**	5*	25*	550*
여자 9-13세	**600**	**45**	**15**	**11**	60*	**0.9**	**0.9**	**12**	**1.0**	**300**	**1.8**	4*	20*	375*
14-18세	**700**	**65**	**15**	**15**	75*	**1.0**	**1.0**	**14**	**1.2**	**400i**	**2.4**	5*	25*	400*

주의: 이 표는(DRI보고서에서 가져왔으며 www.nap.edu를 보시오) 영양권장량(RDAs)은 **굵은 글씨**, 적정 섭취량(AIs)은 *를 표시한 보통글씨로 나타낸다. RDA는 매일의 평균 식이섭취 수준이고 거의 모든(97-98%) 건강한 이들의 영양 필요량을 만족시키기에 충분하다. 그것은 평균 필요량(EAR)으로부터 산출되었다. 만일 EAR을 설정하는데 충분한 과학적 근거가 없으면 RDA를 계산하고 AI는 보통 나온다. 건강한 모유수유하는 영아에게 AI는 중간 섭취량이다. 다른 연령대의 AI와 성별에 따른 AI로 모든 건강한 사람들의 경우를 가늠할 수 있다. 그러나 자료가 없는 경우는 이 섭취량 표로 가늠할 수 있는 사람들의 비율을 특정하기는 어렵다.

a retinol 활성당량(retinol activity equivalents;RAEs으로. 1RAE=1ug retinol, ——————. 식이비타민 A 전구체 carotenoid RAE는 retinol 당량(RE)보다 2배 크다. 반면 preformed vitamin A의 RAE는 RE와 같다.

b cholecalciferol로서 섭취하는 vitamin D. 1ug cholecalciferol=40IU vitamin D.

c 최소의 햇빛만 받을 수 있다고 할 때

d a-tocopherol로 섭취할 때. RRR-a-tocopherol0 자연식품에 있는 형태이고 RSR-, RSS-a-tocopherol은 강화식품과 식품보조제에 들어있다. 이는 역시 강화식품과 보조제에 들어있는 SRR-, SSR-SRS-, SSS-a-tocopherol은 해당되지 않는다.

e niacin equivalents(NE)로서. 1mg niacin=60mg tryptophan; 0-6개월=preformed niacin(NE가 아님).

f 식이 folate equivalents(DFE). 1DFE=1ug 식품 folate=0.6ug folic acid 강화식품과 보조제를 식품과 같이 섭취했을 때=빈속에 0.5ug의 보조제를 먹었을 때.

g choline의 AI는 정해져있지만 모든 연령대에 식품으로 섭취할 필요가 있는지 확정할 자료가 거의 없다. 어떤 연령대에서는 신체내에서 합성되어 필요량을 채울 수 있을 수 있다.

부록 13.B2 식이 권장량과 적절한 섭취, 필수요소

연령 단계별 그룹	Calcium (mg/d)	Chromium (μg/d)	Copper (μg/d)	Fluoride (mg/d)	Iodine (μg/d)	Iron (mg/d)	Magnesium (mg/d)	Manganese (mg/d)	Molybdenum (μg/d)	Phosphorus (mg/d)	Selenium (μg/d)	Zine (mg/d)	Potassium (g/d)	Sodium (g/d)	Chloride (g/d)
영아															
0–6개월	20C*	0.2*	200*	0.01*	110*	0.27*	30*	0.003*	2*	100*	15*	2*	0.4*	0.12*	0.18*
6–12개월	260*	5.5*	220*	0.5*	130*	11	75*	0.6*	3*	275*	20*	3*	0.7*	0.37*	0.57*
아동															
1–3세	700	11*	340	0.7*	90	7	80	1.2*	17	460	20	3	3.0*	1.0*	1.5*
4–8세	1,00Ɔ	15*	440	1*	90	10	130	1.5*	22	500	30	5	3.8*	1.2*	1.9*
남자															
9–13세	1,300	25*	700	2*	120	8	240	1.9*	34	1,250	40	8	4.5*	1.5*	2.3*
14–18세	1,300	35*	890	3*	150	11	410	2.2*	43	1,250	55	11	4.7*	1.5*	2.3*
여자															
9–13세	1,300	21*	700	2*	120	8	240	1.6*	34	1,250	40	8	4.5*	1.5*	2.3*
14–18세	1,300	24*	890	3*	150	15	360	1.6*	43	1,250	55	9	4.7*	1.5*	2.3*

주의: 이 표는(DRI보고서에서 가져왔으며 www.nap.edu를 보시오) 영양권장량(RDAs)은 굵은 글씨, 적정 섭취량(AIs)은 *를 표시한 보통글씨로 나타낸다. RDA는 매일의 평균 식이섭취 수준이고 거의 모든(97–98%) 건강한 이들의 영양 필요량을 만족시키기에 충분하다. 그것은 평균 필요량(EAR)으로부터 산출되었다. 만일 EAR을 설정하는데 충분한 과학적 근거가 없으면 RDA를 계산하고 AI는 보통 나온다. 건강한 모유수유하는 영아에게 AI는 중간 섭취량이다. 다른 연령대의 AI와 성별에 따른 AI로 모든 건강한 사람들의 경우를 가늠할 수 있다. 그러나 자료가 없는 경우는 이 섭취량 표로 가늠할 수 있는 사람들의 비율을 특정하기는 어렵다.

부록 13.C 스페셜 올림픽. 참여용 병력, 이학적 검사, 권고사항

특수 올림픽	건강점검	의료조직		
□선수이름		□생일	□남자	□여자
□아프리카	□미국인디언/에스키모	□중동	□아시아인/태평양의 섬 주민	□오스트레일리아 원주민
□백인	□히스패닉/라틴계 미국인	□Mix(해당사항 모두 체크할 것)	□기타	
사회보장번호(미국시민경우)	낮전화 :		야간전화 :	
건강보험사		정책 :		
선수 주소		도시 :	국가 :	
부모/보호자 이름	낮전화 :		야간전화 :	
부모/보호자 주소		도시 :	국가 :	
주치의 이름	낮전화 :		야간전화 :	
주치의 주소		도시 :	국가 :	
응급시 연락할 사람	낮전화 :		야간전화 :	
의학적 치료에 반하는 종교적 이유가 있습니까?	□아니요	□있다면 기술해 주세요		
거주지	□부모나 기타 가족	□혼자 거주	□그룹홈	□시설

아래에 먹고 있는 약, 비타민 혹은 식품 보조제가 있으면 기록하십시오(피임약, 호르몬 치료 포함)

약,비타민 혹은 보조제	용량	횟수/일	약,비타민 혹은 보조제	용량	횟수/일

다음 예방접종중 선수가 접종한 것에 표시하십시오

□탄저병	□인플루엔자	□백일해	□천연두
□수두	□일본뇌염	□폐렴구균	□파상풍(최종접종년도): ________
□디프테리아	□라임병	□소아마비	
□A형 간염	□홍역	□광견병	□결핵
□B형 간염	□수막구균	□로타바이러스	□장티푸스
□인플루엔자균	□볼거리	□풍진	□황열병

알러지 유무	특정한 식이 요구

과거의학병력이나 현재병력	과거 수술

가족력이 있는 의학적 상태	어느 스포츠에 참여하기를 희망합니까?

아래 질문에 답해 주십시오(답을 모르는 경우 질문에 동그라미 치세요)

최근 응급실 방문은 언제였습니까?	최근 진료는 언제 받았습니까? □예 □아니요
지난해 몇 번이나 응급실에 갔습니까?	지난해 몇 번이나 진료를 받았습니까? □예 □아니요
경기를 한적이 있습니까? □예 □아니요	피임약이나 호르몬치료를 하고 있습니까? □예 □아니요
지난 12개월동안 경기를 한적이 있습니까? □예 □아니요	지난달에 항생제를 복용했습니까? □예 □아니요
가족이나 친척중 운동중 사망한 경우가 있습니까? □예 □아니요	소변을 볼 때 불편감이나 찌릿한 느낌이 있습니까?
40세이전에 심장문제로 사망한 친척이 있습니까?	감기나 독감의 증상이 있습니까?
만성이나 급성 감염이 있습니까? □아니요 □예, 있다면 기술해 주십시오	
심전도에 이상이 있었던 적이 있습니까? □아니요 □예 이유:	
심장초음파에 이상이 있었던 적이 있습니까? □아니요 □예 이유:	
의사가 스포츠에 참가를 제한한 적이 있습니까? □아니요 □예 이유:	

부록 13.C 스페셜 올림픽. 참여용 병력, 이학적 검사, 권고사항—계속

선수의 인지장애의 의학적 이유는 무엇입니까?	가외의 상태나 증후군있으면 열거해주세요

Adams-Oliver 증후군	Ehler-Danlos Syndrome	Kearns-Sayre Syndrome	Townes-Brocks Syndrome
Allagile Syndrome	Eisenmenger Syndrome	Laurence-Moon-Biedle Syndrome	Treacher Collins Syndrome
Apert Syndrome	Ellis Van Crevald Syndrome	Leopard Syndrome	결절성 경화증
Cantrell Syndrome	Emery-Dreifuss Dystrophy	Marfan Syndrome	터너 증후군
Carpenter Syndrome	판코니 빈혈	뮤코다당류증	VACTERL Syndrome
Cayler Syndrome	Farber Syndrome	근육퇴행위축	VATER Syndrome
CHARGE Syndrome	태아 알코올 증후군	Osler-Weber-Rendu Syndrome	Velo-Cardio-Facial Syndrome
선천성 풍진 증후군	취약 X-염색체 증후군	Progeria	Von-Hippel Lindau Syndrome
DE Lange Syndrome	Friedreich Ataxia	Scimitar Syndrome	William-Beuren Syndrome
Dejerin-Soltas Syndrome	Hemorrhagic Telangiectasia	Shones Syndrome	Williams Syndrome
DiGeorge Syndrome	Heterotaxy Syndrome	Shprintzen Syndrome	Wolff-Parkinson-White Syndrome
다운 증후군	Holt-Oram Syndrome	Smith Magenis Syndrome	Zellweger Syndrome
Dubowitz Syndrome	Ivemark Syndrome	Smith-Lemli-Opitiz Syndrome	
에드워드 증후군	Kartagener Syndrome	TAR Syndrome	

다음의 상태가 있다면 표시해주십시오(알지 못하는 경우에 동그라미로 표시하십시오)

SECTION 1(CR)	
운동중 혹은 운동후 가슴통증	□예 □아니요
운동중 혹은 운동후 어지러움	□예 □아니요
운동중 혹은 운동후 기절	□예 □아니요
운동중 혹은 운동후 두통	□예 □아니요
심박동이 불규칙함	□예 □아니요
의식소실	□예 □아니요
숨이 가쁨	□예 □아니요
심박동이 중간중간 없음	□예 □아니요
우심실비대성 부정맥	□예 □아니요
확장성 심근병	□예 □아니요
심내막염	□예 □아니요
심장결함	□예 □아니요
심장감염	□예 □아니요
심장 잡음	□예 □아니요
고혈압	□예 □아니요
고지혈증	□예 □아니요
비후성 심근병	□예 □아니요
좌심실 비후	□예 □아니요
긴 QT 증후군	□예 □아니요
심장막염	□예 □아니요
심박동기	□예 □아니요

SECTION 2(TR)	
중쇠고리관절 불안정	□예 □아니요
골절(한번이상)	□예 □아니요
뇌진탕(한번이상)	□예 □아니요
탈구(한번이상)	□예 □아니요
쉽게 출혈	□예 □아니요
비장비대	□예 □아니요
간염	□예 □아니요
불완전골형성증	□예 □아니요
골조송증 혹은 골다공증	□예 □아니요
척추 이분증	□예 □아니요
목,팔, 어깨, 손의 신경압박증	□예 □아니요
대변조절의 어려움	□예 □아니요
소변조절의 어려움	□예 □아니요
팔이나 손의 무감각	□예 □아니요
다리나 발의 무감각	□예 □아니요
팔, 손의 저림	□예 □아니요
다리, 발의 저림	□예 □아니요
팔, 손의 근약화	□예 □아니요
다리, 발의 근약화	□예 □아니요
협응이 최근에 변함	□예 □아니요
보행기능의 최근의 변화	□예 □아니요

SECTION 3(ER)	
천식	□예 □아니요
당뇨(1형)	□예 □아니요
당뇨 2형	□예 □아니요
외배엽형성이상	□예 □아니요
일사병	□예 □아니요
열사병	□예 □아니요
낫 적혈구 빈혈	□예 □아니요
낫적혈구 잠재성	□예 □아니요
단일 신장	□예 □아니요
갑상선 질환	□예 □아니요

SECTION 4(PR)	
공격적 행동	□예 □아니요
과거 공격적 행동유무	□예 □아니요
자해 행동	□예 □아니요
과거 자해행동 유무	□예 □아니요
자폐증	□예 □아니요
과잉행동 주의력 결핍	□예 □아니요
양극성 장애	□예 □아니요
우울증	□예 □아니요
정신병	□예 □아니요
조현병	□예 □아니요

다운증후군 선수는 다음에 대답해주십시오

만일 선수가 다운증후군이라면 특수올림픽에서는 그 특성상 목이나 상부 척추에 과도한 신전, 회전굴곡 혹은 직접 압박이 되는 스포츠에 참여하기 전 중쇠고리관절의 불안정이 없다는 것을 확인하기 위해 방사선 검사를 요구하고 있습니다. 이러한 방사선 검사가 요구되는 스포츠에는 :유도, 말을 이용하는 스포츠, 체조, 다이빙, 근대5종경기, 수영시합시 출발시 다이빙, 버터플라이 수영, 높이뛰기, 활강스키, 스노우보드, 역도, 축구입니다.

중쇠고리관절 불안정을 평가하기위한 방사선 검사를 했습니까? □예 □아니요	예라면 불안정성이 있습니까? □예 □아니요

싸인해주십시오

선수 싸인	날짜	법적 보호자 싸인	날짜
이름을 정자로 써 주세요		이름을 정자로 써주세요	

부록 13.C 스페셜 올림픽. 참여용 병력, 이학적 검사, 권고사항 — 계속

활력징후 측정

신장 :	체중 :	BMI :	체온 :	투약에 따른 주의 :	□bmi □bmd □lqt □sun □csp
혈압 우:	혈압 좌:	맥박 :	산소포화도 :	우 T-score :	좌 T-score :

	근시		측정		원시				측정	청력	1000Hz		2000Hz		4000Hz		측정
	통과	실패	불가		20/20	20/30	20/40	>20/40	불가		통과	실패	통과	실패	통과	실패	불가
우측	□	□	□	우측	□	□	□	□	□	우측	□	□	□	□	□	□	□
좌측	□	□	□	좌측	□	□	□	□	□	좌측	□	□	□	□	□	□	□

신체검사

머리와 목

구강청결	□좋음	□부족함	
우측 귀속	□깨끗함	□귀지 차있음	□이물질
좌측 귀속	□깨끗함	□귀지 차있음	□이물질
우측 고막	□깨끗함	□감염	□천공
좌측 고막	□깨끗함	□감염	□천공
갑상선 비대	□아니요	□예, 기술해주십시오	
림프절 비대	□아니요	□예, 기술해주십시오	

심장검사

심잡음(앙와위)	□없음	□1/6	□2/6	□3/6	□4/6	□5/6	□6/6
심잡음(직립위)	□없음	□1/6	□2/6	□3/6	□4/6	□5/6	□6/6
심장박동	□규칙적	□불규칙적					

흉부검사

폐(우측)	□깨끗함	□깨끗하지 않음, 기술해주세요:
폐(좌측)	□깨끗함	□깨끗하지 않음, 기술해주세요:

사지검사

우측 다리 부종	□없음	□1/4	□2/4	□3/4	□4/4
좌측 다리 부종	□없음	□1/4	□2/4	□3/4	□4/4
요골쪽 맥박대칭성	□예	□우측>좌측		□좌측>우측	
발등맥박 대칭성	□예	□우측>좌측		□좌측>우측	
청색증	□없음	□예, 기술해주세요			
곤봉형태	□없음	□예, 기술해주세요			

복부 검사

복부압통	□없음	□RUQ	□RLQ	□LUQ	□LLQ
간비대	□없음	□예			
비장비대	□없음	□예			
창자 소리	□예	□없음			
신장 압통	□없음	□오른쪽			

신경학적 검사

우측 삼두근 반사	□2/4	□0/4	□1/4	□3/4	□4/4
좌측 삼두근 반사					
우측 슬개골 반사					
좌측 슬개골 반사					
보행이상	□없음	□있음, 기술해주세요			
진전	□없음	□있음, 기술해주세요			
경직성	□없음	□있음, 기술해주세요			

비고

관절각도(ROM)

가동성 =	지나침	완전 가동	부분 가동	조금 가동	가동범위 없음
목					
우측 어깨	□	□	□	□	□
좌측 어깨	□	□	□	□	□
우측 팔굽	□	□	□	□	□
좌측 팔굽	□	□	□	□	□
우측 손목	□	□	□	□	□
좌측 손목	□	□	□	□	□
우측 손	□	□	□	□	□
좌측 손	□	□	□	□	□
척추	□	□	□	□	□
우측 고관절	□	□	□	□	□
좌측 고관절	□	□	□	□	□
우측 무릎	□	□	□	□	□
좌측 무릎	□	□	□	□	□
우측 발목	□	□	□	□	□
좌측 발목	□	□	□	□	□

근력

근력 =	완전	부분	조금 있음	없음
목				
우측 어깨	□	□	□	□
좌측 어깨	□	□	□	□
우측 팔굽	□	□	□	□
좌측 팔굽	□	□	□	□
우측 손목	□	□	□	□
좌측 손목	□	□	□	□
우측 손	□	□	□	□
좌측 손	□	□	□	□
척추	□	□	□	□
우측 고관절	□	□	□	□
좌측 고관절	□	□	□	□
우측 무릎	□	□	□	□
좌측 무릎	□	□	□	□
우측 발목	□	□	□	□
좌측 발목	□	□	□	□

권고사항

□선수가 모든 스포츠에 참가해도 좋습니다.

□추가 의학적 평가와 허가때까지 선수가 다음과 같은 스포츠에는 참가해도 좋습니다.

□활강스키	□보치아	□ 피겨스케이팅	□유도	□스노우슈잉	□테니스
□수상경기	□볼링	□플로어하키	□역도	□소프트볼	□배구
□육상	□크로스컨츄리 스키	□축구	□롤러스케이팅	□스피드스케이팅	
□배드민턴	□싸이클	□골프	□요트경기	□탁구	
□농구	□승마	□체조	□스노우보드	□팀 핸드볼	

□선수가 추가의 의학적 평가와 허가때까지 모든 스포츠 참가를 제한합니다.

SCREENER SIGNATURE AND DATE :

부록 13.C 스페셜 올림픽, 참여용 병력, 이학적 검사, 권고사항 – 계속

병력에 따른 의뢰
ㅁ긴 QT증후군 고유발성 약물인 경우 EKG와 의학적 평가를 강력히 권고한다
ㅁ긴 QT증후군 유발 가능성이 있는 약물인 경우 EKG와 의학적 평가를 권고한다
ㅁ골다공증 유발가능성이 있는 약물인 경우 골밀도 검사와 의학적 평가를 권고한다
ㅁ햇빛 알러지 유발가능성이 있는 약물인 경우 햇빛 차단과 추가의 의학적 평가를 권고한다
ㅁ체중증가 유발가능성이 있는 약물인 경우 만일 과체중이면 추가의 의학적 평가를 권고한다
ㅁ변비 유발가능성이 있는 약물인 경우 추가의 의학적 평가를 권고한다
ㅁ지난 12개월이내에 경기가 있었다면 추가의 의학적 평가와 허가가 될 때까지 부분적 제한(아래 참조)을 한다
활력징후에 의한 의뢰
ㅁBMI가 비만을 가리키면 영양학적 상담을 강하게 권고한다
ㅁBMI가 과체중을 가리키면 영양학적 상담을 권고한다
ㅁBMI가 저체중을 가리키면 영양학적 상담을 권고한다
ㅁ혈압이 160/100 이상이면 추가의 의학적 평가때까지 참여를 제한한다
ㅁ혈압이 140/90이상이면 추가의 의학적 평가를 권고한다
ㅁ혈압이 90/50 이하이면 추가의 의학적 평가때까지 참여를 제한한다
ㅁ우측 좌측의 혈압의 차이가 20mmHg 이상이면 추가의 의학적 평가를 강력히 권고한다
ㅁ맥박이 100/분 이상이면 추가의 의학적 평가를 권고한다
ㅁ맥박이 60/분 이하이면 추가의 의학적 평가를 권고한다
ㅁ맥박이 불규칙하면 추가의 의학적 평가때까지 참여를 제한한다
ㅁ산소 포화도가 90%이하이면 추가의 의학적 평가를 권고한다
ㅁT-score가 -1 이하로 낮은 골밀도이면 추가의 의학적 평가를 권고하고 영양학적 상담을 권고한다
ㅁ구강 체온이 37.5도 이상이면 추가의 의학적 평가때까지 참여를 제한한다
ㅁ선별검사에서 시각 결함이 의심되면 추가의 시각 평가를 권고한다
ㅁ선별검사에서 청력 결함이 의심되면 추가의 의학적 평가를 권고한다
그 이외의 의뢰
ㅁ치과 평가를 추천한다
ㅁ발 전문의의 평가를 추천한다
ㅁ영양/생활방식의 평가를 추천한다
ㅁ물리치료적 평가를 추천한다
ㅁ다음과 같은 것에 의학적 주의가 필요하다

최종 결과				
ㅁ선수는 모든 스포츠에 참가해도 좋습니다				
ㅁ선수는 추가 의학적 평가와 허가때까지 선수가 다음과 같은 스포츠에는 참가해도 좋습니다.				
ㅁ활강스키	ㅁ볼링	ㅁ축구	ㅁ요트경기	ㅁ팀 핸드볼
ㅁ수중경기	ㅁ크로스컨트리 스키	ㅁ골프	ㅁ스노우보드	ㅁ테니스
ㅁ육상경기	ㅁ싸이클링	ㅁ체조	ㅁ스노우슈잉	ㅁ배구
ㅁ배드민턴	ㅁ승마경기	ㅁ유도	ㅁ소프트볼	
ㅁ농구	ㅁ피겨스케이팅	ㅁ역도	ㅁ스피드스케이팅	
ㅁ보치아	ㅁ플로어하키	ㅁ롤러스케이팅	ㅁ탁구	
ㅁ선수는 추가 의학적 평가와 허가때까지 모든 스포츠에 참여를 제한합니다.				
비고				

제 14 장

소아 질환의 급성치료 병원 / Pediatric Acute-Care Hospital

아동병원과 유관기관 전국 협의회(NACHRI)(2009)에 따르면 "아동병원은 미국에서 아동 치료를 위한 가장 전문화되고 특성화된 센터이다. 그들은 복합적이고 드문 상태의 아동들에게 대부분 고도의 전문화된 입원치료를 제공한다"고 되어있다. 대부분 아동병원들은 비영리성이며 모든 소아과 전문의중 1/3 정도의 훈련을 담당하고 소아과 하부전공의 50% 이상을 담당한다. 질적인 환자 치료, 선구적 연구, 건강증진 그리고 손상예방에 중점을 둔 상위기관들이다.

2006년에 미국에는 250개의 아동 병원들이 있었고 44%는 성인 병원안에 자리잡고 있었다. 나머지 36%는 정형외과, 재활의학 혹은 심리적 진단을 받은 환아들을 위한 특화된 병원들이었다. 20%만이 개인병원이었다. 해마다 300만 아동들이 질환, 손상 때문에 입원이 필요하고 이 중 1/3이 아동병원에 입원할 것이다. 아동병원에 입원하는 원인을 보면 호흡기계(16.8%), 소화기계(11.9%), 신생아(11.9%), 신경학적(9.8%), 정형외과적(6.7%) 문제였다. 만일 아동병원이 외상센터라면 다발성 외상 및 화상으로 입원이유가 바뀔 것이다.

소아 급성치료 병원에서 일하는 물리치료사로서 많은 전문영역의 임상이 있는데 신생아 집중치료실, 소아 집중 치료실, 심혈관 집중 치료실, 내과 외과 집중 치료실이 있으며 하부 전문영역으로는 폐, 암, 정형외과, 일반 소아과가 있다. 물리치료사는 급성 치료환경안에서 전문가간 헬스케어팀에서 중요한 역할을 한다. 이렇게 빨리 움직여야 하는 환경은 때로 심각한 진단, 손상 혹은 질병을 가진 아동과 그 가족을 위하여 일할 심리적 준비에서 뿐 아니라, 연령에 따른 역량 및 진단 과정에 안주하기에는 물리치료사에게 어려움이 따를 것이다. 이 장은 급성 치료병원 물리치료사로서의 역할에 대해 조망하고자 한다.

전문가간 협력팀 / Interdisciplinary Team

자신의 전문영역이 있는 많은 사람들로 구성되어 있는 급성 치료 환경에서의 **전문가간 협력팀**은 아동과 그 가족의 욕구에 대해 가장 잘 치료하기 위해 최선을 다한다. 병원에서 아동 치료를 이끄는 일차 의사팀은 어탠딩 의사만 있어 규모가 작거나 간호사 혹은 의사보조요원이 포함되기도 한다. 교육병원에서는 어탠딩 의사 밑에서 훈련 중인 펠로우, 레지던트가 포함되기도 한다. 다른 전문의 팀이 진단에 의거하여 전문가간 협력팀의 자문을 해주기도 한다. 예를 들어, 대퇴골절로 입원한 아동의 경우 보통 정형외과가 입원을 담당하고 다른 전문가에게 의뢰할 필요가 없다. 그러나 자동치 사고로 두부외상 이외에 대퇴골절을 입은 아동은 정형외과팀뿐 아니라 응급 치료, 신경외과팀, 심지어 신경과팀이 필요할 수도 있다. 급성치료환경에서의 일차 의학팀은 아동의 가장 큰 의학적 문제가 무엇인지에 따라 결정된다. 다른 팀은 자문의 역할을 한다.

아동의 간호팀 구성은 아동의 일상 케어에 친밀하게 참여하는 침상돌봄 간호사, 공인자격증이 있는 간호보조사이다. 전문 간호사가 일차 간호팀을 돕기 위해 투입될 수 있다. 이러한 욕구의 예로 피부손상이 심한 아동을 들 수 있는데 상처 혹은 화상치료에 아주 잘 훈련된 간호사가 환자 돌봄에 도움이 될 수 있다.

사회복지사, 병원 혹은 가족의 종교팀, 그리고 아동 삶의 조언자가 간호팀과 긴밀히 협력하여 아동의 심리사회적 욕구에 부응해주어야 한다. 아동병원에서 아동 삶에 도움이 되는 도움팀에는 인생 상담가, 보조, 예술치료사 혹은 음악치료사 등이 있다. 이러한 서비스들은 병원 환경을 정상화하고 아동으로 하여금 입원기간 동안 정서를 배출하도록 아동과 가족을 위해 일한다. 교육 또한 아동 생활 부분의 영역이다. 교사들은 침상 옆에서 혹은 입원 아동들의 소규모 그룹을 위해 그들의 학습적 욕구에 부응하기 위해 가르친다. 대부분 아동과 그 가족의 목표는 계속 교육을 받아, 퇴원할 수 있을 만큼 건강해져서 학교로 복귀했을 때 또래와 같이 학년을 유지하기를 바라는 것이다.

언어문제로 원활한 의사소통이 잘 안 될 때 수도 있다. 지역사회에서 흔히 병원 통역사를 구하거나 아니면 모든 필요 시 통역사의 도움을 받기도 한다. 통역사가 가능하지 않을 때는 랭귀지 라인을 이용하기도 한다. 이 시스템은 전화와 이중 헤드셋로 구성되어있다. 의학전문가가 한쪽 리시버를 잡고 말한다. 통역하는 사람이 이 정보를 다른 리시버를 가진 아동이나 가족에게 전한다.

물리치료사, 작업치료사 언어치료사는 개별적으로 급성치료 병원에서 자문을 수행한다. 이러한 전문가들이 아동의 욕구를 경감시키기 위해 긴밀히 함께 일한다. 아동 분야에서 이러한 요구들은 성인에서보다 겹치는 부분이 많다. 그러나 아동과 그 가족의 욕구를 만족시키기 위해 각 서비스는 자신의 영역 내에서 일한다.

영양사와 식사담당은 전문가간 협력팀에서 중요한 일원이다. 이러한 전문가들은 아동들의 영양적 요구를 만족하기 위해서 의학팀과 협력한다. 그들은 입으로 먹을 수 있는 아동들을 위해 일하는데 당뇨 같은 특별식이 필요한 아동들을 포함한 모두에게 건강식이 가능하다는 것을 확인시켜 주는 것이다. 입으로 먹을 수 없는 아동들을 위해서도 의학팀과 협력하여 그 아동들을 위한 권장사항을 만든다. 이런 아동들은 튜브를 통해 영양분을 공급받거나, 완전 비경구식이(TPN)를 하는 아동들이다.

아동의 퇴원 계획은 모든 전문가간 협력팀으로부터 정보를 받아 사례관리자가 통합하여 조정한다. 양육자와 보험회사와 협의하여 가능하면 원활하고 성공적으로 퇴원할 수 있게 적시에 필요한 서비스, 투약, 기구를 얻을 수 있게 한다.

임상병리실 검사 수치 / Laboratory Values

급성치료 환경에서 일하는 물리치료사로서 적절한 판단을 하기 위해서는 아동의 임상병리 검사를 해석할 수 있어야 한다. 검사 수치에 대한 특정 가이드라인이 있을 수 있으므로 물리치료사는 맡은 환자군의 정상범위의 값을 알고 있어야 한다. 뿐만아니라 치료를 하게 되는지 혹은 치료계획을 검사 수치에 기반하여 적용할지에 관한 판단의 의미도 알고 있어야 한다. 급성 치료 환경의 물리치료사에게 직접 영향을 미치는 수치는 헤모글로빈과 혈소판 수치이다. 헤모글로빈은 연령과 성별에 따라 다르다. 아동의 정상치는 11–13g/dL인 반면 성인남자는 13–18g/dL이고, 성인여자는 12-16g/dL이다. 소아 급성 치료환경에서 헤모글로빈이 정상범위에 있을 때 중재를 해주고 8g/dL 이하로 떨어지면 중재를 연기한다. 이미 8g/dL 이하로 떨어져 있는 아동에서는 중재를 할 지 의학팀에서 토의하여야 한다. 검사 수치는 가이드라인인 반면, 환자 증상을 면밀히 관찰해야 한다. 혈소판 수치에 따라 할 수 있는 활동 수준과 운동 가이드라인이 표 22.2에 나와 있으므로 참조하기 바란다.

진단적 촬영 / Diagnostic Imaging

다양한 진단을 위한 영상 촬영은 급성 치료 병원에서 진단과 의학적 치료를 위해 사용된다. 물리치료사는 다른 종류의 영상 촬영 기법에 대해, 일반적 목적을 알아야 하고 진단 영상의 결과에 기반하여 치료 중재를 적절한 방법으로 적용할 수 있어야 한다.

X-레이(X-ray)

단순 X-레이 필름은 급성치료 병원에서 아주 흔히 사용한다. 이것은 빠르고 상대적으로 저렴하다. 골절을 발견하는데 가장 흔히 이용하지만 중환자실에서도 기관삽관이 제자리에 있는지, 폐기능을 진단 혹은 모니터하는데 흔히 이용한다. 연부조직 상태를 볼 때는 잘 이용하지 않지만, 연부조직의 삼출이나 칼슘침착은 X-레이에서 볼 수 있다.

컴퓨터 단층촬영 (Computerized Tomography)

CT는 비침습적 X-레이이다. 검사를 위해 미리 결정된 간격으로 신체 구조를 여러 이미지로 촬영해서 판독한다. CT스캐너는 찍은 영상을 모아 신체 구조를 2-D, 3-D 영상으로 재구성한다. CT 영상은 뼈와 연부조직 질환, 종양, 복부외상, 두부외상에 이용된다. 상대적으로 빨리 찍을 수 있으며 약 15분 걸리지만 영아와 아동이 선명한 사진을 위해서 가만히 있어야 하는 것이 어렵다. 선명한 영상이라면 단순 X-레이 영상보다 100배 이상 민감하다. 검사하려는 구조에 따라 조영제를 주지 않거나 또 조영제를 주사하고 촬영한다.

자기공명 영상(Magnetic Resonance Imaging)

MRI는 외부 자기장을 이용하여 척추, 사지, 관절, 중추신경계 그리고 기타 신체 내부기관의 연부조직을 평가하기 위해 방사주파수(radidfrequency)를 이용한다. MRI가 골절의 평가에는 좋은 도구가 아닌 반면 관절 병리를 검사하는데는 적격이다(Erkonen, 1998). MRI는 CT 보다 찍는데 약 한 시간이 걸려 시간이 더 걸리고 아동이 가만히 있어야 좋은 영상을 얻는다. 이러한 이유로 MRI찍기 전에 대부분 아동을 약물로 진정시킨다.

진단용 초음파(Diagnostic Ultrasound)

US는 신체 구조의 영상을 얻기 위해 음파를 이용하는 비침습적 방법이다. 초음파는 급성 치료 병원에서 복부, 유방, 그리고 갑상선에 있을 수 있는 종양과 낭종의 위치를 발견하기 위해 이용하고 심장의 기능 평가(심장 초음파), 피떡이 있는지 혈관을 검사할 때 이용한다. 신생아 집중 치료실에서는 뇌실내 출혈을 판단하고자 사용한다. 뼈나 폐를 검사하는데는 알맞지 않다. 초음파 영상을 빨리 얻을 수 있어 상대적으로 CT와 MRI에 비해 저렴하다.

연결선, 튜브, 배출관 / Lines, Tubes, and Drains

급성 치료기관에서 일하는 물리치료사는 환자한테 연결되어있는 많은 라인과 튜브의 목적에 대해 알고 있어야 한다. 이것들은 아동의 혈역학상태의 모니터링, 의학적 처치 이후의 배액을 위해, 혹은 약물 투여를 위하여 이용한다.

연결선(Lines)

말초 정맥 주사줄(Peripheral IV)

PIV(peripheral IV)(그림 14.1)는 사지의 정맥으로 피부를 통하여 들어간다. 통상 길이는 3인치이다. 약물이나 수액을 투여해야 할 날짜가 6일 이내라고 예견될 때 시행한다. PIV는 보통 수혈용은 아니지만, 처음 삽입 시 혈액채취를 할 수 있다. 치료사가 PIV의 위치를 알아야 위치를 조심할 수 있다. PIV가 있는 사지의 동작이 금기는 아니다.

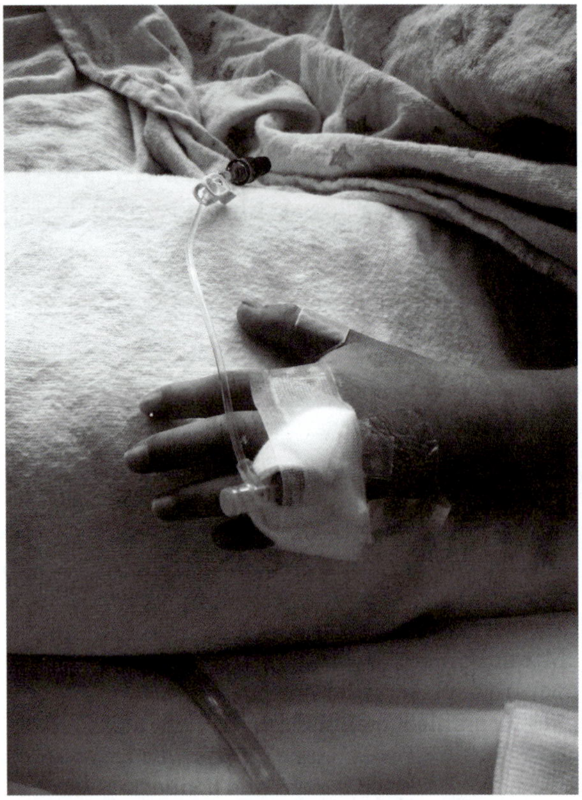

그림 14.1 좌측 손에 말초정맥 주사를 하고 있는 아동.

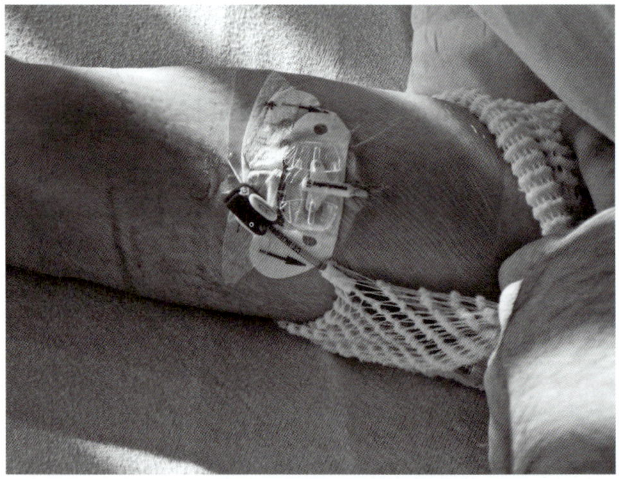

그림 14.2 우측 팔에 중심 정맥 카테터를 삽입한 청소년.

말초에서 삽입된 중심정맥 카테터 (Peripherally Inserted Central Venous Catheters)

말초에서 삽입된 중심정맥 카테터(PICC; Peripherally Inserted Central Venous Catheter)(그림 14.2)는 말초정맥으로 삽입되어 대정맥 같은 큰 정맥으로 연결된 가느다란 관이다(Marino, 1998). PICC 라인은 보통 상지에 위치하지만 하지에 위치하는 경우도 있다. 일주일 이상 정맥으로 약물을 투여해야 할 경우 이런 라인을 이용하는데 정맥주사라인을 잡기 어려운 아동이 장기간 항생제 치료를 해야 할 경우이다(필라델피아 아동병원[CHOP], 2009a).

동맥라인(Arterial Line)

동맥라인 혹은 카테터(그림 14.3)는 가장 흔히 상지의 동맥으로 삽입되는데 혈압과 맥박을 지속적으로 모니터하기 위함이다. 혈압의 판독이 자세에 따라 다르기 때문에 물리치료사는 라인이 있는 아동의 사지를 기록해놓는 것이 필수이다. ROM 같은 사지의 운동이나 자세변경으로 침상옆에서 모니터하는 혈압에 영향을 미칠 것이다. 라인이 있는 쪽의 관절을 IV 보드로 고정하여 라인도 유지시킬 뿐 아니라 정확한 혈압체크도 가능하게 한다. 혈액 가스 측정을 위하여 혈액을 이 라인에서 채취하기도 한다. 동맥은 심장과 폐로부터 산소가 풍부한 혈액을 운반하기 때문에 혈액의 산소와 이산화탄소를 측정하면 심장과 폐의 기능에 대한 정보를 알 수 있다.

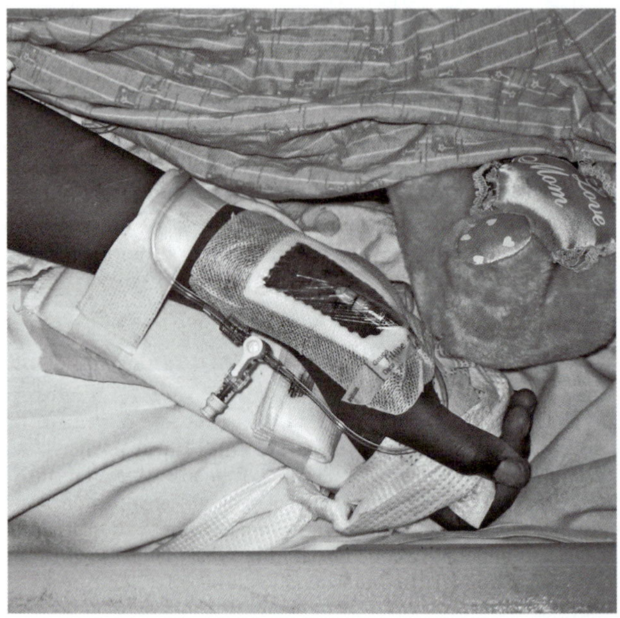

그림 14.3 우측 팔에 동맥라인을 가지고 있는 아동. 흰색 패드가 있는 판으로 손목을 고정하여 라인을 보호한다.

임시 중심정맥 카테터 (Nontunneled Central Venous Catheter)

임시 중심정맥 카테터(nontunneled CVC;)(그림 14.4)는 사용기간이 한 달 이내로 예견될 때 이용한다. 경피적으로 중심정맥으로 삽입된다. 투약, 활력징후 모니터, 임시 투석, 성분 채집을 시행할 때 이용된다. 이러한 임시 중심정맥 라인은 대퇴라인, 쇄골하라인, 내경정맥라인, 혹은 제대정맥라인이 있다. 가장 흔한 형태는 가장 쉬운 위치 때문에 대퇴정맥라인이다. 임시 중심정맥라인을 가지고 있는 아동을 치료시 주의할 점은 대퇴라인이 있는 아동에서 90° 로 고관절을 굴곡시키는 따위의 심한 동작을 피하여 라인이 꺾어지지 않게 하는 것이다(필라델피아 아동병원, 2009 b).

장기간의 중심정맥 카테터 (Tunneled, Cuffed Central Venous Catheter)

장기간의 중심정맥 카테터(tunneled, cuffed CVC)(그림 14.5)는 비교적 장기적 투약, 비경구 치료, 잦은 채혈이 요구되는 아동에서 시행한다. 수개월간 혹은 일 년까지도 지속한다. 보다 큰 말초 정맥을 통하여 상대정맥이나 하대정맥쪽으로 삽입된다. 이 형태의 한 예는 broviac 라인이다. 이 **broviac** 라인은 장기간 항암치료 혹은 비경구 영양이 필요한 아동에서 시행한다. 이 CVC가 커프가 있어 감염위험을 줄여주고 라인을 제자리에 있게 해주는 반면, 아동은 종종 stat lock(라인을 고정시켜주는 장치)를 가지고 있다.

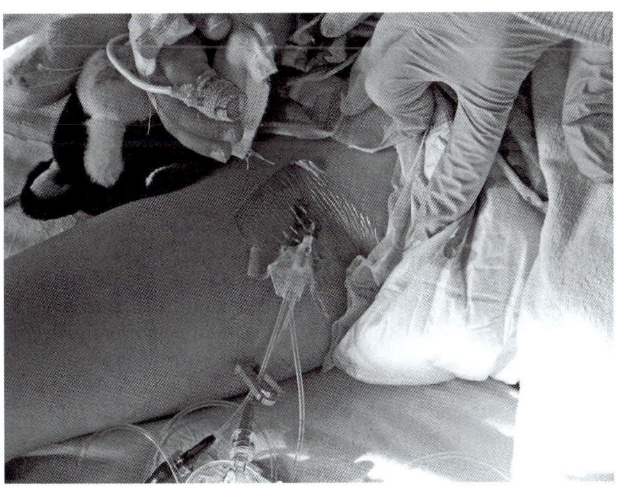

그림 14.4 우측 다리에 대퇴정맥라인을 가지고 있는 영아.

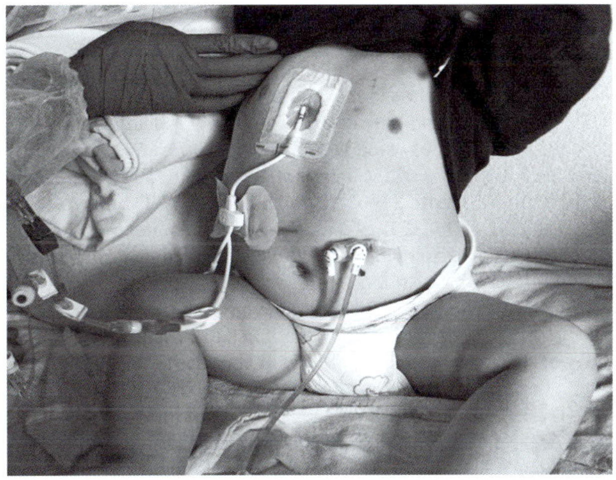

그림 14.5 가슴에 Broviac라인과 안정장치 stat lock이 있고 복부에는 위 튜브가 있다.

이식한 중심 정맥 카테터 혹은 Port (Implanted Central Venous Catheter or Port)

Port는 내부위치나 목적상 장기간의 중심 정맥 카테터와 비슷하나 겉모습이 다르다. 장기적 중심 정맥 카테터에는 외부주입라인이 있지만 port는 완전히 내부에 있다. port자체가 금속 혹은 플라스틱 주머니같이 되어있으면서 얇은 막이 있다. 외과시술로 피하조직에 심고 라인을 중심정맥으로 들어가게 한다. 장기간 간헐적 항암치료, 장기간의 항생제 치료, 혹은 혈액채취가 요구될 때 시행한다. Port에의 접근은 바늘로 port 상부 쪽으로 피부를 통해 한다. 장기간의 CVC 보다는 감염위험과 일상활동에서의 주의점이 덜한 반면 매번 사용시 아동을 바늘로 찔러야 한다. 이런 이유로 아동에서는 덜 사용한다.

섭식 튜브(Feeding Tubes)

코위관(Nasogastric Tube)

코위관(Nasogastric tube; NG tube)(그림 14.6)은 아동의 코를 통해 식도와 위로 들어가는 작은 관이다. 튜브는 아동의 얼굴 위에 테이프로 고정한다. 입으로 먹을 수 없는 아동에서 영양과 약 투여에 이용된다. NG 튜브는 위액을 제거할 때도 쓰인다. 이것은 임시방편이며 잡아당기면 쉽게 빠진다.

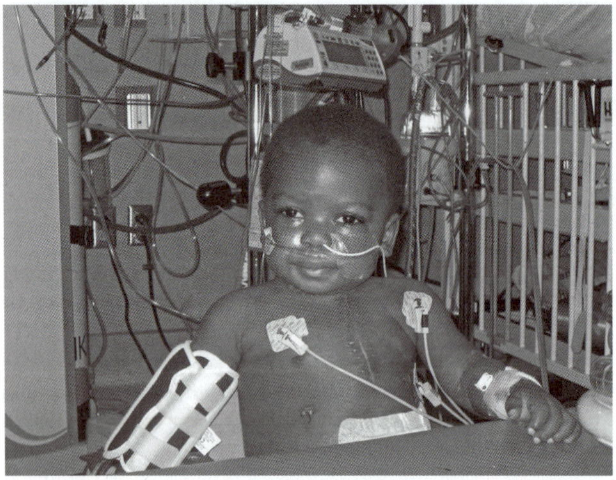

그림 14.6 코-위관(좌측 코구멍을 통함)과 코 튜브(윗 입술 중앙에 위치함) 모두를 가지고 있는 아동. 좌측 손목에 정맥 주사 라인이 있고 가슴에는 이전의 심장 수술 흔적인 흉터가 있다.

입위관(Orogastric tube)

입위(OG)관은 아동의 입에서 위쪽으로 들어가는 관이다. 목적, 삽입하는 방법, 쉽게 제거가능하여 NG 튜브와 비슷하다.

위 튜브(Gastric Tube)

위 튜브(G-Tube)(그림 14.5)는 복부에 낸 구멍을 통하여 위로 삽입한다. 입으로 영양공급을 할 수 없고 약을 먹을 수 없을 때 직접 위로 투여할 때 이용한다. G-tube는 좀 더 긴 시간 사용되기 때문에 장기적 영양과 약물을 투여할 필요가 있는 아동에 시술한다. 그러나 더 이상 필요가 없을 때에는 제거하고 구멍은 막힌다.

공장 튜브(Jejunal Tube)

공장 튜브(J-tube)는 배에 구멍을 내어 이를 통하여 공장으로 튜브를 넣는다. 아동이 입으로 약과 영양공급을 할 수 없고 위에서도 소화를 시킬 수 없을 때 사용한다. 의학적으로 더 이상 필요가 없을 때 제거한다.

위-공장 튜브(Gastric-Jejunal Tube)

위-공장 튜브(G-J tube)는 명칭과 같이 앞의 튜브를 함께 시술한 것이다. 이러한 형태에서는 J-tube를 G-tube안에 넣어서 위를 통과하게 된다. 그리고 J-tube를 공장으로 밀어넣는다. 아동이 어느 정도 위에서 받아들일 수 있지만 일정부분 공장에 투여하는 것이 필요할 때 이 시스템을 이용한다.

호흡기계 튜브(Respiratory Tubes)

코 삽입관(Nasal Cannula)

코 삽입관(nasal cannula)(그림 14.6)은 아동의 코를 통하여 산소공급을 하기위한 구부러지는 튜브이다. 산소화를 돕기 위해 산소투여를 위해 이용한다.

비침습적 인공호흡 보조 (Noninvasive Ventilatory Support)

지속적 기도양압 치료(continuous positive airway pressure; CPAP)(그림 14.7)은 호흡을 도와주는 비침습적 방법이다. CPAP는 코와 입을 덮는 마스크를 통하여 들어간다. 침상옆에 있는 CPAP기계는 마스크에 연결된 관으로 계속 양압을 넣는다. 이 압력은 각 환자마다 의사가 처방을 내리며 아동의 기도가 열려있게 해주어 환기를 향상시킨다. 이는 처음엔 수면 무호흡을 치료하고자 개발되었는데 기도삽관의 필요성을 없애거나 관 제거후 잠시 아동의 호흡을 도와주기 위해 급성 치료 병원에서도 사용된다.

이상성 기도 양압 치료(biphasic positive airway pressure: BiPAP)는 CPAP와 마찬가지로 마스크, 관, 침상 옆에 있는 호흡기계를 통해서 들어간다. CPAP와 다른 점은 BiPAP에

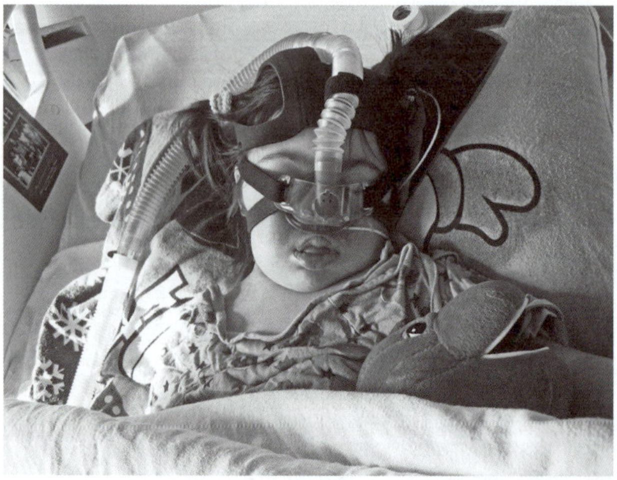

그림 14.7 마스크를 통하여 지속적인 양압 기도압을 받고 있는 아동. 얼굴의 좌측에 보이는 가는 관은 코-위관이다.

서는 두 레벨의 양압이 제공된다:흡기 기도 양압과 호기 기도 양압이다. 호기 양압이 흡기 양압보다 약간 낮게 제공되어 쉽게 숨을 내쉬는데 도움이 된다. CPAP나 BiPAP를 하고 있는 아동을 다룰 때 치료세션 동안 주의할 점은 마스크가 제자리에 있는지 확인하는 것이다. 마스크와 아동의 얼굴 사이에 틈이 생기면 즉시 제공받고 있던 기도 압력이 떨어져 호흡에 영향을 줄 수 있다. 이런 이유로 CPAP나 BiPAP를 하고 있는 환아들은 맥박 산소포화도 측정과 심박수 모니터링을 계속 하고 있다.

기도내 관(Endotrachal Tubes)

기도내(endotracheal:ET) 관(그림 14.8)을 입이나 코를 통하여 기도로 삽관할 수 있다. 기도를 열려있게 해주어 인공호흡기계와 같이 사용하여 기계적 호흡을 도와준다. 의식이 낮은 아동에게 입을 통해 기도삽관을 하는 것이 가장 흔하다(Marino, 1998). 그러나 이 방식이 아동이 깨물어서 관을 막아 공기가 통하지 못하게 될 위험도 있다고 혹자는 염려한다. 깨물지 못하게 막아주는 블록장치를 하기도 한다. 집중치료실에서 일하는 물리치료사는 아동의 이러한 행동과 반응이 의사소통이 불가능한 아동의 스트레스의 증후일 수 있기 때문에 이러한 행동을 모니터링해야 한다.

계속 깨무는 동작을 하고 있으면 의료진이 의논하여 코를 통해 재삽관을 할 지 결정하는 것이 필요하다. 코를 통하여 삽관을 시행(그림 14.9)할 때 ET 관은 한쪽 코를 통해 기도로 들어간다. 입으로 삽관시와 마찬가지로 안전하게 인공호흡장치로 연결한다. 이때 아동의 입은 자유로이 움직일 수 있게 된다. 이는 입으로 말하는 것을 좀 더 자유롭게 해주어 가족과 병원관계자들과 말로 하는 의사소통에 더 관심을 기울이게 된다.

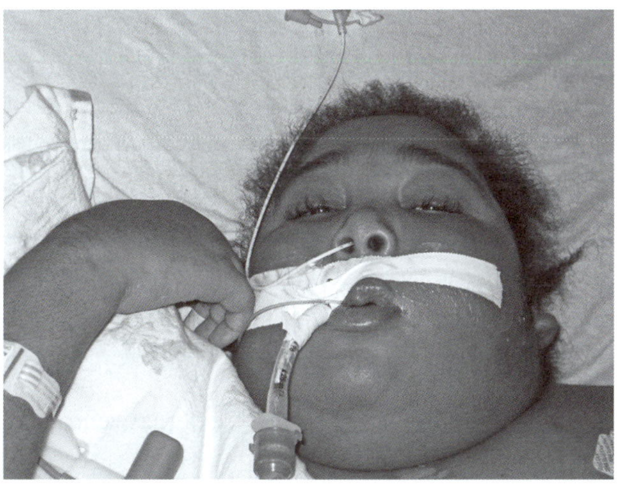

그림 14.8 입을 통한 기도삽관 상태이고 우측 코로 코-위관이 들어가 있다.

기관절개술(Tracheostomy)

기관절개술은 아동의 목 앞쪽을 절개하여 관을 기도로 직접 넣는 외과방법이다. 관을 처음엔 실로 꿰매어 정착시키고 기도와 실로 묶어 위치를 유지케 한다. 성인용 관에는 관을 둘러싸는 커프(cuff)가 있어 제자리에 잘 있는데 아동의 경우 기도와 관의 크기 때문에 이런 커프가 없을 때도 있다. 이 관은 인공호흡장치에 구부러지는 관으로 연결되어 호흡을 담당하거나 도와준다. 이 방식은 입과 코를 포함한 아동의 상부기도는 포함되지 않는 방식이다.

기관절개술(그림 14.10)은 아동이 장기간 인공호흡장치가 필요할 때 시행한다. 기도내 삽관보다 좋은 점은 더 편하고 분비물 제거에 더 좋고 기도의 안정성이 더 좋은 것이다. 이러한 편안함과 기도의 안정성으로 인하여 아동의 동작이 더 자유로워지고 장기간 침상안정으로 인한 이차적 합병증이 감소한다(Marino, 1998). 이러한 합병증에는 반드시는 아니지만 심부정맥 혈전증, 근력약화, 지구력 감소, 기능적 움직임의 독립성 감소, 일상생활동작 감소 등이 있다.

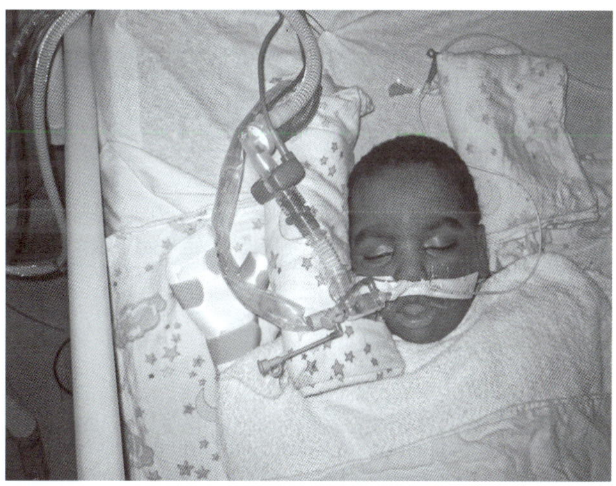

그림 14.9 우측 코를 통한 기도삽관 상태이고 좌측 코를 통하여 코-위관이 들어가 있다. 아동의 머리 우측에 말은 담요를 대주어 목을 중립자세로 해줄 뿐 아니라, 인공호흡기의 관을 지지해주고 있다.

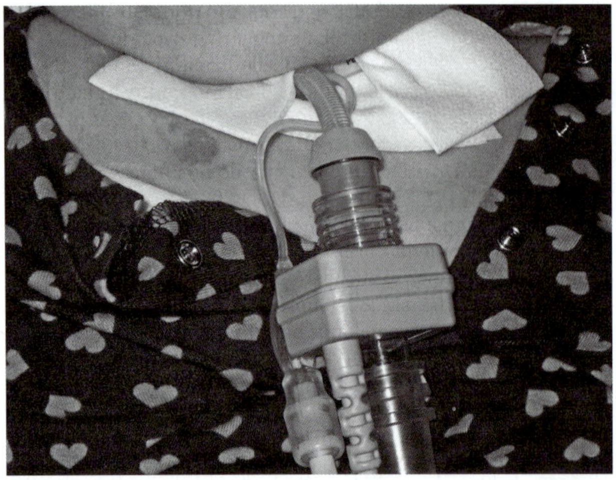

그림 14.10 이 사진에는 기관절개술을 시행된 것을 보여준다. 흰색 패드를 대어 기관절개가 묶여져 있는 아동의 피부를 보호해준다.

흉부관(Chest Tubes)

흉부관(그림 14.11)은 가슴의 피부를 절개하고 늑골과 폐 사이의 공간으로 관을 넣는 외과적 방법이다. **기흉**이나 **혈흉**의 경우 공기나 혈액을 배출하여 폐에 가해지는 압력을 줄여 주어 폐가 충분히 팽창할 수 있게 해주는 것이다. 아동의 진단에 따라 흉부관을 하나 또는 여러 개 박을 수 있다. 배출되는 혈액이나 공기는 침상 옆에 달아놓은 밀폐 용기에 모은다. 흉부관을 달고 있는 아동을 다를 때에 임상적으로 고려할 점은 삽입된 부위의 통증이 있는지의 증상 및 증후와, 배출되는 양의 정확한 측정이 유지되도록 도와주는 것이다. 배출되는 양의 정확한 측정이 중요한 것은 이것을 바탕으로 외과팀이 관을 제거할 것인가를 판정하기 때문이다.

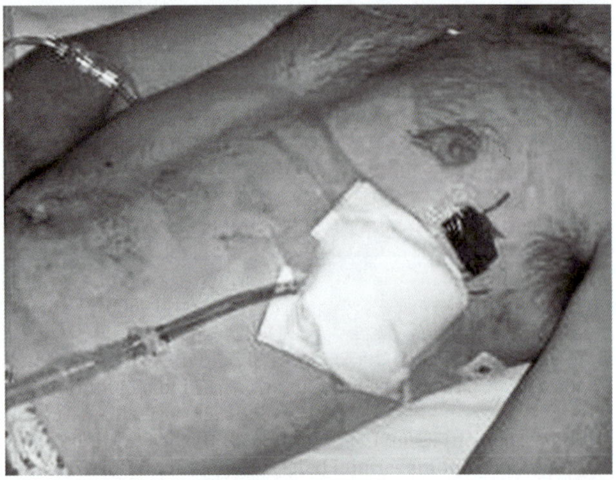

그림 14.11 좌측 가슴에 가슴 튜브가 있는 청소년이 앙와위를 취한 모습. 삽입 부위에 두꺼운 드레싱을 하여 튜브를 제자리에 있게 해주고 그 부위를 덮어준다.

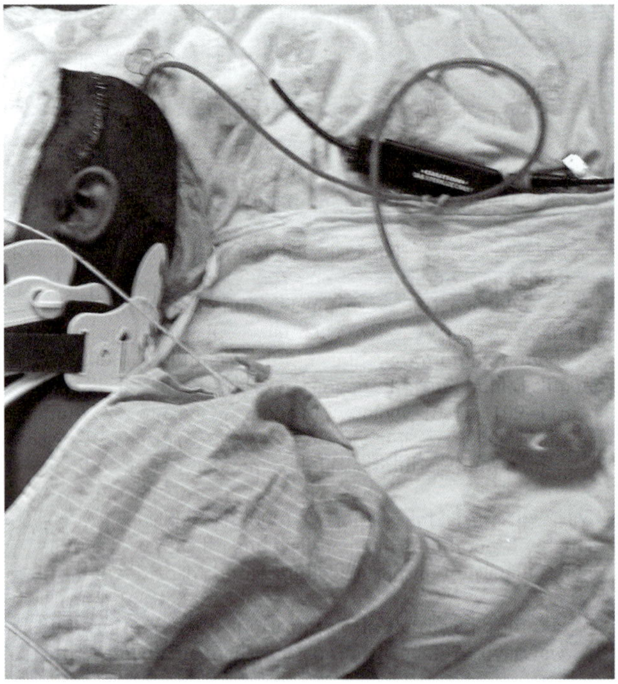

그림 14.12 뇌에서 발생한 출혈을 제거한 신경외과 수술 후의 청소년으로 Jackson-Pratt(JP) 배액튜브가 보인다. 경추 평가를 기다리는 동안 목의 보호대를 하고 있고 코-위관이 코에 보인다.

배액관(Drains)

Jackson Pratt Drain

Jackson-Pratt(JP) 배액관(그림 14.12)은 수술 후 배액을 돕기 위해 사용된다. 수술부위 근처에 관을 박아 여기에 공기를 뺀 주머니를 연결해놓는다. 이것은 약간의 흡입(suction)을 촉발하여 부위로부터 배액이 되도록 도와주는 것이다.

뇌실천공술(Ventriculostomy)

뇌실천공술 혹은 외부뇌실 배액(external ventricular drain: EVD)은 아동의 뇌실로부터 과다한 뇌척수액을 배출하기 위한 응급 방법이다. 두개골이 있기 때문에 뇌척수액의 과다 팽창은 특히 위험하다. 뼈로 덮여 있기 때문에

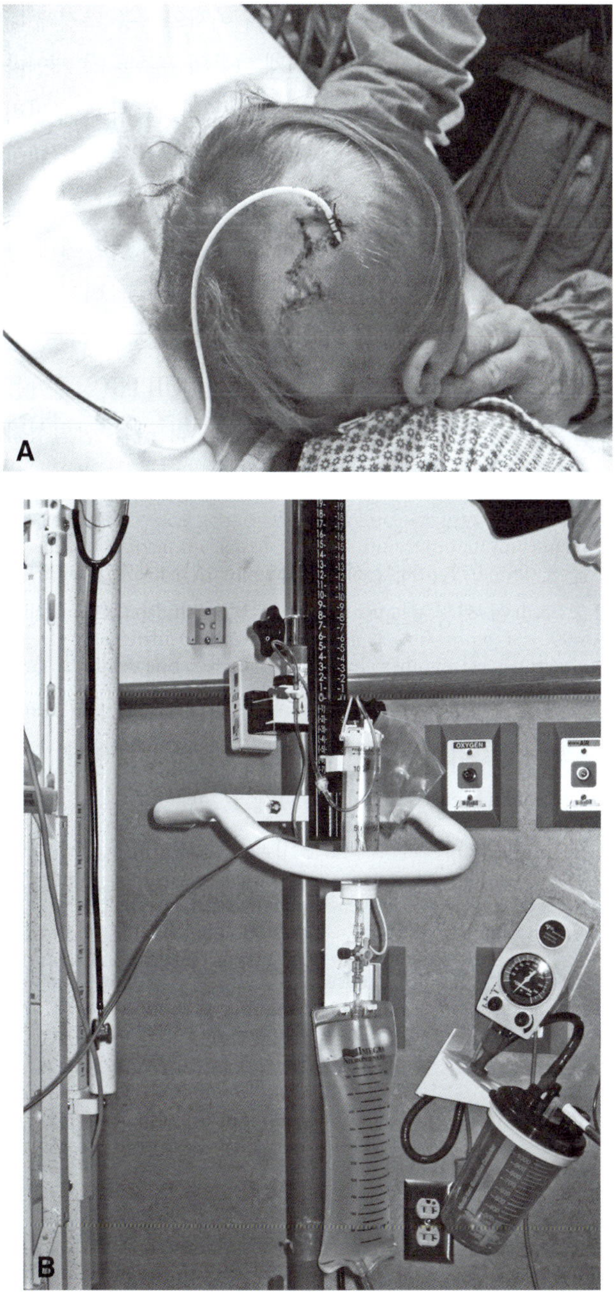

그림 14.13 (A) 유아의 머리에 뇌실절개 튜브가 있다. 검은색 실로 튜브가 잘 고정되어있을 뿐 아니라 이전의 신경외과 수술로 생긴 치유된 절개를 볼 수 있다. (B) 침상 옆의 뇌실 절개 장치가 있다. 정맥주사 걸이에 부착되어있는 박스는 환자에게 정확하게 맞추어주기 위한 레이저 장치레벨이다. 똑바로 세워져 있는 측정용 실린더와 백은 나오는 뇌척수액을 모으고 모니터하기 위한 것이다.

척수액의 증가를 허용할 여지가 거의 없다. 두개안에서 뇌척수액이 뇌안과 뇌밖의 주위를 흐르고 있기 때문에 뇌에 압박이 직접 가해지고 압박은 뇌의 주요부위에 발생하는 손상의 원인이 되기도 한다. 외상성 뇌손상 혹은 종양 절개 후 혹은 션트의 기능이상으로 두개내 압력이 높아질 때가 뇌실 천공술이 응급으로 필요한 경우의 예이다.

뇌실천공술은 신경외과의가 뇌실로 관을 넣고(그림 14.13A) 외부 집하기구로 연결한다. 외부 집하장치는 아동의 머리 위치를 고려해서 중력으로 배출이 원활하도록 일정한 높이에 달아둔다(그림 14.13B). 예를 들어, 아동의 머리위치보다 낮게 달려져 있으면 중력으로 인해 배출에 도움이 되고, 머리위치보다 높이 달려있으면 중력보다 더 높은 압력이 있어야 배출된다. 뇌실천공술을 받은 아동들을 물리치료사가 다룰 때 주의할 점은 두개내 압력의 증감뿐 아니라 아동의 위치와 상대적으로 집하장치의 위치를 모니터링해야 한다는 점이다.

이전에 지적했듯이 뇌척수액의 흐름을 원활히 해야 할 새로운 필요성이 발생한 아동에게 응급으로 시행한다. 만일 장기간 필요하다고 생각되면 션트에 대해 신경외과의가 평가해보는데 뇌실복강 션트(VP shunt)가 가장 흔한 방식이다.

투석 / Dialysis

투석은 만성 혹은 급성 신장부전 아동에서 전해질, 대사물질, 그리고 독소를 제거하는데 도움을 주는 방법이다. 아동의 투석은 성인에서와 마찬가지로 성공적이다:그러나 아동에서는 한시적이다. 장기간 투석이 필요한 아동은 두 가지 범주에 속하는데:회복되리라고 예상되는 급성 신장부전에서 회복중인 아동과 신장이식을 기다리는 아동들이다. 투석하는 방법에는 두 가지가 있다: **혈액투석** 혹은 복막투석이다. 혈액투석은 혈관을 통하여 시행하는데 외부 작은 관이나 신체내의 동-정맥루를 통해서 하는 것이다. 이 과정에서는 신체외부에 있는 의학적 기계장치를 통해 피를 투과시켜 다시 피를 체온만큼 데워서 동-정맥루나 작은 관을 통해 다시 혈관내로 들여보낸다. 필요하면 매주 3번씩 투석하며 매번 4시간 정도 걸린다. 복강투석보다 효율적이고 정교한데 항응고제 투여 같은 좀 더 전문 관리가 필요하다(MedlinePlus, 2009).

복막투석은 하루에 한 번부터 4번까지 시행하여야 한다. 아동의 복부에 카테터를 통해서 투석액을 주입한다. 복막투석에서는 복강이 아동의 혈관과 주입된 투석액 사이의 대사산물을 교환하는 막으로서의 역할을 한다. 복부 카테터를 통해서 이러한 액을 4–6시간마다 교환한다. 혈액투석보다는 효율성이 떨어지지만 심혈관계 기능이 좋지않고, 혈관이 잘 드러나지 않거나 항응고제 반응이 좋지 않은 아동에게 있어서는 제일 좋은 치료법이다. 그 이외에도 복막투석은 병원에서 해야 하는 혈액투석과는 달리 집에서도 할 수 있다(MedlinePlus, 2009).

체외 막 산소화 (Extracorporal Membrane Oxygenation)

체외 막 산소화(ECMO)치료는 심장, 폐의 가역적인 문제가 있는 영유아의 치료에서 사용될 수 있는 심폐 우회술이다. 이 기술은 폐 혹은 심장의 손상이 심하여 그 자체로는 생명을 유지할 수 없는 경우 장기간 이를 대체해주는 치료이다. ECMO에는 두 가지 형태가 있는데 정맥간 ECMO와 정–동맥간 ECMO이다. 이 방식 모두에서 혈액은 정맥에서 큰 관을 통하여 배출되고 ECMO를 통하여 산소화된다음 신체로 되돌아간다. 정맥간 ECMO에서는 혈액이 아동의 정맥계로 되돌아가고 심장 기능을 도와주는 것은 없다. 정–동맥간 ECMO에서는 아동의 심장을 우회하여 혈액이 정맥으로 되돌아간다(Emedicine, 2006). ECMO가 생명을 구하는데 효과적인 것으로 증명이 되었지만 사용에 따른 위험 때문에 최후의 치료방법으로 선택된다. 심한 감염, 혈액응고로 인한 색전, 심부정맥 혈전증 혹은 순환을 유지하기 위해 사용한 항응고제로 인한 출혈 등 이에 국한되지 않는 위험들이 있다(Ravishankar 등, 2006).

통증관리 / Pain Management

아동이 통증을 호소할 때 급성치료병원의 아동들을 다루는 것이 어려울 수 있다. 손상 혹은 질병, 시술 때의 통증이든지간에 통증을 다루는 것은 어렵다. 물리치료사로서 우리는 우리의 중재에 대한 아동의 반응을 평가하고 인식하여야 하며 우리의 세션 동안 적절한 통증관리를 위해 전문가간 협력팀과 같이해야 한다.

통증 척도(Pain Scales)

이전의 병원 조직 인정협의회라고 불렸던 **Joint Commission(JC)**(협의회)는 급성기 병원에서의 통증 측정에 대한 가이드라인을 제시하였다. 현재 그들의 표준은 각 개인마다 각 통증마다 평가한다는 것이다. 물리치료사로서 이러한 표준대로 할 수 있어야 하고 적절한 통증 척도를 선택하여 통증의 부위, 강도 그리고 기간, 악화와 약화 요인 등을 포함하여 평가할 수 있어야 한다. 제 3장에서 아동에게 양적으로 사용할 수 있는 신뢰성 있고 타당도 있는 여러 척도를 제시하였다. 신생아용 CRIES(울음, 산소필요 여부, 활력징후의 수치 증가, 표정, 수면부족), CHIPPS(영유아용 수술후 통증 척도), NIPS(신생아 통증 척도)는 신뢰성과 타당성이 있는 신생아용 통증 척도이다(Suraseranivongse 등, 2006).

말 못하는 아동, 아직 자가 보고 척도의 대상 연령이 아닌 경우 통증의 행동척도가 필요하다. 그러한 척도 두 가지는 얼굴, 다리, 활동, 울음, 달래기(FLACC)의 항목이 있는 통증의 행동척도이다(Merkel 등, 1997; 그리고 Nilsson 등, 2008). 그리고 이스턴 온타리오 아동병원의 통증 척도(CHEOPS)(McGrath 등, 1985)가 있는데 모두 7세까지의 아동이 대상이다. 인지가 정상이고 통증을 표현할 수 있는 아동들이 선택 가능한 여러 척도들이 있다. Wong–Baker 얼굴 척도(Wong & Baker, 1988)는 3–7세 아동에게 자신들의 통증수준을 5가지의 얼굴표정에서 선택하라고 요구하여 통증을 파악한다.

약물치료(Pharmacological Interventions)

환자 자가조절용 진통제 (Patient-Controlled Analgesia)

아동의 통증을 조절하기 위해 진통제를 투여하는 방식이 여러 가지이다. 이 책에서는 특정 약물은 언급하지 않지만 급성 치료병원에서 아동에게 약물을 투여하는 방식은 알고 있는 것이 중요하다. 이런 방식들 중 하나는 **자가조절 진통제**(patient controlled analgesia; PCA)이다. PCA는 수술, 화상, 낫 적혈구병, 점막염과 통증을 치료하는데 사용한다. 이것은 자신이 편안해지는 만큼의 양을 스스로 조절하기 때문에 필요에 따라 전통적으로 간호사가 마약성 진통제를 투여하는 방식보다 최고 최저약물 농도의 위험이 감소한다. 스스로 약물의 양을 결정하기 때문에 유동적인 통증 상황을 경감시킬 수 있다. Schiessl과 동료들이 죽어가는 아동들의 통증 조절을 위해 PCA의 사용에 대해 연구한 바에 의하면 PCA가 진통제 투여방식으로는 이상적이고 신뢰성있고 손쉬운 방법인 것으로 확인되었다(Schiessl, Gravou, Zernikow, Sittl & Griessinger, 2008).

너무 어리거나 발달지연이 있는 아동들은 인지, 운동 혹은 언어제약 때문에 종종 통증을 표현하지 못하거나 진통제를 달라고 하지 않는다. 종종 의학적 시술 동안 약물의 양이 충분치 않고 아파하거나 한다. PCA를 사용하지 못하기 때문에 정맥주사나 근육주사로 진통제를 주는 방식보다는 가족 혹은 간호사가 조절하는 PCA가 대안이 될 수 있다. Czarnecki와 동료들(2008)은 발달지연이 있는 아동에서 부모 혹은 간호사가 조절하는 PCA의 효과에 대해 연구하였다. 그 결과 참여자의 통증 척도, 마약성 진통제의 평균 필요량, 부작용의 빈도에서 긍정적 효과를 보였다. 저자들은 이 실험에 관하여 무사격사가 PCA를 한다는 가능성과 같은 안전에 관한 염려를 말하지는 않았다. 기관들은 이런 방식의 진통제 투여를 시행하기 앞서 각자 부모/양육자 교육과, 시행방법과 원칙을 가지고 있어야 한다. 적절한 교육, 투약관리, 그리고 부모 혹은 간호사가 조절하는 진통제 투여의 모니터링을 한다면 효과적 방식이라고 저자들은 믿는다.

말초신경차단(Peripheral Nerve Blockade)

수술받거나 낮병원에서 시술을 받는 아동은 그날 집으로 퇴원하기도 한다. PCA나 경막외 카테터로 통증을 관리하는 것이 집에서는 불가능할 수 있다. 새로운 방식으로 통증을 조절하는 **지속적 말초신경차단**(continuous peripheral nerve blockade; CPNB)이 있다. 최근에는 성인수술 시에도 사용되어 왔는데 부작용이 덜한 신뢰성 있는 통증조절 방식이다. Ludot과 동료들(2008)은 수술 후 집에서 CPNB가 아동에게 가능한지 연구하였다. 이 관찰 연구의 주요 소견은 주입펌프로 하는 CPNB는 아동에서 입원기간을 단축하거나 보행상태를 유지할 수 있게 하는 가능하고 효과적인 방식이었다. 저자들은 또한 성공의 중요 열쇠는 어떤 가족과 아동을 선정하는가였는데 가족이 장치의 기능부전이나 감염의 증상이나 징후를 발견하여 카테터 제거를 위해 병원에 데리고 와야 하기 때문이다.

물리치료의 주의점/금기증 / Precautions/Contraindications for Physical Therapy

급성 치료병원에서 물리치료에 대한 주의점과 금기증이 매우 많다. 정형외과 혹은 신경외과적 시술 전후로 주의할 점이 있고 의사가 주의사항을 써 놓는다. 어떤 것은 시술에 따른 주의점, 예를 들어, 요추천자나 심장 카테터술 후 침상안정 등이다. 암병동에서는 혈액수치가 어떤 종류의 중재를 주의해야 할지의 시금석이 된다(22장을 보시오). **심부 정맥 혈전증후**에는 어떤 물리치료를 해야할지 논란이 있다.

심부 정맥 혈전증(Deep Vein Thrombosis: DVT)

정맥혈이 정체, 정맥손상, 그리고 응고가 증가되어(Virchow's triad) 정맥 혈색전증이 발생한다. 아동이 움직이지 못할 때, 다리에 혈류가 몰릴 때 정체가 일어난다. 입원 아동은 움직임의 제한 때문에, 질병 자체로, 중심정맥 카테터 같은 장치로 인해 DVT의 위험이 있다. DVT의 증상이나 징후는 통증, 부종, 그리고 다리의 열감 등이 있다. DVT가 발생한 아동에서 폐 색전증과 사망까지도 발생할 수 있다(Kehl–Pruett, 2006).

아동에서 정맥손상은 중심정맥 카테터가 있을 때 가장 흔하다. 혈류의 방해와 이은 DVT는 심각한 이환상태와 관련이 있다(신생아에서의 DVT의 90% 이상, 아동에서 DVT의 60%이상이 중심정맥 카테터와 관련이 있다)(Andrew, Monagle, & Brooker, 2000). Vu와 동료들(2008)은 소아환자에서 DVT의 유병률을 조사하였다. 입원아동에서 하지의 심부정맥혈전증은 1997년 이래로 많이 증가함을 발견하였다. 과민성 대장 증후군, 외과적 시술, 비만이 DVT의 위험을 더 증가시킨다는 것을 알게 되었다. 그들의 결과는 DVT가 있는 아동은 없는 아동들보다 사망률이 2배 높음을 보여주었다(Vu, Nobuhara, Lee, & Farmer, 2008).

예방(Prevention)

DVT를 예방하는 기계적 방법에는 운동, ROM, 단계적 압박 스타킹, 공기압력 장치 등이 있다. 이것들은 다리의 정맥으로 혈류가 되돌아오는 것을 향상시키고 정체되지 않도록 해준다. 집중 치료실에서는 이것을 간호사나 물리치료사가 한다. 특히 족관절의 능동적 ROM 운동은 아동이 하기 좋은 방법이다. 그러나 인지가 낮아 아동이 할 수 없는 경우는 수동적 ROM으로 대신하여 혈류의 정체를 감소시켜준다. 종종 자신의 아이 치료에 도움이 되고자 하는 부모에게는 이것을 설명하여 가르쳐준다.

단계적 압박 스타킹의 사용은 DVT의 위험이 낮은 아동들에게 능동적 ROM과 더불어 예방에 사용한다. 적절한 압박을 가하려면 잘 착용하는 것이 중요한데 너무 타이트하면 지혈대 효과가 난다. 기성품인 스타킹은 청소년들에게 맞을 수 있으나 어린 아동들에게는 착용이 쉽지 않다. 기타 압박 재질을 생각해볼 수 있는데 탄력 붕대 감기 혹은 탄력 스타킹 신기 등이 있다.

간헐적 공기압박 장치는 다리 근육을 압박하므로써 정맥혈의 정체를 감소시키는 것을 도와줄 수 있다. 이 압력으로 정맥혈이 잘 돌아오고 정체되지 않도록 도와줄 수 있다. 즉, 매우 작은 아동에게는 이 장치의 크기로 인해 사용이 어려울 수 있다.

심각한 출혈위험이 있는 환자에게는 압박 스타킹이나 공기 압박 장치가 혈전예방의 적절한 대안이 될 수도 있다. DVT의 위험이 있거나 수술 후인 경우 이런 장치들이 종종 관심인데 환자가 일어나서 걸을 수 있을 때까지는 사용한다(Lippi, Favaloro, & Cervellin, 2011).

약물 측정(Pharmacological Measures)

항응고제는 DVT 예방 혹은 DVT 발생 후 사용한다. 이러한 항응고제에는 아스피린, 쿠마딘, 저분자 질량 헤파린(Kehl-Pruett, 2006)이 있다. Enoxaparin(Lovenox)은 아동에서 사용하는 저분자 질량 헤파린이다. 이미 DVT가 있는 아동은 Lovenox를 투여하고 응고정도를 혈액수치를 통해 모니터링한다. 치료레벨로 약물농도가 달성되면 물리치료사가 중재를 시작할 수 있다.

물리치료의 의미(Implications for Physical Therapy)

물리치료사는 아동에서 DVT를 발견하는데 중요역할을 한다. 매일 아동을 가까이 다루고 평가와 중재를 해주므로써 DVT의 징후나 증상을 인지하고 의사에게 알릴 수 있기 때문이다. 진단동안 침범되지 않은 다리에 물리치료를 해주는 것은 계속되어야 한다. 폐 색전증의 위험을 줄이기 위해 항응고제를 결정하기까지 아동은 보행이나 침상에서 나오는 것을 지양해야 한다. Lovenox를 사용할 때는 항응고 수준에 도달하기까지 걸리는 시간이 처음 투여한 날에 이루어질 만큼 그 시간이 빠르다. 의학적으로 안정되면 가능한 빨리 움직이는 것이 중요한데 "침상안정"은 DVT 발생이나 재발 위험을 높이기 때문이다. 급성 DVT가 생겨서 항응고제를 투여하는 환자에서 조기 보행은 색전증 위험의 증가와 연관이 없다. 급성기가 지난 다음에는 혈전후증후군(PTS)을 예방하기 위한 단계가 이어져야 한다. PTS는 혈전에 의해 혈류가 막히고 혈전에 의해, 또는 혈전을 제거하려는 의학적 시술 자체에 의해 손상을 받아 기능을 잘 하지 못하는 정맥 밸브 때문에 발생한다. PTS의 심한 정도를 경감시키는 중재에는 조기 보행, 단계적 압박 스타킹 등이 있다(Blumenstein, 2007).

통제 기관 / Regulatory Agencies

응급병원의 조직과 임상과별의 원칙, 시술이외에도 물리치료사는 주정부의 보건국과 **인증 공동위원회**와 같은 통제기관에 대한 지식도 가지고 있어야 한다. 각각의 주정부에 보건국이 있어 매뉴얼과 원칙이 있다. 보건국은 자기 주의 병원체계의 감시와 면허에 책임이 있다. 면허교부와 안전 조사 및 민원, 사고조사를 수행한다. 당신이 속한 보건국과 병원통제에 관해서 당신의 주 정부의 홈페이지에 들어가보기를 바란다.

인증관련 공동 위원회 (The Joint Commission; JC)

JC는 비영리단체로 미국의 건강관리 체제가 인정하는 곳이다. JC의 임무는 "이해관계자들과 협력하며 건강관리 조직을 평가하고 가장 높은 질과 가치의 관리를 안전하고 효과적으로 제공하는 데 있어서 그들을 격려함을 통해 공공의 건강관리를 계속 향상시키는 것"에 있다(JC, 2011a).

신생아 안전 목표(National Patient Safety Goals)

해마다 JC는 새로운 전국 환자 안전 목표(National patient safety goals: NPSGs)를 발표하는데 어떠한 병원이라도 인증을 원하면 이를 충족해야 한다. 이것의 목적은 전반적으로 환자의 안정을 향상시키는 것이다. 이러한 목표들은 발생할 수 있는 문제들과 어떻게 안전하게 그것들을 해결하느냐에 초점을 맞추고 있다. 2011-2012년도 목표는 환자의 확인, 관계자들간의 의사소통 향상, 약물의 안전한 사용, 감염예방, 자살의 위험이 있는 환자 가려내기, 그리고 외과적 실수 예방하기를 포함하고 있다(JC, 2011b).

감염예방 및 조절(Infection Prevention and Control)

DOH와 JC는 병원 감염을 줄이고 이를 도와주는 문서화된 표준을 가지고 있다. 감염과 관련된 이환과 사망이 늘어나고 있기 때문에 손의 위생과 소독, 위생기구에 관한 표준이 시행되어왔다. 약물 저항성 균도 증가하고 있어서 아동과 병원 종사자들의 감염예방이 더 중요하게 되었다. 양측 기관 모두 건강관리자들의 보편적 주의사항, 인플루엔자 예방접종과 같은 가이느라인과 수술부위 감염과 패혈증 예방을 위한 가이드라인을 제공해주고 있다. 급성치료 병원에서 일하는 물리치료사는 이러한 기관에서 나온 가이드라인을 따라야 한다.

병원에서의 흔한 감염 / Common Infections in the Hospital Setting

급성치료 병원의 아동들은 많은 다른 감염들에 노출되어 있다. 손상, 혹은 질병이든간에 감염으로 입원기간이 길어지고, 질환의 정도가 심해지며 사망하기도 한다. 치료사들은 이러한 흔한 감염에 대해 알 필요가 있고 다른 아동이 감염되지 않게 예방하는 적절한 단계도 알고 있어야 한다.

메티실린 저항 황색포도구균 (Methicillin-Resistant Staphylococcus Aureus)

질병조절 및 통제 센터(CDC)에 의하면(2009a) **메티실린 저항 *황색포도구균***(MRSA)은 특정 항생제에 듣지 않고 피부 혹은 기타 감염을 일으키는 위험한 종류의 박테리아이다. 감염자와 직접 접촉하거나 감염자의 개인용품을 나누어쓰거나 할 때 감염된다. MRSA에 의한 피부감염의 증상과 징후는 감염부위의 발적, 붓고, 통증이 있고, 만져보면 열감이 느껴지고 열이 동반된다. MRSA는 피부나 연부조직의 가장 흔한 감염균이 되었다. 스포츠 팀과 아동 보육시설에서 갑자기 많이 발생한다. 병원에서는 피부감염 이외에도 MRSA에 의한 패혈증이 나타나고 있는데 입원이 길어지거나 높은 사망률의 원인이 되기도 한다. 2007년도에 *미국의학협회지(Journal of the American Medical Association)*에 따르면, 미국내의 9개 지역에서 MRSA의 빈도를 연구한 결과를 발표하였다. 대부분의 감염은 건강관리 기관과 관련있었고 90,000건 이상이 보고되었는데 이는 3년전보다 20%가 증가한 것이었다. 그들 연구의 결과는 전체적으로 MRSA가 더 이상 급성 치료병원에만 국한되는 공공 건강관리의 주요한 문제가 아니라는 것이다(Klevens 등, 2007). 급성 치료병원에 있는 아동들은 격리되거나 같은 감염자들과 함께 있게 될 것이다. 그들을 돌보는 관계자들은 치료동안 공통의 주의사항을 따를 것이다. 관계자들의 손 위생뿐 아니라 그들이 접촉한 모든 것을 씻고, 소독하는 것이 감염확산 예방에 필수적이다.

반코마이신 저항성 장구균 (Vancomycin-Resistant Enterococci: VRE)

CDC(2009b)에 의하면 사람의 장과 여성의 생식기관에 정상적으로 분포되어있는 박테리아이지만 환경에서도 발견된다. 때로 감염을 일으키기도 한다. 장구균에 의한 감염은 보통 반코마이신으로 치료한다. 어떤 아동은 반코마이신에 잘 듣지 않는데 이를 VRE라고 한다. 병원안에서의 감염확산을 박기 위해서는 메티실린 저항균의 경우와 같은 원리를 사용한다.

클로스트리디움 디피실(Clostridium Difficile)

클로스트리디움 디피실(C-diff)은 설사나 대장염과 같은 좀 더 심한 장 상태를 야기하는 박테리아이다. 이것은 급성 치료병원에 있는 아동에게 흔한 감염이다. CDC는 C-diff의 감염빈도와 심한 정도가 증가하였다고 2005년도에 보고하였다. 감염의 최근 변화는 항생제 사용환경의 변화, 좀 더 강한 종의 출현, 혹은 항생제 저항성에 있는 듯하다. 새로운 균은 더 많은 양의 독소 A와 B를 생성할 수 있어 전통적인 항생제에 더 저항성이 강하다. C-diff는 실험실에서 대변을 검사하여 발견한다. 일단 아동이 여기에 감염되었다고 한다면 격리한다. 일하는 사람들은 공통적인 주의점을 따를 것인데 비누와 물로 손을 씻어 포자 형성하는 박테리아를 예방하고 기구도 잘 소독한다.

호흡기 세포융합 바이러스 (Respiratory Syncytial Virus:RSV)

호흡기 세포융합 바이러스(RSV)는 상하기도 감염을 일으키는 바이러스이다. 1세 이하의 영아에게 흔하며 세기관지염과 폐렴을 일으킨다. 미국에서 RSV는 겨울에 가장 유행한다. 대부분의 아동들은 RSV 감염이 있을 때 외래로 치료한다. 약 2%만이 병원에 입원한다. 가장 감염에 취약한 연령은 6주부터 6개월 사이의 영아, 조산아, 호흡기와 심장의 문제가 있는 영유아, 면역체계가 약한 아동들이다.

RSV는 매우 전염력이 강해서 감염된 사람이나 손잡이, 침대난간, 그리고 장난감 등 무생물과 접촉하여 감염된다.

증상과 징후에는 늘어짐, 짜증, 잘 안 먹음, 무호흡, 콧물, 열, 쌕쌕거리는 소리, 빠른 호흡, 기침, 그리고 콧구멍이 벌름거림 등이 있다. RSV는 콧물을 배양하고 X-ray를 찍어 진단한다. 치료는 증상완화요법으로 영유아에게 충분한 수분 섭취를 시키고 기관지 확장제 투여, 산소를 보충 한다. 면역이 떨어져있는 아동에게 RSV감염이 있으면 집중치료실에서 호흡기 증상이 소실될 때까지 인공호흡기를 연결한다. 병원에서는 RSV가 다른 이에게 전파되지 않도록 예방하는 것이 여전히 중요점이다. 이미 말했던 다른 감염과 마찬가지로 영유아를 격리하고 관계자들은 공통 지침을 따른다(CHOP, 2009c).

Burkholderia Cepacia Complex와 녹농균 (Burkholderia Cepacia Complex and Pseudomonas Aeruginosa)

소아 급성치료 병원에만 있는 기타 감염은 **낭성 섬유증**(CF)을 가지고 있는 아동에게 나타나는 Burkholderia cepacia complex(Bcc) 감염이다. Bcc는 CF를 가진 아동에 감염되면 급격하게 상태를 악화시키는 병원균으로 알려져 있다. Bcc는 사람에서 사람으로 감염된다. CF와 Bcc가 있는 아동은 호흡기 상태가 좀 더 문제가 많고 빨리 아주 위중하게 될 수 있다. CF가 있는 아동은 녹농균 감염 위험도 높은데 3세까지가 취약하다. CF아동의 90%가 이 두 가지 균 중 하나의 감염으로 인한 *호흡부전*으로 사망한다. 감염된 아동과 접촉하거나 그들이 사용한 칫솔, 스푼 등을 같이 사용했을 때 발생한다. 병원안에서 사람간 전파가 확인되었으므로 철저하게 병원에서는 격리해야 한다. Conway (2008)는 CF가 있는 아동들을 철저하게 격리하는 것으로 병원에서의 교차감염을 줄일 수 있다는 확실한 증거를 발견하였다. 격리되어있는 CF 아동은 검사하러 입원실을 떠날 때, 입원실에서 물리치료를 받을 때 마스크를 써야 하고 진료실에 오게 될 때에는 분리하여 혼자만 진료실에 내려오게 하여야 한다.

중재 / Interventions

급성 치료 병원에 있는 치료사는 모든 연령의 아동과 모든 진단을 다루어야 하는 스트레스 많은 환경에서 일하므로 중재를 하기 위해서 준비가 필요할 것이다. 다음에 열거할 중재들은 진단보다는 장해와 활동 제약에 근거를 둔 것들이다. 많은 중재들은 이미 장기시스템 장에서 다루었다.

자세잡아주기(Positioning)

장기간 병원에 입원중인 아동들은 좋은 자세들을 취하면 경감될 수 있는 많은 장해가 발생될 수 있는 시기이다. 이것들에는 욕창, 호흡감소, 유연성 감소, 근력약화, 기능의 상실들이 있다. 급성 치료병원에 있는 아동들을 위해 치료사는 장해에 따라 적절한 자세를 잡아주는 중재를 해줄 수 있다. 공기 매트리스, 휠체어 쿠션, 발뒤꿈치가 침대에 닿지 않고 떨어져 있게 하는 기구, 뼈가 튀어나온 부위의 보호 등이 치료사가 집중치료실에서 해줄 수 있는 압박 경감 첫 번 단계의 중재이다. 그 이외에도 목과 머리를 중앙위치로 잡게 해주어 이차적으로 **사경**이 발생하는 것을 예방하는데 이는 오랜기간 기도삽관을 해야 하는 아동들에게 적절한 중재이다. 동그랗게 말은 수건이나 자세잡아주는 기구 등을 이용하여 다리를 중립위치에 두게 하여 "개구리다리" 같이 벌어지는 것을 막고 고관절의 유연성 상실을 예방해준다. 자세를 잡아주는 프로그램을 침상 옆에 붙여놓고 글로 써서 부모를 포함한 모든 돌보는 사람에게 나누어주어 치료적 자세잡아주는 프로그램이 매일 실행될 수 있게 한다. 부모와 기타 돌보는 이들에게 자세에 대해 가르처주면 아동을 옮길 때 적절한 자세를 취하고 치료 프로그램에도 순응적이 된다.

부목과 연속 기브스 (Splinting and Serial Casting)

급성 지료 병원에서 기능석 ROM이 상실된 아동에세 부목을 대거나 연속적으로 기브스를 해주는 것이 적절할 수 있다. 화상, 힘줄 손상 혹은 골절과 같은 손상을 받은 후 관절을 보호하기 위해 부목을 제작한다. 외상성 뇌손상을 입은 아동에서 하지의 근긴장도가 높아진 경우, 유연성 회복을 위해 연속적 기브스를 해주는 것이 좋을 수 있다. 급성 치료 병원에서 연속적 기브스의 어려움은 응급상황 시 혈관에의 접근이 필요하기 때문이다. 예를 들어, 외상을 입은 아동은 여러 중심혈관 및 말초혈관에 주사 라인을 가지고 있다. 응급상황에서는 발과 다리에서 혈관을 찾는다. 양측 다리에 연속 기브스를 하고 있는 경우, 응급일 때 혈관을 찾기가 어려워진다. 급성 치료 병원에서 연속 기브스의 적용은 전문가간 팀의 결정에 따른다. 아동의 응급성과 말초혈관 주사부위의 필요성이 고려할 두 가지 주요점이다.

가동성(Mobility)

입원의 이유에 따라 침상안정을 해야 할 지, 침상밖으로 나와도 되는지가 결정된다. 주치의가 수술 상태 혹은 의학적 상태롤 고려하여 아동이 움직여도 되는지 판단한다. 예를 들어, 자동차 사고를 당한 아동은 경추 손상이 분명히 아니라고 확진되기까지는 경추 칼라를 하고 있어야 한다. 아동이 위급한 상태에 있는 경우는 분명해지기 전 이러한 칼라 착용이 며칠 걸릴 수 있고 이럴 때 검사에 참여하기가 어렵다. 칼라 착용을 중단하는 것 또는 "C-spine clearance"는 대부분의 병원에서는 정형외과의나 외상전문의가 기록으로 된 오더로 해야 한다. 이렇게 하므로써 척수손상이 확실히 드러나기 전에 아동을 움직이게 되는 잘못을 줄일 수 있을 것이다.

일단 아동이 침상 밖으로 나와도 좋다고 하고 특히 아동이 이전의 기능을 잃게 되었거나 새롭게 움직임의 제한을 가지게 되는 경우 물리치료사가 아동, 관계자, 가족을 교육하고 훈련하는 중요한 역할을 하게 된다. 기도삽관을 하고 있는 경우는 침상밖으로 나오면 안 되고 일어나 앉거나 침대가장자리에 걸터앉게 허용될 수 있는 있다. 이러한 상황에서 기도내 관과 연관이 있는 어떠한 문제에는 호흡치료나 간호가 도움이 된다. 장기간 인공호흡기를 달아야 되기 때문에 기도절개가 필요했던 아동은 침상주위를 돌아다니거나 침상밖으로 나오도록 허용된다. 기관절개를 한 후 튜브를 바꾸는 첫 회기는 5-7일 후인데 이 때 침상밖으로 나와도 된다는 오더를 받는다.

집중치료실에서 특히 치료사가 아동을 침상밖으로 데리고 나오기 이전, 가장 중요한 단계는 침상옆의 환경을 준비하는 것이다. 여러 개의 튜브와 라인을 달고 있고 의학적으로 취약한 아동을 위해서는 물리치료를 시작하기 전 의학적 상태를 판단하기 위해 간호사와 함께 의논하는 것이 필요하다. 침상밖으로 아동을 이동시키는 것에 간호사도 참여하게 하여 치료사가 아동을 신체적으로 도와주는 동안 간호사는 아동의 활력징후를 살펴볼 수 있을 것이다. 라인과 튜브가 꺽여지지 않았는지 보고 라인이 충분히 길어 침상에서 휠체어로 혹은 침상옆의 의자로 옮겨앉는데 충분한지 살펴보는 것 역시 안전을 위한 필수단계이다. 혼란한 상태인 아동은 휠체어나 침상옆 의자에 혼자 앉혀두어서는 안되며 최소한 좌석벨트와 어른의 감독이 필요하다. 자리이동 중이라면 모니터 라인의 연결을 뺄 필요가 있는데, 병실을 나가기 전 다시 연결할 것이라고 아동을 안심시킨다.

아동 및 가족 중심 치료 / Child and Family-Centered Care

급성기 치료 아동병원내에서 물리치료사는 아동뿐 아니라 가족이나 양육자도 치료할 준비가 되어있어야 한다. 아동과 가족에게 가장 좋은 치료가 무엇인가에 계속 초점을 맞추는 것이 가족중심 치료의 핵심이다. 미국 소아과 협회는 **가족 중심의 치료**를 다음과 같은 것을 포함하는 원칙으로 기술하고 있다. "아동과 그 가족을 존중하고 인종, 민족, 문화와 사회경제적 다양성과, 그것들이 가족 치료에 대한 시각에 미치는 영향을 존중하며 아동과 가족의 선택을 지지하고 촉진해주며, 각 아동과 가족의 문화적 가치관과 신념에 기관의 원칙과 시술들을 맞추어주는 융통성, 정보를 공유하고 아동과 가족에 대해 지원을 제공하고 모든 양육자, 아동, 가족사이의 협력을 이끌어낸다"(병원치료에 대한 미국 소아과 협의회, 2003).

가족 치료 중심 기관은 환자-가족 중심의 치료를 "건강관리자, 환자, 가족사이의 상호적 좋은 관계에 기반하는 건강관리 계획, 제공, 평가에 대한 접근"으로 정의한다(Carmen, Teal, & Guzzetta, 2008). Carmen과 동료들은 환자-가족 중심치료의 네 가지 중심적 개념을 설명한다. 존중, 정보공유, 참여, 그리고 협력이다. 이러한 개념하에서 일하는 건강관리 전문가들은 아동과 가족의 말에 귀 기울이고 그들의 선택과 관점을 존중하며 효과적으로 의견을 나누고 어떤 판단에 아동과 가족을 참여시키고 병원 원칙과 과정 발전의 많은 면에 가족과 양육자들을 포함시킨다. 병원의 위원회에 가족과 아동을 참여케 하고 아동의 입원실을 쾌적하게 꾸미는데 아동과 가족의 의견, 희망, 아이디어를 반영하는 등이 소아병원에서의 가족 참여의 예이다.

급성 치료 병원의 응급실에서 환자-가족 중심의 치료를 기획하고 제공하는 것은 어렵다. 혼잡하고 가장 응급인 경우를 먼저 돌보아야 하기 때문에 전문가들이 환자-가족 중심의 치료를 해주기가 어렵다. 그러나 응급실에서도 환자-가족 중심의 임상이 반영될 부분이 많이 있다. 우선 치료하고 등록하는 동안 아동과 부모, 혹은 양육자와 아동을 함께 돌보는 것이다; 부모로 하여금 아픈 시술이나 불편한 시술을 하는 동안 아동 옆에 머물게 하는 것; 통역 서비스를 하여 효과적으로 의견을 나누고 의학적 용어를 오해없도록 하기;약물, 비약물적 진통에 대한 아동의 요구 확인하기, 필요한 공간 확보하기;응급실에서 시술과 원칙을 확립하는데 있어 아동과 가족을 참여시키는 것 등이 환자-가족 중심 치료의 모든 예이다(O' Malley, Brown, & Krug, 2008).

환자-가족 중심의 임상을 하는데 또 다른 어려움은 마취 후 회복실에서이다. 병원은 응급이나 비응급 수술후의 과정을 연속적으로 관찰해야 한다. 비응급 수술후 아동과 가족의 질문에 대답을 하주고 생활치료사와 과정을 준비하는 것이 필수적이다. 수술 동안 가족에게 수술상태를 알려주고 어떻게 진행되고 있는지, 언제 아동을 마취 후 회복실로 옮기는지 알려주어 아동과 떨어져 있어 불안한 부모의 마음을 조금 편안히 해줄 수 있다. 수술이 끝나면 회복실로 옮기지만 가족을 언제 회복실로 들어가게 할는지는 의견이 다르다.

회복실로 가족을 들여보내는 것의 장점은 아동을 안심시키고 깨어나면서 지남력 회복에 도움이 되고 신체적으로 또는 약물로 제어할 필요가 덜해지며 진통제의 필요가 덜해지고 아동과 부모의 만족도가 높아지며 회복에 걸리는 시간이 단축될 수 있다는 점이다. 회복실로 부모가 들어가는 것의 단점은 안전의 문제, 관계자들의 거부, 프라이버시 문제, 회복실에서의 퇴원이 늦어질 수 있다는 점이다. 수술 전 교육과 지지, 가족 서비스 간호사 코디네이터가 수술실에서 함께 참여하며 의견을 가족들에게 전달하고 의학적으로 안정되자마자 부모를 회복실로 들어가게 하는 이런 가족중심의 임상을 적용한 병원이 있었다(Kamerling, Lawler, Lynch, & Schwartz, 2008). 물리치료사로서 수술실이나 회복실에서 서비스를 제공할 때 환자-가족 중심 임상을 하는 것이 성공적인 아동-부모 상호작용에 중요열쇠임을 기억하자.

의심되는 아동학대 혹은 방임 / Suspected Child Abuse or Neglect

2007년도에 CDC(2009c)는 주와 지역 아동보호 서비스가 3.2백만 건의 보고된 아동 학대 및 방임 건수를 조사하였다고 보고하였다. 이 경우중에서 794,000건 혹은 1,000명 당 10.6명이 학대 혹은 방임의 희생자임이 밝혀졌다. 이 경우 중 1,700명 이상이 사망하였다. 가해자는 남자보다는 여자가 더 많았다(56% 대 42%). 그리고 여자아동이 남아보다 약간 더 학대사례가 많았다.

각 주가 정한 임상법에 따르면 건강관리 제공자로서의 물리치료사는 **아동학대**나 **방임**이 의심되는 경우를 보고해야 할 필수요원으로 정하고 있다. 아동 복지법과 필수보고에 대한 정보를 아동복지 인포메이션 게이트웨이에서 볼 수 있다(http://www.childwelfare.gov/systemwide/laws-policies/state/).

미국 소아과협회는 2008년도 *소아과* 학회지에 아동학대와 방임에 대한 많은 논문을 게재하였다. Goad는 건강관리 제공자들이 이런 상황을 보고하지 못하는 것에 대해 보고하였다. 아동보호 서비스에서의 이전의 경험, 잘되지 않는 의사소통, 보고하면 가족이 메디케어를 박탈당할 수 있다는 걱정이 학대경우를 신고하지 못하는 이유들이라고 보고하였다. 의심스러운 학대 사례를 평가하고 조사하는 건강관리 전문가들의 협력을 향상시킬 수 있는 여러 단계를 제안하였다; 포함된 기타 전문가의 역할을 확대훈련시키고, 의학진료를 요구하고, 사례를 조사할 충분한 시간 확보를 위해 업무를 줄여주고, 기밀성 보장, 의료요원, 아동보호 서비스 요원, 법 전문가의 지역 팀을 구성하는 것이다 (Goad, 2008).

일차의료를 담당하는 의사 434명을 대상으로 한 연구 결과(Jones 등, 2008) 아동학대를 보고하는 4가지 주요 주제가 있음을 발견하였다. 가족을 아는 것, 사례의 구성요소, 가능한 지원의 이용, 아동보호 서비스가 실질적으로 개입할 것이라는 예견되는 결과를 지각하는 것이다. 사례를 쉽게 보고하게 하는 요인에는 일관되지 않은 설명, 손상에 대해 잘 설명이 안되는 경우, 손상 패턴, 이전의 손상, 다른 의학진단을 제외할 수 있는 경우, 의료를 늦게 요청한 경우가 있다.

급성기 치료 병원에서 의사와 사회복지사로부터의 정보를 함께 모아 아동손상, 혹은 사고 사례인 경우 학대나 방임이 있었는지 판단하는데 도움을 줄 수 있다. Jones의 연구에서 말한 같은 항목들은 아동학대나 방임이 의심되는 경우와 함께 하게 될 때 치료사들이 세심하게 기억해야 한다. 가족 구성원들과의 인터뷰로부터 관련 정보를 찾는 것, 발달연령과 능력과 손상을 매치시키는 것, 대사성 요인이나 유전적 요인이 아님을 확인하는 것이야기와 손상패턴을 연계해보는 것이 치료사와 관계자들이 학대가 있었는지 판단하는데 도움이 될 것이다. 일단 확인되면 법에 요청하고 아동보호 서비스도 불러 가해자를 확인하고 아동을 집으로 퇴원시키는 안전 계획을 세운다. 치료사는 응급팀에서 학대나 방임으로 인한 손상의 증상이나 증후를 인지하는데 역할을 할 수 있다. 전문가간 영역 팀에서 일하면서 고의적인 외상이나 화상을 당한 아동을 위해 진단과 평가소견을 제공하는 것이 중요하다. 치료사는 모아 애착을 증진하는 신생아 프로그램, 부모교육 프로그램, 가정 방문 등 병원에 기반하는 여러 예방 프로그램에 또한 포함되어야 한다 (Gocha, Murphy, Dholakia, Hess, & Effgen, 1999).

신체적 학대의 형태(Types of Physical Abuse)

학대의 경우 단일 손상 혹은 일정 패턴 손상으로 나타난다. 의도적으로 가해진 손상에는 늑골 골절, 멍, 망막출혈, 뜨거운 곳에 담겨진 패턴의 화상, 나선형 골절, 비보행자인데 긴 뼈가 골절된 경우, 복부 가격으로 인한 내부 장기 손상, 두부외상, 그리고 두개 골절들이 있다(Legano, McHugh, Palusci, 2009). 전신 X-ray, 두부 CT, MRI, 안과 검진이 손상의 정도와 존재를 확인하는데 필수적이다. 성적 학대 또한 흔하다. 아동을 검사할 때 생식기를 포함한 포괄적 의학적 평가, 정상 해부학의 이해, 정상의 비전형적 변이를 고려해야 한다. 성병뿐 아니라 음순, 음경, 음낭, 회음부 열상 혹은 멍은 성적 학대를 나타내는 것일 수 있다.

방임의 형태(Types of Neglect)

신체적 방임(Physical Neglect)

음식 공급이 충분치 않은 경우 영양실조나 상장 부진으로 나타난다. 가족들을 검진하여 정신건강 문제, 우울, 약물 남용, 정상 성장과 발달에 대한 지식뿐 아니라 성장에 영향을 줄 수 있는 의학적 상태를 살펴본다. 부적절하고 잘 맞지 않는 옷을 입히는 경우도 방임의 증상일 수 있다. 기본 위생이 안되어 있는 경우 더럽고, 나쁜 냄새가 나고, 치아위생이 안 좋은 경우도 방임을 당하고 있는 것일 수 있다. 적절한 위생에 대한 교육을 해주고 지역의 지원과 지지를 받을 수 있는 기관으로 의뢰하는 것이 중재이다.

의학적 방임(Medical Neglect)

아동에게 해가 될 수 있는데도 치료프로그램이나 권고사항을 따르지 않는 경우는 부모나 양육자의 의학적 방임이다. 첫째, 치료 계획대로 하는데 대한 방해물이 무엇인지 조사하고 (즉, 경제, 이동수단, 언어) 가족이 순응할 수 있는 기회를 가족에게 주기 위해 수정도 한다. 의학적 진료를 받지 않거나 늦게 요청하는 경우 또한 방임의 형태이다. 아동에게 해가 되거나 발생할 수 있는 추후의 방임을 예방하기 위해 진료지연의 이유를 판단하여 설정해 놓아야 한다. 가족과 문서로 된 서약서를 교환하는 것이 의학적 치료계획에 계속 잘 따르도록 해 줄 것이다.

정서적 방임(Emotional Neglect)

부모나 양육자로부터 적절한 정서적 지지와 보살핌을 받

지 못한 아동들은 정서적 방임의 위험이 있다. 부모의 정신 문제, 약물 남용, 혹은 부모가 잘 돌보지 않는 것 등이 이유이다. 원하지 않았던 임신이었거나 장애가 있는 아동일 때 역시 정서적 방임이 발생할 수 있다(Legano 등, 2009).

교육적 방임(Educational Neglect)

학동기 아동이 학교에 가지 않거나 너무 많이 빠지면 교육적 방임을 생각한다. 학교와 부모를 같이 조사하여 출석을 확인하고 어떤 지원이 필요한지 확인하는 것이 꼭 필요하다.

아동 방임의 영향 (Effects of Neglect on Children)

어떤 형태이든지 방임적 양육은 아동의 심리적 혹은 신체적 웰빙에 부정적 영향을 준다. 어린 아동일 경우 인지, 언어지연, 잘 어울리지 못함, 긍정적 사회성 부족과 연관이 있을 수 있다. 학동기 아동이라면 방임이 종종 심한 인지문제와 관련이 있을 수 있다. 이런 아동의 경우 MRI를 찍어보면 뇌량이 작고 두개와 뇌의 용적이 작은 등의 뇌의 변화를 보여준다(Legano 등, 2009).

물리치료사는 학대와 방임의 증상과 징후를 이해 인식하고 응급 치료 병원에서 퇴원 시 안전한 환경을 제공하고 이후 아동을 맡게 될 양육자에게 포괄적 치료 계획을 제공하는데 있어 전문가 간 다영역 팀과 함께 일해야 한다.

중재의 빈도 / Intervention Frequency

학교, 재활 병원, 그리고 외래 서비스와 같은 다양한 환경은 기금정도에 따라 **중재빈도와 강도**를 문서화한 가이드라인을 가지고 있지만 응급 치료 병원에서 중재의 빈도를 얼마나 해야 할지에 대한 근거는 희박하다. 가족, 의사, 치료사간에 병원입원 동안 얼마나 아동을 보아야 하는지에 대해 의견이 다르다. 치료사의 임상적 판단은 아동의 입원 이유, 질환 혹은 손상의 응급성, 이전 기능수준의 상실, 만성 의학적 상태인 아동, 재입원의 빈도를 모두 고려해서 해야 한다. 이러한 기준을 따라 치료에 참여할 수 있는 아동의 능력뿐 아니라 기록하여 둔 경과도 치료를 시작할 때와 빈도의 변화를 줄 때를 판단하는데 도움이 된다.

급성 치료 병원에서 중재 빈도의 가이드라인을 Bailes, Reder, Burch가 만들었다(2008). 그들은 치료에 참여할 잠재성, 치료로부터 얻을 수 있는 이점, 기술 습득에 꼭 필요한 시간, 퇴행의 가능성, 아동이 목표를 달성하는데 도움이 될 지원 수준, 치료사가 결정할 필요 양을 고려하여 네 종류의 빈도 형식으로 만들었다. 집중 형태는 일주일에 3-11번 방문인데 아동의 상태가 빨리 변하고 있다거나 수술, 질병, 외상 때문에 이전에 할 수 있었던 기능 상실의 회복을 위하여 또는 새로운 기술을 습득하려고 할 때이다. 다음으로는 매주 1번이나 2주에 한번인 형태인데 매주 1-2번의 횟수부터 2주에 1번 정도의 중재를 하는 것이다. 이러한 빈도로 치료받는 아동은 빨리 변하는 상태는 아니었는데 예를 들어, 복합적 의학적 상태로 인공호흡기를 달고 있고 퇴원 계획은 아직 없는 경우이다. 한 달에 한번 방문하는 주기적 형태의 치료는 대부분 외래 클리닉에서 하는 것이다. 이러한 형태내의 치료사는 일차적으로 가정 프로그램을 업데이트하고 모니터링하는 것이다. 마지막으로 자문형 형태인데 아동이 향상되거나 혹은 퇴행하는 경우, 혹은 발달이나 테크놀러지상 변화가 있을 때이다. 예를 들어, 지역에서 서비스를 받고 있는 경우 수술후 병원에서 견고한 의학적 기구가 필요할 수도 있다. 전반적으로 저자들은 그들의 가이드라인이 잘 받아들여지고 있으며 치료 빈도가 줄어드는데 대해 의사와 가족들로부터 불만이 있을 수 있지만 가이드라인을 함께 토의했을 때 그 불만이 줄어들 것이라고 하였다(Bailes 등, 2008).

교외에 있는 레벨 I수준의 외상 센터와 아동병원에서 일하는 치료사들은 치료빈도에 대한 논의에 마주친다. 치료사들 역시 급성 치료 병원 안에서 얼마나 자주 환아를 보아야 할지를 판단하는데 도움이 될 알고리듬과 함께 **서비스 모델 레벨**을 가지고 있다.

퇴원이 임박한 아동인 경우 물리치료사가 매일 보며, 훈련중인 아동은 퇴원 전 양육자의 적절한 훈련과 함께 안전하게 집으로 퇴원할 수 있게 매일 2회의 치료를 한다. 지속되는 질환 혹은 손상상태이거나 수술 후 아동, 기능적 능력의 상실로 어려움이 있는 아동은 매일 치료한다. 신경외과 수술을 받은 (뇌종양 제거술) 경우, 다발성 외상, 화상, 혹은 외상성 뇌손상은 하루 2회 치료하는 재활병동으로 전이하기 위한 준비로 매일 치료한다. 재활병동으로의 전이가

용이하지 않은 아동과 치료에 진전을 보여 목표를 성취할 수 있는 급성 치료병원 아동들은 주일에 5회 치료한다. 치료 목표에서 매일 진전이 없는 경우 가족이 프로그램을 도와줄 수 있는 경우는 일주일에 1–3회 치료한다. 물리치료와 관련없는 의학적 이유로 입원하였고 지역에서 서비스를 받고 있는 아동은 입원 중 치료하지 않을 수도 있는데 치료에 참여하기 어렵고 입원기간이 짧기 때문이다. 지역에서 서비스를 받고 있는 아동이 장기간 의학적 이유로 입원하게 된 경우 지역서비스 빈도에 따라 일주일에 1–2회 치료한다. 입원한 아동의 가족이나 양육자가 치료, 보조기, 혹은 의학적 기구에 대해 의문이 있거나 걱정을 하고 있으면 자문을 해준다. 그러나 위에 언급한 범주에 들어가지 않는 경우는 자문만 하고 적절한 전문 클리닉으로 의뢰한다.

환아가 받아야 되리라고 예측한 치료 빈도를 줄이는 것은 부모와 주치의에게 가장 어려운 부분이다. 부모는 병원에 입원할 때부터 만성 의학적 질환이고 발달지연이 있는 자신의 아이가 매일 치료를 받게 되리라고 생각하고 있는데 현실에서는 기술의 상실이 없다면 일주일에 2회의 범주에 들어가는 것이다. 또 다른 어려운 논의는 외상을 입은 아동의 가족과의 일이다. 치료사가 처음에는 ROM, 자세 잡아주기, 근긴장도 관리, 피부보호 때문에 매일 볼 수 있다. 만일 아동이 좋아지지 않는다면 그리고 손상이 극복되지 않으리라는 것이 사실이면 목표를 향해 진전이 있게 참여하는 능력이 의문시되므로 빈도를 줄인다. 전문가간 영역 팀뿐 아니라 부모와 열린 논의도 필수적이다. 부모는 자신의 아이를 도울 수 있다고 느껴야 하고 팀이 "포기"한다고 아직 느끼지 않는다. 부모에게 치료사는 계속 환아를 재평가할 것이며 만일 상태가 호전되면 빈도를 다시 조정할 것이라고 확신시켜 준다.

라이프 케어의 종결 / End of Life Care

많은 응급 치료 병원에서 마지막 삶을 견뎌내고 있는 환아 및 그 가족과 함께 하는 것은 많은 스트레스와 불안을 준다. 소아과에서는 죽어가는 환아와 슬퍼하는 가족의 정서가 때로 전문가간 영역 팀을 압도한다. 많은 아동병원들은 소아 어드밴스 치료팀(PACT)이 있어서 거의 죽음이 임박한 아동을 위해 아동, 가족, 그리고 의료팀과 치료계획을 세우기 위해 작업한다. PACT의 목표는 가능한 오래 잘 연명하도록 도와주는데 있다. 2006년도에 WHO는 소아 보완치료의 범주를 정했는데 이것은 아동의 신체, 마음, 영의 돌봄도 포함한다;진단 시부터 치료의 계속과 치료적 중재를 계속할 지를 검토;가족과 지역 지원과 함께 전문가간 영역 팀도 포함된다(Duncan, Spengler, & Wolf, 2007). 소아 치료에 PACT를 포함시키는 목적은 가족과 그들의 목표를 공개적으로 논의하고, 삶의 질에 도움을 주고 증상을 관리하고 호스피스나 가정에서의 관리에서 연락자로서의 역할을 하고, 가정이나 병원에서 마지막을 보내는 아동과 가족의 소원을 들어주는 것이다. 이 팀은 죽음을 향해가는 아동과 가족 뿐 아니라 아동의 사망에 따르는 전문가 영역 팀을 위한 지지도 해준다(Duncan 등, 2007). 환아의 사망 이후 슬픔과 회복의 과정동안 전화나 위로 카드, 혹은 병원 차원의 추도를 통해 슬퍼하는 가족을 지지해준다. 이 시간 동안 치료사는 환아와 그 가족의 욕구에 민감해야 할 뿐 아니라 그 상황에 너무 감정적으로 연계되지 않도록 하기 위해 가족과 치료적 관계를 인식하고 있어야 한다. 죽어가는 환자의 정신적 부담을 견디는 것은 어떠한 치료사에게도 어려운 일인데 환자가 아동인 경우는 더 그렇다. 팀 상담가와 사회복지사와 함께 하는 것은 치료사가 환아의 죽음에 슬픔을 표현하고 정신적 스트레스와 정신적으로 탈진되는 위험을 줄이는 방법이다.

응급치료 환경에서 전이하기 / Transition From the Acute-Care Setting

응급치료에서 퇴원할 때 물리치료사는 가족뿐 아니라 전문가간 영역팀과도 함께 작업하여 아동이 퇴원하는 지역에서 권고하는 서비스를 받을 수 있는 곳을 알아봐 준다. 전문가간 영역팀은 퇴원 이후 아동의 욕구를 판단해주기 위해 협의한다. 예를 들어, 가능적 이동, 일상생활동작의 수행, 다른 사람과의 의사소통에 제한이 있는 아동은 재활병동에 입원하여 모든 장해 영역을 경감시키고 이 중 한 개의 영역에서만 장해가 있고 양육자가 집에서 관리할 수 있는 아동인 경우는 외래로 해당 영역의 훈련을 해줄 수 있다. 아동의 기능에 영향을 주는 모든 변수들에 기반하여 전문가간 영역팀 전체가 함께 개별 아동마다 개별화된 퇴원계획을 만드는 것이 중요하다.

지역에서 받을 수 있는 물리치료의 선택은 재활병동 입원부터 외래 치료까지 다양하다. 이전의 기능적 이동수준과 확연히 차이날 경우와 가정에서 안전하게 지낼 수 없는 경우는 재활병동 입원이 좋을 것이다. 이전보다 기능적 상태가 많이 떨어진 경우지만, 가정에서 양육자의 도움아래 안전하게 지낼 수 있는 경우는 메디컬 센터에 외래로 치료하고 집중 치료를 하면 좋을 대상은 하루 입원과정을 통해 치료한다. 이 환경에서는 하루에 3-6시간의 치료(PT, OT, ST)를 하고 저녁에 가족과 함께 집으로 가는 시스템이다. 이것은 모든 지역에서 하는 것은 아니며 모든 보험이 지불하는 것은 아니다.

장해와 활동의 제약이 있지만 매주 2-3회의 직접 물리치료로 향상될 수 있는 아동은 외래 물리치료를 추천한다. 외래 물리치료로 의뢰되는 예는 정형외과 수술 후의 아동으로 수술 후 회복과 근력강화를 위해, 최근 발달지연을 진단받았거나 최근 대근육 운동 기술을 상실한 아동, 교육을 받고 가정 프로그램을 처방하면 지역에서 독립적으로 될 아동과 가족이다.

대근육운동지연이나 장애가 있는 학동기 전 아동은 종종 조기중재의 대상이 된다. 주가 운영하는 조기중재프로그램은 제 11장에서 말했듯이 지역 내의 발달지연 아동이나 장애 아동이 대상이다. 양육자나 건강관리 전문가들이 의뢰할 수 있다. 조기 중재를 제공하는 치료사는 가정이나 보육기관에서 중재를 해주고 양육자를 교육해주어 아동의 발달학적 기술이 향상되도록 한다.

오랜기간 물리치료가 필요한 아동은 진단에 기반하여 클리닉에서 치료한다. 그러한 클리닉의 예는 뇌성마비 클리닉이다. 매 6개월 혹은 필요하면 좀 더 자주 방문하도록 하며 전문가간 영역 팀이 평가한다. 성장, 기능적 기술의 상실 혹은 습득, 혹은 활동과 참여의 제한, 기구의 필요성에 따른 변화가 있을 때 외래 물리치료로 의뢰되어 현재의 욕구에 부응해주도록 한다.

요약 / Summary

급성 치료 병원에서의 물리치료사는 다양한 연령대의 다양한 진단을 받은 아동들을 검사, 중재, 그리고 자문을 해주기 위해 잘 준비해야 한다. 전문가간 영역 팀에서 일하면서 급성기 치료 치료사는 의사소통 기술, 스케쥴을 융통성 있게 운영, 아동-가족 중심의 치료 제공 능력이 탁월함을 보여줄 수 있게 준비해야 한다. 자신이 속한 기관의 원칙에 맞는 임상 판단을 할 뿐 아니라 기관의 규제 원칙도 따라야 한다.

급성기 치료병원의 물리치료사는 소아 진단, 외과 내과적 중재, 혈액학, 진단영상 결과와 해석, 그리고 급성 치료병원에서 보게 되는 복잡한 테크놀러지에도 익숙해져야 한다. 경험많은 관계자에게 조언을 받으면 집중치료실에서 특히 제공하는 치료에 자신감과 유능감을 가지는데 도움이 될 것이다. 이런 환경에서 일하는 치료사들은 때로 도전을 좋아하는 사람들이고 즉석에서 빨리 생각할 수 있고 계속 변하는 환경에 적응할 수 있고 대단한 관리와 의사소통 기술을 가지고 있으며 매일 새로운 것을 정말로 배우는 사람들이다.

토의문제들(Discussion Questions)

1. 환자-가족 중심의 치료를 제공하는데 있어서 물리치료사로서의 당신의 역할에 대해 논의하시오.
2. 급성기 치료 환경에서 물리치료를 할 때 주의해야 하거나 금기사항 3-5항목은 무엇인가?
3. 침습적 인공호흡기와 비침습적 인공호흡기의 차이는 무엇인가?
4. 처음 검사할 때 당신이 확인할 수 있는 학대나 방임을 의심할 수 있는 징후는 무엇이 있는가?
5. 급성기 치료 환경에서 퇴원시 권고사항을 생각할 때 아동과 성인 대상에서 차이점에 대해 논의하시오.

권장도서(Recommended Readings)

Custer, J., Rau, R., & Lee, C. (Eds.) (2008). *The Harriet Lane handbook*. Philadelphia: Elsevier Health Sciences.

Frank, G., Shah, S., Zaoutis, L., & Catallozzi, M. (Eds.). (2005). *The Philadelphia guide: Inpatient pediatrics*. Philadelphia: Lippincott Williams & Wilkins.

Nichols, D., & Helfaer, M. (Eds.) (2008). *Rogers' handbook of pediatric intensive care*. Philadelphia: Lippincott Williams & Wilkins.

Zaoutis, L., & Chang, V. (Eds.) (2007). *Comprehensive pediatric hospital medicine*. Philadelphia: Elsevier Health Sciences.

참고문헌(References)

American Academy of Pediatrics Committee on Hospital Care (2003). Family-centered care and the pediatrician's role. *Pediatrics, 112,* 691–696.

Andrew, M., Monagle, P.T., & Brooker, L. (2000). *Thromboembolic complications during infancy and childhood.* Hamilton, ON: B.C. Decker.

Bailes, A.F., Reder, R., & Burch, C. (2008). Development of guidelines for determining frequency of therapy services in a pediatric medical setting. *Pediatric Physical Therapy, 20,* 194–198.

Blumenstein, M.S. (2007). Early ambulation after deep vein thrombosis: Is it safe? *Journal of Pediatric Oncology Nursing, 24*(6), 309–313.

Carmen, S., Teal, S., & Guzzetta, C.A. (2008). Development, testing and national evaluation of a pediatric patient-family-centered care benchmarking survey. *Holistic Nursing Practice, 22*(2), 61–74.

Centers for Disease Control and Prevention (CDC). (2009a). *Methicillin-resistant staphylococcus aureus.* Retrieved from http://www.cdc.gov/mrsa/

Centers for Disease Control and Prevention (CDC). (2009b). *Vancomycin-resistant enterococci.* Retrieved from http://www.cdc.gov/

Centers for Disease Control and Prevention (CDC). (2009c). *Violence prevention.* Retrieved from http://www.cdc.gov/ViolencePrevention/childmaltreatment/

Children's Hospital of Philadelphia (CHOP). (2009a). *Peripherally inserted central venous catheter.* Retrieved from http://www.chop.edu/service/radiology/interventional-radiology/peripherally-inserted-central-catheter-picc.html

Children's Hospital of Philadelphia (CHOP). (2009b). *Nontunneled central venous catheter.* Retrieved from http://www.chop.edu/service/radiology/interventional-radiology

Children's Hospital of Philadelphia (CHOP). (2009c). *Respiratory syncytial virus.* Retrieved from http://www.chop.edu/healthinfo/respiratory-syncytial-virus-rsv.html

Child Welfare Information Gateway. (2009). *Child abuse reporting number.* Retrieved from http://www.childwelfare.gov/systemwide/laws_policies/state/

Conway, S. (2008). Segregation is good for patients with cystic fibrosis. *Journal of the Royal Society of Medicine, 101,* S31–35.

Czarnecki, M.L., Ferrise, A.S., Jastrowski-Mano, K.E., Garwood, M.M., Sharp, M., Davies, H., & Weisman, S.J. (2008). Parent/nurse-controlled analgesia for children with developmental delay. *The Clinical Journal of Pain, 24*(9), 817–824.

Duncan, J., Spengler, E., & Wolfe, J. (2007). Providing pediatric palliative care, PACT in action. *American Journal of Maternal Child Nursing, 32*(5), 279–287.

Emedicine. (2006). *Extracorporeal Membrane Oxygenation.* Retrieved from http://www.emedicine.com/PED/topic2895.htm

Erkonen, W. (Ed.) (1998). *Radiology 101: The basics and fundamentals of imaging.* Philadelphia: Lippincott Williams & Wilkins.

Goad, J. (2008). Understanding roles and improving reporting and response relationships across professional boundaries. *Pediatrics, 122,* S6–9.

Gocha, V.A., Murphy, D.M., Dholakia, K.H., Hess, A.A., & Effgen, S.K. (1999). Child maltreatment: Our responsibility as health care professionals. *Pediatric Physical Therapy, 11*(3), 133–139.

Joint Commission (JC). (2011a). *About us.* Retrieved from http://www.jointcommission.org/about_us/about_the_joint_commission_main.aspx

Joint Commission (JC). (2011b). *Standards information.* Retrieved from http://www.jointcommission.org/standards_information/npsgs.aspx

Jones, R.J., Flaherty, E.G., Binns, H.J., Price, L.L., Slora, E., Abney, D., Harris, D.L., Christoffel, K.K., & Sege, R.D. (2008). Clinicians' description of factors influencing their reporting of suspected child abuse: Report of the child abuse reporting experience study research group. *Pediatrics, 122,* 259–266.

Kamerling, S.N., Lawler, L.C., Lynch, M., & Schwartz, A.J. (2008). Family-centered care in the pediatric post anesthesia care unit: Changing practice to promote parental visitation. *Journal of Perianesthesia Nursing, 23*(1), 5–16.

Kehl-Pruett, W. (2006). Deep vein thrombosis in hospitalized patients: A review of evidence-based guidelines for prevention. *Dimens Critical Care Nursing, 25*(2), 53–59.

Klevens, R.M., Morrison, M.A., Nadle, J., Petit, S., Gershman, K., Ray, S., Harrison, L.H., Lynfield, R., Dumyati, G., Townes, J.M., Craig, A.S., Zell, E.R., Fosheim, G.E., McDougal, L.K., Carey, R.B., & Fridkin, S.K. (2007). Active Bacterial Core surveillance (ABCs) MRSA Investigators. *JAMA, 298*(15), 1763–1771.

Legano, L., McHugh, M.T., & Palusci, V.J. (2009). Child abuse and neglect. *Current Problems in Pediatric Adolescent Health Care, 39*(31), e1–e26.

Lippi, G., Favaloro, E., & Cervellin, G. (2011). Prevention of venous thromboembolism: Focus on mechanical prophylaxis. *Seminars in Thrombosis and Hemostasis, 37*(3), 237–251.

Ludot, H., Berger, J., Pichenot, V., Belouadah, M., Madi, K., & Malinovsky, J.M. (2008). Continuous peripheral nerve block for postoperative pain control at home: A prospective feasibility study in children. *Regional Anesthesia and Pain Medicine, 33*(1), 52–56.

Marino, P. (1998). *The ICU book* (2nd ed.). Baltimore: Williams & Wilkins.

McGrath, P.J., Johnston, G., Goodman, J.T., Schillinger, J., Dunn, J., & Chapman, J. (1985). CHEOPS: A behavioral scale for rating postoperative pain in children. In H.L. Fields (Ed.), *Advances in pain research and therapy* (pp. 395–402). New York: Raven Press.

MedlinePlus. (2009). *Dialysis.* Retrieved from http://vsearch.nlm.nih.gov/vivisimo/cgi-bin/query-meta?v%3Aproject=medlineplus&query=dialysis

Merkel, S.I., Voepel-Lewis, T., Shayevitz, J.R., & Malviya, S. (1997). The FLACC: a behavioral scale for scoring postoperative pain in young children. *Pediatric Nursing, 23,* 293–297.

National Association of Children's Hospitals and Related Institutions (NACHRI). (2009). *All Children Need Children's Hospitals.* Retrieved from http://www.childrenshospitals.net

Nilsson, S., Finnstorm, B., & Kokinsky, E. (2008). The FLACC behavioral scale for procedural pain assessment in children age 5–16 years. *Pediatric Anesthesia, 18,* 767–774.

O'Malley, P.J., Brown, K., & Krug, S.E. (2008). Patient and family-centered care of children in the emergency department. *Pediatrics, 122,* e511–521.

Ravishankar, C., Dominguez, T., Kreutzer, J., Wernovsky, G., Marino, B., Godinez, R., Priestley, M., Gruber, P., Gaynor, W., Nicolson, S., Spray, T., & Tabbutt, S. (2006). Extracorporeal membrane oxygenation after Stage I reconstruction for hypoplastic left heart syndrome. *Pediatric Critical Care Medicine, 7*(4), 319–323.

Schiessl, C., Gravou, C., Zernikow, B., Sittl, R., & Griessinger, N. (2008). Use of patient-controlled analgesia for pain control in dying children. *Support Care Cancer, 16*, 531–536.

Suraseranivongse, S., Kaosaard, R., Intakong, P., Pornsiriprasert, S., Karnchana, Y., Koapinpruck, J., & Sangjeen, K. (2006). A comparison of postoperative pain scales in neonates. *British Journal of Anesthesia, 97*(4), 540–544.

Vu, L.T., Nobuhara, K.K., Lee, H., & Farmer, D.L. (2008). Determination of risk factors for deep venous thrombosis in hospitalized children. *Journal of Pediatric Surgery, 43*, 1095–1099.

Wong, D., & Baker, C. (1998). Pain in children: Comparison of assessment scales. *Pediatric Nursing, 14*(1), 9–17.

제 15 장

신생아 집중치료실 / Neonatal Intensive Care Unit

신생아 집중치료실(NICU)은 매우 특화된 서비스가 요구되는 영아들에게 서비스를 제공하는 아주 기술적으로 발전된 환경이다. NICU에 있는 영아들은 의학적으로, 발달학적으로 취약한 그룹이며 복잡한 문제에 대해 팀의 보살핌이 필요하다. 물리치료사는 NICU에서 이러한 고위험군 영아의 검사, 평가 그리고 중재를 한다. NICU는 소아 물리치료 부분에서 전문화된 영역이며 다른 소아환경에서 사용되는 것과는 다른 접근을 한다. NICU의 영아가 직면하고 있는 생리학적, 의학적, 발달학적인 문제를 다루려면 물리치료사는 소아에 대한 경험이 있어야 하고 전문훈련을 받아야 한다(Sweeney, Heriza, & Blanchard, 2009). 고급 훈련과정이 이러한 취약한 영아들과 가족에게 안전하게 서비스를 제공하기 위해 필요하다. 이 장은 그러므로 NICU에서의 서비스 제공에 관한 기본적인 것을 알려준다. 특히 가장 심한 레벨 III NICU에서 일할 예정이라면 더 많은 공부를 해야 한다.

대상 영아들 / Infants Served

NICU에는 다양한 진단을 받은 영아들이 있다. NICU에 입원하는 영아들은 조산 혹은 만삭아들이다. 중추신경계(CNS) 장해, 특정 신경근육계, 혹은 정형외과적 문제, 다발성의 의학 혹은 유전적인 문제, 비정상적인 수유 행동의 징후, 혹은 기타 발달학적 문제의 위험이 따르는 증상을 보이는 영아들을 NICU에서 종종 물리치료에 의뢰한다(McCarton, Wallace, Divon, & Vaughn, 1996; Taylor, Klein, Schatschneider, & Hack, 1998)(표 15.1).

임신 37주에서 42주 사이에 태어난 영아는 만삭이라고 한다. 37주 이전에 태어나면 조산이다(Darcy, 2009; Engle, Tomashek, Wallman, & Committee on fetus and

표 15.1 신생아 집중치료실에 있는 영아들의 흔한 진단

조산: 37주 이하에 출생
저체중아: 2,500g 이하
극소저체중아: 1,500g 이하
작은 아기(SGA): 10%ile 이하
거대아:(LGA): 90%ile 이상
소두증: 후두와 앞이마 사이의 둘레가 3%ile 이하 (같은 연령으로 비교시)
저산소성 허혈성 뇌병증: 분만시 질식의 심각한 문제가 있었던 만삭아
유전성 증후군과 질환: 염색체이상, 유전자이상, 유전의 드문 패턴
호흡곤란: 기능적인 호흡을 위해서는 의학적 혹은 인공호흡의 도움이 필요한 영아
지속적인 수유문제: 특별한 조치가 없으면 입으로는 충분한 칼로리를 섭취하지 못하는 경우
경련성 질환: 출생 시 혹은 그 이후 오래지 않아 발견된 신생아 경련
양막 띠 증후군: 양막 융모막 띠의 발달로 사지나 손가락, 발가락 등이 절단되거나 수축되고 기타 기형이 유발됨
척수막탈출증: 신경관이 제대로 유합되지 않아 척수의 기형이 발생됨

Newborn, 2007; Vergara & Bigsby, 2004). 체중에 의해 영아들을 분류하기도 한다. 2,500g 이하인 영아를 **저체중아**(low birth weight: LBW)(Vergara & Bigsby, 2004)라고 한다. 1,500g 이하인 경우는 **극소 저체중아**(very low birth weight: VLBW), 그리고 1,000g 이하인 경우는 **초극소 저체중아**(extremely low birth weight: ELBW) 라고 한다. 재태기간과 출생 시의 체중은 별개로 평가해야 한다. 조산이고 1,000g 이하인 신생아는 CP가 될 위험이 가장 높고 기타 운동, 인지 그리고 행동장애가 나타날 위험이 높다(Foulder-Hughes & Cooke, 2003; Laptook, O' Shea, Shankaran, Bhaskar, & NICHD Neonatal Network, 2005; Walden 등, 2007). 1,500g 이하로 태어난 영아들 중 5%-15%는 주요한 운동 결함을 보이고 25%-50%는 정도가 덜한 발달 장애를 보인다(Volpe, 1997).

영아를 분류하는 또 다른 방법은 재태기간과 비교한 신생아 크기에 기반해서 분류하는 것이다. 재태기간에 비해 또래중 10퍼센타일 미만으로 작은 신생아를 **작은 아기**(SGA; small for gestational age), 그리고 90퍼센타일 이상으로 큰 신생아는 **큰 아기**(LGA; large for gestational age)라고 한다. SGA는 아기가 아주 작다는 의미는 아니고 LGA는 아주 무거운 큰 아기라는 뜻은 아니다. 조산이지만 자신의 재태기간에 비교해 정상보다 많이 나가는 경우도 LGA로 분류한다. 체중이 많이 나가지만 자신의 재태기간에 비교해 덜 나가는 아기 역시 SGA로 분류한다(Vergara & Bigsby, 2004).

조산으로 태어난 아기는 CNS 합병증의 위험이 있다. 시각 장해, 감각신경성 청력 상실, 학습장애, 행동 장애, 신경학적 문제, 발달장애가 나타나기도 한다(Kilbride & Daily, 1998: McGrath, Sullivan, Lester, & Oh, 2000). 뇌성마비(CP)는 조산과 관련하여 가장 빈도가 높은 발달장애이고 CP의 40%가 조산아였다고 한다(Bennett, 1999).

조산과 관련된 흔한 중추신경계의 합병증중 하나는 두개내 출혈 혹은 **뇌실내출혈**(IVH; intraventricular hemorrhage)이다(Bayram, Kayserili, Agin, Bayram, & Unalp, 2008; Linder 등, 2003; Vergani 등, 2004). 조산아의 뇌는 신경이주의 결과인 뇌실주위의 지지구조들이 없고 뇌혈관계가 자동으로 조절되지 않아 뇌혈관으로 수동적으로 전달되는 동맥압의 변화가 있고 조산의 질식 위험 때문에 IVH의 위험이 높아진다(Aicardi, 1992). IVH는 1등급에서 4등급으로 나누는데 4등급이 가장 심한 상태이다(Mantovani & Powers, 1991). 32주 이하로 출생하거나 혹은 1,500g 이하로 출산된 신생아들의 35%에서 50%가 IVH로 진단된다(Duncan & Ment, 1993; Volpe, 1998). 레벨 I, II IVH가 있는 ELBW영아는 정상 뇌 초음파 소견을 보인 EBLW영아보다 신경발달이 좋지 못하다(Patra, Wilson-Costello, Taylor, Mercuri-Minich, & Hack, 2006). 뇌실주위 **백질연화증**(PVL; periventricular leukomalacia)은 조산과 관련된 또 다른 CNS 합병증이다. PVL은 가쪽 뇌실(lateral ventricle) 주변의 백질에 허혈성 경색이 일어난 것이다(Aicardi, 1992; Candy & Hoon, 1996; Hamrick 등, 2004; Rivkin, 1997; Volpe, 1995, 1997). 경직성 양지마비는 뇌성마비의 한 형태로 PVL의 가장 흔한 결과이다(Candy & Hoon, 1996; Rivkin, 1997; Volpe, 1995).

조산으로 출산한 영아는 만성 호흡질환, 청력상실, 빈혈, 조산아 망막증, 수유 문제 등과 같은 의학적 합병증의 위험이 있다(Vergara & Bigsby, 2004; Weisglas-Kuperus, Baerts, Smrkovsky, & Sauer, 1993).

만삭아에 가깝게 태어난 조산아들은 34–37주 사이에 태어난 영아들이다(Darcy, 2009; Engle 등, 2007). 때로 만삭아와 체중과 신장이 같아보여 부모와 건강관리 전문가들이 종종 발달학적으로 성숙한 아기로 여기고 이환의 위험도 낮다고 생각한다. 그러나 이런 후기 조산아들은 생리학적으로 대사적으로 미성숙하므로 만삭아처럼 여겨서는 안된다. 의학적 합병증 발생이 증가되므로 이환률과 사망률이 높아질 수 있다. 만삭아에 비해 병원에 재입원률도 높다. 이런 영아들과 관련된 제약은 호흡의 어려움, 체온 조절의 어려움, 빌리루빈의 증가, 수유의 어려움, 저혈당증, 패혈증, 신경발달학적 장애가 있을 수도 있다(Darcy, 2009; Engle 등, 2007).

신생아 집중치료실 / Neonatal Intensive Care Unit

치료수준(Levels of Care)

신생아 집중 치료실은 다양한 특별한 욕구에 부응하도록 만들어졌고 고위험군 영아들의 이환과 사망을 낮춰왔다(그림 15.1). 태아와 신생아에 관한 미국 소아과 협의회(AAP)는 제공되는 치료관리 수준에 의해 등급을 나눈다. 레벨 I: 기본적 신생아 관리, 레벨 II: 전문 신생아 관리, 레벨 III: 세부 전문적인 신생아 관리이다. 레벨 I은 건강한 신생아를 평가하고 일상적 관리를 잘 제공하는 곳이며 응급 소생술도 할 수 있는 곳이다. 레벨 II는 32주 이상, 1,500g 이상의 출산아들을 관리한다. 여기서는 레벨 III로 이송하기 전에 응급소생술을 하고 신생아를 안정시킬 수 있는 전문적 치료를 할 수 있는 곳이다. 레벨 III는 하부 전문 치료기관으로 대단히 높은 고위험군의 신생아와 복합적이고 위중한 질병의 신생아에게 포괄적 치료를 할 수 있는 곳이다.

레벨 III는 체외산소화 막(ECMO) 설비가 있는지, 없는지에 따라 다시 나뉜다(AAP, 2004). ECMO는 심장–폐 우회기계이며 폐나 심장을 쉬게 할 정도의 위중한 신생아들을 치료하기 위해 사용된다. ECMO를 받는 신생아는 외부에서 충분히 산소화된 혈액이 신체로 들어가게 되어있다. 선천성 횡격막 탈출증, 신생아의 지속적 폐 고혈압, 패혈증이 있는 경우에 ECMO를 사용한다(Ford, 2006; Tulenko, 2004).

물리치료사는 레벨 I의 아기들은 거의 보지 않는다; 그러나 특정한 신경근육 문제가 있는 신생아가 의뢰된 경우는 본다. 레벨 II의 물리치료사는 신생아의 특정 필요에 따라 핸들링을 해주고 발달을 촉진한다. 레벨 III에서는 취약하고 위중한 상태의 신생아들과 그들의 가족을 위해 일한다. 치료사는 가족에게 권고사항을 말해주기 위해서 관찰, 핸들링, 그리고 발달에 대한 특별한 기술을 갖추고 있어야 한다(그림 15.2).

빛과 소음(Lighting and Noise)

NICU는 많은 가족들에게 낯선 환경이다. 하이테크놀러지 환경이 가족을 압도할 뿐 아니라 영아도 스트레스가

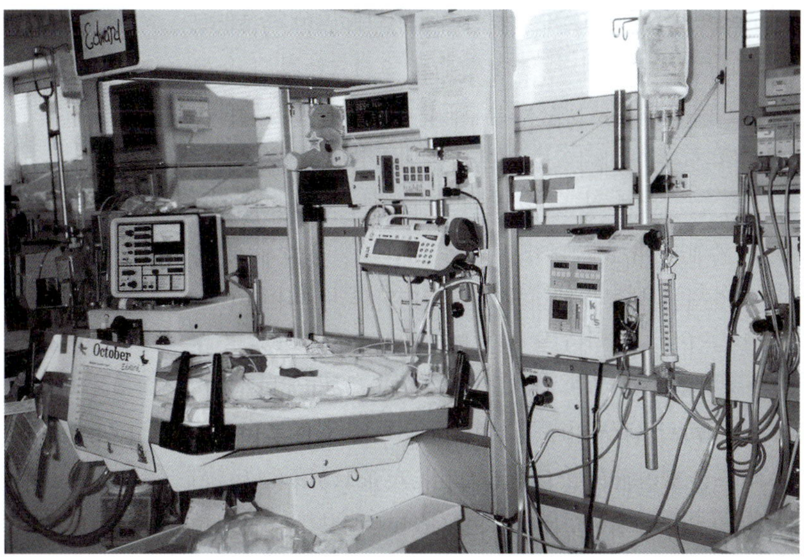

그림 15.1 전형적인 설비를 갖추고 있는 신생아 집중치료실에서 치료를 받고 있는 영아.

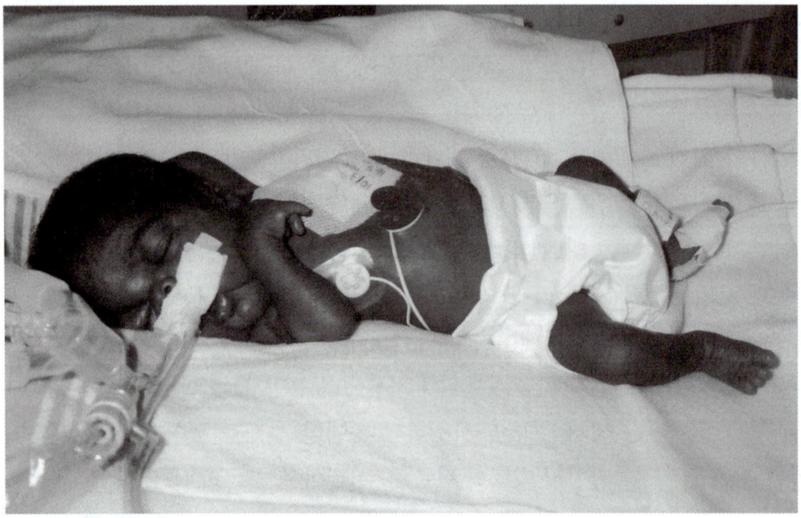

그림 15-2 기도삽관이 되어있고 심장, 폐, 체온에 대한 모니터를 달고 있다.

심하다. NICU에 있는 영아들에겐 설비자체가 감각적으로 너무 자극이 된다. 소음이 영아가 받는 스트레스의 주범이다. AAP(1997)는 소음의 수준이 45dB을 넘지 않게 양육자들이 모니터링할 것을 권고하고 있다(AAP, 1997). 한 연구에 따르면 1989년도의 같은 NICU의 소음 수준에 비해 2005년도에는 소음이 실질적으로 감소된 것을 보여주었다(Thomas & Uran, 2007). 그러나 인큐베이터안의 소음수준은 2005년에도 그 이전보다 같거나 높았다. 치료 설비와 관련한 소리 수준(59-68dB), 모터 작동(60dB), 인큐베이터 현창 플라스틱 덮개를 열고 닫는 소리(58-72dB)이 주요한 소음의 원인이었다. NICU에서는 특히 인큐베이터 안이 지속적으로 소음 문제가 있다는 것을 보여준다. 비록 이 연구가 간호업무와 양육자가 내는 소리에 대해서는 연구하지 않았지만 관계자들은 실내 소음을 줄여야 한다.

NICU 영아들에게 또 다른 과한 감각 자극은 빛이다. 이상적인 신생아 ICU 디자인으로 권고된 표준에는(2002) 10-600 룩스까지 조절되는 골고루 비춰지는 빛, 인공빛과 자연광을 어둡게 할 수 있는 조절기, 옆 침대에 비춰지지 않는 프레임 라이트, 그리고 환아 치료 장소로부터 볼 수 있는 최소 하나의 자연광이 추천되나 영아의 침상에서 2피트는 떨어져 있어야 한다(Vergara & Bigsby, 2004). AAP는 NICU의 조도를 646 룩스 이하로 할 것을 권고한다(Lasky & Williams, 2009). 빛은 소리보다 권고범위 내로 잘 지켜지고 있는 편이지만 종종 인큐베이터보다는 보통 환아 침대의 빛 수준이 더 강하다(Lasky & Williams, 2009).

발달학적으로 도움이 되는 돌보기 (Developmentally Supportive Care)

개별화된 발달학적 돌보기는 Als와 동료들(1986)이 발전시킨 NICU에서의 관리 모델이다. 발달학적 돌보기의 바탕은 상호활성화(synactive) 발달이론과 NICU로부터 퇴원한 아기가 발달지연의 위험이 있다는 지식에 근거한다(Als 등, 1986, 1994; Brown & Heermann, 1997). Als와 동료들(1986)이 주창한 상호활성 발달이론은 외부 자극에 대해 반응하는 능력을 검사한다, 다섯가지 영역으로 검사하는데: 자율신경계, 운동, 차분한 정도, 주의집중, 상호작용 그리고 자가 조절 시스템이다. 행동은 돌보는 활동에 중심을 둔 행동 관찰을 통해 한다. 이러한 행동 관찰에 기반하여 각 영아를 위해 개별화된 계획을 세워 발달과 최적의 회복과 휴식을 지지해 준다(Als 등, 1986). 빛, 소리 그리고 자가 조절 촉진 활동에 관한 권고가 이 개별화된 계획에 들어있다. 발달학적으로 도움이 되는 돌보기는 레벨 III NICU를 위한 가장 좋은 임상이며 치료 표준이다.

신생아의 개별화된 발달관리 및 평가 프로그램(NIDCAP; Neonatal Individualized Developmental Care and Assessment Program)은 발달학적으로 도움이 되는 돌봄의 토대를 제공한다(Lawhon & Hedlund, 2008). NIDCAP는 NICU에서 영아의 임상관찰을 위한 모델이다. 영아는 관찰자에게 행동반응을 통해 어떻게 자신의 자율신경, 운동, 그리고 하부 시스템이 기능하고 있는지 소통하는 것이다. 행동을 해석하고 개별화된 발달학적 도움이 되는 치료를 제공하여 자가 조절, 행동 조직화, 전반적 발달을 촉진해준다. NIDCAP 관찰과 발달학적으로 도움이 되는 치료계획의 실행으로 환아의 결과가 좋아지고 입원 비용이 줄어들었다. 향상된 결과로는 IVH의 빈도가 줄어들고 체중증가가 향상되었으며 인공호흡기 사용 기간이 짧아지고 입원 기간이 줄어듬이 있다(Als 등, 1986, 1994; Brown & Heermann, 1997; Lawhon & Hedlund, 2008). 그 이외에도 NIDCAP를 적용한 영아들은 팔과 몸통의 운동 발달이 적용 전의 영아들에 비해 더 좋았다(Ullenhag, Persson, & Nyqvist, 2009).

통증 관리(Pain Management)

NICU환경의 아기들은 자주 아프거나 스트레스 강한 자극에 노출된다. 조산아들에서 통증에 관한 연구는 많이 시행되었다. 재태 26주에서도 아픈 자극에 분명히 굴곡 위축으로 반응하며(Andrew & Fitzgerald, 1994) 발뒤꿈치를 찌르는 것과 관련하여 생리학적 변화를 보인다(Stevens & Johnson, 1994; Walden 등, 2001). 아픈 과정동안 양육자가 안고 부드럽게 흔들어 주는 것이 편안함을 준다(Prince, Horns, Latta, & Gerstmann, 2004). 그 이외에도 통증에 대해 보이는 생리학적 행동적 반응을 줄이는데 설탕물이 도움이 된다(Abad, Diaz, Domemech, Robayna, & Rico, 1996; Johnston, Stremler, Horton, & Friedman, 1999; Maone, Mattes, Bernbaum, & Beauchamp, 1990; Stevens, Taddio, Ohlsson, & Einarson, 1997). NICU의 치료사들은 아픈 시술에 대해 보이는 영아의 반응을 감소시킬 전략을 찾아내어 이에 대한 권고를 만들어야 한다.

가족 중심의 치료(Family-Centered Care)

이 책에서 계속 이야기되듯이 가족 중심의 치료는, 가족이란 것이 영아의 삶에 계속 함께 하는 요소라는 것을 인식하는 가족과 그들의 아기에게 서비스를 주는 모델이다(Rosenbaum, King, Law, King, & Evans, 1998). 가족 중심의 치료는 NICU에서 의료진과 가족과의 동반자 관계에 바탕을 두고 있다(Griffin, 2006; Sweeney, Heriza, Blanchard, & Dusing, 2010). NICU에 있는 가족들은 보살핌과 자신의 아기에 대해 주어지는 정확한 정보에 근거하여 어떤 판단을 내리는데 참여한다. 각 가족의 강점과 욕구뿐 아니라 그들의 문화적 믿음과 가치를 확인하여야 한다. 가족중심의 치료는 물리치료사와 부모 사이의 협력을 증진한다(Dunst, Johanson, Trivette, & Hamby, 1991; Griffin, 2006; Harrison, 1993; Johnson, 1990; Rosenbaum 등, 1998; Shelton & Stepanek, 1995). NICU에서 일하는 물리치료사는 아기와 그 가족에게 가장 좋은 치료를 해주기 위해 중재에 부모를 포함시켜야 한다.

물리치료의 역할 / Role of Physical Therapy

물리치료사는 집중치료실의 영아에게 의학적, 발달학적 관리를 해주는 전문가들과 양육자로 이루어진 팀의 일원이다. NICU 팀에는 의사, 간호사, 호흡치료사, 영양사, 물리치료사, 작업치료사, 언어치료사가 있다. 물리치료사는 고위험군 영아들의 검사, 평가, 중재에 능동적으로 참여한다.

검사 및 평가 / Examination and Evaluation

NICU에서 물리치료 서비스를 시작하는 것은 보통 신생아학 전문의나 간호사가 고위험군 영아를 의뢰한 때이다. 의뢰시기는 영아의 입원기간 동안, 시설에 따라 다양하다. 또 집중치료실에서 신생아학 전문의, 간호사, 치료사들이 만든 시간 순서에 의거하여 의뢰될 수도 있다. 대부분은 정한 시기에 의뢰되지만 영아들의 의학적 상태에 따라 더 빨리 혹은 더 늦게 의뢰되기도 한다. 어떤 시설에서는 의학적 상태나 출산력에 근거하여 의뢰되기도 하고 일단 안정되면 의뢰되기도 한다.

Sweeney와 동료들(2009)는 NICU에서 임상 판단을 할 때의 알고리듬을 만들었다. 검사, 중재, 그리고 재검사의 진행을 대략 설정해 놓았다. 검사과정 동안 NICU팀과 가족은 영아의 강점과 욕구를 파악하고 그로부터 적절한 목표를 세운다. 영아의 평가는 챠트 검토부터 시작하고; 영아와 양육자에 대한 관찰; 간호사, 신생아전문의, 그리고 가족과 의논; 그리고 만일 필요하다면 핸들링 혹은 진단과정을 추가로 시작한다(Sweeney 등, 2009). 병력과 관찰을 통해 얻은 정보에 근거하여 물리치료사는 물리치료 검사에 대한 전략을 구성한다(그림 15.3).

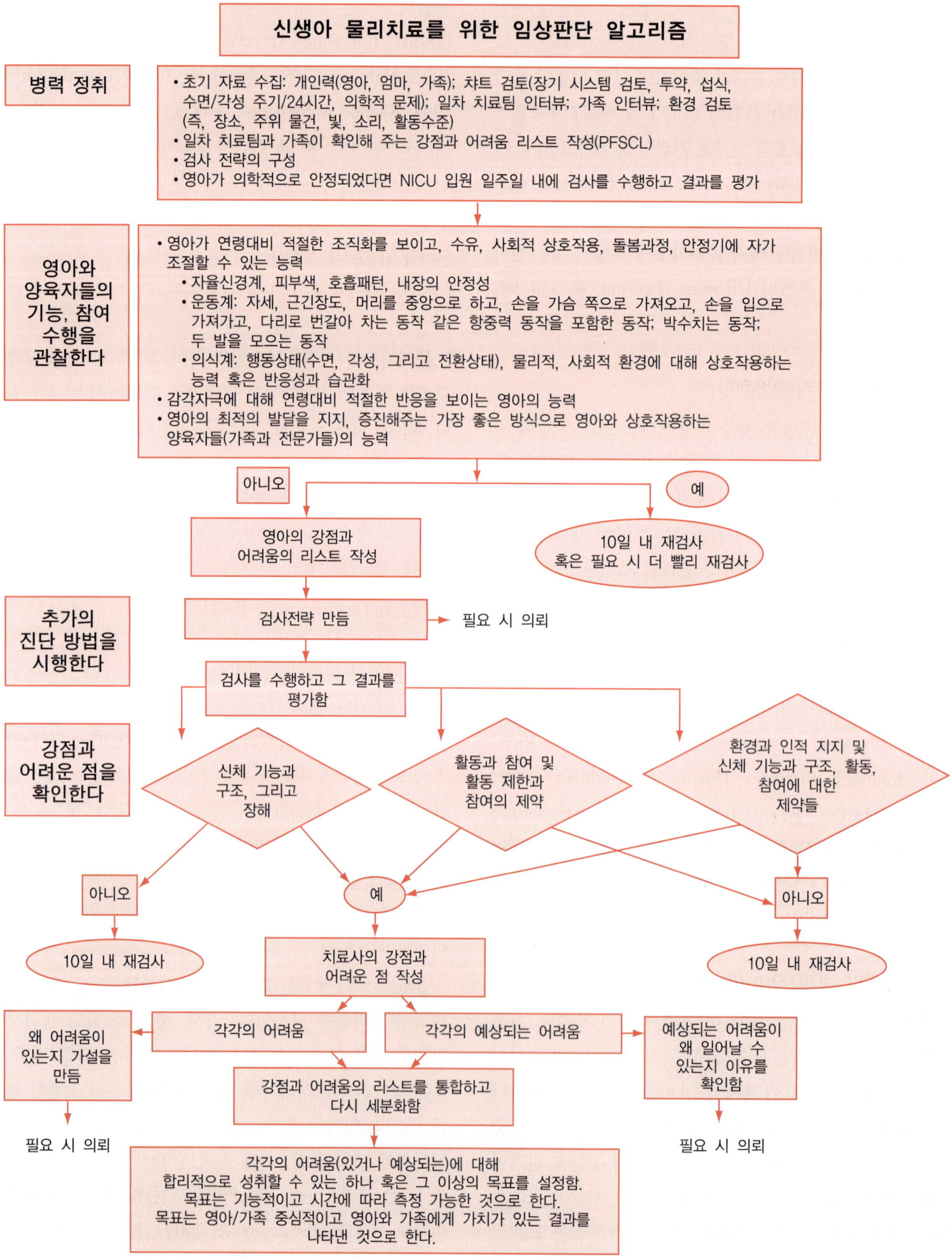

그림 15-3 신생이 물리치료에 대한 임상판단 알고리듬: Part 1: 검사.

(Reprinted from Sweeney, J.K, Heriza, C.B., & Blanchard Y. [2009]. Neonatal physical therapy, Part I: Clinical competencies and neonatal intensive care unit clinical training models. Pediatric Physical Therapy, 21, 304, with permission.)

표 15.2 Apgar 점수*

Apgar 점수			
징후	0	1	2
심박동수	없음	100 bpm 이하	100bpm 이상
호흡	없음	느리고, 불규직	좋음, 운다
근긴장도	늘어짐	약간 굴곡상태	능동적 움직임
찡그림(반사적 과민성)	반응 없음	찡그림	기침, 재채기
색깔(외모)	푸름, 창백함	몸통 핑크, 사지는 푸른색	전체가 핑크

*출생후 신생아를 1, 5분과 때때로 10분에 관찰하여 징후에 근거하여 0, 1, 2점을 줌.

병력(History)

아기의 현재 의학적 상태뿐 아니라 산전, 출산, 그리고 의학적 병력을 검토하고 처음 평가에 기록해 놓는다. 중요한 병력으로는 생리적 기능을 드러내는 Apgar 점수(표 15.2)를 포함한다. 이 점수는 출생 1분, 5분 후 측정한다. 만일 1, 5분의 점수가 낮으면 10분에 다시 측정한다. 출생 1분의 Apgar 점수가 8-10이면 정상이다. 1,5분의 점수가 0-3점이면 응급소생술이 필요하고 사망의 위험이 있다. 신경학적 합병증이 발생할 가능성은 역시 아주 낮은 Apgar점수와 관련있다. 그리고 특히 출생 10분의 Apgar 점수와 관련이 많다(Moster, Lie, Irgens, Bjerkedal, & Markestad, 2001).

기록에는 출생 시 임신기간이 몇 주였는지를 기록해야 하는데 출생 후 몇 주인지뿐 아니라, 임신 후 몇 주인지도 기록해야 한다. 신생아는 검사 시 자신의 재태 연령에 따라 달리 반응할 것이다. 호흡을 내뱉은 시간, IVH 유무, 유전성 이상과 같은 의학적 병력 정보는 아기가 어떻게 기능할지에 대한 추정을 제공한다. 의학적 합병증과 현재 진행중인 의학적 문제는 아기가 핸들링을 어떻게 잘 견디어낼지에 대한 통찰력을 제시해 줄 것이다. 그 이외에도 수면/각성 패턴, 수유 형태 그리고 빈도, 약물 또한 병력에 중요하다. 이런 것들은 돌봄과 중재에 영향을 미칠 수 있다. 이 시기에 가족과 의학 팀은 강점과 어려운 점들을 확인할 것이다.

관찰(Observation)

치료사가 아기에게 손을 대기 전에 관찰만을 하여 정보를 얻을 수 있다. 영아가 있는 침대의 형태-인큐베이터, 침대, 혹은 요람인지 본다. 처음 검사 시 무엇이 아기에게 연결되어 있는가를 살펴본다. 인공호흡기, 코관을 통한 산소공급, 정맥주사줄, 섭식관, 신체에 창냄술을 통한 구멍이 있는지, 그리고 생리적 모니터가 있는지(심박동, 호흡수, 산소포화도) 살펴본다. 이런 정보로 치료사는 아기가 안정 시 어떤 상태인지 그림을 그려볼 수 있다. 그리고 치료사는 아기가 안정 시 어떻게 자신의 자율신경, 운동, 그리고 의식계를 조직화하고 있는지를 볼 수 있다.

안정 시 아기의 모습 이외에도 가족과 간호사가 아기를 돌보는 때에 아기를 관찰한다. 이런 관찰을 통해 치료사는 아기가 자극에 대해 어떻게 조직화하는지와 자가조절을 어떻게 하는지를 배운다. 아기의 행동에 대해 가족과 간호사는 또 어떻게 반응하는지, 일상의 돌봄 가운데서 아기의 최적의 발달을 어떻게 촉진해주는지를 배울 수 있다(Sweeney 등, 2009).

핸들링에 대한 허용(Tolerance to Handling)

비록 물리치료사가 아기가 돌보는 활동에 대해 어떻게 잘 반응하는지 관찰해 왔지만, 조산으로 태어난 아기에게 물리치료 검사 동안 핸들링과 자세 변화가 생리학적 행동적 스트레스의 징후의 원인이 된다는 것이 알려졌다(Sweeney, 1986, 1989). 물리치료 검사를 하는 동안 아기는 핸들링을 얼마나 잘 견디는지 모니터링을 해야 한다. 모든 아기들은 스트레스의 생리적 증후를 보여주는 모니터에 연결되어 있다(표 15.3). 스트레스의 **생리학적 징후**에는 산소포화도, 호흡수, 그리고 심박수가 있다. 그러나 물리치료사는 스트레스의 행동적 징후를 통해 핸들링에 대한 아기의 적응 또한 관찰해야 한다. 스트레스의 **행동적 징후**에는 피부색의 변화,

표 15.3 자극에 대처하는 신생아의 방식

자기 진정
- 손을 얼굴이나 입으로 가져감
- 손, 손가락, 엄지, 인공 젖꼭지를 빤다
- 굴곡자세를 유지한다
- 손과 발을 중앙으로 모은다
- 눈을 감고 있다. 주시 외번상태(gaze aversion)
- 자극의 조절을 위해 기면상태로 있는다

타인의 도움으로 진정하기
- 굴곡자세로 있을 수 있게 둥지처럼 받쳐준다
- 굴곡자세로 안아준다
- 천천히 흔들어준다
- 포대기로 싸준다
- 조용한 목소리

딸꾹질, 손가락을 벌리기, 다리의 경직과 신전, 얼굴을 찡그림, 소음 반대쪽이나 치료사의 얼굴로부터 자기의 얼굴을 돌리기와 같은 반응이 있다. 생리학적이나 행동적으로 핸들링을 받아들이는 것에 기반하여 검사를 수정하거나 중단해야 한다(표 15.4). 자세의 변화와 핸들링으로 인한 잠재적 해로움 때문에 NICU 물리치료사들은 보수적인 접근방식을 따라야 한다.

핸들링과 자세변화를 아기가 어느 만큼 받아들이는지 처음 검사할 때 평가해야 한다. 유지가 되는 자세와 자세 잡아주는 기구가 필요한지 확인한다. 때로 아기가 한쪽으로만 머리를 돌리고 있는데 이를 확인한다. 자세를 잘 잡을 수 없고 한쪽으로만 머리를 돌리고 있는 영아에게 적절한 자세를 도와주기 위해 가족과 간호사에게 자세에 대해 권고해 주어야 한다.

표 15.4 신생아에서 볼 수 있는 스트레스 징후

생리학적	행동학적
심박동수 증가	주시 외번증(gaze aversion)
심박동수 감소	손가락을 편다
호흡수 감소	몸통의 신전
혈압 증가	얼굴 찡그림
산소포화도 감소	다리 신전
무호흡	기력이 떨어짐/기면상태
서맥	과잉 각성상태
피부색깔의 변화	군인 경례자세

출처: Kahn-D' Angelo, L. (1995). The special care nursery. In S.K. Campbell(Ed.), *Physical therapy for children*(pp.787-822). Philadelphia: W.B. Saunders, with permission.

행동 상태와 의식의 명료함 (Behavioral State and Alertness)

모든 영아는 깨어있거나, 졸려하거나, 잔다. 다양한 행동의 상태와 깨어있는 것을 유지할 수 있는 능력은 성숙한 CNS를 가리킨다. 아기의 상태는 검사소견에 영향을 미친다. 검사 내내 영아가 졸려하면 핸들링과 자세변화에 대해 반응할 수 있는 상태인 깨어있는 상태를 유지할 수 없어 근긴장도가 낮게 보인다. 영아는 짧은 시간 내에 수면, 졸림, 그리고 우는 행동적 단계를 왔다갔다 할 수 있다(표 15.5) (Brazelton, 1984). 조산아들이 한 상태에서 다른 상태로 변덕스럽게 왔다갔다 하는 것과 조용히 짧게 깨어있는 상태인 것이 드문 일은 아니다(Kahn-D' Angelo & Rose, 2006). 스트레스의 행동적 징후에 반응하고 스스로 자가조절하는 것을 도와주면 좀 더 각성상태를 촉진해주는 것이다. 아기가 깨어있을 때 시각적, 청각적 반응을 관찰하고 기록한다.

능동적인 움직임 및 근력 (Active Movement and Strength)

일반적으로 영아가 깨어있을 때 관찰하여 능동적인 움직임과 근력을 평가한다. 보여지는 움직임의 형태를 기록해야 한다. 처음엔 한꺼번에 움직이고 부드럽지 않은 움직임이 보일 수 있으나 시간이 가면서 부드럽고 목적이 있는 움직임이어야 한다. 능동적인 움직임에는 중앙으로 손을 모으거나 손을 입으로 가져가고 다리를 신전하는 움직임 등이 있다. 어떠한 비대칭적 움직임이 있는지 보아야 한다. 머리, 목, 몸통, 그리고 사지의 항중력 움직임을 관찰하여 근력을 살펴야 한다. 일반적으로 다리는 신전하는 방향으로 움직이지만 점차로 굴곡하는 쪽으로 움직이는 것이 관찰되어야 한다. 조산아는 머리를 못 가누지만 모든 자세에서 머리를 가누려는 시도를 볼 수 있어야 한다.

근긴장도와 반사(Muscle Tone and Reflexes)

근긴장도는 수동적으로 움직임여 보면서 느끼는 저항으로, 움직임을 관찰하여, 그리고 반사를 테스트하여 평가한

표 15.5 수면과 각성 시 행동상태

깊은 수면	몸이나 눈의 움직임이 없음. 성장과 회복에 최적 상태
얕은 수면	몸을 갑자기 움직이기도 하고, 눈의 움직임도 있다. 소음과 빛에 대한 호흡과 심박동 반응이 침상 옆 모니터로 확인된다.
졸린 상태	수면과 각성 사이를 왔다갔다함. 눈을 짧게 뜨기도 하고 자발적인 움직임은 거의 없다. 스트레스의 행동학적 반응이 종종 보인다.
조용히 깨어있는 상태	눈을 뜨고 있고 눈을 맞출 수 있다. 편안한 얼굴과 표정이다. 움직임이 부드럽다. 상호작용할 준비가 되어있다.
능동적으로 깨어있는 상태	눈을 감았다 떴다 한다. 얼굴을 찡그리거나 과잉각성 상태처럼 보이는 것이 흔하다. 사지를 크게 버둥거린다. 때때로 몸통 신전이 보인다. 스트레스에 대한 행동학적 반응이 있다. 호흡수와 심박동수가 증가한다.
울기	눈을 감고 있다. 운다. 얼굴표정이 스트레스가 있다. 사지와 몸통의 움직임을 볼 수 있다. 심박동수와 호흡수가 증가된다.

출처: Brazelton, T.B. (1984). Neonatal Behavioral Assessment Scale(2nd ed.). *Clinics in Developmental Medicine, No.88.* Philadelphia: J.B. Lippincott, with permission.

다. 팔 다리가 반동으로 원래대로 되돌아가는 것을 보면 물리치료사는 아기의 근긴장도에 대한 것을 알 수 있다. 근긴장도는 일반적으로 조산아와 아픈 만삭아에서 감소되어 있다. 근긴장도가 낮은 아기들은 바닥에 늘어져 있다. 그들은 신전자세를 보이고 항중력 방향으로 움직이지 못한다. 반사의 발달과 반사검사에 대해 대칭적으로 반응하는 것을 보아 영아의 신경근육계에 대해 정보를 얻는다, 반사검사에 가장 잘 반응하는 때는 영아가 조용히 깨어있을 때이다.

수유(Feeding)

NICU에서 영아가 입으로 먹을 수 있게 된 것은 두드러진 특징이다. 빨고 삼키고 호흡하는 것은 어려울 수 있고 아기와 가족에게 긴 여정이 될 수 있다. 병원기관과 참여하는 기타 치료실에 따라(작업치료 혹은 언어치료) 물리치료사도 수유기술의 평가에 참여할 수도 있다. 수유 시 볼 수 있는 어려움은 빨기, 삼키기 그리고 호흡의 부조화; 먹을 때 깨어있는 상태를 유지하기가 어려움; 구강 운동기술이 비정상적이어서 아기의 수유를 방해함 등이 포함된다.

중재(Intervention)

일단 검사와 평가를 한 후 물리치료사는 필요하다면 추후 관찰과 중재를 위한 권고를 하게 된다. 물리치료사는 신체 기능, 구조, 활동, 그리고 ICF에 따른 참여 레벨에서 아기의 강점과 어려움을 확인할 것이다(Sweeney 등, 2009). 이는 아기가 병원에 있는 동안 혹은 향후 1–2주 사이에 재평가하는 동안 앞으로의 물리치료 중재가 포함될 수도 있다.

NICU에서의 물리치료 중재는 NICU 팀의 전문분야가 무엇인가에 따라 달라진다. ROM, 자세잡아주기, 행동 조직화의 촉진, 운동 감각을 촉진하기 위한 핸들링, 수유, 부모 교육, 그리고 장애 위험군의 영아들의 선별검사(Kahn–D'Angelo & Rose, 2006; Rapport, 1992) 등이다. Field와 동료들(2010)은 NICU에서 시행한 마사지 치료에 대해 검토하였다. NICU에서 마사지를 받은 영아들은 받지 않은 영아들보다 체중이 더 증가하였다. 그 이외에도 팔 다리를 수동적으로 움직여준 경우가 그렇지 않은 경우보다 체중과 골밀도가 더 잘 증가하였다. 체중은 입원기간이 짧을수록 더 잘 증가되었다(Field, Diego, & Hernandez–Reif, 2010).

영아의 개별적 필요에 따라 물리치료사가 가족과 간호사에게 자문을 해주기도 하고 직접 물리치료 중재를 하기도 한다. 물리치료 계획은 영아뿐 아니라 가족의 필요에 따라 개별적이어야 한다. 아기가 자라고 발달하고 안정되어가면서 물리치료 계획도 변한다.

NICU에서의 임상 판단 알고리듬에 따라 물리치료사는 검사와 평가에 의해 드러난 목표에 근거하여 계획을 짠다(Sweeney 등, 2009). 중재를 시스템에 따라 시행한다: 자율신경계, 운동, 행동, 그리고 주의집중–상호작용이다. 중재에는 물리치료사, 간호사, 가족이 해주는 직접 중재와 교육, 자문이 포함된다. 물리치료사는 직접 핸들링을 하여 신체구조 및 기능의 장해, 활동의 제한, 참여에의 제약를 경감시킨다(Sweeney 등, 2009)(그림 15.4).

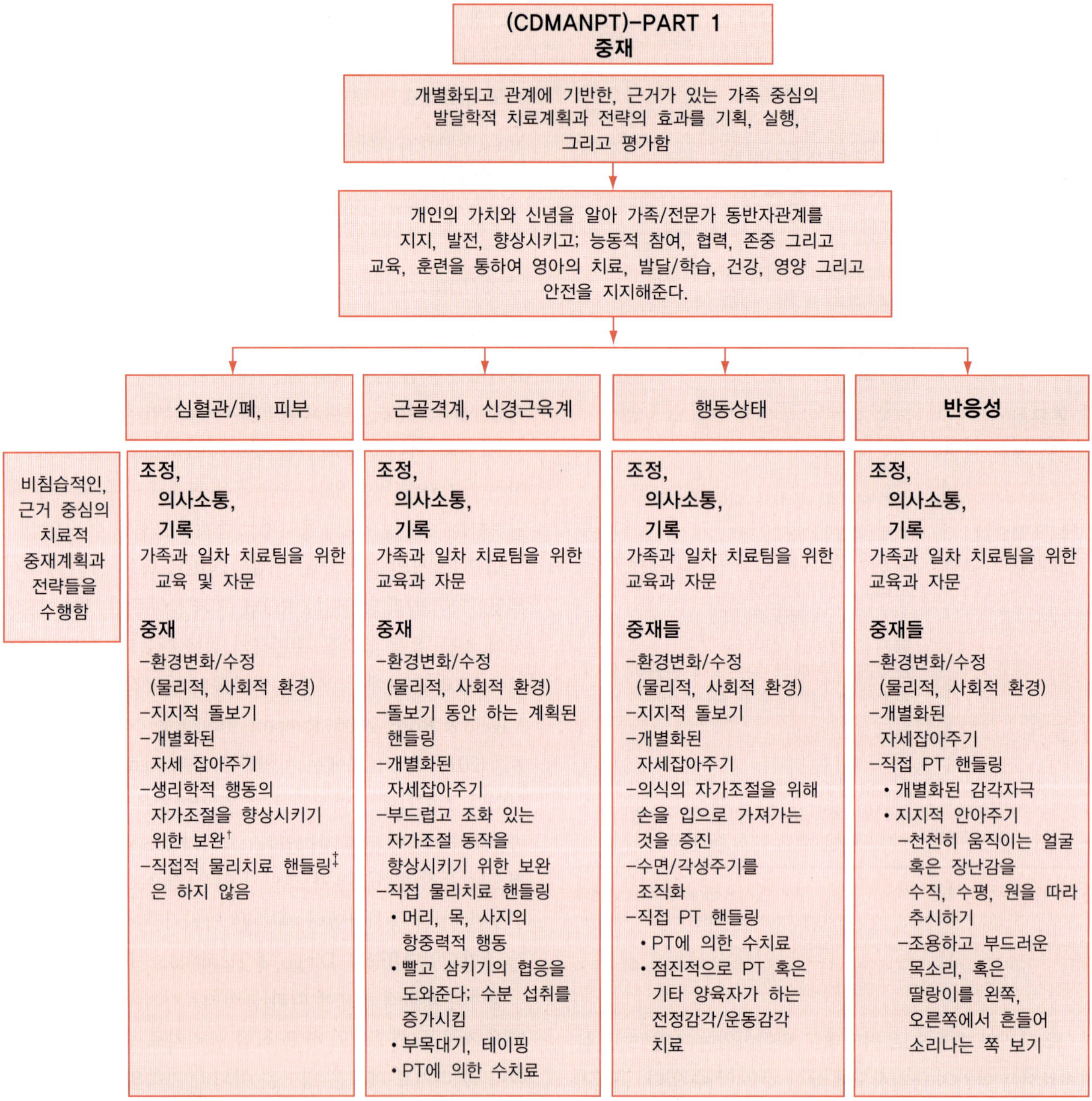

* 치료적 중재전략에 모든 것이 포함되지는 않는다.

† 보완- 치료를 지지하기 위해 사용하는 보조방법. 즉, 손가락, 발가락 문지르기, 살짝 대기, 폼 인서트, 둥지, 고무젖꼭지.

‡ 직접적 물리치료 핸들링-치료사가 특정 장해, 활동제한, 참여제약의 경감을 위해 제공하는 일차 서비스.

그림 15.4 신생아 물리치료 임상의 임상판단을 위한 알고리듬: PART 1: 중재.
(Reprinted from Sweeney, J.K., Heriza, C.B., & Blanchard Y. (2009). Neonatal physical therapy, Part I: Clinical competencies and neonatal intensive care unit clinical training models. Pediatric Physical Therapy, 21, 304, with permission.)

NICU에서의 자극에 대하여는 논란이 있다(Field 등, 1986; Gorski, Hole, Leonard, & Martin, 1983; Leib, Benfield, & Guidubaldi, 1980; Long, Lucey, Philip, 1980; Long, Philip, Lucey, 1980; Scarr-Salapatek & Williams, 1973). 1980년대 시행했던 연구는 NICU 아기들에게 가해지는 자극의 해로운 영향을 확인하여 주의깊은 모니터링의 필요를 확인해주었다(Gorski 등, 1983; Long, Lucey, & Philip, 1980; Long, Philip, & Lucey, 1980). Long, Lucey, Philip은 저체중아를 과도하게 핸들링하는 것과 저혈당이 상관있음을 보고하였다. 면밀한 모니터링 결과 $TcPO_2$(transcutaneous oxygen pressure)가 감소한 것을 발견하였다. 그들은 또한 갑작스런 소음이 아기의 짜증과 울음의 원인이 되고 저혈당, 두개내 압력 상승, 심박동수 증가, 호흡수의 증가로 이어지는 것을 발견하였다. Gorski와 동료들(1983)은 안정되어 있던 신생아에서 흉부 물리치료 5분 내에 미세한 행동과 큰 행동적, 생리학적 스트레스가 의미있게 증가한다고 보고하였다.

감각 자극에 대해 부정적 생리학적 변화를 보고한 연구와는 반대로 긍정적 영향을 보고한 연구들도 있다(Field 등, 1986; Fucile & Gisel, 2010; Leib 등, 1980; Scarr-Salapatek & Williams, 1973). 시각, 촉각, 운동감각, 그리고 청각자극을 조합하여 감각 자극을 받고 있는 영아들이 체중이 더 잘 증가하였고 운동 활동이 증가하였으며 각성 수준이 좋고 발달이 더 잘 되었으며 입원기간이 짧았다(Field 등, 1986; Leib 등, 1980; Scarr-Salapatek & Williams, 1973). 구강 혹은 촉각-운동감각 중재를 받은 영아들이나 혹은 두 가지를 함께 받은 영아들이 대조군 영아들보다 운동 기능과 체중 증가가 더 좋았다(Fucila & Gisel, 2010).

활동과 자세 잡아주기의 형태로 제공한 물리치료를 지지하는 근거가 있다(Bjornson 등, 1992; Girolami & Campbell, 1994; Kelly, Palisano, & Wolfson, 1989; Lekskulchai & Cole, 2001). 발달학적 중재와 자세잡아주기를 지지하는 두 가지 연구도 있다(Bjorson 등, 1992; Kelly, Palisano, & Wolfson, 1989). Kelly와 동료들(1989)은 건강한 조산아들은 발달학적 활동에 대해 산소포화도는 변화없고 심박동수는 증가하는 것으로 반응한다고 하였다. Bjornson과 동료들(1992)은 인공호흡기를 달았던 경험이 있는 호흡문제가 있는 조산아들에서 자세잡아주기를 할 때 산소포화도에 대한 반응을 연구하였다. 연구 결과는 앙와위, 옆으로 누운 자세 그리고 복와위에서 산소포화도는 임상적으로 용인되는 수준이었고, 복와위에서는 산소포화도가 더 증가함을 보여주었다. Girolami와 Campbell(1994)은 운동과 자세에 대한 특정한 형태의 물리치료 중재와 그 영향을 지지한나. 이 연구의 결과는 조산아가 운동과 자세 조절을 향상시키는 효과적인 방법으로서 신경발달치료를 지지하고 생리학적 변화와 체중증가에 해로운 영향이 없다는 것을 지지한다. 조산아의 운동과 자세조절에 부모가 참여하는 운동 발달을 촉진하도록 특별히 기획된 중재의 긍정적 영향이 보고된 바 있다(Lekskulchai & Cole, 2001).

연구들은 또한 아기의 치료에 부모의 동참을 지지한다(Melnyk 등, 2006; Parker, Zahr, Cole, & Brecht, 1992; Rice, 1977). Parker와 동료들(1992)은 영아의 행동과 발달학적 기능에 대하여 개별적으로 교육하고 훈련하는 프로그램을 사용하였다. 부모교육의 장점은 사회경제적 수준이 낮은 엄마에게 나타났다(Parker 등, 1992). Rice(1977)는 부모 참여하에 촉각-운동감각 자극의 구조화된 프로그램을 시행하였고 체중 증가, 신경학적 발달, 그리고 인지발달에 의미있는 진전을 보여주었다고 하였다. Melnyk와 동료들(2006)은 조산아의 행동 특성과 모습에 대하여 부모교육을 해주고 양육에 있어 이런 정보들을 어떻게 최선으로 시행할 수 있는지 교육하였다. 이런 정보들을 제공받은 부모들은 그렇지 않은 부모들보다 스트레스가 덜하고 우울이 덜하다고 보고하였다. 그 이외에도 정보를 제공받은 부모의 아기들은 대조군보다 조기에 병원에서 퇴원하였다.

자세잡아주기(Positioning)

적절한 자세를 잡아주는 것은 양육자의 교육을 통하여 영아에게 제공해줄 수 있는 중재의 하나이다. 적절한 자세잡기는 굴곡, 중앙으로 자세 잡기, 그리고 대칭성, 자가 진정 행동의 증가, 그리고 호흡을 쉽게 하는 것을 증진하는 것을 북돋워주는 것이다(그림 15.5). 적절한 자세는 시각, 청각적 발달을 돕고 머리 조절의 발달을 돕는다. 물리치료사는 간호사와 부모와 함께 협조하여 영아의 적절한 자세를 잡아준다. 앙와위에서 자세 잡기의 목적은 고관절과 무릎관절의 굴곡의 증진, 중앙 자세의 증진, 견갑대 후인의 방지이다. 자세를 잡아주는 기구를 사용하여 도움이 될 수도 있

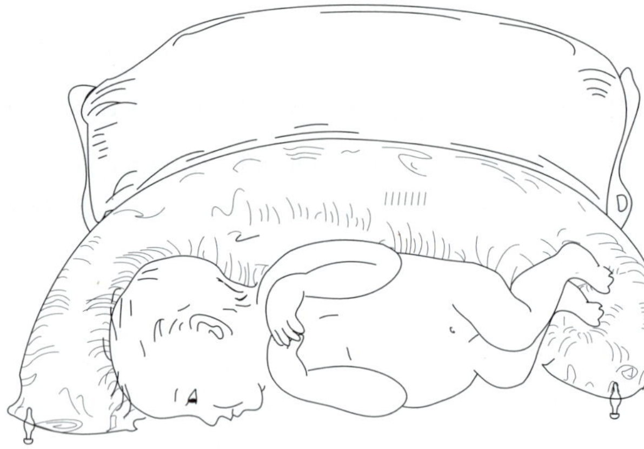

그림 15.5 신생아 집중치료실(NICU)에서의 영아의 적절한 자세.

다. 자세 잡아주는 기구의 사용에 대한 지지 근거는 굴곡과 머리의 중앙 자세에 도움이 된다는 것이다(Vaivre-Douret & Golse, 2007). 이에는 담요를 말은 것, 소매가 있는 담요, 포대기, 특정한 콩주머니 등이 있다. 몸통 옆에 담요 말이를 대주어 팔의 위치를 잡고 견갑대의 후인을 방지하고 손이 가슴 중앙에 오도록 해준다. 고관절, 무릎관절이 굴곡되도록 담요 말이를 사용하고 고관절의 외전과 외회전을 방지한다. 복와위로 자세를 잡아주면 가슴에 체중이 제일 많이 실리고 흉곽과 호흡근을 고정시켜주어 호흡이 쉬워진다(Bjornson 등, 1992). 복와위는 아기가 머리를 들어올리려고 하면서 또한 굴곡자세를 돕고 자세 근육의 발달을 촉진해준다.

옆으로 누운 자세는 굴곡을 촉진해주고 양손을 가슴 쪽으로 모으기에 가장 좋고 손을 입으로 가져가기에도 좋다. 종종 아기들이 NICU에 있을 때 한쪽으로만 머리를 돌리고 있기를 좋아한다. 가족과 간호사를 위해 문제를 해결하고 가장 좋은 자세를 위해 교육해주는 것이 반대쪽으로 머리를 돌리도록 하는데 가장 중요하다. 자주 침대를 돌려놓아 머리가 반대쪽으로 향하게 해주어 자세를 바꿀 수 있다.

집에서 잠잘 때의 적절한 자세를 교육하는 것 역시 중요하다. 미국 소아과학회는 영아를 현재 앙와위로 재우기를 권하고 있다(Gibson Cullen, Spinner, Rankin, & Spitzer, 1996). 영아돌연사(SIDS)와 엎드려 재우는 것이 연관성이 있기 때문에 복와위는 추천되지 않는다. 옆으로 누워 재우는 것도 추천되고 있지 않은데 일반적으로 아기는 옆으로 누운 자세에서 복와위로 바꿀수 있어 SIDS의 위험이 있기 때문이다(Li 등, 2003; Moreno, Futner, & Rivara, 2009). 앙와위로 재우기 캠페인이 1994년 시작한 이래로 앙와위 수면이 증가되었고 엎드려서 재우는 것이 줄어들었다(Colson 등, 2009). 비록 복와위 수면이 줄어든 경향을 보였지만 아프리카계 미국 영아들은 앙와위로 재우는 경우가 적다. 2001년 이래로 앙와위 수면이 어느 정도 증가되었지만 반대로 줄어드는 경향이 있어 염려된다(Colson 등, 2009). 만삭아보다 조산아들을 엎드려서 재울 때 SIDS의 빈도가 더 높다(Saiki 등, 2009). NICU의 영아들은 계속 모니터하면서 복와위를 포함한 다양한 자세로 재운다. 퇴원하기 전에는 앙와위로 재우는 것을 권고한다. 퇴원할 때 부모가 앙와위 수면의 지침을 따르도록 지도해야 하고 깨어있을 때 엎드려 있는 시간의 장점에 대해 교육해야 한다.

관절 가동 각도/능동적 움직임
(Range of Motion/Active Movement)

어떤 영아들에게는 수동적 관절 가동범위를 증가시키거나 유지하기 위해 ROM 프로그램이 필요하다. ROM 프로그램은 물리치료사나 간호사가 시작하고 매일 가족이 시행하는 것으로 할 수 있다. 골조송증이 있는 영아에게 매일 여러차례 치료사, 간호사 가족이 ROM을 해주면 장점이 있을 수 있다. 어떤 영아들은 사지의 능동적 움직임을 향상시키는 프로그램이 필요할 수도 있다. 손을 입으로 가져가거나 손을 가슴중앙으로 모으거나 하는 자가-진정 행동의 촉진을 통해서 능동적 움직임을 이끌어낼 수 있다. 촉각 자극으로 능동적 움직임을 끌어내기도 한다. 항중력 움직임을 증진해주기 위한 적절한 자세 또한 능동적 움직임을 증가시키는 방법이다.

재검사 및 퇴원 계획
/ Reexamination and Discharge Planning

물리치료사는 중재하는 동안 영아를 계속 재평가한다. 영아는 NICU에 있는 동안 발달하고 변하기 때문에 치료계획은 고정적이지 않다. Sweeney와 동료들(2009)은 NICU에서 재검사를 위한 임상판단용 알고리듬을 만들었다(그림 15.6). 물리치료사는 영아의 상태에 변화가 있는지

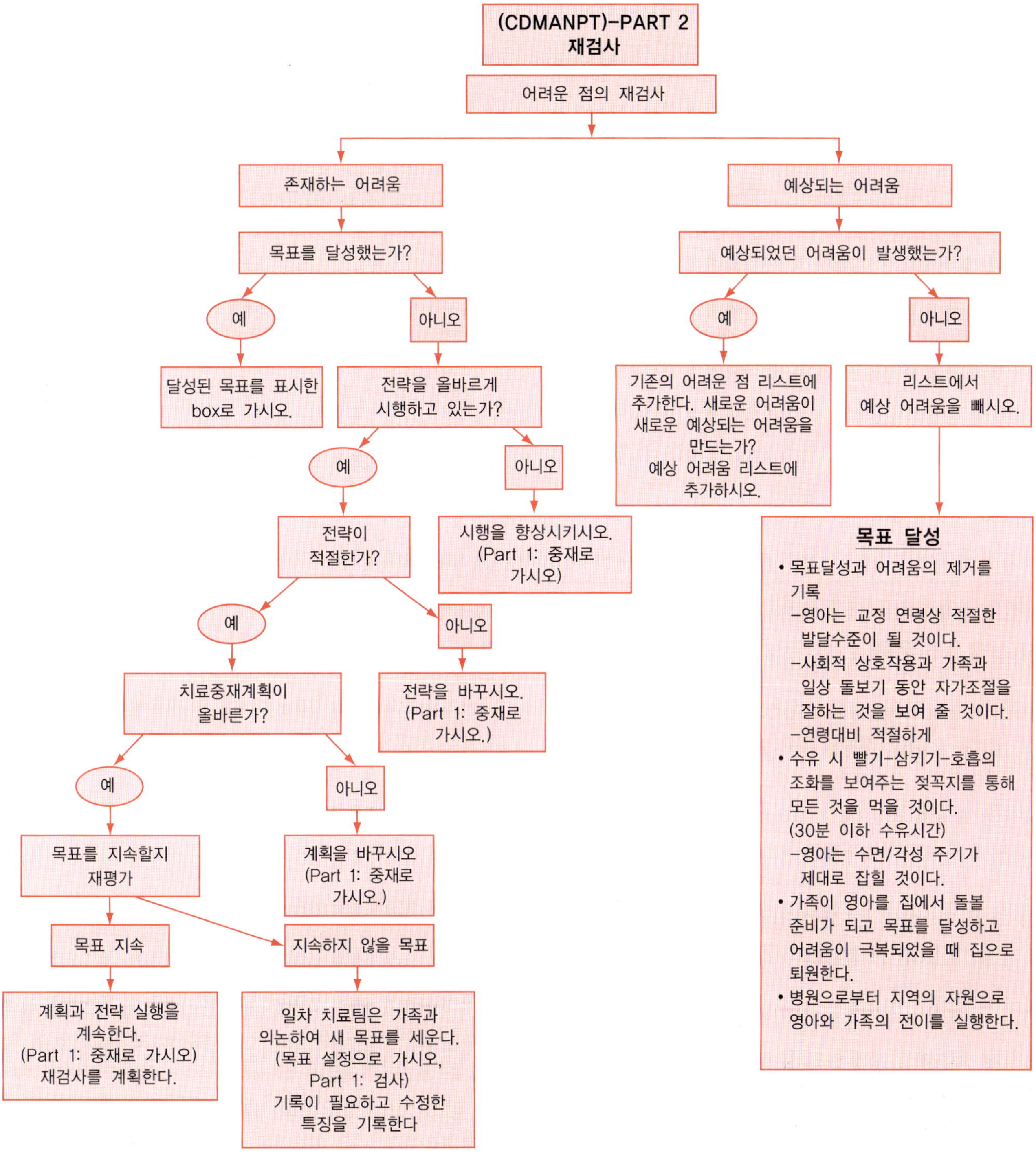

그림 15.6 신생아 물리치료 임상판단을 위한 알고리듬: 재검사.

목표나 하부목표를 달성했는지, 목표 달성을 위해 중재의 변형이 필요한지 보려고 재검사를 한다. 퇴원할 때 경과관찰을 위한 권고를 만들어야 한다. 이것은 조기 중재에 의뢰하거나 외래/가정 물리치료가 될 수도 있다.

요약 / Summary

이 장에서는 NICU 환경을 일반적이고 간략하게 다루었다. NICU는 취약한 아기들을 치료 하는 곳이다. 물리치료사는 NICU팀의 능동적인 일원으로 검사, 평가, 중재를 영아 및 그 가족에게 해준다. 소아 물리치료의 세부전공자로서 NICU에서 일하는 물리치료사는 안전하고 효과적인 치료를 해주기 위하여 전문화된 지식과 훈련이 필요하다. 신생아 물리치료는 해를 끼칠 가능성도 있는 영역 중 하나이다. 물리치료사는 중재와 발달에 대한 현재의 문헌을 항상 찾아 읽고 영아 및 가족에게 최선의 서비스를 주어야 한다. Sweeney와 동료들(2009)은 NICU에서 일하는 치료사를 위한 임상훈련과 숙련훈련의 모델을 만들었다. 그 이외에도 임상근거를 위한 흐름 챠트를 제공하기 위하여 판단용 알고리듬을 만들었다.

간단한 사례연구 15-1

NICU에 있는 영아

병력: James라는 남아가 26주에 체중 960g으로 태어났다. 엄마는 24세로 진통을 위해 병원에 오기까지 별다른 합병증이 없었다. 태아곤란으로 응급 제왕절개를 시행하였다. 출생 시 호흡을 하지 않았고, Apgar점수는 1분에 3점이고, 5분에 5점, 10분에는 8점이었다. 태어나자마자 인큐베이터에 들어갔으며 6주 동안 인공호흡기를 걸었다. 인공호흡기를 떼려는 몇 번의 시도가 있었다. 아기는 인공호흡기를 뗀 5주 동안 산소를 공급받았고 뇌 초음파사진에서 grade II IVH가 발견되었다.

검사: 출생 21일에 물리치료로 의뢰되었다(재태 29주). 물리치료검사에는 산전, 출산 시, 의학적 병력, 장기 시스템 검토, 테스트와 측정이 포함되었다. James는 검사할 때 인큐베이터에서 엎드려 자고 있었고 입을 통한 삽관 상태였다. 심박수는 분당 147회, 호흡수는 분당 42회, 산소포화도는 93%였다. James는 약간 붉으스레한 피부색이었고 편안해 보였다. 부종이나 상처는 없었다. 오른쪽 팔에 정맥 주사줄이 있고 수유를 위한 코위관을 하고 있는 상태였다. 간호사는 James가 많은 핸들링을 견디지 못했으며 엎드린 자세를 좋아한다고 보고하였다. 치료사가 방 안에 있는 동안 간호사가 기저귀를 갈아주었다. 손을 대었을 때 스트레스 징후를 보였지만 활력 징후는 정상범위였다. 간호사가 기저귀를 갈기 위해 아기를 앙와위로 하였다. 이런 자세 변화로 산소포화도가 70대까지 떨어지고 여러 가지 스트레스 징후를 나타내었다. 간호사는 아기의 이러한 스트레스에 대해 팔 다리를 몸통 쪽으로 끌어당겨주는 것으로 대응하였다. James의 산소포화도는 점차 올라갔지만 여전히 70대였다. 간호사가 공급 산소량을 늘렸다. 간호사는, 자세 변화와 일상적 돌보기 활동에 대해서도 아기가 진정하고 활력 징후를 정상범위로 유지하는 것이 힘들다는 것을 확인해주었다. 그리고 아기를 움직이면 좀 뻣뻣하다고 하였다.

간호사가 기저귀를 가는 것을 보고 또 아기에 대해 토의하면서 물리치료사는 손을 대어 검사하기로 결정하였다. 치료사가 손을 아기에게 대었을 때 아기는 사지를 뻣뻣이 펴고, 손가락을 벌리고, 진전을 보이고 등을 휘었으며 산소포화도가 다시 70대로 떨어졌다. 치료사는 아기의 팔 다리를 몸통 쪽으로 끌어당겨주고 부드럽고 깊은 압박감을 주어 아기를 진정시켰는데 산소포화도도 서서히 회복되었다. 치료사는 James가 조용해지고 산소포화도가 몇 분 이상 85% 이상으로 유지할 수 있을 때까지 기다렸다. ROM, 근 긴장도, 원시반사를 평가하였다. 양측 어깨의 굴곡 끝부분과 고관절 굴곡 끝부분에서 타이트함이 느껴졌지만, 완전 가동범위를 보여주었다. 사지의 근 긴장도가 증가되어 있었다. 이 시기에 많은 원시반사는 나타나지 않았다. 손바닥 파악 반사를 양측에서 나타내었다.

돌보는 활동과 물리치료 검사를 하는 동안의 관찰을 통하여 물리치료사는 능동적 움직임과 스트레스 징후를 확인하였다. James는 핸들링에 대해서 손가락 벌리기, 딸꾹질, 사지를 뻣뻣하게 펴기, 그리고 등을 휘기같은 증가한 스트레스 징후를 보였다. 아기는 자가 진정 행동을 보이지 않았다. 치료사가 촉진해주므로써 James는 손을 가슴 중앙으로 가져갈 수 있었고 손을 입으로 가져갈 수 있었다. 팔 다리를 굴곡자세로 하고 깊은 압박감을 머리와 엉덩이에 주므로써 조용해졌다. 고무 젖꼭지를 빨리는 것이 조용해지는데 도움이 되었다. 검사하는 동안 진정 상태를 유지하기 위해 여러 번의 휴식시간이 필요하였다.

James는 능동적 움직임이 적었다. 물리치료사가 관찰한 움직임은 전체적이고 부드럽지가 않았고 다리는 주로 신전하는 쪽으로 움직였다. 자세 기구 없이는 상지의 자세가 어깨가 뒤로 후인되고 외전, 외회전 되는 자세였다. 이 자세에서는 상지를 항중력으로 움직이는 것이 제한된다.

James는 검사하는 동안 잠시 눈을 떴으나 깨어서 각성상태로 되지는 않았다. 청각, 시각 자극을 주었을 때 스트레스 징후가 증가하였다. 모든 영양은 코위관으로 공급되었고 이 동안 고무젖꼭지를 빨았다.

검사하는 동안 가족은 함께 하지 않았다. 부모가 자주 방문하지는 않았다. 집에 다른 두 자녀가 있고 병원에서 집이 2시간 거리이다. 두 자녀를 돌보는데 다른 사람의 도움이 별로 없으며 엄마는 운전을 할 차가 없다. 경제적 이유로 아빠가 휴가를 내지 못한다. 그들은 James에게 필요한 아기 기구들은 다 가지고 있다. James의 상태가 좋아지면 집으로 퇴원할 것이다. 검사하는 동안 부모가 함께 하지 못하였기 때문에 물리치료사가 집으로 엄마에게 전화를 걸었다. 물리치료의 역할은 엄마에게 설명해주는 것이다. 엄마에게 병원을 방문하였을 때 알게 된 아기의 강점이나 어려움이 있는지 물었다. 엄마의 가장 큰 염려는 아기가 누가 만지는 것을 싫어한다는 점이다. 엄마의 목표는 아기를 안았을 때 산소포화도가 떨어지지 않는 것이다.

물리치료 재검사는 지속적 관리에 기반하여 한다. James는 성장하고 발달하면서 치료 계획은 아기와 그 가족의 욕구에 따라 수정될 것이다. 매 재검사마다 치료사는 엄마에게 전화하여 물리치료 목표에 따라 아기가 어떻게 하고 있는지에 대해 새 정보를 설명한다.

검사와 평가의 요약

신체구조의 제한: 고관절과 어깨관절의 가동범위 끝부분의 타이트함. 팔 다리 모두 근긴장도가 증가되어있음

활동 제한: 핸들링과 자극을 잘 견디지 못하고 스트레스의 징후를 나타냄. 촉진 없이는 자가 진정을 하지 못함.

강점: 팔 다리의 관절가동범위가 정상임. 잠시 각성수준으로 올라감.

물리치료 진단

임상패턴 5C: 중추신경계의 비진행성 질환과 연관된 운동기능과 감각통합의 장해-영아 혹은 아동기의 선천성 혹은 후천적 원인(미국 물리치료 협회, 2001).

물리치료 계획

James에게 필요한 것이 변함에 따라 계획도 수정될 것이다. 아기가 자라고 발달하면서 계획도 수정될 것이다. 초기에는 물리치료사가 직접 중재를 하는 것이 덜하지만 성장하면서 치료사가 중재 빈도를 늘릴 것이다.

부모교육: 부모에게 어떻게 부드럽게 ROM을 시키고 아기의 행동에서 나타나는 의미를 알아채는지, 부드러운 핸들링 기술, 그리고 자세에 대해 교육해준다. 퇴원할 시기가 되면 가정에서 아기와 같이 놀아줄 발달학적 활동을 설명해준다. 부모가 자주 방문할 수 없으므로 그들이 시간이 될 때 방문할 수 있도록 치료사가 시간을 맞출 것이다.

자세잡아주기: 중앙 자세와 복와위와 앙와위에서의 굴곡 자세를, 옆으로 누운 자세에서 손을 가슴 쪽으로 모으고 구부리는 자세가 나오도록 하기 위해 적절한 시간에 간호사와 가족을 지도해준다. 적절한 자세를 취해주는 것이 스스로 진정하는데 도움이 된다.

부드러운 ROM과 핸들링: 어깨관절과 고관절의 굴곡 가동범위 끝에서 느껴지는 타이트함을 줄이기 위해 ROM을 해주어야 한다. 일단 지도한 후에는 매일 가족과 간호사가 할 수 있다.

의식수준의 전환: 수면상태에서 각성수준으로의 전환이 잘 되도록 촉진해준다. James가 깨어날 때 치료사가 치료 동안 명료한 각성수준으로 되도록 도와줄 수 있다. James가 깨어나서 명료하게 깨어있을 수 있게 되면 시각 추적을 증진시켜주기 위한 활동을 해볼 수 있다.

발달학적 활동: James가 자람에 따라 치료사는 모든 자세에서 목과 몸통 조절을 향상시키기 위한 작업을 시작하게 될 것이다.

퇴원계획

퇴원할 때 James는 조기중재 프로그램으로 의뢰될 것이다. 이 프로그램은 출생 시부터 3세까지의 영아가 대상이며 서비스를 집에서 받게 될 것이다. 조기중재에 속한 물리치료사는 아기의 발달을 평가할 것이고 경과관찰 서비스를 하게 될 것이다. James는 신생아 경과관찰 클리닉에 의뢰될 것이다. 이 클리닉의 물리치료사는 아기가 집으로 퇴원한 이후 재검사를 할 것이다. 그는 아기가 받게 될 조기중재 프로그램에서 경과관찰을 할 수 있을 것이다.

토의문제들(Discussion Questions)

1. 교정연령이 왜 중요한가? 몇 살이 될 때까지 교정연령을 사용해야 하는가?
2. 집에서 영아를 재울 때 취해주어야 할 자세로 권고되는 것은? 이러한 자세가 영아의 운동발달에 미치는 영향은 무엇인가?
3. 신생아에서 굴곡근의 근긴장도의 중요성에 대해 설명하라. 굴곡자세로 영아의 자세를 취해주는 것이 움직임의 발달에 왜 중요한가?
4. 영아가 나타내는 스트레스의 생리학적, 행동학적 징후에는 어떤 것이 있는가? 스트레스를 최소화하는 쪽으로 아기의 치료계획을 수정하는데 있어 물리치료사와 다른 양육자에게 그것이 왜 중요한가?
5. NICU에서 하는, 발달에 도움이 되는 치료란 무엇인가? 어떻게 이런 치료가 신생아의 회복을 증진시킬 수 있나?
6. 뇌실주위 백질연화증이란 무엇인가? 뇌성마비로 귀결되는 조산과 뇌실주위 백질연화증과의 관계성에 대해 토의하라.

권장도서(Recommended Readings)

Als, H., & Gilkerson, L. (1997). The role of relationship-based developmentally supportive newborn intensive care in strengthening outcome of preterm infants. *Seminars in Perinatology, 21*(3), 178–189.

Kahn-D'Angelo, L., Blanchard, Y., McManus, B. (2012). The special care nursery. In S.K. Campbell, R.J. Palisano, & M.N. Orlin (Eds.). *Physical therapy for children* (4th ed., pp. 903–943). St. Louis: Elsevier Saunders.

Neonatology on the Web. Available from http://www.neonatology.org/index.html

Sweeney, J.K., Heriza, C.B., & Blanchard, Y. (2009). Neonatal physical therapy. Part I: Clinical competencies and neonatal intensive care unit clinical training models. *Pediatric Physical Therapy, 21*, 296–307.

Sweeney, J.K., Heriza, C.B., Blanchard, Y., & Dusing, S.C. (2010). Neonatal physical therapy. Part II: Practice frameworks and evidence-based practice guidelines. *Pediatric Physical Therapy, 22*, 2–16.

Sweeny, J.K., & Swanson, M.W. (2007). Low birth weight infants: Neonatal care and follow-up. In D.A. Umphred (Ed.). *Neurological rehabilitation* (5th ed.). St. Louis, MO: Mosby.

Vergara, E.R., & Bigsby, R. (2004). *Developmental & therapeutic interventions in the NICU*. Baltimore: Paul H. Brookes.

Wolf, L.S., & Glass, R.P. (1992). *Feeding and swallowing disorders in infancy: Assessment and management*. San Antonio, TX: Therapy Skill Builders.

참고문헌(References)

Abad, F., Diaz, N.M, Domenech, E., Robayna, M., & Rico, J. (1996). Oral sweet solution reduces pain-related behaviour in preterm infants. *Acta Paediatrica, 85*, 854–858.

Aicardi, J. (1992). Neurological diseases in the perinatal period. In J. Aicardi (Ed.), *Clinics in developmental medicine* (pp. 47–105). New York: Cambridge University Press.

Als, H., Lawhon, G., Brown, E., Gibes, R., Duffy, F.H., McAnulty, G., & Blickman, J.G. (1986). Individualized behavioral and environmental care for the very low birthweight preterm infant at high risk for bronchopulmonary dysplasia: Neonatal intensive care unit and developmental outcome. *Pediatrics, 78*, 1123–1132.

Als, H., Lawhon, G., Duffy, F.H., McAnulty, G.B., Gibes-Grossman, R., & Blickman, J. (1994). Individualized developmental care for the very low birth-weight preterm infant: Medical and neurofunctional effects. *JAMA, 272*, 853–858.

American Academy of Pediatrics (AAP) Committee on Environmental Health. (1997). Noise: A hazard for the fetus and newborn. *Pediatrics, 100*, 724–727.

American Academy of Pediatrics (AAP) Committee on Fetus and Newborn. (2004). Levels of neonatal care. *Pediatrics, 114*, 1341–1347.

American Physical Therapy Association (APTA). (2001). Guide to Physical Therapist Practice (2nd ed.). *Physical Therapy, 81*(1), 347–364.

Andrews, K.A., & Fitzgerald, M. (1994). The cutaneous withdrawal reflex in human neonates: Sensitization, receptive fields, and the effects of contralateral stimulation. *Pain*, 56, 95–101.

Bayram, M., Kayserili, E., Agin, H., Bayram, E., & Unalp, A. (2008). Evaluation of short-term neurodevelopmental outcomes in the premature patients with periventricular-intraventricular hemorrhage. *Journal of Pediatric Neurology, 6*, 351–356.

Bennett, F.C. (1999). Developmental outcome. In G.B. Avery, M. Fletcher, & M.G. MacDonald (Eds.), *Neonatology: Pathophysiology and management of the newborn* (pp. 1479–1497). Philadelphia: Lippincott Williams & Wilkins.

Bjornson, K.F., Deitz, J.C., Blackburn, S.T., Billingsley, F., Garcia, J., & Hays, R. (1992). The effect of body position on the oxygen saturation of ventilated preterm infants. *Pediatric Physical Therapy, 4*, 109–115.

Brazelton, T.B. (1984). Neonatal Behavioral Assessment Scale (2nd ed.). *Clinics in Developmental Medicine, No. 88*. Philadelphia: J.B. Lippincott.

Brown, L.D., & Heermann, J.A. (1997). The effect of developmental care on preterm infant outcome. *Applied Nursing Research, 10*(4), 190–197.

Candy, E.J., & Hoon, A.H. (1996). Neuroradiology. In A.J. Capute & P.J. Accardo (Eds.), *Developmental disabilities in infancy and childhood: Vol. I. Neurodevelopmental diagnosis and treatment* (2nd ed., pp. 393–422). Baltimore: Paul H. Brookes.

Colson, E.R., Rybin, D., Smith, L.A., Colton, T., Lister, G., & Corwin, M.J. (2009). Trends and factors associated with infant sleeping position: The national infant sleep position study, 1993–2007. *Archives of Pediatrics & Adolescent*

Medicine, 163(12), 1122–1128.

Darcy, A.E. (2009). Complications of the late preterm infant. *Journal of Perinatal & Neonatal Nursing, 23*(1), 78–86.

Duncan, C.C., & Ment, L.R. (1993). Intraventricular hemorrhage and prematurity. *Neurosurgical Clinics of North America, 4*, 727–734.

Dunst, C.J., Johanson, C., Trivette, S.M., & Hamby, D. (1991). Family-oriented early intervention policies and practices: Family-centered or not? *Exceptional Parent, 58*, 115–126.

Engle, W.A., Tomashek, K.M., Wallman, C., & the Committee on Fetus and Newborn. (2007). "Late-preterm" infants: A population at risk. *Pediatrics, 120*, 1390–1401.

Field, T., Diego, M., & Hernandez-Reif, M. (2010). Preterm infant massage therapy research: A review. *Infant Behavior and Development, 33*, 115–124.

Field, T.M., Schanberg, S.M., Scafidi, F., Bauer, C.R., Vega-Lahr, N., Garcia, R., Nystrom, J., & Kuhn, C.M. (1986). Tactile/kinesthetic stimulation effects on preterm neonates. *Pediatrics, 77*, 654–658.

Ford, J.W. (2006). Neonatal ECMO: Current controversies and trends. *Neonatal Network, 25*(4), 229–238.

Foulder-Hughes, L.A., & Cooke, R.W.I. (2003). Motor, cognitive and behavioral disorders in children born very preterm. *Developmental Medicine and Child Neurology, 45*, 97–103.

Fucile, S. & Gisel, E.G. (2010). Sensorimotor interventions improve growth and motor function in preterm infants. *Neonatal Network, 29*(6), 359–366.

Gibson, E., Cullen, J.A., Spinner, S., Rankin, K., & Spitzer, A.R. (1995). Infant sleep position following new AAP guidelines. *Pediatrics, 96*(1), 69–72.

Girolami, G.L., & Campbell, S.K. (1994). Efficacy of a neuro-developmental treatment program to improve motor control in infants born prematurely. *Pediatric Physical Therapy, 6*, 175–184.

Gorski, P.A., Hole, W.T., Leonard, C.H., & Martin, J.A. (1983). Direct computer recordings of premature infants and nursery care: Distress following two interventions. *Pediatrics, 72*, 198–202.

Griffin, T. (2006). Family-centered care in the NICU. *Journal of Perinatal and Neonatal Nursing, 20*(1), 98–102.

Hamrick, S.E.G., Miller, S.P., Leonard, C., Glidden, D.V., Goldstein, R., Ramaswamy, V., Piecuch, R., & Ferriero, D.M. (2004). Trends in severe brain injury and neurodevelopmental outcome in premature newborn infants: The role of cystic periventricular leukomalacia. *Journal of Pediatrics, 145*, 593–599.

Harrison, H. (1993). The principles of family-centered neonatal care. *Pediatrics, 92*, 643–650.

Johnson, B.H. (1990). The changing role of families in health care. *Children's Health Care, 19*, 234–241.

Johnston, C.C., Stremler, R., Horton, L., & Friedman, A. (1999). Effect of repeated doses of sucrose during heel stick procedure in preterm neonates. *Biology of the Neonate, 75*(3), 160–166.

Kahn-D'Angelo, L. (1995). The special care nursery. In S.K. Campbell (Ed.), *Physical therapy for children* (pp. 787–822). Philadelphia: W.B. Saunders.

Kahn-D'Angelo, L., & Rose, R.A.U. (2006). The special care nursery. In S.K. Campbell, D.W. Vander Linden, & R.J. Palisano (Eds.), *Physical therapy for children* (3rd ed., pp. 1053–1097). St. Louis: Saunders Elsevier.

Kelly, M.K., Palisano, R.J., & Wolfson, M.R. (1989). Effects of a developmental physical therapy program on oxygen saturation and heart rate in preterm infants. *Physical Therapy, 69*, 467–474.

Kilbride, H.W., & Daily, D.K. (1998). Survival and subsequent outcome to five years of age for infants with birth weights less than 801 grams born from 1983 to 1989. *Journal of Perinatology, 18*(2), 102–106.

Laptook, A.R., O'Shea, T.M., Shankaran, S., Bhaskar, B., & NICHD Neonatal Network. (2005). Adverse neurodevelopmental outcomes among extremely low birth weight infants with a normal head ultrasound: Prevalence and antecedents. *Pediatrics, 115*, 673–680.

Lasky, R.E., & Williams, A.L. (2009). Noise and light exposures for extremely low birth weight newborns during their stay in the neonatal intensive care unit. *Pediatrics, 123*, 540–546.

Lawhon, G., & Hedlund, R.E. (2008). Newborn individualized developmental care and assessment program training and education. *Journal of Perinatal & Neonatal Nursing, 22*(2), 133–144.

Leib, S.A., Benfield, D.G., & Guidubaldi, J. (1980). Effects of early intervention and stimulation on the preterm infant. *Pediatrics, 66*, 83–90.

Lekskulchai, R., & Cole, J. (2001). Effect of a developmental program on motor performance in infants born preterm. *Australian Journal of Physiotherapy, 47*, 169–176.

Li, D.K., Petitti, D.B., Willinger, J., McMahon, R., Odouli, R., Vu, H., & Hoffman, H.J. (2003). Infant sleeping position and the risk of sudden infant death syndrome in California, 1997–2000. *American Journal of Epidemiology, 157*(5), 446–455.

Linder, N., Haskin, O., Levit, O., Klinger, G., Prince, T., Naor, N., Turner, P., Karmazyn, B., & Sirota, L. (2003). Risk factors for intraventricular hemorrhage in very low birth weight premature infants: A retrospective case-control study. *Pediatrics, 111*(5), e590–e595.

Long, J.G., Lucey, J.F., & Philip, A.G.S. (1980). Noise and hypoxemia in the intensive care nursery. *Pediatrics, 65*, 143–145.

Long, J.G., Philip, A.G.S., & Lucey, J.F. (1980). Excessive handling as a cause of hypoxemia. *Pediatrics, 65*, 203–207.

Mantovani, J.F., & Powers, J. (1991). Brain injury in preterm infants: Patterns on cranial ultrasound, their relationship to outcome, and the role of developmental intervention in the NICU. *Infants and Young Children, 4*(2), 20–32.

Maone, T.R., Mattes, R.D., Bernbaum, J.C., & Beauchamp, G.K. (1990). A new method for delivering a taste without fluids to preterm and term infants. *Developmental Psychobiology, 23*, 179–191.

McCarton, C.M., Wallace, I.F., Divon, M., & Vaughan, H.G. (1996). Cognitive and neurologic development of the premature, small for gestational age infant through age 6: Comparison by birth weight and gestational age. *Pediatrics, 98*(6), 1167–1178.

McGrath, M.M., Sullivan, M.C., Lester, B.M., & Oh, W. (2000). Longitudinal neurologic follow-up in neonatal intensive care unit survivors with various neonatal morbidities. *Pediatrics, 106*(6), 1397–1405.

Melnyk, B.M., Feinstein, N.F., Alpert-Gillis, L., Fairbanks, E., Crean, H.F., Sinkin, R.A., Stone, P.W., Small, L., Tu, X., & Gross, S.J. (2006). Reducing premature infants' length of stay and improving parents' mental health outcomes with the creating opportunities for parent empowerment (COPE) neonatal intensive care unit program: A randomized, controlled trial. *Pediatrics, 118*, e1414–e1427.

Moreno, M.A., Furtner, F., & Rivara, F.P. (2009). Infant sleep position: Back to sleep. *Archives of Pediatrics & Adolescent Medicine, 163*(2), 1168.

Moster, D., Lie, R.T., Irgens, L.M., Bjerkedal, T., & Markestad,

T. (2001). The association of Apgar score with subsequent death and cerebral palsy: A population-based study in term infants. *Journal of Pediatrics, 138*(6), 798–803.

Parker, S.J., Zahr, L.K., Cole, J.G., & Brecht, M.L. (1992). Outcome after developmental intervention in the neonatal intensive care unit for mothers of preterm infants with low socioeconomic status. *Journal of Pediatrics, 120*(5), 780–785.

Patra, K.P., Wilson-Costello, D., Taylor, H.G., Mercuri-Minich, N., & Hack, M. (2006). Grades I–II intraventricular hemorrhage in extremely low birth weight infants: Effects on neurodevelopment. *Journal of Pediatrics, 149*, 169–173.

Prince, W.L., Horns, K.M., Latta, T., & Gerstmann, D.R. (2004). Treatment of neonatal pain without a gold standard: The case for caregiving interventions and sucrose administration. *Neonatal Network, 23*(4), 33–45.

Rapport, M.J.K. (1992). A descriptive analysis of the role of physical and occupational therapists in the neonatal intensive care unit. *Pediatric Physical Therapy, 4*, 172–178.

Rice, R.D. (1977). Neurophysiological development in premature infants following stimulation. *Developmental Psychology, 13*, 69–76.

Rivkin, M.J. (1997). Hypoxic-ischemic brain injury in the term newborn: Neuropathology, clinical aspects, and neuroimaging. *Clinics in Perinatology, 24*, 607–625.

Rosenbaum, P., King, S., Law, M., King, G., & Evans, J. (1998). Family-centered service: A conceptual framework and research review. In M. Law (Ed.), *Family-centered assessment and intervention in pediatric rehabilitation* (pp. 1–20). New York: Haworth Press.

Saiki, T., Rao, H., Landolfo, F., Smith, A.P.R., Hannam, S., Rafferty, G.F., & Greenough, A. (2009). Sleeping position, oxygenation and lung function in prematurely born infants studied post term. *Archives of Disease in Childhood: Fetal and Neonatal Edition, 94*, F133–F137.

Scarr-Salapatek, S. & Williams, M.L. (1973). The effects of early stimulation on low-birth weight infants. *Child Development, 44*, 94–101.

Shelton, T.L., & Stepanek, J.S. (1995). Excerpts from family-centered care for children needing specialized health and developmental services. *Pediatric Nursing, 21*, 362–364.

Stevens, B.J., & Johnston, C.C. (1994). Physiological responses of premature infants to painful stimulus. *Nursing Research, 43*(4), 226–231.

Stevens, B., Taddio, A., Ohlsson, A., & Einarson, T. (1997). The efficacy of sucrose for relieving procedural pain in neonates: A systematic review and meta-analysis. *Acta Paediatrica, 86*, 837–842

Sweeney, J.K. (1986). Physiologic adaptation of neonates to neurological assessment. *Physical and Occupational Therapy in Pediatrics, 6*(3/4), 155–169.

Sweeney, J.K. (1989). Physiological and behavioral effects of neurological assessment in preterm and full-term neonates (abstract). *Physical and Occupational Therapy in Pediatrics, 9*(3), 144–146.

Sweeney, J.K., Heriza, C.B., & Blanchard, Y. (2009). Neonatal physical therapy. Part I: Clinical competencies and neonatal intensive care unit clinical training models. *Pediatric Physical Therapy, 21*, 296–307.

Sweeney, J.K., Heriza, C.B., Blanchard, Y., & Dusing, S.C. (2010). Neonatal physical therapy. Part II: Practice frameworks and evidence-based practice guidelines. *Pediatric Physical Therapy, 22*, 2–16.

Taylor, H.G., Klein, N., Schatschneider, C., & Hack, M. (1998). Predictors of early school age outcomes in very low birth weight children. *Developmental and Behavioral Pediatrics, 19*(4), 235–243.

Thomas, K.A., & Uran, A. (2007). How the NICU environment sounds to a preterm infant: Update. *American Journal of Maternal Child Nursing, 32*(4), 250–253.

Tulenko, D.R. (2004). An update on ECMO. *Neonatal Network, 23*(4), 11–18.

Ullenhag, A., Persson, K., & Nyqvist, K.H. (2009). Motor performance in very preterm infants before and after implementation of the newborn individualized developmental care and assessment programme in a neonatal intensive care unit. *Acta Paediatrica, 98*, 947–952.

Vaivre-Douret, L., & Golse, B. (2007). Comparative effects of 2 positional supports on neurobehavioral and postural development in preterm neonates. *Journal of Perinatal & Neonatal Nursing, 21*(4), 323–330.

Vergani, P., Locatelli, A., Doria, V., Assi, F., Paterlini, G., Pezzullo, J.C., & Ghidini, A. (2004). *Obstetrics and Gynecology, 104*, 225–231.

Vergara, E.R., & Bigsby, R. (2004). *Developmental & therapeutic interventions in the NICU* (pp. 59–75, 97–113). Baltimore: Paul H. Brookes.

Volpe, J.J. (1995). *Neurology of the newborn* (3rd ed.). Philadelphia: W.B. Saunders Company.

Volpe, J.J. (1997). Brain injury in the premature infant: Neuropathology, clinical aspects, pathogenesis, and prevention. *Clinics in Perinatology, 24*, 567–587.

Volpe, J.J. (1998). Neurologic outcome of prematurity. *Archives of Neurology, 55*, 297–300.

Walden, M., Penticuff, J.H., Stevens, B., Lotas, M.J., Kozinetz, C.A., Clark, A, & Avant, K.C. (2001). Responses of preterm neonates to pain. *Advances in Neonatal Care, 1*(2), 94–106.

Walden, R.V., Taylor, S.C., Hansen, N.I., Poole, W.K., Stoll, B.J., Abuelo, D., Vohr, B.R. (2007). Major congenital anomalies place extremely low birth weight infants at higher risk for poor growth and developmental outcomes. *Pediatrics, 120*, e1512–e1519.

Weisglas-Kuperus, N., Baerts, W., Smrkovsky, M., & Sauer, P.J.J. (1993). Effects of biological and social factors on the cognitive development of very low birth weight children. *Pediatrics, 92*, 658–665.

제 16 장

재활 치료기관 / Rehabilitation Settings

소아 재활의학은 건강관리 체계의 독특하면서도 중요한 얼굴이고 물리치료사의 역할도 중요하다. 다영역 전문가팀의 일원으로서의 물리치료사는 최대한의 회복과 기능이라는 궁극적 목표아래 아동과 그 가족에게 포괄적 서비스를 제공한다. 이런 멋진 기회에서 성공적이기 위해서 물리치료사는 가족 중심, 문화적으로 역량 있게, 연령에 맞는 서비스를 제공할 기술이 있어야 할 뿐 아니라 소아 건강관리 및 재활의 영역에서 가장 좋고 발전된 임상을 하기 위하여 근거 중심의 임상판단을 하기 위한 기본적 지식과 능력도 있어야 한다.

재활에 대한 중심 가치에는 역사적으로 환자의 최대 독립성을 증진하는 목표로 환자의 전반적 행복을 향상시키는 것이 포함되어있다. 좀 더 최근에는 관리되는 건강치료의 개념과 함께 누구나 평등하게 치료 받을 수 있는 접근성이 치료기간과 빈도에 대해 현재 많은 윤리적 논란을 불러일으키고 있다(Dougherty, 1991; Reder, 2009). 이러한 윤리적 고려는 재활의 원칙이, 손실된 기능을 대신하는 보상적 사용으로부터 기능의 회복쪽으로 중심이 옮겨가고 있기 때문이다. 최근 신경학적 손상을 입은 아동에게 보상적 사용의 기술을 가리키는 것은 퇴원을 빨리 시킬 수 있는 반면, 기능회복에 중심을 두고 필요한 시간을 들이는 것은 신경가소성적 변화를 초래하고 결국 장기적 결과의 향상을 가져온다(Taub, 2002). 재활팀과 비용 지불자들이 가장 좋은 결과를 가져다 주면서도 가장 비용 효율적인 계획을 판단하려고 애쓰는 동안 물리치료사들은 근거가 있는 치료와 측정가능한 결과에 대한 지지를 받아 환자들을 지원하는데 중요한 역할을 한다.

일단 아동이 의학적으로 안정되면 회복을 위한 여정이 시작될 것이다. 이러한 여정에는 급성 재활병원에 입원하기, 낮 병동, 혹은 외래 재활치료 등이 있다. 어떤 아동들은 성인들을 위해 마련된 곳에서 외래 재활치료를 받기도 한다. 연령의 차이에도 불구하고 물리치료 원칙은 같지만, 소아를 다루는 치료사에게는 고려해야 할 중요한 특수하고도 다른 점이 있다.

아동 재활 기관 / Pediatric Rehabilitation Settings

급성기 치료를 받았던 병원에 아동 재활병실이 있을 수 있지만 독립 재활병원일 때도 있다. 아동 외상 기관을 연구하면서 Osberg와 동료들은 재활병동 입원과 가정으로의 퇴원에 관련한 변수를 연구하였다(Osberg, DiScala, & Gans, 1990). 손상의 심한 정도와 장해 정도가 입원재활에 영향을 미치는 주요 변수였다; 그러나 이 연구자들은 급성 외상 센터내에 재활기관이 있다면 재활병원에 입원하는 쪽이 많다는 것을 발견하였다. 항시 이런 것이 가능하지는 않지만 저자들은 재활병원이 있다는 자체는 아동이 재활대상에 맞는지에 관한 판단에 영향을 주지 말아야 하며 입원은 아동의 욕구와 목표에 기반한 결정이어야 한다고 제안한다(Osberg 등, 1990). 급성기 치료병원에 있는 물리치료사는 또한 그들의 평가, 예후 그리고 세운 목표에 기반하여 아동을 가장 적절하게 배치하는 것을 지지하기도 한다.

일단 아동이 재활병원에 입원하면 다양한 전문가 팀들이 아동과 가족에게 집중적인 치료를 잘 해줄 것이다. 급성기 치료 병원의 목표가 아동의 의학적 안정이라면 재활의 목표는 기능의 회복이다. 아동 재활은 성인재활과 여러 면에서 다르다.

스태프 모든 요원들이 아동 치료에서 전문적으로 훈련받은 이들이다. 현재의 전문가적 발전과 자격증을 취득하는 것을 권장하고 많은 훈련 과정이 있다. 발달의 모든 영역에 관하여 포괄적 이해(운동, 인지, 언어, 사회성, 정서)는 아동을 효과적으로 치료하기 위해 필요하다(표 16.1).

서비스 제공 성인 재활환경에서는 한 물리치료사가 여러 명의 환자에게 서비스를 해 주지만 아동 재활에서는 환자의 특성상 1:1로 서비스를 준다. 개별 치료를 전형적으로 1:1로 하는 반면 또래와의 상호작용과 같은 기타 욕구를 만족시키기 위한 도움에 대한 보완으로 때로 전문가간 그룹을 이용할 수 있다. 그룹을 십대 혹은 학동기 전 아동의 레크리에이션 그룹과 같이 연령으로 구분하거나 지역으로 나눌 수 있다.

좋은 점 대부분의 보험은 의학적으로 필요하다면 가능한 오래 입원 재활치료를 하도록 한다. 외래치료의 장점은 다양한데 완전 보장부터 전혀 보장이 안 되는 경우까지 다양하다. 여러 HMO는 하나의 질병마다 일생동안 30일 연속 치료만을 보장해준다. 이런 제한은 아동에게 치료 필요성이 시간이 가면서 아주 많이 변할 수 있기 때문에 이런 제

표 16.1 전문분야의 발달

소아 재활에서의 전문성 발달

소아 재활치료사로서의 전문분야의 발전 연구에서 King과 동료들은 신참, 중간급, 그리고 숙련된 물리, 언어, 작업치료사의 임상판단능력을 검사해보았다. 저자들은 세 분야의 전문가들의 중요한 특징을 발견하였다.

- 첫째, 숙련된 전문가는 지식이 많았다. 이것은 아동과 가족에게 전인적으로 접근할 수 있는 능력이 많고 큰 그림으로 전체를 볼 수 있다는 뜻이다. 숙련된 전문가들은 다양한 역할에 대해 지각하고 있고 환자와 가족을 지지, 교육, 능력을 심어주는데 열심이다. 가족에게 가장 중요한 것을 우선순위화하고 개인적 견해를 자제하는 지식을 가지고 있는 것이 특징이다.
- 숙련된 전문가를 특성 짓는 두 번째는 자기인식의 감각이 넓었다는 것이다. 저자들은 전문성이 발전할수록 자긍심과 겸손함이 증가한다는 것을 발견하였다. 숙련된 전문가는 자신과 환자들에게 현실적 기대감을 좀 더 잘 규정해 줄 수 있다.
- 세번째, 숙련된 전문가라고 생각되는 이들은 환자에서 최대한의 변화를 이끌어낼 수 있었다. 환자와 가족이 참여한 가운데 의미 있는 활동들을 선택하고 결과를 최적화하기 위해 감당할 수 있는 치료 전략을 흔히 세운다.

초급과 숙련된 전문가 사이의 구별되는 이러한 세 가지 특성을 볼 때 전문성 발전에는 다양한 면이 있음을 암시한다. 초급에서 숙련된 전문가로 가는 방법도 다양하여야 하고 임상적 기계적 기술을 훈련하는 이상인 것을 포함하고 있다. 전문성의 발전에는 자신을 돌아보고, 피드백을 구하고 조언자를 구하는 것이 들어있어야 한다. 치료사로서 아동과 가족을 위해 향상된 장기적 결과가 나올 수 있도록 훈련을 제공하고 평생 학습의 철학을 가져야 한다.

출처: King et al. (2007). The development of expertise in pediatric rehabilitation therapists: changes in approach, selfknowledge, and use of enabling and customizing strategies. *Developmental Neurorehabilitation, 10*(3), 223–240.

한은 최근 만성 장애를 얻은 아동에게 대단히 문제가 된다. 치료사들, 사회복지사, 그리고 후원자가 아동의 가족과 함께 다른 보장이 있는지, 대체할 수 있는 기금이 있는지 찾기 위하여 함께 협력한다. 불가능할 때 치료사는 서비스를 제공하기 위해 가장 좋은 시간과 방법을 선택해야 한다.

퇴원의 목표 어떠한 재활병원의 전반적인 목표는 최소한의 제약이 따르는 온전한 삶으로의 복귀이다. 아동들에게 이것은 학교와 놀이활동으로의 복귀를 뜻한다. 전형적으로 퇴원할 때 아동은 집에서 도움을 줄 양육자가 있으므로 이동성과 일상생활의 목표는 독립성보다는 최소한의 도움을 받는 데 있다. 때로 입원 전에 완전히 독립적이었던 청소년이 입원하는 경우가 있는데 퇴원 시 가족이 도와줄 수 없기 때문에 퇴원 때 독립적이 될 필요가 있다. 이 경우 팀은 보험사와 의논하여 더 긴 입원기간을 보장받도록 할 것이다.

양육자 전형적으로, 입원 중 양육자가 함께 머무르도록 권고하고 많은 병원이 밤을 함께 지낼 수 있도록 허용한다. 치료사는 부모교육이 아주 중요함을 인식하고 입원 첫날부터 집으로의 퇴원과 치료 종결에 대한 계획을 세운다.

환경 아동 재활병원 환경은 종종 아동들에게 친밀한 형태의 장식을 하고 환경을 꾸민다. 놀이방이 있고 휴식 시간이 잘 가도록 도와주는 전자 게임실이 있다.

윤리적 문제 치료사는 아동과 그 가족을 다루는데 다양한 윤리적 문제들과 마주친다. 예를 들어, 아동 치료의 선택에 있어 아동의 권리를 존중할 것인지 부모의 통제를 받을 것인지에 대한 의문, 치료대상 선정과 종결 선정, 대기 리스트의 관리, 성별에 따른 교육, 어떻게 가족에게 좋지 않은 소식을 전달할 지에 관한 것이다(Flett & Stoffell, 2003; Matthews, Meier, & Bartholome, 1990). 미국 물리치료 협회(APTA)는 윤리적 의사결정에 대한 토대를 만들었는데 치료사들이 신뢰할 수 있는 조언자와 함께 토의할 때 사용할 수 있도록 하였다.

성인용 병원과 비슷하게 아동을 위해서도 표준화되고 최적화된 치료를 확실히 해줄 수 있는 재활기관에 대한 교육, 지원을 제공하는 여러 기관들이 있다. 재활병원 인증위원회(CARF: Commission on Accreditation and Rehabilitation Facilities)는 훌륭한 환자 안전 및 치료의 질을 요구하는 인증기관이다. 아동을 위해서는 국립 아동병원 및 관련 시설협회(NACHRI; The National Association of Children's Hospital and Related Institutions)가 지지, 교육, 연구, 건강 증진에 노력을 다하고 아동건강에 관한 공공정책을 발전시키는 방법도 있다. 전문가들과 장애 아동의 가족에게 교육과 지원을 제공하는 소아에 중점을 둔 많은 그룹들이 있다. 물리치료사들이 이러한 조직을 지침과 자원으로 이용하여 자신들의 환자에게 가장 효과적이고 안전한 치료를 제공하기 위해 현재의 재활 경향과 표준원칙을 분명히 이해하는 것이 매우 중요하다.

치료의 지속성 / Continuum of Care

아동과 성인 건강 체계는 비슷하게 치료의 연속성을 가지고 있는데; 아동에서 좀 더 고려해야 할 점들이 있다.

급성기 치료병원 물리치료는 급성 치료 병원에서 시작한다. 그리고 치료사들은 종종 급성치료 팀과 재활팀과 함께 일하여 아동이 입원 재활 대상인지 정한다. 팀이 이 아동이 집중 재활을 받으면 좋아질 것이라고 믿으면 급성 치료병원 물리치료사가 가족과 다른 팀 구성원들과 협의하여 재활입원의 목표를 세운다. 또 원활한 치료의 이행을 위해 재활병원의 치료사들과도 협력한다. 자세한 것은 14장을 보기 바란다.

입원 재활 입원 재활 병동은 새로운 손상이나 상태 때문에 주요한 신체, 감각, 언어, 혹은 인지에 받은 영향을 여전히 가지고 있는 아동을 치료한다. 이런 아동은 집중적 서비스가 필요하고 아직 집으로 가기에는 안전하지 않다. 아동은 약 3시간에 걸쳐 작업치료, 언어치료, 물리치료를 매일 받는다. 학교, 미술 치료, 음악치료, 그리고 심리학적 상담과 같은 기타 프로그램에도 참여한다. 양육자와 아동은 진단, 재활, 회복, 그리고 장래의 욕구에 대해서 포괄적 교육을 받는다. 치료의 중점은 잃어버린 기능의 회복 뿐 아니라 가정과 학교로 안전하고 성공적으로 복귀하기 위한 보상적 기술의 사용에 있다(표 16.2).

낮 재활병동 아동이 집으로 퇴원하기에 좋지만 여전히 집중 치료 서비스가 필요하다면, 아동을 낮 재활병동으로 옮긴다. 이 프로그램은 일주일에 5회 하루종일 치료 서비스를 제공한다. 그리고 밤과 주말은 집에서 지낸다. 새롭게 익힌 기술을 아동과 가족이 실제 환경에서 훈련할 수 있을 뿐

표 16.2 재활치료의 연속성

세팅	급성 입원재활	낮병동 재활	외래 재활	장기 치료	가정 치료
치료 필요성	집중적 매일 7회/주 아동이 집으로 가기에는 안전치 않음	집중적 매일 5회/주 아동이 밤과 주말에 집에서 지내기에 안전하지만 여전히 고강도의 치료가 필요함	중등도 매일이 아님 1-3회/주 보통 6-12주의 치료기간	낮음 매일이 아님 1회/주 서비스제공이 아주많이 제한 받음	낮음 매일이 아님 1회/주 서비스가 아주 많이 제한 받음
입원 기준	적어도 두 가지 서비스 (물리, 작업, 언어)를 받아야 한다 집중적 치료를 견디는 능력이 있어야 한다	적어도 두 가지 (물리, 작업, 언어) 서비스를 받아야 한다 집중적 치료를 견디는 능력이 있어야 한다.	특정 서비스 전문 분야에 대해 규정되어 있다	집에서 가족이 다루기가 힘들다: 아동이 좀 더 기능을 얻기가 힘들다고 예상된다	아동이 보통 침상에만 있는 상태라야 한다.
퇴원을 위한 목표	손으로 지지해주는 정도에서 최소한의 도움으로 기능을 하게 될 때. 만일 의존적일 때는 모든 필요를 가족이 해주고 안전이 담보될 때	감독부터 독립적인 상태까지의 수준으로 가능할 때	독립적이 되고 스포츠, 지역사회 활동에 독립적으로 참여할 수 있을 때	목표성취를 위한 향상이 더 이상 없을 때	목표성취를 위한 향상이 더 이상 없을 때
고려할 점	급성 회복기에 가장 바람직하다	보편적이지 않다: 계획이 때로 제한을 받는다	보험에서 보장해주지 않을 수 있다: 이점을 최적화하도록 계획한다	보편적이지 않다: 치료가 제한적이다	소아에서는 보편적이지 않다: 지역 자원이 제한되어있다.

아니라 재활팀이 매일 지도와 지원을 해주고 진전과정을 살필 수 있다.

외래 재활 아동이 학교와 집으로 복귀할 준비가 되었을 때, 여전히 기술과 능력을 향상시킬 외래 치료가 필요할 수도 있을 것이다. 전형적으로 외래 치료는 일주일에 1-3번 정해진 기간 동안 받을 수 있다(Bailes, Reder, & Burch, 2008). 일단 목표를 달성하면 아동은 외래 재활을 종결한다. 때로 의학적 상태나 기능적 상태의 변화로 새로운 목표가 발생하면 수개월 이후 다시 외래 재활치료를 받으러 오기도 한다.

장기 치료 집에서 돌보기 어려운 아동은 아동 요양원 혹은 아동 병상이 있는 성인 요양원에 있을 수 있다. 치료 서비스는 아주 제한된 정도로 해주기도 한다.

가정 치료 성인에서 가정 물리치료는 실제환경에서 중요한 기능적 기술을 훈련해 볼 기회가 되지만;소아 가정 물리치료는 아주 제한적이다. 전형적으로 가정 물리치료 대상은 침상에만 누워있는 아동이다. 때로 면역력이 아주 떨

어진 경우에는 가정 치료서비스 대상이 될 수 있지만 기금이 없기 때문에 아주 제한되어있다.

학교에서의 치료(제 12장 참조) 재활팀과 아동이 다니는 학교가, 학교에서 PT, OT, 혹은 언어치료가 필요한지 판단한다. 학교 물리치료의 목표는 아동에게 교육에의 접근성을 제공하여 아동이 수업에 온전히 참여하게 하고 독립적 생활, 그리고 경제적 자가만족을 가질 수 있도록 하는 것이다. 학교 물리치료사는 아동에게 중요한 개별화된 교육팀의 목표에 한해서 일할 수 있다. 그러므로 외래 재활팀이 만든 목표나 기술이 학교치료사의 목표가 될 수도 있다.

조기 중재(제 11장 참조) 아직 아동이 학교에 있지 않다면(3세 이하) 조기 중재의 대상이 될 수도 있다. 조기중재는 아동의 자연스런 환경(가정, 데이케어)에서 제공된다. 조기 중재는 전반적 발달의 모든 영역을 아우른다(대근육, 소근육, 언어, 인지, 사회성, 정서).

오늘날, 관리형 치료 환경에서는 아동이 급성치료병원을 포함한 모든 환경에서 점점 단기간만 머무를 수 있게 되었다. 그 결과 입원 재활은 급성 치료가 남아 있거나 치료해야 될 복잡한 문제가 남아 있는 아동이 입원하고 있다. 심한 뇌손상을 입은 아동은 수 주에서 수 개월 최소 의식상태로 있으므로 아동의 참여가 저조하며 목표를 향해 진행시켜야 할 팀의 역량도 제한된다. 아동의 의식이 좀 더 좋아져서 인지적으로 행동적으로 집중 재활에 참여할 준비가 되더라도, 가족이 더 이상 병원에 입원을 연장하기를 원하지 않으면 이러한 경우에 낮병원으로의 전환이 집중 서비스를 받기에 더 합리적이다. 이와는 달리 어떤 아동은 양육자가 돌볼 수 있게 되면 재활병원에서 집으로 퇴원하여 아동이 좀 좋아지거나 집중치료를 받을 수 있게 되었을 때 재입원한다.

어떤 아동은 낮 재활병동에 입원이 보장되지 않으므로 치료사는 최적의 결과를 얻기 위해 그들의 계획을 창의적으로 세워야 한다. 아동이 빨리 좋아지고 있고 매일 섬세한 재평가가 요구된다면, 팀과 가족은 발전이 느려질 때까지는 입원 재활 상태를 유지하려고 할 것이다.

아동 건강관리체계는 역동적이다. 새로운 목표가 생기면 어떤 시점에서라도 이 치료 시스템에 진입할 수 있다. 아동은 계속 자라고 발달하기 때문에 장기적 경과관찰을 하면 많은 장점이 있다. 많은 아동병원과 재활 치료 기관은 다영역 클리닉이 있어 아동을 정기적으로 재평가한다. 일년에 3-6개월마다 아동의 필요에 따라 재평가한다. 전형적으로 클리닉을 방문하여 의사, 간호사, 물리, 작업, 언어치료사, 사회복지사, 신경심리사로 이루어진 전문가 팀으로부터 재평가를 받는다. 팀의 각 구성원은 선별 평가를 하고 가족을 위해 권고사항을 토의한다. 이 권고에는 다양한 의학적 중재, 다른 회기의 치료 서비스, 가외의 설비기구, 가정 프로그램의 수정, 혹은 학교 팀의 자문에 응하기가 들어있다. 전문가팀이 하든 전문가 한사람이 담당하든 장기적 경과관찰 계획은 아동의 성장하는 필요를 적절히 따라가주는데 매우 필수적이다.

팀과 가족 중심의 치료 / The Team and Family-Centered Care

재활기관에서 아동을 치료하는 팀은 표 16.3에서 보듯이 전형적으로 다양하고 전문화되어있다. 지역 팀, 학교 팀, 그리고 가족을 포함하여 재활 팀에 참여하는 병원외부의 팀들도 다양하다. 팀은 다양한 방식으로 함께 일하며 그 관계는 치료기관의 문화와 다양한 구성원의 경험에 달려있다.

제 1장에서 설명하였듯이 *다영역 전문가팀*은 치료를 하기 위해 구성한 다양한 전문가들이다. 각 영역의 전문가는 아동의 전반적 목표를 향해 일하는 팀으로 인식하고 존중되지만 전문가들 사이의 협력은 적다. *전문가간 상호교류팀*에서는 평가, 목표 및 치료계획을 아동을 위한 단일안으로 통합함으로써 서비스 제공에 서로 협력한다. 구성원들이 긴밀히 협조하고 중재한다. 예를 들어, 물리치료사는 작업치료사와 언어치료사의 목표를 잘 알고 그러한 전략들을 자신이 해주는 물리치료에 통합할 것이다. 영역 간에도 함께 치료하는 시간을 맞추어 질높은 치료를 제공하고 나중에 시행할 수도 있는 활동에 관하여 타 구성원에 대한 교육도 이 시간에 하게 된다. 치료의 모든 면이 긴밀히 조정되고 치료의 좋은 연속성을 위해 자주 모임을 갖는다. *전문가간 역할공유팀*에서는 전문가들이 서로 교육을 하여 아동에게 제공할 일차 주요한 중재가 무엇인지 선택하여 제공한다. 팀 구성원은 상호 신뢰가 높으며 역할을 위임한다. 이 모델은 계속 의사교환과 팀워크를 필요로 한다.

재활팀 이외에도 지역 팀 그리고 학교 팀과 가족 또한 팀으로서 기능한다. 각 가족 단위는 독자적 팀으로 간주되고

표 16.3 각 아동에서 가능한 팀 구성원

재활 팀	지역사회 팀	학교 팀	가족
담당의사	보험회사	교육청	옆에 있는 양육자
자문 의사	도구 판매자	아동 학습 팀	친척 등 확대가족
간호사	일차 진료 의사	교장	친구
물리치료사	지역사회 제공자	교사	이웃
작업치료사	지역사회 자원	학교 심리사	종교단체
언어치료사	자선기금	학교 간호사	
병리사	운동 코치	교육 보조요원	
심리사	보조기 기사	물리치료사	
신경심리사	의수족 기사	작업치료사	
음악치료사		언어치료사	
미술 치료사			
아동생활 지도사			
교사			
사회복지사			
사례담당자			

가족 구성원들이 다양한 역할을 하게 된다. 이러한 역할들은 아동이 아주 심한 손상을 입은 경우에는 매우 달라진다. 손상후의 가족 기능은 새로운 관점으로 보아야 하고 모든 포함된 구성원들로부터의 많은 지지가 필요할 것이다. 아동이 회복해가고, 성장하고 가족역동이 계속 변화해가면서 지속적 지지가 필요할 것이다. 모든 팀 구성원들이 가족이 이 아동의 삶에서 정말 가장 중요한 구성원임을 인식하는 것이 중요하다. 가족이야말로 아동의 일생에 함께 하면서 만나게 되는 팀들과 연속적으로 협력해야 하는 유일한 팀이다(그림 16.1). 의학팀과 학교 팀이 아동의 삶의 필요에 따라 지원을 해주는 반면, 가족은 항시 같이 있는, 존중하여야 할 오직 하나의 진실된 팀이다. 외부 팀 구성원은 가족의 기능을 판단하지 않도록 주의하고 오히려 그들과 함께 일하려는 목적을 가지고 가족 각 구성원의 욕구를 만족시킬 생활방식을 가장 최선으로 어떻게 얻어낼 수 있는 있는지에 대해 가족과 협력해야 한다.

아동 삶에 있어서 다양한 팀—재활 팀, 지역 팀, 학교 팀, 그리고 가족—이 공통 목표를 위해 의견을 교환하고 서로 서로 협력하는 것이 필수적이다. 재활관련 문헌에서 Nijhuis와 동료들은 팀 협력에서 5가지 요인을 설명하였다: 의사소통, 결정하기, 조직화, 목표 설정, 그리고 팀 과정(Nijhuis 등, 2007)이다. 그 이외에도 가족의 중요성은 아동 삶에서 다양한 팀에 통합되어야 하는 것으로 인식하였다. 이 때문에 아동 재활에서 팀 협력의 여섯 번째 요인은 가족 포함이라고 연구자들은 제시한다(Nijhuis 등, 2007).

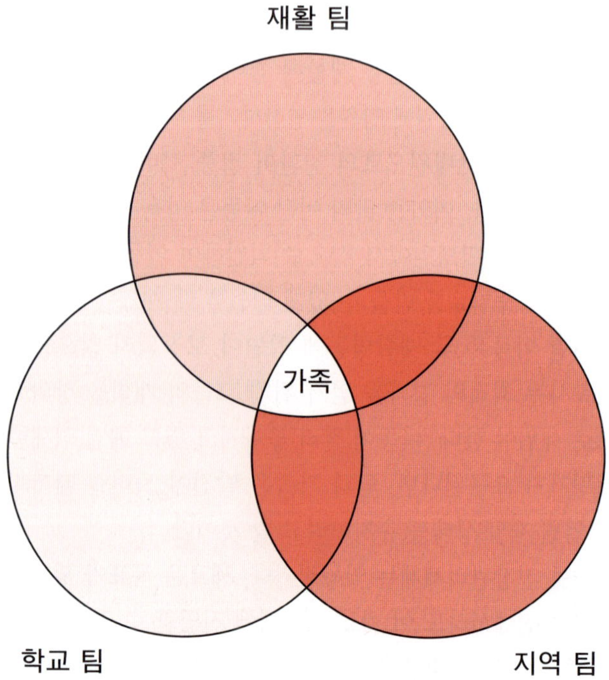

그림 16-1 가족은 아동의 삶에 관계하는 모든 팀의 구성원으로 일생 아동을 관리하고 돌볼 유일한 팀이다.

이런 요인들간의 관계성과 개별 환경에서 어떻게 좀 더 효과적으로 협력할 수 있는지를 이해하려면 좀 더 많은 연구가 필요할 것이다(Nijhuis 등, 2007)

치료의 조정 / Coordination of Care

아동의 재활에 아주 많은 이들이 참여하게 되므로 전략적으로 효과적인 조정이 되어야 한다. 한 가지 흔한 전략은 전통적인 미팅을 가지는 것이다. 미팅의 목적은 다양하며 결과도 다양하다. 아동 재활에서 전형적으로 미팅이란 다음과 같은 것이 포함되어야 한다:

팀 미팅: 전반적 경과와 퇴원계획
가족 미팅: 현재까지의 치료에 대한 검토와 질문, 그리고 퇴원 필요성
학교 미팅: 학교로의 복귀를 위한 전이계획
행동 미팅: 아동의 일관성과 성공을 위하여 새로운 행동을 이용하는 가장 최선의 전략이 무엇인지 팀이 합의하도록 한다.
책임소재 미팅: 최소 의식상태의 아동을 치료하는데 있어서 각 팀 구성원의 계획을 검토

공식적 미팅이외에 팀 구성원들은 말로 혹은 테크놀러지지를 이용한 의견 교환을 항시 한다. 손으로 쓴 것이든 전자 기록이든 팀의 의견교환과 조정을 위한 노력이라는 것이 반영되어 있어야 한다. 기술이 발전할 수록 아동의 팀 구성원 전부를 참여케하는 회의가 가능해질 것이다. 정보에 좀 더 다가가기 쉬울수록 환자의 프라이버시가 잘 지켜지도록 항시 주의해야 한다.

물리치료의 역할 / The Role of Physical Therapy

아동 기관에서의 물리치료사의 역할은 성인에서와 비슷하다. *물리치료 임상지침*(APTA, 2001)에 나와 있는 검사, 평가, 진단, 예후, 치료계획, 중재, 그리고 결과의 원칙이 여전히 유효하다; 그러나 아동 환자를 대할 때 고려할 중요한 점들이 있다.

검사 형태에 따라 물리치료사는 다른 팀과 함께 검사를 할 수도 있다. 전형적으로 가족은 발달력을 말해주고, 낯선 이와의 긴장을 줄여주고 아동을 동기화하며 목표를 달성하는데 동반자가 된다. 연령에 맞는 테스트와 측정을 선택하여 자료를 얻기 위해 시행한다.

평가 검사로부터 얻은 자료를 종합하는 반면 치료사는 또한 전반적 진단, 예후, 그리고 치료계획에 영향을 줄 수 있는 많은 요인들을 생각한다. 이것들에는 모든 영역에서의 발달학적 기술, 행동 그리고 동기, 가족의 욕구, 목표, 참여할 능력, 그리고 예견되는 퇴원 환경 등이 있다. 그 이외에도 발병 연령, 경과의 특성이 여전히 치료계획을 공식화하는데 중요하다. 그리고 그것이 신경가소성과 운동학습 뿐 아니라, 전반적 회복 잠재력을 나타낸다.

치료계획 치료계획을 공식화하는데 있어서 아동 물리치료사는 항시 재평가와 목표로의 진행에 대한 필요성을 기대해야 한다. 가족은 객관적이고, 측정가능하고 현실적 목표를 세우는데 도움이 된다. 이때야말로 퇴원계획과 일생의 필요성에 대해 생각하기 시작할 이상적 시간이다.

중재 아동을 대상으로 하는 물리치료 접근이 다양하다. 과거 20여년간 재활의 중심은 국소적 움직임의 향상에서 의미있는 활동에서의 기능향상으로 축이 옮겨갔는데 이는 사회적 통합, 독립성 그리고 지역에의 참여로 귀결된다(Anderson & Catroppa, 2006; Ylvisaker 등, 2005). 이전에 언급했듯이 신경가소성의 잠재력과 뇌피질의 재조직화에 대한 새로운 통찰은 치료사가 중재 전략을 선택할 때 판단하는 중요 요인이 된다. 물리치료사는 가장 강한 근거가 있는 것으로 드러난 중재를 사용해야 할 의무가 있다(Jewell, 2008; Kaplan, 2007). 근거에 바탕한 중재 이외에도 중재는 연령에 맞아야 하고 아동에게 동기 부여가 되어야 한다. 활동들을 아동의 발달수준에 맞게 적응시킬 필요가 있다. 창의성과 융통성이 중요열쇠이다; 치료사는 자주 아동이 활동에 참여하고 동기가 유발되도록 활동을 변화시켜야 한다. 치료사는 또한 아동이 스스로 위축되는 경향을 주의해야 한다; 아동은 자주 어려움을 견딜 수 있을 뿐 아니라 보상에 긍정적으로 반응한다(그림 16.2–16.7).

결과 치료사는 연령에 맞는 결과 측정법을 선택해서 자신들의 치료계획을 효과적으로 모니터해야 한다. 여러 표준화된 발달 테스트가 있어 아동의 운동 기술을 평가한다. 적절

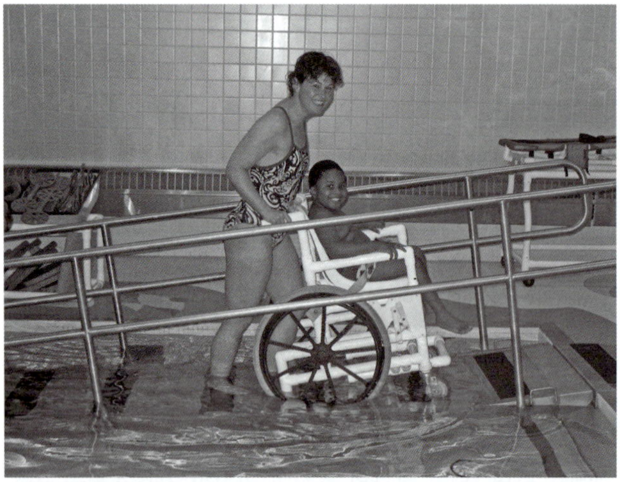

그림 16.2 치료 풀이 있는 재활시설이 있다. 수중용 휠체어와 경사로가 보행할 수 없는 아동들을 위해 구비되어있다.

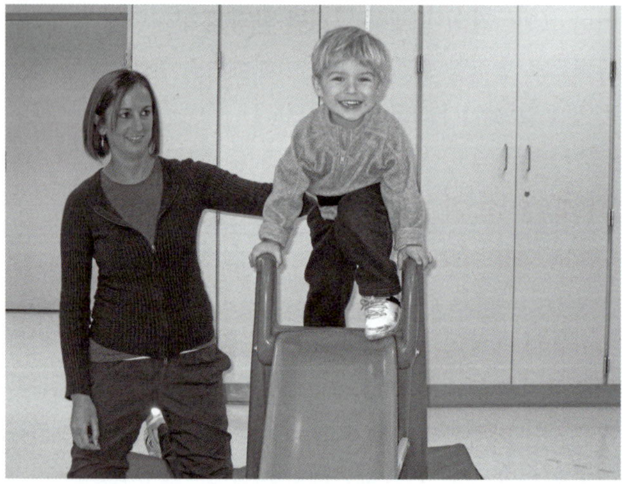

그림 16.4 미끄럼틀 타기 같은 치료적 보상은 계단 오르기, 운동실행계획과 같은 목표를 훈련하는데 도움이 될 수 있다.

한 결과 측정방법을 선정하여 치료 전후를 측정하면, 그 아동의 치료를 가이드하는데 도움이 될 뿐 아니라 사례연구를 통한 전문가들 사이의 정보교환, 좀 더 복잡한 연구에도 사용될 가능성이 있을 것이다. 물리치료에 중점을 둔 측정 이외에도 전체 재활 팀이 이용할 수 있는 영역간 결과 측정이 또한 있다. 이런 측정에는 아동의 기능적 독립성 측정(WeeFIM), 소아 장애항목 평가(PEDI) 등이 있다. 이것들은 재활 프로그램의 효과를 평가하는데 유용하고 질을 평가하기 위해 어떤 측정이 필요한지 결정하는데 도움이 될 것이다(Chen, Heinemann, Bode, Granger, & Mallinson, 2004; Dumas, Haley, Ludlow, & Rabin, 2002; Iye, Haley, Watkins, & Dumas, 2003). 많은 환자의 결과 측정을 체계적으로 이용하면 프로그램과 자원의 배분에서 필요한 변화 가능성을 알수 있게 된다(Majnemer & Limperopoulos, 2002). 그 이외에도 국가 데이터베이스를 통해 대단히 많은 신뢰성 있고 타당한 결과 측정 자료를 공유하는 능력은 재활 리더들 사이에서 창의적 토의를 할 수 있는 잠재력을 가지게 되고 재활 치료의 전반적 효과를 향상시킬 수 있는

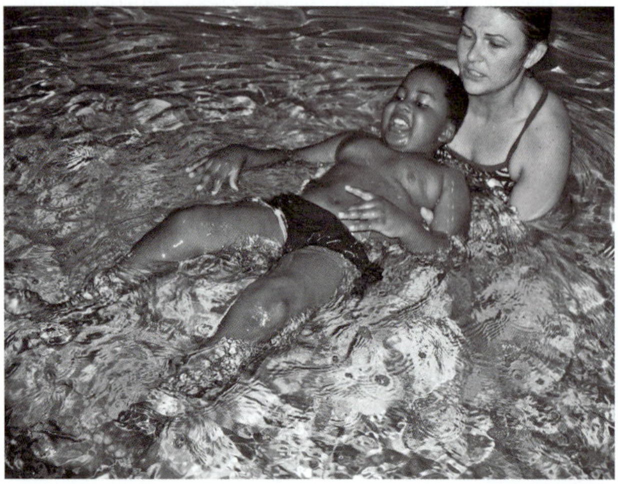

그림 16.3 풀에서 하는 물리치료 세션의 예. 물은 아동에게 아주 동기를 잘 부여하고 근력, 유연성, 그리고 이동이라는 땅에 기반한 목표를 보완하기에 유용하다.

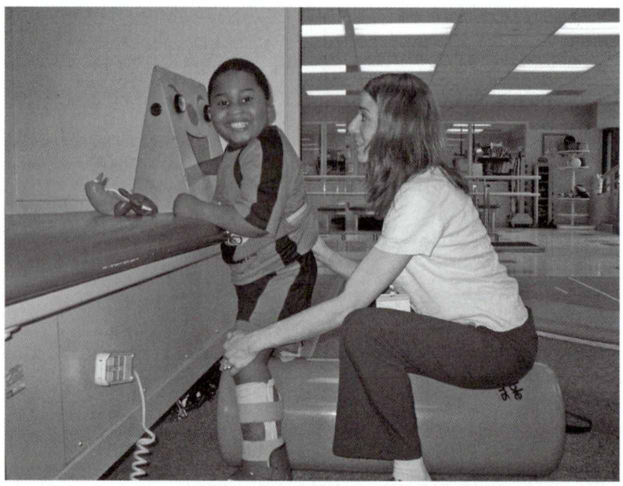

그림 16.5 쪼그려 앉았다가 일어서기 같은 근력강화 운동은 발달학적으로 적절한 게임을 하면서 할 수 있다.

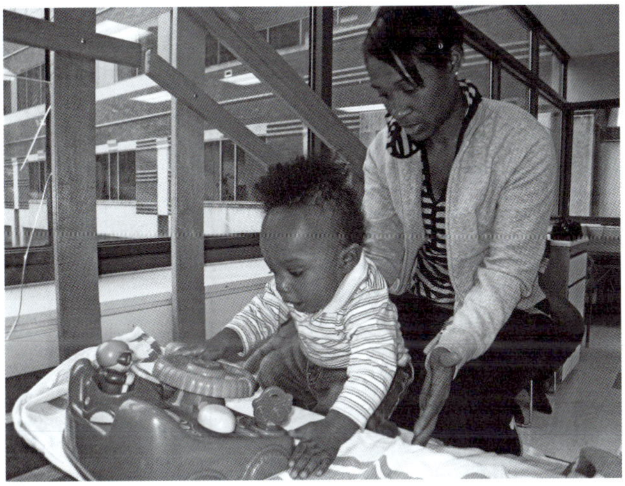

그림 16.6 약간 손이 닿지 않는 거리에 장난감을 두고 환경을 다루게 하는 것 역시 아주 어린 아동이라도 어려워하는 움직임을 훈련하는데 참여시킬 수 있는 활동이다.

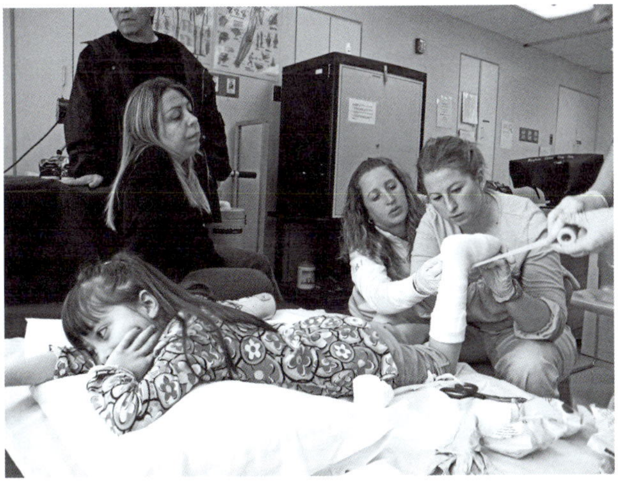

그림 16.7 물리치료사가 연속 기브스를 시행하여 관절의 ROM을 증가시키는 재활기관도 있다. 물리치료사는 보조기를 맞추기까지 임시로 보조기를 만들기도 한다.

능력도 가지게 된다.

퇴원계획 / Discharge Planning

얼마나 오래 입원할까에 상관없이 아동이 재활병원에 입원한 때부터 퇴원계획을 세운다. 전반적 계획을 공식화할 때 다음과 같은 것들을 고려하여야 한다.

목표 아동이 계속 성장하고 발달하기 때문에 항상 또 다른 치료 목표를 기록하는 것이 가능하다. 치료사들은 숙련된 치료에 대한 욕구와 아동의 전형적 발달사이의 차이를 분별하여야 한다. 특정 목표를 결정하고 가족과 함께 입원하는 예상기간을 결정하는 것이 도움이 될 것이다.

가정 평가 중요한 질문은 아동이 퇴원하여 어디로 가게 되는지인데 수정이 필요한지. 다른 곳이 필요한지가 고려할 섬이나. 새활 초기에 가족은 자신의 아동이 휠체이를 사용하거나 궁극적 목표가 걷는 것일 때에는 집에서의 생활을 생각하는 것이 어렵다. 보행 목표를 향해 계속 한다 하여도 퇴원 시 실질적으로 필요한 집의 개조를 실제 필요한 수준보다 더 많이 초기에 계획하는 것이 좋은데 개조 자체가 시간이 많이 걸리고 지역의 자원과 기금을 알아보아야 하기 때문이다. 다시 아동이 걷게 된다 하여도 휠체어가 임시로 필요할 수 있고 가정과 가족은 이의 사용에 대한 안전관련 교육이 필요하다. 집에 실제 있어 보아야 치료사로서 이 가족이 복귀하기를 꿈꾸는 실제의 생활과 활동이 어떤 것인지 알게되고 병원안에서 아동이 이를 위해서 여전히 노력해야 할 것이 무엇인지 알게 된다. 때로 아동이 가정평가에 양육자와 함께 참여할 수도 있다. 이것으로 자연스런 환경에서 아동을 평가할 수 있는 특별한 기회가 되고 직접 양육자를 교육할 기회가 된다. 그리고 재활에 돌아가서 기타 어떤 활동들을 자극하고 훈련하는 것이 필요한지 판단하게 된다(그림 16.8).

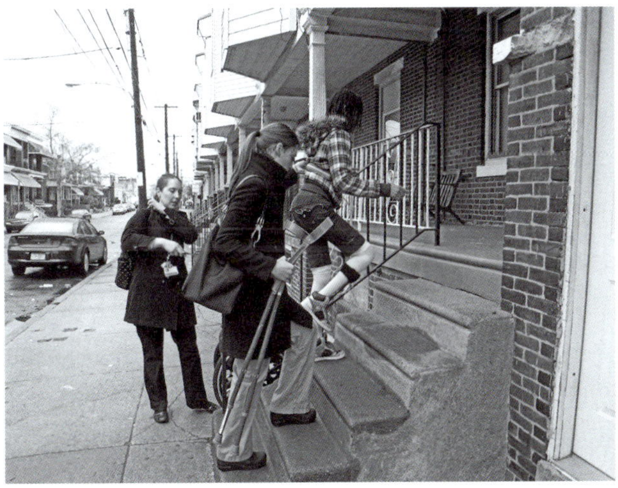

그림 16.8 물리치료사와 작업치료사가 아동과 함께 집에서 평가를 할 수도 있다. 이것은 아동과 그 가족에게는 자신들의 환경안에서 기술을 훈련해볼 좋은 기회이다. 그리고 퇴원하기 전 어떤 기술이 좀 더 필요한지 알 수 있는 기회이다.

학교로 복귀 학교로의 복귀 계획은 입원 첫날에 시작한다. 과거 수년 동안에 걸쳐 입원 기간이 매우 짧아졌고 재활 치료사는 학교와 지역 지원과 보다 긴밀히 연결되도록 촉진되어왔다(Rice 등, 2004). 병원의 교육 코디네이터는 부모의 동의를 얻어 과거 아동의 학교 수행을 살펴보고 개별화교육안(IEP) 혹은 504 계획이 이미 있는지 판단한다. 이상적으로 학교와 재활 팀, 그리고 가족 사이에 현재 자주 하고 있는 의견교환은 입원 내내 진행될 것이다. 퇴원이 가까워지면 학교 팀, 재활 팀과 가족이 만나 아동의 현재 기능, 교육학적 필요성, 그리고 어떤 변형이나 수정이 필요한지에 대해 의견을 교환한다. 신경심리학 검사 혹은 표준화된 검사와 같은 추가적 테스트를 학교가 치료사에게 요청할 수도 있다. 학교 관계자가 아동의 재활동안 관찰할 수도 있다. 교육청이 아동을 위한 가장 적절한 환경과 학습환경뿐 아니라 아동이 IEP 혹은 504 계획이 필요한지 판단한다. 아동이 교육목표를 달성하기 위해 도움이 되는 지지치료 즉, 물리치료, 작업치료, 언어치료를 학교에 배치하기도 한다. 아동은 같은 학교, 같은 학급에 되돌아가기도 하고 다른 학교에 등록이 되기도 한다. 만일 아동이 낮병동 재활에 있게 되면, 팀은 점차적으로 아동이 학교로 돌아갈 수 있게 지원하여 아동이 계속 재활에 참여할 수 있게 할 뿐 아니라, 학교로의 복귀라는 궁극적 목표로의 진행을 시작하도록 한다. 이 선택에는 이러한 복잡한 경험동안 계속 모니터링, 지지 그리고 기술의 훈련을 할 수 있도록 해주는 것이 포함된다. 만일 아동이 집으로 퇴원한다면 모든 교육적 지지 계획이 제자리를 찾을 때까지 가정에 기반한 지도를 받게 된다.

일단 복귀할 학교가 정해지면 재활 팀의 구성원들이 학교를 방문하여 아동의 욕구에 따른 필요한 수정할 것이 있는지 평가하는 것이 도움이 될 것이다. 재활 팀의 구성원이 교사를 만나고 학급에 들어가서 퇴원 당시의 아동의 새로운 진단에 대해 학생들을 교육하는 것이 또한 도움이 될 수 있다. 급우가 왜 다르게 보이거나 다른 소리를 내는지 이해하는 것이 반 전체를 준비시키는데 도움이 되고 수용 및 또래 통합을 향상시킬 가능성이 있다.

지역으로의 복귀 병원에 입원해있는 동안 물리치료실에서 배운 기술을 외부지역에서 훈련해보는 것이 아주 도움이 된다. 편평하지 않은 지역, 길 건너기, 사람들과 상호작용하기, 쇼핑, 그리고 대중교통 이용하기는 아동에게 중요한 기술이며 퇴원에 필요할 것이다(그림 16.9-16.11).

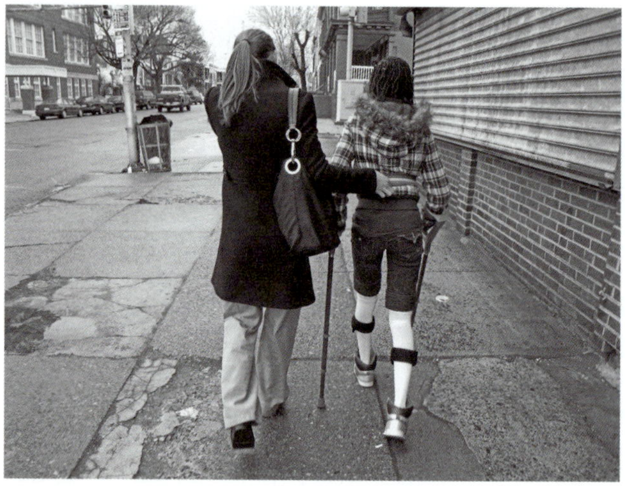

그림 16.9 집으로 퇴원하기 위한 준비로 고르지 못한 길에서 걷는 것과 길을 잘 건너기를 훈련하는 것이 중요하다.

가족 교육 아동 환경에서 가족 교육은 다른 역동을 지닌다. 치료사들은 가족의 학습 방식에 접근하여 효과적인 교육을 할 필요가 있다. 모든 연령의 아동들에게 자기 연령과 발달 수준에 맞는 교육을 해 주어야 한다. 재활에서 교육의 필요성은 때로 가족을 압도하기도 한다. 가족 교육과 사회적 지원을 포함한 포괄적 가족 지원 프로그램은 양육자의

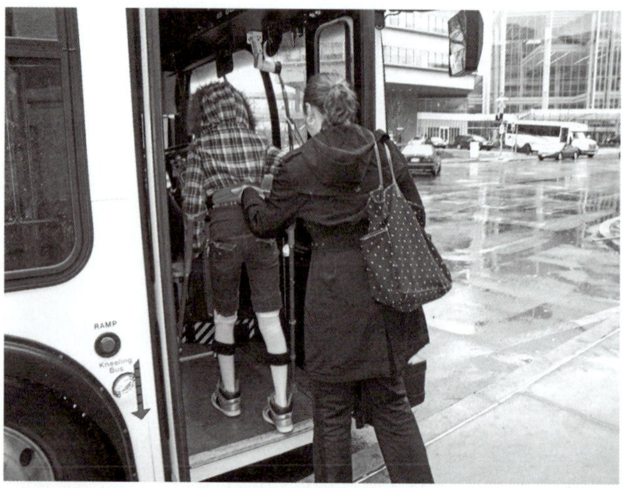

그림 16.10 대중 교통수단을 이용해보는 것과 기타 흔한 지역 활동을 해보는 것은 재활기술을 실제 현장에서 테스트해보는 기회가 된다.

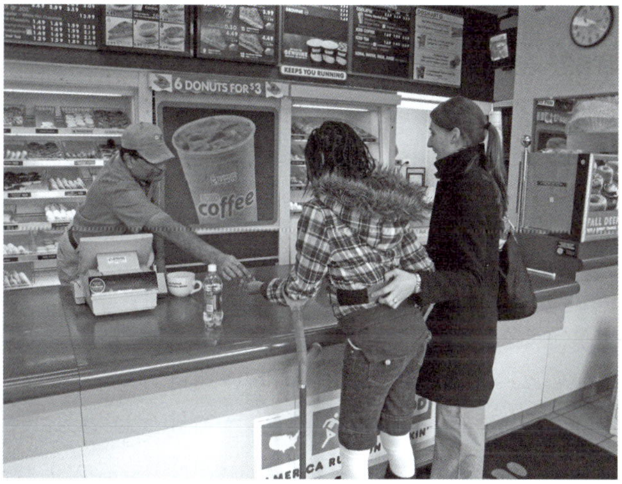

그림 16.11 지역 가게에서 물건을 사보는 것은 이동, 균형, 소근육 운동, 문제 해결, 언어, 인지 그리고 사회적 기술에 도전이 되는 활동이다.

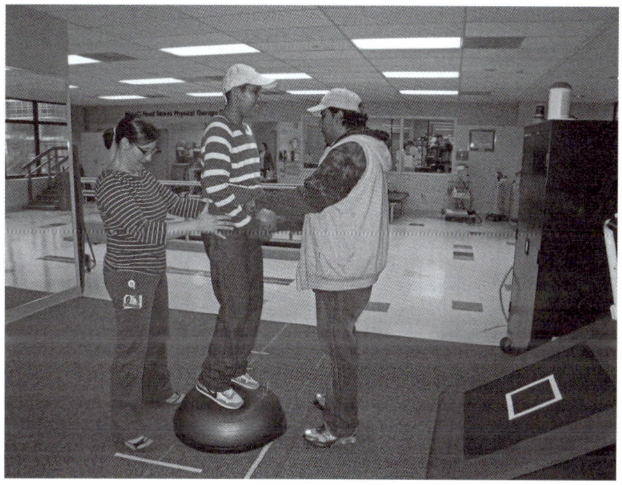

그림 16.12 치료에 부모를 참여시키면 아동에게는 동기부여가 되고 부모에게는 보상이 된다.

부담을 줄이고 양육 능력을 향상시켜줄 가능성이 있는데 이는 결국 건강 관련 삶의 질의 향상으로 이어진다(Aitked 등, 2005). 모든 영역에서 필요한 교육의 리스트 혹은 달력을 만드는 것이 도움이 될 수도 있다. 이로써 모든 욕구에 부응하고 팀의 모든 구성원간의 협력이 쉬워져서 새로 익힌 기술의 일반화와 수행에 도움이 될 것이다. 가능할 때마다 가족을 치료에 참여케 하면 아동을 위해 많은 것을 이뤄줄 수 있다. 아동편에서는 가족이 함께 하면 편안함과 안정감을 느끼며 양육자–아동간의 애착을 강화시켜 줄 수 있다. 양육자 편에서는 안전한 퇴원에 필요한 가족 교육의 토대를 쌓는 일이기도 하다. 때로 초기에 공을 잡고 던져주는 아주 작은 참여라도 양육자가 이런 새롭고 낯선 환경에서 유능감을 느낄 수 있다. 양육자의 참여는 아동지지를 위한 토대를 형성하는데 필요한 정보를 얻을 수 있다. 치료사편에서는 치료동안 아동과 부모를 관찰하고 잘 들어주는 것이 아동을 동기화시키는 가장 좋은 방법이고 가장 효과적인 치료를 해주는 것이다(그림 16.12–16.13).

기구(17장과 18장 참조) 아동에게 일시적으로 워커, 스탠더, 휠체어 혹은 보조기같은 기성용품이 필요할 수도 있고 안전한 이동을 위한 카시트 혹은 높임좌석이 필요할 때가 있다. 보통 치료사는 외부 제조사와 가족과 기구 평가를 조정한다. 기술이 계속 발전하므로 아동 기구를 전문적으로 만드는 제작자와 관계를 발전시키는 것이 중요하다. 때로 기성품이 배달되려면 수개월이 걸릴 수 있으므로 퇴원시 대여기구를 배정할 필요도 있다(그림 16.4–16.15).

건강치료 경과관찰 이것에는 외래 서비스, 가정 치료, 가정간호 그리고 학교나 조기중재에 기반한 서비스를 위한 권고가 들어있다. 가정에서의 치료는 드물기 때문에 재활에 입원한 첫날부터 이러한 기회를 가질 수 있는지 찾기 시작하는 것이 좋겠다.

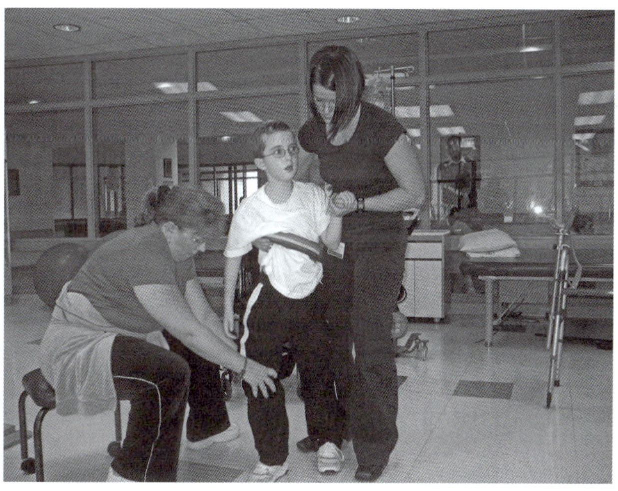

그림 16.13 학습 태도와 선호도에 따라 어떤 부모는 재활과정 초기부터 속속들이 같이 참여한다. 다리를 앞으로 내딛을 때 어떻게 적절히 도와주고 무릎이 과신전되지 않도록 어떻게 도와주어야 되는지를 이 양육자는 교육을 받아왔다.

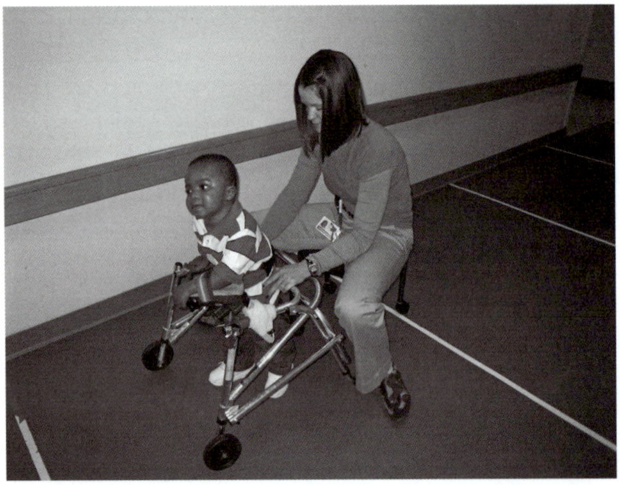

그림 16.4 재활과정 동안, 아동은 회복되면서 다양한 보조기구를 시도해본다. 이 아동은 바퀴달린 후방 워커를 사용하고 있는데 몸을 앞으로 숙이려는 경향이 있는 아동에서 몸을 똑바르게 세워주는데 도움이 된다. 어린 아동이라면 치료사가 적절한 신체 기전을 도와주기위해 지지해주면서 바퀴달린 스툴위에 앉힌다.

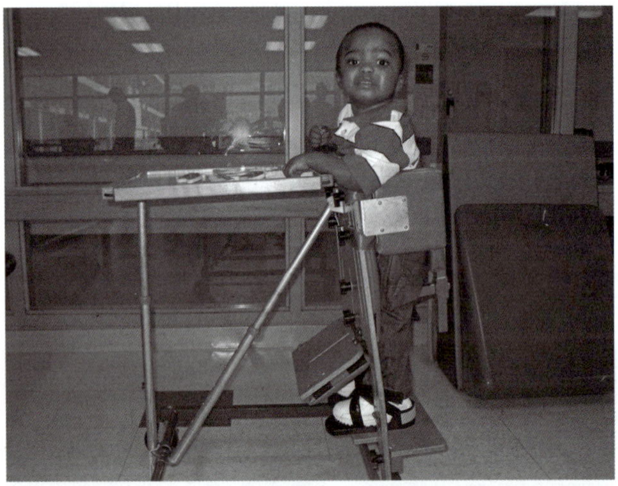

그림 16.15 물리치료사는 입원 재활 프로그램중 서기 지구력과 보행 전단계를 목표로 삼아 서는 프로그램을 시행한다. 서는 기구에는 전통적인 경사대, 앙와위 기립대, 혹은 복와위 기립대(사진)가 있다. 전형적으로 간호사와 가족은 물리치료 세션이 아니어도 서는 프로그램을 시행해줄 수 있다.

미래 방향 / Future Directions

앞으로 다가올 수십 년을 생각해 볼 때 아동 재활의 미래의 모양을 잡아갈 영향 요인들은 기술, 근거 있는 임상, 그리고 발전된 교육과 같은 선도자들이 될 것이다.

기술이 발전되어가면서 건강에 관한 치료가 좋아지고 아동 재활을 잘 제공할 수 있게 될 것이다. 의학의 전자 기록의 발달로 많은 질문을 하는데 들이는 시간이 줄어들고 아동과 가족을 직접 만나는 시간이 늘어날 수 있다. 결국 전문가들 사이의 좋은 의견교환과 기록이 더 나은 결과와 안전을 담보할 것이다. 중재의 관점에서 가상현실과 원격의학이 빠르게 확장되고 물리치료에도 직접 많이 적용한다. 가상현실에서 아동은 스포츠 레져뿐 아니라 집과 지역사회 환경에서 훈련을 해 볼 수 있다. 아동에게 가상 재활은 흔히 매우 흥미로우며 정형외과, 신경외과 그리고 화상 환자군에서 시도하고 있는 새로운 선구자적 방법이다(Erren-Wolters, van Dijk, de Kort, Ijzerman, & Jannink, 2007; Fitzgerald 등, 2007; Grealy & Heffernan, 2000; Koenig 등, 2008). 원격의학은 의사소통 기술을 이용하여 원거리에서 의학전문가들이 환자와 가족을 치료하는 것이다. 그러므로 삶의 환경 때문에 직접 방문할 수 없는 경우에 아주 좋다(Theodoros & Russell, 2008). 거리나 일 때문에 병원에 올 수 없는 부모가 아이의 물리치료 세션이나 사례회의에 웹캠을 사용하여 참여 할 수 있다. 기술은 근거가 있는 임상에 주요한 영향을 줄 수 있을 것이다. 좀 더 사용자가 편하게 검색엔진이 발전되어가고 바쁜 클리닉 환경에서도 활발하게 근거를 이용하여 전반적 치료를 향상시킬 수 있다. 그 이외에도 전략적으로 기획된 데이터베이스가 있어서 매우 큰 용량의 정보를 분석하여 그 결과를 전문가 그룹에 제시할 수 있다. 기술의 발전으로 가능한 결과 측정이 향상될 뿐 아니라 임상에서 표준화와 그 이용이 늘어나고 있다(Jette, Halbert, Iverson, Miceli, & Shah, 2009).

근거 중심 임상이 새로운 개념은 아니지만 다영역 전문가간 상호교류 팀의 모든 구성원이 임상판단을 하는데 점점 더 많이 차용하고 있다. 교과서에 근거 중심 임상은 재활 병원에서 사용하기에 적절한 각각의 신체구조를 기술하고 있다. 문헌이 축적되고 치료사가 계속 매일의 임상에 근거를 찾을수록 결과가 좀 더 낫다는 것을 아동과 그 가족은 깨닫게 될 것이다.

마지막으로 미래의 재활에 교육과 그의 발전 수준이 또한 영향을 미칠 것이다. 물리치료 분야에서 레지던트나 휄로우십 같은 전문가 후 교육 프로그램이 점점 중요해졌다. APTA가 주는 아동분야의 자격증을 따는 궁극적 목표에 필수적이고 임상판단에서 진보된 기술을 소유한 치료사들을 만들어내는데 이러한 집중 훈련프로그램들이 효과적이다. 소아전문가들은 임상적으로 능력이 좋고 전문가다우며 리더쉽이 있어 소아 커뮤니티를 위한 자원으로서의 역할을 한다. 평생학습자로서의 경력에 들어가는 것은 물리치료사가 미래의 재활을 만들어나가고 리드하는 좋은 기회가 될 것이다.

간단한 사례연구 16.1

한 아동의 재활을 통한 여행

병력: Bobby는 담낭의 질환인 담낭 낭증(cholecystosis)으로 인하여 간 이식을 받은 12세 소년이다. 수술 후 심하고 급격한 전해질 불균형으로 중추신경계 교뇌 수초용해가 발생하였다. 그 결과 목밑으로 마비가 되었고 기관지 절개술을 하고 인공호흡기를 달았다. 재활에 입원하기 전에는 연령에 맞는 모든 이동성과 대근육운동 기술이 독립적이었다.

사회력: Bobby는 부모와 세 형제와 함께 살았다. 아동은 이전에 기독교 학교의 6학년에 재학중이었다. 수영을 좋아하고 형제와 노는 것, 그리고 물고기 밥 주는 것을 좋아하였다.

물리치료 과정: 물리치료는 병원의 집중 치료실에서부터 시작하였고 ROM 유지와 피부 욕창방지를 위한 물리치료를 하였다. 가족은 수동적 관절 운동을 어떻게 시키는지를 배웠다. 이때 Bobby는 요구에 반응하지 못하였다. 8주의 과정을 거치는 동안 Bobby는 눈을 뜨기 시작했고 방안의 사람을 따라 쳐나볼 수 있었다. 동시에 필과 다리에 심힌 경직이 나타났고 연속적 기브스를 하게 되었다. 치료사와 가족은 Bobby가 눈을 감았다 뜨는 것으로 예와 아니오를 표현할 수 있다는 것을 알게 되었다. 모든 움직임과 머리 가누기를 전적으로 의존했으며 휠체어에서 30분 동안 앉는 것을 견딜 수 있게 되었다. 몸이 치유되어가면서 인공호흡기를 통하여 더 이상의 압력이 들어가게 하는 도움이 필요없었으며 기관지 절개를 통해 호흡을 할 수 있게 되었다. 급성기 치료 4개월 이후에 의학적으로 안정되었고 급성기 치료 병원에서 다른 곳으로 옮겨도 될 준비가 되었다. 팀과 가족은 입원 재활이 좋을 것이라고 판단하고 돌보는 가족에게 부담을 덜어줄 어떠한 가능한 기능적 기술이라도 최대화하기 위하여 노력하기로 하였다.

입원 재활병동에 들어오면서 물리치료는 전기자극과 촉진을 통하여 어떤 능동적 움직임이라도 이끌어낼 수 있다면 거기에 중점을 두기로 하였다. Bobby는 점차 trace부터 poor 정도의 움직임을 몇몇 근육에서 보였다(손가락, 팔굽, 넙다리근육). 여전히 모든 움직임에서 최대의 도움이 필요하였지만 60초 정도 목을 가눌 수 있었다. 그의 형제는 중력이 작용하지 않는 자세로 Bobby가 어떻게 능동적으로 움직일 수 있는지를 훈련받았다. 치료에서는 서기 활동 전단계로 경사대에 세우는 것을 하였다. 엄마는 밤에 대는 부목과 무릎관절 고정기를 한 착용한 Bobby의 자세를 잡아주어 ROM을 유지하는데 도움을 주었다.

Bobby는 경직이 있는 근육에 Botox 주사를 맞아 그의 약해진 근육들에서 ROM이 더 나오게 되었다. 기관지 절개술의 튜브를 뽑고 매우 작은 소리로 마침내 말을 하기 시작하였다. 치료는 앉는 균형, 침상에서의 움직임, 자리이동, 그리고 완전히 지지받으면서 평행봉에서 서기로 진행하였다.

Bobby가 머리와 몸통을 좀 더 가누게 되면서 보행에 적극성을 보였다. 물리치료에는 체중지지 이동 훈련, 평행봉에서 양측 발목관절 보조기, 무릎관절 고정기 착용하고 최대의 지지받아 걷기가 포함되었다. 점차 Bobby는 좀 더 근력이 발전되어 바퀴달린 워커로 중등도의 지지를 받아 50피트(약 15m)를 걸을 수 있게 되었다.

재활과정 동안 Bobby와 큰 규모의 전문가 팀이 함께 하였다. 여기에는 일상생활동작을 위한 작업치료, 섭식과 언어기술을 위한 언어치료사, 질병과 입원에 대처하기 위해서 심리사가 속해있다. 사례 관리자와 아동의 경과와 아직 달성치 못한 목표에 따라 재활기간을 협의하기 위한 보험사가 재활팀과 함께 일하였다. 학교로 복귀하기 위해 필요한 것이 무엇인지 교사가 평가하였고 학교 그룹에 참여해서 준비가 되었는지 시도해보았다.

퇴원계획: Bobby는 극적으로 경과가 좋고 더 회복될 가능성이 있기 때문에 재활팀은 Bobby가 더 입원하기를 원했고 높은 수준의 집중 서비스를 받게 해주기를 바랐다. 그러나 가족은 7개월동안 병원에 있었기 때문에 정상생활로 돌아갈 필요가 있었다. Bobby는 낮병동으로 전이되었다. 그곳에서 일주일에 5일 동안 하루종일 재활치료를 받고 가족과 함께 집에서 배운 기술을 훈련할 수 있었다. 이 이전에

계속

집에 대한 평가를 시행하였고 안전에 대한 권고와 어떻게 Bobby가 가족의 일상에 통합될 수 있는지에 대한 권고를 만들었다. 학교환경에서 Bobby가 그의 교육적 욕구에 계속 부응할 수 있겠는지 학교와 여러 번 회의를 하였다. 재활팀이 학교를 방문하여 교실, 계단, 식당, Bobby가 가야 되는 기타 장소들을 평가하고 학교가 도와주어야 할 형태의 지원에 대해 권고를 만들었다. 결국 Bobby는 부분적으로 학교를 가기로 하였다. 일주일에 3회 등교하였다가 오후에는 재활 낮병동으로 왔다. 재활팀은 학과시간에 초청되어 급우들에게 Bobby가 겪었던 일과 왜 지금 Bobby가 다르게 보이는지를 설명해주었다. 물리치료사는 Bobby가 입원 중 시용했던 다양한 부목들을 가져갔는데 아이들이 굉장히 해보고 싶어하였다. 아이들이 많은 질문을 하여 느끼는 걱정들을 해소하였다. 아직 Bobby가 여러 과제에서 여전히 필요로 하는 도움을 주기 위해 많은 아이들이 자원하였다. Bobby는 이제 낮병동에서 외래 재활로 전이되어 일주일에 2회 물리치료를 받을 수 있게 되었다. 현재의 목표는 목발을 사용하여 지역에서 보행할 수 있는 것이고 집에서는 보조기구 없이 걷는 것이다.

요약 / Summary

아동 재활은 물리치료사가 다양한 연령층과 진단을 받은 아동들에게 서비스를 제공하는 다양한 팀의 일원으로일하는 흥미 있는 영역이다. 신경학적 손상으로부터 빠르게 회복되는 아동을 보게 되는 것이 보상이 될 수 있지만, 신경가소성에 대한 물리치료 영향을 깊이 생각하게 하는 도전이 되는 영역이다. 기능적 회복의 예후가 좋지 않은 아동인 경우, 치료사는 아동능력을 최적화하는데 있어서 양육자를 교육하면서 생애 변하는 진단에 아동과가족이 적응하는데 도움을 주는데 있어 중요한 역할을 한다. 모든 경우에 있어서 물리치료사들은 교사, 가이드, 그리고 지지자가 되는 특별한 기회를 가지지만 아동이 온전한 잠재력을 다 발휘할 수 있게 아동을 북돋워주는 코치도 된다. 이러한 대단하고 겸손한 기회에도 불구하고 "환자는 가장 좋은 선생이다"라는 말이 있다. 아동 재활의 본성상 각 아동에게 들이는 시간이 많을 수 밖에 없다. 그리고 많은 시간을 아동이 겪고 있는 이 중대한 삶의 경험 동안 그들이 경험중인 즐거움, 가장 깊은 염려를 잘 들어주는데 소비한다. 의미 있는 치료적 관계는 계속 진화하는데 이것이 아동과 가족뿐 아니라, 치료사에게도 계속 영향을 주는 깊고 지속적인 관계일 수 있다. 아동재활에서 경력을 쌓기는 어렵지만 보상도 되고 전문적 발전과 평생학습을 위한 배경이 되기도 한다.

토의문제들(Discussion Questions)

1. 성인재활 환경과 아동재활 환경을 비교하고 대비되는 점을 말하시오.
2. *물리치료 임상지침*에서 환자 관리모델에 따라 아동재활에서 물리치료 관리의 독특한 면을 논의하시오.
3. 예를 들어, 연속적인 재활치료상에서 환경에 따라 어떻게 물리치료 목표가 변하는지 제시하시오
4. 아동재활 환경에서 가족의 역할은 무엇인가?
5. 아동재활에서 필요한 퇴원계획의 요소들을 설명하시오.

권장도서(Recommended Readings)

Bailes, A.F., Reder, R., & Burch, C. (2008). Development of guidelines for determining frequency of therapy services in a pediatric medical setting. *Pediatric Physical Therapy, 20*(2), 194–198.

King, G., Currie, M., Bartlett, D.J., Gilpin, M., Willoughby, C., Tucker, M.A., et al. (2007). The development of expertise in pediatric rehabilitation therapists: changes in approach, self-knowledge, and use of enabling and customizing strategies. *Developmental Neurorehabilitation, 10*, 223–240.

Web-Based Resources

American Physical Therapy Association: Ethics and Professionalism
http://www.apta.org/ethics

Commission on Accreditation of Rehabilitation Facilities
http://www.carf.org

The Joint Commission
http://www.jointcommission.org

참고문헌(References)

Aitken, M. E., Korehbandi, P., Parnell, D., Parker, J. G., Stefans, V., Tompkins, E., et al. (2005). Experiences from the development of a comprehensive family support program for pediatric trauma and rehabilitation patients. *Archives of Physical Medicine & Rehabilitation, 86*, 175–179.

American Physical Therapy Association (APTA). (2001). Guide to physical therapist practice (2nd ed.). *Physical Therapy, 8*, 9–746.

Anderson, V., & Catroppa, C. (2006). Advances in postacute rehabilitation after childhood-acquired brain injury; a focus on cognitive, behavioral and social domains. *American Journal of Physical Medicine and Rehabilitation, 85*, 767–778.

Bailes, A.F., Reder, R., & Burch, C. (2008). Development of guidelines for determining frequency of therapy services in a pediatric medical setting. *Pediatric Physical Therapy, 20*(2), 194–198.

Chen, C.C., Heinemann, A.W., Bode, R.K., Granger, C.V., & Mallinson, T. (2004). Impact of pediatric rehabilitation services on children's functional outcomes. *American Journal of Occupational Therapy, 58*, 44–53.

Dougherty, C.J. (1991). Values in rehabilitation: Happiness, freedom and fairness. *Journal of Rehabilitation, 57*(1), 7–12.

Dumas, H.M., Haley, S.M., Ludlow, L.H., & Rabin, J.P. (2002). Functional recovery in pediatric traumatic brain injury during inpatient rehabilitation. *American Journal of Physical Medicine & Rehabilitation, 81*, 661–669.

Erren-Wolters, C.V., van Dijk, H., de Kort, A.C., Ijzerman, M.J., & Jannink, M.J. (2007). Virtual reality for mobility devices: Training applications and clinical results: A review. *International Journal of Rehabilitation Research, 30*, 91–96.

Fitzgerald, D., Foody, J., Kelly, D., Ward, T., Markham, C., McDonald, J., et al. (2007). Development of a wearable motion capture suit and virtual reality biofeedback system for the instruction and analysis of sports rehabilitation exercises. Conference Proceedings: Annual International Conference of the IEEE Engineering in Medicine & Biology Society. 2007:4870–4874, Lyon, France. doi: 10.1109/IEMBS.2007.4353431

Flett, P.J., & Stoffell, B.F. (2003). Ethical issues in paediatric rehabilitation. *Journal of Paediatrics & Child Health, 39*, 219–223.

Grealy, M.A., & Heffernan, D. (2000). The rehabilitation of brain injured children: The case for including physical exercise and virtual reality. *Pediatric Rehabilitation, 4*, 41–49.

Iye, L.V., Haley, S.M., Watkins, M.P., & Dumas, H.M. (2003). Establishing minimal clinically important differences for scores on the pediatric evaluation of disability inventory for inpatient rehabilitation. *Physical Therapy, 83*, 888–898.

Jette, D.U., Halbert, J., Iverson, C., Miceli, E., & Shah, P. (2009). Use of standardized outcome measures in physical therapist practice: Perceptions and applications. *Physical Therapy, 89*, 125–135.

Jewell, D.V. (2008). *Guide to evidence-based physical therapy practice*. Boston: Jones & Bartlett.

Kaplan, S.L. (2007). *Outcome measurement & management: First steps for the practicing clinician*. Philadelphia: F.A. Davis.

King, G., Currie, M., Bartlett, D.J., Gilpin, M., Willoughby, C., Tucker, M.A., et al. (2007). The development of expertise in pediatric rehabilitation therapists: Changes in approach, self-knowledge, and use of enabling and customizing strategies. *Developmental Neurorehabilitation, 10*, 223–240.

Koenig, A., Wellner, M., Koneke, S., Meyer-Heim, A., Lunenburger, L., & Riener, R. (2008). Virtual gait training for children with cerebral palsy using the Lokomat gait orthosis. *Studies in Health Technology & Informatics, 132*, 204–209.

Majnemer, A., & Limperopoulos, C. (2002). Importance of outcome determination in pediatric rehabilitation. *Developmental Medicine & Child Neurology, 44*, 773–777.

Matthews D.J., Meier, R.H., & Bartholome, W. (1990). Ethical issues encountered in pediatric rehabilitation. *Pediatrician, 17*, 108–114.

Nijhuis, B.I.G., Reinders-Messelink, H.A., Blécourt, A.C.E., Olijve, W.G., Groothoff, J.W., Nakken, H., & Postema, K. (2007). A review of salient elements defining team collaboration in paediatric rehabilitation. *Clinical Rehabilitation, 21*, 195–211.

Osberg, J.S., DiScala, C., & Gans, B.M. (1990). Utilization of inpatient rehabilitation services among traumatically injured children discharged from pediatric trauma centers. *American Journal of Physical Medicine & Rehabilitation, 69*(2), 67–72.

Reder, R. (2009). Proceedings from Combined Sections Meeting, American Physical Therapy Association, '09: Clinical and Operational Best Practice: Identifying Meaningful Outcomes and Appropriate Service Delivery in Pediatric Settings. Las Vegas, NV.

Rice, S.A., Allaire, J., Elgin, K., Farrell, W., Conaway, M., & Blackman, J.A. (2004). Effect of shortened length of stay on functional and educational outcome after pediatric rehabilitation. *American Journal of Physical Medicine & Rehabilitation, 83*, 27–32.

Taub, E. (2002). New treatments in neurorehabilitation founded on basic research. *Nature Reviews Neuroscience, 3*, 228–236.

Theodoros, D., & Russell, T. (2008). Telerehabilitation: Current perspectives. *Studies in Health Technology & Informatics, 131*, 191–209.

Ylvisaker, M., Adelson, P.D., Braga, L.W., Burnett, S.M., Glang, A., Feeney, T., et al. (2005). Rehabilitation and ongoing support after pediatric TBI: Twenty years of progress. *Journal of Head Trauma Rehabilitation, 20*, 95–109.

제 17 장

보조기술: 자세 잡아주기와 이동 / Assistive Technology: Positioning and Mobility

보조기술(Assistive Technology; AT)이란 장애아동에서 장해의 결과로 야기된 기능적 제한을 줄이는 한편 활동 참여와 능력을 증가시키기 위해 사용하는 다양한 범주의 서비스와 기구들을 말한다. 이러한 아동들은 종종 친구들과 똑같이 활동을 수행하지 못하게 하는 제한들을 가지고 있다. 이런 제한들은 신경운동계 혹은 근육구축, 골격변형, 그리고 근육군의 부적절한 균형과 부적절한 조절로 기능적 기술을 수행하는데 필요한 동작능력에 영향을 미치는 근골격계 장해때문일 것이다. 중재팀의 일원으로서 물리치료사는 신경운동계 혹은 근골격계 장해의 영향을 예방하거나 감소시키기 위해 자세잡기, 이동 그리고 장애아동과의 의사소통분야에서 AT를 추천할 수 있다(Henderson, Skelton, & Rosenbaum, 2008; McEwen & Lloyd, 1990; Minkel, 2000; Washington, Deitz, White, & Schwartz, 2002). 역사적으로, 재활 및 교육 전문가들은 전통적인 치료 중재를 보조하기 위해 AT를 사용하여 왔다.

우리는 과거 25여년 동안 AT 제공에 대한 미국 법령과 보조기술을 계속 발전시켜왔다. 기구의 사양들이 좀 더 사용하기 쉽게 가능해졌다. 비록 치료사와 가족들이 여전히 손으로 만든 저렴한 재질의 기구를 사용하지만, 다른 사양들이 현재는 기성품으로 나와 있다. 부모와 다른 AT 제공자, 훈련자와 함께 물리치료사는 AT 기구 및 서비스에 대한 아동의 요구를 평가할 수 있고, 그러한 요구들에 부응하기 위해 적절한 권고도 할 수 있다(Carlson & Ramsey, 2000; Galvin & Scherer, 1996; Gillen, 2002). 이 장의 목적은 AT관련 아동의 욕구에 부응하는 과정과 지침이 되는 법령뿐 아니라 자세잡기와 이동 분야에 초점을 맞춘 기구선택, 구입, 그리고 사용에 있어서의 물리치료사 역할에 대해 기술하려고 한다. 18장은 보완대체 의사소통과 기타 기술을 이용하는 물리치료사들에게 정보를 제공한다.

보조기구에 관한 법령 / Assistive Technology Legislation

미국에는 AT에 관한 많은 법령이 있고 장애아동이 필요한 AT서비스를 받을 수 있게 법적인 골격이 마련되어있다. 이러한 법령은 표 17.1과 제 1장에 나와 있다.

2004년도의 장애인교육법(IDEA) 개정안에서는 AT를 사용하거나 얻는데 아동들을 도울 수 있는 여섯 가지 AT 서비스에 대해 규정하고 있다: (1) 평가, (2) 기금 모금, (3) 기구의 수정, 수리, 교체 지급, (4) 서비스의 조정, (5) 아동과 그 가족의 훈련, (6) 아동이 AT를 사용하는데 있어 지원을 해 줄 다른 사람들에 대한 훈련이다. 아동이 AT가 필요한지 또 필요하다면 적절한 AT가 무엇인지 평가하는 것이 필요하다. 평가이후에 IEP팀이 적절한 기구가 어떤 것인지를 결정하였을 때 서비스 제공 혹은 기구에 관한 기금을 모으게 된다. 일단 기구를 받으면 아동의 필요성과 능력에 기구들이 맞는지 점검하고 수정을 해줄 수 있다. 예를 들어, 키보드를 주문제작한다든가 스푼에 손잡이를 달아주는 등이다. 그 이외에도 AT가 계속 작동하도록 유지하거나 필요하면 교체하는 것도 포함된다. 이런 필요한 모든 AT 서비스를 IEP 팀이 확인하고 IEP에 규정되고 포함되어 있어야만 한다. IDEA는 또한 서비스 조정의 필요성에 대해 말하고 있다. 학교가 다른 기금자원을 설득하여 기구나 서비스를 제공하도록 한다면, 그 과정이 IEP내에서 조정되어야 하는데 이는 시간이 많이 소모되는 일이다. 팀으로서는 이에 필요한 서류작업을 완성하고 과정이 진행되고 진척이 된다는 것을 확인할 책임자를 선정하는 것이 좋을 것이다. 다른 자금지원이 없다면 혹은 요구했는데도 자금이 거절된

표 17.1 AT에 관한 미국 연방법

1973년의 재활법령 (PL 93-112)과 수정안	장애인 교육 증진법과 2004년의 수정안(IDEA) (PL 108-446)과 그 전신	1988년 장애인의 보조기술과 관련된 보조법(PL100-407)과 수정안	1990년도의 장애 미국인 법(ADA) (PL101-336)
• 연방기금의 지원을 받는 활동이나 프로그램에서 장애인을 차별로부터 보호하는 시민 권리법	• AT기구와 서비스의 규정	• AT기구와 서비스의 정의를 말해주는 첫 번째 법령	• 장애인의 시민 권리보호법
• 장애의 정의가 IDEA에 의한 것보다 확대됨	• IEP팀에 의해 AT가 필요하다고 결정되고 IEP에 명시되어 있으면 학교는 무료로 AT를 부모에게 제공해야 한다.	• AT를 위한 훈련과 서비스 시스템을 만드는데 연방기금을 주에 지원토록 함	• 차별방지법:고용, 공공 서비스,편의시설, 운송, 원격통신
• IDEA의 요구조건에 맞지 않지만 이 정의에 따라 서비스를 받게 되는 아동들이 있음	• 특수교육과 관련 서비스를 받아야 하는 각 아동의 IEP를 작성하거나 검토 혹은 보완할 때 AT의 필요성이 고려되어야 한다.	• AT를 얻는데 방해가 되는 것을 제거하기 위하여 변화된 시스템을 만드는 것을 지원해 준다.	• AT기구와 서비스에 대한 정의를 포함함
• AT기구 그리고/혹은 서비스는 아동이 공교육에 참여하고 들어갈 수 있도록 필요할 때 합리적인 편의수단으로 고려될 수 있다.	• 생후부터 36개월까지의 아동을 위한 항목 C는 IFSP에서 AT의 필요성을 명시하는 것을 보증한다.	• 서비스는 각 주마다 다르다. 그러나 정보, 의뢰, 실연, 기구를 빌려주는 기구도서관 그리고 훈련을 포함하여야 한다.	• AT와 같은 합리적인 편의를 제공하여 직업을 갖거나 공공 서비스를 받을 수 있도록 한다.

경우리면 학교가 IEP에서 결정한 AT를 제공할 책임이 있다.

IEP팀은 또한 (5)와 (6)의 서비스를 규정하고 있는데 아동, 가족, 학교 관계자, 그리고 학교, 집, 직업상 그리고 지역사회안에서 AT를 아동이 잘 사용할 수 있도록 지원해주고 아동 삶에서 책임 있게 돌보아줄 사람들을 훈련하는 것이다. 이러한 서비스들은 아동이 AT를 다양한 환경에서 기능적으로 사용하는데 아주 중요하다. IDEA의 이전 개정안에는 IEP가 필요한 아동들을 위해 고려해야 할 여러 특정 요소중 한가지로만 AT를 추가했다면 개정된 IDEA에서는 고려해야 할 특정한 요소들을 IEP 검토와 개정 과정까지로 확대하였다. IEP팀은 아동이 IDEA에 명시된 대로 무료로 적절한 공교육을 받을 수 있게 하기 위하여 AT기구나 서비스가 필요한지 생각해야 할 뿐 아니라, IEP를 검토하거나 개정할 때 AT가 필요한지도 다시 생각해보아야 한다.

AT서비스를 제공하는 과정 / The Process for Providing Assistive Technology Services

법에는 AT서비스나 기구를 적절할 때나 필요할 때 제공하도록 되어있지만, AT에 대한 결정을 내릴 때는 치료사에게 해당되는 과정이 거의 없다. 그러나 평가, 권고 그리고 AT를 아동에게 실행할 때 물리치료사가 고려해야만 할 중요한 요소들이 있다(Angelo, 2000).

배경이 되는 관련정보를 모으기 (Gathering Background Information)

의뢰지를 읽고 학교 기록을 검토, 아동, 부모, 양육자, 혹은 학교관계자와 인터뷰하는 것이 장애아동에 관한 배경정보를 얻는 방법이다. 의뢰양식지에는 나이, 의학적 진단, 건강관련 정보, 가능한 자금 자원 등과 같은 개인적 정보가 있다. 학교기록에는 학업 수행과 성적, 인지능력, 강점, 약점 등이 포함된 정보가 있다. 아동, 부모, 혹은 양육자와 교사, 관련 서비스 제공자, 친구와 같은 중요한 팀 구성원과의 인터뷰는 아동능력과 욕구에 관해 알 수 있을 뿐 아니라 다른 관점을 들어보는 계기도 된다(Reed & Lahm, 2004).

AT 평가팀이 아동능력에 관한 관련 정보를 모은다. 아동의 운동, 감각, 인지, 언어, 그리고 사회성의 강점은 무엇인가? 아동이 AT를 사용할 수 있는 현재의 능력은 어떤가? 잘 사용할 수 있도록 아동능력을 어떻게 향상시킬 수 있는가? AT를 평가할 때 아동의 욕구도 또한 중요하다. 아동이 해야할 필요가 있지만 현재 할 수 없는 것은 무엇인가? 아동이 참여할 수 없는 활동이 있지만 AT를 이용하여 과제의 일부분을 할 수 있는 것이 있는가? 아동의 AT관련 개인력 또한 매우 중요하다. 이전에도 AT를 사용하였는지? 만일 그렇다면 무엇을 사용해 보았고 결과는 성공적이었는지 혹은 성공적인 결과가 아니었는지? 현재의 사용 환경에 대한 정보뿐 아니라 이후의 사용환경에 대해서도 알아야 한다. 예를 들어, 독립적으로 전동 휠체어를 사용하였던 아동이 현재 초등학교 학생이고 내년에 중학교로 진학할 예정이라면, 물리치료사는 아동이 독립적인 학생이 되는 것에 방해되는 구조적인 장애물이 있는지 확인하기 위해 중학교 환경을 평가하여야 한다.

결정을 내리기 위한 객관적 데이터 모으기 (Gathering Objective Data for Decision Making)

관찰은 자료를 모으는 한 가지 방법이다. 물리치료사와 기타 팀 구성원들이 자연스런 환경과 일상의 과제속에서 아동을 관찰하는 것은 아동이 각각 다른 환경 안에서 어떻게 기능하는지 평가하고 AT 사용에 방해가 되는 장애물들을 확인하는데 도움이 된다(Handerson 등, 2008; Reed, & Lahm, 2004). 장애물의 발견은 평가과정의 중요한 부분이다. 가족의 활동 내에서 아동을 관찰하여 인지, 시각, 신체적, 그리고 의사소통 기술에 대한 정보를 얻는다. 활동/표준 항목(Activity/Standards Inventory) (Beukelman & Mirenda, 2005)과 같은 환경평가 도구를 이용하면 능력이 있으면서 AT를 사용하지 않는 불일치를 발견하는데 도움이 될 수 있다. Beukelman과 Mirenda (2005)은 다음과 같이 AT를 성공적으로 사용하는데 장애가 되는 환경 내의 기회적인 장애물(opportunity barriers)을 발견하였다; 정책, 실제 사용, 태도, 지식, 그리고 기술이다. 사용 기회에 대한 장애물이 있으면 그들을 겨냥한 해결전략을 제안하는 것이 팀으로서 중요하다.

판정을 내리기 위해 객관적 자료를 모으는 또 다른 방법은 공식적 혹은 비공식적 테스트를 하는 것이다. 팀은 어떤 정보가 없는지 확인해야 하고 다음은 적절한 테스트를 선택, 수행하여 필요한 정보들을 얻는다. 다양한 분야의 전문가들은 자신의 전문분야에서 하는 공식적 테스트에 대해 잘 알고 있어야 한다.

AT평가
(Assistive Technology Evaluation)

아동에게 필요한 AT를 확인하고 얻어내려면 물리치료사를 포함한 서비스 제공자들은 AT 평가를 내놓아야 한다. AT기구 선택에 대한 판단은 아동의 능력, 욕구, 그리고 환경에 대한 정보에 근거한다는 것을 체계적인 평가과정이 확인해주고 있다. AT 평가에는 팀 접근이 특징인데 자연스런 환경 안에서의 기능적 평가에 중점을 두고 있으며 또 앞으로도 자연스런 환경 안에서 계속될 것이다(Reed & Lahm, 2004). 비록 모든 AT평가가 표준화되어 있지는 않으나 평가과정이 체계적이어야 하고 효율적인 결정을 위한 골격을 이용해야만 한다.

팀 접근은 AT평가에 매우 중요하다. 한 분야의 전문가가 지식과 AT의 모든 분야의 전문성을 독점하지 않는다. 아동의 자세 잡기에 대한 필요성, 시각, 인지/언어적 능력 그리고 컴퓨터 하드웨어와 소프트웨어적인 욕구들은 팀이 고려해야 할 아동 중심적 영역들이다. 아동과 부모는 팀의 중요한 일원이다. 팀의 다른 구성원으로는 물리치료, 작업치료, 언어치료, 교육, 심리학 안과/안경사, 청각학, 응용 체육, 레크리에이션 치료, 음악치료, 재활공학을 포함한 다양한 영역의 전문가들이 참여할 수도 있다. AT에 특별한 관심이 있는 전문가들은 보조기술 전문가(assistive technology professional; ATP)로서의 인증을 재활공학 및 보조기술 북미 협회(RESNA)를 통하여 받을 수 있다. ATP 인증이란 보조기술의 광범위한 영역에서 역량을 가지고 있으며 보조기술의 대상을 분별할 수 있다는 뜻이며 ATP 시험을 통과하면 된다(RESNA, 2010). 평가에서 고려해야할 아동의 능력, 욕구, 환경, 그리고 과제에 관한 정보에 모든 팀 구성원들이 일정부분을 담당하도록 하는 것이 중요한데 가능한 AT를 확인하고 취득하기 위하여 그들은 함께 일한다(Reed & Lahm, 2004).

아동의 가정과 기타 자연스런 환경에서 AT를 평가하여야 한다. 아동이 매우 어리면 아동이 돌봄을 받는 장소에서 시행되어야 한다(즉, 할머니댁 혹은 아동 케어 센터). 아동이 학교에 있으면, 평가는 아동이 있게 되는 교실이나 다른 환경(식당, 운동장, 체육관, 휴게실 등등)에서 해야 한다. 좀 더 큰 아동과 청소년은 학교와 직업환경을 포함하는 곳에서 평가가 이루어져야 한다. 왜냐하면 평가 과정이 표준화되어 있지 않고 형제들과 놀기, 책상 앞에 앉아있기, 식당에서 먹기, 다른 아동들과 함께 노는 센터 등 아동의 일상활동의 자연스러운 활동 안에서 아동을 관찰함으로써 정보를 얻기 때문이다. 아동의 능력과 욕구에 중점을 둔 것이고 아동의 장애에 초점을 맞춘 것이 아니기 때문에 평가와 권고사항은 기능적인 것이어야 한다. 예를 들어, 의사소통 체계에 손을 잘 사용하지 못하는 아동이라 하더라도 눈을 사용할 수는 있을 것이다. 평가가 기능적이라고 할 수 있으려면, 현재와 장래 환경과 관련 있는 특정 과제에 중점을 두고 그것이 무엇인지 확인할 수 있어야 한다.

아동의 능력에 맞는 특성
(Feature Match With Child' s Abilities)

Scherer와 Craddock(2002)은 AT 선택과정으로서 특성 짝지움(feature match)에 관하여 서술하였는데 사용자의 욕구가 평가, 그리고 기록되고 요구된 상황에 가장 근접한 도구를 맞추어보는 것이다. 첫째 평가팀은 아동의 욕구와 능력을 확인한다. 예비사용 목적으로 가능한 시스템의 목록을 알아내기 위하여 이 정보와 AT의 특성들을 맞추어본다. 예를 들어, 사용자가 손으로 들고다닐 수 있는 특성과 쉽게 도움을 받을 수 있는 특성이 요구되는 환경이라면 평가팀은 손으로 운반할 수 없는 것과 도움이 많이 필요한 도구들은 고려에 넣지 않아야 된다는 것이다. 특징 짝지움 접근법은 특정 사용자에게 가장 관련 있는 것들에 대하여만 선택할 수 있기 때문에 선택의 폭을 좁히는데 도움이 된다.

예비사용(Trial)

일단 AT팀이 시스템의 어느 한 가지나 여러 가지를 제안하면 제안된 시스템의 효율성을 판단하기 위한 현장 테스트가 필수적이다. 아동의 욕구에 부응할 수 있는 시스템이 한 가지 이상일 때나, 그리고 자금지원의 목적을 만족시키기 위해 아동의 시스템 사용을 기록으로 남기려 한다면 현장 테스트는 매우 유용하다. 자연스런 환경 안에서, 특정 과제를 위하여 실제로 시스템을 사용해봄으로써 확인된 욕구를 달성하는데 도움이 되는지 판단하는 기회가 된다. 현장 테스트를 하면서 아동과 가족이 일상속에서 기구를 다룰 기회를 제공받음으로써 그들이 선호하는 기구의 선택에 도움이 된다. 자료 수집의 체계적 과정은 원하는 결과에 관한 기구의 효과성을 평가하는데 이용되어야 한다.

권고사항들(Recommendations)

팀 구성원들은 평가과정 동안 얻은 정보들을 취합하고 요약하여 보고서를 완성하고, AT기구와 서비스에 대해 권고해야 한다. 그리고 권고된 AT의 비용을 지원할 기금제공처에 제출할 수 있다. AT 기금에 관해서는 18장에 논의되어 있다. 모든 팀 구성원들은 보고서를 읽어서 추천한 사항을 실행하는데 합치된 의견에 도달한다. 보고서에는 특정 시스템에 필요한 것, 구성요소에 대한 권고사항이 들어있고, 그 시스템을 지원하기 위해 필요한 AT에 대한 권고사항이 포함되어 있다(Reed, & Lahm 2004). 만일 아동, 교사, 양육자가 훈련이 필요하다면 권고사항에는 얼마나 많이 훈련해야 하는지, 그리고 누가 그것을 담당할지 명시해야 한다.

훈련 및 실행(Training and Implementation)

AT를 얻는 것은 AT 과정의 예비적 단계이다. 팀 구성원은 제공된 AT 기구가 평가과정에서 발견된 문제들에 대한 "대답" 혹은 "치료"라고 믿을지도 모른다. 그러나 제공된 기구를 다양한 환경안에서 일반화하여 성공적으로 사용하기 위해서는 많은 훈련이 필요하다(Campbell, Milbourne, Dugan, & Wilcox, 2006; McNevin, Wulf, & Carlson, 2000).

AT를 사용하는 아동을 훈련할 때 모든 구성원들이 운동학습 이론에 따라 해야 한다. 운동학습이란 사람이 경험이나 연습을 많이 하면 좋은 동작을 만들어내는 능력에 상대적으로 영구적인 변화가 초래된다는 개념이다(Schmidt & Lee, 2005). 여기와 제 8장에서 서술한 바와 같이 물리치료사는 AT를 사용하는 아동을 훈련할 때는 행동의 전이 혹은 일반화, 연습, 피드백과 같은 개념을 알고 받아들여야 한다.

행동의 전이(Transfer of Behavior)

장애아동은 종종 자기가 할 수 있는 기술을 새로운 환경 및 상황하에 일반화하거나 전이하여 수행하는데 어려움이 있다(Brown, Effgen, & Pallisano, 1998). 물리치료사는 연습을 기획하고 그 도구가 사용되는 모든 환경안에서 수행할 수 있게 기술의 전이나 일반화가 일어나도록 피드백을 제공한다(Campbell 등, 2006; Jones, McEwen, & Hansen, 2003; McNevin 등, 2000: Reichle & Sigafoos, 1991).

연습(Practice)

아동이 AT를 능숙하게 사용하려면 한 가지 이상의 환경에서 연습을 해야만 한다. 예를 들어, 아동이 이동목적으로 전동휠체어를 배우기로 한다면, 학교 복도, 버스로 가는 보도, 식료품 가게 등과 같은 장소를 포함하는 연습이 되어야 한다. 체육관 같은 탁 트인 공간에서 전동 휠체어를 연습하거나 장애물을 설치해놓고 연습한다면 아동이 독립적인 능력을 획득하는데 덜 효과적이다.

연습할 스케쥴을 짜는 것은 AT사용 훈련을 계획할 때 또 다른 중요한 고려요인이다. 장애아동은 비장애아동들보다 운동기술을 발달시키려면 좀 더 많은 연습기회가 필요하다. 아동이 AT를 능숙하게 사용할 수 있게 일상생활 중에서 잘 기획된 연습기회를 모든 팀 구성원이 더 많이 제공하여야 한다(Campbell 등, 2006; Jones 등, 2003; Summerville, Hilderbrand, & Crane, 2008).

피드백(Feedback)

Feedback(즉, 수행의 결과를 아는 것)은 운동기술의 발달을 촉진시키기 위하여 내적 외적 요인들을 이용하는 것을 말한다. 내적인 요인들은 고유수용성 감각, 그리고 운동감각(kinesthesia)이 있고 외적인 요인에는 아동이 환경안에서 사람들, 사물들로부터 받는 시각, 청각, 촉각적인 자극들이 있다. 처음 기술을 습득할 때는 피드백이 중요하고 지속적으로 제공되어야 하지만 실제로 학습이 되고 기술이 세련되어짐에 따라 피드백은 빨리 제거되어야 한다. 점차 피드백이 소멸되는 것은 아동이 기술을 수행하는데 더 이상 피드백에 의존하지 않는다는 것이 확실해진다(Larin, 2000; Maslovat, Brunke, Chua, & Frank, 2009; Reichle & Sigafoos, 1991)(운동학습의 더 자세한 것은 제 8장 참조).

AT의 범주들 / Categories of Assistive Technology

1992년에 RESNA(Rehabilitation Engineering and Assistive Technology Society of North America)는 교육 환경안에서 아동을 위한 AT의 10가지 범주를 확립하였다:

- 자세잡아주기
- 이동
- 보완대체 의사소통
- 접근(access)
- 컴퓨터에 기반한 지도
- 환경조절
- 일상생활동작
- 레크리에이션/레져/놀이
- 시각 테크놀러지
- 보조적인 듣기

이러한 범주는 AT 중재의 바탕이 되고 다음에 이야기할 부분과 제 18장 내용의 바탕이 된다.

자세잡아주기(Positioning)

장애아동의 자세를 잘 잡아주는 것은 아이가 잘 기능하고 환경에 잘 참여하는 능력에 중요한 역할을 한다. 적절한 자세를 취해주면 머리 위치와 조절이 좋아지고(McEwen & Lloyd, 1990), 팔과 머리를 더 잘 조절할 수 있게 되고(Myhr & von Wendt, 1991; Stavness, 2006), 먹는 능력과 소화능력 및 호흡능력이 좋아지며(Miedaner & Finuf, 1993; Nwaobi & Smith, 1986) 자세 정렬이 좋아진다(Washington 등, 2002). 또 어른과 아동의 상호반응을 촉진해주고(McEwen, 1992) 듣고 의사소통하는 능력이 좋아진다(Bay, 1991; Hulme, Bain, Hardin, McKinnon, & Waldron, 1989).

자세잡아주기란 신체부분을 서로에 대해 잘 배열되게 정렬해주고 환경에 대해서 신체를 잘 위치하게 해주는 것이다. 예를 들어, 비장애아동이 잠시 동안 컴퓨터 앞에서 작업할 때는 앉아서 하고, 설거지하는 동안은 서 있고 닌텐도 게임할 때는 엎드려 있을 수도 있다. 그들은 하루동안에도 해야 할 과제와 기술에 따라 여러 다양한 자세를 취한다. 장애아동들을 위해서는 치료사가 자세 시스템을 제공하여 기능, 동작, 그리고 활동의 참여 향상을 장려해주어야 한다.

자세를 잡아주는 시스템(Positioning Systems)

자세를 잡아주는 시스템에는 두 가지 범주가 있다; 누워 있는 자세 시스템과 서 있는 자세 시스템이다. 누워있는(recumbent) 시스템에는 앙와위, 복와위, 혹은 옆으로 눕는 자세를 제공하는 도구들로 되어있다. 그리고 이것은 심한 신체적인 장애가 있는 아동들에서 하루종일 번갈아 자세를 취해주려는 목적으로 흔히 사용되고 있다. 누워있는 자세시스템(그림 17-1)에는 쐐기모양 웨지(wedge), 원통, 매트 그리고 측와위 도구(sidelyer)가 들어있다. 일반적으로 누워있는 자세 시스템을 사용하게 되면 또래와 잘 어울리지 못하게 될 가능성도 있으므로 낮 동안에는 사용하지 않아야 한다. 물리치료사는, 아동이 누워있는 자세로 있게 되었을 때 어른 및 또래와의 상호작용에 대한 영향을 고려해야만 한다. 그리고 그 자세에서 과제를 할 때 필요한 동작에 대해 생각해야만 한다(Bergen, Presperin, & Tallman, 1990; Carlson & Ramsey, 2000; McEwen, 1992).

누워있는 자세 시스템과 반대로 몸통을 똑바로 하는 **수직자세 시스템**(upright system)은 앉아있거나 서 있는 자세에서 아동을 지지해준다. 물리치료사는 일차적인 이동수단으로 휠체어를 사용하는 아동에게 앉는 수직시스템을 권고하지만 또한 발달성 조정장애(DCD)와 같은 신체장애가 명백하지 않는 경우에도 권고할 수 있다. 이러한 아동들은 교

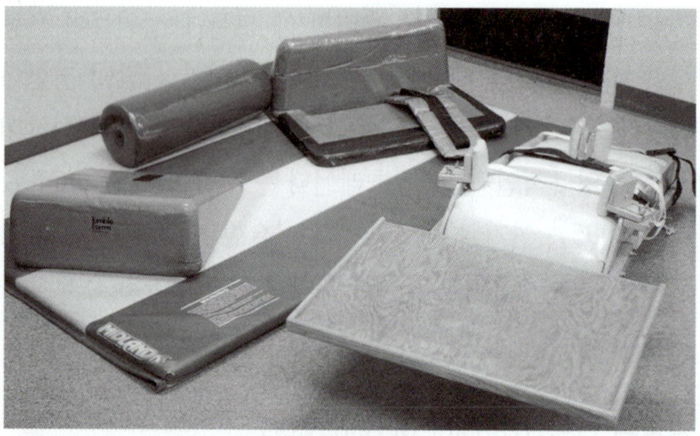

그림 17-1 누워있는 자세를 잡아주는 시스템(좌측에서 우측으로): 쐐기모양 웨지(wedge), 원통, 측와위 도구(sidelyer), Rifton 복와위 지지 스쿠터.

실에서 특히 쓰기를 할 때 앉는 자세를 향상시키기 위해 앉는 지지 보조도구가 필요할 수도 있기 때문이다. 비록 장애 아동을 위해 자세를 적응시켜주는 기구의 효과를 보여주는 연구는 제한되어있지만(Chung 등, 2008; Harris & Roxborough, 2005), 건강, 기능, 참여 그리고 가족의 삶에 대해 앉는 자세를 지지해주는 기구 사용의 긍정적 효과를 보고한 바도 있다(Hulme, Gallacher, Walsh, Niesen, & Waldron, 1987; McNamara & Casey, 2007; Rigby, Ryan, & Campbell, 2009; Ryan 등, 2009). 적응적 앉기의 권고사항과 결과가 아동마다 같을 수 없으므로 아동의 욕구와 앉는 시스템의 특성들을 주의 깊게 평가할 필요가 있다(McNamara & Casey, 2007; Chung 등, 2008). 물리치료사는 하루 중 자세변환을 위해서 서 있는 자세시스템을 추천한다; 이것을 사용하여 진열장이나 씽크대에서 정상적으로 일할 수 있게 해주고 또한 독립적으로 설 수 없는 아동이 체중을 지지해 볼 기회를 제공해준다.

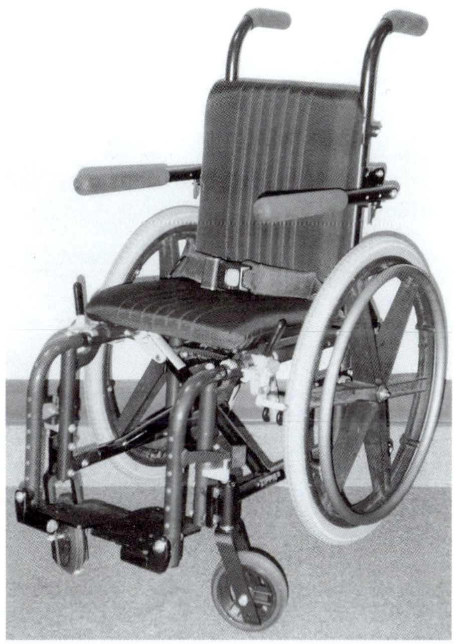

그림 17-2 플리너 시팅 시스템의 Zippie 2 아동 수동휠체어.

앉는 시스템의 종류들
(Types of Seating Systems)

앉는 시스템은 4가지 범주로 구별된다: 슬링, 플리너, 일반 기성품, 개별맞춤형이다. 앉는 곳의 표면(support surface)은 아동의 자세에 각기 다른 영향을 준다. **슬링 시스템**(sling system)은 이동을 위한 규격화된 공장제품이다. 이것은 보통 비닐이나 천으로 되어있고 운반할 수 있도록 접을 수 있다. 그러나 자체 무게가 있고 아동의 움직임으로 인하여 "해먹"과 같은 효과가 있어서 그 자체로는 지지가 약하다. 슬링시스템에 앉아있으면 자세가 잘 정렬되지 않고 골반이 비틀어지고 고관절이 내전, 내회전되기 쉽다.

슬링 시스템과는 반대로, **플리너 시팅 시스템**(planar seating system)은 아동에게 좀 더 단단한 지지를 제공하여 잘 정렬되도록 자세의 일탈을 예방해준다. 플리너 시스템은 편평한 좌석과 1인치에서 2인치 두께의 폼(foam)이 들어가 있는 플라스틱이나 합판으로 된 등을 지지해주는 지지대로 되어있으며 이것들은 속씌우개로 씌워져 있다. 그림 17-2에서 보는 바와 같은 소아용 좌석은 플리너 시팅 시스템으로 된 것이다. 특정 아동을 지지해야 할 필요에 맞추도록 플리너 시팅 시스템에는 규격화된 조립할 수 있는 구성요소로 측면의 몸통 지지대, 측면의 대퇴부 지지대, 고관절 가이드, 내측 대퇴부 지지대 등이 부착되어있다. Planar seating 시스템은 자세에 경미한 문제가 있고 대칭적 자세를 하고 있으며 구조적인 변형이 없는 아동에게 적당하다.

플리너 시팅 시스템이 아동에게 똑바로 앉을 수 있도록 지지를 제공하지 못한다면 몸에 **꼭 맞춘**(contoured) 쿠션을 고려해본다. 일반적으로, 상품화된 쿠션 등은 디자인과 모양을 아동의 신체에 대략 맞게 만든 것이다(그림 17-3). 몸에 맞춘(contoured) 시트는 비대칭적 자세이지만 유연성이 유지되고, 구조적 변형이 거의 없는 중등도의 자세문제를 가진 아동에게 적당한 지지를 제공해 준다(Washington 등 2002).

앞서 말한 세 가지 범주의 것은 종종 가장 심한 신체장애를 가진 아동들의 기능을 향상시킬 수 있을 정도로 지지를 해주지 못한다. **개별맞춤**(Custom-contoured) 앉는 시스템은 특별히 아동의 신체모양을 떠서 만든다. 아동의 몸에 특별히 맞춘 것이므로 다리 길이의 차이와 비대칭성 골반 및 몸통의 비대칭이 있어도 사용할 수 있다. 구조 변형이 이미 고착된 경우에도 종종 사용된다. 지속적인 기술 발전으로 그림 17-4에서 보는 바와 같은 개별맞춤 앉는 시스템은 가격도 다른 종류와 비슷하고 쉽게 구할 수 있게 되었다.

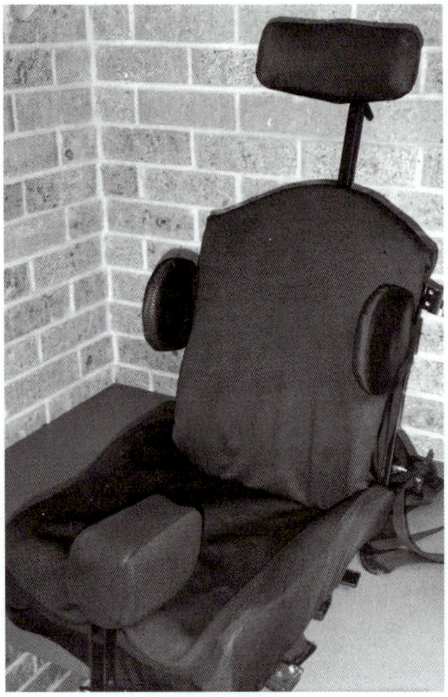

그림 17-3 Sunrise Medical 사의 Jay Fit 시팅 시스템.

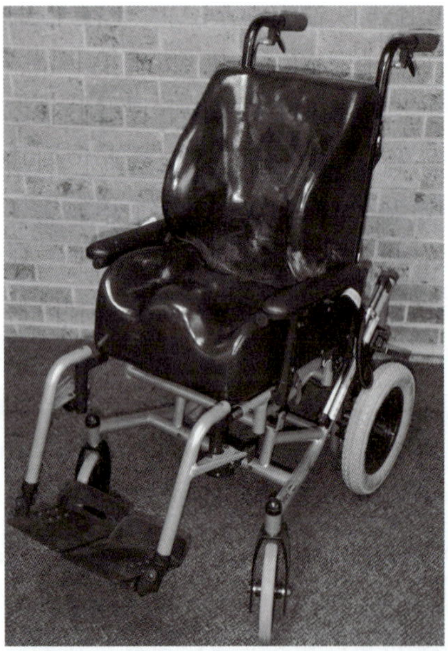

그림 17-4 Oklahoma AT센터에서 제작한 개별맞춤용 시팅 시스템.

스탠딩 시스템(Standing Systems)

치료사들은 종종 하루 대부분을 앉아서 지내야 하는 아동의 자세를 바꾸어주기 위해서 서 있는 자세 시스템을 권하곤 한다. 스탠딩 시스템은 이것이 아니면 설 수 없는 아동들이 체중지지의 수단으로 사용하기도 한다. 흔한 **스탠딩 시스템**으로는 복와위, 앙와위 그리고 상체를 똑바로 하는 엎라이트 스탠더(upright stander)(그림 17-5)가 있다. 대부분의 스탠더에는 서 있는 동안 소근육운동 과제를 하거나 놀 수 있게 트레이나 테이블이 달려있다. 서 있는 자세의 이점은 뒤넙다리근(Gibson, Sprod, & Maher, 2009), 무릎관절, 엉덩관절 굽힘근과 발목관절의 발바닥굽힘근(족저굴곡근)이 늘어나고; 골밀도가 유지되거나 향상되고(Caulton 등, 2004); 엉덩관절, 무릎관절, 발목관절에서 최적의 근골격발달이 촉진된다(Stuberg, 1992). 스탠더 사용이 필요한 아동은 종종 휠체어나 앉는 시스템을 가지고 있으며 스탠딩 시스템은 따로 가지고 있다. 휠체어 중 스탠딩을 할 수 있는 기능이 가능한 것이 있다.

적절한 자세의 이점(Benefits of Proper Positioning)

아동이 적절한 자세를 취하게 되었을 때 치료사는 자세가 아동의 일상생활의 수행에 미치는 영향을 평가할 수 있게 된다. Bergen과 동료들(1990)은 적절한 자세의 9가지의 이점을 확인해주었다:

1. 신체에 대한 비정상적인 신경학적 영향을 감소시키거나 정상화한다.
2. 동작의 범위가 증가하고 중립적인 골격 정렬 및 조절을 유지시켜주고 뼈의 변형과 근육의 구축을 예방해준다.
3. 압력을 감소시켜 욕창의 잠재성을 예방하거나 감소시킨다.
4. 안전성이 증가하여 기능도 향상된다.
5. 바람직한 자세를 견디는 시간이 증가한다(편안함).
6. 자율신경계의 기능도 좋아진다.
7. 피로가 감소된다.
8. 정상적 움직임의 요소를 촉진한다.
9. 최소의 병리상태로 최대의 기능을 촉진한다.

앉는 시스템의 이학적 검사 (Physical Examination for Seating Systems)

자세를 잡아주는 중재의 목표는 가장 적게 지지해주거나 제한하면서도 가장 잘 조절할 수 있는 자세를 결정하는데 있다. 이학적 검사는 앙와위와 앉은 자세에서 한다. 앙와위에서는 척추에 대한 중력의 힘을 배제하고 골반, 고관절,

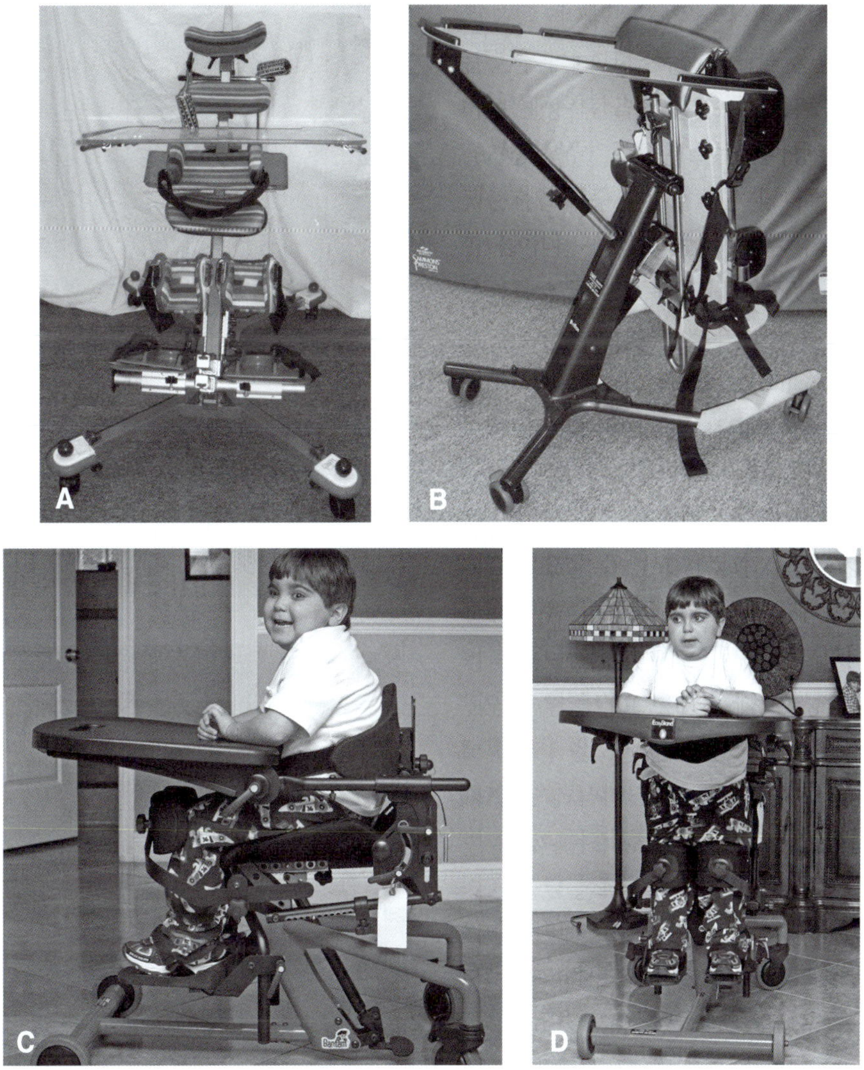

그림 17-5 (A) Snug Seat Giraffe 기립대, (B) Rifton 복와위 기립대, (C) Easy Stand Bantum 앉는 자세, 그리고 (D) Easy Stand Bantum 서는 자세용 기구.

무릎관절의 움직임을 수동적으로 검사할 수 있다. 앉은 자세에서 검사하면 머리와 몸통을 중립으로 유지하고, 중력에 대하여 기능적 자세를 얼마나 유지할 수 있는지에 대한 중요한 정보를 얻을 수 있다.

앉는 시스템에서 아동에게 필요한 지지의 정도를 이학적 검사로 알 수 있다. 이학적 검사의 일차적인 초점은 아동의 자세 변화가 가변적인지 혹은 고착된 것인지를 판정하는데 둔다. 가변적인 변형은 손으로 지지하여 교정할 수 있다. 고정된 변형은 손으로 지지해주어도 교정될 수 없다. 앉는 시스템으로 가변적인 변형이 교정되어야 하고 아동이 중립적인 정렬상태를 유지할 수 있게 필요한 지지를 해 줄 수 있도록 고안되어야 한다. 앉는 시스템으로는 교정의 힘이 작용하지 않으므로 구조변형된 고정된 체형에 맞도록 앉는 시스템을 제작해야 한다. 이미 있는 변형에 맞는 지지를 제공함으로써 아동에게 편안하고 기능적인 자세가 되도록 하는 한편 그 변형의 진행을 예방해주는 것이다(Carlson & Ramsey, 2000; McDonald, Surtees, & Wirz, 2003). 이학적 검사의 일환으로 물리치료사는 고관절과 무릎관절의 동작이 골반의 위치에 미치는 영향을 판단한다. 아동이 앙와위로 있을 때 물리치료사는 고관절과 무릎관절의 ROM을 측정하고, 무릎관절을 90° 구부린 상태하에서도 고관절을 90°로 구부릴 수 있다는 것을 확인한다(그림 17-6). 고관절 및 무릎관절의 관절 가동범위이 제한되어 있다면, 좌석과 등지지대 사이의 각도와 휠체어의 무릎관절 굴곡 각도를 조정

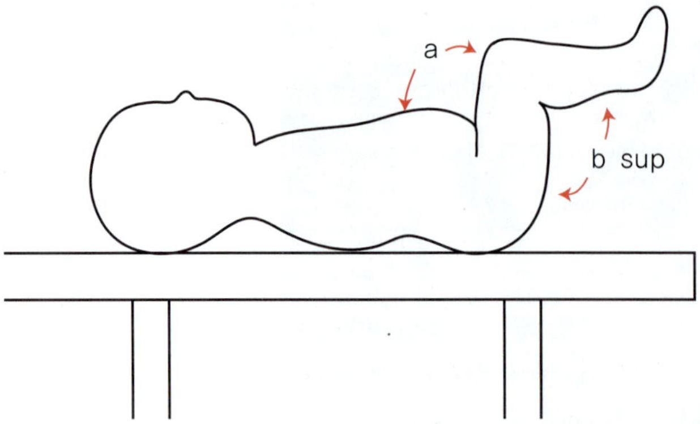

그림 17-6 앙와위에서 물리치료사는 (a) 고관절, 그리고 (b) 무릎관절 각도를 측정하여 아동이 무릎관절을 90° 로 한 채로 고관절을 적어도 90° 굴곡할 수 있는지 판단한다. 이 결과로 휠체어의 좌석과 등받이 각도와 발판각도를 결정한다. *(From Bergen, A.F., Presperin, J., & Tallman, T.[1990]. Positioning for function: Wheelchairs and ather assistive technologies [p.15]. Valhalla, NY: Valhalla Reabilitation Publications. Adapted with permission.)*

해야만 한다. 그 이외에도 아동의 고관절 굴곡을 검사할 때 아동의 무릎을 편 상태로 고관절을 90°로 구부리게 할 때 뒤넙다리근육의 단축이 있을 때와 마찬가지로 요추부분이 평평해지지 않는다는 것을 확인해야 한다(그림 17-7). 이학적 검사 동안 측정해야 할 가외의 것은 그림 17-8에 나와있다. 고관절, 대퇴, 몸통, 머리, 팔까지 검사가 진행되는 데 골반까지 검사하면 자세 지지에 필요한 기초정보를 알 수 있다.

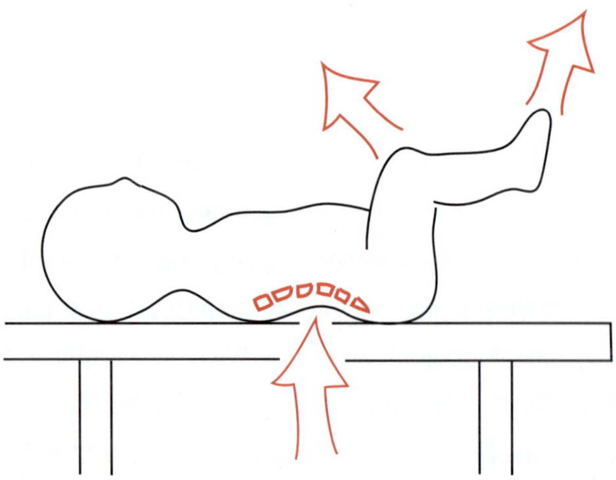

그림 17-7 물리치료사는 고관절과 무릎관절의 굴곡각도를 측정하면서 넙다리근육의 단축으로 인하여 요추 커브가 평평해지지 않는다는 사실을 확인해야 한다. *(From Bergen, A.F., Presperin, J., & Tallman, T.[1990]. Positioning for function: Wheelchairs and ather assistive technologies[p.14]. Vahalla, NY: Valhalla Reabilitation Publications. Adapted with permission.)*

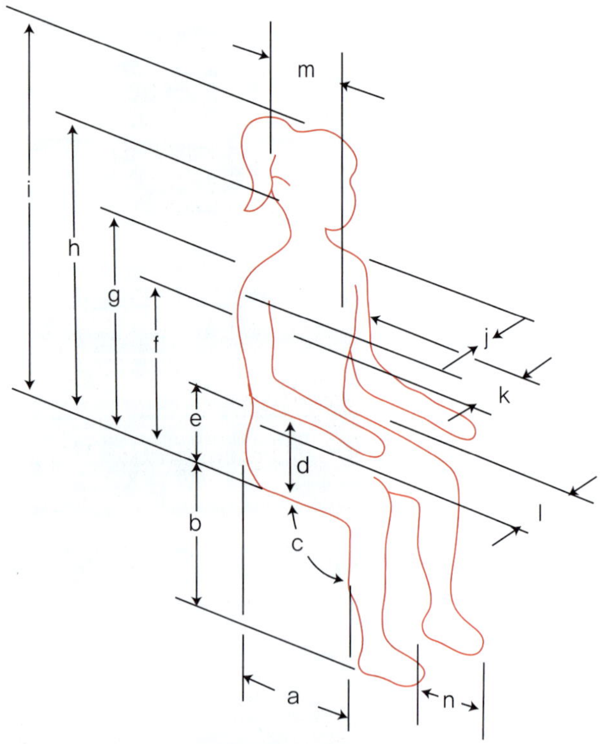

그림 17-8 앉은 자세에서 물리치료사는 다음 것들을 측정한다. (a) 고관절 뒤에서 오금까지(좌 · 우측); (b) 오금에서 발뒤축까지(좌우측); (c) 무릎관절 굴곡각도; (d) 좌석에서 늘어뜨린 팔굽까지; (e) 좌석에서 골반능선까지; (f) 좌석에서 겨드랑이까지; (g) 좌석에서 어깨정점까지; (h) 좌석에서 뒤통수(후두부)까지; (i) 좌석에서 머리정점까지; (j) 어깨 넓이; (k) 가슴넓이; (l) 고관절 넓이; (m) 몸통깊이; 그리고 (n) 발길이. *(From Bergen, A.F., Presperin, J., & Tallman, T.[1990]. Positioning for function: Wheelchair and other assisstive technologies[p.17]. Vahalla, NY: Valhalla Reabilitation Publications. Adapted with permission.)*

골반(Pelvis)

앉은 자세에서 당신의 엄지손가락으로 위앞엉덩뼈가시(전상장골극, ASIS)를 만져서 골반이 수평인지 관찰하는 것부터 이학적 검사가 시작된다. 엄지손가락의 위치가 수평이면 아동의 골반도 수평인 것이다. 엄지가 수평이 아니면 골반이 비틀어져 있다는 것을 나타낸다. 그 이외에도 한쪽 엄지의 끝이 다른 엄지보다 앞으로 나와 있게 되면 이는 골반이 회전되어있음을 나타낸다(그림 17-9). 처음에 만일 엄지의 위치가 수평이 아니거나, 한 엄지가 다른 엄지보다 앞으로 나온다면 물리치료사는 아동을 다시 앉힘으로써 아동의

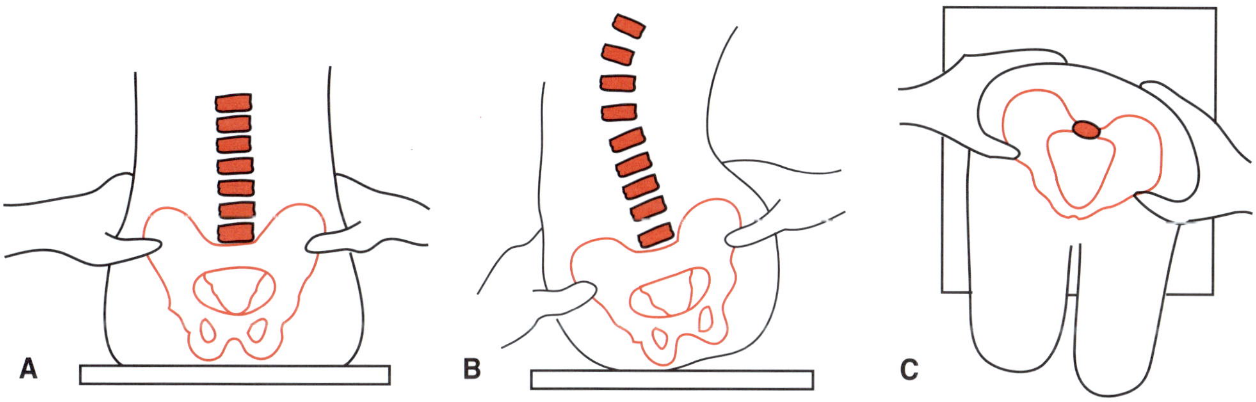

그림 17-9 흔한 골반위치; (A) 중립적 골반, (B) 경사진 골반, 그리고 (C) 회전된 골반(Courtesy of Corinne Vance).

중립적 정렬을 이룰 수 있는지 보아야 한다. 이렇게 해도 발견된 자세 불균형이 해소되지 않으면 골반의 변형에 앉는 시스템을 맞추도록 해야 한다. 골반의 변형을 알아내는데 양측 ASIS의 서로에 대한 위치가 매우 중요하다.

어떤 아동은 지지 없이는 골반을 중립 자세로 유지할 수 없다. 그러므로 치료사는 안전성을 위하여 골반을 지지해 줄 것을 첨가한다. 골반 자세 벨트(좌석벨트 혹은 허리벨트)는 골반을 안정시키기 위한 가장 흔한 지지이다. 물리치료사는 골반 벨트가 휠체어 어디에 놓이게 되는지 그 각도를 면밀히 평가하고 아동과 양육자가 손쉽게 풀 수 있는지 점검해야 한다. 일반적은 룰은 벨트가 45° 각도로 위치하게 한 것이다. 이는 골반/넙다리뼈(대퇴골) 각도를 양분하는 위치인데 골반을 중립적으로 유지시켜 준다(그림 17-10a). 어떤 경우는 아동이 추가적인 안정화가 더 필요한 자세인데도 불구하고 손을 뻗기를 원할 때, 이때는 골반을 앞으로 옮길 필요가 있다. 만일 이것이 아동이 요구하는 것이라면 이때는 90° 에 가깝게 골반 벨트를 하는 것이 좋다(그림 17-10b). 골반 벨트를 너무 높게 매면 골반이 뒤쪽으로 경사지게(posterior pelvic tilt)(그림 17-10c)(Bergen 등, 1990) 된다. 기타 골반 지지 장치는 전상장골극하 고정 막대(sub-ASIS bar)와 슬관절 전면 고정장치(anterior knee blocks)가 있는 것도 있다(Rigby, Reid, Schoger, & Ryan, 2001).

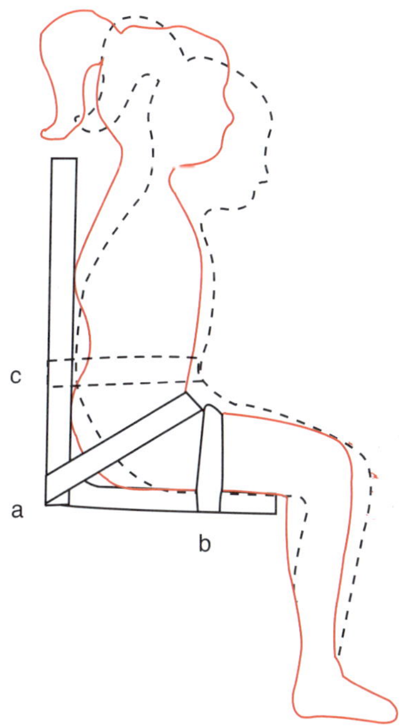

그림 17-10 세 가지의 좌석 벨트종류: (a) 45° 각도의 골반벨트, 중립성 골반을 유지해준다, (b) 90° 각도의 벨트로 안전성과 앞으로 기울일 수 있게 해준다, (c) 벨트의 위치가 너무 높기 때문에 골반이 뒤로 경사지게 된다. *(Courtesy of Corinne Vance.)*

엉덩관절(고관절)(Hips)

고관절의 ROM은 휠체어 좌석과 등 사이의 각도를 결정하는데 매우 중요하다. 앙와위에서 골반 자세를 검사할 때 치료사는 고관절의 굴곡과 무릎관절의 신전이 골반 위치에 어떤 영향을 미치는지 면밀히 주의해야 한다. 이러한 요인들은 이동 기구와 앉는 시스템 안에서 좌석과 등받이 각도와 무릎관절 각도를 결정하는데 고려된다. 고관절 굴곡이나 무릎관절 신전이 골반의 움직임에 영향이 별로 없는 아동은 심하게 제한이 있는 아동보다 지지를 덜해주어도 된다. 신체 장애가 있는 아동은 고관절 굽힘근 및 폄근, 넙다리근이 종종 단축되어있기 때문에 골반이 앞쪽이나 뒤쪽으로 기울어져 이 변형에 대응하려면 좀 더 많은 지지가 요구되기 때문이다. 고관절 움직임을 보려면 중립으로 골반을 유지하면서도 아동이 고관절을 90° 구부릴 수 있는지 물리치료사가 검사해본다. 만일 고관절을 90° 구부리지 못하면 좌석과 등의 각도를 고관절의 제한된 굴곡에 맞춰주기 위해 좌석을 뒤쪽으로 경사지게 하여야 한다.

대퇴부(Thighs)

대부분의 아동들은 대퇴부를 약간 외전한 상태로 앉는 것이 바른 자세이다. 아동의 대퇴부 자세를 검사할 때 치료사는 아동의 대퇴가 서로 붙어있지 않은지 너무 벌어져 있지 않은지 관찰하여야 한다. 대퇴끼리 너무 가깝게 붙어있으면 근육의 불균형 혹은 근육이 경직되어 대퇴를 서로 붙어있게 하고 있다는 것을 가리킨다. 대퇴가 너무 벌어져 있으면 종종 이는 근육의 약화 혹은 낮은 근긴장도를 의미한다. 대퇴의 자세이상을 조절하기 위하여 외측과 내측 대퇴지지대(모음근과 벌림근 지지대)가 고안되었다. 외측 대퇴지지대는 아동의 다리를 내전되게 도와주고 내측 대퇴지지대는 다리를 중립자세 혹은 약간 외전된 상태로 해준다. 내측 대퇴지지대는 모음근의 단축을 스트레치하거나 의자에서 아동이 앞으로 미끄러져 떨어지는 것을 예방해주지는 않는다. 앉는 시스템 안에서 고관절이 외측으로 움직이지 못하도록 대전자를 가로질러 외측에서 힘을 가해주는 고관절 보호대가 만들어졌다.

무릎관절 및 발 지지대(Knee and Foot Supports)

아동의 무릎관절 움직임을 검사할 때 치료사는 넙다리근의 단축이 고관절 움직임과 골반 위치에 미치는 영향을 생각해보아야 한다. 넙다리근은 고관절과 무릎관절 모두에 걸쳐 있으므로 넙다리근이 단축된 경우 다리를 쭉 펴면, 고관절도 같이 신전되는 원인이 되어 골반을 뒤쪽으로 기울어지도록 끌어당긴다. 발판의 각도는 고관절을 구부리고 골반을 중립으로 유지하면서도 무릎이 움직일 수 있는 정도에 따라 결정한다. 넙다리근이 단축되어 있을 때 앉는 시스템의 발판이 너무 멀리 달려 있으면 고관절과 골반이 중립적으로 정렬할 수 없게 된다. 그 이외에도 대퇴가 좌석위에 놓여있는 동안 발판의 높이는 발 전체를 지지할 수 있게 조절해야 한다.

대부분의 이동 기구에서 다리와 발 지지대는 선택사양이다. 휠체어 발판의 사양은 발판행거(hanger), 발판(footplate), 그리고 부속품이다. 발판의 행거 각도가 적절한 자세를 위해 매우 중요하다. 물리치료사는 아동의 무릎관절 각도를 보고 발판 행거의 각도를 결정한다. 규격화된 발판 행거는 일반적으로 60° 혹은 70°인데 종종 의자에서 너무 멀어 넙다리근의 단축이 있는 경우에 별로 도움이 되지 않는다. 대부분의 의자들은 80°, 90°, 올림장치 그리고 관절구축용 플랫폼 등 현재 다양한 선택사양이 있다. 아동의 넙다리근육의 단축이 심할 수록 의자에 발판이 더 가까이 위치해 있어야 한다. 극단적인 경우 넙다리근의 단축이 아주 심한 경우에는 발판을 바로 의자아래에 놓이게 하는 각도로 맞춘다(그림 17-11). 발판의 여러 사양이 가능하며 발판 행거에 부착할 수 있다. 옵션에는 개별적인 것, 단단한 것, 젖힐 수 있는 것, 조절가능한 각도 그리고 움직일 수 있는 것 등이 포함된다(그림 17-12). 아동의 다리길이가 차이난다면, 치료사는 따로따로 된 발판을 주문하여 다리길이 차이에 적응되도록 한다. 아동이 독립적으로 휠체어를 타고 내릴 수 있으면, 젖힐 수 있는 발판으로 해야 이를 방해하지 않는다. 아동에게 족저굴곡 변형이나 배부굴곡 변형 같은 구조적인 발의 변형이 있으면, 발판 각도를 조절가능한 것을 선택하여 발의 전체를 지지해줄 수 있도록 한다. 기타 다리/발을 지지해주는 부속품들은 종아리 패드, 종아리 스트랩, 발뒤축 고리, 발 스트랩, 그리고 신발고정기가 있다. 대부분의 다리/발 지지 부속품들은 다음 기능 중 한 가지를 담당한다. (1) 발이 발판 뒤로 미끄러져 떨어지는 것을 방지한다. (2) 발판 위의 발을 안정되게 한다.

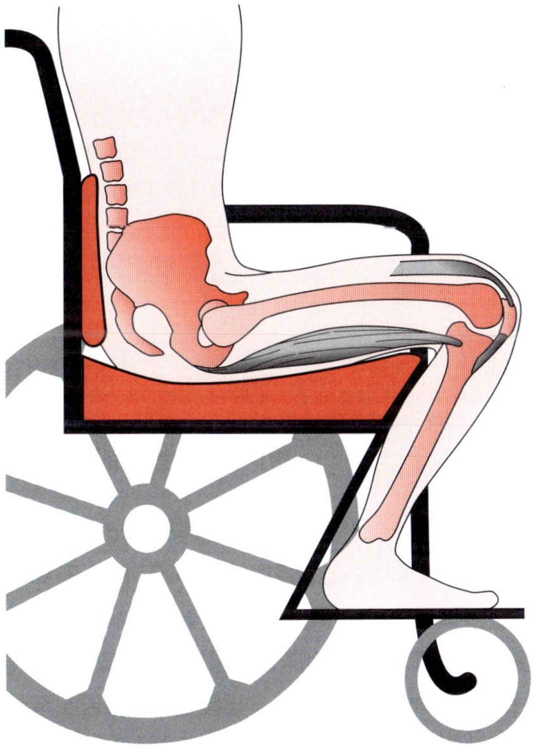

그림 17-11 넙다리 근육의 단축이 있을 때 발판을 의자 밑에 두는 각도로 두고 단축에 적응하도록 하여 골반을 중립위치에 있게 한다.

몸통(Trunk)

골반과 하체에 일단 훌륭한 지지 토대가 마련되면, 몸통, 머리, 팔의 자세를 좀 더 세밀히 검사한다. 물리치료사는 아동 신체 뒷부분을 따라 지지를 해주면서 몸통 자세를 잡아주기 시작한다. 그리고 측면, 그리고 앞쪽을 검사한다. 골반, 몸통, 그리고 하체의 안정을 위하여 후면을 지지(좌석과 등 쿠션) 해주어야 한다. 몸통의 지지에는 측면의 몸통지지(측만증 패드)와 앞면의 몸통지지(가슴 스트랩, 어깨 하니스, H-스트랩)를 흔히 사용한다. 측면의 몸통 지지의 중심은 골반위에 있고 몸통의 가변적인 변형을 교정해준다. 앞면의 몸통 지지는 등뼈(흉추) 부분의 신전을 촉진해 주어 등받이에 능을 기대고 앉을 수 있게 해준다.

머리(Head)

앉는 시스템에 일단 아동의 고관절, 골반, 그리고 몸통이 잘 위치하게 되면 아동의 머리는 저절로 중립으로 똑바르게 놓이게 되는 일이 흔하다. 그러나 몸통이 중립자세로 잘 지지된 후에도 특수하게 머리 지지가 필요한 아동이 있다. 환경에 눈으로 집중하는 능력에 머리의 위치가 영향을 주기 때문에 심한 신경근육 장해를 가진 아동에게 머리위치는 매우 중요하다. 특수 머리 지지대는 몸통 지지대와 같은 방식으로 사용되어야 한다(후면을 처음으로, 다음 측면을, 마지막으로 앞면을 지지함). 대부분의 머리받침은 머리뒤쪽과 목을 한꺼번에 받쳐준다. 많은 경우 목 지지대를 머리지지대에 덧붙여서 뒤통수 바로 아래에 대도록 하여 경추를 지지해준다. 머리 뒤쪽 지지대는 아동을 지지해주어야 할 면적에 따라 그 크기가 달라진다. 장애가 심한 아동은 옆과 앞쪽으로도 머리, 목 지지대가 필요할 수 있다(그림 17-13). 머리 뒤쪽 지지대가 주변시각을 방해하는 경향이 있어 아동의 요구에 부응하지 못할 때 옆과 앞쪽 머리, 목 지지대들을 부착할 수도 있다. 머리 받침대는 흔히 심한 지체장애를 가진 아동의 전동휠체어의 조절장치, 의사소통 조절장치 그리고 컴퓨터 조절장치로서의 역할도 한다.

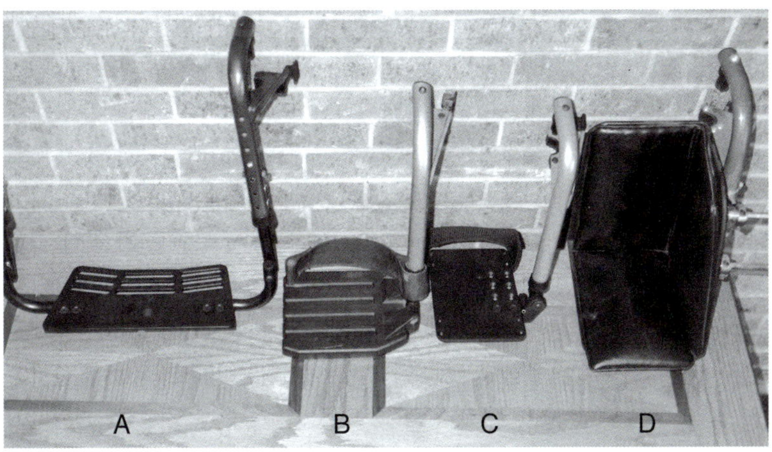

그림 17-12 발판의 다양한 사양: (A) 하나로 이루어진 발판이 부착된 90° 행거, (B) 각각 발판으로 구성된 60° 행거, (C) 개별적으로 각도조절이 가능한 발판이 달린 90° 행거, 그리고 (D) Miller의 단단한 footbucket이 달린 70° 행거.

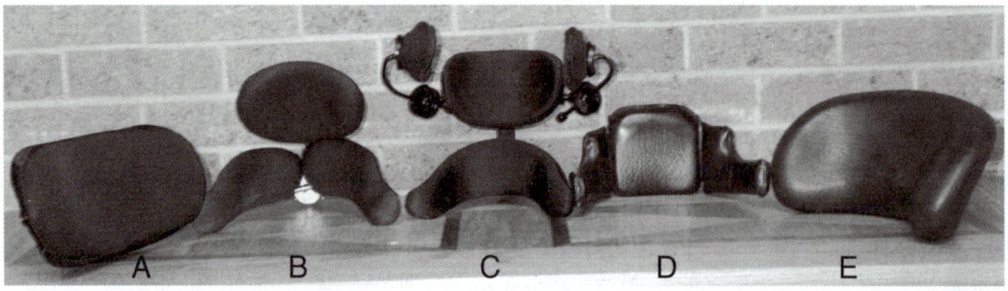

그림 17-13 머리 지지대의 다양한 사양들. (A) Whitmyer Plush 1, (B) Whitmyer SOFT-1, (C) Stealth, (D) AEL Tri-Pad 머리지지대, 그리고 (E) OppoBock Combination 머리/목 지지대

팔(Arms)

앉는 시스템에서 최종 고려해야 할 디자인은 팔의 자세이다. 물리치료사는 아동의 팔을 앞으로 위치하도록 지지해주어야 한다. 팔걸이와 트레이의 높이와 각도는 아동의 팔 위치에 영향을 미친다. 그러므로 알맞게 조절해주어야 할 필요가 있다. 가장 흔히 사용되는 팔 지지대는 팔걸이와 트레이이다. 대부분의 휠체어에서 팔걸이 사양은 책상길이, 전체 길이, 고정된 높이, 조절가능한 높이, 고정된 것, 떼낼 수 있는 것, 그리고 옆으로 젖힐 수 있는 것 등 여러 가지가 있다; 여러 다양한 모양과 스타일이 있다. 휠체어를 스스로 밀 수 있는 아동은 팔걸이가 필요없을 수도 있어 팔걸이를 부착하지 않는다. 아동이 트레이를 사용한다면 트레이가 안전하게 팔걸이에 설치되어야 하므로 종종 팔걸이가 필요하다. 트레이는 견관절의 움직임이 제한되고 상체의 근력이 약한 아동에게 추천된다. 쉽게 접근이 안되는 환경에서는 트레이위에서 밥을 먹고, 놀고, 공부하게 된다.

시뮬레이션(Simulation)

기록을 검토하여 알게 된 소견에 바탕하여 아동과 가족을 인터뷰하고 이학적 검사를 한 후 물리치료사는 이제 각각 다른 앉는 시스템을 시뮬레이션한다. 앉는 시스템 시뮬레이터(그림 17-14)는 상품화되어있고 직선적인 구성요소(linear component), 좌석각도, 모양 등을 쉽게 조절할 수 있게 되어있다. 시뮬레이터가 있으면 이를 통하여 물리치료사는 뒤로 넘어가는 좌석과 이의 몸통과 머리 자세에 대한 효과를 쉽게 평가할 수 있게 된다. 이는 아주 심한 신체 장애의 아동을 검사하는데 특히 유용하다.

시뮬레이션은 두, 세 가지의 상품화된 앉는 시스템을 아동에게 시도해보는 것만큼 간단한 과정이다. 그렇지 않은 다른 상황에서는 최적의 자세를 결정하기 위해 아동의 몸에 맞게 즉각 만들고 좌석-등받이 각도와 뒤로 넘어가는 좌석을 다양한 각도로 조절하는 등의 과정을 포함할 수도 있다. 앉는 시스템을 시뮬레이션할 때는 물리치료사는 아동이 똑바르게 앉고 환경에 따라 하게 되는 활동에 참여하기에 필요할 만큼만 지지를 해주어야 한다.

이동(Mobility)

장애아동은 환경내에서 종종 자유로이 움직일 수가 없다. 이동의 최종 목표는 제시된 시간내에 한 장소에서 다른 장소로 이동한 후에도 새로운 환경 안에서 기능할 수 있을 만한 에너지가 여전히 남아있게 하는 것이다. 아동이 이동하는 구성요소를 고려할 때 팀은 아동이 한 장소에서 다른 장소로 독립적으로 이동할 수 있는지 생각해야 한다. 팀은 앞으로의 환경과 가능한 독립성에 대해서도 고려해야만 한다. 워커, 목발, 지팡이 그리고 손으로 조작하는 전동 휠체어와 같은 이동보조기구들은 아동의 독립성을 증진시킨다(그림 17-2, 17-15 ~17-18). 표 17.2에는 아동을 위해서 물리치료사가 보행 보조기구를 선택할 때 고려해야 할 것들이 나와 있다.

장애아동들은 다양한 이동 보조기구를 사용한다. 예를 들어, 척수손상 아동과 척수형성 이상증이 있는 아동이 사용하는 이동보조 기구는 손상의 위치와 연령에 따라 다르다. T11에서 L2의 손상이 있는 아동이 실내에서 이동하려면 장족보조기나 전완 목발과 함께 한쪽 한쪽 번갈아 내딛는 교차(reciprocal)적인 보행 보조기를 사용할 수도 있다. 반면 L3부터 S2 손상의 아동은 단족보조기와 전완 목발 혹은 지팡이 정도가 필요하다. 소수의 소아 류마티스 관절염 환아들에서 하지의 통증, 구축, 근약화가 있어 효율적인 체중지지가 불가능할 때 Lofstrand 목발이나 바퀴달린 워커를 사용한다. 선천성 다발성 관절 굽은증 환아들이 지역사회

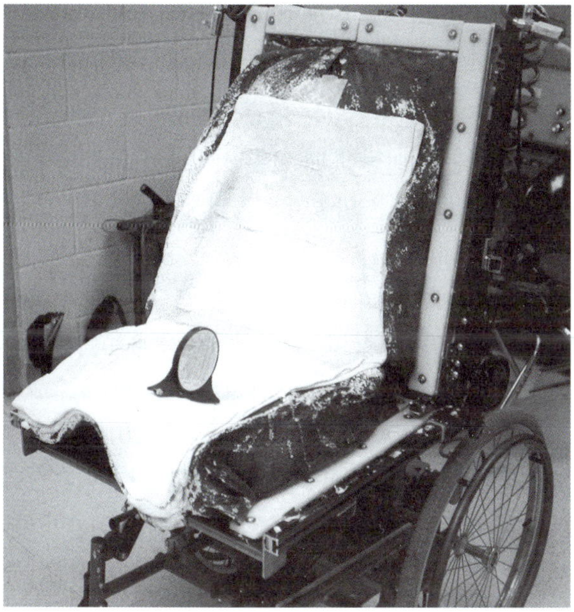

그림 17-14 Tallahassee Therapeutic사의 Flamingo 앉는 시스템 시뮬레이터.

에서 효과적으로 이동하기 위해서는 종종 전동 휠체어가 필요하다. 뇌성마비아들은 수동 휠체어 혹은 전동 휠체어로 효율적으로 이동한다. 독립적으로 걸을 수 있는 뇌성마비아나 척수막 탈출증 환아들도 점점 성장하여 또래에 보조를 맞추어 더 빨리, 장거리를 이동하려면 전동 휠체어 같이 보완적인 이동도구를 필요로 한다(Davis & Sullivan, 2005;Franks, Palisano, & Darbee, 1991).

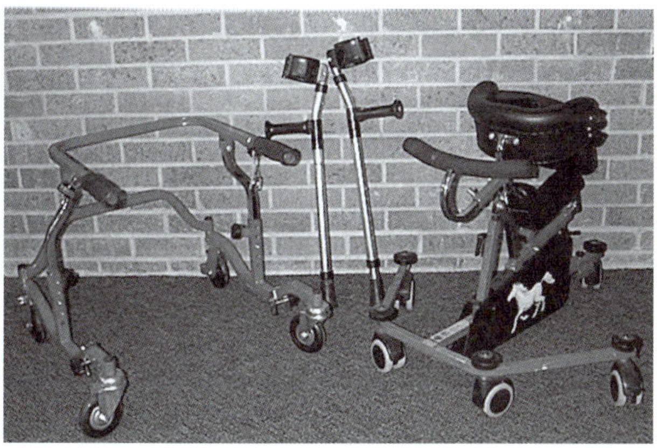

그림 17-15 이동 보조기구. 좌측에서 우측으로: Wenzelite reverse 워커, Lumex 전박 목발, Pony 복와위 지지 워커.

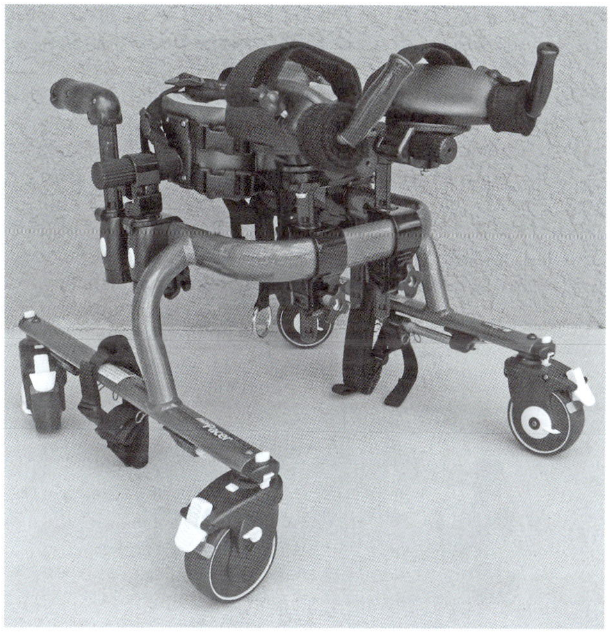

그림 17-16 이동 보조기구. Rifton Pacer 보행 훈련기.

이전에 말했듯이 환경적인 요구에 따라 각각 다른 이동 보조기구를 사용하게 된다. 워커를 사용하여 집과 학교, 실내에서 단거리를 걸을 수 있는 아동도 실외와 지역사회에서 장거리, 오랜 시간 이동하려고 할 때는 전동휠체어를 이용한다.

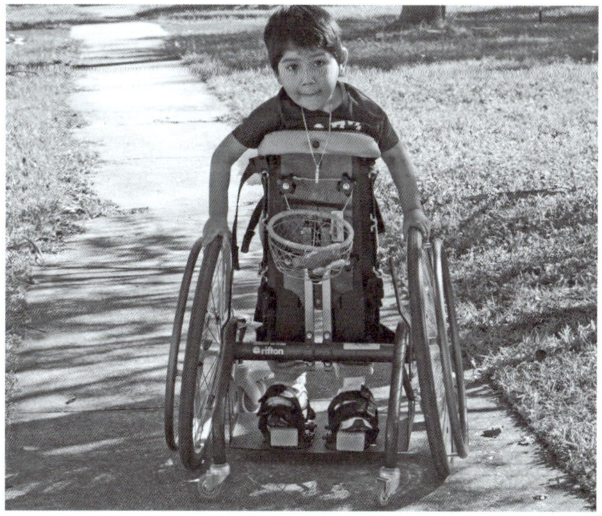

그림 17-17 이동 보조 기구 Rifton 모바일 복와위 기립대.

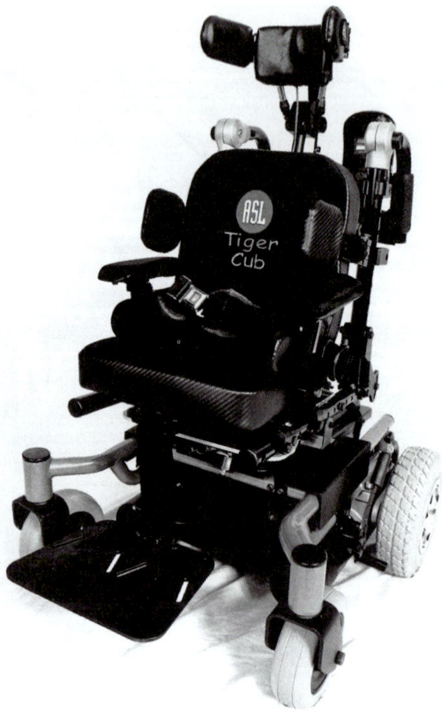

그림 17-18 전동 이동 기구. Invacare/ASL Tiger Cub.

이동이 발달의 다른 측면에 미치는 영향 (Effects of Mobility on Other Aspects of Development)

이동경험이 제한되어있는 아동은 종종 다른 발달영역에서도 뒤처지는데 이동할 때 다른 사람에게 의존해야 하기 때문이다. 치료사들은 아동이 걷게되기를 기다리면서 수년간을 지나쳐 버릴 수는 없다. 왜냐하면 운동기술은 생후 첫 3년안에 빠르게 발달하며 좀 더 나은 학습, 사회화 그리고 심리학적 발달을 위한 다리가 되어주기 때문이다(Jones 등, 2003; Lynch, Ryu, Agrawal, & Galloway, 2009; Ragonesi, Chen, & Agrawal, & Galloway, 2010).

치료사는 아동의 이동을 확대시켜, 움직이지 않음으로써 야기되는 퇴행적인 효과를 최소화하거나 예방해야만 한다. 이동을 확대하기 위한 장비에는 워커, 지팡이, 목발, 사다리형 프레임, 보행 프레임, 부목, 보조기, 세발자전거, 두발자전거, 그리고 수동, 전동 휠체어가 있다. 이동을 확장시도할 때 보행의 발달을 방해하는 측면보다는 지속적인 발달과 독립성을 증가시키는 도구로써 생각해야 한다(Butler, 1997; Jones 등, 2003; Lynch 등, 2009; Ragonesi , 2010).

표 17.2 아동 보행 보조기의 선택

기구	장점	단점
지팡이(cane)	작다 한 손만 사용해도 됨 안정성을 높이기 위해 네발 지팡이 사용 체중지지에 따른 통증 감소에 좋음	지지 범위가 작다 견딜 수 있을 정도로만 체중지지가 안전함 순서적인 동작 협응이 필요함
목발	빨리 이동할 수 있음 계단을 오르고 내릴 수 있음 체중 지지하지 않거나(NWB) 부분 지지(PWB)만 할 수 있음 저렴함 손으로 잘 다룰 수 있음	지지범위가 좁다 순서적인 동작협응이 필요함 양손을 사용해야 함 균형이 많이 요구됨 팔과 정상다리의 근력이 상당히 요구됨 최소한 침범된 다리의 근력이 fair는 되어야 함
워커	매우 안정성 있음 순서적인 동작이 최소임 NWB과 PWB이 가능함 어린 아동도 사용할 수 있음 바퀴를 달아 좀 더 쉽게 다룰 수도 있음	계단에서는 다룰 수 없음 목발보다 크고 거추장스러움
보행 훈련기	안정성이 좋음 자세 안정성이 좋지 않은 아동도 사용할 수 있음 일정하게 체중지지를 유지할 수 없는 아동도 사용가능함 장거리에 좋음	거추장스러움 자동차나 대중교통으로 운반이 쉽지 않음 집에서 다루기가 어려움 계단에서 사용하기 어려움 구입 비용이 비쌈

이동 기구의 종류(Types of Mobility Bases)

이동보조기구의 도움없이는 혼자 걸을 수 없는 아동은 환경내에서 이동하려면 흔히 휠체어에 의존한다. 아동의 욕구는 성장과 발달로 인하여 시간에 따라 변한다; 그러므로 AT가 아동들의 발달을 증진시키고 지지해주는 것이 확실한 조절가능한 시스템 혹은 여러 시스템에 대한 절박한 욕구가 아동생활속에 있다. 물리치료사는 아동에게 언제 "생애 처음의 의자"가 필요한지 대해 가족과 함께 결정한다. 정상으로 발달하는 아동들 대부분은 12개월~15개월 사이에 독립적으로 이동하기 시작한다(직립 자세). 장애아동이 만일 이 연령까지 자기 스스로 독립적 이동을 하지 못한다면 물리치료사는 가족을 도와 아동의 이동을 확대하여 가장 독립적이고 기능적이 되도록 도움이 될 이동 기구를 선택한다(Jones 등, 2003). 처방할 때 필수적으로 고려해야 할 휠체어의 특성은 전진하는 방식(수동 혹은 전동), 프레임 형태(접을 수 있는 것, 접을 수 없는 것), 크기, 그리고 모델이다. 물리치료사는 특정 의자를 처방하기 전 이동기구의 이 모든 특징들을 주의깊게 검토해야 한다(McDonald 등, 2003). 치료사들은 이동기구가 모든 구성요소를 갖추고 있는지 이동 기구의 특성들을 아동과 가족과의 인터뷰, 기록지 검토, 이학적 검사의 결과에 맞추어본다. 팀 구성원들은 또한 이동 기구와 앉는 시스템이 배달 되어오면 아동의 요구사항에 맞는지 점검한다. 이동 기구는 전진하는 방식에 따라 두 가지 범주로 나눌 수 있다; 수동형과 전동형이다. 수동형 휠체어는 독립적 이동과 의존형 이동 의자로 더 나눌 수 있다. 한 장소에서 다른 장소로 옮길 때 다른 이들에게 의존하는 아동들은 의존형 의자를 사용한다.

독립적 이동을 위한 수동휠체어 독립적 이동을 위한 휠체어는 프레임 형태, 크기, 모델 등이 아주 다양하다. 대부분 접을 수 있어 운반이 용이하다. 휠체어의 무게는 앞으로 나가는데 영향을 주므로 특히 어린 아동들에게는 중요한 요인이다. 의자들은 일반적으로 무게에 의해 표준형, 경량, 극소경량급 프레임으로 나눈다.

표준형 휠체어는 무게가 45파운드(약 20kg) 이상이며, 종종 장애아동이 밀기가 어렵다. 그것들은 일반적으로 운반할 때에 접을 수 있지만 효율적으로 휠체어를 미는데, 아동의 성장에 따라 잘 조절되지 않는다. 경량급 휠체어는 일반적으로 무게가 30파운드(약 13kg)에서 36파운드(약 16kg)이며 휠체어가 전진하는 것과 아동의 성장에 따라 조절사양이 있는 휠체어이다. **경량급 휠체어**는 보통 뒷바퀴의 위치를 조절할 수 있어 아동이 밀 때 뒷바퀴에 손이 닿을 수 있다. 일반적으로 좌석의 넓이, 깊이, 그리고 등 받침대의 높이를 조절할 수 있게 되어있다. 프레임의 조절은 아동에게 특히 중요하다. 현재 크기를 조절할 수 있지만, 이후의 성장에도 맞출 수 있는 가변성이 있어야 한다. **극소경량급 휠체어**는 무게가 30파운드 이하이다. 이 범주에 속하는 휠체어는 접을 수 있거나 고정된 의자이다. 접을 수 있는 프레임은 가족이 운반할 때 장점이 있다. 접을 수 있는 프레임에는 X 자 프레임 혹은 뒤로 접을 수 있는 형태가 있다(그림 17-19). *접을 수 있는 프레임*에는 "탄력밴드"(flex)가 들어있어 미는데 더 힘이 든다. 고정된 프레임은 아동이 더 쉽게 잘 밀 수 있다. 그러나 가족이 운반하려면 밴이 필요하거나 학교나 집 밖에서 사용할 여분의 의자가 있어야 한다.

의존적 이동을 위한 수동 휠체어 의존성 이동을 위한 수동 휠체어는 독립적으로 자신의 휠체어를 밀 수 없는 아동에게 가장 흔히 사용된다. 가족 중 한 사람이 휠체어를 밀어서 아동의 이동을 돕는다. 그러므로 의존형 휠체어를 고를 때에는 가족이 그 휠체어의 "사용자"가 되는 것이다. 독립적인 이동을 위한 수동 휠체어와 마찬가지로 다양한 프레임 형태가 가능하다. 의존형 이동을 위한 수동 휠체어는 일반적으로 뒤로 젖힐 수 있는 tilt-in-space 휠체어와 유모차(stroller)로 나눈다(그림 17-20).

수동형 **tilt-in-space 휠체어**는 주변 환경에 프레임을 맞출 수 있게 되어있다. 아동은 욕창방지를 위하여 하루 내내 자세를 바꿔야 되기 때문에 뒤로 젖혀지는 휠체어가 필요할 수도 있다. 목과 몸통이 조절되지 않고 심각한 근골격계 장해가 있고 지구력이 많이 떨어진다면 역시 뒤로 젖혀지는 휠체어가 좋다. 다른 사람과 시각적 상호반응의 기회가 줄어드는 것을 막기 위하여 뒤로 젖혀지는 휠체어를 사용할 때 팀은 아동의 시각적 인지상태를 고려해야 한다. 앉는 시스템에 수평적 시각 추시를 촉진하기 위해 가능한 한 너무 많이 젖히지 않도록 그 정도를 제한하기 위하여 프레임의 다른 부분의 조절이 필요하다.

뒤로 젖혀지는 휠체어는 좌석-등받이 각도가 조절 가능하다. 고관절 움직임이 제한된 아동(고관절 굴곡이 90°가 안 되는 아동), 넙다리근육이 단축된 경우, 구조적인 후만증,

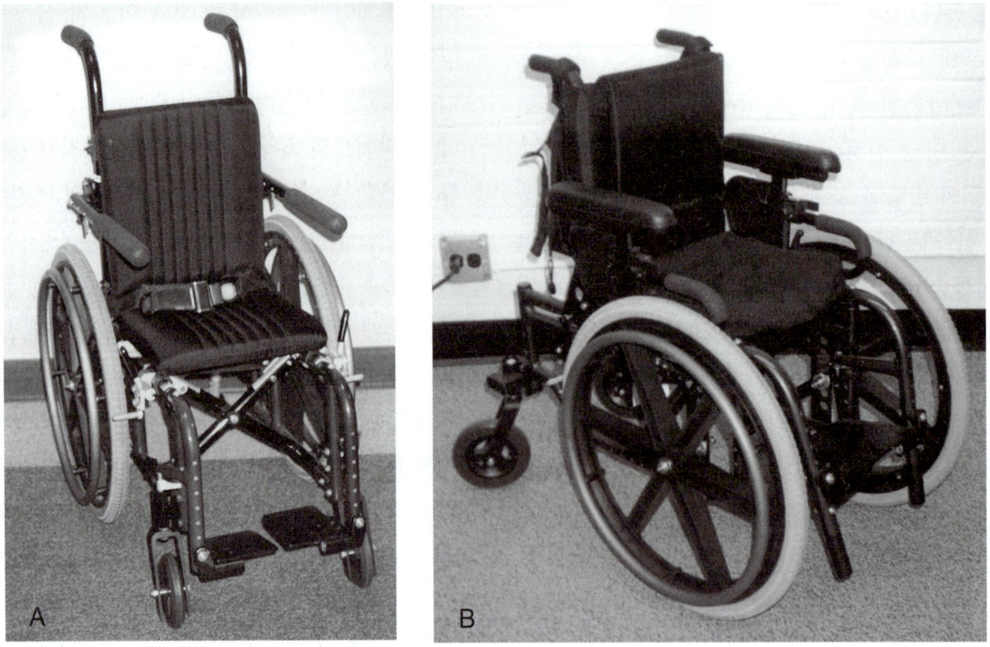

그림 17-19 (A) X-프레임의 Zippie 2 수동 소아휠체어, 그리고 (B) 접을 수 있는 Zippie GS 수동 소아휠체어.

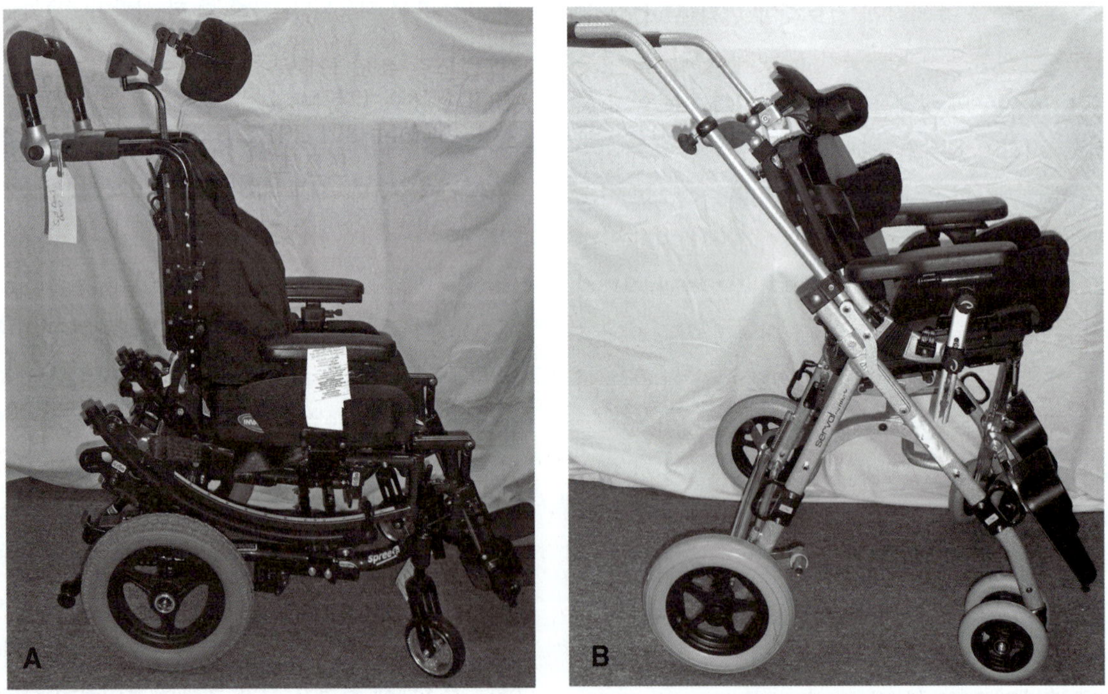

그림 17-20 (A) Invacare Spree 3G tilt-in-space 휠체어, (B) R82/Snug Seat의 여러 유모차.

피로나 중력의 영향 때문에 똑바로 앉을 수 없는 아동을 위해서는 조절가능한 의자-등받이 각도가 매우 중요하다. 좌석-등받이 각도를 조절할 수 있는 수동형 휠체어는 일반적으로 구조적으로 변형된 골격변화에 맞출 수 있기 위하여 등받이의 눕히는 각도를 90°에서 120°까지 조절할 수 있다.

유모차(Stroller)는 매우 어린 아동을 위해 고안된 것이다. 어린 아동의 부모는 처음 받는 이동 기구가 유모차일 때 휠체어 같아 보이지 않아 더 반기는 듯하다; 그러나 치료사들은 이동 기구로 가능한 옵션을 모두 제공해야 할 것이다. 유모차는 운반 시 종종 쉽게 접을 수 있어 많은 부모들의 선호한다. 쉽게 접을 수 있는 유모차는 그러나 올바른 자세를 위한 강한 지지가 되도록 고안된 것은 아니다. 그러므로 심한 지체장애가 있는 아동에게는 좋지 않을 수도 있다. 오늘날 많은 상품화된 유모차들은 단단한 좌석과 등받이로 고안되어 다양한 자세 잡아주는 구성요소를 옵션으로 할 수 있다. 그것들은 또한 개별맞춤용 앉는 시스템에 부착할 수도 있다. 큰 아동은 유모차를 계속 사용하지는 않으려 한다. 그러므로 유모차는 어린 아동 혹은 다른 아동들의 이동 시 백업 수단으로 사용하는데 국한된다.

전동 이동 기구(Powered Mobility Bases)

수동 휠체어를 독립적으로 조작할 수 없으나 독립적인 이동이 목표인 아동에게 전동 이동 기구를 고려해야 한다. 결코 보행을 할 수 없을 아동, 보행이 비효율적인 아동, 진행성 신경근육계 질환이나 외상으로 능력이 감퇴된 경우는 전동 이동 기구를 위한 평가를 해보아야 한다. Hays (1987)는 인지와 운동기술사이에 차이가 많이 나는 아동에게는 전동 이동기구를 주어야 한다고 믿는다. 정상발달 중인 8–9개월의 아기는 기고, 12개월의 유아는 걸을 수 있다; 그러나 12개월 수준의 인지가 있는 아동으로 움직일 수 없는 아동은 자신의 인지와 운동기술간의 차이가 크다. 이러한 아동들은 움직이지 못하는 것으로부터 오는 발달학적 문제를 고려할 때 특히 전동 이동기구에 대한 평가를 받아야 한다(Campos 등, 2000). 전동 이동수단을 소개하는 판단은 동기, 원인 결과에 대한 이해 정도, 주의력, 문제해결, 일정한 접근 방법의 확인을 포함한 많은 요소들을 평가한 팀의 결과에 달려있다(RESNA, 2008). 연령만을 생각해서 너무 어린 아동들이 전동 이동수단을 사용하는 것이 거부되고 있다. 그러나 7–12개월이라도 성공적으로 전동 이동수단을 사용하였다(Lynch 등, 2009; Zazula & Foulds, 1983).

전동이동수단에 대한 지속적 발달로 많은 장애아동이 독립성을 실현하게 되었다. 대부분의 전동휠체어는 모터와 바퀴가 연결된 직접 운전하는 의자이다. 직접 운전하는 의자에는 가장 많은 조절 선택사양이 있다. 어떤 것은 의자높이를 조절할 수 있거나 스탠딩 옵션도 있다. 기능을 향상시킬 뿐 아니라 자세를 바꿀 수 있어 욕창, 통증, 혹은 피로를 방지하도록 뒤로 넘어가는 전동 리클라인(recline) 시스템을 이 의자에 부착할 수도 있다.

스쿠터 및 부착된 배터리 팩은 아동이 선택할 수는 있지만 흔히 사용하지는 않는다. 스쿠터는 세 개 혹은 네 개의 바퀴가 달려있고 조절장치가 위치한 곳의 키의 손잡이로 조절한다. 스쿠터에는 조절 및 자세잡아주기/앉는 자세의 사양이 만족스럽지 않을 때가 많다. 스쿠터를 사용하려면 상지의 동작이 좋아야 하고 독립적으로 앉을 수 있는 균형이 있어야 한다. 스쿠터는 실외보다 실내에서 더 적당하다.

수동 휠체어 뒷바퀴 위에 배터리 팩을 부착하여 전동 이동 기구로 전환할 수 있다. 이것은 바닥이 평평한 실내용이고 움직임이 과한 실외용으로 만들어진 것은 아니다.

전동휠체어의 조절은 *Proportional* 조이스틱 혹은 마이크로 스위치 *microswitch*로 한다. 비록 다른 전자조절 체계가 가능하지만 전형적인 전동 휠체어는 조이스틱 기전으로 조절된다. 전형적으로 조이스틱은 팔걸이에 올려놓고 의자의 속도와 방향을 360° 안에서 조절한다. 또 다른 사양 및 다양한 크기의 조이스틱이 가능하다. Proportional 조이스틱을 조절할 수 없는 아동은 다른 전자조절 즉, microswitch로 조절이 가능하다. 전자조절의 종류에는 빨고 불어서 하는 것, 턱으로 조절하는 것, 머리로 조절하기 그리고 발로 조절하는 사양 등이 포함된다. Microswitch 조절은 한 방향(앞, 뒤로, 오른쪽으로, 왼쪽으로)으로만 휠체어를 움직이게 할 수 있는 네 가지 분리된 스위치로 구성되어있다. 그림 17.21은 인기있는 휠체어 조절장치를 보여주고 있다.

물리치료사는 다른 팀 멤버들과 협력하여 아동이 독립적으로 이동할 수 있도록 해주는 이동기구와 함께 제공해야 할 적절한 조절 시스템을 개발, 연구, 발표, 사용하는데 중요한 역할을 한다. 물리치료사의 공헌은 다음과 같다:

1. 수의적으로 잘 조절할 수 있는 가능성 있는 동작 패턴을 발견한다.
2. 조절장치를 조작하게 될 가능한 신체부분이 어디인지 확인한다.

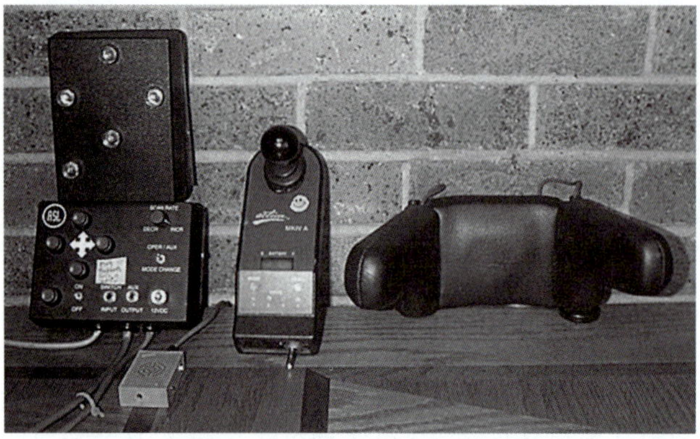

그림 17-21 휠체어 조절장치 사양 좌측에서 우측으로: ASL 싱글 스위치 방향스캔, ASL head array, 기본적 조이스틱.

3. 동작패턴과 가장 잘 맞아떨어지는 조절장치의 종류를 결정한다.
4. 가능한 사양들을 시도해보고 아동이 휠체어 조정 장치를 작동하고, 방향을 조절하고 손에서 장치를 놓는 능력을 평가한다.
5. 조절 장치를 어떻게 부착할까를 결정한다.
6. 시험해보는 동안 사양들의 효과에 대해 평가한다.

물리치료사는 수동 혹은 전동 휠체어 어느 것을 추천하든지간에 의자의 최종 세세한 부분까지 검토하기 위해 의료장비 제공자와 함께 일한다. 휠체어의 전반적인 크기와 아동의 현재 신체크기와 앞으로의 성장을 고려한 조절, 조작의 간편함, 해체성 그리고 운반뿐 아니라 좌석 각도, 발판, 팔걸이, 회전반경 같은 구성요소들의 적용성도 아동 및 가족과 함께 물리치료사와 장비 취급자가 함께 의논해야할 부분이다. 그러한 자세한 부분은 적절하고 이해할 수 있는 사용규칙 항목을 만드는데 아주 중요하다.

요약 / Summary

AT 도구 및 서비스로 장애아동이 친구들과 어울릴 수 있게 된다. 도구들은 독립성의 증진, 활동과 참여의 향상 그리고 장애아동의 삶을 발전시키도록 고안된다. AT는 아동의 신경근육, 근골격계 그리고 감각장해를 극복하고 그러한 장해로 초래된, 활동과 참여에의 이차적인 제한을 없애준다. 물리치료사는 AT의 선택, 구입, 개조, 주문받아 제작함, 그리고 모든 환경에서 필요한 AT를 효과적으로 사용하는 실행에 매우 중요한 역할을 한다. AT는 아동의 치료프로그램의 한 부분으로서, 치료사로서 책임지지 않아도 될 분리된 과제로 생각할 수는 없다. 물리치료사는 가족과 다른 팀 구성원들과 함께 AT 평가, 자금지원을 위한 서류작업, 아동에게 AT 훈련시킬 때 운동학습이론을 접목하기, 그리고 변화하는 아동의 욕구에 대해 AT가 계속 만족시킬 수 있는지 확인하기 위하여 이후의 경과도 관찰해야 한다. AT 도구들은 아동의 변하는 욕구만큼이나 빠르게 변하고 있다. 그러므로 물리치료사는 아동의 욕구에 부응할 수 있는 AT기구들에 대해 잘 알아야 한다. 임상의 다른 영역에서처럼 AT의 효과와 사용에 대한 지속적인 연구가 매우 중요하다.

토의문제들(Discussion Questions)

1. **AT 결정과정의 일환으로서 정보를 제공할 때 매우 중요한 요소는 무엇인가?**
2. **AT를 사용하는 아동을 훈련시킬 때 어떤 운동학습 원칙을 이용하여야 할까?**
3. **아동에게 권유할 앉는 시스템의 종류를 결정할 때 당신이 고려해야 할 것은 무엇인가?**
4. **아동에게 휠체어를 권유할 때 당신이 고려해야 할 요인은 무엇인가?**

권장도서(Recommended Readings)

Angelo, J. (1997). *Assistive technology for rehabilitation therapists.* Philadelphia: F.A. Davis.

Furumasu, J. (Ed.). (1997). *Pediatric powered mobility: Developmental perspectives, technical issues, clinical approaches.* Arlington, VA: Rehabilitation Engineering and Assistive Technology Society of North America.

Reed, P., & Lahm, E. (Eds.). (2004). *Assessing students' needs for assistive technology: A resource manual for school district teams.* Oshkosh, WI: Wisconsin Assistive Technology Initiative.

참고문헌(References)

Angelo, J. (2000). Factors affecting the use of a single switch with assistive technology devices. *Journal of Rehabilitation Research and Development, 37*(5), 591–598.

Bay, J.L. (1991). Positioning for head control to access an augmentative communication machine. *The American Journal of Occupational Therapy, 45*, 544–549.

Bergen, A.F., Presperin, J., & Tallman, T. (1990). *Positioning for function: Wheelchairs and other assistive technologies.* Valhalla, NY: Valhalla Rehabilitation Publications.

Beukelman, D., & Mirenda, P. (2005). *Augmentative and alternative communication: Supporting children and adults with complex communication needs* (3rd ed.). Baltimore: Paul H. Brookes.

Brown, D.A., Effgen, S.K., & Palisano, R.J. (1998). Performance following ability-focused physical therapy intervention in individuals with severely limited physical and cognitive abilities. *Physical Therapy, 78*(9), 934–947.

Butler, C. (1997). Wheelchair toddlers. In J. Furumasu (Ed.), *Pediatric powered mobility: Developmental perspectives, technical issues, clinical approaches* (pp. 1–5). Arlington, VA: Rehabilitation Engineering and Assistive Technology Society of North America.

Campbell, P.H., Milbourne, S., Dugan, L.M. & Wilcox, M.J. (2006). A review of evidence on practices for teaching young children to use assistive technology devices. *Topics in Early Childhood Special Education, 26,* 3–13.

Campos, J.J., Anderson, D.I., Barbu-Roth, M.A., Hubbard, E.M., Hertenstein, M.J., & Witherington D. (2000). Travel broadens the mind. *Infancy, 1*(2), 149–219.

Carlson, S.J., & Ramsey, C. (2000). Assistive technology. In S.K. Campbell, D.W. Vander Linden, & R.J. Palisano (Eds.), *Physical therapy for children* (2nd ed., pp. 671–708). Philadelphia: W.B. Saunders.

Caulton, J.M., Ward, K.A., Alsop, C.W., Dunn, G., Adams, J.E. & Mughal, M.Z. (2004). A randomized controlled trial of standing programme on bone mineral density in non-ambulant children with cerebral palsy. *Archives of Disease in Childhood, 89,* 131–135.

Chung, J., Evans, J., Lee, C., Lee, J., Rabbani, Y., Roxborough, L. & Harris, S.R. (2008). Effectiveness of adaptive seating on sitting posture and postural control in children with cerebral palsy. *Pediatric Physical Therapy, 20,* 303–317.

David, K.S., & Sullivan, M. (2005). Expectations for walking speeds: Standards for students in elementary schools. *Pediatric Physical Therapy, 17*(2), 120–127.

Franks, C.A., Palisano, R.J., & Darbee, J.C. (1991). The effect of walking with an assistive device and using a wheelchair on school performance in students with myelomeningocele. *Physical Therapy, 71*(8), 570–577.

Galvin, J.C., & Scherer, M.J. (1996). *Evaluating, selecting, and using appropriate assistive technology.* Gaithersburg, MD: Aspen Publishers.

Gibson, S.K., Sprod, J.A., & Maher, C.A. (2009). The use of standing frames for contracture management for nonmobile children with cerebral palsy. *International Journal of Rehabilitation Research, 32,* 316–323.

Gillen, G. (2002). Improving mobility and community access in an adult with ataxia. *American Journal of Occupational Therapy, 56*(4), 462–466.

Harris, S.R., & Roxborough, L. (2005). Efficacy and effectiveness of physical therapy in enhancing postural control in children with cerebral palsy. *Neural Plasticity, 12,* 229–243.

Hays, R.M. (1987). Childhood motor impairments: Clinical overview and scope of the problem. In K.M. Jaffe (Ed.), *Childhood powered mobility: Developmental technical and clinical perspectives: Proceedings of the RESNA first Northwest Regional Conference* (pp. 1–10). Washington, DC: RESNA.

Henderson, S., Skelton, H., & Rosenbaum, P. (2008). Assistive devices for children with functional impairments: Impact on child and caregiver function. *Developmental Medicine and Child Neurology, 50,* 89–98.

Hulme, J.B., Bain, B., Hardin, M., McKinnon, A., & Waldron, D. (1989). The influence of adaptive seating devices on vocalization. *Journal of Communication Disorders, 22,* 137–145.

Hulme, J.B., Gallacher, K., Walsh, J., Niesen, S., & Waldron, D. (1987). Behavioral and postural changes observed with use of adaptive seating by clients with multiple handicaps. *Physical Therapy, 67*(7), 1060–1067.

Jones, M.A., McEwen, I.R., & Hansen, L. (2003). Use of power mobility for a young child with spinal muscular atrophy. *Physical Therapy, 83,* 253–262.

Larin, H.M. (2000). Motor learning: Theories and strategies for the practitioner. In S.K. Campbell, D.W. Vander Linden, & R.J. Palisano (Eds.), *Physical therapy for children* (2nd ed., pp. 170–197). Philadelphia: W.B. Saunders.

Lynch, A., Ryu, J.C., Agrawal, S., & Galloway, J.C. (2009). Power mobility training for a 7-month-old infant with spina bifida. *Pediatric Physical Therapy, 21,* 362–368.

Individuals with Disabilities Education Act Amendments of 1997, PL 105-17, 20 U.S.C. §§1400 et seq.

Maslovat, D., Brunke, K.M., Chua, R., & Franks, I. (2009). Feedback effects on learning a novel bimanual coordination pattern: Support for the guidance hypothesis. *Journal of Motor Behavior, 41*(1), 45–54.

McDonald, R., Surtees, R., & Wirz, S. (2003). A comparison between parents' and therapists' views of their child's individual seating systems. *International Journal of Rehabilitation Research, 26*(3), 235–243.

McEwen, I.R. (1992). Assistive positioning as a control parameter of social-communicative interactions between students with profound multiple disabilities and classroom staff. *Physical Therapy, 72*(9), 634–646.

McEwen, I.R., & Lloyd, L.L. (1990). Positioning students with cerebral palsy to use augmentative and alternative communication. *Language, Speech, and Hearing Services in Schools, 21,* 15–21.

McNamara, L., & Casey, J. (2007). Seat inclinations affect the function of children with cerebral palsy: A review of the effect of different seat inclines. *Disability and Rehabilitation: Assistive Technology, 2*(6), 309–318.

McNevin, N.H., Wulf, G., & Carlson, C. (2000). Effects of attentional focus, self-control, and dyad training on motor learning: Implications for physical rehabilitation. *Physical Therapy, 80*(4), 373–385.

Miedaner, J., & Finuf, L. (1993). Effects of adaptive positioning on psychological test scores for preschool children with cerebral palsy. *Pediatric Physical Therapy, 5,* 177–182.

Minkel, J.L. (2000). Seating and mobility considerations for people with spinal cord injury. *Physical Therapy, 80*(7), 701–709.

Myhr, U., & von Wendt, L. (1991). Improvement of functional sitting position for children with cerebral palsy. *Developmental Medicine and Child Neurology, 33*(3), 246–256.

Nwaobi, O.M., & Smith, P.D. (1986). Effect of adaptive seating on pulmonary function of children enhance psychosocial and cognitive development. *Developmental Medicine and Child Neurology, 28,* 351–354.

Ragonesi, C., Chen, X., Agrawal, S., & Galloway, J.C. (2010). Power mobility and socialization in preschool: A case report on a child with cerebral palsy. *Pediatric Physical Therapy, 22*(3), 322–329.

Reed, P., & Lahm, E. (Ed.). (2004). *Assessing students' needs for assistive technology: A resource manual for school district teams.* Oshkosh, WI: Wisconsin Assistive Technology Initiative.

Reichle, J., & Sigafoos, J. (1991). Establishing spontaneity and generalization. In J. Reichle, J. York, & J. Sigafoos (Eds.), *Implementing augmentative and alternative communication: Strategies for learners with severe disabilities* (pp. 157–171). Baltimore: Paul H. Brookes.

Rehabilitation Engineering and Assistive Technology Society of North America (RESNA). (2008). *RESNA position on the application of power wheelchairs for pediatric users.* Rehabilitation and Engineering Society of North America, Arlington, VA: RESNA Press.

RESNA. (2012). *Becoming certified.* Retrieved March 3, 2012 from http://www.resna.org/certification/becoming-certified.dot

RESNA Technical Assistance Project (1992). *Assistive technology and the individualized education program* (updated). Washington, DC: RESNA Press.

Rigby, P., Reid, D., Schoger, S., & Ryan, S. (2001). Effects of wheelchair-mounted rigid pelvic stabilizer on caregiver assistance for children with cerebral palsy. *Assistive Technology, 13*(1), 2–11.

Rigby, P.J., Ryan, S.E., & Campbell, K.A. (2009). Effect of adaptive seating devices on the activity performance of children with cerebral palsy. *Archives of Physical Medicine and Rehabilitation, 90,* 1389–1395.

Ryan, S.E., Campbell, K.A., Rigby, P.J., Fishbein-Germon, B., Hubley, D., & Chan, B. (2009). The impact of adaptive seating devices on the lives of young children with cerebral palsy and their families. *Archives of Physical Medicine and Rehabilitation, 90,* 27–33.

Scherer M.J., & Craddock, G. (2002). Matching person and technology (MPT) assessment process. *Technology & Disability, 14*(3), 125–131.

Schmidt, R.A., & Lee, T.D. (2005). *Motor control and learning: A behavioral emphasis.* Champaign, IL: Human Kinetics.

Sommerville, J.A., Hildebrand, E.A., & Crane, C.C. (2008). Experience matters: The impact of doing versus watching on infants' subsequent perception of tool-use events. *Developmental Psychology, 44*(5), 1249–1256.

Stavness, C. (2006). The effect of positioning for children with cerebral palsy on upper-extremity function: A review of the evidence. *Physical & Occupational Therapy in Pediatrics, 26*(3), 39–53.

Stuberg, W.A. (1992). Considerations related to weight-bearing programs in children with developmental disabilities. *Physical Therapy, 72,* 35–40.

Washington, K., Deitz, J.C., White, O.R., & Schwartz, I.S. (2002). The effects of a contoured foam seat on postural alignment and upper extremity function in infants with neuromotor impairments. *Physical Therapy, 82*(11), 1064–1076.

Zazula, J.L., & Foulds, R.A. (1983). Mobility device for a child with phocomelia. *Archives of Physical Medicine and Rehabilitation, 64,* 137–139.

제 18 장

보조기술: 보완 의사소통 시스템 및 기타 기술들 / Assistive Technology: Augmentative Communication and Other Technologies

장애아동들이 다양한 환경 안에서 종종 자신들의 요구를 충족하려면 여러 AT들을 필요로 한다. 물리치료사는 팀의 다른 구성원과 협력하여 아동의 자세를 잘 잡아준 뒤에는 다른 기술들을 찾아보게 된다. 17장에서 토의한 바와 같이 적절한 자세는 기능, 동작, 그리고 활동 참여를 증진시킨다. 일단 아동의 자세가 잘 잡아지고 독립적으로 환경 내에서 이동할 수 있으면 의사소통과 기타 기술들에 대한 욕구가 증가하게 된다. 이 장은 AT팀의 멤버로서 다른 AT를 다루는 물리치료사에게 정보를 제공하려고 한다.

보완 의사소통 / Augmentative Communication

보완 및 대체 의사소통(AAC: Augmented and alternative communication)는 아동이 의사소통하는데 말보다는 다른 수단을 사용하는 것이다. "보완적인"이라는 용어는 의사소통하는 것을 도와주기 위하여 기존의 말에 지원을 해주는 시스템을 사용할 때 쓰는 말이다. 본질적으로 말하는 모든 사람은 때때로 보완 의사소통 기술을 사용하고 있다. 말하는 이들은 종종 자신들의 말과 더불어 얼굴표정과 몸짓을 사용하고 혹은 전달내용이 이해되는지 확인하기 위한 노력으로 환경안에 있는 도움이 되는 시각적 지원을 가리키는 등으로 자신들의 메시지를 보완한다. "대체" 의사소통은 말할 수 없는 아동들을 위한 일차적인 의사소통 체계를 기술할 때 쓰는 말이다. AAC 체계는 다양한 테크닉과 시스템 그리고 중재 전략으로 구성되어있는데 이로서 한 개체가 기능적인 의사소통자가 되도록 해주는 것이다.

AAC 사용자를 위해서 아동, 가족, 두, 세 분야의 전문가들을 포함한 핵심그룹이 AAC 팀의 역할을 하게 되어있다(Reed, & Lahm, 2004). 각 구성원들은 중요한 정보를 서로에게 알려준다. 예를 들어, 아동이 자신의 능력, 제한, 욕구 그리고 희망사항을 확인해준다. 가족 구성원은 관련된 의학적, 교육적 배경에 대한 정보를 알려주고; 매일 매일의 의사소통 욕구; 가족 역동, 강점, 그리고 욕구; 가족 자원; 그리고 환경적으로 생각해야 할 문제를 알려준다. 교사들은 현재와 앞으로의 교육능력, 학습에 대한 욕구, 그리고 잠재성, 그리고 교실에서 사용하는 물품에 대해 토의한다. 언어치료사는 현재의 수용, 표현적인 의사소통 능력, 현재와 장래의 의사소통 능력, 욕구, 기회, 그리고 의사소통의 장애물에 대하여 토의하고 의사소통 중재를 제공한다. AAC 사용자 혹은 잠재적 사용자가 또한 운동조절을 잘하지 못하는 신체적 장애를 가지고 있다면 물리치료사는 (1) 운동조절의 평가, (2) AAC 기구를 조절할 신체와 동작의 확인, (3)자세를 평가하고 최적의 운동조절을 향상시키고 기구를 잘 사용할 자세 잡아주는 시스템이 어떤 것인지 확인, (4) 아동의 운동능력과 가장 잘 부합할 체계를 고안하고 (5) AAC 체계를 기능적으로 잘 사용할 중재전략을 고안함으로써 이에 도움이 될 수 있다(McEwen, 1997). AAC 체계는 보조가 없는 경우와 보조가 있는 두 가지 범주로 넓게 나눈다.

비보조 시스템(Unaided Systems)

비보조 시스템은 우리가 자연스럽게 사용할 수 있는 체계이며 외부에 어떤 것도 따로 부착할 필요가 없다. 보조 없는 시스템의 예를 들면 몸짓, 신체언어, 목소리내기 혹은 말, 얼굴 표정, 신호 그리고 수신호가 있다. 어떤 아동들에겐 울기, 미소짓기, 혹은 긴장한 톤, 이완된 신체의 톤과 같은 행동들이 의사소통 체계로 자리잡아있다. 몸짓은 관습적이거나 특이한 본질을 지닌다. 관습적인 몸짓이란 행동적인 자세 혹은 사회가 일반적으로 특별한 의미가 있다고 해석할 수 있는 동작이다(예: 머리를 끄덕임=긍정; 머리를 흔듬=부정, 손을 흔듬=인사). 특이한 몸짓은 아동이 만들어 낸 독특한 것이며 친숙한 의사소통의 상대방에 의해 정해진 것으로 상대방만 그 의미를 이해하는 제한적인 것이다. 신체언어를 사용하면 또한 메시지를 표현하는데 도움이 된다. 사람에게 가까이 다가가는 것은 보통 관심을 나타내며 반면 떨어지는 것은 일반적으로 관심이 없다거나 혹은 대화를 끝내고 싶음을 암시한다.

비록 말을 잘 할 수 없는 사람이라 하더라도 목소리를 내고 단어를 이어붙여 의사소통을 보완할 수 있다. 예를 들어, 얼굴표정과 목소리를 같이 내면 받아들인다든가, 아니면 반대한다든가 혹은 긍정, 부정과 같은 효과적인 내용을 의사소통할 수 있다. 소리를 내는 것은 효과적으로 사람의 주의를 끌 수 있는 수단이 된다. 단어를 붙여 말하면 종종 부모, 친구, 그리고 양육자들이 알아차려서 어떤 상황에서는 의사소통이 증진된다.

수신호와 신호언어는 상대적으로 추상적인 뜻을 나타내는 관습화된 몸짓의 공식적인 체계이다. 이러한 몸짓으로 하는 의사소통은 특정 규칙을 따른다(Blischak, Lloyd, & Fuller, 1997). 신호언어에는 말을 비롯한 많은 종류들이 있다. 예를 들어, 언어마다 "의사(doctor)"를 나타내는 신호언어를 다르게 만들 수도 있다. 미국 신호언어(ASL: American Sign Language)는 미국의 농아사회에서 가장 많이 사용되는 언어이다.

보조있는 시스템(Aided System)

의사소통을 돕기 위하여 사람에게 어떤 기구를 부착하는 **의사소통 체계를 보조있는 시스템**이라고 한다. 보조적인 시스템은 손으로 하는 의사소통 시스템(즉, 의사소통 판, 의사소통 노트북 혹은 의사소통 지갑 등) 혹은 목소리를 내는 의사소통 기구와 같은 전자 시스템으로 구성될 수 있다. Walser와 Reed(2004)는 보조적인 보완 의사소통 체계를 다음과 같이 분류하였다; 간단한 의사소통 판, 간단한 목소리 출력 장치, 레벨링(leveling) 혹은 레이어링(layering) 장치, 아이콘 시퀀싱(icon sequencing)을 이용한 장치, 다이나믹 디스플레이 장치, 말 합성기와 함께 철자를 말해주는 장치/교과서(그림 18.1)이다.

의사소통 판(communication board)은 메시지를 나타내고자 사물, 사진, 그래픽 상징, 혹은 글자/단어를 사용하도록 고안되었다. 어떤 종류로 나타낼지는 많은 요인들에 의해 좌우되는데 아동의 시각적, 인지-언어적, 학습능력 등의 요인들에 의해 달라진다. 의사소통 판에는 메시지를 만들어 낼 수 있는 다양한 많은 상징들이 있다. 의사소통 판은 어떻게 아동이 시작하고 손가락으로 가리키는지 혹은 눈으로 쳐다보아서 전달하는 등 어떻게 아동이 다른 사람에게 메시지를 보내는지에 의하여 고안한다.

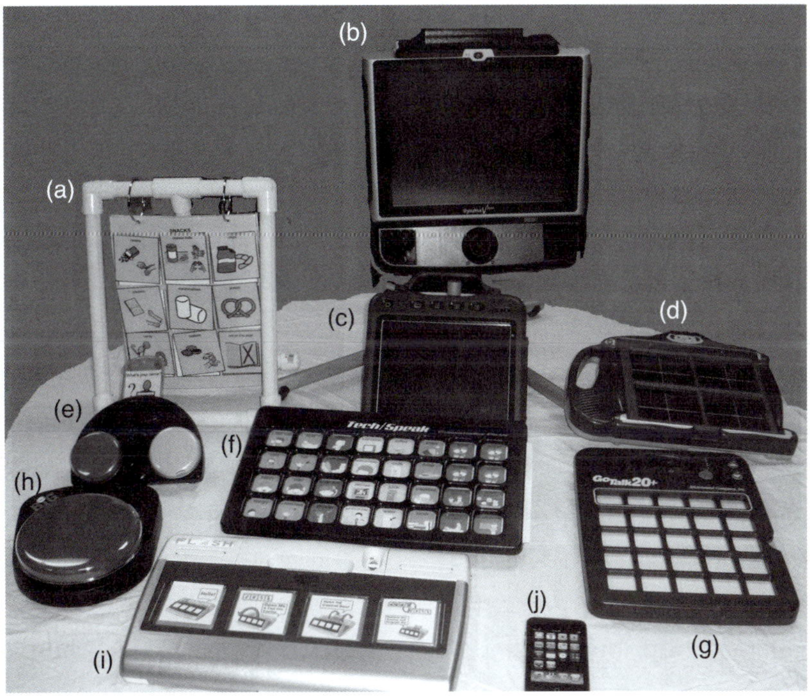

그림 18-1 AAC 설비들의 다양한 종류: (a) 제작한 의사소통 판(low-tech), (b) Dynavox Mayer-Johnson, VMax with EyeMax accessory(눈으로 응시하므로써 동적으로 디스플레이 되는 기구), (c) PRC, Vantage™Lite(동적 디스플레이 기구), (d) Enabling device, 네 단계 의사소통 생성기(수준에 따른 의사소통 체계), (e) AblenetiTalk2(복수 메시지 의사소통기),(f) AMDI, Tech/Speak(기록된 말), (g) Attainment company, Go Talk20+, (h) Ablenet BIGmack, (i) Ablenet FL4SH, 그리고 (j) Apple, iPod Touch(의사소통 앱이 있는 상업적 기구).

간단한 목소리 출력장치(voice output device)는 단일 상징/단일 메시지를 가지고 있는 장치이다. 디지털화된 말을 사용하여 단일 장소에 메시지를 저장할 수 있다. 디지털화된 말은 녹음된 말로 프로그램된 메시지를 의미한다. 메시지는 다른 사람이 쉽게 프로그래밍하거나 저장할 수 있다. 프로그램밍은 버튼을 누르기, 마이크로폰에 메시지 녹음하기로 구성된다. 아동이 기구를 만져서 장치를 활성화하거나 스위치를 통해 활성화하면 말로 나온다. 간단한 목소리 출력기는 1개의 메시지부터 100여개 이상의 메시지 용량으로 다양하다.

레벨링(leveling) **혹은 레이어링 장치**(layering device)는 어휘를 단계별로 저장해 놓아 작동되며 책의 페이지와 같다. 레벨에 바탕한 체계는 다시 프로그래밍을 할 필요없이 저장되는 어휘수나 메시지 수를 늘려준다. 그리고 또한 어휘를 조직화하는 체계도 제공한다. 어휘나 메시지 저장 용량은 장치의 메모리 용량뿐 아니라 기구의 레벨 수에 달려있다. 어떤 레벨에 바탕한 체계는 디지털화된 말을 사용하기도 하고 합성된 말을 사용하는 장치도 있다. 합성된 말은 컴퓨터에서 만들어지는 말인데 말 합성기를 이용하고 디지털보다는 메모리 용량이 작아도 된다. 그러나 프로그래밍이 쉽지 않다. 레벨 시스템은 어휘들이 활동이나 환경에 바탕하여 저장되도록 한다. 예를 들어, 어떤 시스템이 네 레벨 능력을 가지고 있다면 어휘는 다음과 같이 저장될 수 있다:

레벨 1 : 놀이 시간의 어휘
레벨 2 : 간식시간 어휘
레벨 3 : 이야기 시간 어휘
레벨 4 : 잠자려고 준비할 때의 어휘이다.

버튼을 만지거나 다이얼을 돌리면 레벨을 변경할 수 있다. 어휘는 보통 투명종이위에 나열되는데 목소리 메시지와 매치하려면 물리적으로 변화시켜야 한다.

다이나믹 디스플레이 장치(Dynamic display device)는 자동적으로 사용자가 입력하는대로 화면에 시각적으로 나타난다. 이러한 특징은 "고정적"인 것과는 반대로 디스플레이나 메시지 선택을 "다이나믹한" 것으로 만든다. 어휘의 레벨들은 이 장치를 어떻게 프로그래밍하느냐에 따라 달라진다. 한 화면에서 어떤 것을 선택하면 좀 더 많은 어휘가 들어있는 또 다른 화면으로 사용자를 연결해준다. 이러한 시스템은 아동능력에 따라 그림 상징, 철자를 위한 글자들, 단어예측을 사용할 수 있도록 고안될 수 있다. "나는 우유 한 컵 마시고 싶다"와 같은 메시지에 접근하기 위하여 아동은 화면에서 음식을 가리키는 그림을 처음 선택한다. 이러한 선택은 음료, 야채, 과일, 디저트, 기타음식의 범주가 화면에 나타나도록 한다. 그런 다음 아동이 "음료"를 선택하면 물, 밀크, 쥬스, 커피, 기타와 같은 선택이 나열된다. 이제 아동은 우유를 먹고싶다는 표시로 "우유"를 선택한다. 대부분의 동적인 디스플레이 시스템은 터치스크린 기능으로 설계되지만 다른 접근 방법도 가능하다.

보조장치의 또 다른 형태는 메시지를 저장하고 불러내는데 icon sequencing 혹은 Unity를 사용하는 것이다. Unity를 사용할 때 두, 세 가지의 일련의 그림상징을 이용하여 메시지를 저장하고 또 불러낸다. Unity는 메시지를 만들기 위해 하나의 그림과 두, 세 가지 상징을 다양하게 관련지어 엮을 수 있는 아동의 능력에 따라 달라진다. Unity에서 두 가지 연결된 상징을 사용할 수 있는데 "색깔들"을 나타내는 것은 무지개 아이콘으로, 태양 아이콘으로 "노랑"을 나타내어 색깔 이름을 저장하는데 사용한다. "그것은 무슨색입니까?"하는 메시지는 물음표 아이콘과 무지개 아이콘하에 저장된다.

읽을 수 있는 아동을 위해서는 (최소한 3학년 수준) "텍스트 투 스피치(text-to speech)"의 장점을 가진 장치를 고려해 볼 수 있다. 이러한 장치는 말하는 키보드와 같이 작동한다.-사용자가 메시지를 타이프하고 장치는 타이프된 대로 말한다. 이러한 장치의 어떤 것들은 운동조절의 문제를 가진 아동들이 메시지를 만드는데 도움이 되는 속도증진 장치들을 가지고 있다. 속도증진 전략에는 글자 예측, 단어 예측, 혹은 생략/ 확대 등의 기능이 들어있다. 글자예측 기능의 특징은 타이프될 다음 글자를 예측하여 속도에 도움을 주는 기능이다. 단어예측기능은 사람이 타이프하고 있는 단어를 예측함으로써 도움이 된다. 한 단어가 선택된 뒤에 장치가 다음 단어를 예측하는 것이다. 생략/확대기능은 사용자가 메시지를 한 줄의 글자들에 할당함으로써 하나의 단어, 구, 혹은 문장 메세지를 저장하도록 해준다. 글자의 열을 타이프하면 메시지는 온전한 텍스트가 되어 저장된다. 이로서 사용자는 타자키를 여러 번 치지 않아도 된다. 사용자는 메시지를 하나의 글자코드로 배열하고 기억할 수 있어야 한다. 예를 들어, NMJ는 "My name is Maria Jones(내이름은 마리아 존스)"를 나타낸다.

의사소통 체계 혹은 컴퓨터의 시작 (Access for Communication Systems or Computers)

어떻게 아동이 의사소통 장치 혹은 컴퓨터 같은 것을 사용할지 말해주는 것이 액세스(access)이다. 대부분의 아동들은 동작버튼을 눌러서 녹음기를 켠다. 장애아동인 경우 이것이 불가능할 수도 있다; 그러므로 그들은 장치를 시작할 수 있는 다른 방법이 필요하다. 시작에는 직접 선택 혹은 간접선택(스캐닝)의 두 가지 방법이 있다.

직접 선택(Direct Selection)

직접선택은 장치나 시스템과 아동이 직접 상호작용하는 테크닉을 말한다. 직접선택의 한 예는 컴퓨터 키보드 사용을 위해 두 손을 이용하는 것이다. 머리 포인터, 턱 포인터, 마우스 스틱 혹은 핸드 스플린트를 이용하여 직접 선택을 할 수도 있다. 이 사양을 사용하려면 아동이 장치와 신체적 접촉을 해야만 한다. 그러나 신체접촉을 하지 않고서도 직접 선택할 수도 있다. 예를 들어, 활동을 선택할 때 눈을, 라이트 포인터를, 혹은 목소리를 이용하여 할 수 있다. 새로운 테크놀러지가 계속 발전되고 있으므로 시스템 선택에서 더 쉽게 직접 선택하는 방법을 발견할 수 있을 것이다. 직접선택은 간접선택보다 보통은 더 빠르고 덜 의식해도 되기 때문에 가능할 때는 언제나 직접 선택을 선호하게 된다.

간접 선택(Indirect Selection)

직접 선택을 할 수 없는 아동은 장치나 시스템에 입력하기 위한 접근법으로 간접 선택을 사용한다. **간접 선택**은 스캐닝이나 모스(Morse) 코딩과 같은 인코딩시스템과 스위치를 조합하여 사용한다. 스위치는 아동과 아동이 조절

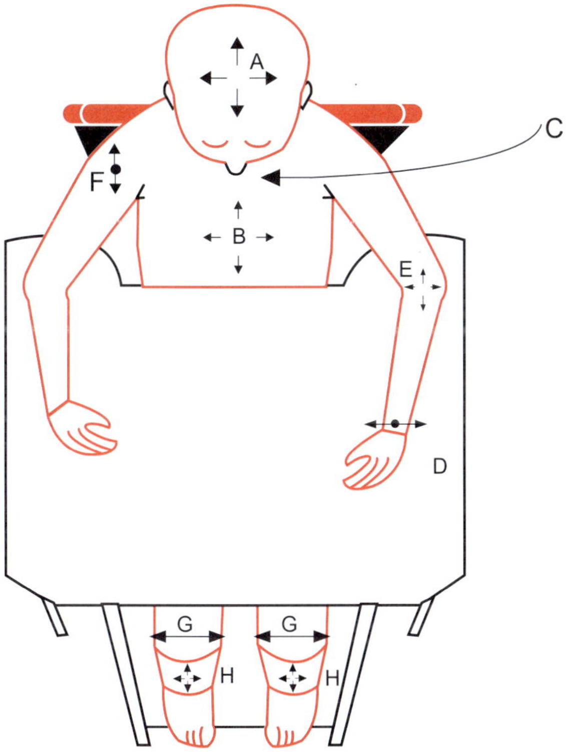

A. 머리조절-앞뒤로, 좌우로 머리를 움직임
B. 턱 조절-턱으로 조절하는 조이스틱과 함께 앞뒤로, 좌우로 턱을 움직임
C. 입/혀/입술 혹은 불기/ 빨기 조절
D. 손 조절-위 아래로 좌우로 손을 움직임
E. 팔/팔굽 조절-바깥으로 팔굽을 움직임 혹은 팔을 앞뒤로 슬라이딩함
F. 어깨관절 조절-어깨를 올리고 내리거나 혹은 어깨를 앞으로 내밀거나 뒤로 퇴축시킴
G. 다리/무릎관절 조절-무릎관절을 내측, 외측으로 움직임
H. 발 조절-발을 위아래로 좌측 우측으로 움직임.

그림 18-2 가능한 동작과 조절을 할 수 있는 부위.
(From D.M. Bayer [1984], DU-IT, Control Systems Group, Inc. 8755 TR 513, Shreve, OH. Adapted with premission.)

하는 장치와의 사이에 인터페이스를 제공한다(Angelo, 2000). 스캐닝은 아동에게 알파벳, 그림들 혹은 컴퓨터의 아이콘같은 그룹 아이템에 접근할 수 있게 해준다. 시스템이 아이템 그룹을 스캐닝하고 한 번에 한 아이템만 가능하게 만든다. 예를 들어, 한 학생이 자신의 이름 "Chris"를 타이프하기 원한다면 그는 스위치를 활성화하여 스캐닝을 시작해야 하는데 커서가 "A"와 "B"위를 지나기를 기다려서 커서가 "C"를 가리킬 때 스위치를 다시 한 번 누른다. 이러한 과정을 그다음 자신 이름의 각 글자마다 반복한다. 스캐닝은 직접 선택보다 느리지만 한 순간마다 확실한 운동조

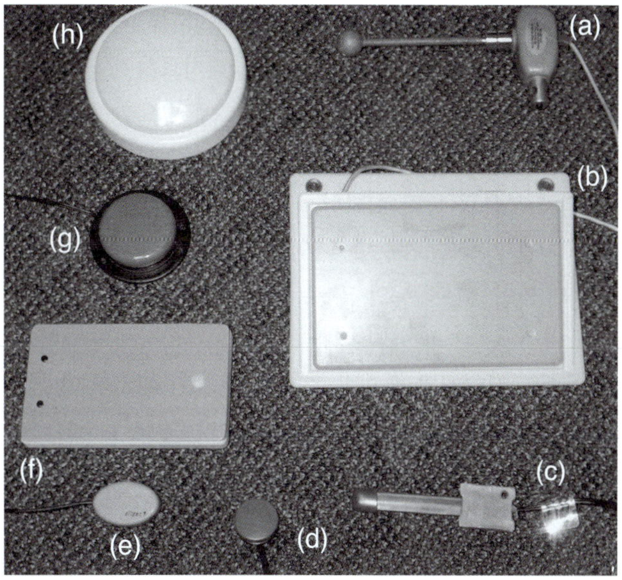

그림 18-3 다양한 스위치: (a) Enabling Devices, Ultimate 스위치, (b) Enabling Devices, Plate 스위치, (c) Zygo Leaf 스위치 (d)AbleNet Spec 스위치, (e) Ellipse 스위치, (f) Don Johnston Bass 스위치, (g) AbleNet Jellybean 스위치, (h) WATI Light 스위치.

절이 필요하다. 그림 18-2는 AAC 혹은 컴퓨터 접근에 대한 스위치 조절이 가능한 동작 선택을 보여준다.

다양한 스위치들이 상품화되어있다(그림 18-3). 스위치의 종류에는 압박을 가하는 것, 공기를 주입하는 것, 동작으로 움직이는, 빛으로 움직이는, 생리전기학적, 그리고 소리로 활성화하는 것 등이 있다. *압력*을 가하면 압력 스위치가 활성화된다. *공기* 스위치는 빨거나 내뿜는 스위치, 공기 쿠션과 같이 공기에 의해 활성화된다. 공기를 불어넣으면 스위치가 작동된다. *동작* 스위치의 예는 수은 혹은 적외선 스위치이다. 빛으로 작동하는 스위치 ***photosensitive*** 스위치의 예는 블링크 스위치이다. *생리전기학적* 스위치는 근육의 수축 및 이완과 같은 근육의 움직임으로 활성화되는 스위치이다. *소리* 스위치는 소리가 인식되면 활성화된다. 출시된 스위치들이 매우 많기 때문에 어떤 정도의 신체적 능력에 대하여도 간접적 선택의 수단을 발견하고 제공하는 것이 가능하다.

간접 선택 방식을 결정하는 평가과정에는 (1) 아동이 잘 할 수 있고 조절할 수 있는 동작의 패턴, (2) 스위치에 접근할 수 있을 신체 부분과 관절, (3) 아동의 동작 패턴과 가장 잘 상호작용할 수 있는 스위치의 종류, (4) 어떻게 스

위치를 달 것인가를 확인하는 과정이 포함된다. 물리치료사는 이 평가과정에 참여해야 한다. 물리치료사가 담당해야 할 부분은 (1) 아동이 보조없는 AAC에 필요한 운동조절을 할 수 있는지의 여부를 판단, (2) AAC 장치를 조절하는 신체 부분과 동작의 확인, (3) 자세와 운동조절을 잘하고 장치를 가장 잘 사용할 수 있게 필요한 자세잡아주는 시스템의 확인, (4) 아동의 운동능력에 가장 잘 맞는 시스템을 고안, (5) AAC 시스템을 기능적으로 사용하는데 필요한 운동조절을 발달시키기 위한 중재 전략, (6) 원하는 결과가 나오는지 기구의 효과를 평가할 방법의 결정이다.

평가의 다음 단계는 아동이 어떻게 스위치에 접근하는지를 관찰하는 것이다. 스위치를 활성화하고 끄는 능력은 세 가지 방식으로 분류된다: (1) 아동이 시간이 정해진 시작/마침을 가지고 있다. (2) 아동이 시작은 아무 때나 하지만 끄는 것은 시간이 정해져 있다. (3) 아동이 아무 때나 시작하고 끌 수 있다. 아동이 스위치를 작동하고 끄는 방식에 따라 적절한 스캔의 종류가 무엇인지 결정한다. 고려해야 할 요인은 스캔 기술과 스캔 패턴이다.

스캔 테크닉의 종류는 자동, 반전(inverse), 그리고 단계로 나눈다. 자동이란 아동이 스위치를 활성화하면 인디케이터가 스캔 패턴을 통하여 자동으로 움직이는 것을 뜻한다. 원하는 목표를 비추면 아동은 다시 한번 스위치를 눌러 원하는 선택을 하도록 한다. 이 방법을 사용하려면 아동이 시작과 끝내는 것을 잘 조절할 수 있어야 한다. 반전스캔 기술에서는 아동이 스위치를 켠 후 계속 스위치를 잡고 있는다. 스위치를 계속 접촉하고 있는 한 인디케이터의 불빛이 스캔 패턴을 통하여 움직인다. 일단 인디케이터가 원하는 목표위에 오게 되면 아동은 선택을 하기 위해 스위치를 놓는다. 스위치와 접촉을 잘 유지할 수 있는 아동과 스위치에서 손을 떼는 것을 잘 조절하는 아동이 이와 같은 방식에 잘 어울린다. 단계별 스텝 스캔에서는 스위치 활성과 끝냄과 스캔 패턴을 통한 움직임 사이에 일 대 일의 일치가 있다. 동작을 잘 조절할 수 없는 아동에게 이러한 종류의 스캔이 어울린다.

스캔 패턴은 어떻게 인디케이터가 컴퓨터화면이나 의사소통 화면에 나와 있는 항목들 위로 움직이는지를 말하는 것이다. 이러한 종류에는 원형, 선 그리고 그룹 아이템이 포함된다. 원형 스캔은 시계의 초침과 같이 하나하나 아이템 사이를 원형으로 움직인다. 다이얼 스캔이나 시계 의사소통장치는 원형 스캔을 이용한 장치의 예이다. 이 종류의 스캔은 스위치를 활성화하여 잡고 있을 수 있는 아동뿐 아니라 적절한 선택을 하게 되었을 때 "스캔"을 끝내기 위해 정해진 시간에 스위치를 끌 수 있는 아동에게 유용하다. 선상스캔(linear)은 아이템마다 Tech/Scan 8에서와 같이 한 줄씩 좌측에서 우측으로 선상으로 움직이게 한다. *그룹 아이템* 스캔은 몇 줄로 된 혹은 사분의 일면으로 된 그룹으로 선택할 수 있도록 스캔이 움직인다. 그다음 선택을 통하여 그 특정 그룹에서 아이템마다 선택이 가능하다. Row-column 이나 cloumn-row 그리고 quadrant 스캐닝은 그룹 아이템 스캔 패턴에 속한다. Row-column 스캔을 사용할 때 전체 줄이 한 번에 비춰진다. 원하는 선택사항이 포함된 줄이 비쳤을 때 아동은 스위치를 활성화하여 그 줄에 자신이 원하는 선택이 있음을 가르킨다. 그 다음 스캔이 각 아이템을 계속 비춰가고 원하는 선택에 커서가 다다르면, 스위치를 놓아 선상에 있는 혹은 그룹 아이템이 스캐닝 되도록 한다.

컴퓨터로 하는 지도설명 / Computer-Based Instruction

신체적, 감각적 혹은 기타 장애를 가진 아동들은 표준 키보드 혹은 마우스로는 컴퓨터 접근이 안 될 수도 있다. 그러나 장애아동들도 사용할 수 있도록 컴퓨터를 다양한 방식으로 변형한 것들이 있다(Lahm, Walser & Reed, 2004; Walser & Reed, 2004). 현재 매킨토시와 윈도우 작동 시스템에는 이러한 아동에게 보다 접근이 쉬워지도록 해주는 제어장치의 특징들이 있다. 때때로 이러한 특성들만으로도 아동이 컴퓨터를 사용하는 것이 가능하다; 그러나 이런 특성들은 보통 다른 접근 방식과 함께 사용되고 있다. 물리치료사는 개조된 컴퓨터에의 접근을 평가할 때 이러한 내장되어있는 접근성의 특징들에 익숙해져야 한다. 기술은 계속 변화하고 있으므로 물리치료사는 상품화된 것에 대한 지식을 업데이트하는 것이 중요하다.

컴퓨터 작동 시스템에 내장되어 있는 특징들 이외에도 컴퓨터에 직접 선택을 도와주는 옵션들이 있다. 이러한 것들에는 **키가드**(keyguard), 키캡스(keycaps), 그리고 팔 지지대(arm support) 등이 포함되어있다. 키가드는 키보드위에 맞춰 접착천인 벨크로로 고정한다. 이것은 금속이나 플랙시글라스(Plexiglas)로 만들어져 있으며 키보드의 레이아웃과 매치하기 위한 구멍들이 뚫려져 있다. 키가드는 키보드나 의사소통 기구에서 우연히 키를 치거나 건드리지 않도록 분명히 키를 분리해주고 방지해주기 때문에 정확히 목표 키에 접근이 어려운 아동에게 유용하다. 키가드를 선택할 때 키보드나 의사소통 기구에 맞는 것을 선택한다. 키캡스는 키보드위에 놓는 스티커나 라벨이다. 시각적 대비를 분명히 해주고 글자를 크게 해준다. 시력이 좋지 않거나 시지각의 문제가 있는 아동들에게 유용하다. **팔 지지대**는 전박의 안정성을 제공해주고 근력의 제한이 있는 아동의 동작을 도와준다.

표준 키보드에 위와 같은 변형도구들을 가지고도 컴퓨터에 접근할 수 없는 아동들은 대체 키보드를 사용하여야 한다. 대체 키보드에는 접근을 위한 큰 키보드(확장 키보드), 작은 키보드(미니 키보드)를 제공하는 것이 포함된다(그림 18-4). 관절가동범위가 제한된 아동들은 미니 키보드를 사용한다. 목표한 키를 맞추기에 넓은 영역이 필요한 아동은 큰 키보드를 사용한다. 대부분의 대체 키보드는 직접 컴퓨터에 플러그를 꽂는 방식으로 되어있다.

표준 키보드, 변형된 혹은 대체 키보드로는 컴퓨터에 접근할 수 없는 아동들은 음성인식 소프트웨어를 통하여 접근할 수 있다. 음성인식 소프트웨어는 컴퓨터에 내장하여 음성으로 명령하여 접근할 수 있도록 되어있다. 아동은 잘 발음할 수 있어야 하며 음성인식이 잘 되게 하려면 말 소리 패턴이 일정해야 한다. 음성인식은 종종 뇌성마비나 외상성 뇌손상아동과 같이 발음문제와 호흡에 따라 조화있게 소리를 내는 데 문제가 있는 아동들에게는 적합하지 않다.

키보드 변형이 필요한 학생은 대체 마우스를 사용할 필요가 있기도 한다. 터치 윈도우(Touch Windows), 터치패드(touchpads), 트랙볼(trackball), 각기 다른 마우스 스타일, 키패드 마우스, 조이스틱같은 기타 대체용품이 다양하게 많이 있다. 그리고 그림 18-5에 나와있는 것은 다양한 포인팅 시스템이다.

포인팅 시스템이 있으면 사용자가 머리와 눈의 움직임을 통하여 커서를 조절하는 것이 가능해진다. 포인팅 시스템에서는 컴퓨터에 부착되어있는 센서가 머리와 눈의 움직임을 전달한다. 일단 커서가 원하는 장소에 가게 되면 미리 예정되어있는 시간 동안 그 위치에 머물러 있음으로써("안착") 마우스 클릭이 일어난다. 혹은 분리되어있는 스위치로 마우스 클릭을 한다. 손을 전혀 사용하지 않는 "hand-free" 컴퓨터 접근을 가능하게 하기 위하여 이러한 시스템은 스크린 상의 on-screen 키보드와 같이 사용된다. On-screen 키보드는 내장되어 있다가 활성화될 때 컴퓨터 화면으로 볼 수 있는 키보드를 내보내는 소프트웨어이다. 전체 키보드를 조절하기 위하여 사용자가 마우스, 터치스크린 혹은 헤드포인팅 시스템과 같은 포인팅 장치를 사용하는 것이 가능해진다.

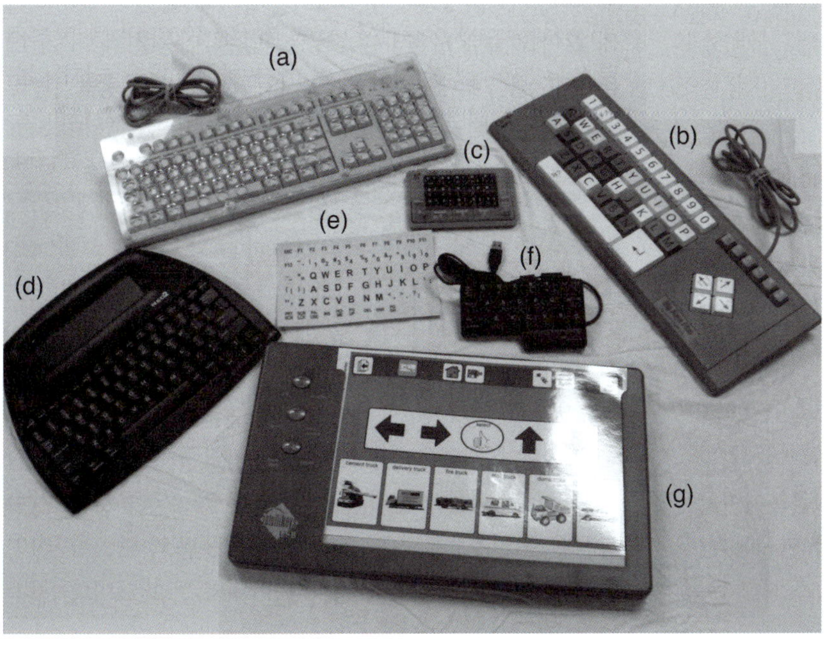

그림 18.4 키보드 대체용품:
(a) ORCCA Technology, Keyguard,
(b) Greystone Digital, Big Keys plus,
(c) Frog Pad(한손 자판),
(d) Neodirect, Neo2,
(e) Viziflex Seels, Large Print Keyboard labels, (f) Matias Corporation, 절반 키보드, 그리고 (g) Intellitools, Intellikeys.

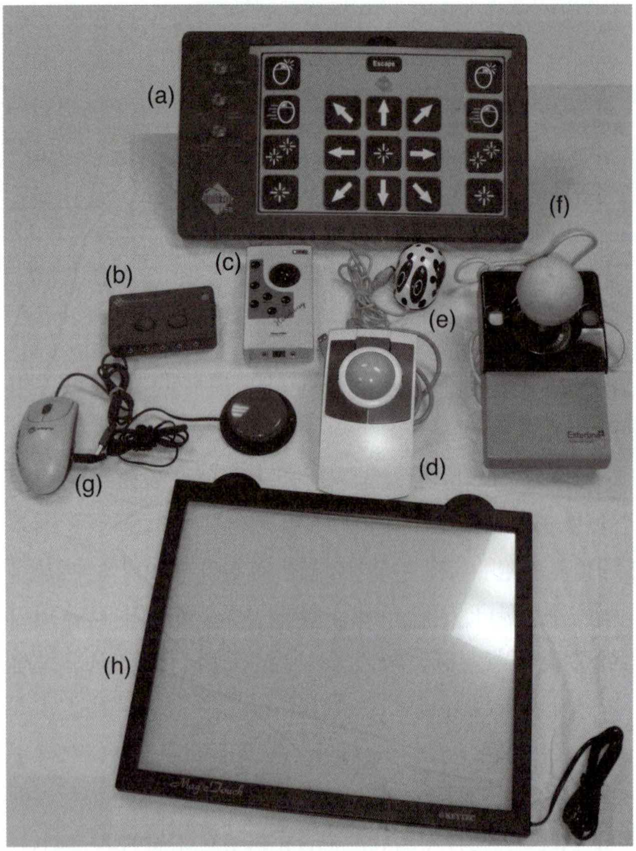

그림 18-5 포인팅 시스템의 대체용품:
(a) Intellitools, Intellikeys with mouse overlay, (b) Intellitools, Intelliswitch, (c) Penny & Giles, Headway(optical mouse emulator), (d) Ergoguys LLC, Kidtrac trackball, (e) Infogrip, Kiddymouse, (f) Traxsys Input Products, Roller II Joystick, (g) Infogrip switch adapted mouse with AbleNet Jelly Bean switch, 그리고 (h) KeyTech, Magic Touch.

환경조절 / Environmental Control

환경 제어 장치(ECUs: Environmental control units)는 환경안에서의 아동의 상호반응, 독립성 그리고 장비 혹은 기구의 조절을 증진해준다. 이러한 환경제어장치의 사용의 이점에는 향상된 개인적인 만족감, 일상의 활동에의 참여의 증진, 그리고 돌보는 사람을 고용하는데 드는 비용감소 등이 포함된다(Jutai, Rigby, Ryan & Stickel, 2000). ECUs를 통하여 이전에는 아동이 참여하지 못하였을 활동에 참여할 수 있게 된다. 예를 들어, 아동은 밀크쉐이크를 만들기 위해 블렌더를 켜고 끔으로써 간식을 만드는데 도움이 될 수 있는 것이다.

ECUs는 세 가지 주요한 구성요소로 되어있다; 입력 장치, 제어 유니트, 그리고 기계이다. 입력장치는 스위치를 사용하는 스캐닝을 사용하거나 직접 선택함으로써 ECUs를 조절한다. 제어 유니트는 기계의 "두뇌"인데 입력된 시그널을 기계에 방향을 주는 동작 출력으로 번안전달하는 것이다. 마지막으로 아동의 입력에 반응하는 기계장치가 있는데 전자장비의 한 부분이다. 표 18.1은 ECUs 조절을 위한 전략을 간단히 요약하여 놓았다.

일상생활동작 / Activities of Daily Living

AT는 종종 일상생활동작(ADLs)에서의 독립성을 증진시켜준다. 팀 구성원들은 아동이 일상생활동작을 할 수 있는지 없는지 생각하고 어떻게 AT가 아동의 수행에 도움이 될 수 있는지 평가해야 한다. 장애아동은 종종 화장실 사용, 치장/위생 그리고 식사하는데 AT 도구들이 필요하기도 하다. 화장실 설비에는 앉은 상태의 안정성을 향상시키는 작은 발판이 있고 손으로 잡을 수 있는 봉, 좌석을 높힌 변기, 유아용 변기가 달린 의자 같은 것도 있다. 아동과 그 가족이 사용하는 치장/위생 장비에는 종종 목욕의자, 샤워의자 그리고 변형된 칫솔에서부터 집안을 구조적으로 개조한 것까지 포함될 수 있다. 아동의 연령 및 욕구에 따라 많은 상품들이 나와있다(그림 18-6). 두꺼운 손잡이가 부착된 스푼, 한 모서리를 깎아낸 컵, 움푹한 접시(그림 18-7)와 같이 먹는데 사용하는 적응도구들로 아동은 식사시간에 독립적으로 먹는데 도움을 받는다. 물리치료사들은 가족이나 작업치료사와 마찬가지로 ADLs을 위하여 AT를 이용함으로써 아동의 독립수준을 향상시킬 수 있다.

레크리에이션/레져/놀이 / Recreation/Leisure/Play

놀이할 수 있는 능력은 아동기의 중요한 부분이다. 놀이는 아동의 직업이다. 놀이활동에 참여할 수 없는 아동은 정상발달의 기회를 상실하는 것과 같다. 지체 장애가 있는 아동들은 독립적으로 장난감을 다룰 수 없을 수도 있고 환경을 독립적으로 탐색하러 돌아다닐 수 없을 수도 있다. 감각

표 18.1 환경 제어 장치(ECUs)의 다양한 조절전략의 장점과 단점

ECU 조절의 종류	장점	단점
초음파 (고주파의 소리 사용)	아동이 조절상자에서 직접 조절을 가르키지 않아도 됨. 무선, 작고 가지고 다닐 수 있음	트랜스미터가 조절 박스와 같은 방에 있어야 함
적외선 (리모트 콘트롤로 작동)	가지고 다닐 수 있는 시스템	신호를 방해할 아무것이 없는 상태에서 조절박스로 직접 원격 조절을 가리켜야 함
라디오 조절 (조절 코드를 설비로 보냄)	방해될 물건이 없는 상태에서 다른 방에 있으면서 이쪽 방에 있는 설비에 신호를 보내는 것이 가능함	라디오 주파수는 이동거리가 50피트에서 200피트(15-60m)로 제한되어있음. 다른 제어장치로부터 간섭을 받을 수 있음
AC power는 설비를 작동하기 위해 기존의 전기선을 이용함. 입력장치는 벽에 연결되어있는 제어 장치의 한 부분으로 되어있거나 원격으로 되어있음.설비는 전기 출력되는 곳으로 연결되어있는 모듈에 연결됨	AC power에는 가외의 선이 필요없으나 모듈이 프로그램되어 있어야 함	이 시스템은 여러 전기구멍이 필요하고 오래된 전기선으로 인한 문제가 발생할 수 있음

장해가 있는 아동은 독립적인 탐색의 기회가 감소되어 있으며 장난감과 놀이 재료도 변형이 필요할 때가 있다. 그 결과 장애아동의 놀이에 대한 경험은 정상발달을 하고 있는 아동들과 질적으로나 양적으로 다르다. 아동이 자라면서 레크리에이션/레져 활동이 중요해진다. 레크리에이션/레져의 영역을 고려하여 장애아동을 위한 중재 프로그램을 이야기하여야 한다(King, Petrenchik, Law, & Hurley, 2009; Shikako-Thomas, Majnemer, Law, & Lach, 2008).

치료사들은 장애아동이 독립적으로 놀이를 하지 못할 때

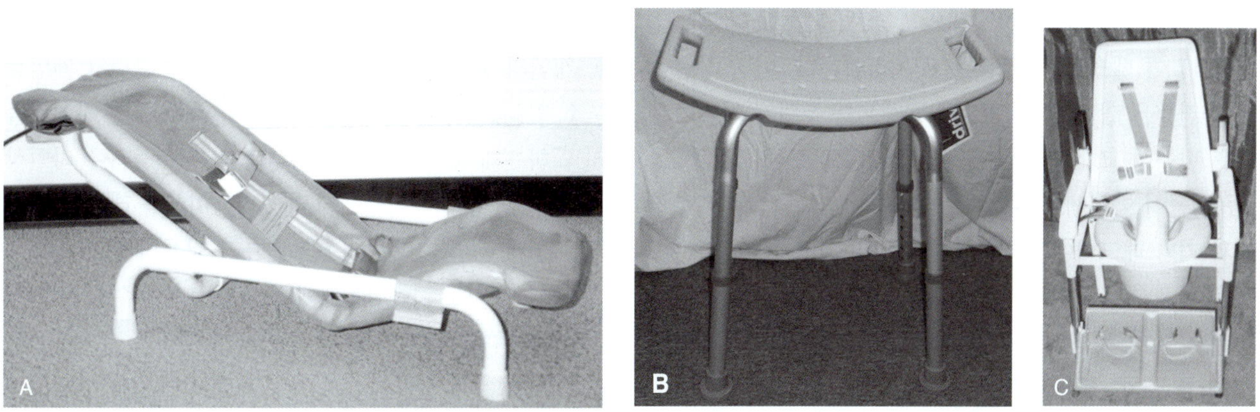

그림 18-6 (A) Columbia사의 뒤로 젖힐 수 있는 리클라이닝 목욕의자. (B) 목욕 의자. (C) 변기가 달린 높은 등받이 의자(high-back potty chair)

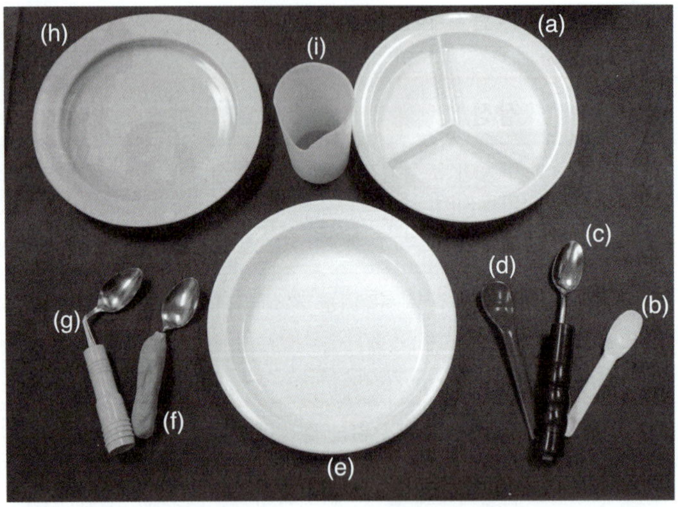

그림 18-7 먹고 마시는데 사용되는 도구들: (a) 구획이 지어진 접시, (b) 소아용 스푼, (c) 손잡이를 무겁게 한 스푼, (d) 플라스틱 스푼, (e)멜라민 접시, (f) 찰흙을 손잡이에 덧붙인 스푼, (g) 집에서 만든 구부린 스푼, (h) 안의 가장자리를 높인 접시, (i)코 닿는 부분을 잘라낸 컵.

혹은 다른 아동과 놀이, 레크리에이션 /레져에 참여할 때 상호작용을 하지 못하는 경우는 언제나 그 활동들을 수월하게 할 수 있게 해 줄 AT를 고려해야 한다(Besio, 2002; Lane & Mistrett, 2002; Lane & Mistrett, 1996, 2002). 오늘날 AT를 이용할 수 있는데 어느 아동도 옆에 그냥 앉아 있으면서 단지 다른 아동들이 노는 것을 "쳐다보기만" 해서는 안된다. 어떤 아동들이 장난감이나 물건들을 쉽게 가지고 놀기 위해서는 장난감들이 움직이지 않도록 해야 될 경우도 있다. 접착천인 Velcro, Dycem 같은 미끄럼 방지용 물건, 놀이판 그리고 C자형 집게로 놀이감과 장난감을 고정하면 독립적인 놀이기회가 증진된다. 장난감이나 퍼즐 조각위에 벨크로를 달면 다루기가 쉬워진다. 놀이감 위에 후크가 달린 벨크로를 달면 실내외 카페트, 혹은 고리 벨크로 등과 같이 벨크로가 잘 붙는 표면에 붙는다. 어떤 장난감과 물건들은 쉽게 쥘 수 있도록 손잡이를 두껍게 하거나 재료를 덧붙여 크게 만든다. 구슬, 블록, 혹은 샤워커튼 고리 등을 놀이 아이템에 부착하면 손쉽게 다룰 수 있다. 장난감과 기타 레크리에이션 도구를 직접 가지고 놀 수 없는 아동을 위해서는 스위치, 배터리 어댑터, ECUs 그리고 걸어놓는 타이머 등과 같은 간단한 테크놀러지를 사용해서 놀 기회를 준다. 컴퓨터 프로그램이 다양해졌으므로 모든 연령 및 모든 능력의 아동이 비디오 및 컴퓨터 게임을 즐기고 있다. 장애아동은 스위치로 컴퓨터, 녹음기, 배터리로 작동하는 장난감 혹은 이전에 설명한 바와 같은 전자 장비를 다룰 수 있다. 스위치는 가게에서 살 수 있거나 집에서 만들 수 있다. 컴퓨터를 사용하기 위하여 스위치는 스위치 접속장치와 함께 사용한다. 배터리 어댑터는 배터리로 작동되는 기구에 사용됨과 같이 ECUs는 전자장비를 작동하는데 사용된다.

스위치는 AAC 부분에서 자세히 설명되어 있다. 배터리 어댑터는 간단히, 저렴하게 만들 수 있고 구입할 수도 있다. 배터리 어댑터는 동력이 모터에 가는 것을 "차단"하기 위해 배터리와 접촉 터미널 사이에 놓아두게 된다. 스위치는 그 다음 배터리 어댑터에 플러그로 연결되어있는데; 장치를 켰을 때 아동이 스위치를 누르면 동작이 시작될 것이다.

컴퓨터는 레크리에이션과 레져 활동을 제공해줄 수도 있다. 개인의 흥미를 불러일으킬 음악, 그림, 그리고 게임같은 소프트웨어들이 있다. 인터넷에 대한 접근은 인터넷을 "서핑"하는데 흥미가 있는 사람들과 다른 이들과 온라인상 원격통화를 즐기는 이들에게 레크리에이션과 레져를 제공해준다. 테크놀러지가 발전함에 따라 컴퓨터는 21세기에 그 어떤 것보다도 장애아동에게 세상을 선택할 수 있는 기회에 변화를 주고 있다.

학교에서는 운동장에서의 활동과 휴식활동을 수월하게 해 줄 특수 장비가 요구될 수도 있다. 여러 회사에서 개조된 놀이터 설비를 팔고 있다. 특수 장비 이외에도 물리치료사는 게임을 변형하여 모든 아동들이 이러한 활동에 참여할 수 있게 한다. 물리치료사는 그들 지역내의 ADA와 놀이터 협의회의 능동적인 참여자로서 활동해야 한다. 그리하여 모든 아동들이 지역사회의 "놀이" 환경에 참여할 수 있게 된다.

시각 보고 기술 / Visual Technology

시각적 장해는 삶의 주요한 영역에 미치는 영향이 크다. 장해의 정도와 특성에 따라 환경에 접근이 독립적이기도 하고 일상생활에서 물건이나 도구를 이용하는데, 혹은 컴퓨터의 사용에 영향을 받기도 한다. AT의 사용은 시각 장해가 있는 아동이 가능한 독립적이고 성공적이 되는데 도움이 될 수 있다.

시각장해는 개인의 이동기술에 매우 영향을 준다. 환경을 인식할 수 없는 아동은 탐색이 줄어들고 이는 어린 아동의 발달과정에 영향을 미친다. 그리고 시각장해가 있으면 어느 연령이든지 돌아다닐 때 안전에 영향을 미친다. 오리엔테이션을 받고 이동 전문가로부터의 서비스와 AT를 이용하면 시각장해 아동이 좀 더 독립적이 되는 도움을 받을 수 있다. 오리엔테이션 및 이동 전문가는 아동에게 지팡이, 안내견, 그리고 전자 이동보조기구 등을 사용함으로써 환경을 탐색하며 이동하는 것을 가르쳐줄 수 있다.

시각장해는 또한 아동이 일상생활에 필요한 도구와 기기를 사용하는 능력에 영향을 준다. 시각장해가 있는 아동을 보다 독립적이 되게 해주는 여러 개발된 상품들이 있는데 말하는 기구, 청각적 피드백을 주는 기구(즉, 말하는 체온계, 말하는 시계, 말하는 계산기, 테이프로 된 책), 점자기구(점자로 된 시계, 점자 지도 매뉴얼 그리고 점자 라벨 마커), 그리고 크게 프린트되어있는 아이템 등이 있다.

시각장해는 또한 읽고 쓰는 능력에 영향을 미친다. 시력이 낮은 아동을 위해서는 돋보기, 크게 인쇄된 책, 폐쇄회로 TV시스템, 큰 사이즈의 컴퓨터 모니터, 시각적 특징인식을 포함한 프로그램이 있는 컴퓨터, 큰 활자, 스크린 확대기, 색 대비, 말로 프린트를 작동할 수 있는 설비 등이 있고 시력이 낮을 때 시력 보조도구들이 사용된다. 맹아들을 위해서는 점자 시스템을 이용하거나 컴퓨터로 텍스트와 그래픽 정보를 화면에 나온대로 읽어주어 프린터를 작동시키게 한다.

시각장해 아동들이 쓰기를 수월하게 하려면 볼록한 줄이 쳐져있는 종이, 쓰기 가이드 혹은 끝이 뭉툭한 펠트 마커(felt marker) 등이 필요할 수 있다. 쓰기 시스템으로 점자를 사용하는 사람은 다음과 같은 것들에 의존할 수도 있는데 (1) 점토판과 철필 (2)브라유(Braille) N 스피커 혹은 Type N 스피커 혹은 (3)점자 번역 소프트웨어와 점자 프린터가 있는 컴퓨터 시스템 등이다.

시각장해가 있는 아동들과 일하는 물리치료사들은 자신들의 중재를 좀 더 의미있는 것으로 변경할 필요가 있다. 예를 들어, 물리치료사는 시각적인 장난감 뿐 아니라 청각적, 촉각적 피드백을 줄 수 있는 다양한 장난감이 필요하다. 또한 그들이 지금 무엇을 하고 있는지 환경이 어떻게 변하고 있는지에 관하여 설명해주면서 활동내내 아동과 이야기하는 것이 필요하다.

청각 보조기구 / Assistive Listening

"듣기 어려운" 이라는 용어와 "농아"라는 용어는 청각상실이 있는 아동을 표현할 때 사용된다. 청력 소실은 종종 경미함, 중등도, 심한, 그리고 최고 중증으로 기술된다. "경미함"과 "중등도"는 크게 하여 듣지 않으면 말을 이해하는데 어려움이 있는 것을 가리킨다. "심함"은 말을 듣기 위해 보청기가 필요한 수준이다. "최고중증"의 청력상실은 크게 해도 말을 이해하지 못하는 것이다. "듣기 어렵다" 하는 것은 어렵긴 하지만 보통 귀로 들어서 말을 이해하는 것을 말한다. **농아**는 보청기를 써도 들을 수 없는 경우가 보통이다.

청력장해가 있는 아동들은 의사소통, 환경조절, ADLs, 레크리에이션 그리고 레저, 청각정보를 받아들이는데 AT의 사용이 필요하다. 시각적 신호를 보내어 알게 해주는 기구는 섬광등, 플래시, 진동하는 알람 시계, 초인종, 연기 감지기, 전화기같은 도구들은 청각적 정보대신 시각적 정보를 준다. 듣기 보조장치가 청각정보를 받아들이는데 도움이 된다. 대부분의 청력소실이 있는 아동들은 청각 전문의가 처방한 개인 보청기와 같은 확대장치를 가지고 있다. 그러나 매우 시끄러운 환경에서는 다른 보조 장치를 개인적 장비와 조합하여 사용하는 것이 필요할 수도 있다. 아동이 청력 보조 장치를 사용한다면, 물리치료사는 중재하는 동안 전달장치를 사용할 수 있는지 확인하여 치료사가 제시하는 청각적 촉진을 알아들을 수 있게 해야 한다. 비록 청각 정보를 알아듣는데 도움이 되는 청각 보조시스템이 있다 하더라도 어떤 아동은 정보를 받아들이는데 수화가 필요하거나 이의 사용을 더 선호하기도 한다. 대부분의 경우 말로 통역해주는 이가 필요하다.

청각정보를 더 잘 알아듣는데 자막으로 해주는 것이 또 다른 방법일 수 있다. 자막시스템에서는 화면 밑에 내용이 나오고 청각적 정보로 옮기게 된다. 공개 자막은 자막에 접근할 디코더가 필요없다. 폐쇄 자막인 경우 자막의 정보에 접근하려면 특정 디코더가 필요하다.

농아인들은 전화를 사용할 때 AT를 이용해야 한다. ADA를 시행하는 때부터 이 기술은 좀 더 쉽게 가능해지고 있다. 농아들을 위한 원격통신장치라고 불리는 TDD (Telecommunication device for the deaf) 혹은 TTY(Tele-Type)로 전화의 사용이 가능하다. TDD를 이용하기 위하여 통화하려는 양측 모두 이 장치를 가지고 있어야 한다. 전화 수신인은 TDD의 연결기에 있게 되고 대화는 타이프되어 상대방의 TDD로 전화선을 타고 전달된다. 양측이 TDDs가 없으면 중개 시스템이 필요하다. 중개 서비스는 모든 주에서 사용할 수 있게 되어있다. 중개 서비스에서는 TDD를 가지고 있는 한 사람이 TDD가 있는 사람과 없는 사람 사이에서 중개자의 역할을 한다.

아동은 청력상실의 심한 정도와 시작된 시기에 따라 표현 의사소통에 영향을 받을 수도 있다. ASL(American sign language)은 농아인들의 일차적 언어로 생각되지만 의사소통을 위하여 모든 사람들이 수화를 사용하지는 않는다. 신체장애와 더불어 청력장해가 있는 아동은 수화를 사용하는데 어려움이 있을 수도 있다. 표현적 의사소통을 하는 수단으로 수화를 하는데 필요한 운동조절을 아동이 할 수 있는지 판단하는데 물리치료사가 중요한 역할을 한다. 달팽이관 이식은 농아나 심한 청력 소실이 있는 아동에게 이점이 있다. 청신경을 자극하고 손상받은 부위를 우회하기 위해 수술로 이식하는 것이기 때문에 달팽이관 이식은 청력 보조기구와는 다르다.

기금 / Funding

기금관련 문제가 AT 기구를 확보하는데 오랫동안 장애물이었다. AT에 대한 인식이 증가하면서 서비스 제공자들이 기금지원을 받는 방법을 알려주게 되었다. AT팀의 멤버로서 물리치료사들은 AT를 위한 기금선택에 익숙해져야 한다. 그들은 기금을 지원해주는 기관들의 차이점을 이해하고 가장 적절한 기금으로 지원되는 AT를 확인해야 한다.

기금 출처 사이의 차이점 (Differences Between Funding Sources)

AT 장치 및 서비스에 대한 비용으로 공공 혹은 사적인 기금이 가능하다. 사적으로 비용을 지불하는 것은 정부의 통제하에 있지 않고 국립, 주, 그리고 지역프로그램으로 나눌 수 있다. 연방정부 혹은 주정부, 법률 혹은 시행령이 공공기금을 통제한다. 미 정부는 그들의 통제하에 있는 프로그램을 임의재량과 권리적인 프로그램으로 나눈다.

선별적 프로그램(discretionary program)에서는 자격이 되는 모든 아동에게 서비스를 제공하여야 되는 것은 아니다. 기관의 책임자가 보통 사례 관리자 혹은 카운슬러인데 기관이 서비스나 장비를 제공해야 되는지를 판단한다. 이 프로그램은 주어진 해에 대상이 되는 아동에게 서비스를 제공하는데 사용가능한 기금이 제한되어있다. 직업재활은 이러한 프로그램의 한 예이다.

보편적 프로그램(entitlement program)은 대상이 되는 모든 아동에게 모든 서비스를 제공한다. 이 프로그램에서는 일단 아동이 적합한 것으로 인정되면 프로그램으로부터 얻을 수 있는 모든 이점이 보장된다. 의료보장이 이것의 한 예이다. 정부는 보편적 프로그램을 대상 자격을 제한하거나 혹은 비용을 적게 지불하거나 기간을 줄이거나 서비스 수를 줄여서 통제한다.

아동에게 AT장치를 제공하는데 비용을 지불하는 흔한 기금은 (1) 조기 선별, 주기적인 선별과 진단과 치료(EPSDT; Early, Periodic, Screening, Diagnosis, and Treatment)를 포함하는 의료보장(사회안전법 XIX항목); 그리고 주(State)의 위임 프로그램; (2) 장애인 교육법(IDEA)에 의한 조기중재(생후부터 3세까지)프로그램과 지역학교, (3) 사보험; 그리고 (4) 서비스 클럽과 조직들이 그것이다(Golinker &

Mistrett, 1997; Judge, 2000). 의료보장은 저소득층과 저소득층의 아동을 대상으로 선택하여 프로그램을 제공하는데 연방/주 의료보조이다. 의료보장이 보장하는 범주는 주마다 다른데 치료사들은 자신이 속한 주의 규정을 잘 알고 있어야 한다. 조기중재 프로그램은 생후부터 3세까지 해당하는데 IDEA하에서 제공되며 프로그램에서 아동이 개별화된 가족 서비스 계획(IFSP) 목표를 달성하는데 요구되는 AT에 대해서 비용을 지불한다. IDEA의 일부분으로서의 교육지청은 그들의 교육프로그램의 혜택을 받는 아동에게 필요한 AT의 비용을 지불한다. 한 아동의 개별 교육안을 짠 팀이 AT의 필요성에 대해 판단한다. 사보험은 피보험자와 회사간의 계약이다. 회사 혹은 고용주는 보장범위를 결정한다. 사보험의 보장범위는 회사마다, 한 회사내에서도 다양하다. 같은 보험에서 보장을 받는 두 가족의 경우에 그들의 고용주가 같지 않을 경우 혜택을 받는 정도가 다를 수 있다. 많은 사보험 회사는 간호사인 사례 관리자를 스태프로 두고 있는데 아동에게 어느 정도의 보장이 가능한지 판단할 때 도움이 된다. 일반적으로 그들은 장비를 가족이 구입해야 되는지 결정하는데 근거로 사용될 의학적 재검진 과정에 관한 정보를 제공해 줄 수 있다.

AT서비스와 장치에 대한 비용지불이 가능해지면 물리치료사는 사보험과 의료보장에 의학적 필요성의 확인증이나 사적인 기금이 이 아동에게 지불되어야 할 정당성에 관한 편지들과 같은 기금을 신청하는데 필요한 서류를 능숙하게 준비해야 한다. 비록 기금 지불처로 하여금 추천한 기구를 승인토록 확신시킬 "마술적 언어"는 없지만 물리치료사는 가능한 한 지불처에게 익숙한 말로 서류를 작성해야 한다. 물리치료사가 의료보장에 신청한다면 자신들의 정당성을 "의학적 필요성"의 용어로 써야 한다. 아동의 교육팀이 교육지청이 기구를 사주어야 한다고 결정한다면 정당성에 관한 서류는 아동의 교육수행에 AT가 어떤 효과를 미치는지에 관하여 작성되어야 한다. 치료사가 직업재활에 신청한다면 어떻게 그 AT가 아동의 직업적인 목표 혹은 고용기회에 도움이 되는지를 보여줄 문서를 작성해야 한다.

기금 신청서류를 작성할 때 익숙한 용어를 사용하는 것 이외에도 치료사들은 필요한 구성요소에 대해서도 말해야 한다. 의학적 필요성에 대한 확인 혹은 정당성을 말하는 서류에는(1) 아동의 진단 그리고/혹은 추천된 장비에 적응할 만한 일반적인 신체 상태, (2) 장비가 필요하게 된 아동이 가지고 있는 제한된 능력에 대한 설명, (3) 현재 사용하고 있는 장비에 대한 기술, (4) 위에서 말한 아동의 제한된 능력을 "해소"하는데 이 장비가 기여할 부분이 어떤 것인지, (5) 절대 요구되는 장비의 특징에 무엇이 있어야 하는지. 그 특징 하나하나의 목적이 무엇인지, 그 특성이 어떻게 아동의 기능을 향상시킬 수 있는지에 대한 설명, (6) 이 장비를 선택하는데 관여한 모든 팀 구성원의 명단이 들어있어야 한다. 시뮬레이션이나 AT를 시험적으로 사용해보는 아동 사진이나 비디오 테잎을 포함시키는 것이 때로 필요하다 (Taylor & Kreutz, 1997).

지속적 평가와 중재 / Continued Assessment and Intervention

아동이 AT를 받은 후에 물리치료사는 가족과 팀의 다른 구성원들과 함께 아동이 AT를 잘 사용토록 지지하기 위해 주기적으로 평가 및 중재를 제공한다(Long, Huang, Woodbridge, Woolverton & Minkel, 2003). 팀 구성원들은 아동의 경과를 추적하며 "이 기구가 원하는 결과를 얻는데 가족에게 도움이 되는지?"라는 질문을 계속 해본다. 그렇지 않다면 팀 구성원들은 목표한 결과를 아동이 성취하기 위해 어떤 필요성이 수정되어야 하는지 판단한다. 성공적으로 장기간의 AT를 사용하는 것과 관련한 요인들을 주목해야 한다. 이런 요인들에는 아동과 가족의 만족도, AT 과정에 아동과 가족의 참여도, 적절한 훈련, 부모의 지식수준, 기구의 지속적 유지가 있다(Copley & Ziviani, 2004; Huang, Sugden, & Beveridge, 2009; Benedict, Lee, Marujo, & Farel, 1999; Lesaur, 1998; Long 등, 2003). 물리치료사와 팀의 다른 구성원은 기구를 적용하고 변형시켜볼 수 있다; 아동, 가족, 양육자, 그리고 기타 전문가들을 훈련; 그리고 원하는 결과를 아동이 얻을 수 있게 돕는 목적으로 지속적 평가를 제공한다.

물리치료사는 아동과, 확인된 결과의 성취와 관련된 요인들을 평가하기 위해 다양한 도구들을 이용할 수 있다. 기구에 대한 만족도 수준; 아동의 기능적 활동의 독립성 수준, 가정, 학교, 지역에의 참여도 정도; 아동 및 가족의 삶의 질 변화 측정 등이 있다. 이전에 성인용으로 만들어졌지만 아동용으로 수정하여 사용되고 있는, AT의 사용자 퀘백 만족도 평가(QUEST)(Routhier, Vincent, Morisette, & DeSaulnier, 2001)가 있다. 아동을 위해 만들어진 것으로 아동의 독립성 수준에 미친 중재의 영향에 관한 정보를 제공할 수 있는 것은 아동 장애 항목 평가(PEDI)가 있다(Haley 등, 2010).

평가, 기구 선택, 현재의 평가에 대한 체계적 접근에도 불구하고 때로 중재에 대한 수정이 필요하다. 아동과 팀의 구성원들이 추가의 훈련이 필요한지, 기구가 의도대로 기능하는지, 아동과 가족이 원하는 결과를 얻는데 있어 도움이 되는지를 확실히 하기 위한 수정이 필요할 수도 있다. 물리치료사와 팀의 다른 구성원들은 최신의 기술 발달에 대한 지식이 있어야 하고, 그 아동만의 욕구 및 계속 변하는 아동과 그 가족의 욕구에 부응하는데 도움이 되도록 실전에 적용해볼 수 있게 연구소견들을 번역할 지식도 있어야 한다.

요약 / Summary

이 장은 장애아동이 혜택을 볼 수 있는 보완 의사소통 및 기타 기술에 대해 기술하고 있다. 보완 의사소통 및 기타 테크놀러지에 대한 평가는 일단 아동의 자세를 잡아준 후 하게 된다. 이 장에서 서술된 AT의 도움으로 장애아동들은 AT아니면 할 수 없을 과제를 할 수 있게 된다(Hammell, Lai, & Heller, 2002). 친구나 친지에게 "사랑해"라고 말하는 것이라든지 혹은 단순히 TV를 끄고 켜는 것이라든지, AT는 환경을 자신이 스스로 조절하여 독립적이라는 느낌을 갖게 한다. AT가 필요한 아동이 이것을 얻고 이용을 잘하는지 물리치료사와 기타 서비스 제공자는 계속 지원과 중재를 해 줄 필요가 있다.

필요한 AT를 지원받는 어려움이 종종 AT 사용에 장애가 된다. 비용은 이 과정의 필수요건이다. 비용 없이 AT는 이용될 수가 없으며 그 가능성은 빛을 볼 수 없다. 이 장에서 제시된 정보는 치료사에게 다양한 비용 지불처를 알아보는 방법, 아동을 위한 AT를 지원받을 수 있는 기본 정보, 일단 시행한 후에는 AT의 효과를 평가하는 방법들에 대한 기본 정보들이다.

토의문제들(Discussion Questions)

1. 보완 의사소통을 위하여 신체장애 아동을 평가할 때 물리치료사가 할 수 있는 것은 무엇인가?
2. 직접 선택과 간접선택 간의 다른 점은 무엇인가? 각각의 예를 들어,보시오
3. 운동기술이 제한되어있으나 컴퓨터 사용이 필요한 아동이 컴퓨터를 사용할 수 있도록 개조하는 방법을 각각 설명하시오
4. 환경조절 유니트의 각각의 구성요소는 무엇인가?
5. 선별적 프로그램과 정부의 보편적 프로그램 사이의 다른 점에 대해 기술하시오
6. 기금을 지원받는 곳이 학교와 보험회사일 때 어떻게 기구의 필요성을 다르게 제시하겠는가?

참고문헌(References)

Angelo, J. (2000). Factors affecting the use of a single switch with assistive technology devices. *Journal of Rehabilitation Research and Development, 37*(5), 591–598.

Benedict, R.E., Lee, J.P., Marrujo, S.K., & Farel, A.M. (1999). Assistive devices as an early childhood intervention: Evaluating outcomes. *Technology and Disability, 11*, 79–90.

Besio, S. (2002). An Italian research project to study the play of children with motor disabilities: The first year of activity. *Disability and Rehabilitation, 24*, 72–79.

Blischak, D.M., Lloyd, L.L., & Fuller, D.R. (1997). Terminology issues. In L.L. Lloyd, D.R. Fuller, & H.H. Arvidson (Eds.), *Augmentative and alternative communication: A handbook of principles and practices.* Boston: Allyn & Bacon.

Copley, J., & Ziviani, J. (2004). Barriers to the use of assistive technology for children with multiple disabilities. *Occupational Therapy International, 11*(4), 229–243.

Golinker, L., & Mistrett, S.G. (1997). Funding. In J. Angelo & S. Lane (Eds.). *Assistive technology for rehabilitation therapists* (pp. 211–234). Philadelphia: F.A. Davis.

Haley, S.M., Costa, W.I., Kao, Y.C., Dumas, H.M., Fragala-Pinkham, M.A., Kramer, J.M., Ludlow, L.H., & Moed, R. (2010). Lessons from the use of pediatric evaluation of disability inventory: Where do we go from here? *Pediatric Physical Therapy, 22*, 69–75.

Hammell, J., Lai, J.S., & Heller, T. (2002). The impact of assistive technology and environmental interventions on function and living situation status with people who are aging with developmental disabilities. *Disability and Rehabilitation, 24*, 93–105.

Huang, I.C., Sugden, D., & Beveridge, S. (2009). Assistive devices and cerebral palsy: Factors influencing the use of assistive devices at home by children with cerebral palsy. *Child: Care, Health and Development, 35*(1), 130–139.

Judge, S.L. (2000). Accessing and funding assistive technology for young children with disabilities. *Early Childhood Education Journal, 28*(2), 125–131.

Jutai, J., Rigby, P., Ryan, S., & Stickel, S. (2000). Psychosocial impact of electronic aids to daily living. *Assistive Technology, 12*(2), 123–131.

King, G., Petrenchik, T., Law, M., & Hurley, P. (2009). The enjoyment of formal and informal recreation and leisure activities: A comparison of school-aged children with and without physical disabilities. *International Journal of Disability, Development and Education, 56*(2), 109–130.

Lahm, E.A., Walser, P., & Reed, P. (2004). Computer access. In P. Reed & E. Lahm (Eds.), *Assessing students' need for assistive technology: A resource manual for school district teams* (pp. 64–74). Oshkosh, WI: Wisconsin Assistive Technology Initiative.

Lane, S.J., & Mistrett, S. (1996). Play and assistive technology issues for infants and young children with disabilities: A preliminary examination. *Focus on Autism and Other Developmental Disabilities, 11*(2), 96–104.

Lane, S.J., & Mistrett, S. (2002). Let's play! Assistive technology interventions for play. *Young Exceptional Children, 5*(2), 19–27.

Lesaur, S. (1998). Use of assistive technology with young children with disabilities: Current status and training needs. *Journal of Early Intervention, 21*(2), 146–159.

Long, T., Huang, L., Woodbridge, M., Woolverton, M., & Minkel, J. (2003). Integrating assistive technology into an outcome-driven model of service delivery. *Infants and Young Children, 16*(4), 272–283.

McEwen, I.R. (1997). Seating, other positioning, and motor control. In L.L. Lloyd, D.R. Fuller, & H.H. Arvidson (Eds.), *Augmentative and alternative communication: A handbook of principles and practices.* Boston: Allyn & Bacon.

Reed, P., & Lahm, E. (Eds.). (2004). *Assessing students' needs for assistive technology: A resource manual for school district teams.* Oshkosh, WI: Wisconsin Assistive Technology Initiative.

Routhier, F., Vincent, C., Morisette, M.J., & DeSaulnier, L. (2001). Clinical results of an investigation of paediatric upper limb myoelectric prosthesis fitting at the Quebec Rehab Institute. *Prosthetics and Orthotics International, 25*, 119–131.

Shikako-Thomas, K., Majnemer, A., Law, M., & Lach, L. (2008). Determinants of participation in leisure activities in children and youth with cerebral palsy: Systematic review. *Physical & Occupational Therapy in Pediatrics, 28*(2), 155–169.

Taylor, S.J., & Kreutz, D. (1997). Powered and manual wheelchair mobility. In J. Angelo & S. Lane (Eds.), *Assistive technology for rehabilitation therapists* (pp. 117–158). Philadelphia: F.A. Davis.

Walser, P., & Reed, P. (2004). Augmentative and alternative communication. In P. Reed & E. Lahm (Eds.), *Assessing students' need for assistive technology: A resource manual for school district teams* (pp. 95–106). Oshkosh, WI: Wisconsin Assistive Technology Initiative.

제 4 부

사례 연구
Case Studies

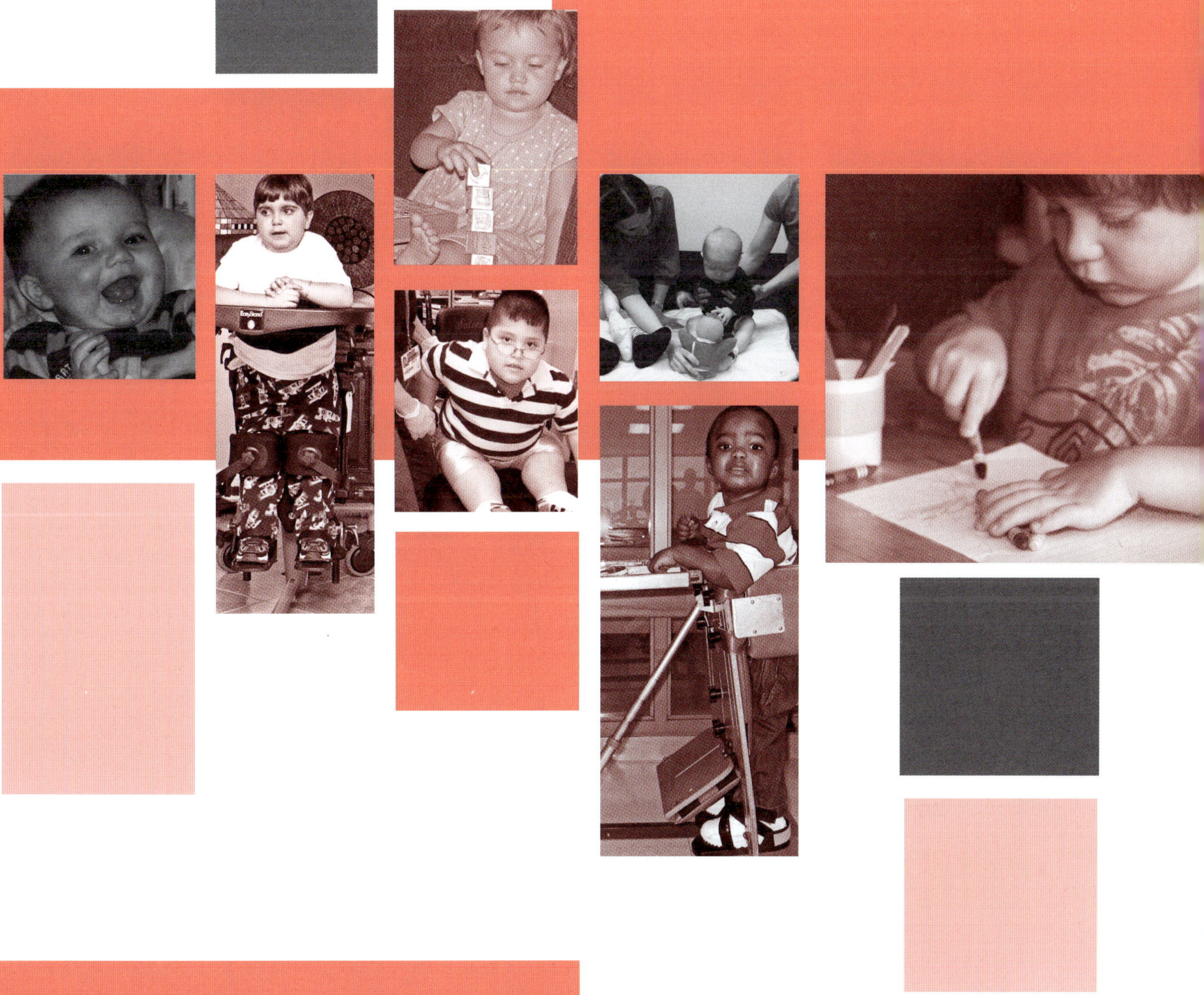

제 19 장

사례 연구: 뇌성마비

Case Study / Cerebral Palsy

이 사례는 경직성 양지마비형의 뇌성마비(CP)인 젊은 여성 Kayla의 물리치료에 초점이 맞추어져 있다. Kayla는 20세로 대학 2학년이다. 아이는 조산으로 태어났으며 영아시기부터 여러 곳에서 물리치료를 받아왔다. 그녀를 조기중재, 초기 아동기, 학교에서의 물리치료, 외래치료, 그리고 가정 물리치료 서비스를 위해 추적관찰을 해왔다. 현재는 정기적으로 물리치료사에게 오지 않지만 때때로 적응기구에 대한 모니터링을 받을 때와 발 혹은 허리통증이 있을 때 방문한다. Kayla는 집/기숙사, 그리고 교정에서 양측 전박 목발을 사용하여 보행한다. 이동거리가 멀 때에는 전동 카트를 이용한다.

뇌성마비 아동과 청년들은 신체장애가 없는 그들의 또래보다 사회적으로 신체적으로 덜 활발하다고 보고되어왔다(Shikako-Thomas, Majnemer, Law, & Lach, 2008; Engel-Yeger, Jarus, Anaby, & Law, 2009; Maher, Williams, Olds, & Lane, 2007). CP는 흔히 ROM, 연부조직의 움직임, 근력, 협응, 그리고 균형의 장해가 있어서 운동조절에 어려움이 있다. CP 란 감각운동계를 포함한 미성숙한 뇌피질의 손상을 의미한다. 시각(vision), 경련(seizure), 지각(perception), 그리고 인지(cognition)의 문제가 이러한 기능과 관련되어 있는 뇌피질이 손상되었을 때 동반되어 나타난다. 비록 이 병변이 진행성은 아니나, 영아가 자라서 좀 더 독립적이 되려고 애쓸 때 지역사회 참여 및 활동에서의 제약과 같이 기능적인 제한도 더 두드러진다. ROM 제한, 불용성 위축, 유산소 능력의 제한 등과 같은 신체구조와 기능의 이차적인 장해가 기능적인 운동기술과 활동능력과 참여를 더 제한할 수 있다. 아동이 좀 더 복잡한 기술을 수행하려고 할 때나 이차적인 장해의 위험이 증가할 때는 당연히 물리치료를 여러 번 받아야 한다. 뇌성마비아동과 청년을 위한 물리치료 중재 목표는 가정, 학교 그리고 지역사회 내에서 나이에 걸맞는 활동에 참여할 수 있는 능력을 극대화하는 것이다.

CP 아동의 기능적 능력의 편차가 다양한데 이는 아이들이 받았던 신경학적 손상의 위치와 심한 정도를 반영하고 있다. 운동기능 침범의 형태는 편마비(hemiplegia), 양지마비(diplegia), 혹은 사지마비(quadriplegia)로 다양하다. 운동능력과 기능에 미치는 정도도 다양하다. 대근육운동기능 분류체계(GMFCS: Gross Motor Function Classification System)는 대근육운동 기술 능력과 제한에 따라 이러한 아동들을 분류하는 방법이다(Palisano, Rosenbaum, Bartlett, & Livingston, 2008; Palisano 등, 1997). 초등학교부터 고등학교 때까지 보조기구를 사용하여 보행하고 지역에서 이동은 전동차를 이용하여야 하는 Kayla는 GMFCS 레벨 III에 해당할 것이다.

미국 물리치료협회(APTA)의 *임상 물리치료의 지침*(2001)에 근거하여 Kayla에 대한 물리치료의 필요성은 물리치료 임상 5C 영역이 가장 잘 설명해주고 있다; 즉, 선천성 혹은 영아기나 아동기에 발생한 비진행성의 중추신경계 질병과 관련한 운동기능 장해와 감각통합의 장해이다. 현재의 장해를 유발한 병리가 산전, 신생아기 혹은 영아기에 발생한 것이어서 미성숙한 운동피질을 손상시켰기 때문에 이러한 임상패턴이 선택된 것이다. 손상의 결과로 운동기능이 장해되어 잠재적으로 근육, 골격, 심혈관계, 그리고 호흡기계의 발달에 부정적인 영향을 주게 될 것이다. 선택된 치료방법은 영아기로부터 아동기, 청소년기에 걸쳐 비정상적인 운동기능을 조절하여 발달학적인 문제를 가장 포괄적으로 경감시킬 수 있는 것이어야 한다. Kayla의 6세, 13세 때 받은 물리치료를 요약해보고 또 아이가 계속 받아야 할 필요한 물리치료에 대해서도 요약하겠다. 학교에서 물리치료사가 Kayla에게 물리치료를 해주고 있다. 두 번의 물리치료는 1997년 발효된 장애인 교육법의 연방법(IDEA, 97)에 따른 것이다. 첫 번 째 받았던 치료에서 Kayla는 최근에 받은 정형외과적 수술과 수술 후의 관리 때문에 추가치료가 필요했기 때문에 집에서 물리치료를 받았다.

검사: 6세

병력 / History

Kayla는 4형제 중 막내로 34주에 조산으로 출생하였다. 그리고 엄마의 말에 의하면, 별다른 일 없이 신생아기를 지냈다고 한다. 출생 후 2주에 빨기를 어려워하고 서맥이 나타났기 때문에 입원하게 되었다. 아기는 호흡기계 문제가 없었고 그 당시 뇌실내 출혈이 있다는 말은 듣지 못하였다. 가족들은 아기가 10개월이 되었을 때 앉거나 기지 않는 것을 보고 주목하게 되었다. 잡아서 세우면 몸이 매우 뻣뻣해져서 균형을 잡을 수가 없었다. 아기는 그 당시 CP의 경직성 양지마비아로 진단되었다.

Kayla는 1세 때 센터에서 하는 조기중재 프로그램에 등록되었다. 물리치료사와 작업치료사, 언어치료사, 그리고 조기교육 교사가 Kayla를 보았다. 아이의 주된 어려움은 대근육운동기능, 소근육 운동기능, 그리고 시지각에 있었다. 3세 되었을 때 Kayla는 지역의 학교에서 하는 조기 아동프로그램에 참석하기 시작하였고 현재까지 계속되고 있다. 현재는 종일반의 일학년으로 전환하려고 하는 중이다. Kayla는 신경외과적, 정형외과적 수술을 받은 이후에는 학교 밖에서도 물리치료, 작업치료를 받았다. Kayla의 가족은 중재프로그램에 대해서 매우 적극적이었으며 Kayla로 하여금 지역사회 내의 또래 활동에 능동적으로 참여하도록 적극적으로 성원해 왔다. 3, 4세 때에는 지역의 유아원에 다녔으며 도서관 프로그램, 공원지역의 day 캠프에 참여했으며 이제는 걸스카웃을 시작하려고 하고 있다.

의학적으로 Kayla는 18개월 때 눈 근육의 불균형을 교정할 목적으로 눈 수술을 받았으며 4세 때는 경직성을 감소시키려고 선택적 후궁 신경근 절제술을 받은 경력이 있다. 5세 반에 다리의 선을 똑바르게 하기 위해 양측 대퇴골 반회전 절골술(bilateral derotational osteotomy)과 내측 넙다리 근육을 절개하는 수술(medial hamstring release)을 받았다. 5세 때는 그네에서 떨어져 우측 경골 고원(plateau)골절상을 입었다. 4세 반에는 경미한 측두부 경련성 질환으로 진단되었으며 현재 약으로 조절하고 있다(Tegretol: 테그레톨)

장기 시스템 검토 / Systems Review

심혈관계 및 호흡기계 (Cardiovascular and Pulmonary)

심혈관계 및 호흡기계의 기능에 문제는 없다. Kayla는 신체적으로 매우 활발하며 지구력이 좋다. 호흡기계 감염 문제도 없다. 혈압(100/70mmHg)과 심박동수(100회/분)는 또래의 정상범위 내에 있다.(Cech & Martin, 2012).

피부(Integumentary)

Kayla는 경첩관절 형태가 있는 양측 경칩달린 족관절 보조기(AFOs)를 신고 있다. 부모에 의하면 때때로 발적이 나타나고 보조기로 인하여 자극이 된다고 한다. 이 당시 그러나 별다른 피부문제는 없다.

근골격계(Musculoskeletal)

근 위축과 하지의 근력 특히 원위부가 약하였다. 몸통의 근약증도 있었다. 가족은 Kayla가 받은 최근의 정형외과적 수술 이후로 근력이 더 두드러지게 약해진 것 같다고 하지만 선택적 후신경근 절제술을 받은 이후로 알고 있었던 문제이다. 최근의 정형외과 수술 전에는 양측에서 엉덩관절 굴곡 및 무릎관절 굴곡 구축이 있다고 되어 있으나 현재는 ROM이 정상범위 안에 있다. 근력과 ROM은 더 검사해야 한다.

신경근육계(Neuromuscular)

하지의 근긴장도와 경직이 증가되어있다. 손을 뻗을 때나 물건을 다룰 때 약간의 떨림이 있다. Kayla는 선 자세에서 균형을 잡을 수 없고 보조 도구가 없으면 걸을 수 없다. 그리고 협응에도 문제가 있다. 보행, 운동기능 그리고 자조관리에 대해서는 추후의 검사가 더 필요하다.

인지, 언어 그리고 의사소통 (Cognition, Language, and Communication)

Kayla의 언어발달과 의사소통 기술은 좋다. 경미한 인지발달 지연을 보이나 이것은 시지각적 어려움 때문일 수도 있다. 이것에 대해서는 나중에 교육팀과 현재의 교실 요원에 의해 차후의 평가가 필요할 것이다.

테스트와 측정 / Tests and Measures

6세 때 Kayla의 물리치료 검사를 끝내면서 여러 분야에서 기본적인 기능 수준이 판정되었다. 이제부터는 정상 기능이라고 확인된 분야와 기능에는 심한 영향을 주지 않는 장해를 간략히 기술하려고 한다. 운동기능에 영향을 준다고 생각되는 분야의 측정과 테스트는 좀 더 자세히 토의될 것이다.

유산소 능력과 지구력 (Aerobic Capacity and Endurance)

Kayla는 놀이터에서 비록 워커는 사용하지만 친구들과 놀 수 있다. 호흡이 짧아지지 않았으며 지구력이나 유산소 능력에 문제가 있지는 않은 듯하다.

보조 혹은 적응에 도움이 되는 도구들 (Assistive and Adaptive Devices)

Kayla는 움직이려면 다양한 보조 도구의 도움을 받는다, 지역사회 안에서의 이동은 전동 카트를 이용하며 장거리를 걸을 때나 좀 더 능동적으로 움직일 때에는 워커를 사용하고 집안에서 짧은 거리를 걸을 때는 양측 네발 지팡이를 사용한다. 모든 도구들은 아동에게 잘 맞게 되어있고 상태가 아주 좋다. Kayla는 모든 환경 안에서 카트와 워커를 아주 안전하게 사용할 수 있다. 짧은 거리(10–15피트)를 걸을 때에만 누가 가까이 감독하면서 네발 지팡이를 사용한다.

보행, 이동 그리고 균형 (Gait, Locomotion, and Balance)

Kayla는 안전하게 모든 환경(학교, 집, 지역사회) 안에서 후방에 바퀴가 있는 워커를 사용한다. 네발 지팡이를 사용하기 시작하였으나 금방 피로해지고 지팡이를 사용할 때 걸려 넘어지지 않을 만큼 충분히 발을 들어올리지 못한다. 지역사회 안에서 움직일 때 Kayla는 전동 카트를 사용하고 안전하게 학교의 모퉁이와 복도를 잘 다니고 있다. 학교를 오가는데 아이가 약 두 블록을 직접 운전한다. 최근 받은 정형외과 수술 전에 Kayla는 보조기를 신고, 벗은 상태에서 컴퓨터화된 보행평가를 받았다. 이 검사는 병원에 딸려 있는 보행평가실에서 수행하였으며 이후 정형외과에서 수술을 받았다.

Kayla는 앉고 서는 균형에 어려움이 있다. 지지가 없으면 설 수 없다. 독립적으로 바닥에 앉을 수 있으나 손을 멀리 뻗지는 못하고 머리 위로 손을 올리지도 못한다. 벤치에 앉아 있을 때도 앉아있는 범위 이상으로 좌 · 우측으로 손을 뻗을 수 없다. 어깨 위로 손을 올릴 때도 균형을 잡기가 어렵다. 대부분 앉는 자세에서 Kayla의 자세는 어깨가 움츠려져 있고 머리가 앞쪽으로 나오는, 등이 굽어있는 자세이다. 가장 안정적으로 앉을 수 있는 자세는 W-형으로 앉는 것이다.

최신 검사: 만일 Kayla의 균형을 오늘 평가한다면 앉기 균형능력을, 수정된 아동용 기능적 뻗기 테스트(Bartlett & Birmingham, 2003)를 이용하여 평가할 것이다. 이것은 앉은 자세에서 옆으로, 앞으로 얼마나 손을 뻗을 수 있는지를 평가하는 것이다. 시간내 일어서서 가기(The timed Up and Go: TUG) 테스트도 뇌성마비 아동에서의 변화를 신뢰성 있게 측정한다고 알려졌다(Williams, Carroll, Reddihough, Phillips, &Galea, 2005). Kayla는 TUG 테스트를 받을 때 보조기구를 사용할 것이다. 지팡이를 사용할 때의 서기 균형이 얼마나 향상되었는지 모니터하기 위해 워커를 사용하면서 이 테스트를 시행할 수 있다. 그리고 지팡이를 사용할 때와 결과를 비교해볼 수 있다. 시간이 지나면서 지팡이를 사용한 결과의 점수가 좋아질수록 균형이 향상되는 것을 알 수 있다. Berg 균형 테스트(Berg, Wood-Dauphinée, Williams, & Gayton, 1989)와 아동용 균형척도(Franjoine, Gunter, & Taylor, 2003) 또한 GMFCS 레벨 III 인 아동 뇌성마비의 균형을 측정하는데 유용하다고 추천 된다(Gan, Tung, Tang, & Wang, 2008; Kembhavi, Darrah, Magil-Evans, & Loomi, 2002).

운동기능(Motor Function)

Kayla는 쉽게 네발로 길 수 있고, 3피트에서 5피트를 무릎으로 걸을 수 있다. 아이는 단계적으로 움직이는 것에는 어려움을 보인다. 종종 움직임을 너무 빨리 시작하기도 한다. 소근육 운동활동에서는 목표를 향해 손을 뻗고 잡을 때 양손에서 떨림이 있다. 손을 뻗을 때 종종 목표물을 지나치기도 한다. 여러 형태의 작은 물건을 집을 때는 손가락을 사용하여 집고 구슬 같이 작은 것은 손목을 바닥에 고정하고서 집을 수 있다.

서 있을 때 Kayla는 앞으로 체중을 이동하여 자신의 발바닥 두툼한 곳(ball)에 항시 체중을 싣고 있다. 허리의 전만증이 증가되고 어깨는 뒤로 빠져있다. 아동의 체중을 발 전체에 실리게 하면 허리의 전만증이 감소하고, 하지는 굴곡상태로 꺾여 바닥으로 넘어진다. 앞으로 넘어질 때 혹은 앉은 자세에서, 무릎으로 선 자세에서, 혹은 선 자세에서 옆으로 넘어질 때 아동의 보호신전반응은 잘 유발된다. 그러나 뒤로 넘어질 때는 보호신전반응을 볼 수 없다.

최신 검사: GMFM-88 이나 GMFM-66(Russell, Rosenbaum, Avery, & Lane, 2002)을 이용하면 Kayla의 운동기술 즉 앉기, 기기, 서기, 그리고 걷기에 대해 정량적으로 평가할 수 있을 것이다. GMFM-66의 컴퓨터화된 점수화 방법으로 치료사는 중재 계획을 세우는 과정에서 특정한 정보를 얻을 수 있을 것이다.

근육의 수행(Muscle Performance)

Kayla의 상지 근력은 아주 좋다. 안정을 이루려고 다리를 내전하거나 뻣뻣하게 뻗고 앉을 때 몸통은 똑바르게 유지할 수 있다. 몸통 폄근과 굽힘근의 근력은 3/5 정도였다. 엉덩관절 굽힘과 대퇴사두근의 근력은 4/5로 좋다. 고관절 신전, 벌림, 무릎관절 굽힘의 근력은 2-3/5인데 원위부인 발에서 발등굽힘과 발바닥굽힘은 1-2/5로 약하다. 기능적으로 Kayla는 쉽게 근육을 단축수축(concentric contraction)할 수 있고 신장수축(eccentric contraction) 형태의 근육조절은 서투르다. 예를 들면, 서 있는 자세에서 앉은 자세로 천천히 자신을 낮출 수 없다.

최신 검사: 2세 정도면 정량적 점수를 보여주고 신뢰성과 타당성이 있는, 손으로 잡는 동력계로 근육의 수행을 더 잘 평가할 수 있을 것이다(Gajdosik, 2005). 손으로 잡는 동력계는 뇌성마비 아동에서 고관절 굽힘근, 폄근, 무릎관절 굽힘근과 폄근, 그리고 발목관절 발등굽힘근을 테스트하는 데도 신뢰성이 있다고 알려져 있다(Crompton, Galea, & Phillips, 2007).

신경근육 발달 및 감각통합 (Neuromotor Development and Sensory Integration)

kayla의 손근육은 운동발달 지연이 있다. 기술수준은 Peabody 운동발달척도(PDMS)의 소근육운동발달 항목에서 4세~5세 수준을 보인다. 가위질을 정확히 하는 것이 어렵고 연필을 다루고 조절하는 것이 힘들며 작은 물건들을 다루는 것을 어려워한다(동전, 작은 알갱이). 대근육 운동 발달의 분야에서 Kayla는 또래보다 기능이 심하게 떨어져 있는데 선 자세, 걷기, 달리기, 기타 활동들에서 균형을 잡을 수 없기 때문이다. 아이는 다리를 번갈아 사용하며 걷는데 어려움이 있다. PDMS의 대근육항목에서(Folio & Fewell, 1983) 또래의 2퍼센타일 이하의 기능을 보인다.

최신 검사: PDMS는 아주 많이 개편되었고, 2판의 Peabody 운동발달척도(2번째 판)(PDMS-2)가 2000년도에 출판되었다(Folio & Fewell, 2000). 이 표준화된 테스트의 두 번째 판은 연령별로 미국인 표본에서 정상치를 잡은 것이다. 항목마다 가능한 점수 차이가 더 잘 구분될 수 있게 점수화하는 기준을 발전시켰다: 항목들과 이의 적용도 더 개정되었다. PDMS-2는 출생 시부터 6세까지 적용할 수 있다.

보조기(Orthotic Devices)

Kayla의 최근의 AFOs는 족저굴곡 제한이 있는 경첩관절이 달린 형태이다. 이 보조기를 받기 전에 Kayla는 발목관절이 고정된 형태의 AFOs를 사용하고 있었다. 보행 중 아이는 발목관절의 경첩관절장치를 조절할 수 있는 듯하다. 입각기에 무릎의 과신전은 없고 보조기는 잘 맞으며 보조기 사용후 Kayla와 가족은 피부상태를 잘 모니터링한다.

관절가동범위(Range of Motion)

좌측 오금 각도가 15°, 우측은 30° 로 넙다리근육이 단축되어있다. 엉덩관절 모음근, 안쪽돌림근, 발바닥굽힘근도 단축되어 있지만 수동적 ROM은 다음의 경우를 제외하고는 정상범위이다. 배측굴곡 동작으로 우측에서 중립까지만 올릴 수 있고 엉덩관절의 굴곡은 양측에서 5° 에서 110° 였다. 허리뼈(요추)의 신전, 엉덩관절 내회전, 무릎관절의 신전 시에 과한 가동성(hypermobility)이 관찰된다.

반사의 통합성(Reflex Integrity)

우측 하지에서 좌측보다 긴장도가 더 증가되어 있다. 좌측 하지의 고관절 모음근, 안쪽돌림근, 대퇴사두근, 그리고 발바닥굽힘근의 근력은 그룹으로 평가했을 때 수정된 Ashworth(Modified Ashworth Scale) 척도상에서 2등급에 해당한다(Bohannon & Smith, 1987). 이는 움직임이 가능하지만 저항이 있다는 것을 뜻한다. 우측 하지에서 같은 근육들은 Ashworth 척도상 1등급에 해당하여 움직임을 시작할 때 느껴지는 저항을 "알아차릴 수 있는 정도"가 됨을 의미한다. Modified Ashworth scale은 여러 신경학적 상태를 지닌 사람에서 수동적 움직임에 대한 저항을 기록하는데 신뢰도가 있는 것으로 일려저 왔다(Gregson 등, 2000; Allison, Abraham, & Petersen, 1996).

최신 검사: 아동들에서 수정 Ashworth 척도는 기타 근긴장도 측정법과 연관이 있다고 보고되고 있으나 검사-재검사간의 신뢰성이 좋지 않다는 것이 밝혀졌다(Clopton 등, 2005; Fosang, Galea, McCoy, Reddihough, & Story, 2003). 수정된 Tardieu 척도(Boyd & Graham, 1999)가 아동의 경직성을 측정하기에 좀 더 신뢰성이 있을 수 있지만 여전히 에러의 폭이 크다(Fosang 등, 2003; Scholtes, Becher, Beelen, & Lankhorst, 2006).

자조관리 및 가정관리(일상생활동작과 일상에서 도구들을 다루는 활동 포함) (Self-Care and Home Management [Including Activities of Daily Living and Instrumental Activities of Daily Living])

Kayla는 ADLs 및 IADLs에 있어서는 기본적으로 독립적이다. 목욕, 화장실, 식사는 독립적으로 할 수 있고 양말과 신발을 신는 것은 약간의 도움이 필요하다. 그러나 다른 옷은 혼자 입는다. 아이는 학교에서 워커를 사용하여 혼자 걷는다. 이제 집에서 조금 걸을 때는 양측 네발 지팡이를 사용하기 시작하였다. 지역사회에서는 전동카트를 이용한다. 종종 오빠와 학교에 같이 가는데 안전하게 전동카트를 운전하여 두 블럭을 왕복한다. 집에서 Kayla는 빨래개기, 잘 때 침대 준비하기 등 또래에 걸맞게 집안일도 돕는다. 학교에서 교실의 활동에 참여할 수 있으나 쓰기가 느리고 많은 집중이 요구된다. 수정된 수업 계획에 바탕하여 교실의 보조요원의 도움으로 Kayla는 교실에서 급우들과 함께 공부할 수 있다.

소아 장애 항목 평가(PEDI)(Haley, Coster, Ludlow, Haltiwanger, & Andrellos, 1992)로 평가해 보았을 때 Kayla는 사회적 기능에서 또래에 맞는 기술을 보이며 기능의 모든 분야에서 독립적이다. 세밀한 소근육 운동기술을 요하는 자조기술에서(빵에 버터 바르기, 머리 가르마 타기) 약간의 어려움이 있다. 팔걸이 없는 의자에 앉기와 그로부터 일어서는 것과 같은 이동, 지지없이 걷기, 계단오르기, 서 있을 때의 동적인 균형잡기 등에서 의미 있는 기능적 제한이 있다. 그 결과 동작 분야에서 아이의 수행은 다른 영역에서보다 아주 낮다.

최신 검사: 만일 Kayla의 물리치료 검사를 현재에 해본다면 가정, 학교, 그리고 지역사회의 활동에 아이가 얼마나 참여하는지의 측정을 포함해야 적절할 것이다. 캐나다 작업수행 측정(Canadian Occupational Performance Measure:COPM), 학교에서의 기능평가(School Function Assessment: SFA), 아동 삶의 질(Pediatric Quality of Life Inventory: PedsQL) 혹은 PedsQL-CP(뇌성마비 아동용), 아동용 성취 자료 수집 도구(Pediatric Outcomes Data Collection Instrument: PODCI) 혹은 참여와 즐거움에 대한 아동평가(Children's Assessment of Participation and Enjoyment: CAPE) 등이 적절한 평가도구가 될 것이다. 이러한 도구들은 제 3장에 설명되어있다.

평가, 진단, 그리고 예후 (치료계획 포함)

검사로부터 얻은 자료를 검토해보면 Kayla는 자기 학교의 일학년 프로그램에서 능동적인 것으로 보였다. 적응도구들을 성공적으로 사용하여 집, 학교, 지역사회 활동에 참여하고 있다. 아이에게는 근육 기능(근력, 지구력, 근 긴장도)의 장해, 운동기능(운동조절, 균형, 그리고 협응)의 장해, 그리고 기능적인 ROM의 장해가 있다. 이로써 보행, 앉기, 서기, 자세/조절 그리고 소근육 운동조작 등과 같은 활동에 기능적인 제약이 있다. 보조 도구를 이용하여 걸을 수 있는 능력과 혼자 앉을 수 있는 능력을 본다면 Kayla는 GMFCS상 레벨 III에 해당될 것이다(Palisano 등, 1997).

Kayla는 최근 양측 하지에 정형외과 수술을 받고 6주 동안 기브스를 하여 하지의 근력이 더 약화되었고 근육의 뻣뻣함이 증가되고 지구력도 감소하였다. Kayla의 상태는 만성적인 것이므로 1세 때부터 규칙적으로 학교, 집, 병원외래에서 물리치료를 받아왔다. 운동제한에도 불구하고 꾸준히 기능적 향상이 있었다. 성장, 발달, 그리고 의학적 중재로(선택적 후신경근 절제술, 양측 대퇴골 절골술) 운동기능에 영향을 미쳤다. 키가 크면서 근육의 뻣뻣함도 증가되어 균형과 이동에 영향을 주었다. 보조기의 필요성은 자명하여졌으며 성장에 따라 보조기의 변형도 필요하게 되었다. 정상적인 발달과정을 통하여 비록 대근육, 소근육 운동기능의 제한이 있지만, 아이가 환경을 탐색하고 지역사회에 참여하도록 격려하였다. 수술 후에는 수술 이전의 기능적 상태를 회복하고 수술로 달라진 근육의 수행과 뼈의 정렬상태로 움직이는 것을 배우기 위해 집중적인 물리치료를 받았다(집과 학교에서).

예후 / Prognosis

Kayla는 가정, 학교, 지역사회에서 수술 이전의 기능상태로 회복될 것이라고 예상된다. 치료 프로그램의 초점은 학교와 집에서 가능하면 독립적으로 기능하도록 아이를 도와주는데 있다. Kayla가 좀 더 에너지 효율적이고 제한이 덜한 보조기구 사용을 배우면서 학교라는 환경에 더욱 접근이 용이해진 것이 틀림없다. 교육과정에 적응하고 소근육의 조작적인 활동을 도와주기 위하여 도움이 여전히 필요할 것이다. 그 이외에도 Kayla는 또래에 걸맞는 레져 활동에도 참여할 수 있을 것이다(세발자전거/두발자전거 타기).

목표들 / Goals

현재 학년에서 학교에서 일주일에 두 번(한 세션이 30분임), 집에서 일주일에 60분 물리치료를 받음으로써 다음과 같은 목표를 달성할 수 있을 것이다(8개월 내에):

- Kayla는 양측 네발 지팡이를 사용하여 집안에서, 교실에서 독립적으로 3회 시도 중 2회는 20피트를 독립적으로 걸을 수 있을 것이다.
- Kayla는 옆에서 도와줄 준비가 되어있는 상황에서 손잡이를 잡고 3회 중 2회는 세 계단을 오르내릴 수 있을 것이다.
- Kayla는 세발자전거나 보조바퀴가 달린 두발자전거로 스스로 페달을 밟아 3회 중 2회에서는 한 블록을 갈 수 있을 것이다.
- Kayla는 3회 중 2회의 시도에서 양말을 스스로 신을 수 있을 것이다.

중재

조정, 의사소통 그리고 기록 / Coordination, Communication, and Documentation

Kayla, 가족, 주치의, 그리고 치료사는 자주 의견을 교환하는 것이 매우 중요하다. 양측 대퇴골 절골술후 회복 경과에 대해 수술하였던 정형외과의와 호전에 대해 계속 의사소통을 해야 한다. Kayla의 경우에는 집과 학교에서 치료하는 치료사 양측은 치료를 조정하기 위해 의사소통을 해야 한다. 학교 치료사는 또한 교사, 교실 보조 요원, 그리고 기타 학교 인사와도 의사소통할 필요가 있다.

작성된 물리치료 평가서와 경과진행 노트 이외에 물리치료사는 Kayla의 개별교육안(IEP), 매일의 교육계획(자세에 대한 권고사항) 등에 의견을 말하고 가정 프로그램을 개발하여야 한다. Kayla와 부모의 협력이 치료계획과 가정 프로그램으로 그들의 욕구를 적절하게 충족시키는 데 중요하다.

이러한 포괄적인 조정과 의사소통에서 예견되는 성과로는 Kayla와 그 가족, 학교관계자 및 물리치료사 사이의 치료에 대한 조정; 학교 치료사, 가정, 집으로 방문하는 치료사사이의 협력과 조정; 그리고 판단결정과 아동관리가 향상되는 것을 들 수 있다.

환자/고객-관련 지도 / Patient/Client-Related Instruction

Kayla의 물리치료 관리 안에서 Kayla, 부모, 교사, 교실 보조요원, 그리고 형제들은 환자-고객중심의 지도라는 과정을 통해 도움을 받을 수 있을 것이다. 각 사람들을 위해서는 아동의 학습 및 어느 분야에서 Kayla를 도우느냐에 따라 초점을 달리한 지도전략이 기획되어야 한다. Kayla와 형제들, 부모, 교실요원에 대한 지도내용은 각각 아주 다를 수 있으나 각 구성원들은 치료사에게 자신들이 무엇을 배웠는지 보여줄 기회가 있어야 한다.

양육자에게는 AFOs를 신는 것, 난간을 잡고 계단을 오르기와 같은 특정 활동에 관한 것을 구두로 설명하여 지도하고 문서나, 그림으로 더 강조해 주어야 한다. 치료사는 활동들을 보여주면서 양육자가 수행하는 것을 지켜보아야 한다. 활동에 양육자가 참여하는 것을 교정하고 더 강화하기 위하여 피드백을 해준다.

이런 환자/고객 중심의 지도에서 기대할 수 있는 성과는 기능적 독립성의 향상, 가정, 학교, 지역사회에서의 안정성 증가, 그리고 이동성이 향상되는 것이다.

직접 중재 / Procedural Interventions

치료 운동(Therapeutic Exercise)

Kayla의 치료 운동프로그램의 일차적인 초점은 균형과 협응 훈련, 하지와 몸통 근력 강화 활동, 그리고 보행훈련에 있다. 무릎으로 선 자세에서, 벤치에 앉은 자세에서, 그리고 서 있는 자세에서 균형과 협응 활동을 수행한다. 이러한 활동 혹은 기타 활동을 통해 하지와 몸통 근력이 강화된다. 여러 번 반복함으로써 근 지구력도 증강된다. Kayla의 가족에게 기어오르고, 잡아당기고 보행활동들을 할 수 있는 실내 놀이터로 아이를 데리고 가도록 하였다(그림 19.1).

벤치에 앉아있을 때의 Kayla는 앞으로 손을 뻗을 수 있으나 앉은 범위 이상 옆으로는 쉽게 손을 뻗지 못한다. 물건에 손을 뻗게 하는 활동, 공을 잡고 던지기, 여러 곳에 놓

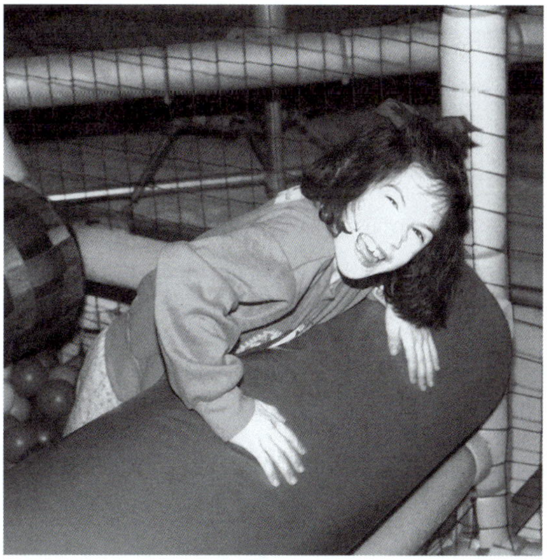

그림 19.1 실내 놀이공간에서 강조되는 근력강화 및 협응활동.

인 목표물을 콩 주머니로 맞히기와 같은 활동을 하여 치료가 재미있도록 한다. 팔로 다른 활동을 하고 있을 때는 능동적으로 몸통을 조절할 필요가 있는데 체중을 이동하면서 자기지지범위를 넘어서 손을 뻗는 것이 Kayla에게는 어렵다.

무릎으로 선 자세의 균형 활동에는 하지 근력 강화활동과 무릎으로 선 자세로 있다가 바닥으로 앉고 다시 옆으로 앉은 후 다시 원자세로 돌아오기와 같은 활동들이 포함된다. 이러한 활동은 또한 몸통 회전을 능동적으로 조절하고 하지의 ROM(고관절 내회전, 외회전)을 증가시키기도 한다. 서 있는 자세에서 천천히 앉는 자세로 움직이기와 같은 기타 기능적인 활동들은 신장수축적(eccentric)으로 근육을 조절하고 근력을 강화시켜준다.

보행훈련 분야에서 Kayla는 양측 네발 지팡이로 4-포인트 보행을 배우고 있다. 지팡이를 사용하여 계단을 오르내릴 수 있으면 학교, 집과 지역사회로의 접근성이 훨씬 용이해질 것이다(이것은 워커로는 불가능하다). 지팡이는 워커보다 부피가 작아 복잡한 교실주변에서의 이동이 좀 더 효율적이 될 것이다. 4-포인트 패턴은 걷는 동안 몸통을 좀 더 능동적으로 조절하는 것을 강화해주고 상, 하지를 번갈아 사용하는 것도 강화해준다.

자조관리에서의 기능적 훈련 / Functional Training in Self-Care

ADLs과 IADLs에서 Kayla에게 맞춰진 초점은 하의 입기 활동과 학교, 지역사회에서의 보행과 이동훈련이다. 그리고 또래에 걸맞는 놀이활동(자전거 타기, 그네타기)에 있다. 학교와 지역사회가 넓으므로 안전을 강조해야 한다.

신발, 보조기, 양말을 벗는 것을 벤치와 바닥에 앉아 연습하도록 한다. 이를 위해서 벤치에 앉아서 Kayla는 양손을 사용해야 하고 체중을 이동해야만 한다. 그리고 능동적으로 몸통의 균형을 잡아야 한다. 이것은 많은 균형이 요구되는 어려운 도전이어서 옆에서 도움을 줄 수 있도록 대기해야 한다. 신발과 양말을 좀 더 잘 벗게 하려면 바닥에 링 모양으로 앉는 자세를 취하게 하여 몸통 조절과 균형을 잡는데 힘이 덜 들도록 한다. 아이는 바닥에 앉아 양말 신는 것을 연습하고 있으며 또한 앙와위 자세로도 하고 있다. 이러한 자세에서는 고관절의 굴곡과 외회전이 증가되면서 균형을 유지하기가 쉬워 양손으로 정밀한 활동을 하기에 좋다(양말을 발위에 정확하게 놓는 것).

보통 때 사용하던 방식과 다르게 다리 근육을 활성화해야 되기 때문에 그네를 타는 것과 자전거 페달을 밟는 것 모두 Kyala에게는 어렵다. 세발자전거와 두발자전거 타기에서 아이의 발은 흔히 족저굴곡 상태로 페달을 밀고 페달에서 발이 잘 떨어진다. 아이의 발을 페달에 고정시켜주면 혼자 능동적으로 다리근육을 활성화하여 페달을 밟는다. Kayla는 이제까지 세발자전거를 타왔으나 아이에 비해 너무 작아져 버렸다. 아이는 이제 보조바퀴가 달려있어 지지면적이 넓은 두발자전거를 타려고 하고 있다. 아이가 코너를 돌 때 보조바퀴가 있어 보다 안정적인 지지를 해줄 것이다(그림 19.2).

도수치료/동작 가동범위 (Manual Therapy/Range of Motion)

치료 세션은 연부조직의 가동성과 하지의 ROM을 증가시키도록 계획되었다. 이것은 기능적 활동에 사용될 조직에 혈류를 증가시켜줄 뿐 아니라, 연부조직의 가동범위가 증가되면 운동 조절과 기능을 향상시킬 것이다. 능동 및 수동

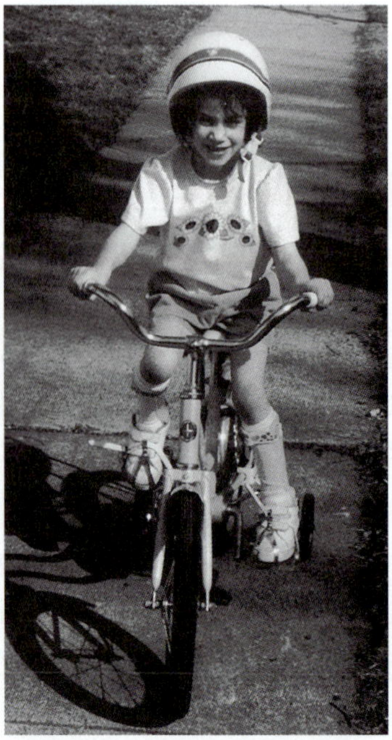

그림 19.2 연령에 맞는 레크리에이션 활동(자전거 타기)은 하지의 근력강화와 균형 훈련에 도움이 된다.

적 ROM 활동에는 느리게 시행하는 스트레치가 포함된다. 빨리 스트레치하는 것을 피함으로써 스트레치 반사의 활성화를 최소화하여 경직이 유발되는 것을 방지한다.

전기치료(Electrotherapy)

Kayla가 아직 6세이지만 하지에서 근육 하나하나를 활성화하고 자발적으로 이완하는 것을 도와주기 위해 바이오피드백을 사용하고 있다. 바이오피드백 기계로부터 청각적, 시각적 피드백을 받아 Kayla는 능동적으로 근육을 수축하고 이완하는 것을 경험한다. 표면전극을 근육 위에 붙이고 무릎관절 굴곡과 신전, 발목관절의 족저굴곡, 배부굴곡 등을 하게 하며 Kayla에게 동작을 완성하려면 어떤 근육이 일을 해야 하고, 어떤 근육이 가만히 있어야 하는지 집중하라고 한다.

직접중재의 요약 / Summary of Procedural Interventions

직접 중재의 예견되는 성과는 이차적인 장해 발생의 감소, 안전성의 증가, 기능적 운동기술의 발달과 향상, 이러한 활동들에서의 독립성 증가이다. 근력 장해, ROM 장해, 그리고 균형에서의 장해도 역시 좋아질 것이다. Kayla는 자조관리, 집, 학교 그리고 지역사회에서의 역할을 감당할 수 있게 될 것이다.

치료 종결

Kayla가 언급된 목표를 달성하면 이 치료는 종결될 것이다. 학교에서 하는 치료에서는 현 학년에서 목표가 달성되리라고 기대된다. 목표를 더 빨리 달성하면 이번 차수의 치료는 종결되고, 새로운 목표가 있으면 새로운 차수의 치료가 시작될 것이다.

뇌성마비 아동을 위해서는 "신체 상태, 양육자, 환경 혹은 해야 할 과제의 변화를 따른 효과적인 적응과 안전성을 보증해주기 위해 여러 번의 치료가 일생에 걸쳐 필요할 수도 있다."(APTA, 2001, p.345). Kayla의 경우 근골격계의 성장이 예견되고, 초등학교 학업과정 중 교실 과제가 변하며 교사와 양육자가 바뀐다. 또 추가적인 내과적 혹은 외과적 문제가 발생할 수 있다. 또한 장해 레벨, 기능적 장해, 활동의 제약 레벨이 달라지리라고 예상되며 추가적 물리치료의 대상이 될 수 있을 것이다.

유지적 물리치료(episodes of physical therapy maintenance) (APTA, 2001)란 때때로 아동 기능수준을 유지하기에 필요한 임상적, 교육적, 혹은 행정적 서비스를 말하는데 적응에 도움이 되는 장비나 보조기의 적합성을 결정하고 아이에게 잘 맞는지 모니터하고 수리하는 것 등이 포함된다.

예방적 물리치료(episodes of physical therapy prevention) (APTA, 2001)가 일차, 이차적인 예방과 건강증진에 집중하는 것에 유용할 수도 있다. 골격이 자람에 따라 ROM, 근력/지구력, 피부 그리고 유산소 기능에서의 이차적인 장해가 종종 발생한다. 뼈의 길이가 자라면서 종종 근육의 단축을 유발할 뿐 아니라, 사지와 몸통이 길어져서 생역학적으로 아동에게 어려움이 될 수 있다. 더 무거워진 체중을 이동해야 하고 더 길어진 지렛대(사지 길이)로 균형을 잡아야 한다.

검사: 13세 때

개인력 / History

Kayla는 현재 13세이며 집에서 부모와 세 형제(14세에서 18세)와 같이 살고 있다. 일학년부터 6학년까지 지역에 있는 초등학교의 통합교실에서 교육을 받아왔다. Kayla는 5학년 때까지 걸 스카웃 활동에 능동적으로 참여하였으며 학교에서의 다양한 동아리 활동에도 참여하였다. 이번 해는 7학년으로서 중학교에서의 첫해이다. Kayla의 욕구에 맞추기 위해 해마다 교육과정에 약간의 수정을 해왔으며 변형된 체육학습에 참여하였다.

Kayla는 과거 6년 동안 상대적으로 건강하였다. 먼지와 곰팡이에 대한 알러지가 약간 생겼고 이것으로 계절 축농증이 발생되었다. 10세 때는 알러지 때문에 호흡곤란이 증가하였고 천식이라고 진단받았다. 규칙적으로 알러지 약을 복용하고 천식이 유발되면 호흡치료를 받을 것이다. 작년에 아이는 우측 정강이뼈의 반회전 골절술(derotational osteotomy)을 받았다. 호흡문제와 성장으로 인하여 Kayla는 신체적으로 덜 움직이는 생활양식이 되었다. 그리고 학교 숙제가 많아져 좀 더 앉아있는 시간이 늘어나 자전거 타기나 방과후 운동에 능동적 참여를 할 시간이 줄었다. 계속 학교프로그램의 일환으로 물리치료와 작업치료는 받아왔다. 변형된 수영수업, 유산소 운동, 지역사회가 마련한 가라테수업에도 참여하였다. 이번 해에는 개인병원의 외래 센터에서 장애인을 위한 동료모임에 참여하게 되었는데 이로써 신체장애를 가진 다른 또래 십대 소녀들과 이야기하고 사회적 관계를 맺어보는 기회가 될 것이다.

Kayla의 목표는 매번 책을 가지고 교실을 옮겨다니며 강의를 듣게 되는 고등학교에 진학하여 잘 적응하는 것이다 또한 AFOs없이 잘 걸을 수 있게 되는 것이고 눈에 덜 띄는 보조기로 전환하는 것이 목표이다. 부모는 Kayla의 지난번까지의 체중증가와 체력수준에 대해 걱정하고 있다. 아이가 쇼핑몰에서 장기간 걷는 것을 더 힘들어하는 것을 알게 되었다.

장기 시스템 검토 / Systems Review

심혈관계 및 호흡기계 (Cardiovascular and Pulmonary)

Kayla의 심박동수와 혈압은 연령에 맞는 정상범위이다. 휴식기의 호흡수는 분당 25회인데 중등도의 활동(학교에서 교실을 이동할 때)을 할 때는 32회로 증가된다. 그리고 Kayla는 쉽게 "호흡이 가빠진다"고 말한다. 특히 천식의 병력과 함께 유산소 능력을 갖추고 있는지에 대해 이후에 더 자세하게 검사할 필요가 있다.

피부(Integumentary)

AFOs를 신고 있어도 피부발적이 나타나거나 피부가 벗겨지는 곳은 없다.

근골격계(Musculoskeletal)

Kayla의 신장은 또래의 30퍼센타일 내에 있고 체중은 60퍼센타일 안에 있다. 고관절 굴곡과 무릎관절 굴곡 구축이 발견된다. 또한 흉추 후만증이 있고, 요추 전만증이 증가되어 있다. 하지의 근력과 지구력이 감소되어 있다. 좀 더 자세한 ROM과 근력에 대한 검사가 필요하다.

신경근육계(Neuromuscular)

Kayla는 여전히 과긴장상태와 함께 운동조절의 장해 및 하지의 경직성을 보인다. 아이는 서서 짧은 시간(2-3분) 동안 균형을 잡을 수 있어서 ADLs에 도움이 되며 양측 전완 목발로 독립적으로 걸을 수 있다. 운동기능과 운동조절에 관하여는 검사가 더 필요하다.

의사소통, 정서, 인지, 언어 그리고 학습 스타일 (Communication, Affect, Cognition, Language, and Learning Style)

Kayla는 의사소통의 기술은 좋다. 아이는 경미한 인지발달 지연이 있고, 어느 정도 시지각의 문제를 계속해서 보이고 있다. 과제수행시 실제로 보여주면서 피드백을 해주면 가장 잘 배운다.

테스트 및 측정 / Tests and Measures

유산소 능력 및 지구력 (Aerobic Capacity and Endurance)

Kayla는 짧은 거리를 걸은 후에는 피곤해지고 호흡이 가빠진다. 하지근력 약화가 원인으로 보인다. 2분간 걸은 후에 심박동수는 분당 168회가 되었고, 1분 쉰 후에는 휴식기의 심박동수인 110회로 돌아왔다.

적응에 도움이 되는 보조적인 도구들 (Assistive and Adaptive Devices)

집과 교실에서(그림 19.3) 걸을 때는 전완 목발을 사용한다. 피로를 줄이고 속도를 높여 오래 걷기 위해서는 워커를 사용한다. 지역에서는 전동 카트를 사용한다(그림 19.4). 이 당시 보조적인 도구들은 아이에게 잘 맞고 수리상태가 아주 좋았다.

보행, 이동 그리고 균형 (Gait, Locomotion, and Balance)

Kayla는 집과 교실에서 양측 전완목발을 사용하여 4-포

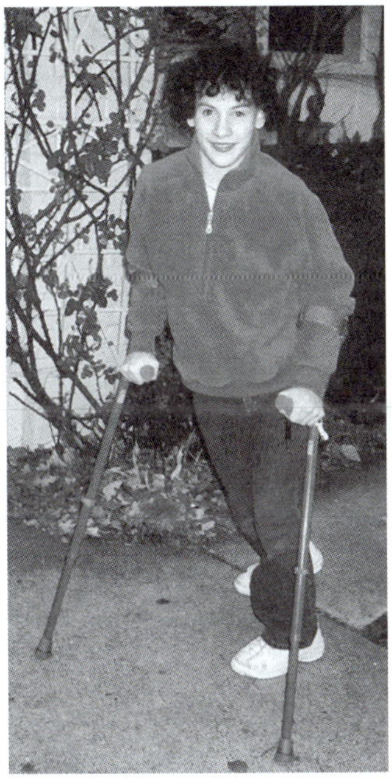

그림 19.3 양측 전박 목발로 짧은 거리를 걷고 있다.

인트 패턴으로 보행한다. 피곤해지면 우측 발가락을 끌게 되거나 때로 발이 걸리기도 한다. 더 긴 거리를 걸을 때는 안전하게 워커를 사용하지만 서두를 때는 팔로 주로 자신을 지탱하며 다리는 스윙 투(swing-to) 보행 패턴을 보이는 경향이 있다. Kayla는 전동카트를 도로 턱에 있는 경사로를

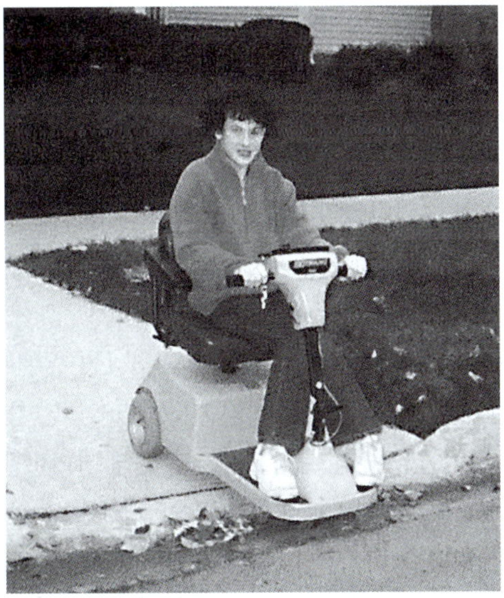

그림 19.4 전동카트로 지역에서 연령에 적절한 이동을 할 수 있다.

이용하여 지역에서 안전히 운전한다. 때로 인도에서 벗어나기도 하는데 보통은 빨리 자신을 바르게 해서 다시 인도로 올라서게 할 수 있다. 그러나 때때로 바퀴가 잔디나 쓰레기에 박힐 때는 다른 이의 도움이 필요할 때가 있다.

Kayla는 서서 움직이지 않은 상태로는 2, 3분간 균형을 유지한다. 선 자세에서의 동적 활동에 참여할 때 종종 지지를 위해 안정적인 사물에 기대거나 표면을 손으로 잡고 있다. 이 상태로 머리 손질이나 화장실 사용 후 지퍼를 잠그기와 같은 ADLs을 하기에 충분하다. 아이는 손으로 지지하면서 독립적으로 앉아있다가 일어서고 다시 앉을 수 있다. 원래는 나이든 사람들의 균형을 측정하려는 목적으로 개발된 Berg균형 테스트(Berg 등, 1989)를 CP 아동의 기능적인 균형을 측정하는데도 사용한다(Kembhavi 등, 2002). Berg균형 테스트상 Kayla의 점수는 56점 중 29점이었다.

최신 검사: 이전에 말한 것 같이 TUG 아동용 균형 테스트와 기능적 손뻗기 테스트를 이용하여 이 연령의 Kayla의 균형을 평가할 수 있을 것이다.

운동기능(운동조절 및 운동학습) (Motor Function [Motor Control and Motor Learning])

위에서 설명한 대로 보조도구를 사용하여 걷기 이외에도 Kayla는 집에서 가구나 벽을 붙잡고 다니거나 기어서 효율적으로 움직인다. 층계난간을 붙잡고 층계를 오르내릴 수 있다.

단추를 채우거나 칫솔에 치약을 짤 때와 같이 목적 있는 활동을 할 때 경미한 떨림이 계속 있다.

최신 검사: Kayla의 검사에 GMFM을 포함하는 것이 적절할 것이고 운동기능을 정량적으로 평가할 수 있을 것이다.

근육의 수행(Muscle Performance)

골반과 특히 원위부 하지근력 약화가 지속되고 있다(표 19.1). 근력을 측정하기 위하여 특별한 도구가 필요 없고 보건 전문가들에게 잘 알려져 있는 도수 근력테스트 방법을 선택하였다. 최근의 문건들에서는 손으로 잡을 수 있는 동력계를 사용한 근력측정계(myometry)가 다양한 상태의 아동들에서 근력을 측정하는데 좀 더 타당성과 신뢰성이

표 19.1 도수 근력 테스트로 측정된 하지의 근력

근육 그룹	우측	좌측
고관절 외전	2/5	2/5
고관절 신전	2/5	3/5
무릎관절 신전	3/5	3/5
무릎관절 굴곡	3/5	4/5
배부굴곡	1/5	2/5

있다고 제시되고 있다(Sloan, 2002; Stuberg & Metcalf, 1988). Kayla의 체질량과 키가 커졌기 때문에 하지를 항중력으로 완전히 신전하는 것과 체중을 지탱하는 것이 더 어려워졌다. 근 지구력도 또한 감소되어있다.

보조기(Orthotic Devices)

Kayla는 양측에 경첩이 달려있고, 5° 배부굴곡 제한장치와 중립 족저굴곡제한 장치가 있는 AFOs를 사용한다. 보조기는 잘 맞으며 현재 아이의 욕구에 적절한 듯 보인다.

관절가동범위(Range of Motion)

Kayla는 양쪽 고관절, 무릎관절에 굴곡구축이 있다; 외회전도 제한되어있다. 각도계로 측정한 결과는 표 19.2에 있다. 뇌성마비아동에서 관정각도계(goniometer) 측정의 신뢰성에 대해 의문을 제기하는 연구보고들이 있는데 아주 경험 많은 치료사들이 시행한다 하더라도 검사내, 혹은 검사간 측정에 넓은 오차가 나타나고 있기 때문이다(Kilgour, McNair, & Scott, 2003; Stuberg, Fuchs, & Miedaner, 1988). 그러나 각도계로 같은 검사자가 연이은 테스트를 해보면 가장 신뢰성이 있다고 되어있다. 이 경우 반복 테스트에서도 몇 도까지 편차가 있을 수 있기 때문에 두 번 측정하여 평균을 낸다면 신뢰도가 높아질 것이다(Stuberg, Fuchs, & Miedaner, 1988; Watkins, Darrah, & Pain, 1995).

표 19.2 하지의 ROM

동작	우측(도)	좌측(도)
고관절 굴곡	15°–120°	0°–120°
고관절 외회전	0°–15°	0°–30°
무릎관절 굴곡	5°–120°	5°–120°
배부굴곡	0°	0°–3°

반사의 통합성(Reflex Integrity)

서 있는 자세와 앉은 자세에서 스스로 안정을 유지하려고 할 때 고관절에서 내전과 내회전이 증가된다. 양측하지에서의 근긴장도가 증가하며 우측이 더 심하다. 수동적으로 외전 및 외회전을 시키는 동안 좌측하지는 Ashworth 척도상 1등급이고 우측하지는 등급 2이다. 이 등급은 Kayla가 6세 때 받은 등급과 비슷하다.

자조관리 및 가정관리 (Self-Care and Home Management)

Kayla는 옷입기, 목욕, 화장실 사용, 자리이동 그리고 장소이동(보조기 사용함)에서 독립적이다. 걷는데 어려움이 있고 물건을 옮기는 것도 어려운데 고등학교에서 이런 문제로 어려움을 느낄 것이다. 앉은 자세에서 컵에 음료를 따르는 데에도 어려움이 있다.

비록 Kayla가 PEDI 적용 연령보다 나이가 많지만 아이의 기능적 독립성에 대하여 이 테스트를 시행하였다. 그녀의 기술 수준은 여전히 이 테스트의 범위 안에 있으며 이 도구를 사용하면 어렸을 때의 수행과 비교할 수 있어서 좋다. 기능적 기술, 자조관리, 사회적 기능 분야는 6세 때와 비교시 향상되었다. Kayla는 이러한 분야에서 PEDI의 모든 항목을 할 수 있게 되었다. 기능적 이동분야에서는 6세 때 68.7점이던 것이 지금 75.2점으로 좋아졌지만 여전히 계단 사용뿐 아니라, 걷고 손으로 지탱하지 않고 자리를 이동하는데는 어려움이 있다는 것을 반영하는 점수이다.

학업, 지역사회 그리고 레져의 통합 (Work, Community, and Leisure Integration)

Kayla는 학교와 사회에서 잘 기능하고 있다. 가라테 교실, 학교 동아리, 수영 그리고 기타활동에 참여할 수 있다. 두발자전거보다 안정성이 있는 성인용 세발 자전거를 탈 수 있다. 이것은 아이의 신장, 체중이 증가했기 때문에 중요하다. 그리고 레져 시간과 신체적 활동시간이 규칙적인 하루일과가 되어야 한다.

최신 검사: Kayla를 현재에 검사한다면, 참여를 측정하는 것이 포함될 것이다. 연령에 맞는 도구 즉, COPM, PODCI, CAPE, PedsQL(혹은 PedsQL-CP)를 사용할 수 있을 것이다.

평가, 진단 그리고 예후 (치료계획을 포함)

집, 학교, 지역사회에서는 독립적으로 생활하지만 여전히 활동과 참여에 제약이 있다. 이것은 기능적인 제한과 연관이 있는데 선 자세의 균형, 걷기, 그리고 소근육 운동기능의 제한 때문이다. 벽이나 가구 등을 잡아야만 걸을 수 있고 혹은 보조적인 도구(양측 전완 목발 혹은 바퀴달린 워커)를 사용해야만 걸을 수 있다. 균형과 보행에 요구되는 에너지 소모는 높다. 움직임의 패턴도 비효율적이며 어떤 활동을 끝내는데 시간이 더 많이 걸린다. 아이가 가장 효율적으로 사용하는 수단은 사회에서 사용하는 전동카트인데 모든 날씨에서(예: 눈과 얼음) 가능하지 않으며 접근이 용이하지 않은 환경에서는 사용할 수 없다.

Kayla는 유산소능력과 근육 수행(근력, 지구력), 운동기능(운동조절) 그리고 ROM의 장해를 가지고 있어서 ADLs을 효율적으로 수행하는 능력에 방해가 되고 있다.

예후 / Prognosis

가능하면 고등학교에서도 독립적으로 기능하리라고 예상한다. 근력, 지구력, ROM이 향상되어 과제를 좀 더 효율적으로 수행하는데 도움이 될 것이다. 그리고 Kayla는 학교의 교육적 활동에 열심히 참여할 것이다.

목표 / Goals

일주에 한 번(한 세션당 30분) 학교에서 받는 물리치료와 함께 현 학년 중에 다음과 같은 목표가 달성될 것이다(8개월 내에):

- Kayla는 시도의 90%는 선 자세에서 독립적으로 보관함을 열어 물건을 넣거나 보관함에서 물건들을 꺼낼 수 있을 것이다.
- Kayla는 학교일과중, 해야 할 6번의 교실이동을 5분이라는 허용시간 내에 할 수 있을 것이다.

중재

조정, 의사소통, 그리고 기록 / Coordination, Communication, and Documentation

집, 학교, 지역에서 받는 서비스를 조정하기 위해 Kayla와 학교관계자, 부모, 주치의와 규칙적인 의사소통이 있어야 한다. Kayla가 중학교에 진학함에 따라 이전 초등학교에서 받았던 내용에 관하여 학교 치료사와 교실관계자와의 의사소통과 조정이 있어야 한다. 고등학교의 담당자들도 지금부터 2년간 Kayla가 기대하는 프로그램의 필요성에 대해 알고 있어야 한다.

치료사는 물리치료 평가서와 경과 노트를 작성하는 이외에도 IEP, 매일 교육계획안의 작성과 Kayla와 함께 하는 가정프로그램을 개발하는데 또한 기여할 것이다. Kayla의 부모는 여전히 팀의 중요한 일원이다; 그러나 이때는 Kayla 자신이 좀 더 두드러진 역할을 시작할 것이며 아이 스스로 치료 프로그램에 대해 어느 정도 책임을 느끼도록 지도한다.

이러한 포괄적인 조정과 의사소통을 할 경우의 기대되는 성과는 사례 회의, 서비스의 조정, Kayla의 IEP 개발에 있어서의 효율성 향상과 초등학교에서 중학교로 효과적으로 전이하는 것이다.

환자/고객 중심의 지도 / Patient/Client-Related Instruction

새로운 학교로 Kayla가 진학함에 따라 중학교에서 Kayla를 보게 될 담당자들은 학교라는 환경 안에서 기능적인 움직임을 어떻게 도와줄 수 있는지, 자세를 취하는데 요구되는 것이 어떤 것인지(즉, 교실의자의 형태와 종류) 그리고 자신들이 참여하게 될 Kayla의 프로그램에 대해서 지도를 받아야 한다.

Kayla와 부모에게는 중학교에서 하리라고 예견되는 기능과 안전, 그리고 Kayla가 사춘기를 겪게 되면서 예상되는 발달학적인 변화(급격한 성장의 영향, 뼈 성장을 촉진해주는 체중지지 활동을 계속하는 것에 대한 중요성)에 관하여 잘 알려주어야 한다. Kayla는 자신의 목표와 하부목표 및 기능적 이동 프로그램을 개발하는데 참여할 때 좀 더 적극적인 역할을 해야 한다. 체력과 활동적인 생활방식을 유지하는 데 대해 더 많이 강조하여야 한다.

환자/고객 중심의 지도로부터 기대되는 성과는 이차적인 장해 위험의 감소이며 집, 학교 그리고 지역에서의 기능적인 독립성이 향상되는 것이며; Kayla와 양육자의 안전성이 향상되는 것이다.

직접 중재 / Procedural Interventions

치료적 운동(Therapeutic Exercise)

현재 Kayla의 치료적 운동프로그램의 일차적 중점은 근육의 수행과 유산소능력/지구력 그리고 ROM의 증가에 있다. 신장과 체중이 커짐에 따라 ADLs과 보행을 효율적으로 수행하는 능력에 부정적인 영향을 미친다. 근력과 지구력을 최대화해주는 것이 아이에게는 중요하다. 이 시기에 근력약화가 비록 활동에 제한을 주는 정도는 아니지만 앉아서 하는 생활방식은 유산소능력에 부정적인 영향을 미친다.

근력 강화 활동으로는 가벼운 무게를 반복해서 드는 근력운동이 포함된다. 특히 최대저항 혹은 근육의 과부하만 피해준다면 저항운동이 뇌성마비아에게 적절하고 도움이 된다는 것이 증명되었다(Damiano, Dodd, & Taylor, 2002; Dodd, Taylor, & Damiano, 2002; Mockford & Caulton; 2008, Williams & Pountney, 2007). Kayla의 연령에서는 근력이 향상되면서 반복을 더 많이 하게 되고 들 수 있는 무게가 더 무거워지는 것을 보면서 자신의 호전에 따라 스스로 동기유발이 된다. 근력운동의 중심이 되는 근육은 고관절의 폄근, 벌림근, 굽힘근, 그리고 무릎관절의 폄근, 굽힘근이다. 능동적인 ROM으로 발목 근육을 강화시킨다. 단축적(concentric)과 신장적(eccentric)인 근 수축을 하도록 격려한다. 근력강화 프로그램은 뇌성마비아에서 긍정적인 효과가 있는 것이 드러났다. 기능적인 변화의 측면으로는 걷는 속도가 빨라지고, 걷기/달리기/점프하는 기술 그리고 지구력이 향상된다(Damiano & Abel, 1998).

Kayla의 적응적인 신체교육 프로그램은 생애 내내 할 수 있는 신체활동을 개발하는 것을 격려하는데 초점을 맞춘다. 현재 Kayla는 목발과 워커를 이용한 걷기 프로그램에 참여하고 있다. 목발로 보행할 때는 하지의 근육을 능동적으로 사용해야 하므로 더 어려워하지만 이것이 근력강화운동도 된다. 워커를 사용하면 Kayla는 긴 거리를 빠른 속도로 걸을 수 있고 유산소 능력이 촉진된다.

각 치료와 운동 세션이 시작될 때 기능적으로 움직이는 동안 신체 정렬을 향상시키고 근육의 본격 운동전에 준비를 시키기 위해 능동적, 수동적 ROM 활동을 한다.

바이오피드백(Biofeedback)

바이오피드백은 Kayla가 발목의 족저굴곡과 배부굴곡을 담당하는 근육들을 능동적으로 수축하는데 이용한다. 청각, 시각적 피드백이 근육을 올바르게 수축하는 것을 강화해준다.

학업, 사회, 통합적 레져에서의 기능적 훈련 (Functional Training in Work, Community, and Leisure Integration)

Kayla가 수영, 자전거 타기 그리고 걷기 등과 같은 레져활동을 계속하도록 격려할 것이다. 이러한 활동들은 생애 내내 할 수 있으며 신체적으로 활발한 생활방식을 유지시켜줄 것이다.

직접중재의 요약 / Summary of Procedural Interventions

직접중재의 기대되는 성과는 근력과 지구력의 증진:향상된 ROM; 균형의 증진; 자조관리, 가정, 학교, 그리고 지역사회에서의 기능적 독립성 증가; 활동 중 안정성 증가; 그리고 이차적인 장해의 예방이다. 좀 더 특별한 것은 근육수행과 운동조절이 향상됨으로써 Kayla가 자신의 사물함으로의 접근 및 또래들과 교실을 이동하는 목표를 달성하는데 도움이 될 것이라는 것이다. Kayla의 유산소능력은 또한 향상되어야 한다. 그리고 스스로 신체적으로 활발한 삶의 방식을 유지하는데 역할을 할 것이다.

치료의 종결

현재의 치료는 이전에 나열하였던 목표/하부목표를 Kayla가 달성하게 될 때 종결될 것이다. 아이의 상태가 변하면(즉, 건강문제, 과제 요구) 이번 치료를 변경할 수도 있다. 다음 번 새로운 치료는 새 목표/하부목표를 작성하면서 시작될 것이다. 이후의 물리치료는 뼈가 다 자랄 때까지 필요할 것이라고 생각되는데 이때가 고등학교에 진학하고 직업에 대한 준비단계일 것이다. 이차적인 장해(근력약화, ROM 제한, 감소된 유산소 능력)가 아이가 속한 집단에서 최적으로 독립적으로 기능하는 능력에 부정적인 영향을 줄 수도 있다.

Kayla는 집, 학교 그리고 지역사회에서 독립적, 효율적으로 기능할 수 있을 때까지 치료를 받으면 좋을 것이다. 동작기능 이상으로 교육목적을 달성하는데 어려움이 있는 한 21세가 될 때까지는 학교 프로그램 중에 물리치료 서비스를 받도록 되어 있다. 21세 이후에 받게 될 물리치료로서는 아마 유지 물리치료, 예방 물리치료가 적절할 것이다. 뇌성마비아들이 새로운 역할과 책임을 맡게 될 때, 양육자의 변동이 있을 때, 새로운 환경 안에서 기능하게 될 때 안전하고 가장 적절한 기능으로 수행할 수 있도록 뇌성마비인들은 일생 동안 여러 번의 물리치료가 필요할 수 있다. 흔히 기능을 유지시키기 위해 때때로 방문하게 되는 유지적인 물리치료는 한 번으로 적당하다. 예방적인 물리치료는 체력증진, 건강, 그리고 기능의 증진에 기여한다. 이러한 이따금씩 받는 서비스에는 이차적인 장해의 예방, 체력 프로그램의 수정, 상태의 모니터링, 보조도구와 보조기의 적합성에 대한 모니터링이 포함될 수 있다.

Kayla: 20세

Kayla는 이제 대학 2학년이고 social work(사회학)을 전공중이다. 그녀는 집에서 수백마일 떨어진 캠퍼스를 선택하였다. 대학은 남부에 있는데 눈이나 얼음으로 인해 Kayla의 학교활동의 참여 및 이동이 문제가 되지 않는다. 두 형제가 Kayla의 대학 선택 전에 가까운 도시로 다시 자리잡았다. 부모와는 멀리 떨어지게 되었지만 필요 시 두 형제에게 전화할 수 있다.

Kayla는 학교 기숙사에서 독립적으로 거주하며 캠퍼스 안을 걸어다닐 수 있다. 종종 전완 목발을 사용하고 긴 거리는 전동 카트를 이용할 것이다. 기숙사를 선정할 때 장애를 명시하지 않아 선택의 폭을 제한하지 않았다. 그 결과 기숙사 높은 층을 배정받아 거주했으며 비상 시(화재훈련, 허리케인 사태 등) 계단 난간을 잡고 안전하게 건물 밖으로 나왔다.

Kayla는 지역과 학교 내의 활동에 참여하는데 심각한 어려움이 있다고 하지 않는다. 때로 많은 활동 후에 발이나 허리 통증을 이야기한다. 그녀는 현재 많이 걸으려고 할 때는 복숭아뼈 위까지 덮는 보조기(SMO)를 양측에 착용한다.

중재

뇌성마비 아동을 위한 물리치료 중재 계획은 여러 이론적 접근방법 중 하나에 기반하여 다양한 활동을 포함할 수 있다. 현재의 증거로는 뇌성마비아를 위한 물리치료 중재의 효과를 판단하는 것은 어렵다. 연구 증거는 방법론적 문제, 결과 측정의 다양성, 그리고 대상군의 광범위한 다양성(연령, 심한정도, 그리고 침범된 형태) 때문에 해석하기가 어렵다. 뇌성마비아를 위한 물리치료 중재와 관련한 최근의 연구증거들을 표 19.3에 나열하여 놓았다. 각 아동을 위하여 중재 개획을 설계할 때 연구에 나온 대상들과 얼마나 유사한 아동인지 고려하는 것이 중요하다.

표 19.3 뇌성마비에서 근거가 있는 중재들

중재	저자	연구 디자인	연구대상/논문의 수	질문	소견
일반적 중재	Antilla, Autti-Ramo, Suoranta, Makela, & Malmivaara, 2008	무작위 임상시험(RCT)을 한 연구들을 체계적으로 검토(SR)	22개의 연구논문	뇌성마비아에 시행한 PT 중재의 효과를 평가	RCT로 연구한 PT 중재의 효과의 증거는 제한적이다(Adeli 수트, 기능 치료, NDT, 감각운동훈련). 훈련 치료나 고정유도 치료는 팔에 대한 효과의 증거는 중간 정도이다.
치료적 운동: 유산소 능력/지구력 훈련	Vershuren 등, 2007	RCT	65명의 뇌성마비아, 대근육운동 기능분류(GMFCS)에 따른 레벨 I–II로 7–18세	뇌성마비아에서 운동 프로그램으로 유산소와 무산소 능력을 증강시킬 수 있는가?	유산소 및 무산소 활동 훈련으로 유산소 및 무산소 능력을 향상시켰고 대근육 운동 기능분류 측정이 향상되었다(GMFM-88), 참여가 향상되었다. (CAPE 점수)
	Butler, Scianni, & Ada 2010	SR	3개의 연구논문	훈련으로 유산소능력이 좋아지고 기능향상으로 이어지는가?	훈련이 유산소능력을 향상시킬 수도 있으나 기능향상으로 이어지는 것은 최소이다.
치료적 운동: 보행과 이동 훈련	Dodd & Foley, 2007	비무작위 임상시험	GMFCS 분류 레벨 III 혹은 IV의 6–12세 14명	학교에서 하는 부분 체중지지 트레드밀 훈련(PBWSTT)이 뇌성마비아의 보행속도와 지구력을 향상 시킬 것인가?	PBWSTT는 보행속도의 증가로 이어졌다(큰 효과 크기, d=1.84): 10분 보행거리
치료적 운동: 근육을 위한 근력, 힘, 지구력 훈련	Mattem-Baxter, 2009	SR	10개의 논문: 임상시험 1개, 요인대조연구 6개, 사례연구 3개	뇌성마비아의 균형, 보행 그리고 지구력에 PBWSTT의 효과를 검사	대상자와 연구의 크기가 적어 영유아의 PBWSTT에 대한 결론을 내리기에는 제한적이다. 학동기 전과 학동기 아동들에서는 PBWSTT가 보행속도와 지구력을 향상시킨다.
	Mockford & Caulton, 2008	SR, 시험적 그리고 유사시험적 연구	13개의 논문	뇌성마비아에서 점진적 근력강화 훈련이 기능과 보행을 향상시키는가?	근력강화 훈련은 뇌성마비아동(4–20세)에서 근력과 기능상의 중등도부터 아주 많은 향상을 보이고: 보행에서는 경미함부터 중등도의 향상을 보인다.
	Dodd 등, 2002	SR	23개의 논문	근력강화 훈련은 뇌성마비인에서 장점이 있는가?	근력강화 훈련은 근력을 증가시키고 부작용없이 운동활동을 향상시킬 수도 있다.

표 19.3 뇌성마비에서 근거가 있는 중재들 – 계속

중재	저자	연구 디자인	연구대상/논문의 수	질문	소견
	William & Pountney, 2007	비무작위 A-B-A디자인	11명의 뇌성마비아 (GMFCS 레벨 IV 또는 V, 11-15세)	고정 자전거 프로그램이 비보행성 뇌성마비아에서 기능을 향상시키는가?	고정 자전거로 하는 점진적 저항 근력강화 훈련은 기능을 향상시켰다: GMFM-66, GMFM-88(서기, 걷기, 달리기, 점핑 부분)
도수치료: 수동적 ROM 운동	Pin, Dyke, & Chan, 2006	수동적 스트레칭과 관련한 SR	7개의 논문	경직성 뇌성마비아에서 수동적 스트레칭의 효과를 조사한다.	수동적 스트레치의 효과를 지지할 근거는 약하다. 지속적 스트레칭은 손으로 하는 스트레칭보다 좀 더 효과적으로 보인다.
	Wiart, Darrah, & Kembhavi, 2008	수동적 능동적 스트레칭에 대한 SR 연구	7개의 논문 (단일 대상 디자인 연구 3개, 3개의 작은 크기 [n=15-21]의 RCT, 1개의 유사시험 디자인 연구)	뇌성마비아에서 스트레칭의 효과 검토	3개의 연구에서 의미 있는 소견을 발견함 (종아리근육 스트레칭을 위하여 경사기립대에 30분 세워놓기), 스트레치 후 35분까지 EMG 반응이 감소하는 효과를 보임, 앞정강근의 움직임이 향상되었다.
전기치료 도구: 바이오피드백/ 전기자극	Seifart, Ungri, & Burger, 2009	SR	찾을 수 있는 모든 논문 5개 (3개의 사례보고, 1개의 단일 대상 디자인, 1개의 교차설계 디자인 연구	뇌성마비 아동 및 청소년에서 다리 근육에 시행한 FES의 효과를 평가함	사용한 프로토콜이 다양하고 대상자가 적고, 시험적 디자인이 없고, 근거가 매우 약하다. 앞정강근의 자극없이 혹은 함께 종아리 근육을 전기자극하면 보행 변수들의 향상이 있는 듯이 보인다.
물리치료기구와 기계적 도구: 중력의 도움을 받는 압박기구 (기립대 프레임)	Kecskemethy 등, 2008	다른 기립대에서 시행한 체중 지지에 대한 서술적 연구	14명	두 가지 다른 기립대에서 실제로 체중이 지지되는 양을 평가함	기립대의 종류에 따라 지지되는 체중이 약 29%까지 차이난다. 신체적 특성이 기립대에서 체중을 지지하는 양에 영향을 미친다.
	Pin, 2007	SR	10개의 연구	뇌성마비아에서 상 · 하지의 정적인 체중지지의 효과를 검사함	가만히 서 있게 하는 것이 허리뼈와 넙다리뼈의 골밀도를 향상시켰다는 증거가 있다. 하지에 정적인 체중지지를 시키는 것이 단시간 경직이 감소될 수도 있다(30분 이내). 효과 크기가 작다.

토의문제들 (Discussion Questions)

1. Kayla의 현재와 미래의 참여제한 정도의 수준을 가정해보시오. 어떻게 아동기 발달, 가족, 그리고 지역의 지원들이 그녀의 현 수준의 참여를 성취하도록 해왔는지 토의 해보시오.
2. 6세, 12세 때 Kayla에게 발생할 수도 있었던 신체기능과 구조의 이차적인 장해의 기능성을 알아 보시오. 이러한 장해를 최소화하려면 치료프로그램에 넣어야 할 가능한 예방 전략은 무엇인가?
3. 25세와 40세 때 보일 수 있는 신체기능 및 구조의 이차적인 장해를 가정해보고 활동과 참여에의 제한도 무엇이 있을지 생각해보시오.
   a. 성인기의 이러한 장해와 제한을 최소화하기 위하여 아동기에 강조되어야 할 예방적 측면은 어떤 것이 있는가?
   b. 현재 대학생인 Kayla에게 어떤 예방적 측면이 강조되어야 할까?
4. 6세와 13세 때 신체기능과 구조의 어떤 장해 때문에 Kayla가 앉고 서는 균형에 어려움이 있는가?
5. 6세와 13세 때 앉은 자세, 선자세의 균형을 향상시킬 중재전략을 말하시오.

권장도서 (Recommended Readings)

Carlon, S., Shields, N., Yong, K., Gilmore, R., Sakzewski, L., & Boyd, R. (2010). A systematic review of the psychometric properties of Quality of Life measures for school aged children with cerebral palsy. *BMC Pediatrics, 10*, 81.

Kerr, C., McDowell, B.C., Parkes, J.H., Stevenson, M., Cosgrove, A.P. (2011). Age-related changes in energy efficiency of gait, activity, and participation in children with cerebral palsy. *Developmental Medicine and Child Neurology, 53*, 61-67.

Palisano, R.J., Chiarello, L.A., Orlin, M., Oeffinger, D., Polansky, M., Maggs, J., Bagley, A., Gorton, G. (2011). Determinants of intensity of participation in leisure and recreational activities by children with cerebral palsy. *Developmental Medicine and Child Neurology, 53*,142-149.

Smits, D., Ketelaar, M., Gorter, J.W., van Schie, P., Dallmeijer, A., Jongmans, M., & Lindeman, E. (2011). Development of daily activities in school-age children with cerebral palsy. *Research in Developmental Disabilities, 32*, 222-234.

참고문헌 (References)

Allison, S.C., Abraham, L.D., & Petersen, C.L. (1996). Reliability of the Modified Ashworth Scale in the assessment of plantar flexor muscle spasticity in patients with traumatic brain injury. *International Journal of Rehabilitation Research, 19*(1), 67–78.

American Physical Therapy Association (APTA) (2001). Guide to physical therapist practice (2nd ed.). *Physical Therapy, 81*, 9–744.

Antilla, H., Autti-Ramo, I., Suoranta, J., Makela, M., & Malmivaara, A. (2008). Effectiveness of physical therapy interventions for children with cerebral palsy: A systematic review. *BMC Pediatrics, 8*, 14.

Bartlett D., & Birmingham, T. (2003). Validity and reliability of the pediatric reach test. *Pediatric Physical Therapy, 15*, 84–02.

Berg, K., Wood-Dauphinée, S.L., Williams, J., & Gayton, D. (1989). Measuring balance in the elderly: Preliminary development of an instrument. *Physiotherapy Canada, 41*, 304–311.

Bohannon, R., & Smith, M. (1987). Interrater reliability of a Modified Ashworth Scale of muscle spasticity. *Physical Therapy, 67*, 206–207.

Boyd, R., & Graham, H. (1999). Objective measurement of clinical findings in the use of botulinum toxin type A in the management of spasticity in children with cerebral palsy. *European Journal of Neurology, 6*, 523–536.

Butler, J.M., Sianni, A., & Ada, L. (2010). Effect of cardiorespiratory training on aerobic fitness and carryover to activity in children with cerebral palsy: A systematic review. *International Journal of Rehabilitation Research, 33*(2), 97–103.

Cech, D., & Martin, S. (2012). *Functional movement development across the life span* (3rd ed.). Philadelphia: W.B. Saunders.

Clopton, N., Dutton, J., Featherston, T., Grigsby, A., Mobley, J., & Melvin, J. (2005). Interrater and intrarater reliability of the Modified Ashworth Scale in children with hypertonia. *Pediatric Physical Therapy, 17*, 268–274.

Crompton, J., Galea, M.P., & Phillips, M.P. (2007). Hand-held dynamometry for muscle strength measurement in children with cerebral palsy. *Developmental Medicine & Child Neurology, 49*, 106–111.

Damiano, D.L., & Abel, M.F. (1998). Functional outcomes of strength training in spastic cerebral palsy. *Archives of Physical Medicine and Rehabilitation, 79*, 119–125.

Damiano, D.L., Dodd, K., & Taylor, N.F. (2002). Should we be testing and training muscle strength in cerebral palsy? *Developmental Medicine and Child Neurology, 44*, 68–72.

Dodd, K.J., & Foley, S. (2007). Partial body-weight supported treadmill training can improve walking in children with cerebral palsy: A clinical controlled trial. *Developmental Medicine and Child Neurology, 49*, 101–105.

Dodd, K., Taylor, N., & Damiano, D. (2002). A systematic review of the effectiveness of strength-training programmes for people with cerebral palsy. *Archives of Physical Medicine and Rehabilitation, 83*, 1157–1164.

Engel-Yeger, B., Jarus, T., Anaby, D., & Law, M. (2009). Differences in patterns of participation between youths with cerebral palsy and typically developing peers. *American Journal of Occupational Therapy, 63*(1), 96–104.

Folio, M.R., & Fewell, R.R. (1983). *Peabody Developmental Motor Scales*. Austin, TX: DLM Teaching Resources.

Folio, M.R., & Fewell, R.R. (2000). *Peabody Developmental Motor Scales* (2nd ed.). Austin, TX: Pro-Ed.

Fosang, A., Galea, M.P., McCoy, A.T., Reddihough, D.S., &

Story, I. (2003). Measures of muscle and joint performance in the lower limb of children with cerebral palsy. *Developmental Medicine and Child Neurology, 45*, 664–670.

Franjoine, M.R., Gunter, J.S., & Taylor, M.J. (2003). Pediatric balance scale: A modified version of the Berg Balance Scale for the school-age child with mild to moderate motor impairment. *Pediatric Physical Therapy, 15*, 114–128.

Gajdosik, C.G. (2005). Ability of very young children to produce reliable isometric force measurements. *Pediatric Physical Therapy, 17*, 251–257.

Gan, S., Tung, L., Tang, Y., & Wang, C. (2008). Psychometric Properties of functional Balance Assessment in children with Cerebral Palsy. *Neurorehabilitation Neural Repair, 22*, 745–753.

Gregson, J.M., Leathley, M.J., Moore, A.P., Smith, T.L., Sharma, A.K., & Watkins, C.L. (2000). Reliability of measurements of muscle tone and muscle power in stroke patients. *Age and Ageing, 29*(3), 223–228.

Haley, S.M., Coster, J., Ludlow, L.H., Haltiwanger, J.T., & Andrellos, P.J. (1992). *Pediatric Evaluation of Disability Inventory (PEDI)*. Boston: New England Medical Center Hospitals, Inc.

Kecskemethy, H.H., Herman, D., May, R., Paul, K., Bachrach, S.J., & Henderson, R.C. (2008). Quantifying weight bearing while in passive standers and a comparison of standers. *Developmental Medicine and Child Neurology, 50*, 520–523.

Kembhavi, G., Darrah, J., Magill-Evans, J., & Loomi, J. (2002). Using the Berg Balance Scale to distinguish balance abilities in children with cerebral palsy. *Pediatric Physical Therapy, 14*, 92–99.

Kilgour, G., McNair, P., & Stott, N.S. (2003). Intrarater reliability of lower limb sagittal range-of-motion measures in children with spastic diplegia. *Developmental Medicine and Child Neurology, 45*, 391–399.

Maher, C.A., Williams, M.T., Olds, T., & Lane, A.E. (2007). Physical and sedentary activity in adolescents with cerebral palsy. *Developmental Medicine and Child Neurology, 49*, 450–457.

Mattern-Baxter, K. (2009). Effects of partial body weight supported treadmill training on children with cerebral palsy. *Pediatric Physical Therapy, 21*, 12–22.

Mockford, M., Caulton, J.M. (2008). Systematic review of progressive strength training in children and adolescents with cerebral palsy who are ambulatory. *Pediatric Physical Therapy, 20*, 318–333.

Palisano, R.J., Rosenbaum, P., Bartlett, D., & Livingston, M.H. (2008). Content validity of the expanded and revised Gross Motor Function Classification System. *Developmental Medicine and Child Neurology, 50*, 744–450.

Palisano, R., Rosenbaum, P., Walter, S., Russell, D., Wood, E., & Galuppi, B. (1997). Development and reliability of a system to classify gross motor function in children with cerebral palsy. *Developmental Medicine and Child Neurology, 39*, 214–223.

Pin, T.W. (2007). Effectiveness of static weight-bearing exercises in children with cerebral palsy. *Pediatric Physical Therapy, 19*, 62–73.

Pin, T., Dyke, P., & Chan, M. (2006). The effectiveness of passive stretching in children with cerebral palsy. *Developmental Medicine and Child Neurology, 48*, 855.

Russell, D.J., Rosenbaum, P.L., Avery, L.M., & Lane, M. (2002). Gross Motor Function Measure (GMFM-66 & GMFM-88) Users Manual. *Clinics in Developmental Medicine No. 159*. London: Mac Keith Press.

Scholtes, V.A.B., Becher, J.G., Beelen, A., & Lankhorst, G.J. (2006). Clinical assessment of spasticity in children with cerebral palsy: A critical review of available instruments. *Developmental Medicine and Child Neurology, 48*, 64–73.

Seifart, A., Ungri, M., & Burger, M. (2009). The effect of lower limb functional electrical stimulation on gait of children with cerebral palsy. *Pediatric Physical Therapy, 21*, 23–30.

Shikako-Thomas, K., Majnemer, A., Law, M., & Lach, L. (2008). Determinants of participation in leisure activities in children and youth with cerebral palsy: Systematic review. *Physical and Occupational Therapy in Pediatrics, 28*(2), 155–169.

Sloan, C. (2002). Review of the reliability and validity of myometry with children. *Physical and Occupational Therapy in Pediatrics, 22*(2), 79–93.

Stuberg, W.A., Fuchs, R.H., & Miedaner, J.A. (1988). Reliability of goniometric measurements of children with cerebral palsy. *Developmental Medicine and Child Neurology, 30*, 657–666.

Stuberg, W.A., & Metcalf, W.K. (1988). Reliability of quantitative muscle testing in healthy children using a hand-held dynamometer. *Physical Therapy, 68*(6), 977–982.

Vershuren, O., Ketelaar, M., Gorter, J.W., Helders, P.J.M., Uiterwaal, C.S.P.M., & Takken, T. (2007). Exercise training program in children and adolescents with cerebral palsy: A randomized controlled trial. *Archives of Pediatric and Adolescent Medicine, 161*(11), 1075–1081.

Watkins, B., Darrah, J., & Pain, K. (1995). Reliability of passive ankle dorsiflexion measurements in children: Comparison of universal and biplane goniometers. *Pediatric Physical Therapy, 7*, 3–8.

Wiart, L., Darrah, J., & Kembhavi, G. (2008). Stretching with children with cerebral palsy: What do we know and where are we going? *Pediatric Physical Therapy, 20*, 173–178.

Williams, E.N., Carroll, S.G., Reddihough, D.S., Phillips, B.A., & Galea, M.P. (2005). Investigation of the timed "Up & Go" test in children. *Developmental Medicine and Child Neurology, 47*, 518–524.

Williams, H., & Pountney, T. (2007). Effects of a static bicycling programme on the functional ability of young people with cerebral palsy who are non-ambulant. *Developmental Medicine and Child Neurology, 49*, 522–527.

제 20 장

사례 연구:
낭성 섬유증

Case Study / Cystic Fibrosis

낭성 섬유증(cystic fibrosis; CF)은 상염색체 열성질환으로 약 30,000명의 미국인 환자와 세계적으로 60,000명의 환자가 있다. 질병 통제 예방센터(CDC)에 따르면 미국에서 매년 약 1,000명의 새로운 환자가 진단되고 3,900명 출생당 1명의 빈도로 알려져 있다. 유병률은 민족에 따라 매우 다른데 서구 유럽인 후손들과 아슈케나지 유대인 그룹에서 유병율이 제일 높다.

낭성 섬유증의 유전자는 염색체 7번에 위치하며 1989년에 처음 발견되었다. 이 질환은 낭성 섬유증의 막횡단 전도조절(CFTR) 단백질을 전사하는 유전자의 변이가 일어나 발병한다. 이 변이로 인하여 고리형 AMP(cyclic adenosine monophosphate)의 생산, 구조, 기능을 변화시키고 세포막의 염화물 통로 운반 단백질이 전신의 외분비 점액선에서 발견된다. 변이된 운반 단백질은 세포막을 통과하는 염화물을 운반하지 못하여 전해질과 전하(charge)의 불균형을 초래한다. 세포막을 통하여 수분이 확산되는 것이 방해되어 점액층이 생겨난다. 이러한 두꺼운 점액이 세포막을 막아 가까이 있는 박테리아를 잡아 국소적 염증 반응을 일으킨다. 연이어 박테리아 군집현상이 이른 연령에서 발생되고 결국 이러한 반복적인 감염반응이 CF 환자의 침범된 장기에 진행성 염증으로 이어진다.

CF는 외분비 점액선과 전형적으로 폐, 간, 췌장, 소화기계, 땀샘, 그리고 비뇨생식기계를 침범한다. 질병의 심한 정도와 침범되는 장기는 대부분 유전자변이의 특정 형태에 좌우된다. 현재까지 알려진 바로는 1,200개 이상의 CFTR 유전자의 변이가 있으며 이 모든 것이 CF를 유발하지는 않는다. 특정한 변이만이 장기를 침범하고 병리를 관찰할 수 있으며 심한 정도를 알 수 있다. CFTR 유전자의 가장 흔한 변이는 Delta-F 508 변이인데 세계적으로 CF환자의 66%를 차지한다. Delta-F 508의 변이는 CFTR 유전자의 세 개의 뉴클레오티드 염기쌍의 결손으로 단백질에서 페닐알라닌이라는 아미노산이 없게 된다. 이러한 변이를 가진 환자는 특히 소화기계와 호흡기계에서의 신체구조 및 기능에 장해가 두드러진다. CF의 호흡기계 장해는 반복 및 진행성의 폐감염(반복성 폐렴), 만성 기관지염, 천식, 만성기침, 그리고 코의 용종을 동반한 기도폐색이 올 수도 있다. 소화기계의 장해에는 불충분한 췌장 효소, 지방, 단백질의 흡수장애, 1형 또는 2형 당뇨병, 심한 전신쇠약, 복통, 위 창자내의 공기가 참, 장폐색, 간경화, 췌장염, 그리고 많은 양의 냄새나고 기름기 있는 대변이 있을 수 있다. 그 이외에도 남자 CF 환자의 경우 비뇨생식기계에는 선천성 정관부재로 97%가 불임이며 소수에서 폐쇄무정자증이 있다. 여성 CF환자에서의 불임 빈도는 잘 알려져 있지 않으나 남성의 경우보다는 적을 것 같다. 여성의 불임의 경우는 주로 두꺼운 경부 점액, 배란 장애, 혹은 영양실조로 인한 무월경증에 기인한다.

CF환자의 중간 기대여명은 CF환자 등록단체의 자료에 따르면 2000년의 32세에서 2008년에는 37.42세로 높아졌다. 이는 향상된 조기발견 방법과 좀 더 효과적인 치료프로토콜의 발전 특히 폐의 감염 및 염증을 감소시키는 약물뿐 아니라 유전자 결함으로 인하여 생긴 세포기능의 장해를 완화하는데 초점을 맞춘 약의 개발에 기인한다.

2003년에 질병조절통제 센터(CDC)에서 전세계에서 시행하는 신생아 선별프로그램에 관한 모든 문헌을 조사하였다. 증거에 기반하여 CDC는 미국전체에 신생아 선별을 하도록 권장하였다. 그들은 신생아 선별로 출생 시 진단받은 아동은 늦게 진단받은 아동들보다 이환상태가 덜하며 성장이 더 좋고, 만성 영양부실이 덜하고 인지능력도 향상되고 아동기에 입원하는 빈도도 더 적음을 발견하였다. 필수 CF 신생아 선별검사는 미국의 모든 주에서 요구된다. 선별검사는 신생아의 혈액에서 면역반응적인 트립시노겐(immunoreactive trypsinogen; IRT)이라 불리는 췌장 물질을 검사하는 것이다. IRT의 수치가 CF 신생아에서는 올라가있지만 반드시 그렇지는 않다(즉, 다른 질환이 있어도 IRT의 상승이 나타날 수 있다). 그러므로 수치가 높다면 유전자 검사를 하게 된다. 1,200개의 의심되는 CFTR 유전자 변이를 검사하기 쉽지 않기 때문에 각 주에서는 가장 흔한 변이를 검사한다. 마지막으로 발현될 CF로부터 CF 유전자 보유자를 분별해내려면 땀샘 테스트 필로카르핀(pilocarpine) 이온투과(iontophoresis)를 수행한다. 이 테스트는 땀에 염소가 얼마나 많이 농축되어있는지 양을 측정하는데 농도는 60mmol/L 이상이면 CF 양성이다.

APTA의 *물리치료 임상지침*(2001)에 따르면 CF환자가 보이는 장해는 선호 임상 패턴 6C: 기도를 깨끗이 하는 기능의 이상과 관련된 환기와 호흡 장해, 가스교환 그리고 유산소 능력/ 지구력; 6E: 환기 펌프 기능이상과 관련된 환기와 호흡/가스교환 장해; 그리고 6F: 호흡부전과 관련된 환기 펌프 기능이상과 관련된 환기와 호흡/가스교환 장해에 나와있는 물리치료 관리에 의해 가장 경감될 수 있을 것이다. 패턴 6C에 의한 임상이 영아 및 초기 아동기에서 종종 볼 수 있는 경미한 정도의 질환의 신체구조 및 기능의 변화에 가장 잘 맞을 것이다. 패턴 6E와 F는 좀 더 심한 질환으로부터의 제한을 가장 잘 경감시키는데 맞는다.

이 사례 연구는 2개월 때 CF 진단을 받는 Jerry라고 하는 소년의 물리치료 관리에 대해서이다. CF진단을 받은 대부분의 다른 아동들과 같이 아동기와 청년기에 여러 번의 물리치료를 받았다. 포괄적 치료센터의 CF 클리닉 외래로 1개월마다 방문하였고 매번 입원 시마다 물리치료를 받았다. 이 사례연구는 2개월 때 (처음 진단됨), 8세 때, 16세 때 세 번에 걸쳐 낭성 섬유증(CF)을 진단받은 아동의 물리치료 검사 및 중재에 초점을 맞춘 것이다. 물리치료를 받아서 좀 더 독립적이 되는 것이 이 서술의 백미이다.

검사: 2개월 때

개인력 / History

Jerry는 2개월때 출생 시부터 체중이 잘 늘지 않고 위-식도역류(GER) 때문에 검사를 위하여 병원에 왔다. 비록 처음엔 성장장애(failure to thrive)이라는 진단을 받았으나 땀 검사시 양성반응으로 CF가 확진되었다. 그리고 Jerry와 그의 부모는 즉각 물리치료에 의뢰되었는데 기도 분비물 제거에 대한 가족 교육지도 때문이었다.

일반적 특성(General Demographics)

Jerry는 2개월된 백인 남아이다. 부모는 북유럽 후손이며 영어를 한다. Jerry는 엄마, 아빠 그리고 8세된 이복누나와 같이 살고 있다. 부모 모두 집에서 흡연을 한다. 영어가 일차 언어이다. 가계도를 분석해 보았을 때 CF의 가족력은 없다.

성장과 발달(Growth and Development)

Jerry는 만삭아로 정상적인 질식분만으로 출생하였다. 체중은 8파운드 3/4온스였고(50퍼센타일) 임신의 합병증으로 철 결핍성 빈혈이 있었다. 생후 2일째 집으로 갔으며 이당시 매번 수유 후 구토가 있었다. Enfamil(소젖을 기본으로 함)과 Isomil(두유), Neutramigen(흡수가 쉬운 분유) 같은 여러 영아분유를 시도하였으나 체중이 늘지 않았다. 3주째 체중은 7파운드 14온스였고 8주째는 9파운드로 5퍼센타일 이하였다. 식욕은 왕성하고 많이 먹었다. 변은 노랗고 기름기 있는 변을 보았다. 땀 검사상 나트륨이 150mg 이상이었고 CF로 진단되었다.

투약 및 식이(Medications and Diet)

Jerry의 약에는 코엔자임-S, 췌장 효소 대체 약물;Poly-Vi-Sol, 액체 멀티비타민, 지방 용해성인 비타민 E, 비타민 K가 들어있다. 그는 지금 소 젖을 기본으로 하는 철분 강화 씨밀락을 먹고 있다.

기타 테스트 및 측정(Other Tests and Measures)

Jerry의 흉부방사선 사진은 경미한 하부기도 질병과 함께 과다팽창되어 있다. 폐음영이 약간 증가하였다. 소화기계의 가스 패턴은 정상이고 표 20.1에 혈액검사소견이 실려있다.

표 20.1 2개월 당시의 검사소견*

검사항목	검사소견	또래의 정상치
혈색소(Hb)	**8.5 g/dL**	10–13 g/dL
적혈구용적율 (Hct)	**25%**	30–40%
백혈구수	9,500 cells/μL	3,000–10,000 cells/μL
나트륨 (Sodium)	139 mEq/L	135–144 mEq/L
칼륨 (Potassium)	5.1 mEq/L	3.6–5.2 mEq/L
염소 (Chloride)	105 mEq/L	97–106 mEq/L
중탄산염 (Bicarbonate)	**17 mEq/L**	24–34 mEq/L
혈액 요질산 (BUN)	15 mg/dL	5–18 mg/dL
크레아티닌(Cr)	**0.6 mg/dL**	<0.5 mg/dL
글루코스 (Glucose)	**101 mg/dL**	60–100 mg/dL
프로트롬빈 타임 (PT)	12.1 seconds	11–13 seconds
부분 프로트롬빈 타임(PPT)	25.3 seconds	20–30 seconds

출처: Normal values obtained from Children's Liver Association for Support Service, http://www.classkids, org/library/ref/liverlabs.htm.

*굵은 숫자는 비정상수치를 나타냄.

장기 시스템 검토 / Systems Review

Jerry의 피부, 신경근육, 그리고 감각(시각 및 청각)시스템은 어떤 어려움도 없다. Jerry의 대근육 운동발달은 연령에 맞는 듯 보인다.

심혈관계 및 호흡기계 (Cardiovascular and Pulmonary)

Jerry의 심혈관계와 호흡기계는 정상으로 기능하고 있는 듯 하다(제 9장, 그림 9.8). 이당시 맥박은 138회/분, 혈압은 88/63mmHg, 산소포화도는 가만히 있을 때 실온에서 95%, 호흡수는 30회/분이었고 힘들어보이지 않았다. 심박동과 리듬은 잡음이 없고 규칙적이었다.

근골격계(Musculoskeletal)

Jerry의 신장, 체중, 그리고 두위 수치는 비대칭적이었다. Jerry의 신장은 57.5cm(또래의 50퍼센타일) 그리고 체중은 3.99Kg(또래의 10퍼센타일). 두위는 37.5cm(또래의 20퍼센타일)이다.

테스트 및 측정 / Tests and Measures

유산소능력 및 지구력 (Aerobic Capacity and Endurance)

가만히 있을 때와 먹을 때 정상으로 생각되는 복식호흡 패턴을 보였다. 때때로 인공수유하는 시간이 예상보다 길게 걸렸는데 수유하는 동안 호흡을 멈추었기 때문이다. 빠는 동안 심박동수가 약간 증가하였고 코를 벌름거렸다. 그러나 산소포화도는 떨어지지 않았다. 섭식 팀의 평가로는 수유능력이 정상이라고 하였다. 울음소리는 힘찼다.

근육 수행(Muscle Performance)

이 연령에서 앙와위와 복와위에서 목, 몸통, 사지 근력과 근 긴장도를 평가하기 위해 움직임을 관찰한다. Jerry는 모든 자세에서 항중력으로 대칭적으로 움직임을 시작하지만 또래에 비해 활력이 좀 덜한듯이 보인다. 이것은 근력은 또래와 비슷하지만 아마도 지구력 감소로 인한 수행제한의 가능성이 있음을 암시한다.

신경운동 발달 (Neuromotor Development)

복와위로 있을 때 Jerry는 머리를 들고 쉽게 돌릴 수 있다. 복와위에서 머리를 잠깐 들고 장난감을 바라본다, 어깨를 잡아주어 앉은 자세에서 머리를 중앙에서 가눌 수 있고 앙와위에서는 손안에 있는 딸랑이를 잠깐 잡고 있을 것이다. 이러한 기술은 Peabody 운동발달 척도상 연령에 맞는 수행이다(Folio & Fewell, 2000).

관절가동범위(Range of Motion)

Jerry의 능동적 ROM과 수동적 ROM은 연령상 적절한 범위였다.

환기 및 호흡/가스교환 (Ventilation and Respiration/Gas Exchange)

호흡음은 건식 수포음(rhonch), 수포음(rale), 쌕쌕거림(wheeze)이 없이 양측에서 똑같이 분명히 들린다. 힘들게 호흡하는 것은 없다. Jerry의 피부는 창백하지만 얼룩이 있거나 청색증은 없다. 숨을 들여마실 때나 우유병을 빨 때 머리를 끄덕이는 bobbing은 없었는데 이는 보조 호흡근을 사용할 필요가 없다는 것을 나타내는 것이다.

최신 검사: 만일 Jerry를 현재 평가한다면 동일한 결과 측정법이 적절하였을 것이다. 주로 CF 센터들에선 일반 검사에 영아의 폐용적과 유속을 평가하기 위한 폐기능 테스트를 한다. 가까운 미래에 CF가 있는 어린 영아들에겐 유전자 치료에 중심을 둔, 더 잘 진단되는 유전자 테스트가 나오리라고 기대한다.

평가, 진단, 그리고 예후 (치료계획 포함)

Jerry는 흡수이상을 보이고 체중이 늘지 않는다. CF라는 진단 때문에 기도 분비물 제거의 어려움과 불충분한 가스교환이 예상된다. 이 치료시기 동안 그의 가족들은 가스교환과 기도 분비물제거 기술에 최대한 익숙하게 될 것이다. 그렇게 함으로써 Jerry가 자신의 환경 안에서 기능할 수 있는 능력을 향상시켜준다. Jerry는 발달학적 기술 습득에 필요한 적절한 환기상태와 체중증가를 보여줄 것이다.

목표들 / Goals

아이의 입원기간 중 Jerry의 부모가 함께 하는 다음과 같은 목표들이 달성될 것이다:

1. Jerry의 부모는 CF질환의 경과에 대한 이해를 말로 설명할 수 있게 될 것이다.
2. Jerry의 부모는 이차 합병증 예방을 위해 규칙적으로 기도 분비물 제거 기술의 필요성에 대해서도 말할 수 있게 될 것이다.
3. Jerry의 부모는 독립적으로 적절하게 트렌델렌버그 아닌 체위 배액, 연타(percussion), 그리고 진동을 Jerry의 모든 폐엽에 한 분절당 1.5분씩 해줄 수 있게 될 것이다.
4. Jerry의 부모는 Jerry가 간접흡연에 노출되는 것을 금하기 위해 집 밖에서 흡연할 장소를 마련할 것이다.

중재

조정, 의사소통, 그리고 기록 / Coordination, Communication, and Documentation

물리치료 관리의 조정, 의사소통, 그리고 기록은 가족과 CF 클리닉 사람들에게 필요하다. 적절한 의사소통을 통하여 더 많이 치료를 조정하게 되며 위험도 더 감소할 것이다. 그리고 가족은 물리치료 관리 프로토콜의 목표와 하부 목표들을 이해하게 될 것이다. 가족은 CF와 관련한 장래의 필요를 대비하여 병원의 외래 CF 클리닉과 의료팀에 대해서 알고 있어야 한다.

환자/고객 중심의 지도 / Patient/Client-Related Instruction

이 당시 양육자가 독립적으로 체위 배액, 연타 그리고 진동(PDPV:postural drainage, percussion, vibration)을 시켜줄 수 있는지가 가장 중요한 관건이다. 가족에게 적절한 체위 배액 방법과 적당한 연타 위치를 보여주는 그림과 설명서를 준다(제 9장을 보시오). PDPV는 집에서 매일 두 번씩 식사전 혹은 식후 한시간 반쯤에 해준다. 그리고 Jerry의 질환이 악화되면 하루 3번으로 늘린다. Jerry는 위-식도 역류의 병력이 있으므로 트렌델렌버그(Trendelenburg) 자세는 금기이다. 기도분비물 제거 시간후에는 놀이활동을 격려하는 것이 중요하다. 이는 큰 기도에서 점액질을 더 잘 뱉어내게 하기 위해서인데 앞으로 설명하겠다. 부모는 치료사에게 기도 분비물 제거를 독립적으로 하는 것을 보여주고 질병 진행에 대해 정확히 이해하고 있으며 이후의 합병증을 최소화하는 예방전략들을 분명히 이해한다는 것을 보여주어야 한다. 부모는 아이가 간접흡연에 노출되는 것을 예방하는 것이 중요하다는 것을 인식하고 흡연은 집 밖에서 한다는 것을 구두로 약속한다.

직접 중재 / Procedural Interventions

예견한 대로 이 당시는 Jerry의 폐의 병리소견이 아직 무시할 정도이므로 자세의 이상은 발견되지 않는다. Jerry는 연령에 맞게 대근육운동이 발달하고 있으므로 발달학적인 중재 프로그램은 하지 않아도 되며 지역사회의 조기중재 서비스에 의뢰하지 않아도 된다.

기도 분비물 제거 방법 (Airway Clearance Techniques)

연타와 진동과 함께하는 체위배액(PDPV)은 각 세션마다 5가지의 다른 자세를 취하고 매일 두 번씩 해준다. 역류가 있으므로 트렌델렌버그(Trendelenburg) 자세는 하지 않는다. 이 중재의 예견되는 성과는 기도 분비물 제거의 향상, 점액질의 축척 예방, 환기/호흡을 최대화하는 것이다.

최신 검사: 신체적으로 활발한 라이프스타일, 최적의 체구성, 체중 유지의 중요성은 아동기에 형성되는데 이는 CF를 가진 아동의 건강관리에 아주 필수적인 요소이다. 외래 물리치료 프로그램의 일환인 기도를 깨끗이 하는 테크닉에 초점을 두는 이외에도 근력강화와 유산소 활동을 강조하여야 할 것이다. 현재 Jerry가 영아이긴 하지만 건강한 생활방식의 선택과 신체활동을 증진해주는 데에 대한 부모 교육은 조기 아동기에 시작해야 하고 이것은 Jerry의 추후의 순응도를 확실히 하는데 도움이 되고 아이의 선호활동에 영향을 줄 수도 있다.

치료의 종결

Jerry가 처음 입원하였을 때 가족이 모든 목표를 달성하였다. 그리고 아기는 매일 하게 되는 가정프로그램과 함께 물리치료를 종결하고 집으로 퇴원하였다. 부모는 앞으로 CF와 관련된 필요에 대비하여 외래 CF클리닉과 의료팀을 알아두었다. 한사람의 물리치료사가 외래클리닉을 통하여 Jerry를 추적관찰할 것이다. 이로써 가족에게 지속적인 지지를 제공하게 될 것이고 Jerry의 운동발달을 계속하여 관찰할 것이다. Jerry가 12개월이 되면 물리치료사는 아기의 흉곽표면적이 넓어짐에 따른 12가지의 자세를 모두 포함하여 더 자세한 PDPV 지도를 해줄 것이다. 호흡기계의 악화, 발달지표의 지연달성, 그리고 PDPV를 위한 부모이외의 가족 구성원의 교육을 감독할 필요가 있을 때는 새로운 물리치료가 더 필요하다는 뜻이다.

검사; 8세 때

Jerry는 분기별로 CF클리닉을 방문한다. 2개월 때 처음 진단할 때를 제외하고는 8세가 될 때까지 더 이상의 입원은 없었다. 이 당시 1주간 지속되는 기침, 호흡을 힘들어 함, 그리고 체중감소를 주소로 클리닉에 왔다. 처음으로 악화된 폐질환 때문에 입원하였다. 지구력 장해 때문에 Jerry는 입원 물리치료로 의뢰되었다.

개인력 / History

일반적 특징(General Demographics)

Jerry는 8세로 현재 2학년이다. 엄마, 아빠, 16세의 이복누나와 함께 산다. 부모 모두 집안에서 흡연하고 있다.

내과/외과적 병력(Medical/Surgical History)

Jerry는 외래 CF클리닉에서 7세 때 천식으로 진단받았다.

현 상태의 개인력(History of Current Condition)

입원 2주 전 Jerry는 수두를 앓았다. 이것 때문에 기침이 악화되고 기침 후에 구토를 하고 분비물의 양이 증가하고 진해졌다. 운동지구력은 더 떨어졌다. 지난 수년 동안 아이의 폐기능은 감소하였다. 입원당시 검사상 군집으로 된 점액성, 비점액성 녹농균(Pseudomonas aeruginosa)과 응고효소 양성인 포도상구균(Staphylococcus)에 양성을 보였다.

기능상태와 활동수준
(Functional Status and Activity Level)

Jerry는 기능적 활동에서 독립적이라고 한다. 체육시간에 제한 없이 스포츠 활동에 규칙적으로 참여하고 친구들과 방과후 놀이, 그리고 년중 아이스하키 리그에 참여한다. 부모가 확인해준 신체운동을 매일 한다고 한다. 2주 전까지는 친구들의 양보 없이도 친구들의 활동수준을 따라갈 수 있었다고 한다.

투약(Medications)

지질 흡수를 돕고 환기상태를 향상시키기 위해 판크레아제(Pancrease), 뮤코미스트(Mucomyst), 알부테롤(Albuterol), 인탈(Intal) 같은 약제들을 규칙적으로 복용하고 있다. 판크레아제(Pancrease)는 췌장 효소 보충제인데 CF아동에서 지방, 단백질 그리고 탄수화물의 소화 흡수를 도와준다. 뮤코미스트(Mucomyst)는 기도 분비물을 엷게 해서 제거하기 쉽게 해준다. 알부테롤(벤톨린: Ventoline)은 기도저항을 줄여주는 기관지확장제이다. 인탈(Intal)은 항천식 약인데 기관지경련을 예방하는데 도움이 된다. Jerry는 또 비타민 E와 복합비타민 보충제를 먹는다.

Jerry의 입원기간 동안 항생제(토브라마이신; tobramycin, 옥사실린; oxacillin, 티카실린; ticarcillin)를 정맥주사로 처방되었다.

기타 테스트 및 측정(Other Tests and Measures)

폐기능검사 결과는(표 20.2) 경미하게 1초 간의 강제 호기 폐활량(FEV_1)이 감소하였고, $FEV_{25-75\%}$, FEV_1/FVC(노력성 폐활량)이 경미하게 감소된 소견을 나타내고 작은 기관지들이 손상되어 있음을 나타낸다. 입원 당시 흉부 X-레이 사진에서 중등도의 과다팽창 소견, 전후 흉곽 길이의 증가, 폐중심부에서 중등도의 기관지 주변의 비후 현상이 보였다. 국소적 무기폐 소견, 침착, 혹은 삼출은 보이지 않았다. 간의 연부조직 음영은 커지지 않았다. 5일 후 흉부X-레이 사진에서도 경미하게 과팽창된 폐소견과 기관지주변의 비후소견을 보였다. 폐실질에 침착된 소견은 보이지 않았고

표 20.2 폐기능검사*

연령	FEV_1	FEF 25-75%	FVC	EFV_1/FVC	PO_2
입원: 8세	71	68	110	67	96%
퇴원: 8세	86	72	117	70	100%
입원: 16세	83	49	71	86	95%
퇴원: 16세	92	54	97	89	98%

*예상수치의 퍼센트로 나타냄. 예상수치는 EFV_1, $FEF_{25-75\%}$, FVC, FEV_1/FVC에서 80보다 크거나 같다.

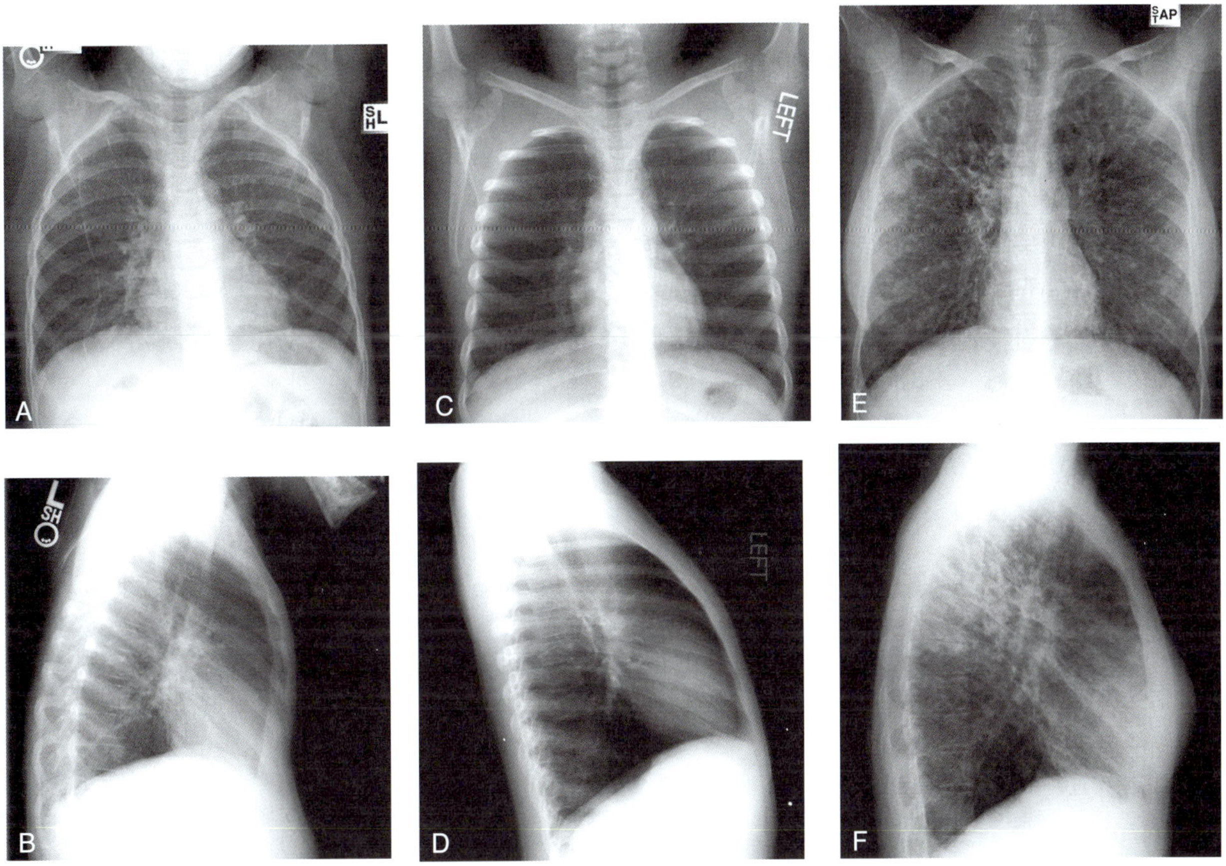

그림 20.1 각 연령대에서 볼 수 있는 CF 아동의 폐사진: (A) 전후사진, (B) 측면사진; 3세 CF 아동. 이 사진에서는 경미한 사이질(interstitial)의 변화가 보인다. (C) 9세 CF 아동의 전후 폐사진에서는 기관지 확장증의 변화를 보인다. (D) 9세 CF 아동 폐 측면사진에서는 상엽에 침착된 소견이 있다. (E) 16세 아동의 전후사진, (F) 측면사진에서는 광범위한 침착소견이 보인다.

흉막삼출, 혹은 기흉의 소견도 보이지 않았다. 낭성 변화도 없었다. CF아동에서 흔히 볼 수 있는 소견들을 보이는 폐사진은 그림 20.1에 있다.

장기시스템 검토 / Systems Review

피부와 신경근육계는 정상이다.

심혈관계 및 호흡기계 (Cardiovascular and Pulmonary)

Jerry의 휴식기의 활력징후 심박동수 92회, 혈압 130/80 mmHg; 그리고 호흡수 24회/분이었기 때문에 심혈관계 및 호흡기계 기능이 주된 관심사이다. 제9장의 표 9.8을 보면 아동에서 정상적인 활력징후수치가 나와 있다. 심박동과 리듬은 규칙적이고 잡음도 없다. 휴식기에도 외측 갈비사이와 흉골상부의 뒤당김(retraction)이 경미하게 보인다. 손가락 곤봉증도 경미하게 보이지만 청색증은 보이지 않는다. 맥박은 전체적으로 정상이다.

근골격계(Musculoskeletal)

Jerry의 신장은 124cm, 또래의 25퍼센타일 안에 든다. 체중은 23kg으로 역시 또래의 25퍼센타일 이내이다.

테스트 및 측정 / Tests and Measures

유산소능력 및 지구력 (Aerobic Capacity and Endurance)

Jerry는 트레드밀에서 2.2mph로 18분간 걸을 수 있으나 호흡이 가빠짐으로 인해 제한이 있다. 운동하는 동안 활력징후는 산소포화도 94%에서 96%; 심박동수 110회에서

126회 그리고 호흡수 32회에서 44회/분이다. 모든 수치는 운동 후 9분 안에 기초수준 아래로 돌아갔다(산소포화도 98%, 심박동수 85bpm, 호흡수 15회/분). Jerry는 운동 동안 최고 심박동수 126회와 함께 수정된 Borg scale(Borg, 1982) 상 수행이 힘듬을 자각하는 횟수는(PRE: perceived exertion) 10회당 6회(제9장, 그림 9.11)였다. PRE는 어느 연령, 성별에 관계 없이 개인의 힘든 정도를 측정하는 신뢰성 있는 지표라고 알려져 있다.(American College of Sports Medicine, 1991; Yankaskas & Knowles, 1999).

근육 수행(Muscle Performance)

근력은 정상범위로 보이며 모든 팔 다리 근육은 5/5등급이다.

신경운동발달 및 감각통합(Neuromotor Development and Sensory Integration)

모든 신경운동발달은 정상으로 보인다.

자세(Posture)

자세의 이상은 보이지 않는다.

관절가동범위(Range of Motion)

Jerry는 사지의 ROM이 정상이다.

자조관리 및 가정에서의 관리 (Self-Care and Home Management)

Jerry는 이번 입원하기 전 2주 동안은 집, 학교에서 활동과 관련하여 경미하게 숨이 찬 증상이 있었다고 한다. 기침이 증가하고 숨이 가쁜 것이 증가되었기 때문에 입원 2주 전의 아이스하키 활동에 참여할 수 없었다.

환기 및 호흡/가스교환 (Ventilation and Respiration/Gas Exchange)

호흡보조근의 사용과 함께 휴식시에도 흉골상부 및 갈비사이의 뒤당김이 경미하게 보인다. 청진상 양측으로 공기소통은 좋다. 연성 수포음을 포함하여 일정하지 않은 소리가 우측에서만 들린다. 기침을 하면 이 소리가 들리지 않는다. 폐기능검사는 입원하여 시행하였는데(표 20.2) 검사상 경한 작은 기관지 손상이 있다는 것을 보여준다. Jerry에게는 만성기침이 있다. 이 당시 울혈이 증가되어 있고 약간의 노란 가래가 있는 기침이 있었다.

학업, 동아리 그리고 레져(Work, Community, and Leisure Integration)

Jerry는 자신의 질병과 관련하여 활동 및 참여에 만성적 어떤 지장도 없다. 홍역 감염 입원 2주 전까지 모든 학교활동에 충분히 참여해 왔고 과거 수년 동안 친구들과 방과후 활동에도 경쟁적으로 참여해왔다.

최신 검사: 만일 Jerry를 현재 검사한다면 신체기능 능력, 활동, 그리고 참여에 대한 표준화된 평가가 그의 검사에 포함되었을 것이다. 6분 걷기 테스트나 표준화된 최대하 트레드밀 테스트를 할 수 있었을 것이다. 활동기록기(Actigraphy)를 이용하여 실제 신체활동 수준의 객관적인 보행 모니터링 혹은 신체 활동의 자가 보고가 신체활동의 양과 패턴을 양적으로 측정하는데 더 좋을 것이다. 숨이 찬 것과 피로뿐 아니라 사회참여(또래관계), 주관적인 웰빙, 신체활동의 수행을 포함하여 환자가 스스로 보고하는 결과가 임상적으로 사용 가능한 도구로 나오기 시작하고 있다. 자가 보고 측정을 통한 삶의 질 평가 또한 8세 그 이상의 아동에서는 적절할 것이다.

평가, 진단, 그리고 예후 (치료계획 포함)

2개월 때부터 Jerry는 CF클리닉에서 분기마다 경과관찰을 해왔고 그의 만성질환과 관련한 심각한 문제는 그동안 없었다. 이번이 Jerry가 겪는 호흡기계의 악화로 입원이 필요하게 된 첫 번 경우이다. 폐기능은 시간이 경과함에 따라 약간씩 감소하였는데 경미한 작은 기관지들의 병변이 있음을 보여주고 있다. 이번 입원에서 Jerry는 그의 급성 악화와 관련되어 폐의 지구력 장해만 드러났다. 이번 치료동안 그는 최적의 환기상태, 최적의 호흡/가스교환, 최적의 유산소능력을 보여줄 것이다. 이로써 다시 학교, 가정, 사회, 레져활동에 충분히 참여할 수 있게 될 것이다. 그리고 아동 자신이 기도분비물을 제거하는데 좀 더 책임감을 보여주기를 기대한다.

목표들 / Goals

다음과 같은 목표를 입원기간 중 달성할 것이다:

1. Jerry는 목욕, 자조 관리, 옷입기 등 모든 것을 숨차하지 않고 독립적으로 할 수 있게 될 것이다.
2. Jerry 양측의 폐에서 수포음 같은 소리가 들리지 않으면서 공기가 잘 환기될 수 있을 것이다.
3. Jerry의 부모는 독립적으로 체위배액, 연타, 그리고 진동을 각 분절당 1.5분씩 전체 폐 분절에 해줄 수 있게 될 것이다.
4. Jerry는 양압 호기압(PEP) 기구를 스스로 사용할 수 있을 것이다. Jerry는 다음과 같은 것을 적절히 앉은 자세에서 시행할 것이다; 천천히 기구를 통하여 심호흡하며 2-3초 숨을 참고 다음 기구를 통하여 천천히 내쉰다. 위와 같이 8-10회하고, 가래를 뱉기 위해 2-3회 huffing을 한다. 이와 같은 수행을 한 세트로 4-6회 시행한다.

중재

조정, 의사소통, 그리고 기록 / Coordination, Communication, and Documentation

치료 회의에서 의논하는 이슈는 독립적으로 기도분비물 제거를 할 수 있는 기술의 습득필요성, 집에서 간접흡연에 노출되지 않는 중요성을 부모에게 강조할 필요성등이 포함되어 있다. 물리치료사는 PEP 도구사용에 대한 프로토콜로 학교 간호사를 교육한다. 필요하면 Jerry가 간호사실에서 이를 이용할 것이라는 것을 간호사가 알고 있다. 사례관리자에게 연타 기계와 PEP 기구를 집에 구비하도록 지시한다.

환자/고객 중심의 지도 / Patient/Client-Related Instruction

Jerry는 대체방법으로서의 기도분비물 제거기술을 지도받는다. 손으로 잡을 수 있는 연타 기계와 음파 연타기가 소개되었다. 그는 연타 기계를 선택하고 독립적으로 앞과 외측 분절로부터 분비물을 제거한다. 가족이 계속 뒤쪽의 폐엽부분을 손으로 두드려준다.

Jerry는 손으로 하는 연타 혹은 PEP를 이용한 기계적인 연타, 혹은 Flutter 기구를 사용한 일차적인 기도분비물 제거 기술을 지도받는다. PEP와 Flutter 기구는(제 9장 그림 9.17과 9.18) 쉽게 손으로 들고다닐 수 있으며 스포츠 및 체육활동 직전, 또는 운동하는 동안 분비물을 제거할 수 있다. 그 이외에도 PEP와 Flutter를 이용하면 필요시 매일 독립적으로 기도 분비물 제거횟수를 늘릴 수 있다. Jerry는 PEP 기구를 사용하는 것을 선택하였다.

이전에 CF클리닉에서는 Jerry가 입술을 오므리고 천천히 길게 숨을 내쉬기를 하는 동안 가족이 각 폐의 분절에 연타를 해준 직후에 진동을 주기를 지도했었다. 이번 입원기간동안에는 가족에게 연타 기계와 PEP 기구를 올바르게 사용하는 법을 가르친다. 가족은 폐의 뒤쪽 분절에 연타 기계보다는 손으로 두드려주는 것을 더 선호하는데 진동음을 손바닥으로 느끼기 위해서이다. 모든 기술을 다시 한 번 살펴보고 가족은 이러한 것들을 할 수 있는 능력이 되는지 보여준다. 합병증 예방과 관련한 아동과 가족에 대한 지도와 Jerry의 폐 상태에 대한 흡연의 해악에 대해서도 되풀이 설명해준다.

직접 중재 / Procedural Interventions

치료적 운동(Therapeutic Exercise)

유산소능력/지구력 훈련 (Aerobic Capacity/Endurance Training)

여러 질환이 중복된 측면에서 볼 때 아이스하키 같은 닫힌 체인(close chain) 활동은 골밀도를 증가시키기 위한 활동으로 추천된다. 신체활동은 최고 산소 요구량에 도달하고, 유산소 능력을 달성하는데 도움이 된다. 신체활동과 함께 환기도 역시 증가하여 분비물 제거에 도움이 될 수 있다.

기도분비물 제거 방법(Airway Clearance Techniques)

Jerry에게 복식호흡과 호흡보조근을 사용한 호흡을 어떻게 구분하는가를 지도해준다. 복식호흡은 매일 두차례씩 하는데 쉴 때와 분비물 제거 프로토콜에 따라 진동을 주는 부분에서 복식호흡을 한다.

Jerry는 앞쪽과 외측 분절의 분비물을 제거할 때는 각각의 체위배액 자세를 취한 다음 연타 기계를 일차적 방법으로 사용한다. 한 분절당 연타를 1.5분간씩 하루에 두 번씩 해주게 될 것이다. 가족은 계속 손으로 하는 연타를 하기로 선택하고 뒤쪽의 분절에 진동을 준다. 일차적인 분비물 제거 방식의 보조요법으로 PEP기구를 올바르게 사용하는 것에 대해 Jerry와 가족이 지도를 받는다. PEP기구는 학교에서도 사용할 수 있을 뿐 아니라, Jerry가 필요하다고 여기는 언제든지 사용할 수 있다.

최신검사: 정기적으로 신체 활동에 참여하는 중요성은 CF질환에 있어서 세포수준에서 질병진행에 직접 영향을 줄 뿐만 아니라, 기도를 깨끗이 하는 보조방식으로의 가능성도 보여준다. 근력강화와 무게를 견디는 활동은 몸을 단련시키고 뼈의 질량을 증진하는데 이는 질병의 진행을 덜 심하게 하는 것과 연관이 있다. Jerry는 아이스하키를 즐기고 이런 활동이 아이에게 의미가 있으므로 계속하도록 격려해야 한다. Jerry는 근력강화를 추가하고 유산소 운동 프로그램을 더해야 한다. 아이스하키의 환경은 서늘하고 건조한 환경이다(아이스하키 링크). 이것은 천식을 악화시킬 수 있다. 아이스하키가 닫힌 체인 운동인 반면 뼈의 성장을 위한 자극을 위해 필요한 힘은 아이스하키때 발생하는 최소한의 수직적 힘인데 불충분할 수 있다. 줄넘기, 깡충뛰기, 달리기와 같은 활동이 강도가 낮은 활동보다 뼈의 성장에 더 적절하므로 권장되어야 한다.

검사: 16세 때

Jerry는 8세부터 16세가 될 때까지 폐 악화와 성장장애(failure to thrive)로 인하여 여러 번 입원하였다. 과거 수년 동안 그의 폐기능검사는 지속적으로 기능이 감소하였다(표 20.2).

개인력 / History

일반적 특성(General Demographics)

Jerry는 16세로 그의 아빠와 24세의 이복누이와 함께 살고 있다. 부모는 현재 우호적인 상태로 별거하고 있다. 아빠는 밤에 일하며 집에서 누이와 아빠 모두 흡연한다. Jerry는 10학년으로 규칙적으로 방과후 아이스하키 리그에 참여한다.

내과/외과적 병력(Medical/Surgical History)

Jerry는 지난 8년간 폐기능의 악화로 병원에 여러 차례 입원하였다. 가장 최근의 입원경력은 이번 입원하기전 3개월전이다. 계속 쇠약해졌기 때문에 그때 위천공술(gastrostomy)을 받아 밤사이에 영양이 공급되도록 하였다. 이 수술을 받기 전에는 코-위관을 통하여 밤에 영양을 공급받았다. 좀 더 독립적인 분비물 제거 방법을 위하여 고빈도의 가슴 진동기계(HFCWO;high frequency chest wall oscillator)가 처방되었다.

현 수준의 배경(History of Current Condition)

이 입원 한달 전 Jerry는 기침이 증가하였고 열, 체중감소 그리고 기침후의 구토가 있었다고 한다. 토브라마이신(tobramycin), 싸이프로플록사신(ciprofloxacin) 그리고 프레드니졸론(prednisolone)으로 집에서 4주간 치료하였다. 그의 폐기능 검사상 집에서는 호전이 없었다. 그래서 보다 적극적인 치료를 위하여 입원하게 되었다.

성장과 발달(Growth and Development)

신장과 체중이 5퍼센타일 이하이다. 신장은 152.7cm이고, 체중은 37.8kg이다.

거주 환경(Living Environment)

집으로의 퇴원이 예상된다.

투약(Medications)

Jerry는 기관지경련을 조절하고 기도분비물 제거가 용이하도록 계속 알부테롤, 인탈, 뮤코미스트를 복용한다. 규칙적으로 복용하는 다른 약은 수다페드(Sudafed), 플로벤트(Flovent), 클라리틴(Claritin)인데 부비동염과 알러지에 대한 것이다; 시사프라이드(Cisapride)는 역류를 조절하기 위한 투약이고; 플로나제(Flonase)는 천식약; 포사맥스(Fosamax)와 칼슘 카보네이트(Calcium Carbonate)는 골소실을 최소화하기 위한 것이고 풀모자임(Pulmozyme)은 호흡기계 감염의 빈도를 줄이고 폐기능의 향상을 위해 투약하고 있는데 가래를 묽게 해주는 약제이다. 그리고 울트라제(Ultrase)는 췌장효소 보충제이다. 또한 비타민 A,D,E와 K를 보충하고 있다.

입원하고 있는 동안 토브라마이신도 복용하였는데 녹농균 감염을 특별히 치료하기 위한 것이다. 토브라마이신을 장기간 사용함으로써 귀의 독성(어지러움, 이명)과 신경독성(두통, 어지러움, 진전)이 비가역적으로 초래될 수도 있다. 아직 이러한 증상을 호소하지는 않지만, 물리치료 재검사 시에 이러한 점을 염두에 두어야 한다. 입원중 프레드니졸론을 복용하여 염증을 가라앉히고 세타지딤(Ceftazidime)은 위의 자극과 설사를 감소하기 위하여 복용하였다.

Jerry의 식사는 현재 스칸디셰이크(Scandishake)(3회/주)와 뉴트렌(Nutren)(위천공 튜브를 통함)을 섭취하고 있다. 그의 하루 총 열량은 3408 Kcal이다.

기타 테스트 및 측정(Other Tests and Measures)

흉부 X-레이상 양측 기관지확장증, 점액이 많이 끼여 있음, 기관지주변 비후, 사이질(interstitial) 음영의 증가, 횡격막이 편평해진 소견을 보였다. 폐기능검사상(표 20.2) FEV1은 83%, FVC는 71%를 나타내었다. 객담 배양시 점액성, 비점액성 녹농균이 나왔다. DEXA스캔을 포함하는 검사실 소견에서 3개월 전과 비교 시 별다른 변화는 없었다. 스캔상 Jerry의 골질량은 평균의 −3.67표준편차였고 이것은 예상 골질량의 60%수준이다. DEXA 스캔으로 평가된 골연령은 13세인데 많이 지연된 것으로 생각된다.

장기 시스템 재검토 / Systems Review

심혈관계 및 호흡기계 (Cardiovascular and Pulmonary)

이번 입원 중 좀 더 심한 낭성 변화를 보여주는 흉부X-레이와 좋지 않은 폐기능검사(표 20.2)를 설명할 만한 심혈관계 및 호흡기계의 기능이 관심사이다.

피부(Integumentary)

마개로 덮은 위천공 튜브가 있는 피부는 깨끗하고 건조한 상태이다.

근골격계(Musculoskeletal)

Jerry의 적절치 않은 신장과 체중증가뿐 아니라 낮은 골밀도 때문에 근골격계의 발달이 관심사이다. Jerry는 152.7cm이며 체중은 37.8kg인데 또래의 5퍼센타일 이하이다.

테스트 및 측정 / Tests and Measures

유산소능력 및 지구력 (Aerobic Capacity and Endurance)

Jerry의 휴식기 활력징후는 심박동수 104회; 호흡수 22회/분; 혈압 107/76 mmHg이다. 연령에 비추어 볼 때 심박동수와 호흡수가 약간 증가되어 있다(제 9장, 표 9.8). 산소포화도는 실내에서 정상예상치인 97%~98%보다 낮은 94%이다. 심박동은 규칙적이고 리듬은 심잡음 없이 정상이다. Jerry는 트레드밀에서 2.5mph의 속도로 5° 경사에서 12분간 걸을 수 있다. 운동시 활력징후는 심박동수 120회, 호흡수 38회/분 그리고 산소포화도는 97%이다.

근육 수행(Muscle Performance)

양측 상하지 근력은 전반적으로 5−/5이다. 몸통의 근력은 감소되어있다.

관절가동범위(Range of Motion)

Jerry의 능동적 ROM은 정상범위 안에 있다. 넙다리근육의 유연성이 감소되어있는데 슬와각도가 양측에서 55°인 것으로 알 수 있다. 상지에서 기능적 ROM 제한은 없다.

자세(Posture)

자세의 변형은 흉추 후만증의 증가, 머리가 앞으로 위치하며 어깨가 굽어있고 좌측의 어깨뼈가 고정되지 않고 많이 움직이는(winging scapula) 정도가 우측보다 심하고 골반이 뒤쪽으로 경사지며 우측보다 좌측에서 견갑대가 올라가 있다. 비후된 호흡보조근이 또한 보이며 흉곽의 움직임이 떨어지며 통모양의 가슴으로 되어있다.

환기 및 호흡/가스교환 (Ventilation and Respiration/Gas Exchange)

조용히 숨쉴 때는 호흡보조근을 이용한다. 청진시 양측에서 수포음이 들리며 기침을 하면 없어진다. 수포음은 특히 우측 중엽에서 들리고, 우측 하엽에서는 호흡음이 감소되어 있다. 손가락들은 중등도의 곤봉형을 보이고 맥박은 전체적으로 정상이다.

학업, 동아리 그리고 레저 (Work, Community, and Leisure Integration)

Jerry는 계속 방과후의 경쟁적인 활동과 학교활동에 온전히 참여한다. 그에게 CF와 관련한 제한이나 제약은 없다. 일상생활도 독립적으로 한다. 그러나 폐질환이 악화된 시기에는 학교에서나 집에서 과제 수행시 시간이 더 걸린다고 한다. 계단을 오르기가 너무 피곤하면 학교에서는 승강기를 이용할 것이다. 아이스하키 게임 동안 휴식시간을 더 길게 가질 것이고 회복시간이 더 필요하다.

최신검사: 8세 때와 같이 활동과 참여의 환자 자가 보고로 측정하는 표준화된 건강결과를 사용할 것이고 삶의 질도 포함될 것이다. 여명이 길어진 현재, 학업과 관련한 능력 평가와 선호도 조사가 초기 성인기로의 전환을 지지해 주는데 적절할 것이다.

평가, 진단, 그리고 예후 (치료계획 포함)

Jerry의 일차적 관심은 환기능력의 장해, 근지구력의 감소, 뼈의 미네랄 감소, 자세이상, 이로써 야기되는 근육유연성의 감소이다. 게다가 Jerry는 HFCWO와 PDPV이외에는 다른 분비물 제거 방법은 모른다. 물리치료에서 내린 진단은 다음과 같다; 심폐지구력 감소, 근 지구력과 근력 감소, 근유연성 감소, 기도분비물 제거하는 독립성이 감소함, 호흡하는데 힘이 들어 자세변형이 온 것등이다.

목표들 / Goals

다음과 같은 목표를 2주간 혹은 퇴원시까지 한 시간씩 하는 주당 6회의 물리치료에서 달성할 것이다.

1. Jerry는 분비물 제거의 대체방법으로 PEP를 독립적으로 할 수 있게 될 것이다.
2. Jerry는 심박동수와 호흡수를 운동전, 운동하는동안, 운동후 독립적으로 모니터할 수 있게 될 것이다.
3. Jerry는 가정 운동프로그램을 혼자 할 수 있을 것이다. 이에는 다음과 같은 것이 포함된다:
   a. 주 당 최고 심박수의 60%가 되도록 3, 4회 무게를 드는 근지구력 활동을 20분씩 할 수 있을 것이다.
   b. 척추의 신전을 포함하는 모든 사지의 근력강화 프로토콜
4. 트레드밀에서 4분간 워밍업, 산소포화도를 94% 이상으로 유지하는 쿨 다운과 함께 최고 심박수의 60%가 되도록 25분간의 트레드밀 운동을 할 수 있는 근지구력과 환기능력의 증가를 보여줄 수 있을 것이다.

중재

환자/고객중심의 지도 / Patient/Client-Related Instruction

Jerry는 일차적인 기도분비물 제거방식으로서 HFCWO를 혼자 할 수 있다. 그는 아이스하키와 같이 학교에서의 스포츠 활동에 계속 활발히 참여한다. 그러나 떨어진 환기능력 때문에 아이스하키의 전체시간 동안 참여할 수 없었다고 호소하였다. 그러므로 가외의 분비물 제거 방법인 PEP와 같은 것을 운동 참여 직전과 중간에 독립적으로 시행하는 것이 아주 도움이 될 것이다. 그의 가족이 Jerry가 간접흡연에 노출되지 않도록 집에서 흡연하지 않는 것이 도움이 된다는 것을 계속 인지하도록 하고 있지만 그들은 계속 집안에서 흡연을 한다. 그래서 이 이슈가 계속 팀내에서의 주요 관심사가 되고 있다.

직접중재 / Procedural Interventions

치료적 운동(Therapeutic Exercise)

유산소능력/지구력 훈련 (Aerobic Capacity/Endurance Training)

자연에서 하는 최소 30분간 무게를 견디는 유산소활동에 매일 참여하도록 지도한다. 무게를 견디는 운동은 골밀

도 증가에 도움이 될 것이다. 호흡보조근의 사용을 줄이기 위하여 복식호흡운동은 계속한다.

유연성 운동(Flexibility Exercises)

넙다리근육, 흉곽의 스트레치가 포함된 스트레칭 운동에 대한 지도를 받는다. 현재 자세이상 및 호흡하는데 힘이 들게 하는 원인이 되는 목, 견갑대, 몸통 근육을 스트레치하는데 중점을 둔다.

근력강화, 힘 그리고 지구력 훈련 (Strength, Power, and Endurance Training)

DEXA스캔으로 최근에 진단된 중등도의 골다공증으로 Jerry의 운동프로그램은 개방 체인 운동보다는 근력을 증가시킬 웨이트 트레이닝과 골화를 촉진해줄 닫힌 체인 활동들을 지속적으로 하도록 수정되었다. 호흡근의 근력강화를 위한 호흡운동도 그의 프로그램에 포함된다.

최신 검사: Jerry의 골밀도와 운동 지구력이 감소한 것이 관심사이므로 짧은 시간 고강도의 운동이 긴시간 중등도의 강도로 하는 운동보다 더 좋을 것이다. 하루에 10–20번 8인치 계단에서 뛰어내리며 점프하는 운동, 무산소로 참을 수 있는 정도까지 하는 줄넘기가 포함된다. 유산소 신체활동이 포함된 능동적 기도 분비물 제거 방법과 수동적 기도 분비물 제거 방법 사이의 균형과 중요성은 CF환자에서 운동 적응이 됨으로써 세포와 조직 레벨에서의 긍정적 변화가 있다는 다른 관점에서 볼 수 있다. 그 이외에도 근력뿐만 아니라, 체질량을 증가해주는 근력강화 운동은 질환의 결과를 늦추는 것과 관련이 있어 강조된다. Jerry의 투약은 이제는 유전자 치료에 기반한 투약을 좀 더 포함할 것이다. 마지막으로 부분직 혹은 전체 폐 이식 대상으로 고려될 수도 있다.

토의

CF아동을 치료할 때 가장 중요한 목표는 되도록 빨리 기도분비물 제거를 혼자 할 수 있게 하는 것이다. 치료사와 아동이 선택하는 특정 중재전략은 아동의 연령과 양육자의 훈련정도, 질병의 발현정도에 따라 다르다. Jerry는 2개월 때 처음으로 구토, 왕성한 식욕, 췌장의 기능이상, 그리고 성장장애의 증상이 있었다. 나중에 나타난 결함에는 골감소증, 천식, 환기능력의 감소, 계속되는 성장장애였고 이것 때문에 밤에 영양공급이 필요하게 되어 위천공술을 받았다.

CF 영아의 폐는 출생 시는 정상이고 폐의 병리는 나중에야 나타난다. Jerry는 사실 성장장애(failure to thrive)에 이차적인 것으로 CF진단을 받았다. 그의 치료사는 발달을 평가하여 좋지 않은 영양의 대사와 수유 시 구토에도 불구하고, 발달학적 지표가 제대로 성취된 것을 확인하였다. 그 당시 발달지연이 확인되었다면, 조기중재프로그램으로 의뢰되었을 것이다. 2개월 때의 일차목표는 PDPV에 대해 가족이 독립적으로 할 수 있고 아이가 발달지표를 성취하는 것을 모니터하는데 두었다.

Jerry는 처음 진단후 청소년기까지 규칙적으로 CF외래 클리닉에 다녔다. 분비물 제거방법도 발전하여 진동을 포함하여 가외의 폐엽에 연타를 하는 것으로까지 진전되었다. 8세까지는 PDPV를 또 하나의 기도분비물 제거 방법으로 지도 받았다. Jerry는 하루에 반드시 해야 할 3번의 횟수중 한번은 독립적으로 분비물을 제거해야만 한다. 이것은 손으로 들고 다닐 수 있는 연타기계 혹은 HFCWO로 할 수 있다. 그 이외에도 8세까지는 일차적으로 PDPV의 분비물 제거방법 이외에도 PEP혹은 Flutter기구를 이용한 보조적인 제거방법을 수행할 수 있어야 한다. PEP와 Flutter는 쉽게 들고다닐 수 있으며 체육수업이나 스포츠 활동 전과 하는 동안 즉시 분비물을 제거할 수 있도록 해준다. 그 이외에도 PEP와 Flutter가 있으면 필요할 때 독립적으로 쉽게 분비물 제거 횟수를 늘릴 수 있다.

16세 때 Jerry의 DEXA 스캔은 뼈의 미네랄이 많이 감소했음을 보였고 그것이 주된 관심사가 되었다. 이러한 상태에 대하여 투약을 하게 되었고, 아주 면밀히 모니터되는 근력강화 프로그램과 뼈의 생성을 자극하는 닫힌 체인(closed chain) 활동을 많이 함으로써 대단히 도움이 되었다. 16세 정도이면 자기가 운동하는 동안 Borg 힘듬 자각(perceived exertion)척도(Borg 1982)를 사용하여 자신의 심혈관상태를 모니터할 수 있어야 한다. 그리고 적절한 유산소 능력을 달성하고 유지하기 위해 활력징후를 측정한다.

성인기에 들어서는 시기에 사용될 중재전략은 청소년기에 했던 것과 크게 다르지 않다. 지속적으로 기도 분비물 제거기술이 중요하고 일상생활 속에서 할 수 있는 다른 전략을 제공해주는 것도 중요하다.

최신 검사: CF 환자들에게 있어서 기도 분비물 제거 테크닉, 약물치료, 운동 치료와 중재에 관하여 과학적 근거를 계속 발전시켜왔다. 활동 지구력과 근력의 장해를 이해하는데 최근 연구가 도움이 되었는데 흔히 생각할 수 있는 폐의 장해이외에도 특정 근육 대사 결함이라는 토대를 가지고 있다는 것이다. 우리는 CFTR 유전자 변이가 흥분-수축 기전에 필수적인 근육 세포질 그물(sarcoplasmic reticulum)에서 adenosine triphosphatase의 조절에 영향을 미친다고 배웠다.

Jerry의 물리치료 관리를 보면 최근의 문헌들은 좀 더 체계적인 유산소 운동과 근력강화 활동을 조기에 포함시킨 것을 지지한다. 이것은 표준화된 기도 분비물 제거 테크닉과 폐 위생을 강조하는 바와 같다. 특히 근력 훈련, 간격을 둔 고강도 트레이닝, 체구성을 좋게 해주는 짧은 시간의 고강도 활동이 대단히 좋을 것이다. 가정에서의 진전된 보행 모니터링과 약물투여가 좀 더 흔하게 되었고 CF환자의 예방적 치료와 건강관리가 향상되었다. 추천 문헌에 최근의 증거들이 잘 나와있다.

감사의 말/ Acknowledgments

저자는 이 장의 첫 번째 판의 저자분들에게 감사 드린다: Heather Lever Brossman, MS, DPT, CCS, and Coleen Schrepfer, PT, MD.

토의문제들(Discussion Questions)

1. 운동하는 동안 Jerry의 활력징후를 검사함으로써 그의 유산소능력에 대해 당신은 무엇을 알 수 있나?
2. 2개월 아기의 근력이 3/5이라는 것은 당신에게 무엇을 말해주나?
3. 2개월된 영아에서 근력은 어떻게 검사할 것인가?
4. CF아동이 먹는 다양한 약들의 목적은 무엇인가?
5. 처방된 HFCWO의 목적은 무엇인가? 언제 처방할 것인가?
6. 이 가족에게 Jerry에게는 흡연하지 않는 환경을 제공해야 된다는 것을 어떻게 확신시킬 수 있나?
7. CF와 같은 만성질환 아동 관리에 아동이 스스로 참여하는데 장애물은 무엇인가?
8. CF 아동에게 유산소 운동, 근력운동이 건강관리에서의 역할은 무엇인가? 어떻게 물리치료사가 활동을 좋아하게 하는데 영향을 줄 수 있을까?
9. 어떠한 자가 보고 건강상태평가가 CF를 가진 8세, 16세, 성인기 초기에 가능하며 적절할까? 그러한 표준화된 평가로부터 의 결과가 어떻게 물리치료 관리에 영향을 미치는가?
10. CF 환자의 약물치료가 유전자 치료에 바탕한 약물을 포함하여 좀 더 일상적 치료로 발전하여 왔다. 이 치료가 Jerry의 의학적 치료에 어떻게 영향을 미치는가?

권장도서(Recommended Readings)

Brannon, F.J., Foley, M.W., Starr, J.A., & Saul, L.M. (1998). *Cardiopulmonary rehabilitation: Basic theory and application* (3rd ed.). Philadelphia: F.A. Davis.

Cystic Fibrosis Foundation, available at http://www.cff.org

de Jong, W., van Aalderen, W.M., Kraan, J., Koeter, G.H., & van der Schans, C.P. (2001). Inspiratory muscle training in patients with cystic fibrosis. *Respiratory Medicine, 95*(1), 31–66.

Dwyer, T.J., Alison, J.A., McKeough, Z.J., Daviskas, E., & Bye, P.T. (2011). Effects of exercise on respiratory flow and sputum properties in cystic fibrosis. *Chest, 139*(4), 870–877.

Gondor, M., Nixon, P., Mutich, R., Rebovich, P., & Orenstein, D. (1999). Comparison of flutter device and chest physical therapy in the treatment of cystic fibrosis during pulmonary exacerbation. *Pediatric Pulmonology, 28*, 255–260.

Flume, P.A., Robinson, K.A., O'Sullivan, B.P., Finder, J.D., Vender, R.L., Willey-Courand, D.B., White, T.B., & Marshall, B.C. (2009). Clinical Practice Guidelines for Pulmonary Therapies Committee. Cystic fibrosis pulmonary guidelines: Airway clearance therapies. *Respiratory Care, 54*(4), 522–537.

Hommerding, P.X., Donadio, M.V., Paim, T.F., & Marostica, P.J. (2010). The Borg scale is accurate in children and adolescents older than 9 years with cystic fibrosis. *Respiratory Care, 55*(6), 729–733.

Hulzebos, H.J., Snieder, H., van der Et, J., Helders, P.J., & Takken, T. (2011). High-intensity interval training in an adolescent with cystic fibrosis: A physiological perspective. *Physiotherapy Theory and Practice, 27*(3), 231–237.

Lamhonwah, A.M., Bear, C.E., Huan, L.J., Kim Chiaw, P., Ackerley, C.A., & Tein, I. (2010). Cystic fibrosis transmembrane conductance regulator in human muscle: Dysfunction causes abnormal

metabolic recovery in exercise. *Annals of Neurology, 67*(6), 802–808.
Nixon, P. (2003). Cystic fibrosis. In J.L. Durstine & G.E. Moore (Eds.), *ACSM's exercise management for persons with chronic diseases and disabilities* (pp. 111–116). Champaign, IL: Human Kinetics.
Radtke, T., Stevens, D., Benden, C., & Williams, CA. (2009). Clinical exercise testing in children and adolescents with cystic fibrosis. *Pediatric Physical Therapy, 21*(3), 275–281.
van Doorn, N. (2010). Exercise programs for children with cystic fibrosis: A systematic review of randomized controlled trials. *Disability and Rehabilitation, 32*(1), 41–49.
Wilkes, D.L., Schneiderman, J.E., Nguyen, T., Heale, L., Moola, F., Ratjen, F., Coates, A.L., &Wells, G.D. (2009). Exercise and physical activity in children with cystic fibrosis. *Paediatric Respiratory Review, 10*(3), 105–109.
Williams, C.A., Benden, C., Stevens, D., & Radtke, T. (2010). Exercise training in children and adolescents with cystic fibrosis: Theory into practice. *International Journal of Pediatrics*, pii: 670640.
Ziegler, B., Rovedder, P.M., Oliveira, C.L., de Abreu e Silva, F., & de Tarso Roth Dalcin, P. (2010). Repeatability of the 6-minute walk test in adolescents and adults with cystic fibrosis. *Respiratory Care, 55*(8),1020–1025.

참고문헌(References)

American College of Sports Medicine (1991). *Guidelines for exercise testing and prescription* (4th ed.). Philadelphia: Lea & Febiger.
American Physical Therapy Association (APTA). (2001). Guide to physical therapist practice (2nd ed.). *Physical Therapy, 81*, 6–746.
Borg, G.V. (1982). Psychophysical basis of perceived exertion. *Medicine and Science in Sports and Exercise, 14*, 377.
Children's Liver Association for Support Services (2011). Pediatric Lab Values. Retrieved from http://www.classkids.org/library/ref/liverlabs.htm
Folio, M.R., & Fewell, R.R. (2000). *Peabody Developmental Motor Scales* (2nd ed.). Austin, TX: Pro-Ed.
Yankaskas, J.R., & Knowles, M.R. (1999). *Cystic fibrosis in adults*. Philadelphia: Lippincott-Raven.

제 21 장

사례 연구: 다운증후군

Case Study / Down Syndrome

이 사례 연구에서는 십대의 다운증후군 아동인 Carrie의 물리치료 관리에 초점이 맞추어져 있다. Carrie는 출생 4주부터 지금까지 물리치료를 받아왔다. 다운증후군의 진단을 받은 사람들에게는 일생동안 물리치료가 필요할 수도 있는데 성장에 따른 변화와 다양한 환경 안에서 아이가 더 독립적으로 될수록 그러하다. 다운증후군 아기가 영아에서 학동기와 성인기로 성장함에 따라 기능적 요구가 달라진다.

다운증후군 아동은 흔히 근력 장해(Stemmons-Mercer & Lewis, 2001), 관절가동범위(ROM)(Zausmer & Shea, 1984), 근 긴장도(Shea,1991), 균형 및 협응(Connolly & Michael, 1986; Lauteslanger, Vermeer, & Helders, 1998), 감각 처리(Uyanik, Bumin, & Kayihan, 2003)의 문제로 인한 운동기술의 습득지연과 기능의 제한 때문에 흔히 물리치료에 오게 된다. 지적 장애(Hayes & Batshaw, 1993; Henderson, Morris, & Ray, 1981), 심혈관계 병리(Freeman 등, 1998), 그리고 자주 걸리는 중이염과 같은 관련 장해는 운동기술의 습득과 활동에 부정적인 영향을 또한 미치고 있다.

Carrie가 보이고 있는 신체구조와 기능 장해 및 활동과 참여의 제약은 미국 물리치료협회의 *물리치료 임상지침*(제 2판)(APTA, 2001)에 나온대로 가장 많이 하는 물리치료 패턴 5B: 신경운동 발달의 장해 혹은 4C: 근육수행의 장해 항목에서 가장 잘 설명될 수 있다. Carrie의 경우는 패턴 5B: 신경근육 발달의 장해를 선택하였는데 왜냐하면 Carrie가 운동기술의 발달이 지연되고 인지와 감각통합의 장해가 있기 때문이다. 다음에서 3세와 16세 때 받은 치료 경험을 기술할 것이다. 이 나이가 되었을 때 장애인 교육법(IDEA)(2004)에 따라 학교의 물리치료사가 물리치료를 제공하였다.

검사: 3세 때

개인력 / History

Carrie가 출생한 1970년대 후반, 의사는 다운증후군이라고 의심하였다. 아기는 경사진 눈, 빠는 힘이 약함, 저긴장증의 유관징후를 보였기 때문이다(그림 21.1). Carrie는 큰 도시 병원으로 2세 때 유전자 검사를 위하여 의뢰되었다. 그 당시 다운증후군이란 진단이 확정되었다. 아기의 부모인 Tim과 Peggy는 모두 35세였고, 이미 3명의 자녀들을 두고 있었다; Wendy 12세, Jamie 9세, Thea 4세였다. Tim과 Peggy의 처음 반응은 Carrie에 대한 사랑이었으며 장애아동을 키울만한 부모의 역량이 되는지에 대해 불확실함과 두려움을 느꼈다. 그러나 그들이 알고 있는 모든 면에서 Carrie를 잘 보살피기로 결심하였다.

Carrie가 4주되었을 때 아기의 부모는 Carrie의 발달을 촉진하기 위하여 조기중재(EI) 프로그램을 시작하였다. EI 팀에는 교사, 언어치료사, 그리고 물리치료사가 있다. 물리치료사가 일주일에 한 번 집을 방문하여 아기의 대근육 운동발달을 촉진해주기 위해 가족을 도와주었다. 이러한 발달기간 동안 물리치료사는 가족에게 Carrie에게 효과가 있을 다른 활동들도 가르쳐 주었다. 예를 들면 복와위에서 놀게하는 것, 앉아서 장난감을 가지고 놀 때 앉는 균형을 유지해주는 것, 올라탄 장난감을 밀어주기 등이다(그림 21.2에서 21.4).

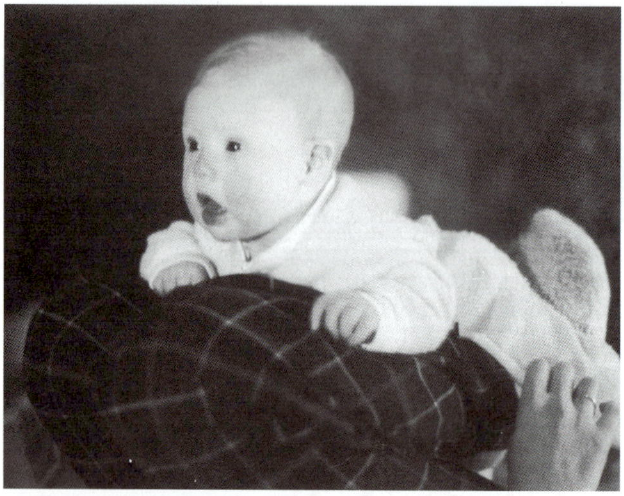

그림 21-2 엄마 다리 위에 엎드린 모습.

2세 때 Carrie는 저절로 닫히지 않은 열려있는 동맥관(PDA)을 막는 개방 심장수술을 받았다. 이 수술 전에 Car-

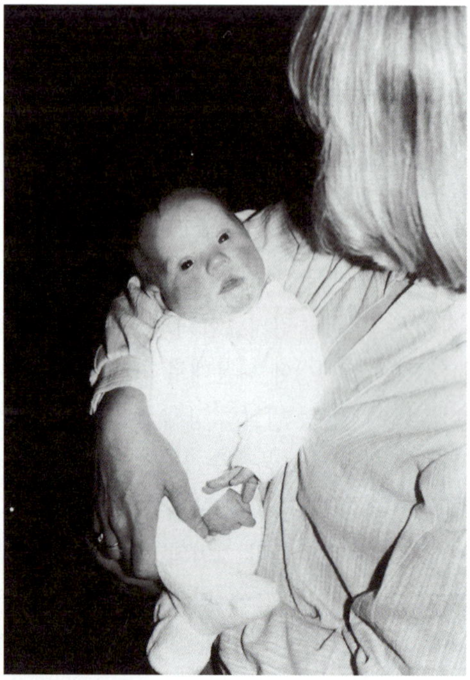

그림 21-1 출생 시의 Carrie.

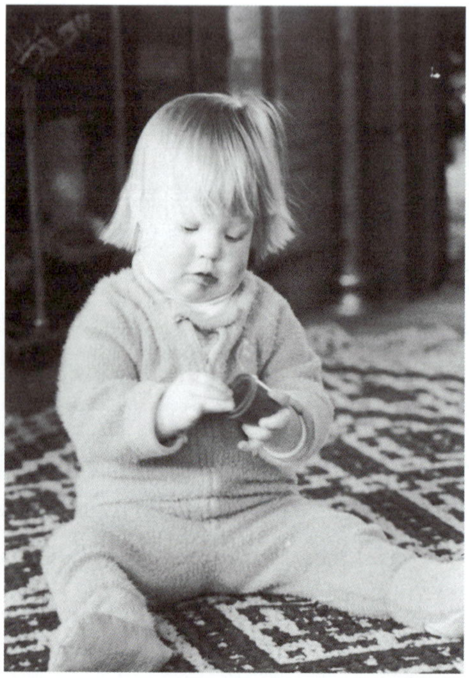

그림 21-3 노는 동안 앉아있다.

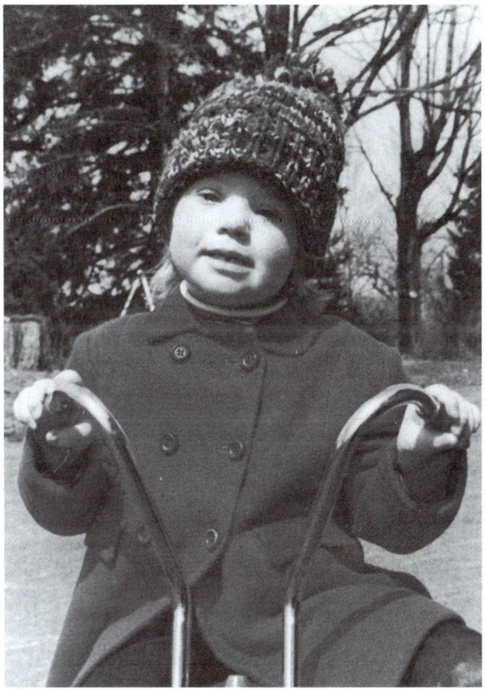

그림 21-4 다는 장난감을 밀어서 가게 한다.

rie는 계속 아팠다. 중이염에 자주 걸렸고 성홍열(2회), 폐렴을 앓았다. 이로 인하여 언어발달, 인지, 소근육운동 그리고 대근육 운동발달 영역에서 발달이 느렸다. 수술 후 Tim과 Peggy는 Carrie의 건강이 매우 좋아짐을 알 수 있었다. 심장 수술 후 회복이 잘 되었다. 29개월까지의 대근육운동 발달지표가 표 21.1에 있다. 이 발달지표는 Palisano와 동료들(2001)이 만든 다운증후군 아동들의 운동발달의 전형적 반달지표와 맞았다. 이 챠트에 따르면 다운증후군 아동들은 전형적으로 6개월까지는 뒤집을 수 있고, 12개월까지는 스스로 앉고 18개월까지는 기어다니며, 24개월에는 걷는다(Palisano 등, 2001). 재발되는 중이염 때문에 Carrie는 고막천공술을 받고 그 안에 튜브를 삽입하는 수술을 30개월 때 받았다. 이 당시 청력상실은 없었다.

Carrie는 주일에 한번 엄마와 함께 하는 유아원에 가게 되었다. 또한 일요일에는 교회의 주일학교에 가서 또래와 어울린다. Carrie는 스스로 장난감을 선택한 후에 또래 주위에서 놀거나, 집에서는 형제들과 논다. 집이나 학교에서는 가상놀이(pretend play)도 하고 있다.

몇 주 있으면 3세가 되는 때에 EI 프로그램에서 나와 지역학교의 프로그램으로 옮겨갈 것이다. Peggy와 Tim은 Carrie의 치료세션에 자신들이 계속 잘 참여하기를 원하고 아이의 IEP를 짜는 데에도 참여하기를 희망한다. 그들은 Carrie가 모든 부분에서 지속적으로 발달하는데 관심이 있다. 일년 전 심장수술에서 잘 회복되었지만, 여전히 부모는 아이의 건강상태와 그것이 발달에 어떻게 영향을 미치는지에 관심이 깊다. Peggy와 Tim은 다른 자녀들이 지역사회의 활동에 참여해왔던 것과 마찬가지로 Carrie도 효과적으로 참여할 수 있는 범위 안에서 지역사회의 모든 부분에 통합되기를 바란다. 독립적으로 참여하는 데 대한 제한이 주로 대근육운동 분야이므로 특히 지구력, 고르지 않은 바닥에서 걷기, 놀이터에서 독립적으로 놀기, 그리고 계단 오르내리기 등이 관심사이다.

표 21.1 Carrie의 대근육운동 발달지표 성취연령

대근육 운동지표	달성한 연령 (개월)
복와위에서 90°로 머리 들기	4.5
복와위에서 앙와위로 뒤집기	5
앙와위에서 복와위로 뒤집기	6
엎드려서 뱅글뱅글 돌기	9
팔로 짚고 앉아있기	9
지지하지 않고 앉아있기	10
배로 기기	11
복와위에서 네발자세로 전환	12
앉은 자세에서 붙잡고 일어나기	13
네발기기	14
복와위에서 앉은 자세로 전환	15
앙와위에서 앉은 자세로 전환	15
붙잡고 돌아다님	15
10초 동안 혼자 서있기	17
두 손으로 잡고 10피트(약 3m) 걷기	17
장난감을 밀며 20피트(약 6m) 걷기	18
집안에서 혼자 걷기	20
지지없이 5발자국 떼기	22
혼자 계단을 기어오르기	24
혼자 계단을 기어내려오기	25
두 손으로 잡고 계단 걸어올라가기	28
두 손으로 잡고 계단 걸어내려오기	29

장기시스템 검토 / Systems Review

심혈관계 및 호흡기계 (Cardiovascular and Pulmonary)

맥박 76회/분(bpm), 혈압 90/60mmHg, 호흡수 19회/분으로 Carrie의 심혈관계 및 호흡기계 기능은 이 당시 정상이었다. 모든 수치는 휴식하고 있을 때 잰 것이다.

피부(Integumentary)

좌측 가슴의 앞쪽에서 시작되어 좌측 상부가슴의 뒷부분으로 갈비뼈를 따라 길게 나있는 제 6번, 7번 갈비뼈 사이의 심장수술 부위의 수술 상처는 잘 나아있다. 그것은 7인치 길이로 넓이는 0.25인치 정도이다.

근골격계(Musculoskeletal)

신장과 체중은 또래의 40퍼센타일에 속한다. 관절의 과잉 유연성과 전신적인 저긴장증으로 인한 늘어짐이 있다.

신경근육계(Neuromuscular)

균형과 협응의 장해를 보인다. 그리고 기능적 운동기술의 발달지연이 있다.

인지(Cognition)

Carrie는 명료하게 깨어있고 자신의 환경도 인식한다. 아이는 손으로 장난감을 다루며 모양새를 탐색한다. 특별히 좋아하는 음악소리가 나는 장난감을 가지고 놀 때는 최소한 15분 주의집중을 할 수 있다. Carrie는 공이 어디로 굴러갈지 예측하는 것과 숨겨진 물건이 어디에 있는지 알아내는데 예리한 관찰력을 보여준다.

Carrie의 가족과 치료사는 Carrie가 시각적으로 배우는 아이임을 알게 되었다. 사물에 그림으로 된 라벨을 붙여 새로운 단어와 기술을 습득하도록 도와준다(즉, 이 닦기, 먹기, 양말신기).

수용언어는 또래 연령에 맞다. 그러나 표현언어는 발달이 지연되고 조음의 문제도 있다. 두 단어로 된 문장으로 표현하며 몸짓도 사용하여 자신이 원하는 것과 욕구를 의사소통한다.

테스트 및 측정 / Tests and Measures

유산소능력 및 지구력 (Aerobic Capacity and Endurance)

한 번에 300(약 91m)피트를 걷고, 50(약 15m)피트를 서투르게 "달리는데" 충분한 지구력을 보인다. 이것은 심장수술 후에 많이 좋아진 것이다. 수술 전에는 피로, 숨이 가쁨, 그리고 전신적인 근약화로 인하여 50피트를 걷는 것도 제한이 있었다.

보행, 이동 그리고 균형 (Gait, Locomotion, and Balance)

서 있는 자세에서 Carrie는 발을 넓게 벌리고 서 있고, 고관절은 외회전되고 발은 편평족이다. 아이는 발뒤축 접지로 시작해서 발의 배부굴근의 약화로 인하여 신장수축성 근 수축이 좋지 않아 발바닥을 바닥에 전체로 철썩하며 딛는다. 다리는 넓게 벌리고 팔은 옆에 붙이고 있다. 형제나 또래와 놀 때에 서투르게 "뛰려는" 시도를 한다. 계단을 오르내릴 때는 두 손으로 난간을 잡고, 한 계단에 양쪽 발을 모두 놓는다. 앉거나 선 자세에서의 평형반응이 지연되어 있다. 앉거나 서 있는 자세에서 앞으로, 옆으로는 신전보호반응이 나온다. 이 기술이 뒤쪽으로도 나오기 시작하고 있다. 제자리에서 점프할 때 두 손으로는 잡고 한 다리를 앞으로 내딛으며 점프한다. 양손으로 무엇을 잡고 한 발로 3초간 서 있을 수 있다. Carrie는 편편한 곳에서는 장난감을 타고 한 번에 5피트(약 1.5m)를 독립적으로 밀고 갈 수 있다.

운동기능(운동조절 및 운동학습) (Motor Function [Motor Control and Motor Learning])

Carrie의 앉는 자세는 고관절을 외회전하고 등은 구부리고 머리가 앞으로 빠지는 고리모양의 앉은 자세이다(그림 21.5). 전에 말한대로 아이는 보행할 수 있고 계단을 오를 수 있다. 작은 물건을 손가락으로 집는 것과 레버를 밀고 당기기, 네 조각 퍼즐 맞추기 등을 포함한 기본적인 소근육운동 활동들을 습득하였다.

Carrie는 새롭고 다단계인 과제를 실행하는 운동실행계획에 어려움을 느낀다. 과제를 여러 단위로 나누어 하는 것이 필요하다. 각 단계를 보여준 후 각 단계에 익숙하게 되면

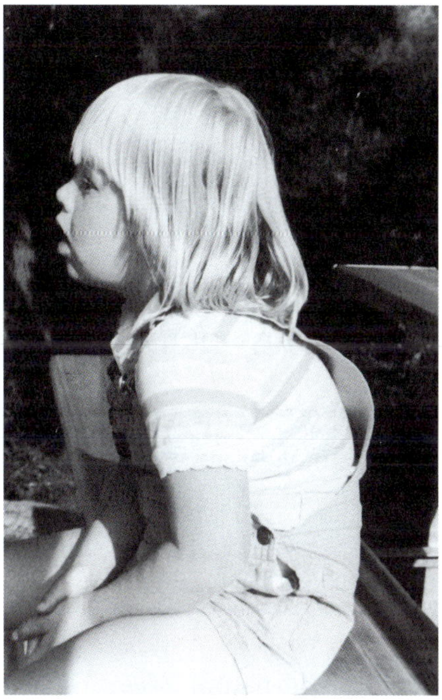

그림 21-5 가만히 앉아있는 자세.

한꺼번에 그것들을 할 수 있게 된다. 또 소근육, 대근육 운동 과제를 수행시 필요한 힘을 적절히 조절해서 수행하는데 어려움이 있다.

근육 수행(Muscle Performance)

몸 전체의 근긴장도가 떨어져 있다. 원위부보다 근위부에서 근긴장도가 더 감소되어있다. 비록 항중력으로 완전 관절가동범위로 사지를 움직일 수 있으나, 가동범위의 중간정도에서의 조절은 어려워한다. 긴 시간 동안 등과 목의 근육들을 신전하는데 어려움이 있다(즉, 자유놀이시간에 앉아있기). 앙와위에서 곧바로 일어나 앉을 수 없으며 이는 복부근육의 약함을 나타낸다. 3세의 아동과 인지장해가 있는 아동에서 표준화된 방법으로는 신뢰도있게 근력을 측정하기 어렵기 때문에 이러한 기능적이고 일반적인 근력 평가 방법을 선택하였다(Westcott, Lowes, & Richardson, 1997).

Carrie의 감소된 근력과 중간범위로의 운동조절 제한으로 달리기, 놀이터 기구에 올라가기, 혼자 계단 오르내리기, 타는 장난감을 밀고 가기 등과 같은 또래들과의 대근육 운동 놀이를 할 때 어울리는데 제한을 받는다. 근력의 감소와 운동조절의 문제 이외에도 근지구력도 감소되어있다. 엄마는 Carrie가 대근육운동 놀이를 약 15분간 한 후에는 다시 또래들과 어울릴 때까지 종종 10분 정도 의자에 남아 있는다고 한다.

신경운동발달 및 감각통합(Neuromotor Development and Sensory Integration)

환경이 어떤지 알 수 있을 때 Carrie의 평형감각은 좋다(즉, 현재 아이가 연습하고 있는 잔디 덮힌 둔덕을 오르기). 그러나 친구들에 둘러싸여 있으면 아이가 주변을 예측하는 능력에 변화가 온다(즉, 같은 둔덕을 친구들과 가로지르면서 부딪혀 넘어짐). 아이는 수행시간의 50% 정도에서는 자신의 균형을 잃는다.

Carrie는 자기 손가락을 손바닥과 아래팔에 대고 문지름으로써 가벼운 접촉하기를 좋아하는데 이는 이 감각이 감소되어있음을 드러내는 것이다. 자신 스스로 이 감각적 피드백을 제공하려는 욕구로 정신이 뺏겨 활동 및 참여를 하지 못한다는 것을 보여주고 있다. 작업치료사가 Carrie를 어떤 활동에 집중시키려고 하기 전 Carrie와 또래들에게 가벼운 접촉성의 활동을 하게 하였다고 엄마는 말하고 있다.

말을 하려고 할 때 조음의 문제도 보인다. /k/, /t/, /g/, /l/, /tr/, /d/, /s/ 같은 자음을 발음하기가 어렵다. 욕구와 필요를 알리기 위해 한 단어나 두 단어로 된 문장으로 말한다. 발음이 되지 않을 때 기호 영어를 사용하여 다른 이들이 이해하도록 한다. 아이는 90가지의 기호 영어를 알고 있다.

관절가동범위(Range of Motion)

Carrie는 특히 근위부 관절을 포함한 모든 관절이 너무 유연하다. 특정 각도계로 측정한 결과가 표 21.2에 있다. 고리중쇠관절(atlantoaxial joint)의 불안정성이 다운인에

표 21.2 각도계 측정

관절동작	우측	좌측
고관절 굴곡	0–136°	0–138°
고관절 신전	0–10°	0–8°
고관절 외회전	0–80°	0–86°
어깨관절 굴곡	0–200°	0–202°
어깨관절 신전	0–66°	0–64°
어깨관절 외회전	0–114°	0–110°

서의 주요 관심사이기 때문에 (이 주제와 관련한 토의를 6장, 그림 6.20에서 보시오) Carrie는 중쇠고리관절의 방사선 촬영을 하였는데 이상이 없었다.

자조관리 및 가정관리(일상생활동작 및 도구를 다루는 일상생활동작) (Self-Care and Home Management [Including Activities of Daily Living and Instrumental Activities of Daily Living)

Carrie는 컵으로 스스로 마시고 빨대로 몇 모금 빤다. 약간 흘리면서 숟가락질을 한다. 작은 물건(건포도)을 집을 때는 집게형태로 손가락을 만들어 잡고 스푼을 손바닥으로 잡는다. 크레용도 이런 식으로 잡고 편평한 곳에 수직선과 원모양을 낙서한다.

최신 검사: 3세 때 Carrie를 검사할 당시에는 표준화된 기능 평가를 완성할 수 없었다. 현재는 기능적 이동과 자조기술을 테스트하는 측정 도구들이 사용가능하다.

- 특별한 욕구가 있는 영유아를 위한 캐롤라이나 교육과정(2판)(Johnson- Martin, Jens, Attermeier, & Hacker, 1991).
- 아동용 기능적 독립성 측정(WeeFIM)(Granger 등, 1991).
- 대근육 운동기능 측정(GMFM)(Russell, Rosenbaum, Avery, & Lane, 2002).
- 소아 장애 항목 평가(PEDI)(Haley, Coster, Ludlow, Haltiwanger, & Andrellos, 1992).

측정 도구에 대해 좀 더 알려면 3장을 참조하시오.

일(직업,학교, 놀이), 동아리 그리고 레저 (Work, Community, and Leisure Integration)

Carrie는 학교에서, 놀이터에서, 집에서 다른 친구들과 노는 것을 좋아한다. 또래를 따라 하려고 노력하나 버겁다. 학교에서는 학교로 들어가고 나오는데 계단을 이용할 때, 체육실에서 여러 대근육 운동의 오르기 기구들을 오를 때, 장난감을 타고 밀고 갈 때 도움이 필요하다. 놀이터에서 Carrie는 높이가 다른 바닥으로 이동시 수행시간의 50% 정도에서 넘어진다(즉, 보도, 모래, 잔디). 집의 환경은 아이에게 더 친숙하므로 수행시간의 30% 정도에서만 넘어진다. 이것은 Carrie는 새로운 환경에 적용할 수 있게 대근육 운동 기술을 일반화할 수 있도록 반복연습이 필요하다는 것을 말해준다.

최신 검사: Carrie가 3세 때의 검사에서는 가능하지 않았지만, 현재는 아동의 참여수준을 평가할 수 있어 이 영역에서의 아동의 능력을 규정하는데 도움이 된다.

- 기능과 참여의 Miller 척도(M-FUN)(Miller, 2006).
- 아동 삶의 질 평가(PedsQL)(Varni, Seid, & Rode, 1999).
- 참여와 즐거움의 아동 평가(CAPE)(King 등, 2005).
- 아동의 선호활동(PAC)(King 등, 2005).

평가, 진단 그리고 예후 (치료계획 포함)

Carrie는 3세 때 다음과 같은 영역에서 전반적으로 발달지연이 있다: 대근육운동, 소근육운동, 인지, 자조기술, 사회/정서적 분야, 언어이다. 아이의 대근육운동과 소근육운동 기능의 제한으로 독립성이 제한되어 있으므로 가족 구성원으로서의 역할에도 제약이 생기는 것이다.

진단 / Diagnosis

Carrie는 운동기능, 균형, 운동실행계획, 감각통합, 인지 그리고 표현언어의 장해가 있어 기능적인 독립성이 감소하고 활동과 참여도 제한을 받는다. 근력의 특정 장해, 낮은 근긴장도, 그리고 증가된 ROM은 보행 중 하지를 중간 가동범위 수준에서 조절하는데 부정적인 영향을 미치고 계단을 오르내리는데 제약이 된다.

활동 제한(Activity Limitations)

다음에 기술된 Carrie의 대근육운동 발달의 지연은 근력저하와 좋지 않은 균형이 주요원인이다. 계단을 독립적으로 오르내리기, 고르지 않은 바닥에서 걷기, 다양한 높이로 기어오르고 내려오기, 도움 없이 점프하는 기술, 장난감을 타고 밀어서 가기, 공을 가지고 하는 기술 등이 포함된다.

참여 제한(Participation Limitations)

Carrie는 대근육 운동발달지연으로 놀이터에서 기구를 이용하여 또래와 노는데, 대근육 체조와 교실 활동에서의 참여, 이웃의 또래와 밖에서 대근육 놀이를 하는 능력이 제한되어있다.

예후 / Prognosis

12개월의 경과기간 동안 Carrie는 집에서, 학교에서 그리고 어울리는 또래집단에서 독립성의 증가를 보이게 될 것이다. 그리고 학동기 전 아동의 전형적 발달에 맞는 수준으로 대근육운동 기술이 발달할 것이다.

목표 및 하부목표들(Goals/Objectives)

추천되는 대근육운동의 목표들은(표 21.3) 이 평가 이후에 세워졌다. 그 목표들은 1년 안에 1주일에 한 번 물리치료사가 집으로 방문하는 것의 도움으로 성취될 것이라고 예상된다. 이 추천된 대근육운동 목표들은 앞으로의 Carrie의 IEP 팀 미팅에서 모든 팀 구성원(Peggy, Tim, 물리치료사, 언어치료사, 작업치료사, 심리학자, 교사, 기타)이 논의하고 수정할 목표들을 위해서 세워진 것이다. 서비스 제공의 중점과 장소는 Carrie가 EI 서비스로부터 학교에서 받는 서비스로 전환할 때 달라질 것이다.

중재

조정, 의사소통, 그리고 기록 / Coordination, Communication, and Documentation

Carrie에게는 모든 치료사와 교사가 포함된 전문가간 상호교류팀이 한 달에 한 번 회의하여 서비스를 제공할 것이다. 그 이외에도 가족이 필요하다고 생각될 때 미팅을 계획할 수 있을 것이다.

Carrie의 물리치료는 1주일에 한 번씩 집과 유아원을 번갈아 방문하여 시행한다. 물리치료사는 다음과 같은 두 환경에서 Carrie의 엄마인 Peggy와 유아원에서 Carrie의 담당자와 직접 의사소통을 하게 될 것이다. 치료사가 집에 방문했을 때 집에 없었던 다른 양육자와 함께 볼 수 있도록 자료를 Peggy에게 주어 최대한 전달이 잘 되도록 한다. 또 이 자료를 복사하여 Carrie의 파일에 두어 다른 팀 구성원이 볼 수 있도록 한다. 매년 보고서를 Carrie의 담당 소아과 의사에게 보내어 그가 Carrie의 호전과 현 목표에 대해 알게 한다.

Carrie의 부모에게 전국 다운증후군 협의회(NDSC: National Down Syndrome Congress)에 대해 알려주어 앞으로 Carrie에게 특정요구가 발생될 때 지역 부모회로부터 지원받을 수 있게 한다.

이러한 포괄적인 조정과 의사소통의 예견되는 성과는 다음과 같다; 집, 학교 그리고 Carrie와 함께 일하는 치료사들과 교사들간의 협력; 가족, 치료사, 그리고 교사들을 위

표 21.3 3세 때 Carrie IEP에서 제안한 대근육 운동목표

기능적 독립성 목표들
1. 수행시간의 80% 정도에서 감독하에서 지지 없이 양발로 번갈아 계단을 오를 것이다
2. 수행시간의 80% 정도에서 한 손으로 계단 난간을 잡고 양발로 번갈아가며 계단을 내려올 것이다
3. 수행시간의 80% 정도에서 넘어지지 않고 독립적으로 고르지 않은 바닥 위에서 걸을 것이다: (a) 잔디 (b) 모래 (c) 자갈 (d) 보도 (e) 푹신한 곳(매트리스 혹은 스티로폼)
4. 수행시간의 80% 정도에서 높이가 다른 여러 바닥 위로 넘어지지 않고 올라가거나 내려올 것이다: (a) 부엌 식탁의 의자 (b) 세면대 앞의 발판 (c) 가족실 가구 (d) 유아들의 놀이터 기구
발전된 운동기술 목표들
1. 수행시간의 80% 정도에서 돌차기 놀이를 하면서 한 손을 잡고 양발로 동시에 바닥으로 뛰어내릴 것이다.
2. 수행시간의 80% 정도에서 감독하에 장난감을 타고 양발로 교대로 밀고 50피트를 갈 수 있을 것이다
3. 언제나 놀이터용 사다리를 손으로 붙잡고 오르내리게 될 것이다.
기초적 기술 목표들
1. 수행시간의 80% 정도에서 정확성을 가지고 놀이터용 공을 적어도 5피트 정도 발로 찰 것이다
2. 수행시간의 80% 정도에서 정확히 공을 최소 5피트를 던질 것이다.

표 21.4 새로운 기술을 익히기 위한 지도의 예

새로운 기술	동시에 두 발로 뛰어내리기
시각적 단서	그 기술을 수행하는 것을 실제로 보여준다
구두 단서	"무릎을 굽히고 뛰어내려"
손으로 촉진하기	아이의 골반 쪽을 두 손으로 잡고 동작을 촉진해준다.

한 다운증후군에 대한 특정한 보충적인 정보를 NDSC와 지역사회 부모 지원모임을 통하여 얻는다; 그리고 필요시 적절한 전문가에게 의뢰한다.

환자/고객 중심의 지도 / Patient/Client-Related Instruction

검사 동안 물리치료사는 아이에게 새로운 기술을 가르칠 때 다양한 지도방법 즉, 시각적 단서, 말로 단서 주기 그리고 손으로 촉진해주기 등과 같은 것이 유용하다는 것을 발견하였다. 이 세 가지 방법은 Carrie가 새로운 기술을 습득하는데 도움이 된다(표 21.4).

그 이외에도 팀은 EI와 학교에서 하는 치료중재의 다른 점에 대해 가족에게 알려줄 것이다(이러한 서비스를 관장하는 연방법에 관한 자세한 설명은 11장, 12장을 보시오).

직접 중재 / Procedural Interventions

치료적 운동(Therapeutic Exercise)

치료적 운동의 중점은 유산소능력과 지구력의 향상에 둔다; 균형, 협응, 민첩성의 훈련; 신경운동발달 훈련; 근력강화 운동이다. 중재 계획 내에서 하는 과제 중심의 활동은 원하는 기술의 훈련을 많이 하게 해줄 것이다. 표 21.5는 다양한 세팅에서 할 수 있는 치료 운동을 포함하고 있다(그림 21.6 부터 21.7).

이러한 치료운동의 예상되는 성과는 유산소 능력과 지구력의 향상, 균형과 협응의 향상, 신경운동발달의 향상, 근력

표 21.5 치료적 운동

유산소능력 및 지구력	
달리기	뜰에서 공기방울 잡으러 형제들과 달리기
수영	모터 보트—팔로 지지하면서 다리로 차는 동작
블록으로 집 짓기	다양한 크기와 모양의 블록을 교실 한쪽에서 다른 쪽으로 갖다 준다.
균형 협응 그리고 민첩성 훈련	
공 활동	목표물을 향해 공 차기
앉아 있기	자유놀이 시간에 작은 공 위에 앉아있기
장애물 코스	다양한 놀이 구조를 통해 넘어가고, 밑으로, 위로, 아래로 그리고 그 주위로 다닌다(그림 21.6)
콩주머니 주고받기	결정된 목표를 향하여 콩 주머니를 던진다—스티로폼 조각 위에 서 있게 하고 목표를 더 멀리 함으로써 좀 더 어렵게 만든다.
수중 게임	물에서 작은 배를 타고 앉아서 균형잡기
신경운동 발달 훈련	
점핑	작은 트렘폴린 위에서 점프하여 바닥으로 뛰어내리기
계단	계단을 양발로 번갈아 오르내리기를 배우기
올라가기	손 발로 번갈아가며 다양한 구조물 위로 올라가기
근력 및 지구력 훈련	
복근 운동	윗몸 일으키기(그림 21.7)
계단	최소한의 지지만으로 계단 오르내리기
장난감 타기	학교에서 장난감을 타고 발로 밀어서 교실간 이동
걷기	학교에서 집으로 걸어오기, 유모차나 쇼핑 카트를 타는 대신 마켓에서 걸어다니기

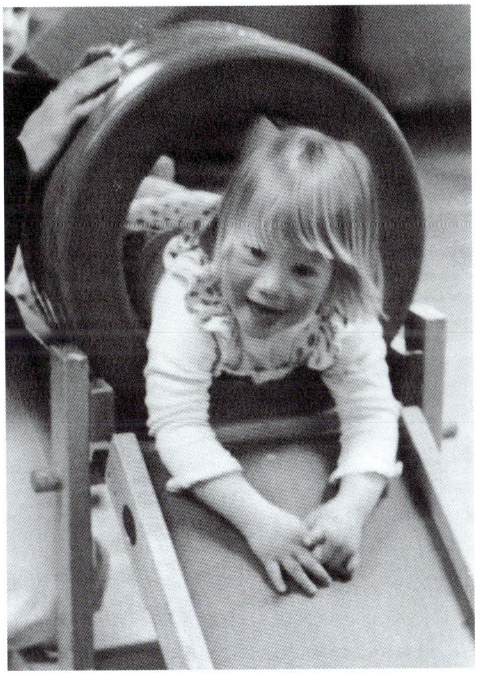

그림 21-6 장애물 코스.

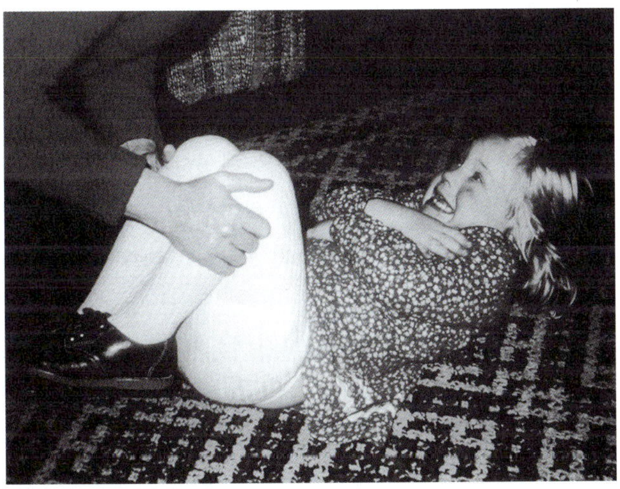

그림 21-7 복근 운동.

향상이다.

자조관리의 기능적 훈련
(Functional Training in Self-Care)

식사시간에 어떤 자세가 적절한 것인지 판단한다. 최대한 독립적으로 기능할 수 있도록 소근육 운동 활동을 적절히 지지해주는 것을 목표로 한다. 세면대 앞에 알맞은 크기의 발판을 놓아두면 혼자 손을 씻고 이를 닦을 수 있을 것이다.

옷입는 것을 좀 더 독립적으로 하도록 치료사는 가족과 일차적인 양육자에게 한 다리로 아이가 균형을 잡는 방법을 가르쳐주는 것에 대해 지도해야 할 것이다. 이렇게 함으로써 아이는 선 자세에서 바지를 입고 벗게 되고 신발을 신고 벗을 수 있게 될 것이다.

또 다른 활동은 계단과 보도 오르내리기와 놀이터에서 다양한 기구와 장난감속으로 들어가고 나오는 것이다. 현재는 도움이 필요한 상태로 남에게 의존하는 상태이다.

자조관리에서 기능적 훈련의 예상되는 성과는 일상 과제와 활동에서 독립성 증가, 균형과 협응의 증가, 신경운동 발달의 향상, 근력향상이다.

치료의 종결

앞서 말한 Carrie의 목표와 결과를 달성하는 때에 치료가 종결될 것이다. 조기 아동기 훈련 환경에서 치료 목표는 1년 내에 달성될 것이라고 예견된다. 더 빨리 목표가 달성된다면, 이번 치료는 종결하고 IEP팀이 새로운 목표를 설정하면 이에 따라 새로운 치료를 시작할 것이다.

다운증후군 사람들은 "신체상태, 양육자, 환경, 그리고 요구되는 과제가 변하더라도 안전하고 효과적으로 적응하기 위해 일생에 걸쳐 여러 번의 치료관리가 필요할 수도 있다"(APTA, 2001, p.334). 근골격계의 성장으로 학교에서 요구되는 과제의 변화, 교사와 양육자의 바뀜, 내과, 외과적 문제점의 등장, 장애수준과 신체 기능의 변화로 인하여 새로운 물리치료 관리의 대상이 될 것이다. Carrie가 IDEA 아래에서 결정된 교육과 관련된 욕구를 가지고 있음에 따라 물리치료와 같은 관련 서비스가 학교에서 제공될 것이다. Carrie의 연령이 높아짐에 따라 더 이상 치료목표가 교육과 관련이 없게 되면 물리치료는 점차 외래로 옮겨갈 필요가 있을 수도 있다.

검사; 16세 때

개인력 / History

Carrie는 현재 16세이다. 과거 13년간 비교적 건강하게 지냈다. 그녀는 현재 여전히 균형, 지구력, 근력, 그리고 체중조절에 어려움이 있다. Carrie는 지역 초등학교, 중학교 및 고등학교에서 통합교육을 해마다 받아왔다. 그녀는 이제 고등학교 9학년이다. 12세 때 Carrie의 지능지수는 68이었고 중복장애의 교육범주에 해당한다는 것이 밝혀졌다(교육가능한 인지장애와 언어장애). 그녀는 교육의 일부분으로 물리치료와 언어치료를 받았다. Carrie는 현재 학교 합창단의 일원이며 과거에는 초등학교와 중학교의 합창단에 참여했었다. Carrie는 해마다의 고등학교 음악회에 합창단의 일원으로 참여할 것이다. 그녀의 가족은 매우 음악적인데 형제들이 모두 고등학교에서 같은 활동을 하였다. Carrie는 형제들과 같은 활동에 참여하게 된 것을 자랑스러워한다. 그녀의 부모는 또래와의 상호작용에 도움이 되기 때문에 학교에서의 적절한 활동에 참여하도록 허락한다.

Carrie의 우정을 도와주기 위하여 작년에는 독립생활을 위한 지원센터의 십대 장애인을 위한 프로그램에 부모가 아이를 등록시켰다. 이 프로그램으로 Carrie의 자긍심과 자기표현을 발달시키고, 모든 정신장애, 지체장애인과의 우정을 발전시키고 다른 장애에 대해서도 알게 되는데 도움이 될 것이다. 인터뷰하는 기술, 직업탐색, 기술훈련 등이 프로그램에서 제공된다. Carrie와 부모 역시 NDSC 및 부모지원그룹의 활발한 구성원이다. 양쪽 단체 모두 가족에 대한 지원 네트워크뿐 아니라, 부모와 형제에게 정보를 제공하는데 특히 Carrie에게 정보를 제공한다.

Carrie는 아동기 초기에 여러 번 중이염을 앓았다. 6세 때 양측 귀에 튜브를 심었다; 그러나 그것들이 효과적이지 못하였다. 여러 번 귀의 염증 때문에 Carrie의 우측 귀의 소골(ossicle)이 부식되었으며 우측 고막에 구멍이 뚫렸다. 그리하여 우측 귀는 60% 청력이 소실되었다. 좌측 귀는 청력소실이 없다. Carrie는 근시이며 난시이다. 이러한 문제들을 교정하고자 안경을 쓰고 있다.

14세 때에 Carrie는 손에 이어 전신의 진전(tremor)이 발생하였다. 또한 "경련 같은" 증상이 의식소실과 함께 나타났다. 그레이브씨(Graves')병(갑상선 항진증)으로 진단되었는데 앞의 증상은 이것으로 인한 것이었다. 종종 다운증후군 아동은 갑상선 기능저하증(Pueschel & Bier, 1992)이 있으므로, Carrie의 상태는 흔하지 않은 것이다. 처음에는 갑상선 호르몬 수치를 낮추기 위하여 투약했으나 호르몬 수치의 조절을 위하여 방사성 요오드 치료가 필요하게 되었다. 현재 한 달에 한 번 내분비 전문의가 경과관찰을 하고 있다.

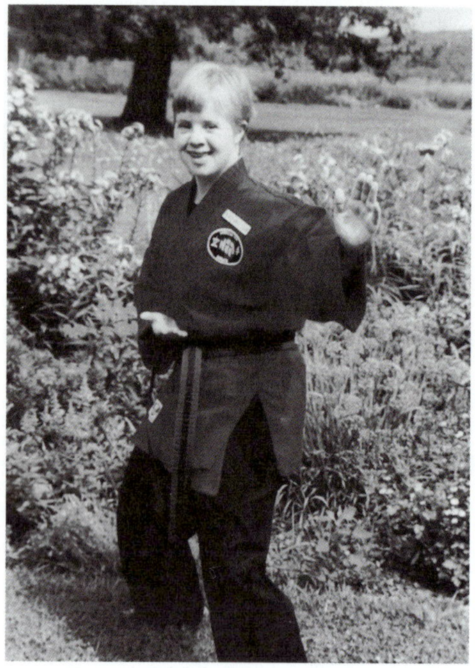

그림 21-8 가라테 도복을 입고 있는 Carrie.

Carrie는 신체적으로 활발한 생활방식을 유지하고 있다. 8세부터 10세까지 지역사회 축구 프로그램에 참여하였고 9세부터 12세까지 체조교실에 참여하였다. 날씨가 더울 때나 습도가 높을 때는 아이의 지구력이 떨어진다. 이런 날씨에서는 체조에 참여하려고 자기 스스로 닥달하다가 여러 번 기절하곤 하였다.

Carrie는 현재 어떤 형태의 운동이든지, 운동 전후, 운동하는 동안 심박동을 모니터하고 있다. 아이는 일주일에 두 번하는 가라테에서 푸른 띠이다. 검은 띠를 딸 때까지 계속하고 싶어한다(그림 21.8). 아이는 지구력, 균형 기술, 근력을 발전시키고 건강체중을 유지하려면 운동하고 균형잡힌 식사를 해야된다는 것을 알고 있다. 특히 유산소 지구력에 중점을 둔 Cardio-Kickboxing을 방금 시작하였다.

기능적으로 옷입기와 개인위생 분야에서 Carrie는 혼자 독립적으로 자기를 관리할 수 있다. 그러나 건강한 식사를 선택하는데는 여전히 도움이 필요하다. Carrie는 요리, 청소, 세탁과 같은 다양한 가정관리 기술을 배우고 있다. 과거 2년 동안 장애 청소년이 삶의 기술을 배우도록 일대일로 도와주는 지역 지원 프로그램에 참여하였다. Carrie를 도와주는 보조자가 주당 20시간씩 집에 와서 Carrie가 집안

일을 점점 혼자 하도록 도와준다. 그들은 청소, 요리, 간단한 식사준비, 빨래하기, 사회 안에 있을 때 사회적으로 관계를 맺는 기술, 금전관리, 균형적으로 소비하기 등에 중점을 둔다. Carrie의 엄마는 특히, 이 프로그램에 대해서 고마워하는데 왜냐하면 아이와의 관계에서 힘든 것을 느꼈기 때문이나. Peggy는 Carrie에세 시시만 하고 아이가 스스로 하도록 하는 바탕이 되지 못한다고 항시 느꼈기 때문이다.

Carrie의 목표는 고등학교를 졸업한 후 보조 특수교사가 되는 것이다. 이 목표는 아이의 IEP에 포함되었는데 학교에서는 이번 해에 Carrie가 학교에서 마련한 특정 프로그램에 참여할 수 있게 해주었다. Carrie는 45분간씩 일주일에 3번 초등학교 특수 교실에서 개인지도를 한다. 읽기와 수학을 지도하는 것이 임무이다. Carrie는 자긍심이 높아지고 그것은 그녀에게 큰 기쁨과 다른 이들에게 도움이 된다는 자신감을 준다.

장기 시스템 검토 / Systems Review

심혈관계 및 호흡기계 (Cardiovascular and Pulmonary)

Carrie의 심혈관계 및 호흡계는 정상으로 기능하는 듯이 보인다. 맥박은 64회, 혈압 115/65mmHg; 그리고 호흡수 16회/분이다. 모든 측정은 휴식할 때 하였다. 열과 습도가 높은 경우 기절할 때는 맥박과 혈압이 상승한다.

피부(Integumentary)

수술 흔적은 잘 치유되었고 어떤 문제도 없다.

근골격계(Musculoskeletal)

신장과 체중은 또래의 50퍼센타일 안에 든다. 여전히 관절의 과잉유동성과 저긴장증은 보인다.

신경근육계(Neuromuscular)

자전거 타기와 같은 고강도의 전정감각 자극활동에서 Carrie는 스스로 균형을 잡을 수 없다. 어지러움을 느끼고 자전거에 대하여 자신의 몸이 어떻게 위치하고 있는지 알지 못한다. 그리고 이 활동에 대해 매우 짜증을 낸다. 보조

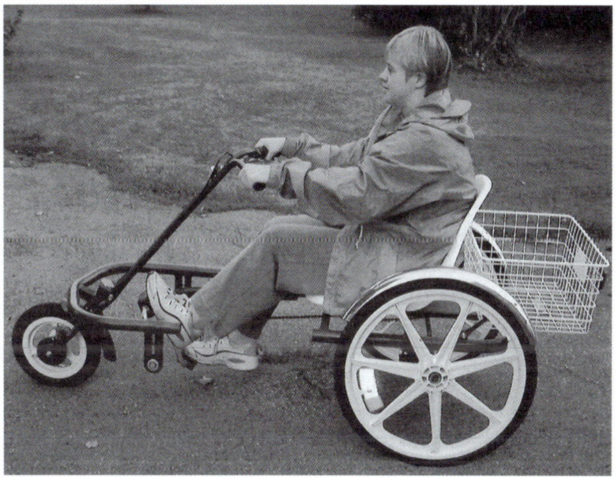

그림 21-9 세발자전거를 타는 Carrie.

바퀴를 달아도 자전거 위에서는 신체-공간 감각이 없어서 페달을 밟아보는 것도 두려워한다. 가족과 치료사는 매해 봄마다 자전거타기를 격려했지만 진전은 없었다. 여전히 자전거를 타고 싶은 희망은 보이므로 가족은 어른용 세발자전거를 작년에 샀다. 세발자전거의 지지대가 넓어(보조바퀴 달린 자전거의 12인치에 대비하여 28인치나 됨) 인도에서 안정감 있게 탈 수 있게 되었다(그림 21.9). 현재는 거리에서 탈 때의 교통규칙에 대해서 배우고 있다.

인지(Cognition)

Carrie는 학습에 반복이 필요하고 또래에 비해 느리게 배운다. 또래와는 영어, 과학 수업을 같이 듣고 수학은 특수학급에서 공부한다.

Carrie는 5세 때 기호 언어를 사용하는 것을 완전히 그만두었다. 현재는 조음과 유창성에 대한 어려움이 있다. 그러나 대부분의 사람들이 Carrie 자신이 무엇을 이야기하고 있는지 스스로 집중하며 천천히 말할 때는 알아듣는다.

테스트 및 측정 / Tests and Measures

유산소능력 및 지구력 (Aerobic Capacity and Endurance)

수년간 Carrie의 스포츠 참여는 그녀에게 재미를 주고 지구력을 높이는 데 있어서 효과적인 사회적 방법임을 알게 해주었다. 현재는 이미 말했듯이 가라테 검은 띠에 도전

하고 있다. 현재 14분에 1마일(약 1.6km)을 걷고 뛸 수 있는데 이는 또래 평균인 10분 30초보다 약간 긴 시간이다(Ross, Dotson, Gilbert, & Katz, 1985). 검은 띠를 따려면 9분에 1마일을 걷고 뛰어야 한다.

각성, 주의집중, 그리고 인지 (Arousal, Attention, and Cognition)

Carrie의 지능지수는 68이다. 학교에서나 체육활동에서 최선을 다하려는 동기가 충분하다. 다단계의 과제 지시를 듣고 수행하는 것은 어렵다. 첫 단계는 완성하나 이후의 단계는 종종 반복해서 묻곤 한다.

순환(Circulation)

운동하는 동안 Carrie는 자기의 맥박을 모니터한다. 목표 심박수를 65%에서 80%로 유지하도록 (33에서 44회/15초) 운동강도를 조절해야 한다는 것을 이해하고 있다.

아이는 또한 일상 하는 운동에서 스스로 자각하는 힘듬(Perceived exertion)을 인식하도록 하기 위해 오리지널 Borg 척도를 사용하도록 훈련받았다(Borg, 1982). 다음은 과거 몇 년 동안 Carrie가 수행한 평균 점수이다:

- 가라테 교실: 스파링 = 15
- 가라테 교실: 가타 시범 = 9
- Cardio-킥복싱 = 14
- 달리기 = 16
- 웨이트 트레이닝 = 12

보행, 이동 그리고 균형 (Gait, Locomotion, and Balance)

균형이 요구되는 대부분의 기본적인 활동에서 Carrie의 평형감각은 좋다. 걷는 동안, 달리는 동안 그리고 가라테를 하는 동안 균형을 유지할 수 있다; 그러나 복잡한 균형이 요구되는 활동은 어렵다. 아이의 현재 보행 특징은 신발을 신지 않은 상태에서 입각기에서 발을 지나치게 회내(pronation)시키는 것이다. 신발 안에 복숭아뼈 아래까지 오는 보조기(inframalleolar orthotics)를 신고 걸을 때 회내 상태는 많이 줄어든다. 앞으로 위치하게 된 머리, 구부정한 어깨, 두드러진 후만증의 척추 때문에 보행 및 기타 활동시 상체의 자세가 특징적이다.

운동기능(운동조절 및 운동학습) (Motor Function (Motor Control and Motor Learning)

가라테 교실에서의 강도 높은 근력 및 협응 훈련으로 자신의 신체에 대한 운동조절을 할 수 있다. Carrie는 아직도 시각적으로 학습한다. 시각적으로 보여지는 형태의 기술은 반복하면서 숙달되게 수행한다.

근육 수행(Muscle Performance)

Carrie의 전반적인 근력이 향상되었다. 전체 몸을 항중력으로 움직일 수 있다. 손으로 들고 다니는 동력계로 근력을 검사하는 것이 다운증후군에서는 신뢰성있고 타당하다(Stemmons-Mercer & Lewis, 2001). 큰 근육 그룹들을 동력계로 측정한 결과는 다음과 같다.

- 고관절 신전 = 30 파운드
- 고관절 굴곡 = 28 파운드
- 고관절 외전 = 43 파운드
- 고관절 내전 = 28 파운드
- 무릎관절 신전 = 56 파운드
- 무릎관절 굴곡 = 45 파운드
- 발목관절 배측굴곡 = 17 파운드
- 발목관절 족저굴곡 = 23 파운드
- 어깨관절 굴곡 = 32 파운드
- 어깨관절 신전 = 25 파운드
- 팔굽절 굴곡 = 27 파운드
- 팔굽절 신전 = 24 파운드
- 손목관절 굴곡 = 16 파운드
- 손목관절 신전 = 12파운드

Carrie의 근 지구력도 좋아졌다. 1시간 동안 쉼없이 가라테 교실에 참여할 수 있다. 3년 전에는 앉아서 30분간 쉬어야 했다. 3년 전에 1마일당 17분 걸리던 것이 현재는 14분으로 향상되었다 아이는 학교에서 집까지 3마일(4.8km)을 쉽게 걸어다닌다.

관절가동범위(Range of Motion)

어깨관절이 과하게 유동적이나 기능상 영향은 없다.

자조관리 및 가정관리 (Self-Care and Home Management)

옷입기와 개인위생에서는 독립적이다. 전자렌지를 이용하여 혼자 요리한다. 그러나 오븐을 사용할 때는 감독이 필요하다.

최신 검사: Carrie가 16세일 때는 자조관리를 측정할 수 있는 평가도구가 거의 없었다. 현재 측정도구로 가능한 것은 캐나다 작업수행 측정(COPM)(Law 등, 1998)과 기능적 독립성 측정(FIM)(Smith, Hamilton & Granger, 1990)이 있다.

학업, 지역사회 그리고 레저 (Work, Community, and Leisure Integration)

Carrie는 운전하여 지역에서 독립적으로 돌아다니기를 좋아한다. 균형이 떨어지고 과제에 대한 두려움 때문에 두 바퀴 자전거 타기를 배우는 것은 어려웠다. 사유도로에서 타는 어른용 세발 자전거를 가지고 있는데 현재 거리에서 타는 법을 배우고 있다.

Carrie는 자신이 지도하는 어린이들에게 무엇이 위험한지 기본적으로 알고 있다. 날카로운 물건들을 아이들에게서 치우고 이동을 도울 때 적절하게 할 줄 알며 아이를 결코 혼자 내버려두지 않는다.

최신 검사: 청소년기 동안 삶의 질과 참여를 평가할 도구가 16세 Carrie를 검사할 때는 마땅치 않았다. 현재는 참여와 즐거움 평가(CAPE)(King 등, 2005), 아동의 선호활동(PAC)(King 등, 2005), 청소년 삶의 질 도구-연구판(YQOL-R)(Patrick, Edward, & Topolski, 2002)이 가능하다.

평가, 진단 그리고 예후 (치료계획 포함)

Carrie는 지역사회에 참여하려면 가족, 친구 그리고 가정도우미에게 부분적으로는 여전히 의존한다. 여전히 대근육운동, 언어, 인지 그리고 자조관리에 어려움이 있다. 교육과 관련한 욕구가 있으므로 학교에서 계속 물리치료를 받을 것이다; 그러나 교육과 관련 없는 아이의 욕구를 충족하기 위해서는 외래도 방문할 것이다.

진단 / Diagnosis

다단계 과제에 대하여 운동실행계획 능력이 떨어지므로 시각적으로 반복하여 보여주고 반복해서 이야기해 줄 필요가 있다. 근력, 균형, 지구력이 저하되어있어 가라테에서 요구되는 9분에 1마일(약 1.6km) 걷고 뛰기와 자전거 타기를 어려워한다.

예후 / Prognosis

이번 치료기간동안 Carrie는 운동실행계획 능력의 향상, 균형, 근력 그리고 지구력 향상의 성과가 기대된다. 그리하여 학업, 지역사회활동, 그리고 레져활동에서 독립성이 더 증가할 것이다. 현재 Carrie의 연령은 학교에서 직업환경으로의 전환시점이 되기 때문에 최대한 독립적이 되도록 열심히 하는 것이 중요하다.

목표/하부목표들(Goals/Objectives)

Carrie는 다양한 환경(가정, 학교, 레크리에이션/체육관)에서 한 달에 1번씩의 외래 물리치료 자문을 받아 표 21.6에 나열되어 있는 목표 1,2,3을 달성하는데 도움을 받는다. 목표 4에 중점을 둔 학교에서의 물리치료도 한 달에 한 번 받는다.

표 21.6 16세 때의 물리치료 목표

기능적 독립성 목표들
1. 가라테에서 요구되는, 9분 동안 걷고 달리는 것을 하기 위해 유산소 지구력을 증가할 것이다.
2. 길에서 교통규칙을 지키면서 독립적으로 자전거를 탈 수 있는 균형을 향상시키게 될 것이다.
3. 각 가라테 레벨에서 적절한 자세를 완성함으로써 높은 수준의 균형을 유지할 것이다.
4. 교실에서 학생들이 자리를 이동하는 동안 안전에 대한 표준을 유지할 것이다.

중재

조정, 의사소통, 그리고 기록 / Coordination, Communication, and Documentation

가정, 학교, 그리고 지역사회 레크리에이션 환경 사이에서 서비스를 조정한다. 적절한 감독이 이루어지는지 모든 환경에서 자문서비스가 제공되면 Carrie는 안전하게 활동에 참여하게 될 것이다.

Carrie, 트레이너, 그리고 학교관계자와 직접 이야기한다. 한 달에 한 번씩 방문해서 가족과 나눌 자료를 Carrie에게 준다.

이러한 포괄적인 조정 및 의사소통으로 예견되는 성과는 Carrie, 가정, 학교, 그리고 물리치료사 사이의 협력, 필요시 적절한 전문가에게 의뢰하는 것이다.

환자/고객 중심의 지도 / Patient/Client-Related Instruction

Carrie와 그의 가족은 4년 내에 맞게 될, 고등학교에서 다른 환경으로의 전환에 대해 벌써 의논하였다. Carrie는 지역의 단과대학에 진학하여 학동기 전 장애아동들을 위한 보조교사가 되기 위한 자격증을 따고 싶어한다. Carrie가 학동기 전 아이들과 쉽게 상호작용할 수 있도록 신체적인 건강을 유지할 필요가 있다.

Carrie의 학습방식에 따라, 새로운 과제를 가르칠 때, 습득한 기술을 재점검해 볼 때는 시각적인 보조수단을 사용하여야 한다. 이러한 환자/고객중심의 지도에서 예상되는 성과는 Carrie의 전환 목표를 충족시키는데 도움이 되는 계획과 새로운 기술과 과제를 배우는 능력의 향상이다.

직접 중재 / Procedural Interventions

치료적 운동(Therapeutic Exercise)

Carrie는 가라테 교실에 주당 2, 3회 참석한다. 일상의 가라테 수업을 통하여 균형, 지구력, 근력, 협응을 향상시키기 위해서이다. 가라테는 이러한 부분에 잘 들어맞는 무용적인 동작으로 이루어져 있다. 스파링(공격과 방어)을 통해서도 이런 기술들이 발달한다. 6개월 전에 Carrie는 지구력 훈련을 위하여 cardio-킥복싱을 추가 하기를 요구하였다.

단축수축성, 신장수축성, 등장성 근 수축을 이용한 기계를 사용하여 팔, 다리, 복부, 그리고 등근육에 근력강화운동을 시행하였다. 좀 약한 근육에 중점을 두고 있다; 삼두근, 마름근(능형근), 등세모근(승모근), 넓은등근(광배근), 어깨세모근(삼각근), 큰가슴근(대흉근), 배곧은근(복직근), 큰볼기근(대둔근), 고관절 모음근(내전근), 정강근(경골근, anteriro tibialis)이 약하다. 체육관에서 Carrie의 트레이너는 물리치료사에게 무게, 반복횟수 등에서의 변화가 있으면 즉시 알려준다.

이러한 치료적 운동에서 예상되는 성과는, 균형과 협응의 향상, 신경운동발달의 증진, 근력의 증가, 지구력의 향상, 건강한 신체 상태의 유지이다.

학업, 지역사회 그리고 레져의 통합에서의 기능적 훈련(Functional Training in Work, Community, and Leisure Integration)

이동 기술에 대해 한 달에 한 번 점검을 받아 유아원 교실에서 아이들의 이동을 도울 수 있게 한다. 특정 시나리오에 의한 신체역학과 응급 상황을 Carrie에게 보여준다. 그런 다음 기억에 의해 그 과정을 해보도록 한다.

Carrie는 수중 스포츠를 좋아한다. 킥복싱과 수중 에어로빅을 다양하게 번갈아 하도록 추천될 것이다.

학업, 지역사회 그리고 레져에 있어서의 기능적 훈련의 예상성과는 유아원에서 이동시 안전 표준을 유지하고 흥미를 유지하기 위해 지구력과 근력 훈련을 다양화하는 것이다.

치료의 종결

집에서, 학교에서, 지역사회 안에서 자신의 목표를 모두 만족시키면서 독립적이고 안전하게 기능할 수 있게 되면 외래 물리치료를 종결할 것이다. Carrie의 물리치료 상황이 수정가능한 때는 Grave씨 병의 변화, 의학적 합병증, Carrie 혹은 양육자가 치료를 종결하고자 결정했을 때, 혹은 치료로부터 더 이상의 이점을 얻을 수 없을 때이다.

Carrie의 담당의, 가족, 그리고 Carrie는 매년 외래 물리치료의 필요성에 대해 재검토할 것이다. 나이가 들면서 체중과 지구력이 더 문제될 것이다. 물리치료사의 역할은 예방활동으로 Carrie를 돕고 필요한 부분에 따라 운동프로그램을 계속하는 것이다. Carrie는 다운증후군을 가지고 있지만 21세가 될 때까지 교육환경에서 독립적으로 기능하는데 어려움이 있는 한 지역학교에서 교육에 바탕을 둔 서비스를 받을 권리가 있다.

성인기와 연관된 전환에 대한 고려 / Adulthood and Associated Transition Considerations

젊은 성인으로서 Carrie는 생산적이고 독립적인 생활방식을 만들어내고자 열심히 노력하였다. 그녀는 다운증후군을 위한 지지자가 되었으며 많은 전국 미팅, 지역 학교, 그리고 대학에서 다운인으로 살아가는 데 대해 연설도 하였다. Carrie는 이전에 데이케어 교실에서 자원봉사자로서 일했고 전문대학에서 교사보조 자격증도 취득하였다. 현재는 자원봉사에서 보수를 받는 보조교사 대체요원으로 보직이 변경되었다. Carrie는 가르치는 일을 사랑하며 가르치는 아동의 가족에 의해 2008년 우수상에도 지명되었다. 그 지역 회사에서 다양한 수행능력에 따라 상을 받은 기간제 교사 중 한 사람이 Carrie이다. Carrie는 능동적으로 지냈고 카라테에서 검은 띠를 땄다.

Carrie는 NDSC에서 만난 다운 청년과 결혼하였다. 그들은 가족 및 지역사회의 지원 안에서 한 아파트에서 함께 독립적으로 생활한다. 그들은 일주일에 5회 도우미가 방문하여 생활 기술을 돕고 있다(장보기, 청소, 세탁등). 이것은 그들이 사는 주에서 정한 개별화된 자기주도 프로그램의 일환이다. Carrie는 자신의 이야기를 다른 이들과 나누는 것이 다운인들의 욕구와 장래의 꿈을 지원해주기 위해 그들을 성원하는 것이 되기를 희망한다.

과거 수십 년 동안 비록 직업지원과 생활지원이 대단히 증가하여 다운인들이 독립을 더 획득하게 되었으나 성인기로의 전환은 새로운 도전이다.

연령관련 변화 / Age-Related Changes

연령에 관련한 많은 변화 위험이 증가되므로 젊은 다운인들은 건강하고 능동적 생활을 유지하는 것이 중요하다. 예를 들어, 다운증후군 모두에서 갑상선 기능저하증이 성인기까지 40%에서 발생하는등 갑상선 기능 항진증 및 기능저하증의 발생위험이 다운인들에게는 높다(Finesilver, 2002; Smith, 2001). 갑상선 기능저하증의 증상은 활력이 없고 체중 증가, 변비, 서맥, 그리고 건조한 피부이다(Finesilver, 2002).

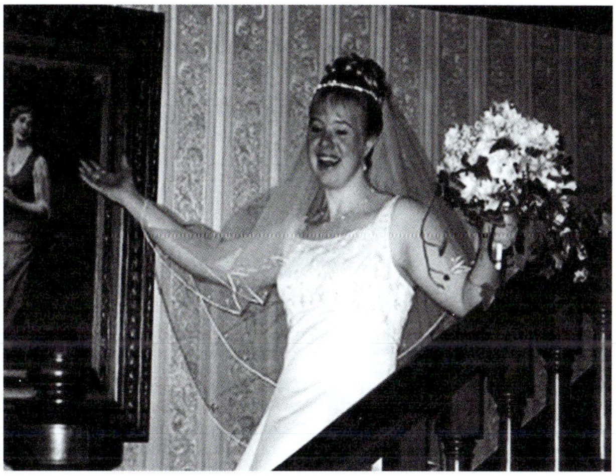

그림 21–10 Carrie의 결혼식날.

다운 성인에게 올 수 있는 심혈관계 변화로는 승모판 탈출증(Smith, 2001), 심혈관계의 기능저하(Pitetti 등, 1992)가 있다. 이런 변화로 심부전, 심장질환, 뇌졸중의 위험이 높아진다(Finesilver, 2002).

다운 성인들에서 비만의 비율이 높다고 연구들이 보고한 바 한 연구에서는 남자 다운인의 79%, 여자 다운인의 69%가 과체중 혹은 비만으로 조사되었다(Prasher, 1995). Prasher는 이러한 비만률이 높은 이유로 좋지 않은 식습관(Jackson & Thorbecke 1982), 대사율의 억제(Chad, Jobling, Frail, 1990), 운동의 감소(Sharav, & Browman, 1992), 저긴장증, 그리고 갑상선 기능저하증(Finesilver, 2002)을 가정하였다. 비만률이 높은 것은 당뇨위험이 높은 것으로 이어진다(Anwar, Walker, Frier, 1998).

일반인들에 비해 근골격계 변화가 조기에 나타난다(Finesilver, 2002). 이러한 변화에는 관절염(Barnhardt & Connolly, 2007; Finesilver, 2002), 고관절 형성부전(Finesilver, 2002), 골다공증(Center, Beange, & McEl-duff, 1998), 그리고 일반대상에 비해 골절의 위험이 높다

는 것이다.

알쯔하이머와 치매의 높은 비율이 높은데 나이들수록 더 높아진다. 60–65세 사이의 다운인들에서 75%가 알쯔하이머 질환을 가지고 있다고 한다(Shamas-Ud-Din, 2002). 치매와 알쯔하이머를 가진 다운인들에서 보이는 증상은 기억력 감퇴, 체중 감소, 적응적 기술의 감퇴, 성격변화, 대화기술의 소실 등이다(Barnhardt & Connolly, 2007).

기타 연령 관련 변화로는 전도성 청력 장해와 시각 장해와 같은 감각장해(Barnhardt & Connolly, 2007; Finesilver, 2002)가 있다. 이러한 감각 장해는 다운성인에서 70%로 보고된 바 있다(Finesilver, 2002; Kapell 등, 1998).

일반인보다 우울증의 비율도 더 높다(McGuire & Chicoine, 1996). Carrie는 비장애 또래로부터 고립되는 느낌과 외로움을 여전히 가지고 있다고 한다. 이러한 고립감과 외로움을 이겨내기 위해 Carrie는 가족과 지역사회에 함께 하려고 노력한다.

중재 / Intervention

체력을 향상시키고 연령 관련 변화를 감소시키고자 운동을 하는 것이 좋다고 하지만(Barnhardt & Connolly, 2007), 이 영역에서의 연구는 더 필요하다. 다운인이 운동 프로그램에 참여하는 것은 양육자가 가지고 있는 운동 성과에 대한 인식, 운동을 하는데 대한 장애물에 대한 인식과 관련되어있다(Heller, Hsieh, Rimmer, 2002). 그러나 Carrie는 가라테의 검은 띠가 보여주듯이 계속 활기차게 생활한다.

성인기로 전환하게 되는 다운인과 함께 일하게 된 물리치료사로서 한 가지 역할은 지역사회에서 운동 프로그램에 참여할 수 있도록 이에 접근을 향상시키도록 해주는 것이다. 기타 물리치료 중재는 연령과 개인의 특정한 욕구에 따라 달라진다. 다운 아동과 성인에 대한 다양한 중재에 대한 추가의 연구가 Carrie가 아동이었을 때부터 가능하였다. 표 21.7은 다운인에 대해 하는 현재 증거가 있는 중재들을 나열해 놓았다.

표 21.7 다운증후군에서 근거가 있는 중재

중재	저자	연구 디자인	대상자/논문의 수(SR)	질문	소견
일반적 중재	Connolly, Morgan, Russell, & Fulliton (1993)	종적인 임상시험	20명	다운 아동들에서 운동, 인지, 적응기능에 대한 조기 중재 프로그램에 참여의 장기적 영향은 무엇인가?	조기중재를 받았던 다운 청소년들이 그렇지 않았던 다운청소년들보다 인지, 적응기능의 점수가 더 높았다.
	LaForme Fiss (2007)	비무작위 임상시험	11명	10주의 감각운동 그룹 세션을 개별적 PT에 더하여 받은 어린 다운 아동들은 개별 PT만 받은 다운 아동들에 비해 대근육 운동 기술의 향상이 더 많았는가?	개별 PT에 더하여 감각 운동 그룹 세션에 참여한 어린 다운 아동들이 개별 PT만 받은 아동들보다 GMFM, PEDI, Goal Attainment Scaling의 특정 항목에서 의미 있는 향상을 보였다. 그룹세션에 대한 부모의 만족도는 높았다.

표 21.7 다운증후군에서 근거가 있는 중재 – *계속*

중재	저자	연구 디자인	대상자/ 논문의 수(SR)	질문	소견
치료적 운동: 유산소 능력/ 지구력 훈련	Angulo-Barroso, Burghardt, Lloyd, & Ulrich (2008)	무작위 임상시험(RCT)	30명	다운 영아들에서 저강도로 일반적 트레드밀 훈련 프로그램을 받는 것보다 고강도로 개별화된 트레드밀 프로토콜에 따라 훈련을 받은 다운 영아들이 신체 활동의 정도에 있어서 즉각적 효과와 단기적 효과가 높았는가?	낮은 강도의 트레드밀보다 고강도의 트레드밀 훈련을 받은 다운 영아들이 더 높은 신체활동을 보여주었다.
	Rimmer, Heller, Wang, & Valerio (2004)	RCT	52명	다운 성인들에서 지구력, 근력, 체중에 대한 심혈관운동과 근력강화훈련의 효과는 무엇인가?	심혈관운동과 근력강화훈련에 참여한 성인 다운에서 심혈관계 건강, 근력, 지구력, 체중에서 대조군보다 의미있는 향상을 보여주었다.
치료적 운동: 보행과 이동훈련	Looper & Ulrich (2010)	RCT	17명	다운 영아들에서 보조기와 트레드밀 훈련을 같이 한 그룹이 트레드밀 훈련만 받은 그룹간의 발달결과에서의 차이는 무엇인가?	트레드밀 훈련만 받은 다운 아동들이 조기에 보조기와 트레드밀 훈련을 같이 한 그룹보다 GMFM 점수가 더 높았다.
	Looper & Ulrich (2006)	RCT	9명	처음 보행을 시작한 다운 아동에서 기성품인 발 보조기의 사용이 보행의 질을 향상시키는가?	보장, 활보장, 두발 지지시간 등에 있어서 보조기를 신은 아동들과 그렇지 않은 아동들 간의 의미 있는 차이는 없었다.
	Martin(2004)	반복 측정 디자인	17명	다운 아동에서 자세의 안정성에 대한 유연한 복숭아상 보조기(SMOs)의 효과는 무엇인가?	유연한 SMOs의 사용은 어린 다운 아동들에서 자세의 안정성에 대해서 즉각적 효과와 장기적(7주) 효과가 있었다.

계속

표 21.7 다운증후군에서 근거가 있는 중재 – 계속

중재	저자	연구 디자인	대상자/ 논문의 수(SR)	질문	소견
치료적 운동: 보행과 이동훈련	Selby-Silverstein, Hillstrom, & Palisano(2001)	비무작위 임상시험	26명	다운 아동과 지나치게 회내된 발의 보행에 발 보조기가 즉각적 영향을 미치는가?	발 보조기의 사용으로 다운 아동은 지나치게 회내된 발로 보행 중 보행변수의 향상을 보였다.
	Ulrich, Ulrich, Angulo-Kinzler, & Yun(2001)	RCT	30명	전동 트레드밀 위에서의 걷는 연습이 다운아동의 전형적 보행시작 시기를 앞당길 수 있는가?	하루 8분씩 일주일에 5회 트레드밀 훈련을 받은 다운 영아는 대조군보다 의미 있게 도움을 받아 걷는 걷기를 빨리 배우고 독립보행을 하였다(73.8일 대 101일)
	Ulrich, Lloyd, Tiernan, Looper & Angulo-Barroso (2008)	RCT	30명	보다 고강도의 개별화된 트레드밀 훈련 프로그램이 다운 증후군 영아에서 보다 저강도로 일반화된 트레드밀 훈련만 받은 대조군보다 걸음을 떼는 빈도가 더 많아지고 조기에 독립보행을 성취하도록 해주는가?	고강도의 개별화된 트레드밀 훈련을 받은 다운 영아들이 대조군에 비해 아주 빈번히 발걸음을 떼고 조기에 운동기술을 성취하였다.
	Wu, Looper, Ulrich, & Angulo-Barroso (2007)	RCT	45명	세 가지의 중재 프로그램이 다운 영아들의 걷기 발달에 미치는 영향을 무엇인가? (고강도 트레드밀 훈련, 저강도의 트레드밀 훈련, 트레드밀 훈련을 하지 않음)	고강도의 트레드밀 훈련을 받은 다운 영아들이 저강도로 받거나 받지 않은 다운 영아들에 비해 빨리 독립보행을 시작하였다(19.2개월, 21.4개월, 23.9개월). 고강도 트레드밀 훈련을 받은 영아들의 보장이 더 길었다.

표 21.7 다운증후군에서 근거가 있는 중재 – *계속*

중재	저자	연구 디자인	대상자/ 논문의 수(SR)	질문	소견
치료적 운동: 근력강화, 힘, 근육 지구력 훈련	Shields, Taylor, & Dodd (2008)	RCT	20명	다운 성인들에서 점진적 저항성 근육훈련이 근력, 지구력 신체기능을 향상시키는가?	점신석 저항성 근력 훈련 프로그램에 참여한 성인 다운인들은 팔 근육의 지구력이 대조군에 비해 의미 있게 향상되었다. 근력, 다리근육 수행, 혹은 신체기능 측정상에는 별다른 차이가 없었다.

감사의 말/ Acknowledgments

저자는 이 장의 첫 번째 판의 저자분들에게 감사 드린다: Katie Bergeron, PT, MS, and the late Carol Gildenberg Dichter, PT, PhD, PCS.

토의문제들(Discussion Questions)

1. 다운증후군 아동의 보행의 흔한 특징은 무엇인가?
2. 물리치료 중재로부터 대부분 이점을 얻을 수 있는 연령 시기는 언제인가?
3. 전환시기(조기중재로부터 유치원으로, 유치원에서 초등학교, 고등학교에서 직업사회로)에 물리치료사의 역할은 무엇인가?
4. 각 연령별 다운증후군 아동의 적절한 레크리에이션 활동에 대해 토의하시오.
5. 다운증후군 아동기의 각 다른 연령대에서 물리치료사가 경감해주어야 할 신체구조 및 기능에서의 흔한 이차적 장애는 무엇이 있는가?

권장도서(Recommended Readings)

Barnhardt, R.C., & Connolly, B. (2007). Aging and Down syndrome: Implications for physical therapy. *Physical Therapy, 87*(10), 1399-1406.

Palisano R.J., Walter, S., Russell, D.J., Rosenbaum, P., Gemus, M., Galuppi, B., et al. (2001). Gross motor function of children with Down syndrome: Creation of motor growth curves. *Archives of Physical Medicine and Rehabilitation, 82,* 494–500.

Ulrich, D., Lloyd, M.C., Tiernan, C.W., Looper, J.E, & Angulo-Barroso, R.M. (2008). Effects of intensity of treadmill training on developmental outcomes and stepping in infants with Down syndrome: A randomized trial. *Physical Therapy, 88,* 114–122.

참고문헌(References)

American Physical Therapy Association (APTA). (2001). Guide to physical therapist practice (2nd ed.). *Physical Therapy, 81*(1), 6–746.

Angulo-Barroso, R., Burghardt, A.R., Lloyd, M., & Ulrich, D.A. (2008). Physical activity in infants with Down syndrome receiving a treadmill intervention. *Infant Behavior and Development, 31*(2), 255–269.

Anwar, A.J, Walker, J.D., & Frier, B.M. (1998). Type 1 diabetes mellitus and Down's syndrome: Prevalence, management and diabetic complications. *Diabetes Medicine, 15,* 160–163.

Barnhardt, R.C., & Connolly, B. (2007). Aging and Down syndrome: Implications for physical therapy. *Physical Therapy, 87*(10), 1399-1406.

Borg, G.V. (1982). Psychological basis of perceived exertion. *Medicine and Science in Sports and Exercise, 14,* 377–381.

Center, J., Beange, H., & McElduff, A. (1998). People with mental retardation have an increased prevalence of osteoporosis: A population study. *American Journal of Mental Retardation, 103,* 19–28.

Chad, K., Jobling, A., & Frail, H. (1990). Metabolic rate: A factor in developing obesity in children with Down syndrome? *American Journal of Mental Retardation, 95,* 228–235.

Connolly, B.H., & Michael, B.T. (1986). Performance of retarded children, with and without Down syndrome, on the Bruininks-Oseretsky Test of Motor Proficiency. *Physical Therapy, 66*(3), 344–348.

Connolly, B.H., Morgan, S.B., Russell, F.F., & Fulliton, W.L. (1993). A longitudinal study of children with Down syndrome who experienced early intervention programming. *Physical Therapy, 73*(3), 179–181.

Finesilver, C. (2002). A new age for childhood diseases: Down syndrome. *RN, 65,* 43–48.

Freeman, S.B., Taft, L.F., Dooley, K.J., Allran, K., Sherman, S.L., Hassold, T.J., Khoury, M.J., & Saker, D.M. (1998). Population-based study of congenital heart defects in Down syndrome. *American Journal of Medical Genetics, 80,* 213–217.

Granger, C., Braun, S., Griswood, K., Heyer, N., McCabe, M., Msau, M., et al. (1991). *Functional independence measure for children.* Buffalo, NY: Medical Rehabilitation, State University of New York, Research Foundation.

Haley, S.M., Coster, W.J., Ludlow, I.H., Haltiwanger, J.T., & Andrellos, P. (1992). *Pediatric Evaluation of Disability Inventory.* Boston: Department of Rehabilitation Medicine, New England Medical Center Hospital.

Hayes, A., & Batshaw, M.L. (1993). Down syndrome. *Pediatric Clinics of North America, 40,* 523–535.

Heller, T., Hsieh, K., & Rimmer, J. (2002). Barriers and supports for exercise participation among adults with Down syndrome. *Journal of Gerontological Social Work, 38*(1–2), 161–178.

Henderson, S.E., Morris, J., & Ray, S. (1981). Performance of Down syndrome and other retarded children on the Cratty Gross Motor Test. *American Journal of Mental Deficiency, 85,* 416–424.

Individuals with Disabilities Education Improvement Act (IDEA) of 2004, Pub. L. No. 108-466, 20 U.S.C. §§ 1400 (2004).

Jackson, H.J., & Thorbecke, P.J. (1982). Treating obesity of mentally retarded adolescents and adults: An exploratory program. *American Journal of Mental Deficiency, 87,* 302–308.

Johnson-Martin, N.M., Jens, K.A., Attermeier, S.N., & Hacker, B.J. (1991). *Carolina curriculum for infants and toddlers with special needs* (2nd ed.). Baltimore: Paul H. Brookes.

Kapell, D., Nightingale, B., Rodriguez, A., Lee, J.H., Zigman, W.B., & Schupf, N. (1998). Prevalence of chronic medical conditions in adults with mental retardation: comparison with the general population. *Mental Retardation, 36,* 269–279.

King, G., Law, M., King, S., Hurley, P., Hanna, S., Kertoy, M., Rosenbaum, P., & Young, N. (2005). *Children's Assessment of Participation and Enjoyment (CAPE) and Preferences for Activities of Children (PAC).* San Antonio, TX: Harcourt Assessment, Inc.

LaForme Fiss, A.C. (2007). Effect of increased task practice using sensorimotor groups on gross motor skill acquisition for young children with Down syndrome. Unpublished doctoral dissertation, University of Kentucky.

Lauteslager, P.E.M., Vermeer, A., & Helders, P.J.M. (1998). Disturbances in the motor behavior of children with Down syndrome: The need for a theoretical framework. *Physiotherapy, 84,* 5–13.

Law, M., Baptiste, S., Carswell, A., McColl, M.A., Polatajko, H., & Pollock, N. (1998). *Canadian Occupational Performance Measure* (2nd ed. Rev.) Ottawa, ON: CAOT Publications ACE.

Looper, J.E., & Ulrich, D.A. (2006). The effects of foot orthoses on gait in new walkers with Down syndrome. *Pediatric Physical Therapy, 18*(1), 96–97.

Looper, J., Ulrich, D. A. (2010) Effect of treadmill training and supramalleolar orthosis use on motor skill development in infants with Down syndrome: a randomized clinical trial. *Physical Therapy, 90*(3), 382–390.

Martin, K. (2004). Effects of supramalleolar orthoses on postural stability in children with Down syndrome. *Developmental Medicine and Child Neurology, 46*(6), 406–411.

McGuire, D.E., & Chicoine, B. (1996). Depressive disorders in adults with Down syndrome. *Habilitative Mental Healthcare Newsletter, 15*(1), 26–27.

Miller, L.J. (2006). *The Miller Function and Participation Scale.* San Antonio, TX: The Psychological Corporation.

Palisano R.J., Walter, S., Russell, D.J., Rosenbaum, P., Gemus, M., Galuppi, B., et al. (2001). Gross motor function of children with Down syndrome: Creation of motor growth curves. *Archives of Physical Medicine and Rehabilitation, 82,* 494–500.

Patrick, D.L., Edwards, T.C., & Topolski, T.D. (2002). Adolescent quality of life, part II: Initial validation of a new instrument. *Journal of Adolescence, 25,* 287–300.

Pitetti, K.H., Climstein, M., Campbell, K.D., et al. (1992). The cardiovascular capabilities of adults with Down syndrome: A comparative study. *Medicine & Science in Sports Exercise,* 24, 13–19.

Prasher, V.P. (1995). Prevalence of psychiatric disorders in adults with Down syndrome. *European Journal of Psychiatry, 9,* 77–82.

Pueschel, S.M., & Bier, J.A. (1992). Endocrinologic aspects. In S.M. Pueschel & J.K. Pueschel (Eds.), *Biomedical concerns in patients with Down syndrome* (pp. 259–272). Baltimore: Paul H. Brookes.

Rimmer, J.H., Heller, T., Wang, E., & Valerio, I. (2004). Improvements in physical fitness in adults with Down syndrome. *American Journal of Mental Retardation, 109*(2), 165–174.

Ross, J.G., Dotson, C.O., Gilbert, C.G., & Katz, S.J. (1985). The National Youth and Fitness Study. 1: New standards for fitness measurement. *Journal of Physical Education, Recreation and Dance, 56,* 62–66.

Russell, D., Rosenbaum, P., Avery, L., & Lane, M. (2002). The Gross Motor Function Measure (GMFM-66 & GMFM-88) User's Manual. *Clinics in Developmental Medicine No.159 ed.* United Kingdom: Mac Keith Press.

Selby-Silverstein, L., Hillstrom, H.J., & Palisano, R.J. (2001). The effect of foot orthoses on standing foot pressure and gait of young children with Down syndrome. *NeuroRehabilitation, 16*(3), 183–193.

Shamas-Ud-Din, S. (2002). Genetics of Down's syndrome and Alzheimer's disease. *British Journal of Psychiatry, 181,* 167–168.

Sharav, T., & Bowman, T. (1992). Dietary practices, physical activity, and body-mass in a selected population of Down's syndrome children and their siblings. *Clinical Pediatrics, 31,* 341–344.

Shea, A.M. (1991). Motor attainments in Down syndrome. In M.J. Lister (Ed.), *Contemporary management of motor control problems: Proceeding of the II step conference* (pp. 225–236). Alexandria, VA: Foundation for Physical Therapy.

Shields, N., Taylor, N.F., & Dodd, K.J. (2008). Effects of a community-based progressive resistance training program on muscle performance and physical function in adults with Down syndrome: A randomized controlled trial. *Archives of Physical Medicine and Rehabilitation, 89*(7), 1215–1220.

Smith, D.S. (2001). Health care management of adults with Down syndrome. *American Family Physician, 64,* 1031–1038.

Smith P., Hamilton, B.B., Granger, C.V. (1990). Functional independence measure decision tree. The FONE FIM. Research Foundation of the State University of New York, Buffalo, New York.

Stemmons-Mercer, V., & Lewis, C.L. (2001). Hip abductor and knee extensor muscle strength of children with and without Down syndrome. *Pediatric Physical Therapy, 13*(1), 18–26.

Ulrich, D., Lloyd, M.C., Tiernan, C.W., Looper, J.E, & Angulo-Barroso, R.M. (2008). Effects of intensity of treadmill training on developmental outcomes and stepping in infants with Down syndrome: A randomized trial. *Physical Therapy, 88,* 114–122.

Ulrich, D., Ulrich, B., Angulo-Kinzler, R., & Yun, J. (2001). Treadmill training of infants with Down syndrome: evidence-based developmental outcomes. *Pediatrics, 108,* e84–90.

Uyanik, M., Bumin, G., & Kayihan, H. (2003). Comparison of different therapy approaches in children with Down syndrome. *Pediatrics International, 45,* 68–73.

Varni, J.W., Seid, M., & Rode, C.A. (1999). The PedsQL: Measurement model for the Pediatric Quality of Life Inventory. *Medical Care, 37*(2), 126 139.

Westcott, S.L., Lowes, L.P., & Richardson, P.K. (1997), Evaluation of postural stability in children: Current theories and assessment tools. *Physical Therapy, 77*(6), 629–645.

Wu, J., Looper, J., Ulrich, B.D., Ulrich, D.A., & Angulo-Barroso, R.M. (2007). Exploring effects of different treadmill interventions on walking onset and gait patterns in infants with Down syndrome. *Developmental Medicine and Child Neurology, 49*(11), 839–945.

Zausmer, E., & Shea, A. (1984). Motor development. In S.M. Pueschel (Ed.), *The young child with Down syndrome* (pp. 143-206). New York: Human Sciences Press.

제 22 장

사례 연구: 소아백혈병

Case Study / Pediatric Leukemia

2007년에 미국에서는 15세 이하의 아동 약 10,400명이 암으로 진단받았는데 백혈병이 이 중 1/3을 차지하였다(미국 암협회 2007; Ries 등, 2008). 소아 백혈병의 특정 진단과 진단분류는 표 22.1에 있다. 이러한 퍼센트는 전국 암 기관의 2001-2005 프로그램의 조사, 역학, 결과로부터 모은 자료를 가지고 판단한 것이다(Ries 등, 2008).

백혈병 아동의 의학적 중재는 백혈병의 종류와 프로토콜에 따라 다르다. 각 병원마다 아동에게 사용하는 약과 용량에 대한 특정 프로토콜을 가지고 있다. 모든 백혈병 아동은 화학요법을 받으며 방사선 치료를 하는 경우도 있다. 급성림프모구 백혈병(ALL; acute lymphoblastic leukemia)아동이 재발하면 줄기세포의 이식(SCT; stem cell transplant)이나 골수이식(BMT; bonemarrow transplant)을 일상적으로 하게 된다. 급성 골수모양 백혈병(AML; acute myeloid leukemia)은 종종 몇 개월동안 화학요법을 받은 다음 BMT 혹은 SCT를 받는다. SCT는 세포의 가장 미분화된 형태로 특정 세포로 분화되기 전에 제공한다. BMT는 모든 종류의 세포들이 다 들어있는 골수를 주는 것이다. 백혈병 아동의 프로토콜에는 다음과 같은 시기가 다 들어있거나 부분으로 들어있다:

1. *유도(induction)*는 약 4에서 6주정도 걸린다. 항암제의 고용량을 조합하여 백혈병 세포를 제거하여 완화(remission)에 들어가도록 하기 위하여 투여한다.
2. *강화기(consolidation and intensification phase)*는 1,2개월 걸리는데 잔존할 수 있는 암세포의 제거를 위해 고용량의 항암제를 투여하는 기간이다.
3. *유지치료(maintenance therapy)*는 ALL 아동을 위한 것인데 여아에서는 약 2년, 남아에서는 3년 걸린다. 저용량의 항암제를 재발 방지의 목적으로 투여한다.

표 22.1 소아 백혈병의 흔한 종류

림프구성 백혈병	골수성과 비림프구성 백혈병
• 아동 백혈병의 79% 차지 • 급성 림프모구 백혈병(ALL)이 림프구성 백혈병의 99% 차지 • 만성 림프구성 백혈병은 림프구성 백혈병의 1% 이하이다. • 1세 이상 및 10세 이하에서 거의 80% 생존율을 보이고 영아와 청소년기의 생존율은 좋지 않다.	• 아동 백혈병의 18%차지 • 급성골수성 백혈병(AML)이 비림프구성 백혈병의 76% 차지 • 급성 단핵구 백혈병이 비림프구성 백혈병의 11%를 차지한다. • 만성 골수성 백혈병이 비림프구성 백혈병의 10%를 차지한다. • 급성 골수성 백혈병은 약 40% 생존율을 보인다.

출처: Ries, L.A.G., Melbert, D., Krapcho, M., et al. (2008). *SEER Cancer Statistics Review, 1975-2005.* Bethesda, MD: National Cancer Institute. http://seer.cancer.gov/csr/1975_2005/, based on November 2007 SEER data submission, posted to the SEER website, 2008.

장래에는 남아도 2년짜리 프로토콜로 치료할 수 있을 수도 있다.

4. 화학요법을 받은 환아들에게 *BMT*나 *SCT*를 시행한다. 약 일주일간 병원에 입원하여 *조건화(conditioning)* 즉 이식에 맞는 상태를 만들어야 한다. 이때가 아동이 Thiotepa 혹은 Cytoxan과 같은 화학요법을 받는 시기이며 골수를 억제할 목적으로 몸 전체에 방사선 치료를 한다. 방사선 조사가 발달중인 신경계에 영향을 줄 수 있으므로 아동의 연령에 따라 전신 방사선을 받을지 화학치료만 할지 결정한다. 이 시기 동안 아동은 피로, 감염, 출혈의 위험이 있다.

어떤 항암제는 골수억제, 말초신경병증, 근병증, 그리고 골괴사와 같은 이차적인 합병증을 일으킨다. 항암제가 골수의 활동을 억제함으로써 혈소판, 적혈구(RBCs) 그리고 백혈구(WBCs)의 생성이 감소되어 출혈, 빈혈, 감염의 위험이 증가한다. Vincristine은 말초신경병증을 유발하여 족관절의 배부굴곡과 발과 손의 작은 근육들을 침범한다(Vanionpaa, 1993). Vincristine을 투여한 아동들을 대상으로 한 연구에서 발목관절의 배부굴곡이 감소하고 능동적 ROM(AROM)과 근력이 감소하였다고 보고하였다(Marches, Chiarello, & Lange, 2003; Marches, Chiarello, & Lange, 2004; Wright, Halton, & Barr, 1999; San Juan 등, 2007). Dexamethasone과 Prednisone은 근위부 근육의 약화와 골괴사의 원인이 된다(DeAngelis, Gnecco, Taylor, & Warrell, 1991; Mattano, Sather, Trigg, & Nachman, 2000). ALL 아동의 15%-38%에서 골괴사가 발생하며 10세 혹은 그 이상된 연령에서 더 흔하다(Ribeiro 등, 2001; Mattano 등, 2000; Karimova 등, 2006). Marchese 등(2008)은 ALL 아동, 청소년, 젊은 성인에서 무증상의 고관절, 무릎관절 골괴사가 일어날 수 있다고 보고하였다. Methotrexate는 골격의 성장을 방해하고 주로 하지의 골다공증과 골절의 원인이 되는 약제이다(Schwartz, & Leonidas, 1984; Mandel, Atkinson, Barr, & Pencharz, 2004).

물리치료사는 여러 이유로 암환아들에 대한 의뢰를 받게 된다. 어떤 아동은 능동적, 수동적 발목관절의 배부굴곡이 감소될 수도 있고, 근력저하, 통증, 대근육 운동발달 지연, 목발 같은 보조기구가 필요할 만큼 기능적인 이동이 제한되어 있을 때, 혹은 학교, 사회 활동, 스포츠에 피로 때문에 참여를 잘 하지 못할 때 의뢰된다. 암 환아들이 혈액수치가 정상 이하로 떨어져 있다는 것을 감안할 때 물리치료사는 이러한 수치들을 알고 검사와 중재를 이에 따라 수정하여야만 한다. 표 22.2와 22.3은 운동 안내지침의 한 예이다.

이 사례연구는 ALL을 가진 6세의 여아 Emily의 물리치료 관리에 중점을 둔 것이다. 의학적 치료는 이미 설명한 이차적 합병증을 유발하여 아이의 운동기능에 좋지 않은 영향을 줄 수도 있다.

화학요법의 부작용에 의거하여 화학요법 수개월 후에 이차적으로 나타나는 체력의 감소(deconditioning), 학교에서 친구들을 따라갈 수 없는 것 때문에 *미국 물리치료협회*

표 22.2 필라델피아 소아병원에서 소아 골수이식 전후에 물리치료사가 이용하는 운동 가이드라인

혈소판 수	허용되는 활동 수준
>50,000/mm³	저항성 운동 (즉, 무게들기와 운동용 밴드를 이용)
10,000–50,000/mm³	능동적 운동 (즉, 고정된 자전거 타기, 걷기, 놀이할 때 쪼그리고 앉기)
<10,000/mm³	능동적, 수동적 관절가동 운동, 부드러운 스트레칭, 가벼운 운동(즉, 고리던지기)

임상지침(APTA, 2001) 임상패턴 6B; 체력쇠퇴와 관련한 지구력/유산소능력의 장해가 임상지침으로 선택되었다.

검사; 6세 때

병력 / History

Emily는 10개월 전 ALL로 진단되기 전에는 건강한 6세 소녀였다. 요추 천자를 통해 척수액에서 중추신경계 질환임이 밝혀졌다. Emily는 아동 암 그룹(CCG: Children' s Oncology Group) 프로토콜에 따라 의학적 치료를 받았다. 아이는 현재 유지기에 있으며 3개월의 화학요법을 남겨두고 있다. Broviac이라고 불리는 중심정맥 라인을 가지고 있다. 빗장뼈 바로 아래 피부밑에 카테터를 심어놓았으며 이것은 심장의 주요정맥으로 들어간다. Port-a-Cath, Hickman 혹은 Broviac과 같은 중심정맥라인은 항암제를 투여하고 혈액을 채취하는데 사용된다. 이러한 카테터는 여러 번 주사로 찌르는 횟수를 줄여주고 다량의 항암제를 투여할 수 있기 때문에 이용된다. 그러나 감염의 위험과 피떡이 관내에 생길 위험이 있다.

Emily의 의학적 치료로는 다음과 같은 화학요법제의 조합을 투여받았다; vincristine sulfate, crisanraspase, Leucovorin calcium, cytarabine, pegaspargase, thioguanine, filgrastim, prednisone, mercaptopurine, dexamethasone, daunorubicin, doxorubicin, cyclophosphamide, methotrexate이다.

Emily는 과거 심각한 의학적 병력이 없으며 또래에 맞는 운동발달 지표를 보인다. 엄마와 8세된 오빠와 이층집에서 살고 있다. Emily는 이학년이고 롤러스케이트를 즐기고 자전거 타기, 색칠하기, 응원하기, 그리고 이웃의 또래와 놀기도 좋아한다.

Emily는 물리치료 외래클리닉으로 의뢰되었는데 저녁에 롤러스케이트를 타면서 걸려넘어져 발목을 두 번 삐었다는 것이다. 엄마는 Emily가 다른 아이들을 따라가지 못하고 원활하게 뛰지 못한다는 것을 발견하였다. Emily의 목표는 친구들과 잘 노는 것이고 롤러스케이트 기술을 획득하고 치어리더로서의 기술을 증진하는 것이었다. 엄마의 목표는 Emily가 심각하게 넘어지지 않고 이전의 기능수준으로 되돌아오는 것이었고 또한 긴시간동안 과제에 초점을 맞출 수 있는 아이의 능력에 대해 관심을 표명하였다.

표 22.3 미국 물리치료 협회 급성기 치료 임상의 운동가이드라인

지표	운동 금함	가벼운 운동	저항성 운동
백혈구(/mm³)	<5000 (열이 있음)	>5000	>5000 (견딜 수 있는 정도)
혈소판(mm³)	<20,000	20,000–50,000	>50,000
혈색소(g/100mm)	<8	8–10	>10
적혈구용적율(Hct)	<25%	25%–30%	>30%

출처: Garritan, S., Jones, P., Kornberg, T., & Parkin, C. (1995). Laboratory values in the intensive care unit. *Acute Care Perspectives, The Newsletter of the Acute Care/Hospital Clinical Practice Section of the American Physical Therapy Association*, p.10. Adapted with permission.

장기시스템 검토 / Systems Review

심혈관계 및 호흡기계 (Cardiovascular and Pulmonary)

심박동수, 호흡수, 혈압 그리고 체온은 정상범위였다.

피부(Integumentary)

중심정맥라인 주변의 피부는 깨끗하고 건조하다. 다른 피부 문제는 없다.

근골격계(Musculoskeletal)

발목관절의 능동적 수동적 ROM이 감소되어 있고 하지의 근력이 감소되어있다.

신경근육계(Neuromuscular)

무릎관절과 발목관절에서 심부건반사가 감소되어있다. 시각, 청각 그리고 기타 감각은 정상이다.

의사소통, 정서, 인지, 언어 그리고 학습방식 (Communication, Affect, Cognition, Language, and Learning Style)

의사소통 기술은 정상이다. 인지, 언어 그리고 학습 기술의 검사는 심리사에게 검사하도록 의뢰되었다.

테스트 및 측정 / Tests and Measures

특정 테스트 및 측정을 시작하기 이전에 Emily의 혈액수치를 검토하는 것이 중요하다. 물리치료 검사를 하는 날 혈액수치는 정상이었다(백혈구 6000; 정상범위, 5000에서 13,000; 적혈구 4.2; 정상범위, 4.1에서 5.70; 혈색소 13; 정상범위, 11.0~16.0; 그리고 혈소판 200,000; 정상범위, 140,000~450,000).

유산소능력 및 지구력 (Aerobic Capacity and Endurance)

Emily는 9분 동안 걷고 뛰는 테스트를 수행하였다. 이 검사는 심폐계의 최대 기능적인 능력과 지구력을 측정하는 방법인데 650야드(약 595m)를 수행하였다. 이 점수는 또래의 5퍼센타일 이하이다(American Alliance for Health, physical Education, Recreation, and Dance, 1980). 심박동수는 휴식 시 88회였고 9분간의 걷고뛰는 검사에서는 145회–160회이었다. 코를 벌름거리거나 호흡이 가빠지지는 않았다.

보행, 이동, 그리고 균형, 운동기능 (Gait, Locomotion, and Balance)

Emily는 여러 환경에서 독립적으로 걷고 달릴 수 있다. 경미한 족하수 보행이 특징이고 발목관절의 능동적 배부굴곡 ROM 및 근력의 제한이 있어 바닥에 발을 처음 디딜 때 평발처럼 딛는 것이 특징이다. Emily가 달리는 동안 치료사는 아이의 상체 회전이 증가되어있고 두발이 땅에 닿지 않는 시간(flight phase)이 감소되어있음을 알아냈다. 9분 걷고 뛰는 검사의 첫 5분간은 두 번이나 좌측 발가락이 땅에 걸렸다. 스스로 몸을 바로잡을 수 있어서 넘어지지는 않았다. 그러나 마지막 1분간 달리고 있을 때 좌측 발가락이 땅에 걸려 넘어졌으나 다치지는 않았다.

앞으로 더 나아가지 않고 지시에 따라 걸음을 시작하고 멈출 수 있다. 그리고 이중의 과제를 예를 들어, 잔디 위에서 50피트(약 15m)를 걸으며 수학문제에 답을 한다든가 하는 과제를 수행할 수 있다. 균형을 잃지 않고 180°를 회전할 수 있다. Emily는 8초간 왼쪽다리로 서 있을 수 있다. 우측발로는 11초간 서 있을 수 있다. 아이는 균형을 잃지 않고 3인치 폭의 균형대 위를 일렬로 걸을 수 없었다.

운동기능(Motor Function)

Emily는 원모양으로 앉아있다가 일어설 수 있고, 서 있다가 바닥에 앉을 수 있는데 팔을 사용해야 한다. 10초 내에 난간을 잡고 한 발씩 번갈아 12계단을 오르내린다.

근육 수행(Muscle Performance)

Emily의 상지 근력은 대략 정상이다(5/5). 그리고 양측 하지의 근력은 능동적인 ROM 내에서 양측 고관절 굴곡(4/5), 무릎관절 굴곡과 신전(4/5), 양측 발목관절 배부굴곡(3+/5)를 제외하고는 정상이다(5/5). Emily가 6세인 것을 생각하면 지시를 잘 따른다. 도수 근력테스트와 손으로 들고 다니는 동력계로 검사하는 것은 6세 아동에서 신뢰성이 있으며 측정결과도 믿을 수 있다(Becjman, Odenrick, Henriksson, & Ledin, 1989; Marches 등, 2003; Stuberg & Metcalf, 1988). 동력계 측정으로 좌측 발목관절 배부굴곡 근력은 1.7kg, 우측은 2.2kg였다. Backman과 그의 동료에 의하면(1989) 여아의 발목관절 배부굴곡 근력은 5.5세에서 7세까시 12.6kg이 되어야 한나고 한나.

Emily는 60초 동안 4번 윗몸일으키기를 할 수 있는데 또래의 5%ile 이하에 속한다(American Alliance for Health, physical Education, Recreation, and Dance, 1980). 양측 팔로 균형을 잡으면서 서서 양측 발뒤축을 5번 들 수 있었다.

통증(Pain)

Emily의 통증수준을 나타내기 위하여 얼굴표정으로 표현하는 통증 척도(FPS; Faces Pain Scale)를 사용하였다(Wong & Baker, 1988). 척도는 6가지 얼굴로 표현되고 있는데 0점은 매우 행복한 얼굴이며, 6점은 울고 있는 표정이다. FPS는 3세~7세까지의 아동에게 사용된다. Emily는 좌측 발목관절에 둔탁한 통증을 표현하고 FPS상 4점에 해당하는 얼굴을 골랐다. 이런 통증은 Emily가 오래 걷거나 운동장에서 뛰어논 후 발생하였다. 다리 근위부의 통증도 3점의 얼굴에 표시하였다.

관절가동범위(Range of Motion)

Emily는 모든 사지의 능동적 ROM이 정상이었는데 발목관절의 능동적 수동적 ROM만은 예외였다. 무릎을 편 채로 좌측 발목관절을 능동적으로 2° 배측굴곡할 수 있었으며 우측은 3°였다. 수동적 ROM은 좌측에서 6°, 우측에서 8°였다. 무릎을 굽힌 상태에서는 좌측 발목관절의 능동적 ROM은 6°, 우측은 7°였다. 수동적 ROM은 좌측 7°, 우측 9°였다.

자조관리 및 가정관리(일상생활동작 포함) (Self-Care and Home Management [Including Activities of Daily Living])

이닦기, 옷입기와 같은 일상생활동작을 스스로 할 수 있다. 다리가 아프고 너무 피곤하다고 하기 때문에 엄마가 11개의 계단 위에 있는 침실로 Emily를 일주일에 최소한 3번 데려다 준다.

학업, 지역사회 그리고 레저 (Work, Community, and Leisure)

Emily는 버스를 타고 학교에 간다. 아이는 버스에 오를 때 운전석의 손잡이와 레일을 잡고 오른다. 교실은 2층 음악실과 미술실만 제외하고는 1층에 있다. 교장선생님이 Emily가 계단을 오를 수 있는지에 관심을 표명하였다. 2번 정도 계단을 오르다가 걸려 넘어져서 무릎에 멍이 든 적이 있다. 학교 간호사는 운동장에서 Emily가 이번 해에 3번 정도 넘어지는 것을 보았다고 한다. 체육수업에서는 아이가 활동에 참여하지 않고, 달리기를 할 때에도 또래를 잘 따라가지 못해서 우는 것을 여러 번 보았다고 한다. Emily는 의사와의 진료 약속 때문에 학교를 자주 빠지고 이것 때문에 기분이 좋지 않다.

평가, 진단, 그리고 예후 (치료계획 포함)

평가/ Evaluation

Emily는 협조적이고 사회적이고 가족의 지지가 많은 활발한 어린 소녀이다. 하지의 근위부, 원위부의 통증을 호소하며 발목관절의 능동적, 수동적 ROM이 감소되어 있다, 하지의 근력 약화, 지구력 감소, 대근육운동 기술중 높은 수준의 기술 감퇴, 학교에서의 휴식시간, 체육수업, 그리고 이웃친구들과의 활동참여에 제한이 있다.

진단/ Diagnosis

Emily의 진단은 통증, 발목관절의 ROM 장해, 하지 근력 저하, 그리고 지구력 감소이다. 이런 것들로 인하여 보행패턴에서 보이는 기능적 제한과 학교와 이웃 친구들과의 활동에 제한이 있다.

예후 / Prognosis

Emily는 의학적으로 볼 때 예후가 좋다. 스트레칭, 근력강화, 유산소 체력 회복, 그리고 가족 자문을 통하여 운동기능이 좋아지고 학교와 지역사회 활동에 온전히 참여할 수 있는 좋은 예후를 가지고 있다.

추천되는 물리치료 횟수로는 첫 주는 일주일에 3번, 두 번째 주는 주 2회, 세 번째 주는 주 1회 그 이후에는 한 달에 1번씩 가정 물리치료 관리를 위하여 3개월의 물리치료를 받게 한다.

목표들 / Goals

1. 양측 발목관절의 배부굴곡 ROM을 증가시켜 보행 동안 걸려넘어지는 것을 방지한다.
2. 하지 근력을 5/5까지 강화하여 버스에 오를 때 버스 운전사의 손을 잡지 않아도 되도록 한다.
3. 학교나 이웃친구들과 어울릴 수 있도록 지구력을 강화하고 숨이 가빠지거나 앉아서 쉬어야 하는 피로의 징후가 보이지 않도록 한다. Emily의 지구력은 9분 걷고 뛰는 테스트에서 또래의 25%ile 이상으로 향상시킨다.

중재

조정, 의사소통, 그리고 기록 / Coordination, Communication, and Documentation

Emily, 부모, 간호사, 의사, 학교선생님, 체육코치 사이의 의사소통 및 조정은 매우 중요하다. Emily의 담당의는 통증을 호소하는 곳에 골괴사가 없음을 확인하여 주었다. 물리치료 서비스의 기간과 횟수에 대해 보험회사와 의논하였다. Emily가 주의집중시간이 짧은 것에 대해서는 더 자세한 검사를 심리사에게 의뢰하도록 권고하였다.

Emily의 물리치료 관리 및 성과의 분명한 기록은 경과를 측정하는데 중요하며 중재 프로그램을 수정하는 데도 중요하다. 학교 관련자에게 권고사항을 보낼 때 공책에 써서 보냈다.

효율적인 조정, 의사소통 그리고 서비스의 기록으로부터 예견할 수 있는 성과는 Emily와 하께 하는 모든 사람들의 협력이 증진되고; Emily와 가족 그리고 기타 건강관련 전문가가 치료에 대한 조정을 하며; 필요할 때 다른 치료자에게 적절하게 의뢰할 수 있다는 점을 확인하는 것이다.

환자/고객 중심의 지도 / Patient/Client-Related Instruction

Emily, 가족 그리고 학교관계자는 아이의 현재 상태 특히 근력과 ROM 제한에 대해 알게 되었다. 운동수행에 영향을 주는 약의 흔한 부작용을 논의하였으며 근력장해와 ROM 장해에 대한 치료계획도 만들었다. Emily의 건강문제를 함께 할 사람에게 Emily의 유산소활동을 강조하면서 건강과 체력 프로그램도 또한 토의하였다. 치료계획은 표 22.4에 요약되어있다.

환자-고객중심의 지도로 예상되는 성과는 신체기능과 건강의 향상; 집, 학교, 지역사회에서의 안정성 향상; 이차적 장해의 위험 감소이다(그림 22.1-22.2).

직접 중재 / Procedural Interventions

치료적 운동(Therapeutic Exercise)

유산소능력/지구력 조건화 활동으로 Emily가 선택한 활동인 자전거 타기와 롤러스케이트 타기에 중점을 두었다. Emily가 물리치료 클리닉에 있을 때 집에서 하게 될 유산소 운동의 강도를 결정하였다. 권장되는 운동시 심박동수는 최고 심박동수의 70% 정도로 (220-나이)×70%(미국 대학 스포츠 의학, 2006)을 이용하여 계산한다. 주관적 운동강도(perceived exertion)은 1에서 10 척도를 쓰는데 1=아주 아주 쉬움과 10=너무 힘들어서 멈추고 싶음(Williams, Eston, & Furlong, 1994; Marinov, Mandadjieva, & Kostianev, 2007)이다. 자전거와 롤러스케이트를 탈 때 최고 심박수의 70%선에서 운동이 되도록 하고 심박수와 주관적 운동강도를 모니터하였다. Emily는 무릎, 팔굽 보호대를 차고 헬멧을 쓰고 물리치료실에서 롤러스케이트를 탔다. 그리고 집에서는 엄마가 있을 때 타도록 하였다. 스케이트를 발목 위에서 꽉 조여매어야 하므로 안정감과 심부 압박감을 준다. 아이는 심박동수가 최고 심박수의 65%~70%가 되도록 발목관절의 통증 호소없이 20분간 계속 스케이트를 탔다.

하지근력 운동도 시행되었다. 이러한 운동에는 Emily가 음악에 맞춰 발을 구르고 발뒤축으로 걷기, 저항을 이기며 발목관절을 배측굴곡하기 등이 포함되었다(저항은 물속에서 하거나 치료사의 손으로 준다). 유연성과 근력강화프로

표 22.4 치료계획의 요약

중점 영역	활동	빈도	기타
스트레칭	• 타올을 이용한 발목관절 배측굴곡 스트레치	• 주당 5회, 1번 할 때 30초간 스트레치하고 있음	• 이러한 운동은 발의 아취를 지지해 줄 수 있는 신발을 신고 펜싱에서 돌진하는 자세로 한다. • 이차 합병증의 예방을 위해 스트레치하는 동안 자세와 적절한 신체정렬이 중요하다.
근력강화	• 쭈그리고 앉아 큰 공을 주워 머리 위로 공을 던지기/가슴 중간정도로 던지기/손아래로 던지기 • 욕조에서 발목관절을 힘차게 움직임 • 점핑(개구리처럼 하기)	• 20번 반복, 3세트, 주당 3회 • 20번 반복, 3세트, 주당 3회 • 20피트, 3세트, 주당 3회	• 몸통, 상 · 하지 근력강화를 달성하기 위하여 아동이 즐겨하는 다른 활동들을 할 수 있다.
유산소운동	• 자전거 타기 • 롤러 스케이트 타기	• 매일 30분	• 느리게 천천히 하는 것이 요구될 때에도 지속적으로 유산소 활동을 수행한다.

그램의 성과는 각도계와 동력계로 모니터하였다.

도수치료(Manual Therapy)

수동적 ROM 운동을 하여 발목관절의 움직임이 향상되었다. 이러한 중재로 Emily가 집, 학교, 지역사회에서 걷고 있을 때 균형과 협응도 좋아졌다.

하지의 근위부, 원위부에 부드러운 마사지를 해주어 통증경감에 도움이 되었다. Emily는 보행동안 양측 발목관절-발 보조기가 필요했고 3개월 동안 사용하였다. 양측 샌들 대신 운동화를 신도록 하여 발의 정렬과 지지에 도움이 되어 걸을 때의 안전성이 높아지고 통증이 감소할 것이 기대된다.

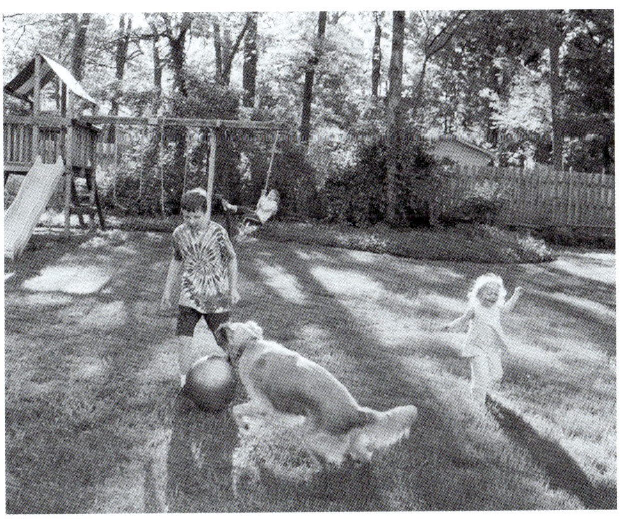

그림 22-1 Emily와 같은 진단을 받았던 10세된 Devin은 3년간의 길고 어려운 급성림프모구 백혈병을 치료 받은 후 건강한 삶을 즐기며 자기의 누이와 밖에서 놀고 있다.

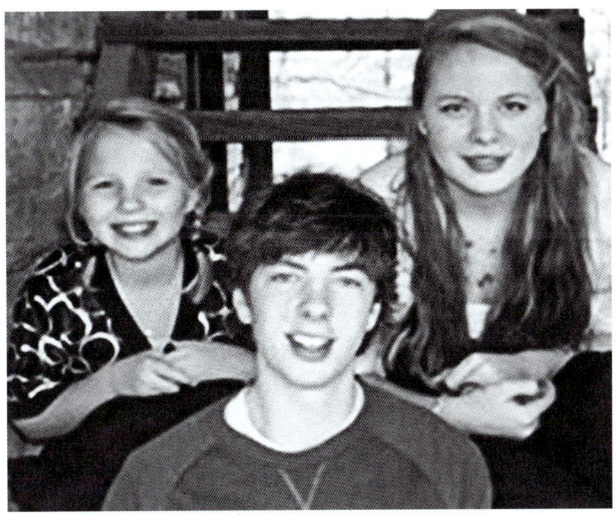

그림 22-2 Devin은 현재 고등학교 2학년으로 누이들과 즐거운 한 때를 보내고 있으며 대학진학계획을 세우고 있다.

이번 치료의 종결

Emily는 4개월의 물리치료 후 종결되었다. 좌측 발목관절의 능동적 ROM은 2°~10°로 회복되었고, 우측은 3°~14°로 증가하였다. 양측 하지 근력은 양측 발목관절 배측굴곡의 4/5을 제외하고는 대략 5/5이었다. 9분 동안의 걷고 뛰는 거리도 100야드 증가되어 650~750야드(약 594-686m)로 증가되었다. 이것으로 또래의 5%ile에 들게 되었다. 60초 동안 4회 하던 윗몸일으키기는 6회로 증가하여 5%ile이 되었다. 집에서는 계단을 오를 때 엄마의 도움이 필요없게 되었다. 선생님도 학교에서 더 이상 걸려 넘어지지 않는다고 하였다. 가장 중요한 것은 엄마와 선생님에게 아이 자신이 자신을 더 크고 강하게 느낀다고 말하는 것이었고 친구들을 좇아서 할 수 있다는 것이다. 발목관절의 ROM과 하지의 근력이 증가함에 따라 넘어질 기회가 줄었고 골절의 가능성이 줄었다. 수술이 필요했을 수도 있는 더 심한 ROM 제한을 예방하였다. Emily의 전체적인 신체 건강도 좋아졌고 가족도 아이의 신체적 능력에 대해 더 잘 알게되었다.

추가의 물리치료가 더 필요하게 되는 문제들에 대해서도 Emily와 가족들이 알게 되었다. 의학적 치료의 장기간의 부작용에는 다음과 같은 것들이 있다; 방사선 조사와 특히 Methotrexate와 같은 화학요법제로 인한 하지의 골절; 스테로이드로 인한 골괴사; vincristine제재로 인한 말초신경병증으로부터의 특히, 발목관절에서의 근골격계 통증; 그리고 방사선 조사로 인한 비만이다. 원래 질환의 진행으로 이차 암이 발생하는 것은 Emily에게 드문 일이 아닐 수도 있다.

Emily는 이제 줄넘기와 응원을 즐기는 건강한 이학년이다. 아이는 매년 암 전문의에게 진료를 받고 매번 암이 재발하지 않았다는 좋은 소식을 듣고 이 시기까지 어떠한 이차적 합병증도 없는 상태이다(그림 22.3).

최신검사: 문헌들은 ALL로 진단받은 아동 들에게 해주는 지속적으로 물리치료의 이점을 지지한다(표 22.5). ALL 아동을 돌보는 물리치료사의 역할은 이미 가지고 있는 활동제한과 장해에 중심을 둔 중재부터 예방을 목적 으로 하는 것과 함께 치료단계에서 조기에 아동을 보는 것까지 아주 광범위하다.

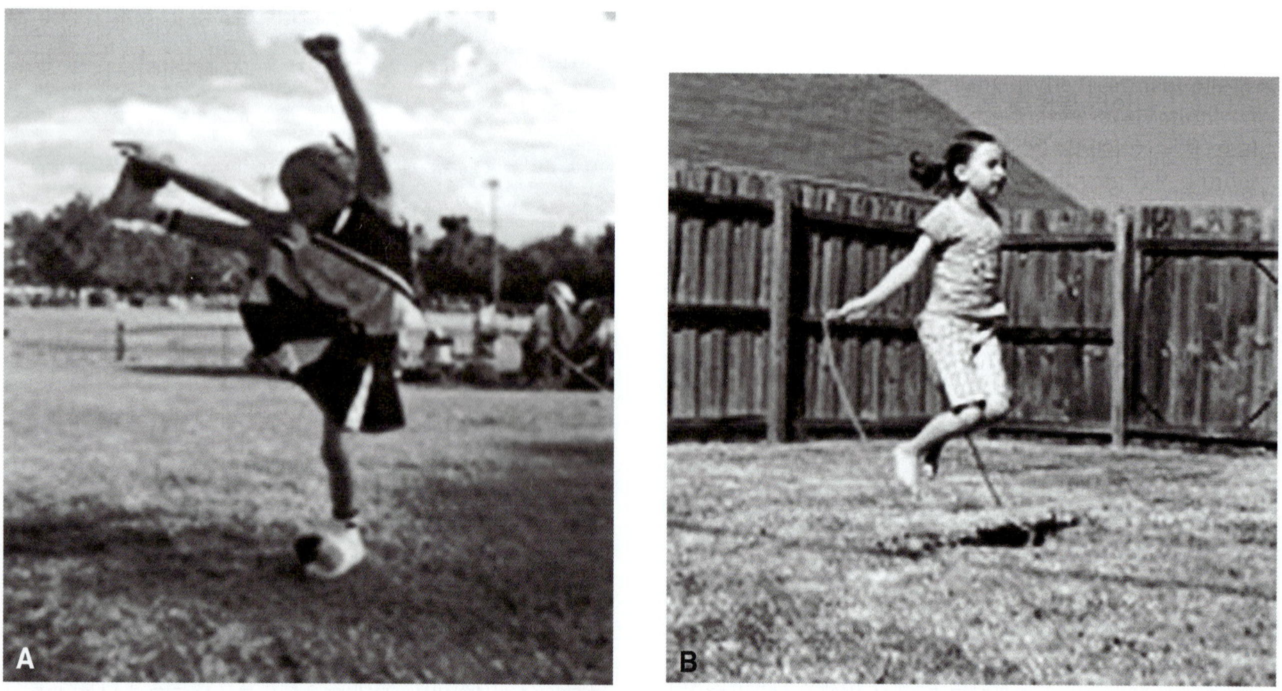

그림 22.3 Emily는 초등학교 2학년이고 치어리더 활동과 줄넘기하는 것을 좋아한다. Emily는 초기 진단부터 현재까지 제시한 사례연구의 모델인 어린 소녀이다.

표 22.5 소아 백혈병에서 근거가 있는 중재

중재	저자	연구 디자인	대상자 수	질문	소견
치료적 운동: 유산소 능력/ 지구력 훈련: 균형, 협응, 유연성, 근력, 힘	San Juan 등, 2007	환자군 연구: 유사임상시험	7명	급성 ALL 치료를 받고 있는 아동들에서 16주간 입원상태로 감독하에 저항성과 유산소 형태의 훈련을 포함한 체력회복 훈련을 한 경우 기능적 능력, 팔 다리의 움직임의 근력, 근육의 기능적 이동, 발목관절 ROM, 삶의 질을 향상시킬 수 있는가?	유지기에 있는 ALL아동들이 일수일에 3회 16주 동안 저항성과 유산소 훈련을 받고 이어서 20주 동안 구조화되지는 않은 운동프로그램을 받은 아동들이 VO_{2peak}, 환기 역치, 상체 하체의 근력, 기능적 이동의 모든 측정상($p<0.05$) 의미 있게 향상되었다. 이 연구는 ALL아동의 의학적 치료 동안에도 저항성과 유산소 훈련 프로그램에 참여하는 것이 안전하다는 것을 보여준 것이다.
	Aznar 등, 2006	관찰연구	7명	ALL 치료중인 아동들에서 신체 활동 수준을 측정하기 위함	ALL아동은 건강한 또래와 비교 시 일주일 간의 중등도부터 격렬한 신체활동 시간이 의미 있게 낮았다($p<0.05$). 저자들은 ALL아동들이 가족과 함께 그리고 학교에서 스포츠, 게임, 신체활동에 참여할 것을 격려해야 한다고 결론지었다.
	Wright, Galea, & Barr, 2005	관찰연구	99명	ALL이 있는 아동과 청소년에서 또래와 균형기술을 비교하고 신체특성, 치료, 신체활동 그리고 건강관련 삶의 질과의 연관성을 탐구하였다.	ALL이 있는 아동과 청소년은 그렇지 않은 또래와 비교시 Bruininks-Oseretsky 운동 숙련도 테스트상 균형 점수가 낮았고 Children's Self-Perceptions of Adequacy and Predilection for Physical Activity Scale, Health Utilities Index에서 낮았다. 머리에 조사한 방사선 치료와 비만이 좋지 않은 균형과 연관성을 보였다.

계속

표 22.5 소아 백혈병에서 근거가 있는 중재 – 계속

중재	저자	연구 디자인	대상자 수	질문	소견
근골격계: 뼈	Marchese 등, 2008	관찰연구	33명	ALL이 있는 아동과 청소년에서 골괴사, 통증의 심한 정도와 ROM, 기능적 이동의 정도를 알아보기 위한 연구임	Association Research Circulation Osseous (고관절 골괴사 단계 척도)와 고관절 통증 (r= −0.34)과는 상관관계가 관찰되었다. 무릎관절 통증과 시간내 계단오르내리기 테스트와 상관관계가 있었다(r=−0.34). 물리치료사는 ALL이 있는 환자에서는 증상이 없더라도 고관절과 무릎관절의 골괴사의 가능성을 고려해야 한다.
교육	Gurney 등, 2007	관찰연구	70명	아동 ALL에서 생존한 성인들에서 질병통제예방센터에서 배포한 양식에 행동 위험요인 조사연구를 완성한 일반 비교대상군과 증상에 대한 지식을 비교하였다.	ALL 생존자들은 비교대상군에 비해 증상에 대한 지식이 낮았는데 이는 아동 백혈병의 생존자들에서 심근경색과 뇌졸중 증상에 대한 지식을 포함한 건강교육의 필요성이 있다는 것을 보여준다.

토의문제들(Discussion Questions)

1. Emily가 왜 발목관절 보조기의 좋은 적용대상인지 설명하라.
2. 앞으로 Emily에게 있을 수 있는 어려움의 종류에 대해 기술하시오.
3. Emily가 건강하고 행복한 청소년기를 보내도록 가이드가 될 신체적, 가정적, 환경적 특성 세 가지를 나열하라.
4. 암환아에게 물리치료사가 서비스를 제공하기 전 고려해야 할 몇 가지 질문은 무엇인가?

권장도서(Recommended Readings)

Gohar, S.F., Marchese, V., & Comito, M. (2010). Physician referral frequency for physical therapy in children with acute lymphoblastic leukemia. *Pediatric Hematology and Oncology, 27*(3), 179-187.

Huang, T.-T., & Ness, K. K. (2011). Exercise interventions in children with cancer: A review. *International Journal of Pediatrics, 2011*, 461512-461512. Available at: http://www.hindawi.com/journals/ijped/2011/461512/

McGrath, P., & Rawson-Huff, N. (2010). Corticosteroids during continuation therapy for acute lymphoblastic leukemia: the psycho-social impact. *Issues in Comprehensive Pediatric Nursing, 33*(1), 5-19.

Ness, K.K., Baker, K.S., Dengel, D.R., Youngren, N., Sibley, S., Mertens, A.C., & Gurney, J.G. (2007).

Body composition, muscle strength deficits and mobility limitations in adult survivors of childhood acute lymphoblastic leukemia. *Pediatric Blood and Cancer, 49*(7), 975-981.

참고문헌(References)

American Alliance for Health, Physical Education, Recreation, and Dance (1980). *Health related physical fitness test manual.* Reston, VA: American Alliance for Health, Physical Education, Recreation, and Dance.

American Cancer Society (2007). *Cancer facts and figures.* Atlanta: Author.

American College of Sports Medicine (2006). *Guidelines for exercise testing and prescription* (7th ed.). Philadelphia: Lippincott Williams & Wilkins.

American Physical Therapy Association (2001). *Guide to physical therapist practice* (2nd ed.). *Physical Therapy, 81*, 6–746.

Aznar, S., Webster, A.L., San Juan, A.F., Mate-Munoz, J.L., Moral, S., Perez, M., Lucia, A. et al. (2006). Physical activity during treatment in children with leukemia: a pilot study. *Applied Physiology Nutrition and Metabolism, 31*, 407–413.

Backman, E., Odenrick, P., Henriksson, K.G., & Ledin, T. (1989). Isometric muscle force and anthropometric values in normal children aged between 3.5 and 15 years. *Scandinavian Journal of Rehabilitation Medicine, 21*, 105–114.

DeAngelis, L.M., Gnecco, C., Taylor, L., & Warrell, R.P. (1991). Evolution of neuropathy and myopathy during intensive vincristine/corticosteroid chemotherapy for non-Hodgkin's lymphoma. *Cancer, 67*, 2241–2246.

Garritan, S., Jones, P., Kornberg, T., & Parkin, C. (1995). Laboratory values in the intensive care unit. *Acute Care Perspectives: The Newsletter of the Acute Care/Hospital Clinical Practice Section of the American Physical Therapy Association.*

Gurney, J.G., Donohue, J.E., Ness, K.K., Leary, M., Glasser, S.P., & Baker, K.S. (2007). Health knowledge about symptoms of heart attack and stroke in adult survivors of childhood acute lymphoblastic leukemia. *Annuals of Epidemiology, 17*, 778–781.

Karimova, E.J., Rai, S.N., Ingle, D., Ralph, A.,C., Deng, X., Neel., M.D., Kaste, S.C., et al. (2006). MRI of knee osteonecrosis in children with leukemia and lymphoma, part 2: Clinical and imaging patterns. *American Journal of Roentgenology, 186*, 477-482.

Mandel, K., Atkinson, S., Barr, R., & Pencharz, P. (2004). Skeletal morbidity in childhood acute lymphoblastic leukemia. *Journal of Clinical Oncology, 22*(7), 1215–1221.

Marchese, V.G., Chiarello, L.A., & Lange, B.J. (2003). Strength and functional mobility in children with acute lymphoblastic leukemia. *Medical and Pediatric Oncology, 40*(4), 230–232.

Marchese, V.G., Chiarello, L.A., & Lange, B.J. (2004). Effects of physical therapy intervention for children with acute lymphoblastic leukemia. *Pediatric Blood and Cancer, 42*(2), 127–133.

Marchese, V.G., Connolly, B., Able, C., Booten, A.R., Bowen, P., Porter, B.M., Rai, S.N., Hancock, M.L., Pui, C.H., Howard, S., Neel, M.D., & Kaste, S.C. (2008). Relationships among severity of osteonecrosis, pain, range of motion, and functional mobility in children, adolescents, and young adults with acute lymphoblastic leukemia. *Physical Therapy, 88*, 341–350.

Marinov, B., Mandadjieva, S., & Kostianev, S. (2007). Pictoral and verbal category-ratio scales for effort estimation in children. *Child: Care, health and development, 34*, 35–43.

Mattano, L.A., Sather, H.N., Trigg, M.E., & Nachman, J.B. (2000). Osteonecrosis as a complication of treating acute lymphoblastic leukemia in children: A report from the children's cancer group. *Journal of Clinical Oncology, 18*(18), 3262–3272.

Ribeiro, R.C., Fletcher, B.D., Kennedy, W., Harrison, P.L.,Neel, M.D., Kaste, S.C., Pui C.H., et al. (2001). Magnetic resonance imaging detection of avascular necrosis of the bone in children receiving intensive prednisone therapy for acute lymphoblastic leukemia or non-Hodgkin lymphoma. *Leukemia, 15*, 891–897.

Ries, L.A.G., Melbert, D., Krapcho, M., Stinchcomb, D.G., Howlanders, N., Mariotto, A., Edwards, B.K., et al. (2008). *SEER Cancer Statistics Review, 1975–2005.* Bethesda, MD: National Cancer Institute. http://seer.cancer.gov/csr/1975_2005/, based on November 2007 SEER data submission, posted to the SEER website, 2008.

San Juan, A.F., Fleck, S.J., Chamorro-Vina, C., Mate-Munoz, J.L., Moral, S., Perez, M., Lucia, A., et al. (2007). Effects of an intrahospital exercise program intervention for children with leukemia. *Medical & Science in Sports & Exercise, 39*(1), 13–21.

Schwartz, A.M., & Leonidas, J.C. (1984). Methotrexate osteopathy. *Radiology, 11*, 13–16.

Stuberg, W.A., & Metcalf, W.K. (1988). Reliability of quantitative muscle testing in healthy children and in children with Duchenne muscular dystrophy using a hand-held dynamometer. *Physical Therapy, 68*(6), 977–982.

Vanionpaa, L. (1993). Clinical neurological findings of children with acute lymphoblastic leukemia at diagnosis and during treatment. *European Journal of Pediatrics, 152*, 115–119.

Williams, J.G., Eston, R., & Furlong, B. (1994). CERT: A perceived exertion scale for young children. *Perceptual & Motor Skills, 79*, 1451–1458.

Wong, B.L., & Baker, C.M. (1988). Pain in children: Comparison of assessment scales. *Pediatric Nursing, 14*(1), 9–17.

Wright, M.J., Galea, V., & Barr, R.D. (2005). Proficiency of balance in children and youth who have had acute lymphoblastic leukemia. *Physical Therapy, 85*(8), 782–790.

Wright, M.J., Halton, J.M., & Barr, R.D. (1999). Limitations of ankle range of motion in survivors of acute lymphoblastic leukemia: A cross-sectional study. *Medical and Pediatric Oncology, 32*, 279–282.

제 23 장

사례 연구: 뒤시엔느형근육퇴행위축

Case Study / Duchenne Muscular Dystrophy

물리치료사들은 유전되는 신경근육질환을 가진 아동의 치료에 중요한 기여를 할 수 있다. 우리가 가장 흔히 만날 수 있는 질환은 뒤시엔느형근육퇴행위축(DMD)인 근육 질환; 척수근 위축증(SMA; spinal muscular atrophy)인 앞뿔 세포 질환; Charcot–Marie Tooth 질환(CMT)으로 불리는 신경병 질환; 그리고 많은 다른 선천성 혹은 소아기의 근육퇴행위축과 신경병변이 있다. 이러한 질환들의 흔한 요소는 (1) 유전적 원인; (2) 진행성; (3) 일차적인 장해는 근약화; (4) 결과적으로 활동제한과 참여의 제약; (4) 이환율과 사망률의 증가를 초래하는 이차적인 합병증이다.

아동과 그 가족의 욕구를 경감시키는데 있어서 물리치료사의 역할은 임상환경에 따라 달라진다. 우리는 다영역 전문가 팀의 일원으로 장시간 평가하며 권고를 하기도 한다. 학교에서 일하는 물리치료사는 학생의 교육적 욕구를 충족시켜주기 위하여 상담자, 교육자, 조정자, 학교 내에서의 전환과 서비스의 촉진자로서의 역할을 하고 성인기로의 전환을 위한 준비를 해준다. 외래 물리치료사는 때로는 수술 후의 특별한 치료에 참여하기도 하고 보조기, 휠체어, 기타 적응적 기구의 제공과 훈련에 참여하기도 한다. 집에서 하는 치료에는 직접 중재, 가족과 함께 하는 환자 관련 지도, 그리고 적응적 지구에 대한 권고와 가정 개조가 있다.

이 장에서는 DMD를 가진 한 소년의 사례를 이용하여 근거 중심의 치료 판단과 관리계획을 짜는 과정을 서술하려고 한다. 이 계획은 현재 나와 있는 근거에 바탕하거나 혹은 근거가 없으면 전문가들의 동의에 바탕하여 아동과 그 가족의 선호도를 반영한 계획이다. 이는 미국물리치료협회 *물리치료 "임상지침"*(APTA, 2001)에 따른 것이다.

검사, 평가, 중재의 임상패턴은 이러한 아이들의 변하는 욕구를 충족시켜줄 네 가지 장기 시스템의 *항목지침*(APTA,

2001)에서 발견할 수 있다. 흔한 예는 4C: 근육 수행의 장해를 포함하며 5G: 급만성 다발성 신경병증과 연관된 운동기능과 감각통합의 장해; 6B: 쇠약해짐과 연관된 유산소능력과 지구력의 장해; 그리고 6E: 환기 펌프이상과 관련된 환기/호흡 가스교환 장해이다.

DMD는 아동기에서 가장 흔한 유전성 근질환이다. **X 염색체 반성유전 질환**이며 남아 출생 3,500명– 6,000명당 1명의 빈도를 보인다(Emery, 1991). 미국에서 4개 주를 조사한 최근의 결과에는 5–24세 1,000명의 남아당 1.3–1.8명의 유병률을 보였다(질병통제센터, 2009). 환자들의 1/3은 새로운 변이로부터 오기 때문에 가족력이 없다.

이 질환은 1880년대에 처음으로 기술되었다(Duchenne, 1868; Gowers, 1879). 그러나 유전자 병변은 1985년에 발견되었고(Kunkel, Monaco, Middlesworth, Ochs, & Latt, 1985) 단백질 생성에 관해서는 1987년도에 기술되었다(Hoffman, Brown,& Kunkel, 1987). 변이는 X 염색체의 짧은 팔에 위치하고 있는데 디스트로핀이라는 단백질 유전자코드에 영향을 주는 Xp–21위치이다. DMD가 있는 남아는 디스트로핀이 없는데 **디스트로핀**은 정상적으로 골격근, 평활근, 그리고 뇌에 있다. 골격근에서 디스트로핀은 골격근에서 근육속막(sacolemma)에 있으며 디스트로핀–사르코글리캔(sarcoglycan) 복합체의 일부분으로 근섬유를 완전하게 유지하는 역할을 한다고 여겨진다. 디스트로핀과 근육의 구조를 형성하는 관련 단백질이 없어서 근섬유가 부서지고 진행성의 근약화와 기능 상실이 일어난다고 한다(Bushby 등, 2010a).

비록 DMD가 유전질환이지만 그리고 태어날 때부터 유전적 결함이 있지만 대부분의 소년들이 가족력이 없는 한 3세에서 7세까지 의학적인 주목을 받지 않는다(Ciafaloni 등, 2009). 뒤집기, 앉기, 그리고 걷기와 같은 초기의 운동발달지표들은 제 연령대로 하는데 걷기와 언어발달 지연을 보이는 아동도 있다. 어떤 아동은 종아리 근육이 비대해 보이는데 이를 *가성비대*라고 부른다. 근육섬유가 커졌을뿐만 아니라, 지방과 결합조직으로 구성되어있기 때문이다. 부모가 병원에 데리고 가는 이유는 달리기를 어려워하고 점핑, 계단오르기 그리고 체육수업, 놀이터에서 친구들을 따라가는데 어려움이 있기 때문이다. DMD에서 활동의 제약이 되는 *일차적 장해*는 근약화이다. 모든 근육이 같은 정도로 약해지지는 않지만 침범과 진행의 패턴이 근위부에서 원위부 쪽으로 진행하는 것이 예상된다(Bushby 등, 2010a). DMD에서의 근약화 진행의 자연적 경과는 뒤시엔느형근육퇴행위축 임상연구(CIDD: Clinical Investigation Duchenne Dystrophy) 그룹(Brooke 등, 1983)이 잘 정리해 놓았다(Brooke 등, 1981, 1983). 5세~15세까지의 100명 이상의 소년들을 여러 연구센터에서 1년 이상 경과를 관찰하였다. 이 연구들로부터 나온 관련 있는 소견들을 설명하겠다.

질환의 매우 초기에 목의 굽힘근과 복부근육이 약해지고 아동은 일어나 앉기를 어려워한다. 다음으로 약해지는 근육은 다리이음뼈(pelvic girdle) 근육(고관절 폄근과 벌림근)과 무릎관절 폄근으로 바닥에서 일어서려면 **Gower 식**으로 손으로 바닥을 밀고 다음은 다리를 집고 일어서는 것이다(그림 23.1, 그림 6.15). 하지의 진행성 근력약화로 12세가 되면 결국 독립적으로 걷지 못하게 되는 것이다. 팔이음뼈(shoulder girdle)의 근육 약화로 십대 초에는 머리 위로 팔을 올려서 하는 활동을 어려워한다. 결국은 상지의 원위부 근육도 침범되어 밥먹기, 치장하기, 그리고 쓰기도 어려워진다. 두드러지게 침범되지 않는 근육은 장딴지근(gastrocnemius)과 가자미근(soleus), 얼굴 근육과 눈 근육, 말하기, 삼키기 관련 근육, 괄약근이다(Brooke 등, 1981, 1983).

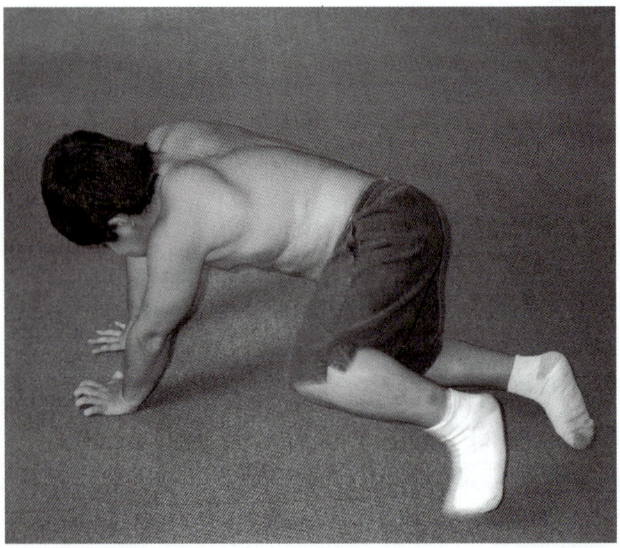

그림 23–1 뒤시엔느형근육퇴행위축 아동이 Gower방식으로 바닥에서 일어나고 있다(그림 16.5 참조).

비대칭적으로 근력 약화가 나타나는(폄근이 굽힘근보다 더 심하다) 초기 패턴은 근육의 불균형을 일으켜 단축과 구축을 일으키는 *이차적 문제*가 유발된다. CIDD연구에서 발목관절과 고관절의 구축으로 장딴지근, 가자미근, 엉덩정강근막띠(iliotibial band)/넙다리근막(tensor fascia lata)과 고관절 굴곡의 단축이 6세까지 나타났다고 한다.

넙다리근의 단축에 의한 무릎관절 구축과 팔굽 굽힘근과 손목 굽힘근의 단축으로 유발되는 팔굽관절, 손목관절의 구축은 9세까지 나타났다. 고관절. 무릎관절, 팔굽, 손목의 구축은 아동이 휠체어에서 보내는 시간이 더 많아질수록 더 악화된다. 근약화와 구축으로 활동과 참여가 제한된다. CIDD연구에서는 8세~10세 사이에 50% 이상의 소년이 바닥에서 일어나는 기능 및 계단 오르는 기능이 소실되었다(Brooke 등, 1981, 1983). 범세계적인 여러 연구에서도 8세~12세 사이에 독립보행의 기능을 상실하는 것으로 나타났다(Emery, 2003).

아동이 휠체어에서 보내는 시간이 많아짐에 따라 척추측만증의 발생이 주요 관심사가 된다. 80% 이상의 소년들에서 십대 후반기에 심한 측만증이 발생한다. 측만증의 발달에는 여러 요인들 즉 몸통 근육의 비대칭적인 침범, 왼손잡이, 오른손잡이에 따라, 앉아있는 시간이 많아지면서 정상적인 척추 전만의 소실등이 있다. 측만증이 심해지면 폐기능, 편안한 착석자세, 그리고 기능적으로 상지를 활동에 사용하는 것에 영향을 미친다. 서는 능력이 소실됨에 따라 특히 하지에서 골다공증의 위험이 높아지며 골절이 주요 문제로 떠오른다; 이것은 코르티코스테로이드 치료를 받는 남아들에서 더 그렇다(King 등, 2007).

호흡근과 심장근육도 역시 DMD에서 침범된다. 호흡근의 침범으로 처음 생후 10년 동안 정상 또래보다 호흡기능이 낮으며 십대에서는 호흡기능이 점차 감소한다(Rideau, Jankiwski, & Grellet, 1981). 호흡능력이 감소하면서 단순한 감기라도 심각한 호흡기계 문제를 일으킬 수 있다. 70% 이상의 DMD 소년들이 호흡기계의 합병증으로 사망한다(Emery, 2003). 심장근육을 침범하면 부정맥 혹은 심근육병증이 초래된다(Chénard, Bécane, Tertrain, de Kermadec, & Weiss, 1993; de Kermadec, Bécane, Chénard, Tertrain, & Weiss, 1994). 대부분의 환아들이 어느 정도의 심장근육 침범이 있어도 심장근육의 합병증은 매우 편차가 심하다; 30% 이하에서만 심장근육 합병증으로 사망한다(Emery, 2003). 심장근육과 호흡근 이외에도 소화기계(GI)의 평활근도 침범된다. 이로 인하여 GI의 운동성 문제가 특히 질병의 마지막 단계에 이르러 변비, 변이 굳게 박혀있는 상태 등을 유발한다(Barohn, Levine, Olson, & Mendell, 1988). 뇌에서의 디스트로핀의 정확한 역할은 아직 잘 이해되고 있지 않다 그러나 거의 30%에 달하는 DMD 소년들이 학습문제를 가지고 있으며 학교에서 특수교육과 관련 서비스가 요구된다(Anderson, Head, Rae, & Morley, 2002; Dubowitz, 1995; Hinton, De Vivo, Nereo, Goldstein, & Stern, 2000).

과거 20여 년간 DMD의 유전학, 병리생리학, 자연적 경과에 대한 이해에 주요한 진전뿐 아니라, 내과적, 외과적 그리고 재활중재에 있어서도 중요한 진전이 있었다. 매일의 스트레칭, 기능적 활동, 수영, 장하지 보조기(KAFOs), 구축을 풀어주는 수술이 걷는 기간을 최장 3년 정도까지 연장하는데 도움이 되고 또 2년을 더 설 수 있도록 하는데 도움이 된다.(Brooke 등, 1989; Harris & Cherry, 1974; Heckmatt, Dubowitz, & Hyde, 1985; Vignos, Wagner, Karlinchak, & Katirji, 1996). 보행하고 서 있을 수 있는 기간이 연장되면 측만증과 구축이 더 나중에 발생된다. Luque 방법(Luque, 1982)으로 측만증을 교정하고 척추를 안정시켰더니 폐기능의 감소가 지연되고(Galasko, Delaney, & Morris, 1992; Eagle 등, 2007) 앉는 자세가 좀 더 편안해지고 상지로 기능적 활동을 계속할 수 있었다고 한다(Miller, Moseley, & Koreska, 1992). 비침습적인 기계적 호흡을 많이 사용하게 되면서 여명에도 영향을 주었다. 1960년대의 사망연령은 14.4세였고; 1990년대부터는 기계적 호흡을 한 사람들의 평균사망연령이 25.3세가 된다.(Eagle 등, 2002).

Corticosteroid-prednisone, deflazacort-의 사용으로 DMD의 자연경과/예후에도 변화가 있다. 투약의 효과는 단기간, 무작위 임상시험 연구에서 잘 보고되었다.(Angelini 등, 1994; Backman & Henriksson, 1995; Griggs 등, 1991, 1993; Mendell 등, 1989; Mesa, Dubrovsky, Corderi, Maarco, & Flores, 1991). Corticosteroid는 치료 6개월 동안은 근질량, 근력과 기능을 향상시켰다. 계속 투약하면 18개월까지 치료효과가 유지된다(Griggs 등, 1993),

그리고 3년 동안 추적관찰했던 환자에서 보고된 바와 같이 예상보다 이후의 기능감소의 속도가 느려진다(Fenichel 등, 1991). 독립적 보행 상실의 지연과 척추 측만증 발생, 폐기능 감소, 심장근육병증 발생의 지연이 여러 요인대조 연구(cohort) 경과관찰 연구에서 드러났다(Biggar, Gingras, Feblings, Harris, & Steele, 2001; Biggar, Harris, Eliasoph, & Alman, 2006; DeSilva, Drachman, Mellitis, & Kunel, 1987; Houde 등, 2008; King 등, 2007; Markham, Spicer, & Khoury 등, 2005; Markham 등, 2008; Moxley, Pandya Ciafaloni, Fox, & Campbell, 2010; Schara, Mortier, & Mortier, 2001). 그러므로 DMD 아동의 치료에 corticosteroid의 사용이 현재 추천되고 있다(Bushby 등, 2010a; Manzur, Kuntzer, Pike, & Swan, 2004, 2008; Moxley 등, 2005). 많은 다양함이 있음에도 불구하고 여러 나라에서 비교적 쉽게 이 약을 처방해오고 있다. 1991년에는 환자의 20%만이 corticosteroid치료를 받았으나 2005년에는 그 비율이 44%까지 상승하였다. 보고된 이점에도 불구하고 장기간 사용의 부작용, 예를 들어, 체중 증가, 쿠싱형 얼굴, 행동 문제, 작은 키, 백내장, 그리고 척추 골절 등이 일어날 수 있어 약물을 먹지 않거나 투약하였더라도 중단하는 가족들이 있다(Matthews 등, 2010).

비록 "치유되지 않는" 질환이지만 가능한 보조적이고 증상완화적인 중재로 삶의 질과 여명에 지대한 영향을 미쳤다. 이러한 진전으로 질병을 "치명적인"에서 "만성적인"이라고 기술하는 변화가 있게 되었는데 이것이 긍정적 관점과 새로운 도전을 만들어내고 있다(Rahbek 등, 2005; Arias, Andrew, Pandya 등, 2011; Moxley 등, 2010; Vinna 등, 2007; Wagner, Lechtzin, & Judge, 2007).

DMD를 가지고 있는 소년에 대한 이 사례 연구는 (1) 유전된 신경근육 질환을 가진 아동의 장기적 관리와 치료적 접근, (2) 치료해 주는 다영역 전문가팀의 일원으로서의 물리치료사의 역할, (3) 학교의 물리치료사의 역할, 그리고 (4) 임상전문가의 질 높은 연구결과와 아동/가족의 선호를 통합하는 근거가 있는 접근에 대해서 보여주고 있다. 아동의 장기간 관리에서 맞닥뜨리게 되는 이슈들의 적절성을 독자에게 제시하기 위해 이 사례에는 거의 15년간의 경과관찰이 담겨있다. 간략한 서술이기 때문에 만난 모든 문제를 드러내지는 않았다. *임상지침*(APTA, 2001)에 나온대로 모든 요소를 다 다룬 것은 아니다. 문제를 담당하는 사람에게 관련 있는 특정요소만 부각한 것이다.

Sam은 근육퇴행위축 협회(MDA; Muscular Dystrophy Association)에서 지원하는 클리닉에서 5세 때부터 계속 경과를 관찰해온 DMD가 있는 20세된 젊은이이다. 이 클리닉의 중심 팀은 소아 신경과 전문의, 간호사, 그리고 물리치료사이다. 유전 상담가, 영양사, 작업치료사, 보조기 제작자, 폐전문의, 호흡치료사, 그리고 심장전문의 같은 다른 전문가의 제공도 필요한 경우 가능하다. 이 특수 클리닉에서 물리치료사의 역할에는 모든 서비스 제공자들과 학교 팀과의 사이에서 조정을 하는 것도 또한 포함된다. Sam은 과거 15년간 이 클리닉에서 1년에 2회 경과관찰을 해왔다. 이러한 방문 스케쥴은 질병 상태와 아동의 변하는 욕구에 근거한 것이다. 최근의 치료적 권고사항은 DMD 아동의 평가와 관리에 대해 CDC가 자세한 정보를 제공한 것에 맞추어 전문가들이 만들었다. 이러한 가이드라인의 내용은 환자와 그 가족에게 제공되는 서비스의 다양함을 최소화하고 판단을 내리는데 있어서 가장 최선의 가능한 근거를 제시하고자 하는데 있다.(Bushby, 등, 2010a, 2010b). 아래에 나올 특정 방문 내용은 Sam의 물리치료 검사, 중재, 그리고 치료계획의 필수 요소들을 강조한다.

검사; 5세 때

병력 / History

Sam은 낮 보육시설 특히 놀이터에서 또래를 잘 따라가지 못한다고 보육자가 부모에게 이야기하여 병원을 방문하게 되었다. 달리기, 깡총 깡총 뛰기, 정글짐 올라가기, 미끄럼틀 올라가기 등에서 어려움이 있었다. 임신중 혹은 출산시에는 문제가 없었으며 뒤집기, 앉기, 걷기, 그리고 말하기와 같은 초기 발달지표의 성취에도 아무 문제가 없었다. 소아과 의사는 장판지 근육이 커져 있음을 보았고 바닥에서 Sam이 일어나기 어려워한다는 것을 알았다. Sam은 일어서는데 Gower 방법을 사용하였다. 근육퇴행위축 특히 DMD의 가족력은 없었다. 소아과 의사는 혈액검사를 처방하였고 결과 creatine kinase(CK/CPK)가 정상의 1000배 이상 증가되어 있었다. 그래서 더 정밀한 검사를 위하여 소아 신경과 의사에게 전원되어 혈액을 통해 DMD에 특정한 염색체 검사를 받았다. 유전자 검사에서 엑손(exon)51에서 결실이 있어 진단이 확정되었다. Sam의 엄마는 자신이 보인자인지 알기 위하여 유전자검사의 결과를 기다리고 있다. Sam에게는 누나가 있는데 엄마는 이 누나가 보인자가 아닌지 걱정한다. 그리고 가임기이고 결혼을 계획하고 있는 자신의 여동생 둘을 걱정한다.

부모 인터뷰 / Parent Interview

Sam은 또래에 걸맞게 집에서 자조관리 활동을 독립적으로 한다. 책을 좋아하고 알파벳을 알며 숫자세기와 색칠하기를 하고 있으며 학교에 가기를 기다리고 있다. 현재 Sam은 낮 보육시설의 종일반에 있다. 놀이터에서 의 문제와 손을 사용하여 바닥에서 일어서는 문제 말고는 또래와 잘 어울릴 수 있다.

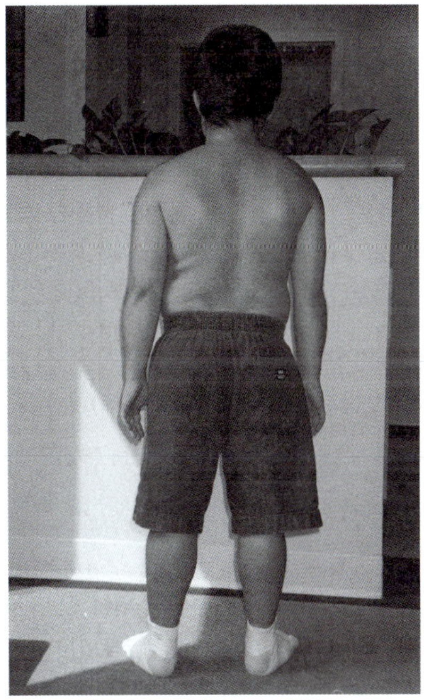

그림 23-2 DMD 아동의 뒤쪽 사진. "익상" 견갑골과 비대해진 종아리(가성비대)를 보여주고 있다.

장기 시스템 검토 / Systems Review

성장과 발달(Growth and Development)

신장과 체중은 정상범위이다.

심혈관계 및 호흡기계 (Cardiovascular and Pulmonary)

활력징후를 토대로 한 Sam의 심혈관계 및 호흡기계는 정상으로 생각된다. DMD에서 호흡기계의 침범은 흔하다; 그러므로 Sam은 강제 폐활량(FVC)을 오늘 측정할 것이다. 심장근육의 침범 가능성 때문에 기본적으로 심전도(ECG)를 찍도록 되어있다.

피부(Integumentary)

피부는 정상이다.

근골격계(Musculoskeletal)

근골격계의 검사에서 Sam은 요추 전만자세를 보이고 약간의 익상 견갑골(winging scapula) 상태이다. 종아리 근육이 그림 23-2의 아동에서처럼 비대해져 있다. 내려진 의학적 진단에 따라 자세한 ROM과 근력검사가 수행될 것이다.

신경근육계(Neuromuscular)

신경근육 검사상 운동조절, 감각통합 그리고 근긴장도는 정상이다. 영향을 받는 특정 기능적 활동들에 대해서 자세한 검사를 할 것이다.

인지 및 의사소통 (Cognition and Communication)

Sam은 매우 친밀감있고 호기심 많은 5세로 오늘 여러 사람이 수행한 모든 검사에 협조적이었다. 또래에 적절한 수준으로 말하였으며 지시를 잘 따른다.

이동(Mobility)

Sam은 실내와 실외에서 안전하게 보행하며 혼자 보도와 인도사이 턱도 오르내린다. 달리기에는 어려움이 있으나 이웃을 돌아다닐 때와 자전거를 탈 때에 또래를 좇아서 할 수 있다. 보행은 갑자기 무릎을 펴는 행태를 보이고 발 뒤축 접지기부터 발을 바닥에 닿는 단계까지 빠르게 진행되며 팔도 더 흔드는 것이 특징이다. 계단을 오르내릴 때 계단 난간을 잡고 한다.

테스트 및 측정 / Tests and Measures

Sam의 나이와 진단을 고려하여 자세한 검사의 조건들이 선택되었고 이는 DMD 자연경과의 연구로부터 밝혀진 소견들에 바탕을 둔 것이다. 도수 근력 측정(MMTs: manual muscle tests)과 각도계를 이용한 ROM 측정, 제한된 시간에 하는 기능 측정, FVC의 측정등이 포함되었다. 이러한 항목들이 5세 이상의 DMD 아동들에서는 신뢰성 있게 측정된다는 연구들이 많다(Florence 등, 1984). 그리고 질병의 진행(Brooke 등, 1983)과 치료적 중재에 대해 민감한 측정항목이라고 한다.

근육 수행(Muscle Performance)

도수근력검사(MMTs)로 초기에 침범된다고 알려진 특정 근육의 힘을 측정하였다; 목의 굽힘근, 고관절 폄근, 벌림근, 굽힘근, 그리고 무릎관절 폄근이다. 사용된 MMTs 방법은 Daniels과 Worthingham(Hislop & Montgomery, 2002)에 의해 서술된 방법이고 점수체계는 CIDD연구에 시용된 바와 같이 의학연구 협의회(MRC; Medical Research Council) 척도를 수정하여 사용하였다(5, 5−, 4+, 4, 4−, 3+, 3, 3−, 2, 1, 0 움직임 없음)(MRC, 1976). 측정 방법과 척도체계에 관한 측정자내의, 측정자간의 신뢰도에 대해서도 보고된 바 있다(Florence 등, 1984, 1992; Griggs 등, 1993; Mendell 등, 1989).

관절가동범위(Range of Motion)

발목관절 배측굴곡과 무릎관절의 신전 ROM을 측정하였다. 고관절 단축에 대해서는 Thomas 검사 및 ITB/TFL 단축에 대해서는 Ober 테스트를 하였다. 미국 정형외과학회와 CIDD 연구그룹에서 사용하는 방법에 따라 각도계로 측정하였는데 이는 신뢰도가 높은 것으로 드러난 바 있다(Pandya 등, 1985)

운동기능(Motor Function)

시간내의 수행을 측정하는 세 가지 기능 테스트를 하였다; (1) 바닥에서 앙와위 자세로부터 일어나는데 걸리는 시간, (2) 30 피트를 가는데(걸어서, 빨리 걸어서, 달려서) 걸리는 시간, 그리고 (3) 4 계단을 올라가는데 걸리는 시간이다. Sam에게 이 모든 검사를 "할 수 있는 한 빠르게" 수행하라고 설명하였다. 시간측정 기능테스트는 수행하기 쉽고 아동과 부모에게 의미 있는 병의 진행과정의 가장 간단하고 객관적 측정방법이다. 이러한 검사는 이 환아들에게 신뢰할 만하고 민감한 테스트임이 밝혀졌다(Brooke 등, 1983; Florence 등, 1984).

환기 및 호흡(Ventilation and Respiration)

FVC는 근육퇴행위축에서 호흡기능을 측정하는 간단한 방법으로 추천되어왔다(Rideau 등, 1981). 그리고 5세 이상의 아동에서 신뢰성 높고 민감한 테스트로 알려졌다(Brooke 등, 1983; Florence 등, 1984).

MMT, ROM, 시간측정 기능검사, FVC는 표 23.1에 나와 있다. 이러한 테스트 소견들로 이후의 병의 진행에 대비하여 기본값을 설정한다.

최신 검사: 현재 임상에서는 기능, 참여, 그리고 삶의 질에 대해 기타 권장되는 테스트들이 있다. 6분 걷기 테스트(6MWT), 아동 삶의 질 테스트(PedsQL)가 그 예이다. DMD 환아들에서의 이러한 테스트들의 신뢰도, 민감도, 예후 측정 타당도는 연구가 필요하다.

평가, 진단 그리고 예후 (치료계획 포함)

평가/ Evaluation

Sam의 신장, 체중, 활력징후는 모두 정상범위이다. 근력은 목의 굽힘근, 고관절 굽힘근, 폄근, 벌림근, 넙다리네갈래근(대퇴사두근)에서 감소되어있다. ROM은 장딴지근, 가자미근의 단축이 시작되고 있는 발목관절만 제외하고는 정상범위이다. Sam은 바닥에서 일어날 때 Gower 방식으로 일어났는데 골반뼈 이음의 근 약화 때문이다. Sam은 다리를 넓게 벌려 지지면적을 넓게 하여 뛰려고 하며 고관절의 벌림근이 약하여 흔들거린다(Trendelenburg waddle). 계단을 올라갈 때 난간 잡기를 좋아하고 또래들이 할 수 있는, 연이어 발을 붙여 걷기를 할 수 없다. 아이의 FVC는 1.2 리터로 또래의 80%에 해당한다. 이러한 모든 소견은 아이의 DMD 진단에 합당한 소견들이다.

표 23.1 시간경과에 따른 추적관찰 검사의 결과

	1990년 7월	1991년 6월*	1995년 6월	2000년 6월	2003년 6월
연령(세)	5	6	10	15	18
신장(cm)	113	115	120	133	157
제중(kg)	18.6	20.2	33.4	50.9	69.1
활력징후	정상	정상	정상	정상	정상
시간측정 기능테스트(초)					
누운자세에서 일어나기	3	2*	3	7	할 수 없음
30피트(약 9m) 달리기	5	3	3	5(걸어서)	7(걸어서)
4계단 올라가기	3	2*	3	4	할 수 없음
신경근육계(근육수행)					
목 굽힘근	2	3*	3	3	3
고관절 폄근	4-	4+*	4	4-	3-
고관절 벌림근	4-	4+*	4	4-	3-
고관절 굽힘근	4	4+*	4+	4	4-
무릎관절 폄근	4	4+*	4	4-	3-
근골격계(ROM)					
발목관절/배부굴곡	+10	+10	0	-10	-15
고관절 신전	+20	+20	+10	0	-10
무릎관절 신전	정상	정상	정상	정상	-10
ITB/TFL	정상	정상	정상	-10	-20
호흡기계					
FVC(mL)	600	1,000	1,600	1,900	2,600+

*6개월 전에 prednisone의 투약을 시작한 후 이차적으로 향상된 것임
+FVC(노력성 폐활량)은 계속 좋아지고 있으며 아직 정점에 이르지 않고 있다.

진단 / Diagnosis

이 시기의 물리치료 진단은 자세, ROM, 근육수행, 호흡기능 및 이동의 장해이다. 이것은 지역사회 환경과 낮 보육시설에서의 활동 및 참여 제한과 연계되어있다.

예후 / Prognosis

Sam의 의학적 진단을 바탕으로 장기간의 안목으로 볼 때 좋아지리라는 기대는 아주 낮다. 단기간 측면에서 보면 점진적인 ROM 제한의 발생은 매일의 스트레칭, 자세 잡아주기, 부목착용(Scott, Hyde, Goddard, & Dubowitz, 1981; Vignos, 1983; Vignos 등, 1996) 등으로 지연될 수 있다. 이러한 중재로 궁극적으로 구축을 교정하는 수술의 필요성을 예방할 수 있는지 혹은 보행가능 기간을 연장할 수 있는지를 판단하기에는 증거가 불충분하다. 2010년 다영역 전문가팀의 치료 권장에서 보고된 바와 같이 스트레칭, 부목착용, 자세 잡아주기를 최소 주당 4–6회해야 한다는데는 전문가들의 견해가 일치한다(Bushby 등, 2010b). 단기간에 근육 수행은 최대하 근력강화 운동(DeLateur & Giaconi, 1979)으로 좋아질 수 있다. 유감스럽게도 근력강화운동의 장기간 효과에 대한 연구는 아직 이 환자들이나 다른 근육퇴행위축 환자들을 대상으로는 수행되지 않았다. 사용하지 않아서 오는 근위축을 피하기 위해 전문가의 일치된 권고는 최대하 부하 근력운동, 기능적 동작, 수영 같은 레크리에이션 활동을 격려하도록 하고 있다(Bushby,

2010a). 또래의 예상치보다는 낮으나 호흡기능이 10살까지 계속 좋아지며 십대까지는 그대로 있거나 감소하지는 않을 것이다(Rideau 등, 1981).

목표들 / Goals

주어진 이러한 상태의 원인에 대한 이해, 자연적 경과에 대한 지식, 그리고 다양한 중재의 효과를 알고 Sam의 부모와 함께 토의한 후 다음과 같은 목표를 설정하였다.

장기목표: Sam의 기능적 능력과 가정, 학교, 지역사회에서의 참여를 진행성이라는 병의 제약 내에서 최대화한다. 근력과 ROM 상실을 지연시키거나 예방한다.

다음 번 방문시까지 6개월 동안의 *치료 단기목표*는 다음과 같다:

1. 하루 최소 한 번 부모가 올바르게 스트레칭해줌으로써 Sam의 발목관절 ROM이 현재대로 유지될 것이다.
2. 하루에 두 번씩 최소한 30분간 엎드린 자세를 취하여 고관절의 신전을 유지할 것이다.
3. 지역의 수영프로그램에서 운동함으로써 Sam은 현재의 근력과 기능적 상태를 유지할 것이다.

최신 검사: 신체 구조 및 기능의 제한과 관계된 목표를 가지는 것이 클리닉에서는 중요한 반면, ICF모델에 부합되는 활동 및 참여와 관련된 목표를 세우는 것도 똑같이 중요하다. 현재의 임상에 기반하여 6개월 후 클리닉을 재방문 시까지 다음과 같은 단기 목표를 달성할 것이라고 예측된다.

1. Sam은 기능적 활동을 수행할 수 있을 만큼의 근력과 ROM을 현재 수준만큼 유지할 것이다.
2. Sam은 가정 학교, 지역의 평평한 바닥 혹은 고르지 않은 실외바닥에서 제약없이 독립보행을 할 수 있는 능력을 유지할 것이다.
3. Sam은 계속 독립적으로 계단을 오르고 내릴 수 있을 것이다.
4. 학교에서 Sam은 휴식시간에 또래와 같이 실외 놀이터에서 노는데 참여할 수 있는 능력을 유지할 것 이다.
5. Sam은 이웃 친구들과 함께 세발 자전거 타는 활동에 참여할 수 있는 능력을 유지할 것이다.

중재

조정, 의사소통, 그리고 기록 / Coordination, Communication, and Documentation

클리닉의 물리치료사와 부모는 Sam이 유치원에 입학하면서 Sam과 함께 할 사람들이 누구인지 확실하게 되자마자 학교와 클리닉의 물리치료사간의 의사소통이 되도록 부모가 돕기로 한다는 것에 동의하였다. 학교 물리치료사는 교실의 교사, 체육교사, 학교간호사를 포함한 학교 관계자에게 계속 정보를 줄 것이다.

환자/고객중심의 지도 / Patient/Client-Related Instruction

Sam의 부모는 자신들이 만나는 건강관련 전문인들로부터 DMD에 대해여 가능한 한 많은 정보를 얻으려고 노력해왔다. MDA로부터 온 서비스 조정자와 MDA가 제공하는 서비스에 관하여 지역에서 가능한 지원그룹과 함께 이야기해왔다. 또한 온라인상의 근육퇴행위축 프로젝트 부모협의회로부터도 정보를 받았다. 이 협의회는 DMD가 있는 아동의 가족을 지원하기 위한 비영리 단체이다. 클리닉 팀의 다양한 구성원의 역할에 대해 설명하였고 클리닉 팀과 소아과 의사, 학교 사이에서 어떻게 조정되어야 하는지를 또한 토의하였다. 아동의 해마다의 검진, 예방접종, 그리고 추가접종같은 규칙적인 의학적 필요를 위해 소아과 의사가 계속 경과관찰을 하게 될 것이다. 더 자주 경과관찰이 필요한 경우가 아니라면 MDA 클리닉에서 6개월마다 1번씩 보게 될 것이다.

클리닉의 물리치료사는 부모에게 Sam이 낮은 강도의 운동을 할 것과 기능적 신체적 활동에 참여하게 하라고 권하였다. Sam은 과하게 힘쓰는 것, 특히 신장성 수축(eccentric contraction) 운동이나 고강도의 저항운동은 피해야 하는데 수축으로 인한 근육 손상이 올 수 있기 때문이다(Eagle, 2002). 운동 후 24시간 내 계속되는 통증과 미오글로빈뇨(myoglobinuria)가 있으면 이는 과사용의 증상으로써 이후 운동은 강도를 줄여야 함을 의미한다(Eagle, 2002). Sam의 부모는 수영의 기회를 가져보라고 요청받았는데 이는 일반적으로 근력강화를 할 수 있는 즐거운 방법이기 때문이다. 이러한 권장사항은 경험적으로 일치된 의견에서 나온 것이다; 비록 디스트로핀 결핍 쥐에서 동물연구는 시행하였으나 DMD가 있는 사람에서 이러한 특정 운동 프로토콜을 지지할만한 근거는 제한되어있다. 질병 초기에는 최대하 운동이 상섬이 있을 수 있으나 근육이 시방과 결합조직으로 대치되는 후기에 가서는 효과가 없을 수 있다는 것이다(Bushby 등, 2010b; Eagle, 2002; Grange & Call, 2007, Vignos, 1983).

직접 중재 / Procedural Interventions

Sam의 부모는 족관절의 ROM을 유지하기 위하여 어떻게 수동적인 스트레칭을 해주어야 할지에 대해 실연해주는 것을 보았다. 또한 고관절에 발생하는 단축을 예방하기 위하여 TV 보는 동안 엎드린 자세를 취해주는 것에 대한 지도도 받았다.

치료의 종결

Sam은 지역사회에서 MDA의 일환으로 예방 물리치료(APTA, 2001, p.679)를 받기로 하고 규칙적으로 방문하였다. 이러한 클리닉 방문의 목적은 최대한의 기능, 건강, 그리고 체력을 유지시키려는 것이다. Sam의 가족은 다음 정규 방문전에 관심사나 질문이 생기면 클리닉과 연락할 수 있도록 하였다. Sam은 그를 위하여 특정 프로그램을 만들어 줄 학교의 물리치료사에게도 치료를 받으면서 추적관찰을 하게 될 것이다. 클리닉 물리치료사는 Sam을 고립된 공간에서 보게 되는 반면, 학교 물리치료사는 자연스런 환경안에서 아이와 상호작용하게 될 것이고 매일의 기능, 활동 제한, 그리고 참여의 제약을 보게 된다. 이것이 학교 물리치료사로 하여금 아이의 욕구에 부응할 수 있게 Sam과 학교 팀에게 적절한 도움을 줄 수 있게 되는 것이다.

검사; 6세 때

병력 / History

Sam은 지난해에 건강하였다. 유치원에서의 학습과 체육수업도 잘 하였다. 그는 교실에서 어떤 형태의 도움이 필요하지 않았다; 그러므로 IDEA하의 특수교육 및 연관된 서비스를 받을 수 있는 대상은 아니었다. 그러나 1973년 재활법 504조에 의해 학교에서 물리치료 서비스 대상이 되었다. 체육교사와 학교 물리치료사는 체육수업 프로그램에 대해 의논하여 아이의 근력약화에 따른 이차적인 활동과 참여세한에 적응시키기 위해 수업을 함께 수정하였나. Sam의 스트레칭에 대한 필요를 체육프로그램에 통합시켰다. 가족은 지역 YMCA에서 최소한 일주일에 두 번, 주중의 저녁과 주말에 수영을 하러 간다. 그들은 스트레칭 운동과 자세 잡아주는 것도 지도받은대로 일주일에 최소한 5회를 해줄 것이다.

6개월 전부터 Sam은 여러 대조군 비교 연구를 토대로(Griggs 등, 1991, 1993; Mendell 등, 1989) 소아 신경과 전문의가 추천한 대로 prednisone 0.75mg/kg/일의 치료를 시작하였다. 부모는 Sam이 prednisone을 투약한 후부터 기능이 향상되었다는 것을 알았다. 계단 올라갈 때 난간을 잡지 않아도 되고 양발로 번갈아 디디며 올라간다. 바닥에서 좀 더 쉽게 일어나며 전보다 빨리 달릴 수 있는 듯이 보인다. Sam은 바퀴를 따로 연습하지 않고도 자전거 타기를 배워서 이웃의 어린이들과 관계를 맺을 수 있게 되었다. 아이는 더 배고파하지만(prednisone의 알려진 부작용) 부모가 과자나 칩스대신 과일을 먹도록 하고 있다. 부모는 영양사가 권고한 대로 소금과 설탕과 불필요한 열량을 제한하는 등 성공적으로 수행하고 있다.

장기 시스템 검토 / Systems Review

성장과 발달(Growth and Development)

신장과 체중은 정상범위이다. 신장과 체중을 모니터하는 것이 아주 중요한데 스테로이드 치료의 부작용은 체중증가와 성장이 감소하는 것이기 때문이다.

심혈관계 및 호흡기계 (Cardiovascular and Pulmonary)

활력징후는 정상범위 안에 있다. Sam의 기초 ECG는 작년에 하였고 검사상 비정상 Q-파가 보이고 R-파가 도드라진다. 이것은 심실의 비후를 암시하는 것이다. 심장근육병증의 증상이 없어도 ECG에서 이러한 비정상은 드물지 않으며 모니터링을 필요로 한다. 폐기능은 FVC 테스트를 통하여 알 수 있는데 표 23.1에 나와 있다.

피부(Integumentary)

피부는 정상이다. 어떤 아이들은 prednisone의 부작용으로 특히 복부에 긁힌 듯한 표시의 줄이 생긴다(Fenichel 등, 1991, 1993)고 하는데 Sam은 없었다.

근골격계(Musculoskeletal)

Sam의 자세는 작년과 별반 달라진 것이 없었다. 근육수행과 ROM을 더 자세히 검사할 것이다.

신경근육계(Neuromuscular)

신경근육계 검사상 운동조절, 감각통합 그리고 근긴장도는 정상범위이다. 이전에 말한 특정 기능적 활동을 좀 더 자세히 검사할 것이다.

인지 및 의사소통(Cognition and Communication)

Sam은 연령에 맞게 의사소통하며 지시를 잘 따른다.

테스트 및 측정/ Tests and Measures

작년에 테스트하고 측정한 항목과 같다; 근육수행, ROM, 시간내 기능하는지를 테스트, 그리고 FVC(표 23.1)이다. Sam은 시간제한 기능평가의 수행이 향상되었고 다리를 벌리지 않고 Trendelenburg 보행을 보이지 않고도 짧은 거리를 달릴 수 있었다. 학교와 지역에서 놀이터에서 또래와 어울릴 수 있었다.

평가, 진단 그리고 예후 (치료계획 포함)

평가 / Evaluation

1년 전의 검사와 비교시 Sam은 향상되었다. 무작위 임상시험으로 시행한 prednisone의 연구에서 치료 처음 6개월간은 근력, 시간제한 기능테스트, 기능적 능력의 증가가 있다고 한다(Mendell 등, 1989). 무작위로 뽑은 환자들에서 이러한 호전은 18개월 이상 지속되었다. 그 이후에 질환이 진행하지만 스테로이드 치료를 안한 경우보다 진행이 느렸다(Finichel 등, 1991). 이러한 테스트와 측정으로 물리치료사는 근육수행과 기능에 대한 투약 효과를 모니터하는데 의료팀에 도움이 될 수 있다.

진단 / Diagnosis

Sam의 물리치료 진단은 여전히 자세, ROM, 그리고 근육수행의 장해이며 체육수업과 지역 스포츠에서 경미한 활동제한 및 참여의 제약이 있다.

예후 / Prognosis

일반적으로 이런 질환은 진행성이기 때문에 Sam의 예후는 좋지 않다. 그러나 장기간의 prednisone의 투약에 대한 예측할 수 없는 반응으로 근육수행과 기능적 능력에 대한 특정 예후를 단기간에 측정하기는 어렵다.

목표들 / Goals

ROM, 근력을 유지하고 기능적 능력과 참여를 최대화하는 것이 장기간 목표에 포함된다.

최신 검사: 개인적인 건강관리 욕구에 대해 자신 스스로 책임감을 가지는 것을 촉진해주기 위해 스스로 스트레칭하고 이를 일상의 생활 속으로 통합시키는 것을 가르쳐 주는 것이 이번 방문의 단기간 목표에 포함된다. 다음 6개월 후의 방문까지 현재 임상에 기반하는 다음과 같은 단기목표들이 있다:

1. Sam은 장딴지/가자미 근육을 스스로 올바르게 스트레치할 수 있을 것이다.
2. Sam은 하루에 30분씩 고관절 굽힘근이 스트레치되도록 적절하게 엎드린 자세를 할 수 있게 될 것이다.
3. Sam은 평평한 실내와 고르지 못한 실외 바닥을 독립적으로 걷는 능력을 유지할 수 있을 것이다. 너무 피곤하지 않게 걸을 수 있는 거리의 범위를 모니터할 수 있을 것이다.
4. Sam은 계단을 한 손으로만 난간을 잡고 양발로 번갈아 오르는 방식으로(step-over- step), 내려갈 때는 한 발, 다음 발로 한 계단씩 내려가는(step-to-step) 방식으로 독립적으로 계단을 오르내리는 능력을 유지할 것이다.
5. 여름 방학 동안 이웃까지 주변을 매일 30분간 자전거를 탈 것이다.

중재

조정, 의사소통, 그리고 기록 / Coordination, Communication, and Documentation

지난해 동안 학교 물리치료사는 Sam을 계속 모니터하고 아이의 이동에 있어서 최근의 호전과 현 능력에 맞추어 계획을 수정하기 위하여 교실의 선생님과 체육교사와 함께 계속 일한다. 가을에 클리닉의 물리치료사는 새 학기 치료를 조정하기 위해 학교 물리치료사와 서로 전화나 기록으로 이야기를 할 예정이다.

환자/고객중심의 지도 / Patient/Client-Related Instruction

클리닉의 물리치료사는 Sam의 부모에게 스테로이드 치료로 얻은 호전을 최대화하기 위하여 스트레치 프로그램, 자세 잡아주기, 그리고 수영을 계속하도록 격려해주었다. Sam에게는 장딴지 근육/가자미 근육을 스스로 스트레치하도록 지도하였다. 또한 TV 볼 때나 독서를 할 때 엎드리게 함으로써 고관절 굴곡근의 단축을 예방하는 자세를 잘 할 수 있게 지도하였다. 특히 피곤하거나 특정 근육에 쥐가 나는 것에 대해 불평하지 않는다면, 잠을 잘 자고 난 후에 Sam의 활동을 제한하지 않도록 권하였다. 여름동안 아동이 전형적으로 학교에서 했던 운동대신 좀 더 자주 수영을 할 것도 권하였다. 근골격계의 무리 때문에 고강도의 유산소 운동은 권하지 않았다(Bushby등, 2010b).

예방 물리치료

Sam은 진행성 근육신경 질환 클리닉에서 6개월 간격으로 진료를 할 것이다. 이 클리닉에서의 물리치료 서비스에는 검사, 지도 설명, 그리고 교육이 포함될 것이다. Sam과 가족은 집에서 하는 운동 프로그램을 독립적으로 할 수 있고 그것의 중요성을 잘 알고 있는 듯하다. 다음 클리닉 방문에 앞서 의문이나 걱정이 생긴다면 정기 방문 전에라도 클리닉을 방문하도록 권유하였다.

검사; 10세 때

병력 / History

Sam은 지난번 클리닉을 방문하였을 때까지는 건강하게 지내왔다. prednisone을 계속 투약하고 있고 스테로이드의 전형적인 부작용인 쿠싱형 얼굴을 보이고 있다(Grigg등, 1991). 투약을 시작할 때부터 얻어진 호전된 상태를 계속 유지하고 있는데 약간의 감소가 있는 듯이 보인다. Sam과 부모는 DMD의 자연경과를 알고 있으므로 Sam의 신체적 능력이 유지되고 있음을 매우 기뻐하고 있다. Sam은 지난달 MDA가 후원한 1주간의 여름캠프에 참가하였다. 그리고 벌써 내년을 기대하고 있다.

장기 시스템 검토 / Systems Review

성장과 발달(Growth and Development)

Sam은 또래에 비해 신장이 작은 편이고 지난해 체중이 늘었다;또래와 비교시 신장은 20퍼센타일, 체중은 90퍼센타일이다. 부모와 아동이 이것에 대해 약간 걱정하고 있는데 이번 가을에 중학교가 시작되기 때문이다. Sam과 부모는 성정 지연과 체중 증가가 이전의 연구로 알려진 바와 같이 장기간의 코르티코스테로이드 사용의 부작용임을 알고 있다(Biggar등, 2006).

심혈관계 및 호흡기계 (Cardiovascular and Pulmonary)

오늘 방문한 클리닉에서 시행한 Sam의 ECG에서 비정상적 Q 파형, 두드러진 R 파형과 ST 간의 상승으로 심근병증의 소견이 보였다. 이번 소견으로 새롭게 활동제한이 필요한 것은 아니지만, 장기간의 심근육병증의 관리를 위하여 심장전문의에게 의뢰될 것이다. FVC를 모니터하므로써 폐기능 테스트를 시행할 것이다. Sam의 호흡수는 정상이지만 심박동수는 100회/분으로 정상치 상한선에 있다. 안정시의 빈맥은 DMD 아동의 흔한 소견이다(Bushby등, 2010b).

피부(Integumentary)

피부는 문제가 없다.

근골격계(Musculoskeletal)

Sam의 선 자세는 6개월 전과 비교 시 조금 더 요추 전만이 증가되어있고 약간 발을 더 넓게 벌리고 서 있다. ROM과 근육수행에 대해서는 자세히 검사할 것이다.

신경근육계(Neuromuscular)

운동조절, 감각통합 그리고 근긴장도는 정상범위 안에 있다. 이전에 말한 특정 기능적 활동을 좀 더 자세히 검사할 것이다.

의사소통 및 인지(Communication and Cognition)

Sam의 의사소통 수준은 또래와 맞으며 외향적이며 학교에서 역사와 지리에 흥미가 있다고 한다. 30%의 DMD 아동들과는 달리 학습을 잘 해나가고 있으며 학습에 대한 어떤 문제도 없다(Anderson 등, 2002; Dubowitz, 1995; Hinton 등, 2000).

테스트 및 측정 / Tests and Measures

ROM, 근육수행, 시간측정 기능 활동, FVC의 검사 결과는 표 23.1에 있다. Sam은 시간제한 기능 테스트에서 좀 더 느린 수행을 보였고 이제 달릴 수 없다. 보행할 때 다리를 넓게 벌리고; 대퇴사두근의 근력약화 때문에 발뒤축 접지기에서 마지막 신전이 일치되게 나타나지 않는다. 또 양발로 번갈아 계단을 오르내릴 수 없게 한다. 평평하지 않은 곳에서 걷는데 어려움이 있고 넘어질까봐 학교와 지역사회에서 또래와 잘 어울리지 못한다.

평가, 진단 그리고 예후

평가 / Evaluation

Sam의 검사결과는 Sam과 부모가 관찰한 바와 같다. 이전의 결과에 비해 약간의 감소는 있으나 Sam은 여전히 질환의 자연경과에 비해 예상을 넘어 잘 하고 있다. 바닥에서 일어설 때 다시 Gower방식을 사용한다. 걸을 때 발가락 끝으로 걷는 경향이 지난번보다 좀 더 늘었다. 난간을 잡지 않고 계단을 오를 수 있으나 잡으면 더 안전하게 느낀다고 한다. Sam은 체육수업의 참여가 아주 제한을 받는다. 그리고 학교 물리치료사는 내년에 중학교에 갈 때는 체육수업을 아이에 맞게 수정하는 것에 대해 토의하였다. 중학교는 초등학교보다 크고 2층으로 되어있어 학교 구조물의 장애도 역시 걱정이다. 학교치료사가 응급 시 탈출방법을 포함하여 건물 내에서의 Sam의 이동에 대하여 살펴볼 것이다. FVC는 계속 증가하고 있으며 거의 정상수준에 가깝다. DMD 소년들의 폐기능의 자연경과 연구에서 10세~12세까지는 FVC가 계속 증가한다는 것을 알고 있다. 그다음 몇 년 동안 그대로 있으며 다음은 감소하기 시작한다(Rideau 등, 1981).

예후/ Prognosis

Sam은 원래의 DMD 자연경과에 비교해서 아주 잘하여 왔다. Corticosteroid의 십년이상의 효과에 대한 보고는 현재로선 없으므로 장기적인 미래를 예측하기는 어렵다. Sam과 부모는 이것을 알고 있으며 Sam의 경과관찰 목적의 방문을 통하여 우리가 배운다는 것에 감사하고 있다. 단기적으로는 근육수행, ROM, 그리고 기능적 활동의 감소가 계속 주요 관심사가 될 것이다.

목표들 / Goals

*장기목표*는 Sam의 기능적 능력과 참여를 진행성 질환이라는 제한된 범위 안에서 최대화하는 것이다.

다음 번 방문 때까지의 6개월 *단기목표*는 매일 스트레치 운동 및 적응할 수 있는 체육프로그램과 지역 수영장에서의 프로그램 참여로 ROM, 근력을 유지하는 것이다.

최근의 목표: 현재의 임상에 바탕한 Sam의 단기목표는 다음과 같다:

1. Sam은 장딴지근/가자미근의 자가 스트레칭을 올바르게 할 수 있을 것이다.
2. Sam은 하루에 한 번 고관절 굽힘근의 스드레칭을 위하여 엎드리는 자세를 할 것이다.
3. Sam은 평평한 실내에서 독립 보행을 할 수 있는 능력을 유지할 것이다.

4. Sam은 한 손만 난간을 잡고 계단을 독립적으로 오르내리는 것을 계속 할 수 있을 것이다.
5. Sam은 여름방학 동안 이웃 주변으로 자전거를 하루 30분씩 매일 탈 것이다.
6. Sam은 YMCA나 지역 수영장에서 최소 일주일에 두 번 수영을 할 것이다.

중재

조정, 의사소통, 그리고 기록 / Coordination, Communication, and Documentation

Sam이 들어가려고 하는 중학교는 모든 교실을 같은 층에 배열하여 계단을 올라갈 필요가 없도록 아동을 배려하기 위해 계획을 세웠다. 비록 Sam이 이용하기를 꺼리지만 장거리 이동과 현장 학습을 위해서는 수동 휠체어 운용등 필요할 때 이용할 수 있는 학교 자체의 매뉴얼이 있다. 응급 상황에 대한 보조 계획도 있어서 Sam은 소방훈련 시 훈련을 하게 될 것이다. Sam과 부모는 체육수업에 온전히 참여하지 못할까봐 우려하고 있다. 아이가 적응할 수 있는 정도로 정규적인 체육수업을 체육교사와 학교 물리치료사가 함께 만들 것이다. 아이는 어느 정도 제한된 능력이나마 팀 스포츠에 참여하기를 희망하여 비록 선수로 참여하기를 원하지만 시간 측정자나 점수를 기록하는 역할로 참여하여 사회적 관계를 맺을 것이다. 고등학교 수영팀이 연습하는 지역사회 실내수영장에서 연습할 수 있는 가능성을 탐색해 볼 것이다. 물리치료사는 서기와 체중 지지를 하는 것의 중요성에 내해 토의하였나. 학교 선생님은 Sam이 학교에서 지내는 동안 하루에 짧게 여러 번 서 있게 하는 것에 동의하였다.

환자/고객중심의 지도 / Patient/Client-Related Instruction

Sam과 그의 아버지는 그들이 하고 있는 일상의 운동에 대해 기술하였다. Sam은 학교에서 체육수업의 일환으로 스스로 발목관절과 ITB/TFL을 스트레치하고 있고 집에 오면 지도받은 대로 자세를 잡고 TV를 보거나 책을 읽는다. 취침 시 아빠가 다시 한 번 발목관절, ITB/TFL을 스트레치해준다. Sam은 또한 학교와 집에 있는 시간 사이에 하루 3~4시간 자기 발로 서서 체중을 지탱하는 것의 중요성도 이해하고 있다(Bushby 등, 2010b, Vignos, 1983).

15세 때의 방문기록

병력 / History

지난 해에 Sam은 건강했다. 계속 prednisone을 투약하며 용량은 체중 증가 때문에 0.5mg/kg/일로 줄였다. 눈에는 또한 점모양 백내장이 양쪽에 생겼는데 장기간의 스테로이드 복용의 부작용이다(Fenichel 등, 1991; Moxley 등, 2005; Biggar 등, 2006). 시력에는 영향이 없으며 아직 수술할 단계도 아니지만 안과의사에게 일 년에 한 번씩 검진을 받게 될 것이다. 오늘 정형외과의사는 기본적으로 척추 사진을 찍었는데 앞으로 척추의 측만증 발생을 모니터하기 위한 것이다. 장거리를 걷는 데는 어려움이 있다. Sam은 최근 가족이 디즈니월드에 여행갈 때 휠체어를 타기로 선택하였다. 부모는 이번 여름 때때로의 가족 여행을 위하여 MDA에서 가능한 수동형 휠체어를 빌릴 계획을 하고 있다. Sam은 또한 계단을 오르기가 더 어려워졌다. 그래서 가족들은 Sam을 위하여 침실과 욕실을 일층에 두도록 공간개조를 하거나 공간을 새로 만드는 것을 생각하고 있다. 그들은 차고로부터 입구까지 경사를 설치할 계획이다. Sam의 이동성 제한으로 이웃과 지역의 또래와 어울리는것이 줄었다. 학교에서는 여전히 잘하고 있고 역사와 컴퓨터에 흥미가 있으며 대학교 진학을 위한 진로 탐색을 하고 있다.

장기 시스템 검토 / Systems Review

성장 및 발달(Growth and Development)

Prednisone을 투약한 이후부터 성장이 느려졌다. 체중을 유지하려고 노력하여 왔으나 prednisone 용량을 줄여서 체중이 더 이상 불어나지 않도록 하고 싶고 식사에 좀 더 신경을 쓰기를 원한다. 우리 클리닉의 이전 자료로 보면 prednisone을 투여받는 남아는 이차 성징의 발달이 느렸으며 이것을 Sam과 부모와도 공유하였다.

심혈관계 및 호흡기계 (Cardiovascular and Pulmonary)

활력징후는 정상이다. Sam은 아직 심장이나 폐와 관련한 어떤 증상도 보이지 않는다. 그는 심장전문의가 매년 검진할 것이다. 그리고 공식적인 폐기능 평가를 계속 할 것이다. FVC의 결과는 표 23.1에 나와 있다. Sam의 FVC는 여전히 증가하고 있는데; 이 단계에서는 추후 테스트나 예방적 측정이 필요하지 않다.

피부(Integumentary)

피부에는 이상이 없다.

근골격계(Musculoskeletal)

하지의 모든 관절에서 구축이 증가하였는데 특히 발목관절이 더 심하였다.

근육신경계(Neuromuscular)

점점 근력이 더 약화되었고 클리닉 방문 시 시간 제한 기능테스트 수행에서 어려움을 더 보였다. 달리라고 했을 때 두 발이 땅에서 떨어지는 시간이 없어 달리기는 할 수 없었다. 계단을 오를 때 난간에 강하게 의존하였다. 집에서는 아침에 계단을 내려와서 저녁 때까지 계단을 오르지 않는다. 바닥에서 일어날 때 더 이상 가구를 잡고 몸을 끌어당기지 않고는 일어설 수 없다. 그리고 집에선 이런 자세 전환은 거의 하지 않는다.

테스트 및 측정 / Tests and Measures

ROM, 근육수행, 시간 제한 기능테스트 그리고 FVC는 표 23.1에 나와 있다.

이동성(Mobility)

Sam의 보행의 특징은 발끝으로 걷는 양상이 좀 더 항시 나오고, 요추 전만의 자세가 더해지고 안정을 구할수록 더 다리를 넓게 벌리게 된다. Sam은 근력약화로 인해 균형이 잡히지 않는다는 것을 알고 있고 복잡한 학교 복도에서는 더욱 조심해야 한다는 것을 알고 있다. 10세까지는 KAFO가 이동성을 유지하는데 도움이 되었으나 십대에는 그것이 보행유지에는 적절치 않고 치료적 목적으로 서 있는데 유용하다. 적절하게 지지해주면서 오래 서 있게 하려면 스탠딩 테이블 같은 것이 또 다른 대안이 될 수도 있다(Bushby 등, 2010b; Eagle, 2002). 이 당시 Sam에게 기립 테이블이 필요치 않았는데 여전히 설 수 있었고 단거리는 걸을 수 있었기 때문이다.

중재

조정, 의사소통, 그리고 기록 / Coordination, Communication, and Documentation

고등학교는 Sam의 교실들과 사물함을 건물의 한쪽에 집단 배치함으로써 Sam을 배려하였다. 응급 상황 시, 또 만일 아이가 휠체어로 식당이나 도서관 같이 긴 거리를 이동할 필요가 있을 때는 수동 휠체어를 사용할 수 있다; 학교 물리치료사는 아이에게 긴 거리 이동 시 휠체어를 밀어달라고 친구에게 요청하도록 권하였는데 자신이 지나치게 휠체어를 밀면 Sam의 근육에 무리가 되기 때문이다. 현재는 걸어가는 것을 선택하였지만 지난해 보다 시간이 더 걸린다. 교실을 이동할 때 다른 아이들보다 먼저 교실을 나서므로 혼잡한 아이들 속에서 밀치고 할 염려가 없다. 아이가 근력약화로 쉽게 넘어지므로 안전이 우려된다.

환자/고객중심의 지도 / Patient/Client-Related Instruction

Sam은 또래와 함께 훈련실에서 운동한다. 학교물리치료사와 체육교사는 가벼운 저항운동으로 상지를 운동하도록 하였다. Sam은 폐활량 기구로 매일 호흡운동을 한다. 호흡운동의 장기적 이점에 대한 증거가 희박하지만, 단기 연구로는 호흡근이 훈련된다는 것을 지지하는 증거가 있다(Finder 등, 2004). 클리닉의 물리치료사는 Sam이 감기가 걸렸을 때 이용하도록 보조를 받아 시행하는 기침 테크닉을 Sam과 부모에게 지도해주었다.

Sam은 이제 스스로 족관절 스트레칭을 하기가 어려워졌다. 클리닉 치료사의 지도 아래 발목관절, ITB/TFL 그리고 넙다리근육의 스트레치 운동을 아빠와 함께 다시 해보았다. Sam은 매일 TV를 볼 때 45분에서 60분씩 엎드려 있다. 우리는 밤에 발목관절 ROM 유지를 위한 부목을 하면 어떨까를 토의하였다. 클리닉은 아이들이 온 밤 내내 부목을 대고 있는 것을 참지 못하기 때문에 일상적으로 제공하지는 않는다. 또한 무릎 위까지 착용하지 않기 때문에 가자미근과 장딴지근육의 아래부분만 스트레치 될 뿐이다. Sam은 부목의 상섬을 이해하고 기꺼이 하려고 하였다.

물리치료사는 스쿠터나 전동 휠체어같은 동력화된 이동수단의 선택에 대하여 가격, 이동의 손쉬운 정도를 비교하여 자세히 토의하였다. Sam과 가족은 학교 당국자, 사용해 보았던 다른 가족, MDA 서비스 조정자와 이야기 해보고 이 이슈에 대해 토의하기로 하였다. 이것에 대해 의료보험에서 얼마나 비용을 지불할 수 있는지 본인부담이 얼마인지 검토해 보기로 하였다. 클리닉의 사회복지사도 대안적 기금을 찾아보기로 하였다.

18세 때의 방문 이야기

이번 5월에 Sam은 고등학교를 졸업했다. 집에서 자동차로 4시간 정도 떨어진 대학에 가려고 한다. 이 대학은 장애학생들의 요구에 잘 대응할 수 있는 환경과 서비스로 잘 알려진 대학이다. Sam은 개인 도우미(personal care assistant; PCA)가 있는 캠퍼스에서 생활하는데 흥분을 느낀다. 그는 Sam에게 필요한 일상생활동작을 도와주는 것 이외에도 아침과 잘 때 하루 한 시간 스트레치를 해주게 될 것이다. Sam은 또한 일주일에 2~3번 접근이 용이한 캠퍼스의 수영장에서 수영을 할 기회도 가질 것이다. 수영장의 탈의실에서 PCA가 도와주고 풀에 들어가고 나오는 것을 돕게 된다. 이번 봄에 Sam은 전동휠체어를 얻었다. 가족은 밴을 사고 리프트 장치를 달고 Sam과 전동 휠체어를 학교나 집으로 운반할 수 있게 되었다. 이후의 2년내 어느 시기에는 Sam이 밴을 자신에 맞게 개조하여 운전훈련을 받아 스스로 독립적으로 운전하게 되기를 희망한다.

검사 / Examination

Sam은 바닥에서 일어나거나 계단을 올라갈 수 없다. 집 주변으로는 걸어다닐 수 있으나 가구나 벽을 때때로 짚고 다니는 경향이 있다. 몇몇 자조 관리 활동에서는 도움이 필요하다. 그러나 욕실에 적응용품을 두고(샤워 의자, 욕조안의 앉는 의자, 잡을 수 있는 손잡이 설치), 침실(침대 양옆의 레일 설치)도 적응이 되도록 해서 대부분은 독립적이다. Sam은 샴푸하기, 머리위로 셔츠입기 등과 같이 머리위로 하는 활동에 어려움이 있다. 아직 밥은 혼자 먹을 수 있고 컴퓨터 키보드 사용을 혼자 하고 쓸 수 있다. 어깨뼈이음(shoulder girdle) 근육도 3- 범위이다. 팔굽관절 굽힘근과 폄근은 4- 그리고 원위부 손의 근육은 4 범위이다. 손으로 쥐는 것은 양호한 편이다. 특정 테스트 및 측정은 표 23.1에 자세히 나와 있다.

조정, 의사소통, 그리고 기록, 환자/고객과 관련한 지도 / Coordination, Communication, and Documentation and Patient/Client-Related Instruction

Sam과 그 가족은 Sam의 상태, 다양한 치료 및 관리에 대해 아주 잘 알고 있다. 쎄미나에 참가해 왔으며 MDA가 제공하는 지원그룹과 근육퇴행위축 부모 프로젝트(PPMD; Parent Project Muscular Dystrophy)에 참여해왔다. 과거 7년 동안 매년 여름에 Sam은 MDA캠프에 참가했으며 유전성 신경근육질환을 가진 다른 아동들을 만났다. 그래서 이러한 질환의 진행에 대해서 아주 잘 인식하고 있다; 코르티코스테로이드 치료 아니었으면 보행능력을 6-10년 전 상실했으리라는 것도 알고 있다. Sam의 치료관리에 대해서 전체가족이 참여해왔다: (1) 스트레칭, 자세 잡기, 그리고 수영의 가정 프로그램을 잘 해나갈 수 있게 Sam을 돕고, (2) 필요하면 보조기구를 받고, (3) 가정개조를 계획하고, (4) 생산적인 삶을 살려는 그의 욕구를 지지해주었다. Sam이 대학에 가려고 하기 때문에 클리닉팀은 (1) 최소 일 년에 한번 다영역 전문가팀이 아동을 계속해서 방문하는 계획, (2) 호흡기능을 유지하기 위한 호흡기계에 대한 훈련의 중요성, (3) 아주 경미한 호흡기계 문제라도 즉각 치료를 받게 할 필요, (4) Sam이 혼자 있을 때 넘어진 경우 응급계획에 대해서 다시 한 번 재검토하였다. 그들은 침실과 욕실에서 사용하게 될 기계적 이동 기구, 식사와 쓰기에 사용할 움직일 수 있는 팔 지지 설비, 호흡과 기침을 도와줄 기계적 환기 장치를 포함하여 추후 보조기구의 필요성에 대해 토의하였다(표 23.2).

표 23.2 뒤시엔느형근육퇴행위축 환자에서 Vignos 기능평가척도에 따라 권장되는 적응적 기구

Vignos 레벨	필요한 적응적 기구
1. 걷고 도움없이 계단을 오른다	● 없음
2. 걷고 계단 난간을 잡고 계단을 오른다	● 계단 오르기용 난간
3. 걷고 계단 난간을 잡고 천천히 오른다 (표준 8계단 오르는데 25초 이상 걸린다)	● 계단 오르기용 난간 ● 발목관절 보조기(AFO)를 밤에 부목으로 착용한다.
4. 도움없이 걷고 의자에서 일어서지만 계단을 오를 수 없다	● 발목관절 보조기(AFO)를 밤에 부목으로 착용한다.
5. 도움 없이 걷지만 의자에서 일어서거나 계단을 오를 수 없다	● 장거리용 수동 휠체어 ● 밤에 AFO나 무릎관절-발목관절 보조기(KAFOs)를 착용한다. ● 단축된 손가락 굽힘근용 손 부목이 필요할 수 있다.
6. 도움을 받아야만 걷거나 KAFOs를 착용하고 독립적으로 걷는다	● 장거리 이동 시 수동 휠체어를 사용하고 앞으로 나아가려면 도움이 필요하다. ● 밤에 AFO나 무릎관절-발목관절 보조기(KAFOs)를 착용한다 ● 단축된 손가락 굽힘근용 손 부목이 필요할 수 있다.
7. KAFOs를 착용하고 걷지만 균형잡는데 도움이 필요하다	● 수동 휠체어를 전진시키는데 도움이 필요하고 장거리용 전동 스쿠터, 전동 휠체어를 사용한다 ● 밤에 AFO나 무릎관절-발목관절 보조기(KAFOs)를 착용한다 ● 단축된 손가락 굽힘근용 손 부목이 필요할 수 있다
8. KAFOS를 착용하고 설 수 있지만 도움을 받아도 걸을 수 없다	● 전동 휠체어(전동 기립대 포함) ● 침실과 욕실에서 이용할 자리이동 기계 장치 ● 먹기와 쓰기를 보조해줄 기구 ● 밤에 기계적 호흡기가 필요할 때가 있고 기계적 기침 도움이 필요하다. ● 밤에 AFO나 무릎관절-발목관절 보조기(KAFOs)를 착용한다 ● 단축된 손가락 굽힘근용 손 부목이 필요할 수 있다.
9. 하루종일 휠체어에 앉아있고 팔굽의 굽힘근 근력이 3/5 이상이다.	● 전동 휠체어(전동 기립대 포함) ● 침실과 욕실에서 이용할 자리이동 기계 장치 ● 먹기와 쓰기를 보조해줄 기구 ● 흡기, 호기, 기침을 도와줄 기계적 호흡기 장치 ● 밤에 AFO나 무릎관절-발목관절 보조기(KAFOs)를 착용한다 ● 휠체어에 앉아있을 때 AFOs를 착용하기도 한다 ● 단축된 손가락 굽힘근용 손 부목이 필요할 수 있다.
10. 휠체어나 침대에 하루종일 있고 팔굽의 굴곡근력이 3/5 이하이다	● 전동 휠체어(전동 기립대 포함) ● 침실과 욕실에서 이용할 자리이동 기계 장치 ● 먹기와 쓰기를 도와줄 이동 팔 지지대 ● 흡기, 호기, 기침을 도와줄 기계적 호흡기 장치 ● 밤에 AFO나 무릎관절-발목관절 보조기(KAFOs)를 착용한다 ● 휠체어에 앉아있을 때 AFOs를 착용하기도 한다 ● 단축된 손가락 굽힘근용 손 부목이 필요할 수 있다.

출처: Adapted from Vignos, P.J., Spencer, G.E., & Archibald, K.C. (1963). Management of progressive muscular dystrophy of childhood. *Journal of American Medical Association, 184* (2), 89–110.

21세 때의 방문

Sam이 대학생활을 시작한 이래로 대학에 가까이 있는, 신경근육 질환을 가진 성인들이 다니는 클리닉이 그의 의학적 관리를 조정하게 되었다. 집에서 계속 거주하였더라도 결국엔 그의 치료는 소아 MDA로부터 성인 클리닉으로 바뀌었을 것이다. 이러한 전환은 진단이 확정된 이래로 클리닉과 긴밀하고 오랜 관계를 맺어온 Sam과 그 가족을 위해 성공적이었다. 부모는 Sam이 계속 자신의 건강관리와 웰빙에 책임감을 가지도록 격려하였고 건강욕구에 대한 조정을 스스로 담당하도록 하였다. 또 부모는 생전 유서와 치료를 결정할 대리인 선정같은 필요한 기록을 완성하도록 Sam을 지원해주었다.

Sam은 스포츠라이터가 되고자 희망하고 커뮤니케이션에서 학위를 따고자 한다. 여전히 스스로 먹을 수 있고 컴퓨터 키보드를 사용할 수 있다. 대학당국은 시험 때 편의를 보아주며 보고서를 완성할 때 도움을 준다.

토의

DMD 소년의 이 사례 보고서는 유전적 신경근육 질환을 가진 아동의 치료에 물리치료사의 책임을 조명하고 있다. 흔하지 않거나 친숙하지 않은 의학적 진단을 받은 아동을 위한 검사와 중재를 준비할 때 (1) 원인, (2) 병태생리, (3) 자연적 경과 및 예후, (4) 초래되는 신체구조 및 기능 장해, (5) 활동과 참여의 흔한 제한, 그리고 (6) 현재의 내과 · 외과, 재활의학적 치료에 대한 정보를 고찰해보는 것이 중요하다. 효과 있다고 알려진 물리치료 중재에 관해 구할 수 있는 문건들을 포괄적으로 고찰해 보는 것은 전문가들의 일치된 견해를 조합하여 근거 있는 치료계획의 만드는 것으로 이어질 수 있다.

완전한 회복이 기대되는 질환(즉, 골절) 혹은 어느 정도 호전이 기대되는 비진행성의 신경근육질환(즉, 뇌성마비)의 아동을 다루는 것과 진행성의 질환을 가진 아동들을 중재하는 물리치료는 다르다. 비록 이러한 아동들 모두 물리치료 진단중 하나인 "근육기능의 장해"를 가지고 있을 수 있지만 의학적 예후와 자연경과에 따른 상태에 알맞은 중재와 치료목표를 결정해야 할 것이다. 진행성의 유전 신경근육질환을 가진 아동의 경우 목표는 반드시 일상생활에 있어 근력과 기능의 정상화에 있지 않고 활동 제한과 참여 제약을 최대한 지연시키거나 예방하고 기능을 최대화하여 질환의 예상되는 범위 안에서 삶의 질을 향상시키는데 둔다.

학교에서 하는 물리치료 / School-Based Physical Therapy

DMD를 가진 소년에서 비록 다영역전문가 팀의 클리닉이 일반적으로 일차적 서비스 제공자이지만, 학교 물리치료사는 보완적 역할을 하므로 지속되는 치료의 모든 면에 대해 알고 있어야 한다. 필수적 책임은 아동 질환에 대하여 학교 관계자의 다른 구성원과 학생의 친구들에게 질환의 특성을 가르치고 이해를 증진해 주고 현실적 목표를 세우고 학생의 심리사회적 욕구를 지지해주는 것이다. 학교 물리치료사는 체육교사, 교실 교사, 학교 간호사, 작업치료사, 그리고 보조교사와 함께 이동, 교육프로그램에의 접근성과 참여, 그리고 보조 테크놀러지에 대해 협력하며 일한다.

보행할 수 있는 시기에는 학교 치료사는 스트레칭, 자세 잡아주기와 부목대기를 강화하여 장딴지근/가자미근, ITB/TFL, 넙다리근과 고관절 굽힘근의 ROM을 유지한다. 학교와 수영을 포함한 지역의 레크리에이션에서 하는 기능적 활동의 형태로 운동하는 것을 증진한다(Bushby 등, 2010b).

보행이 퇴행하면서 학교 물리치료사는 가족에게 가족 외출시, 학교에서 응급탈출 시 사용할 수동 휠체어를 얻도록 권고해야 한다. 학교와 클리닉의 물리치료사는 학교 주변에서 학생의 일차적 이동 수단이 될 전동 휠체어를 처방하는데 함께 협력한다. 수동 휠체어는 비상용으로 뇌둔다. 전동 휠체어의 구성특징은 "머리 받침대, 단단한 좌석, 단단한 등받이, 몸통 옆지지대, 몸통의 경사지지대(리클라인), 전동으로 조정되는 좌석 높이, 전동으로 올릴 수 있는 발 받침대(이동을 쉽게 할 수 있는 젖혀지는 발 받침대), 압박 경감 쿠션, 고관절 가이드, 모음근 무릎 지지대" 등이다(Bushbyemd, 2010b, p.179). 어떤 경우는 세울 수 있는 전동의자가 적절할 수 있다. 학교에서는 화장실 사용을 위한 리프트 기계가 필요할 수도 있다. 손으로 필기를 하는 것보다 힘이 덜 들므로 학습을 위해서는 컴퓨터가 필요할 수 있다.

코르티코스테로이드로 치료받지 않는 학생들은 십대 후기에 호흡문제가 발생할 수 있는데 이 약물로 치료받는 경우는 20대 중반에 호흡문제가 발생한다. 치료받지 않는 청소년들을 위해서는 부모와 학교 관계자들이 아침 두통, 낮 동안 졸림, 과도한 피로 등 호흡기능이 감퇴하는 증후를 알고 있어야 한다. 이런 증상은 FVC가 1리터 이하로 떨어질 때까진 발생하지 않는다; FVC가 1.25리터일 때 밤시간 산소포화 측정기 적용을 권장한다.

전환계획(Transition Planning)

학교 물리치료사는 전환팀의 중요 구성원으로서 고등학교 이후의 삶을 준비하는데 학생과 그 가족을 돕는 역할을 해야 한다. 이 과정 초기에 대학교육을 원하는 학생은 가능한 서비스와 시행해야 할 서비스를 토의하기 위해 대학 장애 사무실 관계자와 만나야 한다. 집에서 통학할 지 캠퍼스에 거주할 지 생각해야 할 것이다. 양쪽 경우 교통수단, 책과 필요한 물품, 화장실, 캠퍼스 내의 이동(빌딩 사이를 돌아다니기, 문 열기)를 다루기 위해 PCA가 필요할 수 있다. 캠퍼스에 거주하는 학생도 일상의 다른 활동을 위해 PCA 또한 필요할 것이다.

직업을 준비하는 것 역시 전환 팀의 역할로서 적절한 직업을 선택하는 것을 돕고 필요한 과제를 수행하는데 학생을 훈련하고 건물의 장애를 평가하고, 설비와 사람의 추후 필요성을 예측하는데 도움을 주는 역할이다. 물리치료사는 이 과정에서 중요한 관점을 제시할 수 있다.

요약 / Summary

Sam의 경우는 내과, 외과, 재활의학적 관리의 발전에 따라 DMD 소년의 향상된 예후를 보여주고 있다. 그 결과 이러한 젊은이의 많은 수가 고등학교와 대학을 졸업하고 있으며 독립된 삶과 직업을 가지고 사회의 생산적인 일원으로서 살 것을 바라고 있다(Bushby 2010a, 2010b). 물리치료사의 역할은 DMD를 가진 이러한 나이든 사람들과 그 가족의 변하는 욕구에 부응하는 것까지 직접 서비스 제공자뿐 아니라 자문, 조정자, 그리고 교육자로서 확장해야 한다. 환자는 자신 스스로 지지하는 것을 배워야 하고 돌보는 이에게 어떻게 자신을 도울지 가르쳐 줄 필요가 있다. 이는 건강관리, 직업, 지역시민으로서의 삶, 교통수단, 그리고 레크리에이션의 성인세계를 헤쳐나기기 위한 것이다 (Campbell, 1997).

최근의 중재: DMD 아동을 위한 물리치료 중재는 이 장에서 앞서 기술한 일치된 견해에 잘 녹아있다(Bushby, 2010b). 물리치료 중재에 대해서는 최근 소수의 연구가 있는데 대상자 수가 적다. 물리치료에 관한 최근의 근거는 표 23.3에 요약해 놓았다.

표 23.3 근육퇴행위축에서 근거가 있는 중재

중재	저자	연구 디자인	대상자 수	질문	소견
치료적 운동: 유산소능력/ 지구력 훈련	Sveen 등, 2008	전후 결과	18명 (11명은 Becker 근육퇴행위축, 7명은 대조군)	최고 산소 소비 65% 수준으로 매일 30분 12주간 운동하는 것이 VO_{2max}를 향상시킬 것인가?	근육퇴행위축 소년들이 근육 손상의 증거 없이 VO_{2max} 47%가 향상되었다.
치료적 운동: 근력, 힘, 근지구력 훈련	Topin 등, 2002	무작위 임상시험, 이중맹검	16명 (듀센형 근잉영양증)	가정에서 흡기 근육훈련을 해서 호흡기 근육의 지구력을 향상시킬 수 있을 것인가?	훈련 그룹은 호흡근육 지구력이 증가하였다.
	Yeldan, 2008	결과에 관한 전향적 연구	23명 (17명은 팔다리 이음근 근육퇴행위축, 6명은 Becker 근육퇴행위축)	12주의 가정프로그램으로 흡기 근육훈련과 호흡운동을 하여 호흡기능이 향상될 것인가?	흡기 근육 훈련은 호흡운동보다 흡기근육의 근력을 증가시켰다. 호흡운동은 흡기와 호기 근육 모두의 근력을 향상시켰다.

토의문제들(Discussion Questions)

1. 시간경과에 따라 점점 나빠지리라고 예견되는 아동의 능력을 위한 적절한 하부목표들을 설정하고 작성하는데 있어서의 어려운 점에 대해 토의하라
2. DMD 아동들에게 도움이 되게 흔히 사용되는 흔한 일상 생활동작 보조도구들은 어떤 것이 있는가?
3. 고등학교에서 전동 휠체어를 사용하는 DMD 학생을 평가할 때 당신이 발견하게 될 장애물은 무엇인가?
4. 교육, 건강관리, 독립 생활의 측면에서 DMD가 있는 젊은이가 당면하게 될 전환에서의 문제는 무엇이 있는가? 이런 전이를 위해 그들을 준비시키는데 있어 물리 치료사의 역할을 무엇인가?

권장도서(Recommended Readings)

Glanzman, A.M., & Flickinger, J.M. (2008). Neuromuscular disorders in childhood: Physical therapy intervention. In J.S. Tecklin (Ed.), *Pediatric physical therapy* (4th ed., pp. 335–363). Philadelphia: Lippincott Williams & Wilkins.

Harris, S.E., & Cherry, D.B. (1974). Childhood progressive muscular dystrophy and the role of physical therapy. *Physical Therapy, 54* (1), 4–12. (Even though published 30 years ago, this article is still pertinent today in terms of physical therapy examination, intervention, and management. It is a classic!)

Stuberg, W.A. (2012). Muscular dystrophy and spinal muscular atrophy. In S.K. Campbell, R.J. Palisano, & M. N. Orlin (Eds.), *Physical therapy for children* (4th ed., pp. 353-384). St. Louis: Elsevier Saunders.

Web Resources

The following websites are recommended for information regarding the latest research findings, clinical management, support groups, and advocacy initiatives.

National Institute of Neurological Disorders and Stroke
http://www.ninds.nih.gov

National Institute of Child Health and Human Development
http://www.nichd.nih.gov

Muscular Dystrophy Association
http://www.mdausa.org

Parent Project Muscular Dystrophy
http://www.parentprojectmd.org

참고문헌(References)

American Physical Therapy Association (APTA). (2001). Guide to physical therapist practice (2nd ed.). *Physical Therapy, 81*, 6–746.

Anderson, J.L., Head, S.I., Rae, C., & Morley, J.W. (2002). Brain function in Duchenne muscular dystrophy. *Brain, 125*, 4–13.

Angelını, C., Pergoraro, E., Turella, E., Intino, M.T., Pini, A., & Costa, C. (1994). Deflazacort in Duchenne dystrophy: Study of long-term effect. *Muscle and Nerve, 17*, 386–391.

Arias R., Andrews J., Pandya S. et al. (2011). Palliative care services in families of males with Duchenne muscular dystrophy. *Muscle and Nerve 44*(1): 93-101.

Backman, E., & Henriksson, K.G. (1995). Low-dose prednisolone treatment in Duchenne and Becker muscular dystrophy. *Neuromuscular Disorders, 5*, 233–241.

Barohn, R.J., Levine E.J., Olson J.O., & Mendell, J.R., (1988). Gastric hypomobility in Duchenne's muscular dystrophy. *New England Journal of Medicine, 319* (1), 15–18.

Biggar, W.D., Gingras, M., Feblings, D.L., Harris, V.A., & Steele, C.A. (2001). Deflazacort treatment of Duchenne muscular dystrophy. *Journal of Pediatrics, 138*, 45–50.

Biggar, W.D., Harris, V.A., Eliasoph, L., & Alman, B. (2006). Long-term benefits of deflazacort treatment for boys with Duchenne muscular dystrophy in their second decade. *Neuromuscular Disorders, 16*, 249–255.

Brooke, M.H., Fenichel, G., Griggs, R., Mendell, J.R., Moxley, R., Miller, J.P., et al. (1983). Clinical investigations in Duchenne dystrophy. Part 2. Determination of the "power" of therapeutic trials based on the natural history. *Muscle and Nerve*, 6, 91–103.

Brooke, M.H., Fenichel, G., Griggs, R., Mendell, J.R., Moxley, R., Miller, J.P., et al. (1989). Duchenne muscular dystrophy: Patterns of clinical progression and effects of supportive therapy. *Neurology, 39*, 475–481.

Brooke, M.H., Griggs, R.C., Mendell, J.R., Fenichel, G.M., Shumate, J.B., et al. (1981). Clinical trial in Duchenne dystrophy: Design of the protocol. *Muscle and Nerve, 4*, 186–197.

Bushby, K., Finkel, R., Birnkrant, D.J., Case, L.E., Clemens, P.R., Cripe, L., et al. (2010a). Diagnosis and management of Duchenne muscular dystrophy, part 1: Implementation of multidisciplinary care. *Lancet Neurology, 9*, p. 77–93.

Bushby, K., Finkel, R., Birnkrant, D.J., Case, L.E., Clemens, P.R., Cripe, L., et al. (2010b). Diagnosis and management of Duchenne muscular dystrophy, part 2: Implementation of multidisciplinary care. *Lancet Neurology, 9*, p. 177–189.

Campbell, S.K. (1997). Therapy programs for children that last a lifetime. *Physical and Occupational Therapy in Pediatrics, 1*, 1–15.

Centers for Disease Control and Prevention. (2009). Prevalence of Duchenne/Becker muscular dystrophy among males aged 5–24 years—four states, 2007. *Morbidity and Mortality Weekly Report, 58*(40), 1119–1122.

Chénard, A.A., Bécane, H.M., Tertrain, F., de Kermadec, J.M., & Weiss, Y.A. (1993). Ventricular arrhythmia in Duchenne muscular dystrophy: Prevalence, significance and prognosis. *Neuromuscular Disorders, 3*(3), 201–206.

Ciafaloni, E., Fox, D.J., Pandya, S., Westfield, C.P., Puzhankara, S., Romitti, P.A., et al. (2009). Delayed diagnosis in Duchenne muscular dystrophy: Data from the Muscular Dystrophy Surveillance, Tracking, and Research Network (MD STARnet). *Journal of Pediatrics, 155*(3), 380–385.

de Kermadec, J.M., Bécane, H.M., Chénard, A., Tertrain, F., & Weiss, Y.A. (1994). Prevalence of left ventricular systolic dysfunction in Duchenne muscular dystrophy: An echocardiographic study. *American Heart Journal, 127*(3), 618–623.

deLateur, B.J., & Giaconi, R.M. (1979). Effect on maximal strength of submaximal exercise in Duchenne muscular dystrophy. *American Journal of Physical Medicine, 58,* 26–36.

DeSilva, S., Drachman, D.B., Mellits, D., & Kunel, R.W. (1987). Prednisone treatment in Duchenne muscular dystrophy: Long-term benefit. *Archives of Neurology, 44,* 818–822.

Dubowitz, V. (1995). *Muscle disorders in childhood* (2nd ed.). London: W.B. Saunders.

Duchenne, G.B. (1868). Recherches sur la paralysie musculaire pseudohypertrophique ou paralysie myosclérosique. *Archives Générales de Médecine (11)*5, 179, 305.

Eagle, M. (2002). Report of the Muscular Dystrophy Campaign Workshop: Exercise in neuromuscular diseases. *Neuromuscular Disorders 12*(10), 975–988.

Eagle, M., Baudouin, S.V., Chandler, C., Giddings, D.R., Bullock, R., & Bushby, K. (2002). Survival in Duchenne muscular dystrophy: Improvements in life expectancy since 1967 and the impact of home nocturnal ventilation. *Neuromuscular Disorders, 12*(10), 926–930.

Eagle, M., Bourke, J., Bullock, R., Gibson, M., Mehta, J, Giddings, D., et al. (2007). Managing Duchenne muscular dystrophy: The additive effect of spinal surgery and home nocturnal ventilation in improving survival. *Neuromuscular Disorders, 17*(6), 470–475.

Emery, A.E.H. (1991). Population frequencies of inherited neuromuscular diseases: A world survey. *Neuromuscular Disorders 1,* 19–29.

Emery, A.E.H. (2003). *Duchenne muscular dystrophy* (2nd ed.). Oxford: Oxford University Press.

Fenichel, G.M., Florence, J.M., Pestronk, A., Mendell, R.T., Griggs, R.C., Miller, J.P., et al. (1991). Long-term benefit from prednisone in Duchenne muscular dystrophy. *Neurology, 41,* 1874–1877.

Finder, J.D., Birnkrant, D., Carl, J., Farber, H.J., Gozal, D., Iannacone, S.T., et al., (2004). Respiratory care of the patient with Duchenne muscular dystrophy: ATS consensus statement. *American Journal of Respiratory Critical Care Medicine, 170*(4), 456–465.

Florence, J.M., Pandya, S., King, W.M., Robinson, J.D., Baty, J., Miller, J.P., Signore, L.C., et al. (1992). Intrarater reliability of manual muscle test (Medical Research Council Scale) grades in Duchenne's muscular dystrophy. *Physical Therapy, 72*(2), 115–122.

Florence, J.M., Pandya, S., King, W.M., Robinson, J.D., Signore, L.C., Wentzell, M., et al. The CIDD Group. (1984). Clinical trials in Duchenne muscular dystrophy: Standardization and reliability of evaluation procedures. *Physical Therapy, 64*(1), 41–45.

Galasko, C.S., Delaney, C., & Morris, P. (1992). Spinal stabilisation in Duchenne muscular dystrophy. *The Journal of Bone and Joint Surgery (British), 74B,* 210–215.

Gowers, W.R. (1879). Clinical lecture on pseudohypertrophic muscular paralysis. *Lancet, 2,* 73–75.

Grange, R.W., & Call, J.A. (2007). Recommendations to define exercise prescription for Duchenne muscular dystrophy. *Exercise & Sport Sciences Reviews, 35*(1), 12–17.

Griggs, R.C., Moxley, R.T., Mendell, J.R., Fenichel, G.M., Brooke, M.H., Pestronk, A., et al. (1991). Prednisone in Duchenne dystrophy. A randomized controlled trial defining the time course and dose response. *Archives of Neurology, 48,* 383–388.

Griggs, R.C., Moxley, R.T., Mendell, J.R., Fenichel, G.M., Brooke, M.H., Pestronk, A., et al. (1993). Duchenne dystrophy: Randomized controlled trial of prednisone (18 months) and azathioprine (12 months). *Neurology, 43,* 520–527.

Harris, S.E., & Cherry, D.B. (1974). Childhood progressive muscular dystrophy and the role of physical therapy. *Physical Therapy, 54*(1), 4–12.

Heckmatt, J.Z., Dubowitz, V., & Hyde, S.A. (1985). Prolongation of walking in Duchenne muscular dystrophy with lightweight orthoses: Review of 57 cases. *Developmental Medicine and Child Neurology, 27,* 149–154.

Hinton, V.J., De Vivo, D.C., Nereo, N.E., Goldstein, E., & Stern, Y. (2000). Poor verbal working memory across intellectual level in boys with Duchenne dystrophy. *Neurology, 54*(11), 2127–2132.

Hislop, H.J., & Montgomery, J. (2002). Techniques of manual examination. In *Daniels and Worthingham's Muscle Testing* (7th ed.). Philadelphia: W.B. Saunders.

Hoffman, E.P., Brown, R.H., & Kunkel, L.M. (1987). Dystrophin: The protein product of the Duchenne muscular dystrophy locus. *Cell, 51,* 919–928.

Houde, S., Filiatrault, M., Fournier, A., Dube, J., D'Arcy, S., Berube, D., et al. (2008). Deflazacort use in Duchenne muscular dystrophy: An 8-year follow-up. *Pediatric Neurology, 38*(3), 200–206.

King, W.M., Ruttencutter, R., Nagaraja, H.N., Matkovic, V., Landoll, J., Hoyle C., et al. (2007). Orthopedic outcomes of long-term daily corticosteroid treatment in Duchenne muscular dystrophy. *Neurology, 68*(19), 1607–1613.

Kunkel, L.M., Monaco, A.P., Middlesworth, W., Ochs, S.D., & Latt, S.A. (1985). Specific cloning of DNA fragments absent from the DNA of a male patient with an X chromosome deletion. *Proceedings of the National Academy of Science USA, 82,* 4778–4782.

Luque, E.R. (1982). Segmental spinal stabilization for the correction of scoliosis. *Clinical Orthopedics, 163,* 192–198.

Manzur, A.Y., Kinali M., & Muntoni F. (2008). Update on the management of Duchenne muscular dystrophy. *Archives of Disease in Childhood* published online 30 July 2008.

Manzur, A.Y., Kuntzer, T., Pike, M., & Swan, A. (2004). Glucocorticoid corticosteroids for Duchenne muscular dystrophy (Review). In *The Cochrane Library*, Issue 3. Chichester, UK: John Wiley & Sons.

Manzur, A.Y., Kuntzer, T., Pike, M., & Swan, A. (2008). Glucocorticoid corticosteroids for Duchenne muscular dystrophy. *Cochrane Database of Systematic Reviews. Issue 1.*

Markham, L.W., Kinnett, K., Wong, B.L., Woodrow Benson, D., & Cripe, L.H. (2008). Corticosteroid treatment retards development of ventricular dysfunction in Duchenne muscular dystrophy. *Neuromuscular Disorders, 18*(5), 365–370.

Markham, L.W., Spicer, R.L., Khoury, P.R., Wong, B.L., Mathews, K.D., & Cripe, L.H. (2005). Steroid therapy and cardiac function in Duchenne muscular dystrophy. *Pediatric Cardiology, 26* (6), 768–771.

Matthews, D.J., James, K.A., Miller, L.A., Pandya, S., Campbell, K.A., Ciafaloni, E., et al. (2010). Use of corticosteroids in a population based cohort of boys with Duchenne and Becker muscular dystrophy. *Journal of Child Neurology,* e-pub 5 March 2010.

Medical Research Council, Memorandum # 45. (1976) *Aids to the examination of the peripheral nervous system.* Her Majesty's Stationery Office, Government Bookshops, London

Mendell, J.R., Moxley, R.T., Griggs, R.C., Brooke, M.H., Fenichel, G.M., Miller, J.P., et al. (1989). Randomized double-blind six-month trial of prednisone in Duchenne's muscular dystrophy. *New England Journal of Medicine, 320,* 1592–1597.

Mesa, L.E., Dubrovsky, A.L., Corderi, J., Maarco, P., & Flores, D. (1991). Steroids in Duchenne muscular dystrophy: Deflazacort trial. *Neuromuscular Disorders, 1,* 261–266.

Miller, F., Moseley, C.F., & Koreska, J. (1992). Spinal fusion in Duchenne muscular dystrophy. *Developmental Medicine and Child Neurology, 34,* 775–786.

Moxley, R.T., III, Ashwal, S., Pandya, S., Connolly, A., Florence, J., Mathews, K., et al. (2005). Practice parameter: Corticosteroid treatment of Duchenne dystrophy. Report of the quality standards subcommittee of the American Academy of Neurology and the Practice Committee of the Child Neurology Society. *Neurology, 64,* 13–20.

Moxley, R.T.,III, Pandya,S.,Ciafaloni, E., Fox, D. J., Campbell, K. J., (2010). Change in natural history of Duchenne muscular dystrophy with long-term corticosteroid treatment: Implications for management. *Journal of Child Neurology, 25*(9):1116-29

Pandya, S., Florence, J.M., King, W.M., Robinson, V.D., Wentzell, M., Province, M.A., & The CIDD Group. (1985). Reliability of goniometric measurements in patients with Duchenne muscular dystrophy. *Physical Therapy, 65,* 1339–1342.

Rahbek, J., Werge, B., Madsen, A., Marquardt, J., Steffensen, B.F., & Jeppesen, J. (2005). Adult life with Duchenne muscular dystrophy: Observations among an emerging and unforeseen patient population. *Pediatric Rehabilitation 8*(1), 17–28.

Rideau, Y., Jankowski, L.W., & Grellet, J. (1981). Respiratory function in the muscular dystrophies. *Muscle and Nerve, 4,* 155–164.

Schara, U., Mortier, J., & Mortier, W. (2001). Long-term steroid therapy in Duchenne muscular dystrophy: Positive results versus side effects. *Journal of Clinical Neuromuscular Disease, 2,* 179–183.

Scott, O.M., Hyde, S.A., Goddard, C., & Dubowitz, V. (1981). Prevention of deformity in Duchenne muscular dystrophy: A prospective study of passive stretching and splintage. *Physiotherapy, 67,* 177–180.

Sveen, M.L., Jeppesen, T.D., Haverdev, S., Kober, L., Krag, T.D., & Vissing, J. (2008). Endurance training improves fitness and strength in patients with Becker muscular dystrophy. *Brain, 131,* 2824–2831.

Topin, N., Matecki, S., LeBris, S., Rivier, F., Echenne, B., Prefaut, C., & Ramonatxo, M. (2002). Dose-dependent effect of individualized respiratory muscle training in children with Duchenne muscular dystrophy. *Neuromuscular Disorders, 12*(6), 576–583.

Vignos, P.J., Jr. (1983). Physical models of rehabilitation in neuromuscular disease. *Muscle and Nerve, 6,* 323–338.

Vignos, P.J., Jr., Spencer, G.E., Jr., & Archibald, K.C. (1963). Management of progressive muscular dystrophy of childhood. *Journal of American Medical Association, 184* (2), 89–110.

Vignos, P.J., Jr., Wagner, M.B., Karlinchak, B., & Katirji, B. (1996). Evaluation of a program for long-term treatment of Duchenne muscular dystrophy: Experience at the University Hospitals of Cleveland. *The Journal of Bone and Joint Surgery (British), 78,* 1844–1852.

Vinna, R., La Donna, K., Koopman, W., Campbell, C., Schulz, V., Venance, S., (2007). Pilot study to determine the transition needs of adolescents and adults with Duchenne muscular dystrophy. (Abstract) *Neuromuscular Disorders 17,* 864.

Wagner, K.R., Lechtzin, N., & Judge, D.P. (2007). Current treatment of adult Duchenne muscular dystrophy. *Biochimica et Biophysica Acta, 1772*(2), 229–237.

Yeldan, I. (2008). Comparison study of chest physiotherapy home training programmes on respiratory functions in patients with muscular dystrophy. *Clinical Rehabilitation, 22,* 741–748.

제 24 장

사례 연구: 발달성 조정장애

Case Study / Developmental Coordination Disorder

발달성 조정장애(Developmental Coordination Disorder: DCD)를 가진 아동들은 발달성 실행증, 발달성 운동 장해, 미숙한 혹은 서투른 아동 증후군, 지각운동 장애, 그리고 감각통합장애에만 국한되지 않는 다양한 이름으로 불려져왔다(Baxter, 2012; Blank, Smits-Engelsman, Polatajko, & Wilson, 2012; Sugden & Chambers, 2005; Barnhart, Davenport, Epps, & Nordquist, 2003). 과거 수년 동안 의사, 치료사, 학교 관계자들은 대부분의 이러한 아동들에게 흔한 특징이 있음을 발견하였다. 낮은 근긴장도, 균형이상, 뛰는 것이 서투름, 2-3단계의 운동지시 수행 어려움, 학습문제, 상호적인 놀이기술 부족, 지각적 결함, 느린 반응 시간, 그리고 낮은 체력만이 아닌 흔한 공통점들을 가지고 있었다(Blank 등, 2012; Cairney Hay, Veldhuizen, & Faught, 2011; Sugden & Chambers, 2005). 1994년에 미국 정신과학회는 *정신질환의 진단 및 통계 매뉴얼(DSM-IV)*을 확정하였는데 DCD진단을 받은 아동은 다음과 같은 상태에 부합하여야 한다고 진단적 분류를 하였다: (1) 확실한 운동 조정 발달장해, (2) 그러한 장해가 학습 혹은 일상생활(ADL) 수행에 지장을 주어야 한다. 그리고 (3) 여타 의학적 상태나 전반적 발달장애에 기인한 것이 아니어야 한다(APA, 1994). 2000년도에 *DSM-IV*가 업데이트되었는데 "만일 인지 저하가 있다면 동작의 어려움이 인지저하 정도를 넘어서는 것이어야 한다"는 것을 포함시켰다(APA, 2000).

DCD의 유병률은 모든 학동기 아동들의 5%~6%이다(Blank 등, 2012; Pieters 등, 2012). 높은 유병률 때문에 이러한 아동들의 평가와 중재를 위해 물리치료사들이 흔히 요청을 받는다.

DCD 아동은 여러 문제를 동시에 가지고 있기도 하다(Pieters 등, 2012). DCD의 복잡성 때문에 물리치료사는 근력, 균형, 협응의 장해를 경감시킬 뿐 아니라 호흡과 지구력의 장해도 경감시켜야 한다(Cairney 등, 2011). 중등도이상의 신체활동이 요구되는 활동들에 DCD 소년들은 덜 참여하고 낮은 수준의 신체활동에 더 참여한다고 한다(Poulsen, Barker, & Ziviani, 2011; Poulsen, Ziviani, & Cuskelly, 2008). DCD 자녀들의 부모는 아이들이 커가면서 가외의 염려를 하게 되는데 운동능력과 놀이에서의 능력에 대한 초기의 염려가 자조관리, 학습수행, 그리고 조직화된 스포츠와 사회활동에 성공적으로 참여할 수 없다는 염려로 확대된다(Jarus, Lourie-Gelberg, Engel-Yeger, & Bart, 2011; Missiuna, Moll, King, King & Law, 2007).

이 사례는 DCD가 있는 6세된 Mark라는 소년의 일년 동안 물리치료에 대한 것이다. Mark의 신체구조 및 기능장해와 활동과 참여의 제약은 *물리치료 임상지침*(2001)의 선호 임상패턴 5B: 신경근육 발달장해에 의한 것으로 결정하였다. 패턴 5B를 선택한 것은 Mark의 대근육운동 기술의 지연, 감각통합의 장해 및 놀이에서의 서투름 때문이었다.

5세 때의 검사

병력 / History

Mark는 만삭아로 태어났다. 출생 시의 체중은 7Lb 11oz(약 3.5kg)였다. 병원에 있는 동안 소아안과 의사의 검진을 받았다. 앉기, 기기, 서기, 걷기의 운동지표는 정상범위내로 발달하였다. Mark가 2세 때에 받은 작업치료 보고서에는 안구진탕증으로 인해 머리가 심하게 기울어져 있어 스푼사용법을 배우는 것이 늦어진다고 하였다. Mark는 2세 때 눈의 근육을 제자리에 돌려놓는 안과 수술을 받았다. 수술 후 시력은 20/50 였고, 머리의 기울어짐은 많이 향상되었다.

Mark가 2세 때부터 외래에서 작업치료를 받기 시작하였다. 3세 때 지역 학교에서 평가를 받았다. 유치원에서 필요한 기술들을 촉진해주기 위해 조기 교육 프로그램을 받을 것을 추천받았다. 대근육운동 수행뿐 아니라 색칠하기, 쓰기기술에서의 염려를 줄이기 위해 교육프로그램의 일환으로 학교에서 물리치료와 작업치료를 받았다. 또 조음 문제로 외래 언어치료를 받았다.

5세 때는 근력이 약하고 비정상적 자세, 지구력 낮음, 호흡 조절 불량, 그리고 비협응적인 동작 패턴 때문에 외래 물리치료로 의뢰되었다. 평가 시 부모의 주된 염려는 Mark의 비대칭적 머리 자세, 협응적이지 않은 동작, 피로 때문에 또래와의 운동활동에 참여하지 못하는 것이었다. 학교에서 주 1회 작업치료를 받고 있으며 가위로 자르기와 쓰기 같은 소근육운동에 중점을 두고 있다고 아이의 엄마는 말하였다. 교실과 놀이터에서 물리치료사의 감독하에 구조화된 운동활동에 참여한다고 한다.

Mark는 현재 지역내 학교에서 하는 조기교육 프로그램에 등록되어있다. 또래와의 사회성, 학습준비, 소근육 운동기술, 그리고 대근육 운동의 향상에 목표를 둔 개별교육안(IEP)을 가지고 있다. 엄마는 학교에서 아이가 눈맞추기를 어려워하고 있으며 학교에 들어간 지 수개월 동안 같은 반 또래들을 인식하는데 어려움이 있다고 한다. Mark에게는 같이 놀기를 좋아하는 여동생이 있다.

장기 시스템 검토 / Systems Review

심혈관계 및 호흡기계 (Cardiovascular and Pulmonary)

Mark의 활력징후는 심박수 분당 96회, 누워서 이완 시 호흡수는 분당 29회로 측정되어 정상범위였다. 낮은 지구력과 호흡조절의 문제 때문에 체력과 호흡에 대한 추후 검진을 하려고 한다.

피부(Integumentary)

피부의 손상, 멍듬 혹은 기타 어떤 문제도 없었다.

근골격계(Musculoskeletal)

상하지의 관절 가동성이 지나치게 과하였다. 자세는 머리가 약간 왼쪽으로 기울어져있고 오른쪽으로 돌아가 있다. 척추 전만이 증가되어있고 어깨뼈의 움직임이 약간 과하였다. 이러한 자세의 일탈 때문에 자세와 근력에 대한 추후의 검사를 하게 될 것이다.

신경근육계(Neuromuscular)

몸통과 사지의 저긴장증이 보인다. 저긴장증이 Mark의 움직임과 기능에 영향을 준다. 양측 눈에 안구진탕증이 있고 중앙으로 시선을 맞추려면, 안구진탕이 증가되는 듯이 보인다. 중앙으로 시선을 맞추기 위해 안경을 사용하고 있다.

의사소통, 정서, 인지, 언어 그리고 학습 태도 (Communication, Affect, Cognition, Language, and Learning Style)

Mark는 의사소통 기술이 좋지만 말할 때 호흡이 가쁜 듯이 보인다. 3세 때 학교 심리사가 처음 평가한 인지 능력은 평균하 수준으로 보고되었다. 매우 활발한 아동이며 구조화된 물리치료 과제는 집중을 유지하기가 어려웠다. Mark는 안구진탕 때문에 중앙시각 활동은 어려웠다. 눈맞춤을 지속하기에 어려움이 있고 방에 들어설 때 누구나 하는 눈으로 훑어보는 것을 하지 않는다.

테스트 및 측정 / Tests and Measures

Mark의 연령과 부모가 말해준 관심 영역에 기반하여 자세한 검사 요소를 선택하였다.

유산소능력과 지구력 (Aerobic Capacity and Endurance)

호흡 검사에서 호흡패턴이 일정하지 않았다. 기침의 강도도 약하였다. 수면과 식습관은 좋다고 한다; 그러나 호흡이 짧아서 이야기는 짧은 구절로 국한되어있다. 낮은 강도의 대근육 활동을 할 때 빠르고 얇은 호흡, 어깨가 올라가 있음, 들릴만큼 가쁜 숨소리가 관찰되었다. 깊게 들이쉬고 깊게 내쉬도록 하였을 때 이를 자연스럽게 시행하지 못하였고 그대신 짧게 들이마셨다. 시계로 측정하였을 때 9.13초를 내쉴 수 있었다. 흉곽의 움직임은 정상으로 보였다.

시간제한내 계단 오르내리기 검사(TUDS)(de Campos, da Costas, & Rocha, 2011; Zaino, Marchese, & Wescott, 2004)를 지구력과 속도의 기준 측정으로 삼았다. 클리닉에 있는 18개짜리 계단을 이용하였다. Mark는 24.9초에 계단을 양발로 번갈아 오르내렸다. 현재 아동용 TUDS의 정상값이 나와 있다.

보행, 이동, 그리고 균형 (Gait, Locomotion, and Balance)

Mark는 평지와 계단을 독립적으로 걷는다. 아이는 팔을 외전, 외회전 상태로 불규칙하게 흔들며 환경 내에서 빨리 돌아다닌다. Mark가 보행하는 동안 시행한 족적 분석(Shores, 1980)에서는 지지기저가 넓었고 다리를 곧게 뻗으면서 직진할 수 없었다. 달릴 때는 몸을 앞으로 숙이고 팔은 몸통 뒤로 뻗치고 양측 발목관절은 족저굴곡상태가 특징이다. Mark는 25피트를 달리고 5계단을 오르면서 멈추라는 소리를 듣고 멈추는 것이 어려웠다. Mark의 균형은 Bruininks-Oseretsky의 운동숙련도 검사 2판(BOT2)(Bruininks & Bruininks, 2005)으로 검사하였다. 한 발로 서기와 선따라 걷기 항목에서 아이는 또래의 정상범위에 있다.

운동기능(운동 조절 및 운동학습) (Motor Function [Motor Control and Motor Learning])

Mark의 운동기술을 BOT2(Bruininks & Bruininks, 2005)로 평가하였다. BOT2는 DCD를 가진 아동에서 운동 숙련도를 구분하고 서술할 수 있는 평가로 문헌에서 확인된 바 있다(Cairney 등, 2011; Rivilis, 등, 2012; Slater, Hillier, & Civetta, 2010; Watter, Marinac, Woodyatt, Ziviani, & Ozanne, 2008). 점수는 또래 남아의 규준을 95% 신뢰구간으로 비교하였다. 아이는 90분 동안 검사를 수행하였다. 우측 손과 발, 다리를 우세한 쪽으로 이용하였다. 표 24.1에서 5세 때의 Mark의 점수를 확인할 수 있다.

Mark는 바닥에 앉을 때 다리를 넓게 벌려 구부리고 등을 많이 구부린 자세로 앉는다. 일어서려면 무릎서기를 하며 독립적으로 일어서지만 수 분 동안 움직이지 않고 서 있는 것을 어려워한다. 평지와 계단을 스스로 걷지만 빠르게 움직인다. Mark는 멀리 뛰기를 하며 약간 높은 곳에서 뛰어내린다. 어려움 없이 뒤로 걸을 수 있다. 오른 팔로 테니스 공을 8피트 멀리 던질 수 있고 머리 위로 양손을 사용하여 10인치되는 공을 6피트 거리로 던질 수 있다. 자기한테 던져진 공을 잡기가 어렵고 공 크기에 상관없이 공을 바닥에 튀겨서 잡을 수 없다. 세발자전거를 타며 이웃까지 스스로 타고 갈 수 있다.

근육 수행(Muscle Performance)

등을 구부리고 앉는 자세; 어깨, 팔굽, 고관절, 무릎관절에서의 과유동성; 증가되어있는 요추 전만에서 나타나듯이 몸통과 근위부 사지의 근긴장도가 낮음을 알 수 있다.

표 24.1 5세 때 Mark의 BOT2상 점수

운동 부분	표준 점수	퍼센타일 순위	등가연령	범주
소근육 조절	44	27		평균
소근육 파악(precision)			4:8–4:9	평균
소근육 통합(integration)			5:2–5:3	평균
손의 협응	25	1		매우 평균이하
민첩성(dexterity)			<4	매우 평균이하
상지 협응			<4	매우 평균이하
신체 협응	38	12		평균하
양측 협응			<4	평균하
균형			5:0–5:1	평균
근력과 민첩함	40	16		평균하
달리기 속도와 민첩성			4:0–4:1	평균하
근력			4:6–4:7	평균
전체 운동	35	7		평균하

어깨뼈의 외전 위치, 공을 던질 때와 90° 이상 팔을 올릴 때 견갑대의 불안정성(winging)으로 어깨 이음대의 근력이 약함을 알 수 있다. 과도한 몸통 굴곡, 앉을 때 넓은 지지면적, 서 있을 때 골반의 전방경사와 달릴 때 견갑대의 내전으로써 복부근력과 척추 폄근이 약함을 알 수 있다. 하지 근력이 약해서 서 있을 때 무릎관절의 과신전이 나타난다.

신경운동발달 및 감각통합(Neuromotor Development and Sensory Integration)

BOT2에서 평균 이하인 운동 구성 점수에서 드러나듯이 Mark의 신경운동 발달에는 장해가 있다. 정교한 손기능, 상지 기능, 양측 협응에서 특히 어려움을 보인다. 시각 결함과 낮은 근긴장도는 환경과 상호작용하면서 피드백을 받는 능력에 영향을 준다. 달릴 때 안정을 위해 팔을 뒤로 뻗는다든지, 계단을 오르내릴 때 발을 철퍽철퍽 딛는다든지, 빙글빙글 도는 행동등 감각적 피드백을 많이 주는 운동행동을 보이고 자세를 취한다. 일관되고 조직회된 방식으로 Mark의 감각계에 들어가는 감각적 피드백에는 긍정적으로 반응하는 듯이 보인다. 예를 들어, 트렘폴린 위에서 반복적 점프하기 혹은 롤러 스케이트로 걷기를 한 이후에는 과제에 더 잘 집중하고 달릴 때 팔을 뻗치는 보상적 자세가 감소한다.

관절 가동 범위/자세(Range of Motion/Posture)

사지의 수동적 ROM을 검사시 양측 팔굽과 무릎관절은 과신전을 보인다. 앉아서 손으로 지지할 때 팔굽은 과신전을 보인다. 무릎관절 역시 움직이지 않고 서 있을 때 과신전을 보인다. 다른 관절의 ROM은 정상범위이다. 척추 측만증은 보이지 않는다. 앉은 자세의 특징은 흉추부위의 등이 둥그렇게 보이고 천추 쪽에 체중이 실린다. 서 있을 때는 요추 전만이 증가되어있다. 아이는 말과 손으로 단서를 주면 자세를 고칠 수 있다.

자조관리와 가정관리 (Self-Care and Home Management)

Mark의 자조관리 기술을 소아 장애항목 평가(PEDI)의 자조관리 영역(Haley, Coster, Ludlow, Haltiwanger, & Andrellos, 1992)을 이용하여 평가하였다. 원점수는 55점이었고 50점이 평균일 때 32.3+1.9의 규준 표준점수를 보였다. 이것은 평균 이하이지만 +2SD 내에 속한 것으로; 그러므로 그의 값은 또래의 평균범위 안에 있다. 셔츠, 바지, 양말 그리고 신발을 벗을 수 있어 옷입기 영역을 수행한다. 셔츠입기는 어려운데 소매 안에서 엉클어지기 때문이다. 양말과 신발을 신는데 도움이 필요하다. 고기를 자르는 이외의 식사는 혼자 한다. 목욕과 화장실 사용에서는 최소의 도움이 필요한데 소근육 운동 조절과 잠그는 조작에 어려움이 있기 때문이다.

놀이, 지역, 그리고 레저
(Work, Community, and Leisure Integration)

Mark는 밖에서 놀기를 좋아한다. 훈련용 보조바퀴 없이는 두발 자전거를 탈 수 없어서 좌절한다. 공원에서 하는 지역 그룹 축구에 참여하지만 부모의 말로는 게임에 집중을 유지하기가 어렵고, 자주 자신 주변에서 발생하는 활동들에 주의가 산만해진다고 한다. 축구하는 동안 빨리 피곤해지며 게임을 끝까지 하기가 어려웠다고 한다. 내년에는 이런 축구활동에 보내지 말아달라고 엄마에게 요청하였다고 한다.

평가, 진단, 그리고 예후 (치료계획 포함)

진단 / Diagnosis

Mark는 활동적인 5세 남아로 근력, 지구력, 협응 그리고 시각에 장해가 있기 때문에 가정, 학교, 지역에서 또래와의 운동 활동에 참여할 수 없다.

활동 제한(Activity Limitations)

Mark는 안전하지 않고 비효율적으로 움직이며 항상 바닥이나 자신의 행로에 있는 물건에 주의를 두지 않는다. 교실에서 지내는 것도 어려우며 이는 바닥에 있는 물건에 걸려 넘어지거나 사물과 급우와 부딪히는 것으로 귀결된다. 신체 양측을 협응하는 것이 어렵고 서 있으면서 작은 공이나 장난감을 다루기가 어렵다. 그리고 반복적인 눈-손 협응과 눈-발 협응이 필요한 운동 과제에 시각적으로 주의 집중하기가 어렵다. 소근육 운동 조절의 제한으로 ADLs이 독립적이지 못하다. 지구력도 감소되어 놀이터에서 놀이에 제한이 있고 동물원에 가족과 갈 때는 유모차를 이용한다.

참여(Participation)

Mark는 축구같은 또래에 걸맞는 레크리에이션 활동에 참여하는데 어려움이 있다. 또래만큼 신체 활동을 따라갈 수 없으며 놀이활동에서 제외되기도 한다. 조음 문제 때문에 항시 또래와의 대화를 이어가기 어렵고 실망하게 된다.

예후 / Prognosis

Mark는 주위에 관심이 많고 성인과의 상호작용이 잘 되는 행복하고 활동적인 아이이다. Mark는 운동을 좋아하고 새로운 기술을 배우려는 의욕이 있고 지시를 따를 수 있기 때문에 물리치료로 향상될 예후는 좋다. 이 치료기간 동안 근력, 협응, 그리고 지구력이 향상되어 가정과 학교에서의 독립성뿐 아니라 레크리에이션 활동도 증가할 것이다.

목표/하부목표들 / Goals/Objectives

이후 6개월 동안 주 1회의 물리치료로 다음을 달성하게 될 것이다:

1. 세 번의 연이은 물리치료 세션 동안 벨크로가 달린 신발을 100% 스스로 신고 벗을 것이다.
2. 7피트(약 2m) 거리에서 Mark에게 던져진 공을 75% 정도는 잡을 수 있을 것이다
3. 4번 중 3번은 보조바퀴 없어도 100피트(약 30m) 거리를 두발 자전거를 타고 갈 수 있을 것이다.
4. 2주 동안 3번 정도 집에서 가까운 공원으로(4블럭 거리) 쉬지 않고 갈 수 있을 것이다.

중재

Mark는 6개월 동안 주일에 한 번 인지적, 과제 지향적인 전략을 통한 운동 기술에 중심을 둔 상-하향식 접근을 이용해서 제공하는 물리치료(Bernie & Rodger, 2004; Blank 등, 2012; Niemeijer, Smits-Engelsman, & Schoemaker, 2007; Polatajko, Missiuna, Miller, & Sugden, 2007; Polatajko, Mandich, Miller, & Macnab, 2001) 뿐 아니라 전통적 물리치료 중재(Hillier, 2007; Pless & Carlsson, 2000)를 받게 된다. Mark와 엄마를 통해 평가과정에서 운동과제가 우선순위로 확인되었다. 이러한 접근은 특정 상황에 대한 변화와 함께 기술의 훈련, 그리고 점핑 잭을 가르치는 과정 동안 "군인" 그리고 "크리스마스 트리"와 같은 시각화의 이용, Mark의 현재 각 운동 기술을 수행하는데 있어서의 능력 분석에서 시작한다.

6개월 후에는 Mark의 물리치료는 재검사 수준으로 줄어들었고 가정과 지역에서 체력활동을 하도록 가족에게 권고하였다. 지역공원에서 하는 가라테 수업에 잘 참여하게 되었을

뿐 아니라 Mark의 물리치료 목적을 달성할 수 있을 정도로 근력, 지구력, 협응이 향상되었기 때문에 물리치료를 줄였다.

조정, 의사소통, 그리고 기록 / Coordination, Communication, and Documentation

다양한 환경에서의 Mark의 치료적 욕구에 부응하기 위해 외래와 학교 물리치료사는 계속 의사소통할 수 있게 발전되어야 한다. 전화, e-메일, 쪽지 등 엄마가 제시하는 의사소통 방법을 사용하였다. 엄마는 Mark 팀의 모든 구성원과 소아과 의사, 안과 의사로부터의 정기적 최신 지견, 치료경과, IEP 기록을 공유한다.

환자-관련 지도 / Patient/Client-Related Instruction

가정 프로그램을 위한 특정 지도뿐 아니라 Mark의 상태에 관해 엄마는 최신 정보를 듣는다. 가정 프로그램 활동을 잘 수행하고 정확하게 하도록 사진 찍은 것을 가족에게 준다(그림 24.1, 24.2). Mark가 운동 기술을 어떻게 달성하는지 자가 평가할 수 있게 Mark에게 도움이 되고자 말로 촉진하는 예를 엄마에게 지도해 준다(Niemeijer 등, 2003, 2006, 2007). 물리치료 세션동안 엄마는 Mark와 함께 언어 촉진을 연습하였다.

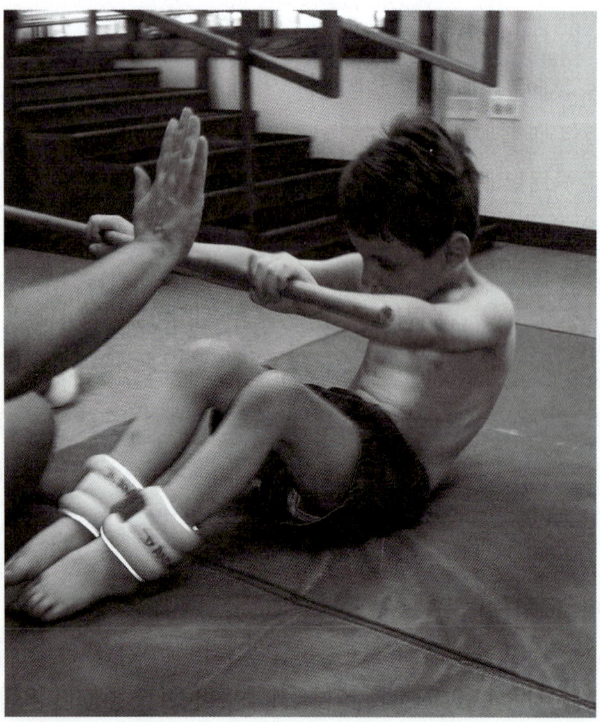

그림 24.1 발목에 무게를 주고 윗몸 일으키기하는 모습.

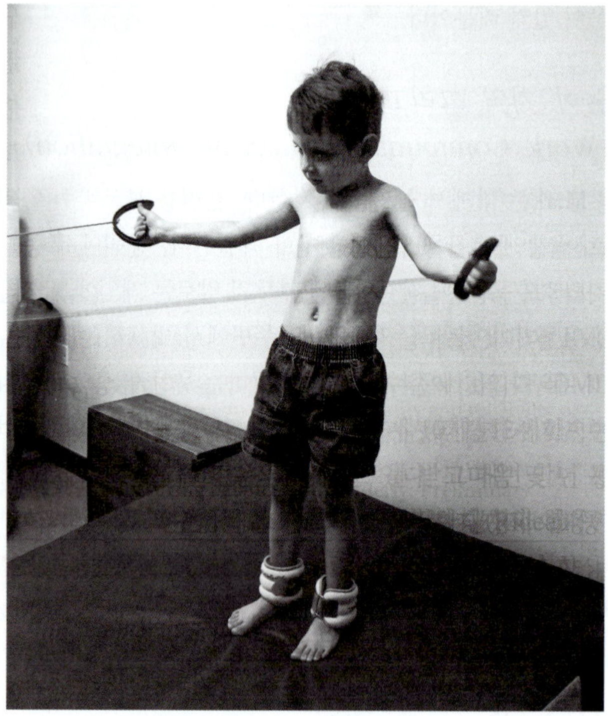

그림 24.2 양측 팔 활동.

직접 중재 / Procedural Interventions

근력약화, 에너지 소모 저하, 감소된 심폐능력이 DCD 아동이 신체인식이 잘 안되고 운동 기술의 발달지연, 그리고 신체활동 레져에 참여가 저조한 것에 대한 이유가 된다는 것을 최근의 연구는 보여주고 있다(Cairney 등, 2011; Poulsen 등, 2008; Raynor, 2001).

지구력, 협응, 자세, 근력, 호흡, 과제 지향적 활동이 포함된 치료적 운동에 주일에 한 번 참여한다(Blank등, 2012; Hillier, 2007; Kaufman & Schilling, 2007; Missiuna, Mandich, Polatajko, Malloy-Miller, 2001; Pless & Carlsson, 2000).

신체 역학과 자세 안정화 (Body Mechanics and Postural Stabilization)

가정과 클리닉에서 Mark는 자세 운동을 하고 있다. 머리와 신체의 정중앙 위치에 중심을 둔 운동이다. 올바른 정렬을 위한 피드백을 위해서 거울을 사용하고 양측 상 하지의 활성화를 위해 장난감을 사용한다(그림 24.2). 발로 차는 동작의 조절을 배우는 가라테 교실에 매주 한 번씩 참여하며 팔과 다리의 여러관절의 반복적 움직임을 연습한다.

신경운동 발달 훈련 (Neuromotor Development Training)

신경운동 과제 훈련(NTT; neuromotor task training)의 일부분으로 반복과 변화를 이용하는데 공 던지기, 받기, 그리고 공을 차는 능력을 향상시키기 위해서이다. 연령에 적절한 운동 과제를 시도하면서 아이가 자신의 수행에 대해 말할 수 있게 촉진해준다. 치료사는 또 즉각적으로 피드백을 아이한테 준다. 어떻게 보조바퀴 없이 자전거를 탈 수 있는지 가르칠 추가적 방법을 가족이 시도하도록 한다. 가족은 아이가 균형을 유지하고 두 바퀴를 미끄러질 수 있게 될 때까지 자전거의 페달을 제거하는 방법을 발견한다(Nix, 2007). 1주일 동안 페달없이 자전거를 타는 연습을 부모가 1주일 동안 진행한다. 그 주의 마지막에 두발 자전거를 어떻게 타는 것인지 Mark가 익히게 된다.

근력, 힘, 그리고 지구력 훈련 (Strength, Power, and Endurance Training)

체중과 저부하 근력강화 활동이 어린 아동에서는 안전하고 효과적인 것으로 드러났다(Council on Sports Medicine and Fitness, 2008; Faigenbaum, 2000). 윗몸 일으키기, 엎드려 팔로 걷기(wheelbarrow walking), 작은 치료공 위에 걸터앉아 있기, 발목에 1Lb무게를 착용하고 경사위에서 버티기, 무거운 물체 밀기를 포함하여 근력강화 활동에 참여한다.

심폐계 능력(CRF;cardiopulmonary fitness)은 DCD가 있는 나이든 아동에서 감소된 것으로 나타났다(Cairney등, 2011); 그러나 이 아동들에서 CRF를 향상시키려는 중재는 연구되어있지 않다. Mark의 호흡패턴의 효율성과 효과를 증진시키고 호흡근육의 근력강화 지구력 활동에 참여를 증진하려는 활동을 통하여 CRF를 향상시킨다.

각 치료 세션에서 호흡 패턴을 다룬다. 호흡 협응에 관하여 말로 지도해주고 흉곽에 손을 대어 피드백을 준다. Mark가 효과적으로 숨을 들이쉬고 협응적으로 하기 위해서 하는 활동중 빨대를 통하여 티슈를 집어올리는 테크닉은 그 중 하나이다. 스토퍼를 들어올릴 수 있을 정도로 근력과 지구력이 향상되어 이것을 유지할 수 있을 때 들숨 활동의 진행으로써 폐활량측정기(inspirometry)를 소개한다. 다양한 호흡 장난감을 이용하여 호기를 증진하고 호기시간을 늘린다. 리코더를 이용하여 가정 운농 프로그램을 하여 협응적 들숨과 날숨을 더 증진한다. 공 차기같은 운동 활동과 강제 호기의 훈련을 같이 하여 횡경막과 복부근을 강화한다. Mark의 호흡 능력을 확장하기 위한 운동놀이동안 다양한 말 패턴을 이용하여 궁극적으로 긴 문장을 끊기지 않고 말하는데 필요한 호흡능력을 늘린다. Mark는 또 가정 프로그램을 하는데 최소한 주일에 세 번 가족 함께 걷기, 수영 혹은 자전거 타기와 같은 유산소 운동의 가정 프로그램을 한다.

치료 종결

6개월의 중재 후 보조바퀴 없이 자전거를 탈 수 있게 되었고 아빠와 함께 주일에 여러 번 자전거를 타기 시작하였다. 가까운 공원으로 걸어갈 때 더 이상 중간에 쉬지 않아도 되고 학교의 놀이터에서의 염려도 하지 않게 되었다. 7피트 거리에서 날라 온 공을 잡을 수 있다. 매주 카라테 수업에 참여하고 이를 좋아하는 듯하다. 어떤 활동에서도 피로 때문에 활동이 제한받지 않게 되었다. 운동 활동 동안 소리를 더 많이 내는 것이 관찰된다. 물리치료 목표의 75%를 성공적으로 달성한 것과 매주 지구력과 민첩성 활동에 참여하여 필요시마다 점검하는 수준으로 외래 물리치료를 줄이게 되었다. Mark는 집에서 신발 신고 벗기를 포함한 스스로 옷입는 기술을 계속 훈련하고 있다.

검사: 6세

6세 때 Mark는 대근육 및 소근육 기능을 재평가하려고 물리치료에 다시 왔다.

병력 / History

Mark는 내년에 초등학교 일학년에 입학예정이다. 학교 물리치료사는 학교에서 받는 물리치료와 작업치료를 종결할 것을 권장하고 있다.

장기 시스템 검토 / Systems Review

시각(Vision)

Mark의 시각은 향상되었다. 20/30으로까지 향상되었다고 엄마가 보고하였다. 치료사와 눈을 지속적으로 맞추는 것에 어려움이 있지만 제시된 소근육 운동 과제에 집중할 수 있다. 평가의 대근육 운동 활동 동안 시각적으로 주의할 수 있는 Mark의 능력을 향상시키기 위해 자주 촉진이 필요하다.

심혈관계 및 폐(Cardiovascular and Pulmonary)

대화 시 말과 대근육 놀이를 위한 호흡이 적절한 듯 보인다. 휴식기 심박동수는 분당 88번, 호흡수는 분당 20회이다.

피부(Integumentary)

피부에 멍, 피부 손상, 기타 어떤 문제도 없다.

근골격계(Musculoskeletal)

상 · 하지의 관절의 가동범위가 정상 이상이다. 소근육 및 대근육 운동활동 시 목을 왼쪽으로 약간 돌리고 있다. 이러한 자세는 Mark의 시각과 관련이 있다. Mark의 몸통 근육이 이전보다 좋아졌으나; 또래 수준으로 윗몸 일으키기를 할 수 없는 것으로 보아 근위부 근약증은 지속되고 있다.

신경 근육계(Neuromuscular)

몸통과 사지에 저긴장증이 있다.전반적인 운동 조절과 감각통합이 향상되었으나;동작의 질이 떨어지고 협응이 감소된 상태는 아이의 기능에 지속적으로 영향을 준다.

의사소통, 정서, 인지, 언어, 그리고 학습태도 (Communication, Affect, Cognition, Language, and Learning Style)

Mark는 가족, 치료사, 또래와의 의사소통이 향상되었다. 자발적으로 50% 시간은 눈을 맞춘다. Mark는 운동과제에 몰두하며 좀 더 긴 시간 동안 참여한다. 부모에 의하면 또래 수준만큼 유치원 과제를 완수한다고 한다. 어휘력이 확장되었으나 과제가 어려울 때 운동수행을 말로 회피한다.

테스트 및 측정 / Tests and Measures

유산소능력과 지구력 (Aerobic Capacity and Endurance)

호흡기계를 검사하면서 Mark는 더 이상 어깨가 올라가 있지 않은 협응적 호흡패턴을 보였다. 기침을 강하게 할 수 있고, 엄마에 의하면 지난 6개월 동안 호흡기 질병이 없었다고 한다. 11.24초 동안 숨을 조절하면서 내쉴 수 있고 한 번에 10 음절을 말할 수 있다. 75분 동안의 평가 세션 동안 운동활동 사이에 휴식을 요구하지 않았다. TUDS테스트를 이전 측정과 비교하고자 시행하였다. 20.20초 동안 18계단을 번갈아 발을 옮기는 패턴으로 오르내렸다.

보행, 이동 그리고 균형 (Gait, Locomotion, and Balance)

Mark는 주변을 적절한 협응, 균형, 속도로 돌아다녔다. 달리기 활동에서는 양팔을 자연스럽게 흔들었다. 25피트를 달릴 때 멈추라는 말을 듣고 오직 두 발자국 더 간 뒤에 멈출 수 있을 정도로 향상되었다. 역동적 균형에서의 명백한 향상에도 불구하고 BOT2의 균형항목에서의 Mark의 점수는 지난해 동안 크게 변화하지 않았다.

표 24.2 초기와 추적관찰 검사한 측정

	5세	6개월 중재 후	6세
호흡수(회/분)	29	21	20
심박수(회/분)	96	84	88
시간측정 계단 오르내리기 테스트	24.90초	21.66초	20.20초
숨 오래 내쉬기	9.13초	10.54초	11.24초

표 24.3 6세 때 Mark의 BOT2상 점수

운동 부분	표준 점수	퍼센타일 순위	등가연령	범주
소근육 조절	59	82		평균
소근육 파악(precision)			7:0–7:2	평균
소근육 통합(integration)			8:3–8:5	평균이상
손의 협응	35	7		평균하
민첩성(dexterity)			4:0–4:1	평균하
상지 협응			4:10–4:11	평균하
신체 협응	40	16		평균하
양측 협응			4:10–4:11	평균
균형			4:4–4:5	평균하
근력과 민첩함	39	14		평균하
달리기 속도와 민첩성			4:8–4:9	평균하
근력			4:4–4:5	평균하
전체 운동	41	18		평균

운동기능(운동조절과 운동학습) (Motor Function [Motor Control and Motor Learning])

BOT2를 이용하여 Mark의 운동기술을 재평가하였다(표 24.3). 소근육 운동과 손 조작협응은 5세 이후로 향상되어 왔다. 구성은 카드 분류하기와 동전 옮기기와 같은 시간제한 항목뿐 아니라 색칠하기, 그리기, 자르기, 그리고 모방하기로 구성되어있다. 신체협응과 근력, 민첩성은 크게 변화가 없었다. 양측협응 하부테스트의 여러 항목과 달리는 속도와 민첩성 하부항목상 향상이 있다.

근육 수행(Muscle Performance)

어깨, 팔굽, 고관절, 그리고 무릎관절의 가동성이 지나친 것으로 보아 몸통과 근위부 사지의 근긴장도가 떨어져있음을 알 수 있다. 견갑대는 더 이상 익상으로 움직이지 않으나 팔을 뻗을 때와 체중을 지지하는 활동동안 흉곽에 대해 안정적 자세로 유지할 수 있다. 서 있을 때 더 이상 요추전만이나 무릎관절의 과신전 상태는 아니다. BOT2의 요소로써 근력을 추가로 평가하였다. Mark는 35인치 롱 점프를 수행할 수 있다. 타인이 발목을 잡아주면 30초내에 1번의 팔굽혀 펴기와 8번의 윗몸 일으키기를 할 수 있다. 엎드려서 비행기 자세로 9초 유지하지만 벽에 등을 대고 앉는 자세는 유지할 수 없다. 자세가 좋아지고 전반적인 운동 기능이 좋아진 것으로 지난해동안 근력에서 기능적 향상이 되었다는 것을 알 수 있다. 근력의 이러한 향상은 Mark가 3인치 더 성장하고 체중이 7Lb(약 3.1kg) 증가하는 시기에 일어났다. 근력에서의 기능적 향상에도 불구하고 같은 연령의 또래들보다는 근력이 떨어진다.

신경운동 발달과 감각통합 (Neuromotor Development and Sensory Integration)

Mark의 머리와 몸통 자세가 정중앙 쪽으로 향상되었다. 다소 어려운 대근육 운동 과제를 할 때 좌측으로 목이 돌아가 있지만, 활동 후에는 다시 머리를 똑바르게 할 수 있다. 동작은 빠르며 팔은 몸통에 가까이 위치해 있다. 치료사가 보기에 재평가 동안 Mark는 환경으로부터의 자극에 집중을 흐트러뜨리는 듯이 보인다(예: 클리닉 밖에 지나가는 차소리).

Mark는 시각운동 기술 및 벽에 그려져 있는 원을 바라보며 한 다리로 서있기같은 중심축을 만드는 신체협응을 포함하는 항목에서는 어려움이 있는 듯이 보인다. 시력은 향상되었지만, 여전히 안구진탕증은 시각운동 기술에 영향을 미치고 있으며 초점을 더 잘 맞추기 위해 오른 쪽 눈을 사용하려는 경향이 있다.

BOT2의 전체 운동 점수는 평균 50의 1표준편차 이하로 같은 연령의 또래와 비교 시 운동수행에 있어서 평균범위라고 할 수 있다.

관절가동범위(Range of Motion)

상 · 하지의 관절 가동범위가 증가되어있다. 더 이상 요추 전만은 보이지 않으며 항중력 자세에서 척추후만 상태 없이 똑바른 척추를 유지할 수 있다.

자조관리 및 가정 관리 (Self-Care and Home Management)

Mark의 자조관리 기술을 PEDI-자조관리 영역을 이용하여 검사하였다. 원점수는 69로 이는 규준 표준 점수로는 39.7 ±3이다. 지난해동안 PEDI 점수가 14점 올랐다. 표준 점수는 또래의 평균범위에 있다. 찍찍이가 달려있는 신발을 스스로 벗고 신을 뿐 아니라 옷을 입고 벗지만 신발끈을 매지는 못한다. 이를 닦을 때와 머리를 빗을 때는 도움이 필요하다.

놀이, 지역, 그리고 레저 (Work, Community, and Leisure Integration)

Mark는 균형, 근력, 협응의 향상을 위해 매주 카라테 수업을 하고 있다. 아이는 이것을 좋아하며 프로그램을 시작한 이후로 엄마는 꾸준한 기술 향상이 보인다고 한다. Mark는 좋은 날씨에 아빠와 함께 장거리를 자전거를 탄다. 겨울에는 지역 공원에서 스포츠 기술 교실에 누이와 함께 참여하였다. Mark는 60분 수업에 중간에 휴식없이 끝까지 참여할 수 있었다.

평가, 진단, 그리고 예후 (치료계획 포함)

Mark는 현재 지역 학교를 통한 유치원 프로그램에 등록되어있다. 유치원 프로그램의 일환으로 교육에 바탕한 물리치료와 작업치료를 받는다. Mark는 운동과 학습에서 잘하고 있다. 가족이나 학교당국이 별로 염려하는 바가 없으므로 Mark는 학교생활을 시작한 이후로는 추가로 외래 물리치료 혹은 작업치료를 받고 있지 않다.

진단 / Diagnosis

Mark는 6세로 근력약화, 협응저하, 그리고 운동발달상 지연이 있다.

활동 제약(Activity Limitations)

신체의 양측 협응에, 장난감, 작은 공을 다루는데, 반복적인 눈-손, 눈-발 협응이 필요한 운동 과제에 시각적으로 참여하는데 여전히 어려움이 있다.

참여(Participation)

가정, 학교, 그리고 지역의 운동과제에 전반적 참여가 향상되었다. 일학년으로 올라가면서 아이는 소근육과 대근육 운동수행을 더 해야 할 것이다. 레크리에이션뿐 아니라 체육 수업에 참여는 면밀히 모니터링이 필요하다.

예후 / Prognosis

Mark는 동작과 대근육 운동 놀이를 즐긴다. 가족은 매우 지지적이며 부모는 Mark와 자전거 타는 활동을 같이 한다. 이런 이유로 전체적 체력뿐 아니라 운동기술이 지속적으로 향상할 것이라는 좋은 예후를 가지고 있다.

목표/하부목표 / Goals/Objectives

현재의 목표는 근력, 협응 그리고 전반적 체력의 향상을 촉진하기 위해 레크리에이션 활동을 증진하는 것이다.

중재

이 시기는 직접적 물리치료가 권장되지 않는다. Mark는 이제 또래와 같이 하는 적절한 운동활동에 참여를 할 수 있고 흥미가 있다. 물리치료사와 엄마는 수영, 자전거 타기, 축구, 미술 수업등을 포함하여 여름방학에 할 Mark의 활동에 대해 의논하였다. Mark는 가을에 다시 카라테 교실에 등록할 예정이다.

물리치료사로서 이제는 자문과 평가하는 역할로 전환되었다. 치료사는 Mark의 교실수업과 체육수업의 참여에 대해 가족, 의사, 그리고 학교 관계자의 자문에 계속 응할 것이다. Mark의 대근육 운동수행의 진전에 대해 일년에 두 번 재평가하여 체력, 근력 그리고 협응에 대해 특히 성장하는 근골격계에 따른 대근육운동을 잘 수행하는 것에 대한 권고사항을 만들어 권고해 줄 것이다.

치료 종결

Mark가 가지고 있는 DCD라는 진단은 오래동안 여러 번의 물리치료 중재가 필요할 수 있다. 매번의 치료종결은 Mark와 그 가족이 정한 개별화된 목표와 하부목표를 성공적으로 여부에 따를 것이다.

DCD를 가진 아동과 청소년들을 장기간 추척관찰 결과 약한 근력과 지구력으로 인한 참여문제뿐 아니라 운동조절과 협응의 현재 장해에 대한 보고가 있어왔다(Hill, Brown, & Sophia Sorgardt, 2011; Jarus 등, 2011; Kirby, Edwards, & Sugden, 2011). 이차로 발생할 수 있는 장해 예방과 긍정적이고 기능적 결과를 최대화하기 위해 직업, 레크리에이션, 레져 활동에 대해 Mark는 계속 선택을 해나가야 할 필요가 있다.

요약 / Summary

이 사례연구는 DCD가 있는 아동의 검사, 중재, 그리고 결과를 보여주고 있다. 과거 10여년 동안 문헌에서 DCD에 관한 정보는 배가되었으며 점점 더 많은 아동들이 이 진단을 받고 있다. 동작 기능이상 영역의 전문가로서 물리치료사는 이러한 아동들의 조기진단에 중요한 역할을 한다. 물리치료사는 진단, 중재, 임상 환경뿐 아니라 학교를 지원하는데 일차적 역할을 한다. 특히 DCD가 있는 아동의 사회 정서적 발달을 고려하는 것이 필요하다. 그러한 고려는 레져 시간과 체력활동에 참여를 지원해주는 것뿐 아니라 자신에 대한 지각, 삶의 질 측정 평가에 초점을 맞추어야 한다(Hill 등, 2011; Poulsen 등, 2008). 근거가 있는 치료를 하는 물리치료사는 DCD가 있는 아동들에게 성공적으로 사용되고 있는 다양한 범위의 중재를 위해 문헌을 탐구해야 한다. 표 24.4는 현재 볼 수 있는 문헌들의 간단한 내용을 실었다. 이 표에서 분명한 듯이 보이는 것은 DCD가 있는 아동들에게 하는 상-하 접근법의 중재이다. 인지, 과제 지향적인 전략들을 보여주는 문헌들은 계속 증가할 것이고 새로운 운동과제의 지도를 해야 하는 물리치료사에게 새로운 안목을 제공해 줄것이다. 이러한 아동들이 성인기로 들어가면서 사회안에서 자신들의 역할을 소화해가면서 어떻게 삶의 질과 자신에 대한 지각에 치료적 결과가 영향을 미치는지에 대해 이후의 연구는 초점을 맞춰야 할 것이다.

표 24.4 발달성 조정(협응)장애(DCD)에서 근거 있는 중재들

중재	저자	연구 디자인	대상자 /논문 수	질문	소견
일반적 중재	Hillier (2007)	문헌 체계적 고찰(SR)	28개의 연구	DCD아동에서 중재를 하는 것이 움직임의 능력을 향상시키는데 효과가 있다는 증거가 있는가?	지각 운동 훈련과 감각통합 치료, 물리치료, 완전 학습개념의 적용을 지지하는 강한 증거가 있다. 운동학적 훈련에 대한 증거는 중등도이다.
	Pless & Carlsson (2000)	SR과 메타 분석	21개의 연구 고찰, 13개의 연구를 분석	1970년부터 1996년까지 발표된 논문에서 DCD 아동에서 운동 기술에 대한 중재를 하는 것을 지지하는 증거가 있는가?	5세 이상의 DCD 아동에서는 가정 운동 프로그램이나 그룹으로 특정 기술의 이론적 접근을 사용하여 일주일에 5번 중재할 때 운동 기술 중재가 가장 효과적이었다.

계속

표 24.4 발달성 조정(협응)장애(DCD)에서 근거 있는 중재들 – *계속*

중재	저자	연구 디자인	대상자/ 논문 수	질문	소견
일반적 중재	Mandich, Polatajko, Macnab, & Miller(2001)	SR	32개의 연구 고찰	DCD에 대한 다양한 치료 접근의 결과는 무엇인가?	*하–상향식 접근법:* **1.** 운동기술의 향상에 있어서 SI는 다른 중재만큼 효과 있다: 그러나 기능적 수행에 대한 SI의 영향은 알려져있지 않다. **2.** 과정 중심적 치료에 관한 증거는 아직 논란이 있다. 과정 중심적 치료가 운동 기술을 향상시키는데 다른 중재만큼 효과적이라는 연구들도 있지만 반대로 전혀 치료하지 않는 것보다 좋다는 증거도 없다는 연구들도 있다. **3.** 지각 운동 훈련-DCD 아동을 치료하는데 많은 치료사들이 선호하는 방법-학습장애가 있는 아동의 운동 기술을 향상시키는데 비효과적이였으나 발견되었으며 DCD 아동에서는 다른 중재만큼의 효과가 있다고 드러났다. **4.** 여러 치료를 함께 하는 것을 지지하는 증거는 제한적이다. *상–하향식 접근법:* **1.** 과제 지향적인 중재는 일반화는 일어나지 않고 그 과제 수행이 향상되었다. **2.** DCD에서는 인지적 접근이 효과적이었지만 증거는 이제 막 축적되기 시작하였다.

표 24.4 발달성 조정(협응)장애(DCD)에서 근거 있는 중재들 – 계속

중재	저자	연구 디자인	대상자 /논문 수	질문	소견
치료적 운동: 유산소 능력/ 지구력 훈련, 균형, 협응, 민첩성 훈련: 신체 기전/ 자세 안정화; 보행 및 이동 훈련; 신경운동발달 훈련; 근력, 힘 그리고 지구력 훈련	Peters & Wright (1999)	환자군-유사임상시험 연구(한 그룹을 중재 이전, 이후 테스트로 측정함)	14명	DCD 아동 그룹 운동 프로그램이 Movement Assessment Battery for Children(M-ABC)와 강제 폐활량에 대한 효과는 무엇인가?	14명 중 12명은 M-ABC와 FVC상에서 향상을 보였다. 그러나 역량에서의 변화는 일어나지 않았다.
	Kaufman & Schilling (2007)	사례보고	1명	DCD에서 근력강화훈련의 효과는 무엇인가?	근력훈련은 DCD 아동에서 근력, 대근육운동기능, 고유수용성 감각을 향상시켰다.
	Pless, Carlsson, Sundelin, & Persson(2000)	RCT	37명	10주 동안 일주일에 한 번하는 그룹 물리치료가 운동기술 수행을 향상시키는가?	그룹 운동기술 중재는 의미있는 향상을 보여주지 못하였다.
상-하향식 접근: 과제 지향적인 중재와 인지 전략	Wilson, Thomas, & Maruff (2002)	RCT	54명	운동 상상훈련, 전통적 지각 운동 훈련, 중재하지 않음에서 각각 효과는 무엇인가?	M-ABC상 중재받은 그룹은 모두 향상이 있었으나 하지 않은 그룹은 향상되지 않았다.
	Miller, Polatajko, Missiuna, Mandich, & Macnab (2001)	환자군-유사임상 시험 디자인(한 그룹을 중재 이전, 이후 테스트로 측정함)	20명	이 연구는 새로운 치료적 접근을 비교하였다. DCD 아동에서 (co-op: 일상작업수행에 대해 인지전략과) 현재의 치료적 접근(CTA)의 효과를 비교하였다.	아동들은 무작위로 CO-OP나 CTA그룹에 배정하였다. 모든 아동들이 10회의 개별화된 세션을 50분까지 받았다. 양측 그룹 모두 Canadian Occupational Performance Measure(COPM), the Performance Quality Rating Scales(PQRS), Vineland Adaptive Behaviour Scales (VABS)상의 점수 향상을 보였으나 CO-OP그룹의 향상이 제일 컸다. Bruininks-Oseretsky Test of Motor Proficiency(BOTMP)나 Developmental Test of Visual Motor Integration Revised 에서는 치료간의 별다른 차이가 없었다. 양측 그룹 모두 향상되었다.

계속

표 24.4 발달성 조정(협응)장애(DCD)에서 근거 있는 중재들 – *계속*

중재	저자	연구 디자인	대상자 /논문 수	질문	소견
상-하향식 접근: 과제 지향적인 중재와 인지 전략 *(계속)*	Niemeijer 등, 2006	환자군-유사임상시험 디자인 (한 그룹을 중재 이전, 이후 테스트로 측정함)	19명 아동, 11명 치료사	신경운동 과제 훈련(NTT)을 가르치는 것이 운동 수행을 향상시키는 것과 연관이 있는가?	NTT는 동작 수행의 향상과 관련이 있을 수 있다.
	Schoemaker, Niemeijer, Reynders, & Smiths-Engelsman (2003)	비무작위 그룹상시험 유사 임상시험 디자인	15명	DCD에 대한 NTT의 효과는 무엇인가?	NTT는 M-ABC상 수행을 향상시켰다.
	Niemeijer 등, 2007	비무작위 그룹상시험 유사 임상시험 디자인	26명	DCD에 대한 NTT의 효과는 무엇인가?	NTT는 M-ABC상 수행을 향상시켰다.
	Polatajko, Mandich, Miller, & Macnab (2001)	5개의 연구 고찰	5개의 연구로부터의 자료: 연구 1: 단일사례 시험 10명 연구 2: 단일사례 시험 4명의 체계적 복제 연구 3: 비공식적 추적관찰과 비디오테잎 분석 연구 4: RCT pilot 20명 연구 5: 후향적 챠트 검토 25명	DCD 치료에 대한 CO-OP의 사용을 연구하였다. 연구 1 결과를 다른 치료사가 재현해낼 수 있을까? DCD에 대해 CO-OP를 현재 치료와 어떻게 비교하는가? CO-OP의 임상적 재현은 무엇인가?	DCD 아동은 기술을 습득하기 위해 문제 해결 전략들을 배울 수 있다. 다른 치료사도 연구 1과 비슷한 결과를 얻었다. CO-OP는 COPM, PQRS, VABS, Evaluation Tool of Children's Hand writing(ETCH), 그리고 BOTMP로 측정한대로 DCD치료에 효과적이다. CO-OP는 직접 기술 습득에 긍정적으로 영향을 미친다
	Mandich, Polatajko, Missiuna, & Miller (2001)		80명 비디오 테잎으로 중재함	중재 세션 동안 입으로 스스로 복제하며 사용하는 인시 전략들은 무엇인가?	DCD아동의 치료에 사용되는 인지적 학습 전략들로써 전체적, 실행선략, Goal-Plan-Do Check(GPDC)와 Good Strategy User모델의 내용을 사용하는지 확인하였다.

표 24.4 발달성 조정(협응)장애(DCD)에서 근거 있는 중재들 — *계속*

중재	저자	연구 디자인	대상자 /논문 수	질문	소견
상-하향식 접근: 과제 지향적인 중재와 인지 전략 *(계속)*					GPDC는 아동이 어려움을 보이는 운동과제를 아동이 확인(목표)하고 변화를 원하고 물리치료사의 도움을 받아 목표에 도움이 되도록 수행할 계획을 세우고 치료사의 도움을 받아 그 계획을 수행하고 결과를 평가하였다. 과제에 대한 지식을 보충하고 특정 영역별 추가 전략과 함께 GSU모델과 GPDC을 함께 시행하는 전략: 1. 과제의 특정화 2. 운동 기억 3. 신체 자세 4. 움직임을 느끼기 5. 하는 것에 집중 6. 말로 가이드 7. 스스로 말로 가이드 8. 말로 외운 내용

토의문제들(Discussion Questions)

1. Mark의 양측협응의 어려움은 신체구조 및 기능의 어떤 장해 때문인가?
2. 각각의 Mark의 장해에 대해 양측협응을 좋아지게 할 수 있는 중재 전략들을 말하시오.
3. 고등학교에서 Mark의 신체가 많이 성장한다면 오게 될지도 모르는 이차 장해는 어떤 것들이 있는가?
4. Mark가 학교에 가게 되면서 마주치게 될 참여에 대한 장애물을 말해 보시오.

권장도서(Recommended Readings)

Blank, R., Smits-Engelsman, B., Polatajko, H., & Wilson, P. (2012). European Academy for Childhood Disability (EACD): Recommendations on the definition, diagnosis and intervention of developmental coordination disorder (long version). *Developmental Medicine and Child Neurology, 54*(1), 54-93.

Hillier, S. (2007). Intervention for children with developmental coordination disorder: A systematic review. *Internet Journal of Allied Health Sciences and Practice, 5*(3), 1–11.

Slater, L. M., Hillier, S. L., & Civetta, L. R. (2010). The clinimetric properties of performance-based gross motor tests used for children with developmental coordination disorder: A systematic review. *Pediatric Physical Therapy, 22*(2), 170-179.

Sugden, D., & Chambers, M. E. (2005). *Children with*

developmental coordination disorder. London, England: Whurr Publishers.

참고문헌(References)

American Physical Therapy Association (APTA). (2001). Guide to physical therapist practice (2nd ed.). *Physical Therapy, 81*, 6–746.

American Psychiatric Association (APA). (1994). *Diagnostic and statistical manual of mental disorders* (4th ed.). Washington, DC: Author.

American Psychiatric Association (APA). (2000). *Diagnostic and statistical manual of mental disorders* (4th ed., text revision.). Washington, DC: Author.

Barnhart, R.C., Davenport, M.J., Epps, S.B., & Nordquist V.M. (2003). Developmental coordination disorder. *Physical Therapy, 83*, 722–731.

Baxter, P. (2012). Developmental coordination disorder and motor dyspraxia. *Developmental Medicine and Child Neurology, 54*(1), 3-3.

Bernie, C., & Rodger, S. (2004). Cognitive strategy use in school-aged children with developmental coordination disorder. *Physical and Occupational Therapy in Pediatrics, 24*(4), 23–45.

Blank, R., Smits-Engelsman, B., Polatajko, H., & Wilson, P. (2012). European Academy for Childhood Disability (EACD): Recommendations on the definition, diagnosis and intervention of developmental coordination disorder (long version). *Developmental Medicine and Child Neurology, 54*(1), 54-93.

Bruininks, R.H., & Bruininks, B.D. (2005). *Bruininks-Oseretsky Test of Motor Proficiency* (2nd ed.). Circle Pines, MN: American Guidance Service.

Cairney, J., Hay, J., Veldhuizen, S., & Faught, B.E. (2011). Trajectories of cardiorespiratory fitness in children with and without developmental coordination disorder: A longitudinal analysis. *British Journal of Sports Medicine, 45*, 1196-1201.

Cairney, J., Hay, J.A., Faught, B.E., Flouis, A., & Klentou, P. (2007). Developmental coordination disorder and cardiorespiratory fitness in children. *Pediatric Exercise Science, 19*, 20–28.

Council on Sports Medicine and Fitness. (2008). Strength training by children and adolescents. *Pediatrics, 121*, 835–840.

de Campos, A., da Costa, C.N., & Rocha, N.F. (2011). Measuring changes in functional mobility in children with mild cerebral palsy. *Developmental Neurorehabilitation, 14*(3), 140-144.

Faigenbaum, A.D. (2000). Strength training for children and adolescents. *Clinics in Sports Medicine, 19*(4), 1–20.

Haley, S.M., Coster, W.J., Ludlow, L.H., Haltiwanger, J., & Andrellos, P. (1992). *Pediatric Evaluation of Disability Inventory (PEDI): Development, standardization and administration manual.* Boston: PEDI Research Group, New England Medical Center Hospitals.

Hill, E., Brown, D., & Sophia Sorgardt, K. (2011). A preliminary investigation of quality of life satisfaction reports in emerging adults with and without developmental coordination disorder. *Journal of Adult Development, 18*, 130-134.

Hillier, S. (2007). Intervention for children with developmental coordination disorder: A systematic review. *Internet Journal of Allied Health Sciences and Practice, 5*(3), 1–11.

Jarus, T., Lourie-Gelberg, Y., Engel-Yeger, B., & Bart, O. (2011). Participation patterns of school-aged children with and without DCD. *Research in Developmental Disabilities, 32*, 1323-1331.

Kaufman, L.B., & Schilling, D.L. (2007). Implementation of a strength training program for a 5-year-old child with poor body awareness and developmental coordination disorder. *Physical Therapy, 87*(4), 455–467.

Kirby, A., Edwards, L., & Sugden, D. (2011). Emerging adulthood in developmental co-ordination disorder: Parent and young adult perspectives. *Research in Developmental Disabilities, 32*(4), 1351-1360.

Mandich, A.D., Polatajko, H.J., Macnab, J.J., & Miller, L.T. (2001). Treatment of children with developmental coordination disorder: What is the evidence? *Physical and Occupational Therapy in Pediatrics, 20*(2/3), 51-68.

Mandich, A.D., Polatajko, H.J., Missiuna, C., & Miller, L.T. (2001). Cognitive strategies and motor performance in children with developmental coordination disorder. *Physical and Occupational Therapy in Pediatrics, 20*(2/3), 125-143.

Miller, L.T., Polatajko, H.J., Missiuna, C., Mandich, A.D., & Macnab, J.J. (2001). A pilot trial of a cognitive treatment for children with developmental coordination disorder. *Human Movement Science, 20*, 183–210.

Missiuna, C., Mandich, A.D., Polatajko, H.J., & Malloy-Miller, T. (2001). Cognitive orientation to daily occupational performance (co-op): Part I—theoretical foundations. *Physical and Occupational Therapy in Pediatrics, 20*(2/3), 69–81.

Missiuna, C., Moll, S., King, S., King, G., & Law, M. (2007). A trajectory of troubles: Parents' impressions of the impact of developmental coordination disorder. *Physical and Occupational Therapy in Pediatrics, 27*(1), 81–101.

Niemeijer, A.S., Schoemaker, M.M., & Smits-Engelsman, B.C.M. (2003). Verbal actions of physiotherapists to enhance motor learning in children with DCD. *Human Movement Science, 22*(4–5), 567–581.

Niemeijer, A.S., Schoemaker, M.M., & Smits-Engelsman, B.C.M. (2006). Are teaching principles associated with improved motor performance in children with developmental coordination disorder: A pilot study. *Physical Therapy, 86*(9), 1221–1230.

Niemeijer, A.S., Smits-Engelsman, B.C.M., & Schoemaker, M.M. (2007). Neuromotor task training for children with developmental coordination disorder: A controlled trial. *Developmental Medicine and Child Neurology, 49*, 406–411.

Nix, H.A. (2007). *Learning to ride with "the bits."* Indianapolis: Reading Matter.

Peters, J.M., & Wright, A.M. (1999). Development and evaluation of a group physical activity programme for children with developmental co-ordination disorder: An interdisciplinary approach. *Physiotherapy Theory and Practice, 15*, 203–216.

Pieters, S., De Block, K., Scheiris, J., Eyssen, M., Desoete, A., Deboutte, D., Van Waelvelde, H., & Roeyers, H. (2012). How common are motor problems in children with a developmental disorder: Rule or exception? *Child: Care, Health and Development, 38*(1), 139-145.

Pless, M., & Carlsson, M. (2000). Effects of motor skill intervention on developmental coordination disorder: A meta-analysis. *Adapted Physical Activity Quarterly, 17*, 381–401.

Pless, M., Carlsson, M., Sundelin, C., & Persson, K. (2000). Effects of group motor skill intervention on five- to six-year old children with developmental coordination disorder. *Pediatric Physical Therapy*, 12, 183–189.

Polatajko, H.J., Mandich, A.D., Miller, L.T., & Macnab, J.J. (2001). Cognitive orientation to daily occupational performance (co-op): Part II—the evidence. *Physical and Occupational Therapy in Pediatrics, 20*(2/3), 83–106.

Polatajko, H.J., Missiuna, C., Miller, L.T., & Sugden, D. (2007). Current approaches to intervention in children with developmental coordination disorder. *Developmental Medicine and Child Neurology, 49*, 467–471.

Poulsen, A.A., Barker, F.M., & Ziviani, J. (2011). Personal projects of boys with developmental coordination disorder. *Occupational Therapy Journal of Research: Occupation, Participation & Health, 31*(3), 108-117.

Poulsen, A.A., Ziviani, J.M., & Cuskelly, M. (2008). Leisure time physical activity energy expenditure in boys with developmental coordination disorder: The role of peer relations self-concept perceptions. *Occupational Therapy Journal of Research: Occupation, Participation and Health, 28*(1), 30–39.

Raynor, A.J. (2001). Strength, power, and coactivation in children with developmental coordination disorder. *Developmental Medicine and Child Neurology, 43*, 676–684.

Rivilis, I., Liu, J., Cairney, J., Hay, J. A., Klentrou, P., & Faught, B.E. (2012). A prospective cohort study comparing workload in children with and without developmental coordination disorder. *Research in Developmental Disabilities, 33*, 442-448.

Schoemaker, M.M., Niemeijer, A.S., Reynders, A.S., & Smits-Engelsman, B.C.M. (2003). Effectiveness of neuromotor task training for children with developmental coordination disorder: A pilot study. *Neural Plasticity, 10*(1–2), 155–163.

Shores, M. (1980). Footprint analysis in gait documentation. *Physical Therapy, 60*(9), 1163–1167.

Slater, L.M., Hillier, S.L., Civetta, L.R. (2010). The clinimetric properties of performance-based gross motor tests used for children with developmental coordination disorder: A systematic review. *Pediatric Physical Therapy, 22*(2), 170-179.

Sugden, D., & Chambers, M.E. (2005). *Children with developmental coordination disorder*. London, England: Whurr Publishers.

Watter P.R.S., Marinac, J., Woodyatt, G., Ziviani, J., & Ozanne, A. (2008). Multidisciplinary assessment of children with developmental coordination disorder: Using the ICF framework to inform assessment. *Physical & Occupational Therapy in Pediatrics, 28*(4), 331-352.

Wilson, P.H., Maruff, P., Butson, M., Williams, J., Lum, J., & Thomas, P.R. (2004). Internal representation of movement in children with development coordination disorder: A mental rotation task. *Developmental Medicine and Child Neurology, 46*, 754–759.

Wilson, P.H., Thomas, P.R., & Maruff, P. (2002). Motor imagery training ameliorates motor clumsiness in children. *Journal of Child Neurology, 17*(7), 491–498.

Zaino, C.A., Marchese, V.G., & Wescott, S.L. (2004). Timed up and down stairs test: Preliminary reliability and validity of a new measure of functional mobility. *Pediatric Physical Therapy, 16*, 90–98.

제 25 장

사례 연구: 척수형성 이상증

Case Study / Myelodysplasia

이 사례 연구는 등허리뼈(흉요추) 레벨에 척수형성 이상증을 가지고 있는 7세된 Salomon에게 학교에서 해준 물리치료에 초점을 맞출 것이다. 아이는 현재 공립학교에 재학중이며 특수교사로부터 정규시간에 따로 교육을 받는 시간이 있고 그 이외에는 정규반에서 교육받는 1학년이다. Salomon의 물리치료는 청소년기와 성인기로의 전환에서 필요한 물리치료의 가능성을 고려하면서 생후 15개월부터 7세까지에 대한 것을 논의할 것이다.

척수형성 이상증이 있는 아동들은 학교에서 일하는 소아물리치료사에게 많은 어려움을 준다. 물리치료사의 역할은 학교관계자와의 협조로 평가와 적절한 환경적 적응과 보조테크놀러지를 시행하는 것이다. 물리치료사는 기능을 최대화하고 피부손상과 변형을 예방하기 위해 적절한 자세 잡기를 증진해주는 직접 중재 서비스를 하기도 한다. 학교관계자는 이러한 학생이 가지고 있는 문제들이 익숙하지 않을 수도 있다. 물리치료사는 척수형성 이상증을 가진 학생이 보이는 의학적, 신체적 문제에 관한 정보를 제공해야 할 뿐 아니라 학교환경에서 학생의 성공적 수행에 이러한 문제들이 어떻게 영향을 미치는지에 대한 정보도 제공해야 한다.

Salomon의 물리치료 평가/ 진단은 *미국 물리치료협회의 임상지침*(2001)의 선호임상패턴 5C: 중추신경계의 비진행성 질환과 관련한 운동기능 및 감각통합성의 장해—영아기 혹은 아동기의 선천성 혹은 후천적 원인에 의해 이루어졌다. 이 임상패턴이 선택된 이유는 장해가 산전에 발생하였고 결과적으로 근육, 감각, 신경학적 그리고 골격계에 증상이 초래되었기 때문이다. 임상패턴 7A: 피부질환에 대한 일차적 예방 및 위험 감소분야도 포힘되는데 신경근육계 기능이상, 비만, 혈관 질환, 그리고 척수도 침범되기 때문이다.

학생의 자연스런 환경에서 그 학생을 다룬다면 중재계획을 세울 때 창의적이 될 뿐 아니라 문제해결에 혁신적 기회를 제공받을 수 있다. 물리치료사가 이러한 자연스런 환경에서 협력적 모델을 사용하고 필요한 생태학적 변형을 제공하고 최대한 독립성을 위하여 학생에게 보조 테크놀러지를 제공하는 것이 이상적이다(Palisano, 2006). 학교세팅에서 고려할 점과 함께 가정 환경의 영향도 고려할 필요가 있다.

자연스런 환경에서의 협력 모델은 어려울 수도 있다. 생태학적 변화를 시행하기 위해서는 기금 문제가 포함될 수 있다. 학교에서 보조 테크놀러지는 필요한 수정을 위해서 때로 외부지원에 의존하기도 한다. 이런 장애에도 불구하고 명시된 목표를 위해서 창의성, 혁신, 그리고 관계자들의 협력이 필요한 시급한 어려움은 간단히 해결할 수 있다. 특히 취학 전 아동인 경우, 독립성에 대한 학교 관계자와 교사의 태도를 고려할 필요가 있는데 일상생활 영역에서 아이의 의존성을 오히려 강화하는 경향이 있을 수 있기 때문이다. 물리치료사는 매일 움직임과 자리 이동 활동을 살피기 위해서는 교실에서 도움을 주는 학교관계자에게 의존할 수 밖에 없는데 공통 목표를 향해 팀의 모든 구성원이 함께 일하는 것이 중요하다. 이 사례연구에서 물리치료 중재의 중요 열쇠는 학생에게 지도를 해주는 것뿐 아니라, 더 중요한 것은 매일의 일과 속에서 교사와 보조인력들과의 협력에 있다.

검사: 3세 때

병력 / History

Salomon은 33주에 제왕절개로 태어났고 체중은 10 Lb(약 4.5kg)였다. 출생직후 흉요추 레벨의 척수신경형성이상증으로 진단받고 뇌실-복강 션트와 척수수막류를 봉합하는 수술을 받았다. 이러한 아동에서 발생할 수 있는 합병증중의 하나가 뇌수종인데 종종 수종의 봉합 후 합병증으로 일어난다(Hinderer, Hinderer, & Shurtleff, 2006). 뇌실-복강 션트는 뇌로부터의 과도한 척수액을 복강내로 흐르게 하기 위해 시술한다. 션트수술을 한 아동은 감염 혹은 막힘의 증상이 있는지 모니터링해야 한다. 션트의 기능 이상의 조기 증후들이 있다(표 7.10), 그리고 이런 정보를 아이와 함께 하는 학급교사와 그외 학교관계자들과 공유해야 한다. 이러한 증상들 중 어떠한 것이라도 발견되면 의학적 진료가 필요할 것이다.

3개월 때 Salomon을 소아 정형외과의사가 평가하였다. 평가결과는 흉요추 레벨의 병변임에도 불구하고 척추의 변형없이 척수결손이 잘 봉합되었다는 것이다. 정형외과 진료에 의하면, 고관절이 외측으로 회전되는 경향이 있지만 발은 유연하며 발을 쉽게 바닥에 닿게 할 수 있다고 하였다(plantigrade). 그는 물리치료 시작을 권했으며 경과관찰을 위해 신경외과의에 의뢰하였다.

Salomon은 이후 수개월동안 체중이 빠르게 증가되었으며 5개월에 25 Lb(약 11.3kg)로 증가하였다. 이후 수년간 기관지염이 자주 발생하였고, 소아과에서 치료받았다. 9개월 때 체중이 32Lb(약 14.5kg)로 비만 진단을 받았다.

15개월 때 조기 중재 프로그램의 일환으로 물리치료를 받기 위해 처방전을 받았다. 조기치료의 중점은 뒤집기, 앉기, 그리고 배밀이를 독립적으로 하는데 있었다. 2세 때 지지를 받아 네발기기 자세를 할 수 있었다. 물리치료사는 Salomon의 움직임이 흉요추 병변 때문에 제한되어있다고 지적하였다; 그러나 평지에서 휠체어를 스스로 움직일 수 있었다. 팔의 근력을 키우고 압박받는 곳의 압력해소를 위해서 휠체어 푸쉬업이 포함된 게임을 할 수 있다. 휠체어에서 소파위로 옮기는 것을 연습 중이다. 소파에서 상체를 이용하여 내려올 수 있다. Salomon은 낮은 바닥으로 몸을 끌어내리고 있다.

적응 영역에서 아이는 스스로 먹고 빨아먹는 컵으로 이용하여 마실 수 있다. 가족은 체중을 모니터하고 건강한 식이를 추천해주는 영양사와 함께 협력하고 있다. 아이는 목욕하는 시간을 좋아하고 팔을 뻗어 옷을 입는 것과 양말을 벗는 것을 스스로 돕는다. 간단한 퍼즐을 하고 블록 4개를 쌓고 장난감을 조립한다. Salomon은 그의 사촌과 함께 놀고 장난감을 쉽게 공유하고 쉬운 집안일을 돕는다. 2세까지는 30-40 단어로 가족과 의사소통을 하고 두 단어로 된 구를 사용하여 의사소통하였다.

Salomon은 2세까지 션트 2개를 몸 안에 가지게 되었다. 감기, 기관지염, 폐렴, 요로계 감염을 소아과 주치의가 추적 관찰한다. 하지에 부종이 있고 자주색으로 색이 변한 것으로 보아 순환이 좋지 않다고 기술되어있다. Salomon은 혈관 외과의에게 의뢰되고 3세 때에 혈관병증이라고 진단되었다. 발판이 있는 휠체어를 처방받았지만, 하지순환을 위해 낮에 발판을 올리고 있을 필요가 있다.

장기 시스템 검토 / System Review

심혈관과 폐(Cardiovascular and Pulmonary)

Salomon은 감기, 기관지염, 폐렴을 4개월부터 3세까지 흔하게 앓았다. 호흡수는 분당 36회이고 혈압은 95/63mmHg였다.

피부(Integumentary)

하지의 피부는 누른 자국이 남지 않는 부종이 있고 색이 자주빛으로 변해있다. 척수를 봉합한 부위인 흉요추 부위에 흉터가 있다. 비만 때문에 가정과 학교 간호사가 발견한, 무릎, 서혜부, 겨드랑이 피부가 접히는 곳에 발적과 피부손상이 있다. 라텍스 알러지에 주의할 것을 조언하였다.

근골격계(Musculoskeletal)

능동적 관절가동범위는 상하 몸통과 상지에서 정상범위였다. 하지에서는 엉덩관절(고관절)이 외측으로 회전되는 경향이 있고 내회전은 제한되어있다. 발은 30° 족저굴곡 구축이 있다. 무릎관절 굴곡, 신전의 수동적 ROM은 완전하였다. 상지의 근력은 좋았지만 하지의 근력은 약하였다. 고관절을 옆으로 치켜올릴 수 있고 고관절 굴곡은 trace 정도였다. 검사시 체중은 70Lb(약 31.7kg)였고 키는 37인치(약 94cm)였다.

신경근육계(Neuromuscular)

상지와 T12 레벨까지의 근긴장도는 정상이었다. 약간의 골반 조절과 고관절을 치켜올리는 능력이 있었고 고관절 굴곡은 trace정도였다. 하지는 이완성 마비상태였다.

인지, 언어 그리고 의사소통 (Cognition, Language, and Communication)

Salomon은 제 2언어로 영어를 배우고 있다. 짧은 문장으로 말하고 때로 몸으로 보여주어야 하지만 간단한 지시와 요청을 이해할 수 있다. 언어치료사가 언어와 말 장해를 검사하였다. 글자, 숫자, 색깔, 그리고 물건 이름을 배우고 있다.

Salomon은 히스패닉이므로 가족뿐 아니라 아이가 의사소통의 어려움이 있다. 의사소통에는 모든 면에서 통역자가 필요하며 씌여 있는 것은 통역자가 번역하거나 무료 온라인 번역 프로그램을 이용한다.

개별화된 교육안은 조기중재 프로그램의 서비스 조정자, 진단요원이 만들었다, 언어진단자는 스페인어로 진단 테스트를 했다. 진단자가 부모를 위해 스페인어로 IEP모임의 모든 과정을 번역하는 것을 도와주었다. 이후의 IEP 모임에는 통역자의 도움이 있었다. 문서로 된 의사소통과 전화통화는 통역 서비스를 이용하거나 학교에서 스페인어를 할 줄 아는 관계자의 도움으로 하였다.

Salomon은 처음에 선별과 배치를 위하여 학교시스템의 진단파트에서 평가하였다. 처음의 선별과 테스트는 American Guidance Service(AGS) 조기 선별 프로파일, Batelle 발달항목(BDI-2), Vineland, 그리고 말언어 평가가 포함되었다. 스페인어를 할 줄 아는 언어치료사가 학동기 전 언어척도(PLS-4)를 스페인어로 아동에게 수행하였다. AGS 조기 선별 프로파일, BDI-2, Vineland, 그리고 말언어 평가는 모두 평균 100과 표준편차 15로 표준화하였다.

선별검사 정보를 요약하였으며 Salomon은 심한 발달지연(significant developmental delay; SDD)에 적합한 소견을 보였다. 학교에서 SDD를 받으려면 5개의 기술영역(인지, 의사소통, 신체발달-대근육 및 소근육 운동, 적응영역, 그리고 사회/정서 발달)중 한 두가지 영역에서 평균에서 2표준편차 이하를 받아야 한다. Salomon은 인지와 의사소통에서 2표준편차 이하였다. 진단팀은 조기 아동 공립학교에서 주 2일동안 주당 7시간의 특수교육을 받을 것을 권고하였다. 리프트 장착 버스로 학교에 다닐 것을 권고하였다.

테스트 및 측정 / Tests and Measures

유산소능력 및 지구력 (Assistive and Adaptive Devices)

놀이터뿐 아니라 학교 내에서도 또래와 맞춰 수동 휠체어를 움직일 수 있다. 교실에서 식당까지 500피트(약 152m) 이상이다. 지구력이나 유산소 능력에는 아무 문제가 없는 듯이 보인다.

보조적 적응적 기구들 (Assistive and Adaptive Devices)

Salomon이 학교에 독립적으로 갈 수 있도록 즉각적인 적응방법이 필요하였다. 어른 도움으로 휠체어에서 테이블로 슬라이딩 보드를 이용하여 자리를 옮기는 것을 빨리 습득하였다. 식당의 테이블이 너무 낮기 때문에 또한 식당에서의 적용방법도 필요하였다. Salomon은 먹을 때 적당한 높이의 테이블을 사용할 수 있다. 그 이외에도 운동활동 동안, 또 교실에서 쉬는 시간에 휠체어에서 바닥으로 내려앉을 때 커다란 웨지를 이용하였다. 바닥에서 휠체어로 올라앉을 때에도 이 웨지를 이용했는데 이때는 신체적 도움이 필요하였다.

보행, 이동 그리고 균형 (Gait, Locomotion and Balance)

Salomon은 비보행자이고 과거력상 연조직염(cellulitis)이 있었고, 좋지 않은 순환상태였고 과거에 체중지지를 해 본 경험이 없었기 때문에 서는 것을 시도해오지 않았다. 발에 맞지 않아 신발도 신지 않는다. Salomon은 현재 휠체어를 정확하게 필요한 속도로 움직이는 것을 배우고 교실, 복도 그리고 운동장, 그리고 다양한 장소에서 안전하게 할 수 있음을 보여준다.

운동기능(Motor Function)

Salomon은 팔로 엎드린 자세에서 앞으로 몸을 들썩이며 나아갈 수 있다. 다리를 중앙으로 지지해준다면 푸쉬업하여 4 포인트 자세로 할 수 있다. 매트나 바닥에서 스스로 앉을 수 있지만 손을 앞으로 뻗거나 옆으로 뻗으면 자세가 불안정해지고 균형을 잃는다.

근육 수행(Muscle Performance)

Salomon은 흉요추 병변이 있고 앉은 자세에서 앞으로 움직이거나 엉덩이를 들썩이며 팔로 자신을 들어올리며 옆으로 움직여 갈 수 있다. 고관절에서 약간의 움직임이 있고 중력이 작용하지 않는 자세에서는 약간 구부리려고 시도할 수 있다. Salomon 같이 3세이고, 특히 영어를 어려워하고 부끄러워하는 아이에게 신뢰성있게 표준화된 도수근력 테스트는 하기가 어렵다. 기능적인 근력 평가를 시행하였다. Salomon은 몸을 들어올리는 것을 보여주고 슬라이딩 보드를 이용한 자리이동에서 자신의 팔로 지탱하여 도움을 주는 것을 보여준다. 어려움없이 수동 휠체어를 적당한 보행 속도로 움직인다. 머리 위로 손을 올려 공을 던지고 받으며 변형된 푸쉬업 방식으로 5회 수행할 수 있다. 상지로 버티지 않고는 몸통이 약해서 잠시만 앉아있을 수 있다.

신경운동 발달과 감각통합(Neuromotor Development and Sensory Integration)

Salomon은 조작기술이 좋아 최소 블록 6개를 쌓으며 늘어놓을 수 있고 정교하게 세밀한 잡기가 가능하다. 이 연령에서는 감각 평가가 정확히 되기 어려워 감각 테스트는 시작하지 않았다. T12 이하로는 감각 없음이 추정되었고 안전 관련 주의를 해주었다. Salomon은 신경인성 방광과 장을 가지고 있다.

보조기(Orthotic Devices)

Salomon은 현재 어떠한 보조기도 가지고 있지 않다.

관절 가동범위(Range of Motion)

상지의 관절가동범위는 완전하였다. 발이 30° 족저굴곡 상태로 굳어있다.

자조관리 및 가정관리(일상생활동작 및 도구사용 일상생활동작 포함) (Self-Care and Home Management [Including Activities of Daily Living and Instrumental Activities of Daily Living])

Salomon은 숟가락으로 다양한 음식을 먹을 수 있다. 빨지 않고 오픈 컵으로 마신다. 옷을 입을 때 스스로 돕는다. 휠체어에서 다른 의자로 혹은 낮은 매트 테이블 위로 도움을 받아 옮겨갈 수 있다. 자리이동을 위해 어떻게 이동보드를 이용하는지 배우고 있다. 집에서 욕조 안으로 들어가는 것은 의존하고 이 영역에서 독립적이기 위해서는 목욕 보조기구들이 필요하다. 신경인성 방광과 장이 있는데 간헐적 도뇨 프로그램은 받지 않았다. 학교에서 자주 기저귀를 찬다.

최신 검사: 만일 오늘날 검사한다면 소아 장애항목 평가를 이용하여 평가하는 것이 적절할 것이다(Haley, Coster, Ludlow, Haltiwanger, & Andrellos, 1992).

평가, 진단, 그리고 예후 (치료계획 포함)

Salomon은 수줍음이 많을 뿐 아니라, 새로운 환경에 대한 두려움도 있고 낯선 성인 혹은 아동들과 의사소통하려고 하지 않는다. 아이는 기저귀를 갈기 위해 휠체어에서 낮은 매트 테이블로 이동할 때 슬라이딩 보드를 사용하는 것을 빠르게 배웠다. Salomon은 운동장해(근력, 지구력), 감각소실(T12 이하 및 신경인성 방광 및 장), 비만, 피부문제(무릎, 서혜부, 겨드랑이의 피부손상:연조직염 과거력)가 있다. 이러한 장해로 휠체어에서 최적의 자세를 잡기가 어려우며 이것은 활동 수준과 또래와 놀이를 하는데 영향을 준다.

예후 / Prognosis

적절하게 환경을 수정해준다면 Salomon은 학교에서 휠체어로 다니는데 독립적이 될 것이다. 아이가 성장하면서 휠체어에서의 자세는 계속 살펴볼 필요가 있을 것이다. 체중관리가 아이의 건강과 이동성에 아주 중요할 것이다. 학교와 가정에서 간헐적 도뇨가 가능한지와 함께 학교 간호사, 아동, 그리고 가족사이에 잘 협조하는 노력이 필요할 것이다. 이것은 암모니아로 인한 피부손상을 예방하는데 도움이 될 것이다. Salomon은 이동에서의 자조를 위해 운동 기술을 유지할 필요가 있을 것이고 휠체어 수정도 이 과정을 좀 더 향상시키기 위해 필요할 것이다. 체육수업과 운동장 활동에 참여하기 위해서는 적응도 필요할 것이다(표 25.1).

목표 / Goals

Salomon이 학교에서 일주일에 한 번 30분 물리치료를 받으면서 올해 이루어야 할 목표와 하부목표들이 표 25.2와 25.3에 나와 있다. 처음에는 교사에게 설명해주고 간호사와 체육교사와 필요한 수업 수정을 위해 협조를 위해서 좀 더 물리치료에 참여가 많을 것이다. 가족, 학교 관계자, 그리고 휠체어 판매자는 휠체어 자세와 수정을 위한 권고를 조정하기 위해 모임을 가질 것이다. 학교 관계자, Salomon, 그리고 가족에게 슬라이딩 보드를 이용한 자리이동을 가르쳐 주기 위한 과제 분석을 이어 할 것이다.

중재

조정, 의사소통, 그리고 기록 / Coordination, Communication, and Documentation

초기에 학교관계자, 교사 그리고 간호사와 현재 자세에서의 필요와 적응을 위해 자주 의견교환이 필요하였다. 물리치료사는 부모와 휠체어 판매자와 Salomon에게 적절한

표 25.1 학동기 전 환경의 수정

징소	환경수징/보조기술
버스	휠체어 운송을 위한 리프트 버스 필요함.처음엔 학생이 학교에 등교하고 교실로 휠체어가 들어가는 것을 도와준다. 리프트에 타고 내리는 것을 독립적으로 할 수 있도록 훈련한다.
교실	휠체어 이동이 자유롭도록 열린 공간이 필요하다. 대체할 수 있는 자세잡기를 도와주고 웨지를 이용하여 매트위로 자리이동하는 것을 평가한다.
욕실	체인지 테이블/슬라이딩 보드/리프팅과 자리이동 훈련은 학생과 관계자들에게 시급히 필요한 훈련이다. 뒤집기 활동을 스스로 도와주기 위해 봉을 잡는다. 슬라이딩 보드 사용을 평가하고 관계자와 학생을 지도하기 시작한다. 낮은 체인지 테이블 때문에 관계자의 신체기전에 무리가 되므로 이를 좋게 하기 위해 바퀴달린 스툴이 필요하다.
식당	점심시간에 휠체어가 테이블 밑으로 들어갈 수 있게 높이를 점검하고 필요하면 책상이나 트레이를 제공한다.
놀이터	휠체어가 이동할 수 있는 공간, 놀이터 기구에 접근할 수 있는 능력, 놀이터 주위의 달리기 트랙, 쿠션있는 합성 고무로 된 놀이바닥, 한단계 높이의 기구에 접근하기 위한 경사가 필요하다.

표 25.2 3세 때 IEP 목표

IEP 목표—학생의 대근육 운동영역이 향상될 것이다.	
단기하부목표	**전략**
Salomon은 신체적 촉진이나, 말로 촉진을 받으며 5번의 시도중 3번은 의자에서 바닥으로 자리를 옮기는 것을 스스로 도울 것이다.	의자에서 바닥으로 이동하기 위해서 큰 웨지를 사용한다. 웨지 위로 올라가기 위해 등으로 슬라이드하려고 할 때는 발을 지지해서 도와줄 필요가 있다.
Salomon은 슬라이딩 보드를 이용한 자리이동시 말로 힌트를 주고 신체적 도움을 받아 5번의 시도 중 3번은 할 수 있을 것이다 (성인이 슬라이딩 보드를 대주고 다리를 지지해준다).	아래 설명과 같이 과제를 분석한다. 처음엔 교사/관계자/학생이 매일 연습한다. 그 다음 매주 모니터/실연을 한다.
Salomon은 학교의 일과중 80% 정도에서는 멀리 있는 감독자가 주시하는 가운데 고른 바닥에서는 휠체어를 운전하고 경사로를 오르내리며 적절한 속도로 문턱을 넘을 것이고 또래와 보조를 맞추어 움직일 수 있을 것이다.	자연스런 환경에서 연습한다-학교의 모든 장소로 학급과 함께 이동해본다(운동장 포함). 속도를 모니터한다. 장애물/사람을 피하면서 다른 교우들과 줄을 맞춰 정확히 정지/출발하며 이동한다.

표 25.3 슬라이딩 보드 자리이동을 위한 과제 분석

목표	**과제분석**
독립적인 슬라이딩 보드 사용	Salomon은 휠체어를 테이블 쪽으로 이동시킨다. Salomon은 휠체어를 잠근다. Salomon은 안전벨트를 푼다. 학교 교사가 의자 앞 밑으로 슬라이딩 보드를 대준다(새 의자에서는 의자 시트를 슬라이딩 보드로 사용할 수 있다). Salomon은 푸쉬업하며 앞으로 엉덩이를 움직여 봉을 잡고 체인징 테이블 위로 올라가는 것을 스스로 돕는다(교사는 다리의 자세를 도와주는 것을 최소로 한다). Salomon은 손으로 봉을 잡아 스스로 몸을 굴려 기저귀를 가는데 도움을 준다.

좌석을 준비해주기 위해 의견을 교환하였다. 물리치료사가 Salomon을 평가한 후에 IEP 모임이 열리고 부모와 팀 구성원들과 평가결과를 토의하였다. 물리치료가 시작되었고 프로그램을 수행하였다. 관계된 모든 구성원들에게 자세잡기와 자리이동을 교육해주었다. Salomon의 엄마는 학교에서 Salomon이 자리이동하는 것을 관찰했으며 가정에서도 해보도록 하였다.

환자 관련 지도 / Patient/Client-Related Instruction

처음엔 기저귀 교환과 자연스런 환경에서의 강화를 위한 개별 물리치료 시간을 위한 스케쥴이 필요하였다. 이것은 Salomon 뿐 아니라, 교사와 보조 관계자들에게 설명을 해주었다. 자리 이동용 슬라이딩 보드가 교사에게는 친숙하지 않아서 적절한 기술을 지도해주기 위해 처음엔 여러 번 수행하는 것을 보여주었다. Salomon은 몇 번 해보고 습득했지만 보조하는 사람은 아이가 시도할 때마다 보다 스스로 할 수 있게 허용하는 것을 배울 필요가 있었다. 이 사람들은 Salomon이 슬라이딩 보드사용을 촉진해주기 보다 아이를 안아올려 자리 이동을 해주려는 경향이 있었다. 여러 번 연습한 후 Salomon은 최소한의 도움으로 이 활동을 수행할 수 있게 되었다.

직접 중재 / Procedural Interventions

초기 환경수정 (Initial Environmental Modifications)

학교에서 Salomon을 위해 환경수정을 하는 과정을 물리치료사가 시작하였다. 이것에는 슬라이닝 보느, 웨시, 잡을 수 있는 봉, 기저귀를 갈 수 있는 테이블, 바닥으로 내려앉을 수 있는 교실용 커다란 웨지가 포함된다. 화장실에 특정 길이와 위치로 잡을 수 있는 봉을 달 것을 요구하였다. 학교는 자리이동용 슬라이딩 보드와 웨지를 주어 높이가 다른 의자와 기저귀를 갈 수 있는 낮은 매트 테이블로 옮길 때 도움이 되도록 하였다. 높낮이 조절이 되는 자동 테이블을 요청하였는데 입학 1년 후에는 가외의 기금으로 살 수 있게 되었다. 전동 테이블은 자리이동에 사용될 수 있고 기저귀를 갈 때 보조교사들의 신체역학에 더 좋다. 교실과 자연스런 환경(복도, 식당, 운동장, 화장실, 그리고 체육관)에서 물리치료를 시행하였다.

치료적 운동(Therapeutic Exercise)

Salomon의 일상에 운동과 체력회복을 접목하였다. 아이는 현재 자리이동 활동동안 앉아있는 균형을 훈련하고 있다. 뒤집는 것과 앙와위에서 일어나 앉는 운동기술은 하루 두 번 기저귀 가는 동안 해볼 수 있다. 휠체어 보행에서의 그의 지구력은 지속적 훈련의 결과 좋아지고 있다. 체육수업에서 휠체어 옆에 있는 공을 줍기 위해 손을 뻗는 활동을 이용하여 근력강화와 함께 압박을 경감하는 변형된 수업을 하고 있다. 실외에서 트랙 주위로 세발 자전거를 타는 친구들을 따라 속도와 방향에 맞게 휠체어를 자신이 밀 수 있으며 이는 지구력을 향상시킨다.

보조적/적응적 기구 (Assistive/Adaptive Equipment)

휠체어 변형(Wheelchair Modifications)

척수형성 이상증이 있는 학생들의 적절한 휠체어 좌석을 위해 이루어야 할 목표를 고려하는 것이 중요하다:피부손상 예방하기, 적절한 움직임을 증진하고 특히 척추의 정렬을 좋게 하는 목표이다(Hastings, 2000). 일생 휠체어 보행자가 될 아동을 위해 고려할 다른 중요한 것은 휠체어를 미는데 드는 힘을 줄여주는 것이다. 최근의 연구에서는 아동과 그 가족이 경량이나 초경량 휠체어를 선호한다고 되어있다(Meiser & McEwen, 2007). 경량 휠체어를 선택하였지만 좌석길이를 연장하고 슬라이딩 보드를 장착하였기 때문에 무게가 추가되었다. 물리치료사와 좌석 전문가는 부모의 의견을 받아 표 25.4에 나와있는대로 휠체어 수정 권고안을 만들었다.

Salomon의 휠체어에는 양팔 지지대가 없다. 조절되는 이젤을 교실에서 학업용으로 쓰고 있다. 식당에서는 휠체어가 식당 테이블에는 들어갈 수 없기 때문에 먹을 때 대신 책상을 이용하고 있다.

표 25.4 휠체어 변형

휠체어 처방	오래된 휠체어에서의 자세의 어려움	새 휠체어와 제공되는 기구 및 권고사항
주문제작 않는 시스템—수동 휠체어	등받이가 뒤로 넘어가는 리클라이닝 휠체어이다. 의자와 등받이 각도가 90-90 각도가 필요하다.	새 휠체어의 의자-등받이 각도는 90-90 각도로 맞추어져 있다. 좌석: 넓이 15 인치, 길이 22 인치 등받이: 12 인치 x 12 인치
새 수동 휠체어	발판: 한 부분으로만 되어있어 젖히기가 어렵게 되어있다; 발을 높이는 것이 필요하다.	다리를 지지하고 체인지 테이블 위로 슬라이딩 이동을 할 수 있게 주문하여 나무/foam 좌석을 만들었다. 휠체어 베이스를 제공하여 다리와 발을 보호한다(감각 없음이 특히 염려된다). 휠체어 베이스는 다리의 부종을 예방해줄 것이다.

계속

표 25.4 휠체어 변형 – 계속

휠체어 처방	오래된 휠체어에서의 자세의 어려움	새 휠체어와 제공되는 기구 및 권고사항
새 수동 휠체어	엉덩이 패드: 제거하기가 어렵고 작다, 브레이크를 걸기가 어렵다.	주문맞춤으로 엉덩이 패드를 만들었는데 길고 크게 만들어 적절하게 위치하게 한다(브레이크 걸기에 방해되지 않는); 이로써 바퀴에 다리가 쓸리는 것을 방지하고 다리가 가운데로 위치하게 되는데 도움이 될 것이다.
	앞으로 밀기에 바퀴의 위치가 좋지 않다.	새 프레임으로 좀 더 잘 밀어지도록 바퀴의 위치를 적절하게 한다.
	체중 증가에 맞도록 의자를 좀 더 크게 할 필요가 있다.	새 휠체어는 더 큰 프레임을 가지고 있다.

직접 중재의 요약 (Summary of Procedural Interventions)

Salomon은 자리이동에서 독립성이 증가되었다. 휠체어를 수정함으로써 하지가 지지되고 추후의 피부손상이 예방되었다, 그리고 하지의 순환도 개선되었다. 학교간호사는 피부손상을 모니터하며 가족과 주치의와 의학적 관리를 조정하였다. 그리고 지역 아동병원의 척추이분증 클리닉의 진료약속에 도움을 주었다. 간헐적 도뇨는 가족들이 논의하였다.

Salomon이 휠체어에서 기저귀 교환 테이블로 자리이동의 목표를 달성한 반면, 학교 보조관계자가 바뀌고 관리의 지속성 때문에 이러한 기술은 유지되어야 하고 또 의학적 상태가 변할 수도 있으므로 모니터받아야 할 필요가 있을 것이다. 성장하면서 자세에 관한 문제도 계속 보아야 한다. 체육수업 참여를 위해 수업변형도 필요하고 활동을 격려하기 위한 적절한 운동에도 참여할 수 있어야 할 것이다. 피부의 손상을 예방하기 위한 압박 경감을 해주는 운동에도 지속적으로 참여할 필요가 있을 것이다.

검사: 5세 때

병력 / History

Salomon은 유아원이 있는 학교의 같은 유치원에 다닌다. 학교 간호사가 매일 피부를 검사한다. 가정에서 뿐 아니라 간호사실에서 하루에 두 번 간헐적 도뇨를 시행하고 있다. 지난해 척추 이분증 클리닉의 진료를 받았고 엄마가 간헐적 도뇨 방법에 대해 지도받았으며 영양지도도 받았다. 연조직염으로 입원했던 기간에 션트에 문제가 있어 재수술을 받았다. 병원에서 물리치료 의뢰를 했으며 Salomon은 목욕 이동 의자와 슬라이딩 보드를 받을 수 있도록 권고받았다. 천식 진단을 받고 필요 시 흡입치료를 받았다. 운동 시에 면밀히 모니터링을 받았는데 운동이 천식을 때로 악화시킬 수 있기 때문이다.

장기 시스템 검토 / System Review

심혈관계와 폐(Cardiovascular and Pulmonary)

Salomon은 천식으로 진단받았는데 운동으로 더 심해지는 듯이 보인다. 특히 밖에서 놀 때 학교에서는 면밀히 모니터링이 필요한 문제이다. 심박수와 호흡수는 연령대비 정상범위이다.

피부(Integumentary)

무릎관절, 서혜부, 겨드랑이의 접힌 부분의 피부발적에 대해 계속 모니터링을 받고 있다. 간헐적 도뇨를 함으로써 피부 자극은 덜하여졌다. 도뇨 사이사이에 실금이 있어서 도움이 되도록 Ditropan을 처방받았다. 다이어트를 해왔으며 체중 감소가 성공적이어서 피부상태가 호전되는데 도움이 될 수 있다.

근골격계(Musculoskeletal)

9개월 때부터 Salomon은 비만으로 진단받았다. 체질량지수(BMI)를 평가하는데 이용하는 보통 방식은 키와-체중의 비율이지만 척수형성 이상증인 경우에는 양팔을 벌려 잰 길이(arm span)-체중간의 비율이 좀 더 정확한 것으로 생각된다(Shurtleff, 1986). Arm span 측정이 이런 환자들의 단신 때문에 좀 더 정확한 측정으로 고려되는데 이는 마비된 하지의 성장이 감소되었기 때문이다(Shurtleff, 1986). 아이의 병변 레벨(흉추와 요추 상부 부위) 때문에 교정지수 0.9를 적용하여 신체 지방 양을 과소평가하는 것을 피한다(DelGado & Del Gaizo, 1999).

Salomon은 5세때 키가 43인치(약 109cm) 체중이 102 Lb(약 46.2kg)였다. Arm span은 50인치(약 127cm)로 교정 지수 0.9를 곱하면 BMI는 36이었다(비만 범위). 엄마에 의하면 아이는 다이어트를 해왔고 먹어도 되는 것과 먹을 수 없는 것을 알고 있다고 한다. 체중을 감소시킬 수 있었고 의사는 이에 만족하였다. Salomon은 몸통 근력과 균형을 계속 향상시켰다. 휠체어 양쪽의 바닥에서 공을 집어 올리며 원래 자세로 돌아올 수 있다.

신경근육계(Neuromuscular)

감각 검사를 시행하였는데 T12까지는 감각이 완전하였으며 그 이하로는 소실된 상태였다.

의사소통, 정서, 인지, 언어 그리고 학습태도 (Communication, Affect, Cognition, Language, and Learning Style)

Salomon은 우호적 아동이고 친숙한 관계자나 친구들의 인사에 반응하고 먼저 인사도 한다. 새로운 교사와 학생들에게는 계속 수줍어한다. 항상 즐거워하려고 하고 얼굴은 미소를 띤다. 글자를 익히는 중이며 26개 철자 중 13자를 익혔다. 1~5까지의 수를 익혔으며 자신 이름의 철자를 읽는다. 이야기를 듣는 동안 이해하고 올바르게 질문에 대답하는 능력이 향상되었다. 새로운 어휘를 이해하고 말로 표현하는데 진전이 있었다. 학교의 언어치료사는 아동이 부끄러워하고 언어표현을 적극적으로 하지 않으려 한다고 하였다. 답을 잘 모를 때 대답하려고 하지 않을 것이다. 모를 때 또는 도움이 필요할 때 말로 표현하는 것을 연습하고 있다.

테스트 및 측정 / Tests and Measures

유산소능력 및 지구력 (Aerobic Capacity and Endurance)

Salomon은 운동장에서 빠른 속도로 휠체어를 움직일 때 힘이 들어 호흡이 가쁘다. 유산소 활동을 할 때 운동 유발 천식에 대해 모니터링을 받고 있다.

보조적 적응적 기구 (Assistive and Adaptive Devices)

전동 테이블로 옮겨갈 수 있도록 슬라이딩 보드를 쉽게 사용할 수 있게 좌석을 확장한 휠체어를 새로 가지게 되었다. 트레이를 얹을 수 있는 팔 지지대가 있고 휠체어를 더 잘 움직일 수 있게 바퀴쪽으로 접근이 가능하도록 팔 지지대를 들어올릴 수 있게 되어있다. 트레이는 교실에서는 쓰기 숙제를 할 때, 식당에서는 식판으로 이용할 수 있다.

보행, 이동, 그리고 균형 (Gait, Locomotion, and Balance)

Salomon은 학교에서 계속 독립적으로 휠체어로 앞으로 나아가며 운동장에서의 경사도 올라가고 잔디밭도 가로지를 수 있다. 자신을 좇아오는 친구와 트랙주위를 도는 것을 즐긴다. 휠체어를 버스 리프트위로 올리고 내릴 수 있다. 상지의 근력은 좋으며 매일의 훈련과 운동으로 몸통의 근력도 향상되었다(그림 25.1). 팔로 지지하지 않고도 기저귀 가는 테이블 위에 앉아있을 수 있다.

운동 기능(Motor Function)

Salomon은 균형을 잃지 않으면서 옆으로 앞으로 몸통을 움직이는 능력이 향상되었다. 테이블 위에 있을 때 몸을 뒤집거나 옆의 봉을 잡고 몸을 끌어당겨 앉아서 그 작업을 도와준다. 앉아있다가 앙와위로 눕기, 옆으로 몸을 뒤집기, 누워있는 자세에서 일어나 앉기를 할 수 있다. 균형을 유지하면서 이제 앉아있을 수 있다. 테이블 위에 있을 때 매일 3Lb 의 무게를 들어올리는 운동을 하였다.

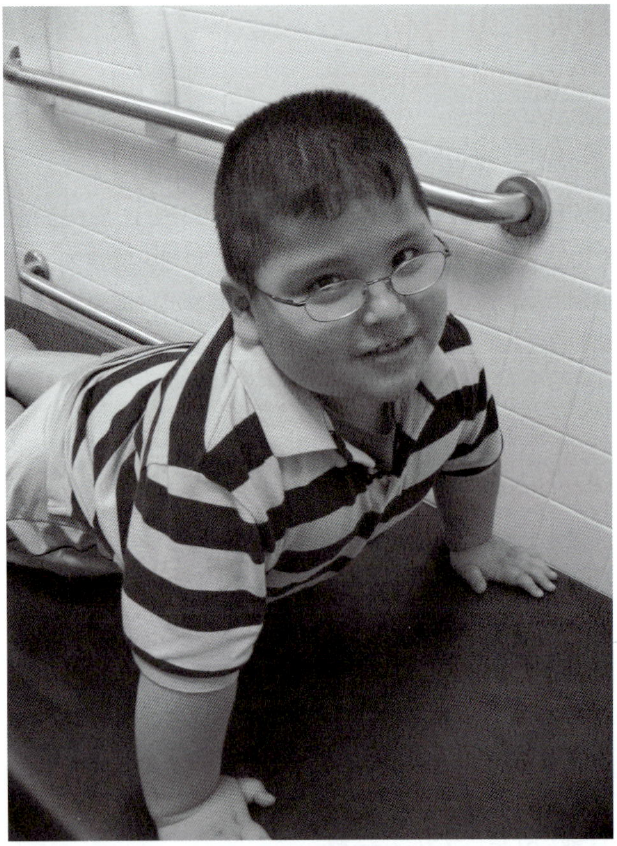

그림 25.1 Salomon은 매일 운동의 일환으로 팔굽혀 펴기를 하고 있다.

근육 수행(Muscle Performance)

Salomon의 상지 근력은 여전히 좋다. 몸통 근력도 좋으며 이것은 매일의 훈련과 운동의 결과이다. 앉아있으면서 골반을 움직일 수 있는데 이는 복부근 혹은 척추주위 근육의 신경이 살아있음을 보여주는 것이다. 엉덩이로 들썩할 수 있는데 이는 마름근(능형근, quadratus lumborum)의 작용일 수 있다. 중력이 작용하지 않는 자세에서는 고관절을 아주 약간 구부릴 수 있는데 이는 장요근의 작용이다. 이것들은 병변의 레벨이 T12, L1임을 지지해주는 소견이다.

보조기(Orthotic Devices)

Salomon은 보조기 전문가가 평가하였고 양측 AFO를 가지고 있다. AFO는 특히 발의 예방과 자세를 도와준다.

관절가동범위(Range of Motion)

관찰결과 Salomon은 고관절 탈구가 의심되었다. 우측 고관절이 내전되어있고 비구 안팎으로 넙다리뼈머리(대퇴골두)가 움직인다. 이것은 다리를 외전시킨 자세에서 드러난다. 다리위로 넘어지듯 복와위를 취하는 것을 하지 않도록 하였다. 이것은 고관절 막이 지나치게 스트레치되어 느슨해지는 경향이 있기 때문이다. 고관절의 탈구 가능성에 대해 부모에게 이야기해주었다. 통증과 변형이 없으므로 수술의 적응증은 아니다(Asher & Olson, 1983). 우측 고관절 탈구는 계속 모니터링을 받을 필요가 있고 휠체어 자세에 대해서도 말해주어야 한다. 상지와 몸통의 수동적 관절가동범위는 정상이다. 하지에서 기타 제한된 ROM은 없었다.

자조관리 및 가정관리(일상생활동작과 도구사용 일상생활동작 포함) (Self-Care and Home Management [Including Activities of Daily Living and Instrumental Activities of Daily Living])

Salomon은 집에서 모든 자리이동이 독립적이다. 휠체어에서 침대로 움직일 수 있다. 욕조의 목욕의자로도 옮길 수 있다. 쉽게 바지를 입을 수 있게 다리를 들어주며 스스로 셔츠와 자켓을 입을 수 있다. 집에서 식탁 준비와 자신의 장난감 치우기 등 간단한 집안일을 돕는다.

학교에서의 기능 평가(SFA)(Coster, Deeney, Haltiwanger, & Haley, 1998)로 평가하였을 때 Salomon은 인지적 과제 수행과 문서로 된 작업과 기능적 의사소통에 어려움이 있었다. 아동은 지시 따르기, 행동 조절, 안전의 영역에서는 강점을 보였다. 교실에서 아동은 글자 쓰기와 숫자 쓰기를 연습하고 있다. 줄쳐진 종이에 문장을 베껴 쓸 수 있다.

Salomon은 학교와 집에서 도뇨를 받고 있으며 이 과정에도 참여하기 시작하였다.

그는 학교 모든 곳을 휠체어로 안전하고 효율적으로 다닐 수 있고 집과 학교에서 독립적으로 자리를 이동한다(그림 25.2)

평가, 진단 그리고 예후 (치료계획 포함)

Salomon은 친구를 사귀고 있으며 새로운 것을 배우려 애쓰고 있다. 체중 감량을 위해 다이어트를 계속하고 있으며 지난해 3Lb를 감량하였다. 공놀이를 좋아하고 밖의 트랙

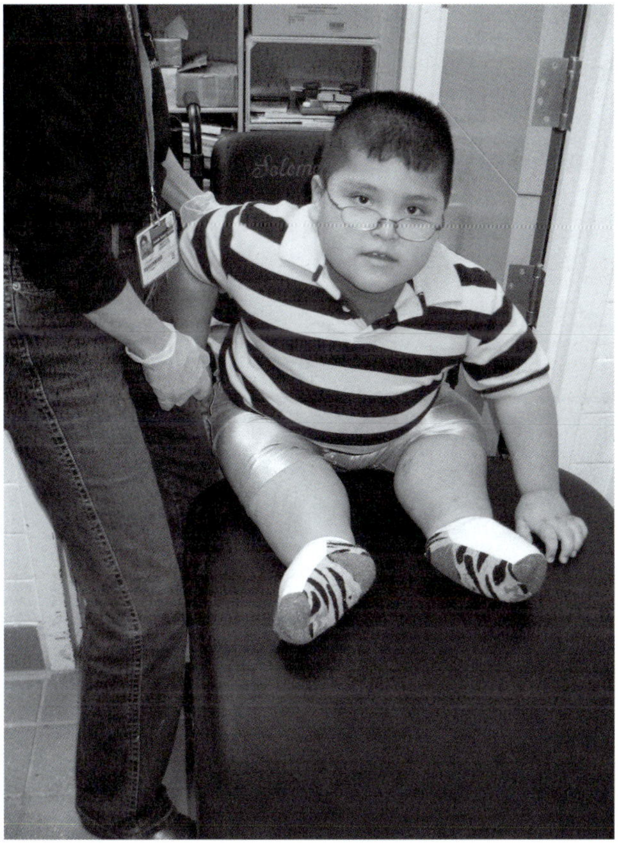

그림 25.2 휠체어에서 높낮이 테이블로 이동한다.

에서 움직이기, 친구를 좇아가기등을 좋아한다. 피부 발적과 손상에 대해 모니터링을 지속적으로 받고있다. 체중 이동 운동과 휠체어에서 푸쉬업을 하여 압박을 경감시키는 훈련을 한다. 체육수업도 수정하여 또래들과 함께 참여한다.

예후 / Prognosis

Salomon은 휠체어 자세에 대해 계속 모니터링을 받을 필요가 있을 것이다. 피부손상 예방과 활동을 독려하기 위한 운동 프로그램에 계속 참여할 필요가 있을 것이다. 농구나 축구 같이 지역에서 휠체어 스포츠에 참여하면 좋을 것이다. 아동의 체중이 계속 주요 염려가 될 것이다. 자리 이동 기술에 영향을 미칠 것이며 피부건강뿐 아니라, 심혈관계 건강 및 지구력에도 영향을 줄 것이다. 운동 프로그램을 잘 따라하고 건강한 식사를 하는 것을 도와 줄 가족과 학교가 필요할 것이다.

목표 / Goals

Salomon은 일학년으로 새로운 학교로 전이될 것이다. 환경의 수정 특히 전동 체인지 테이블이 새로운 학교에서도 필요할 것이다(표 25.5).

중재

조정, 의사소통, 그리고 기록 / Coordination, Communication, and Documentation

교사, 간호사, 물리치료사 그리고 Salomon의 주치의와 가족간에 의견교환이 정기적으로 계속되어야 한다. 경과 기록과 매년 평가를 물리치료사가 하고 체육수업동안 치료

표 25.5 5세 때 IEP 목표와 전략들

목표	전략
Salomon은 학교일과중 90% 정도에서 적절한 속도로 휠체어로 고른 바닥에서 다니고 경사를 오르내리고 버스에 오르고 내릴수 있을 것이다.	• 운동장 주위를 휠체어로 한바퀴 돌기를 격려하고 모니터하기를 계속한다 • 버스 리프트에 오르고 내리기를 모니터한다
Salomon은 8인치(약 20cm)되는 운동장 공을 5회 시도 중 3회는 바닥에서 주울 수 있다.	• 운동수업 중 아동을 격려하도록 PE 코치와 협력하고 지도해준다. • 지지를 위해 팔걸이를 잡는다. • 의자 옆으로 공을 들어올린다.
건강관련 하부목표: Salomon은 필요시 말로 촉진해주면 휠체어 푸쉬업이나 압박경감을 위해 앞으로 몸을 기울이기를 수행할 것이다.	• 활동이나 스케줄의 변화와 함께 푸쉬업 혹은 몸을 앞으로 숙이기를 하도록 교사는 학생에게 상기시킬 것이다.

를 해주거나 필요하면 교실이나 운동장에서 해 줄 수 있다. Salomon은 직접 물리치료를 계속 받는다; 그러나 치료시간을 줄이고 목표에 대한 진전사항을 때때로 모니터할 뿐이다. 물리치료사는 IEP 회의에 계속 참여해야 한다. Salomon은 다른 학교로 갈 것인데 원활한 전이를 위해 권고사항을 만들 것이다.

환자 관련한 지도 / Patient/Client-Related Instruction

새로운 학교 관계자들이 자리이동에 관한 설명을 들을 것이고 새로운 체인지 테이블도 아동의 욕구에 따라 새로 구입해야 할 필요가 있을 수 있다. Salomon은 학교 건물배치에 익숙해져야 할 필요가 있을 것이며 접근에 대해 모니터를 받을 것이다. 휠체어에서의 자세는 계속 모니터할 것이고 체중 이동과 가동성에 대한 운동도 새로운 환경에서 계속될 것이다. 자가 도뇨를 위해 간호 서비스가 필요할 것이다. 운동을 그림으로 표현한 것도 집에서의 운동을 독려하기 위해 아동과 가족에게 제공될 것이다.

직접 중재 / Procedural Interventions

치료운동(Therapeutic Exercise)

Salomon은 상지 근력운동을 하고 있다. 가벼운 무게를 들고 푸쉬업을 하고 있으며 자리이동을 위해 자주 낮에 움직인다. 휠체어에서 체인지 테이블로 자리이동을 위해서 몸통 근력 강화를 위해 노력하고 있다. 여전히 변형된 체육수업에 참여하고 있다. 트랙에서 휠체어로 다니고 낮은 골대에 농구공 넣기를 급우들과 할 수 있다(그림 25.3과 25.4). 야구공 T를 야구공으로 맞추는 것을 좋아한다.

학업, 지역사회 그리고 레저에서의 기능 훈련 (Functional Training in Work, Community, and Leisure Integration)

Salomon은 지역에서 하는 변형적응된 스포츠에 참여하기를 권고받았다. 신체활동을 할 수 있는 휠체어 핸드볼, 농구 그리고 축구를 포함한 그룹 스포츠에 참여하는 기회가 되고 팀 기술과 사회적 관계를 향상시키게 될 것이다.

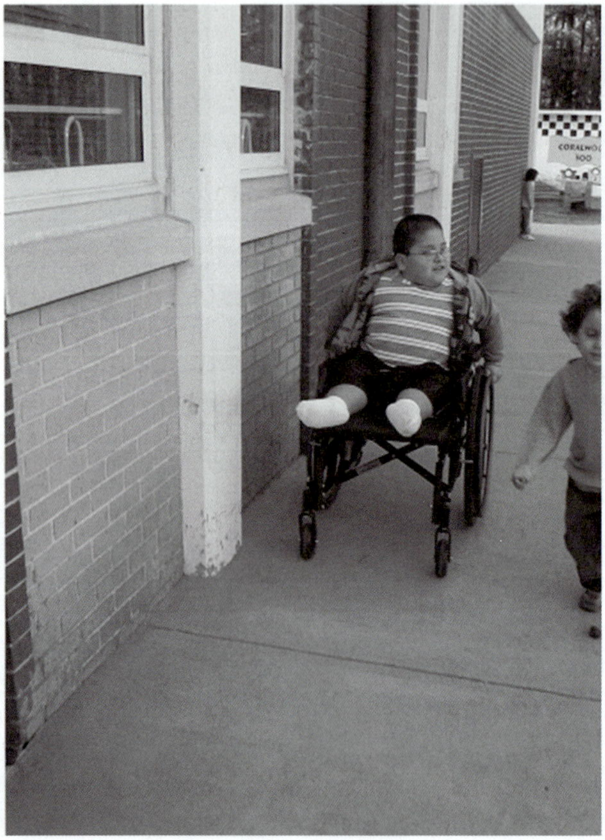

그림 25.3 Salomon은 친구와 함께 바깥 트랙 주위로 달리기를 한다.

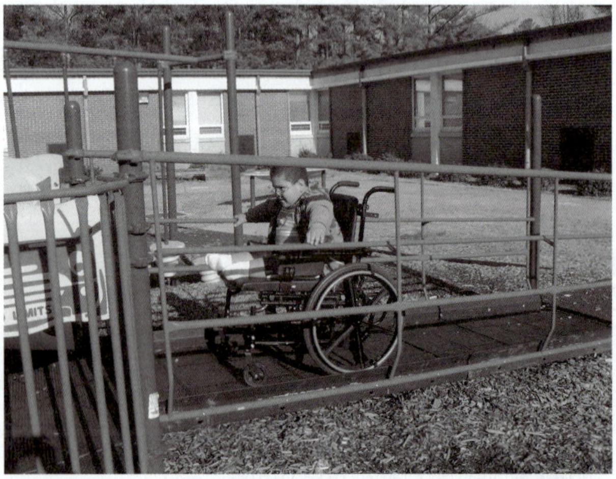

그림 25.4 레일을 이용하면 운동장에서 기구로 접근하려고 경사를 오르는 것이 더 쉽다.

직접 중재의 요약 (Summary of Procedural Interventions)

Salomon의 몸통 및 상지 근력과 지구력이 향상되어왔다. 집에서나 학교에서 이제는 적절한 수정을 통하여 스스로 자리이동을 할 수 있다. 옆에서 누가 지켜보는 동안 집에서는 침대와 욕조, 학교에서는 체인지 테이블로 자리이동을 스스로 할 수 있다.

Salomon은 유치원에서 1학년부터 5학년까지 다니는 초등학교로 전이되면서 계속 모니터를 받을 것이다. 새로운 학교에서 아동이 어디에나 집근이 가능한지 평가받을 필요가 있을 것이다. 독립적 휠체어 자리이동을 위하여 새로운 전동 체인지 테이블을 구매할 수도 있다. 운동 프로그램과 압박경감 운동도 계속 모니터받을 것이다. 도뇨에 간호사가 계속 참여할 것이다.

검사: 7세 때

병력 / History

Salomon은 초등학교로 전이되었고 일학년이다. 올해 연조직염으로 병원에 입원하였다. 피부 손상에 대한 모니터링 뿐 아니라, 도뇨를 간호사가 계속 시행하였다.

장기 시스템 검토 / System Review

심혈관계와 호흡기계 (Cardiovascular and Pulmonary)

Salomon의 혈압은 124/70mmHg이고 심박수는 104회/분이다. 학교에서 지내는 동안 천식 때문에 가끔 흡입 치료가 필요하다. 지구력은 이제 문제없이 체육수업에 참여할 수 있다.

피부(Integumentary)

올해 Salomon은 연조직염 때문에 입원하였다. 학교 간호사는 아동의 피부가 좋하졌으며 간헐적 도뇨 프로그램도 잘 하고 있다고 보고하였다. 간호사는 낮에 물을 마시라고 아동에게 계속 권한다. 다리를 내려뜨리고 있을 때 발의 색이 자주빛을 띄며 눌림 자국이 없는 부종을 계속 나타낸다.

근골격계(Musculoskeletal)

Salomon의체중은 120Lb(약 54kg)이고 양팔 길이는 54인치(약 137cm)이다. BMI는 35.2로 비만이다. 상지와 몸통 근력은 계속 좋다. 도뇨하는 동안 Salomon은 체인지 테이블 위로 이동하고 등을 대고 눕고 다시 끝나면 앉는 자세로 할 수 있다. 일주일에 2회 체육수업도 한다. 늘어난 과제 때문에 밖에서 놀 시간이 줄어들었다. 그리고 이 학교는 휠체어로 움직이기 좋도록 트랙이 포장되어있지 않다. Salomon은 캠퍼스를 걸어서 이동하는 야외과학수업에는 참여하지 않는다.

신경근육계(Neuromuscular)

이 영역에서의 변화는 없다. 아동은 T12 레벨 이하로 감각 운동 소실을 보인다.

의사소통, 정서, 인지 그리고 학습태도 (Communication, Affect, Cognition, and Learning Style)

Salomon은 철자법, 소리, 숫자, 그리고 수셈에서 진전이 있다. 따로 특수교사한테서 집중적으로 지원을 받는다. 비록 의미있는 향상이 있지만 그 수준은 유치원생 정도이다. IEP팀이 1학년을 다시 다니도록 권고하였다. 내년에 1학년 과정을 다시 할 때 특수교사와 같이 교육하는 이 시스템이 좋을 것이다. 그의 담임은 아이가 구두 이해 및 표현이 좋아졌다고 말하였다.

테스트 및 측정 / Tests and Measures

유산소능력 및 지구력(Aerobic Capacity and Endurance)

어려움 없이 휠체어로 500피트(약 152m) 정도를 적절한 속도로 앞으로 나갈 수 있다.

최신 검사: 휠체어 진행을 평가하기 위해서는 소아용 자가 힘듬지각 비율(rate of perceived exertion) 혹은 에너지 소모지수를 이용하여 평가하는 것이 적절할 것이다.

보조적 적응적 기구 (Assistive and Adaptive Devices)

새 학교는 전동 체인지 테이블을 구비하였는데 이로써 Salomon은 독립적 자리이동을 계속할 수 있을 것이다. 일학년 교실에서 사용하는 휠체어용 책상을 가지고 있고 하나는 특수학급에 있다. 식당에서는 테이블 아래에 휠체어가

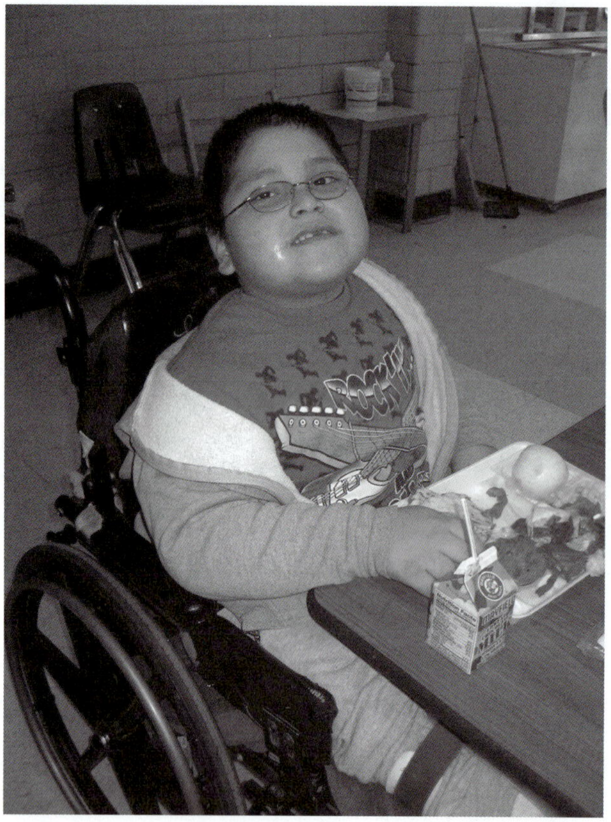

그림 25.5 Salomon이 식당에서 친구들과 함께 먹고 있다.

들어갈 수 있도록 되어있다(그림 25.5). 수동휠체어에는 기성품인 고관절 패드가 있고 체인징 테이블로 옮겨 가는데 슬라이딩으로 이동을 하게 해주는 다리지지를 위한 나무/폼(foam)좌석이 있다. 성장을 관찰하면서 휠체어가 맞는지 계속 관찰하고 있다. 휠에어를 밀기 좋도록 능력을 적절히 증진시키기 위해 바퀴의 위치를 조절하였다. 그리고 이것은 어깨와 팔에 과한 힘을 주지 않도록 예방한 조치이다.

보행, 이동, 그리고 균형 (Gait, Locomotion, and Balance)

Salomon은 새 학교의 모든 장소에서 독립적인 휠체어 보행자이다.

운동기능(Motor Function)

계속 낮에 팔굽혀 펴기와 압박 경감 운동을 한다. 체인지 테이블 위로 스스로 옮기고 도뇨하는 동안 몸을 양측으로 돌릴 수 있다. 앙와위에서 앉는 자세로 자세바꾸기를 통해 몸통 근력강화를 계속한다.

신경운동 발달 및 감각통합 (Neuromotor Development and Sensory Integration)

이 영역에서의 변화는 없다.

보조기(Orthotic Devices)

고형 발목관절 보조기를 계속 착용하고 있으며 피부 손상과 잘 맞는지를 모니터링하고 있다.

관절가동범위(Range of Motion)

Salomon은 고관절 굴곡 구축이 있어서 엎드린 자세에서 측정하였다. 복와위 신전 테스트(Staheli, 1977)는 Thomas 테스트(Bartlett, Wolf, Shurtleff, & Staheli, 1985)에 비해 신뢰도가 더 좋다. 고관절의 내회전뿐 아니라 무릎관절의 굴곡도 완전히 되지 않는다. 양측 고관절은 수동적으로 0° 회전 즉 중립위치에 놓을 수 있다. 양측 고관절이 좌측은 30°, 우측은 25° 외회전되어있다. 고관절은 내회전되지 않았다. 우측 무릎관절은 완전 신전이 되고, 좌측은 30° 제한되어있다. 양측 무릎관절 모두 65° 굴곡까지만 된다. 각도계로 측정한 결과가 표 25.6에 나와 있다.

자조관리 및 가정관리(일상생활동작 및 도구사용 일상생활동작 포함) (Self-Care and Home Management [Including Activities of Daily Living and Instrumental Activities of Daily Living])

Salomon은 이전의 기술을 모두 유지하고 있는 상태이다. 체인지 테이블 위로 스스로 옮겨갈 수 있다(그림 25.6). 자켓을 스스로 입을 수 있다. 도뇨하는 동안 셔츠를 위로 올리는 것을 연습중이다. AFO를 스스로 신고 벗을 수 있다. 아래층 주차장으로부터 위층까지 휠체어를 미는 것을 연습중이다.

표 25.6 다리의 ROM

관절 동작	우측	좌측
고관절 굴곡	20-120°	20-120°
고관절 외회전	0-25°	0-30°
무릎관절 굴곡	0-65°	30-65°

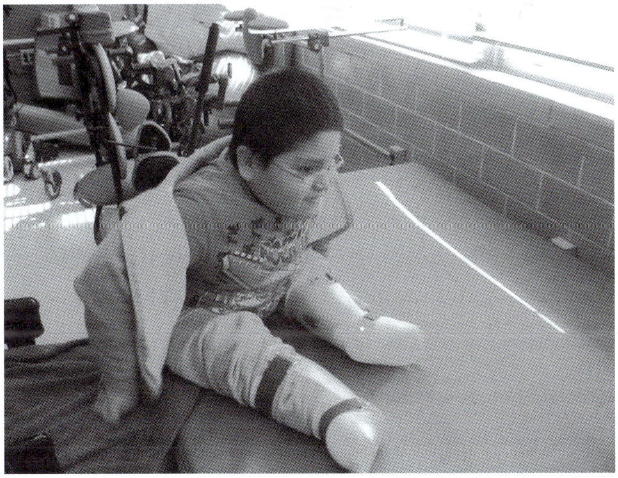

그림 25.6 Salomon이 독립적으로 매트 테이블로 이동하고 있다.

최신 검사: SFA를 이용하여 새 학교에서 아동의 기능에 대하여 업데이트하는 것이 적절할 것이다. 기타 학교, 가정, 지역에서의 Salomon의 활동과 참여수준을 보여주는 적절한 평가로는 캐나다 작업수행 측정(Canadian Occupational Performance Measure) 혹은 참여 및 즐거움의 아동평가(Children's Assessment of Participation and Enjoyment)가 있다.

평가, 진단 그리고 예후 (치료계획 포함)

Salomon은 새 학교로 전이되었고 움직임과 자리이동이 독립적이다. 체중이 늘었으며 다이어트는 계속 모니터링을 받을 것이다. 체중 이동 운동과 휠체어 푸쉬업으로 압박 부위를 예방할 것을 주지시킬 필요가 있다.

예후 / Prognosis

체중증가에도 불구하고 Salomon은 쉽게 체인지 테이블로 옮긴다. 변형된 스포츠 프로그램은 체력을 증진시켜주겠지만 이 프로그램에 참여하지 않는다. 참여에 방해가 되는 지원시스템의 문제가 있을 수 있었다. 가족과 학교 관계자에게 이 문제를 말하여 이 프로그램을 할 수 있는 지 결정하는 것이 좋을 것이다.

목표 / Goals

Salomon은 움직임과 자리이동이 독립적이다. 휠체어 푸쉬업과 압박 경감 운동에 대한 주지가 필요하다. 이번 회기에는 물리치료를 할 목표나 단기 하부목표가 없다. 자세와 수징에 대한 자문 서비스가 필요할 수도 있다.

중재

조정, 의사소통, 그리고 기록 / Coordination, Communication, and Documentation

물리치료사는 자세와 기구의 필요성 때문에 계속 모니터할 것이다. 체육수업, 학급, 혹은 식당에서 필요시 정보를 제공할 것이다.

환자 관련한 지도 / Patient/Client-Related Instruction

체중 이동 운동을 수행하도록 계속 주지시킬 필요가 있다. 특히 발과 다리의 피부는 검사하기 시작해야 한다.

직접 중재 / Procedural Interventions

치료 운동(Therapeutic Exercise)

이 당시 Salomon은 물리치료 자문만 받고 있었다. 학교에서 지내는 낮동안과 체육수업에서 자문을 해주었다. 매 과목 수업을 마칠 때마다 혹은 한 시간마다 압박 경감 운동을 시키도록 교사에게 권고하였다. 필요 시 활동을 수징하여 정규 체육수업에 참여를 독려하였다. 체육수업을 시작할 때 워밍업동안 상지근력 강화운동을 강조하였다. 예를 들어, 학생이 팔굽혀 펴기를 하는 동안 Salomon은 휠체어 팔 지지대에서 푸쉬업을 할 수 있다. 휠체어에 앉아있으면서 유연성 워밍업을 발끝 만지기, 옆으로 몸통 구부리기를 하여 할 수 있다. Salomon은 매일 체육관 주위를 달릴 뿐 아니라 릴레이 경주를 하는데 참여하여 유산소 능력을 회복시킨다. 체육수업 게임에 도움이 필요하면 급우가 Salomon을 도와 참여한다. 학교일과 동안 유산소능력과 지구력을 향상시키려고 노력하는 Salomon에게 계속 도전이 있어야 할 것이다.

최신 검사: Salomon의 지구력과 유산소능력을 모니터링하고 격려하는 한 가지 방법은 학교 주위에서 Laps(Little Athletic Program at School; 역자 주) 프로그램에 참여하는 것일 것이다. 맥박 산소포화 측정기를 이용하여 맥박과 산소포화도를 laps를 끝낸 후 모니터할 수 있다. 스톱워치로 lap을 완수하는데 요구되는 시간을 결정할 수 있을 것이다. 매달 점검하면서 매일 laps 프로그램을 할 수 있을 것이다. 체력을 향상시키는 것뿐 아니라 자신의 진전 상황을 기록하면서 수학수업의 일환으로 삼을 수 있을 것이다.

학업, 의사소통, 그리고 레저의 기능적 훈련 (Functional Training in Work, Community, and Leisure Integration)

물리치료는 자문형태로만 하였다. 아래층의 주차장에서 윗 층 주차장으로 휠체어로 가는 것을 계속 훈련하고 있는 중이다.

직접중재의 요약 (Summary of Procedural Interventions)

Salomon은 새로운 학교의 모든 곳에 휠체어로 쉽게 다니고 자리이동을 할 수 있는 능력을 유지하고 있음을 드러내준다.

치료회기의 종결

자세의 영역에서 Salomon을 계속 모니터링할 것이고, 압박경감 운동을 잘하고 있는지 경과관찰을 할 것이다. 학급담임이 이 프로그램의 모니터링에 도움을 줄 것이다. 물리치료사는 어떠한 자세의 문제에 대한 권고, 자리이동에 대한 모니터링, 체육수업에서 필요할 때 수정하기등의 자문 역할을 해주도록 요청받았다.

청소년과 연관된 전환기/고려할 점 / Adolescence and Associated Transitions/Considerations

아동이 초등학교에서 중, 고등학교로 전이됨에 따라 학교와 가정에서 계속 휠체어에서의 자세, 자리이동에 대한 모니터링을 실시할 것이다. 중학교, 고등학교에서의 전형적 생활은 더 장거리 이동을 뜻하며 환경에서의 장애물을 만날 수도 있다는 것이다. 대중교통의 이용이 필요할 것이고 자동차 운전을 위한 훈련과 수정이 필요할 것이다. 이 시기는 전동 휠체어로 이동하는 것이 선택일 수 있다.

청소년기의 성장으로 척추측만증과 고관절, 무릎관절의 구축이 발생하는지 모니터링하는 것이 특히 중요할 것이다. 피부손상이 있는지 계속 자신의 발과 다리를 관찰할 필요가 있을 것이다. 물리치료사는 Salomon의 몸통 및 상지의 근력약화가 있는지 모니터링을 해야 하는데 이는 신경학적 상태의 진행과 연관이 있을 수 있기 때문이다.

수동 휠체어의 사용과 자리이동 때문에 과사용 증후군의 위험도 있으므로 관찰해야 할 것이다.

Salomon은 체중을 모니터링 할 것과 건강한 식사습관을 유지하도록 지원이 필요할 것이다. 일상생활동작을 기능적으로 하기위한 체력활동을 할 기회가 계속 있어야 할 것이다(Fragala-Pinkham, Haley, & Good-gold, 2006).

최신 중재: 척수형성 이상증이 있는 환자의 물리치료는 대상의 연령 및 특정요구에 따라 매우 다양하다. 등뼈(흉추), 허리뼈(요추), 엉치뼈(천추) 병변의 아동들은 기능수준이 매우 다르며 참여의 제약도 매우 다르다. Salomon이 어린 아이였을 때부터 척수형성 이상증 아동 및 성인에 대한 중재에 관한 추가 연구가 다양하게 있어왔다. 표 25.7은 현재 근거가 있는 중재들에 대해 자세히 나와 있다.

토의문제들(Discussion Questions)

1. 각 단계의 전이시기에 Salomon에게 필요한 환경적 수정에 대해 말하시오: 초등학교에서 중학교로, 중학교에서 고등학교로, 고등학교에서 상급학교로의 전이시기.
2. 라텍스 알러지, 션트 주의점, 압박 경감의 필요성, 도뇨과정, 그리고 비만과 같이 척수형성 이상증이 있는 환아들이 교사 및 기타 학교관계자와 어떻게 이런 의학적 문제들을 줄여나갈 수 있는지 토의하시오. 학교일과 중에 의학적 중재를 시행하고 문제를 모니터링하는데 있어서 이런 정보들이 교사에게 어떻게 도움이 되는지 토의하시오,
3. 척수형성 이상증과 비만이 있는 아동에게 운동 프로그램을 계획하고 시행하는데 있어서 물리치료사의 역할을 무엇인가? 학교 혹은 지역에서 휠체어에 의존하는 아동을 위해 어떤 형태의 운동 프로그램을 시행하여야 하는가?

■ 표 25.7 척수형성 이상증에서 근거가 있는 중재들

중재	저자	연구 디자인	대상자 수	질문	소견
치료적 운동: 유산소능력 및 지구력 훈련	Buffart, Roebroeck, Rol, Stam, & Berg-Emons (2008)	단면적 연구	51명	척수형성 이상증인 청소년과 청년들에서 신체 활동, 유산소 체력, 신체 지방 사이의 상관성은 어떤가?	39%는 비활동적, 37%는 매우 비활동적, 35%는 비만, 42%는 신체활동과 관련한 보행상태, 유산소 능력이 정상보다 낮았다.
	Bartonek, Eriksson, & Saraste (2002)	요인대로 연구	8명	2가지 종류의 보조기를 사용하는 중간-하부 요추 MMC 아동의 심박동수와 보행속도는 어떤가?	비장애 또래보다 심박수가 모두 높았다. 2 종류의 보조기 사이에는 차이가 없었다. 아주 심한 활동에 심박수가 도달하는 시간이 좀 걸린다.
	De Groot 등, (2009)	단면적 연구	20명	점점 빨라지는 트레드밀 테스트 동안 VO_{2peak}를 측정할 수 있는지를 본다. 척추 이분증이 있는 보행가능 아동의 VO_{2max}는 어떤가?	VO_{2peak}를 측정하였다: 척추 이분증이 있는 보행가능한 아동에서 빨라지는 트레드밀 테스트는 실제의 VO_{2max}를 반영하여 이 테스트의 타당성을 보여준다.
치료적 운동: 보행과 이동 훈련	Frank, Palisano, & Darbee (1991)	번갈아 시행하는 연구: 단일 대상	2명	MMC가 있는 학생이 학교 수행에 있어서 보조기구를 사용하는 보행 혹은 휠체어의 사용의 효과는 무엇인가?	휠체어 사용 때보다 보조기구를 사용한 보행에서 모든 대상자가 시각운동 정확성 점수가 낮았고, 손기능 정교함에서는 다양한 결과가, 읽기의 유창함에는 영향이 없었다.
치료적 운동: 신경운동 발달 훈련	Mazur, Shurtleff, Menelaus, & Colliver (1989)	요인대로 연구	72명	MMC가 높은 부위에 있는 어린 연령에서 보행을 독려하는 것이 좋을 것인가? 비보행 그룹과 보행그룹을 비교하였다.	조기 보행자는 골절이 더 적었고 보다 독립적이었고 자리이동 기술이 더 좋았다. 휠체어 이용자는 입원횟수가 적었다. 일상생활동작 수행, 손 기능, 비만에서는 차이가 없었다.

계속

표 25.7 척수형성 이상증에서 근거가 있는 중재들 – *계속*

중재	저자	연구 디자인	대상자 수	질문	소견
치료적 운동: 근력, 힘, 그리고 근육 지구력 훈련	Fragala–Pinkham, Haley, & Goodgold (2006)	유사임상시험, 중재 전후 테스트	28명	장애아동들에게 지역에서 하는 그룹체력 프로그램의 효과는 무엇인가?	임상결과에서 모두 향상을 보였다. 가장 의미 있는 것은 기능적 이동이 향상된 것이다.
	Liusuwan, Widman, Abresch, Johnson, & McDonald (2007)	사례보고/환자군 연구	20명	척수기능이상/척수형성 이상증/척수손상으로 인한 이동장해를 가진 청소년의 체력과 건강에 대해 영양과 운동 중재의 효과는 무엇인가?	16주간의 BENEfit 프로그램으로 근력이 증가하고 이동 장해가 있던 과체중, 비만 아동의 유산소 능력과 지구력이 향상 되었고 건강식을 받아들이는데 도움이 되었다. 체중과 BMI상의 의미 있는 변화는 없었다. 신체 구성요소의 향상이 있었지만 혈액 지질에서의 변화는 없었다.
보조적, 적응적 보조기, 의수족 기구	Meiser & McEwen (2007)	단일 대상 A-B-A디자인	2명	전진시키는 것과 선호도에서 두 가지 휠체어를 비교하였다.	어린 아동들이 초경량급, 견고한 프레임 휠체어를 사용하는 것을 지지한다.

4. 기금이 없을 때 물리치료사가 단순한 변형을 해주므로써 어떻게 도울 수 있는가? 어떤 자원을 사용할 수 있을까?
5. 척수형성 이상증이 있는 아동을 위한 하지 보조기를 추천할 때 어떤 요인들을 고려해야 할까?
6. 영어가 모국어가 아닌 가정과 조정, 의사소통을 할 때 물리치료사가 어떤 도움을 줄 수 있겠는가? 어떤 지원이 가능하고 가족과 의견교환을 하는데 있어 이러한 도움이 어떤 신뢰성이 있겠는가?

Acknowledgment

This case was originally submitted as a requirement for completion of the Doctor of Physical Therapy program at Shenandoah University under the mentorship of Patricia Chippendale, PT, DPT.

권장도서 (Recommended Readings)

Bartonek, A. (2010). Motor development toward ambulation in preschool children with myelomeningocele-a prospective study. *Pediatric Physical Therapy, 22,* 52-60.

Hinderer, K.A., Hinderer, S.R., & Shurtleff, D.B. (2012). Myelodysplasia. In S.K. Campbell, R.J. Palisano, & M.N. Orlin, (Eds.) *Physical therapy for children* (4th ed., pp. 703-755). St. Louis: Elsevier Saunders.

Pantall, A., Teulier, C.. Smith, B., Moerchen, V.. & Ulrich, B. (2011). Impact of enhanced sensory input on treadmill step frequency: Infants born with myelomeningocele. *Pediatric Physical Therapy, 23,* 42-52.

참고문헌(References)

American Physical Therapy Association (APTA). (2001). Guide to physical therapist practice (2nd ed.). *Physical Therapy, 81*, 9–744.

Asher, M., & Olson, J. (1983). Factors affecting the ambulatory status of patients with spina bifida cystica. *The Journal of Bone & Joint Surgery, 65*, 350-356.

Bartlett, M.D., Wolf, L.S., Shurtless, D.B. & Staheli, L.T. (1985) Hip flexion contractures: A comparison of measurement methods. *Archives of Physical Medicine and Rehabilitation, 66*, 620-625.

Bartonek, A., Eriksson, M., & Saraste, H. (2002). Heart rate and walking velocity during independent walking in children with low and midlumbar myelomeningocele. *Pediatric Physical Therapy, 14*, 185–190.

Buffart, L., Roebroeck, M., Rol, M., Stam, H., & Berg-Emons, R., (2008). Triad of Physical activity, aerobic fitness and obesity in adolescents and young adults with myelomeningocele. *Journal of Rehabilitation Medicine, 40*, 70–75.

Coster, W., Deeney, T., Haltiwanger, J. & Haley, S. (1998). *School Function Assessment.* San Antonio, TX: The Psychological Corporation.

De Groot, J., Takken, T., de Graaff, S., Gooskens, H., Helders, P., & Vanhees, L. (2009). Treadmill testing of children who have spina bifida and are ambulatory: Does peak oxygen uptake reflect maximum oxygen uptake? *Physical Therapy, 89*, 679–687.

Del Gado, R., & Del Gaizo, D., (1999). Obesity and overweight in a group of patients with myelomeningocele. In S. Matsumoto & H. Sato, *Spina Bifida* (pp. 474–475). New York: Springer Verlag.

Fragala-Pinkham, M.A., Haley, S.M., & Goodgold, S. (2006). Evaluation of a community-based group fitness program for children with disabilities. *Pediatric Physical Therapy, 18*, 159–167.

Franks, C., Palisano, R., & Darbee, J. (1991). The effect of walking with an assistive device and using a wheelchair on school performance in students with myelomeningocele. *Physical Therapy, 8*, 570–577.

Haley, S.M., Coster, W.J., Ludlow, L.H., Haltiwanger, J.T., & Andrellos, P.J. (1992). *Pediatric Evaluation of Disability Inventory (PEDI).* Boston: New England Medical Center Hospitals.

Hastings, J., (2000). Seating assessment and planning. *Physical Medicine and Rehabilitation Clinics of North America, 11*, 185.

Hinderer, K.A., Hinderer, S.R., & Shurtleff, D.B. (2006). Myelodysplasia. In S. Campbell, D. Vander Linden, & R. Palisano, R. (Eds.). *Physical therapy for children* (3rd ed., pp. 736–740). St. Louis: Saunders Elsevier.

Liusuwan, R., Widman, L., Abresch, R., Johnson, A., & McDonald, C. (2007). Behavioral intervention, exercise, and nutrition education to improve health and fitness (BENEfit) in adolescents with mobility impairment due to spinal cord dysfunction. *Journal of Spinal Cord Medicine, 30*(S1), S119–S126.

Mazur, J.M., Shurtleff, D., Menelaus, M., & Colliver, J., (1989). Orthopaedic management of high-level spina bifida. Early walking compared with early use of a wheelchair. *The Journal of Bone & Joint Surgery, 71*, 56–61.

Meiser, M.J., & McEwen, I. (2007). Lightweight and ultralight-weight wheelchairs: Propulsion and preferences of two young children with spina bifida. *Pediatric Physical Therapy, 19*, 245–253.

Palisano, R. (2006). A collaborative model of service delivery for children with movement disorders: A framework for evidence-based decision making. *Physical Therapy, 86*, 1301.

Shurtleff, D.B. (1986). Dietary management. In D.B. Shurtleff (Ed). *Myelodysplasias and exstrophies:Significance, prevention and treatment* (pp. 258–298). Orlando, FL: Grune & Stratton.

Stahelli, L.T. (1977). The prone hip extension test: A method of measuring hip flexion deformity. *Clinical Orthopaedics and Related Research, 12*, 12-15.

찾아보기
/ Index